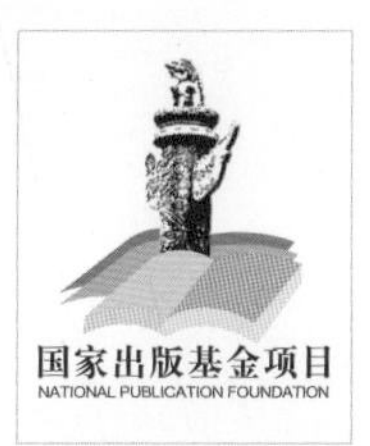

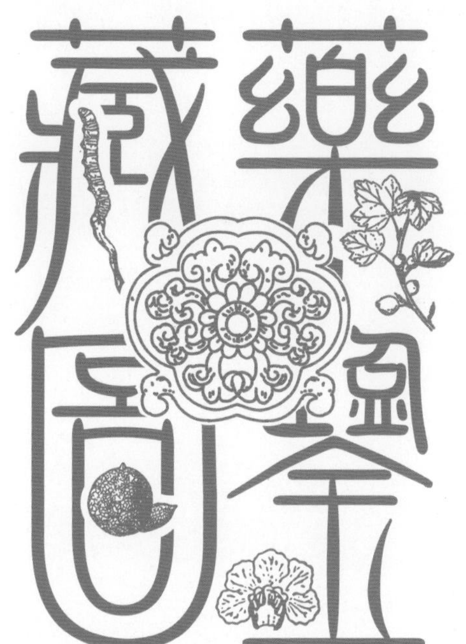

中国藏药资源特色物种图鉴

钟国跃　刘　翔 / 主编

③

北京科学技术出版社

目录

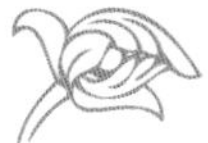

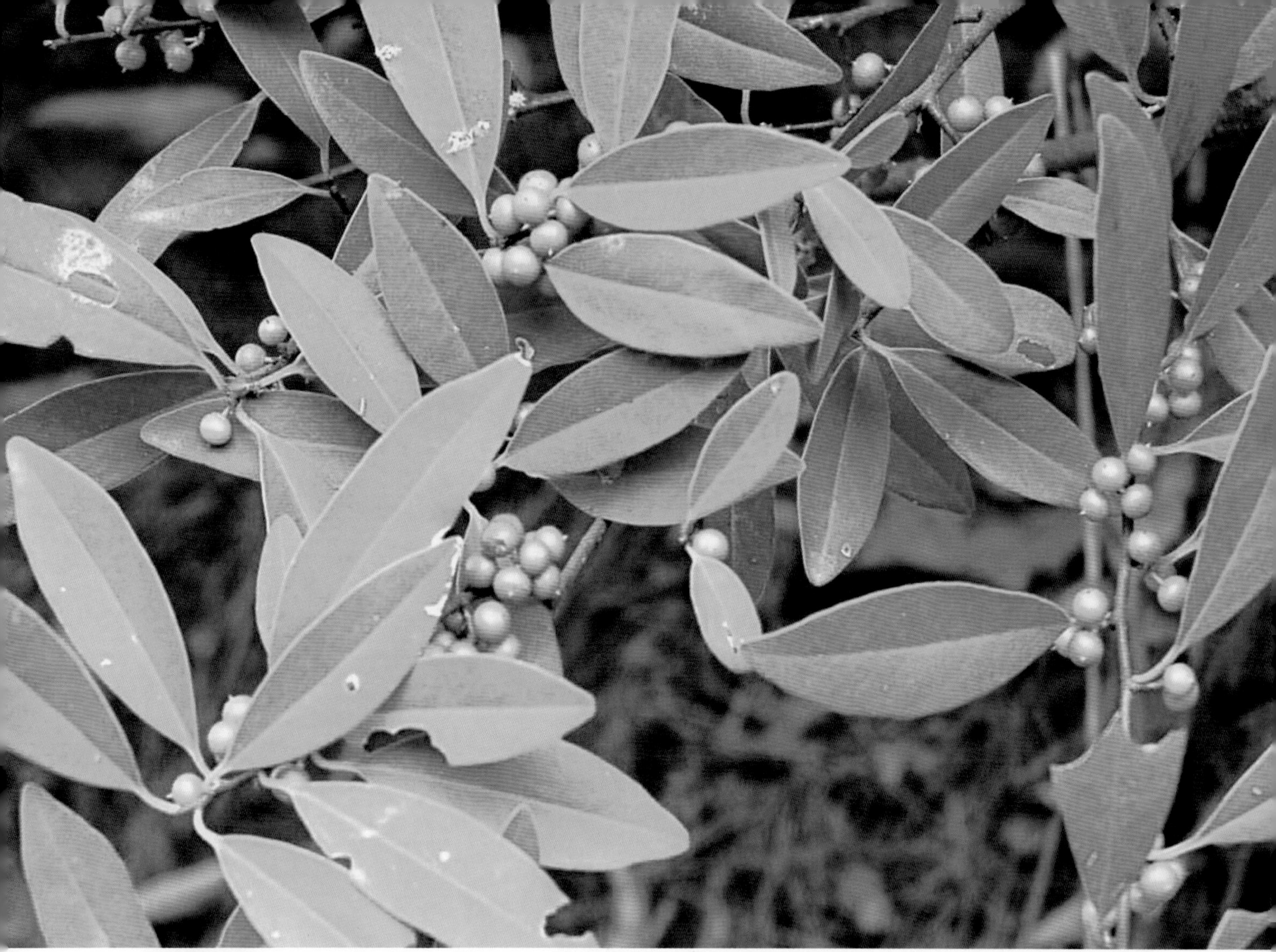

酸藤子

Embelia laeta (Linn.) Mez

紫金牛科（Myrsinaceae） 酸藤子属（*Embelia*）

形态

攀缘灌木或藤本，稀小灌木，长 1 ~ 3m。幼枝无毛，老枝具皮孔。叶片坚纸质，倒卵形或长圆状倒卵形，先端圆形、钝或微凹，基部楔形，长 3 ~ 4cm，宽 1 ~ 1.5cm，稀长达 7cm，宽 2.5cm，全缘，两面无毛，无腺点，叶面中脉微凹，背面常被薄白粉，中脉隆起，侧脉不明显；叶柄长 5 ~ 8mm。总状花序，腋生或侧生，生于前年无叶枝上，长 3 ~ 8mm，被细微柔毛，有花 3 ~ 8，基部具 1 ~ 2 轮苞片；花梗长约 1.5mm，无毛或有时被微柔毛，小苞片钻形或长圆形，具缘毛，通常无腺点；花 4 基数，长约 2mm，花萼基部联合达 1/2 或 1/3，萼片卵形或三角形，先端急尖，无毛，具腺点；花瓣白色或带黄色，分离，卵形或长圆形，先端圆形或钝，长约 2mm，具缘毛，外面无毛，里面密被乳头状突起，具腺点，开花时强烈展开；雄蕊在雌花中退化，长达花瓣的 2/3，在雄花中略超出花瓣，基部与花瓣合生，花丝挺直，花药背部具腺点；雌蕊在雄花中退化或几无，在雌花中较花瓣略长，子房瓶形，无毛，花柱细长，柱头扁平或几成盾状。果实球形，直径约 5mm，

腺点不明显。花期 12 月至翌年 3 月，果期 4 ～ 6 月。

分布

分布于我国云南、广西、广东、福建、台湾、江西等。越南、老挝、泰国、柬埔寨也有分布。

生境

生长于海拔 100 ～ 1850m 的山坡疏林、密林下、林缘、开阔草坡、灌丛中。

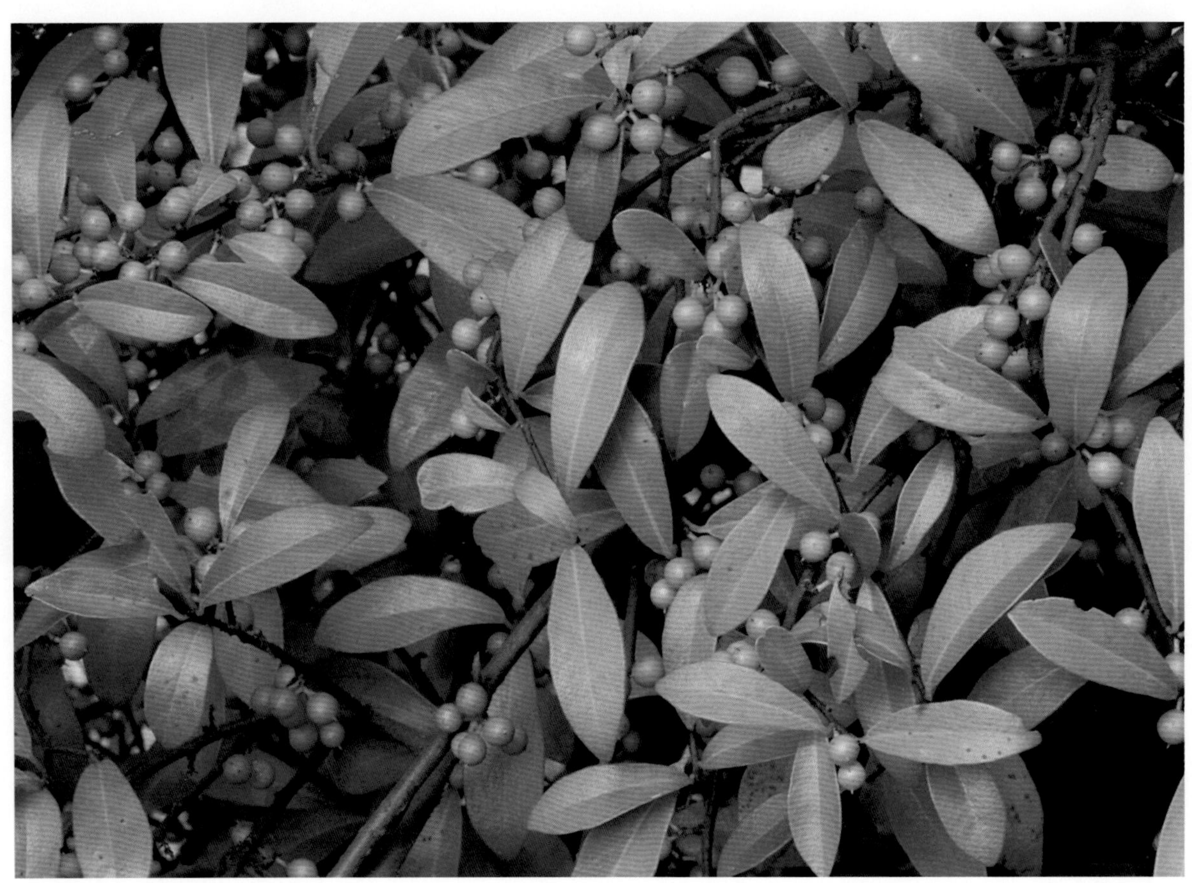

药材名

齐当嘎、齐灯嘎、西当嘎（བྱི་ཏང་ག、བྱི་ཏང་ག།）。

药用部位

果实。

功能与主治

杀虫，提升胃温。用于绦虫病，“培根”病（灰色浮肿）。

用量与用法

3 ～ 5g。

附 注

“ཙི་ཏྲང་ག”（齐当嘎）为《月王药诊》《四部医典》《度母本草》等记载的驱虫、温胃之药物。《晶珠本草》将“齐当嘎”归于“树木类药物”的“果实类药物”中，关于其形态，引《图鉴》之记载：“茎细长；叶灰色，小而粗糙；花蓝红色，小；果实如豆粒大小。”现代文献记载藏医药用的“齐当嘎”的基原包括紫金牛科酸藤子属（*Embelia*）和铁仔属（*Myrsine*）的多种植物，其中《部标藏药》《藏标》等中收载的“酸藤果 /ཙི་ཏྲང་ག/ 齐当嘎”的基原为矩叶酸藤果 *Embelia oblongifolia* Hemsl.、白花酸藤果 *E. ribes* Burm. f.、齿叶铁仔 *Myrsine semiserrata* Wall.（针齿铁仔）。不同文献记载作“齐当嘎”基原的还有酸藤子 *E. laeta* (Linn.) Mez、长叶酸藤子 *E. longifolia* (Benth.) Hemsl.、密齿酸藤子 *E. vestita* Roxb. 等。印度也药用白花酸藤果 *E. ribes* Burm. f.，称“vidanga”，藏药名“齐当嘎”为其音译名，皆源自梵语。酸藤子属和铁仔属植物形态与《晶珠本草》记载的形态较为相似，但《四部医典系列挂图全集》第二十六图中所附“ཙི་ཏྲང་ག”（齐当嘎）附图 [90 号图，汉译本汉注名为“信筒子”。注：福建称酸藤子 *E. laeta* (Linn.) Mez 为“信筒子”]，该图示为直立树木，花大，花瓣 5 ~ 8，并不似酸藤子属或铁仔属植物。（参见“铁仔”条）。

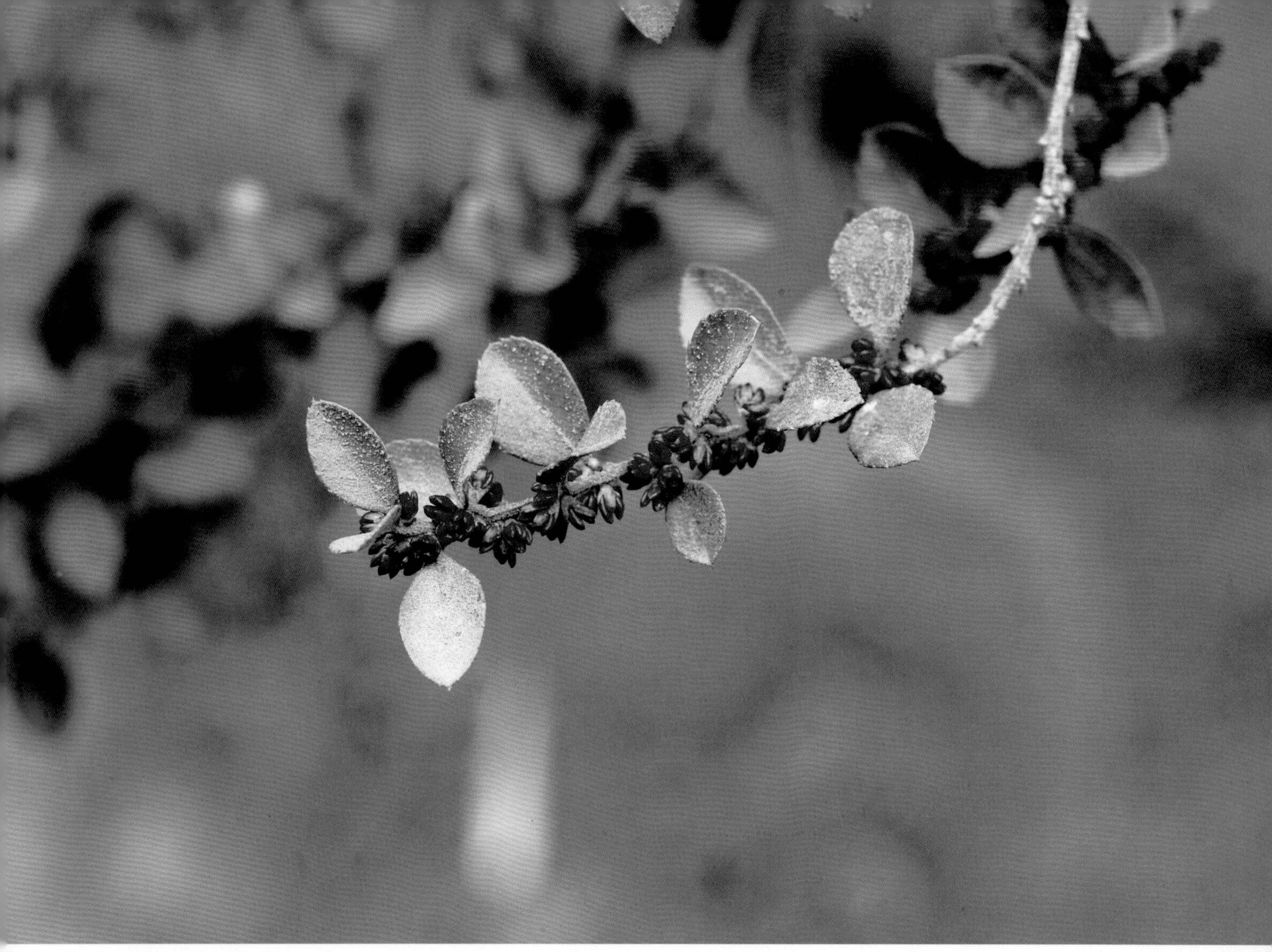

铁仔

Myrsine africana Linn.

紫金牛科（Myrsinaceae） 铁仔属（*Myrsine*）

形态

灌木，高0.5 ~ 1m。小枝圆柱形，叶柄下延处多少具棱角，幼嫩时被锈色微柔毛。叶片革质或坚纸质，通常为椭圆状倒卵形，有时成近圆形、倒卵形、长圆形或披针形，长 1 ~ 2cm，稀达 3cm，宽 0.7 ~ 1cm，先端广钝或近圆形，具短刺尖，基部楔形，边缘常从中部以上具锯齿，齿端常具短刺尖，两面无毛，背面常具小腺点，尤以边缘为多，侧脉很多，不明显，不连成边缘脉；叶柄短或几无，下延至小枝上。花簇生或近伞形花序，腋生，基部具 1 圈苞片；花梗长 0.5 ~ 1.5mm，无毛或被腺状微柔毛；花 4 数，长 2 ~ 2.5mm，花萼长约 0.5mm，基部微微连合或近分离，萼片广卵形至椭圆状卵形，两面无毛，具缘毛及腺点；花冠在雌花中长为萼的 2 倍或略长，基部连合成管，管长为全长的 1/2 或更多，雄蕊微伸出花冠，花丝基部连合成管，管与花冠管等长，基部与花冠管合生，上部分离，管口具缘毛，里面无毛，花药长圆形，与花冠裂片等大或略长，雌蕊长过雄蕊，子房长卵形或圆锥形，无毛，花柱伸长，柱头点尖、微裂、2 半裂或边缘流苏状；花冠在雄花中长为管的1倍左右，花冠管为全长的1/2或略短，外面无毛，里面与花丝合生部分被微柔毛，裂片卵状披针形，具缘毛及腺毛，雄蕊伸出花冠很多，花丝基部连合的管与花冠管合生且等长，上部分离，分离部分长为花药的1/2或略短，均被微柔毛，花药长圆状卵形，伸出花冠约2/3，雌蕊在雄花中退化。果球形，直径达5mm，红色变紫黑色，光亮。花期2～3月，有时5～6月，果期10～11月，有时2月或6月。

分布

分布于我国甘肃、陕西、湖北、湖南、四川（茂县）、贵州、云南、西藏、广西、台湾。非洲、阿拉伯半岛、印度等也有分布。

生境

生长于海拔1000～3600m的石山坡、荒坡疏林中、林缘的向阳干燥处。

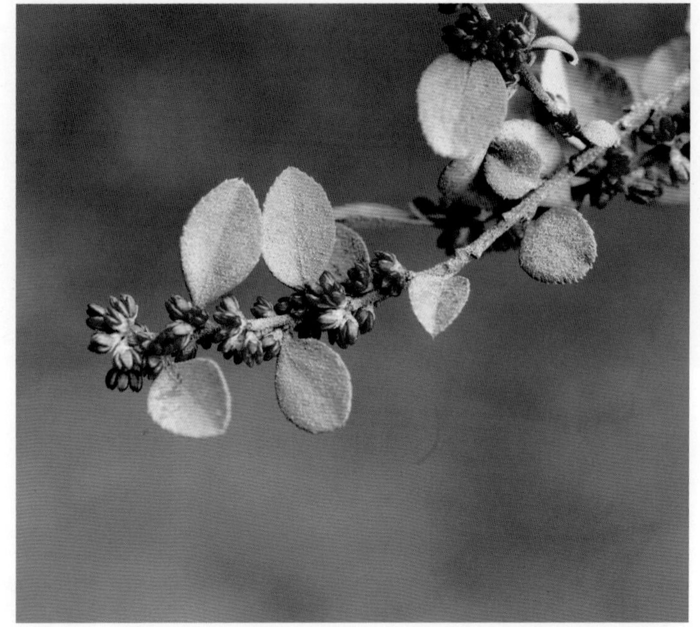

药材名

齐当嘎、齐灯嘎、西当嘎（ཙི་དང་ག、ཙི་དང་ག）。

药用部位

近成熟果实。

功能与主治

杀虫，提升胃温，止痒。用于绦虫病，“培根”病（灰色浮肿），皮肤病，消化不良。

用量与用法

3～5g。

附注

“ཙི་དང་ག”（齐当嘎）为《月王药诊》《四部医典》《度母本草》等记载的驱虫、温胃之药物。《四部医典系列挂图全集》第二十六图中有“ཙི་དང་ག”（齐当嘎）附图（90号图，汉译本译注名为“信筒子”。注：福建称酸藤子 *Embelia laeta* (Linn.) Mez 为“信筒子”），该图所示植物为直立树木，花大，花瓣5～8。《晶珠本草》将“齐当嘎”归于“树木类药物”的“果实类药物”中。现代文献记载藏医所用的“齐当嘎”的基原包括紫金牛科酸藤子属（*Embelia*）和铁仔属（*Myrsine*）的多种植物，铁仔 *Myrsine africana* Linn. 为其基原之一。该2属植物的形态与《晶珠本草》记载的植物形态较为相符，但与《四部医典系列挂图全集》附图中的植物形态并不相符。《部标藏药》《藏标》等标准中收载的“酸藤果/ཙི་དང་ག/齐当嘎”的基原为矩叶酸藤果 *E. oblongifolia* Hemsl.、白花酸藤果 *E. ribes* Burm. f.、齿叶铁仔 *Myrsine semiserrata* Wall.（针齿铁仔）。（参见“酸藤子”条）

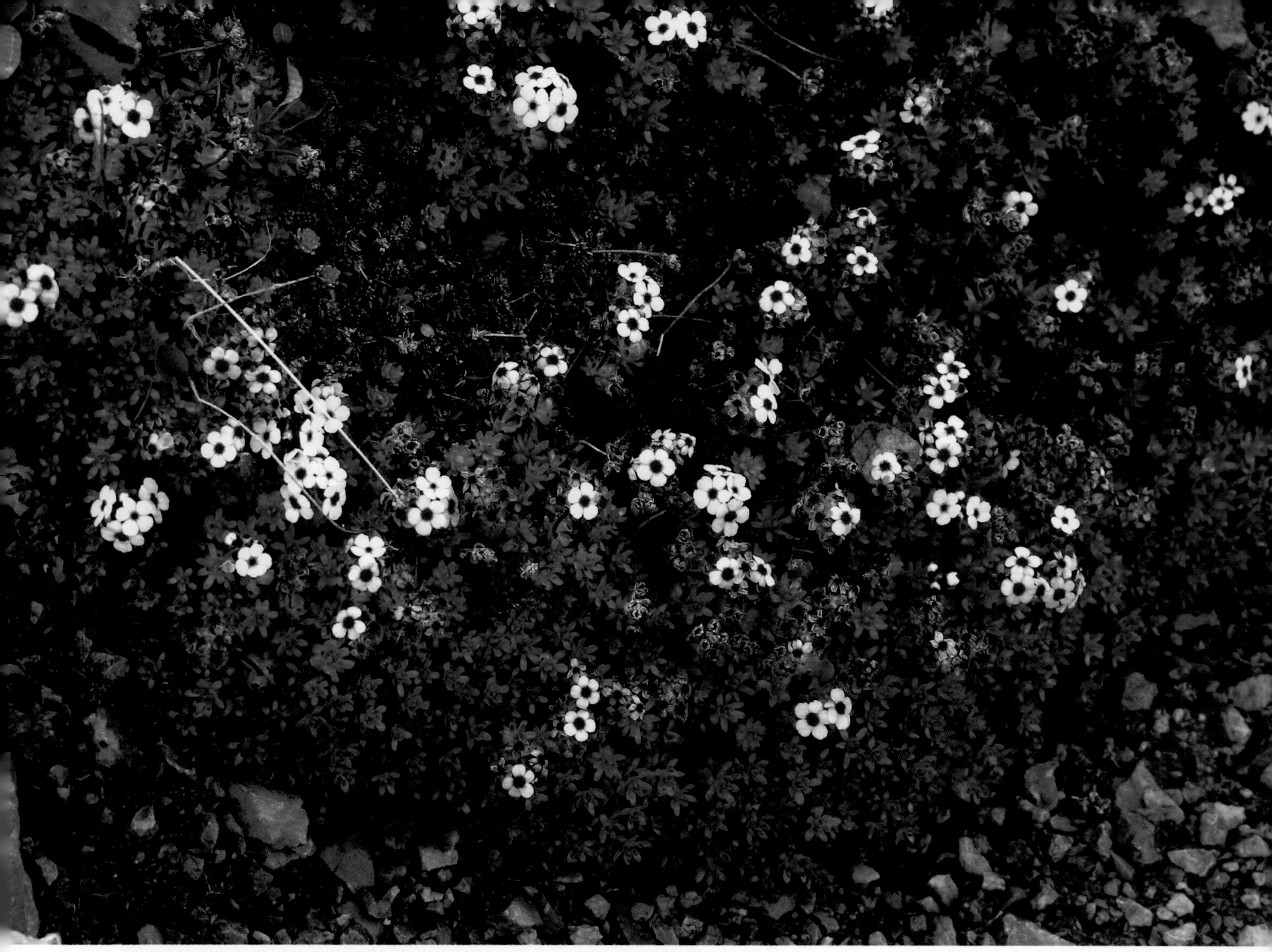

雅江点地梅

Androsace yargongensis Petitm.

报春花科（Primulaceae）　点地梅属（*Androsace*）

形态

多年生草本。主根不明显，多须根。地上部分具多数根出条；根出条稍粗壮，初被极稀疏的柔毛及腺体，渐变无毛，紫褐色，节间长（5 ~ ）10 ~ 15mm，节上有枯老叶丛；当年生叶丛位于先端，直径 7 ~ 13mm，从中抽出花葶及 2 ~ 4 新根出条。叶呈不明显的二型，外层叶线形至舌状长圆形，长（2 ~ ）3 ~ 5mm，宽 1 ~ 1.5mm，先端钝，早枯，枣红色，质地稍厚，两面无毛，边缘具稀疏短睫毛；内层叶常为匙状倒披针形或长圆状匙形，黄绿色，长 5 ~ 9mm，宽约 1.5mm，先端钝圆或微尖，背面上端有时带紫色或紫褐色，无毛或仅沿中肋被稀疏短硬毛，缘毛在先端较密。花葶单一，高 5 ~ 25mm，被卷曲长柔毛和无柄腺体；伞形花序通常 5 ~ 6 花；苞片椭圆形或长圆形，常对折成舟状，有时带紫色，长 5 ~ 6mm，宽 1.5 ~ 2.8mm，被柔毛和无柄腺体，基部微呈囊状；花梗短于苞片，长 1 ~ 3mm，微弯，毛被同苞片；花萼钟状，长约 3mm，分裂约达中部，裂片卵形或卵状三角形，先端钝，被长柔毛和缘毛；花冠白色或粉红色，直径 6 ~ 8mm，裂片阔倒卵形，边缘微呈波状。花期 6 ~ 7 月，果期 7 ~ 8 月。

分布

分布于我国青海、甘肃、四川西部（巴塘等）。

生境

生长于海拔 3600 ~ 4800m 的高山石砾地、草甸、湿润的河滩上。

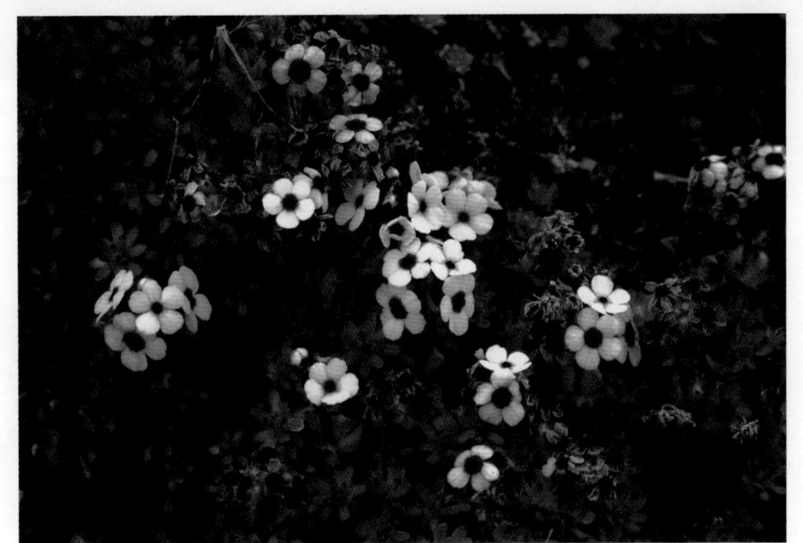

药材名

都孜冈夏木（བདུད་རྩི་གངས་ཤམ།），相连木保（ཤང་ལེན་སྨུག་པོ།）。

药用部位

全草。

功能与主治

利肺。用于肺炎咳嗽。

附　注

《晶珠本草》在“旱生草类药物”的“根叶花果全草类药物”中记载有“ཤང་ལེན་སྨུག་པོ།”（相连木保），言其为养肺、治热症之药物，并记载其“生长在高山北向一侧的碎石带。植株不大，高约四指，茎基部叶莲座重叠，茎如金筷；花小，淡红色，均匀；种子状如云雀眼。本品真名为‘བདུད་རྩི་གངས་ཤམ།’（都孜冈夏木），又称‘冈据增巴’”。现代文献对“相连木保”的基原有争议，《晶珠本草》汉译本认为“相连木保”的基原系石竹科蚤缀属［无心菜属（*Arenaria*）］植物，但在汉译重译本中则修订为唇形科植物绵参 *Eriophyton wallichii* Benth.，《藏药晶镜本草》也持相同观点。现青海藏医也用高原蚤缀 *Arenaria przewalskii* Maxim.（福禄草）、四川甘孜藏医用报春花科点地梅属（*Androsace*）植物、甘肃甘南藏医用虎耳草科植物小芽虎耳草 *Saxifraga gemmuligera* Engl. 作“相连木保”的基原，但它们的形态均与《晶珠本草》之记载不甚相符，为非正品。四川阿坝若尔盖地区《高原中草药治疗手册》（1970 年版）和《中国藏药植物资源考订》记载雅江点地梅 *Androsace yargongensis* Petitm. 为“都孜冈夏木”的基原之一，后者认为其系《晶珠本草》记载的“相连木保”。《蓝琉璃》记载“སྤང་རྩན་སྤུ་ཏ།”（榜参布茹）也被称为“བདུད་རྩི་གངས་ཤམ།”（都孜冈夏木），但其形态和《晶珠本草》记载的（作为“相连木保”的正品的）形态完全不同，两者是否为同一植物尚待考证。（参见“绵参”“扭连钱”条）

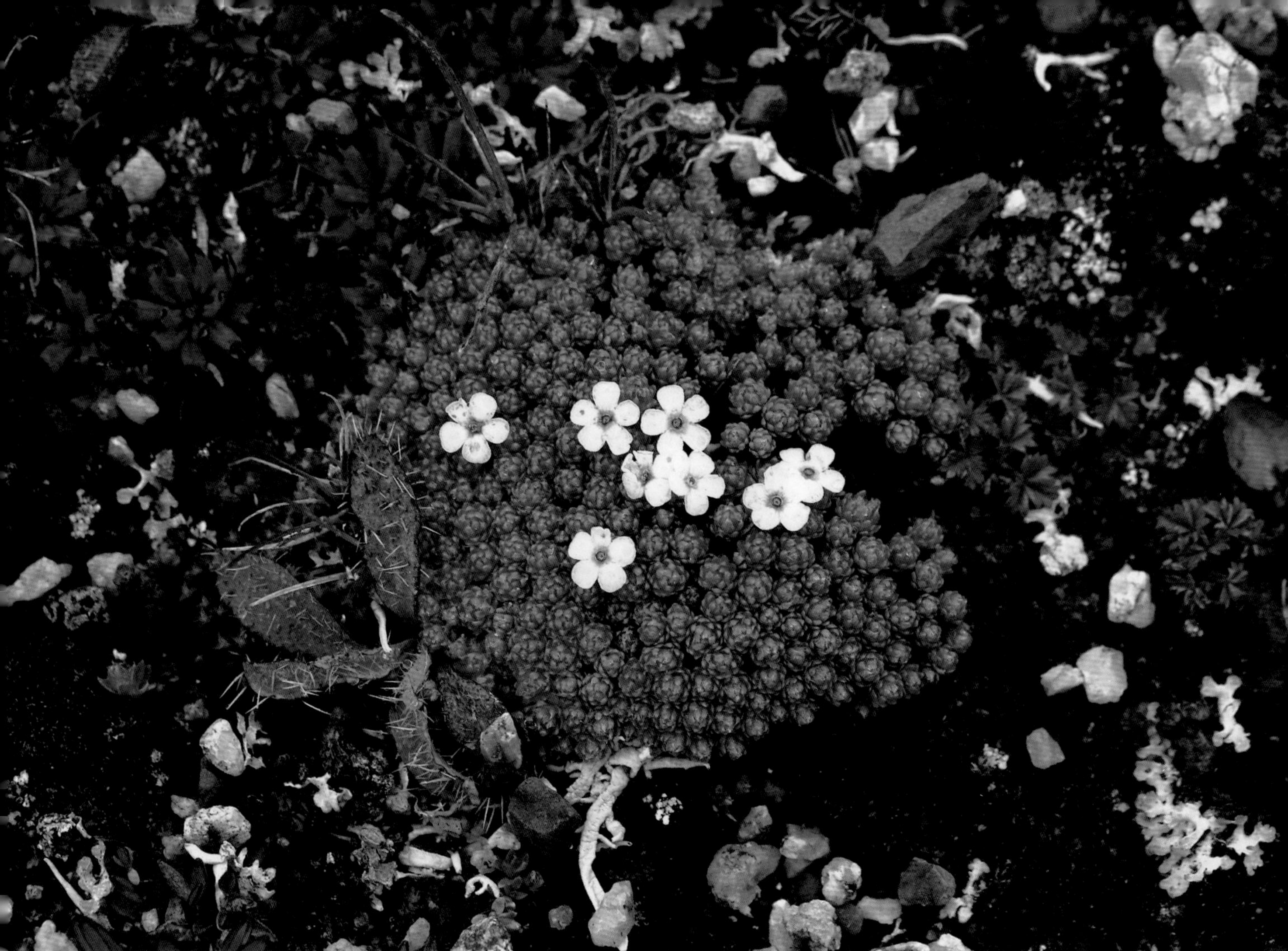

垫状点地梅

Androsace tapete Maxim.

报春花科（Primulaceae） | 点地梅属（*Androsace*）

形态

多年生草本。株形为半球形的坚实垫状体，由多数根出短枝紧密排列而成；根出短枝为鳞状的枯叶覆盖，呈棒状。当年生莲座状叶丛叠生于老叶丛上，通常无节间，直径 2 ～ 3mm。叶二型，外层叶卵状披针形或卵状三角形，长 2 ～ 3mm，较肥厚，先端钝，背部隆起，微具脊；内层叶线形或狭倒披针形，长 2 ～ 3mm，中、上部绿色，先端具密集的白色画笔状毛，下部白色，膜质，边缘具短缘毛。花葶极短或近无；花单生，无梗或具极短的梗，包藏于叶丛中；苞片线形，膜质，有绿色细肋，约与花萼等长；花萼筒状，长 4 ～ 5mm，具稍明显的 5 棱，棱间通常白色，膜质，分裂达全长的 1/3，裂片三角形，先端钝，上部边缘具绢毛；花冠粉红色，直径约 5mm，裂片倒卵形，边缘微波状。花期 6 ～ 7 月。

分布

分布于我国新疆南部、甘肃南部、青海、四川西部、云南西北部、西藏（察雅）。尼泊尔也有分布。

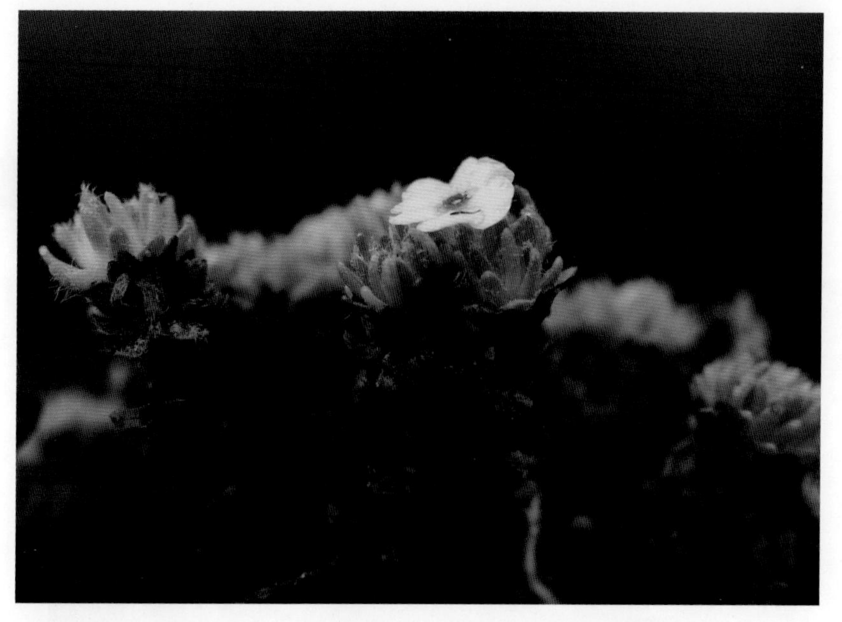

生境

生长于海拔 3500 ~ 5000m 的砾石山坡、河谷阶地、平缓的山顶。

药材名

榜阿仲（སྤང་ཨ་གྲོང་།），阿仲（ཨ་གྲོང་།），杂阿仲、匝阿仲（རྩ་ཨ་གྲོང་།）。

药用部位

全草。

功能与主治

退热，止咳。用于肺炎，淋巴结结核。西藏民间将全草煅炭用于肿块。

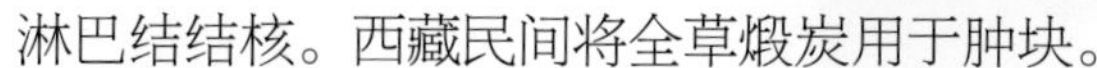

用量与用法

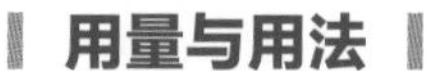

3 ~ 6g。内服煎汤，或入丸、散剂。

附 注

《鲜明注释》记载“རྩ་ཨ་གྲོང་།”（杂阿仲）分为大、小 2 种；《晶珠本草》将“ཨ་གྲོང་།”（阿仲）分为白阿仲 [“ཨ་གྲོང་དཀར་པོ།”（阿仲嘎保），或称“杂阿仲”]、蒿阿仲 [“མཁན་ཨ་གྲོང་།”（坎阿仲）]、木阿仲 [“ཕུར་དཀར།”（普嘎）]3 种，言其为治肺热症之药物。《新修晶珠本草》记载“阿仲”是石竹科无心菜属（*Arenaria*）植物的总称，各地藏医将该属中呈垫状者 [雪灵芝亚属（subg. Eremogoneastrum）植物] 统称为“阿仲嘎保”。现代的不同文献对“阿仲”的品种划分不一，各品种的基原涉及无心菜属、毛茛科、菊科、虎耳草科及报春花科的多科多属多种植物。《部标藏药》以“蚤缀 /རྩ་ཨ་གྲོང་།/ 杂阿仲”之名、《青海藏标》以“甘肃蚤缀 /ཨ་གྲོང་དཀར་པོ།/ 阿中嘎保”之名收载了甘肃蚤缀 *Arenaria kansuensis* Maxim. 及卵瓣蚤缀 *Arenaria kansuensis* Maxim. var. *ovatipetala* Y. W. Tsui et L. H. Zhou（《中国植物志》中将卵瓣蚤缀 *Arenaria kansuensis* Maxim. var. *ovatipetala* Y. W. Tsui et L. H. Zhou 并入了甘肃蚤缀 *Arenaria kansuensis* Maxim. 中）。《藏药晶镜本草》记载，垫状点地梅 *Androsace tapete* Maxim. 为“སྤང་ཨ་གྲོང་།”（榜阿仲）的基原，从其名称看属“阿仲”类药物，该种在四川甘孜则被称为“ཨ་གྲོང་།”（阿仲），在德格被称为“སྤང་ཨ་གྲོང་།”（榜阿仲）。《中国藏药植物资源考订》认为“榜阿仲”可能系《蓝琉璃》和《晶珠本草》中记载的“རྩ་ཨ་གྲོང་།”（杂阿仲）。（参见“甘肃雪灵芝”“铺散亚菊”“黑虎耳草”条）

西藏点地梅

Androsace mariae Kanitz

报春花科（Primulaceae） 点地梅属（*Androsace*）

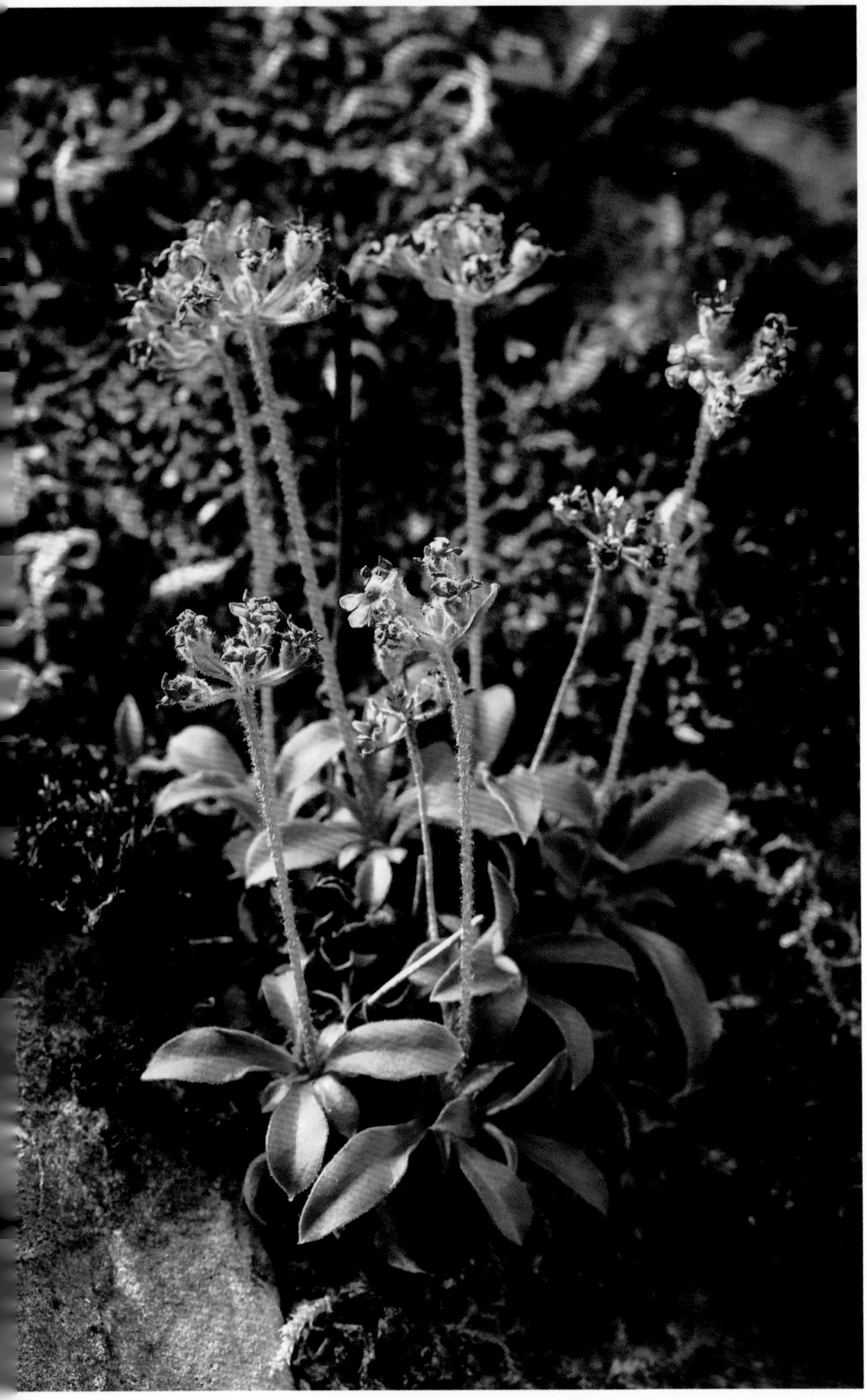

形态

多年生草本。主根木质，具少数支根。根出条短，叶丛叠生其上，形成密丛；有时根出条伸长，叶丛间有明显的间距，成为疏丛。莲座状叶丛直径1～3（～4）cm；叶二型，外层叶舌形或匙形，长3～5mm，宽1～1.5mm，先端锐尖，两面无毛至被疏柔毛，边缘具白色缘毛；内层叶匙形至倒卵状椭圆形，长7～15mm，先端锐尖或近圆形而具骤尖头，基部渐狭，两面无毛至密被白色多细胞柔毛，具无柄腺体，边缘软骨质，具缘毛。花葶单一，高2～8cm，被白色开展的多细胞毛和短柄腺体；伞形花序具2～7（～10）花；苞片披针形至线形，长3～4mm，与花梗、花萼同被白色多细胞毛；花梗在花期稍长于苞片，长5～7mm，花后伸长，果期长可达18mm；花萼钟状，长约3mm，分裂达中部，裂片卵状三角形；花冠粉红色，直径5～7mm，裂片楔状倒卵形，先端略呈波状。蒴果稍长于宿存花萼。花期 6 月。

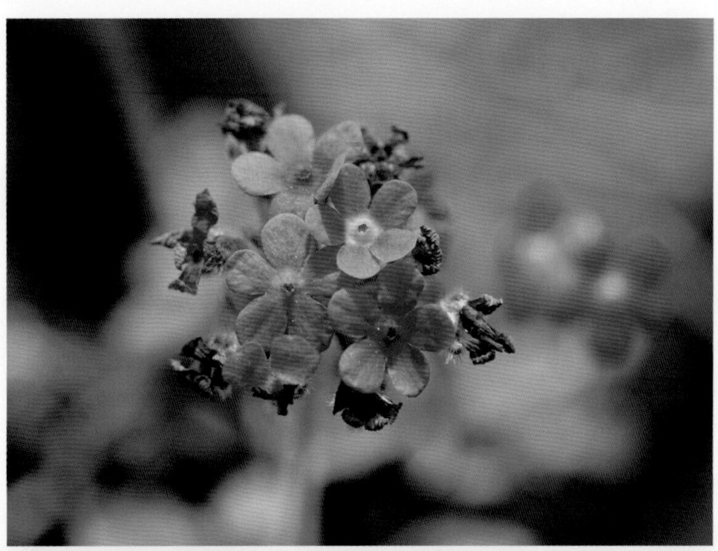

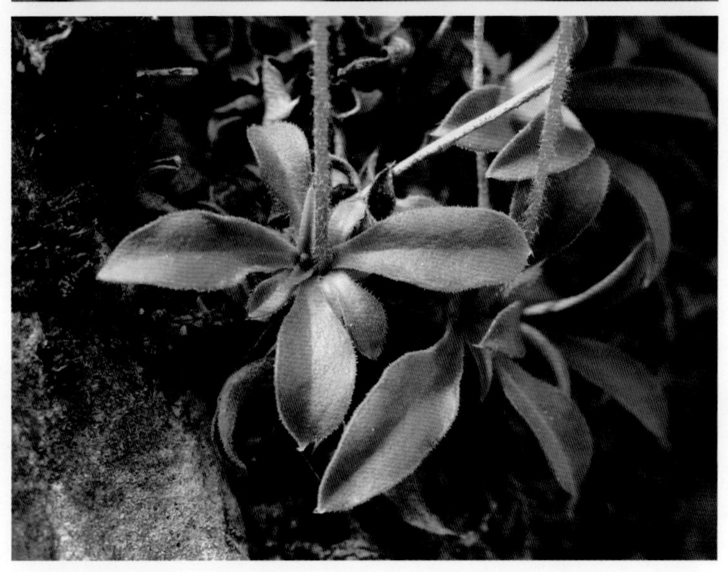

分布

分布于我国四川西部（巴塘）、西藏东部（江达）、青海东部、甘肃南部、内蒙古（贺兰山一带）。

生境

生长于海拔 1800 ~ 4000m 的山坡草地、林缘、砂石地。

药材名

嘎蒂那保、嘎斗那保（སྐ་ཏིག་ནག་པོ།），嘎蒂莫保、嘎蒂木布（སྐ་ཏིག་སྨུག་པོ།）。

药用部位

全草或花。

功能与主治

解热，干黄水，利水。用于热性水肿，心性水肿，黄水病，溃疡，炭疽。

用量与用法

6 ~ 9g。常配方使用。

附　注

《度母本草》《晶珠本草》等记载有治水臌、引黄水之药物“སྐ་ཏིག་ནག་པོ།”（嘎蒂那保），言其花为红色。现代文献记载的“嘎蒂那保”的基原涉及多种点地梅属（*Androsace*）植物，各地习用的种类有差异，因“嘎蒂那保”有多种花色，也常根据花色将其分为白色花［“སྐ་ཏིག་དཀར་པོ།”（嘎蒂嘎保）］、黑色花（深色花：嘎蒂那保）、黄色花［“སྐ་ཏིག་སེར་པོ།”（嘎蒂色保）］、紫色花［“སྐ་ཏིག་སྨུག་པོ།”（嘎蒂莫保）］等种类，也统称为“སྐ་ཏིག”（嘎蒂）。不同文献记载，西藏点地梅 *A. mariae* Kanitz var. *tibetica* (Maxim.) Hand.-Mazz.（*A. mariae* Kanitz）为“嘎蒂那保”或“嘎蒂木布”的基原之一，四川甘孜和甘肃藏医习用。也有观点认为“嘎蒂那保”或“嘎蒂莫保”的正品应为狭叶点地梅 *A. stenophylla* (Petitm.) Hand.-Mazz.，西藏藏医习用该种。《部标藏药》和《青海藏标》以“点地梅 /སྐ་ཏིག་ནག་པོ།/ 嘎蒂那保（嘎斗那保）”之名收载了石莲叶点地梅 *A. integra* (Maxim.) Hand.-Mazz.（匙叶点地梅），四川甘孜、若尔盖藏医习用该种。（参见“石莲叶点地梅”条）

石莲叶点地梅

Androsace integra (Maxim.) Hand.-Mazz.

报春花科（Primulaceae） 点地梅属（*Androsace*）

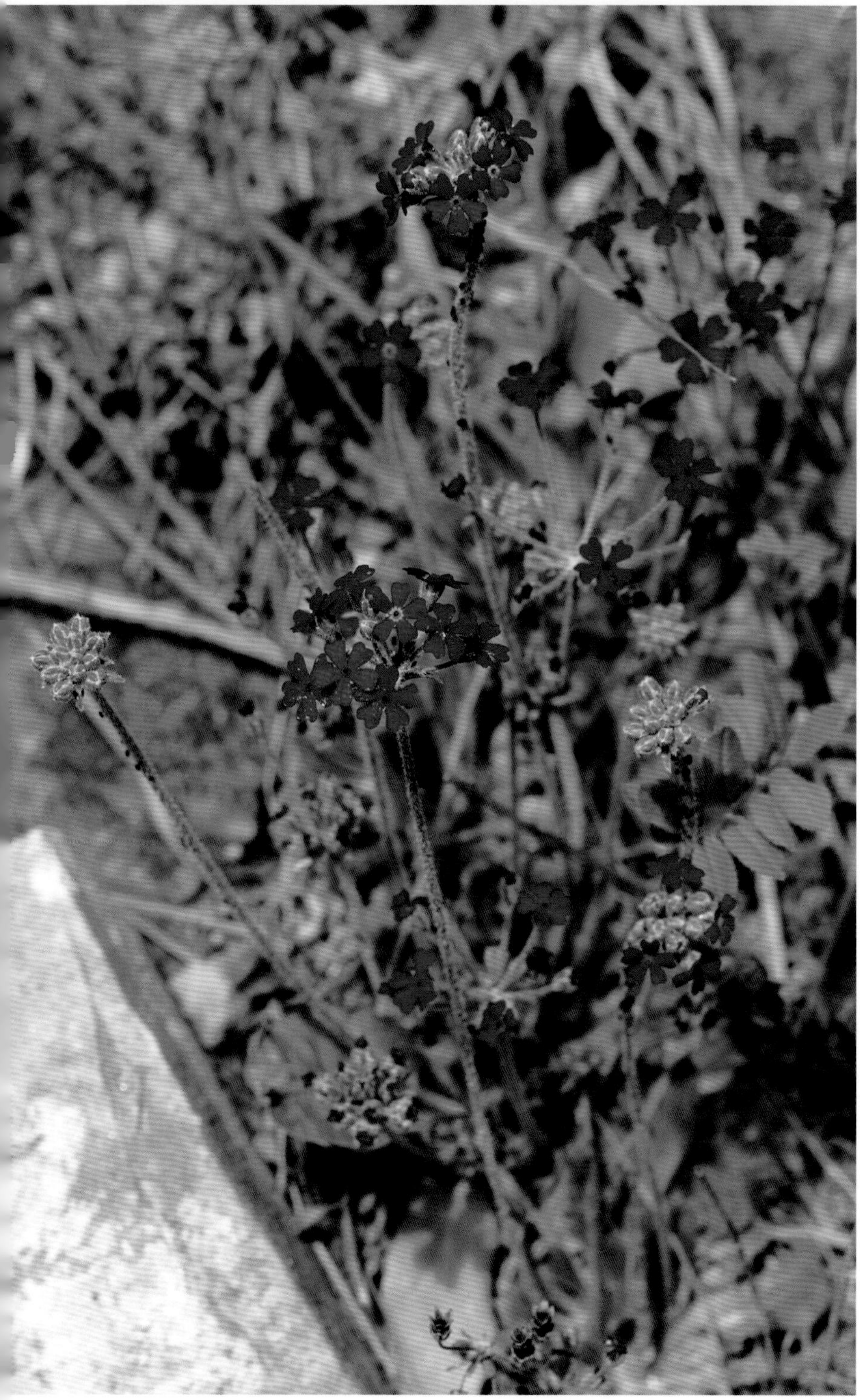

形态

二年生或多年生仅结实一次的草本。主根粗壮，直径3～5mm，具少数支根。莲座状叶丛单生，直径2.5～6cm；叶近等长，匙形，长1.5～4cm，先端近圆形，具骤尖头，初时两面被短伏毛，渐变为无毛，边缘软骨质，具篦齿状缘毛。花葶通常2至多枚自叶丛中抽出，高（3～）10～15cm，被多细胞柔毛；伞形花序多花；苞片披针形或线状披针形，很少呈狭椭圆形，长4～6mm，被稀疏柔毛及缘毛；花梗长短不等，初花期长4～7mm，后渐伸长，至果时长可达3cm，被卷曲柔毛；花萼钟状，长4～4.5mm，密被短硬毛，分裂近达中部，裂片三角形，先端锐尖，背面中肋稍隆起，边缘具密集的纤毛；花冠紫红色，直径约6mm，筒部与花萼近等长，裂片倒卵形或倒卵状圆形，全缘或先端微凹。蒴果长圆形，长4.5～5.5mm，明显高出宿存花萼。花期4～6月，果期6～7月。

分布

分布于我国四川西部（巴塘）、云南西北部、西藏东部、青海东南部。

生境

生长于海拔 2500 ~ 3500m 的向阳干燥的山坡、疏林下、林缘砂石地。

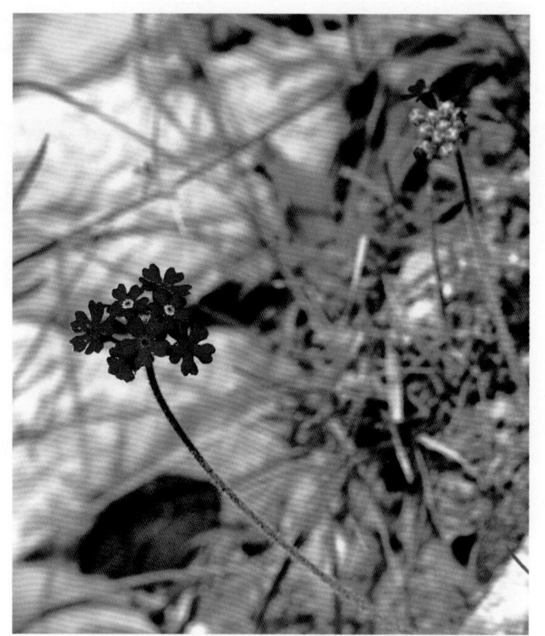

药材名

嘎蒂（སྣ་ཏིག），嘎蒂那保、嘎斗那保（སྣ་ཏིག་ནག་པོ།），嘎蒂莫保、嘎蒂木布（སྣ་ཏིག་སྨུག་པོ།）。

药用部位

全草或花。

功能与主治

清热，干黄水，引泻腹水。用于炭疽，黄水病，心脏病水肿，热性水肿。

用量与用法

6 ~ 9g。常配方用。

附注

《度母本草》《晶珠本草》等记载有治水臌、引黄水之药物“སྣ་ཏིག་ནག་པོ།”（嘎蒂那保），言其花为红色。现代文献记载的“嘎蒂那保”的基原涉及多种点地梅属（*Androsace*）植物，各地藏医习用的种类有差异，因其有多种花色，也常根据花色分为白色花［“སྣ་ཏིག་དཀར་པོ།”（嘎蒂嘎保）］、黑色花［深色，“སྣ་ཏིག་ནག་པོ།”（嘎蒂那保）］、黄色花［“སྣ་ཏིག་སེར་པོ།”（嘎蒂色保）］等种类，总称“སྣ་ཏིག”（嘎蒂）。有观点认为以狭叶点地梅 *A. stenophylla* (Petitm.) Hand.-Mazz. 为“སྣ་ཏིག”（嘎蒂）的正品，各地藏医所用的还包括石莲叶点地梅 *A. integra* (Maxim.) Hand.-Mazz.（匙叶点地梅，四川甘孜、若尔盖）、景天点地梅 *A. bulleyana* G. Forr.（云南）、裂叶点地梅 *A. dissecta* (Franch.) Franch.（四川甘孜）、直立点地梅 *A. erecta* Maxim.、西藏点地梅 *A. mariae* Kanitz var. *tibetica* (Maxim.) Hand.-Mazz.（西藏点地梅 *A. mariae* Kanitz，四川甘孜、甘肃）、玉门点地梅 *A. brachystegia* Hand.-Mazz.（四川甘孜）、昌都点地梅 A. bisulca Bur. et Franch.、匍茎点地梅 *A. sarmentosa* Wall.（蔓茎点地梅，西藏）、糙伏毛点地梅 *A. strigillosa* Franch.（西藏）、刺叶点地梅 *A. spinulifera* (Franch.) R. Knuth（云南）、点地梅 *A. umbellata* (Lour.) Merr.（青海）等。《部标藏药》以“点地梅 /སྣ་ཏིག་ནག་པོ།/ 嘎蒂木布”之名、《青海藏标》以“点地梅 /སྣ་ཏིག་ནག་པོ།/ 嘎斗那保”之名收载了石莲叶点地梅 *A. integra* (Maxim.) Hand.-Mazz. 及其同属数种植物，以花入药。《部标藏药》使用的藏文名“སྣ་ཏིག་ནག་པོ།”和其音译名“嘎蒂木布”对应有误，石莲叶点地梅 *A. integra* (Maxim.) Hand.-Mazz. 的花色为紫红色，藏文名应以“སྣ་ཏིག་སྨུག་པོ།”（嘎蒂木布）为宜。（参见“西藏点地梅”条）

直立点地梅

Androsace erecta Maxim.

报春花科（Primulaceae） 点地梅属（*Androsace*）

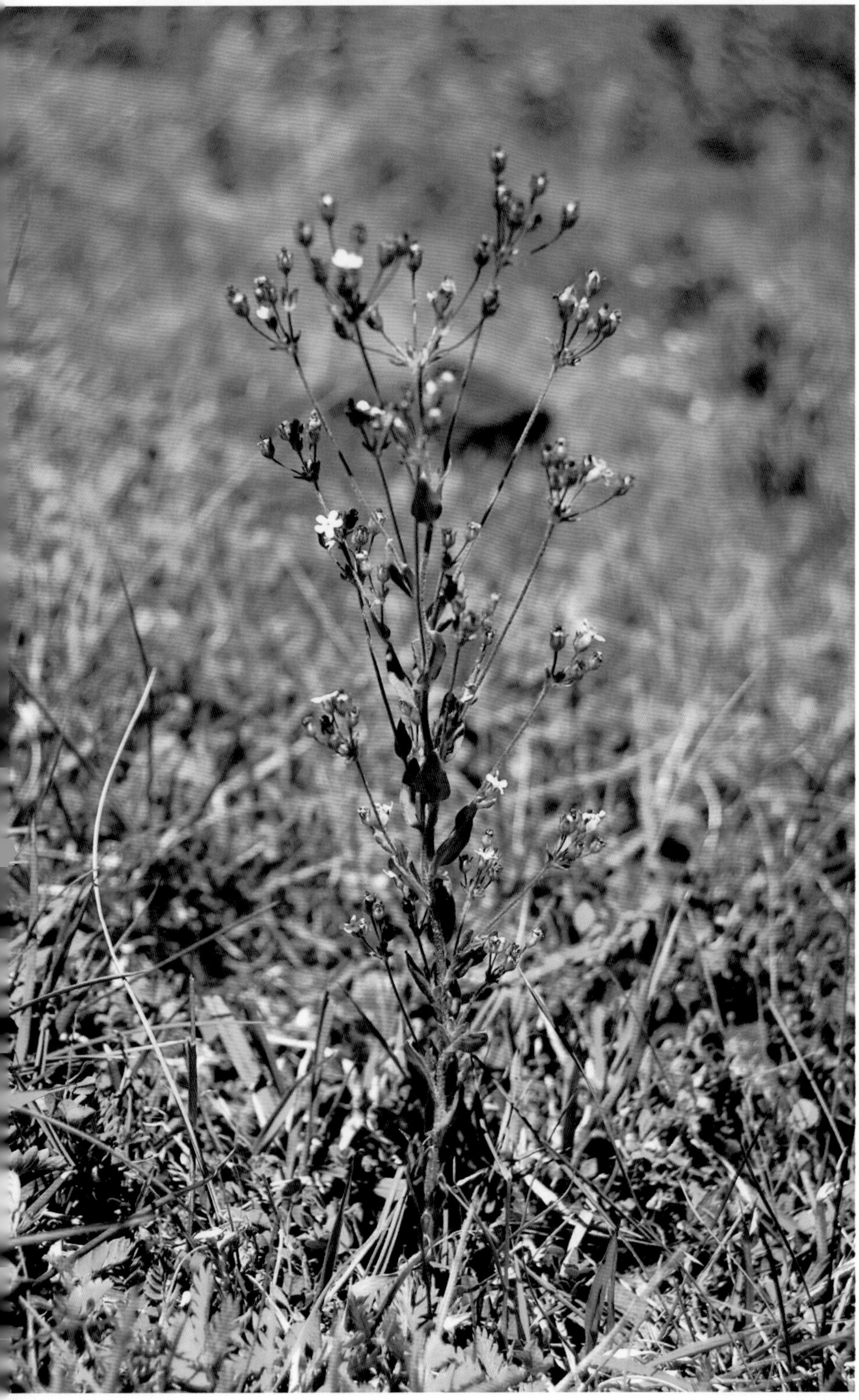

形态

一年生或二年生草本。主根细长，具少数支根。茎通常单生，直立，高（2 ~ ）10 ~ 35cm，被稀疏或密集的多细胞柔毛。叶在茎基部多少簇生，通常早枯；茎生叶互生，椭圆形至卵状椭圆形，长 4 ~ 15mm，宽 1.2 ~ 6mm，先端锐尖或稍钝，具软骨质骤尖头，基部短渐狭，边缘增厚，软骨质，两面均被柔毛；叶柄极短，长约 1mm 或近无，被长柔毛。花多朵组成伞形花序，生于无叶的枝端，亦偶有单生于茎上部叶叶腋的；苞片卵形至卵状披针形，长约 3.5mm，叶状，具软骨质边缘和骤尖头，被稀疏的短柄腺体；花梗长 1 ~ 3cm，疏被短柄腺体；花萼钟状，长 3 ~ 3.5mm，分裂达中部，裂片狭三角形，先端具小尖头，外面被稀疏的短柄腺体，具不明显的 2 纵沟；花冠白色或粉红色，直径 2.5 ~ 4mm，裂片小，长圆形，宽 0.8 ~ 1.2mm，微伸出花萼。蒴果长圆形，稍长于花萼。花期 4 ~ 6 月，果期 7 ~ 8 月。

分布

分布于我国青海、甘肃、四川、云南、西藏（米林）。尼泊尔也有分布。

生境

生长于海拔 2700 ~ 3500m 的山坡草地、河漫滩。

药材名

嘎蒂（སྣ་ཏིག），嘎蒂那保、嘎蒂那布、嘎斗那保（སྣ་ཏིག་ནག་པོ）。

药用部位

全草。

功能与主治

解热，干黄水，利水。用于热性水肿，心性水肿，肾虚，黄水病，溃疡，炭疽病。

用量与用法

2 ~ 9g。常入配方使用。

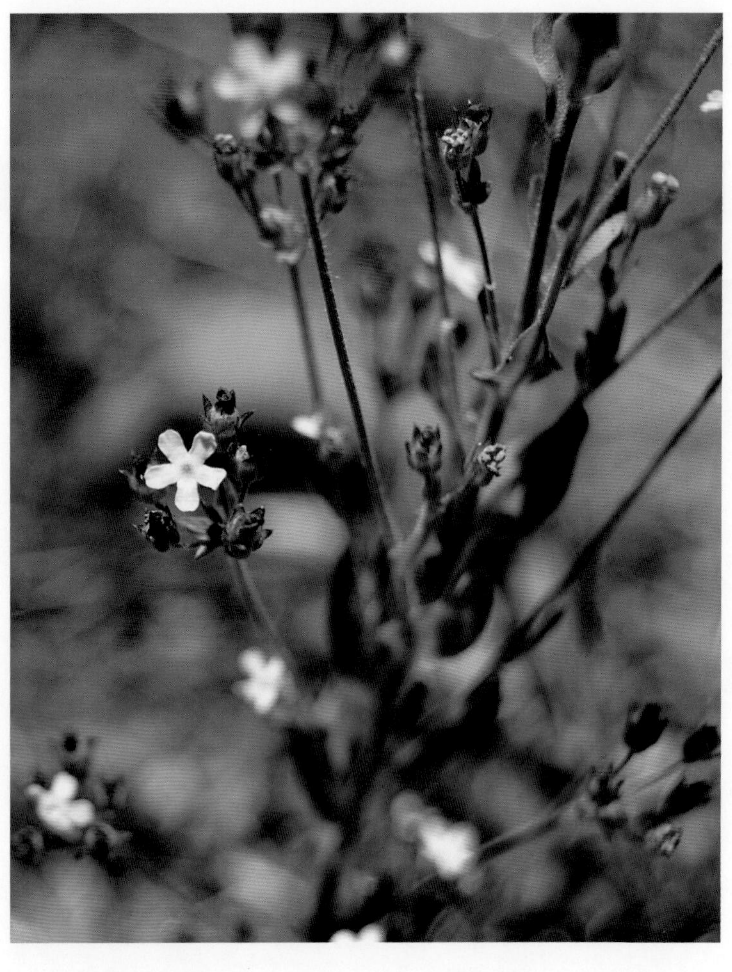

附　注

《度母本草》《宇妥本草》《晶珠本草》等记载有"སྣ་ཏིག་ནག་པོ"（嘎蒂那保）和"སྣ་ཏིག་སྨུག་པོ"（嘎蒂木布、嘎蒂莫保），言其为治水臌、引黄水之药物。现代文献记载的藏医药用的点地梅属（*Androsace*）植物分为"སྣ་ཏིག"（嘎蒂）、"嘎蒂那保"和"嘎蒂莫保"3 类，"嘎蒂"似为总名称，不同文献记载的 3 类的基原不尽一致，而 3 类的功效基本相同，其基原包括直立点地梅 *A. erecta* Maxim.（嘎蒂、嘎蒂那保）、刺叶点地梅 *A. spinulifera* (Franch.) R. Knuth、景天点地梅 *A. bulleyana* G. Forr.（点地梅。西藏、云南习用，称"嘎蒂"）、石莲叶点地梅 *A. integra* (Maxim.) Hand.-Mazz.（匙叶点地梅。四川习用，称"嘎蒂"或"嘎蒂那保"）、狭叶点地梅 *A. stenophylla* (Petitm.) Hand.-Mazz.（嘎蒂那保）、西藏点地梅 *A. mariae* Kanitz（四川甘孜、甘肃习用，称"嘎蒂那保"或"嘎蒂木布"）、昌都点地梅 *A. bisulca* Bur. et Franch.（嘎蒂那保）、裂叶点地梅 *A. dissecta* (Franch.) Franch.（嘎蒂那保）、糙伏毛点地梅 *A. strigillosa* Franch.（嘎蒂木布、嘎蒂那保）、蔓茎点地梅 *A. sarmentosa* Wall.（嘎蒂木布、嘎蒂那保）等。（参见"西藏点地梅""石莲叶点地梅"条）

多脉报春

Primula polyneura Franch.

报春花科（Primulaceae） 报春花属（*Primula*）

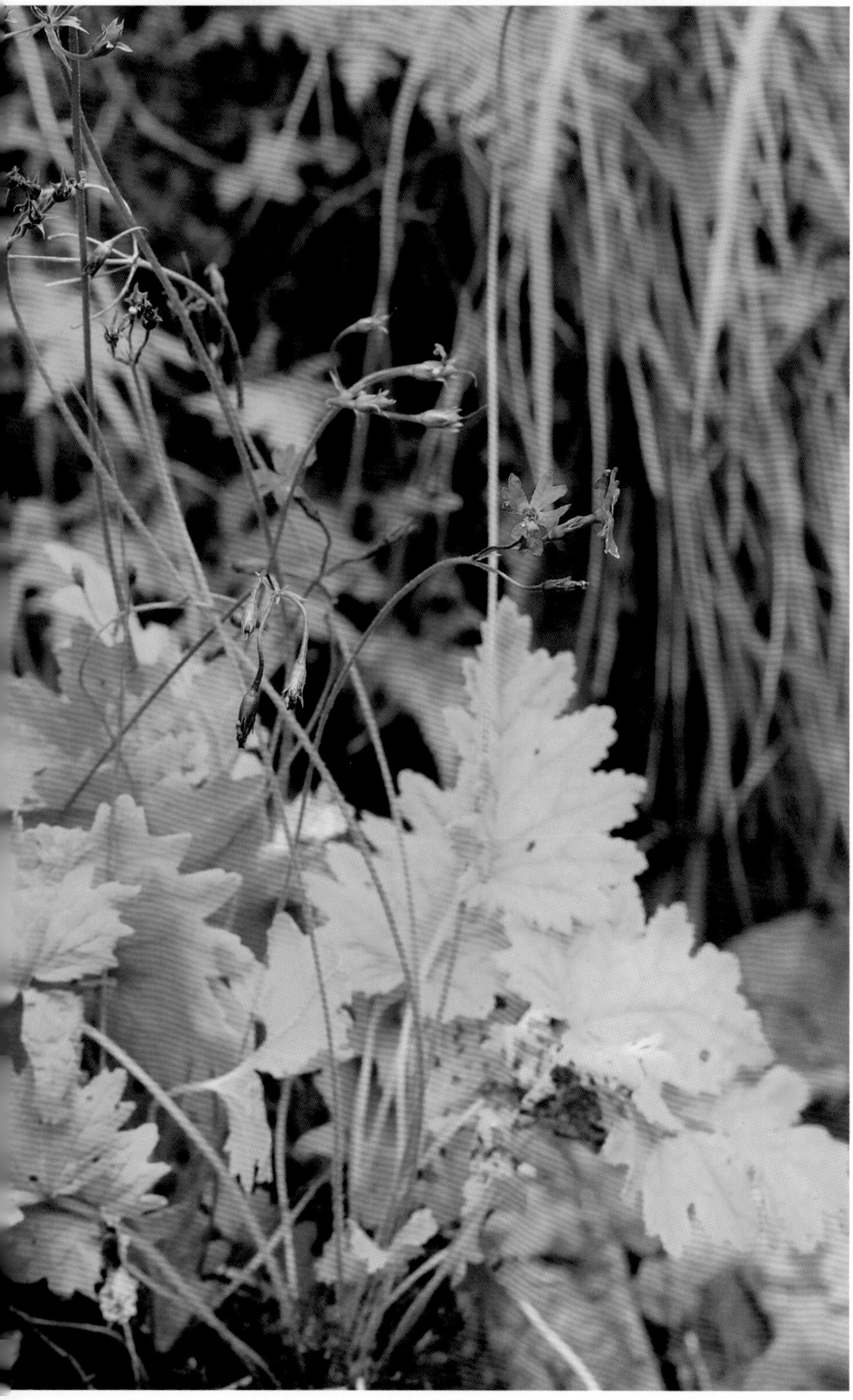

形态

多年生草本。根茎短，向下发出多数纤维状须根。叶阔三角形或宽卵形以至近圆形，长 2 ~ 10cm，宽度常略大于长度，基部心形，边缘掌状裂 7 ~ 11，深达叶片半径的 1/4 ~ 1/2，裂片阔卵形或矩圆形，边缘具浅裂状粗齿，稀近全缘，上面密被柔毛、被疏毛以至近无毛，下面沿叶脉被灰白色长柔毛，有时毛极稀疏，有时极密而呈绵毛状，覆盖全部叶面，侧脉 3 ~ 6 对，最下方的 1 对基出；叶柄长 5 ~ 20cm，被密毛或疏毛。花葶高 10 ~ 35（~ 50）cm，被多细胞柔毛；伞形花序 1 ~ 2 轮，每轮 3 ~ 9（~ 12）花；苞片披针形，长 5 ~ 10mm，多少被毛；花梗长 5 ~ 25mm，被多细胞柔毛；花萼管状，长 5 ~ 12mm，绿色或略带紫色，外面被毛，稀近无毛，分裂达中部或稍下，裂片窄披针形，先端锐尖或稍渐尖，具明显的 3 ~ 5 纵脉；花冠粉红色或深玫瑰红色，冠筒口周围黄绿色至橙黄色，花冠筒长 10 ~ 13（~ 14）mm，外面多少被毛，冠檐直径 1 ~ 1.5（~ 2）cm，裂片阔倒卵形，先端具深凹缺；长花柱花的雄蕊着生于接近花冠筒中部处，花柱与花冠筒等长或略伸出筒口；短花柱花的雄蕊着生于接近管筒口，花柱长约达花冠筒中部，稍短于花萼。蒴果长圆状，约与花萼等长。花期 5 ~ 6 月，果期 7 ~ 8 月。

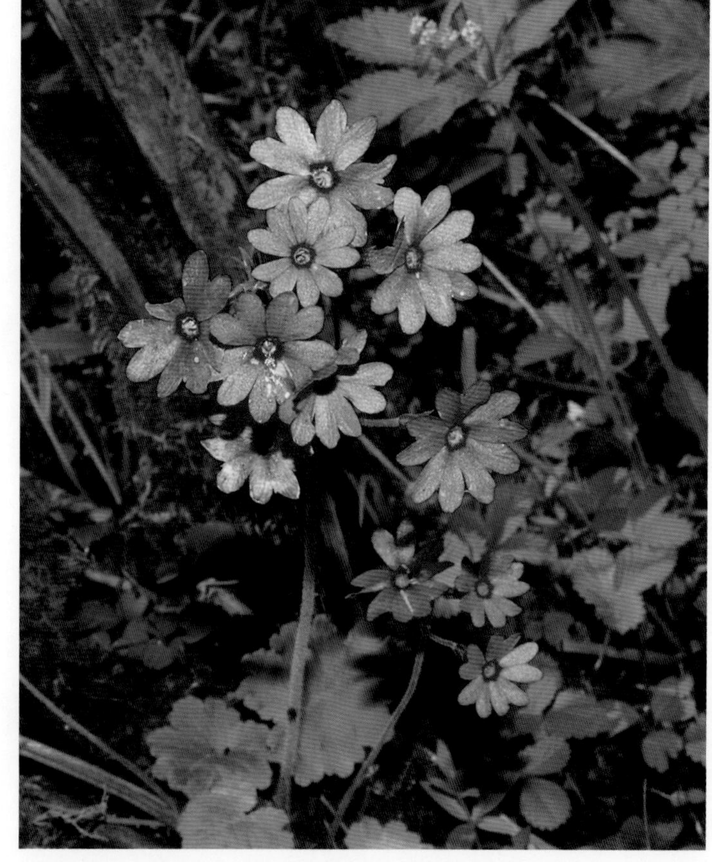

分布

分布于我国云南西北部、四川西部（康定）、甘肃东南部。

生境

生长于海拔 2000 ~ 4000m 的林缘、潮湿沟谷边。

药材名

象治玛保（ཤང་དྲིལ་དམར་པོ།）。

药用部位

花。

功能与主治

利于血病、脉病，清热，止痢，敛黄水。用于血病，脉病，热症，赤痢，肺病，黄水病。

用量与用法

2 ~ 3g。

附　注

《晶珠本草》记载有“ཤང་ཤང་དྲིལ་བུ།”[相相哲吾，缩写为“ཤང་དྲིལ།”（相哲）]，言其为治血病、脉病之药物。《晶珠本草》等记载“相相哲吾”按花色可分为白[“ཤང་དྲིལ་དཀར་པོ།”（象治嘎保）]、黄[“ཤང་དྲིལ་སེར་པོ།”（象治色保、相哲色保）]、红[“ཤང་དྲིལ་དམར་པོ།”（象治玛保）]、紫或蓝[“ཤང་དྲིལ་སྨུག་པོ།”（象治莫保）]4 种，其中红、黄 2 种生于水边湿地，白、紫（蓝）2 种生于山坡旱地。现代文献记载，各地藏医所用的“相相哲吾”类的基原主要为报春花属（*Primula*）植物，不同文献记载的不同花色品种的基原有差异且有交叉，或未明确按花色区分各品种。据文献记载，多脉报春 *P. polyneura* Franch. 为红者“象治玛保”的基原之一，作“象治玛保”基原的还有海仙花 *P. poissonii* Franch.、偏花报春 *P. secundiflora* Franch.、木里报春 *P. boreio-calliantha* Balf. f. et Forr. 等花为红色或粉红色的多种同属植物。（参见“海仙花”）

偏花报春

Primula secundiflora Franch.

报春花科（Primulaceae）　报春花属（*Primula*）

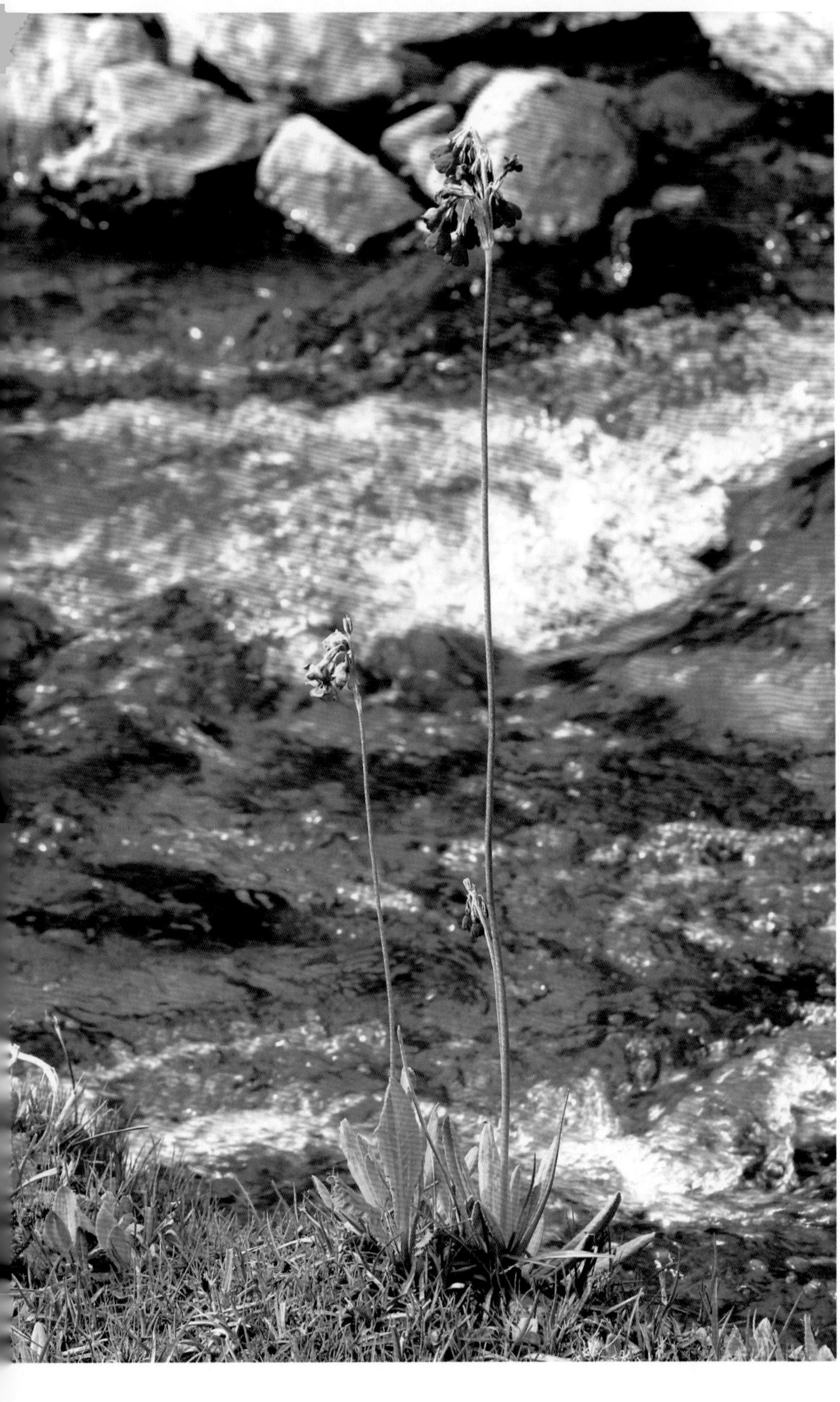

形态

多年生草本。根茎粗短，具多数肉质长根。叶通常多枚丛生；叶片矩圆形、狭椭圆形或倒披针形，连柄长 5 ~ 15cm，宽 1 ~ 3cm，先端钝圆或稍锐尖，基部渐狭窄，边缘具三角形小牙齿，齿端具胼胝质尖头，两面均疏被小腺体，中肋宽扁，侧脉纤细，有时不明显；叶柄甚短或有时与叶片近等长，具阔翅。花葶高 10 ~ 60（~ 90）cm，先端被白色粉（干后常呈乳黄色）；伞形花序 5 ~ 10 花，有时出现第 2 轮花序；苞片披针形，长 5 ~ 10mm；花梗长 1 ~ 5cm，多少被粉，开花时下弯，果时直立；花萼窄钟状，长 10mm，上半部分裂成披针形或三角状披针形裂片，沿裂片背面下延至基部一线无粉，染紫色，沿每 2 裂片的边缘下延至基部密被白粉，因而整个花萼形成紫白相间的 10 纵带；花冠红紫色至深玫瑰红色，长 1.5 ~ 2.5cm，喉部无环状附属物，冠檐直径 1.5 ~ 2.5cm，裂片倒卵状矩圆形；先端圆形或微具凹缺；长花柱花的花冠筒长 9 ~ 10mm，雄蕊着生处略低于花冠筒中部，花柱与花冠筒等长或微露出筒口；短花柱花的雄蕊近花冠筒口着生，花柱长 2 ~ 3mm。蒴果稍长于宿存花萼。花期 6 ~ 7 月，果期 8 ~ 9 月。

分布

分布于我国青海东部（班玛、久治）、四川西部（康定、道孚、巴塘、理塘、雅江、马尔康、红原、稻城等）、云南西北部（丽江、香格里拉）、西藏东部（昌都、类乌齐、比如）。

生境

生长于海拔 3200 ~ 4800m 的水沟边、河滩地、高山沼泽、湿草地。

药材名

相相哲吾、兴兴哲吾（ཤང་ཤང་དྲིལ་བུ།），象治玛保、相哲玛保、橡只玛尔布（ཤང་དྲིལ་དམར་པོ།）。

药用部位

花。

功能与主治

清热燥湿，泻肝胆之火，敛毒，止血。用于血热，肺病，毒扩散症，急性肠炎，胃炎，痢疾，便血，小儿高热抽风。

用量与用法

2 ~ 3g。内服研末，或入丸、散剂。

附 注

《晶珠本草》中记载有“ཤང་ཤང་དྲིལ་བུ”（相相哲吾），言其为治血脉病之药物。《晶珠本草》《蓝琉璃》均记载其按花色分为白、黄、红［“ཤང་དྲིལ་དམར་པོ”（象治玛保）］、紫 4 种，红、黄 2 种生于水边湿地，白、紫（蓝）2 种生于山坡旱地。现代文献记载各地藏医所用“相相哲吾”类的基原主要为报春花属（*Primula*）植物，但不同文献记载的其不同花色品种的基原有差异。文献记载偏花报春 *P. secundiflora* Franch.（带叶报春花）为红花者［“ཤང་དྲིལ་དམར་པོ”（象治玛保）］的基原之一，四川甘孜藏医则将其作黄花者［“ཤང་དྲིལ་སེར་པོ”（香智塞保），“ཤང་དྲིལ་སེར་པོ”（象治色保）的略称］的基原，又别称“ཤང་དྲིལ་དམར་པོ”（象治玛保）。不同文献记载各地作“象治玛保”基原的还有海仙花 *P. poissonii* Franch.、黑萼报春 *P. russeola* Balf. f. et Forr.（红花雪山报春）、苞芽粉报春 *P. gemmifera* Batal.、木里报春 *P. boreio-calliantha* Balf. f. et Forr.、齿叶灯台报春 *P. serratifolia* Franch. 等。《蓝琉璃》在“药物补述”中记载有“གཡར་མོ་ཐང་།”（雅毛唐），言其为消肿、益疮之药物；《晶珠本草》记载名为“གཡར་མོ་ཐང་བ།”（雅毛唐哇），并言其别名有“ཤང་དྲིལ་དམར་པོ”（象治玛保）、“ཤང་དྲིལ་སེར་པོ”（象治色保）等，但其汉译重译本及现代文献记载的“雅毛唐”的基原主要有束花粉报春 *P. fasciculata* Balf. f. et Ward、天山报春 *P. sibirica* Jacq.（*P. nutans* Georgi）、柔小粉报春 *P. pumilio* Maxim. 等，也反映出“雅毛唐”和“相相哲吾”类的基原较为复杂。（参见“海仙花”“藏南粉报春”“束花粉报春”“柔小粉报春”条）

海仙花

Primula poissonii Franch.

报春花科（Primulaceae） 报春花属（*Primula*）

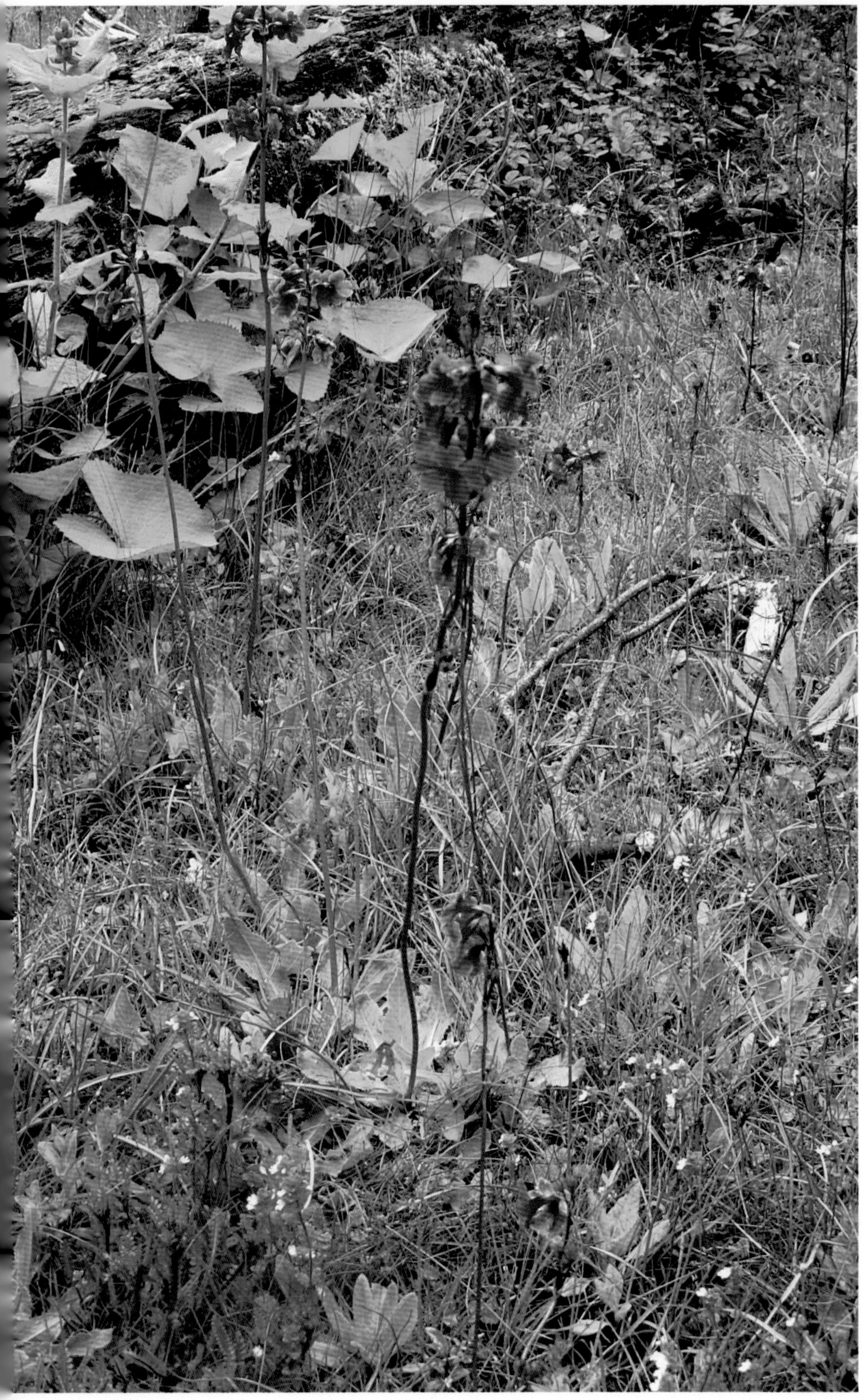

形态

多年生草本，无香气，不被粉。根茎极短，向下发出 1 丛粗长的支根。叶丛（至少部分叶）冬季不枯萎，叶片倒卵状椭圆形至倒披针形，长（2.5 ~ ）4 ~ 10（ ~ 13）cm，宽 1.2 ~ 5cm，先端圆钝，稀具小骤尖头，基部狭窄，下延，边缘具近整齐的三角形小牙齿；叶柄极短或与叶片近等长，具阔翅。花葶直立，高 20 ~ 45cm，果时长可达 60cm，具伞形花序 2 ~ 6 轮，每轮具 3 ~ 10 花；苞片线状披针形，长 5 ~ 10mm；花梗长 1 ~ 2cm，开花期稍下弯，果时直立；花萼杯状，长约 5mm，分裂约达全长的 1/3，裂片三角形或长圆形，先端稍钝；花冠深红色或紫红色，冠筒口部周围黄色，花冠筒长 9 ~ 11mm，喉部具明显的环状附属物，冠檐平展，直径 1.8 ~ 3cm，裂片倒心形，长 8 ~ 9.5mm，宽 6 ~ 8mm，先端通常深 2 裂；长花柱花的雄蕊着生处距花冠筒基部约 2mm，花柱长约 6.5mm；短花柱花的雄蕊着生处距花冠筒基部约 6.5mm，花柱长 2mm。蒴果等长或稍长于花萼。花期 5 ~ 7 月，果期 9 ~ 10 月。

分布

分布于我国云南西北部（昆明、香格里拉、洱源）、四川西南部（木里至康定）。

生境

生长于海拔 2500 ~ 3100m 的山坡草地湿润处、水边。

药材名

象治玛保（ཤང་དྲིལ་དམར་པོ།），象治莫保、相直莫保（ཤང་དྲིལ་སྨུག་པོ།）。

药用部位

花。

功能与主治

清热燥湿，泻肝胆之火，敛毒，止血。用于血热，肺病，毒扩散症，急性肠炎，胃炎，痢疾，便血，小儿高热抽风。

用量与用法

2 ~ 3g。内服研末，或入丸、散剂。

附　注

《晶珠本草》记载“ཤང་ཤང་དྲིལ་བུ།”（相相哲吾、兴兴哲吾）为治血、脉病之药物，言其按花色分为白[“ཤང་དྲིལ་དཀར་པོ།”（象治嘎保）]、黄[“ཤང་དྲིལ་སེར་པོ།”（象治色保、相哲色保）]、红[“ཤང་དྲིལ་དམར་པོ།”（象治玛保）]、紫（蓝）[“ཤང་དྲིལ་སྨུག་པོ།”（象治莫保）]4 种。现代文献记载的现藏医所用的“相相哲吾”主要为报春花属（*Primula*）植物，各种花色均有使用，多数并未明确按花色区分其品种。海仙花 *P. poissonii* Franch. 为红花报春（象治玛保）类的基原之一。文献记载的“相相哲吾”类的基原包括番红报春 *P. crocifolia* Pax et Hoffm.（相相哲吾、象治嘎保）、钟花报春 *P. sikkimensis* Hook.（锡金报春，相相哲吾、相哲色保）、甘青报春 *P. mystrophylla* Balf. f. et Forr.（石岩报春 *P. dryadifolia* Franch.，相相哲吾）、甘青报春 *P. tangutica* Duthie（相相哲吾、象治莫保、相哲姆保）、偏花报春 *P. secundiflora* Franch.（象治玛保）、多脉报春 *P. polyneura* Franch.（象治玛保）、木里报春 *P. boreio-calliantha* Balf. f. et Forr.（象治玛保）、黄花报春 *P. flava* Maxim.（黄花粉叶报春，象治莫保）、高穗花报春 *P. vialii* Delavay ex Franch.（象治莫保）、巴塘报春 *P. bathangensis* Petitm.（象治色保）、白粉圆叶报春 *P. littledalei* Balf. f. et Watt（象治色保）等。青海部分藏医也以石竹科植物娘娘菜 *Lepyrodiclis holosteoides* (C. A. Mey.) Fisch. et Mey. 的全草作白花者（象治嘎保）的代用品，但其形态与古籍等记载明显不符，不宜作为代用品。《晶珠本草》另条记载有“གཡར་མོ་ཐང་།”（雅毛唐），言其别名为“象治玛保”，现代文献记载的其基原为束花报春 *P. fasciculata* Balf. f. et Ward。（参见“束花粉报春”“钟花报春”“偏花报春”“糙毛报春”“多脉报春”条）

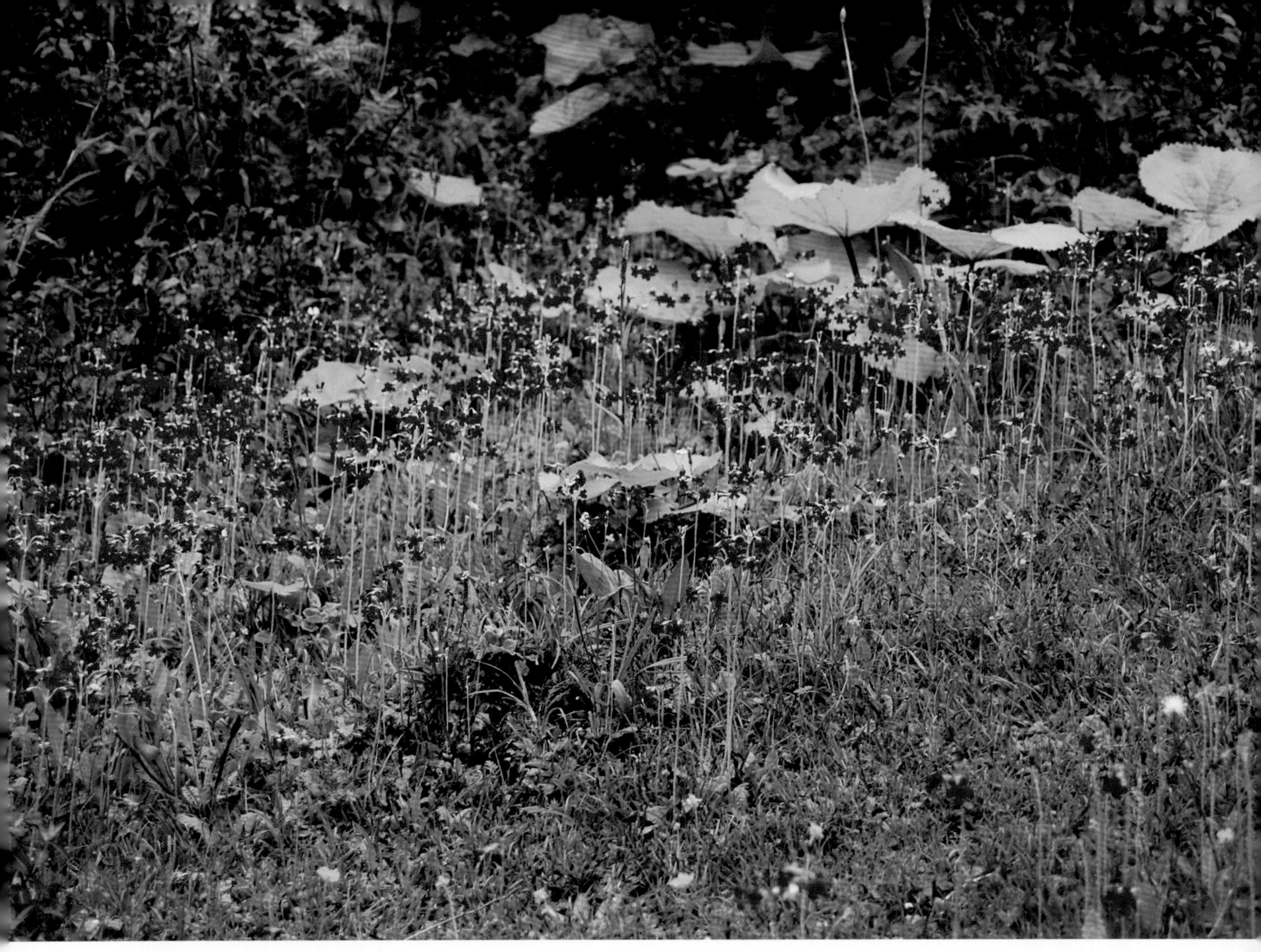

鹅黄灯台报春

Primula cockburniana Hemsl.

报春花科（Primulaceae）　报春花属（*Primula*）

形态

二年生草本，具极短的根茎和成丛的支根。叶矩圆形至矩圆状倒卵形，长 5 ~ 10（ ~ 12）cm，宽 1.6 ~ 4.8cm，先端圆形，基部近圆形或阔楔形，几不下延，因而叶片与叶柄具明显的界限，边缘呈不明显的浅波状，具细密的小牙齿，上面绿色，下面淡绿色，被粉质腺体，侧脉 10 ~ 13 对，至少近基部的数对与中肋几成直角；叶柄长为叶片的 1/5 ~ 1/2，稀与叶片等长。花葶通常 1，自叶丛中抽出，高 15 ~ 30cm，果时高可达 50cm，节上被乳黄色粉，具伞形花序 1 ~ 4（ ~ 5）轮，每轮有 3 ~ 8 花；苞片披针形或狭披针形，长 3 ~ 5mm，被乳白色粉；花梗长 1 ~ 1.5cm，果时长 2 ~ 3cm；花萼钟状，长约 4mm，分裂约达全长的 1/3，裂片三角形，内面密被乳黄色粉，外面微被粉；花深橙黄色至橙红色，同型，花冠筒长 10 ~ 11mm，喉部具环状附属物，冠檐直径约 1.5cm，裂片长方状倒卵形，长 5 ~ 7mm，宽 3 ~ 4.5mm，先端微凹，雄蕊在距花冠筒基部约 8mm 处着生，柱头稍高出花药。蒴果长约 6mm，自先端开裂。花期 6 ~ 7 月，果期 8 月。

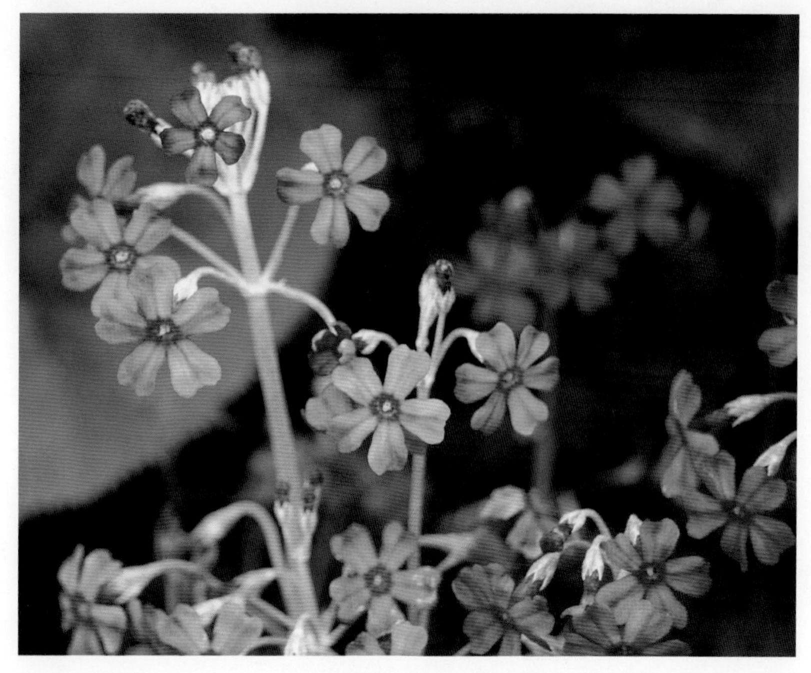

分布

分布于我国四川西部（康定、木里、九龙、道孚等）。

生境

生长于海拔 2900 ~ 4200m 的高山潮湿草地、林缘。

药材名

象治色保、相哲色保、象志色保、象治赛保（ཤང་དྲིལ་སེར་པོ།）。

药用部位

花。

功能与主治

清热，消肿，止血。用于诸热症，血病，脉病，小儿热痢，水肿，腹泻。

用量与用法

3 ~ 6g。

附 注

《晶珠本草》记载有“ཤང་ཤང་དྲིལ་བུ།”[相相哲吾，缩写为“ཤང་དྲིལ།”（相哲）]，言其为治血、脉病之药物。《晶珠本草》等多记载“相相哲吾”按花色分为白[“ཤང་དྲིལ་དཀར་པོ།”（象治嘎保）]、黄[“ཤང་དྲིལ་སེར་པོ།”（象治色保、相哲色保）]、红[“ཤང་དྲིལ་དམར་པོ།”（象治玛保）]、紫或蓝[“ཤང་དྲིལ་སྨུག་པོ།”（象治莫保）]4 种，其中红、黄 2 种生于水边湿地，白、紫（蓝）2 种生于山坡旱地。现代文献记载的各地藏医所用“相相哲吾”类的基原主要为报春花属（*Primula*）植物，不同文献记载的不同花色品种的基原有差异且有交叉，或未明确按花色区分各品种而统称为“相哲”或“相相哲吾”。据文献记载，鹅黄灯台报春 *P. cockburniana* Hemsl. 为黄者“象治色保”的基原之一，各地作“象治色保”基原的还有钟花报春 *P. sikkimensis* Hook.（锡金报春）、巨伞钟报春 *P. florindae* Ward、白粉圆叶报春 *P. littledalei* Balf. f. et Watt 等花黄色或以黄色为主的多种同属植物。《部标藏药》以“锡金报春 /ཤང་དྲིལ་སེར་པོ།/ 象志色保”之名、《青海藏标》以“报春花 /ཤང་ཤང་དྲིལ་བུ།/ 相相志吾”之名收载了锡金报春 *P. sikkimensis* Hook.（钟花报春）。（参见“海仙花”“钟花报春”条）

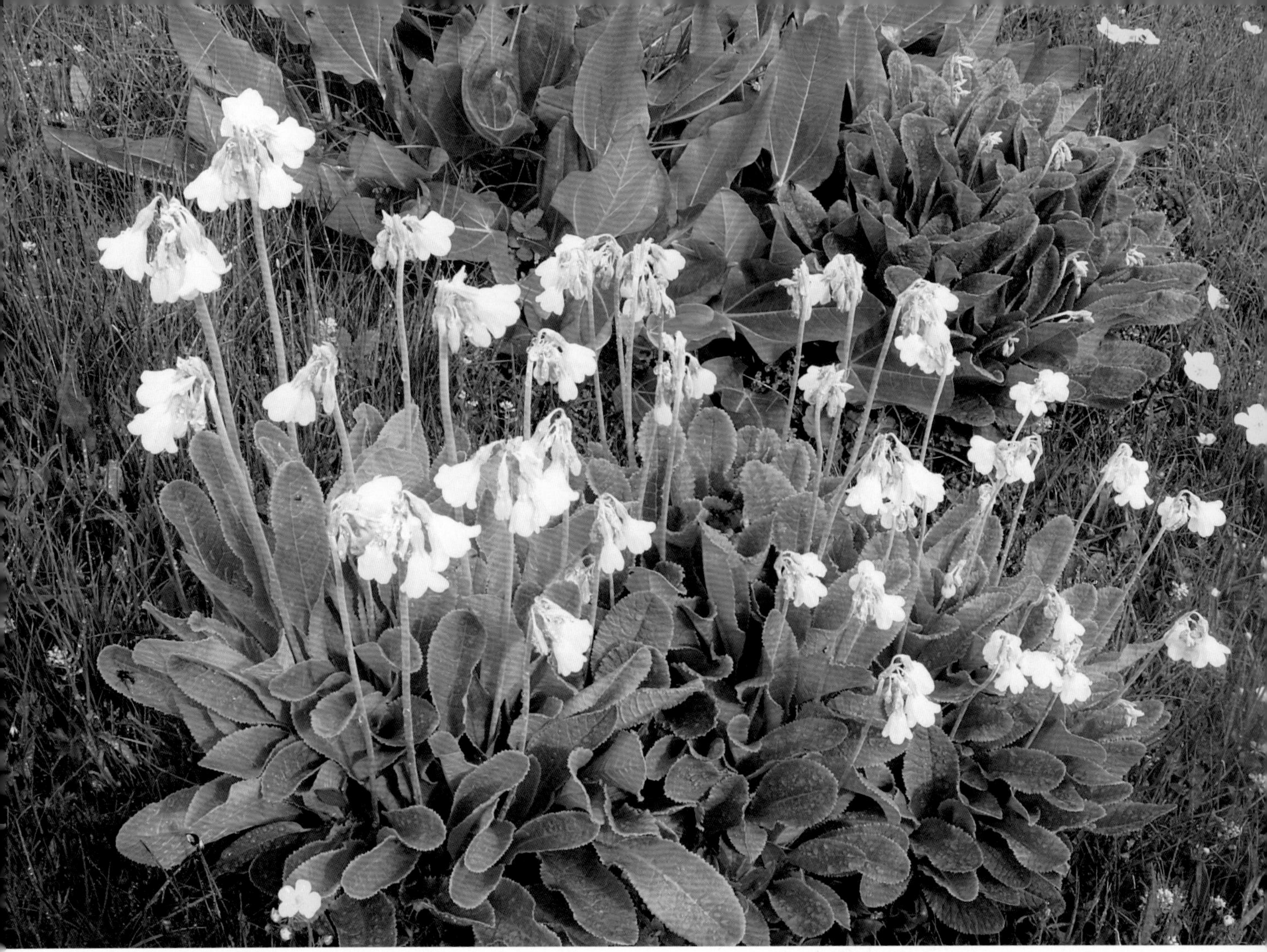

钟花报春

Primula sikkimensis Hook.（锡金报春）

报春花科（Primulaceae）　　报春花属（*Primula*）

形态

多年生草本，具粗短的根茎和多数纤维状须根。叶丛高 7 ～ 30cm；叶片椭圆形至矩圆形或倒披针形，先端圆形或有时稍锐尖，基部通常渐狭窄，很少钝形至近圆形，边缘具锐尖或稍钝的锯齿或牙齿，上面深绿色，鲜时有光泽，下面淡绿色，被稀疏小腺体，中肋宽扁，侧脉 10 ～ 18 对，在下面显著，网脉极纤细；叶柄甚短至稍长于叶片。花葶稍粗壮，高 15 ～ 90cm，先端被黄粉；伞形花序通常 1 轮，2 至多花，有时亦出现第 2 轮花序；苞片披针形或线状披针形，长 0.5 ～ 2cm，先端渐尖，基部常稍膨大，多少被粉；花梗长 1 ～ 6（～ 10）cm，被黄粉，开花时下弯，果时直立；花萼钟状或狭钟状，长 7 ～ 10（～ 12）mm，具明显的 5 脉，内外两面均被黄粉，分裂约达中部，裂片披针形或三角状披针形，先端锐尖，微向外反卷；花冠黄色，稀为乳白色，干后常变绿色，长 1.5 ～ 2.5（～ 3）cm，筒部稍长于花萼，喉部无环状附属物，筒口周围被黄粉，冠檐直径（1 ～）1.5 ～ 3cm，裂片倒卵形或倒卵状矩圆形，全缘或先端具凹缺；长花柱花的雄蕊在距花冠筒基部 2 ~ 3mm 处着生，花柱长达冠筒口；短花柱花的雄蕊近冠筒口着生，花柱长约 2mm。蒴果长圆形，约与宿存花萼等长。花期 6 月，果期 9 ~ 10 月。

分布

分布于我国四川西部（甘孜、木里、理县、壤塘）、云南西北部（香格里拉、丽江、德钦、贡山、维西等）、西藏（自吉隆向东沿雅鲁藏布江流域至昌都等地）。尼泊尔、不丹等也有分布。

生境

生长于海拔 3200 ~ 4400m 的水沟边、林缘湿地、沼泽草地。

药材名

象治色保、相哲色保、象志色保、象治赛保（ཤང་དྲིལ་སེར་པོ།），相相哲吾、相相志吾、兴兴哲吾（ཤང་ཤང་དྲིལ་བུ།），象治玛保（ཤང་དྲིལ་དམར་པོ།）。

药用部位

全草或花。

功能与主治

清热，消肿，止泻，活血。用于诸热症，筋脉疼痛，血脉不畅，小儿热病，水肿，腹泻等（对小儿热痢效果尤佳）。

用量与用法

2 ~ 4g。内服煎汤，或入丸、散剂。

附注

《晶珠本草》记载有"ཤང་ཤང་དྲིལ་བུ།"（相相哲吾），言其为治血脉病之药物。《晶珠本草》及《图鉴》（《生形比喻》）均记载其按花色分为白［"ཤང་དྲིལ་དཀར་པོ།"（象治嘎保）］、黄［"ཤང་དྲིལ་སེར་པོ།"（象治色保）］、红［"ཤང་དྲིལ་དམར་པོ།"（象治玛保）］、紫或蓝［"ཤང་དྲིལ་སྨུག་པོ།"（象治莫保）］4 种，其中，红、黄 2 种生于水边湿地，白、紫（蓝）2 种生于山坡旱地。"ཤང་དྲིལ།"（相哲）为"ཤང་ཤང་དྲིལ་བུ།"（相相哲吾）的缩写。现代文献记载的各地藏医所用"相相哲吾"类的基原主要为报春花属（*Primula*）植物，但不同文献记载的不同花色品种的基原存在差异且有交叉，或未明确按花色区分各品种而统称"相相哲吾"。文献记载，钟花报春 *P. sikkimensis* Hook.（锡金报春）、齿叶灯台报春 *P. serratifolia* Franch. 为黄者（象治色保）的正品，此外，各地作黄者（象治色保）基原的还有巴塘报春 *P. bathangensis* Petitm.、白粉圆叶报春 *P. littledalei* Balf. f. et Watt、鹅黄灯台报春 *P. cockburniana* Hemsl.、巨伞钟报春 *P. florindae* Ward、圆瓣黄花报春 *P. orbicularis* Hemsl.（四川甘孜）、滋圃报春 *P. soongii* Chen et C. M. Hu（甘孜）、四川报春 *P. szechuanica* Pax（甘孜）、黄甘青报春 *P. tangutica* Duthie var. *flavescens* Chen et C. M. Hu（甘孜）。也有文献记载钟花报春 *P. sikkimensis* Hook. 为红者（象治玛保）的基原，但其花色并非红色。《部标藏药》以"锡金报春 /ཤང་དྲིལ་སེར་པོ།/ 象志色保"之名收载了锡金报春 *P. sikkimensis* Hook.（钟花报春）；《青海藏标》在"报春花 /ཤང་ཤང་དྲིལ་བུ།/ 相相志吾"条下也收载了该种，并言小钟报春 *P. sikkimensis* Hook. var. *pudibunda* (W. W. Smith) W. W. Smith（《中国植物志》将该变种合并于原变种中）、甘青报春 *P. silenantha* Pax et Hoffm.（*P. tangutica* Duthie）等也作本品使用。（参见"海仙花""鹅黄灯台报春""苞芽粉报春""白粉圆叶报春"条）

巨伞钟报春

Primula florindae Ward

报春花科（Primulaceae） 报春花属（*Primula*）

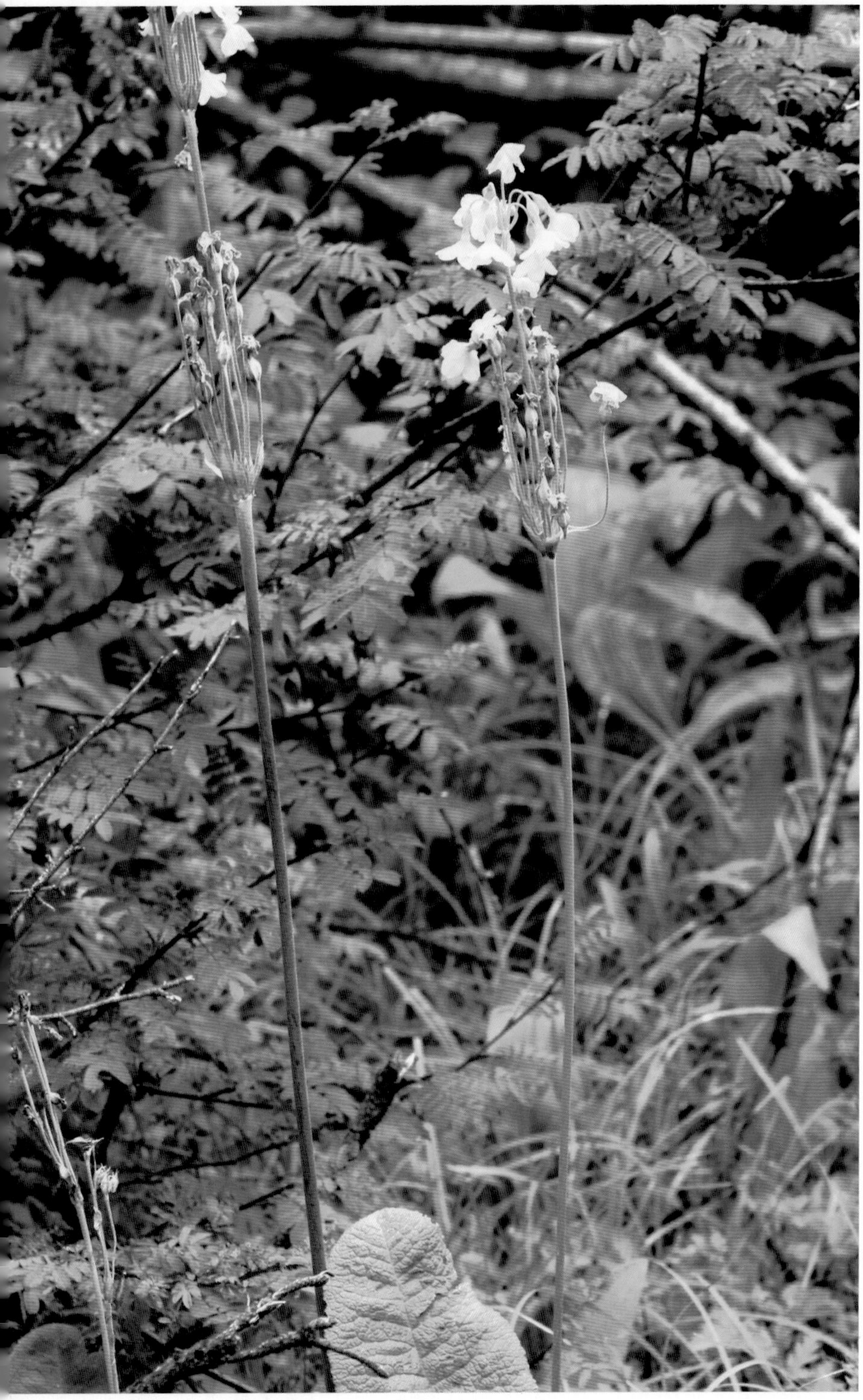

形态

多年生粗壮草本。根茎粗短，具多数纤维状须根。叶丛高 6 ~ 50cm；叶片阔卵形至卵状矩圆形或椭圆形，长 3 ~ 15（ ~ 20）cm，宽 4 ~ 11（ ~ 15）cm，先端圆形，基部心形，边缘具稍钝的牙齿，齿端具胼胝质尖头，上面绿色，鲜时具光泽，干后薄纸质，下面淡绿色，多少被小腺体，中肋稍宽，侧脉 11 ~ 13 对，稍宽扁而隆起，网脉明显；叶柄长 3 ~ 30cm，稍短于叶片至长于叶片 1 ~ 2 倍。花葶稍粗壮，高 30 ~ 120cm，秃净或有时先端微被粉；伞形花序通常 15 ~ 30（不少于 10，多可达 80），有时出现第 2 轮花序；苞片阔披针形至矩圆形，长 1 ~ 3cm，先端常具小齿，基部膨大或稍下延成垂耳状；花梗长 2 ~ 10cm，多少被黄粉，开花时下弯，果实直立；花萼钟状，长 8 ~ 10mm，具不明显的 5 脉，外面密被黄粉，分裂略超过全长的 1/3，裂片三角形至狭三角形，先端锐尖；

花冠鲜黄色，干后常带绿色，长 17 ~ 25mm，冠檐直径 1 ~ 2cm，裂片卵状矩圆形至阔倒卵形，内面密被黄粉，先端微具凹缺；长花柱花冠筒较宽，仅稍长于花萼，雄蕊距花冠筒基部约 2.5mm 处着生，花柱与花冠筒等长或微露出筒口；短花柱花冠筒较窄，长于花萼近 1 倍，雄蕊近花冠筒处着生，花柱长约 1.5mm。蒴果稍长于宿存花萼。花期 6 ~ 7 月，果期 7 ~ 8 月。

分布

分布于我国西藏东部（林芝）。

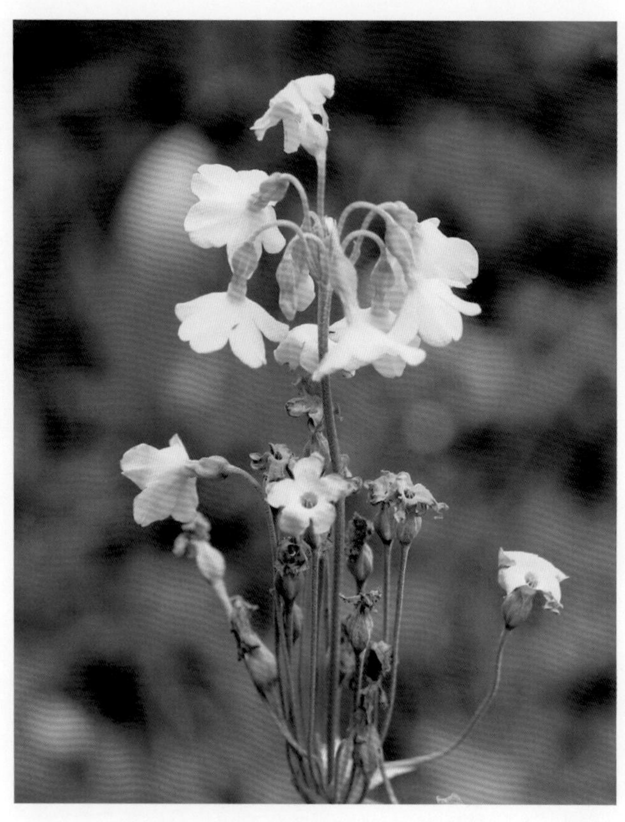

生境

生长于海拔 2600 ~ 4000m 的山谷水沟边、河滩地、云杉林下潮湿处。

药材名

象治色保、相哲色保、象志色保、象治赛保（ཤང་དྲིལ་སེར་པོ།）。

药用部位

花。

功能与主治

清热，消肿，止血。用于诸热，血病，脉病，小儿热痢，水肿，腹泻。

用量与用法

3 ~ 6g。

附注

《晶珠本草》中记载有“ཤང་ཤང་དྲིལ་བུ།”[相相哲吾，略称“ཤང་དྲིལ།”（相哲）]言其为治血、脉病之药物。《晶珠本草》等古籍多记载其按花色分为白[“ཤང་དྲིལ་དཀར་པོ།”（象治嘎保）]、黄[“ཤང་དྲིལ་སེར་པོ།”（象治色保）]、红[“ཤང་དྲིལ་དམར་པོ།”（象治玛保）]、紫或蓝[“ཤང་དྲིལ་སྔུག་པོ།”（象治莫保）]4 种，其中黄、红 2 种生于水边湿地，白、紫或蓝 2 种生于山坡旱地。现代文献记载各地藏医所用“相相哲吾”类药材的基原主要为报春花属（*Primula*）植物，但不同文献记载的各花色品种的基原既有差异又有交叉，或未明确按花色区分各品种而统称为“相相哲吾”。文献记载巨伞钟报春 *P. florindae* Ward 为西藏工布江达藏医习用的“象治色保”（黄者）的基原之一，此外，各地作“象治色保”使用的还有钟花报春 *P. sikkimensis* Hook.（锡金报春）等花为黄色或以黄色为主的多种同属植物。《部标藏药》以“锡金报春 /ཤང་དྲིལ་སེར་པོ།/ 象志色保”之名、《青海藏标》以“报春花 /ཤང་ཤང་དྲིལ་བུ།/ 相相志吾”之名收载了锡金报春 *P. sikkimensis* Hook.（钟花报春）。（参见“海仙花”“钟花报春”条）

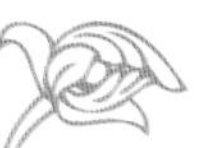

甘青报春

Primula tangutica Duthie

报春花科（Primulaceae） 报春花属（*Primula*）

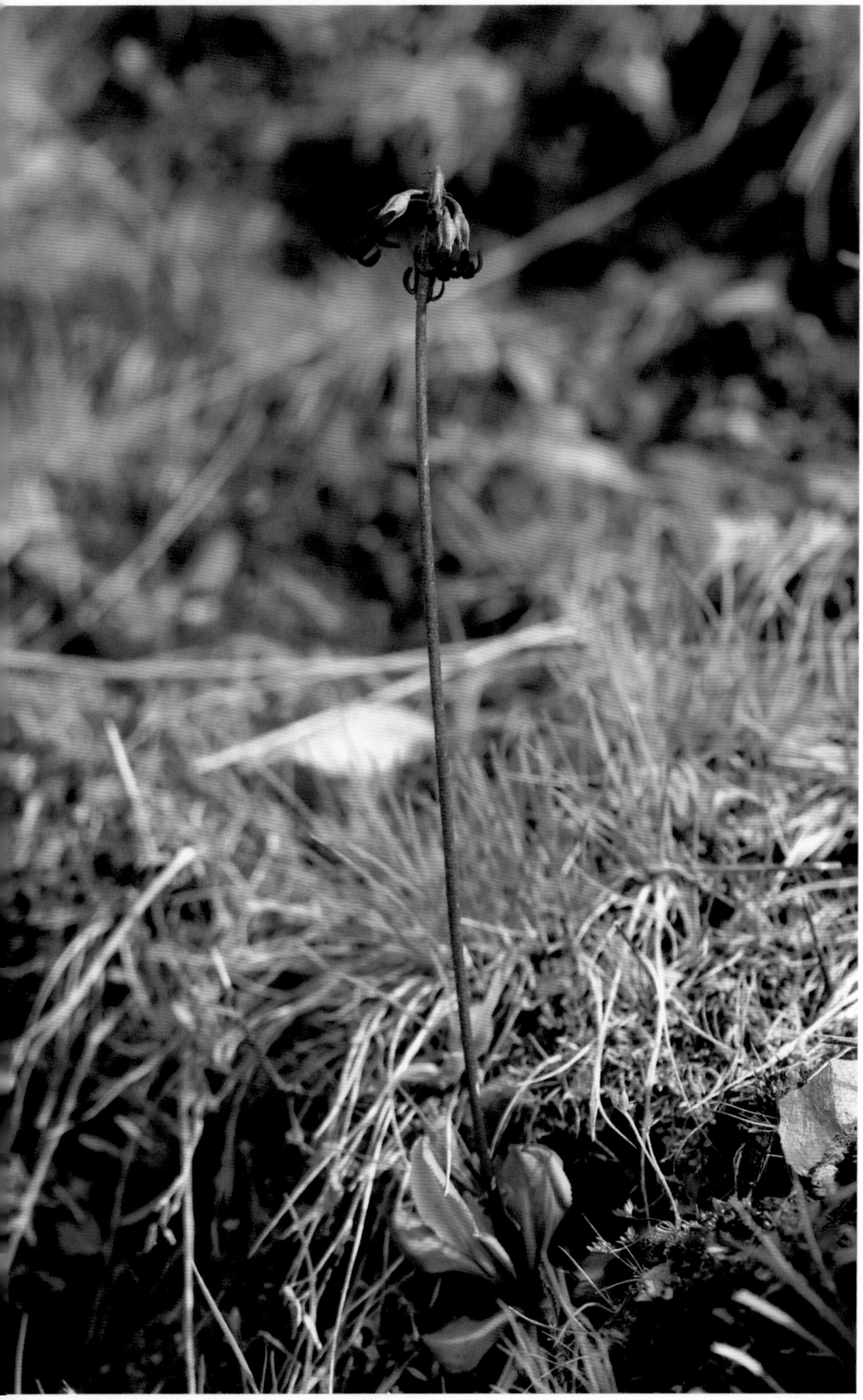

形态

多年生草本，全株无粉。根茎粗短，具多数须根。叶丛基部无鳞片；叶椭圆形、椭圆状倒披针形至倒披针形，连柄长 4 ～ 15（～ 20）cm，先端钝圆或稍锐尖，基部渐狭，边缘具小牙齿，稀近全缘，干时坚纸质，两面均有褐色小腺点，中肋稍宽，侧脉纤细，不明显；叶柄不明显或长达叶片的 1/2，很少与叶片近等长。花葶稍粗壮，通常高 20 ～ 60cm；伞形花序 1 ～ 3 轮，每轮 5 ～ 9 花；苞片线状披针形，长 6 ～ 10（～ 15）mm；花梗长 1 ～ 4 cm，被微柔毛，开花时稍下弯；花萼筒状，长 1 ～ 1.3cm，分裂达全长的 1/3 或 1/2，裂片三角形或披针形，边缘具小缘毛；花冠朱红色，裂片线形，长 7 ～ 10mm，宽约 1mm；长花柱花的花冠筒与花萼近等长，雄蕊着生处距花冠筒基部约 2.5mm，花柱长约 6mm；短花柱花的花冠筒长于花萼约 0.5 倍，雄蕊着生处约与花萼等高，花柱长约 2mm。

蒴果筒状，长于宿存花萼 3 ~ 5mm。花期 6 ~ 7 月，果期 8 月。

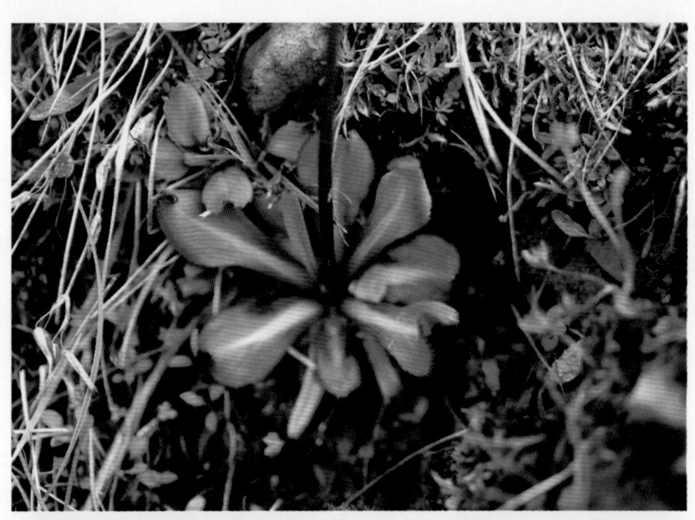

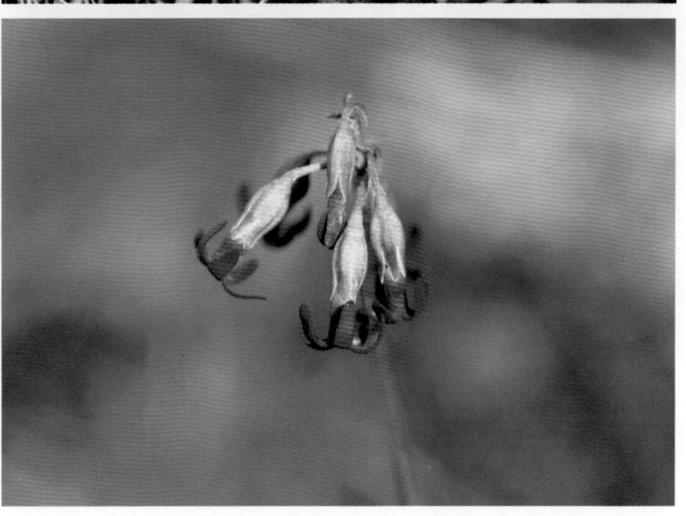

分布

分布于我国甘肃南部、四川西北部、青海东部。

生境

生长于海拔 3300 ~ 4700m 的阳坡草地、灌丛下。

药材名

相相哲吾、相相志吾、兴兴哲吾（ཤང་ཤང་དྲིལ་བུ།），象治莫保、相直莫保（ཤང་དྲིལ་སྨུག་པོ།），奥勒西（ཨོ་ལེ་ཤི།）。

药用部位

花。

功能与主治

清热，消肿，止泻，敛脓，愈疮。用于诸热症，血热病，脉病，小儿热痢，肺脓肿，腹泻，水肿，疮疖久溃不愈。

用量与用法

2 ~ 4g。

附 注

《晶珠本草》记载有“ཤང་ཤང་དྲིལ་བུ།”（相相哲吾），言其为治血、脉病之药物。《晶珠本草》及《蓝琉璃》均记载“相相哲吾”按花色分为白（象治嘎保）、黄（象治色保、相哲色保）、红（象治玛保）、紫或蓝（象治莫保）4 种。现代文献记载的各地藏医所用“相相哲吾”类的基原主要为报春花属（*Primula*）植物，但不同文献记载的不同花色品种的基原有差异且有交叉，或未明确按花色区分各品种。据文献记载，甘青报春 *P. tangutica* Duthie 为“相相哲吾”“ཤང་དྲིལ་སྨུག་པོ།”（象治莫保）或“ཨོ་ལེ་ཤི།”（奥勒西）的基原之一，《青海藏标》以“报春花 /ཤང་ཤང་དྲིལ་བུ།/ 相相志吾”之名收载了锡金报春 *P. sikkimensis* Hook.（钟花报春），并在该条下附注说明甘青报春 *P. tangutica* Pax. et Hoffm.（*P. tangutica* Duthie）等也作本品使用。此外，不同文献记载作“相相哲吾”基原的还有丽花报春 *P. pulchella* Franch.、球花报春 *P. denticulata* Smith 等。（参见“钟花报春”“狭萼报春”“苞芽粉报春”条）

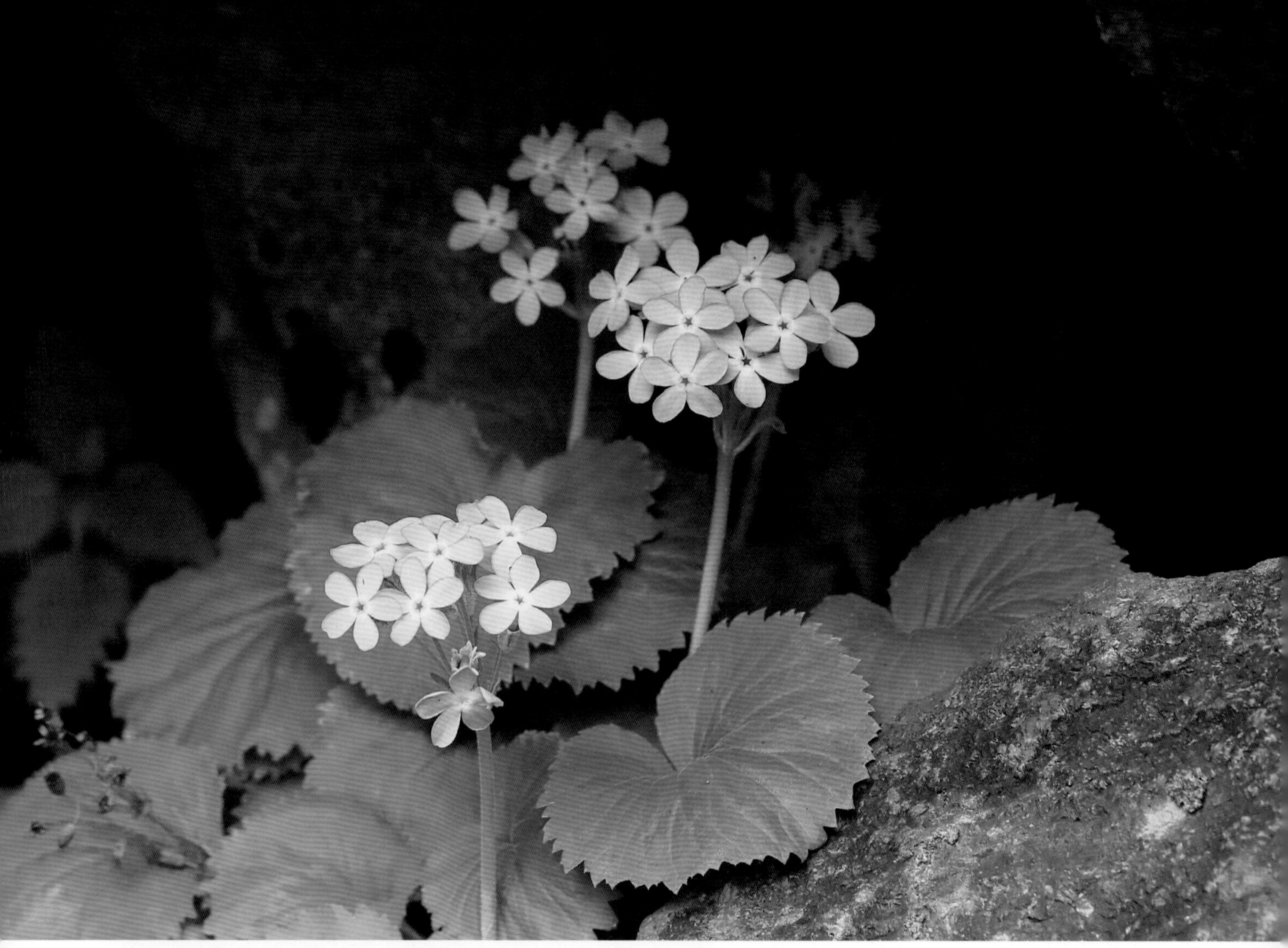

白粉圆叶报春

Primula littledalei Balf. f. et Watt

报春花科（Primulaceae）　报春花属（*Primula*）

形态

多年生草本。根茎短，具多数纤维状须根。叶丛基部外围有卷曲的枯叶和少数卵形合萼鳞片；叶片圆形至肾圆形，直径 1 ~ 7.5cm，先端圆形，基部深心形至截形，边缘具三角形粗牙齿或重牙齿，上面被短柔毛，下面被柔毛和白粉，中脉稍宽，侧脉通常 4 对，最下方的 1 对基出，在下面显著；叶柄长 2 ~ 11cm，被短柔毛。花葶高 4 ~ 18cm，被短柔毛；伞形花序有（1 ~ ）3 ~ 15 花；苞片线状披针形至披针形或倒披针形，长 5 ~ 15mm；花梗长 5 ~ 15（ ~ 30）mm，被短柔毛；花萼钟状，长 6 ~ 8mm，两面均被短柔毛和白粉，分裂达全长的 2/3 或更深，裂片披针形或矩圆状披针形，先端锐尖或钝；花冠蓝紫色或淡紫色，冠筒口周围白色或黄色，冠筒长 9 ~ 10（ ~ 13）mm，喉部具环状附属物，冠檐直径 1.5 ~ 2cm，裂片阔倒卵形，先端全缘或具小圆齿；长花柱花雄蕊距冠筒基部约 2.5mm 着生，花柱稍高出花萼，短花柱花雄蕊着生于冠筒中上部，距基部 6.5 ~ 8mm，花柱长 2 ~ 3mm。蒴果卵圆形，稍短于花萼。花期 6 月，果期 7 月。

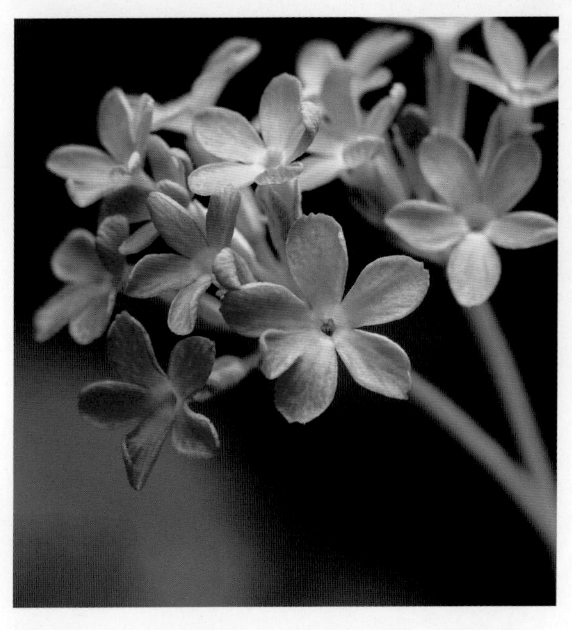

分布

分布于我国西藏（拉萨、南木林、林周、嘉黎、工布江达、隆子、朗县、墨脱等）。

生境

生长于海拔 4300 ~ 5000m 的石缝中。

药材名

查尖木、察江、哲合加母（ཟག་ལྷམ།），象治色保、相哲色保、象志色保、象治赛保（ཤང་དྲིལ་སེར་པོ།）。

药用部位

全草（查尖木）或花（象治色保）。

功能与主治

查尖木：愈疮，接骨。用于疮疖肿毒，骨折。

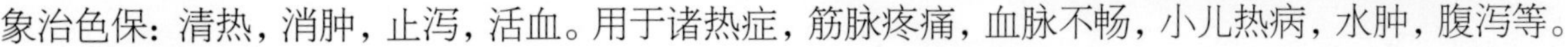

象治色保：清热，消肿，止泻，活血。用于诸热症，筋脉疼痛，血脉不畅，小儿热病，水肿，腹泻等。

用量与用法

6 ~ 9g。多入配方使用。

附注

《四部医典》中记载有“ཟག་ལྷམ།”（查尖木），言其为治创伤之药物。《蓝琉璃》引《图鉴》之记载：“生岩边，叶密而油润，且露样而圆形，花有红、白两类。”《四部医典系列挂图全集》第二十九图中有“查尖木”附图（38 号图），其汉译本译注为“一种报春花”，图中植物为生于岩石边（上）的小草本，叶多枚基生，近卵形，有长柄，花顶生，《中国藏药植物资源考订》认为其可能为白粉圆叶报春 *P. littledalei* Balf. f. et Watt。《晶珠本草》记载其名为“ཟག་ལྷམ་པ།”（查尖木哇）。现代文献记载的“ཟག་ལྷམ།”（查尖木）的基原主要为报春花科植物，除西藏藏医习用的白粉圆叶报春 *P. littledalei* Balf. f. et Watt 外，还有藏南粉报春 *P. jaffreyana* King（P. lhasaensis Balf. f. et W. W. Smith）等。文献记载，四川若尔盖藏医还以菊科植物毛裂蜂斗菜 *Petasites tricholobus* Franch. 作为“查尖木”的代用品，称其为“ཟག་ལྷམ་ཚབ།”（查加母卡布）。（参见“藏南粉报春”条）

《晶珠本草》中另记载有“ཤང་ཤང་དྲིལ་བུ།”（相相哲吾），言其为治血脉病之药物。《晶珠本草》及《蓝琉璃》均记载其按花色分为白、黄、红、紫 4 种，红、黄 2 种生于水边湿地，白、紫（蓝）2 种生于山坡旱地。现代文献记载各地藏医所用“相相哲吾”类的基原主要为报春花属（*Primula*）植物，一般认为钟花报春 *P. sikkimensis* Hook.（锡金报春）、齿叶灯台报春 *P. serratifolia* Franch. 为黄者[“ཤང་དྲིལ་སེར་པོ།”（象治色保）]的正品。《部标藏药》以“锡金报春 /ཤང་དྲིལ་སེར་པོ།/ 象志色保”之名收载了锡金报春 *P. sikkimensis* Hook.（钟花报春）。也有文献认为白粉圆叶报春 *P. littledalei* Balf. f. et Watt 为“象治色保”的基原之一，但该种的花并非黄色。（参见“钟花报春”“鹅黄灯台报春”条）

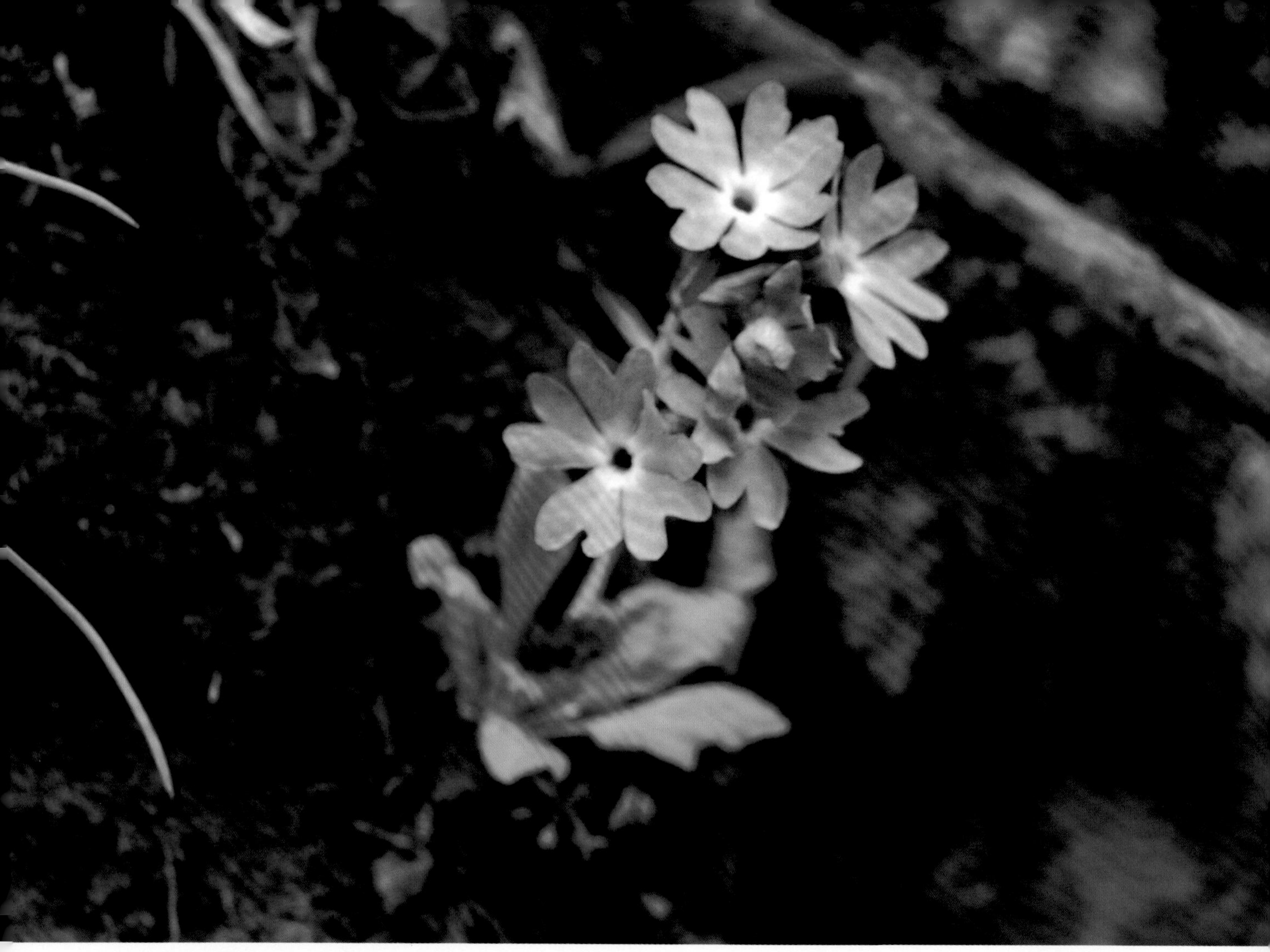

狭萼报春

Primula stenocalyx Maxim.

报春花科（Primulaceae） 报春花属（*Primula*）

形态

多年生草本。根茎粗短，具多数须根。叶丛紧密或疏松，基部无鳞片，有少数枯叶柄；叶片倒卵形、倒披针形或匙形，连柄长 1 ～ 5cm，宽 0.5 ～ 1.5cm，先端圆形或钝，基部楔形下延，全缘或具小圆齿，或具钝齿，两面无粉，仅具小腺体或下面被白粉，或被黄粉，中肋明显；叶柄通常甚短，具翅，有时伸长，仅稍短于叶片。花葶直立，高 1 ～ 15cm，先端具小腺体或有时被粉；伞形花序 4 ～ 16 花；苞片狭披针形，长 5 ～ 10（～ 15）mm，基部稍膨大；花梗通常长 3 ～ 15mm，多少被小腺体；花萼筒状，长 6 ～ 10mm，具 5 棱，外面多少被小腺体，分裂达全长的 1/3 或近 1/2，裂片矩圆形或披针形，先端锐尖或钝，边缘具小腺毛；花冠紫红色或蓝紫色，花冠筒长 9 ～ 15mm，冠檐直径 1.5 ～ 2cm，裂片阔倒卵形，先端深 2 裂；长花柱花的雄蕊着生处距花冠筒基部约 2mm，花柱约与花萼等长；短花柱花的雄蕊着生处略高于花冠筒中部，花柱长 1.5 ～ 3mm。蒴果长圆形，与花萼近等长。花期 5 ～ 7 月，果期 8 ～ 9 月。

分布

分布于我国甘肃南部、四川西部、青海东部、西藏东部。

生境

生长于海拔 2700 ~ 4300m 的阳坡草地、林下、溪边、河漫滩石缝中。

药材名

象治莫保、相直莫保（ཤང་དྲིལ་སྔག་པོ།）。

药用部位

花。

功能与主治

清热，消肿，止泻，敛脓，愈疮。用于诸热症，血热病，脉病，小儿热痢，肺脓肿，腹泻，水肿，疮疖久溃不愈。

用量与用法

2 ~ 4g。

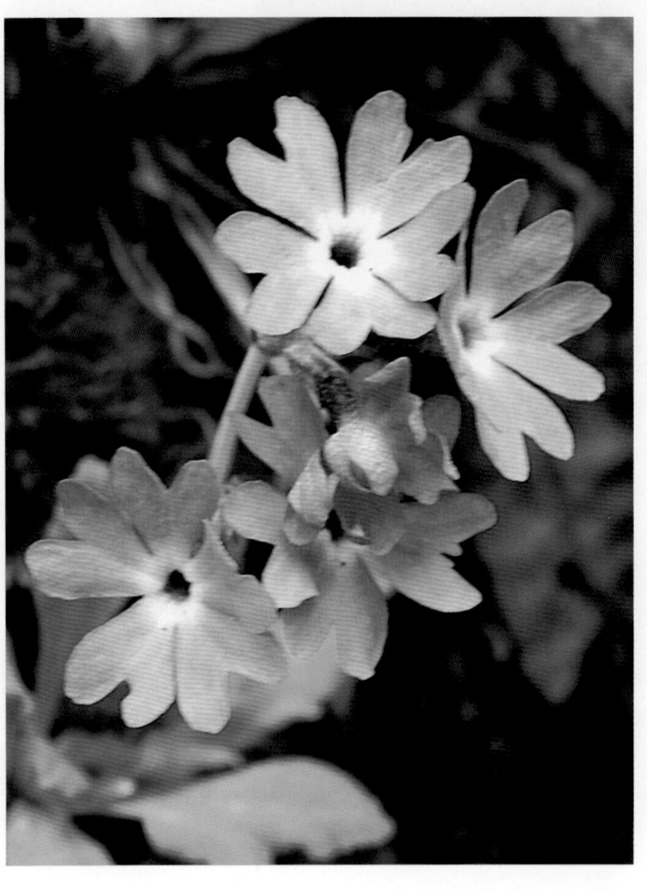

附 注

《晶珠本草》记载有“ཤང་ཤང་དྲིལ་བུ།”（相相哲吾），言其为治血脉病之药物。《晶珠本草》《蓝琉璃》均记载其按花色分为白（象治嘎保）、黄（象治色保、相哲色保）、红（象治玛保）、紫或蓝（象治莫保）4种。现代文献记载的各地藏医所用“相相哲吾”类的基原主要为报春花属（*Primula*）植物，但不同文献记载不同花色品种的基原存在差异且有交叉，或未明确按花色区分各品种。据文献记载，狭萼报春 *P. stenocalyx* Maxim. 为紫色或蓝色的“ཤང་དྲིལ་སྔག་པོ།”（象治莫保）的基原之一，同样作“象治莫保”使用的还有白心球花报春 *P. atrodentata* W. W. Smith、黄报春 *P. flava* Maxim.（黄花粉叶报春）、高穗报春 *P. vialii* Delavay ex Franch.（高穗花报春）。（参见“钟花报春”条）

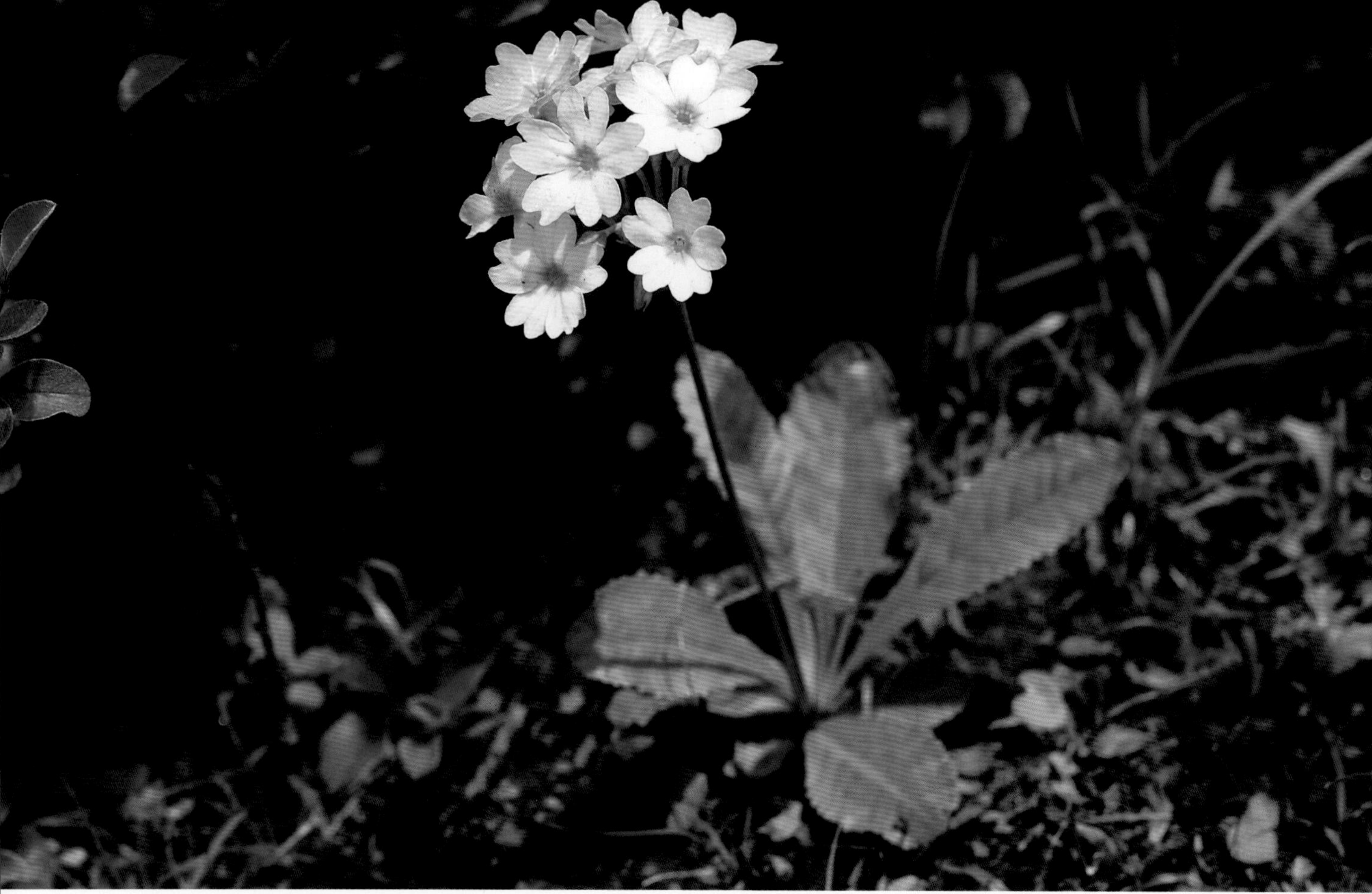

藏南粉报春

Primula jaffreyana King

报春花科（Primulaceae）　　报春花属（*Primula*）

形态

多年生草本，具粗短的根茎和多数长根。叶倒卵状椭圆形至倒披针形，连柄长 4 ~ 10cm，宽 1.5 ~ 2cm，果期长可达 20cm，先端圆形或钝，基部渐狭窄，边缘具不整齐的牙齿或有时具稀疏的小圆齿，上面密布褐色小腺点，下面被白色或乳白色粉，粉有时部分脱落，在同一叶片上分布常不均匀，中肋稍宽扁，侧脉在下面显著；叶柄甚短或长达叶片的 1/2，具翅。花葶高 5 ~ 25cm，先端被粉；伞形花序顶生，具 3 ~ 13 花；苞片线状披针形至钻形，长 5 ~ 10（~ 15）mm，基部稍膨胀，但不呈囊状；花梗通常长 5 ~ 20mm，被白粉；花萼筒状，长 7 ~ 12mm，具 5 棱，分裂约达中部，裂片披针形，先端锐尖，边缘和内面通常被粉；花冠粉红色至淡蓝紫色，冠筒口周围黄色，花冠筒长 13 ~ 15mm，冠檐直径 1.2 ~ 2cm，裂片阔倒卵形，先端 2 深裂；长花花柱的雄蕊着生于花冠筒中部，花柱接近或略高出筒口；短花柱花的雄蕊着生于花冠筒上部，接近喉部有环状附属物，花柱长 7 ~ 8mm，略高于花冠筒中部。蒴果长圆形，等长或稍长于花萼。花期

7 ~ 9 月，果期 8 ~ 10 月。

分布

分布于我国西藏，自日喀则、拉萨（林周）沿雅鲁藏布江河谷分布至林芝等地。

生境

生长于海拔 2700 ~ 5300m 的山坡草地、岩石缝隙、高山松林下。

药材名

象治玛保、相哲玛保、橡只玛尔布（ཤང་དྲིལ་དམར་པོ།），查尖木、察江、哲合加母（བྲག་ལྕམ།）。

药用部位

全草（查尖木）或花（象治玛保）。

功能与主治

查尖木：愈疮，接骨。用于疮疖肿毒，骨折。

象治玛保：清热，消肿，止血。用于诸热，血病，脉病，小儿热痢，水肿，腹泻。

附　注

《晶珠本草》记载有“ཤང་ཤང་དྲིལ་བུ།”（相相哲吾），言其为治血脉病之药物；《晶珠本草》《蓝琉璃》均记载其按花色分为白 [“ཤང་དྲིལ་དཀར་པོ།”（象治嘎保）]、黄 [“ཤང་དྲིལ་སེར་པོ།”（象治色保、相哲色保）]、红 [“ཤང་དྲིལ་དམར་པོ།”（象治玛保）]、紫 [“ཤང་དྲིལ་སྨུག་པོ།”（象治莫保）]4 种，其中红、黄 2 种生于水边湿地，白、紫（蓝）2 种生于山坡旱地。现代文献记载的各地藏医所用“相相哲吾”类的基原主要为报春花属（*Primula*）植物，但不同文献记载的不同花色品种的基原有差异。文献记载，藏南粉报春 *P. jaffreyana* King 为红花者（象治玛保）的基原之一，不同文献记载的红花者的基原还有海仙花 *P. poissonii* Franch.、偏花报春 *P. secundiflora* Franch.（带叶报春花）等。（参见“海仙花”“偏花报春”条）

《四部医典》记载有“བྲག་ལྕམ།”（查尖木），言其为治创伤之药物；《蓝琉璃》引《图鉴》之记载，言其“生岩边，叶密而油润，且露样而圆形，花有红、白两类”；《四部医典系列挂图全集》第二十九图中有“查尖木”的附图（38 号图），其汉译本译注为“一种报春花”，图示植物为生于岩石边（上）的小草本，叶多枚基生，近卵形，有长柄，花顶生，《中国藏药植物资源考订》认为其可能为白粉圆叶报春 *P. littledalei* Balf. f. et Watt。《晶珠本草》记载名为“བྲག་ལྕམ་པ།”（查尖木哇）。现代文献记载的“བྲག་ལྕམ།”（查尖木）的基原主要为报春花属植物，藏南粉报春 *P. jaffreyana* King（*P. lhasaensis* Balf. f. et W. W. Smith）为其基原之一，此外，文献记载作为“查尖木”基原的还有白粉圆叶报春 *P. littledalei* Balf. f. et Watt、圆叶报春 *P. baileyana* Ward、大圆叶报春 *P. cardiophylla* Balf. f. et W. W. Smith、从毛岩报春 *P. tsongpenii* Fletcher、雅洁粉报春 *P. concinna* Watt、宝兴报春 *P. moupinensis* Franch.、雪山报春 *P. nivalis* Pall.、巴塘报春 *P. bathangensis* Petitm.、小苞报春 *P. bracteata* Franch. 等。（参见“白粉圆叶报春”条）

苞芽粉报春

Primula gemmifera Batal.

报春花科（Primulaceae） 报春花属（*Primula*）

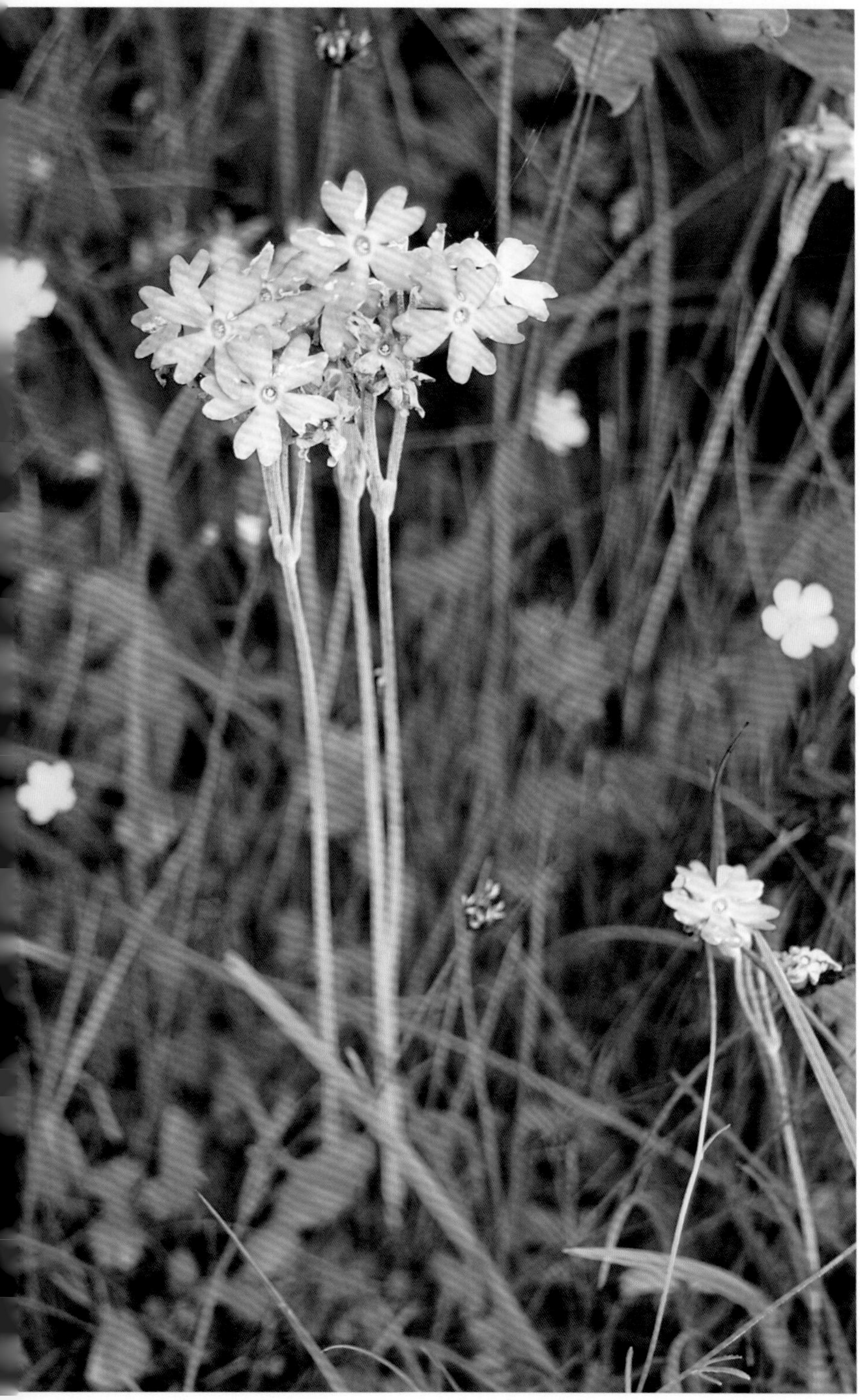

形态

多年生草本。根茎极短，具多数须根，常自先端发出1至数个侧芽。叶矩圆形、卵形或阔匙形，连柄长1～7cm，宽0.5～2cm，先端钝或圆形，基部渐狭窄，边缘具不整齐的稀疏小牙齿，两面秃净或仅下面散布少数小腺体，中肋稍宽扁，侧脉3～4对，极纤细；叶柄甚短至长于叶片1～2倍，但通常与叶片近等长，具狭翅。花葶稍粗壮，高8～30cm，无粉或先端被白粉；伞形花序具3～10花，顶生；苞片狭披针形至矩圆状披针形，长3～10mm，基部稍膨大，常染紫色，微被粉；花梗长6～35mm，被粉质腺体；花萼狭钟状，长(5～)6～10mm，绿色或染紫色，外面被粉质腺体，边缘和内面被白粉，分裂达中部，裂片披针形至三角形，边缘具小腺毛；花冠淡红色至紫红色，极少白色，花冠筒长8～13mm，冠檐直径1.5～2.5cm，裂片阔倒卵形，先端具深凹缺；长花柱花雄蕊着生于花冠筒中部，花柱长达花冠筒口；短花柱花雄蕊着生于花冠筒上部，靠近喉部环状附属物，花柱长约达花冠筒中部。蒴果长圆形，略长于宿存花萼。花期 5 ~ 8 月，果期 8 ~ 9 月。

分布

分布于我国甘肃南部、四川西部、西藏东北部。

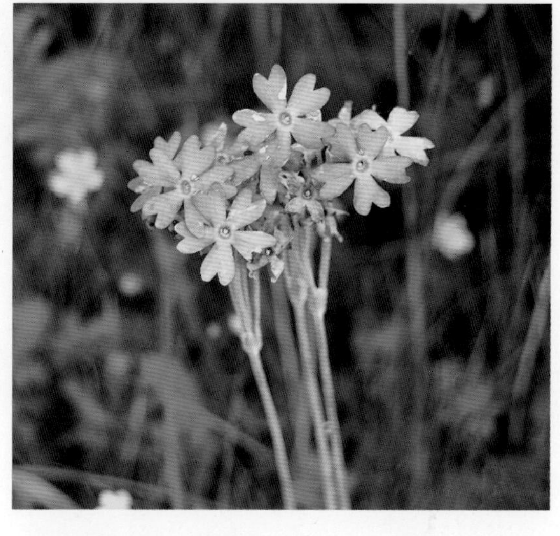

生境

生长于海拔 2700 ~ 4300m 的湿草地、溪边、林缘。

药材名

相相哲吾、相相志吾、兴兴哲吾（ཤང་ཤང་དྲིལ་བུ། ），象治莫保、象治木保（ཤང་དྲིལ་སྨུག་པོ། ），雅毛唐、亚毛唐、亚玛唐、雅木塔（གཡར་མོ་ཐང་། ），夏札（ཤ་དག ）。

药用部位

全草或花。

功能与主治

清热，消肿，止泻，活血。用于诸热症，筋脉疼痛，血脉不畅，小儿热病，水肿，腹泻（对小儿热痢效果尤佳）等。

用量与用法

2 ~ 4g。内服煎汤，或入丸、散剂。

附 注

《晶珠本草》记载有“ཤང་ཤང་དྲིལ་བུ།”（相相哲吾），言其为治血脉病之药物。《晶珠本草》及《蓝琉璃》均记载其按花色分为白、黄、红、紫或蓝 4 种。现代文献记载各地藏医所用“相相哲吾”类药材的基原主要为报春花属（*Primula*）植物，但不同文献记载的不同花色品种的基原有差异且存在交叉，或未明确按花色区分各品种而统称为“相相哲吾”。文献记载，苞芽粉报春 *P. gemmifera* Batal. 为“相相哲吾”或其紫者 [“ཤང་དྲིལ་སྨུག་པོ།”（象治莫保）] 的基原之一；此外，钟花报春 *P. sikkimensis* Hook.（锡金报春）、圆叶岩报春 *P. mystrophylla* Balf. f. et Forr.（石岩 报春 *P. dryadifolia* Franch.）、带叶报春 *P. secundiflora* Franch.（偏花报春）、甘青报春 *P. tangutica* Duthie、番红报春 *P. crocifolia* Pax et Hoffm. 等也作“相相哲吾”或“象治莫保”的基原使用。（参见“钟花报春”“甘青报春”“偏花报春”条）

《蓝琉璃》在“药物补述”中记载了“གཡར་མོ་ཐང་།”（雅毛唐），言其为消肿、益疮之药物；《晶珠本草》汉译重译本称其为“གཡར་མོ་ཐང་བ།”（雅毛唐哇），言其别名有“ཤང་དྲིལ་དམར་པོ།”（象治玛保）、“ཤང་དྲིལ་སེར་པོ།”（象治塞保）等。也有文献记载，青海藏医将苞芽粉报春 *P. gemmifera* Batal. 作“雅毛唐”使用。（参见“束花粉报春”“柔小粉报春”条）

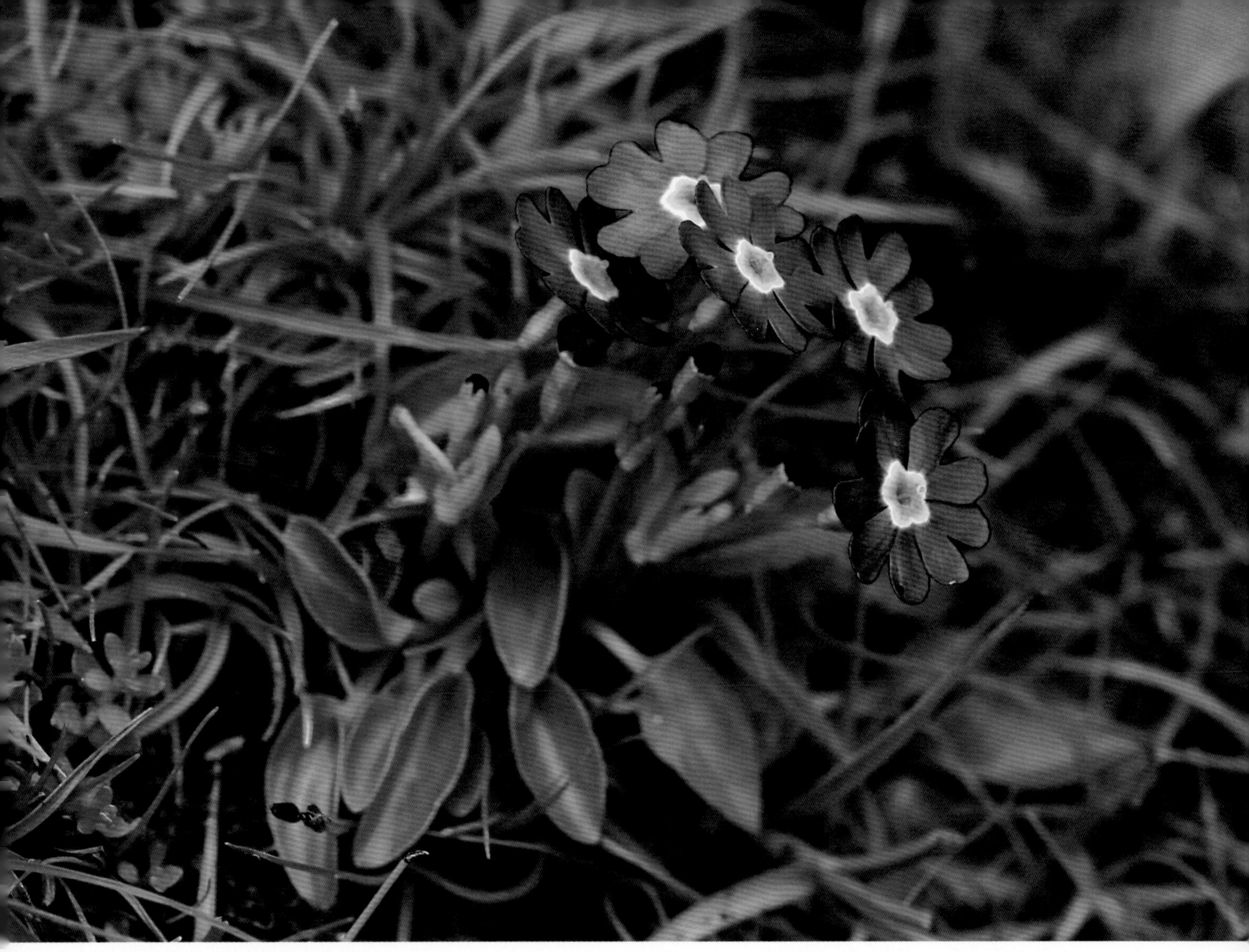

柔小粉报春

Primula pumilio Maxim.

报春花科（Primulaceae） 报春花属（*Primula*）

形态

多年生小草本，株高仅 1 ～ 3cm。根茎极短，具多数须根。叶丛稍紧密，基部外围有褐色枯叶柄；叶片椭圆形、倒卵状椭圆形至近菱形，长 3 ～ 15mm，宽 2 ～ 5mm，先端圆形或钝，基部楔状渐狭，全缘或具不明显的小齿，两面均散布粉质小腺体，中肋在下面微隆起，侧脉通常不明显；叶柄具白色膜质狭翅，通常短于叶片，也有时长于叶片 2 ～ 3 倍。花期花葶深藏于叶丛中，果期伸长，高达 2cm；花通常 1 ～ 6 组成顶生伞形花序；苞片卵状椭圆形或椭圆状披针形，长 0.5 ～ 3mm，先端圆形，基部有时稍凸起，但不呈囊状；花梗长 2 ～ 4mm，果时有折皱状突起；花萼筒状，长约 4mm，具 5 棱，分裂深达全长的 1/3 或达近中部，裂片狭三角形，背面多少被小腺体；花冠淡红色，花冠筒口周围黄色，花冠筒等长于或稍长于花萼，黄色，冠檐平展，直径 5 ～ 7mm，裂片阔倒卵形，先端深 2 裂；长花雄蕊着生于花冠筒中部，花柱长达花冠筒口；短花雄蕊位于花冠筒上部，靠近花冠筒口，花柱长达花冠筒中部。蒴果长 4.5 ～ 5.5mm，稍长于花萼。花期 5 ～ 6 月。

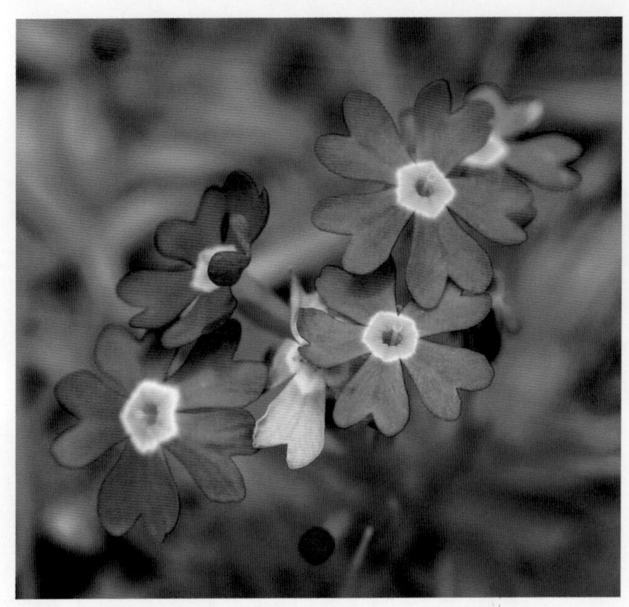

分布

分布于我国甘肃、青海、西藏（林周等）。

生境

生长于海拔 5300 ~ 5400m 的沼泽草甸中。

药材名

雅毛唐、亚毛唐、亚玛唐、雅木塔（གཡར་མོ་ཐང་།）。

药用部位

花序。

功能与主治

消肿，疗疮，补益。用于疮，肿，体弱。

附　注

《蓝琉璃》在“药物补述”中记载了“གཡར་མོ་ཐང་།”（雅毛唐），言其为消肿、愈疮之药物。《四部医典系列挂图全集》第三十一图中有“雅毛唐”的附图（72 号图），其汉译本译注名为“雅木塔”，图中所示植物似报春花属（*Primula*）植物，有观点认为该植物系西藏报春 *P. tibetica* Watt。《晶珠本草》汉译重译本以“གཡར་མོ་ཐང་བ།”（雅毛唐哇）为条目名，言其别名有“ཤང་དྲིལ་དམར་པོ།”（象治玛保）、“ཤང་དྲིལ་སེར་པོ།”（象治色保）等；又引《图鉴》之记载“生长在山坡草甸、沼泽滩地。花红色，有红宝石的光泽”“叶细小，蓬松零乱，深裂”；同时另条始载了“ཤང་ཤང་དྲིལ་བུ།”（相相哲吾），言其为治血脉病之药物，并从《图鉴》之说将“相相哲吾”按花色分为白［“ཤང་དྲིལ་དཀར་པོ།”（象治嘎保）］、黄［“ཤང་དྲིལ་སེར་པོ།”（象治色保）］、红［“ཤང་དྲིལ་དམར་པོ།”（象治玛保）］、紫或蓝［“ཤང་དྲིལ་སྨུག་པོ།”（象治莫保）］4 种，言红、黄 2 种生于水边湿地，白、紫或蓝 2 种生于山坡旱地。现代文献记载的“雅毛唐”和“相相哲吾”类的基原均主要为报春花属植物，各地习用的种类较多，两者的基原也存在交叉。《部标藏药》附录中以“束花报春 /གཡར་མོ་ཐང་/ 雅毛唐”之名收载了束花粉报春 *P. fasciculata* Balf. f. et Ward、天山报春 *P. sibirica* Jacq.（*P. nutans* Georgi）。有文献记载，柔小粉报春 *P. pumilio* Maxim. 为青海藏医习用的“雅毛唐”的基原之一；各地习用品还有苞芽粉报春 *P. gemmifera* Batal.（青海）、西藏报春 *P. tibetica* Watt、等梗报春 *P. kialensis* Franch.（四川康定）、狭萼报春 *P. stenocalyx* Maxim.（四川若尔盖）、雅江报春 *P. involucrata* Wall. subsp. *yargongensis* (Petitm.) W. W. Smith et Forr.（四川甘孜）、小报春 *P. forbesii* Franch. 等。《晶珠本草》虽言“雅毛唐哇”别称“象治玛保”和“象治色保”，但汉译重译本及一些文献记载的 3 者的基原并不一致。《部标藏药》以“锡金报春 /ཤང་དྲིལ་སེར་པོ/ 象志色保”之名收载了锡金报春 *P. sikkimensis* Hook.（在《中国植物志》中，该种的中文名为“钟花报春”）。（参见“钟花报春”条）

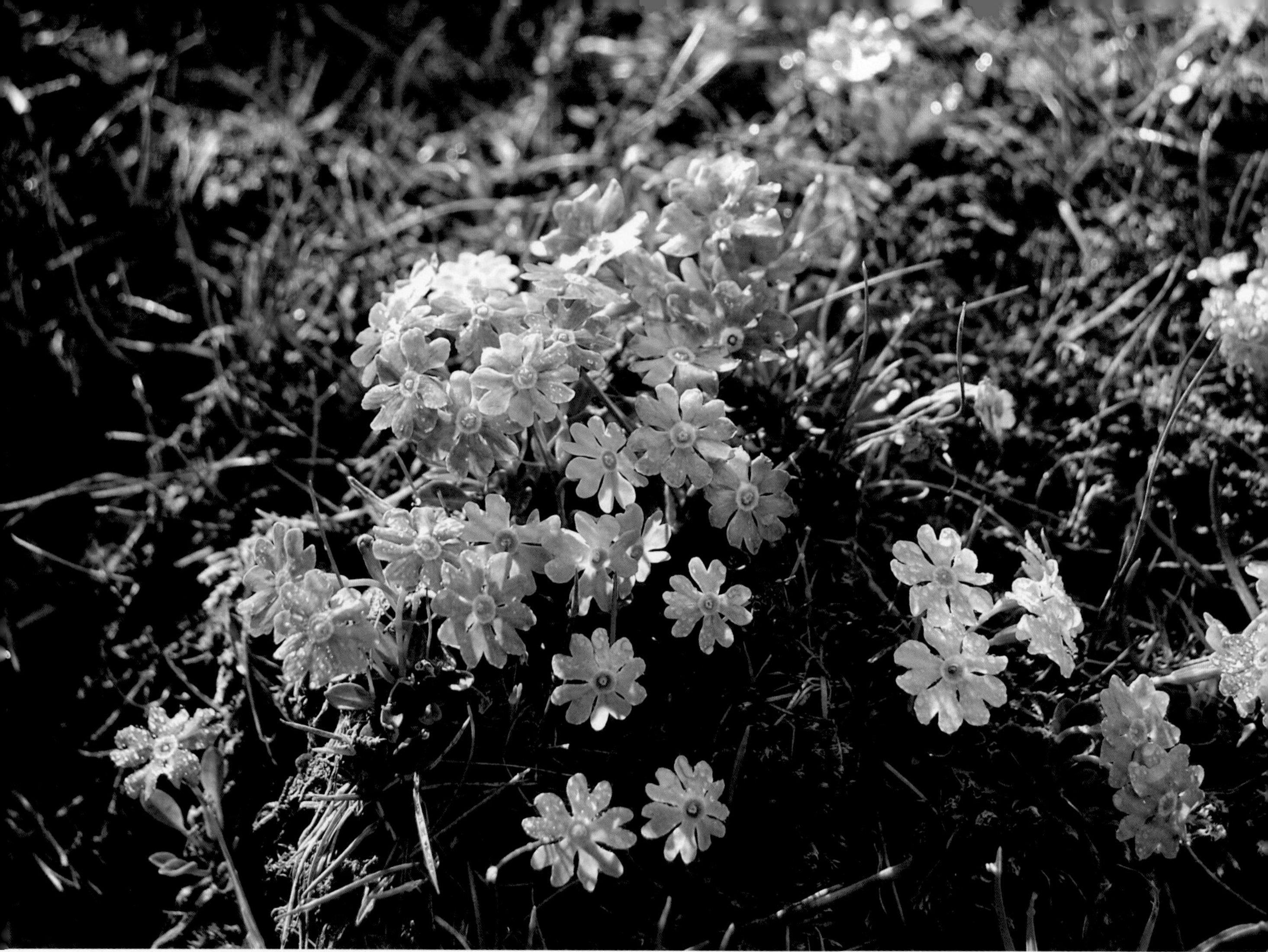

束花粉报春

Primula fasciculata Balf. f. et Ward

报春花科（Primulaceae） 报春花属（*Primula*）

形态

多年生小草本，常多数聚生成丛。根茎粗短，具多数须根。叶丛基部外围有褐色膜质枯叶柄；叶片矩圆形、椭圆形或近圆形，长 4 ~ 15mm，宽 2.5 ~ 7mm，先端圆形，基部圆形或阔楔形，全缘，鲜时稍带肉质，两面秃净，无粉，中肋稍宽，侧脉隐蔽或不显著；叶柄纤细，具狭翅，比叶片长 1 ~ 4 倍。花葶高可达 2.5cm，花 1 ~ 6 生于花葶先端；苞片线形，长 5 ~ 10mm，基部不膨大；花梗长 1.5 ~ 3cm；有时花葶不发育，花 1 至数朵自叶丛中抽出，无苞片，花梗长可达 10cm；花萼筒状，长 4 ~ 6.5mm，明显具 5 棱，分裂深达全长的 1/3 ~ 1/2，裂片狭长圆形或三角形，先端稍钝；花冠淡红色或鲜红色，花冠筒口周围黄色，花冠筒长 4.5 ~ 8mm，仅稍长于花萼，冠檐开展，直径 1 ~ 1.5cm，裂片阔倒卵形，先端深 2 裂；长花柱花，雄蕊着生于花冠筒中部，花柱长达花冠筒口；短花柱花，雄蕊着生于花冠筒上部，花药先端微露出筒口，花柱长约 2mm。蒴果筒状，长 5 ~ 10mm。花期 6 月，果期 7 ~ 8 月。

分布

分布于我国甘肃、青海、四川（康定）、云南西北部、西藏东部。

生境

生长于海拔 2900 ~ 4800m 的沼泽草甸、水边和池边草地。

药材名

雅毛唐、亚毛唐、亚玛唐（གཡར་མོ་ཐང་།）。

药用部位

花。

功能与主治

消肿，愈伤，干黄水。用于跌打损伤，头部外伤，浮肿。

用量与用法

2 ~ 3g。内服研末，或入丸、散剂。

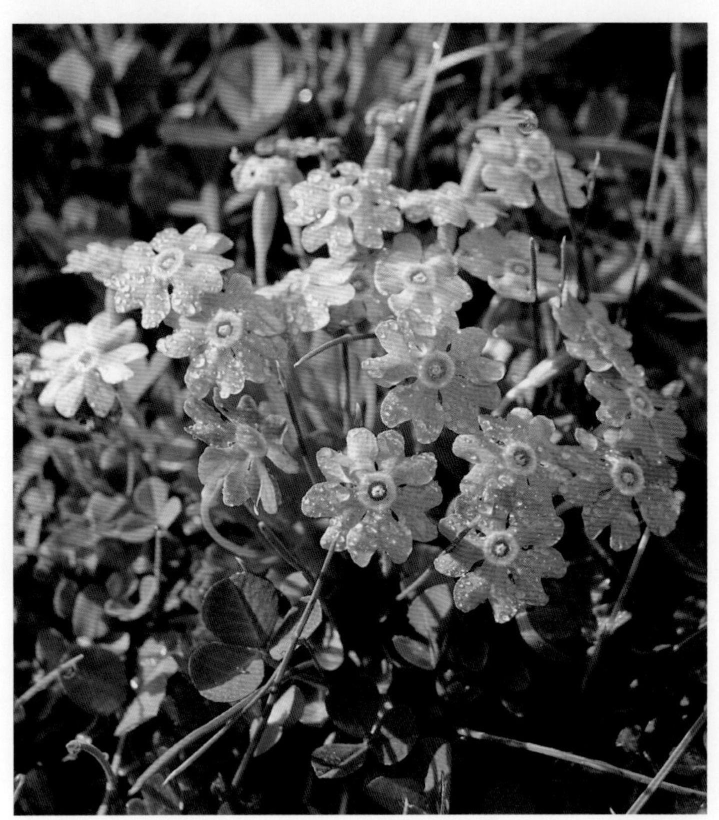

附 注

《蓝琉璃》《晶珠本草》等中记载有“གཡར་མོ་ཐང་།”[雅毛唐，“གཡར་མོ་ཐང་པ།”（雅毛唐哇）]，言其为消肿、益疮之药物。《四部医典系列挂图全集》在第三十一图中附有“雅毛唐”附图（72 号图），有观点认为系西藏报春 *P. tibetica* Watt。现代文献记载的“雅毛唐”的基原为束花粉报春 *P. fasciculata* Balf. f. et Ward、天山报春 *P. sibirica* Jacq.（*P. nutans* Georgi）、高亭雪山报春 *P. optata* Franch.、柔小粉报春 *P. pumilio* Maxim. 等，《部标藏药》附录中以“束花报春 / གཡར་མོ་ཐང་།/ 雅毛唐”之名收载了前 2 种。《晶珠本草》中另条记载有治血病、脉病之药物“ཤང་ཤང་དྲིལ་བུ།”（相相哲吾、兴兴哲吾），言其按花色分白 [“ཤང་དྲིལ་དཀར་པོ།”（象治嘎保）]、黄 [“ཤང་དྲིལ་སེར་པོ།”（象治色保、相哲色保、象治塞保）]、红 [“ཤང་དྲིལ་དམར་པོ།”（象治玛保）]、紫（蓝）[“ཤང་དྲིལ་སྔུག་པོ།”（象治莫保）]4 种，并在“雅毛唐”条下言其别名有“象治玛保”“象治塞保”。据此看束花粉报春 *P. fasciculata* Balf. f. et Ward 也为“相相哲吾”的红色品种（象治玛保）或黄色品种（象治塞保）的基原之一，但《晶珠本草》汉译重译本在“相相哲吾”条下记载的“象治玛保”的基原为带叶报春 *P. secundiflora* Franch.（偏花报春），“象治塞保”的基原为钟花报春 *P. sikkimensis* Hook.。（参见“海仙花”“偏花报春”“钟花报春”“柔小粉报春”条）

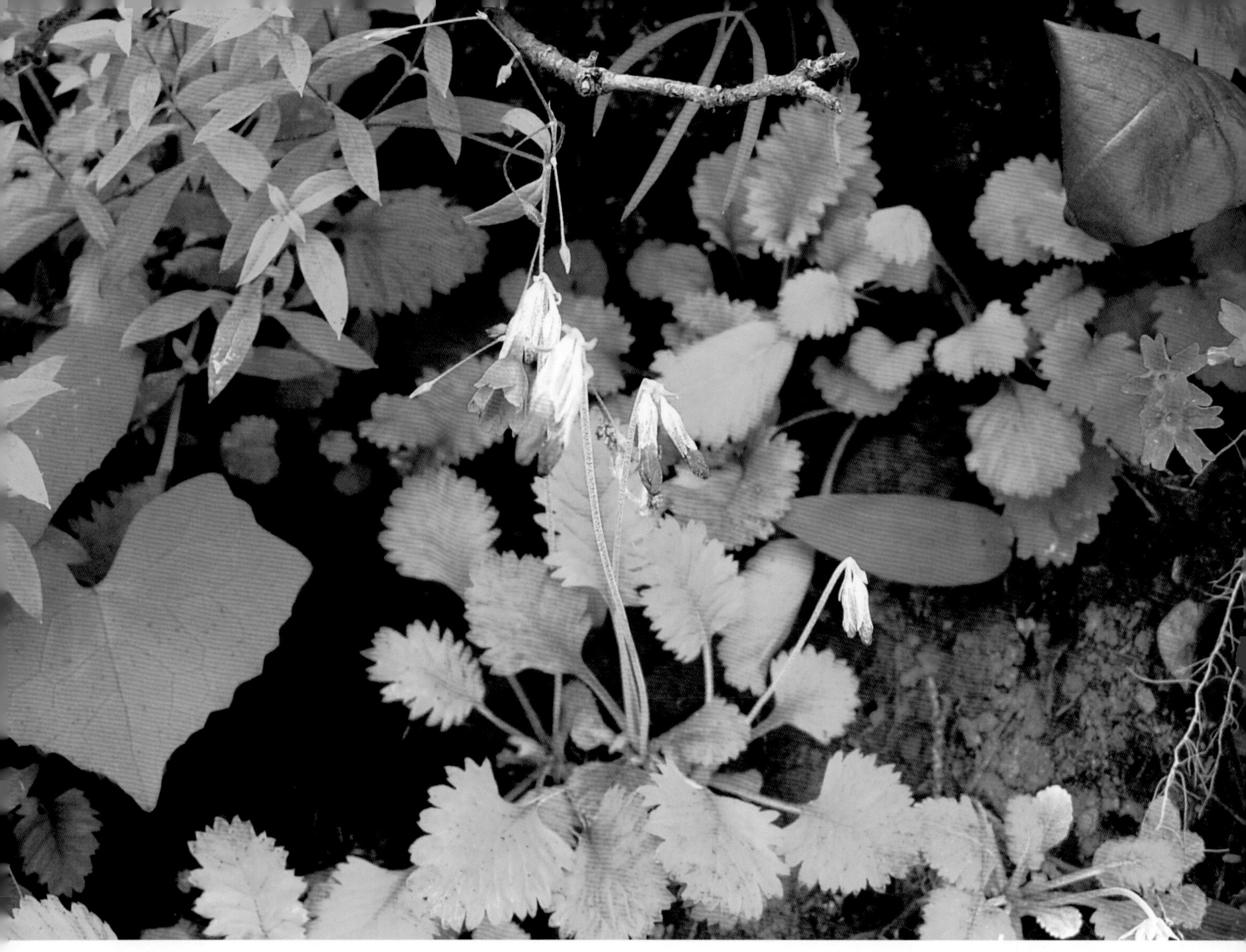

糙毛报春

Primula blinii Lévl.（羽叶报春）

报春花科（Primulaceae）　报春花属（*Primula*）

形态

多年生草本。根茎粗短，具多数纤维状长根。叶丛高 1.5 ~ 7cm；叶片卵圆形至矩圆形，长 0.7 ~ 3.5cm，宽 0.5 ~ 2.5cm，先端圆形或钝，基部楔状短渐狭至截形或心形，边缘具缺刻状深齿或羽状浅裂以至近羽状全裂，裂片线形或矩圆形，全缘或具 1 ~ 2 齿，上面被小伏毛，呈粗糙状，下面通常被白粉，稀被黄粉或无粉，中肋在下面显著，具 5 ~ 7 对纤细的侧脉；叶柄纤细，与叶片近等长至长于叶片 1 ~ 2 倍。花葶高 4 ~ 25cm，被微柔毛；伞形花序具 2 ~ 8（~ 10）花；苞片披针形至线状披针形，长 4 ~ 8mm，宽 1 ~ 2mm，先端锐尖或钝；花梗长 2 ~ 11mm，多少被粉；花萼钟状或狭钟状，长 4 ~ 6.5mm，具 5 脉，被白粉或淡黄粉，分裂稍超过中部或深达全长的 2/3，裂片披针形，先端锐尖或钝；花冠淡紫红色，稀白色，喉部无环或有时具环，冠檐直径 1 ~ 2cm，裂片倒卵形，长 3 ~ 7mm，先端深 2 裂；长花柱花花冠筒长 8 ~ 10mm，雄蕊于距花冠筒基部约 2mm 处着生，花柱约达花冠筒口；短花柱花花冠筒长 9 ~ 11mm，雄蕊着生处接近花冠筒口，花柱长 1 ~ 2mm。蒴果短于花萼。花期 6 ~ 7 月，果期 8 月。

分布

分布于我国四川西部（康定、宝兴、乡城、稻城、九龙、木里及峨眉山地区）、云南北部（丽江、香格里拉、维西、巧家等）。

生境

生长于海拔 3000 ~ 4500m 的向阳草坡、林缘、高山栎林下。

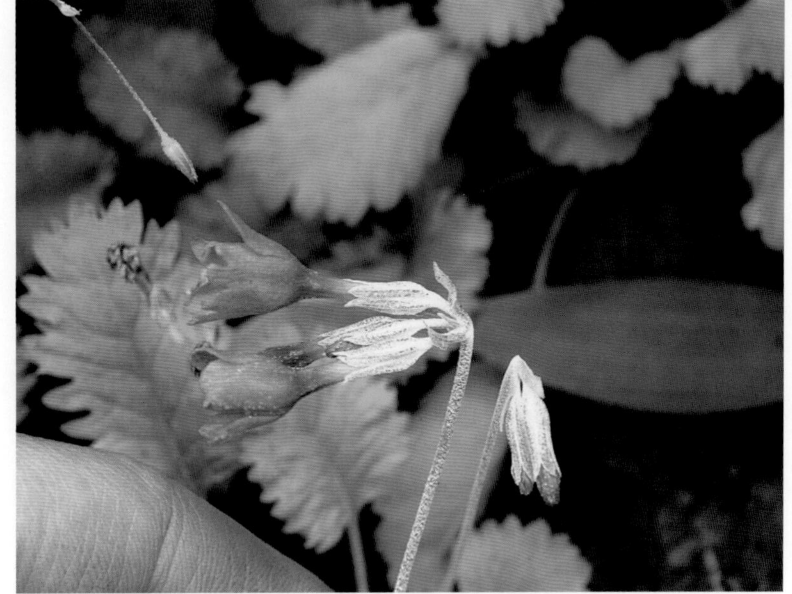

药材名

象治嘎保（ཤང་དྲིལ་དཀར་པོ།）。

药用部位

花。

功能与主治

用于血机紊乱，干呕（空呕），流行性感冒。

用量与用法

3 ~ 6g。

附注

《晶珠本草》中首次记载有治血脉病之药物“ཤང་ཤང་དྲིལ་བུ།”（相相哲吾），言其按花色分为白［“ཤང་དྲིལ་དཀར་པོ།”（象治嘎保）］、黄［“ཤང་དྲིལ་སེར་པོ།”（象治色保、相哲色保）］、红［“ཤང་དྲིལ་དམར་པོ།”（象治玛保）］、紫或蓝［“ཤང་དྲིལ་སྨུག་པོ།”（象治莫保）］4 种，黄、红 2 种生于水边湿地，白、紫或蓝 2 种生于山坡旱地。“ཤང་དྲིལ།”（相哲）为“ཤང་ཤང་དྲིལ་བུ།”（相相哲吾）的缩写。现代文献记载的各地藏医所用“相相哲吾”类药材的基原主要为报春花属（*Primula*）植物，但不同文献记载的各花色品种的基原既有差异又有交叉，或未明确按花色区分各品种。据文献记载，糙毛报春 *P. blini* Lévl. 为四川甘孜藏医习用的白者（象治嘎保）的基原之一。此外，不同文献记载的各地“象治嘎保”的基原还包括囊谦报春 *P. lactucoides* Chen et C. M. Hu（四川甘孜）、黄花粉叶报春 *P. flava* Maxim.（青海）、番红报春 *P. crocifolia* Pax et Hoffm.（青海玉树、囊谦）。青海部分藏医也以石竹科植物娘娘菜 *Lepyrodiclis holosteoides* (C. A. Mey.) Fisch. et Mey. 的全草作白者的代用品，但其形态及药用部位与古籍记载明显不符，不宜作代用品。（参见“海仙花”“钟花报春”“苞芽粉报春”条）

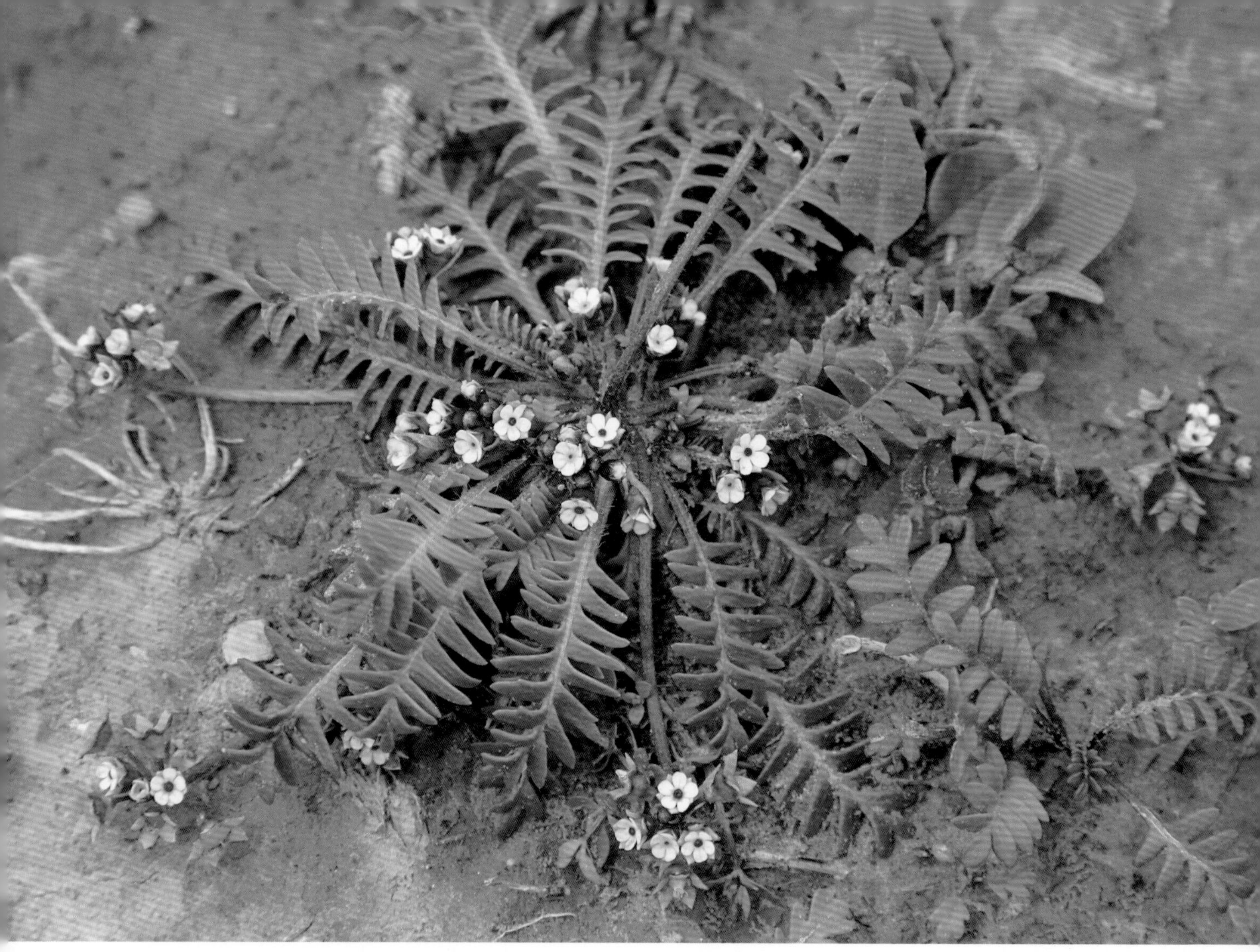

羽叶点地梅

Pomatosace filicula Maxim.

报春花科（Primulaceae） 羽叶点地梅属（*Pomatosace*）

形态

植株高3 ~ 9cm，具粗长的主根和少数须根。叶多数，叶片线状矩圆形，长1.5 ~ 9cm，宽0.6 ~ 1.5cm，两面沿中肋被白色疏长柔毛，羽状深裂至近羽状全裂，裂片线形或窄三角状线形，宽1 ~ 2mm，先端钝或稍锐尖，全缘或具1 ~ 2牙齿；叶柄甚短或长达叶片的1/2，被疏长柔毛，近基部扩展，略呈鞘状。花葶通常多枚自叶丛中抽出，高（1 ~ ）3 ~ 9（ ~ 16）cm，疏被长柔毛；伞形花序具（3 ~ ）6 ~ 12花；苞片线形，长2 ~ 6mm，疏被柔毛；花梗长1 ~ 12mm，无毛；花萼杯状或陀螺状，长2.5 ~ 3mm，果时增大，长达4 ~ 4.5mm，外面无毛，分裂略超过全长的1/3，裂片三角形，锐尖，内面被微柔毛；花冠白色，花冠筒长约1.8mm，冠檐直径约2mm，裂片矩圆状椭圆形，宽约0.8mm，先端钝圆。蒴果近球形，直径约4mm，周裂成上下两半，通常具种子6 ~ 12。

分布

分布于我国青海（达日、玛多、兴海、泽库、贵德、湟源）、四川（石渠、德格、松潘、壤塘）、甘肃（碌曲）、西藏（比如）。

生境

生长于海拔 3000 ~ 4500m 的高山草甸、河滩沙地、沼泽草地。

药材名

热衮巴（རེ་སྐོན་པ།），热功曼巴（རེ་སྐོན་དམན་པ།）。

药用部位

全草。

功能与主治

清血热，干瘀血，疏肝，降血压。用于"木保"热性病，神经性发热，血热病，子宫出血，月经不调，肝病，高血压。

用量与用法

5 ~ 9g。

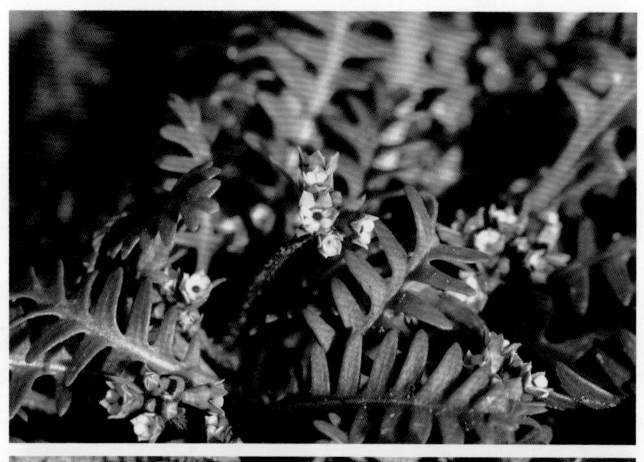

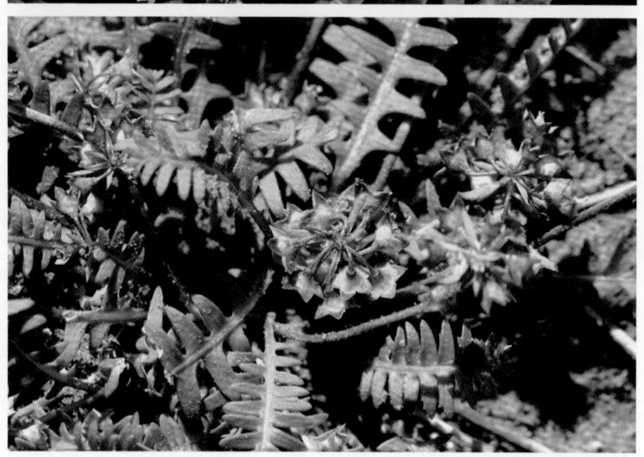

附注

《晶珠本草》记载"རེ་སྐོན་པ།"（热衮巴）分为上、下二品。现代文献记载的"热衮巴"的基原涉及罂粟科紫堇属（*Corydalis*）10 余种植物，以及羽叶点地梅 *Pomatosace filicula* Maxim.、蔷薇科植物无尾果 *Coluria longifolia* Maxim. 及羽叶花属（*Acomastylis*）、委陵菜属（*Potentilla*）的多种植物，其中，尼泊尔黄堇 *Corydalis hendersonii* Hemsl.、扁柄黄堇 *Corydalis mucronifera* Maxim.、金球黄堇 *Corydalis boweri* Hemsl. 为上品［"རེ་སྐོན་ཆེ་དམས།"（日衮孜玛）］的基原，羽叶点地梅 *Pomatosace filicula* Maxim. 为下品［"རེ་སྐོན་དམན་པ།"（热功曼巴）］的基原，青海、甘肃等地因不产尼泊尔黄堇 *Corydalis hendersonii* Hemsl.，故当地藏医习以羽叶点地梅 *Pomatosace filicula* Maxim. 作代用品。《青海藏标》以"羽叶点地梅 /རེ་སྐོན་པ།/ 热衮巴"之名收载了羽叶点地梅 *Pomatosace filicula* Maxim.。有观点认为，羽叶点地梅 *Pomatosace filicula* Maxim. 等代用品仅是某形态特征与"热衮巴"相似，但其性味与"热衮巴"相差甚远，不宜作"热衮巴"的代用品，应使用紫堇属的开白色花或黄色花的种类作"热衮巴"的代用品。据调查，市场上也以无尾果 *Coluria longifolia* Maxim. 作"热衮巴"的下品出售。（参见"尼泊尔黄堇""尖突黄堇""无尾果"等条）

鸡娃草

Plumbagella micrantha (Ledeb.) Spach

白花丹科（Plumbaginaceae） 鸡娃草属（*Plumbagella*）

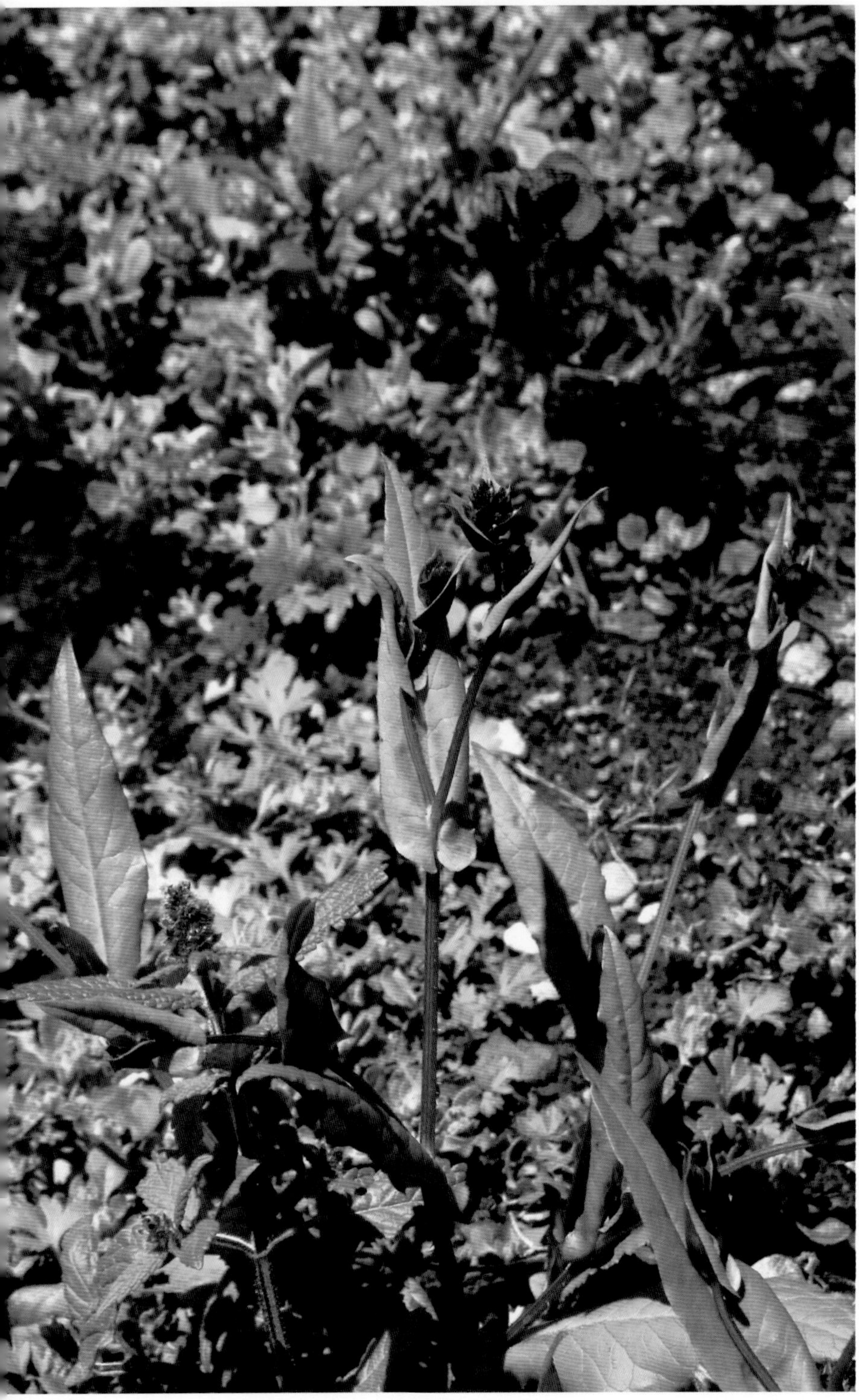

形态

一年生草本，高 5 ～ 55cm，或多或少被细小钙质颗粒。茎直立，通常有 6 ～ 9 节，基节以上均可分枝，具条棱，沿棱有稀疏细小皮刺。叶长 1.5 ～ 10.5cm，宽 0.5 ～ 2.6cm，中部叶最大，下部叶上部最宽，匙形至倒卵状披针形，有略明显的宽扁柄状部，愈向茎的上部，叶渐变为中部最宽至基部最宽，狭披针形至卵状披针形，由无明显的柄部至完全无柄，先端急尖至渐尖，基部由无耳（最下部叶）至有耳抱茎而沿棱下延，边缘常有细小皮刺。花序长 0.7 ～ 2cm，通常含 4 ～ 12 小穗；穗轴被灰褐色至红褐色绒毛，结果时略延长；小穗有花 2 ～ 3；苞片下部者较萼长，上部者与萼近等长或较短，通常宽卵形，先端渐尖，小苞片膜质，通常披针状长圆形，远较苞片小；花萼绿色，长 4 ～ 4.5mm，筒部具 5 棱角，先端有 5 与筒部等长的狭长三角形裂片，裂片两侧有具柄的腺体；结果时，萼筒的棱脊上生出鸡冠状突起，花萼也同时略增大而变硬；花冠淡蓝紫色，长 5 ~ 6mm，狭钟状，先端有 5 卵状三角形裂片，裂片长约 1mm；雄蕊几与花冠筒部等长或略短，花药淡黄色，长约 0.5mm，花丝白色，长约 3mm；子房卵状，上端渐细成花柱。蒴果暗红褐色，有 5 淡色条纹；种子红褐色，长达 3.3mm，直径达 1.7mm。花期 7 ~ 8 月，果期 7 ~ 9 月。

分布

分布于我国西藏、四川西北部、甘肃西南部至西部祁连山区、青海、新疆北部（阿尔泰山一带）。蒙古等也有分布。

生境

生长于海拔 2000 ~ 3500m 的细砂基质的路边、耕地、山坡草地的不遮蔽处。

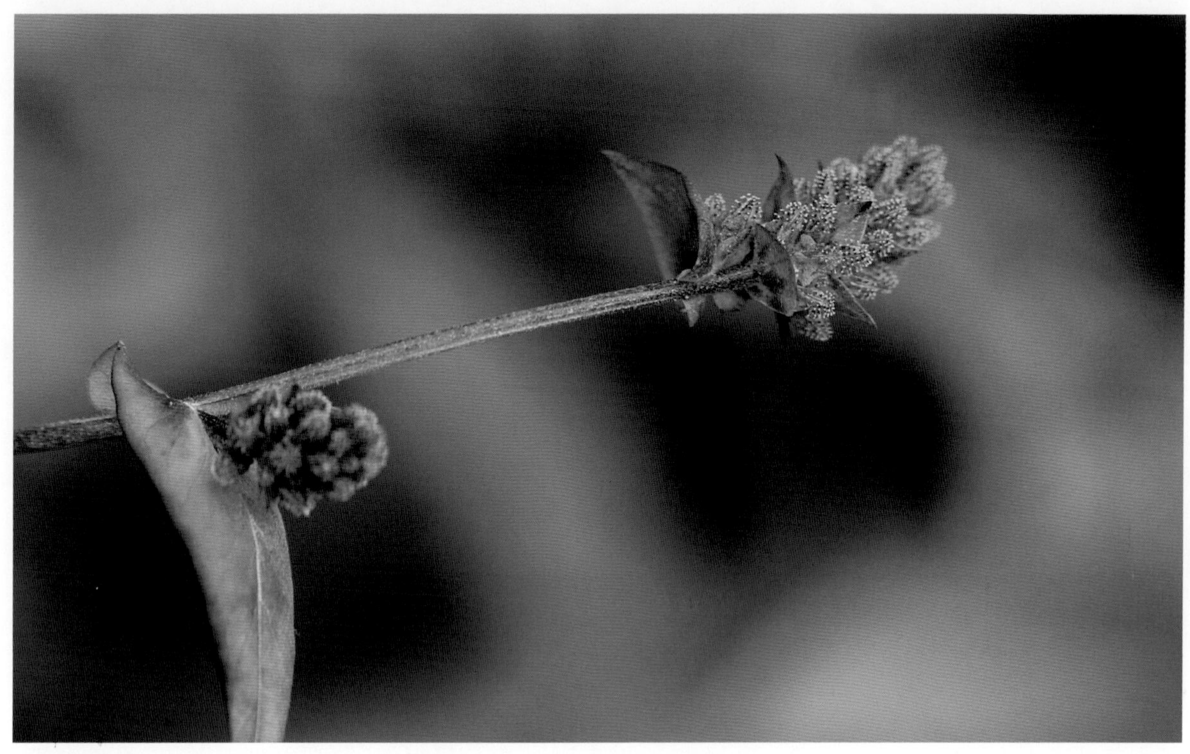

药材名

鹅斯格莫日（སྦྲ་སིག་མོར།）。

药用部位

全草或叶。

功能与主治

止痒，除疣痣，蚀恶肉。用于神经性皮炎，牛皮癣，手足癣，头癣。

附注

鸡娃草 *P. micrantha* (Ledeb.) Spach 为青海藏族民间用药。

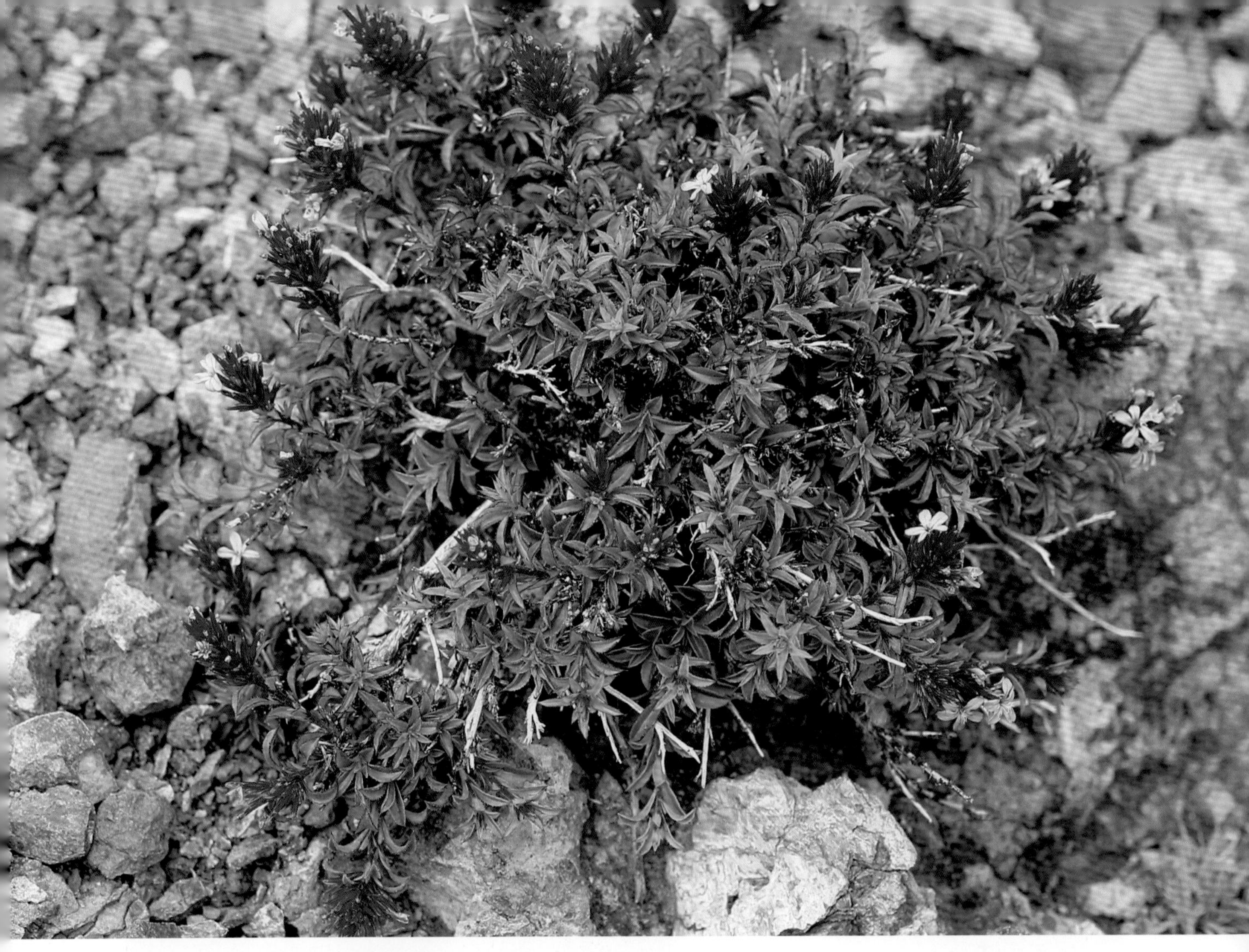

刺鳞蓝雪花

Ceratostigma ulicinum Prain

白花丹科（Plumbaginaceae） 蓝雪花属（*Ceratostigma*）

形态

矮小落叶灌木，高 5 ~ 20（ ~ 60）cm，通常由基部分枝。老枝黑褐色，树皮开裂而剥落；新枝细瘦，褐红色，密被皮刺状短硬毛，小枝基部具 1 环线形或近针状的芽鳞。叶倒卵状披针形至倒披针形，有时线形，长 8 ~ 22（ ~ 26）mm，宽通常（0.3 ~ ）3 ~ 6mm，先端急尖至渐尖，具刺状芒尖，下部渐狭，两面光亮，侧脉不显，除边缘外无毛或下面中肋上略被短硬毛，无或略有钙粒。花序顶生和腋生，往往因节间致使上部各节花序相聚而成穗状，含多花；苞片长 7 ~ 8.5mm，基部宽约 2mm，披针形，先端渐尖成一细尖，小苞长 4 ~ 5mm，宽约 1mm，披针形至倒披针形；花萼长 7 ~ 8mm，直径约 1.5mm，带红褐色，裂片长约 1mm，除裂片先端被微毛外无毛或下面中肋上略被短硬毛；花冠蓝色，长 11 ~ 13.5mm，裂片长约 5mm，宽 2 ~ 2.5mm，披针状倒卵形，先端急尖或钝，顶缘无缺凹；雄蕊的花丝略外露，花药蓝色，长 1.4 ~ 1.8mm；子房卵形，柱头伸至花药之上。蒴果淡黄白色，长约 4.5mm；种子黑褐色，略具 5 棱角，有白色颗粒状突起，中

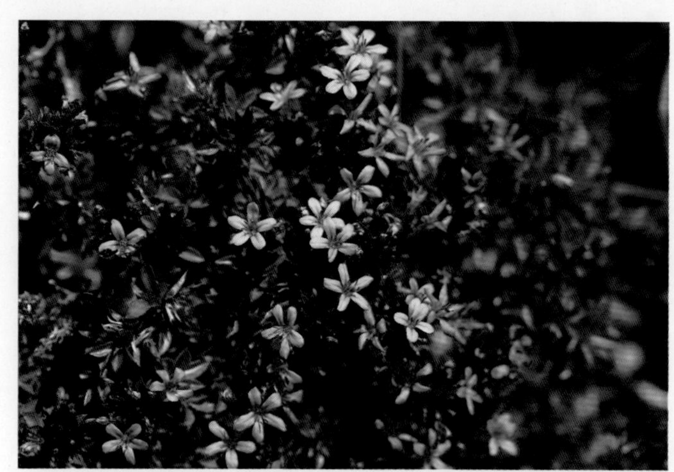

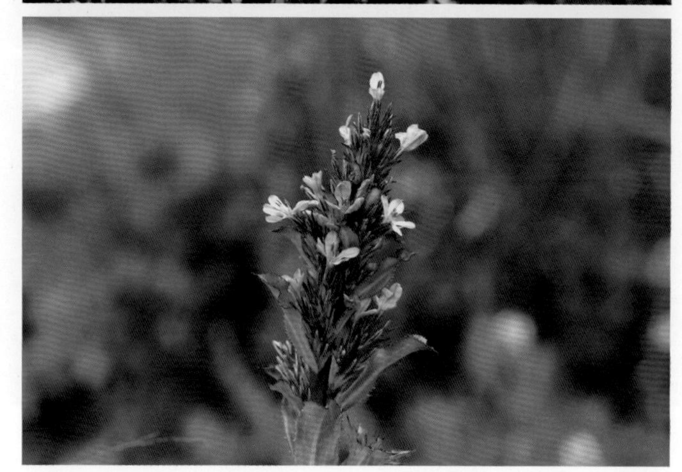

部以上骤缩成喙。花期 7 ~ 10 月，果期 8 ~ 11 月。

分布

分布于我国西藏雅鲁藏布江中上游及其以南的支流地区。

生境

生长于海拔 3300 ~ 4500m 的向阳干山坡、耕地边。

药材名

兴居如玛、居如玛、兴觉路玛、兴角柔玛（ཤིང་སྒྲུ་ཙ་མ།），恰泡子子（བྱ་ཕོ་ཙི་ཙི།）。

药用部位

全草或地上部分。

功能与主治

止血，调经。用于鼻衄等各种出血性疾病，月经不调。

用量与用法

2 ~ 3g。内服熬膏，或入丸、散剂。

附 注

《蓝琉璃》记载有“བྱ་ཕོ་ཙི་ཙི།（恰泡子子）”，又称之为“ཤིང་སྒྲུ་ཙ་མ།”（兴居如玛），言“有人认为是桦树尖，有人认为是豆花等，有各种说法。”《晶珠本草》记载其名为“བྱ་ཕོ་ཙི”（恰泡子），从其记载的形态来看，其基原包括 2 类植物，一类为“似贝母”的草本植物，另一类为“如金露梅（鞭麻）”的小灌木。据现代文献记载，各地藏医多以小灌木状的蓝雪花属（*Ceratostigma*）植物作“恰泡子子”（恰泡子）的正品。《西藏藏标》以“ཤིང་སྒྲུ་ཙ་མ།/ 兴居如玛 / 小角柱花”之名收载了小蓝雪花 *C. minus* Stapf ex Prain。有文献记载，刺鳞蓝雪花 *C. ulicinum* Prain（荆芭紫金标）也为“恰泡子子”的基原之一。部分藏医还将石竹科、罂粟科、豆科、百合科植物作“恰泡子子”使用。（参见“小蓝雪花”“岷江蓝雪花”条）

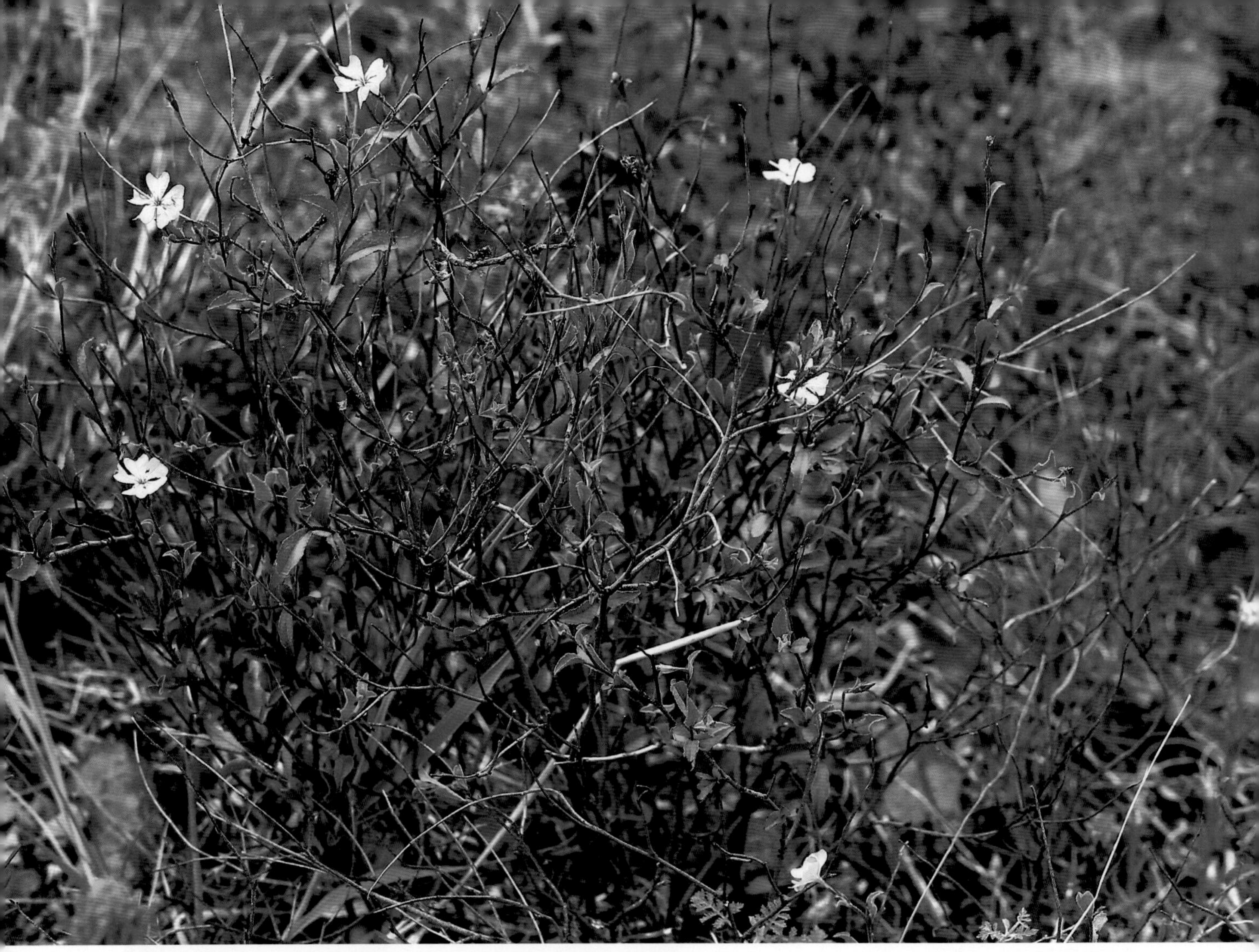

小蓝雪花

Ceratostigma minus Stapf ex Prain

白花丹科（Plumbaginaceae） 蓝雪花属（*Ceratostigma*）

形态

落叶灌木，高 0.3 ~ 1.5m。老枝红褐色至暗褐色，有毛至无毛，较坚硬，髓小（较两侧木质部的总和小），新枝密被白色或黄白色长硬毛而呈灰色、灰褐色，罕为淡黄褐色，偶被毛稀少，长硬毛下部有 1 椭圆形膨大部，向上通常骤细而后渐尖，膨大部上常密被伸展的白毛而几为辐射状，上方的尖瘦部有或无白毛，长硬毛之间有时杂有星状毛（具 3 ~ 6 射枝）；芽鳞小，鳞片状。叶倒卵形、匙形或近菱形，长 2 ~ 3cm，宽（6 ~ ）8 ~ 16mm，先端钝或圆，偶急尖或具短尖，下部渐狭或略骤狭而后渐狭成柄；上面无毛或有分布不均匀的稀疏长硬毛，也可全面被伏生毛，下面通常被较密的长硬毛，罕仅中脉上有毛，两面均被钙质颗粒；叶柄基部不形成抱茎的鞘。花序顶生和侧生，小；顶生花序含（5 ~ ）7 ~ 13（ ~ 16）花，侧生花序基部常无叶，多为单花或含 2 ~ 9 花；苞片长 4 ~ 5mm，宽约 2.5mm，长圆状卵形，先端通常急尖，小苞长 4.5 ~ 5mm，宽 1.5 ~ 2mm，卵形至长圆状卵形，先端通常短渐尖；花萼长 6.5 ~ 9mm，直径约 1.5mm，裂片长约 1.5mm，外露部分沿脉两侧被细长硬毛，偶有星状毛；花冠长 15 ~ 17（~ 19）mm，筒部紫色，花冠裂片蓝色，长 6 ~ 7mm，宽 4 ~ 5mm，近心状倒三角形，先端缺凹处伸出 1 丝状短尖；雄蕊略伸出花冠喉部之外，花药蓝色至紫色，长 1.4 ~ 1.6mm；子房卵形，绿色，柱头伸至花药之上。蒴果卵形，带绿黄色，长达 6.5mm；种子暗红褐色，粗糙，略有 5 细棱，中部以上骤细成喙。花期 7 ~ 10 月，果期 7 ~ 11 月。

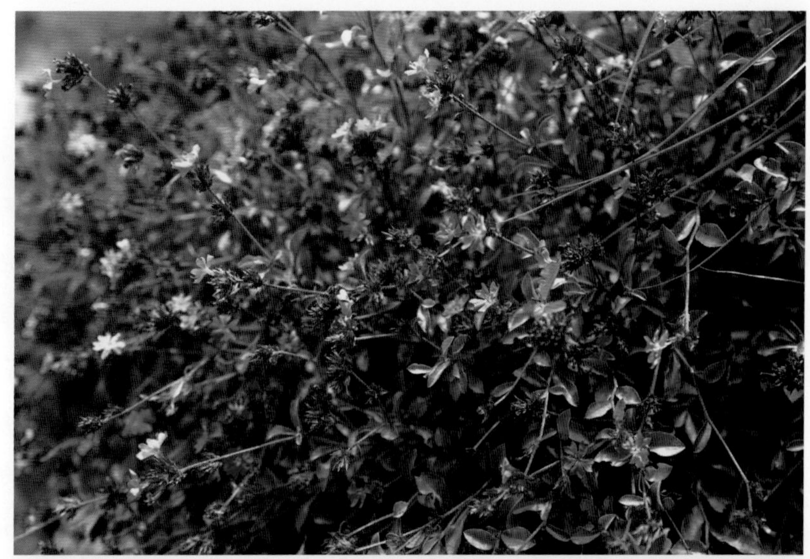

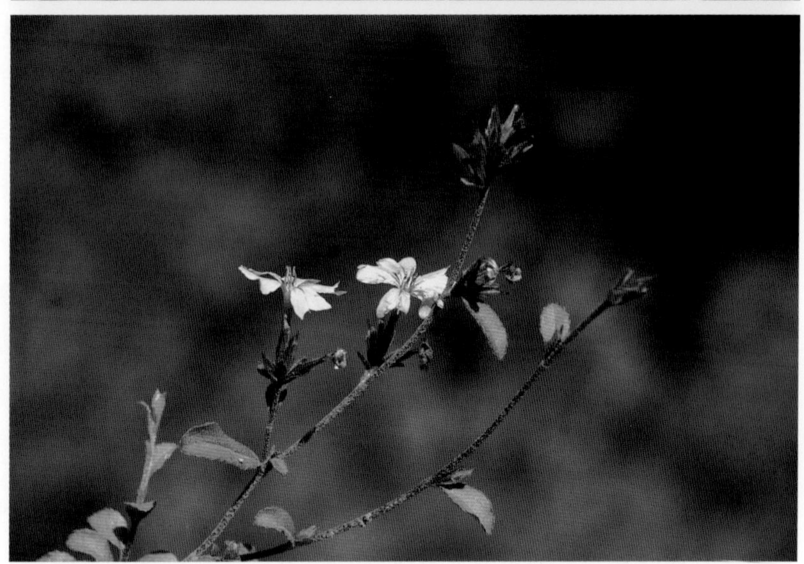

分布

我国特有种。分布于四川西部、西藏东部及云南中部至甘肃文县。

生境

生长于海拔 1000 ~ 4100m 的干热河谷的岩壁、砾石或砂质基地上的山麓，路边、河边向阳处。

药材名

兴居如玛、居如玛、兴觉路玛（ཤིང་སྐྱུ་རུ་མ།），恰泡子子、掐泡子子、夏波孜孜（བྱ་པོ་རྩེ་རྩེ།、བྱ་པོ་ཙི་ཙི།），强陆恰泡子子（བྱང་ལུགས་བྱ་པོ་ཙི་ཙི།）。

药用部位

全草。

功能与主治

止血，调经。用于月经不调，鼻衄等各种出血性疾病。

用量与用法

2 ~ 3g。

附 注

《蓝琉璃》记载有"ཟྭ་བོ་ཚེ་ཚེ།"（恰泡子子），其汉译本（2012 年版）言"有人认为是桦树尖，有人认为是豆花等，有各种说法"，又引《图鉴》之记载言其又名"ཤིང་སྐྱུ་རུ་མ།"（兴居如玛），并补充言"其实物是茎柄多分枝，叶状如黄精，花黄青色"。《四部医典系列挂图全集》第二十八图中有"ཟྭ་བོ་ཚེ་ཚེ།"（恰泡子子，89 号图）和"སྐྱུ་རུ་མ་ཟྭ་བོ་ཚེ་ཚེ།"（居如玛恰泡子子，90 号图）的附图，其汉译本译注名为"豌豆花"（89 号图）和"角柱花"（90 号图，并注"有人误认为是豌豆花"）。《晶珠本草》中记载有"ཟྭ་བོ་ཚེ"（恰泡子），《神奇金穗》记载有"ཟྭ་བོ་ཚེ་ཚེ།"（掐泡子子），言其为调经、治淋病之药物。《晶珠本草》记载"恰泡子"有两类植物，一类为"似贝母"的草本植物，另一类为"如金露梅"样的小灌木，可见关于"恰泡子子"的基原自古即有争议。据现代文献记载，各地藏医习用的"恰泡子子"的基原多为蓝雪花属（*Ceratostigma*）植物，包括小蓝雪花 *Ceratostigma minus* Stapf ex Prain、拉萨小蓝雪花 *Ceratostigma minus* Stapf ex Prain f. lasaënse Peng、紫金标 *Ceratostigma willmottianum* Stapf（岷江蓝雪花）、毛蓝雪花 *Ceratostigma griffithii* Clarke、荆芭紫金标 *Ceratostigma ulicinum* Prain（刺鳞蓝雪花），与《晶珠本草》记载的"如金露梅"的小灌木类相符，也与《四部医典系列挂图全集》所附"居如玛恰泡子子"的附图一致。部分藏医也使用石竹科植物女娄菜 *Melandrium apricum* (Turcz.) Rohrb.（*Silene aprica* Turcz. ex Fisch. et Mey.）、蔓麦瓶草 *Silene repens* Patr.（蔓茎蝇子草），罂粟科植物曲花紫堇 *Corydalis curviflora* Maxim. ex Hemsl.、长轴唐古特延胡索 *Corydalis tangutica* Peshkova subsp. *bullata* (Lidén) Z. Y. Su（高山延胡索）、丝叶紫堇 *Corydalis filisecta* C. Y. Wu，豆科植物豌豆 *Pisum sativum* Linn. 及玄参科植物阿拉善马先蒿 *Pedicularis alaschanica* Maxim. 等马先蒿属（*Pedicularis*）植物，前 5 种与《晶珠本草》记载的"似贝母"的草本植物类似，且紫堇属（*Corydalis*）的 3 种植物也与《四部医典系列挂图全集》中"恰泡子子"附图（叶条状分裂，花有距）一致，故也有观点认为应以紫堇属植物为正品。现藏医最常用的为小蓝雪花 *Ceratostigma minus* Stapf ex Prain，《西藏藏标》以"ཤིང་སྐྱུ་རུ་མ/ 兴居如玛 / 小角柱花"之名收载了该种，该种为正品，其他种类为代用品。据《晶珠本草》记载，"恰泡子子"主要为北派藏医用药，故部分文献也使用"བྱང་ལུགས་ཟྭ་བོ་ཚེ་ཚེ།"（强陆恰泡子子，"བྱང་ལུགས།"为北派之意）的名称。据调查，紫金标 *Ceratostigma willmottianum* Stapf（岷江蓝雪花）与荆芭紫金标 *Ceratostigma ulicinum* Prain（刺鳞蓝雪花）的资源较为丰富，药用的可能性也较大。（参见"刺鳞蓝雪花""曲花紫堇""豌豆"条）

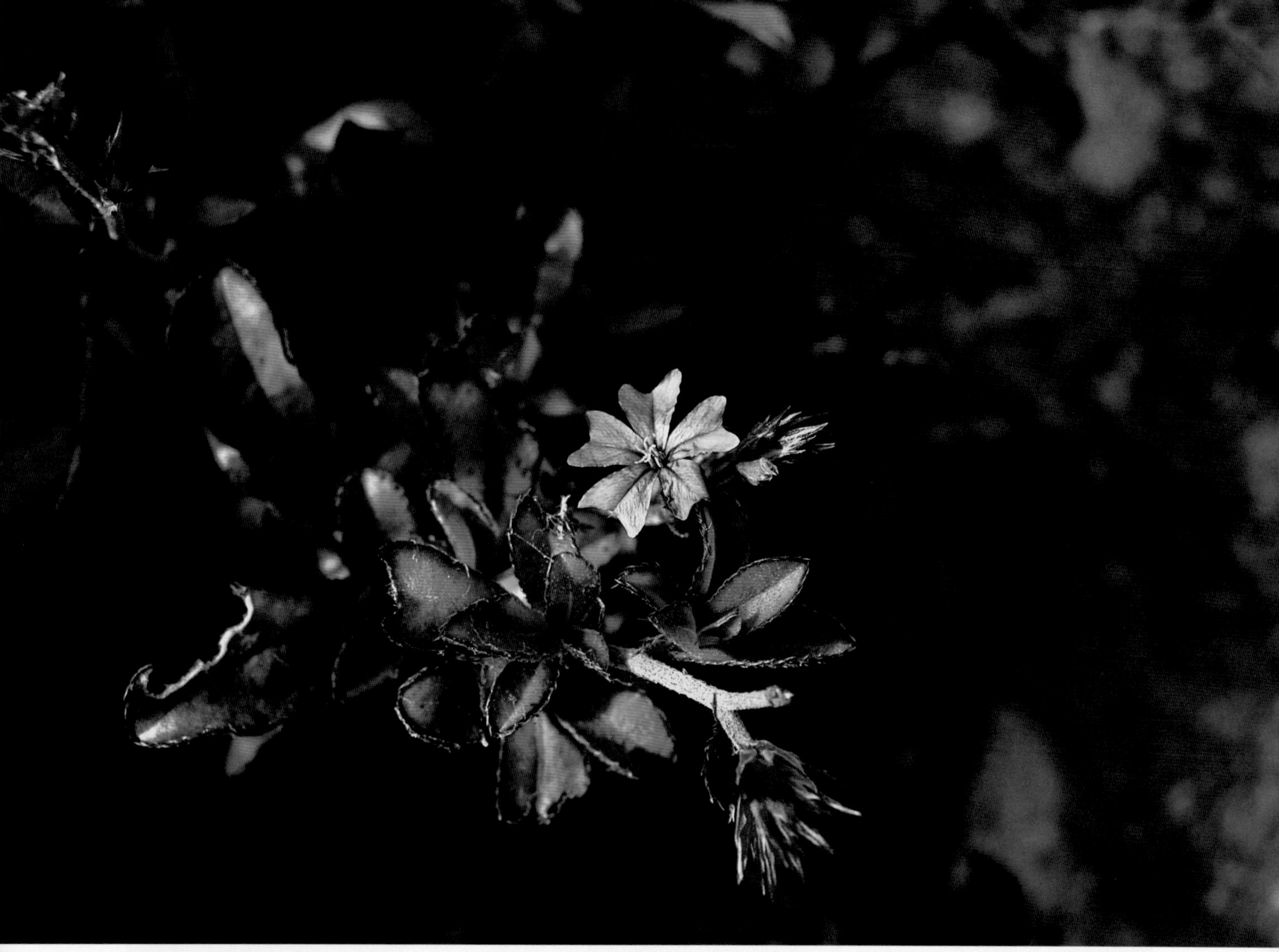

拉萨小蓝雪花

Ceratostigma minus Stapf ex Prain f. *lasaënse* Peng

白花丹科（Plumbaginaceae）　蓝雪花属（*Ceratostigma*）

形态

落叶灌木，高 0.3 ~ 1.5m。老枝红褐色至暗褐色，有毛至无毛，较坚硬，髓小（较两侧木部的总和为小），新枝密被白色或黄白色短硬毛（长不超过 1mm）而呈灰色、灰褐色，罕为淡黄褐色，偶被毛稀少，长硬毛下部有 1 椭圆形膨大部，向上通常骤细而后渐尖，膨大部上常密被伸展的白毛而几为辐射状，上方的尖瘦部有或无白毛，长硬毛之间有时杂有星状毛（具3 ~ 6射枝）；芽鳞小，鳞片状。叶坚纸质，窄倒卵状披针形至长圆状倒披针形，长 2 ~ 3cm，宽（6 ~ ）8 ~ 16mm，先端钝或圆，偶急尖或具短尖，下部渐狭或略骤狭而后渐狭成柄；上面常沿侧脉成隆纹而无或有稀少的钙质颗粒，无毛或有分布不均匀的稀疏长硬毛，也可全面被伏生毛，下面通常被较密的长硬毛，罕仅中脉上有毛，两面均被钙质颗粒；叶柄基部不形成抱茎的鞘。花序顶生和侧生，小；顶生花序含（5 ~ ）7 ~ 13（ ~ 16）花，侧生花序基部常无叶，多为单花或含 2 ~ 9 花；苞片长 4 ~ 5mm，宽约 2.5mm，长圆状卵形，先端通常急尖，小苞长 4.5 ~ 5mm，宽 1.5 ~ 2mm，卵形至长圆状卵形，先端通常短渐尖；花萼长 6.5 ~ 9mm，直径约 1.5mm，裂片长约 1.5mm，外露部分沿脉两侧被细长硬毛，偶有星状毛；花冠长 15 ~ 17（~ 19）mm，筒部紫色，花冠裂片蓝色，长 6 ~ 7mm，宽 4 ~ 5mm，近心状倒三角形，先端缺凹处伸出 1 丝状短尖；雄蕊略伸于花冠喉部之外，花药蓝色至紫色，长 1.8 ~ 2mm；子房卵形，绿色，柱头伸至花药之上。蒴果卵形，带绿黄色，长约 2mm；种子暗红褐色，粗糙，略有 5 细棱，中部以上骤细成喙。花期 7 ~ 10 月，果期 7 ~ 11 月。

分布

分布于我国雅鲁藏布江中上游河谷。

生境

生长于海拔 3600 ~ 3950m 的向阳石质山坡、砂质地上。

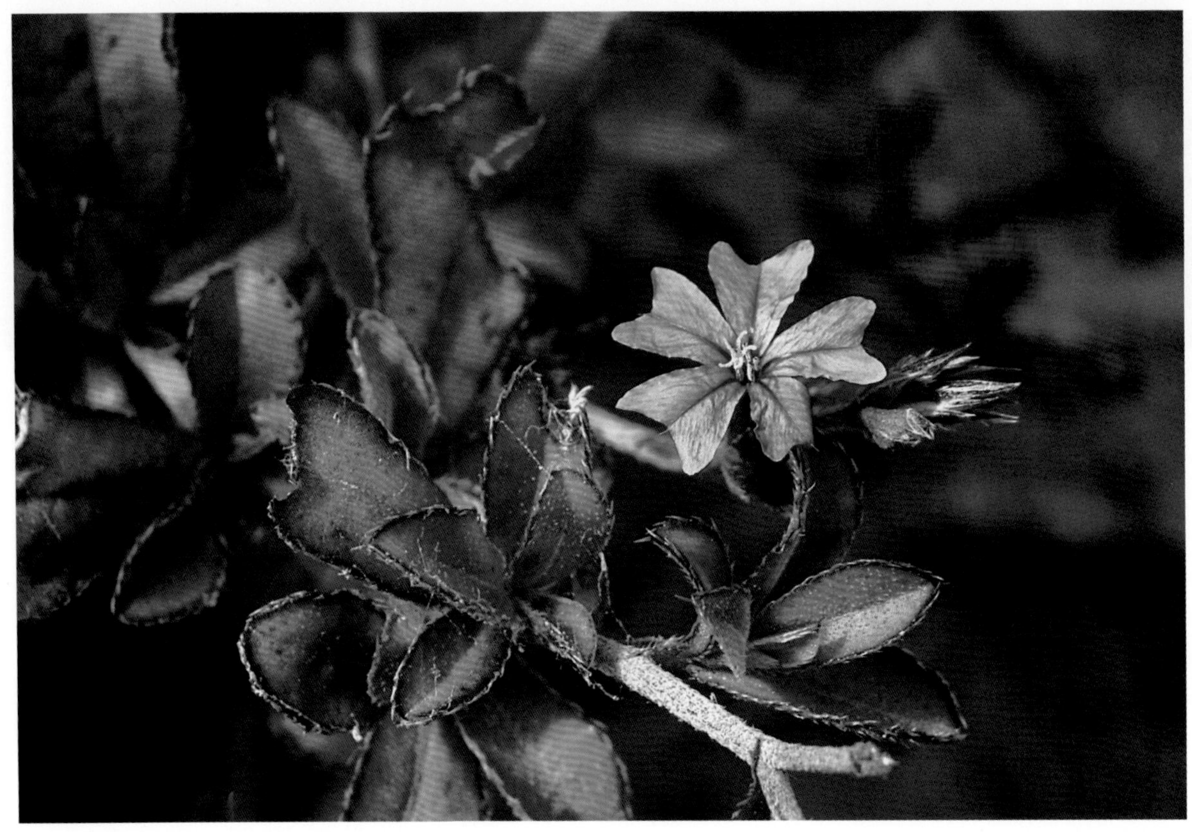

药材名

兴居如玛、居如玛、兴觉路玛（ཤིང་སྐྱུ་རུ་མ།），恰泡子子、掐泡子子（བྱ་པོ་ཙི་ཙི།），强陆恰泡子子（བྱང་ལུགས་བྱ་པོ་ཙི་ཙི།）。

药用部位

全草。

功能与主治

止血，调经。用于月经不调，鼻衄等各种出血性疾病。

用量与用法

2 ~ 3g。

附 注

《蓝琉璃》记载“བྱ་རོ་ཙི་ཙི།”（恰泡子子）又名“ཤིང་སྦྲུ་ཙ་མ།”（兴居如玛）；《四部医典系列挂图全集》第二十八图中有“བྱ་རོ་ཙི་ཙི།”（恰泡子子，89 号图）和“སྦྲུ་ཙ་མ་བྱ་རོ་ཙི་ཙི།”（居如玛恰泡子子，90 号图）2 附图。《晶珠本草》名其为“བྱ་རོ་ཙི།”（恰泡子），言其为调经、治淋病之药物。据《晶珠本草》记载的形态看“恰泡子”有两类植物，一类为“似贝母”的草本植物，另一类为“如金露梅”样的小灌木。现代文献记载的各地藏医使用的“恰泡子子”的基原也大致可划分为两类，一类为灌木类的蓝雪花属（*Ceratostigma*）的多种植物，为《四部医典系列挂图全集》中所附“居如玛恰泡子子”的正品，多称之为“兴居如玛”，《晶珠本草》记载，“恰泡子子”主要为北派藏医用药，故部分文献也使用“བྱང་ལུགས་བྱ་རོ་ཙི་ཙི།”（强陆恰泡子子）名称（“བྱང་ལུགས།”为北派之意），《西藏藏标》以“小角柱花 /ཤིང་སྦྲུ་ཙ་མ།/ 兴居如玛”之名收载了小蓝雪花 *C. minus* Stapf ex Prain。据文献记载，拉萨小蓝雪花 *C. minus* Stapf ex Prain f. *lasaënse* Peng 也为其基原之一，又称“强陆恰泡子子”。另一类为草本类，涉及罂粟科紫堇属（*Corydalis*）、石竹科蝇子草属（*Silene*）、豆科、玄参科马先蒿属（Pedicularis）、百合科百合属（*Lilium*）等多种植物，其中，紫堇属的曲花紫堇 *Corydalis curviflora* Maxim. ex Hemsl. 等形态与《四部医典系列挂图全集》所附“བྱ་རོ་ཙི་ཙི།”（恰泡子子）图（花具距，叶条裂）相符，其他科属植物的形态则与其相差甚远，应属误用或作代用品。（参见“小蓝雪花”“曲花紫堇”“蔓茎蝇子草”条）

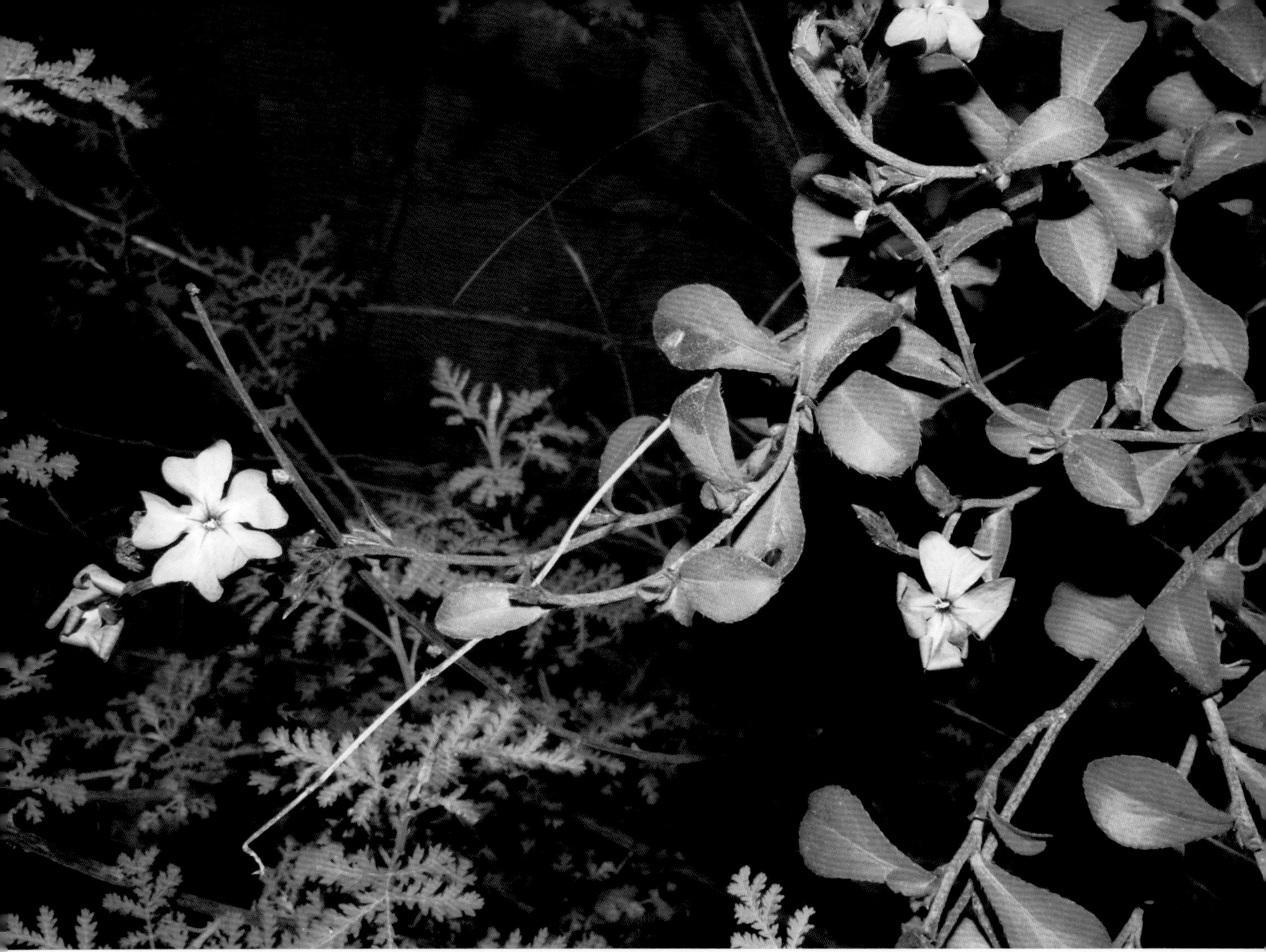

岷江蓝雪花

Ceratostigma willmottianum Stapf（紫金标）

白花丹科（Plumbaginaceae）　蓝雪花属（*Ceratostigma*）

形态

落叶半灌木，高达 2m，具开散分枝。地下茎暗褐色，常在距地面 3 ~ 4cm 的各节上萌生地上茎；地上茎红褐色，有宽阔的髓（常较周围木质部的总和为大或近相等），脆弱，节间沟棱显明，节上可有叶柄基部扩张的环状鞘或遗留成明显的环痕，新枝有稀少长硬毛，老枝变无毛；芽鳞鳞片状，通常见于低位的枝条上。叶长（1.5 ~ ）2 ~ 5cm，宽（0.8 ~ ）1.2 ~ 1.8（ ~ 2.5）cm，生于枝条中部者最大，倒卵状菱形或卵状菱形，有时长倒卵形，花序下部者常为披针形，先端渐尖或急尖，基部楔形，两面被有糙毛状长硬毛和细小的钙质颗粒；叶柄基部有时扩张成 1 抱茎的环或环状短鞘。花序顶生和腋生，通常含 3 ~ 7 花，但枝上端者常因节间缩短而集成一大型头状（因而其中常有叶状苞）；苞片长 6 ~ 8（ ~ 10）mm，宽 2 ~ 3.5mm，卵状长圆形至长圆形，先端渐尖，小苞长 5 ~ 7mm，宽约 3mm，卵形或长圆状卵形，先端渐尖成细尖；花萼（已开放的花）长 10.5 ~ 14.5mm，直径约 1mm，裂片长 4 ~ 4.5mm，沿脉两侧疏被硬毛和少量星状毛，花冠长 2 ~ 2.6cm，筒部红紫色，裂片蓝色，长 9 ~ 11mm，宽 6.5 ~ 7mm，心状倒三角形，先端中央内凹而有小短尖；雄蕊仅花药外露，花药紫红色，长约 2mm；子房小，卵形，具 5 棱，柱头伸至花药之上。蒴果淡黄褐色，长约 6mm，长卵形；种子黑褐色，具 5 棱，上部 1/3 骤细成喙。花期 6 ~ 10 月，果期 7 ~ 11 月。

分布

我国特有种。分布于我国西藏东南部、甘肃（文县）、四川南部和西部、云南东部和北部、贵州西部。国外有引种。

生境

生长于干热河谷的林边、灌丛中。

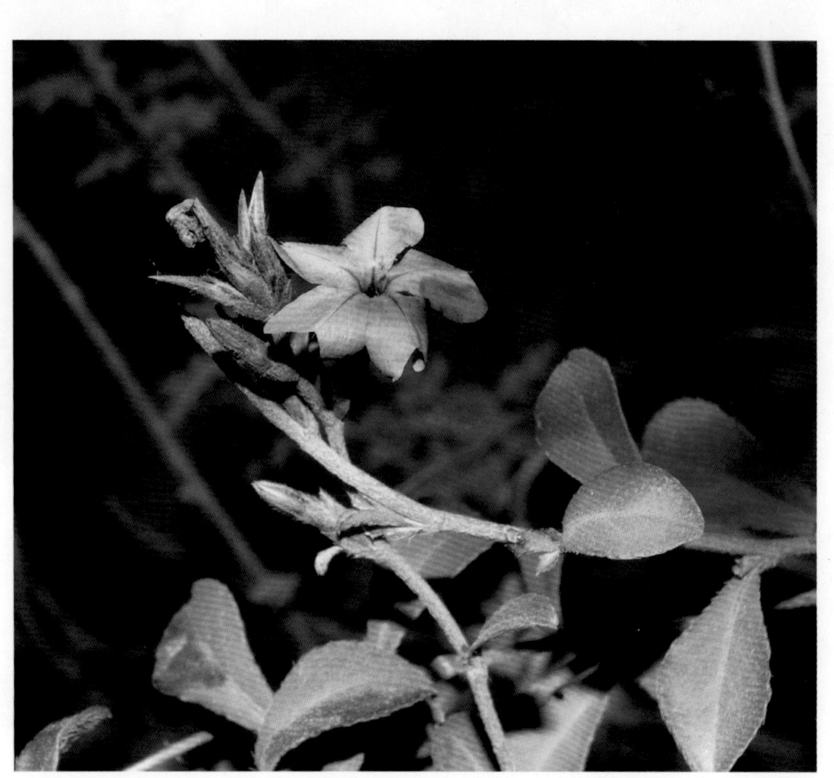

药材名

兴居如玛、居如玛、兴觉路玛、兴角柔玛（ཤིང་སྤྲུ་ཙ་མ།），恰泡子子（བྱ་ཕོ་ཙི་ཙི།）。

药用部位

全草或地上部分。

功能与主治

止血，调经。用于月经不调，鼻衄等各种出血性疾病。

用量与用法

2 ~ 3g。内服熬膏，或入丸、散剂。

附注

《蓝琉璃》中记载有"བྱ་ཕོ་ཙི་ཙི།"（恰泡子子），又名"ཤིང་སྤྲུ་ཙ་མ།"（兴居如玛），并言古人对其基原有不同之说。《晶珠本草》记载其名为"བྱ་ཕོ་ཙི།"（恰泡子），从其记载的形态看应有 2 类植物，一类为"似贝母"的草本植物，另一类为"如金露梅"样的小灌木。现代文献记载藏医多以小灌木状的蓝雪花属（*Ceratostigma*）植物作为"恰泡子子"的正品。《西藏藏标》以"ཤིང་སྤྲུ་ཙ་མ།/ 兴居如玛 / 小角柱花"之名收载了小蓝雪花 *C. minus* Stapf ex Prain。据文献记载，岷江蓝雪花 *C. willmottianum* Stapf（紫金标）也为"恰泡子子"的基原之一。部分藏医也以石竹科、罂粟科、豆科等的植物作"恰泡子子"使用。（参见"小蓝雪花""刺鳞蓝雪花"条）

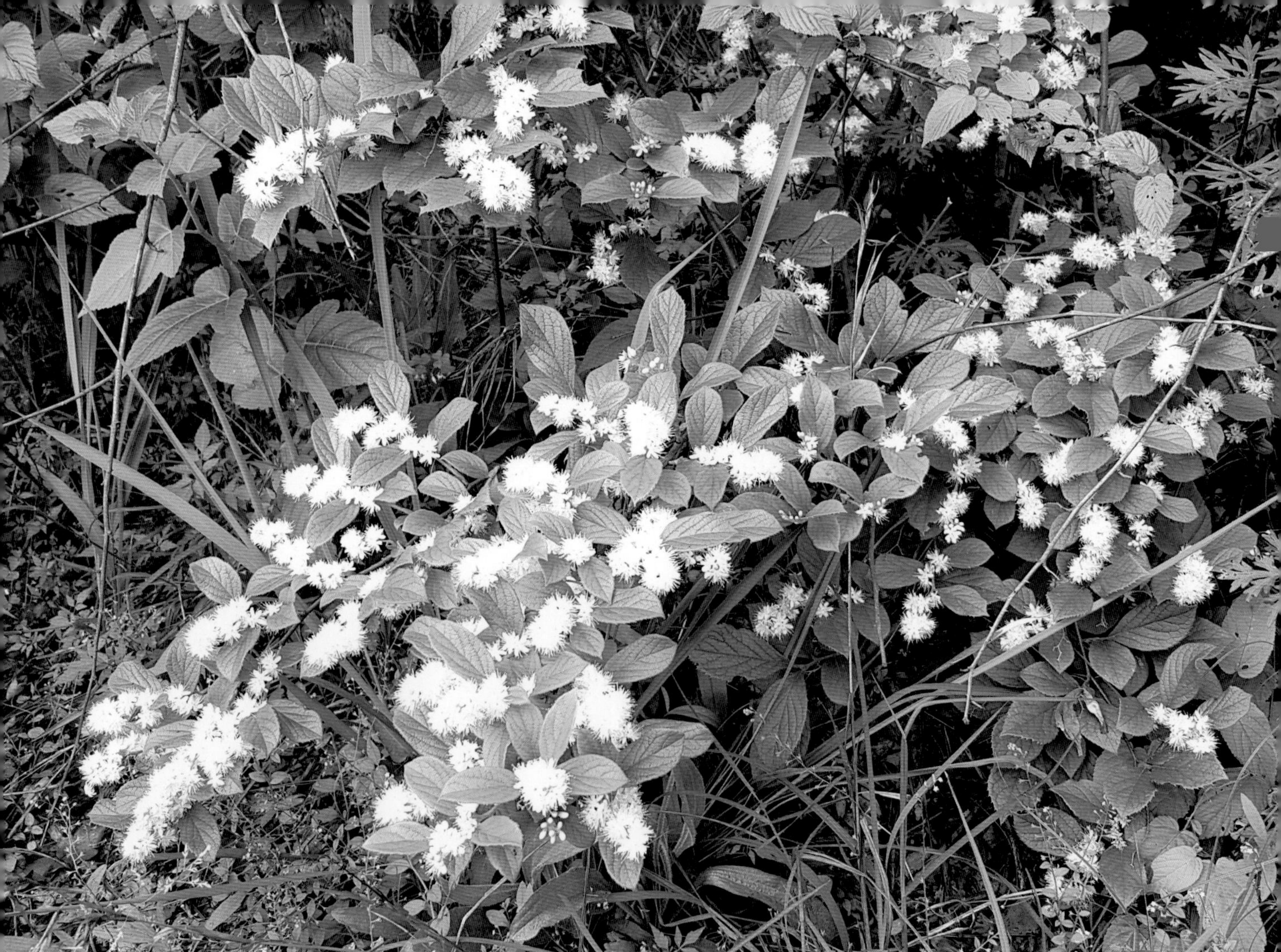

白檀

Symplocos paniculata (Thunb.) Miq.

山矾科（Symplocaceae） 山矾属（*Symplocos*）

形态

落叶灌木或小乔木；嫩枝有灰白色柔毛，老枝无毛。叶膜质或薄纸质，阔倒卵形、椭圆状倒卵形或卵形，长 3 ~ 11cm，宽 2 ~ 4cm，先端急尖或渐尖，基部阔楔形或近圆形，边缘有细尖锯齿，叶面无毛或有柔毛，叶背通常有柔毛或仅脉上有柔毛；中脉在叶面凹下，侧脉在叶面平坦或微凸起，每边 4 ~ 8；叶柄长 3 ~ 5mm。圆锥花序长 5 ~ 8cm，通常有柔毛；苞片早落，通常条形，有褐色腺点；花萼长 2 ~ 3mm，萼筒褐色，无毛或有疏柔毛，裂片半圆形或卵形，稍长于萼筒，淡黄色，有纵脉纹，边缘有毛；花冠白色，长 4 ~ 5mm，5 深裂几达基部；雄蕊 40 ~ 60，子房 2 室，花盘具 5 凸起的腺点。核果成熟时蓝色，卵状球形，稍偏斜，长 5 ~ 8mm，先端宿萼裂片直立。

分布

分布于我国东北、华北、华中、华南、西南。印度、朝鲜、日本也有分布。

生境

生长于海拔 100 ~ 2500m 的山坡、路边、疏林或密林中。

药材名

徐砍、徐坎、西坎（ཞུ་མཁན།），邦徐（སྤང་ཞུ།），那徐（ནགས་ཞུ།），徐坎洛玛、西侃洛玛（ཞུ་མཁན་ལོ་མ།）。

药用部位

叶。

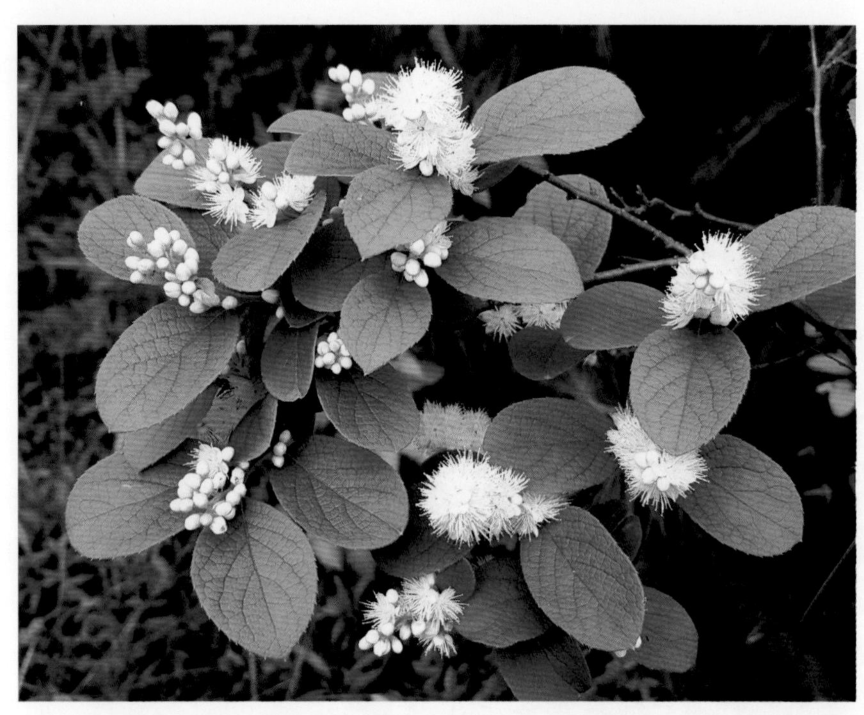

功能与主治

清热，消炎。用于肺热症，肾热症，瘟热症，扩散伤热症，腰肌劳损，口腔炎。

用量与用法

9 ~ 15g。外用适量，研末调敷。

附注

“ཞུ་མཁན།”（徐砍）始载于《四部医典》；《晶珠本草》在“树木类药物”的“树叶类药物”中记载有“ཞུ་མཁན་ལོ་མ།”（徐坎洛玛），又称之为“徐砍”，言其为治疗肺肾扩散热之药物，且分为“叶厚，黄色，有光泽”的“སྤང་ཞུ།”（邦徐）和“叶薄，黑色，光滑”的“ནགས་ཞུ།”（那徐）2 种。现代文献对 2 种“徐砍”药材的基原有不同观点，多认为“叶厚，黄色”者（邦徐）的基原为白檀 *Symplocos paniculata* (Thunb.) Miq.，统称其为“徐砍”；《晶珠本草》汉译重译本则认为“邦砍”的基原为芸香科植物多脉茵芋 *Skimmia multinervia* Huang [称“ཞུ་མཁན་ལོ་མ།”（徐坎洛玛）]，“叶薄，黑色，光滑”者（那徐）的基原为白檀 *Symplocos paniculata* (Thunb.) Miq.。《部标藏药》以“山矾叶 /ཞུ་མཁན།/ 西坎”之名、《青海藏标》以“山矾叶 /ཞུ་མཁན་ལོ་མ།/ 西侃洛玛”之名收载了白檀 *Symplocos paniculata* (Thunb.) Miq.。据文献记载，华山矾 *Symplocos chinensis* (Lour.) Druce 也作为“徐砍”使用；甘肃天祝藏医误以桑寄生科植物槲寄生 *Viscum coloratum* (Kom.) Nakai 作“徐砍”使用，但槲寄生属（*Viscum*）植物在西藏、四川、甘肃等通常作“སན་ཅི་དྲུན།”（桑寄生）使用。（参见“槲寄生”条）

花曲柳

Fraxinus rhynchophylla Hance（大叶白蜡树）

木犀科（Oleaceae） 梣属（*Fraxinus*）

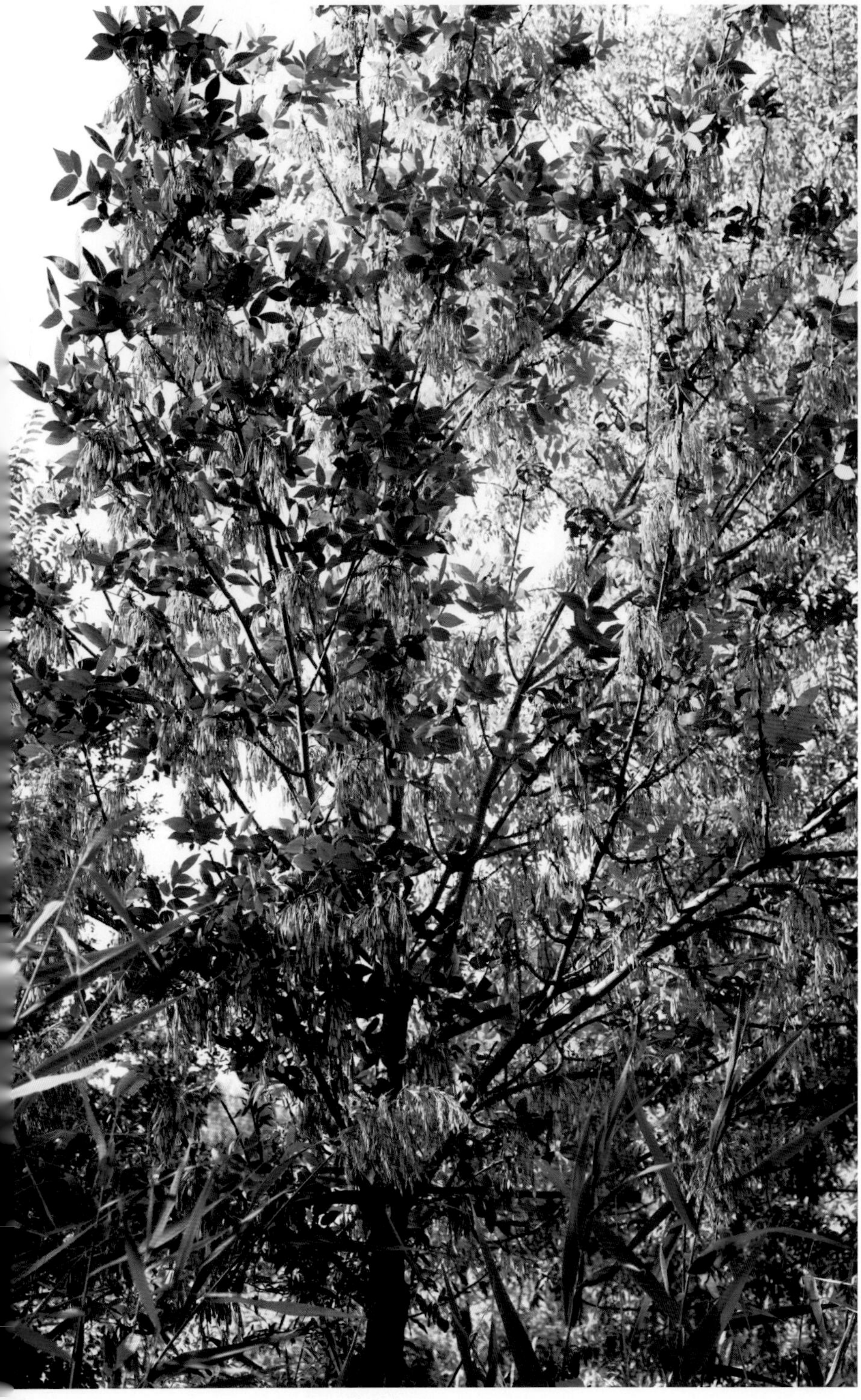

形态

落叶大乔木，高 12 ~ 15m。树皮灰褐色，光滑，老时浅裂。冬芽阔卵形，先端尖，黑褐色，具光泽，内侧密被棕色曲柔毛；当年生枝淡黄色，通直，无毛，去年生枝暗褐色，皮孔散生。羽状复叶长 15 ~ 35cm；叶柄长 4 ~ 9cm，基部膨大；叶轴上面具浅沟，小叶着生处具关节，节上有时簇生棕色曲柔毛；小叶 5 ~ 7，革质，阔卵形、倒卵形或卵状披针形，长 3 ~ 11（~ 15）cm，宽 2 ~ 6（~ 8）cm，营养枝的小叶较宽大，顶生小叶显著大于侧生小叶，下方 1 对最小，先端渐尖、骤尖或尾尖，基部钝圆、阔楔形至心形，两侧略歪斜或下延至小叶柄，叶缘具不规则粗锯齿，有时呈波状，通常下部近全缘，上面深绿色，中脉略凹入，脉上有时疏被柔毛，下面色淡，沿脉腋被白色柔毛，渐秃净；小叶柄长 0.2 ~ 1.5cm，上面具深槽。圆锥花序顶生或腋生于当年生枝梢，长约 10cm；花序梗细而扁，长约 2cm；苞片长披针形，先端渐尖，长约 5mm，无毛，早落；花梗长约 5mm；雄花与两性花异株；花萼浅杯状，长约 1mm，萼片三角形，无毛；无花冠；两性花具雄蕊 2，长约 4mm，花药椭圆形，长约 3mm，花丝长约 1mm，雌蕊具短花柱，柱头二叉深裂；雄花花萼小，花丝细，长达 3mm。翅果线形，长约 3.5cm，宽约 5mm，先端钝圆、急尖或微凹，翅下延至坚果中部，坚果长约 1cm，略隆起；具宿存萼。花期 4 ～ 5 月，果期 9 ～ 10 月。

分布

分布于我国东北地区、黄河流域各省区及西藏（波密、朗县等）、四川、贵州、云南、新疆。朝鲜等也有分布。

生境

生长于海拔 1500m 以下的山坡、河岸、路旁。

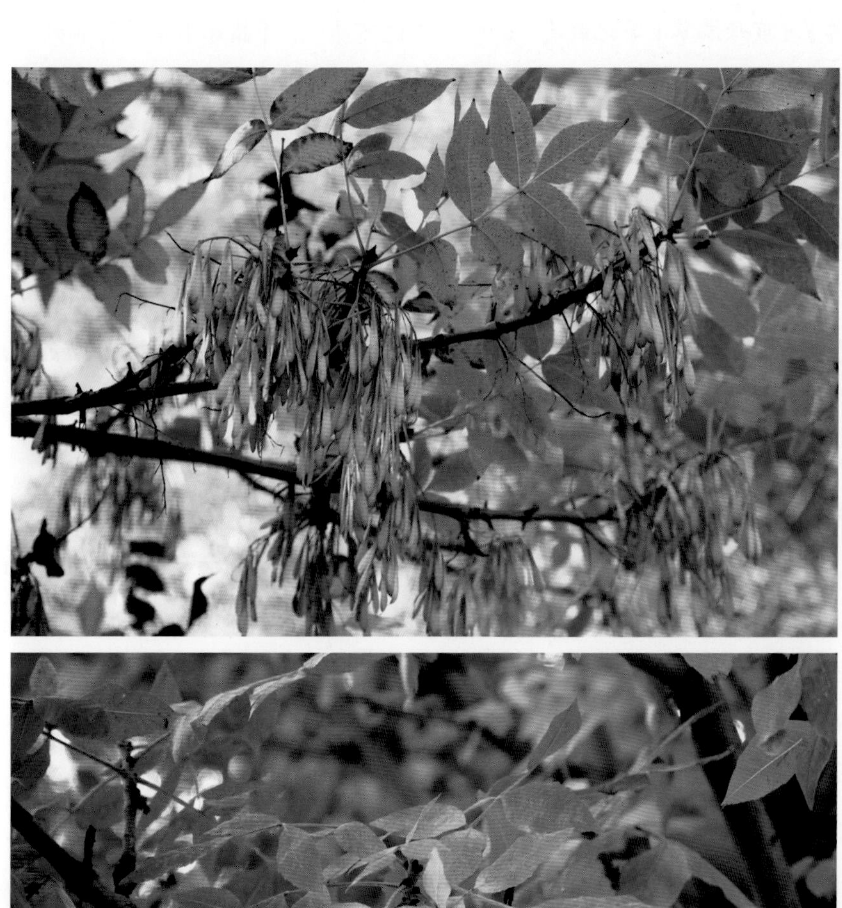

药材名

达布桑、达桑（སྟབ་སེང་།）。

药用部位

树皮（干皮）。

功能与主治

愈合骨折，消炎止痛。用于骨折引起的烧痛，骨质增生，骨髓炎，骨结核等。

用量与用法

4.5 ~ 9g。内服煎汤，或入丸、散剂。外用适量，研粉撒，或调敷患处。

附　注

《四部医典》《度母本草》等记载有“སྟབ་སེང་།”（达布桑），《晶珠本草》将其归于“树木类药物”的“树皮类药物”中，记载其“皮外表灰色，内为青色，浸泡水中，汁液为青色”，为接骨、清骨热之药物。现代文献记载，各地藏医所用“达布桑”的基原多为梣属（*Fraxinus*）植物，部分地区藏医也用杜仲科植物杜仲 *Eucommia ulmoides* Oliver 作“达布桑”。据《晶珠本草》记载的“浸泡水中，汁液为青色”的特点看，其基原应为梣属植物。《藏标》以“秦皮 /སྟབ་སེང་།/ 达布桑”之名收载了花曲柳 *F. rhynchophylla* Hance、白蜡树 *F. chinensis* Roxb. 和宿柱白蜡树 *F. stylosa* Lingelsh.（宿柱梣）。文献记载的“达布桑”的基原还有香白蜡树 *F. suaveolens* W. W. Smith[锡金梣 *F. sikkimensis* (Lingelsh.) Hand.-Mazz.]。现藏医或就地采集树皮浸入水中可显蓝色荧光的梣属植物药用，或直接从药材市场购买中药秦皮药用。（参见“白蜡树”条）

《月王药诊》记载有“དུག་མོ་ཉུང་།”（度模牛），言其种子为治胆病、止热泻之药物。《四部医典系列挂图全集》第二十六图中有“度模牛”的“正品”和“藏产副品”2 幅图（64、65 号图），但两者形态相近，均为直立草本（亦或是灌木），叶对生、腋生，近纺锤形的角果；《蓝琉璃》记载其按种子分为大、小 2 种；《晶珠本草》将其归类于“旱生草类药物”的“果实类药物”中，记载其形态有“缠绕它树而生，不缠绕的长约尺许”2 种。据上述记载判断，“度模牛”的基原分为藤本和非藤本的丛生草本或灌木 2 种。现藏医均以夹竹桃科植物止泻木 *Holarrhena antidysenterica* Wall. ex A. DC. 作“དུག་མོ་ཉུང་།”（度模牛）的正品，因其药材需从印度等进口，故各地藏医又使用夹竹桃科、萝藦科、柳叶菜科等多种植物作代用品。笔者对收集到的“止泻木子”市场品的基原鉴定结果显示，存在以花曲柳 *F. rhynchophylla* Hance 或梣属植物的种子作“止泻木子”的代用品的情况。（参见“止泻木”“大理白前”“地梢瓜”条）

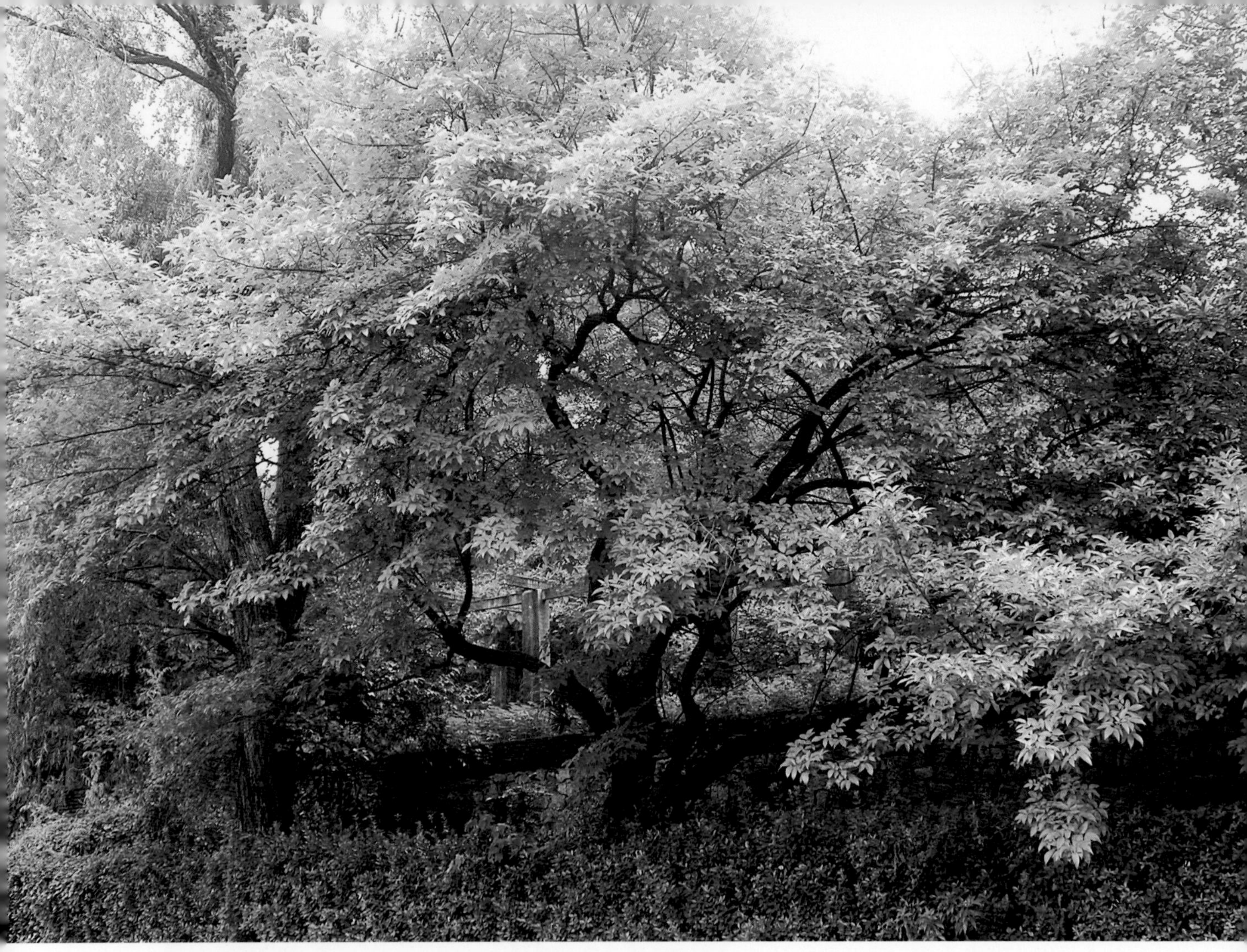

白蜡树

Fraxinus chinensis Roxb.

木犀科（Oleaceae） 梣属（*Fraxinus*）

形态

落叶乔木，高 10 ～ 12m。树皮灰褐色，纵裂。芽阔卵形或圆锥形，被棕色柔毛或腺毛。小枝黄褐色，粗糙，无毛或疏被长柔毛，旋即秃净，皮孔小，不明显。羽状复叶长 15 ～ 25cm；叶柄长 4 ～ 6cm，基部不增厚；叶轴挺直，上面具浅沟，初时疏被柔毛，旋即秃净；小叶 5 ～ 7，硬纸质，卵形、倒卵状长圆形至披针形，长 3 ～ 10cm，宽 2 ～ 4cm，顶生小叶与侧生小叶近等大或稍大，先端锐尖至渐尖，基部钝圆或楔形，叶缘具整齐锯齿，上面无毛，下面无毛或有时沿中脉两侧被白色长柔毛，中脉在上面平坦，侧脉 8 ～ 10 对，在下面凸起，细脉在两面凸起，明显网结；小叶柄长 3 ～ 5mm。圆锥花序顶生或腋生枝梢，长 8 ～ 10cm；花序梗长 2 ～ 4cm，无毛或被细柔毛，光滑，无皮孔；花雌雄异株；雄花密集，花萼小，钟状，长约 1mm，无花冠，花药与花丝近等长；雌花疏离，花萼大，桶状，长 2 ～ 3mm，4 浅裂，花柱细长，柱头 2 裂。翅果匙形，长 3 ～ 4cm，宽 0.4 ～ 0.6cm，上中部最宽，先端锐尖，常呈犁头状，基部渐狭，翅平展，下延至坚果中部，坚果圆柱形，长约1.5cm；宿存萼紧贴于坚果基部，常在一侧开口深裂。花期4～5月，果期7～9月。

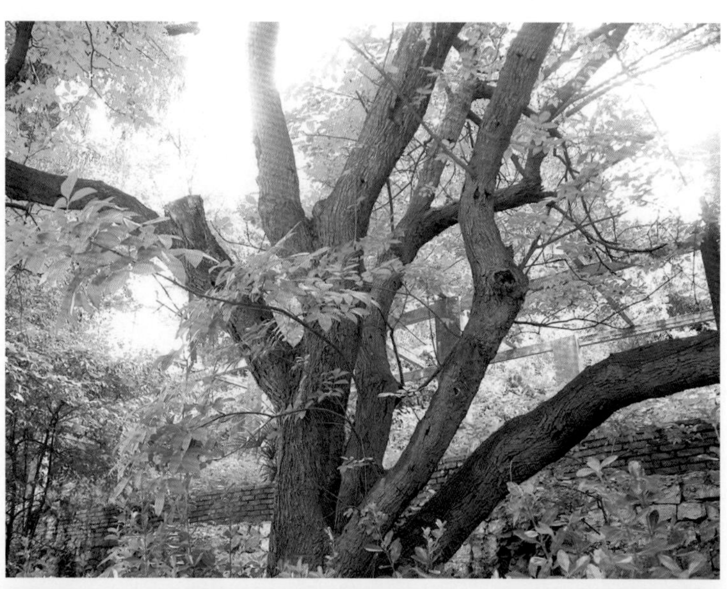

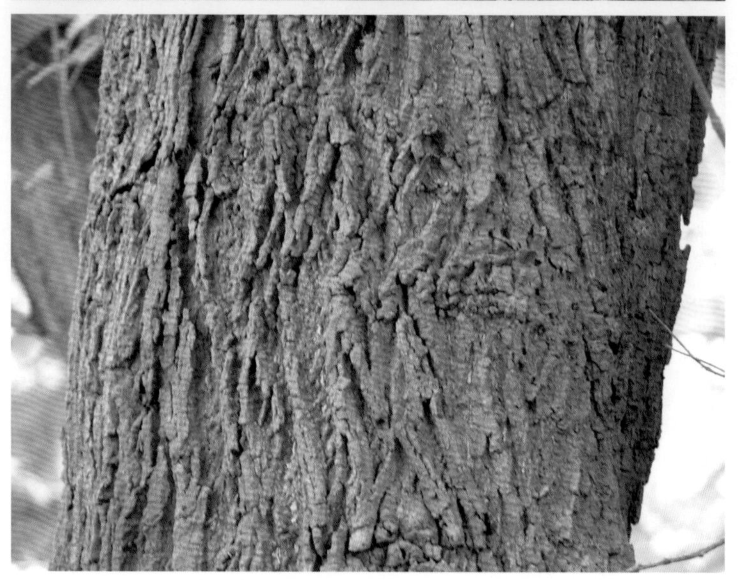

分布

我国各地均有分布，多为栽培。越南、朝鲜也有分布。

生境

生长于海拔800～1600m的山地杂木林中。也作为行道树栽培。

药材名

达布桑、达桑（སྟབ་སེང་།）。

药用部位

树皮（干皮）。

功能与主治

愈合骨折，消炎止痛。用于骨折引起的烧痛，骨质增生，骨髓炎，骨结核等。

用量与用法

4.5～9g。内服煎汤，或入丸、散剂。外用适量，研粉撒或调敷。

附注

《四部医典》等记载有"སྟབ་སེང་།"（达布桑），《晶珠本草》将其归于"树木类药物"的"树皮类药物"中，言其为接骨、清骨热之药物。现代文献记载各地藏医所用"达布桑"的基原多为梣属（*Fraxinus*）植物，部分地区藏医也以杜仲科植物杜仲 *Eucommia ulmoides* Oliver 作"达布桑"使用。据《晶珠本草》记载的"浸泡水中，汁液为青色"的特点来看，"达布桑"的基原应为梣属植物。《藏标》以"秦皮/སྟབ་སེང་།/达布桑"之名收载了花曲柳 *F. rhynchophylla* Hance、白蜡树 *F. chinensis* Roxb. 和宿柱白蜡树 *F. stylosa* Lingelsh.（宿柱梣）。现各地藏医或就地采集树皮浸入水中可显蓝色荧光的梣属植物，或直接从药材市场购买中药秦皮药用。（参见"花曲柳"条）

暴马丁香

Syringa reticulata (Blume) Hara var. *amurensis* (Rupr.) Pringle [*Syringa reticulata* (Blume) Hara var. *mandshurica* (Maxim.) Hara]

木犀科（Oleaceae）　丁香属（*Syringa*）

形态

落叶小乔木或大乔木，高4～10m，最高可达15m。具直立或开展的枝条；树皮紫灰褐色，具细裂纹。枝灰褐色，无毛，当年生枝绿色或略带紫晕，无毛，疏生皮孔，二年生枝棕褐色，光亮，无毛，具较密皮孔。叶片厚纸质，宽卵形、卵形至椭圆状卵形，或为长圆状披针形，长2.5～13cm，宽1～6（～8）cm，先端短尾尖至尾状渐尖或锐尖，基部常圆形，或为楔形、宽楔形至截形，上面黄绿色，干时呈黄褐色，侧脉和细脉明显凹入使叶面皱缩，下面淡黄绿色，秋时呈锈色，无毛，稀沿中脉略被柔毛，中脉和侧脉在下面凸起；叶柄长1～2.5cm，无毛。圆锥花序由1到多对着生于同一枝条上的侧芽抽生，长10～20（～27）cm，宽8～20cm；花序轴、花梗和花萼均无毛；花序轴具皮孔；花梗长0～2mm；花萼长1.5～2mm，萼齿钝、凸尖或

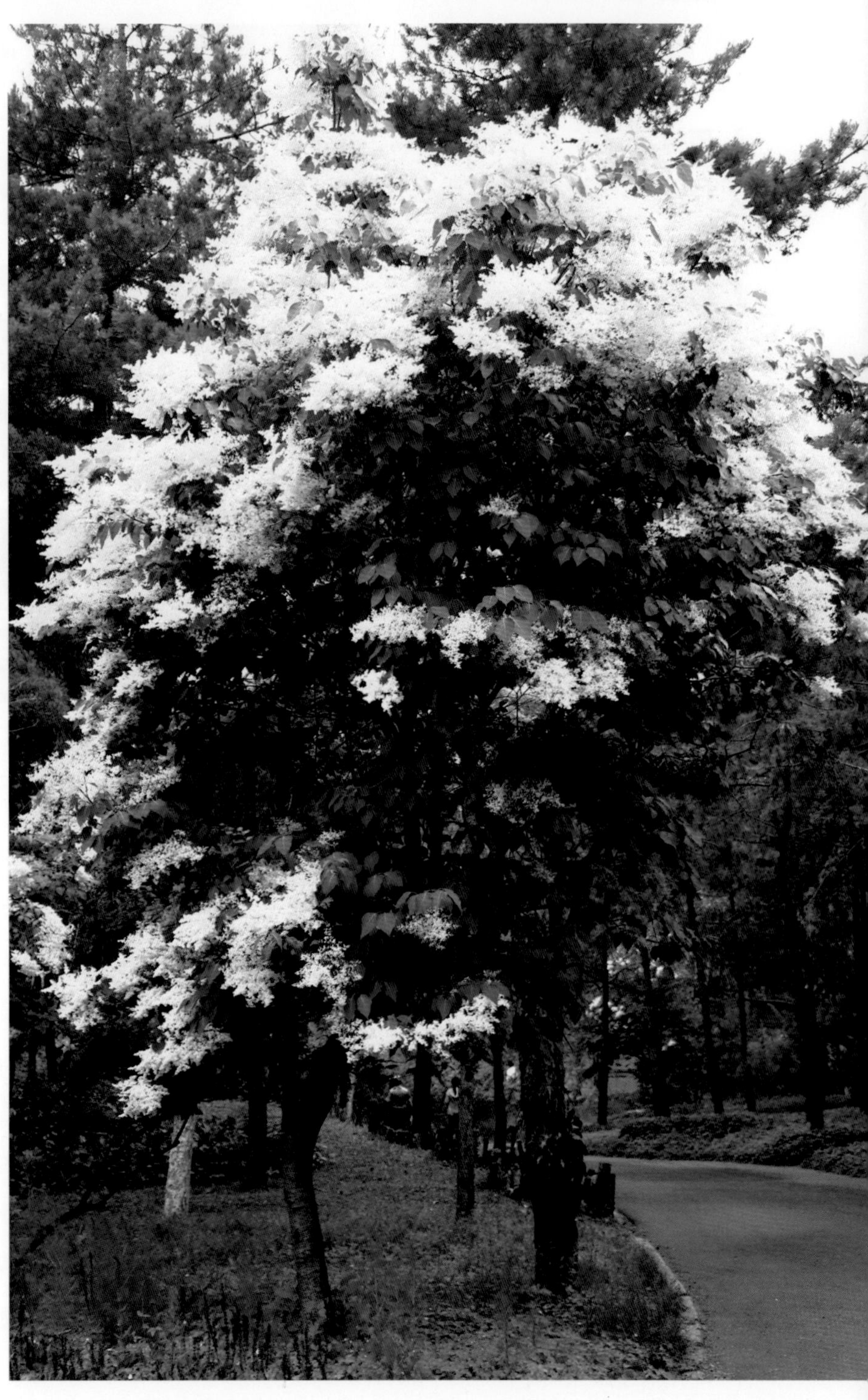

截平；花冠白色，呈辐状，长 4 ~ 5mm，花冠管长约 1.5mm，裂片卵形，长 2 ~ 3mm，先端锐尖；花丝与花冠裂片近等长或长于裂片，长可达 1.5mm，花药黄色。果实长椭圆形，长 1.5 ~ 2（~ 2.5）cm，先端常钝，或为锐尖、凸尖，光滑或具细小皮孔。花期 6 ~ 7 月，果期 8 ~ 10 月。

分布

分布于我国黑龙江、吉林、辽宁。朝鲜等也有分布。

生境

生长于海拔 10 ~ 200m 的草地、沟边、针阔叶混交林中。

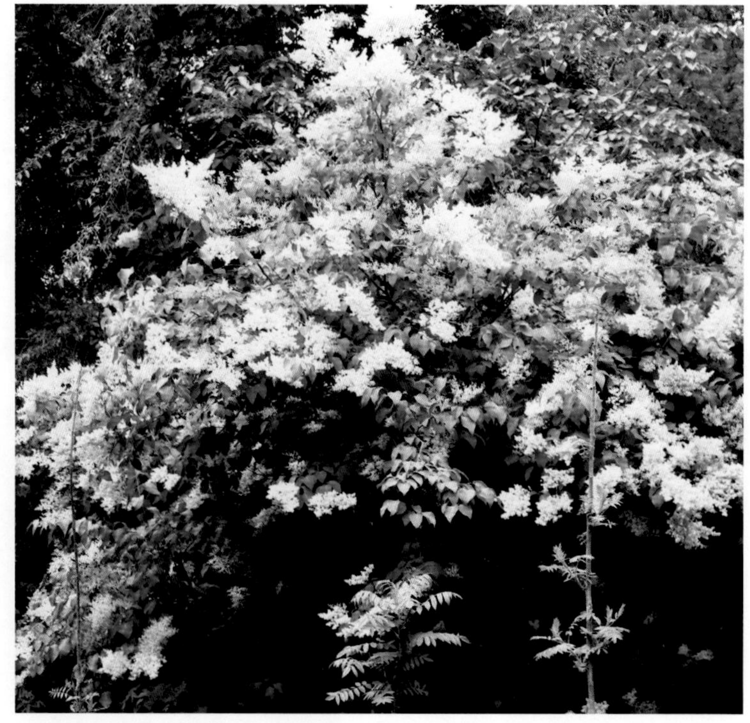

药材名

赞旦嘎保、旃檀嘎保、赞檀嘎尔保（ཙནྡ་དཀར་པོ། 、ཙན་དན་དཀར་པོ།）。

药用部位

心材。

功能与主治

清热，降气血，消炎，滋补。用于肺热，心热，心肺紊乱热症与虚热；外用于皮肉热症及肢节肿胀。

用量与用法

3 ~ 4g。

附注

《晶珠本草》记载“ཙན་དན།”（赞等、占登）分为白、黄、红、紫 4 种。现代文献记载的藏医所用“赞等”的基原包括豆科和木犀科植物，市售药材一般通常分为白色、红色 2 种或统称“赞等”，其中白者 [“ཙནྡ་དཀར་པོ།”（赞旦嘎保）] 的正品为檀香 *Santalum album* L.，《部标藏药》（附录）及《藏标》《青海藏标》等收载的“檀香 /ཙན་དན།/ 占登”（或“ཙནྡ་དཀར་པོ།/ 赞旦嘎保”的基原即为该种；红者 [“ཙན་དན་དམར་པོ།”（赞旦玛布）] 的基原为豆科植物紫檀 *Pterocarpus indicus* Willd.、旃檀紫檀 *P. santalinus* L. f.（该种产于印度），药材商品习称“紫檀香”，《部标藏药》（附录）以“紫檀香 /ཙན་དན་དམར་པོ།/ 赞旦玛布”之名收载了豆科植物青龙木 *P. indicus* Willd.（紫檀）。有文献记载，部分藏医在无正品可用时，也以木犀科丁香属（Syringa）的几种植物替代，这些代用品被习称为“黄檀香”，暴马丁香 *Syringa reticulata* (Blume) Hara var. *mandshurica* (Maxim.) Hara[*Syringa reticulata* (Blume) Hara var. *amurensis* (Rupr.) Pringle] 为其代用品之一。（参见“檀香”“紫檀”条）

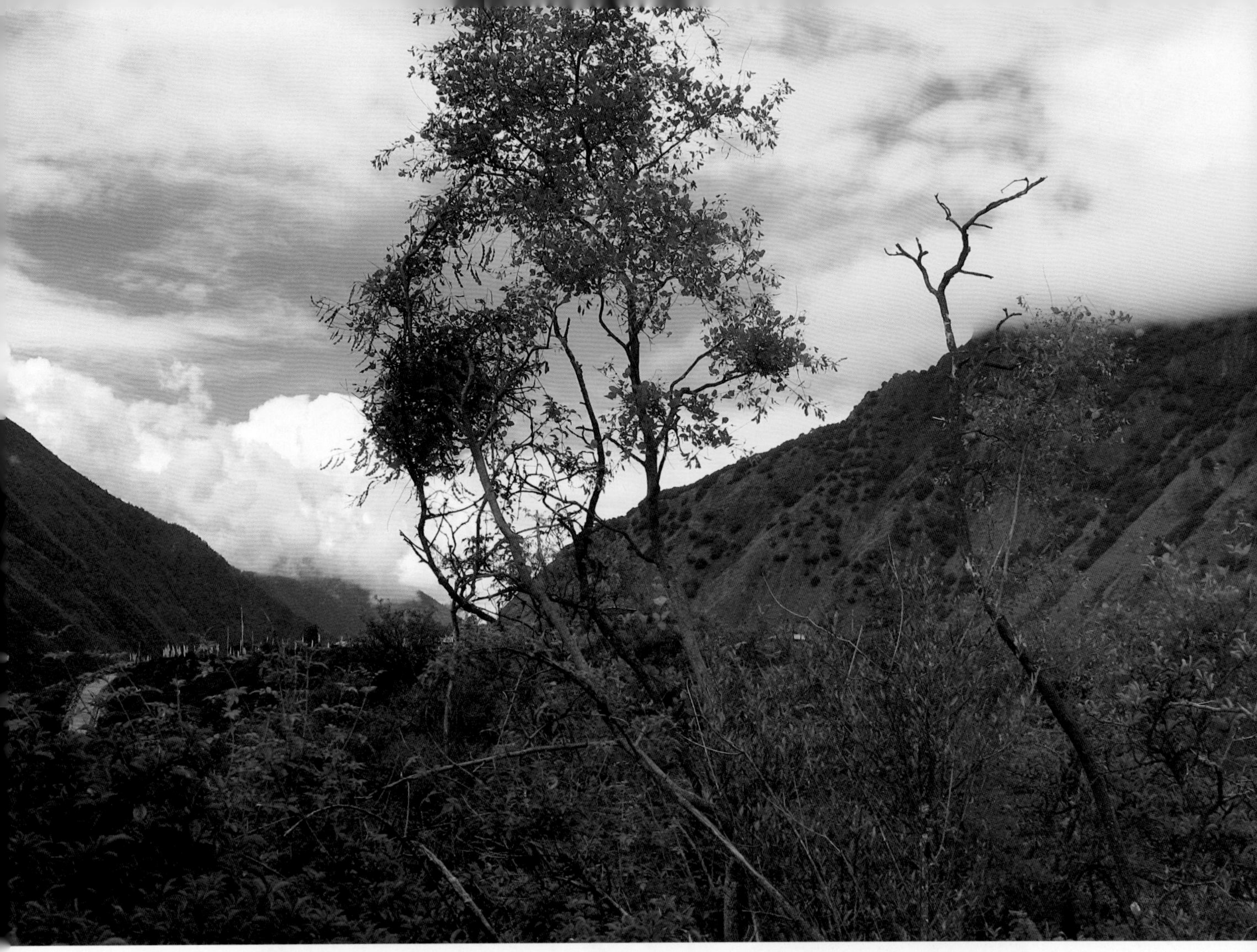

素方花

Jasminum officinale Linn.

木犀科（Oleaceae） 素馨属（*Jasminum*）

形态

攀缘灌木，高 0.4 ~ 5m。小枝具棱或沟，无毛，稀被微柔毛。叶对生，羽状深裂或羽状复叶，有小叶 3 ~ 9，通常 5 ~ 7，小枝基部常有不裂的单叶；叶轴常具狭翼，叶柄长 0.4 ~ 4cm，无毛；叶片和小叶片两面无毛或疏被短柔毛；顶生小叶片卵形、狭卵形或卵状披针形至狭椭圆形，长 1 ~ 4.5cm，宽 0.4 ~ 2cm，先端急尖或渐尖，稀钝，基部楔形，侧生小叶片卵形、狭卵形或椭圆形，长 0.5 ~ 3cm，宽 0.3 ~ 1.3cm，先端急尖或钝，基部圆形或楔形。聚伞花序伞状或近伞状，顶生，稀腋生，有花 1 ~ 10；花序梗长 0 ~ 4cm；苞片线形，长 1 ~ 10mm；花梗长 0.4 ~ 2.5cm；花萼杯状，光滑无毛或微被短柔毛，长 1 ~ 3mm，裂片 5，锥状线形，长（3 ~ ）5 ~ 10mm；花冠白色，或外面红色，内面白色，花冠管长 1 ~ 1.5（ ~ 2）cm，喉部直径 2 ~ 3mm，裂片常 5，狭卵形、卵形或长圆形，长 6 ~ 8mm，宽 3 ~ 8mm；花柱异长。果实球形或椭圆形，长 7 ~ 10mm，直径 5 ~ 9mm，成熟时由暗红色变为紫色。花期 5 ~ 8 月，果期 9 月。

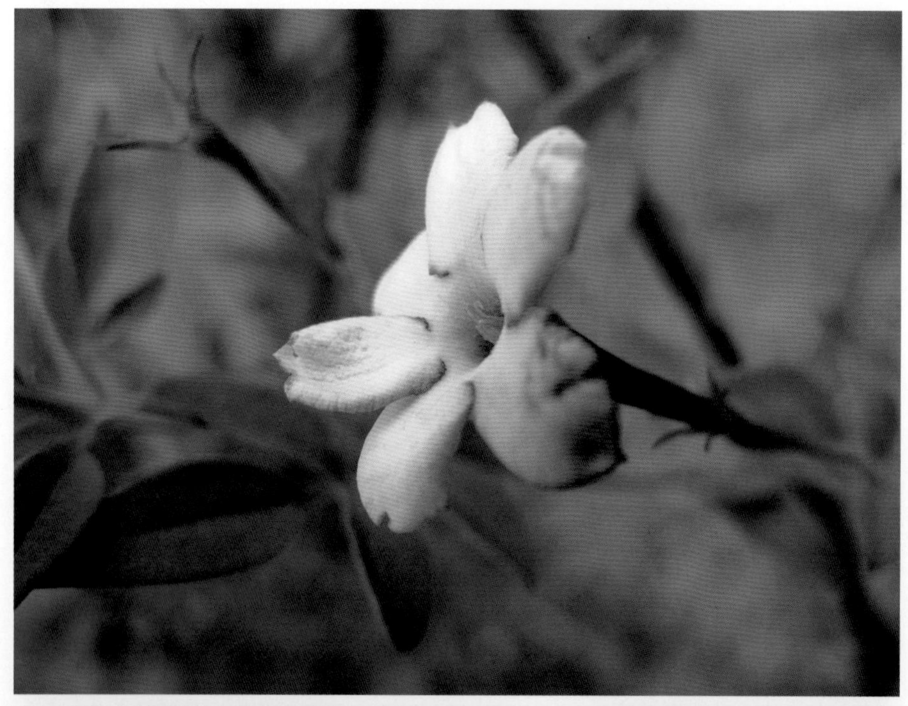

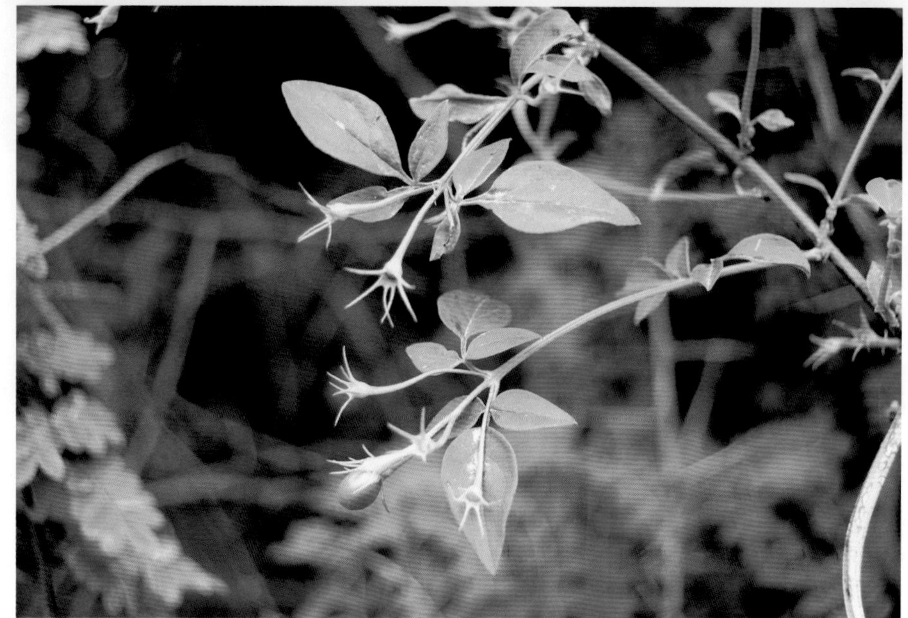

分布

分布于我国四川、西藏（林芝、工布江达）、云南、贵州西南部。印度也产。世界各地广泛作为园艺植物栽培。

生境

生长于海拔 1800 ～ 3800m 的山谷、沟地、灌丛、林中、高山草地。

药材名

森兴那玛、省星那玛（ཤིན་ཤིང་སྣ་མ།）。

药用部位

果实、枝叶、根皮。

功能与主治

果实：升胃温，杀虫；用于胃寒，消化不良。枝叶（煎膏）：用于虫病，梅毒性鼻炎，下疳。根皮：用于湿痹，关节积黄水，风湿关节炎，跌打扭伤。

用量与用法

配伍入复方使用。

附注

《四部医典》《蓝琉璃》《晶珠本草》中均记载有治虫病之药物“སྲིན་ཤིང་སྣ་མ།”（森兴那玛）。《四部医典系列挂图全集》第二十八图中有“森兴那玛”正品“སྲིན་ཤིང་སྣ་མ་མཆོག”（森兴那玛窍，69号图：矮素馨）和副品“སྲིན་ཤིང་སྣ་མ་དམན་པ།”（森兴那玛曼巴，70号图：次矮素馨）附图，2图示均系藤本植物，具羽状复叶、管状花，似素馨属（*Jasminum*）植物。现代文献记载藏医所用“森兴那玛”的基原包括瑞香科瑞香属（*Daphne*）多种植物及木犀科素馨属素方花 *Jasminum officinale* Linn. 等同属多种植物，多认为瑞香属植物为正品，包括唐古特瑞香 *Daphne tangutica* Maxim.（甘青瑞香、陕甘瑞香）、凹叶瑞香 *D. retusa* Hemsl. 等。素方花 *J. officinale* Linn. 的植物形态与《晶珠本草》记载的“枝如鹿角，叶如虎耳，果如豆”形态不符，但却与《四部医典系列挂图全集》的附图近似，尚有待研究。也有观点认为，《晶珠本草》中引洛哲加保（南派藏医娘尼多吉的后裔）之说“森兴那玛俗称‘ཀོ་སྣངས་པ།’（高朗巴）。花淡红色，果实如豆，成熟后变为黑色”，结合《四部医典系列挂图全集》的附图看，《四部医典》《蓝琉璃》等记载的正品确应为素方花 *J. officinale* Linn. 及其同属植物，卫藏地区习用；而唐古特瑞香 *D. tangutica* Maxim. 等应系《晶珠本草》增加记载（果实成熟后变为黑色）的安多及康巴地区习用的基原。文献记载，与素方花 *J. officinale* Linn. 同样使用的还有西藏素方花 *J. officinale* Linn. var. *tibeticum* C. Y. Wu ex P. Y. Bai、西藏素馨 *J. xizhangense* Miao、矮探春 *J. humile* Linn.。（参见“凹叶瑞香”“黄瑞香”“唐古特瑞香”“矮探春”条）

马钱子

Strychnos nux-vomica Linn.（番木鳖）

马钱科（Loganiaceae） 马钱属（*Strychnos*）

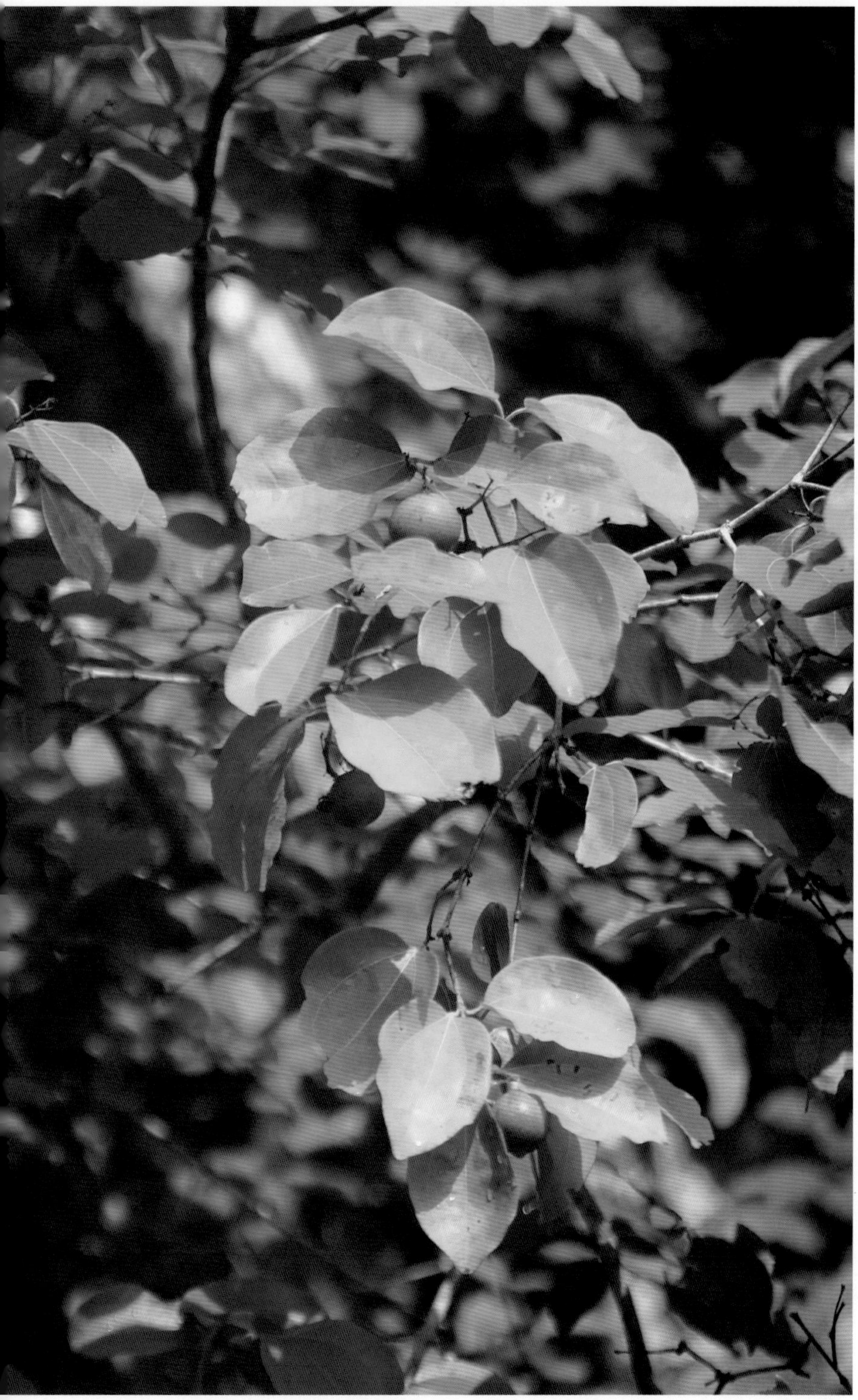

形态

乔木，高 5 ～ 25m。枝条幼时被微毛，老枝被毛脱落。叶片纸质，近圆形、宽椭圆形至卵形，长 5 ～ 18cm，宽 4 ～ 13cm，先端短渐尖或急尖，基部圆形，有时浅心形，上面无毛；基出脉 3 ～ 5，具网状横脉；叶柄长 5 ～ 12mm。圆锥状聚伞花序腋生，长 3 ～ 6cm；花序梗和花梗被微毛；苞片小，被短柔毛；花 5 基数；花萼裂片卵形，外面密被短柔毛；花冠绿白色，后变白色，长 13mm，花冠管比花冠裂片长，外面无毛，内面仅花冠管内壁基部被长柔毛，花冠裂片卵状披针形，长约 3mm；雄蕊着生于花冠管喉部，花药椭圆形，长 1.7mm，伸出花冠管喉部之外，花丝极短；雌蕊长 9.5 ～ 12mm，子房卵形，无毛，花柱圆柱形，长达 11mm，无毛，柱头头状。浆果圆球状，直径 2 ～ 4cm，成熟时橘黄色，内有种子 1 ～ 4；种子扁圆盘状，宽 2 ～ 4cm，表面灰黄色，密被银色绒毛。花期春、夏季，果期 8 月至翌年 1 月。

分布

我国台湾、福建、广东、海南、广西、云南南部等地有栽培。印度、斯里兰卡、缅甸、泰国、越南、老挝、柬埔寨、马来西亚等也有分布。

生境

生长于热带湿润的深山老林中。

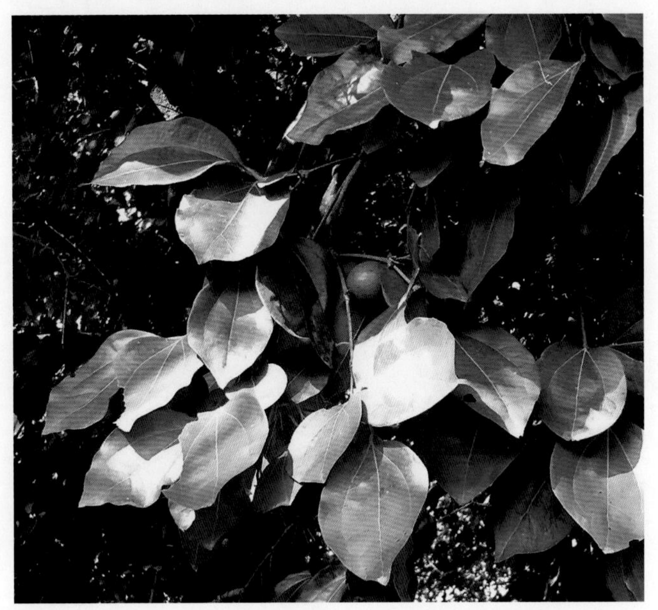

药材名

敦达、敦达合、敦母达合（ཏུམ་སྟག），高西拉、果西拉、郭基拉、果齐拉（ཀོ་ཤི་ལ）。

药用部位

成熟种子。

功能与主治

止痛，解毒。用于血"隆"上亢，中毒症。

用量与用法

0.3 ~ 0.6g。常配方用。有大毒，需炮制后使用。

附　注

《四部医典》记载有"ཀོ་ཤི་ལ"（高西拉）；《蓝琉璃》在"草类药物的性效"中记载有"ཏུམ་སྟག"（敦达），引《图鉴》之记载："南方河川热地生，茎干高大攀援生，叶片较厚且长，花色淡黄，朵较小，果实黄色颗粒小。"并言："茎白色有青色光泽，叶绿色，花白色，荚果黄色，种子扁。"《四部医典系列挂图全集》第二十八图中有"ཏུམ་སྟག"（敦达）的附图（37 号图），其汉译本译注为"马钱子"，图所示为粗壮的藤蔓植物，单叶卵圆形，果实野生而大于叶，内含众多近种子，与马钱属（*Strychnos*）中藤本状的种类略有相似之处。《晶珠本草》将"敦达"归于"隰生草类药物"（又称"平坝药"）中，言又名"高西拉"，为治疗中毒症之良药。据现代文献记载和调查显示，藏医所用"高西拉"均为马钱属植物，包括马钱子 *S. nux-vomica* Linn.、牛眼马钱 *S. angustiflora* Benth.、长籽马钱 *S. wallichiana* Steud. ex DC.（*S. pierriana* Hill，尾叶马钱）、吕宋果 *S. ignatii* Berg.（海南马钱 *S. hainanensis* Merr. & Chun，马金长子）等。这些种类在我国均有分布，但药材多由印度等地进口。《部标藏药》（附录）、《藏标》及《青海藏标》（附录）等以"马钱子（番木鳖）/ཀོ་ཤི་ལ/果齐拉（果西拉）"或"马钱子 /ཏུམ་སྟག/ 敦达合"之名收载了马钱子 *S. nux-vomica* Linn.、长籽马钱 *S. wallichiana* Steud. ex DC.（云南马钱）。马钱子有毒，常炮制后使用，藏医传统炮制方法为取出绒毛后加牛奶煮 1 小时。（《藏标》中收载的炮制方法与中医炮制方法相近：取砂子炒热，加入马钱子，炒至马钱子呈棕褐色或深棕褐色、表面鼓起时取出，除去砂子，放凉）。

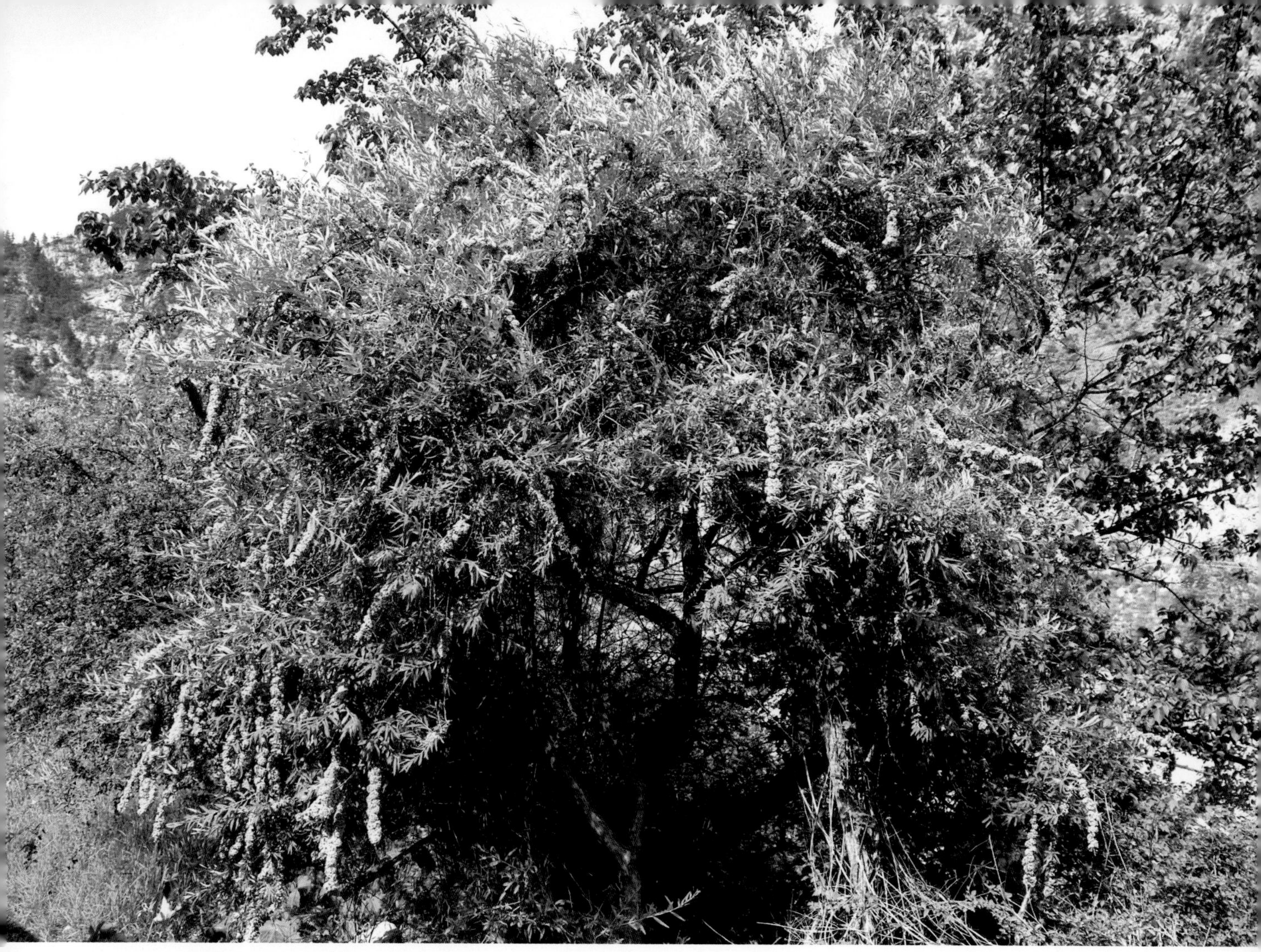

互叶醉鱼草

Buddleja alternifolia Maxim.

马钱科（Loganiaceae） 醉鱼草属（*Buddleja*）

形态

灌木，高1～4m。长枝对生或互生，细弱，上部常弧状弯垂，短枝簇生，常被星状短绒毛至几无毛；小枝四棱形或近圆柱形。叶在长枝上互生，在短枝上簇生，长枝上的叶片披针形或线状披针形，长3～10cm，宽2～10mm，先端急尖或钝，基部楔形，通常全缘或有波状齿，上面深绿色，幼时被灰白色星状短绒毛，老时渐近无毛，下面被灰色星状短绒毛；叶柄长1～2mm；花枝或短枝上的叶很小，椭圆形或倒卵形，长5～15mm，宽2～10mm，先端圆至钝，基部楔形或下延至叶柄，全缘兼有波状齿，毛被与长枝上叶的相同。花多数组成簇生状或圆锥状聚伞花序；花序较短，密集，长1～4.5cm，宽1～3cm，常生于二年生的枝条上；花序梗极短，基部通常具少数小叶；花梗长3mm；花芳香；花萼钟状，长2.5～4mm，具4棱，外面密被灰白色星状绒毛和腺体，花萼裂片三角状披针形，长0.5～1.7mm，宽0.8～1mm，内面被疏腺毛；花冠蓝紫色，外面被星状毛，后变无毛或近无毛，花冠管长6～10mm，直径1.2～1.8mm，喉部被腺毛，后变无毛，花冠裂片近圆形或宽卵形，长和宽均为 1.2 ~ 3mm；雄蕊着生于花冠管内壁中部，花丝极短，花药长圆形，长 1 ~ 1.8mm，先端急尖，基部心形；子房长卵形，长约 1.2mm，直径约 0.7mm，无毛，花柱长约 1mm，柱头卵状。蒴果椭圆状，长约 5mm，直径约 2mm，无毛；种子多粒，狭长圆形，长 1.5 ~ 2mm，灰褐色，周围边缘有短翅。花期 5 ~ 7 月，果期 7 ~ 10 月。

分布

我国特有种。分布于内蒙古、河北、山西、陕西、宁夏、甘肃、青海、河南、四川、西藏等。

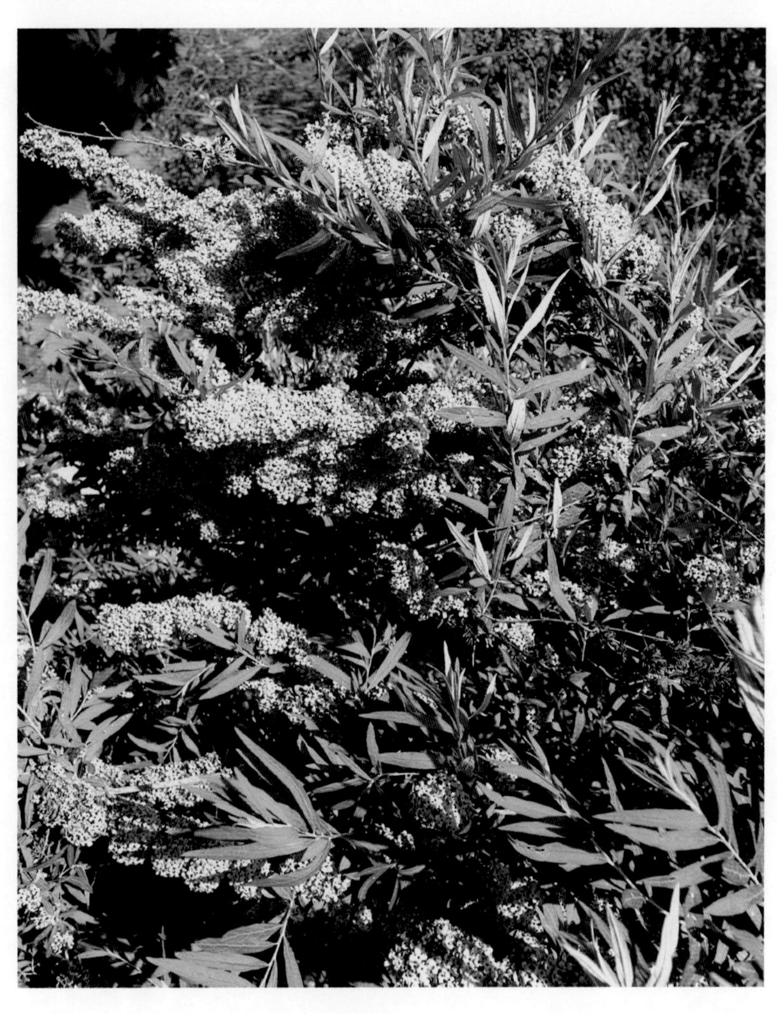

生境

生长于海拔 1500 ~ 4000m 的干旱山地灌丛中、河滩边灌丛中。

药材名

楚木格（སྲོ་སྨུག），楚瓦相（སྲོ་བ་ཤིང་།）。

药用部位

根、花。

功能与主治

消食，消肿，愈疮。

附注

《蓝琉璃》在“药物补述”中增加记载有“སྲོ་བ་ཤིང་།”（楚瓦相），言其为消积、消肿、愈疮之药物，并引《生长比喻》（《图鉴》）记载其分为“树干柔软，叶簇生，花淡红白色”的优质品和“叶细”的副品。《四部医典系列挂图全集》第三十一图中有多枝木本状的“优质品”和花叶较小的灌木状的“副品”2 幅图，汉译本分别译注名为“楚瓦”（30 号图）和“另一种楚瓦”（31 号图）。关于“楚瓦相”的基原，有文献认为其为杨柳科柳属（*Salix*）或桦木科桦木属（*Betula*）植物。《中国藏药植物资源考订》记载，现西藏藏医均以醉鱼草属（*Buddleja*）植物作“སྲོ་བ།”（楚瓦）使用，且将“楚瓦”分为紫者 [“སྲོ་སྨུག”（楚木格）] 和白者 [“སྲོ་དཀར།”（楚嘎尔）]2 种，紫者的基原为互叶醉鱼草 *Buddleja alternifolia* Maxim.，白者的基原为皱叶醉鱼草 *Buddleja crispa* Benth.。（参见“皱叶醉鱼草”“大叶醉鱼草”条）

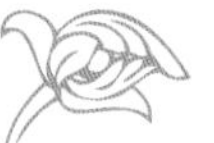

皱叶醉鱼草

Buddleja crispa Benth.

马钱科（Loganiaceae） 醉鱼草属（*Buddleja*）

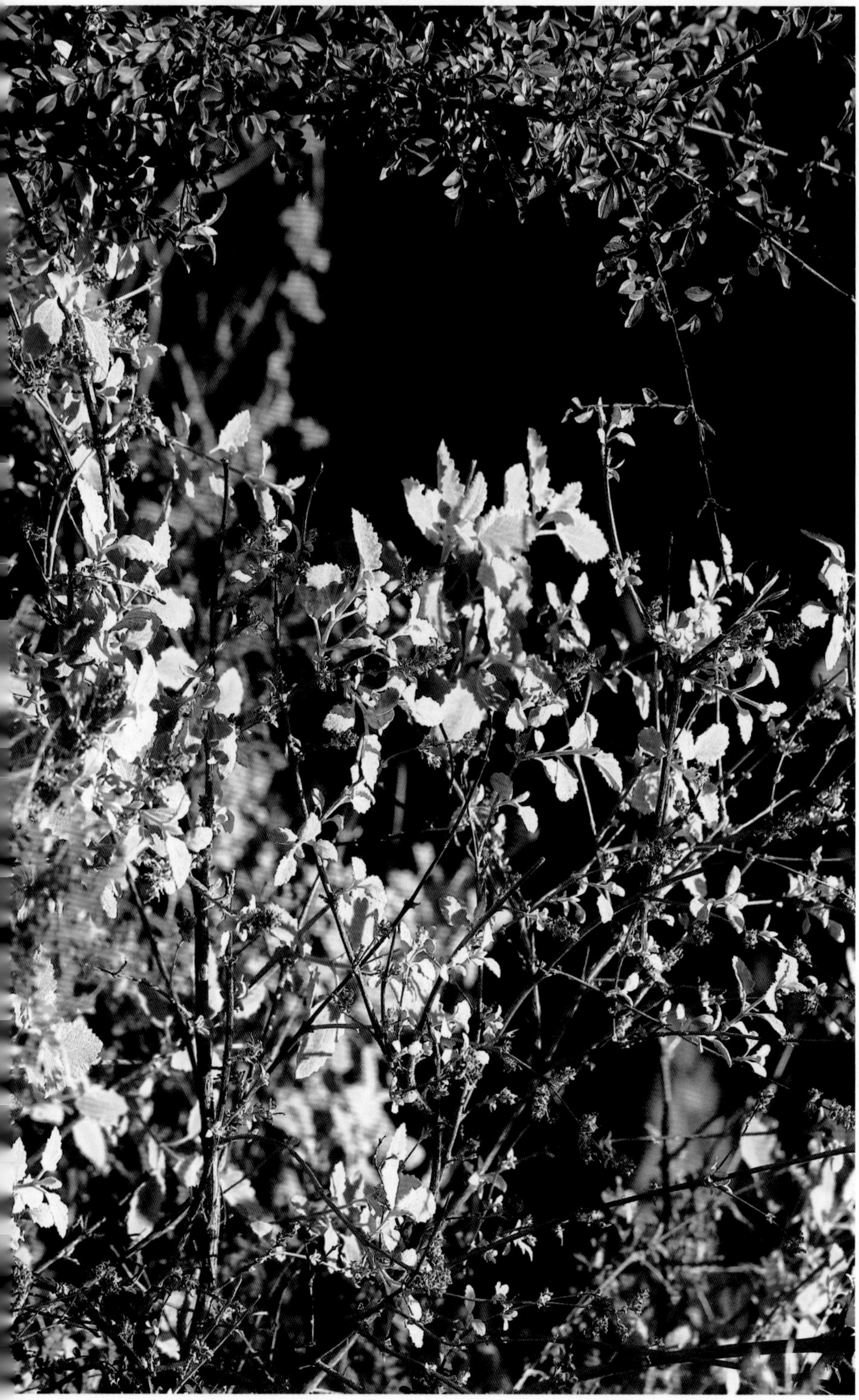

形态

灌木，高 1 ~ 3m，幼枝近四棱形，老枝圆柱形；枝条、叶片两面、叶柄和花序均密被灰白色绒毛或短绒毛。叶对生，叶片厚纸质，卵形或卵状长圆形，在短枝上的叶为椭圆形或匙形，长 1.5 ~ 20cm，宽 1 ~ 8cm，先端短渐尖至钝，基部宽楔形、截形或心形，边缘具波状锯齿，有时幼叶全缘，侧脉每边 9 ~ 11，均被星状绒毛覆盖；叶柄长 0.5 ~ 4cm，无翅至两侧具有被毛的长翅；叶柄间的托叶心形至半圆形，长 0.3 ~ 2cm，常被星状短绒毛。圆锥状或穗状聚伞花序顶生或腋生；苞片和小苞片稀少，线状披针形，长达 4mm，被星状短绒毛；花梗极短；花萼外面和花冠外面均被星状短绒毛和腺毛；花萼钟状，长 3 ~ 5mm，内面无毛，花萼裂片卵形，长约 1.5mm，宽约 1mm；花冠高脚碟状，淡紫色，近喉部白色，芳香，花冠管长 9 ~ 12mm，外面毛被有时脱落，内面中部以上被星状毛，花冠裂片近圆形或阔倒卵形，长和宽均为 2.5 ~ 4mm，内面无毛而通常被鳞片；雄蕊着生于花冠管内壁中部或稍上一些，花丝极短，花药长圆形，长 1.5 ~ 1.7mm，基部心形；子房卵形，长约 1.5mm，被星状毛，花柱长 1.5 ~ 2.5mm，基部被星状柔毛，柱头棍棒状，先端浅 2 裂。蒴果卵形，长 5 ~ 6mm，直径约 3mm，被星状毛，2 瓣裂，基部常有宿存花萼；种子卵状长圆形，长约 1mm，直径约 0.5mm，两端具短翅。花期 2 ~ 8 月，果期 6 ~ 11 月。

分布

分布于我国甘肃、四川、云南、西藏（朗县、类乌齐）等。印度、不丹、尼泊尔、阿富汗、巴基斯坦等也有分布。

生境

生长于海拔 1600 ~ 4300m 的山地疏林、山坡、干旱沟谷灌木丛中。

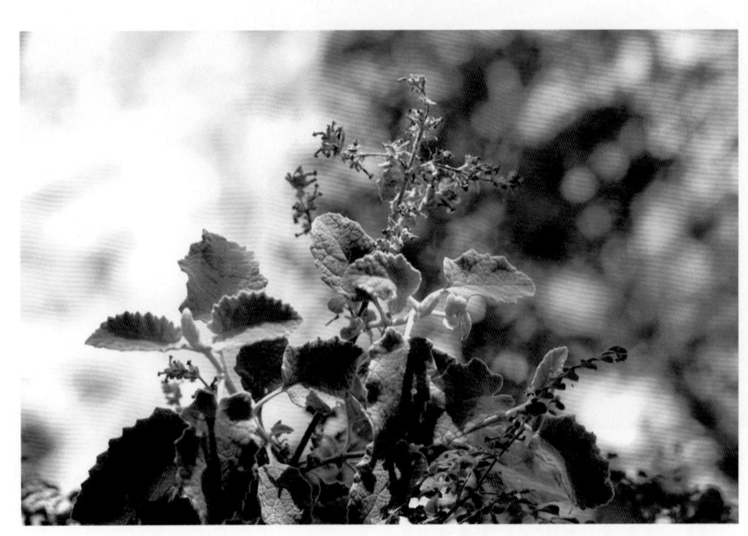

药材名

楚嘎尔(ཕྲོ་དཀར།)，兴阿仲(ཤིང་ཨ་གྲོང་།)。

药用部位

根、花。

功能与主治

楚嘎尔：消食，消肿，愈疮。

兴阿仲：清肺热。用于肺病。

附　注

《蓝琉璃》中增加记载“ཕྲོ་བ་ཤིང་།”[楚瓦兴，2012 年版毛继祖汉译本中译名为“桦树”]，言其为消积、消肿、愈疮之药物，又引《图鉴》（《生形比喻》）之记载：“优质品树干柔软，叶簇生、淡红白色，俗称‘སྤང་སྤོས་ཕྲོ་བ།’（邦波卓瓦）；副品叶细，俗称‘ཁག་ཁོག་པ་རྒས་པ།’（车超巴格巴）”，并言“上品花白色”。《四部医典系列挂图全集》第三十一图中有副品“ཕྲོ་བ་དམན་པ།”（楚瓦曼巴，30 号图，较小的灌木）和优质品“ཕྲོ་བ་མཆོག”（楚瓦窍，31 号图，分枝多的木本）的附图，其汉译本分别译注为“楚瓦”和“另一种楚瓦”。《藏汉大辞典》（1993 年版）收录有“ཕྲོ་དཀར།（楚嘎尔）”和“ཕྲོ་བ་ཤིང་།（楚瓦兴）”，分别译作“白花桦木”和“白花树”。据《中国藏药植物资源考订》记载和实地调查显示，现西藏拉萨藏医将“ཕྲོ་བ།”（楚瓦）分为紫[“ཕྲོ་སྨུག”（楚木）]和白[“ཕྲོ་དཀར།”（楚嘎尔）]2 种，两者的基原均为醉鱼草属（*Buddleja*）植物，紫者（楚木）的基原有互叶醉鱼草 *B. alternifolia* Maxim.、互对醉鱼草 *B. wardii* Marq.，白者（楚嘎尔）的基原为皱叶醉鱼草 *B. crispa* Benth.，但《藏药晶镜本草》（2018 年版）则将皱叶醉鱼草 *B. crispa* Benth. 作“ཨ་གྲོང་།”（阿仲）类的“木阿仲”[“ཤིང་ཨ་གྲོང་།”（兴阿仲）]的基原。四川甘孜藏医则将大叶醉鱼草 *B. davidii* Franch. 作“སྦར་ལེན།”（巴嫩）或“དབྱད་གཞི།”（杰西）用于感冒、疟疾等。（参见“大叶醉鱼草”“互叶醉鱼草”条）

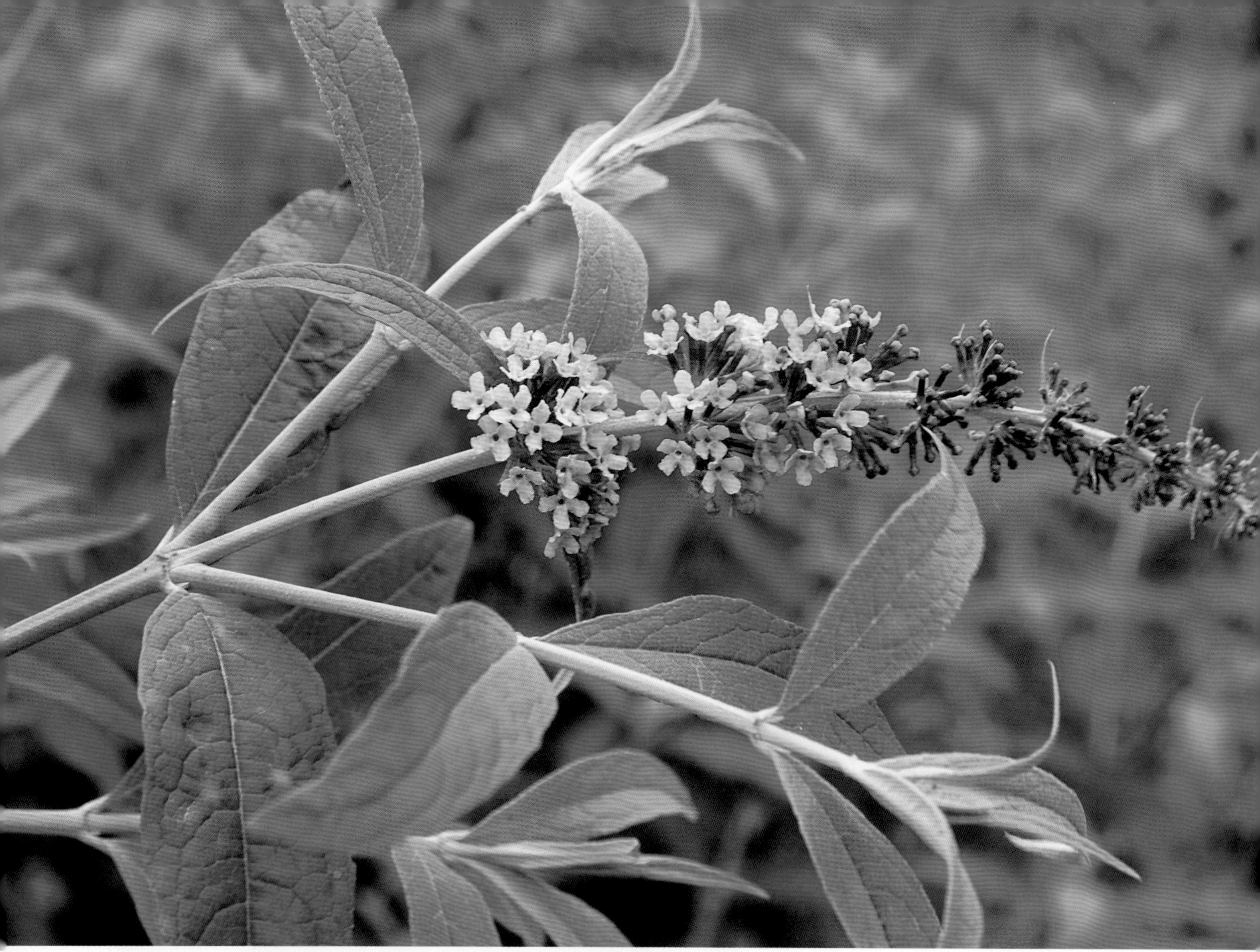

大叶醉鱼草

Buddleja davidii Franch.

马钱科（Loganiaceae） 醉鱼草属（*Buddleja*）

形态

灌木，高 1 ~ 5m。小枝外展而下弯，略呈四棱形；幼枝、叶片下面、叶柄和花序均密被灰白色星状短绒毛。叶对生，叶片膜质至薄纸质，狭卵形、狭椭圆形至卵状披针形，稀宽卵形，长 1 ~ 20cm，宽 0.3 ~ 7.5cm，先端渐尖，基部宽楔形至钝，有时下延至叶柄基部，边缘具细锯齿，上面深绿色，被疏星状短柔毛，后变无毛；侧脉每边 9 ~ 14，上面扁平，下面微凸起；叶柄长 1 ~ 5mm；叶柄间具 2 卵形或半圆形的托叶，有时托叶早落。总状或圆锥状花序顶生，长 4 ~ 30cm，宽 2 ~ 5cm；花梗长 0.5 ~ 5mm；小苞片线状披针形，长 2 ~ 5mm；花萼钟状，长 2 ~ 3mm，外面被星状短绒毛，后变无毛，内面无毛，花萼裂片披针形，长 1 ~ 2mm，膜质；花冠淡紫色，后变黄白色至白色，喉部橙黄色，芳香，长 7.5 ~ 14mm，外面被疏星状毛及鳞片，后变光滑无毛，花冠管细长，长 6 ~ 11mm，直径 1 ~ 1.5mm，内面被星状短柔毛，花冠裂片近圆形，长和宽均为 1.5 ~ 3mm，内面无毛，全缘或具不整齐的齿；雄蕊着生于花冠管内壁中部，花丝短，花药长圆形，长 0.8 ~ 1.2mm，基部心形；子房卵形，长 1.5 ~ 2mm，直径约 1mm，无毛，花柱圆柱形，长 0.5 ~ 1.5mm，无毛，柱头棍棒状，长约 1mm。蒴果狭椭圆形或狭卵形，长 5 ~ 9mm，直径 1.5 ~ 2mm，2 瓣裂，淡褐色，无毛，基部有宿存花萼；种子长椭圆形，长 2 ~ 4mm，直径约 0.5mm，两端具尖翅。花期 5 ~ 10 月，果期 9 ~ 12 月。

分布

分布于我国西藏、云南、贵州、四川（宝兴、黑水等）、甘肃、陕西、湖北、湖南、浙江、江苏、江西、广东、广西。日本也有分布，马来西亚、印度尼西亚、美国及非洲有栽培。

生境

生长于海拔 800 ~ 3000m 的山坡、沟边灌丛中。

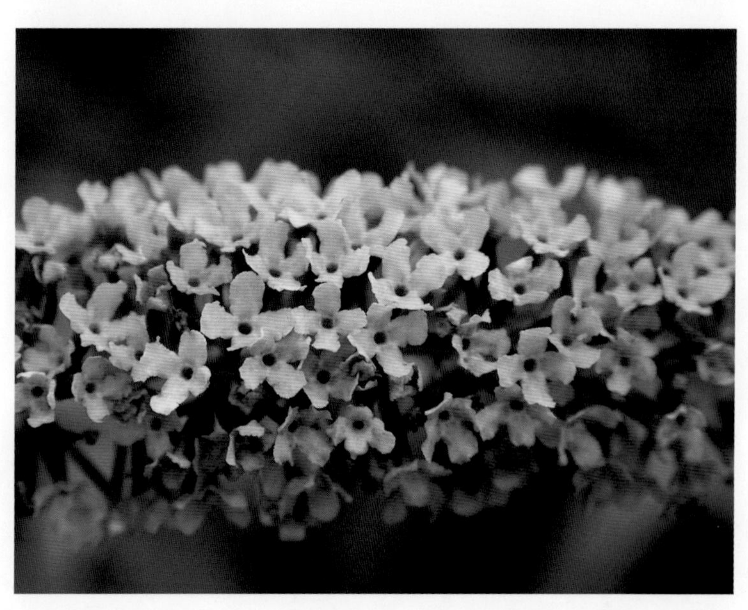

药材名

杰西（དབྱད་གཞི），巴嫩（སྦར་ལེབ།）。

药用部位

花、枝叶、根。

功能与主治

用于风寒感冒。

巴嫩：清热祛痰，截疟；用于疟疾，肺炎。

附 注

大叶醉鱼草 *B. davidii* Franch. 为四川甘孜藏医习用药材，又称为“དབྱད་གཞི”（杰西）。“དབྱད་གཞི”（杰西）之名似未见藏医药古籍记载。西藏拉萨藏医将同属植物互叶醉鱼草 *B. alternifolia* Maxim.、互对醉鱼草 *B. wardii* Marq. 作“སྤྲ་སྨུག”（楚木）药用，将皱叶醉鱼草 *B. crispa* Benth. 作“སྤྲ་དཀར”（楚嘎尔）[即《蓝琉璃》在“药物补述”中记载的“སྤྲ་བ་ཤིང་།”（楚瓦兴）] 药用。（参见“皱叶醉鱼草”条）

 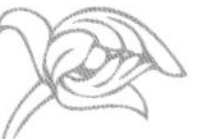

长梗秦艽

Gentiana waltonii Burk.

龙胆科（Gentianaceae） 龙胆属（*Gentiana*）

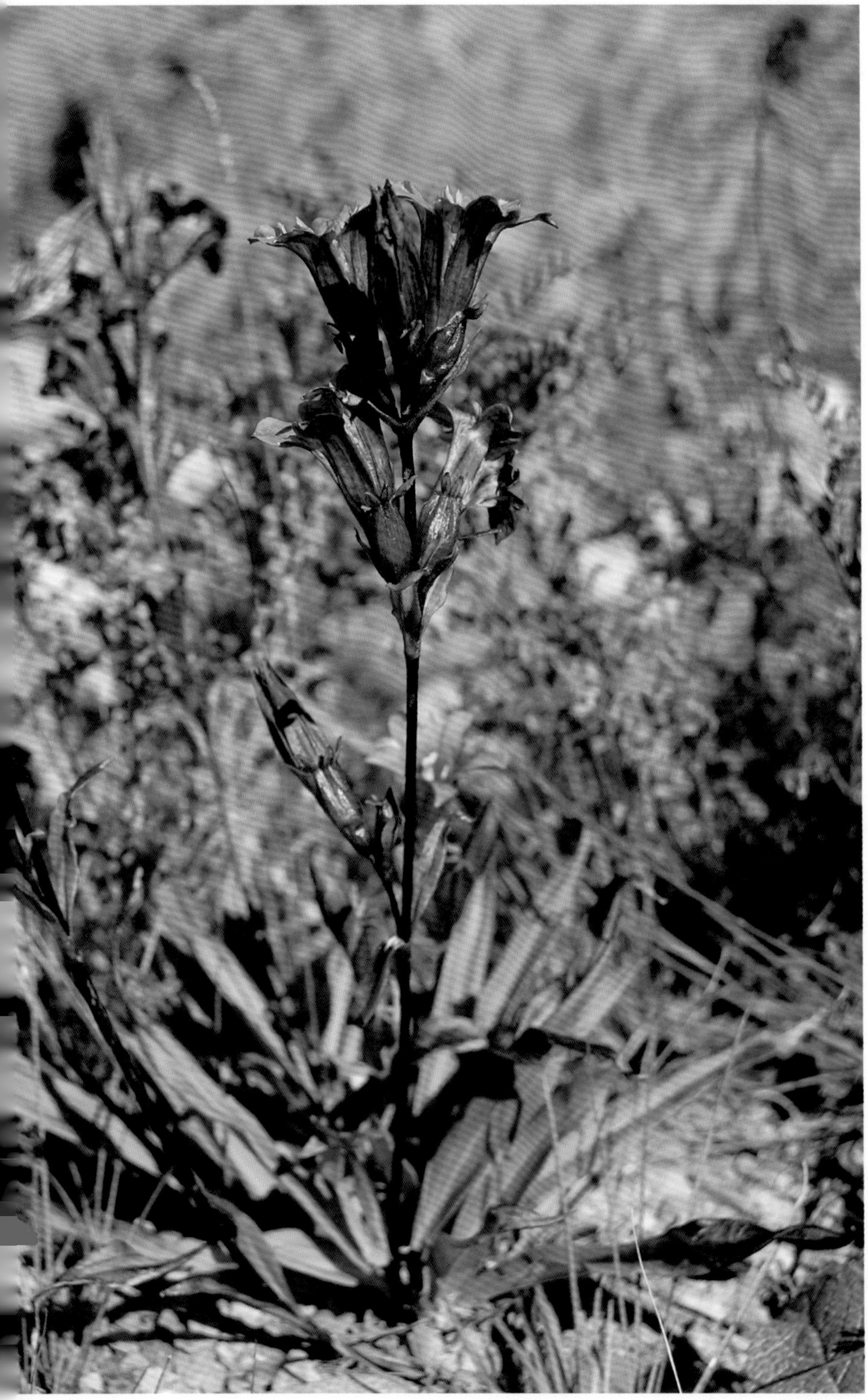

形态

多年生草本，高 10 ~ 30cm，全株光滑无毛，基部被枯存的纤维状叶鞘包裹。须根数条，向左扭结成一个粗大、圆柱形的根。枝少数丛生，斜升或直立，紫红色，近圆形。莲座丛叶厚草质，狭椭圆形或线状披针形，长 3 ~ 16cm，宽 0.8 ~ 2.3cm，先端渐尖或钝，基部渐狭，边缘平滑或微粗糙，有时边缘紫色，叶脉 3 ~ 5，在两面均明显，并在下面凸起，叶柄膜质，长 0.5 ~ 3cm，包被于枯存的纤维状叶鞘中；茎生叶厚草质，卵状椭圆形至披针形，长 1 ~ 6cm，宽 0.6 ~ 1.5cm，两端渐狭，边缘平滑或微粗糙，叶脉 1 ~ 3，在两面均明显，中脉在下面凸起，无叶柄至叶柄长达 1.5cm，愈向茎上部叶愈小、柄愈短。聚伞花序顶生及腋生，排列疏松，稀单花顶生；花梗斜伸，紫红色，长达 7cm；萼筒草质，紫红色，长 1.5 ~ 2.5cm，一侧开裂，呈佛焰苞状，裂片 5，不整齐，绿色，外反，披针形或狭椭圆形，长 6 ~ 8mm，先端钝或急尖，基部狭缩，边缘平滑或微粗糙，中脉在背面明显，弯缺极狭，截形；花冠蓝紫色或深蓝色，漏斗形，长 4 ~ 4.5cm，裂片卵形或卵圆形，长 9 ~ 11mm，先端钝圆，全缘，或边缘有不明显细齿，褶偏斜，三角形，长 4 ~ 6mm，先端急尖，边缘有不规则细齿；雄蕊着生于花冠筒中下部，整齐，花丝线状钻形，长 12 ~ 15mm，花药椭圆形，长 3.5 ~ 4mm；子房狭椭圆形，长 12 ~ 15mm，两端渐狭，柄长 4 ~ 5mm，花柱线形，连柱头长 3 ~ 4mm，柱头 2 裂，裂片线状三角形。蒴果内藏，狭椭圆形，长 15 ~ 18mm，先端钝，基部渐狭，柄长 10 ~ 15mm；种子淡褐色，有光泽，矩圆形，长 1.3 ~ 1.5mm，表面具细网纹，一端具翅。花果期 8 ~ 10 月。

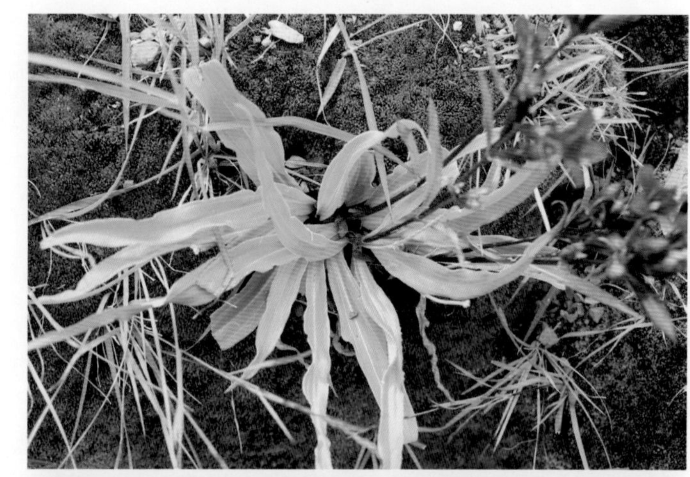

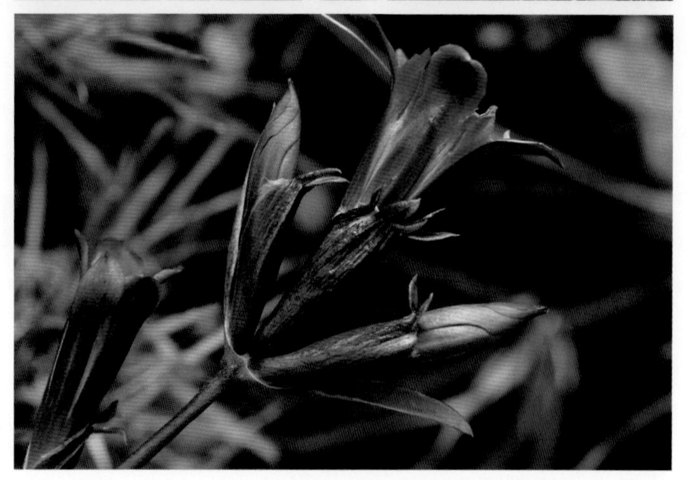

分布

分布于我国西藏东南部及南部（日喀则、浪卡子）。

生境

生长于海拔 3000 ~ 4800m 的山坡草地、山坡砾石地、林下。

药材名

吉解那保、解吉那保（ཀྱི་ལྡི་ནག་པོ།），吉解那保琼哇（ཀྱི་ལྡི་ནག་པོ་ཆུང་བ།）。

药用部位

全草或花。

功能与主治

清热解毒，消肿愈创。用于胃肠炎，肝炎，胆囊炎，乳腺热；外用于麻风病等。

用量与用法

3 ~ 9g。内服煎汤，或入丸、散剂。

附注

"ཀྱི་ལྡི།"（吉解）是多种秦艽花的总称。《四部医典》《晶珠本草》等记载"吉解"分为白［"ཀྱི་ལྡི་དཀར་པོ།"（吉解嘎保）］、黑［"ཀྱི་ལྡི་ནག་པོ།"（吉解那保）］2 种。现代文献记载的藏医所用的"吉解"均为龙胆属（*Gentiana*）植物，但不同的标准和文献中收载的白者（吉解嘎保）和黑者（吉解那保）的基原有所不同，或按花色进一步将其细分为"红者"［"ཀྱི་ལྡི་དམར་པོ།"（吉解玛保）］、"蓝者"［"ཀྱི་ལྡི་སྔོན་པོ།"（吉解恩保）］等，各品种的基原种类也存在交叉。长梗秦艽 *G. waltonii* Burk. 为黑者（吉解那保）或红者（吉解玛保）的基原之一，《藏药晶镜本草》则记载为"ཀྱི་ལྡི་ནག་པོ་ཆུང་བ།"（吉解那保琼哇）。（参见"麻花艽""六叶龙胆""粗茎秦艽""红花龙胆"条）

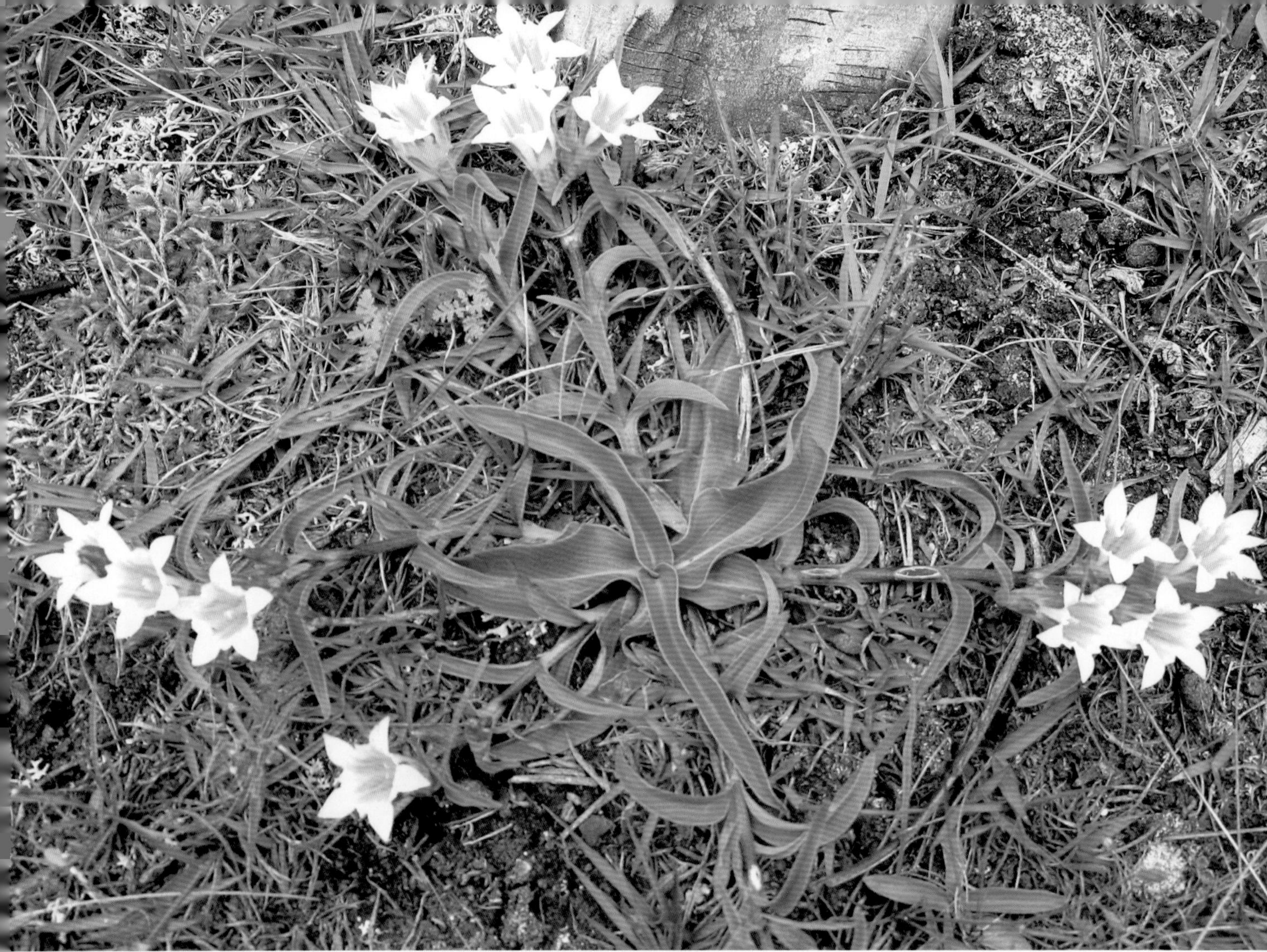

麻花艽

Gentiana straminea Maxim.

龙胆科（Gentianaceae） 龙胆属（*Gentiana*）

形态

多年生草本，高 10 ～ 35cm。全株光滑无毛，基部被枯存的纤维状叶鞘包裹。须根多数，扭结成一个粗大、圆锥形的根。枝多数丛生，斜升，黄绿色，稀带紫红色，近圆形。莲座丛叶宽披针形或卵状椭圆形，长 6 ～ 20cm，宽 0.8 ～ 4cm，两端渐狭，边缘平滑或微粗糙，叶脉 3 ～ 5，在两面均明显，并在下面凸起，叶柄宽，膜质，长 2 ～ 4cm，包被于枯存的纤维状叶鞘中；茎生叶小，线状披针形至线形，长 2.5 ～ 8cm，宽 0.5 ～ 1cm，两端渐狭，边缘平滑或微粗糙，叶柄宽，长 0.5 ～ 2.5cm，愈向茎上部叶愈小、柄愈短。聚伞花序顶生及腋生，排列成疏松的花序；花梗斜伸，黄绿色，稀带紫红色，不等长，总花梗长达 9cm，小花梗长达 4cm；萼筒膜质，黄绿色，长 1.5 ～ 2.8cm，一侧开裂成佛焰苞状，萼齿 2 ～ 5，甚小，钻形，长 0.5 ～ 1mm，稀线形，不等长，长 3 ～ 10mm；花冠黄绿色，喉部具多数绿色斑点，有时外面带紫色或蓝灰色，漏斗形，长（3 ～）3.5 ～ 4.5cm，裂片卵形或卵状三角形，长 5 ～ 6mm，先端钝，全缘，褶偏斜，三角形，长 2 ~ 3mm，先端钝，全缘或边缘啮蚀形；雄蕊着生于花冠筒中下部，整齐，花丝线状钻形，长 11 ~ 15mm，花药狭矩圆形，长 2 ~ 3mm；子房披针形或线形，长 12 ~ 20mm，两端渐狭，柄长 5 ~ 8mm，花柱线形，连柱头长 3 ~ 5mm，柱头 2 裂。蒴果内藏，椭圆状披针形，长2.5 ~ 3cm，先端渐狭，基部钝，柄长7 ~ 12mm；种子褐色，有光泽，狭矩圆形，长1.1 ~ 1.3mm，表面有细网纹。花果期 7 ~ 10 月。

分布

分布于我国西藏、四川、青海、甘肃、宁夏及湖北西部。

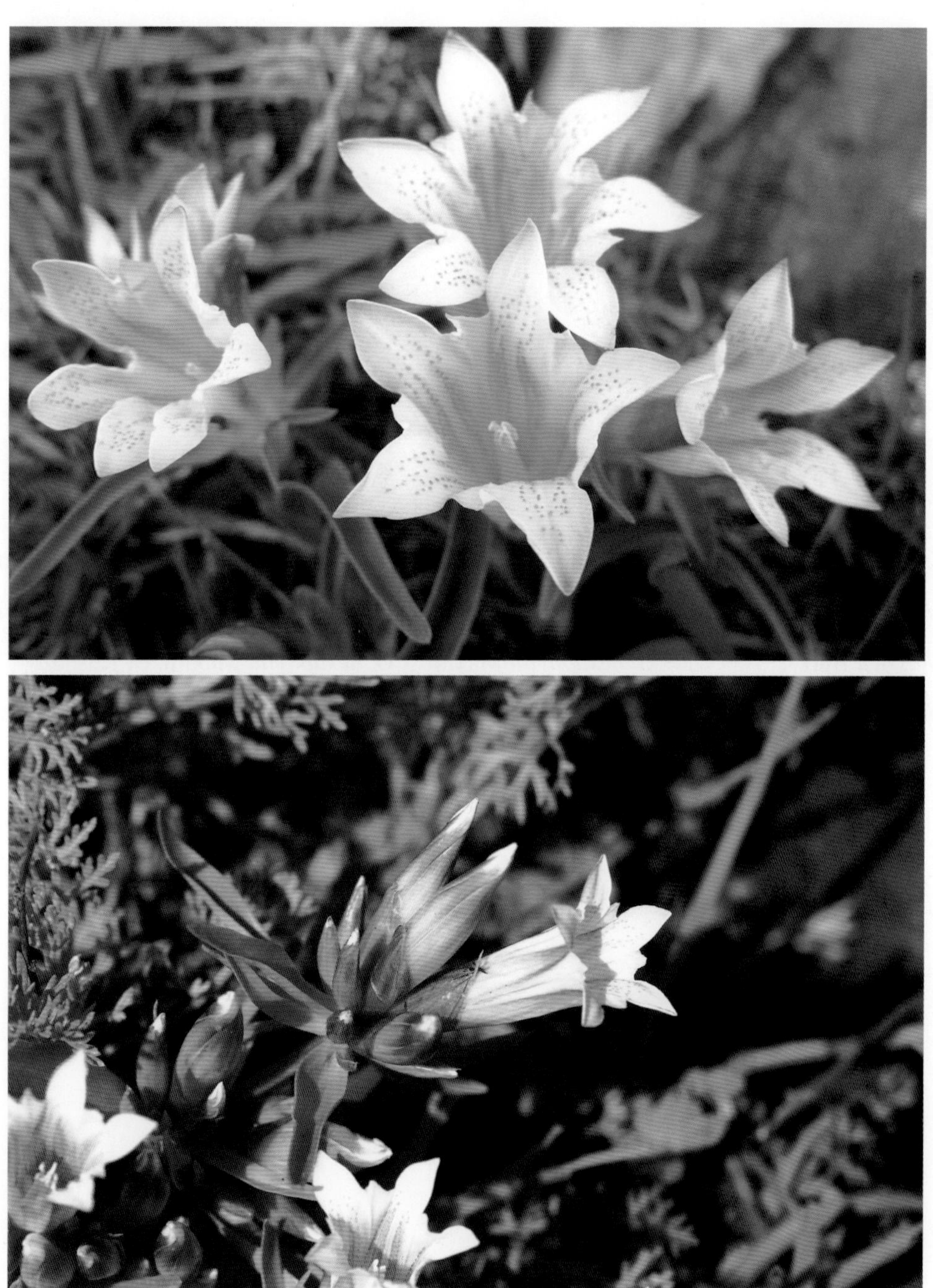

生境

生长于海拔 2000 ~ 4950m 的高山草甸、灌丛、林下、林间空地、山沟、多石干山坡及河滩。

药材名

给吉嘎保、吉解嘎保、结吉嘎保（ཀྱི་ལྕེ་དཀར་པོ།）。

药用部位

全草或花、根。

功能与主治

花：清热解毒，消肿愈伤；用于胃肠炎，肝炎，胆囊炎，乳腺热；外用于麻风病等症。全草或根：清热，消炎，干黄水；用于喉蛾，荨麻疹，四肢关节肿胀，黄水郁热，皮肤病。

用量与用法

3 ~ 9g。内服煎汤，或入丸、散剂。

附注

“ཀྱི་ལྕེ།”（吉解）是藏医药用秦艽花药材的总称。《四部医典》《晶珠本草》等记载“吉解”分为白 [“ཀྱི་ལྕེ་དཀར་པོ།”（吉解嘎保）]、黑 [“ཀྱི་ལྕེ་ནག་པོ།”（吉解那保）]2 种。现代文献记载的藏医所用“吉解”均为龙胆属植物，以秦艽组（Sect. Cruciata）的种类为主，但不同标准和文献中收载的白者（吉解嘎保）和黑者（吉解那保）的基原有所不同，或按花色进一步细分为“红者”[“ཀྱི་ལྕེ་དམར་པོ།”（吉解玛保）]、“蓝者”[“ཀྱི་ལྕེ་སྔོན་པོ།”（吉解恩保）] 等，也存在各药材基原种类的交叉。各文献中记载的“吉解”的基原有麻花艽 *G. straminea* Maxim.（吉解嘎保）、粗茎秦艽 *G. crassicaulis* Duthie ex Burk.、西藏秦艽 *G.tibetica* King ex Hook. f.、黄管秦艽 *G. officinalis* H. Smith、长梗秦艽 *G. waltonii* Burk.、全萼秦艽 *G. lhassica* Burk.、六叶龙胆 *G. hexaphylla* Maxim.（*G. hexaphylla* Maxim. ex Kusnez.）、达乌里秦艽 *G. dahurica* Fisch.、红花龙胆 *G. rhodantha* Franch. ex Hemsl. 等。一般按花色划分品种，通常将花白色、黄绿色、淡黄色的种类归为“白者”，将花蓝色、蓝紫色、带深色斑点或条纹等深色的种类归为“黑者”，全草或花、根均可作药用。《部标藏药》等标准以“秦艽花 / ཀྱི་ལྕེ་དཀར་པོ།/ 吉解嘎保”之名收载了麻花艽 *G. straminea* Maxim.、粗茎秦艽 *G. crassicaulis* Duthie ex Burk.，规定其以花入药。（参见“粗茎秦艽”“六叶龙胆”“长梗秦艽”“红花龙胆”“西藏秦艽”条）

全萼秦艽

Gentiana lhassica Burk.

龙胆科（Gentianaceae） 龙胆属（*Gentiana*）

形态

多年生草本，高 7 ~ 9cm，全株光滑无毛，基部被枯存的纤维状叶鞘包裹。须根数条，黏结成 1 较细瘦、圆柱形的根。枝少数丛生，斜升，紫红色或黄绿色，近圆形。莲座丛叶狭椭圆形或线状披针形，长 4 ~ 10cm，宽 0.5 ~ 0.8cm，先端钝或渐尖，基部渐狭，边缘平滑或微粗糙，叶脉 1 ~ 3，在两面均明显，并在下面凸起，叶柄膜质，长 0.5 ~ 2cm，包被于枯存的纤维状叶鞘中；茎生叶椭圆形或椭圆状披针形，长 1.5 ~ 3cm，宽 0.4 ~ 0.6cm，两端钝，边缘平滑或微粗糙，中脉在下面凸起，叶柄短，长 0.5 ~ 1cm。单花顶生，稀 2 ~ 3 成聚伞花序；无花梗或花梗紫红色，长至 2.5cm；花萼筒膜质，紫红色或黄绿色，倒锥状筒形，长 8 ~ 10mm，不开裂，裂片 5，近整齐，绿色，狭椭圆形，长 6 ~ 9mm，先端钝，基部狭缩，边缘平滑或微粗糙，中脉在背面明显，弯缺圆形；花冠蓝色或内面淡蓝色，外面

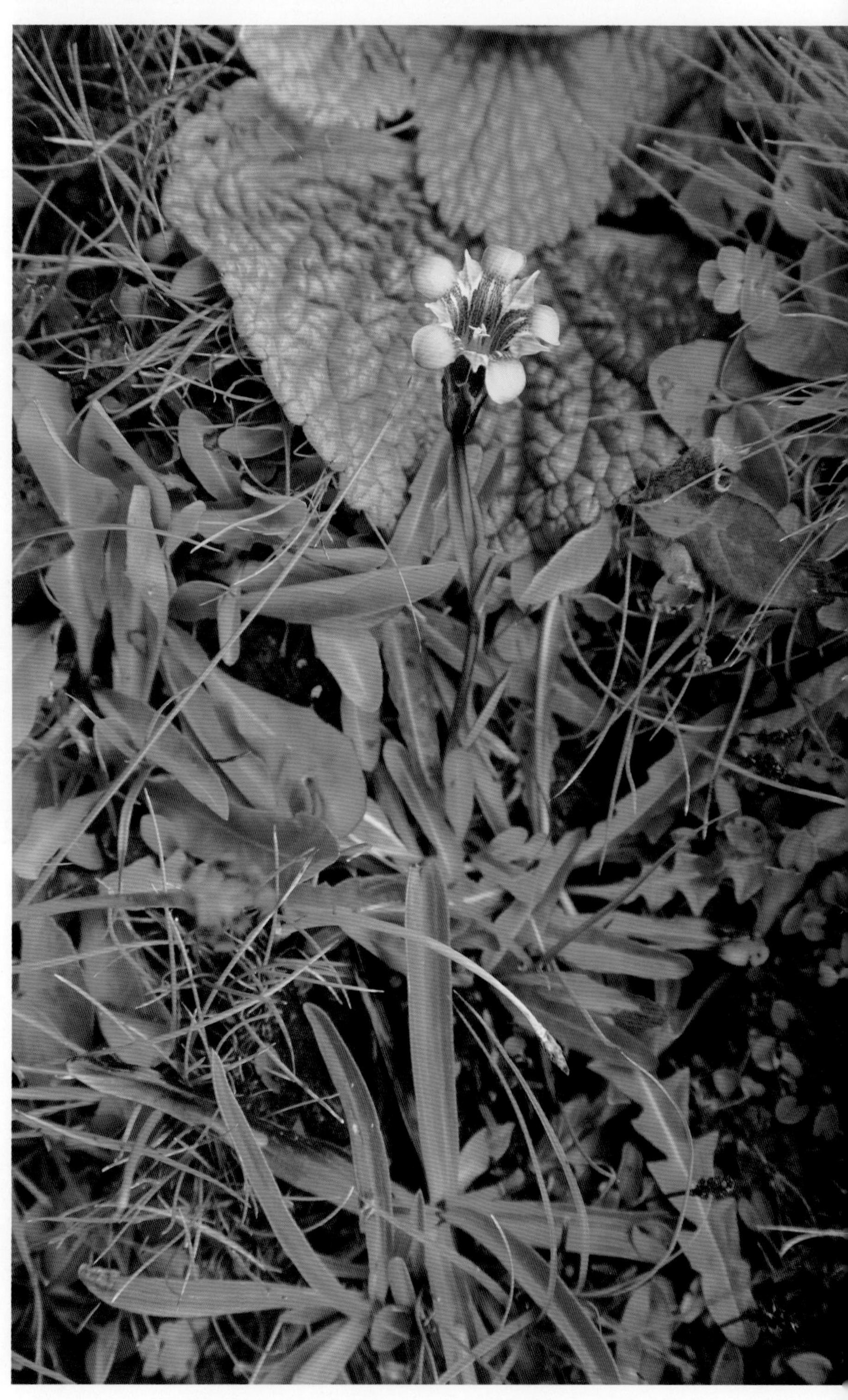

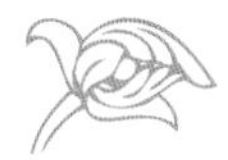

紫褐色，宽筒形或漏斗形，长 2.4 ~ 2.8cm，裂片卵圆形，长 4 ~ 5.5mm，先端钝圆，全缘，褶整齐，狭三角形，长 2 ~ 2.5mm，先端急尖，边缘具不整齐锯齿；雄蕊着生于冠筒中下部，整齐，花丝线状钻形，长 5 ~ 8mm，花药狭矩圆形，长 2 ~ 2.5mm；子房无柄，披针形，长 7 ~ 8mm，先端渐尖，花柱线形，连柱头长 1 ~ 2mm，柱头 2 裂，裂片矩圆形。蒴果无柄，椭圆状披针形，长 12 ~ 15mm，先端渐尖；种子褐色，有光泽，矩圆形，长 1.4 ~ 1.6mm，表面具细网纹。花果期 8 ~ 9 月。

分布

分布于我国西藏东部和南部（工布江达、墨竹工卡等）、青海（玉树）。

生境

生长于海拔 3800 ~ 4900m 的高山草甸、灌丛草地。

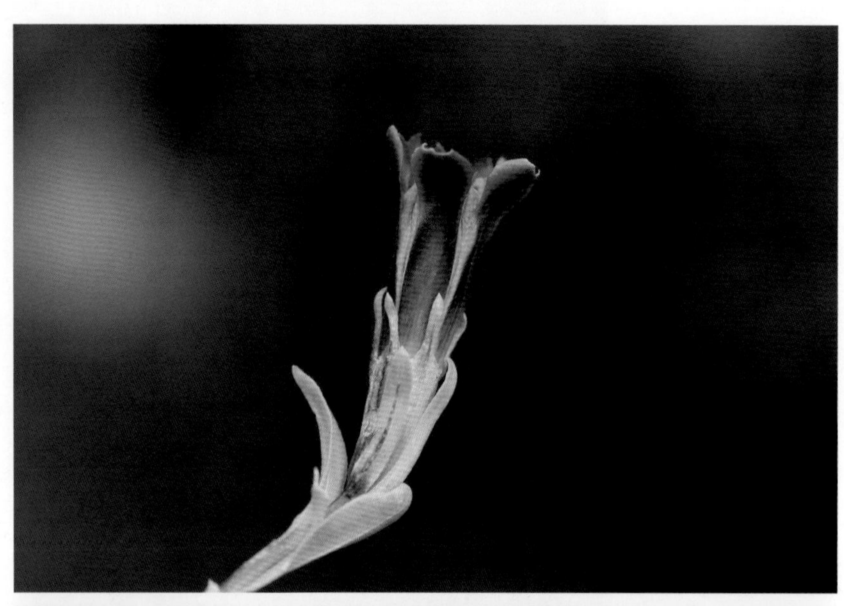

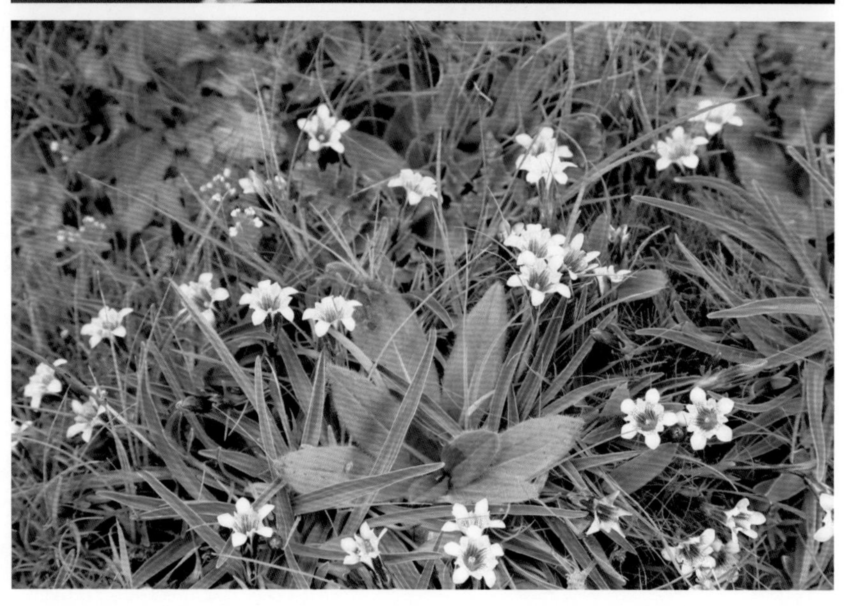

药材名

吉解那保、解吉那保（ཀྱི་ལྕེ་ནག་པོ།），吉解恩保（ཀྱི་ལྕེ་སྔོན་པོ།），莪代哇、莪德哇、莪德瓦（སྔོ་དེ་བ།、སྔོ་དེ་ཝ།），榜间莪琼（སྤང་རྒྱན་སྔོ་ཆུང་།）。

药用部位

全草或花、根。

功能与主治

吉解那保：花，清热解毒；用于胃肠炎，肝炎，胆囊炎，乳腺热；外用于消肿愈伤，麻风病等。根，清热，消炎，干黄水；用于喉蛾，荨麻疹，四肢关节肿胀，黄水郁热，皮肤病。

莪德哇：清热，解瘟疫。用于瘟疫发热，炎症类，胆热证，时疫感冒等。

用量与用法

吉解那保：3 ~ 10g。

莪德哇：2 ~ 3g。

附　注

“ཀྱི་ལྕེ།”（吉解）是多种秦艽花的总称。《四部医典》《晶珠本草》等记载“吉解”分为白、黑2种。现代文献也有将“吉解”划分为白[“ཀྱི་ལྕེ་དཀར་པོ།”（吉解嘎保）]、黑[“ཀྱི་ལྕེ་ནག་པོ།”（吉解那保）]、黄[“ཀྱི་ལྕེ་སེར་པོ།”（吉解塞保）]、红[“ཀྱི་ལྕེ་དམར་པོ།”（吉解玛保）]、蓝[“ཀྱི་ལྕེ་སྔོན་པོ།”（吉解恩保）]5类，其基原均为龙胆属（*Gentiana*）植物，但不同的标准和文献中收载的各类的基原不尽一致，不同品种的基原也存在交叉。关于全萼秦艽 *G. lhassica* Burk. 的药用，不同文献中记载其为“吉解”类的“吉解那保”或“吉解恩保”的基原之一；《藏药晶镜本草》则将其作为“སྤང་རྒྱན།”（榜间）类（龙胆花类），名“སྤང་རྒྱན།སྔོ་ཆུང་།”（榜间莪琼）。（参见“粗茎秦艽”“麻花艽”条）

《四部医典》《蓝琉璃》《晶珠本草》等中另记载有“དེ་བ།”[“དེ་ཝ།”（代哇）]，言其为治温病时疫之药物；《蓝琉璃》和《晶珠本草》均记载其分为草[“སྔོ་དེ་བ།、སྔོ་དེ་ཝ།”（莪代哇、莪代哇）]、水[“ཆུ་དེ་བ།、ཆུ་དེ་ཝ།”（奇代哇）]和树木[“ཤིང་དེ་བ།、ཤིང་དེ་ཝ།”（相代哇）]3类。《中华本草·藏药卷》记载各地藏医所用“莪代哇”的基原有龙胆科龙胆属（*Gentiana*）、獐牙菜属（*Swertia*）、罂粟科紫堇属（*Corydalis*）的多种植物，全萼秦艽 *G. lhassica* Burk. 为“莪代哇”常用的基原之一，《西藏藏标》以“སྔོ་དེ་བ།/莪德哇/莪德哇”之名收载了该种，以全草入药，而《部标藏药》在“莪代哇”条下收载的基原则为“罂粟科植物少花延胡索 *Corydalis alpestris* C. A. Mey 及同属多种植物的全草”（《中国植物志》中将少花延胡索 *Corydalis alpestris* C. A. Mey 作为唐古特延胡索 *Corydalis tangutica* Peshkova 的异名）。《中国藏药植物资源考订》则认为，《晶珠本草》记载的“སྔོ་དེ་ཝ།（莪代哇）”与《蓝琉璃》和《四部医典系列挂图全集》的“སྔོ་དེ་བ།”（莪代哇）不同，“སྔོ་དེ་བ།”（莪代哇）应为龙胆科植物镰萼喉毛花 *Comastoma falcatum* (Turcz. ex Kar. et Kir.) Toyokuni。（参见“镰萼喉毛花”条）

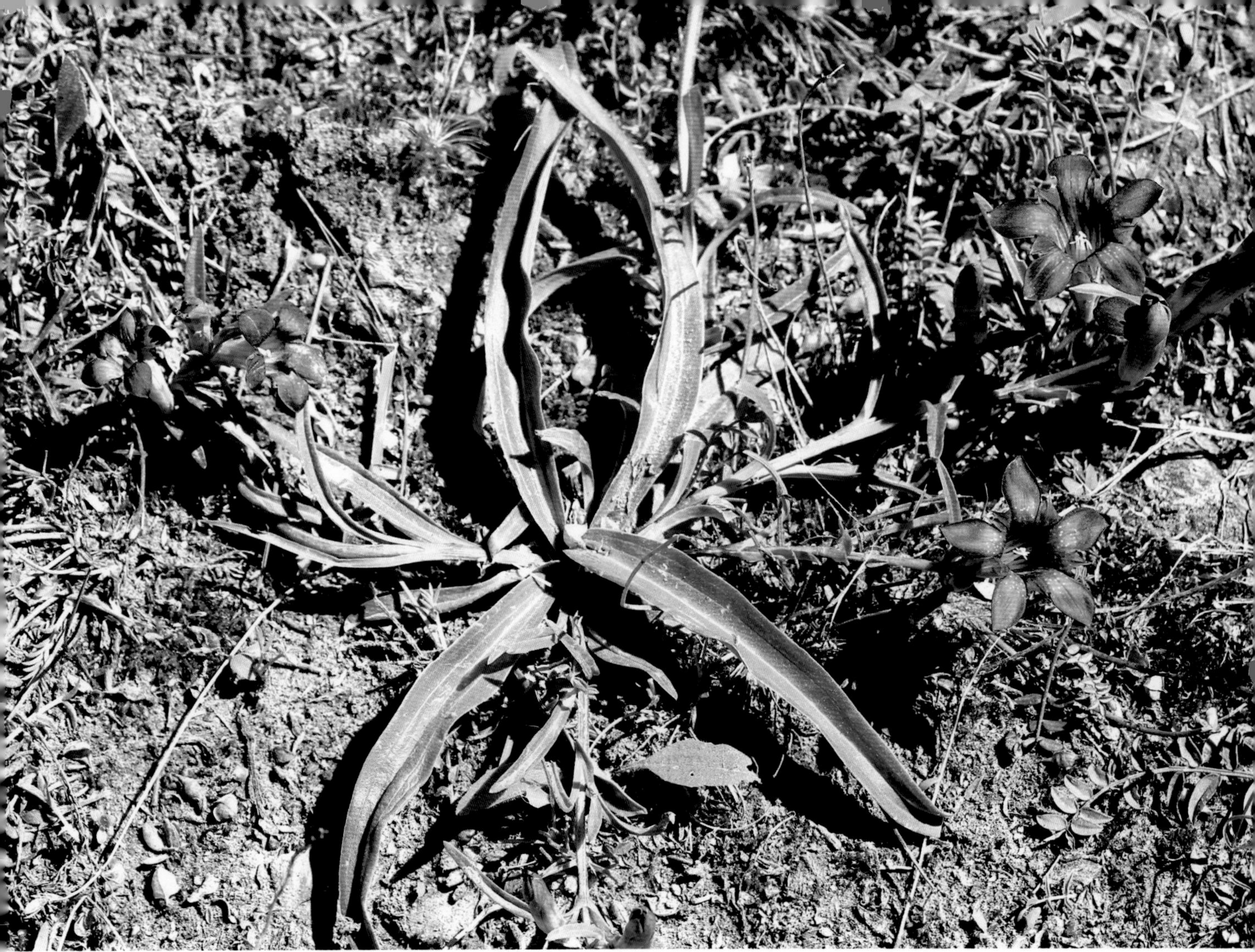

达乌里秦艽

Gentiana dahurica Fisch.（小秦艽）

龙胆科（Gentianaceae） 龙胆属（*Gentiana*）

形态

多年生草本，高 10 ~ 25cm，全株光滑无毛，基部被枯存的纤维状叶鞘包裹。须根多条，向左扭结成 1 圆锥形根。枝多数丛生，斜升，黄绿色或紫红色，近圆形，光滑。莲座丛叶披针形或线状椭圆形，长 5 ~ 15cm，宽 0.8 ~ 1.4cm，先端渐尖，基部渐狭，边缘粗糙，叶脉 3 ~ 5，在两面均明显，并在下面凸起，叶柄宽，扁平，膜质，长 2 ~ 4cm，包被于枯存的纤维状叶鞘中；茎生叶少数，线状披针形至线形，长 2 ~ 5cm，宽 0.2 ~ 0.4cm，先端渐尖，基部渐狭，边缘粗糙，叶脉 1 ~ 3，在两面均明显，中脉在下面凸起，叶柄宽，长 0.5 ~ 10cm，愈向茎上部叶愈小、柄愈短。聚伞花序顶生及腋生，排列成疏松的花序；花梗斜伸，黄绿色或紫红色，极不等长，总花梗长达 5.5cm，小花梗长达 3cm；萼筒膜质，黄绿色或带紫红色，筒形，长 7 ~ 10mm，不裂，稀一侧浅裂，裂片 5，不整齐，线形，绿色，长 3 ~ 8mm，先端渐尖，边缘粗糙，背面脉不明显，弯缺宽，圆形或截形；花冠深蓝色，有时喉部具多数黄色斑点，筒形或漏斗形，长 3.5 ~ 4.5cm，裂片卵形或卵状椭圆形，长 5 ~ 7mm，先端钝，全缘，褶整齐，三角形或卵形，长 1.5 ~ 2mm，先端钝，全缘或啮蚀形；雄蕊着生于花冠筒中下部，整齐，花丝线状钻形，长 1 ~ 1.2cm，花药矩圆形，长 2 ~ 3mm；子房无柄，披针形或线形，长 18 ~ 23mm，先端渐尖，花柱线形，连柱头长 2 ~ 4mm，柱头 2 裂。蒴果内藏，无柄，狭椭圆形，长 2.5 ~ 3cm；种子淡褐色，有光泽，矩圆形，长 1.3 ~ 1.5mm，表面有细网纹。花果期 7 ~ 9 月。

分布

分布于我国四川北部和西北部，以及西北、华北、东北地区等。蒙古等也有分布。

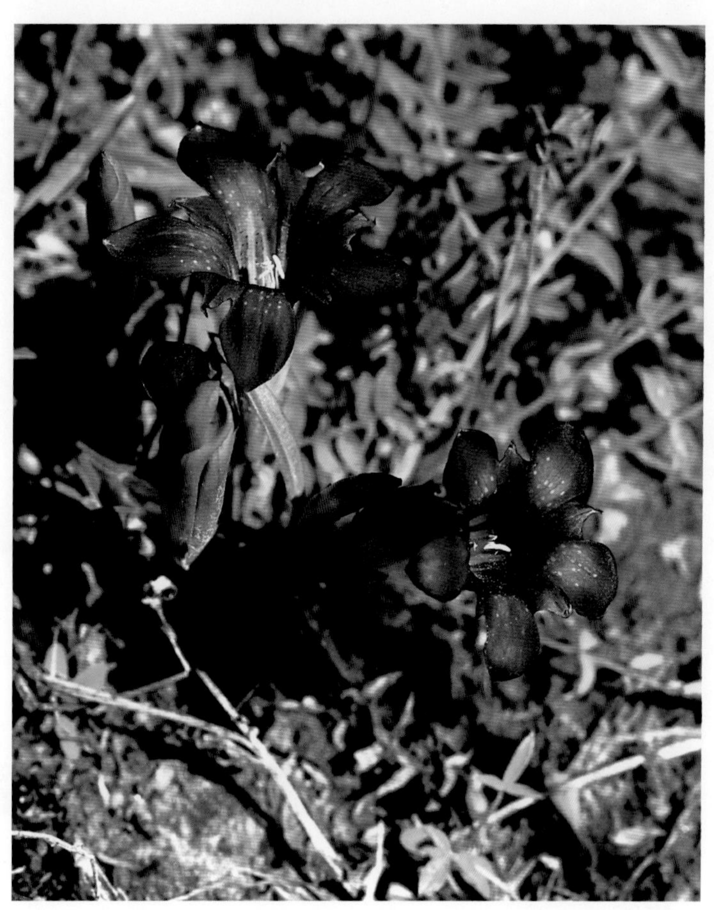

生境

生长于海拔 870 ~ 4500m 的田边、路旁、河滩、湖边沙地、水沟边、向阳山坡、干草原等地。

药材名

吉解那保、解吉那保（ཀྱི་ལྡྱི་ནག་པོ།）。

药用部位

全草或花。

功能与主治

花：清热解毒；外用消肿愈创；用于胃肠炎，肝炎，胆囊炎，乳腺热；外用于麻风病等。

用量与用法

3 ~ 9g。内服煎汤，或入丸、散剂。

附注

“ཀྱི་ལྡྱི”（吉解）是多种秦艽花的总称。《四部医典》《晶珠本草》等记载“吉解”分为白[“ཀྱི་ལྡྱི་དཀར་པོ”（吉解嘎保）]、黑[“ཀྱི་ལྡྱི་ནག་པོ”（吉解那保）]2 种。现代文献记载藏医所用“吉解”的基原均为龙胆属（*Gentiana*）植物，但不同标准和文献中收载的白者（吉解嘎保）和黑者（吉解那保）的基原有所不同，且存在基原交叉的现象。达乌里秦艽 *G. dahurica* Fisch.（小秦艽）为黑者（吉解那保）的基原之一。（参见“麻花艽”“六叶龙胆”“长梗秦艽”条）

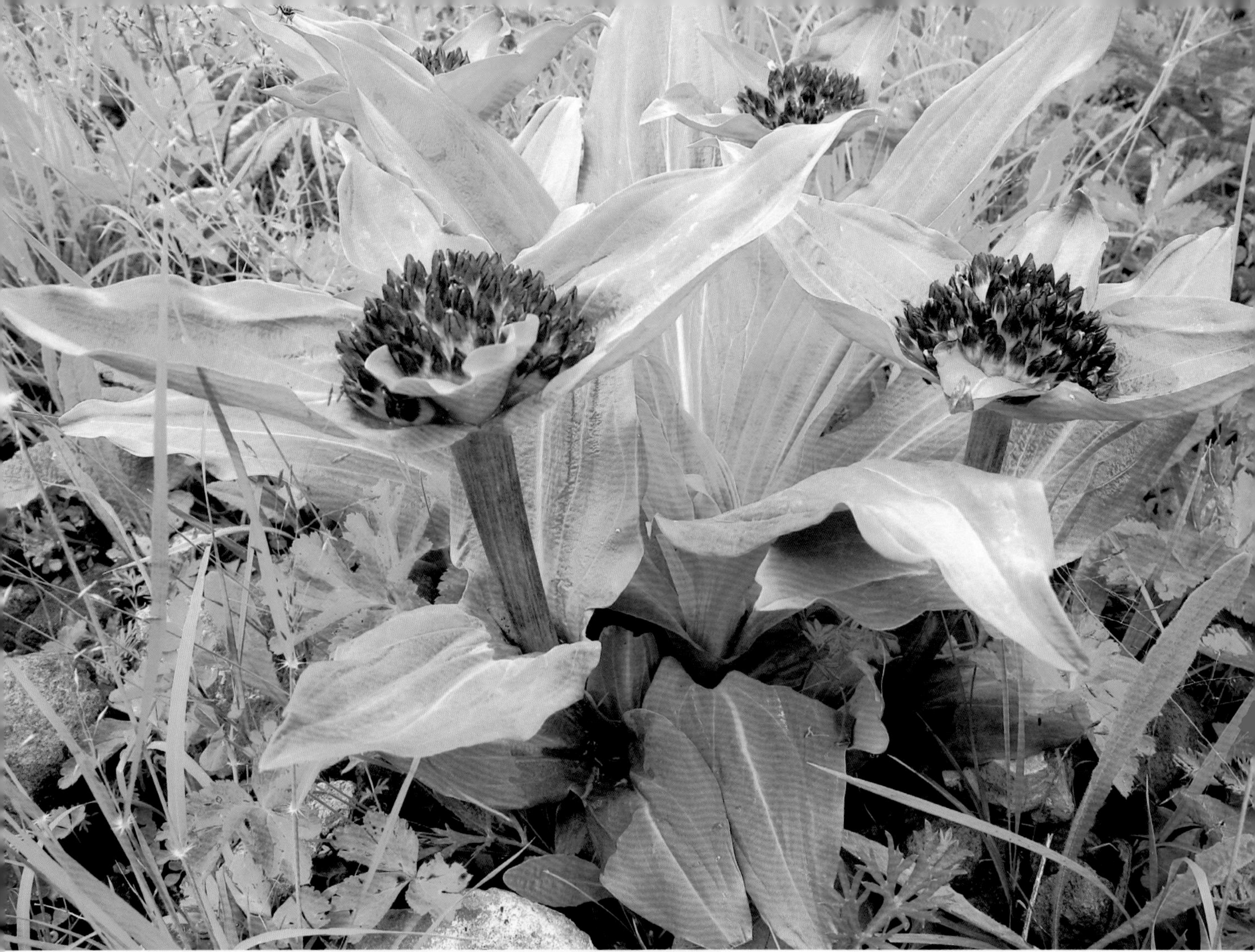

粗茎秦艽

Gentiana crassicaulis Duthie ex Burk.

龙胆科（Gentianaceae） 龙胆属（*Gentiana*）

形态

多年生草本，高 30 ～ 40cm，全株光滑无毛，基部被枯存的纤维状叶鞘包裹。须根多条，扭结或黏结成一粗的根。枝少数丛生，粗壮，斜升，黄绿色或带紫红色，近圆形。莲座丛叶卵状椭圆形或狭椭圆形，长 12 ～ 20cm，宽 4 ～ 6.5cm，先端钝或急尖，基部渐尖，边缘微粗糙，叶脉 5 ～ 7，在两面均明显，并在下面凸起，叶柄宽，长 5 ～ 8cm，包被于枯存的纤维状叶鞘中；茎生叶卵状椭圆形至卵状披针形，长 6 ～ 16cm，宽 3 ～ 5cm，先端钝至急尖，基部钝，边缘微粗糙，叶脉 3 ～ 5，在两面均明显，并在下面凸起，叶柄宽，近无柄至长达 3cm，愈向茎上部叶愈大，柄愈短，至最上部叶密集，呈苞叶状包被花序。花多数，无花梗，在茎顶簇生成头状，稀腋生作轮状；萼筒膜质，长 4 ～ 6mm，一侧开裂成佛焰苞状，先端截形或圆形，萼齿 1 ～ 5，甚小，锥形，长 0.5 ～ 1mm；花冠筒部黄白色，冠檐蓝紫色或深蓝色，内面有斑点，壶形，长 2 ～ 2.2cm，裂片卵状三角形，长 2.5 ～ 3.5mm，先端钝，全缘，褶偏斜，三角形，长 1 ～ 1.5mm，先端钝，边缘有不整齐细齿；

雄蕊着生于花冠筒中部，整齐，花丝线状钻形，长 7 ~ 8mm，花药狭矩圆形，长 1.5 ~ 2.5mm；子房无柄，狭椭圆形，长 8 ~ 10mm，先端渐尖，花柱线形，连柱头长 2 ~ 2.5mm，柱头 2 裂，裂片矩圆形。蒴果内藏，无柄，椭圆形，长 18 ~ 20mm；种子红褐色，有光泽，矩圆形，长 1.2 ~ 1.5mm，表面具细网纹。花果期 6 ~ 10 月。

分布

分布于我国西藏东南部（芒康）、云南（丽江）、四川、贵州西北部、青海东部及南部、甘肃南部。

生境

生长于海拔 2100 ~ 4500m 的山坡草地、山坡路旁、高山草甸、撂荒地、灌丛中、林下、林缘。

药材名

吉解那保、解吉那保（ཀྱི་ལྕེ་ནག་པོ།），吉解嘎保、给吉嘎保（ཀྱི་ལྕེ་དཀར་པོ།）。

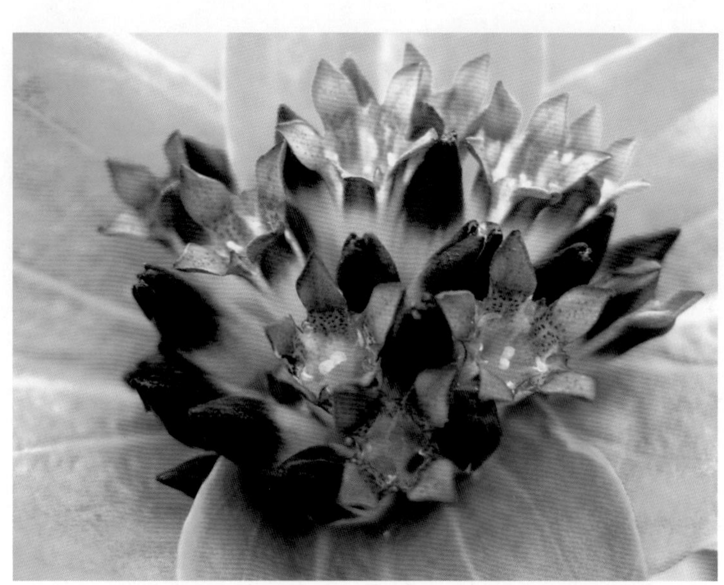

药用部位

全草或花、根。

功能与主治

花：清热解毒；外用消肿愈创；用于胃肠炎，肝炎，胆囊炎，乳腺热；外用于麻风病等。根：清热，消炎，干黄水；用于喉蛾，荨麻疹，四肢关节肿胀，黄水郁热，皮肤病。

用量与用法

花：3 ~ 9g。根：3 ~ 10g。内服煎汤，或入丸、散剂。

附注

“ཀྱི་ལྕེ།”（吉解）是多种秦艽花的总称。《四部医典》《晶珠本草》等记载“吉解”分为白[“ཀྱི་ལྕེ་དཀར་པོ།”（吉解嘎保）]、黑[“ཀྱི་ལྕེ་ནག་པོ།”（吉解那保）]2 种。现代文献记载的藏医所用“吉解”的基原均为龙胆属（*Gentiana*）植物，但不同标准和文献中收载的白者（吉解嘎保）和黑者（吉解那保）的基原有所不同，且存在基原交叉的现象。不同文献将粗茎秦艽 *G. crassicaulis* Duthie ex Burk. 作为白者或黑者的基原，《藏药标准》将其作为白者（给吉嘎保）的基原收载。云南迪庆藏医将龙胆科植物大钟花 *Megacodon stylophorus* (C. B. Clarke) H. Smith 的花作为粗茎秦艽 *G. crassicaulis* Duthie ex Burk. 花的代用品，称之为“ཀྱི་ལྕེ་དཀར་པོ་དམན་པ།”（吉解嘎保曼巴，“曼巴”即“次品”之意）。（参见“麻花艽”“六叶龙胆”“大钟花”条）

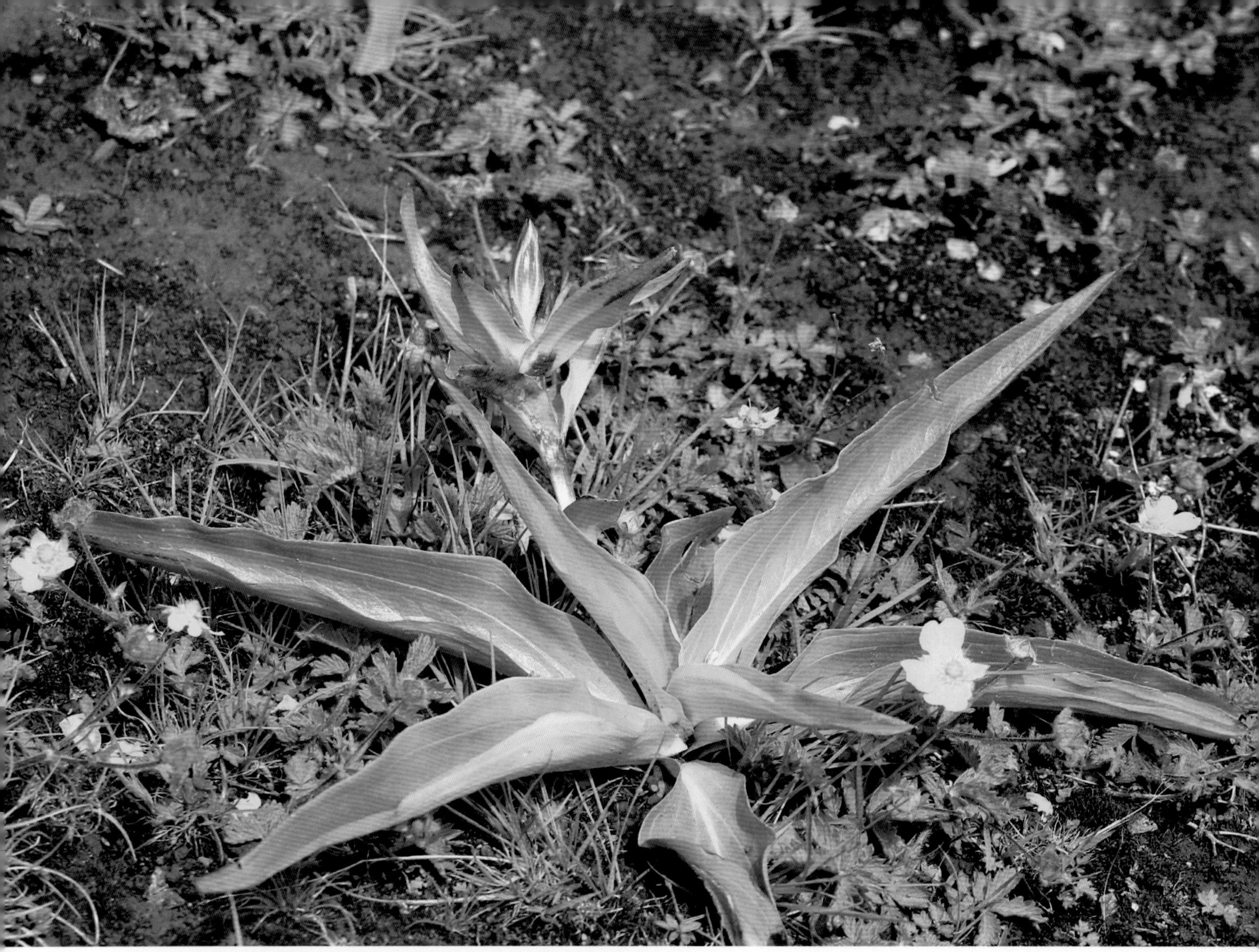

西藏秦艽

Gentiana tibetica King ex Hook. f.

龙胆科（Gentianaceae） 龙胆属（*Gentiana*）

形态

多年生草本，高 40 ~ 50cm，全株光滑无毛，基部被枯存的纤维状叶鞘包裹。须根数条，黏结成 1 个粗大、圆柱形的根。枝少数丛生，直立，黄绿色，近圆形。莲座丛叶卵状椭圆形，长 9 ~ 16cm，宽 4 ~ 5.5cm，先端急尖或渐尖，边缘微粗糙，叶脉 7 ~ 9，在两面均明显，并在下面凸起，叶柄宽，长 5 ~ 7cm，包被于枯存的纤维状叶鞘中；茎生叶卵状椭圆形至卵状披针形，长 8 ~ 13cm，宽 3 ~ 4cm，先端渐尖至急尖，基部钝，边缘微粗糙，叶脉 3 ~ 5，在两面均明显，并在下面凸起，无叶柄至叶柄长达 3.5cm，愈向茎上部叶愈大，叶柄愈短，至最上部叶密集成苞叶状包被花序。花多数，无花梗，于枝顶簇生成头状，或腋生作轮状；萼筒膜质，黄绿色，长 7 ~ 8mm，一侧开裂成佛焰苞状，先端截形或圆形，萼齿 5 ~ 6，甚小，锥形，长 0.5mm；花冠内面淡黄色或黄绿色，冠檐外面带紫褐色，宽筒形，长（2.2 ~ ）2.6 ~ 2.8cm，裂片卵形，长 4 ~ 5mm，先端钝，全缘，褶偏斜，三角形，长 0.5 ~ 1.5mm，边缘有少数不整齐齿或呈截形；雄蕊着生于花冠筒中部，整齐，花丝线状钻形，长 7 ~ 9mm，花药狭矩圆形，长 1.5 ~ 2mm；子房无柄，狭椭圆形，长 10 ~ 12mm，先端渐尖，花柱线形，长 2.5 ~ 3mm，柱头 2 裂，裂片矩圆形。蒴果内藏，无柄，椭圆形或卵状椭圆形，长 18 ~ 22mm；种子淡褐色，椭圆形，长 1.3 ~ 1.5mm，表面具细网纹。花果期 6 ~ 8 月。

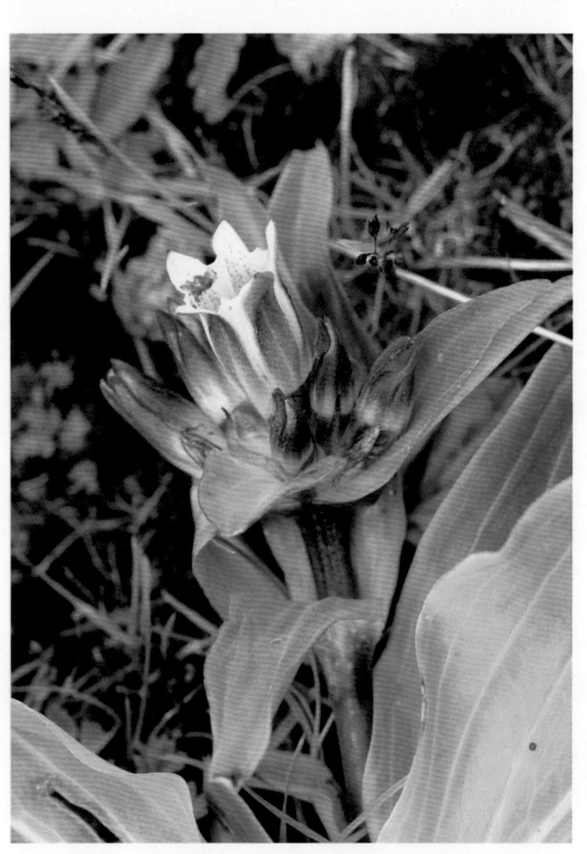

分布

分布于我国西藏南部。尼泊尔、不丹等也有分布。

生境

生长于海拔 2100 ~ 4200m 的地边、路旁、灌丛、林缘。

药材名

给吉嘎保、吉解嘎保、解吉嘎保、结吉嘎保（ཀྱི་ལྕེ་དཀར་པོ།），吉解那保（ཀྱི་ལྕེ་ནག་པོ།），吉解那保奇哇（ཀྱི་ལྕེ་ནག་པོ་ཆེ་བ།）。

药用部位

全草或花、根。

功能与主治

花：清热解毒；用于胃肠炎，肝炎，胆囊炎，乳腺热；外用于肿胀，创伤，麻风病等。

用量与用法

3 ~ 9g。内服煎汤，或入丸、散剂。

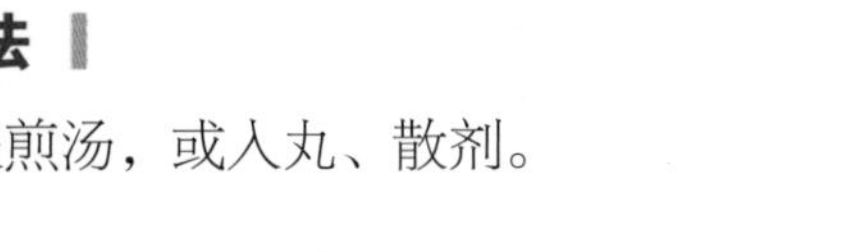

附 注

“ཀྱི་ལྕེ།”（吉解）是秦艽花类药材的总称。《四部医典》《晶珠本草》等记载“吉解”分为白[“ཀྱི་ལྕེ་དཀར་པོ།”（吉解嘎保）]、黑[“ཀྱི་ལྕེ་ནག་པོ།”（吉解那保）]2 种。现代文献记载的藏医所用“吉解”的基原均为龙胆属（*Gentiana*）植物，以秦艽组（Sect. Cruciata Gaudin）植物为主，但不同的标准和文献中收载的白者（吉解嘎保）和黑者（吉解那保）的基原有所不同；或按花色进一步细分为红者[“ཀྱི་ལྕེ་དམར་པོ།”（吉解玛保）]、蓝者[“ཀྱི་ལྕེ་སྔོན་པོ།”（吉解恩保）]等种类，其基原也存在交叉。《部标藏药》等标准中作为“秦艽花/ཀྱི་ལྕེ་དཀར་པོ།/吉解嘎保”的基原收载了麻花艽 *G. straminea* Maxim.、粗茎秦艽 *G. crassicaulis* Duthie ex Burk.，言两者均以花入药。据不同文献记载，西藏秦艽 *G. tibetica* King ex Hook. f. 为“吉解嘎保”或“吉解那保”[《藏药晶镜本草》记载为“ཀྱི་ལྕེ་ནག་པོ་ཆེ་བ།”（吉解那保奇哇）]的基原之一。不同文献记载的“吉解嘎保”的基原还有拉萨龙胆 *G. waltonii* Burk. var. *lhasaensis* (Hsiao et K. C. Hsia) T. N. He（该种未见《中国植物志》记载）、拉康秦艽 *G. lhakangensis* Marq.（该种未见《中国植物志》记载）、黄管秦艽 *G. officinalis* H. Smith 等。（参见“麻花艽”条）

秦艽

Gentiana macrophylla Pall.（萝卜艽）

龙胆科（Gentianaceae） 龙胆属（*Gentiana*）

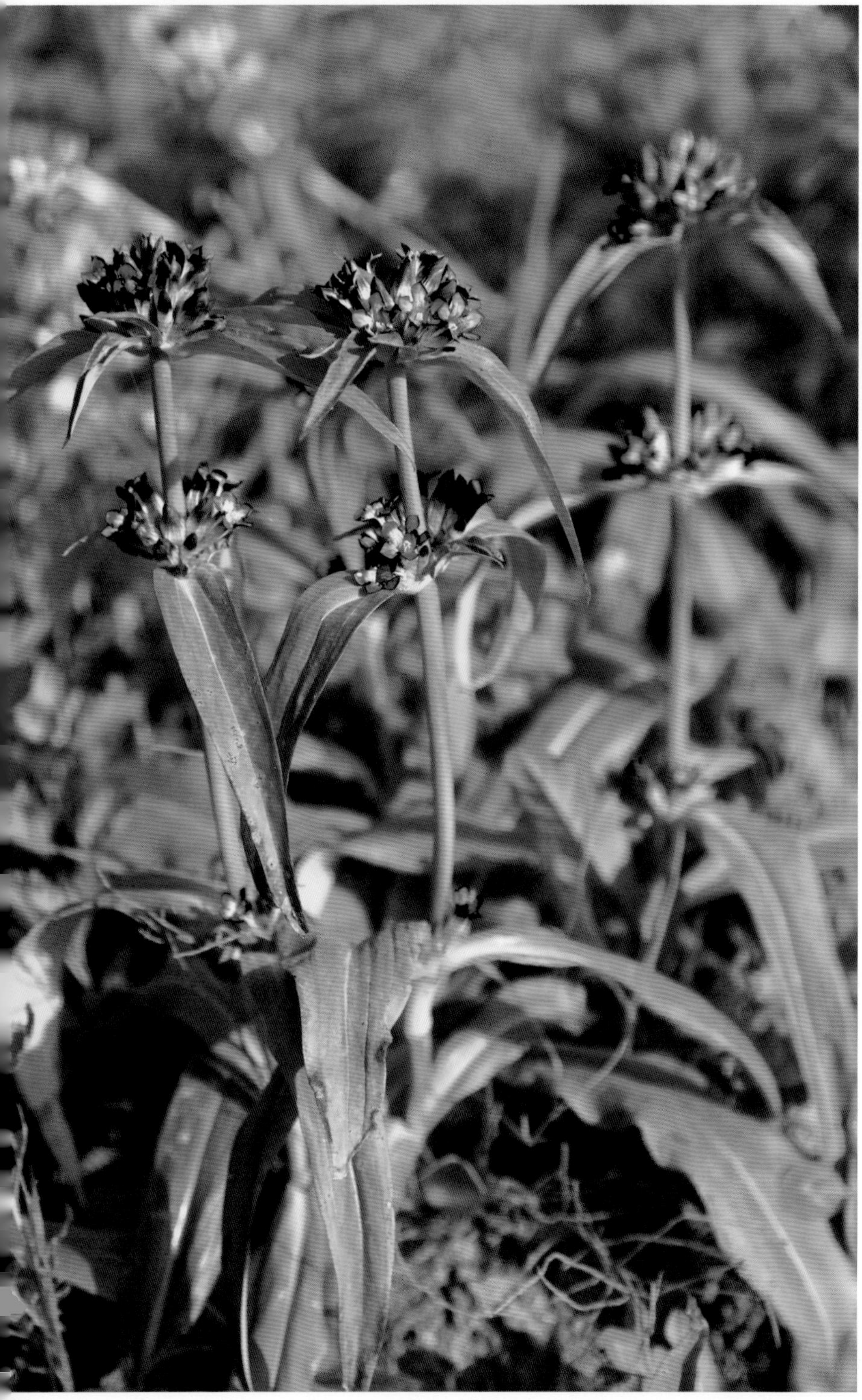

形态

多年生草本，高 30 ~ 60cm。全株光滑无毛，基部被枯存的纤维状叶鞘包裹。须根多条，扭结或黏结成一圆柱形的根。枝少数丛生，直立或斜升，黄绿色或有时上部带紫红色，近圆形。莲座丛叶卵状椭圆形或狭椭圆形，长 6 ~ 28cm，宽 2.5 ~ 6cm，先端钝或急尖，基部渐狭，边缘平滑，叶脉 5 ~ 7，在两面均明显，并在下面凸起，叶柄宽，长 3 ~ 5cm，包被于枯存的纤维状叶鞘中；茎生叶椭圆状披针形或狭椭圆形，长 4.5 ~ 15cm，宽 1.2 ~ 3.5cm，先端钝或急尖，基部钝，边缘平滑，叶脉 3 ~ 5，在两面均明显，并在下面凸起，无叶柄至叶柄长达 4cm。花多数，无花梗，簇生于枝顶呈头状或腋生作轮状；萼筒膜质，黄绿色或有时带紫色，长（3 ~ ）7 ~ 9mm，一侧开裂呈佛焰苞状，先端截形或圆形，萼齿 4 ~ 5，稀 1 ~ 3，甚小，锥形，长 0.5 ~ 1mm；花冠筒黄绿色，冠檐蓝色或蓝紫色，壶形，长 1.8 ~ 2cm，裂片卵形或卵圆形，长 3 ~ 4mm，先端钝或钝圆，全缘，褶整齐，三角形，长 1 ~ 1.5mm，或截形，全缘；雄蕊着生于花冠筒中下部，整齐，花丝线状钻形，长 5 ~ 6mm，花药矩圆形，长 2 ~ 2.5mm；子房无柄，椭圆状披针形或狭椭圆形，长 9 ~ 11mm，先端渐狭，花柱线形，连柱头长 1.5 ~ 2mm，柱头 2 裂，裂片矩圆形。蒴果内藏或先端外露，卵状椭圆形，长 15 ~ 17mm；种子红褐色，有光泽，矩圆形，长 1.2 ~ 1.4mm，表面具细网纹。花果期 7 ~ 10 月。

分布

分布于我国新疆、宁夏、陕西、山西、河北、内蒙古、黑龙江、吉林、辽宁。

生境

生长于海拔 400 ~ 2400m 的河滩、路旁、水沟边、山坡草地、草甸、林下及林缘。

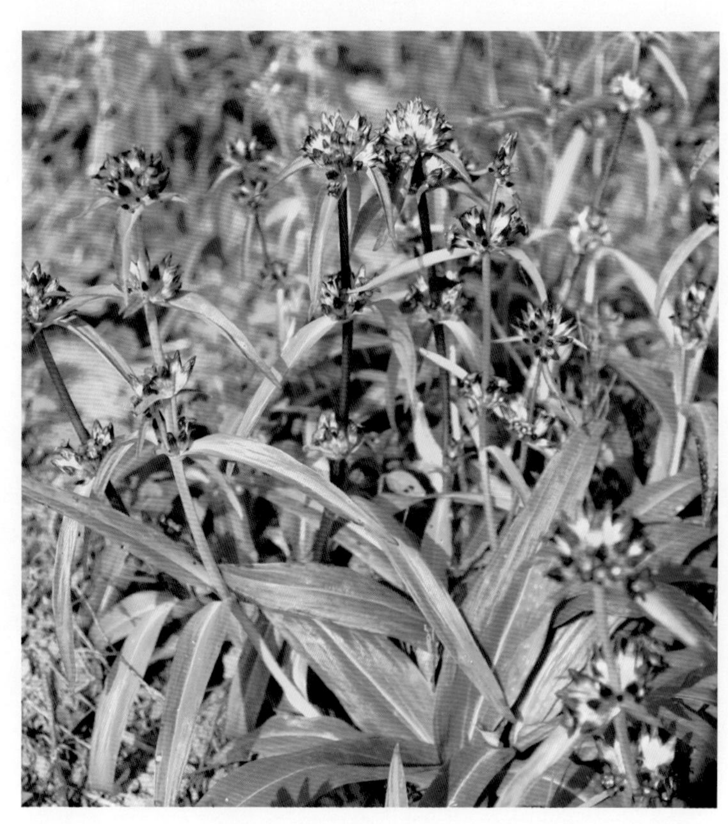

药材名

吉解那保、解吉那保（ཀྱི་ལྡེ་ནག་པོ།）。

药用部位

全草或花、根。

功能与主治

全草或花：清热解毒，消肿愈伤；用于胃肠炎，肝炎，胆囊炎，乳腺热；外用于麻风病等。根：清热，消炎，干黄水；用于喉蛾，荨麻疹，四肢关节肿胀，黄水郁热，皮肤病。

用量与用法

全草或花：3 ~ 9g。根：3 ~ 10g。

附 注

“ཀྱི་ལྡེ།”（吉解）是藏医药用多种秦艽花的总称。《四部医典》《晶珠本草》等记载“吉解”分为白 [“ཀྱི་ལྡེ་དཀར་པོ།”（吉解嘎保）]、黑 [“ཀྱི་ལྡེ་ནག་པོ།”（吉解那保）]2 种。现代文献记载藏医所用“吉解”均为龙胆属（*Gentiana*）植物，但不同的标准和文献中收载的白者（吉解嘎保）和黑者（吉解那保）的基原有所不同，也存在种类的交叉。秦艽 *G. macrophylla* Pall.（萝卜艽）为黑者（吉解那保）的基原之一。本种也为中药秦艽的基原之一，但中医用根作药用，而藏医主要用全草或花作药用。（参见“麻花艽”“六叶龙胆”条）

 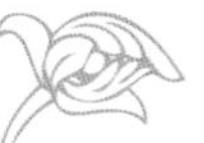

管花秦艽

Gentiana siphonantha Maxim. ex Kusnez.

龙胆科（Gentianaceae） 龙胆属（*Gentiana*）

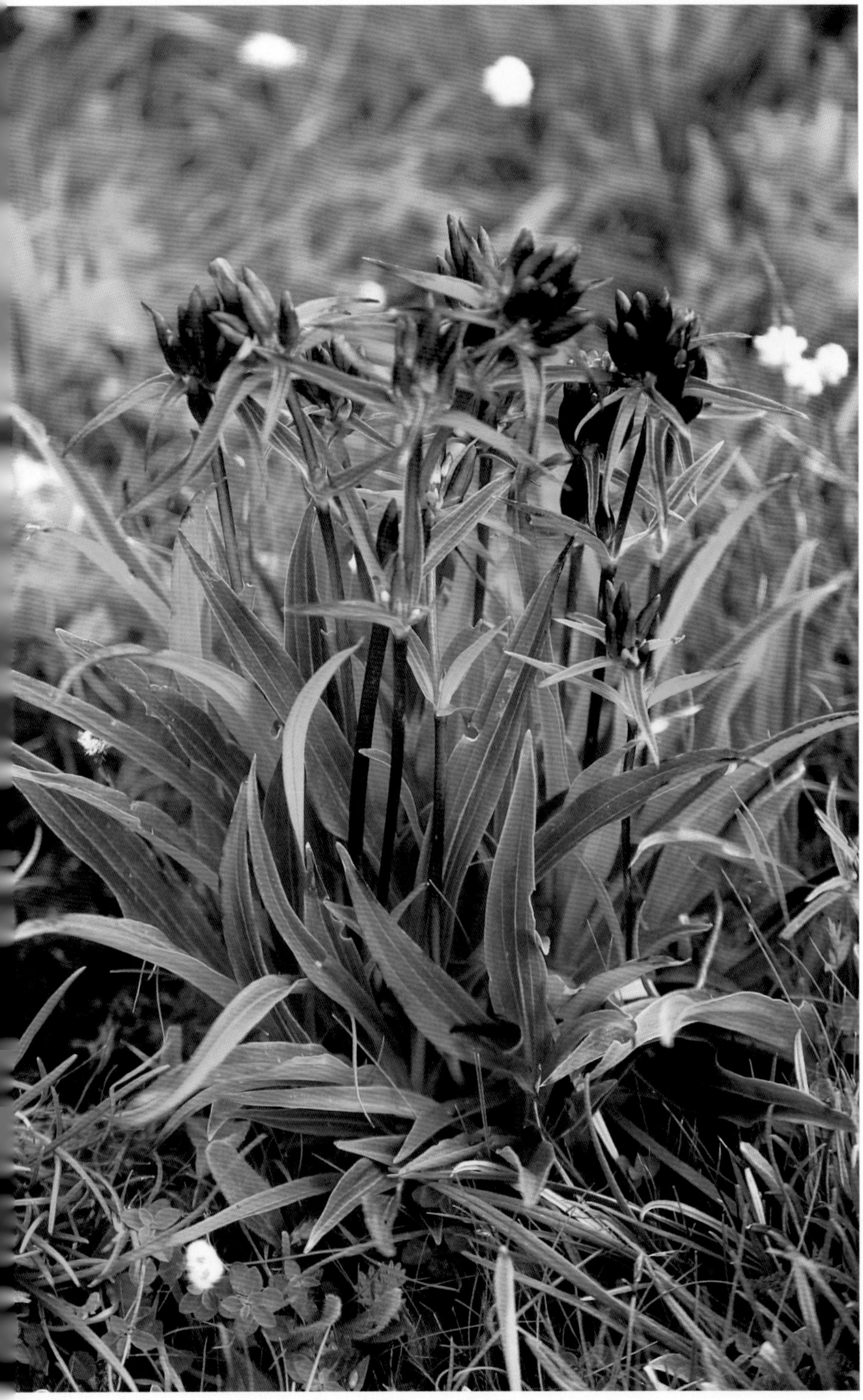

形态

多年生草本，高 10 ~ 25cm，全株光滑无毛，基部被枯存的纤维状叶鞘包裹。须根数条，向左扭结成一较粗的圆柱形根。枝少数丛生，直立，下部黄绿色，上部紫红色，近圆形。莲座丛叶线形，稀宽线形，长 4 ~ 14cm，宽 0.7 ~ 2.5cm，先端渐尖，基部渐狭，边缘粗糙，叶脉 3 ~ 5，在两面均明显，并在下面凸起，叶柄长 3 ~ 6cm，包被于枯存的纤维状叶鞘中；茎生叶与莲座丛叶相似而略小，长 3 ~ 8cm，宽 0.3 ~ 0.9cm，无叶柄至叶柄长达 2cm。花多数，无花梗，簇生于枝顶及上部叶叶腋中，呈头状；花萼小，长为花冠的 1/5 ~ 1/4，萼筒常带紫红色，长 4 ~ 6mm，一侧开裂或不裂，先端截形，萼齿不整齐，丝状或钻形，长 1 ~ 3.5mm；花冠深蓝色，筒状钟形，长 2.3 ~ 2.6cm，裂片矩圆形，长 3.5 ~ 4mm，先端钝圆，全缘，褶整齐或偏斜，狭三角形，长 2.5 ~ 3mm，先端急尖，全缘或 2 裂；雄蕊着生于花冠筒下部，整齐，花丝线状钻形，长 11 ~ 14mm，花药矩圆形，长 1.5 ~ 2.5mm；子房线形，长 12 ~ 14mm，两端渐狭，柄长 5 ~ 6mm，花柱短，连柱头长 2 ~ 3mm，柱头 2 裂，裂片矩圆形。蒴果椭圆状披针形，长 14 ~ 17mm，柄长 6 ~ 7mm；种子褐色，矩圆形或狭矩圆形，长 1.1 ~ 1.5mm，表面具细网纹。花果期 7 ~ 9 月。

分布

分布于我国四川西北部、青海（曲麻莱及祁连山一带）、甘肃（合作）、宁夏西南部。

生境

生长于海拔 1800 ~ 4500m 的干旱草原、草甸、灌丛、河滩等。

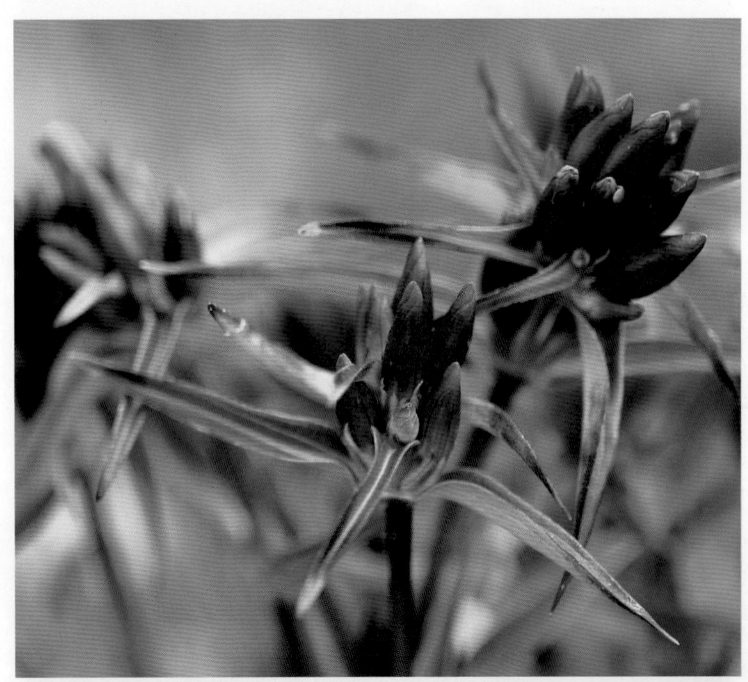

药材名

吉解那保、解吉那保（ཀྱི་ལྕེ་ནག་པོ།）。

药用部位

带花全草或花。

功能与主治

消炎，消肿，开喉痹，干黄水。用于白喉，支气管炎，咽炎，天花，肝热，腑热，四肢肿胀，黄水病。

用量与用法

3 ~ 9g。

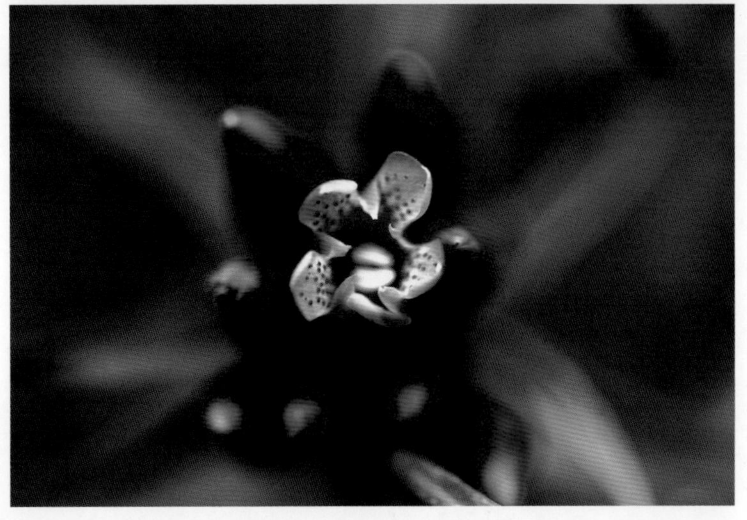

附注

“ཀྱི་ལྕེ།”（吉解、解吉）是多种秦艽花的总称。《四部医典》《晶珠本草》等记载“吉解”分为白[“ཀྱི་ལྕེ་དཀར་པོ།”（吉解嘎保）]、黑[“ཀྱི་ལྕེ་ནག་པོ།”（吉解那保）]2 种。现代文献记载的藏医所用“吉解”均为龙胆属（*Gentiana*）植物，但不同的标准和文献中收载的白者（吉解嘎保）和黑者（吉解那保）的基原有所不同，二者的基原也存在交叉。管花秦艽 *G. siphonantha* Maxim. ex Kusnez. 为黑者（吉解那保）的基原之一；文献记载的作为黑者的基原还有六叶龙胆 *G. hexaphylla* Maxim.、达乌里龙胆 *G. dahurica* Fisch.、粗茎秦艽 *G. crassicaulis* Duthie ex Burk. 等。（参见“麻花艽”“六叶龙胆”条）

 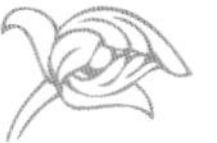

短柄龙胆

Gentiana stipitata Edgew.

龙胆科（Gentianaceae）　龙胆属（*Gentiana*）

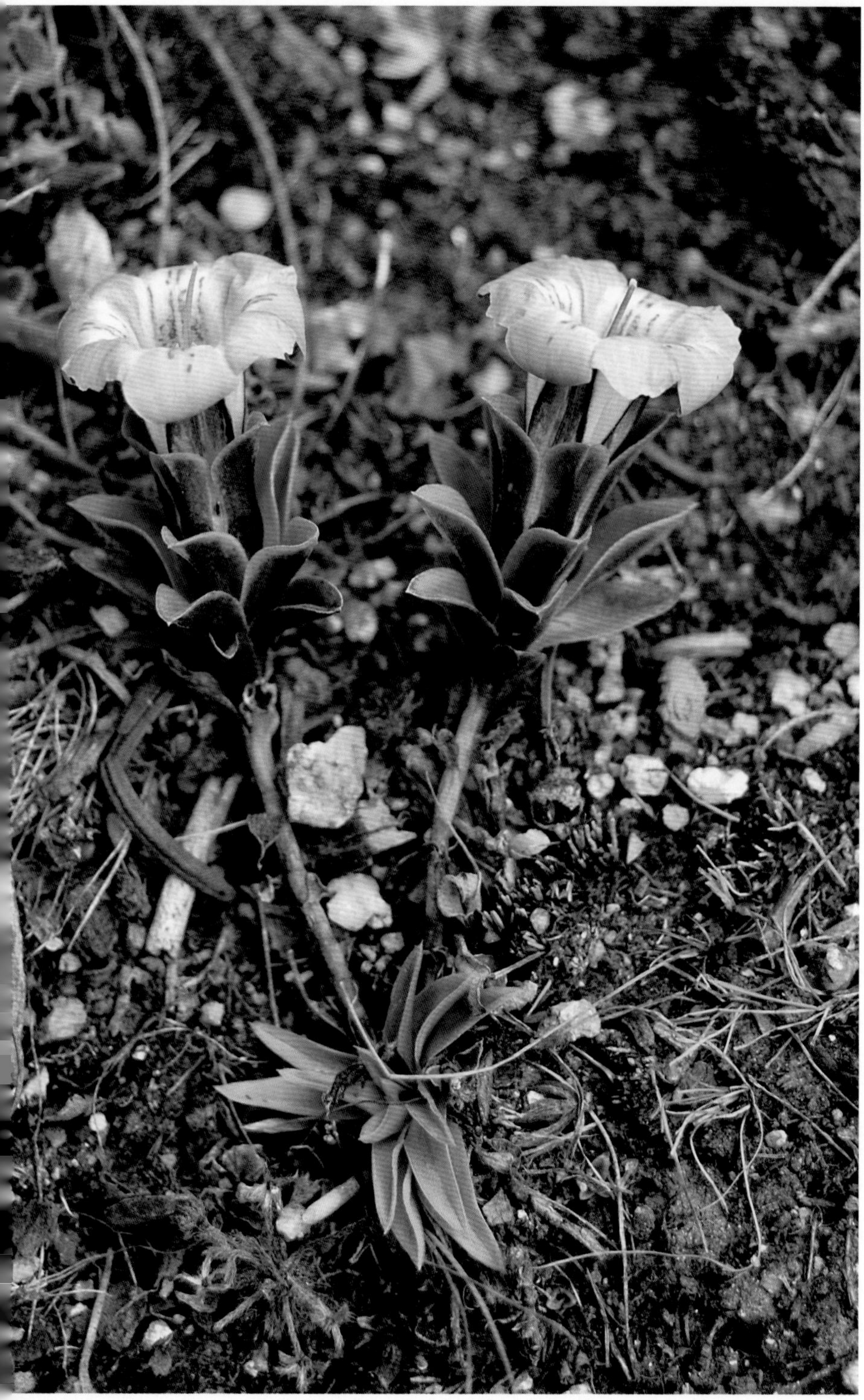

形态

多年生草本，高 4 ~ 10cm，基部被多数枯存残茎包围。主根粗大，短缩，圆柱形，具多数略肉质的须根。花枝多数丛生，斜升，黄绿色，光滑或具乳突。叶常对折，先端钝圆或渐尖，边缘白色软骨质，具乳突，中脉白色软骨质，在两面均明显，并在下面凸起，具乳突，叶柄白色膜质，光滑；莲座丛叶发达，卵状披针形或卵形，长 1.5 ~ 2cm，宽 0.4 ~ 0.55cm；茎生叶多对，中、下部叶疏离，卵形或椭圆形，长 4 ~ 7mm，宽 2.5 ~ 4mm，上部叶较大，密集，椭圆形、椭圆状披针形或倒卵状匙形，长 10 ~ 16mm，宽 4 ~ 8mm。花单生于枝顶，基部包于上部叶丛中；无花梗；萼筒白色膜质，倒锥状筒形，长 8 ~ 12mm，裂片绿色，叶状，略不整齐，倒披针形，长 5 ~ 10mm，宽 2 ~ 4.5mm，先端钝，基部狭缩，边缘白色软骨质，具乳突，中脉白色软骨质，在背面凸起，光滑或具乳突，弯缺截形；花冠浅蓝灰色，稀白色，具深蓝灰色宽条纹，有时具斑点，宽筒形，长（2.5 ~ ）3 ~ 4.5cm，裂片卵形，长 4 ~ 4.5mm，先端钝，具短小尖头，全缘，褶整齐，卵形，长 2 ~ 2.5mm，先端钝，全缘；雄蕊着生于花冠筒中部，花丝线状钻形，长 8 ~ 12mm，花药线形，长 4 ~ 4.5mm；子房线状披针形，长 1 ~ 2cm，先端渐尖，基部钝，柄长 2.5 ~ 3.5mm；花柱线形，连柱头长 1 ~ 1.5cm，柱头 2 裂，裂片狭三角形。蒴果内藏，披针形，长 1.5 ~ 1.7cm，先端渐尖，基部钝，柄长至 6mm；种子深褐色，矩圆形，长 1.3 ~ 1.5mm，表面具浅蜂窝状网隙。花果期 6 ~ 11 月。

分布

分布于我国西藏东南部、四川（德格）、青海。印度、尼泊尔也有分布。

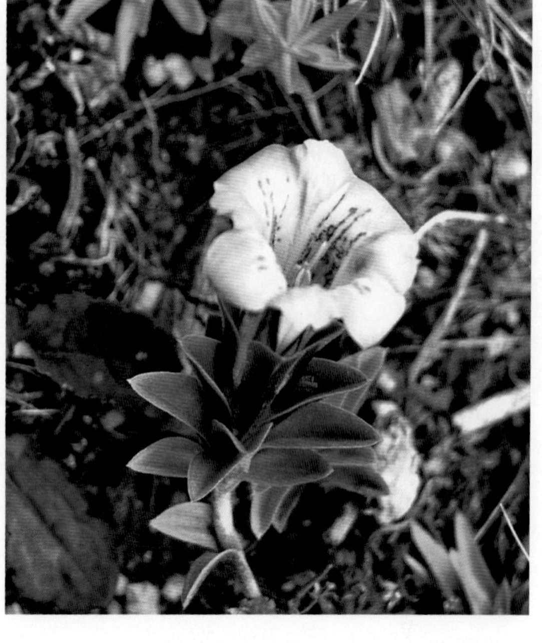

生境

生长于海拔 3200 ~ 4600m 的河滩、沼泽草甸、高山灌丛草甸、高山草甸、阳坡石隙内。

药材名

榜间嘎保、邦见嘎保（སྤང་རྒྱན་དཀར་པོ།），榜间察屋、榜间茶保（སྤང་རྒྱན་ཁྲ་བོ།），邦见温保（སྤང་རྒྱན་སྔོན་པོ།），榜间温保孜哇（སྤང་རྒྱན་སྔོན་པོ་འབྲིང་བ།）。

药用部位

带花全草或花、根及根茎。

功能与主治

清湿热，泻肝胆实火，镇咳，利喉，健胃。用于感冒发热，目赤疼痛，肺炎咳嗽，胃炎，脑膜炎，气管炎，尿道炎，阴痒及阴囊湿疹，天花。

用量与用法

3 ~ 5g。内服煎汤，或入丸、散剂。

附　注

藏医药用的龙胆科龙胆属（*Gentiana*）植物的花类药材主要分为“龙胆花”和“秦艽花”2 类，前者统称为“སྤང་རྒྱན།”（榜间），主要为高山龙胆组（Sect. Frigida Kusnez.）的种类，后者统称为“ཀྱི་ལྕེ།”（吉解），多为秦艽组（Sect. Cruciata Gaudin）的种类，两者基原的种类均较为复杂，常按花色细分为不同的品种。《蓝琉璃》《晶珠本草》等古籍将“榜间”按花色分为白色［“སྤང་རྒྱན།དཀར་པོ།”（榜间嘎保）］、蓝色［“སྤང་རྒྱན།སྔོན་པོ།”（邦见温保）］、黑色［“སྤང་རྒྱན།ནག་པོ།”（榜间那保）］或杂色［“སྤང་རྒྱན།ཁྲ་བོ།”（榜间察屋）］几类。据文献记载，短柄龙胆 *G. stipitata* Edgew. 为“榜间”类的白色、蓝色或杂色品种的基原之一；《藏药晶镜本草》则记载其为蓝色类的“སྤང་རྒྱན།སྔོན་པོ་འབྲིང་བ།”（榜间温保孜哇）的基原。（参见“岷县龙胆”“麻花艽”“蓝玉簪龙胆”条）

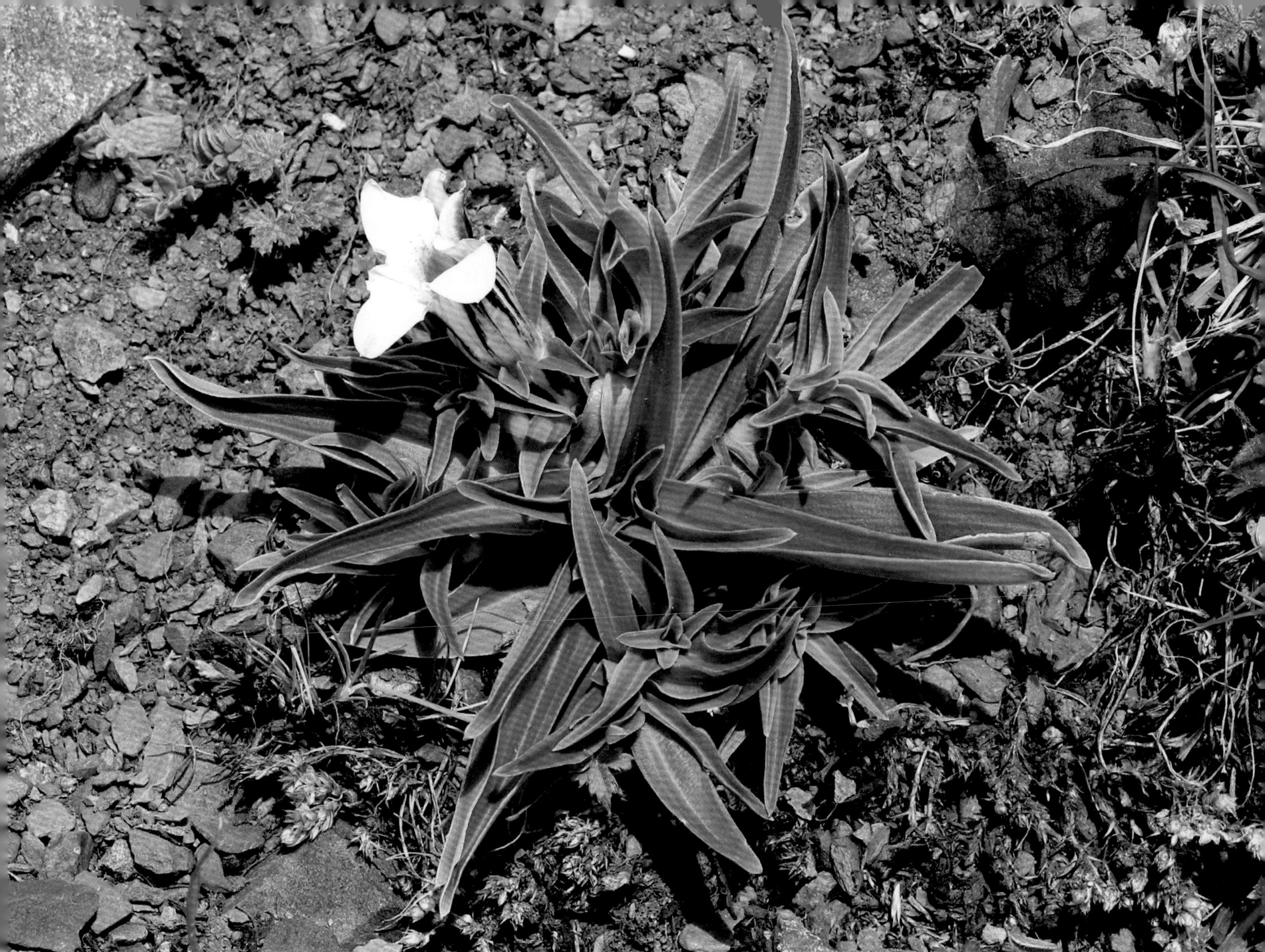

大花龙胆

Gentiana szechenyii Kanitz

龙胆科（Gentianaceae）　龙胆属（*Gentiana*）

形态

多年生草本，高 5 ~ 7cm，基部被枯存的膜质叶鞘包围。主根粗大，短缩，圆柱形，具多数略肉质的须根。花枝数个丛生，较短，斜升，黄绿色，光滑。叶常对折，先端渐尖，边缘白色、软骨质，密被乳突，中脉白色、软骨质，在两面均明显，并在下面凸起，密被乳突，叶柄白色、膜质，光滑；莲座丛叶发达，剑状披针形，长 4 ~ 6cm，宽 0.3 ~ 1cm；茎生叶少，密集，椭圆状披针形或卵状披针形，长 1.5 ~ 3cm，宽 0.3 ~ 0.6cm。花单生枝顶，基部包于上部叶丛中，无花梗；萼筒白色膜质，有时上部带紫红色，倒锥状筒形，长 1.2 ~ 1.7cm，裂片稍不整齐，椭圆形，长 7 ~ 17mm，先端钝，具短小尖头，边缘白色、软骨质，具乳突，中脉白色、软骨质，在背面凸起，光滑或具乳突，弯缺宽，截形；花冠上部蓝色或蓝紫色，下部黄白色，具蓝灰色宽条纹，筒状钟形，长 4 ~ 6cm，裂片卵圆形或宽卵形，长 5 ~ 6mm，先端钝圆，具短小尖头，全缘，褶整齐，卵形，长 2.5 ~ 3mm，先端钝，全缘；雄蕊着生于花冠筒中部，整齐，花丝钻形，长 15 ~ 17mm，花药狭矩圆形，长 4 ~

5mm；子房披针形，长 1.2 ~ 1.5cm，先端渐尖，基部钝，柄粗壮，长 1.7 ~ 2cm，花柱线形，长 1 ~ 1.3cm，柱头 2 裂，裂片钝三角形。蒴果内藏，狭椭圆形，长 1.7 ~ 2cm，先端渐尖，基部钝，柄粗壮，长达 2.3cm；种子深褐色，矩圆形，长 1 ~ 1.2mm，表面具浅蜂窝状网隙。花果期 6 ~ 11 月。

分布

分布于我国西藏东南部、四川西部（康定）、云南西北部、青海南部。

生境

生长于海拔 3000 ~ 4800m 的山坡草地。

药材名

榜间嘎保、邦见嘎保、邦见嘎布（སྤང་རྒྱན་དཀར་པོ།），榜间恩保、邦见温保（སྤང་རྒྱན་སྔོན་པོ།）。

药用部位

全草或花、根及根茎。

功能与主治

清湿热，泻肝胆实火，镇咳，利喉，健胃。用于感冒发热，目赤，咽痛，肺炎咳嗽，胃炎，脑膜炎，气管炎，尿道炎，阴痒及阴囊湿疹，天花。

用量与用法

3 ~ 5g。内服煎汤，或入丸、散剂。

附注

藏医药用的龙胆科龙胆属（*Gentiana*）植物的花类药材主要分为“龙胆花”和“秦艽花”2 类，前者统称为“སྤང་རྒྱན།”（榜间），主要为高山龙胆组（Sect. Frigida）植物，后者统称为“ཀྱི་ལྕེ།”（吉解），多为秦艽组（Sect. Cruciata）植物，两者的基原均较复杂，常按花色被细分为不同的品种。《蓝琉璃》《晶珠本草》等古籍将“榜间”按花色分为白色 [“སྤང་རྒྱན་དཀར་པོ།”（榜间嘎保）]、蓝色 [“སྤང་རྒྱན་སྔོན་པོ།”（榜间恩保）]、黑色 [“སྤང་རྒྱན།ནག་པོ།”（榜间那保）] 和杂色 [“སྤང་རྒྱན།ཁྲ་བོ།”（榜间察屋）] 等不同品种。现代文献记载的“榜间”类的基原较复杂，各文献及有关标准中收载的品种、基原也不尽一致。文献记载大花龙胆 *G. szechenyii* Kanitz 为白色花类（榜间嘎保）或蓝色花类（榜间恩保）的基原之一，《藏标》在“龙胆花 /སྤང་རྒྱན།དཀར་པོ།/ 榜间嘎保”条下也收载了该种。有关标准和专著中记载的“榜间嘎保”的基原还有高山龙胆 *G. algida* Pall.、黄花龙胆 *G. algida* Pall. var. *przewalskii* Maxim.（云雾龙胆 *G. nubigena* Edgew.）、岷县龙胆 *G. purdomii* Marq.，“榜间恩保”的基原还有蓝玉簪龙胆 *G. veitchiorum* Hemsl.、倒锥花龙胆 *G. obconica* T. N. Ho、云雾龙胆 *G. nubigena* Edgew.、七叶龙胆 *G. arethusae* Burk. var. *delicatula* Marq.、道孚龙胆 *G. altorum* H. Smith ex Marq.（哈巴龙胆）、丝柱龙胆 *G. filistyla* Balf. f. et Forrest ex Marq.、阿墩子龙胆 *G. atuntsiensis* W. W. Smith、线叶龙胆 *G. farreri* Balf. f. 等。《迪庆藏药》记载迪庆藏医将大花龙胆 *G. szechenyii* Kanitz 作为乌奴龙胆 *G. urnula* H. Smith[“གང་གཱ་ཆུང་།”（岗嘎琼）] 的代用品，称之为“གང་གཱ་ཆུང་དམན་པ།”（岗嘎琼曼巴）。（参见“岷县龙胆”“蓝玉簪龙胆”“线叶龙胆”“乌奴龙胆”条）

六叶龙胆

Gentiana hexaphylla Maxim. ex Kusnez.

龙胆科（Gentianaceae） 龙胆属（*Gentiana*）

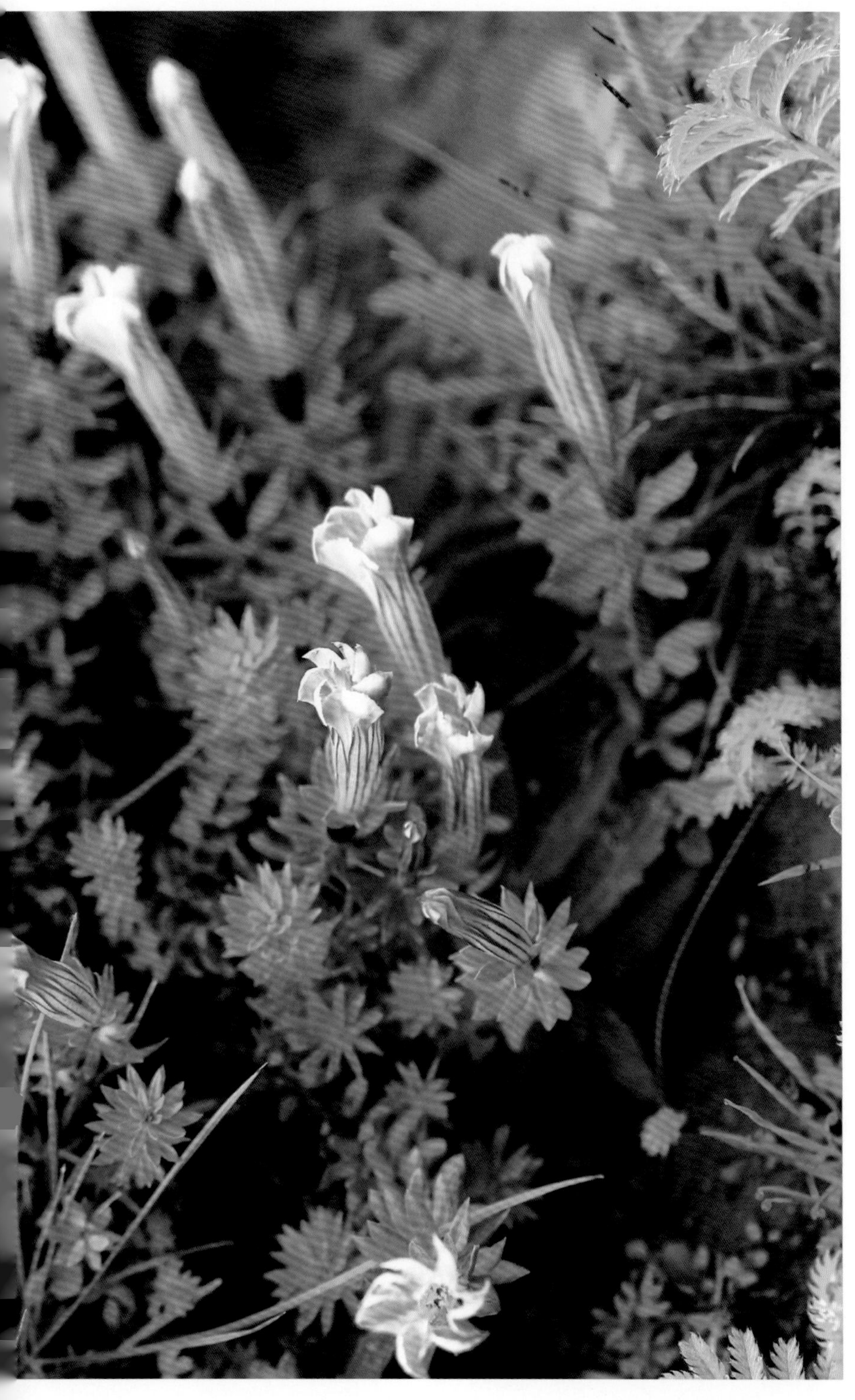

形态

多年生草本，高 5 ~ 20cm。根多数略肉质，须状。花枝多数丛生，铺散，斜升，紫红色或黄绿色，具乳突。莲座丛叶极不发达，三角形，长 5 ~ 10mm，宽 1.5 ~ 2mm，先端急尖；茎生叶 6 ~ 7，稀 5 轮生，先端钝圆，具短小尖头，边缘粗糙，叶脉在两面均不明显或仅中脉在下面明显，下部叶小，疏离，在花期常枯萎，卵形或披针形，长 2.5 ~ 6mm，宽 1 ~ 2mm，中、上部叶大，由下向上逐渐密集，线状匙形，长 5 ~ 15mm，宽 1.5 ~ 3mm。花单生于枝顶，下部包围于上部叶丛中，6 ~ 7 基数，稀 5 或 8 基数；无花梗；花萼筒紫红色或黄绿色，倒锥形或倒锥状筒形，长 8 ~ 10mm，裂片绿色，叶状，与上部叶同形，长 5 ~ 11mm，弯缺狭，截形；花冠蓝色，具深蓝色条纹或有时筒部黄白色，筒形或狭漏斗形，长 3.5 ~ 5cm，喉部直径 1 ~ 1.5cm，裂片卵形或卵圆形，长 4.5 ~ 6mm，先端钝，具长 2 ～ 2.5mm 的尾尖，边缘呈明显或不明显的啮蚀形，褶整齐，截形或宽三角形，长 0.5 ～ 1mm，先端钝，边缘啮蚀形；雄蕊着生于花冠筒下部，整齐，花丝钻形，长 2 ～ 3mm，花药狭矩圆形，长 2 ～ 3mm；子房线状披针形，长 7 ～ 10mm，先端渐狭，基部钝，柄长 14 ～ 16mm，花柱线形，连柱头长 3 ～ 5mm，柱头 2 裂，裂片外翻，矩圆形。蒴果内藏，稀先端外露，椭圆状披针形，长 13 ～ 17mm，先端渐狭，基部钝，柄长达 5cm；种子黄褐色，有光泽，矩圆形或卵形，长 1.2 ～ 1.5mm，表面具蜂窝状网隙。花果期 7 ～ 9 月。

分布

分布于我国四川西北部（黑水、壤塘）、青海东南部、甘肃南部。

生境

生长于海拔 2700 ～ 4400m 的山坡草地、山坡路旁、高山草甸、灌丛中。

药材名

吉解那保、解吉那保（ཀྱི་ལྕེ་ནག་པོ།），榜间那保（སྤང་རྒྱན་ནག་པོ།），邦见温保（སྤང་རྒྱན་སྔོན་པོ།），榜间察屋（སྤང་རྒྱན་ཁྲ་བོ།）。

药用部位

全草或花。

功能与主治

清热解毒，消肿愈伤。用于胃肠炎，肝炎，胆囊炎，乳腺热；外用于麻风病等。

用量与用法

3 ～ 9g。

附注

“ཀྱི་ལྕེ།”（吉解）是多种秦艽花类药材的总称。《四部医典》《晶珠本草》等记载“吉解”分为白 [“ཀྱི་ལྕེ་དཀར་པོ།”（吉解嘎保）]、黑 [“ཀྱི་ལྕེ་ནག་པོ།”（吉解那保）]2 种。现代文献记载藏医所用“吉解”的基原均为龙胆属植物，多为秦艽组（Sect. Cruciata）的种类，但不同的标准和文献中收载的白者（吉解嘎保）和黑者（吉解那保）的基原有所不同，也存在物种的交叉。文献记载六叶龙胆 *G. hexaphylla* Maxim. ex Kusnez. 为黑者（吉解那保）的基原之一，青海藏医习用。也有观点认为藏医药用的“吉解”类应为龙胆属中多根扭结或黏结成粗根状的种类，而六叶龙胆 *G. hexaphylla* Maxim. ex Kusnez. 为肉质须根，应属“སྤང་རྒྱན།”（榜间，龙胆花）类药物。《蓝琉璃》《晶珠本草》等记载“榜间”按花色分为白色、蓝色、黑色、杂色等几类。现代文献记载的“榜间”的基原均为龙胆属植物，主要为多枝组（Sect. Monopodiae）、高山龙胆组（Sect. Frigida）等组的种类。文献记载六叶龙胆 *G. hexaphylla* Maxim. ex Kusnez. 也为“榜间”类的黑色品种“སྤང་རྒྱན།ནག་པོ།”（榜间那保）、蓝色品种“སྤང་རྒྱན་སྔོན་པོ།”（邦见温保）或杂色品种“སྤང་རྒྱན།ཁྲ་བོ།”（榜间察屋）的基原之一。（参见“麻花艽”“秦艽”“岷县龙胆”“青藏龙胆”“钻叶龙胆”条）

倒锥花龙胆

Gentiana obconica T. N. Ho

龙胆科（Gentianaceae） 龙胆属（*Gentiana*）

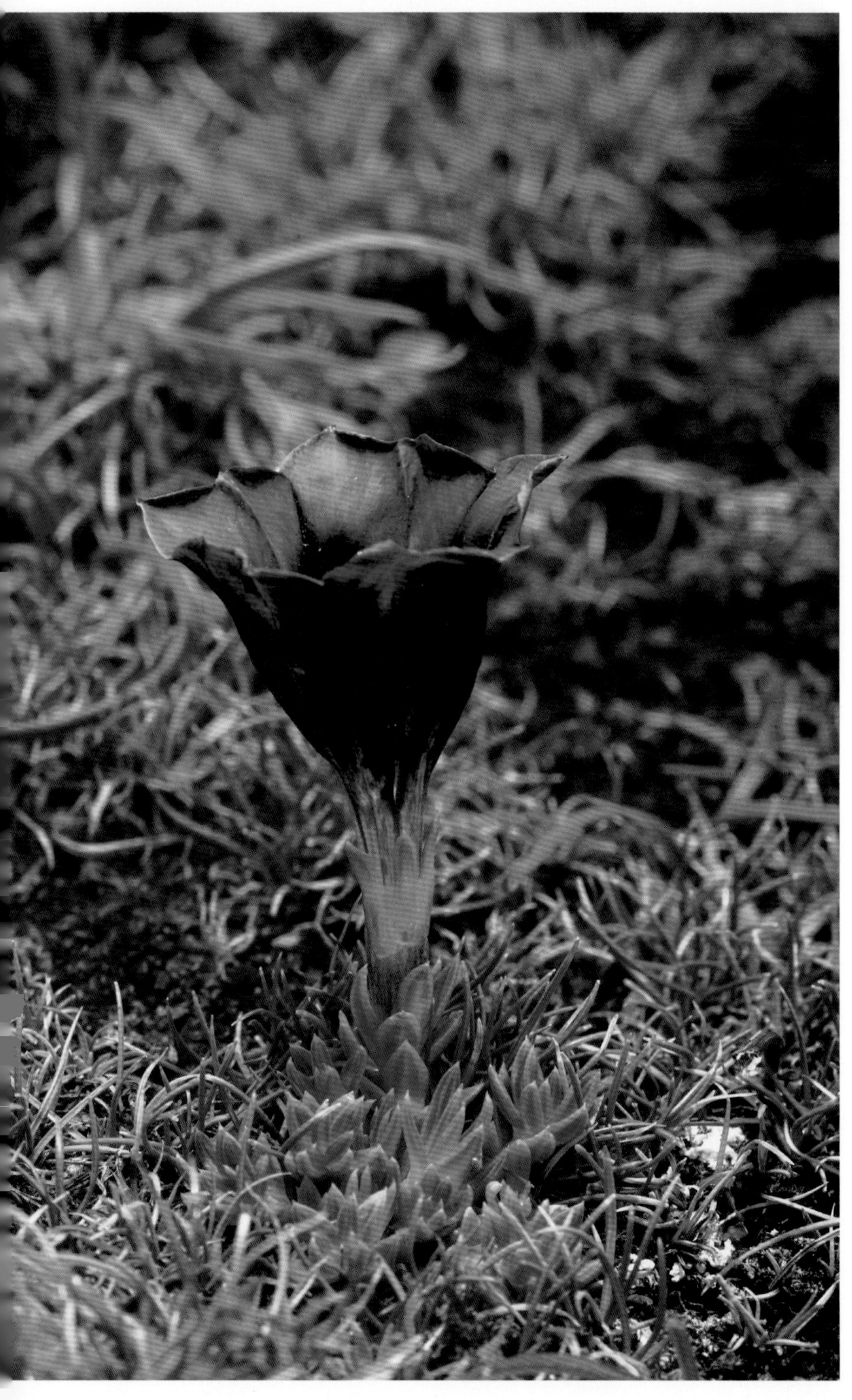

形态

多年生草本，高 4 ~ 6cm。根略肉质，须状。花枝多数丛生，铺散，斜升，黄绿色，光滑，仅少数枝开花。叶先端急尖，边缘平滑或微粗糙，叶脉在两面均不明显，叶柄背面具乳突；莲座丛叶极不发达，三角形或披针形，长 10 ~ 20mm，宽 2 ~ 4mm；茎生叶多对，密集，中、下部叶卵形，长 2 ~ 5mm，宽 2 ~ 4mm，上部叶椭圆形或卵状椭圆形，长 6 ~ 11mm，宽 2 ~ 3mm。花单生枝顶，基部包围于上部叶丛中；无花梗；花萼长为花冠的 1/3 ~ 3/5，萼筒黄绿色或紫红色，筒形，长 6 ~ 10mm，裂片与上部叶同形，长 5 ~ 8mm，宽 2 ~ 2.5mm，弯缺截形；花冠深蓝色，有黑蓝色宽条纹，或有时基部黄绿色，有蓝色斑点，宽倒锥形，长 3 ~ 4cm，在花萼内的花冠筒细筒状，直径 0.2 ~ 0.3cm，花萼以上逐渐膨大，喉部直径 2 ~ 2.7cm，裂片卵圆形，长 2.5 ~ 3mm，先端钝圆，具短小尖头，全缘，褶微偏斜，截形或宽三角形，长 1 ~ 1.5mm，先端钝，边缘具不整齐细齿；雄蕊着生于花冠筒中下部，整齐，花丝钻形，长 13 ~ 15mm，基部联合成短筒包围子房，花药矩圆形，长 1 ~ 1.5mm；子房线状披针形，长 10 ~ 12mm，两端渐狭，柄长 14 ~ 16mm，花柱线形，连柱头长 4 ~ 5mm，柱头 2 裂，裂片矩圆形。花期 8 ~ 9 月。

分布

分布于我国西藏东南部（林芝）。

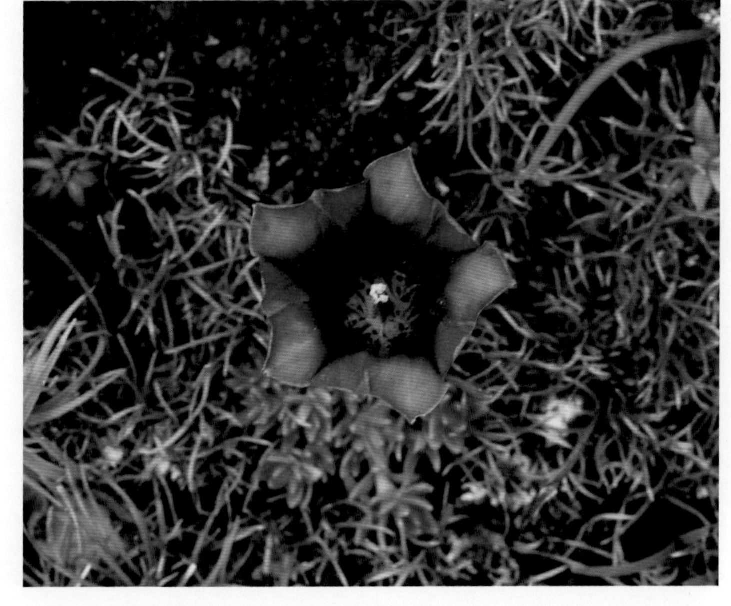

生境

生长于海拔 4000 ~ 5500m 的高山草甸、灌丛中。

药材名

邦见温保、榜间温保（སྤང་རྒྱན་སྔོན་པོ།），榜间那琼（སྤང་རྒྱན་ནག་ཆུང་།），吉解莫保（ཀྱི་ལྕེ་སྨུག་པོ།）。

药用部位

带花全草或花。

功能与主治

清热解毒，利胆消胀。用于肝炎，白喉，关节积黄水，四肢肿胀，肺气肿，肺热咳嗽，肺炎，热毒。

用量与用法

3 ~ 5g。内服煎汤，或入丸、散剂。

附　注

藏医药用的来源于龙胆科龙胆属（*Gentiana*）植物的花类药材主要分为“龙胆花”和“秦艽花”2 类，前者统称为“སྤང་རྒྱན།”（榜间），其基原主要为高山龙胆组（Sect. Frigida）植物，后者统称为“ཀྱི་ལྕེ།”（吉解），其基原多为秦艽组（Sect. Cruciata）植物，2 类药材的基原均较为复杂；古籍和现代文献多按花色将该 2 类药材进一步细分为白、蓝、黑（紫）、红、杂色等不同品种，但不同标准和文献对其品种的划分及基原常有不同观点，也存在不同品种的基原有交叉的情况。文献记载倒锥花龙胆 *G. obconica* T. N. Ho 为“秦艽花”类的“ཀྱི་ལྕེ་སྨུག་པོ།”（吉解莫保，深蓝或蓝紫色类）或“龙胆花”类的“སྤང་རྒྱན་སྔོན་པོ།”（邦见温保，蓝色类）的基原之一；《藏药晶镜本草》则记载其为“སྤང་རྒྱན་ནག་ཆུང་།”（榜间那琼）。（参见“蓝玉簪龙胆”“青藏龙胆”条）

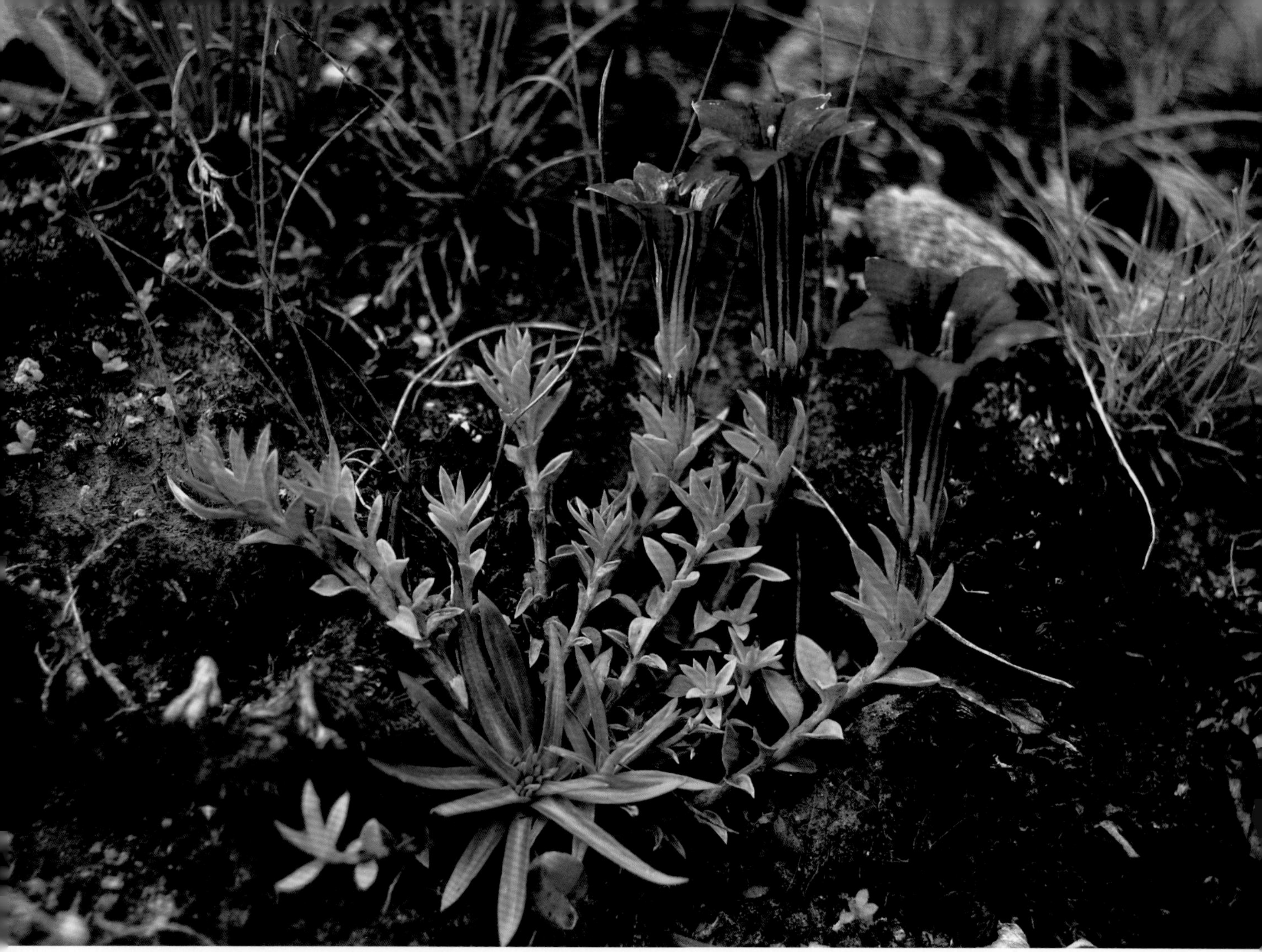

蓝玉簪龙胆

Gentiana veitchiorum Hemsl.

龙胆科（Gentianaceae） 龙胆属（*Gentiana*）

形态

多年生草本，高 5 ~ 10cm。根略肉质，须状。花枝多数丛生，铺散，斜升，黄绿色，具乳突。叶先端急尖，边缘粗糙，叶脉在两面均不明显或仅中脉在下面明显，叶柄背面具乳突；莲座丛叶发达，线状披针形，长 30 ~ 55mm，宽 2 ~ 5mm；茎生叶多对，愈向茎上部叶愈密、愈长，下部叶卵形，长 2.5 ~ 7mm，宽 2 ~ 4mm，中部叶狭椭圆形或椭圆状披针形，长 7 ~ 13mm，宽 3 ~ 4.5mm，上部叶宽线形或线状披针形，长 10 ~ 15mm，宽 2 ~ 4mm。花单生枝顶，下部包围于上部叶丛中；无花梗；花萼长为花冠的 1/3 ~ 1/2，萼筒常带紫红色，筒形，长 1.2 ~ 1.4cm，裂片与上部叶同形，长 6 ~ 11mm，宽 2 ~ 3.5mm，弯缺截形；花冠上部深蓝色，下部黄绿色，具深蓝色条纹和斑点，稀淡黄色至白色，狭漏斗形或漏斗形，长 4 ~ 6cm，裂片卵状三角形，长 4 ~ 7mm，先端急尖，全缘，褶整齐，宽卵形，长 2.5 ~ 3.5mm，先端钝，全缘或截形，边缘啮蚀形；雄蕊着生于花冠筒中下部，整齐，花丝钻形，长 9 ~ 13mm，基部联合成短筒包围子房，花药狭矩圆形，长 3 ~ 3.5mm；子房线状椭圆形，长 10 ~ 12mm，两端渐狭，柄长 15 ~ 20mm，花柱线形，连柱头长 5 ~ 6mm，柱头 2 裂，裂片线形。蒴果内藏，椭圆形或卵状椭圆形，长 1.5 ~ 1.7cm，先端渐狭，基部钝，柄细，长达 3cm；种子黄褐色，有光泽，矩圆形，长 1 ~ 1.3mm，表面具蜂窝状网隙。花果期 6 ~ 10 月。

分布

分布于我国西藏（那曲、林周等）、云南西北部、四川、青海（玉树等）、甘肃。尼泊尔也有分布。

生境

生长于海拔 2500 ~ 4800m 的山坡草地、河滩、高山草甸、灌丛及林下。

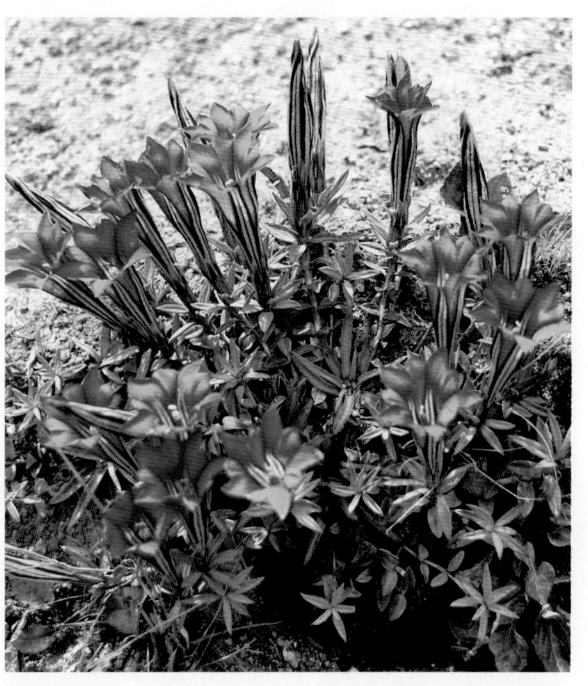

药材名

吉解莫保（ཀྱི་ལྡི་སྨུག་པོ།），榜间察屋、邦见察屋、邦杰差沃（སྤང་རྒྱན་ཁྲ་བོ།），邦见温保（སྤང་རྒྱན་སྔོན་པོ།），榜间那保（སྤང་རྒྱན་ནག་པོ།）。

药用部位

带花全草或花、根及根茎。

功能与主治

花：清湿热，泻肝胆实火，镇咳，利喉。用于感冒发热，目赤咽痛，肺热咳嗽，尿道炎，阴痒及阴部湿疹。（《西藏藏标》）

用量与用法

3 ~ 5g。内服煎汤，或入丸、散剂。

附 注

藏医作药用的龙胆科龙胆属（*Gentiana*）植物的花类药材主要分为"龙胆花"和"秦艽花"2 类，前者统称"སྤང་རྒྱན།"（榜间），其基原主要为"高山龙胆组"（Sect. Frigida）的植物，后者统称"ཀྱི་ལྡི།"（吉解），其基原多为"秦艽组"（Sect. Cruciata）的植物，两者的基原均较复杂；古籍和现代文献中多按花色将该 2 类药材进一步细分为白、蓝、黑（紫）、红、杂色等不同的品种，但不同的标准和文献对各品种的划分及其基原常有不同，也存在品种和基原种类交叉的情况。文献记载蓝玉簪龙胆 *G. veitchiorum* Hemsl. 为"秦艽花"类的"ཀྱི་ལྡི་སྨུག་པོ།"（吉解莫保）或"龙胆花"类的杂色花类 ["སྤང་རྒྱན།ཁྲ་བོ།"（榜间察屋）]、蓝色花类 ["སྤང་རྒྱན།སྔོན་པོ།"（榜间温保）] 或黑色花类 ["སྤང་རྒྱན།ནག་པོ།"（榜间那保）] 的基原。《西藏藏标》以"双花龙胆 /སྤང་རྒྱན་ཁྲ་བོ།/ 邦杰差沃"之名收载了蓝玉簪龙胆 *G. veitchiorum* Hemsl. 和云雾龙胆 *G. nubigena* Edgew.，以花入药。（参见"岷县龙胆""麻花艽""倒锥花龙胆""三歧龙胆"条）

线叶龙胆

Gentiana farreri Balf. f.

龙胆科（Gentianaceae）　龙胆属（*Gentiana*）

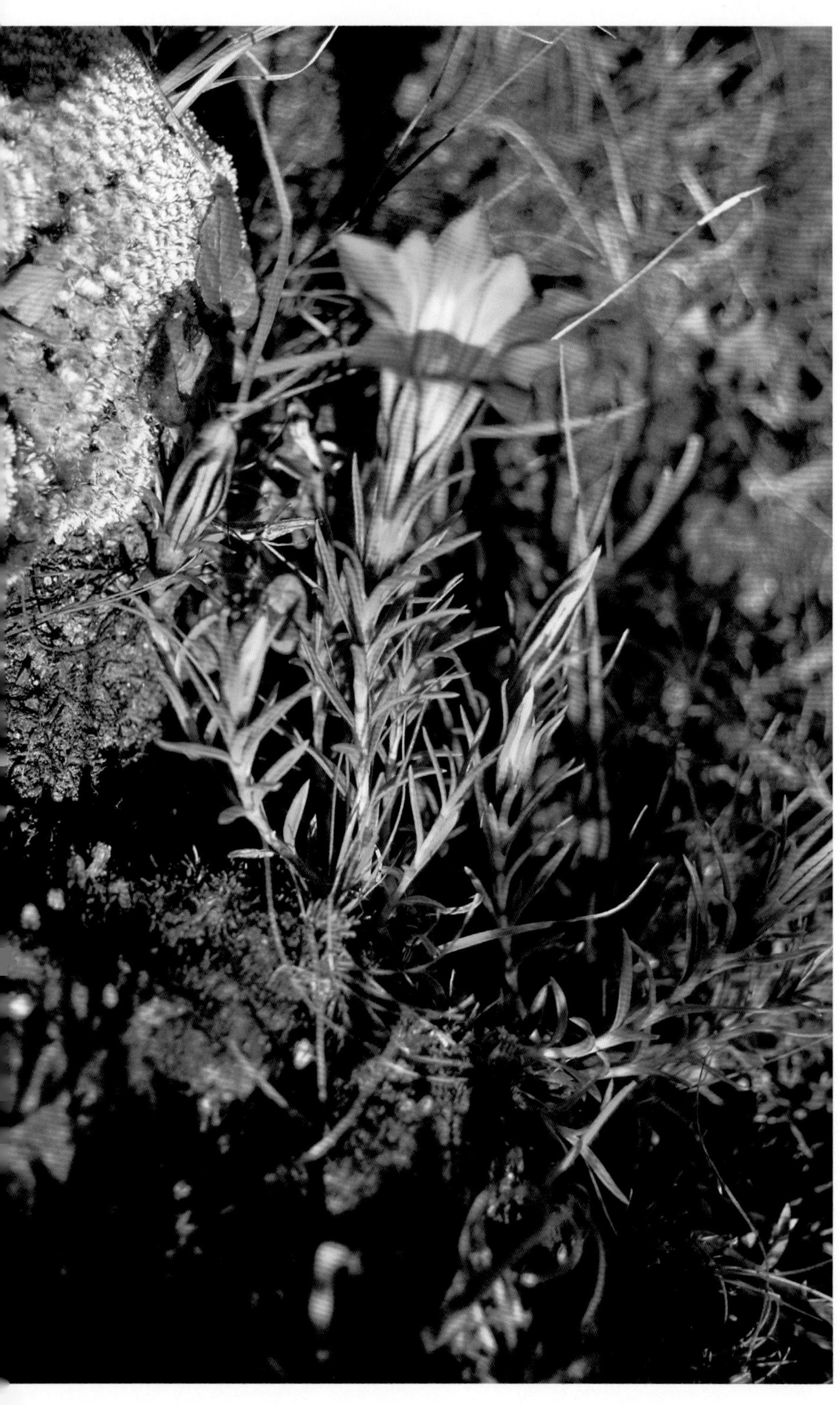

形态

多年生草本，高 5 ~ 10cm。根略肉质，须状。花枝多数丛生，铺散，斜升，黄绿色，光滑。叶先端急尖，边缘平滑或粗糙，叶脉在两面均不明显或仅中脉在下面明显，叶柄背面具乳突；莲座丛叶极不发达，披针形，长 4 ~ 6（~ 20）mm，宽 2 ~ 3mm；茎生叶多对，愈向茎上部叶愈密、愈长，下部叶狭矩圆形，长 3 ~ 6mm，宽 1.5 ~ 2mm，中、上部叶线形，稀线状披针形，长 6 ~ 20mm，宽 1.5 ~ 2mm。花单生于枝顶，基部包围于上部茎生叶丛中；花梗常极短，稀长至 1cm；花萼长为花冠之半，萼筒紫色或黄绿色，筒形，长 15 ~ 16mm，裂片与上部叶同形，长 10 ~ 15（~ 20）mm，弯缺截形；花冠上部亮蓝色，下部黄绿色，具蓝色条纹，无斑点，倒锥状筒形，长 4.5 ~ 6cm，裂片卵状三角形，长 6 ~ 7.5mm，先端急尖，全缘，褶整齐，宽卵形，长 4 ~ 5mm，先端钝，边缘啮蚀形；

雄蕊着生于花冠筒中部，整齐，花丝钻形，长 7 ~ 11mm，基部联合成短筒包围子房，花药狭矩圆形，长 2.5 ~ 3mm；子房线形，长 12 ~ 14mm，两端渐狭，柄长 25 ~ 26mm，花柱线形，连柱头长 5 ~ 6mm，柱头 2 裂，裂片外卷，线形。蒴果内藏，椭圆形，长 18 ~ 20mm，两端钝，柄细，长至 2.8mm；种子黄褐色，有光泽，矩圆状，长 1 ~ 1.2mm，表面具蜂窝状网隙。花果期 8 ~ 10 月。

分布

分布于我国西藏、四川、青海（玉树）、甘肃（卓尼）。

生境

生长于海拔 2410 ~ 4600m 的高山草甸、灌丛、滩地。

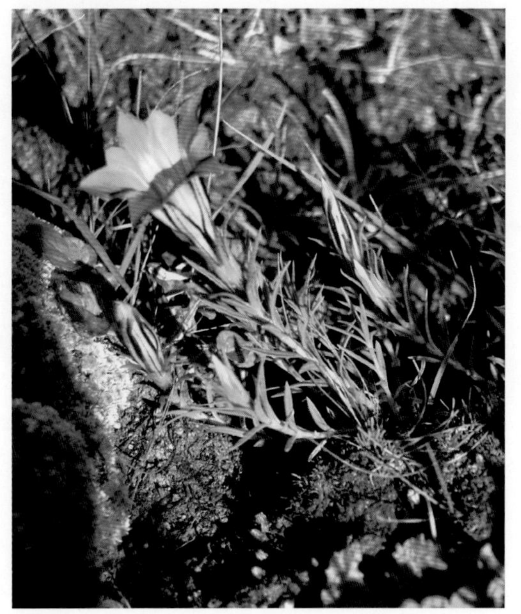

药材名

榜间恩保、邦见温保（སྤང་རྒྱན་སྔོན་པོ།），榜间察屋（སྤང་རྒྱན་ཁྲ་བོ།）。

药用部位

全草或花。

功能与主治

清湿热，泻肝胆实火，镇咳，利咽，健胃。用于感冒发热，目赤，咽痛，肺炎咳嗽，气管炎，胃炎，脑膜炎，尿道炎，阴痒及阴囊湿疹，天花。

用量与用法

3 ~ 5g。内服煎汤，或入丸、散剂。

附 注

藏医作药用的龙胆科龙胆属（*Gentiana*）植物的花类药材主要有“龙胆花”和“秦艽花”2 类，前者统称为“སྤང་རྒྱན།”（榜间），主要为高山龙胆组（Sect. Frigida Kusnez.）的种类，后者统称为“ཀྱི་ལྕེ།”（吉解、解吉），多为秦艽组（Sect. Cruciata Gaudin）的种类，两者的基原均有多种，常按花色细分为不同的品种。《蓝琉璃》《晶珠本草》等古籍将“榜间”按花色分为白色［“སྤང་རྒྱན་དཀར་པོ།”（榜间嘎保、邦见嘎保）］、蓝色［“སྤང་རྒྱན་སྔོན་པོ།”（榜间恩保）］、黑色［“སྤང་རྒྱན་ནག་པོ།”（榜间那保）］或杂色［“སྤང་རྒྱན་ཁྲ་བོ།”（榜间察屋）］4 类。现代文献记载的“榜间”的基原较为复杂，各文献及有关标准中收载的品种及其基原也不尽一致。据文献记载，线叶龙胆 *G. farreri* Balf. f. 为蓝色花类（榜间恩保）或杂色花类（榜间察屋）的基原之一，作为“榜间恩保”使用的还有大花龙胆 *G. szechenyii* Kanitz、七叶龙胆 *G. arethusae* Burk. var. *delicatula* Marq.、道孚龙胆 *G. altorum* H. Smith ex Marq.（哈巴龙胆）、丝柱龙胆 *G. filistyla* Balf. f. et Forrest ex Marq.、阿墩子龙胆 *G. atuntsiensis* W. W. Smith 等。（参见“岷县龙胆”“大花龙胆”条）

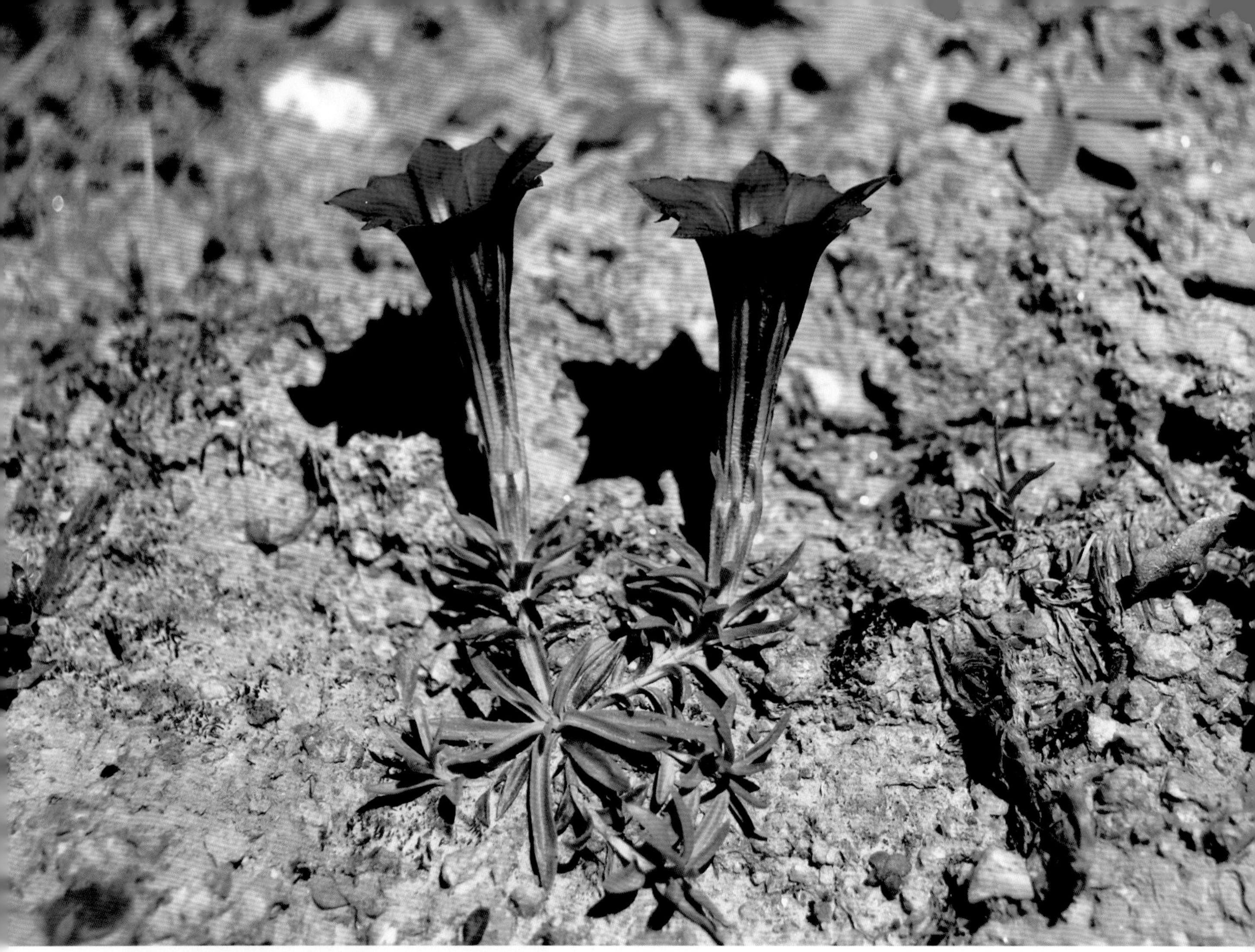

青藏龙胆

Gentiana futtereri Diels et Gilg

龙胆科（Gentianaceae） 龙胆属（*Gentiana*）

形态

多年生草本，高 5 ~ 10cm。根略肉质，须状。花枝多数丛生，铺散，斜升，黄绿色，光滑。叶先端急尖，边缘粗糙，叶脉在两面均不明显或仅中脉在下面明显，叶柄背面具乳突，莲座丛叶常不发达，线状披针形，长 10 ~ 20mm，宽 2 ~ 2.5mm，稀长 2 ~ 4.5cm；茎生叶多对，愈向枝上部叶愈密、愈长，下部叶狭矩圆形，长 3 ~ 6mm，宽 1.5 ~ 2mm，中、上部叶线形或线状披针形，长 6 ~ 20mm，宽 1.5 ~ 2mm。花单生于枝顶，基部包围于上部叶丛中；无花梗；花萼长为花冠的 1/3 ~ 1/2，萼筒宽筒形或倒锥状筒形，长 10 ~ 14mm，裂片与上部叶同形，长 6 ~ 14mm，宽 1.5 ~ 2mm，弯缺截形；花冠上部深蓝色，下部黄绿色，具深蓝色条纹和斑点，稀淡黄色至白色，具淡蓝灰色斑点，倒锥状筒形，长 5 ~ 6cm，裂片卵状三角形，长 6 ~ 7.5mm，先端急尖，全缘，褶整齐，宽卵形，长 4 ~ 5mm，先端钝，边缘有不整齐细齿；雄蕊着生于花冠筒中部，整齐，花丝钻形，长 7 ~ 11mm，基部联合成短筒包围子房，花药狭矩圆形，长 2.5 ~ 3mm；子房线形，长 12 ～ 14mm，两端渐狭，柄细，长 22 ～ 25mm，花柱线形，连柱头长 4 ～ 5mm，柱头 2 裂，裂片外反，矩圆形。蒴果内藏，椭圆形，长 15 ～ 18mm，两端渐狭，柄细，长至 2.5cm；种子黄褐色，有光泽，宽矩圆形，长 0.8 ～ 1mm，表面具蜂窝状网隙。花果期 8 ～ 11 月。

分布

分布于我国西藏东南部、云南西北部、四川西部、青海。缅甸东北部也有分布。

生境

生长于海拔 2800 ～ 4400m 的山坡草地、河滩草地、高山草甸、灌丛、林下。

药材名

吉解莫保（ཀྱི་ལྕེ་སྨུག་པོ།），榜间温保、邦见温保（སྤང་རྒྱན་སྔོན་པོ།），榜间察屋（སྤང་རྒྱན་ཁྲ་བོ།）。

药用部位

带花全草或花。

功能与主治

清湿热，泻肝胆实火，镇咳，利喉，健胃。用于感冒发热，目赤，咽痛，肺热咳嗽，胃热，脑痧，尿道热，阴痒及阴部湿疹，天花。

用量与用法

3 ～ 5g。内服煎汤，或入丸、散剂。

附　注

藏医作药用的龙胆科龙胆属（*Gentiana*）植物的药材主要分为龙胆花和秦艽花两类，前者统称“སྤང་རྒྱན།”（榜间），主要为高山龙胆组（Sect. Frigida Kusnez.）的种类，后者统称“ཀྱི་ལྕེ།”（吉解），多为秦艽组（Sect. Cruciata Gaudin）的种类，两者基原的种类均较为复杂；古籍和现代文献中多按花色将该两类药材进一步细分为白色、蓝色、黑色（紫色）、红色、杂色等不同品种，但不同的标准和文献对品种的划分及其基原常有不同观点，也存在品种基原种类交叉的情况。文献记载青藏龙胆 *G. futtereri* Diels et Gilg 为龙胆花类的蓝色花类［“སྤང་རྒྱན།སྔོན་པོ།”（榜间温保）］或杂色花类［“སྤང་རྒྱན།ཁྲ་བོ།”（榜间察屋）］或秦艽花类的蓝色花类［“ཀྱི་ལྕེ་སྨུག་པོ།”（吉解莫保）］的基原之一。此外，文献记载与青藏龙胆 *G. futtereri* Diels et Gilg 同样使用的还有蓝玉簪龙胆 *G. veitchiorum* Hemsl.、倒锥花龙胆 *G. obconica* T. N. Ho、云雾龙胆 *G. nubigera* Edgew.、大花龙胆 *G. szechenyii* Kanitz、钻叶龙胆 *G. haynaldii* Kanitz 等。（参见“岷县龙胆”“蓝玉簪龙胆”“云雾龙胆”“钻叶龙胆”条）

《部标藏药》和《青海藏标》以“青藏龙胆 /སྤང་རྒྱན།ནག་པོ།/ 榜间那保”之名收载了“青藏龙胆 *G. przewalskii* Maxim. 及同属数种植物的干燥花”，其功能主治为“解毒，利喉。用于中毒热症，喉病，黑疤痘疮，皮炎”，与云雾龙胆 *G. nubigera* Edgew. 不同。《中国植物志》中青藏龙胆的学名为 *G. futtereri* Diels et Gilg，而 *G. przewalskii* Maxim. 为云雾龙胆 *G. nubigera* Edgew. 的异名。《部标藏药》收载的青藏龙胆 *G. przewalskii* Maxim. 是否为云雾龙胆 *G. nubigera* Edgew.，尚有待研究。

岷县龙胆

Gentiana purdomii Marq.

龙胆科（Gentianaceae）　龙胆属（*Gentiana*）

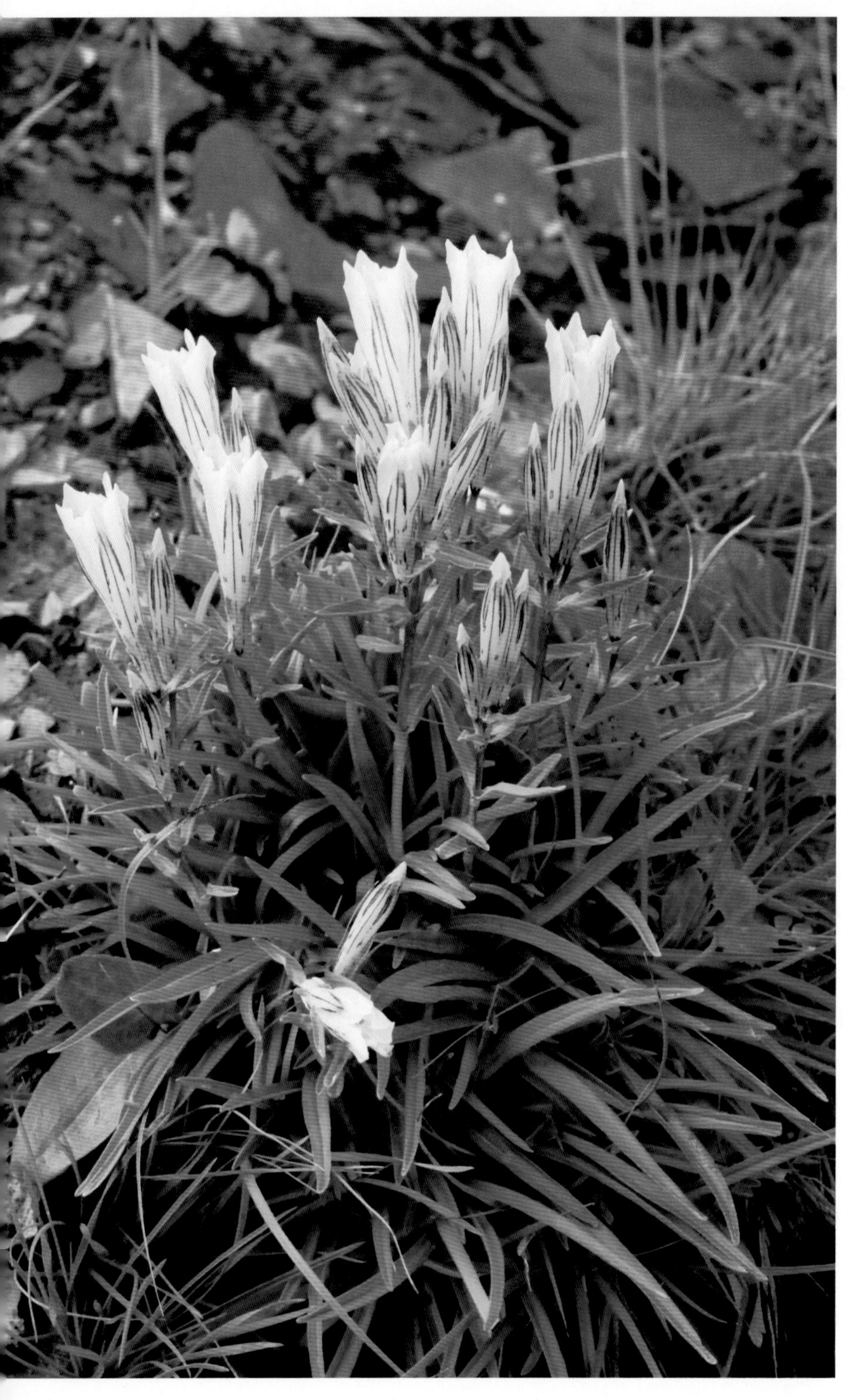

形态

多年生草本，高 4 ～ 25cm，基部被黑褐色枯老膜质叶柄包围。根茎短缩，直立，具多数略肉质的须根。枝 2 ～ 4 丛生，其中只有 1 ～ 3 营养枝及 1 花枝，花枝直立，低矮或较高，黄绿色，中空，近圆形，光滑。叶大部分基生，常对折，线状椭圆形，稀狭矩圆形，长 2 ～ 6cm，宽 0.2 ～ 0.9cm，先端钝，基部渐狭，中脉在两面明显，并在下面凸起，叶柄膜质，长 2 ～ 3.5cm；茎生叶 1 ～ 2 对，狭矩圆形，长 1 ～ 3cm，宽 0.3 ～ 0.6cm，先端钝，叶柄短，长至 6mm。花 1 ～ 8，顶生和腋生；无花梗至具长达 4cm 的花梗；花萼倒锥形，长 1.4 ～ 1.7cm，萼筒叶质，不开裂，裂片直立，稍不整齐，狭矩圆形或披针形，长 2.5 ～ 8mm，先端钝，背面脉不明显，弯缺截形或圆形；花冠淡黄色，具蓝灰色宽条纹和细短条纹，筒状钟形或漏斗形，长 3 ～ 4.5cm，裂片宽卵形，长 3 ～ 3.5mm，先端钝圆，边缘有不整齐细齿，褶偏斜，截形，边缘有不明显波状齿；雄蕊着生于花冠筒中部，整齐，花丝丝状钻形，长 9 ~ 11mm，花药狭矩圆形，长 3 ~ 3.5mm；子房线状披针形，长 1.3 ~ 1.5mm，两端渐狭，柄长 10 ~ 12mm，花柱线形，长 3 ~ 4mm，柱头 2 裂，裂片外反，线形。蒴果内藏，椭圆状披针形，长 1.8 ~ 2.5cm，先端急尖，基部钝，柄长至 2cm；种子黄褐色，有光泽，宽矩圆形或近圆形，长 1.5 ~ 2mm，表面具海绵状网隙。花果期 7 ~ 10 月。

分布

分布于我国四川西部、青海南部、甘肃、西藏等。

生境

生长于海拔 2700 ~ 5300m 的高山灌丛、草甸、流石滩。

药材名

榜间嘎保、邦见嘎保（སྤང་རྒྱན་དཀར་པོ།）。

药用部位

全草或花、根及根茎。

功能与主治

清热解毒，泻肝胆实火。用于脑膜炎，肝炎，目赤，胃炎，喉部疾病，肺热咳嗽，尿痛，阴痒，阴囊湿疹。

用量与用法

3 ~ 5g。内服煎汤，或入丸、散剂。

附 注

藏医作药用的龙胆科龙胆属（*Gentiana*）植物的花类药材主要分为“龙胆花”和“秦艽花”2 类，前者统称为“སྤང་རྒྱན།”（榜间），主要为“多枝组”（Sect. Monopodiae）、“高山龙胆组”（Sect. Frigida）等组的种类，后者统称“ཀྱི་ལྕེ།”（吉解），多为“秦艽组”（Sect. Cruciata）的种类，两者的基原种类均较复杂，常按花色细分为不同的品种。《蓝琉璃》《晶珠本草》等古籍将“榜间”按花色分为白色［“སྤང་རྒྱན།དཀར་པོ།”（榜间嘎保）］、蓝色［“སྤང་རྒྱན་སྔོན་པོ།”（邦见温保）］、黑色［“སྤང་རྒྱན།ནག་པོ།”（榜间那保）］和杂色［“སྤང་རྒྱན།ཁྲ་བོ།”（榜间察屋）］4 类。现代文献记载的“榜间”的基原较复杂，各文献及有关标准中收载的品种、基原也不一致，且不同文献中记载的“榜间”和“吉解”的基原也存在交叉。岷县龙胆 *G. purdomii* Marq. 为白色（榜间嘎保）品种的常用的基原之一。关于白色（榜间嘎保）品种“白花龙胆”的基原，《部标藏药》等标准中收载的基原有高山龙胆 *G. algida* Pall.、黄花龙胆 *G. algida* Pall. var. *przewalskii* Maxim.、岷县龙胆 *G. purdomii* Marq.、大花龙胆 *G. szechenyii* Kantiz 4 种；各文献中记载的种类尚有条纹龙胆 *G. striata* Maxim.、短柄龙胆 *G. stipitata* Edgew.、云雾龙胆 *G. nubigera* Edgew.、云南龙胆 *G. yunnanensis* Franch.、瘦华丽龙胆 *G. sino-ornata* Balf. var. *gloriosa* Marq. 等，其药用部位有“花”和“带花全草”的不同。（参见“高山龙胆”“短柄龙胆”“麻花艽”“蓝玉簪龙胆”条）

直萼龙胆

Gentiana erecto-sepala T. N. Ho

龙胆科（Gentianaceae） 龙胆属（*Gentiana*）

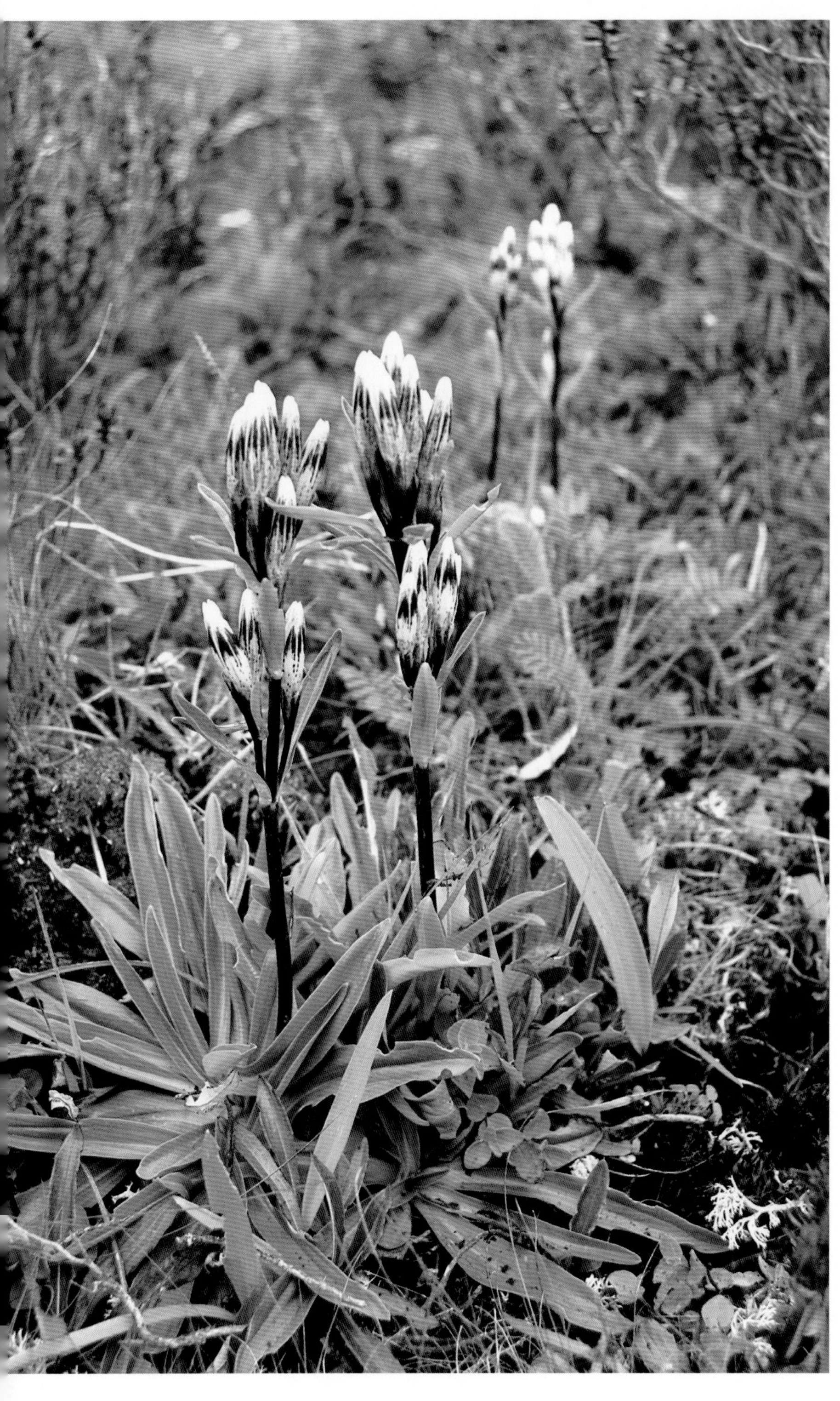

形态

多年生草本，高 8 ~ 20cm，基部被黑褐色枯老膜质叶鞘包围。根茎短缩，平卧或直立，具多数略肉质的须根。枝 2 ~ 6 个丛生，其中有 1 ~ 4 个营养枝和 1 ~ 2 个花枝；花枝直立，紫红色或黄绿色，中空，近圆形，光滑。叶大部分基生，狭椭圆形至倒披针形，长 3 ~ 6.5cm，宽 0.6 ~ 1.4cm，先端钝或钝圆，基部渐狭，叶脉 3，在两面明显，并在下面凸起，叶柄膜质，长 2 ~ 4cm；茎生叶 2 ~ 4 对，线状椭圆形或倒披针形，长 2 ~ 4.5cm，宽 0.5 ~ 0.7cm，先端钝，基部渐狭，叶脉 1 ~ 3，在下面稍凸起，叶柄长至 1cm，愈向茎上部叶愈小、柄愈短。花多数，顶生和腋生，作三歧分枝，排列成圆锥状聚伞花序；花梗不等长，长 0.7 ~ 1.2cm，果时伸长至 2.5cm；花萼倒锥形，长 1.5 ~ 1.8cm，萼筒膜质，不开裂，裂片直立，不整齐，线形或线状披针形，长 3.5 ~ 7mm，先端钝，边缘具乳突，弯缺窄，圆形；花冠淡黄色，具蓝色宽条纹和斑点，倒锥形，长 2.5 ~ 2.8cm，裂片卵圆形，长 3 ~ 3.5mm，先端钝圆，边缘啮蚀状，褶偏斜，截形，边缘啮蚀状；雄蕊着生于花冠筒下部，整齐，花丝丝状，长 8 ~ 10mm；子房线状椭圆形，长 6 ~ 8mm，两端渐狭，柄长 9 ~ 11mm，花柱粗，连柱头长 4 ~ 6mm，柱头 2 裂，裂片矩圆形。蒴果内藏或仅先端外露，椭圆状披针形，长 1.3 ~ 1.5cm，先端急尖，基部钝，柄长至 1.7cm；种子黄褐色，有光泽，宽矩圆形或近圆形，长 1.2 ~ 1.5mm，表面具海绵状网隙。花果期 8 ~ 9 月。

分布

分布于我国西藏东南部（林芝）。

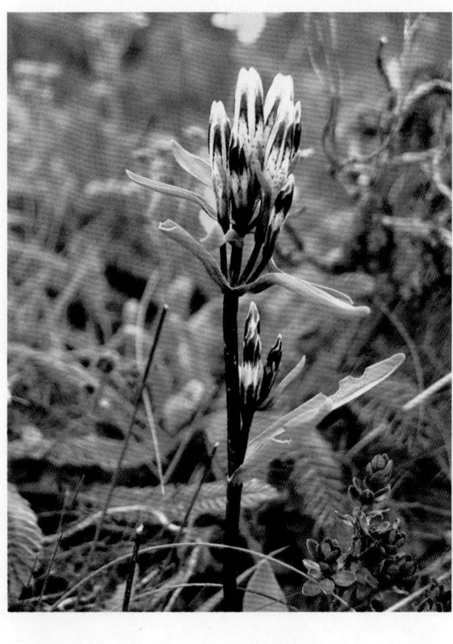

生境

生长于海拔 3600 ~ 4600m 的山坡草地、灌丛。

药材名

吉解恩保（ཀྱི་ལྕེ་སྔོན་པོ།），榜间嘎保琼哇（སྤང་རྒྱན་དཀར་པོ་ཆུང་བ།）。

药用部位

带花全草或花。

功能与主治

清热解毒，舒肝利胆，祛风除湿。用于风湿痹痛，黄水病，白喉等喉痹，四肢关节积黄水，四肢肿胀，肝炎，肠炎，气管炎，黄疸病。

用量与用法

3g。内服研末。

附　注

“ཀྱི་ལྕེ།”（吉解）是多种秦艽花类药材的总称。《四部医典》《晶珠本草》等记载“吉解”分为白、黑 2 种。现代文献记载藏医所用“吉解”类的基原均为龙胆属（*Gentiana*）植物，也有将其划分为白（吉解嘎保）、黑（吉解那保）、黄、红（吉解玛保）、蓝（吉解恩保）5 类，但不同的标准和文献中收载的各类的基原不尽一致，也存在种类的交叉。据文献记载，直萼龙胆 *G. erecto-sepala* T. N. Ho 为蓝类 [“ཀྱི་ལྕེ་སྔོན་པོ།”（吉解恩保）] 的基原之一；此外，全萼秦艽 *G. lhassica* Burk.、黄管秦艽 *G. officinalis* H. Smith 也作“吉解恩保”的基原使用。藏医药用龙胆属植物的另一大类药材为“སྤང་རྒྱན།”（榜间）类（龙胆花类），《晶珠本草》等古籍中记载其按花色分为白、蓝、黑、杂色等几类。《藏药晶镜本草》将直萼龙胆 *G. erecto-sepala* T. N. Ho 和云雾龙胆 *G. nubigena* Edgew. 作为“榜间”的白色类 [“སྤང་རྒྱན།དཀར་པོ།”（榜间嘎保）] 的基原，又称其为“སྤང་རྒྱན།དཀར་པོ་ཆུང་བ།”（榜间嘎保琼哇）。（参见“全萼秦艽”条）

云雾龙胆

Gentiana nubigena Edgew.（*G. przewalskii* Maxim.）

龙胆科（Gentianaceae） 龙胆属（*Gentiana*）

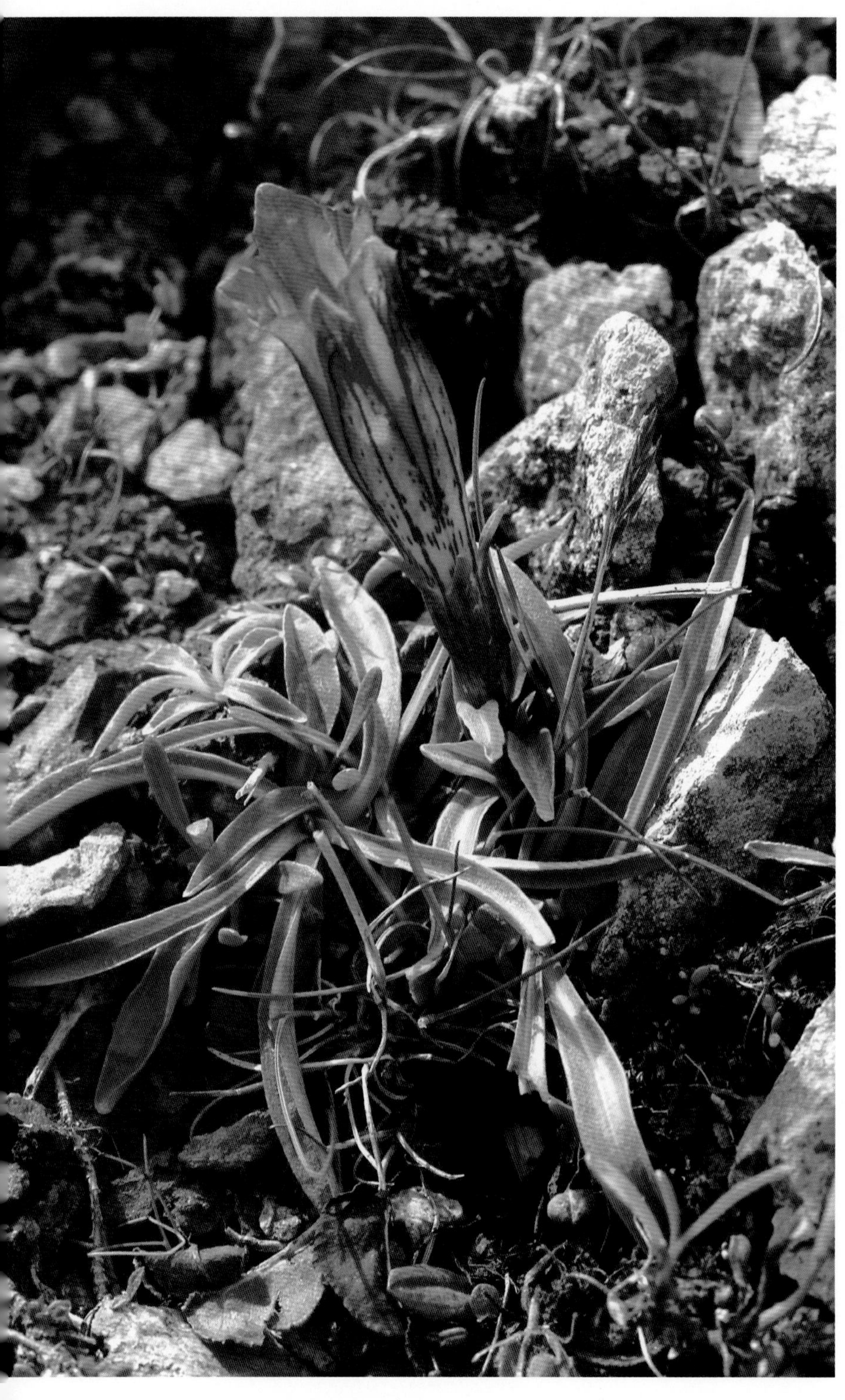

形态

多年生草本，高 8 ~ 17cm，基部被黑褐色枯老膜质叶鞘包围。枝 2 ~ 5 丛生，其中有 1 ~ 4 营养枝和 1 花枝；花枝直立，常带紫红色，中空，近圆形，幼时具乳突，老时光滑。叶大部分基生，常对折，线状披针形、狭椭圆形至匙形，长 2 ~ 6cm，宽 0.4 ~ 1.1cm，先端钝或钝圆，基部渐狭，两面光滑或幼时具乳突，叶脉 1 ~ 3，在两面均明显，并在下面稍凸起，叶柄膜质，长 1 ~ 3cm；茎生叶 1 ~ 3 对，无柄，狭椭圆形或椭圆状披针形，长 1.5 ~ 3cm，宽 0.3 ~ 0.7cm，先端钝，中脉在下面稍凸起。花 1 ~ 2（~ 3），顶生；无花梗或具短花梗；花萼筒状钟形或倒锥形，长 1.5 ~ 2.7cm，萼筒草质，有时膜质，具绿色或蓝色斑点，不开裂，裂片直立，不整齐，狭矩圆形，长 2 ~ 8.5mm，先端钝，中脉在背面明显或否，弯缺窄，圆形或截形；

花冠上部蓝色，下部黄白色，具深蓝色的细长或短条纹，漏斗形或狭倒锥形，长 3.5 ~ 6cm，裂片卵形，长 3 ~ 4.5mm，先端钝，上部全缘，下部边缘有不整齐细齿，褶偏斜，截形，边缘具不整齐波状齿或呈啮蚀状；雄蕊着生于花冠筒下部，整齐，花丝钻形，长 12 ~ 22mm，花药狭矩圆形或线形，长 2 ~ 3.5mm；子房披针形，长 1 ~ 1.6cm，两端渐狭，柄长 1.7 ~ 2cm，花柱明显，连柱头长 3 ~ 6mm，柱头 2 裂，裂片线形。蒴果内藏或仅先端外露，椭圆状披针形，长 2 ~ 3cm，两端钝，柄长至 3cm；种子黄褐色，有光泽，宽矩圆形或近圆形，长 1.6 ~ 2mm，表面具海绵状网隙。花果期 7 ~ 9 月。

分布

分布于我国西藏、青海（玉树、兴海、大通等）、甘肃、四川西部。

生境

生长于海拔 3000 ~ 5300m 的沼泽草甸、高山灌丛草原、高山草甸、高山流石滩。

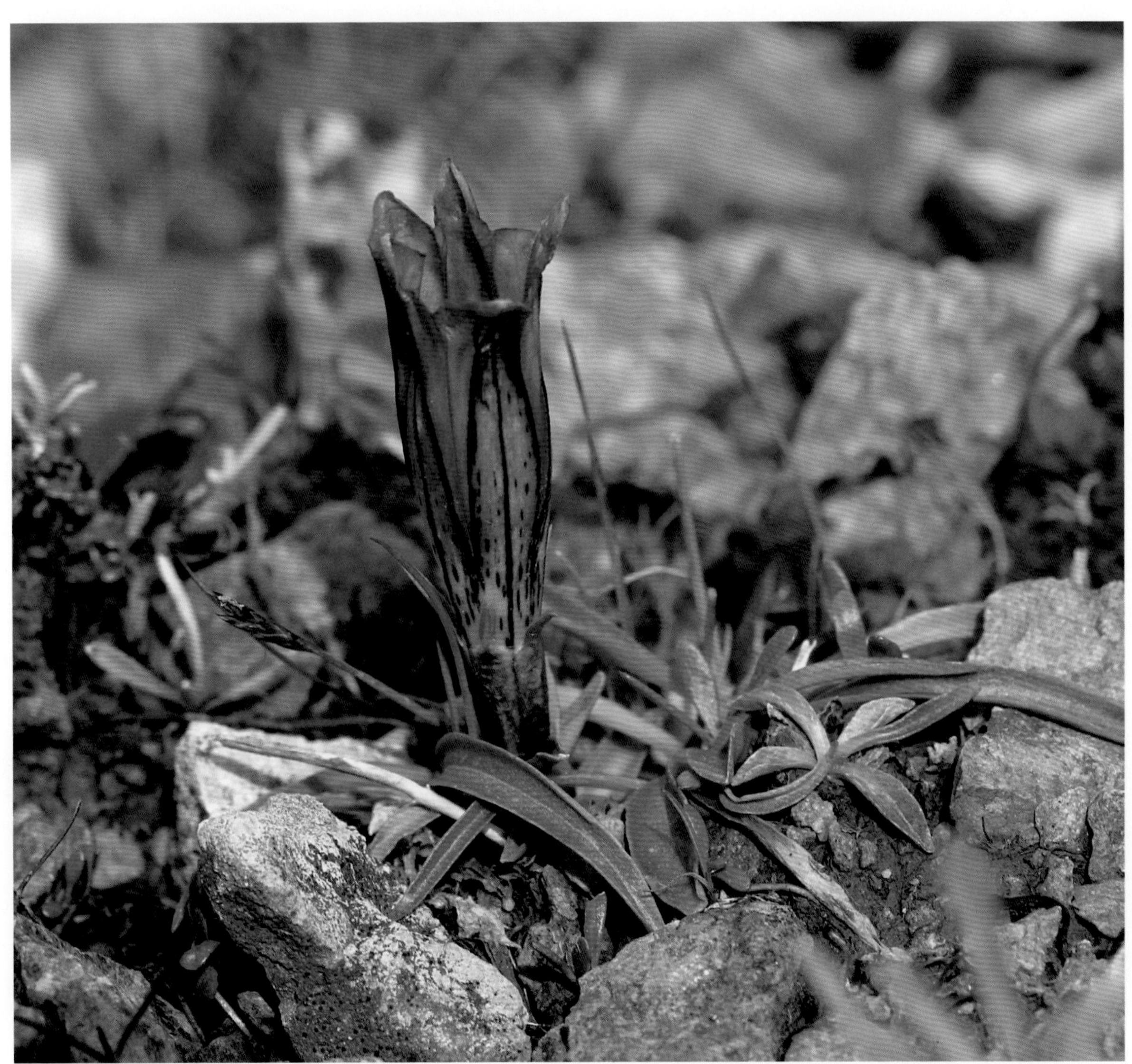

药材名

榜间那保、榜间那博（སྤང་རྒྱན་ནག་པོ།），榜间嘎保琼哇（སྤང་རྒྱན་དཀར་པོ་ཆུང་བ།），邦见察屋、邦见察屋、邦杰差沃（སྤང་རྒྱན་ཁྲ་བོ།），解吉那保、吉解那保（ཀྱི་ལྕེ་ནག་པོ།），吉解莫保（ཀྱི་ལྕེ་སྨུག་པོ།）。

药用部位

全草或花、根及根茎。

功能与主治

清湿热，泻肝胆实火，镇咳，利喉，健胃。用于感冒发热，目赤，咽痛，肺炎咳嗽，胃炎，脑膜炎，气管炎，尿道炎，阴痒，阴囊湿疹，天花。

用量与用法

3 ~ 5g。内服煎汤，或入丸、散剂。

附　注

藏医作药用的龙胆科龙胆属（*Gentiana*）植物的花类药材主要分为“龙胆花”和“秦艽花”2类，前者统称为“སྤང་རྒྱན།”（榜间），主要为高山龙胆组（Sect. Frigida）植物，后者统称为“ཀྱི་ལྕེ།”（吉解、解吉），多为秦艽组（Sect. Cruciata）植物，2种药材的基原均较为复杂，常按其花色细分为不同品种。《蓝琉璃》《晶珠本草》等古籍将“榜间”按花色分为白色［“སྤང་རྒྱན།དཀར་པོ།”（榜间嘎保）］、蓝色［“སྤང་རྒྱན།སྔོན་པོ།”（榜间恩保）］、黑色［“སྤང་རྒྱན།ནག་པོ།”（榜间那保）］或杂色［“སྤང་རྒྱན།ཁྲ་བོ།”（榜间察屋）］几类。文献记载云雾龙胆 *G. nubigena* Edgew. 为“榜间”的黑色（榜间那保）、白色（榜间嘎保）或杂色（榜间察屋）品种，或“吉解”的黑色品种（吉解那保）的基原之一；此外，同样作“榜间”或“吉解”使用的还有蓝玉簪龙胆 *G. veitchiorum* Hemsl.、倒锥花龙胆 *G. obconica* T. N. Ho、大花龙胆 *G. szechenyii* Kanitz、直萼龙胆 *G. erecto-sepala* T. N. Ho 等。《西藏藏标》以“སྤང་རྒྱན་ཁྲ་བོ།/ 邦杰差沃 / 双花龙胆”之名收载了蓝玉簪龙胆 *G. veitchiorum* Hemsl. 和云雾龙胆 *G. nubigena* Edgew.，规定以其花入药；《中华本草·藏药卷》记载该2种以“根及根茎”入药，其功能主治与《西藏藏标》所载相同。（参见“岷县龙胆”“麻花艽”“大花龙胆”“蓝玉簪龙胆”条）

另外，《部标藏药》和《青海藏标》以“青藏龙胆 /སྤང་རྒྱན།ནག་པོ།/ 榜间那保”之名收载了“青藏龙胆 *Gentaina przewalskii* Maxim. 及同属数种植物的干燥花”，规定其功能与主治为“解毒，利喉。用于中毒热症，喉病，黑疱痘疮，皮炎”。《中国植物志》记载青藏龙胆的拉丁学名为 *G. futtereri* Diels et Gilg，而将 *G. przewalskii* Maxim. 作为云雾龙胆 *G. nubigena* Edgew. 的异名。《部标藏药》收载的青藏龙胆 *G. przewalskii* Maxim. 是否为云雾龙胆 *G. nubigena* Edgew. 尚有待研究。

三歧龙胆

Gentiana trichotoma Kusnez.

龙胆科（Gentianaceae）　龙胆属（*Gentiana*）

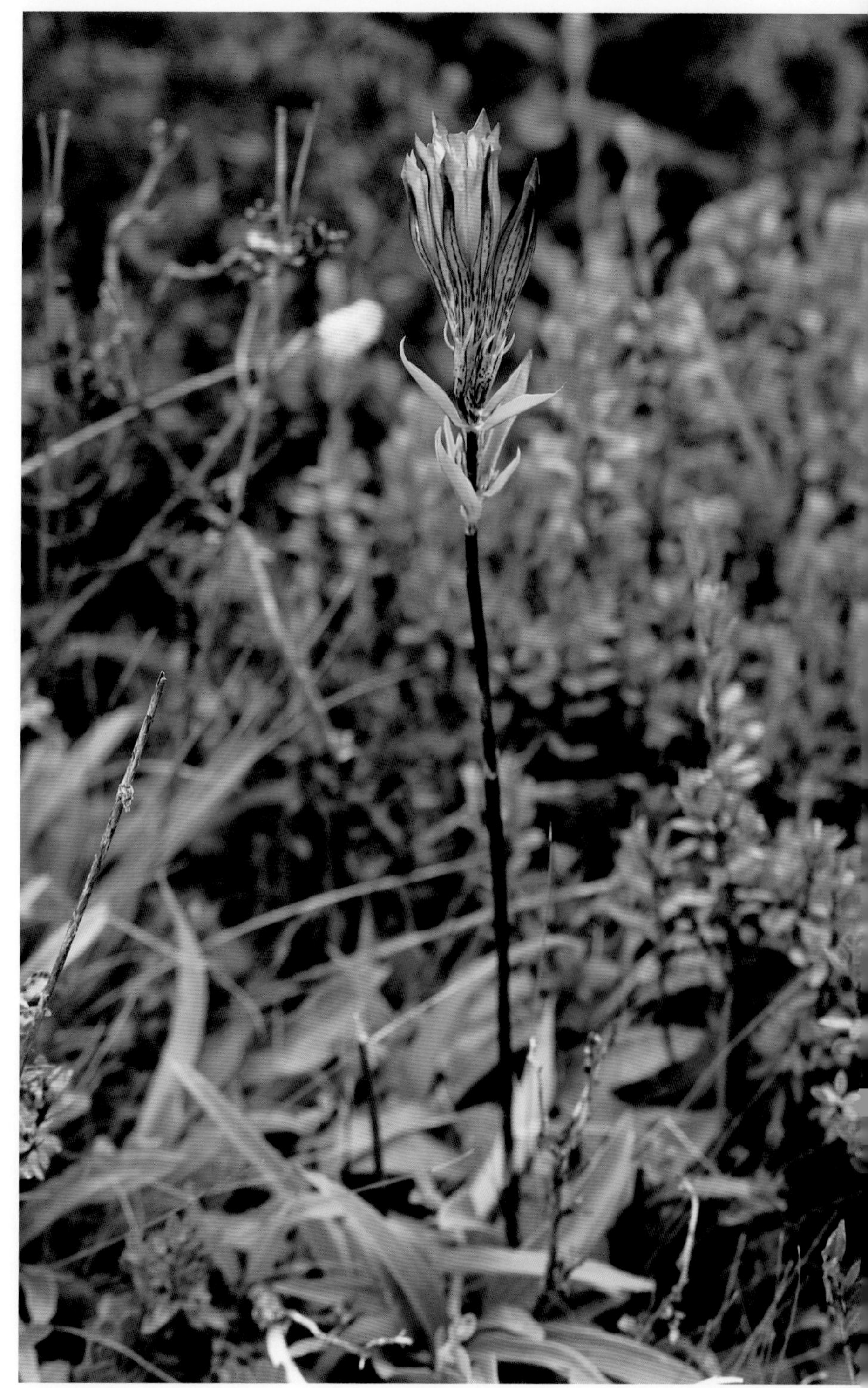

形态

多年生草本，高 15 ~ 35cm，基部被黑褐色枯老膜质叶鞘包围。根茎长或短缩，平卧或斜升，具多数略肉质的须根。枝 2 ~ 7 丛生，其中有 1 ~ 5 营养枝和 1 ~ 2 花枝；花枝直立，黄绿色或紫红色，中空，近圆形，光滑。叶大部分基生，狭椭圆形、线状披针形至倒披针形，长 2 ~ 8cm，宽 0.3 ~ 1.3cm，先端钝，基部渐狭，叶脉 3，在两面均明显，并在下面稍凸起，叶柄膜质，长 1.5 ~ 5cm；茎生叶 3 ~ 5 对，椭圆形、狭椭圆形至披针形，长 2 ~ 4.7cm，宽 0.2 ~ 1cm，先端钝，基部渐狭，叶脉 1 ~ 3，在两面均明显，并在下面稍凸起，叶柄长至 2.5cm，愈向茎上部叶愈小、柄愈短。花 3 ~ 8，顶生和腋生，作三歧分枝，组成圆锥状聚伞花序；花梗不等长，长 0.5 ~ 5cm；花萼倒锥形，长 1.5 ~ 2cm，萼筒不开裂，裂片直立或稍开展，不整齐，叶状，披针形或狭椭圆形，长 2 ~ 6mm，先端钝，脉不明显，弯缺宽，截形；花冠蓝色，或有时下部黄白色，具深蓝色、或长或短的细条纹，狭漏斗形或漏斗形，长 4 ~ 5cm，裂片卵形，长 3 ~ 4.5mm，先端钝，全缘，褶偏斜，截形，边缘有不明显的波状齿；雄蕊着生于花冠筒中部，花丝线状钻形，长 13 ~ 15mm，花药狭矩圆形，长 3 ~ 4mm；子房线形或线状披针形，长 1.7 ~ 2cm，两端渐狭，柄长 1.5 ~ 2cm，花柱明显，连柱头长 2 ~ 2.5mm，柱头 2 裂，裂片外卷，半圆形。蒴果内藏或仅先端外露，狭椭圆形，长 2 ~ 2.5cm，先端渐尖，基部钝，柄长 2.1 ~ 2.7cm；种子褐色，有光泽，矩圆形，长 2 ~ 2.5mm，表面具海绵状网隙。花果期 7 ~ 9 月。

分布

分布于我国四川西部（康定）。

生境

生长于海拔 3000 ~ 4600m 的高山草甸、高山灌丛草甸、林下。

药材名

榜间那保、榜间那博（སྤང་རྒྱན་ནག་པོ།）。

药用部位

花。

功能与主治

清热解毒。用于黑疤，痘疮。

用量与用法

3 ~ 5g。

附　注

藏医作药用的龙胆科龙胆属（*Gentiana*）植物的花类药材主要分为龙胆花和秦艽花 2 类，前者统称“སྤང་རྒྱན།”（榜间），主要为高山龙胆组（Sect. Frigida）的种类，后者统称“ཀྱི་ལྕེ།”（吉解），多为秦艽组（Sect. Cruciata）的种类，两者的基原均有多种；古籍和现代文献中多按花色将该两类药材进一步细分为白、蓝、黑（紫）、红、杂色等不同的品种，但不同的标准和文献中对品种的划分及其基原常有不同，也存在品种基原种类交叉的情况。文献记载三歧龙胆 *G. trichotoma* Kusnez. 为四川甘孜藏医习用的“榜间”的黑色品种“སྤང་རྒྱན་ནག་པོ།”（榜间那保）的基原之一。不同文献记载的“榜间那保”类的基原还有蓝玉簪龙胆 *G. veitchiorum* Hemsl.、云雾龙胆 *G. nubigena* Edgew.、倒锥花龙胆 *G. obconica* T. N. Ho[又名“སྤང་རྒྱན་ནག་ཆུང་།”（榜间那琼）]。《部标藏药》和《青海藏标》以“青藏龙胆 /སྤང་རྒྱན་ནག་པོ།/ 榜间那保”之名收载了“青藏龙胆 *G. przewalskii* Maxim. 及同属数种植物的干燥花”，能“解毒，利喉。用于中毒热症，喉病，黑疤痘疮，皮炎”。《中国植物志》中青藏龙胆的学名为 *G. futtereri* Diels et Gilg，而将 *G. przewalskii* Maxim. 作为云雾龙胆 *G. nubigena* Edgew. 的异名。（参见“蓝玉簪龙胆”“云雾龙胆”“倒锥花龙胆”条）

乌奴龙胆

Gentiana urnula H. Smith

龙胆科（Gentianaceae） 龙胆属（*Gentiana*）

形态

多年生草本，高 4 ~ 6cm，具发达的匍匐茎。须根多数，略肉质，淡黄色。枝多数，稀疏丛生，直立，极低矮，节间短缩。叶密集，覆瓦状排列，基部为黑褐色残叶，中部为黄褐色枯叶，上部为绿色或带淡紫色的新鲜叶，扇状截形，长 7 ~ 13mm，宽 5 ~ 10mm，先端截形，中央凹陷，基部渐狭，边缘厚软骨质，平滑，中脉软骨质，在下面呈脊状突起，平滑；叶柄白色，膜质，光滑。花单生，稀 2 ~ 3 簇生于枝顶，基部包围于上部叶丛中；无花梗；萼筒膜质，裂片绿色或紫红色，叶状，与叶同形，但较小，长 3 ~ 3.5mm，宽 5 ~ 6mm，弯缺极窄，截形；花冠淡紫红色或淡蓝紫色，具深蓝灰色条纹，壶形或钟形，长 2 ~ 3（~ 4）cm，裂片短，宽卵圆形，长 2 ~ 2.5mm，先端钝圆，全缘，褶整齐，形状多变化，截形或圆形，与裂片等长或长为裂片的一半，边缘具不整齐细齿；雄蕊着生于花

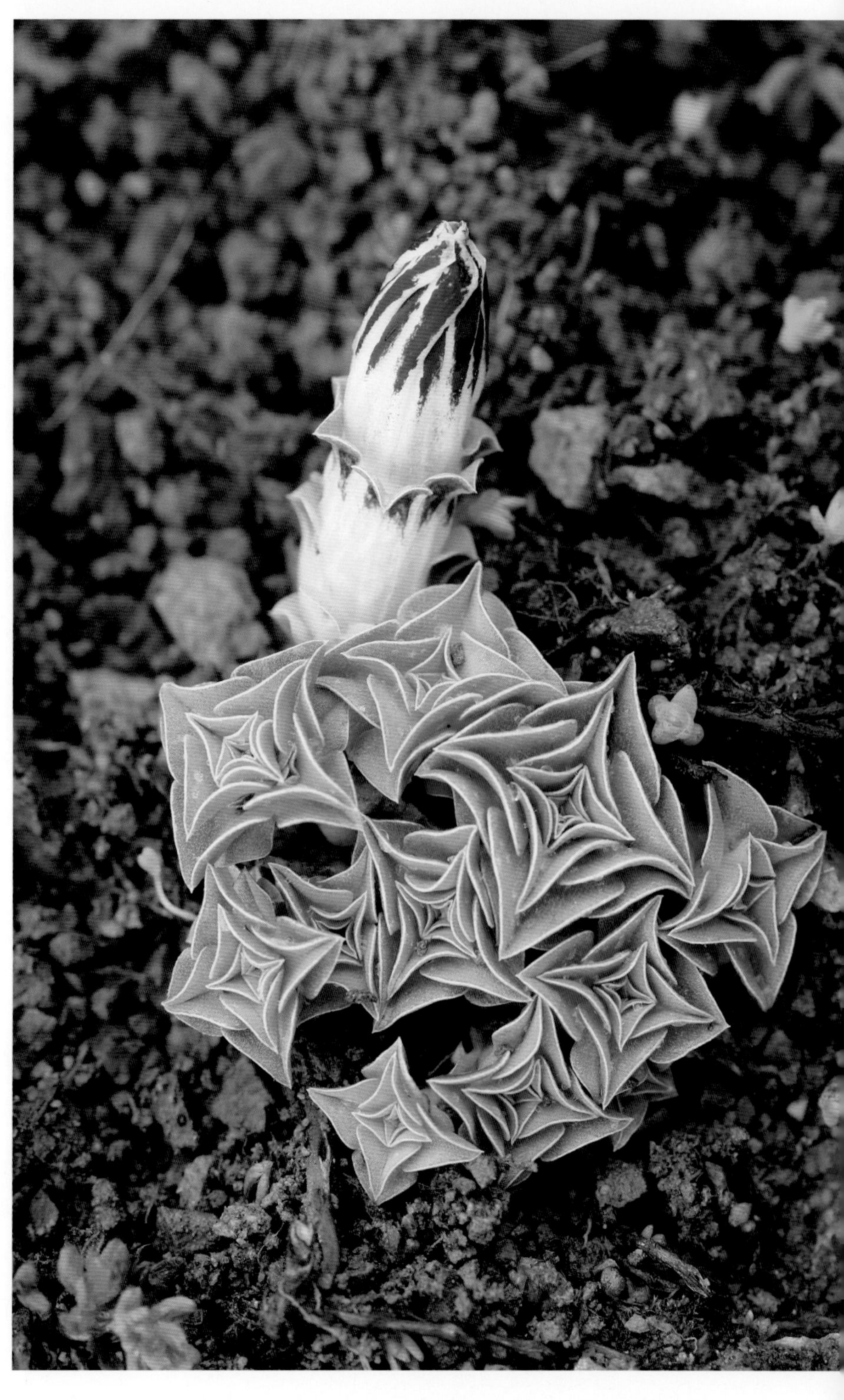

冠筒中下部，整齐，花丝线状钻形，长 6 ~ 7.5mm，花药矩圆形，长 2.5 ~ 3mm；子房披针形或线状椭圆形，长 3 ~ 4mm，先端渐尖，基部钝，柄长 4 ~ 5mm，花柱明显，线形，长 9 ~ 11mm，柱头小，2 裂，裂片外反，三角形。蒴果外露，卵状披针形，长 1.5 ~ 1.8cm，先端急尖，基部钝，柄细瘦，长至 4cm；种子黑褐色，矩圆形，长 2.3 ~ 2.5mm，表面具蜂窝状网隙。花果期 8 ~ 10 月。

分布

分布于我国西藏（墨竹工卡、察雅）、青海西南部、甘肃等。尼泊尔、不丹等也有分布。

生境

生长于海拔 3900 ~ 5700m 的高山砾石地带、高山草甸、砂石山坡。

药材名

岗嘎琼、岗嘎穹、冈噶琼、岗嘎穹（གང་གྰ་ཆུང་།）。

药用部位

全草。

功能与主治

清热解毒，止泻。用于血病和“赤巴”病合并症，“木布”病，血管闭塞病，中毒性发热，热性腹泻，流行性感冒，咽喉肿痛，黄疸病。

用量与用法

3 ~ 5g。

附注

《四部医典》《度母本草》等记载有解毒、止热痢之药物“གང་གྰ་ཆུང་།”（岗嘎琼）。现代文献记载和调查显示，现各地藏医多以乌奴龙胆 *G. urnula* H. Smith 为“岗嘎琼”的正品，《部标藏药》《藏标》等在“乌奴龙胆 /གང་གྰ་ཆུང་།/ 岗嘎琼”条下也收载了该种。据文献记载，一些生长海拔较高、植株低矮的龙胆属（*Gentiana*）植物也作“岗嘎琼”使用，如矮龙胆 *G. wardii* W. W. Smith（云南迪庆藏医使用）、叶萼龙胆 *G. phyllocalyx* C. B. Clarke[次品，“གང་གྰ་ཆུང་དམན་པ།”（岗嘎琼曼巴）]、假鳞片龙胆 *G. pseudosquarrosa* H. Smith；此外，青海、甘肃藏医所用“岗嘎琼”来源于唇形科植物白苞筋骨草 *Ajuga lupulina* Maxim.；青海玉树、果洛和西藏昌都所用“岗嘎琼”来源于唇形科植物绵参 *Eriophyton wallichii* Benth.。白苞筋骨草 *A. lupulina* Maxim. 和绵参 *E. wallichii* Benth. 被作为“岗嘎琼”使用，可能是由于二者的形态与《晶珠本草》等古籍中记载的“岗嘎琼”具有“四角八面像宝塔”的特殊形态相似，但二者与“岗嘎琼”实为不同的藏药，白苞筋骨草 *A. lupulina* Maxim. 在《部标藏药》《青海藏标》中以“白苞筋骨草 /སེན་ཏིག/ 森蒂（森地、森斗）”之名被收载，有清热解毒的功能，用于炭疽、疔疮、癫痫、虫病；绵参 *E. wallichii* Benth. 在《部标藏药》《西藏藏标》《青海藏标》以“绵参 /སྤང་ཚེར་སྦུ་ཅན/ 榜餐布如（榜参布柔、榜餐布日）”之名被收载，有清热解毒、止咳的功能，用于流行性感冒、温病、肝炎、肺炎、肺脓肿、肺结核、肺热咳嗽、传染性热症，以上功能与主治均与乌奴龙胆 *G. urnula* H. Smith 不同。（参见“叶萼龙胆”“白苞筋骨草”“绵参”条）

叶萼龙胆

Gentiana phyllocalyx C. B. Clarke

龙胆科（Gentianaceae）　龙胆属（*Gentiana*）

形态

多年生草本，高 3 ~ 12cm。具长根茎；须根少数，细瘦。枝稀疏丛生或单生，直立，黄绿色，光滑，基部被黑褐色枯老残叶。叶大部分基生，密集成莲座状，茎生叶 2 ~ 3 对，全部叶倒卵形或倒卵圆形，长 6 ~ 26mm，宽 4 ~ 16mm，先端钝圆、微凹，基部渐狭，边缘平滑，叶脉 1 ~ 3，在两面均明显，中脉在下面凸起。花单生枝顶，稀 2 ~ 3 簇生；无花梗；花萼小，完全藏于最上部 1 对茎生叶中，膜质，黄绿色，萼筒宽筒形，长 3.5 ~ 4.5mm，裂片小，不整齐，披针形或线状椭圆形，长 3 ~ 4mm，先端钝，边缘平滑，脉不明显，弯缺窄，楔形；花冠蓝色，有深蓝色条纹，筒状钟形，长 3 ~ 4.7cm，裂片卵形或卵圆形，长 3 ~ 4mm，先端钝圆，全缘或啮蚀状，褶整齐，截形或凹形，边缘啮蚀形；雄蕊着生于花冠筒下部，整齐，花丝线状钻形，长 12 ~ 14mm，花药线形，长

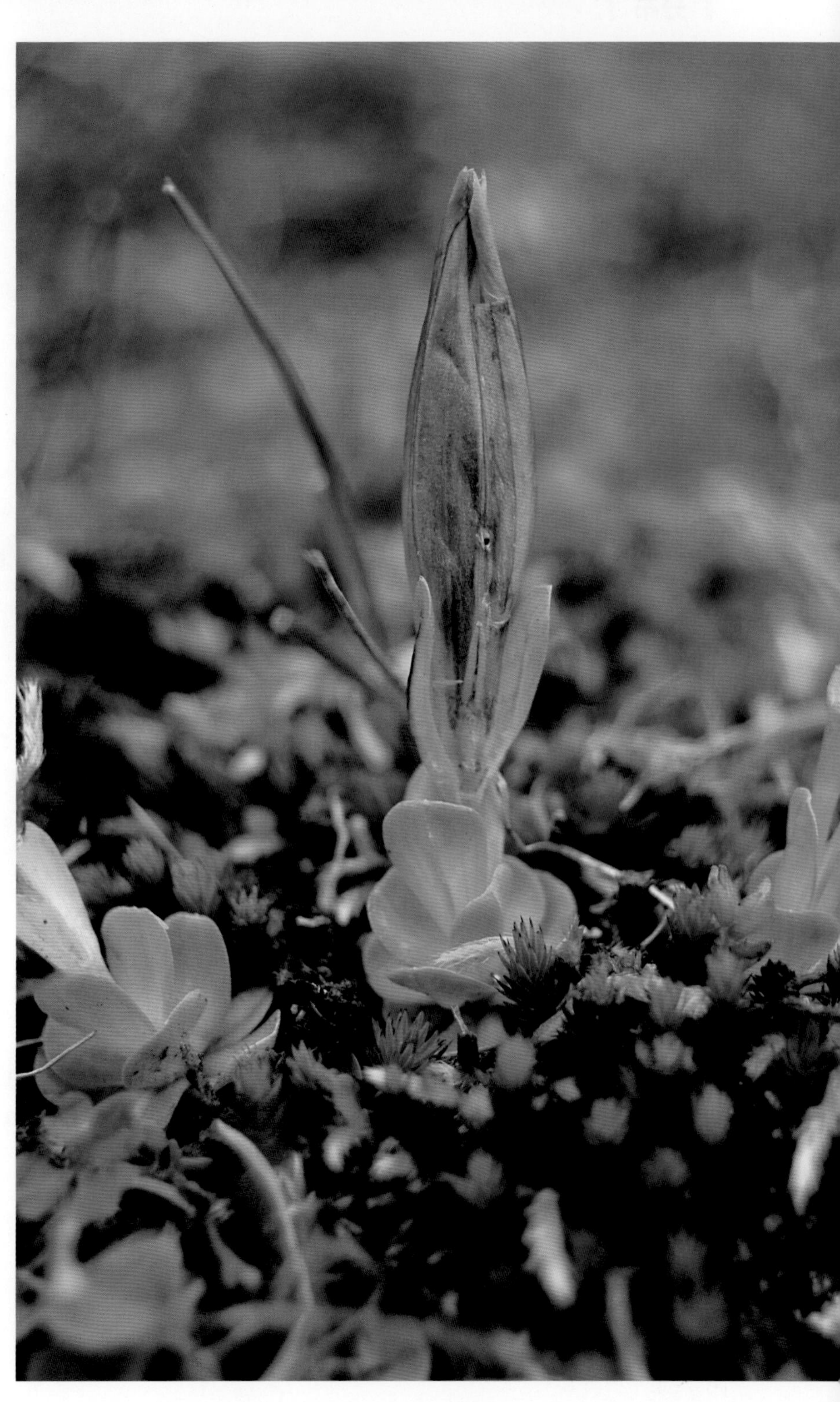

2.5 ~ 5mm；子房卵状披针形，长 9 ~ 12mm，先端渐尖，基部钝，柄长 6 ~ 8mm，花柱线形，长 4 ~ 5mm，柱头特别膨大，黏合成盘状，以后分离。蒴果外露或仅先端外露，狭卵状椭圆形，长 2.3 ~ 2.5cm，先端渐尖，基部钝，柄长达 4.6cm；种子扁平，褐色，近圆形，直径 1.4 ~ 1.6mm，表面具浅蜂窝网状隙，边缘具宽翅。花果期 6 ~ 10 月。

分布

分布于我国西藏东南部（林芝）、云南西北部。尼泊尔、不丹、印度、缅甸北部也有分布。

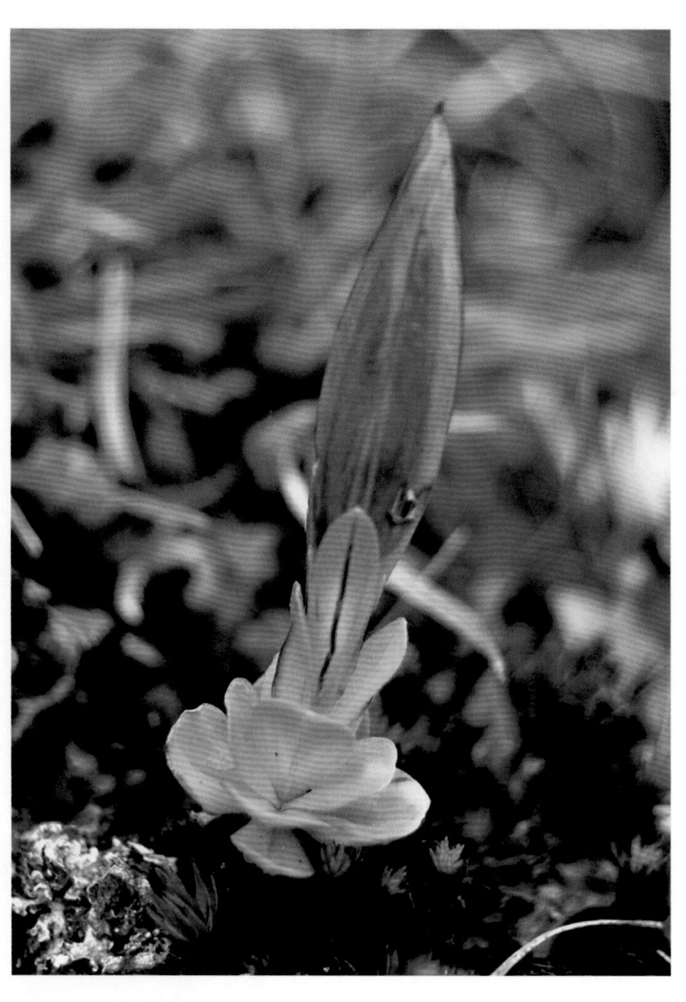

生境

生长于海拔 3000 ~ 5200m 的山坡草地、石砾山坡、灌丛、岩石上。

药材名

岗嘎琼曼巴（སྒང་ག་ཆུང་དམན་པ།），岗嘎琼、岗嘎穹、冈噶琼、岗嘎穹（སྒང་ཆུང་།、སྒང་གྷ་ཆུང་།）。

药用部位

全草。

功能与主治

清热解毒，止热痢。用于热性病，血与“赤巴”合并症，“木保”病，血管闭塞病，喉痛，痢疾。

用量与用法

3 ~ 5g。

附　注

《四部医典》《度母本草》等均记载有解毒、止热痢之药物“སྒང་གྷ་ཆུང་།”（岗嘎琼）。现代文献均以乌奴龙胆 *G. urnula* H. Smith 作“岗嘎琼”的正品；《部标藏药》《藏标》等在“乌奴龙胆 / སྒང་གྷ་ཆུང་།/ 岗嘎琼”条下也收载了该种。《迪庆藏药》记载云南迪庆、德钦澜沧江地区藏医将叶萼龙胆 *G. phyllocalyx* C. B. Clarke、大花龙胆 *G. szechenyii* Kanitz 作“岗嘎琼”的代用品，称其为“སྒང་གྷ་ཆུང་དམན་པ།”（岗嘎琼曼巴）药用。（参见“乌奴龙胆”“大花龙胆”条）

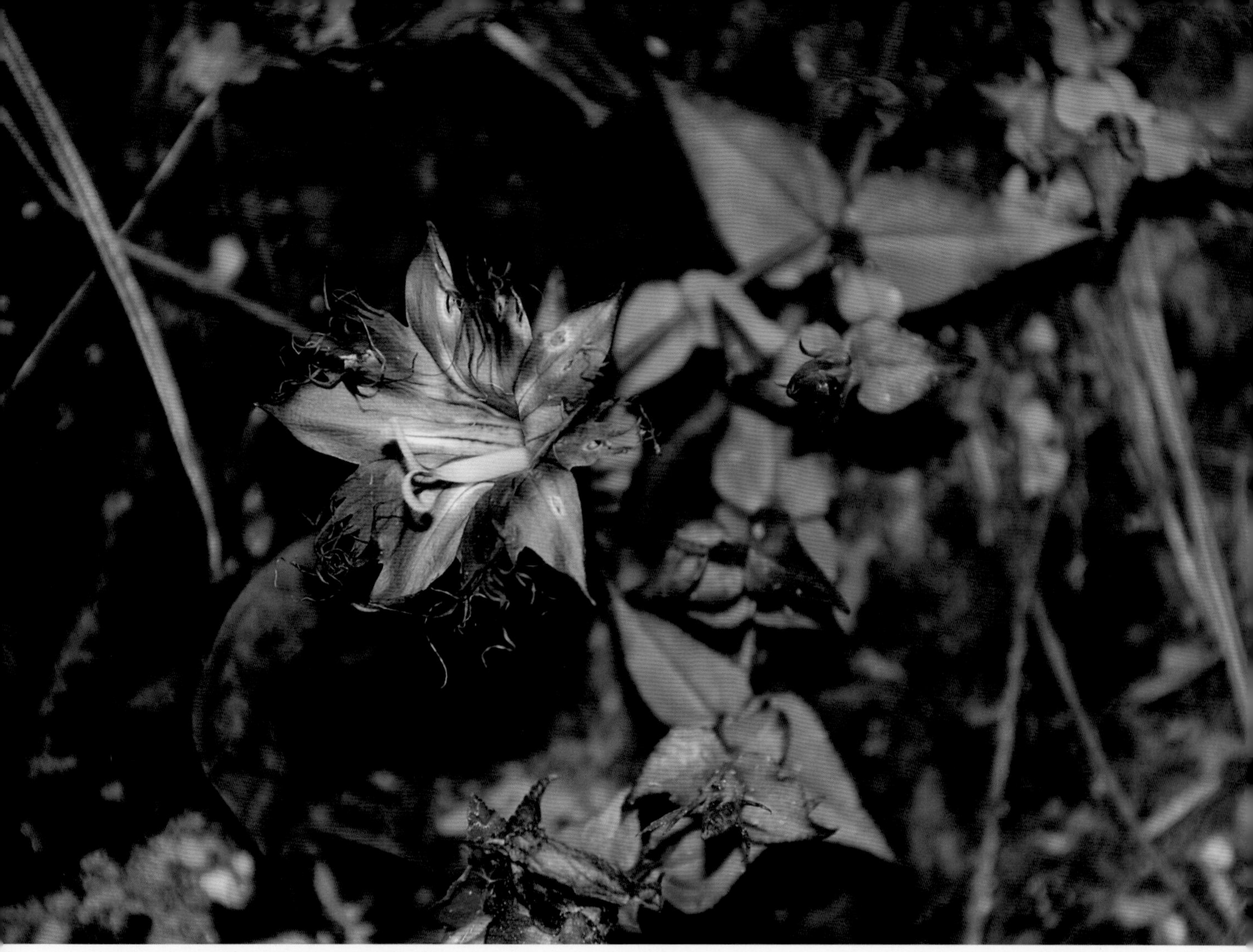

红花龙胆

Gentiana rhodantha Franch. ex Hemsl.

龙胆科（Gentianaceae） 龙胆属（*Gentiana*）

形态

多年生草本，高 20 ～ 50cm，具短缩根茎。根细条形，黄色。茎直立，单生或数个丛生，常带紫色，具细条棱，微粗糙，上部多分枝。基生叶呈莲座状，椭圆形、倒卵形或卵形，长 2 ～ 4cm，宽 0.7 ～ 2cm，先端急尖，基部楔形，渐狭成长 0.5 ～ 1cm 的短柄，边缘膜质，浅波状；茎生叶宽卵形或卵状三角形，长 1 ～ 3cm，宽 0.5 ～ 2cm，先端渐尖或急尖，基部圆形或心形，边缘浅波状，叶脉 3 ～ 5，下面明显，有时疏被毛，无柄或下部的叶具极短而扁平的柄，长 1 ～ 2mm，外面密被短毛或无毛，基部联合成短筒抱茎。花单生于茎顶，无花梗；花萼膜质，有时微带紫色，萼筒长 7 ～ 13mm，脉稍凸起具狭翅，裂片线状披针形，长 5 ～ 10mm，边缘有时疏生睫毛，弯缺圆形；花冠淡红色，上部有紫色纵纹，筒状，上部稍开展，长 3 ～ 4.5cm，裂片卵形或卵状三角形，长 5 ～ 9mm，宽 4 ～ 5mm，先端钝或渐尖，褶宽三角形，比裂片稍短，宽 4 ～ 5mm，先端具细长流苏；雄蕊着生于花冠筒下部，花丝丝状，长短不等，长者长约 12mm，短者长约 5mm，花药椭圆形，长约 3mm；子房椭圆形，长约 10mm，柄短，长 4 ~ 5mm，花柱丝状，长约 6mm，柱头线形，2 裂。蒴果内藏或仅先端外露，淡褐色，长椭圆形，两端渐狭，长 2 ~ 2.5cm，宽约 4mm，果皮薄，柄长约 2cm；种子淡褐色，近圆形，直径约 1mm，具翅。花果期 10 月至翌年 2 月。

分布

分布于我国云南、四川、甘肃、陕西、贵州、湖北、河南、广西。

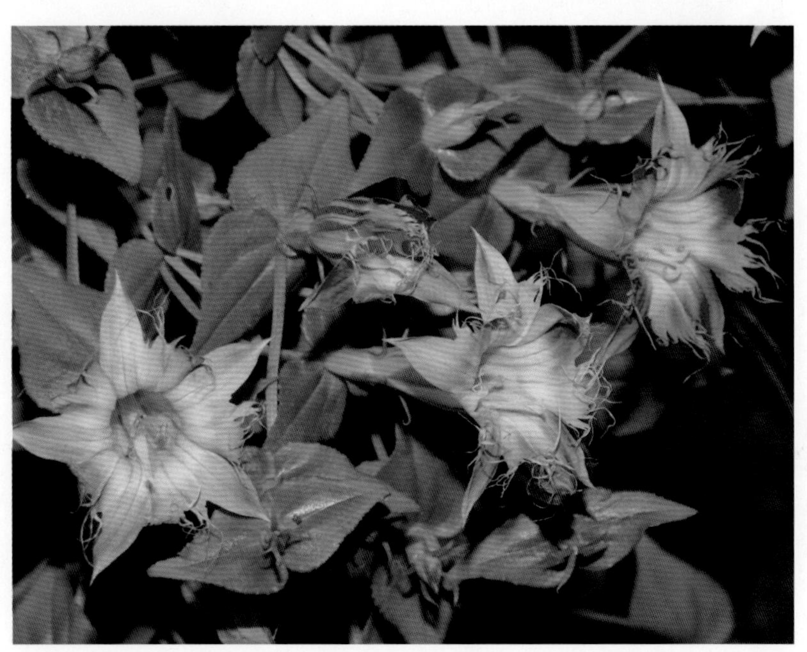

生境

生长于海拔 570 ~ 1750m 的高山灌丛、草地、林下。

药材名

吉解玛保（ཀྱི་ལྕེ་དམར་པོ།）。

药用部位

带花全草或花。

功能与主治

清热利胆。用于肝胆热症，黄疸性肝炎。

附　注

藏医作药用的龙胆科龙胆属（*Gentiana*）植物的花类药材主要分为“龙胆花”和“秦艽花”2 类，前者统称为“སྤང་རྒྱན།”（榜间），主要为高山龙胆组（Sect. Frigida Kusnez.）的种类，后者统称为“ཀྱི་ལྕེ།”（吉解），多为秦艽组（Sect. Cruciata Gaudin）的种类，两者的基原种类均较为复杂。古籍和现代文献多按花色将该两类药材进一步细分为白色、蓝色、黑（紫）色、红色、杂色等不同的品种，但不同的标准和文献中对两类药材品种的划分及对其基原的记载常有不同，也存在品种与基原种类交叉的情况。据文献记载，红花龙胆 *G. rhodantha* Franch. ex Hemsl. 为红色“吉解”类“ཀྱི་ལྕེ་དམར་པོ།”（吉解玛保）的基原之一，长梗龙胆 *G. waltonii* Burk.（长梗秦艽）也作“吉解玛保”使用。云南迪庆藏医称红花龙胆 *G. rhodantha* Franch. ex Hemsl. 为“ཟངས་ཏིག་དམར་པོ།”（桑蒂玛保），“ཟངས་ཏིག”（桑蒂）应属于“ཏིག་ཏ།”（蒂达）类的“西藏产蒂达”[“བོད་ཏིག”（窝蒂）]的品种之一，其基原主要为龙胆科獐牙菜属（*Swertia*）植物。（参见“麻花艽”“长梗秦艽”“川西獐牙菜”条）

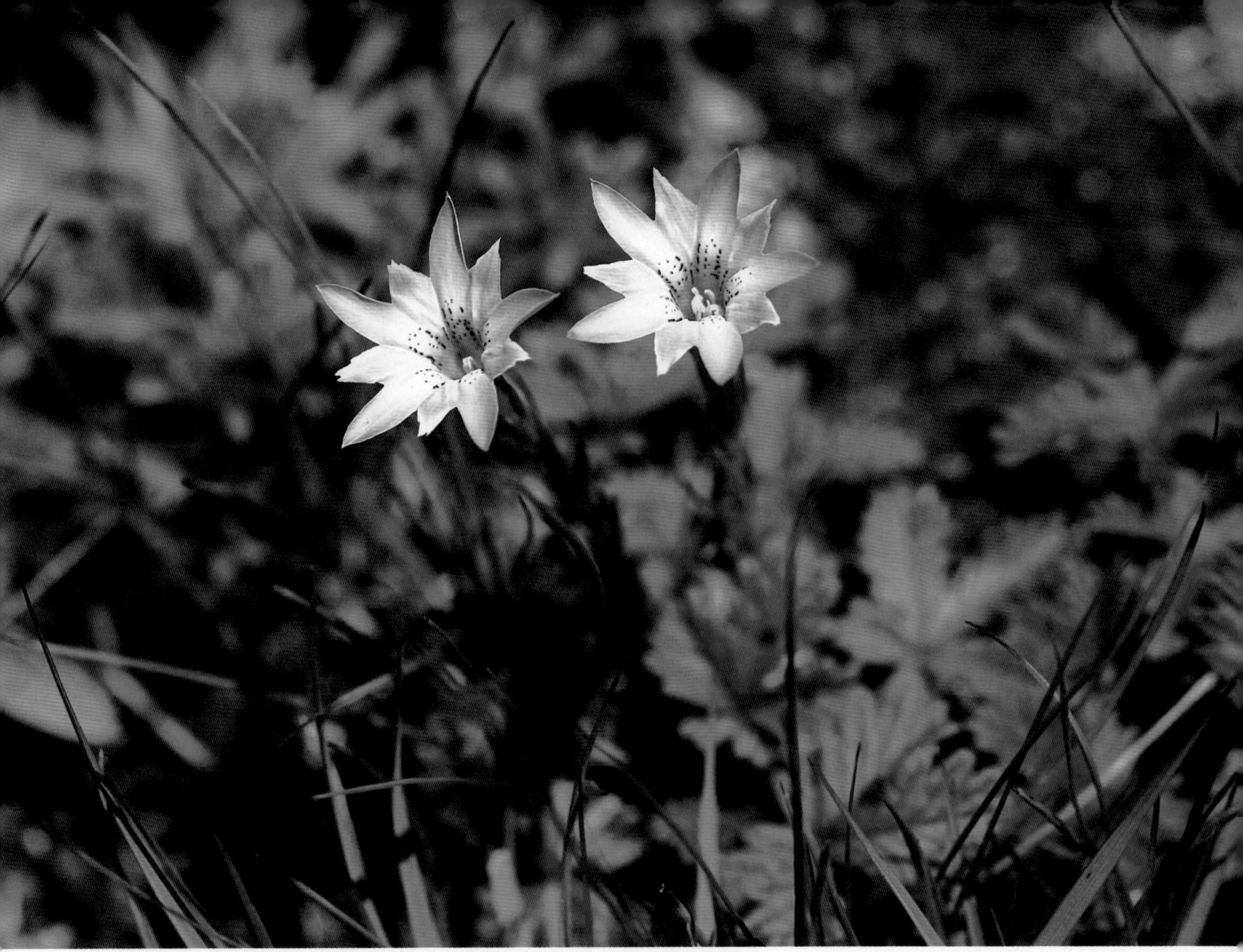

钻叶龙胆

Gentiana haynaldii Kanitz

龙胆科（Gentianaceae） 龙胆属（*Gentiana*）

形态

一年生草本，高 3 ~ 10cm。茎黄绿色，光滑，在基部多分枝，枝直立或斜升。叶革质，坚硬，发亮，先端急尖，具小尖头，中部以下边缘疏生短睫毛，其余边缘光滑，茎基部及下部叶边缘软骨质，中部、上部叶仅基部边缘膜质，其余软骨质，两面光滑，中脉在下面凸起，光滑；基生叶小，在花期枯萎，宿存，卵形或宽披针形，长 2.5 ~ 7mm，宽 1.5 ~ 2.5mm，叶柄膜质，光滑，连合成长 0.5mm 的筒；茎生叶大，对折，密集，长于节间，线状钻形，长 7 ~ 15（~ 50）mm，宽 1.5 ~ 2mm，愈向茎上部叶愈长，叶柄膜质，背面具乳突，稀光滑，连合成长 1 ~ 2mm 的筒。花单生于小枝先端，下部藏于上部叶中；近无花梗；花萼倒锥状筒形，长 13 ~ 17mm，萼筒膜质，裂片革质，坚硬，发亮，绿色，线状钻形，长 7 ~ 9mm，先端急尖，具短小尖头，仅基部边缘膜质，具乳突或光滑，其余边缘软骨质，平滑，两面光滑，中脉软骨质，在背面呈脊状凸起，并向萼筒下延，弯缺窄，截形；花冠淡蓝色，喉部具蓝灰色斑纹，筒形，长（16 ~）20 ~ 30mm，裂片卵形，长 3 ~ 5mm，先端钝或渐尖，具短小尖头，全缘或有不明显圆齿，褶卵形，长 2.5 ~ 4mm，先端啮蚀形或全缘；雄蕊着生于冠筒中部，整齐，花丝丝状钻形，长 2.5 ~ 4mm，花药直立，狭矩圆形，长 1.2 ~ 2mm；子房线状椭圆形，长 6 ~ 7mm，两端渐狭，柄长 2 ~ 3mm，花柱圆柱形，连柱头长 1.5 ~ 2mm，柱头 2 裂，裂片卵圆形。蒴果外露，狭矩圆形，长 11 ~ 13mm，两端钝，边缘狭翅，柄细，直立，长达 40mm；种子淡褐色，有光泽，椭圆形或卵状椭圆形，长 0.5 ~ 0.7mm，表面有细网纹。花果期 7 ~ 11 月。

分布

分布于我国西藏东部（类乌齐）、云南西北部、四川西部（道孚）、青海（玉树）、湖北西部。

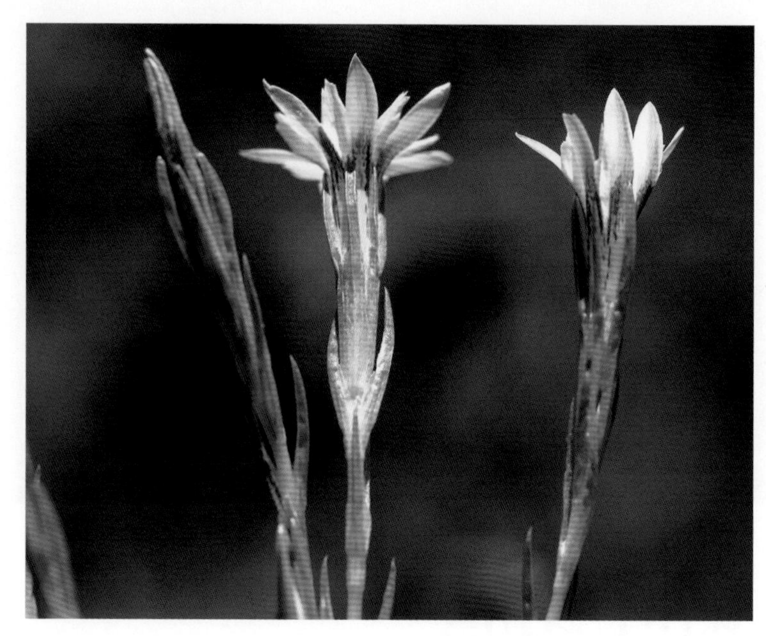

生境

生长于海拔 2100 ~ 4200m 的山坡草地、高山草甸、阴坡林下。

药材名

榜间察屋（སྤང་རྒྱན་ཁྲ་བོ།），完布（སྔོན་བུ།）。

药用部位

花。

功能与主治

消炎，止痛，镇咳。用于天花，痘疹，气管炎，炭疽，风湿性关节炎。

附注

藏医作药用的龙胆科龙胆属（*Gentiana*）植物的药材主要分为“龙胆花”和“秦艽花”2 类，前者统称“སྤང་རྒྱན།”（榜间），主要为“高山龙胆组”（Sect. Frigida）的种类，后者统称“ཀྱི་ལྕེ།”（吉解），多为“秦艽组”（Sect. Cruciata）的种类，两者的基原均较复杂。古籍和现代文献多按花色将该两类药材进一步细分为白、蓝、黑（紫）、红、杂色等不同的品种，但不同文献对品种的划分及其基原常有不同观点，各文献记载的各品种的基原植物种类也存在交叉的情况。据文献记载，钻叶龙胆 *G. haynaldii* Kanitz 为四川甘孜藏医习用的杂花类“榜间”[“སྤང་རྒྱན་ཁྲ་བོ།”（榜间察保）] 的基原之一，也有文献认为其为蓝色花类“榜间”[“སྤང་རྒྱན་སྔོན་པོ།”（榜间温保），或称“སྔོན་བུ།”（完布）] 的基原之一。此外，文献记载作“榜间察保”基原的还有青藏龙胆 *G. futtereri* Diels et Gilg、六叶龙胆 *G. hexaphylla* Maxim. ex Kusnez. 等。（参见“麻花艽”“秦艽”“岷县龙胆”“青藏龙胆”“六叶龙胆”条）

刺芒龙胆

Gentiana aristata Maxim.

龙胆科（Gentianaceae）　龙胆属（*Gentiana*）

形态

一年生草本，高 3 ~ 10cm。茎黄绿色，光滑，在基部多分枝，枝铺散，斜上升。基生叶大，在花期枯萎，宿存，卵形或卵状椭圆形，长 7 ~ 9mm，宽 3 ~ 4.5mm，先端钝或急尖，具小尖头，边缘软骨质，狭窄，具细乳突或光滑，两面光滑，中脉软骨质，在下面凸起，叶柄膜质，光滑，联合成长 0.5mm 的筒；茎生叶对折，疏离，短于或等于节间，线状披针形，长 5 ~ 10mm，宽 1.5 ~ 2mm，愈向茎上部叶愈长，先端渐尖，具小尖头，边缘膜质，光滑，两面光滑，中脉在下面呈脊状凸起，叶柄膜质，光滑，联合成长 1 ~ 2.5mm 的筒。花多数，单生于小枝先端；花梗黄绿色，光滑，长 5 ~ 20mm，裸露；花萼漏斗形，长 7 ~ 10mm，光滑，裂片线状披针形，长 3 ~ 4mm，先端渐尖，具小尖头，边缘膜质，狭窄，光滑，中脉绿色，草质，在背面呈脊状凸起，并向萼筒下延，弯缺宽，截形或圆形；花冠下部黄

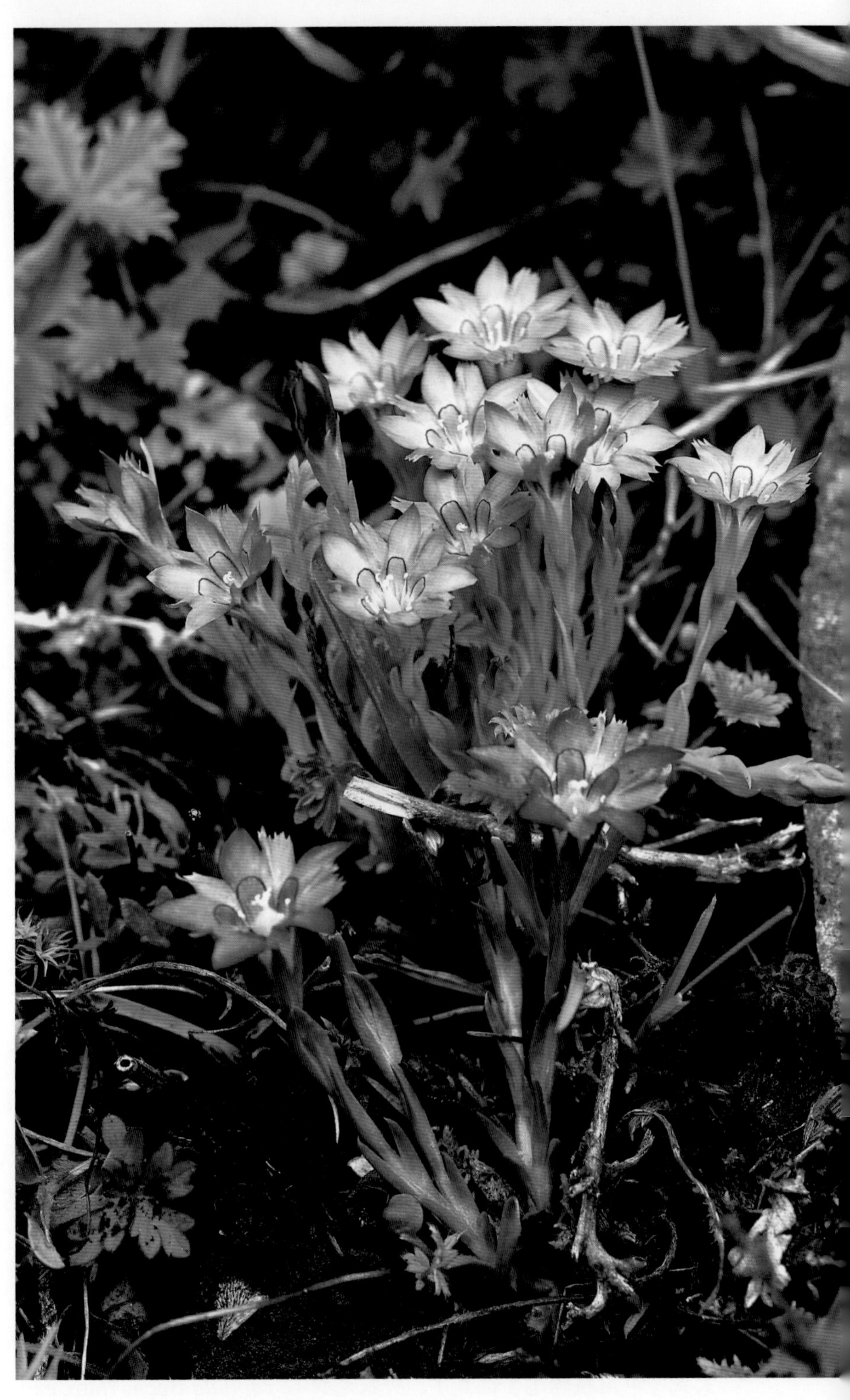

绿色，上部蓝色、深蓝色或紫红色，喉部具蓝灰色宽条纹，倒锥形，长 12 ~ 15mm，裂片卵形或卵状椭圆形，长 3 ~ 4mm，先端钝，褶宽矩圆形，长 1.5 ~ 2mm，先端截形，不整齐短条裂状；雄蕊着生于花冠筒中部，整齐，花丝丝状钻形，长 3 ~ 4mm，先端弯垂，花药弯拱，矩圆形至肾形，长 0.7 ~ 1mm；子房椭圆形，长 2 ~ 3mm，两端渐狭，柄粗，长 1.5 ~ 2mm，花柱线形，连柱头长 1.5 ~ 2mm，柱头狭矩圆形。蒴果外露，稀内藏，矩圆形或倒卵状矩圆形，长 5 ~ 6mm，先端钝圆，有宽翅，两侧边缘有狭翅，基部渐狭成柄，柄粗壮，长至 20mm；种子黄褐色，矩圆形或椭圆形，长 1 ~ 1.2mm，表面具致密的细网纹。花果期 6 ~ 9 月。

分布

分布于我国西藏东部、云南西北部、四川北部、青海（达日及大通河流域）、甘肃。

生境

生长于海拔 1800 ~ 4600m 的河滩草地、河滩灌丛、沼泽草地、草滩、高山草甸、灌丛草甸、林间草丛、阳坡砾石地、山谷、山顶。

药材名

榜间恩保、榜间莪保（སྤང་རྒྱན་སྔོན་པོ།），完布（སྔན་པ།），翁布（སྔོན་བུ།）。

药用部位

全草。

功能与主治

清热除湿，利胆。用于黄水病，肺热，水肿，黄疸。

用量与用法

2 ~ 3g。内服煎汤，或入丸、散剂。

附　注

藏医药用的龙胆属（*Gentiana*）植物的花类药材主要分为“龙胆花”和“秦艽花”2 类，前者统称“སྤང་རྒྱན།”（榜间），主要为高山龙胆组（Sect. Frigida）植物，后者统称“ཀྱི་ལྕེ།”（吉解），多为秦艽组（Sect. Cruciata）植物，两者的基原均较复杂，其中“榜间”类按花色又分为白、蓝、黑（紫）、红、杂色等不同的品种，但不同标准和文献中对其品种的划分及基原常有不同观点。文献记载刺芒龙胆 *G. aristata* Maxim. 为蓝色“榜间”[“སྤང་རྒྱན་སྔོན་པོ།”（榜间恩保）] 的基原之一。（参见“岷县龙胆”“蓝玉簪龙胆”“粗茎秦艽”条）

《四部医典》《度母本草》《晶珠本草》等书中均记载有“སྔོན་བུ།”（翁布），言其为缓泻黄水病之药物。现代文献记载的“翁布”的基原包括桔梗科蓝钟花属（*Cyananthus*）和龙胆科龙胆属（*Gentiana*）植物，现西藏、云南、四川藏医所用的“翁布”的基原均为蓝钟花属植物，而青海藏医则习用刺芒龙胆 *G. aristata* Maxim.[“སྔན་པ།”（完布）]。从《宇妥本草》《大释明镜》等记载的“叶有细毛，折断有乳状白液，花蓝色，钟状”的形态来看，“翁布”的基原应为蓝钟花属植物。文献记载的“完布”的基原还有钻叶龙胆 *G. haynaldii* Kanitz、宽边龙胆 *G. latimarginalis* T. N. He（该种未见《中国植物志》记载）、头状龙胆 *G. capitata* Buch.-Ham. ex D. Don。（参见“川西蓝钟花”条）

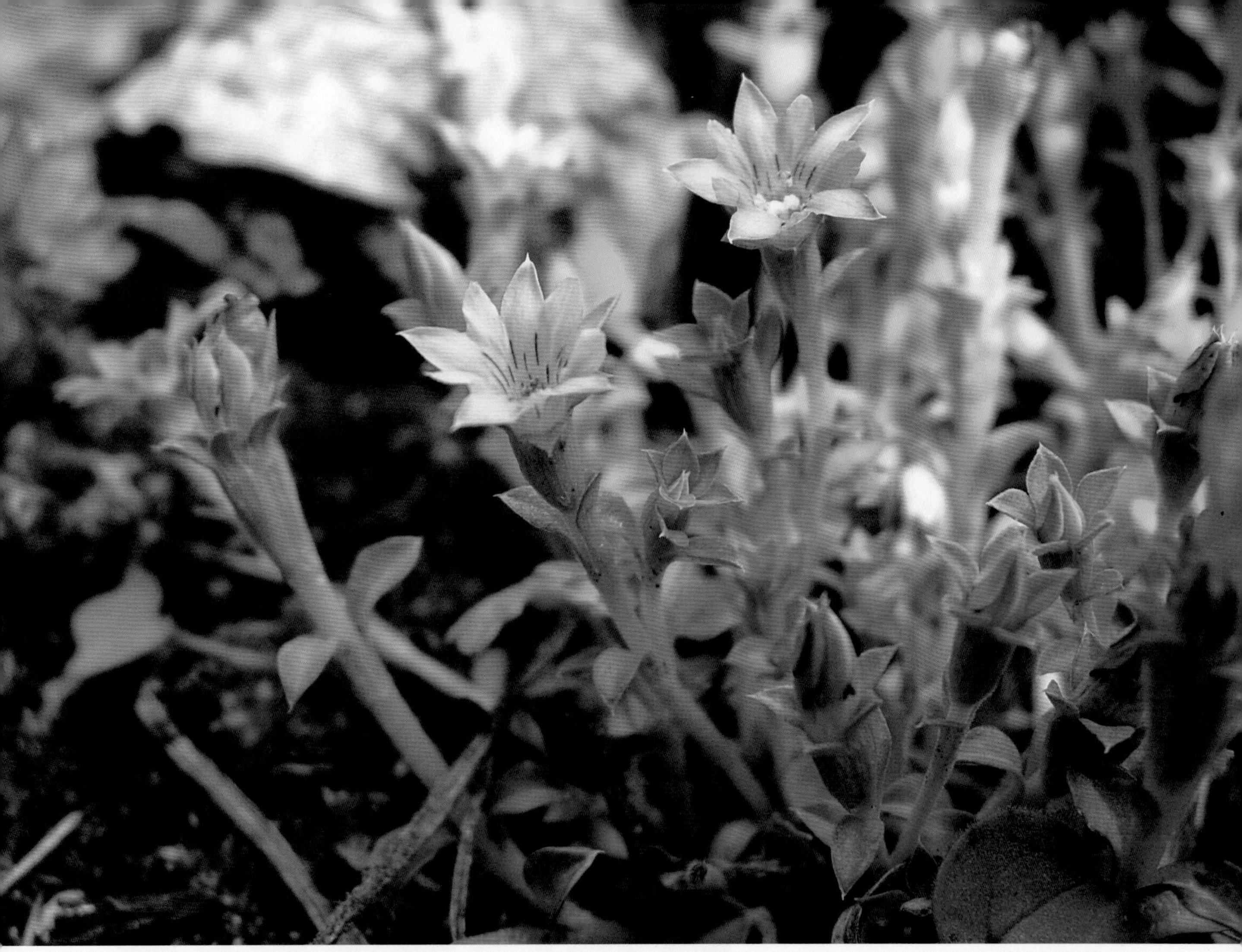

鳞叶龙胆

Gentiana squarrosa Ledeb.

龙胆科（Gentianaceae） 龙胆属（*Gentiana*）

形态

一年生草本，高 2 ~ 8cm。茎黄绿色或紫红色，密被黄绿色乳突，有时夹杂有紫色乳突，自基部起多分枝，枝铺散，斜升。叶先端钝圆或急尖，具短小尖头，基部渐狭，边缘厚软骨质，密生细乳突，两面光滑，中脉白色软骨质，在下面凸起，密生细乳突，叶柄白色膜质，边缘具短睫毛，背面具细乳突，联合成长 0.5 ~ 1mm 的短筒；基生叶大，在花期枯萎，宿存，卵形、卵圆形或卵状椭圆形，长 6 ~ 10mm，宽 5 ~ 9mm；茎生叶小，外反，密集或疏离，长于或短于节间，倒卵状匙形或匙形，长 4 ~ 7mm，宽 1.7 ~ 3mm。花多数，单生于小枝先端；花梗黄绿色或紫红色，密被黄绿色乳突，有时夹杂有紫色乳突，长 2 ~ 8mm，藏于或大部分藏于最上部叶中；花萼倒锥状筒形，长 5 ~ 8mm，外面具乳突，萼筒常具白色膜质和绿色叶质相间的宽条纹，裂片外反，绿色，叶状，整齐，卵圆形或卵形，长 1.5 ~ 2mm，先端钝圆或钝，具短小尖头，基部圆形，突然收缩成爪，边缘厚软骨质，密生细乳突，两面光滑，中脉白色厚软骨质，在下面凸起，并向萼筒下延成短脊或否，密生细乳突，弯缺宽，截形；花冠蓝色，筒状漏斗形，长 7 ~ 10mm，裂片卵状三角形，长 1.5 ~ 2mm，先端钝，无小尖头，褶卵形，长 1 ~ 1.2mm，先端钝，全缘或有细齿；雄蕊着生于花冠筒中部，整齐，花丝丝状，长 2 ~ 2.5mm，花药矩圆形，长 0.7 ~ 1mm；子房宽椭圆形，长 2 ~ 3.5mm，先端钝圆，基部渐狭成柄，柄粗，长 0.5 ~ 1mm，花柱柱状，连柱头长 1 ~ 1.5mm，柱头 2 裂，外反，半圆形或宽矩圆形。蒴果外露，倒卵状矩圆形，长 3.5 ~ 5.5mm，先端圆形，有宽翅，两侧边缘有狭翅，基部渐狭成柄，柄粗壮，直立，长至 8mm；种子黑褐色，椭圆形或矩圆形，长 0.8 ~ 1mm，表面有白色、光亮的细网纹。花果期 4 ~ 9 月。

分布

分布于我国西南（除西藏）、西北、华北及东北地区。印度、蒙古、朝鲜、日本等也有分布。

生境

生长于海拔 110 ~ 4200m 的山坡、山谷、山顶、干草原、河滩、荒地、路边、灌丛、高山草甸。

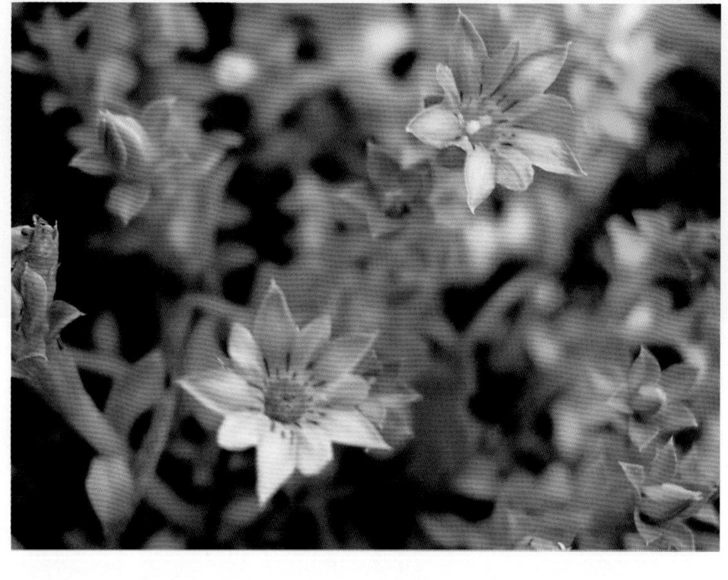

药材名

奥拉毛（ཟོ་ལྷུ་མོ།），日官孜毛、日官孜玛（རི་སྨན་ཙི་དམར།）。

药用部位

全草。

功能与主治

奥拉毛：消炎，消肿。用于痈疽，疮肿。

日官孜毛：清血热。用于“木保”病，脉热，高山多血症，血混杂，热泻。

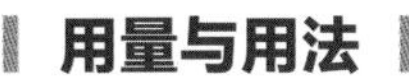

用量与用法

8 ~ 15g。

附注

“ཟོ་ལྷུ་མོ།”（奥拉毛）之名未见藏医药古籍记载，可能系青海等的地方名。《中国藏药植物资源考订》以龙胆属的一些小龙胆的种类作“奥拉毛”药用，鳞叶龙胆 *G. squarrosa* Ledeb. 为其中之一。该种及厚边龙胆 *G. simulatrix* Marq. 在四川甘孜又被称为“རི་སྨན་ཙི་དམར།”（日官孜毛），作“རི་སྨན་པ།”（热衮巴）使用。“热衮巴”为干瘀血、治杂症、清脉热之药物，其正品为罂粟科植物尼泊尔黄堇 *Corydalis hendersonii* Hemsl.，不同地区也有以蔷薇科植物无尾果 *Coluria longifolia* Maxim.、报春花科植物羽叶点地梅 *Pomatosace filicula* Maxim. 等作代用品者，这些代用品与正品相差甚远，不宜代用。（参见“蓝白龙胆”“尖突黄堇”“尼泊尔黄堇”条）

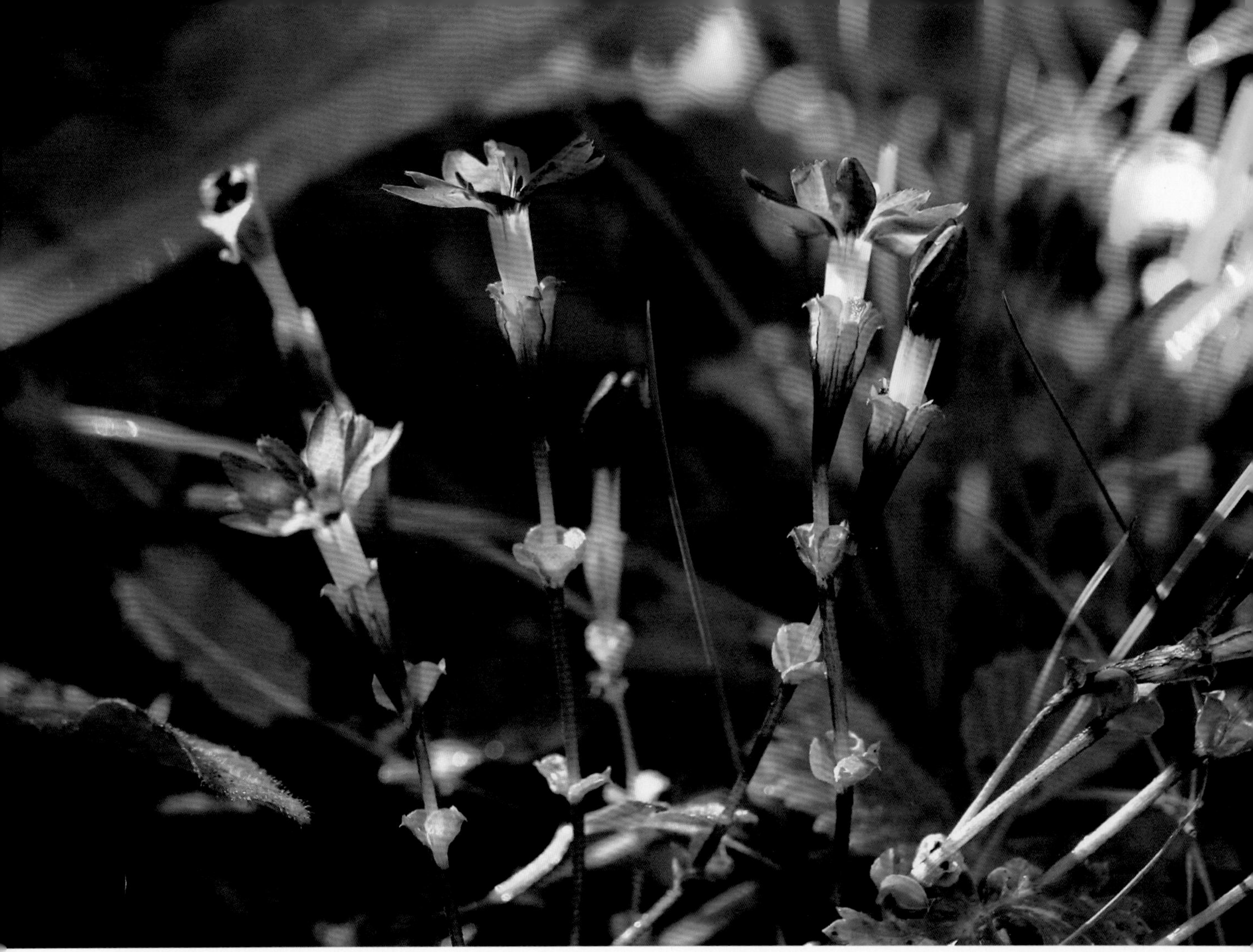

肾叶龙胆

Gentiana crassuloides Bureau et Franch.

龙胆科（Gentianaceae）　龙胆属（*Gentiana*）

形态

一年生草本，高 2 ~ 6cm。茎常带紫红色，密被黄绿色、有时夹杂紫红色乳突，在基部多分枝，枝铺散，斜升。叶基部心形或圆形，突然收缩成柄，边缘厚，软骨质，仅基部及叶柄边缘疏生短睫毛，其余平滑，两面光滑，中脉白色，软骨质，光滑，在下面凸起，叶柄背面密生黄绿色、有时夹杂有紫红色乳突，仅联合成长 0.5 ~ 1mm 的筒；基生叶大，在花期枯萎，宿存，长 3 ~ 10mm，宽 1.5 ~ 6mm，先端急尖，具小尖头；茎生叶近直立，疏离，短于节间，中、下部者卵状三角形，长 1.5 ~ 3mm，宽 1.5 ~ 3.5mm，先端急尖至圆形，具外反的小尖头，上部者肾形或宽圆形，长 1.5 ~ 4mm，宽 2 ~ 4.5mm，先端圆形至截形，具外反的小尖头。花数朵，单生于小枝先端；花梗常带紫红色，密被黄绿色、有时夹杂有紫红色乳突，长 1.5 ~ 3mm，藏于最上部 1 对叶中；花萼宽筒形或倒锥状筒形，长 5 ~ 12mm，萼筒膜质，常带紫红色，裂片绿色，直立，稀外反，整齐，肾形或宽圆形，长 1.2 ~ 1.5mm，宽 1.5 ~ 2mm，先端圆形或截形，具外反的小尖头，基部心形或圆形，突然收缩成短爪，边缘厚，软骨质，仅基部疏生短睫毛，其余平滑，两面光滑，中脉白色，厚，软骨质，在背面凸起，并向萼筒下延成脊，弯缺狭窄，截形；花冠上部蓝色或蓝紫色，下部黄绿色，高脚杯状，长 9 ~ 21mm，花冠筒细筒形，冠檐突然膨大，喉部直径 1.5 ~ 5mm，裂片卵形，长 1.5 ~ 2.5mm，先端钝圆或钝，无小尖头，褶宽卵形，长 1 ~ 1.5mm，先端钝，边缘啮蚀形；雄蕊着生于花冠筒中上部，整齐，花丝丝状，长 1.2 ~ 4mm，花药狭矩圆形，长 1 ~ 1.2mm；子房矩圆形或椭圆形，长 3 ~ 7mm，先端钝，基部渐狭成柄，柄粗，长 1 ~ 3mm，花柱线形，长 1.5 ~ 3.5mm，柱头 2 裂，裂片外反，宽线形。蒴果外露或内藏，矩圆形或倒卵状矩圆形，长 3.5 ~ 5mm，先端钝圆，具宽翅，两侧边缘具狭翅，基部渐狭成柄，柄粗壮，长至 18mm；种子淡褐色，矩圆形或椭圆形，长 1 ~ 1.2mm，表面具致密的细网纹。花果期 6 ~ 9 月。

分布

分布于我国西藏、云南西北部、四川西部及西北部（黑水）、青海（久治）、甘肃、陕西、湖北西部。印度、尼泊尔也有分布。

生境

生长于海拔 2700 ~ 4450m 的山坡草地、沼泽草地、灌丛、林下、山顶草地、冰碛垅、河边、水沟边。

药材名

莪布哟哟（སྔོན་བུ་ཡོལ་ཡོལ།）。

药用部位

全草。

功能与主治

清热解毒，除湿。用于风寒湿痹，黄水病，疮疖肿毒。

附注

据文献记载，肾叶龙胆 *G. crassuloides* Bureau et Franch. 为云南中甸藏医民间用药，名“སྔོན་བུ་ཡོལ་ཡོལ།”（莪布哟哟）。《四部医典》《度母本草》《晶珠本草》等均记载有“སྔོན་བུ།”（翁布），言其为缓泻黄水病之药物。现代文献记载的“翁布”的基原包括桔梗科蓝钟花属（*Cyananthus*）和龙胆科龙胆属（*Gentiana*）植物，现西藏、云南、四川藏医所用“翁布”的基原均为蓝钟花属植物，而青海藏医则习用刺芒龙胆 *G. aristata* Maxim.，又称“སྔན་པ།”（完布）。据《宇妥本草》《大释明镜》等记载的“叶有细毛，折断有乳状白液，花蓝色，钟状”来看，其基原应为蓝钟花属植物。从肾叶龙胆 *G. crassuloides* Bureau et Franch. 的藏文名“སྔོན་བུ་ཡོལ་ཡོལ།”看，该种可能被用作与“翁布”类相类似的药物。（参见“刺芒龙胆”“川西蓝钟花”条）

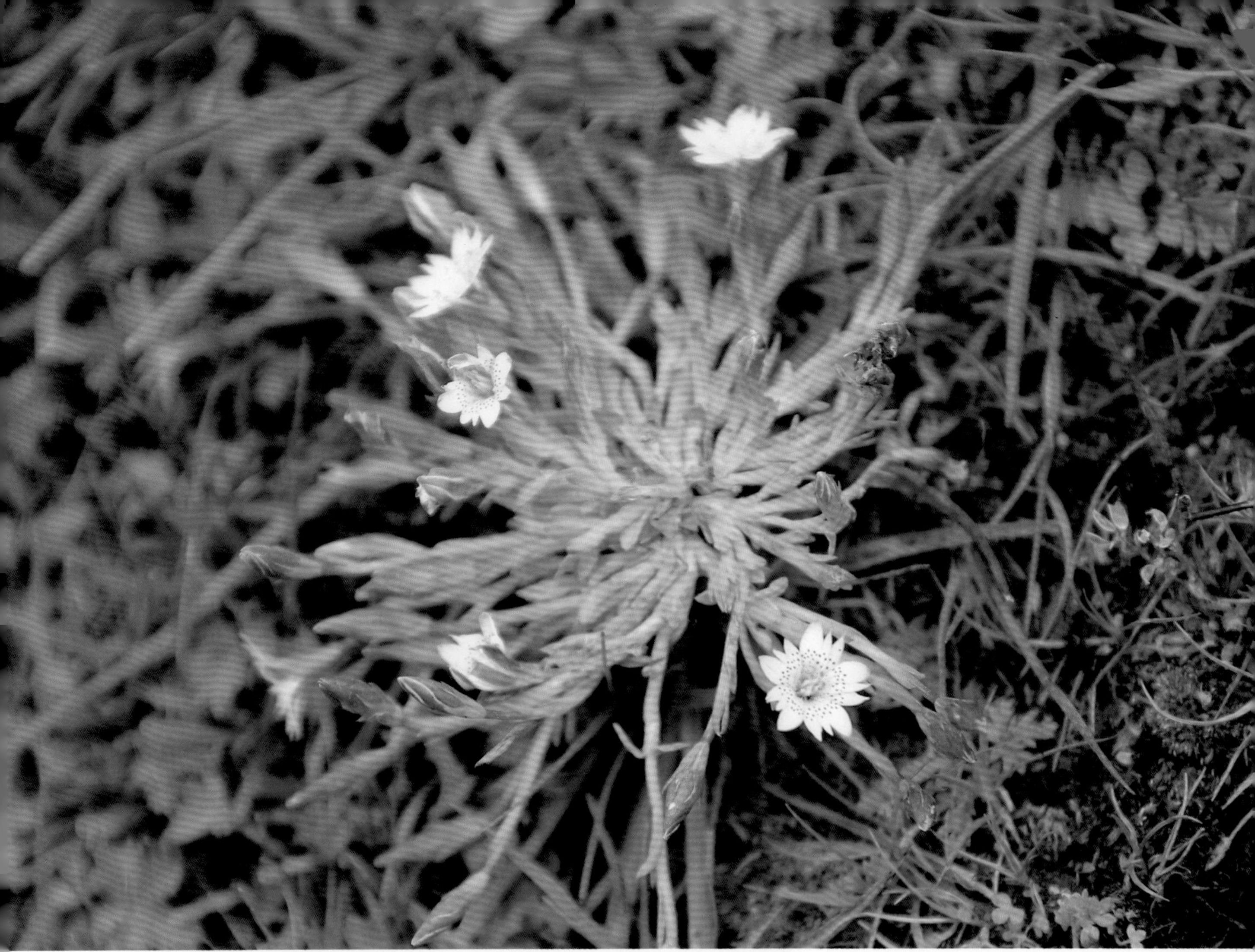

蓝白龙胆

Gentiana leucomelaena Maxim.

龙胆科（Gentianaceae） 龙胆属（*Gentiana*）

形态

一年生草本，高 1.5 ~ 8cm。茎黄绿色，光滑，在基部多分枝，枝铺散。基生叶稍大，卵圆形或卵状椭圆形，长 5 ~ 8mm，宽 2 ~ 3mm，先端钝圆，边缘有不明显的膜质，平滑，两面光滑，叶脉不明显，或具 1 ~ 3 细脉，叶柄宽，光滑，长 1 ~ 2mm；茎生叶小，疏离，短于或长于节间，椭圆形至椭圆状披针形，稀下部叶为卵形或匙形，长 3 ~ 9mm，宽 0.7 ~ 2mm，先端钝圆至钝，边缘光滑，膜质，狭窄或不明显，叶柄光滑，联合成长 1.5 ~ 3mm 的筒，愈向茎上部筒愈长。花数朵，单生小枝先端；花梗黄绿色，光滑，长 4 ~ 40mm，藏于最上 1 对叶中或裸露；花萼钟形，长 4 ~ 5mm，裂片三角形，长 1.5 ~ 2mm，先端钝，边缘膜质，狭窄，光滑，中脉细，明显或否，弯缺狭窄，截形；花冠白色或淡蓝色，稀蓝色，外面具蓝灰色宽条纹，喉部具蓝色斑点，钟形，长 8 ~ 13mm，裂片卵形，长 2.5 ~ 3mm，先端钝，褶矩圆形，长 1.2 ~ 1.5mm，先端截形，具不整齐条裂；雄蕊着生于花冠筒下部，整齐，花丝丝状锥形，长 2.5 ~ 3.5mm，花药矩圆形，长

0.7 ~ 1mm；子房椭圆形，长 3 ~ 3.5mm，先端钝，基部渐狭，柄长 1.5 ~ 2mm，花柱短而粗，圆柱形，长0.5 ~ 0.7mm，柱头2裂，裂片矩圆形。蒴果外露或仅先端外露，倒卵圆形，长3.5 ~ 5mm，先端圆形，具宽翅，两侧边缘具狭翅，基部渐狭，果柄长 19mm；种子褐色，宽椭圆形或椭圆形，长 0.6 ~ 0.8mm，表面具光亮的念珠状网纹。花果期 5 ~ 10 月。

分布

分布于我国西藏、四川、青海（祁连山一带）、甘肃、新疆。印度、尼泊尔、蒙古等也有分布。

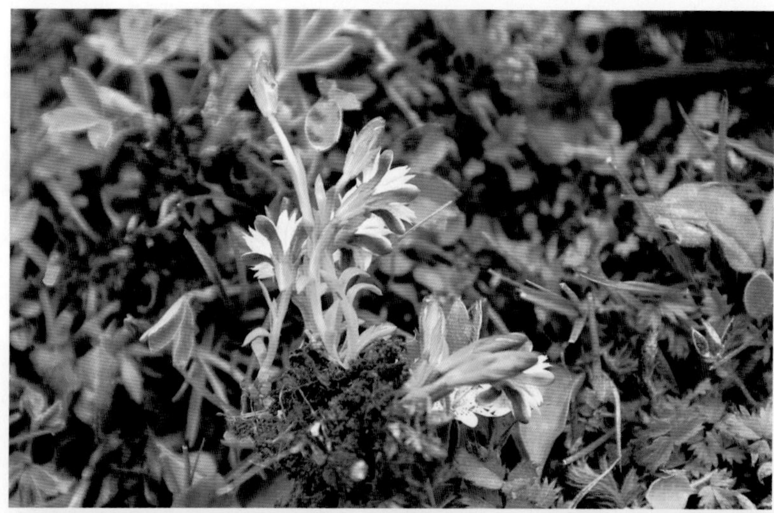

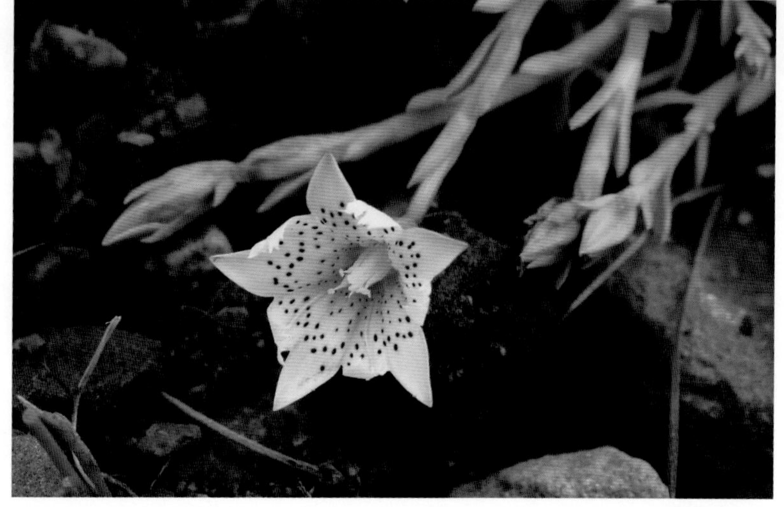

生境

生长于海拔 1940 ~ 5000m 的沼泽化草甸、沼泽地、湿草地、河滩草地、山坡草地、山坡灌丛、高山草甸。

药材名

奥拉姆、奥拉毛（ཨོ་ལྷ་མོ།）。

药用部位

全草。

功能与主治

清热解毒。用于风寒感冒，发热，头痛，喉痛，扁桃体炎。

用量与用法

8 ~ 15g。

附注

“ཨོ་ལྷ་མོ།”（奥拉毛）之名未见藏医药古籍记载，可能系青海等的地方名。《中国藏药植物资源考订》记载，蓝白龙胆 *G. leucomelaena* Maxim. 在甘肃天祝作药用被称“奥拉毛”，并记载龙胆属的一些小龙胆的种类也作“奥拉毛”药用，包括匙叶龙胆 *G. spathulifolia* Maxim. ex Kusnez.（甘肃甘南，四川甘孜、阿坝，青海同仁等地习用）、鳞叶龙胆 *G. squarrosa* Ledeb.、毛喉龙胆 *G. faucipilosa* H. Smith。（参见“匙叶龙胆”条）

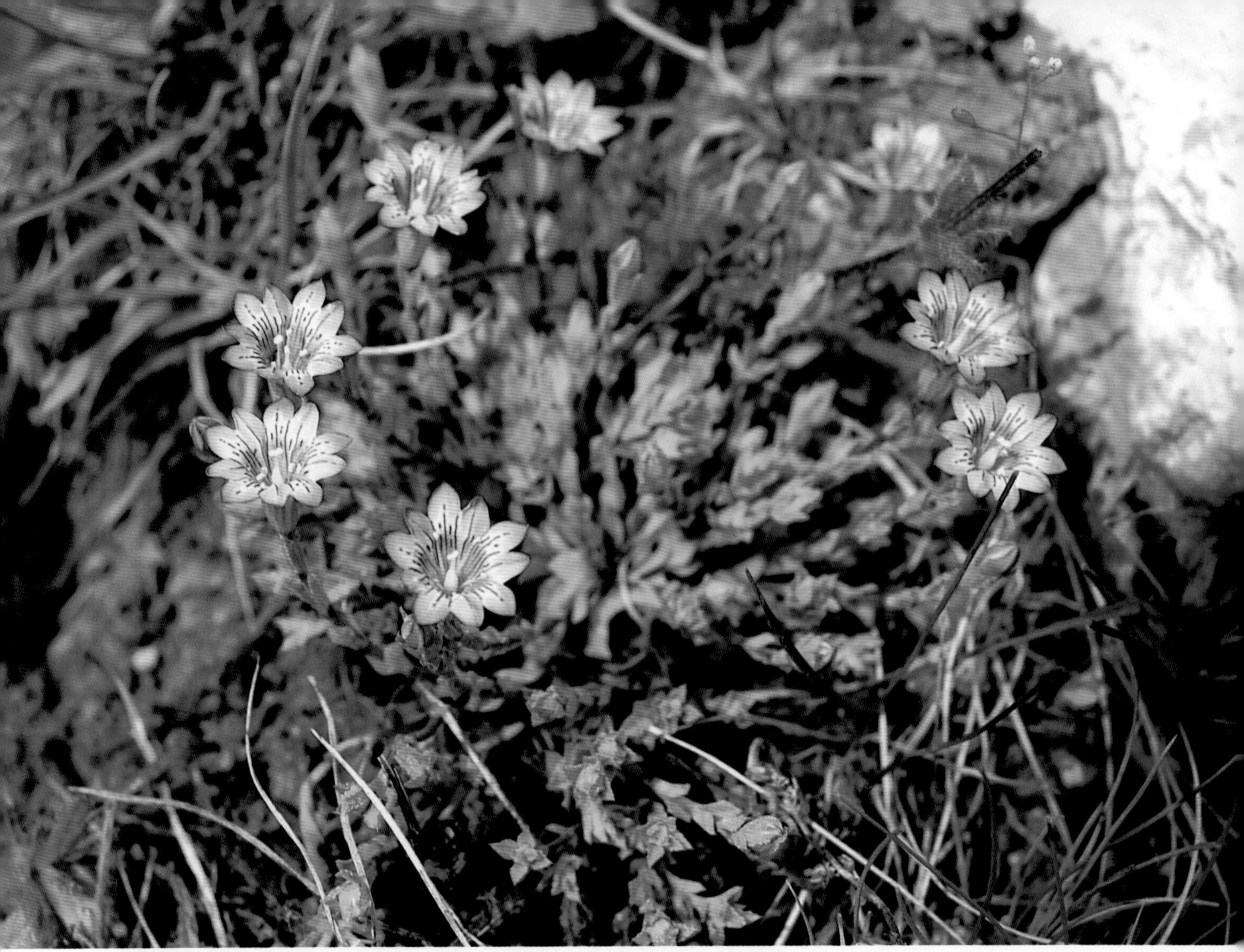

匙叶龙胆

Gentiana spathulifolia Maxim. ex Kusnez.

龙胆科（Gentianaceae） 龙胆属（*Gentiana*）

形态

一年生草本，高 5 ~ 13cm。茎紫红色，密被细乳突，在基部多分枝，似丛生，枝再作二歧分枝，铺散，斜升。基生叶大，在花期枯萎，宿存，宽卵形或圆形，长 4 ~ 5.5mm，宽 4 ~ 5mm，先端急尖或圆形，边缘软骨质，光滑，两面光滑，中脉膜质，在下面呈脊状凸起，叶柄宽，长 0.7 ~ 1mm；茎生叶疏离，远短于节间，匙形，长 4 ~ 5mm，宽 1.3 ~ 2mm，先端三角状急尖，有小尖头，边缘有不明显的软骨质，光滑，两面光滑，中脉膜质，在下面呈脊状凸起，叶柄边缘具乳突，联合成长 0.5 ~ 1mm 的筒。花多数，单生于小枝先端；花梗紫红色，密被细乳突，长 3 ~ 12mm，裸露；花萼漏斗形，长 5 ~ 7mm，裂片三角状披针形，长 1.5 ~ 2.5mm，先端急尖，边缘膜质，狭窄，光滑，中脉膜质，在背面呈脊状凸起，并下延至萼筒基部，弯缺宽，截形；花冠紫红色，漏斗形，长（10 ~ ）12 ~ 14mm，裂片卵形，长 2 ~ 2.5mm，先端钝，褶卵形，长 1.5 ~ 2mm，先端 2 浅裂或不裂；雄蕊着生于花冠筒中下部，整齐，花丝丝状钻形，长 3 ~ 3.5mm，花药椭圆形，长 0.5 ~ 0.7mm；

子房椭圆形，长 2 ~ 2.5mm，两端渐狭，柄长 1 ~ 1.5mm，花柱线形，连柱头长约 1mm，柱头 2 裂，裂片线形。蒴果外露或内藏，矩圆状匙形，长 5 ~ 6mm，先端截形，有宽翅，两侧边缘有狭翅，基部渐狭，柄长至 15mm；种子褐色，椭圆形，长 1.2 ~ 1.5mm，表面具细网纹。花果期 8 ~ 9 月。

分布

分布于我国四川北部、青海（循化）、甘肃南部（临洮）、西藏。

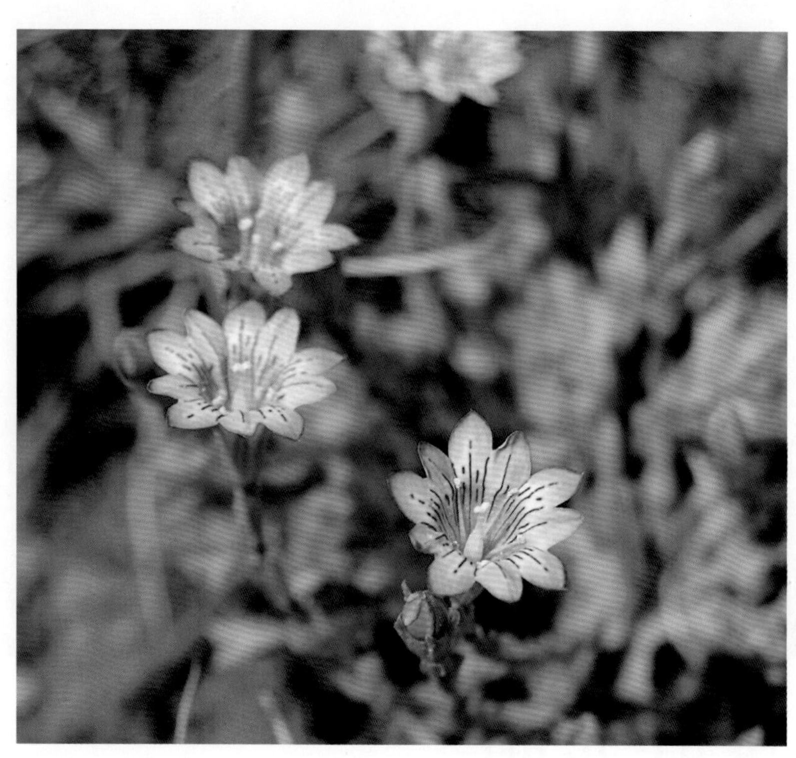

生境

生长于海拔 2800 ~ 4000m 的山坡、高山草甸、灌丛草地。

药材名

奥拉姆、奥拉毛（སྔོ་ལྷ་མོ།），榜间温保（སྤང་རྒྱན་སྔོན་པོ།）。

药用部位

带花地上部分或花。

功能与主治

清热解毒，消炎。用于喉病，肺热病，中毒热病，疫疠热病。

附　注

藏医作药用的龙胆属（*Gentiana*）植物的种类和药材品种均较多，大致分为“སྤང་རྒྱན།”（榜间）类（龙胆花类）和“ཀྱི་ལྕེ།”（吉解）类（秦艽花类）两大类，各类又按花色分为白、蓝、黑、杂色等多种。作为“榜间”类药物的基原，各地藏医常用的种类通常为植株相对较大的“多枝组”[Sect. Monopodiae (H. Smith) T. N. Ho]、“高山龙胆组”（Sect. Frigida）等组的大花龙胆 *Gentiana szechenyii* Kanitz、岷县龙胆 *Gentiana purdomii* Marq.、云雾龙胆 *G. nubigera* Edgew.、蓝玉簪龙胆 *G. veitchiorum* Hemsl. 等 10 余种。匙叶龙胆 *G. spathulifolia* Maxim. ex Kusnez. 为植株较小的“小龙胆组”（Sect. Chondrophylla）的种类，藏医使用相对较少，但也有局部地区藏医将其作为“榜间”类药物使用。有调查资料表明，青海同仁藏医即称匙叶龙胆 *G. spathulifolia* Maxim. ex Kusnez. 为“སྤང་རྒྱན་སྔོན་པོ།”（邦见温保，蓝色花类）。同时，小龙胆组的一些种类在青海、四川、甘肃甘南等作药用，又被称为“སྔོ་ལྷ་མོ།”（奥拉毛），包括匙叶龙胆 *G. spathulifolia* Maxim. ex Kusnez.、蓝白龙胆 *G. leucomelaena* Maxim.、鳞叶龙胆 *G. squarrosa* Ledeb. 等。“སྔོ་ལྷ་མོ།”（奥拉毛）之名在藏医药古籍中未见记载，可能系青海等的地方名。（参见“岷县龙胆”“蓝白龙胆”“鳞叶龙胆”“粗茎秦艽”条）

大钟花

Megacodon stylophorus (C. B. Clarke) H. Smith

龙胆科（Gentianaceae） 大钟花属（*Megacodon*）

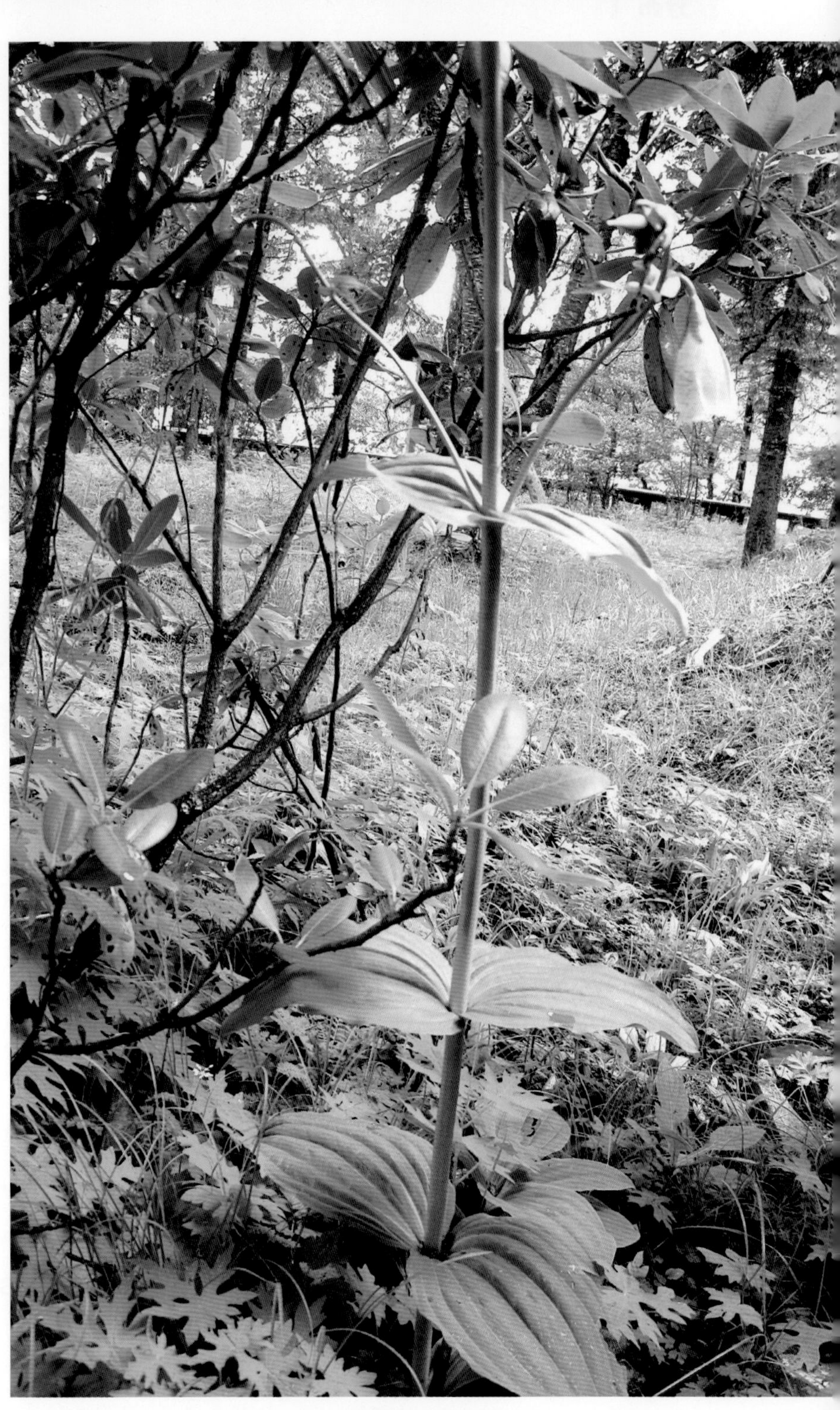

形态

多年生草本，高 30 ~ 60（~ 100）cm，全株光滑。茎直立，粗壮，基部直径 1 ~ 1.5cm，黄绿色，中空，近圆形，不分枝。基部 2 ~ 4 对叶小，膜质，黄白色，卵形，长 2 ~ 4.5cm，宽 1 ~ 2cm；中部、上部叶大，草质，绿色，先端钝，基部钝或圆形，半抱茎，叶脉 7 ~ 9，弧形，细而明显，并在下面凸起；中部叶卵状椭圆形至椭圆形，长 7 ~ 22cm，宽 3 ~ 7cm，上部叶卵状披针形，长 5 ~ 10cm，宽 1.2 ~ 3cm。花 2 ~ 8，顶生及叶腋生，组成假总状聚伞花序；花梗黄绿色，微弯垂，长 3 ~ 6cm，果时伸长，具 2 苞片；花萼钟形，长 2.7 ~ 3.2cm，萼筒短，宽漏斗形，长 6 ~ 8mm，裂片整齐，卵状披针形，先端渐尖，脉 3 ~ 5，在背面细而明显；花冠黄绿色，有绿色和褐色网脉，钟形，长 5 ~ 7cm，宽 4 ~ 5cm，花冠筒长 8 ~ 10mm，裂片矩圆状匙形，先端圆形，全缘；

雄蕊着生于花冠筒中上部，与裂片互生，整齐，花丝白色，扁平，长 12 ~ 14mm，花药椭圆形，长 10 ~ 12mm；子房无柄，圆锥形，长 12 ~ 14mm，先端渐狭，花柱粗壮，长 15 ~ 18mm，柱头不膨大，裂片椭圆形。蒴果椭圆状披针形，长 5 ~ 6cm；种子黄褐色，矩圆形，长 2.2 ~ 2.5mm，表面具纵脊状突起。花果期 6 ~ 9 月。

分布

分布于我国西藏东南部、云南西北部（迪庆）、四川南部。印度东北部、尼泊尔、不丹也有分布。

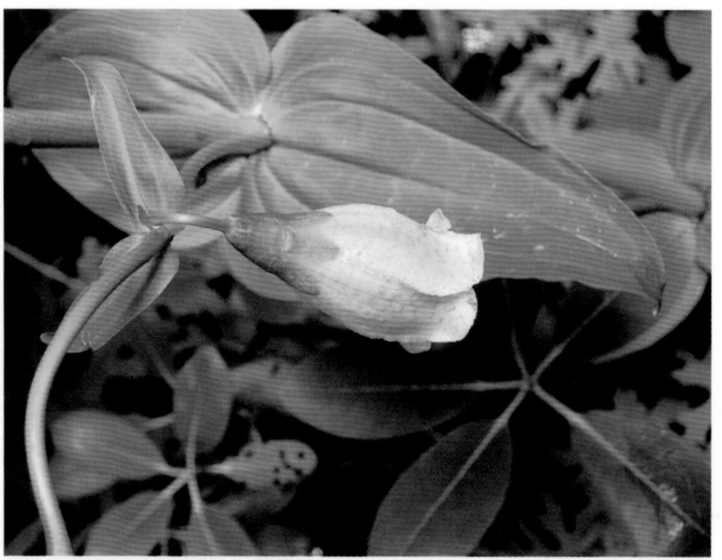

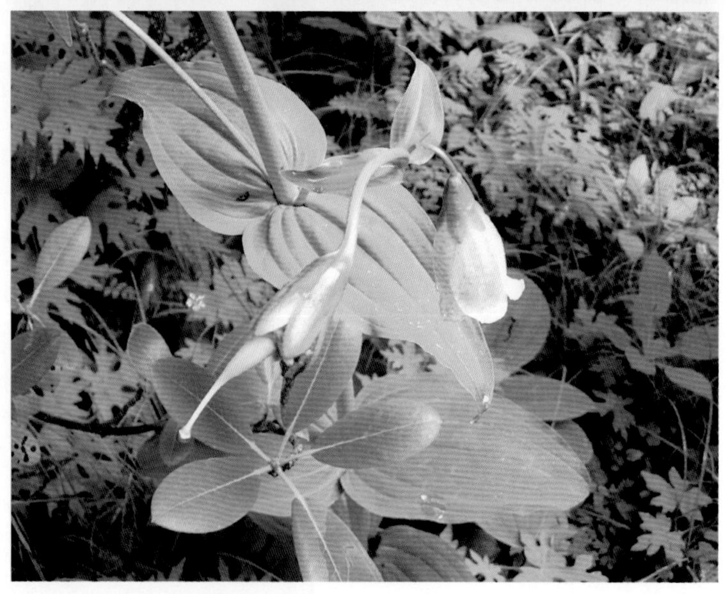

生境

生长于海拔 3000 ~ 4400m 的林间草地、林缘、灌丛、山坡草地、水沟边。

药材名

吉解嘎保曼巴（ཀྱི་ལྡེ་དཀར་པོ་དམན་པ།）。

药用部位

花。

功能与主治

清腑热、胆热，解毒，消肿，止血。用于肝热病，胆热病，黄疸，炭疽，二便不利，疮疖肿毒。

用量与用法

3 ~ 9g。

附注

“吉解”（ཀྱི་ལྡེ།）是藏医药用“秦艽花”的统称。《晶珠本草》等记载“吉解”分为白 [“ཀྱི་ལྡེ་དཀར་པོ།”（吉解嘎保）]、黑 [“ཀྱི་ལྡེ་ནག་པོ།”（吉解那保）]2 种。现代文献记载现各地藏医所用“吉解”的基原主要为龙胆属（*Gentiana*）植物。大钟花 *M. stylophorus* (C. B. Clarke) H. Smith 为云南迪庆藏医习用的“吉解”的白者（吉解嘎保）的代用品，又称为“ཀྱི་ལྡེ་དཀར་པོ་དམན་པ།”（吉解嘎保曼巴）。《迪庆藏药》记载其花的功效与粗茎秦艽 *G. crassicaulis* Duthie ex Burk. 相同但较差。（参见“粗茎秦艽”条）

大钟花 *M. stylophorus* (C. B. Clarke) H. Smith 为珍稀濒危物种。

椭圆叶花锚

Halenia elliptica D. Don

龙胆科（Gentianaceae）　花锚属（*Halenia*）

形态

一年生草本，高 15 ~ 60cm。根具分枝，黄褐色。茎直立，无毛，四棱形，上部具分枝。基生叶椭圆形，有时略呈圆形，长 2 ~ 3cm，宽 5 ~ 15mm，先端圆形或急尖呈钝头，基部渐狭，呈宽楔形，全缘，具宽扁的柄，柄长 1 ~ 1.5cm，叶脉 3；茎生叶卵形、椭圆形、长椭圆形或卵状披针形，长 1.5 ~ 7cm，宽 0.5 ~ 2（~ 3.5）cm，先端圆钝或急尖，基部圆形或宽楔形，全缘，叶脉 5，无柄或茎下部叶具极短而宽扁的柄，抱茎。聚伞花序腋生和顶生；花梗长短不相等，长 0.5 ~ 3.5cm；花 4 基数，直径 1 ~ 1.5cm；花萼裂片椭圆形或卵形，长（3 ~）4 ~ 6mm，宽 2 ~ 3mm，先端通常渐尖，常具小尖头，具 3 脉；花冠蓝色或紫色，花冠筒长约 2mm，裂片卵圆形或椭圆形，长约 6mm，宽 4 ~ 5mm，先端具小尖头，距长 5 ~ 6mm，向外水平开展；雄蕊内藏，花丝长 3 ~ 5mm，

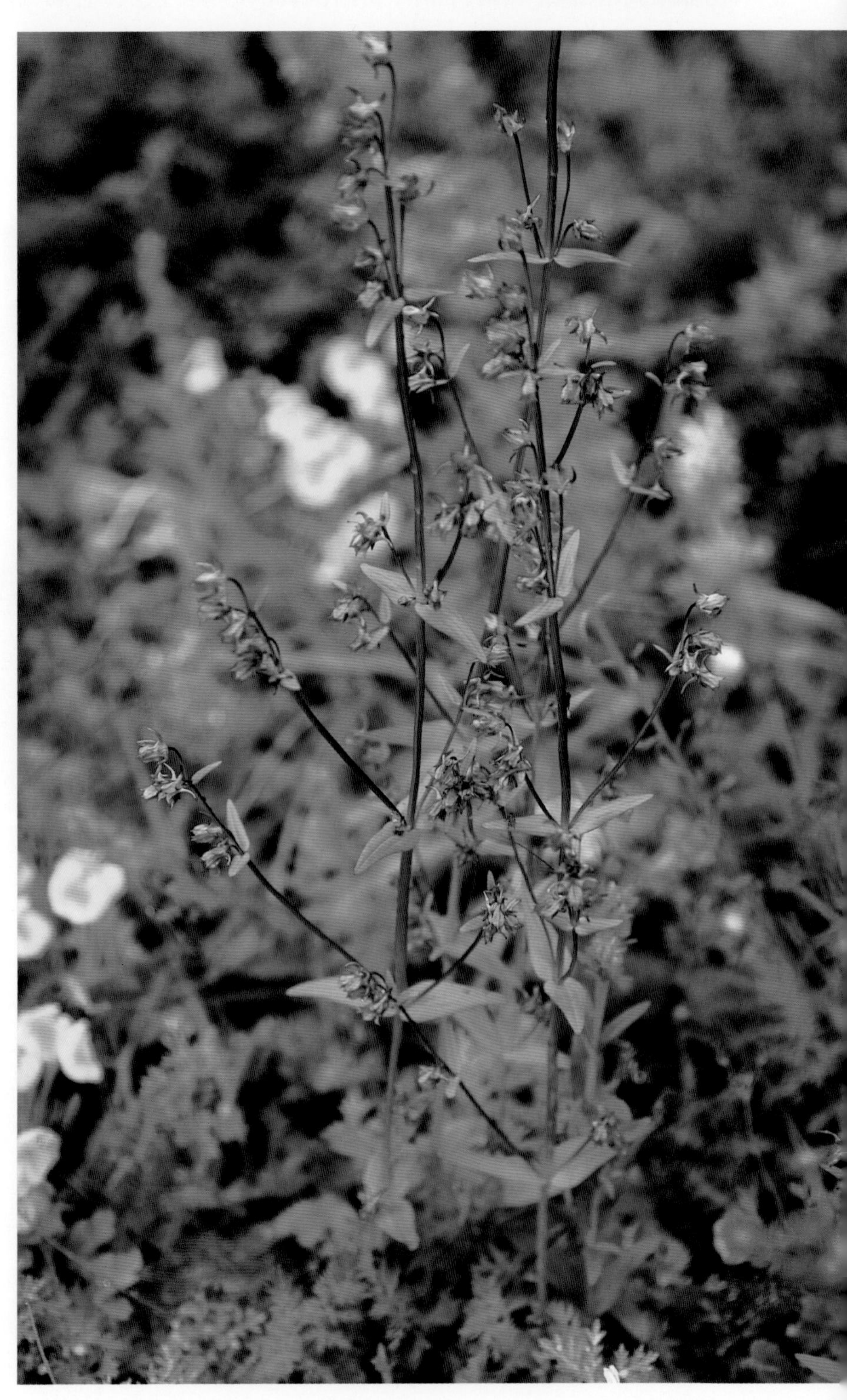

花药卵圆形，长约 1mm；子房卵形，长约 5mm，花柱极短，长约 1mm，柱头 2 裂。蒴果宽卵形，长约 10mm，直径 3 ~ 4mm，上部渐狭，淡褐色；种子褐色，椭圆形或近圆形，长约 2mm，宽约 1mm。花果期 7 ~ 9 月。

分布

分布于我国西藏、云南、四川、贵州、青海、新疆、陕西、甘肃、山西、内蒙古、辽宁、湖南、湖北。尼泊尔（模式标本产地）、不丹、印度亦有分布。

生境

生长于海拔 700 ~ 4100m 的高山林下及林缘、山坡草地、灌丛中、山谷水沟边。

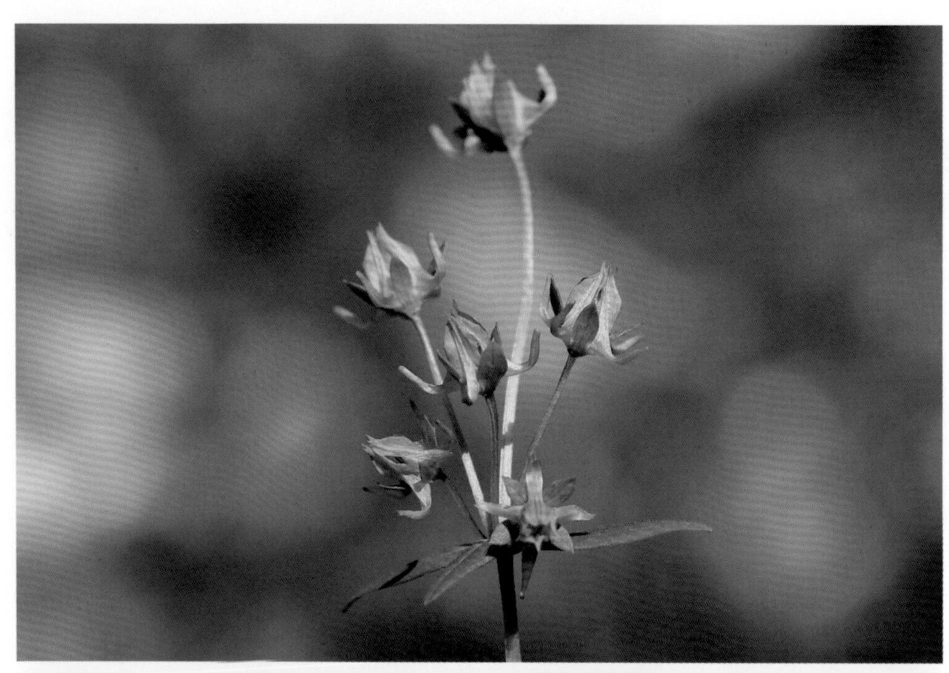

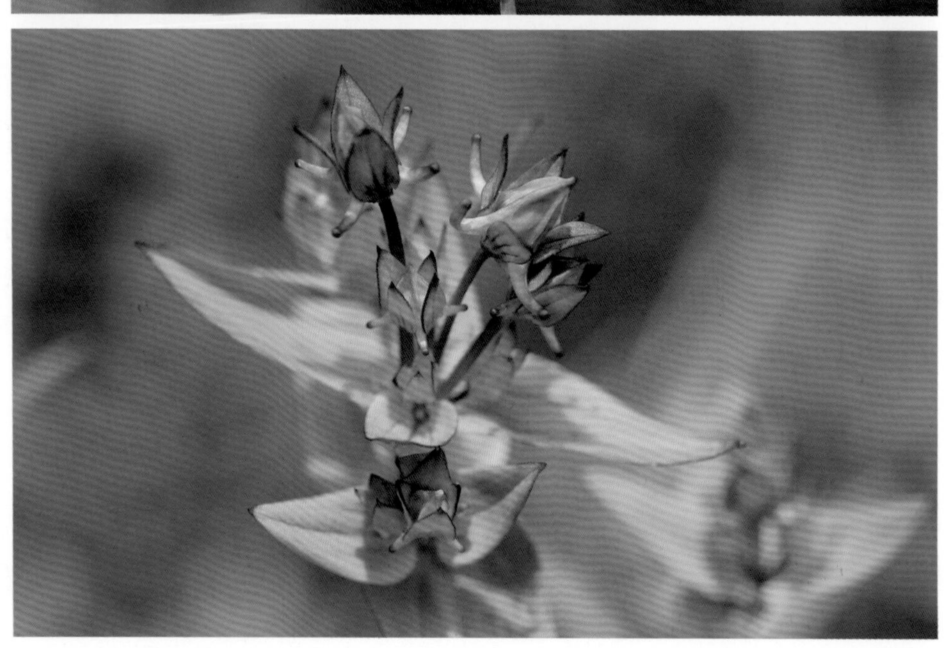

药材名

甲地然果（ལྕགས་ཏིག་ར་མགོ、ལྕགས་ཏིག་ར་མགོ་མ།），机合滴（ལྕགས་ཏིག），加滴嘎布（ལྕགས་ཏིག་དཀར་པོ།），吉合斗拉果玛、甲地然果玛（ལྕགས་ཏིག་ར་མགོ་མ།）。

药用部位

地上部分。

功能与主治

清热利湿，平肝利胆。用于急性黄疸性肝炎，胆囊炎，头晕头痛，牙痛。

用量与用法

3 ~ 15g。

附注

“ལྕགས་ཏིག”（机合滴）为《四部医典》中记载的治胆热症之药物。《四部医典系列挂图全集》第二十七图中有“ལྕགས་ཏིག”（机合滴。97 号图，蓝花胡麻子）和“ལྕགས་ཏིག་རིགས།”（机合滴惹，类似品之意。98 号图，另一种蓝花胡麻子）附图，其中“机合滴”图中包括 4 幅小图，其左图所示似为龙胆科獐牙菜属（*Swertia*）植物，中图与龙胆科植物湿生扁蕾 *Gentianopsis paludosa* (Hook.f.) Ma 相似（花冠筒长，先端 4 裂），右侧 2 附图显然为龙胆科花锚属（*Halenia*）植物（叶对生花冠裂片基部有距），“机合滴惹”图略似扁蕾属（*Gentianopsis*）或喉毛花属（*Comastoma*）植物。《晶珠本草》记载“机合滴”（即铁虎耳草）为西藏产“蒂达”[“བོད་ཏིག”（窝蒂）]的品种之一。《藏药志》记载“机合滴”的基原包括龙胆科的扁蕾属、花锚属、獐牙菜属（*Swertia*）及肋柱花属（*Lomatogonium*）等的多种植物。据调查，现各地藏医最常用的“机合滴”为椭圆叶花锚 *Halenia elliptica* D. Don，因该种的花具距似牛角，常称其为“ལྕགས་ཏིག་ར་མགོ”（甲地然果）或“ལྕགས་ཏིག་ར་མགོ་མ།”（甲地然果玛）（“头上长角的机合滴”之意），《部颁藏标》《藏标》以“花锚 /ལྕགས་ཏིག་ར་མགོ/ 甲地然果”之名，《青海藏标》以“椭叶花锚 /ལྕགས་ཏིག་ར་མགོ་མ/ 吉合斗拉果玛”收载了该种。《新修晶珠本草》记载“甲地然果”的基原还包括大花花锚 *H. elliptica* D. Don var. *grandiflora* Hemsl. 和花锚 *H. corniculata* (L.) Cornaz.（*H. sibirica* Borkn.）。花锚 *H. corniculata*（L.）Cornaz. 的花黄色，与《晶珠本草》的记载不符，其分布于陕西、山西、河北、内蒙古至东北三省，故藏民聚居区不产，藏医使用的可能性较小。文献记载的“机合滴”的基原还有湿生扁蕾 *G. paludosa* (Hook.f.) Ma、扁蕾 *G. barbata* (Fröel) Ma、少花獐牙菜 *Swertia younghusbandii* Burk.、显脉獐牙菜 *S. nervosa* (G. Don) Wall. ex C. B. Clarke、楔叶獐牙菜 *S. cuneata* Wall. ex D. Don、大花肋柱花 *Lomatogonium macranthum* (Diels et Gilg) Fern. 等。（参见“大花花锚”“川西獐牙菜”“湿生扁蕾”“圆叶肋柱花”条）

大花花锚

Halenia elliptica D. Don var. *grandiflora* Hemsl.

龙胆科（Gentianaceae） 花锚属（*Halenia*）

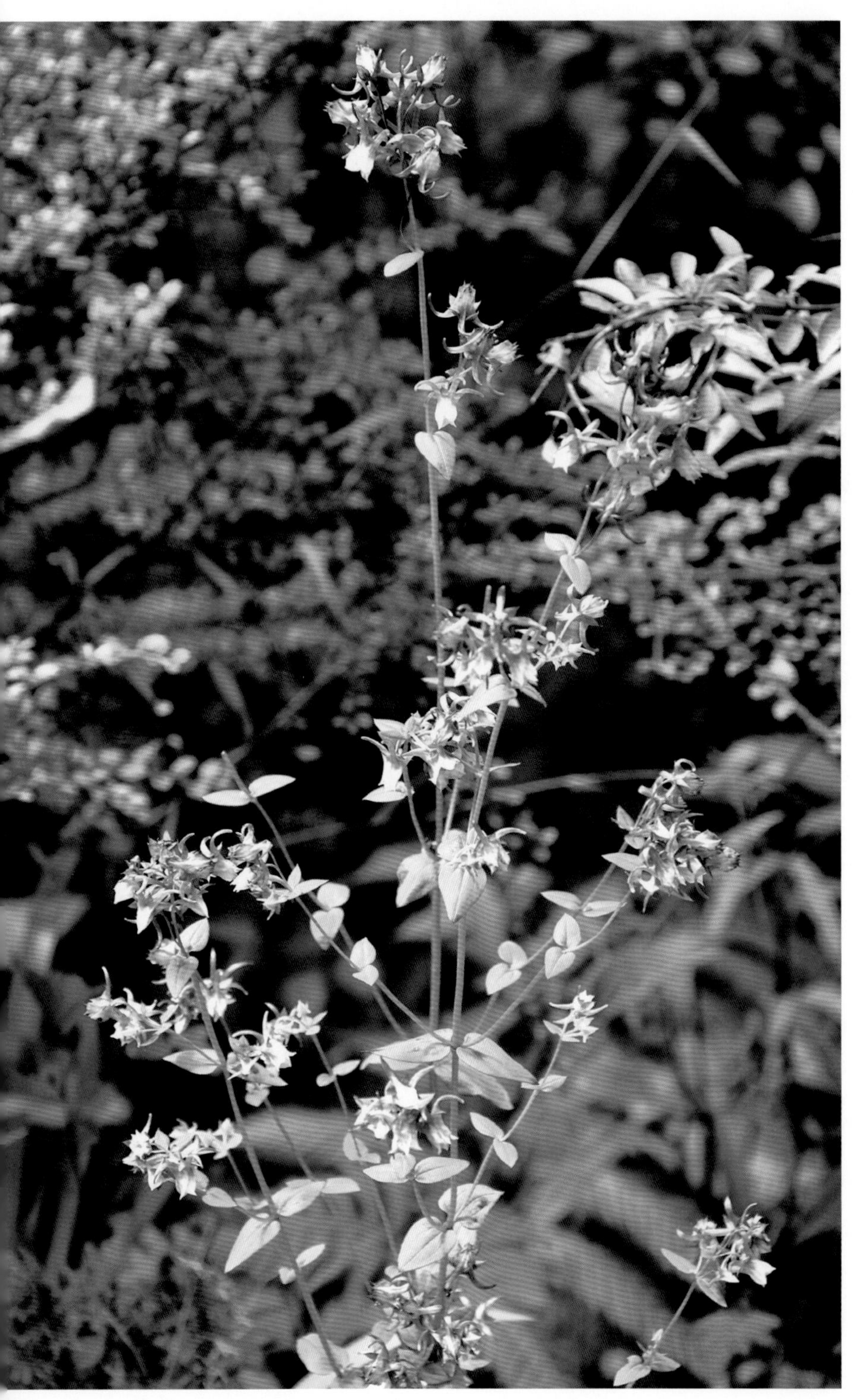

形态

一年生草本，高 15 ~ 60cm。根具分枝，黄褐色。茎直立，无毛，四棱形，上部具分枝。基生叶椭圆形，有时略呈圆形，长 2 ~ 3cm，宽 0.5 ~ 1.5cm，先端圆形或急尖成钝头，基部渐狭成宽楔形，全缘，具宽扁的柄，柄长 1 ~ 1.5cm，叶脉 3；茎生叶卵形、椭圆形、长椭圆形或卵状披针形，长 1.5 ~ 7cm，宽 0.5 ~ 2（~ 3.5）cm，先端圆钝或急尖，基部圆形或宽楔形，全缘，叶脉 5，无柄或茎下部叶具极短而宽扁的柄，抱茎。聚伞花序腋生和顶生；花梗长短不等，长 0.5 ~ 3.5cm；花 4 基数，直径达 2.5cm；花萼裂片椭圆形或卵形，长（3 ~）4 ~ 6mm，宽 2 ~ 3mm，先端通常渐尖，常具小尖头，具 3 脉；花冠蓝色或紫色，花冠筒长约 2mm，裂片卵圆形或椭圆形，长约 6mm，宽 4 ~ 5mm，先端具小尖头，距长 5 ~ 6mm，水平开展，稍向上弯曲；雄蕊内藏，花丝长 3 ~ 5mm，花药卵圆形，长约 1mm；子房卵形，长约 5mm，花柱极短，长约 1mm，柱头 2 裂。蒴果宽卵形，长约 10mm，直径 3 ~ 4mm，上部渐狭，淡褐色；种子褐色，椭圆形或近圆形，长约 2mm，宽约 1mm。花果期 7 ~ 9 月。

分布

分布于我国云南、贵州、四川、青海、甘肃、陕西、湖北、重庆。

生境

生长于海拔 1300 ~ 2500m 的山坡草地、水沟边。

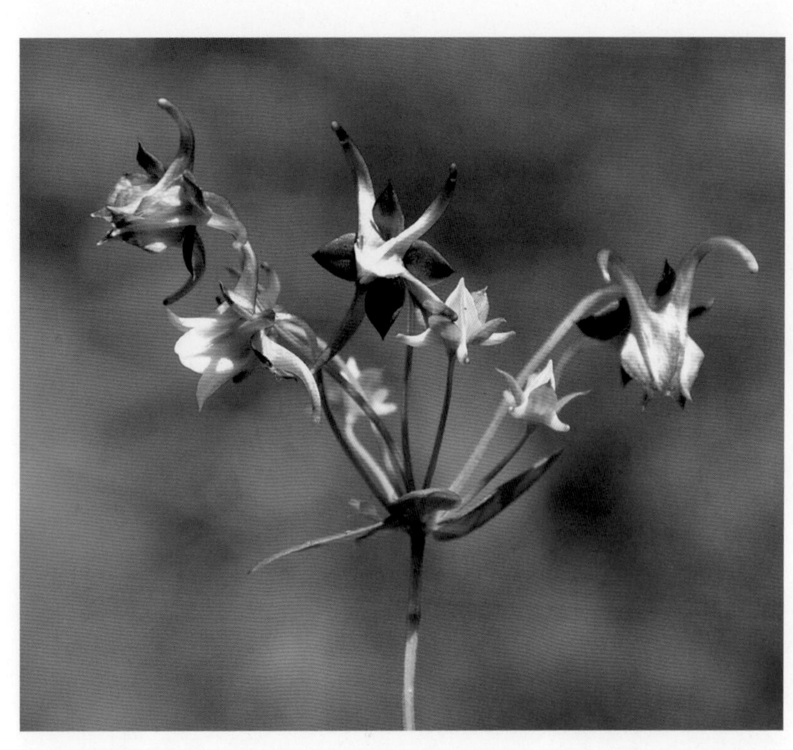

药材名

甲地然果（ལྕགས་ཏིག་ར་མགོ）。

药用部位

全草或地上部分。

功能与主治

清热，疏肝，利胆，祛湿。用于急性黄疸性肝炎，乙型肝炎，胆囊炎，风湿疼痛，头晕头痛，牙痛。

用量与用法

3 ~ 15g。内服研末，或入丸、散剂。

附 注

《晶珠本草》记载有"ལྕགས་ཏིག"（机合滴，铁虎耳草），言其为西藏"蒂达"的品种之一。《藏药志》记载"机合滴"的基原包括龙胆科扁蕾属（*Gentianopsis*）、花锚属（*Halenia*）、獐牙菜属（*Swertia*）及肋柱花属（*Lomatogonium*）等的多种植物。据调查，现各地藏医均以椭圆叶花锚 *H. elliptica* D. Don 为"机合滴"的正品，《部颁藏标》《藏标》以"花锚 /ལྕགས་ཏིག་ར་མགོ/ 甲地然果"之名收载了该种，《青海藏标》称其为"椭叶花锚 /ལྕགས་ཏིག་ར་མགོ་མ/ 吉合斗拉果玛"。《新修晶珠本草》记载"甲地然果"的基原还包括大花花锚 *H. elliptica* D. Don var. *grandiflora* Hemsl.。（参见"椭圆叶花锚"条）

湿生扁蕾

Gentianopsis paludosa (Hook. f.) Ma

龙胆科（Gentianaceae） 扁蕾属（*Gentianopsis*）

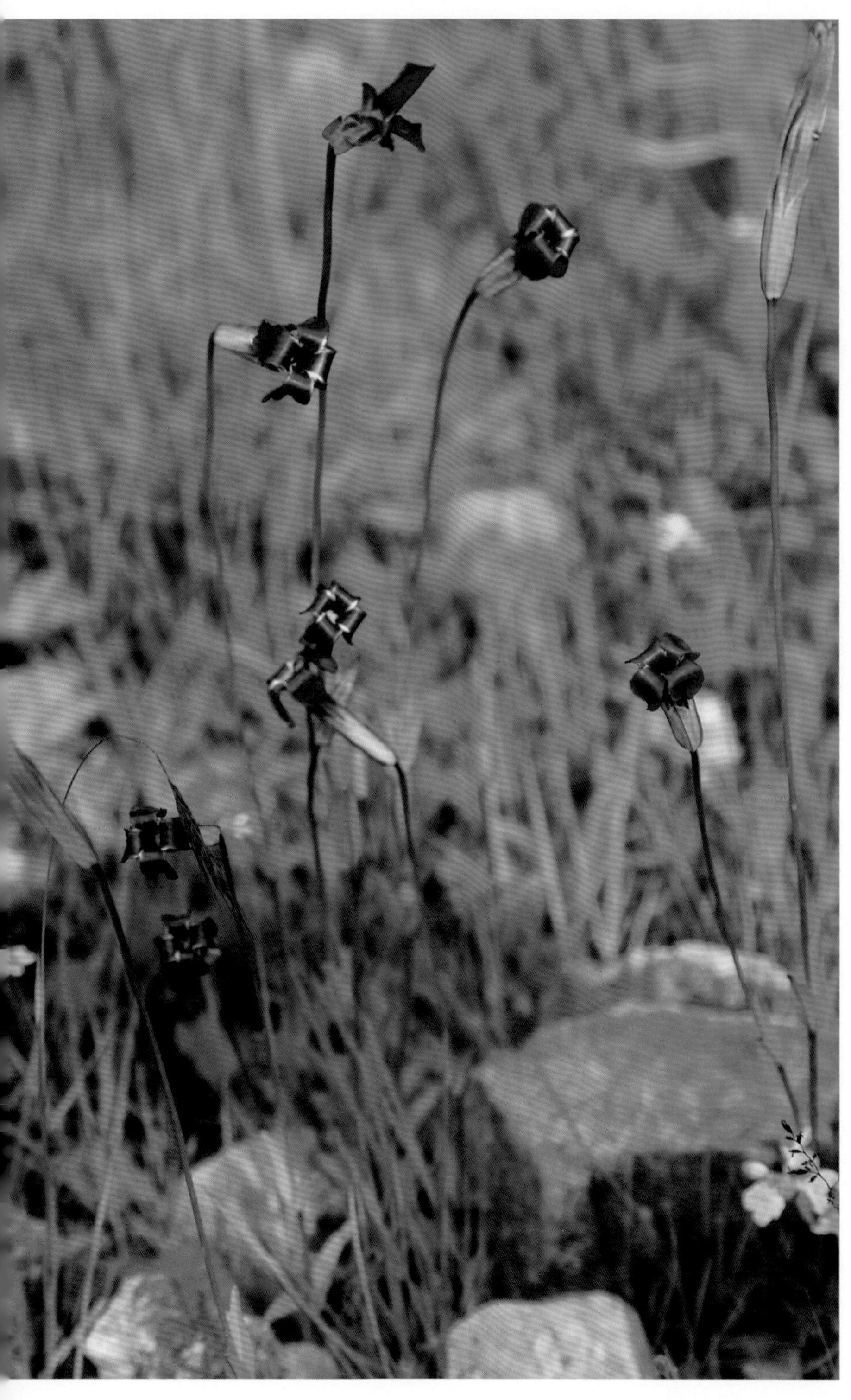

形态

一年生草本，高3.5 ~ 40cm。茎单生，直立或斜升，近圆形，在基部分枝或不分枝。基生叶3 ~ 5对，匙形，长0.4 ~ 3cm，宽2 ~ 9mm，先端圆形，边缘具乳突，微粗糙，基部狭缩成柄，叶脉1 ~ 3，不甚明显，叶柄扁平，长达6mm；茎生叶1 ~ 4对，无柄，矩圆形或椭圆状披针形，长0.5 ~ 5.5cm，宽2 ~ 14mm，先端钝，边缘具乳突，微粗糙，基部钝，离生。花单生茎及分枝先端；花梗直立，长1.5 ~ 20cm，果期略伸长；花萼筒形，长为花冠之半，长1 ~ 3.5cm，裂片近等长，外对狭三角形，长5 ~ 12mm，内对卵形，长4 ~ 10mm，全部裂片先端急尖，有白色膜质边缘，背面中脉明显，并向萼筒下延成翅；花冠蓝色，或下部黄白色、上部蓝色，宽筒形，长1.6 ~ 6.5cm，裂片宽矩圆形，长1.2 ~ 1.7cm，先端圆形，有微齿，下部两侧边缘有细条裂齿；腺体近球形，下垂；花丝线形，长 1 ~ 1.5cm，花药黄色，矩圆形，长 2 ~ 3mm；子房具柄，线状椭圆形，长 2 ~ 3.5cm，花柱长 3 ~ 4mm。蒴果具长柄，椭圆形，与花冠等长或超出；种子黑褐色，矩圆形至近圆形，直径 0.8 ~ 1mm。花果期 7 ~ 10 月。

分布

分布于我国西藏、云南、四川、青海、甘肃、陕西、宁夏、内蒙古、山西、河北。尼泊尔、印度、不丹也有分布。

生境

生长于海拔 1180 ~ 4900m 的河滩、山坡草地、林下。

药材名

机合滴、加滴（ལྕགས་ཏིག），加蒂那布（ལྕགས་ཏིག་ནག་པོ།），加滴嘎布（ལྕགས་ཏིག་དཀར་པོ།），地达加布玛（ཏིག་ཏ་ལྕགས་སྒྲུབ་མ།）。

药用部位

全草。

功能与主治

清瘟热，利胆，止泻。用于黄疸性肝炎，肝胆病引起的发热，感冒，流行性乙型脑炎，小儿腹泻，阴囊肿痛。

用量与用法

3 ~ 15g。内服煎汤，或入丸、散剂。

附注

“ལྕགས་ཏིག”（机合滴）为《四部医典》中记载的治胆热症之药物。《晶珠本草》记载“机合滴”（铁虎耳草）为西藏产“ཏིག་ཏ”（蒂达）[“བོད་ཏིག”（窝滴）]的品种之一。《四部医典系列挂图全集》第二十七图中所附“机合滴”附图（97、98 号图，共包括 5 幅小图）似包括有龙胆科的多属植物。据现代文献记载和实地调查结果显示，各地藏医所用“机合滴”的基原涉及龙胆科的扁蕾属（*Gentianopsis*）、花锚属（*Halenia*）、獐牙菜属（*Swertia*）、喉毛花属（*Comastoma*）及肋柱花属（*Lomatogonium*）等的多种植物，各地使用的基原不一，常以不同的名称加以区别。其中使用较多为椭圆叶花锚 *Halenia elliptica* D. Don 和湿生扁蕾 *G. paludosa* (Hook. f.) Ma，在有关标准中，前种称“花锚 /ལྕགས་ཏིག་ར་མགོ/ 甲地然果”，后种称“湿生扁蕾 /ལྕགས་ཏིག་ནག་པོ/ 加蒂那布”，两者的功能与主治也有差异。《中华本草・藏药卷》记载“扁蕾 / 加滴嘎布 /ལྕགས་ཏིག་དཀར་པོ།”的基原为扁蕾 *G. barbata* (Fröel) Ma，据《中国植物志》记载和实地调查显示，湿生扁蕾 *G. paludosa* (Hook. f.) Ma 在青藏高原分布广泛，而扁蕾 *G. barbata* (Fröel) Ma 主要分布于华北、东北地区，从资源分布的角度看，藏医主要使用的应是湿生扁蕾 *G. paludosa* (Hook. f.) Ma。（参见“椭圆叶花锚”“川西獐牙菜”“抱茎獐牙菜”条）

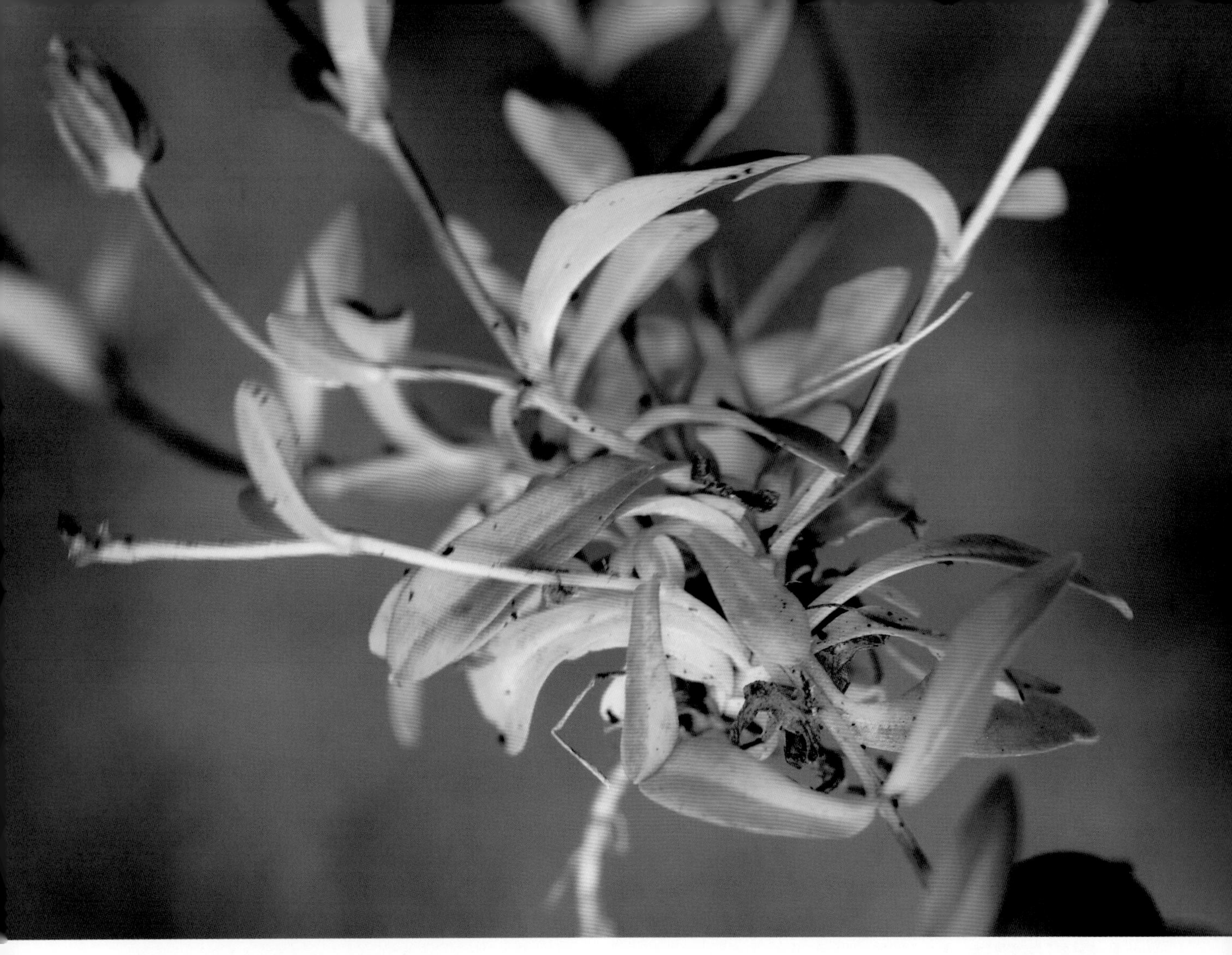

镰萼喉毛花

Comastoma falcatum (Turcz. ex Kar. et Kir.) Toyokuni

龙胆科（Gentianaceae） 喉毛花属（*Comastoma*）

形态

一年生草本，高 4 ~ 25cm。茎从基部分枝，分枝斜升，基部节间短缩，上部伸长，花葶状，四棱形，常带紫色。叶大部分基生，叶片矩圆状匙形或圆形，长 5 ~ 15mm，宽 3 ~ 6mm，先端钝或圆形，基部渐狭成柄，叶脉 1 ~ 3，叶柄长达 20mm；茎生叶无柄，矩圆形，稀为卵形或矩圆状卵形，长 8 ~ 15mm，宽 3 ~ 4（~ 6）mm，先端钝。花 5 基数，单生于分枝先端；花梗常紫色，四棱形，长 4 ~ 6（~ 12）cm；花萼绿色或有时带蓝紫色，长为花冠的 1/2，稀达 2/3 或较短，深裂近基部，裂片不整齐，形状多变，常为卵状披针形，弯曲成镰状，有时为宽卵形或矩圆形至狭披针形，先端钝或急尖，边缘平展，稀外反，近于皱波状，基部有浅囊，背部中脉明显；花冠蓝色、深蓝色或蓝紫色，有深色脉纹，高脚杯状，长（9 ~）12 ~ 25mm，花冠筒筒状，喉部突然膨大，直径达 9mm，裂达中部，裂片矩圆形或矩圆状匙形，长 5 ~ 13mm，宽达 7mm，先端钝圆，偶有小尖头，全缘，开展，喉部具一圈副冠，副冠白色，10 束，长达 4mm，流苏状裂片的先端圆形或钝，宽约 0.5mm，花冠筒基部具 10 小腺体；雄蕊着生于花冠筒中部，花丝白色，长约 5mm，基部下延于花冠筒上成狭翅，花药黄色，矩圆形，长 1.5 ~ 2mm；子房无柄，披针形，连花柱长 8 ~ 11mm，柱头 2 裂。蒴果狭椭圆形或披针形；种子褐色，近球形，直径约 0.7mm，表面光滑。花果期 7 ~ 9 月。

分布

分布于我国西藏（那曲、丁青等）、四川西北部、青海（祁连）、甘肃（互助）、新疆、内蒙古、山西、河北。印度、尼泊尔、蒙古以及克什米尔地区也有分布。

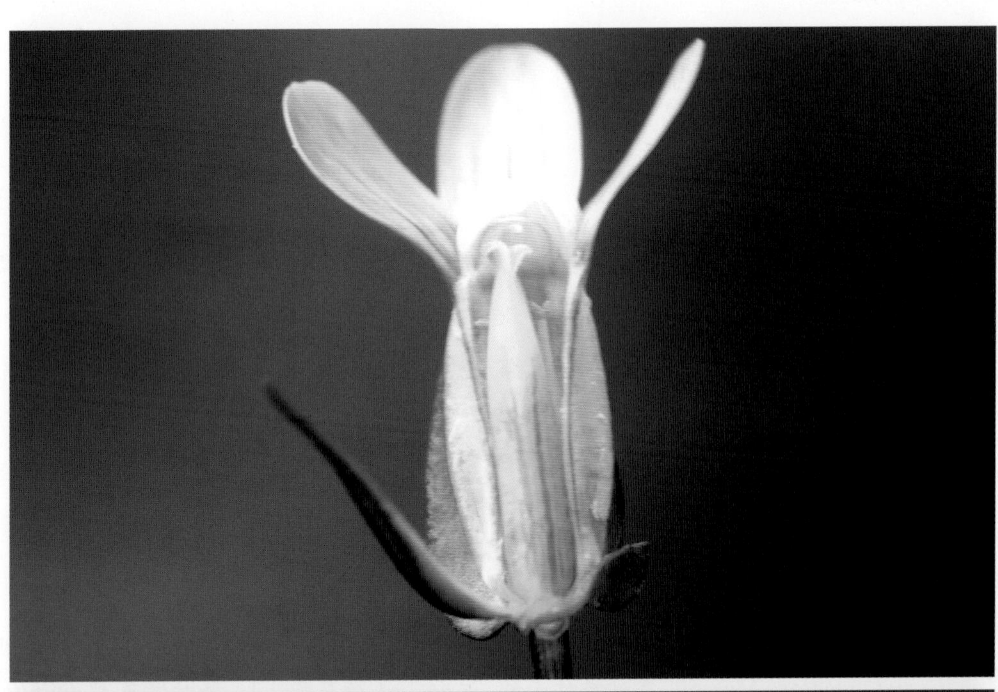

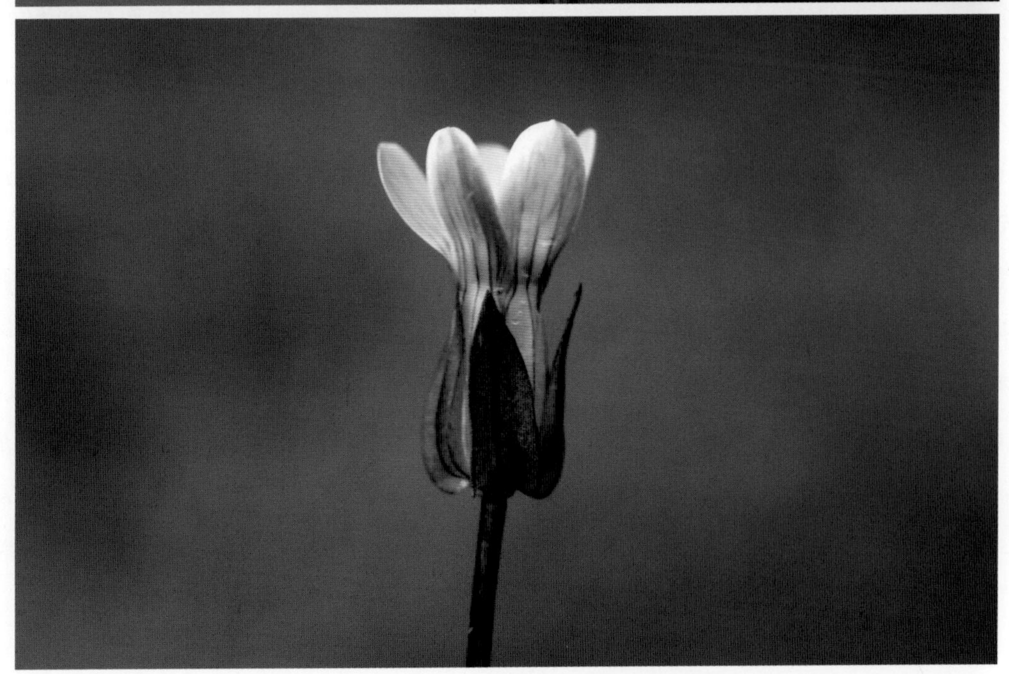

生境

生长于海拔 2100 ~ 5300m 的河滩、山坡草地、林下、灌丛、高山草甸。

药材名

代哇琼、代哇窍（དེ་བ་མཆོག），莪代哇（སྔོ་དེ་བ།、དེ་ཝ།）。

药用部位

花。

功能与主治

用于时疫（传染病热症）。

用量与用法

3 ~ 15g。

附注

《月王药诊》《四部医典》等中记载有“དེ་བ།”（代哇），言其为治瘟疫（热性传染病）之药物。《蓝琉璃》《晶珠本草》均记载“代哇”分为草［“སྔོ་དེ་བ།、སྔོ་དེ་ཝ།”（莪代哇）］、水［“ཆུ་དེ་བ།、ཆུ་དེ་ཝ།”（奇代哇）］、树木［“ཤིང་དེ་བ།、ཤིང་དེ་ཝ།”（相代哇）］3 类，以草类为优质品，水类为副品。《四部医典系列挂图全集》在第二十九图中分别有相应的“དེ་བ་མཆོག”（代哇琼，22 号图）、“དེ་བ་དམན་པ།”（代哇曼巴，23 号图）和“ཤིང་འདེལ་བ།”（24 号图）3 附图（汉译本分别译注为“异叶天南星”“次异叶天南星”和“白杨”）。关于 3 类“代哇”的基原，不同文献记载有差异，其中，草类（莪代哇）的基原有龙胆科植物膜边獐牙菜 *Swertia marginata* Schrenk、华北獐牙菜 *S. wolfangiana* Grüning、全萼龙胆 *Gentiana lhassica* Burk.（全萼秦艽）、巨花龙胆 *G. grandiflorum* Laxm. 或罂粟科紫堇属（Corydalis）的暗绿紫堇 *C. melanochlora* Maxim.［在甘肃甘南称“དེ་ཝ་ཕོ”（待瓦咆）］、鳞叶紫堇 *C. bulbifera* C. Y. Wu［又称“དེ་བ་མོ”（代哇莫）］、囊距紫堇 *C. benecincta* W. W. Smith 等同属植物；水类（奇代哇）的基原为菊科紫菀属（*Aster*）植物矮紫菀 *Aster tataricus* L. var. *minor* Makino（紫菀 *A. tataricus* L.）、须弥紫菀 *A. himalaicus* C. B. Clarke. 等；树木类（相代哇）的基原为杨柳科植物滇南山杨 *Populus rotundifolia* Griff. var. *bonati* (Lévl.) C. Wang et Tung（*P. bonati* Lévl.）、山杨 *P. davidiana* Dode 或同属其他种类。《中国藏药植物资源考订》认为，据《晶珠本草》记载的“སྔོ་དེ་ཝ།”（莪代哇）的形态“叶深裂，花白色，花大多开二、三朵”看，应与《蓝琉璃》和《四部医典系列挂图全集》的“སྔོ་དེ་བ།”（莪代哇）不同，“སྔོ་དེ་བ།”（莪代哇）或“དེ་བ་མཆོག”（代哇琼）应为镰萼喉毛花 *Comastoma falcatum* (Turcz. ex Kar. et Kir.) Toyokuni。《西藏藏标》以“སྔོ་དེ་བ།/ 莪德哇 / 莪德哇”之名收载了全萼秦艽 *G. lhassica* Burk.，以全草入药，而《部标藏药》在“莪代哇”条下收载的基原则为“少花延胡索 *Corydalis alpestris* C. A. Mey.（唐古特延胡索 *Corydalis tangutica* Peshkova）及同属多种植物的全草”。（参见“全萼秦艽”“华北獐牙菜”“紫菀”条）

喉毛花

Comastoma pulmonarium (Turcz.) Toyokuni

龙胆科（Gentianaceae） 喉毛花属（*Comastoma*）

形态

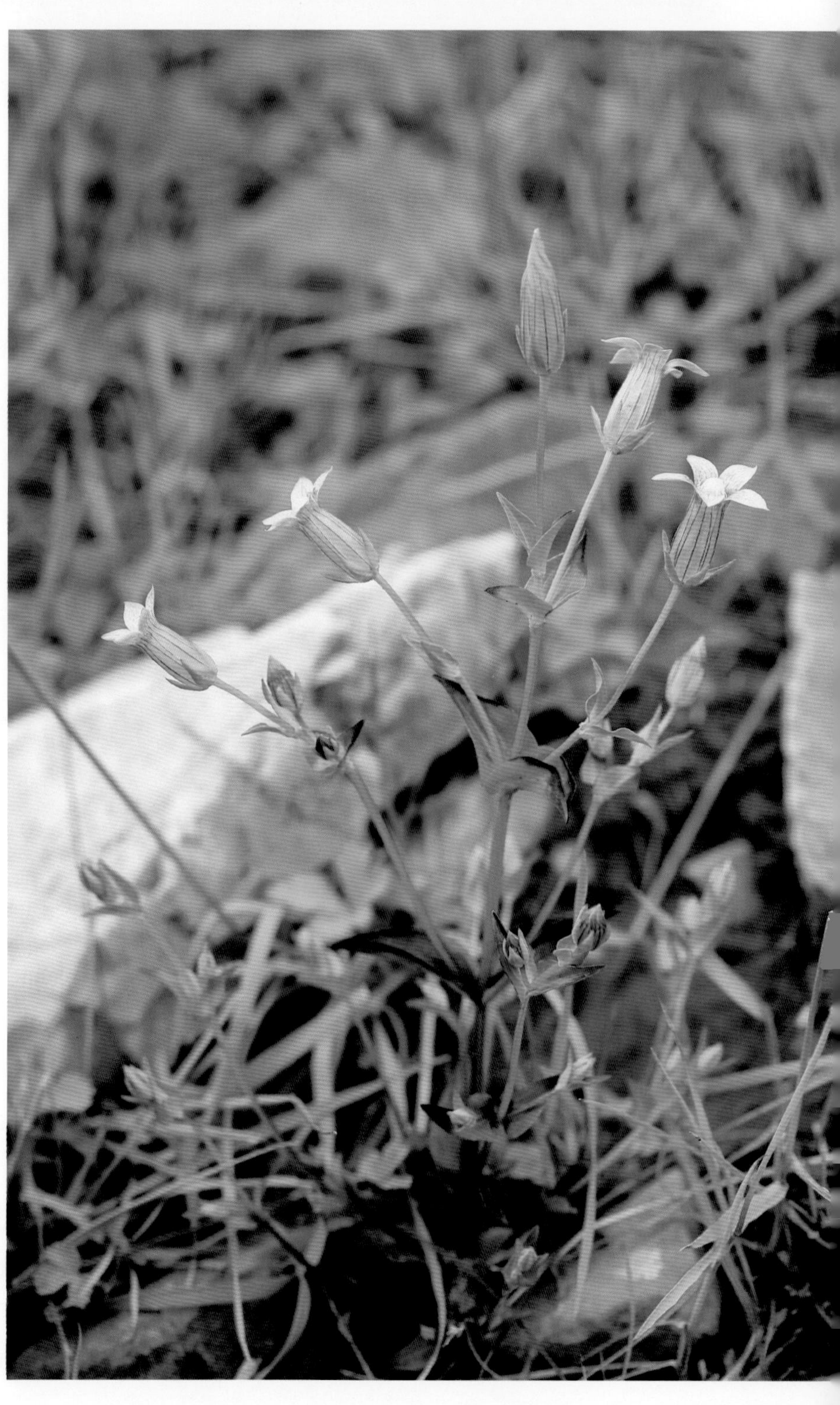

一年生草本，高 5 ~ 30cm。茎直立，单生，草黄色，近四棱形，具分枝，稀不分枝。基生叶少数，无柄，矩圆形或矩圆状匙形，长 1.5 ~ 2.2cm，宽 0.45 ~ 0.7cm，先端圆形，基部渐狭，中脉明显；茎生叶无柄，卵状披针形，长 0.6 ~ 2.8cm，宽 0.3 ~ 1cm，茎上部及分枝上叶变小，叶脉 1 ~ 3，仅在下面明显，先端钝或急尖，基部钝，半抱茎。聚伞花序或单花顶生；花梗斜伸，不等长，长至 4cm；花 5 基数；花萼开展，一般长为花冠的 1/4，深裂近基部，裂片卵状三角形、披针形或狭椭圆形，通常长 6 ~ 8mm，先端急尖，边缘粗糙，有糙毛，背面有细而不明显的 1 ~ 3 脉；花冠淡蓝色，具深蓝色纵脉纹，筒形或宽筒形，直径 6 ~ 7mm，稀达 10mm，长 9 ~ 23mm，通常长 15 ~ 20mm，浅裂，裂片直立，椭圆状三角形、卵状椭圆形或卵状三角形，长 5 ~ 6mm，先端急尖或钝，喉部具 1 圈白色副冠，副冠 5 束，长 3 ～ 4mm，上部流苏状条裂，裂片先端急尖，花冠筒基部具 10 小腺体；雄蕊着生于花冠筒中上部，花丝白色，线形，长约 3mm，疏被柔毛，并下延花冠筒向上成狭翅，花药黄色，狭矩圆形，长 1mm；子房无柄，狭矩圆形，无花柱，柱头 2 裂。蒴果无柄，椭圆状披针形，通常长 2 ～ 2.7cm；种子淡褐色，近圆球形或宽矩圆形，直径 0.8 ～ 1mm，光亮。花果期 7 ～ 11 月。

分布

分布于我国西藏（嘉黎、安多）、云南、四川、青海、甘肃、山西、陕西。日本等也有分布。

生境

生长于海拔 3000 ～ 4800m 的河滩、山坡草地、林下、灌丛、高山草甸。

药材名

贾底贾札（ལྕགས་ཏིག་ལྕགས་སྒྲག）。

药用部位

全草。

功能与主治

清热，疏肝，利胆。用于肝胆热症，瘟病时疫发热。

用量与用法

3 ～ 15g。

附　注

“ཏིག་ཏ།”（蒂达）为一类主要治疗肝胆疾病的藏药的总称，商品习称为“藏茵陈”。《晶珠本草》记载“蒂达”分为印度蒂达 [“རྒྱ་ཏིག”（甲蒂、迦蒂）]、尼泊尔蒂达 [“བལ་ཏིག”（哇蒂）]、西藏蒂达 [“བོད་ཏིག”（窝蒂）]3 种，其中西藏蒂达又分为松蒂（松滴）、色滴（色蒂）、欧滴（欧蒂）、桑蒂（桑斗）、贯滴（贯蒂、机合滴）、茹滴（茹蒂）6 种。现代文献记载的“蒂达”类的基原涉及龙胆科（包括喉毛花属）、虎耳草科等的 70 余种植物，不同文献记载的“蒂达”类各品种的基原也不尽一致。《迪庆藏药》记载喉毛花 *C. pulmonarium* (Turcz.) Toyokuni、中甸喉毛花 *C. traillianum* (Forrest) Holub（高杯喉毛花）为“ལྕགས་ཏིག་ལྕགས་སྒྲག”（贾底贾札）的基原，从其藏文名称看，应为“ལྕགས་ཏིག”（贯滴）之 1 种。《藏药志》记载“ལྕགས་ཏིག”（机合滴）的基原包括湿生扁蕾 *Gentianopsis paludosa* (Hook. f.) Ma、椭圆叶花锚 *Halenia elliptica* D. Don、少花獐牙菜 *Swertia younghusbandii* Burk.、大花肋柱花 *Lomatogonium macranthum* (Diels et Gilg) Fern. 等。《部标藏药》《藏标》以“花锚 /ལྕགས་ཏིག་ཏ་མགོ/ 甲地然果”之名收载了椭圆叶花锚 *H. elliptica* D. Don。《迪庆藏药》记载作为“贾底贾札”的代用品“ལྕགས་ཏིག་ལྕགས་སྒྲག་དམན་པ།”（贾底贾札曼巴），云南德钦藏医还使用流苏龙胆 *Gentiana panthaica* Prain et Burk.，而四川甘孜藏医则使用条纹龙胆 *Gentiana striata* Maxim.，甘肃甘南藏医则以长梗喉毛花 *C. pedunculatum* (Royle ex D. Don) Holub 作“བལ་ཏིག”（哇滴）使用。（参见“川西獐牙菜”“椭圆叶花锚”条）

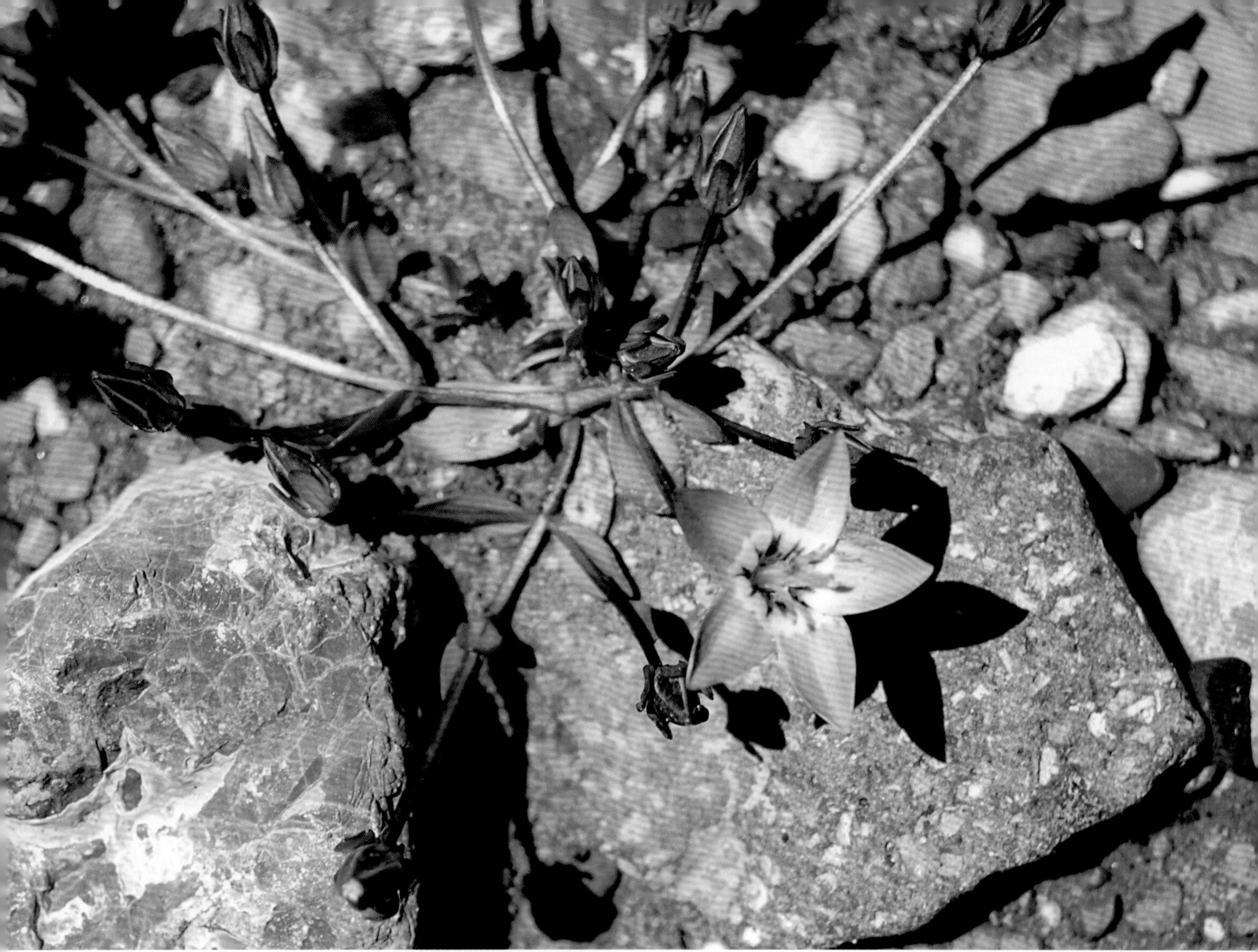

合萼肋柱花

Lomatogonium gamosepalum (Burk.) H. Smith

龙胆科（Gentianaceae） 肋柱花属（*Lomatogonium*）

形态

一年生草本，高 3 ~ 20cm。茎从基部多分枝，枝斜升，常带紫红色，节间较叶长，近四棱形。叶无柄，倒卵形或椭圆形，长 5 ~ 20mm，宽 3 ~ 7mm，枝及茎上部叶小，先端钝或圆形，基部钝，中脉仅在下面明显。聚伞花序或单花生于分枝先端；花梗不等长，长至 3.5cm，斜升；花 5 基数，直径 11.5cm；花萼长为花冠的 1/3 ~ 1/2，萼筒明显，长 2 ~ 3mm，裂片稍不整齐，狭卵形或卵状矩圆形，长 3 ~ 7mm，先端钝或圆形，互相覆盖，叶脉 1 ~ 3，细而明显；花冠蓝色，花冠筒长 1.5 ~ 2mm，裂片卵形，长 6 ~ 12mm，先端急尖，基部两侧各具 1 腺窝，腺窝片状，边缘有浅的齿状流苏；花丝线形，长 3 ~ 7mm，花药蓝色，狭矩圆形，长 2.5mm；子房长 4 ~ 9mm，花柱长 2.5 ~ 3.5mm，柱头不明显下延。蒴果宽披针形，长 12 ~ 14mm；种子淡褐色，近圆球形，直径 0.5 ~ 0.7mm。花果期 8 ~ 10 月。

分布

分布于我国西藏东北部、四川（康定）、青海、甘肃西南部。尼泊尔也有分布。

生境

生长于海拔 2800 ~ 4500m 的河滩、林下、灌丛、高山草甸。

药材名

桑蒂、桑滴、桑斗（ཟངས་ཏིག），俄滴、莪登（དངུལ་ཏིག）。

药用部位

全草。

功能与主治

清肝胆热，利胆，利尿。用于“赤巴”病，血病，诸热，肝炎，胆囊炎，水肿。

用量与用法

3 ~ 15g。内服煎汤，或入丸、散剂。

附 注

“ཏིག་ཏ”（蒂达）为主要用于肝胆疾病的一大类藏药的总称。《晶珠本草》记载“蒂达”按产地分为“印度蒂达”“尼泊尔蒂达”和“西藏蒂达”3 大类，其中，“西藏蒂达”又分为“སུམ་ཅུ་ཏིག”（松蒂）、“དངུལ་ཏིག”（欧蒂、俄滴）、“ཟངས་ཏིག”（桑蒂）、“ལྕགས་ཏིག”（机合蒂）等 6 种。关于“蒂达”各品种的基原，现代不同文献的记载不尽一致，主要涉及龙胆科、虎耳草科、石竹科、唇形科、十字花科等多科多属多种植物，且各品种的基原也有交叉。据文献记载和调查，目前“桑蒂”的基原多为龙胆科獐牙菜属（*Swertia*）植物。《部标藏药》《西藏藏标》等收载的“桑蒂”的基原包括川西獐牙菜 *S. mussotii* Franch.、抱茎獐牙菜 *S. franchetiana* H. Smith.、普兰獐牙菜 *S. purpurascens* Wall. ex C. B. Clarke 3 种。《中国藏药植物资源考订》认为，据《蓝琉璃》中的形态记载和《四部医典系列挂图全集》中“ཟངས་ཏིག”（桑蒂）的附图来看，“桑蒂”的基原应为肋柱花 *L. carinthiacum* (Wulf.) Reichb. 或大花肋柱花 *L. macranthum* (Diels et Gilg) Fern.，同属的其他种类也应作为“桑蒂”使用。但也有文献记载不同地区也常将肋柱花属（*Lomatogonium*）植物作为“俄滴”或“ལྕགས་ཏིག”（机合蒂）使用。（参见“川西獐牙菜”“椭圆叶花锚”“湿生扁蕾”条）

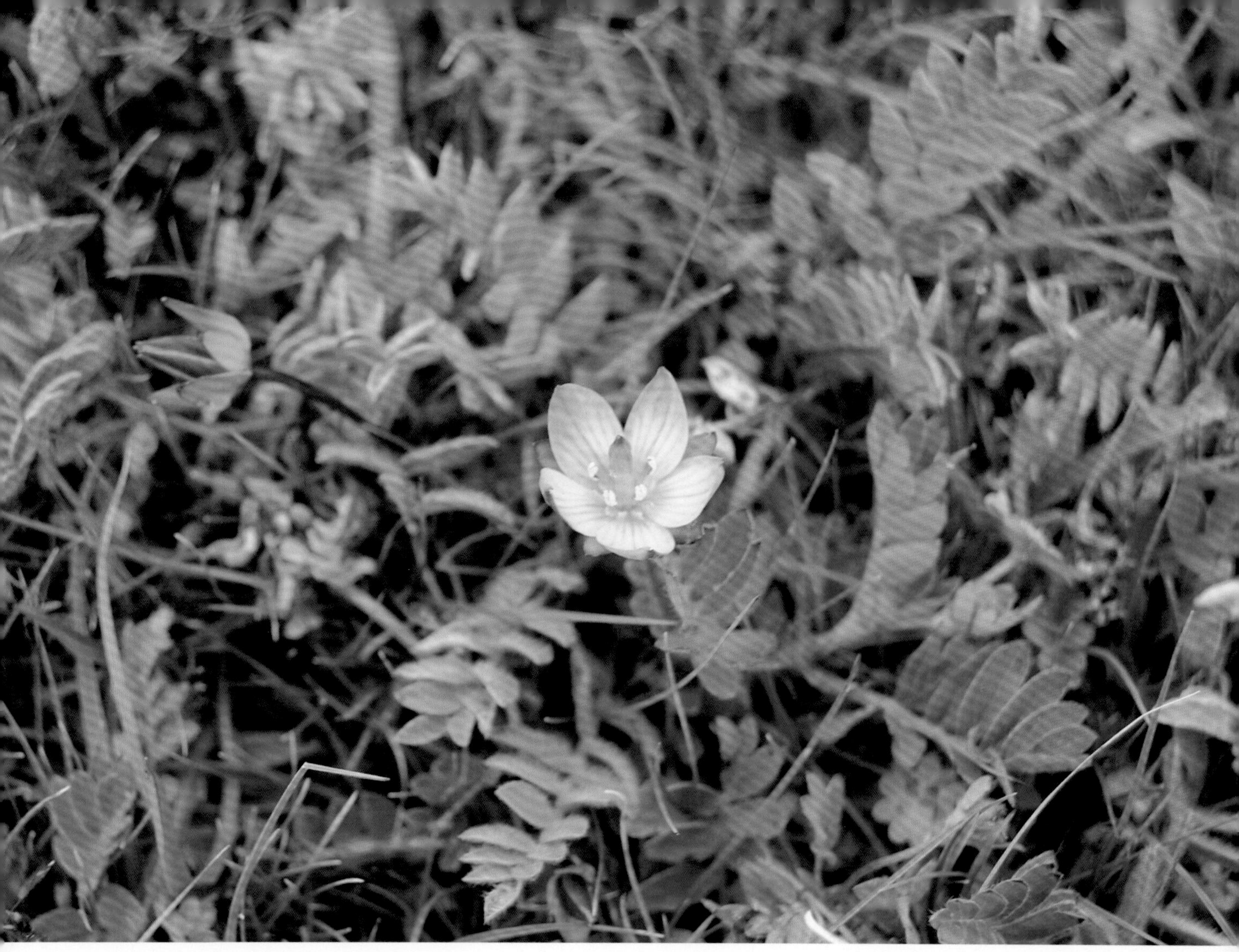

肋柱花

Lomatogonium carinthiacum (Wulf.) Reichb.

龙胆科（Gentianaceae）　肋柱花属（*Lomatogonium*）

形态

一多年草本，高 3 ~ 30cm。茎带紫色，自下部多分枝，枝细弱，斜升，几四棱形，节间较叶长。基生叶早落，具短柄，莲座状，叶片匙形，长 15 ~ 20mm，宽 6 ~ 8mm，基部狭缩成柄；茎生叶无柄，披针形、椭圆形至卵状椭圆形，长 4 ~ 20mm，宽 3 ~ 7mm，先端钝或急尖，基部钝，不合生，仅中脉在下面明显。聚伞花序或花生于分枝先端；花梗斜上升，几四棱形，不等长，长可达 6cm；花 5 基数，大小不等，直径 8 ~ 20mm；花萼长为花冠的 1/2，萼筒长不及 1mm，裂片卵状披针形或椭圆形，长 4 ~ 8（~ 11）mm，宽 1.5 ~ 2.5mm，先端钝或急尖，边缘微粗糙，叶脉 1 ~ 3，细而明显；花冠蓝色，裂片椭圆形或卵状椭圆形，长 8 ~ 14mm，先端急尖，基部两侧各具 1 腺窝，腺窝管形，下部浅囊状，上部具裂片状流苏；花丝线形，长 5 ~ 7mm，花药蓝色，矩圆形，长 2 ~ 2.5mm，子房无柄，柱头下延至子房中部。蒴果无柄，圆柱形，与花冠等长或稍长；种子褐色，近圆形，直径 1mm。花果期 8 ~ 10 月。

分布

分布于我国西藏、云南西北部、四川、青海、甘肃、新疆、山西、河北。欧洲、亚洲其他地区、北美洲温带地区及大洋洲也有分布。

生境

生长于海拔 430 ~ 5400m 的山坡草地、灌丛草甸、河滩草地、高山草甸。

药材名

桑蒂、桑滴、桑斗（ཟངས་ཏིག），俄滴、莪登（དངུལ་ཏིག）。

药用部位

全草。

功能与主治

清肝胆热，利胆，利尿。用于“赤巴”病，血病，诸热，肝炎，胆囊炎，水肿。

用量与用法

3 ~ 15g。内服煎汤，或入丸、散剂。

附注

“ཏིག་ཏ”（蒂达）为主要用于肝胆疾病的一大类藏药的总称。《晶珠本草》记载“蒂达”按产地分为“印度蒂达”“尼泊尔蒂达”和“西藏蒂达”三大类，其中“西藏蒂达”又分为“སུམ་ཅུ་ཏིག”（松蒂、松吉滴）、“དངུལ་ཏིག”（俄滴）、“ཟངས་ཏིག”（桑蒂）、“ལྕགས་ཏིག”（机合蒂）等 6 种。关于“蒂达”各品种的基原，据文献考证和市场调查显示，“印度蒂达”和“尼泊尔蒂达”的基原为龙胆科植物印度獐牙菜 *Swertia chirayita* (Roxb. ex Flemi) Karsten 或普兰獐牙菜 *S. ciliata*（D. Don ex G. Don）B. L. Burtt，而“西藏蒂达”的基原较为复杂，现代不同文献的记载也不尽一致，涉及龙胆科、虎耳草科、石竹科、唇形科、十字花科等的多属多种植物，且各品种的基原也有交叉。《中国藏药植物资源考订》认为，据《蓝琉璃》记载的形态和《四部医典系列挂图全集》中“ཟངས་ཏིག”（桑蒂）的附图看，“桑蒂”的基原应为肋柱花 *Lomatogonium carinthiacum* (Wulf.) Reichb. 或大花肋柱花 *L. macranthum* (Diels et Gilg) Fern.。不同文献记载不同地区藏医也常将肋柱花属（*Lomatogonium*）植物作“桑蒂”“俄滴”或“机合蒂”使用，包括亚东肋柱花 *L. chumbicum* (Burk.) H. Smith（桑蒂、机合滴）、云南肋柱花 *L. forrestii* (Balf. f.) Fern.[桑蒂、俄滴、甲蒂嘎保（ལྕགས་ཏིག་དཀར་པོ）]、圆叶肋柱花 *L. oreocharis* (Diels) Marq.（楔叶肋柱花 *L. cuncifolium* H. Smith，俄滴、机合滴、甲蒂嘎保）、宿根肋柱花 *L. perenne* T. N. He et S. W. Liu（甲蒂嘎保）等。据文献记载和笔者等的调查表明，现“桑蒂”主要来源于龙胆科植物川西獐牙菜 *Swertia mussotii* Franch. 等獐牙菜属（*Swertia*）植物，《部标藏药》《西藏藏标》《青海藏标》等收载的“桑蒂”的基原也包括川西獐牙菜 *S. mussotii* Franch.、抱茎獐牙菜 *S. franchetiana* H. Smith、普兰獐牙菜 *S. purpurascens* Wall. [《中国植物志》中，普兰獐牙菜的拉丁学名为 *S. ciliata* (D. Don ex G. Don) B. L. Burtt，*S. purpurascens* Wall. 为其异名] 3 种；现各地藏医多以龙胆科植物椭圆叶花锚 *Halenia elliptica* D. Don 作“机合滴”的正品 [“ལྕགས་ཏིག་ར་མགོ”（甲蒂然果）]，《部标藏药》等也收载了该种。（参见“川西獐牙菜”“椭圆叶花锚”“湿生扁蕾”“圆叶肋柱花”“宿根肋柱花”条）

红直獐牙菜

Swertia erythrosticta Maxim.

龙胆科（Gentianaceae）　獐牙菜属（*Swertia*）

形态

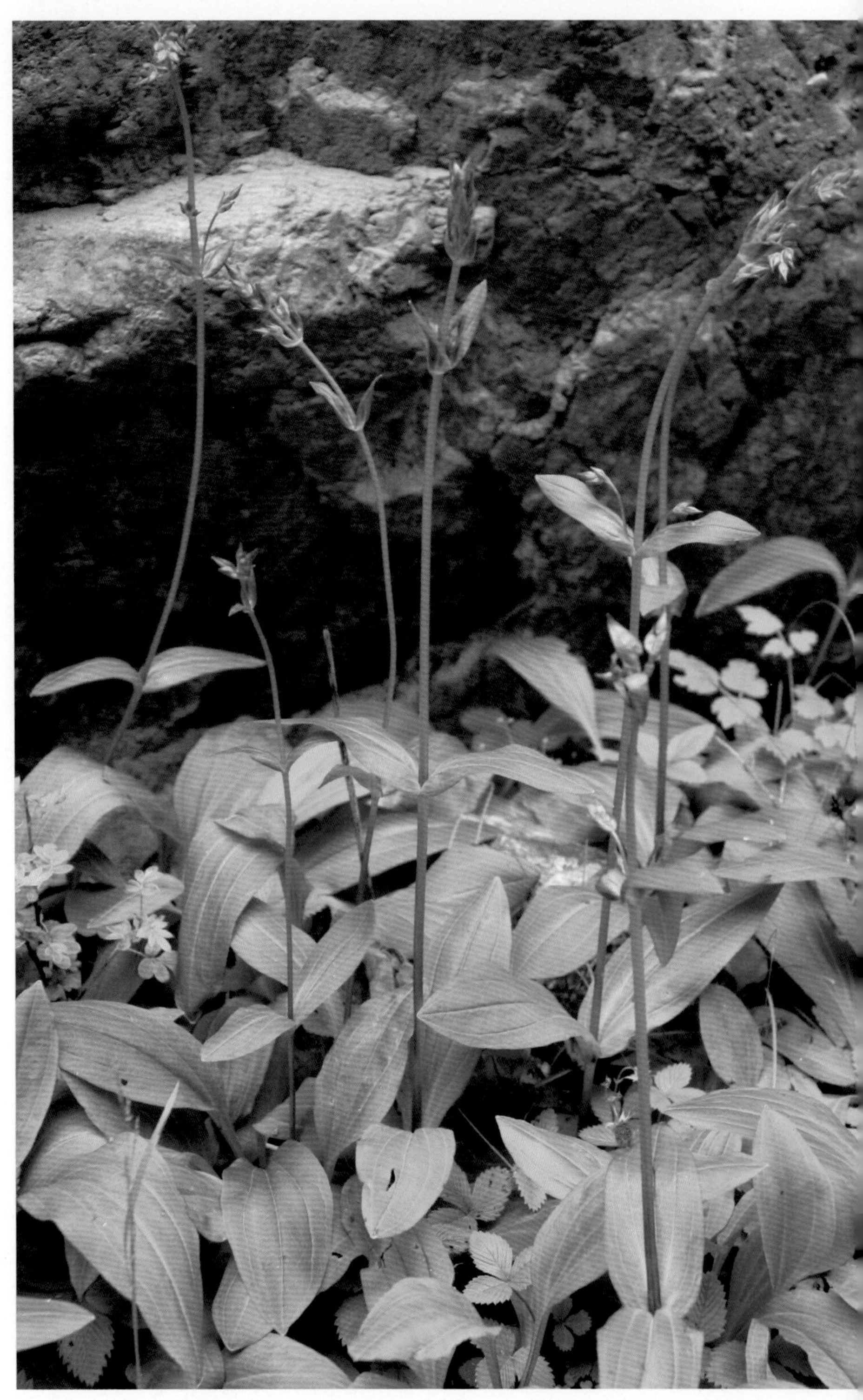

多年生草本，高 20 ~ 50cm。具根茎。茎直立，常带紫色，中空，近圆形，具明显的条棱，不分枝。基生叶在花期枯萎，凋落；茎生叶对生，多对，具柄，叶片矩圆形、卵状椭圆形至卵形，长 5 ~ 11（~ 12.5）cm，宽 1 ~ 3.5（~ 5.5）cm，先端钝，稀渐尖，基部渐狭成柄，叶脉 3 ~ 5，在两面均明显，并在下面凸起，叶柄扁平，长 2 ~ 7cm，下部联合成筒状抱茎，愈向茎上部叶愈小，至最上部叶无柄，苞叶状。复聚伞花序圆锥状，狭窄，长（5 ~）10 ~ 45cm，具多数花；花梗常弯垂，不等长，长 1 ~ 2cm；花 5 基数，直径 1.2 ~ 1.5（~ 2）cm；花萼长为花冠的 1/2 ~ 2/3，裂片狭披针形，长 5 ~ 10mm，先端长渐尖，具狭窄的膜质边缘；花冠绿色或黄绿色，具红褐色斑点，裂片矩圆形或卵状矩圆形，长 8 ~ 17mm，宽（1.5 ~）3 ~ 6mm，先端钝，基部具 1 腺窝，腺窝褐色，圆形，边缘具长 1.5 ~ 2mm 的柔毛状流苏；花丝扁平，线状锥形，长 5 ~ 7mm，基部背面具流苏状柔毛，花药矩圆形，长 2 ~ 2.5mm；子房无柄，椭圆形，长 5 ~ 7mm，花柱短而明显，圆柱状，长 0.8 ~ 1mm，柱头小，2 裂，裂片近圆形。蒴果无柄，卵状椭圆形，长 1 ~ 1.5cm；种子多数，黄褐色，矩圆形，长 0.8 ~ 1mm，周缘具宽翅。花果期 8 ~ 10 月。

分布

分布于我国四川（马尔康）、青海、甘肃、山西、河北、内蒙古、湖北。朝鲜咸镜北道也有分布。

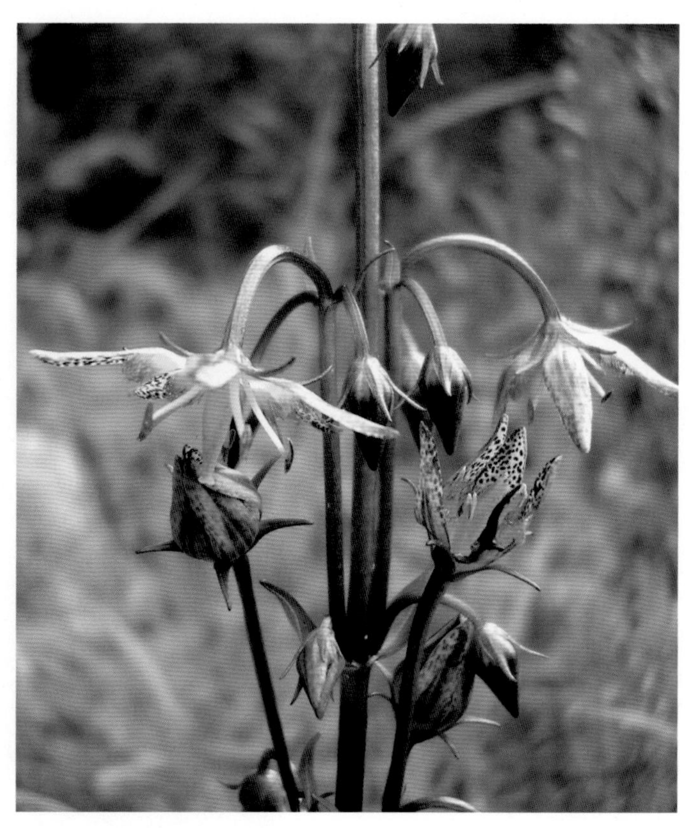

生境

生长于海拔 1500 ~ 4300m 的河滩、干草原、高山草甸、疏林下。

药材名

桑蒂玛布、桑蒂玛保（ཟངས་ཏིག་དམར་པོ།）。

药用部位

全草。

功能与主治

用于黄疸性肝炎，喉炎，胃肠炎。

用量与用法

3 ~ 15g。

附　注

《新修晶珠本草》记载红直獐牙菜 *S. erythrosticta* Maxim. 作“ཟངས་ཏིག་དམར་པོ།”（桑蒂玛保。注：原文献汉译名为“甲蒂玛保”，有误。）使用，言其似为西藏产“蒂达”品种之一“ཟངས་ཏིག”（桑蒂）的基原之一，并记载獐牙菜 *S. chinensis* Franch. ex Hemsl.[北方獐牙菜 *S. diluta* (Turcz.) Benth. et Hook. f.] 也作“甲蒂玛保”使用。“ཟངས་ཏིག་དམར་པོ།”应译为“桑蒂玛保”，《藏本草》将之译为“桑蒂玛布”。（参见“川西獐牙菜”条）

二叶獐牙菜

Swertia bifolia Batal.

龙胆科（Gentianaceae）　獐牙菜属（*Swertia*）

形态

多年生草本，高 10 ~ 30cm。具短根茎，须根黑褐色。茎直立，有时带紫红色，近圆形，具条棱，不分枝，基部被黑褐色枯老叶柄。基生叶 1 ~ 2 对，具柄，叶片矩圆形或卵状矩圆形，长 1.5 ~ 6cm，宽 0.7 ~ 3cm，先端钝或钝圆，基部楔形，渐狭成柄，叶脉 3 ~ 7，于下面明显凸起，有时 3 ~ 5 于先端略联结，叶柄细，扁平，长 2.5 ~ 4cm，基部联合；茎中部无叶；最上部叶常 2 ~ 3 对，无柄，苞叶状，卵形或卵状三角形，长 7 ~ 18mm，宽 4 ~ 6mm，常短于花梗，叶脉 1 ~ 3。简单或复聚伞花序具 2 ~ 8（~ 13）花；花梗直立或斜伸，有时带蓝紫色，不等长，长 0.5 ~ 5.5cm；花 5 基数，直径 1.5 ~ 2cm；花萼有时带蓝色，长为花冠的 1/2 ~ 2/3，裂片略不整齐，披针形或卵形，长 8 ~ 11mm，先端渐尖，背面有细而明显的 3 ~ 5 脉；花冠蓝色或深蓝色，裂片椭圆状

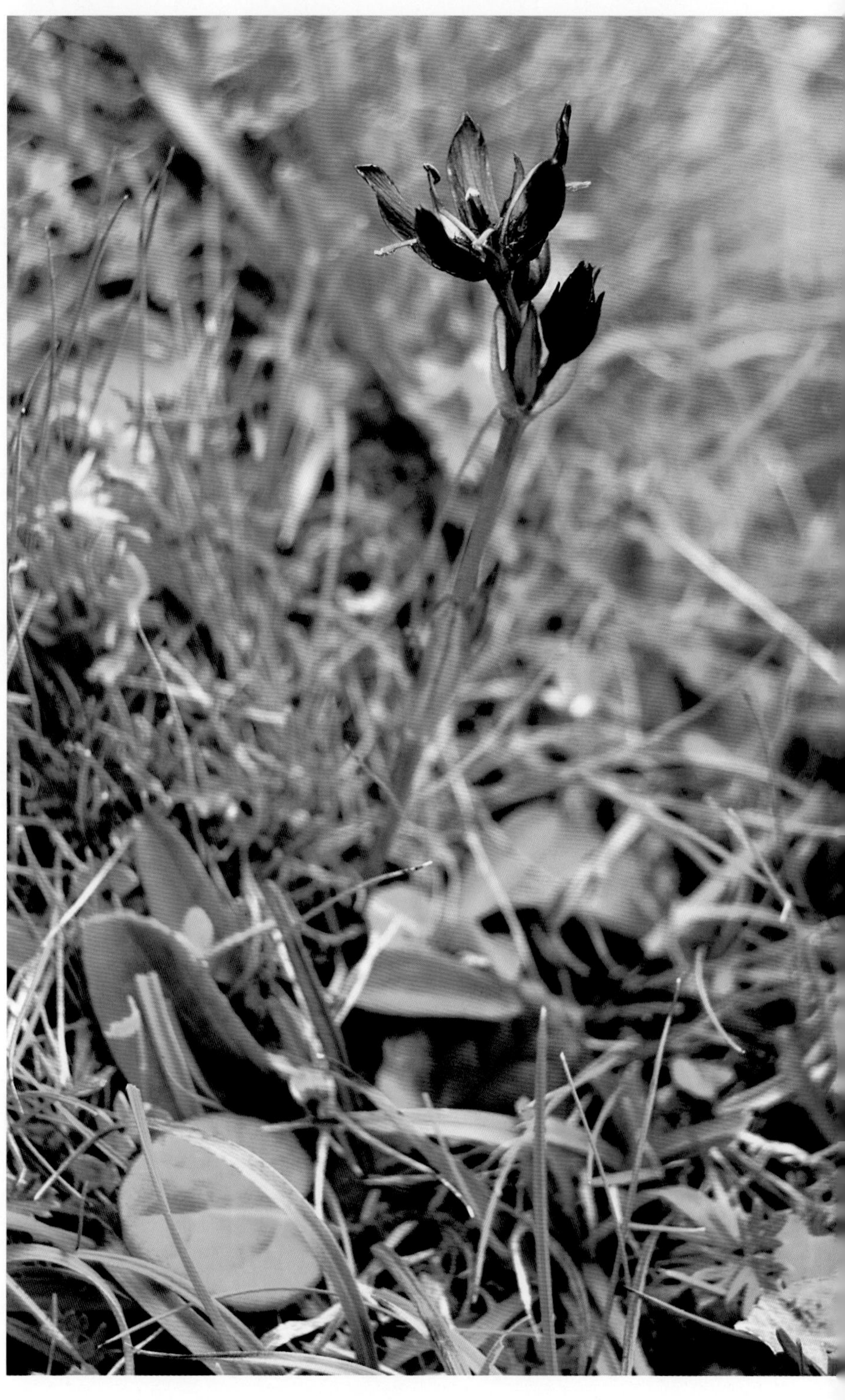

披针形或狭椭圆形，一般长 1.5 ~ 2cm，有时长达 3cm，宽 0.5 ~ 0.8cm，先端钝，全缘，或有时边缘啮蚀形，基部有 2 腺窝，腺窝基部囊状，先端具长 3.5 ~ 4mm 的柔毛状流苏；花丝线形，长 9 ~ 11mm，基部背面具流苏状短毛，花药蓝色，狭矩圆形，长 2.5 ~ 3mm；子房无柄，披针形，长 6 ~ 8mm，先端渐尖，花柱不明显，柱头小，2 裂。蒴果无柄，披针形，与宿存的花冠等长或有时稍长，先端外露；种子多数，褐色，矩圆形，长 1.2 ~ 1.5mm，无翅，具纵折皱。花果期 7 ~ 9 月。

分布

分布于我国西藏东南部、四川西北部（阿坝、甘孜）、青海、甘肃南部、陕西（太白山一带）。

生境

生长于海拔 2850 ~ 4300m 的高山草甸、灌丛草甸、沼泽草甸、湿地、林下。

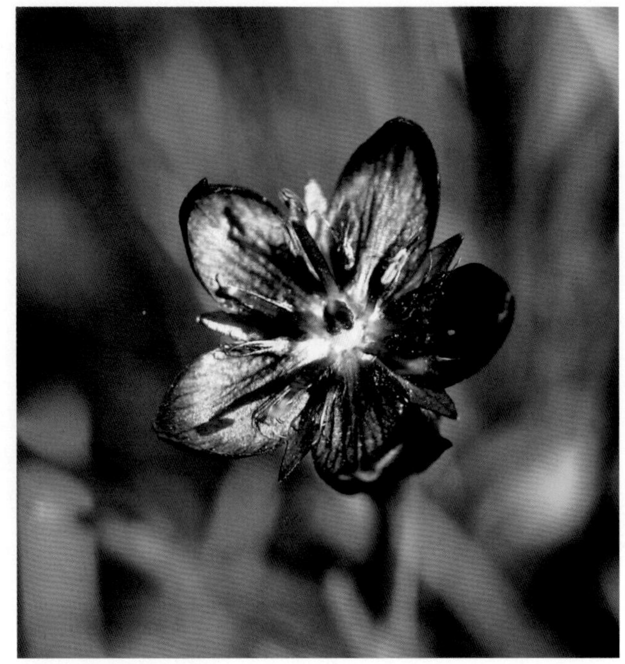

药材名

桑蒂（བཟངས་ཏིག），代哇（དེ་ཝ），窝滴、哇滴（བལ་ཏིག）。

药用部位

全草或花。

功能与主治

清肝利胆，退诸热。用于黄疸性肝炎，病毒性肝炎，胆囊炎，血病，流行性感冒。

用量与用法

3 ~ 15g。

附注

“ཏིག་ཏ”（蒂达）为一类主要用于肝胆疾病的藏药的总称，习称“藏茵陈”。《晶珠本草》记载“蒂达”分为印度蒂达 [“རྒྱ་ཏིག”（甲蒂、迦蒂）]、尼泊尔蒂达 [“བལ་ཏིག”（哇蒂）]、西藏蒂达 [“བལ་ཏིག”（窝滴）] 三大类，其中“窝滴”又分为 6 种，“བཟངས་ཏིག”（桑蒂）为其中之一。现代文献记载的“蒂达”的基原极为复杂，涉及龙胆科、虎耳草科、唇形科等多科多属多种植物。据文献记载，二叶獐牙菜 *S. bifolia* Batal. 为“桑蒂”的基原之一，甘肃甘南藏医则称之为“བལ་ཏིག”（哇滴），以其全草入药。《晶珠本草》在“旱生草类药物”的“花类药物”中另记载有治疫疠、脉病及胆病之药物“དེ་ཝ”（代哇），言其分为草、水、木 3 种。现代文献对“代哇”的基原有不同的观点，或认为其系獐牙菜属（*Swertia*）植物，包括二叶獐牙菜 *S. bifolia* Batal.、华北獐牙菜 *S. wolfangiana* Grüning、膜边獐牙菜 *S. marginata* Schrenk，以花入药；或认为其系罂粟科紫堇属（*Corydalis*）植物。（参见“川西獐牙菜”条）

华北獐牙菜

Swertia wolfangiana Grüning

龙胆科（Gentianaceae） 獐牙菜属（*Swertia*）

形态

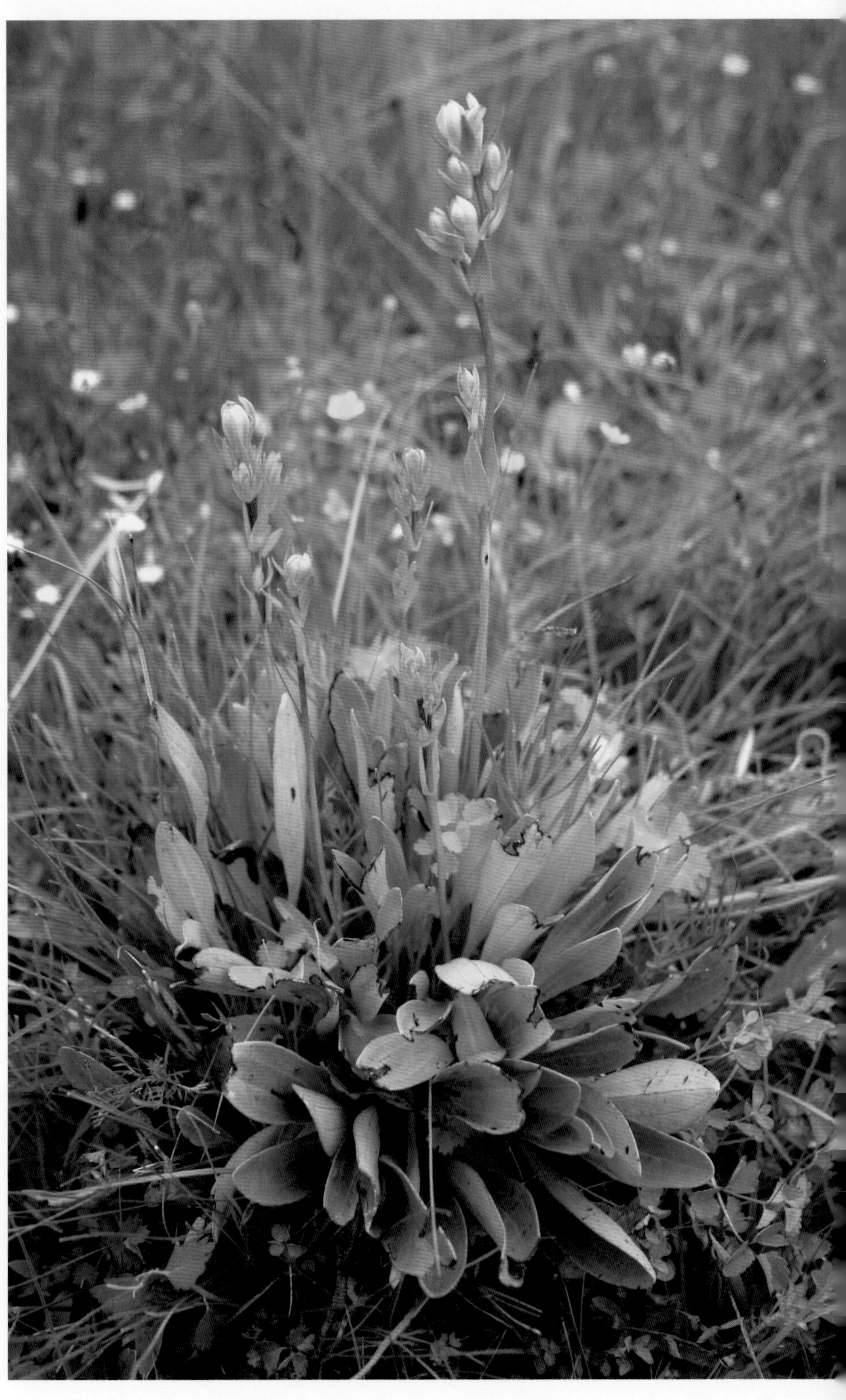

多年生草本，高 8 ~ 55cm。具短根茎。茎直生，中空，近圆形，有细条棱，不分枝，基部直径 1 ~ 2.5mm，被黑褐色枯老叶柄。基生叶 1 ~ 2 对，具长柄，叶片矩圆形或椭圆形，长 2 ~ 9cm，宽 1 ~ 3cm，先端钝或圆形，基部渐狭成柄，叶脉 3 ~ 5，在下面凸起，叶柄扁平，长 2.5 ~ 6cm；茎中部裸露无叶，上部具 1 ~ 2 对极小的苞叶状的叶，卵状矩圆形，长 1.5 ~ 3cm，宽 0.5 ~ 1cm，先端钝，基部无柄，离生，半抱茎，叶脉 1 ~ 3，在下面细而明显。聚伞花序具 2 ~ 7 花或单花顶生；花梗黄绿色，直立和斜伸，不整齐，长 2 ~ 5cm；花萼绿色，长为花冠的 1/2 ~ 2/3，裂片卵状披针形，长 8 ~ 13mm，宽 3 ~ 5mm，先端急尖，具明显的白色膜质边缘，叶脉不明显；花冠黄绿色，背面中央蓝色，裂片矩圆形或椭圆形，长 15 ~ 20mm，先端钝或圆形，稍呈啮蚀状，基部具 2 腺窝，腺窝下部囊状，边缘具长 3 ~ 4mm 的柔毛状流苏；花丝线形，长 8 ~ 12mm，基部背面具流苏状短毛，花药蓝色，矩圆形，长 3 ~ 4mm；子房无柄，椭圆形，长 8 ~ 15mm，花柱不明显，柱头小，2 裂，裂片半圆形。蒴果无柄，椭圆形，与宿存花冠等长；种子深褐色，矩圆形，长 1 ~ 1.2mm，具纵的折皱。花果期 7 ~ 9 月。

分布

分布于我国西藏东部、四川、青海、甘肃南部、山西、湖北西部。

生境

生长于海拔 1500 ~ 5260m 的高山草甸、沼泽草甸、灌丛、潮湿地。

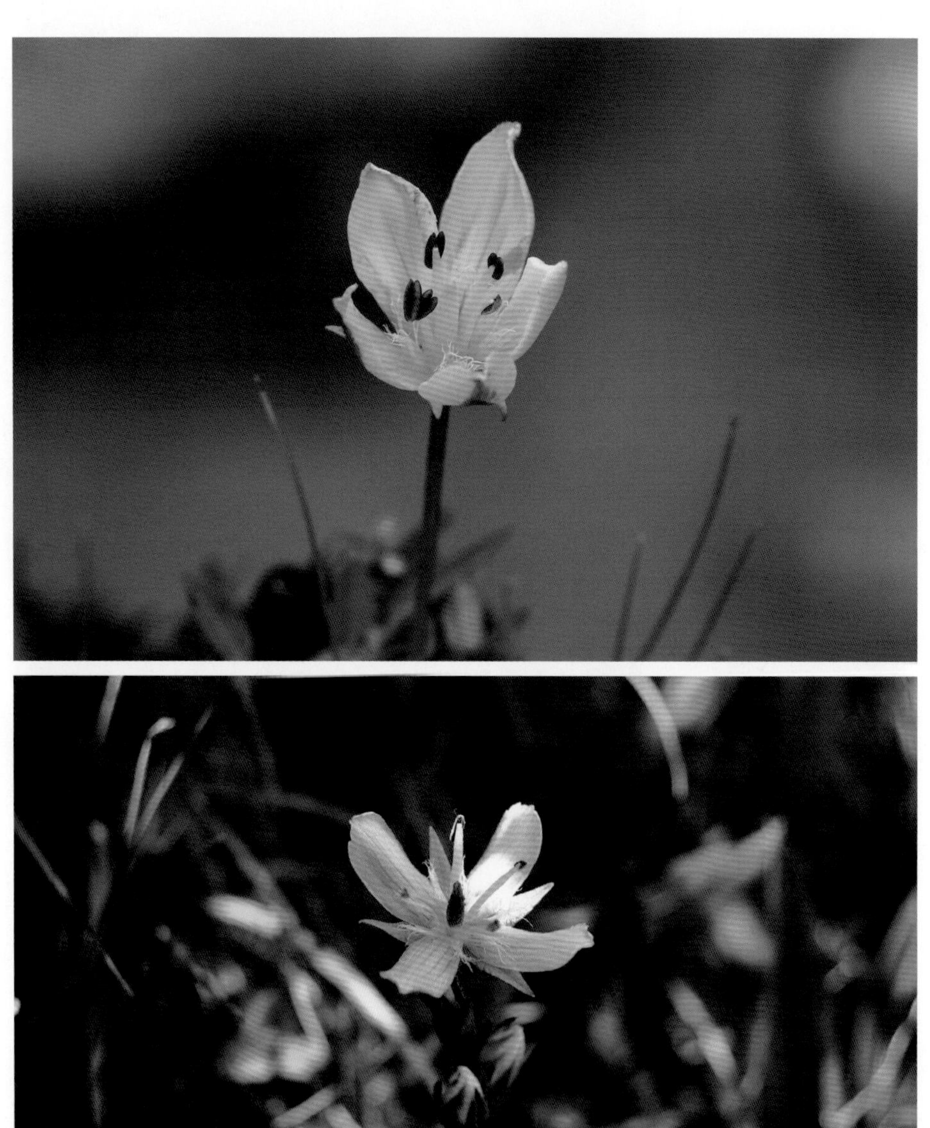

药材名

桑蒂、桑斗（ཟངས་ཏིག），代哇（དེ་ཝ），莪代哇（སྔོ་དེ་ཝ）。

药用部位

全草。

功能与主治

桑蒂：清肝利胆，退诸热。用于黄疸性肝炎，病毒性肝炎，血病。

代哇：清热利胆。用于胆囊炎，肝炎，流行性感冒，瘟病时疫。

用量与用法

3 ~ 5g。

附注

"ཏིག་ཏ"（蒂达）为一类主要治疗肝胆疾病的藏药的总称，商品习称"藏茵陈"。《晶珠本草》记载"蒂达"分为印度蒂达["རྒྱ་ཏིག"（甲蒂、迦蒂）]、尼泊尔蒂达["བལ་ཏིག"（哇蒂）]、西藏蒂达["བོད་ཏིག"（窝蒂）]3类，其中，西藏蒂达又分为松蒂（松滴）、色滴（色蒂）、欧滴（欧蒂）、桑蒂（桑斗）、贾滴（贾蒂）、茹滴（茹蒂）6种。现代文献记载的"蒂达"类药物各品种的基原涉及龙胆科、虎耳草科、石竹科、唇形科的70余种植物，且不同文献记载的"蒂达"的上述各品种的基原不尽一致，各品种的功能与主治也有所不同。据文献记载，华北獐牙菜 *Swertia wolfangiana* Grüning 为"桑蒂"的基原之一。《晶珠本草》在"旱生草类药物"的"花类药物"中另记载有治疫疠、脉病及胆病之药物"དེ་ཝ"（代哇），言其分为草、水、树木3类。现代文献记载的"代哇"类的基原极为复杂，其中草类的基原包括龙胆科獐牙菜属（*Swertia*）、喉毛花属（*Comastoma*）、龙胆属（*Gentiana*）及罂粟科紫堇属（*Corydalis*）植物，水类的基原为菊科紫菀属（Aster）植物，树木类的基原为杨柳科杨属（*Populus*）植物。文献记载，华北獐牙菜 *Swertia wolfangiana* Grüning 也为草类的基原之一，但不同文献对此观点存在争议，也有观点认为《晶珠本草》记载的"སྔོ་དེ་ཝ"（莪代哇）与《蓝琉璃》记载的"སྔོ་དེ་ཝ"（莪代哇）不同，后者应为龙胆科植物镰萼喉毛花 *Comastoma falcatum* (Turcz. ex Kar. et Kir.) Toyokuni。再者，《晶珠本草》在"旱生草类药物"的"根叶花果全草类药物"中还记载有清疮热、腑热之药物"ཀྲ་དུས"（古轴、古椎、格周），言其分为上、下2品。现代文献记载的"古轴"的基原涉及龙胆科獐牙菜属及黄秦艽属（*Veratrilla*）、罂粟科紫堇属、菊科千里光属（*Senecio*）的多种植物。《晶珠本草》汉译重译本认为上品基原应为迭裂黄堇 *Corydalis dasyptera* Maxim.，下品基原为华北獐牙菜 *Swertia wolfangiana* Grüning，但不同文献对此也存在争议。（参见"川西獐牙菜""苇叶獐牙菜""镰萼喉毛花""迭裂黄堇""橙舌狗舌草""千里光"条）

高獐牙菜

Swertia elata H. Smith

龙胆科（Gentianaceae） 獐牙菜属（*Swertia*）

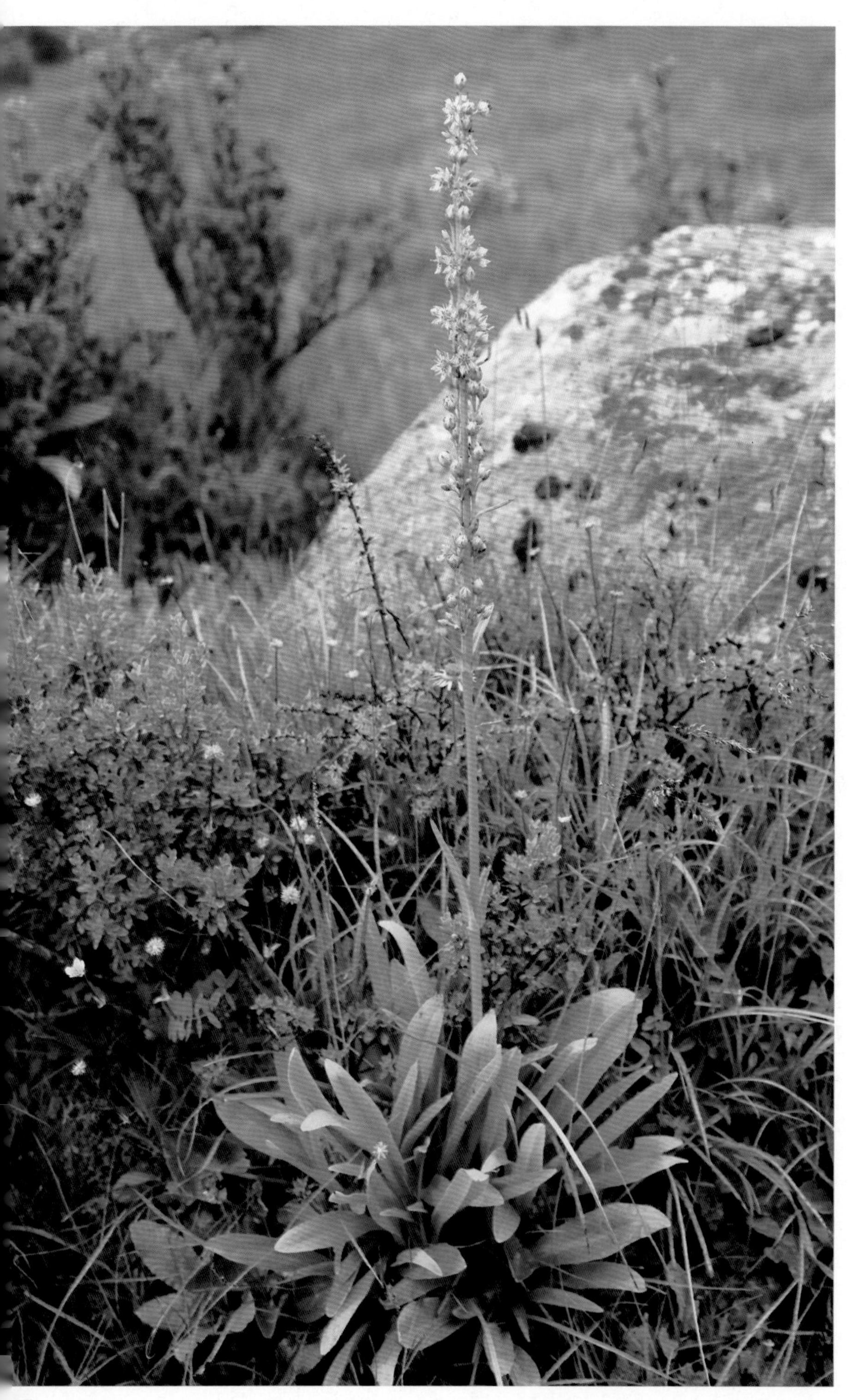

形态

多年生草本，高 40 ～ 100cm。茎直立，黄绿色，有时下部带紫色，中空，圆形，不分枝，基部直径 5 ～ 7mm，常被黑褐色枯老叶柄。叶大部分基生，具长柄，叶片线状椭圆形或狭披针形，长 10 ～ 16cm，宽 2 ～ 3cm，先端钝，基部渐狭成有窄翅的柄，叶脉 5 ～ 7，明显，叶柄扁平，长 5 ～ 10cm，下部联合成筒状抱茎；茎中上部叶与基生叶相似，但较小，长 7 ～ 12cm，宽 1.2 ～ 2cm，先端急尖，基部渐狭成柄，叶脉 5，明显，叶柄扁平，长 2 ～ 4cm，联合成筒状抱茎；最上部叶无柄，苞叶状，披针形至线形，长 1 ～ 3cm，宽 0.7 ～ 1.2cm，先端渐尖，基部钝，分离，叶脉 1 ～ 3，明显。圆锥状复聚伞花序常有间断，多花，长 21 ～ 45cm；花梗弯垂或直立，紫色或黄绿色，不整齐，具细条棱，长达 2cm；花 5 基数，直径 1 ～ 1.3cm；花萼长为花冠的 2/3，裂片披针形或卵状披针形，长

7 ～ 9mm，先端长渐尖，在背面有不明显的 1 ～ 3 脉；花冠黄绿色，具多数蓝紫色细而短的条纹，裂片椭圆状披针形，长 9 ～ 11mm，先端钝或截形，边缘啮蚀状，其余全缘，基部有 2 腺窝，腺窝基部囊状，先端具长 1.5 ～ 2mm 的柔毛状流苏；花丝线形，长 6.5 ～ 7.5mm，基部背面具流苏状短毛，花药蓝色，狭矩圆形，长 2 ～ 3mm；子房无柄，卵状披针形，长 6 ～ 7mm，先端渐尖，花柱不明显，柱头小，2 裂，裂片半圆形。蒴果无柄，卵形，长 9 ～ 11mm，仅下部包被于宿存的花冠中；种子深褐色，卵形、宽矩圆形或近圆形，长 1 ～ 1.5mm，表面具 3 ～ 5 棱，棱上具狭翅，一端具较宽的翅。花果期 6 ～ 9 月。

分布

分布于我国云南西北部、四川西南部（马尔康、白玉）。

生境

生长于海拔 3200 ～ 4600m 的高山草甸、灌丛、山坡、湿地。

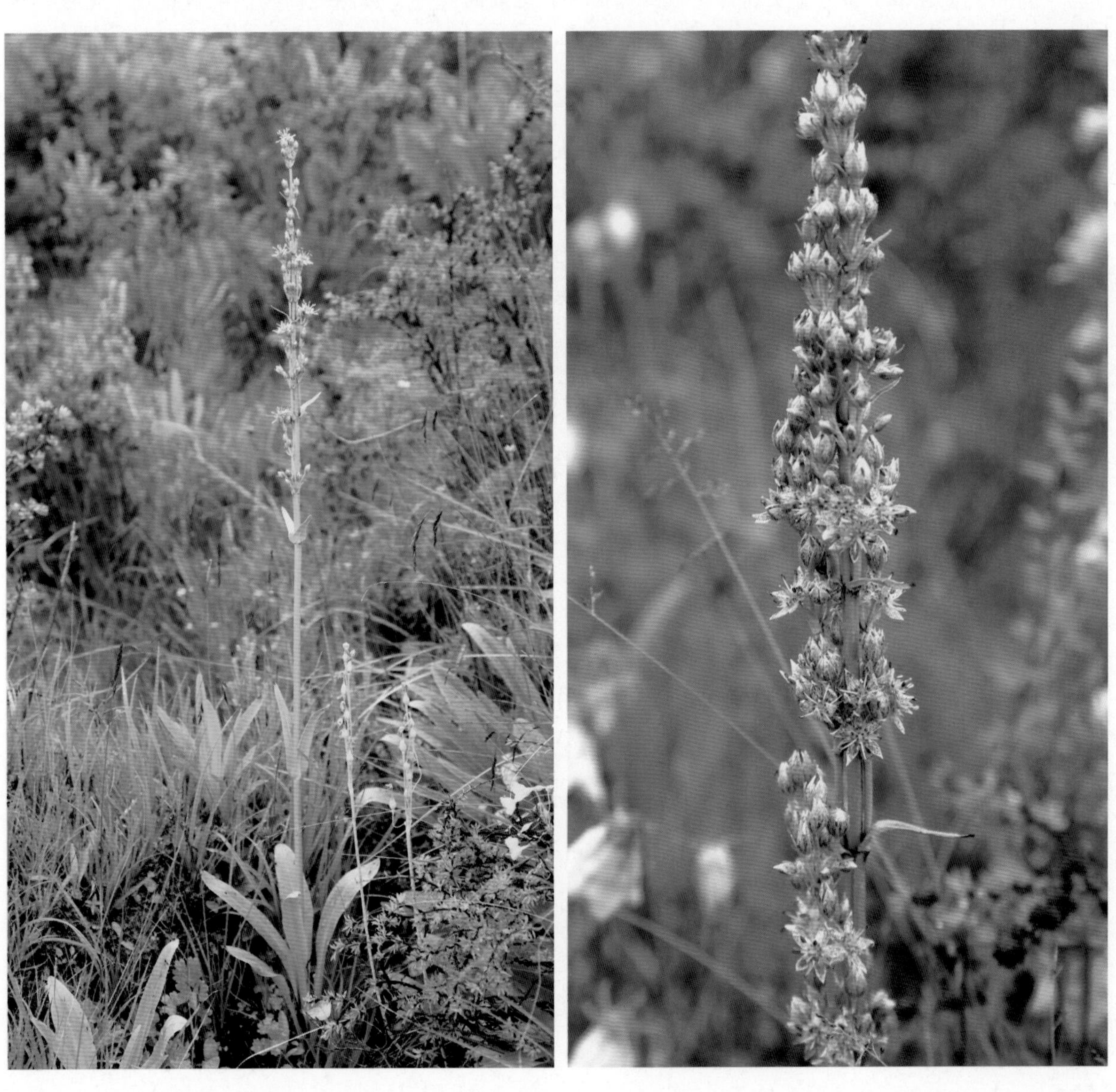

药材名

塞保古椎、赛博古轴、赛保古折、色波古轴（སེར་པོ་ཀྱུ་དྲུས།），塞保古椎窍（སེར་པོ་ཀྱུ་དྲུས་མཆོག）。

药用部位

全草或根。

功能与主治

清热，解毒，接脉，止血，生肌。用于黄疸，瘟病时疫，腑热，腹痛，肠痧疫疠，痢疾，跌打损伤，各种出血创伤，疮疖。

用量与用法

2 ~ 3g。

附注

“ཀྱུ་དྲུས།”（古椎）为《月王药诊》《四部医典》记载的愈疮、续脉之药物。《蓝琉璃》记载“古椎”有优质品[“ཀྱུ་དྲུས་མཆོག”（古椎窍）]和副品[“ཀྱུ་དྲུས་དམན་པ།”（古椎门巴）]之分。《四部医典系列挂图全集》第二十九图中有优质品（11 号图）和副品（12 号图）2 幅附图，其汉译本译注名为“千里光”和“次千里光”；其优质品附图图示植物似为龙胆科植物，副品图则明显系菊科植物。《晶珠本草》记载“古椎”分为上品[“ཀྱུ་དྲུས་སེར་པོ།”（古椎塞保）。注：也有文献记作“སེར་པོ་ཀྱུ་དྲུས།”（塞保古椎）]和下品[“ཐུམ་བུ་ཀྱུ་དྲུས།”（董布古椎）。注：也有文献记作“སེར་པོ་ཀྱུ་དྲུས་མཆོག”（塞保古椎窍）]。现代文献记载的“古椎”及其上、下品的基原不尽一致，涉及龙胆科獐牙菜属（*Swertia*）和黄秦艽属（*Veratrilla*）、罂粟科紫堇属（*Corydalis*）、菊科千里光属（*Senecio*）的多种植物。《藏药志》《迪庆藏药》等记载上品为龙胆科植物多茎獐牙菜 *Swertia multicaulis* D. Don、黄花獐牙菜 *Swertia kingii* Hook. f.、深紫獐牙菜 *Swertia atroviolacea* H. Smith、高獐牙菜 *Swertia elata* H. Smith 及菊科植物千里光 *Senecio scandens* Buch.-Ham. ex D. Don，前 2 种使用较多；下品为罂粟科植物迭裂黄堇 *C. dasyptera* Maxim.；也有观点认为，下品为华北獐牙菜 *Swertia wolfangiana* Grüning 或龙胆科植物黄秦艽 *V. baillonii* Franch.。《中国藏药植物资源考订》认为，据《四部医典系列挂图全集》的附图、《蓝琉璃》和《晶珠本草》记载的形态来看，上品应为黄花獐牙菜 *Swertia kingii* Hook. f.（部分地区因受该种资源分布的影响，而使用同属的其他种类）；而《蓝琉璃》记载的“古椎”的副品和《晶珠本草》记载的下品显然非同一植物，系南、北派藏医用药差异所致，西藏拉萨等地藏医习用的千里光 *Senecio scandens* Buch.-Ham. ex D. Don（与《四部医典系列挂图全集》的副品附图略似）为北派藏医习用的基原，而迭裂黄堇 *C. dasyptera* Maxim. 系南派藏医习用的基原。（参见“迭裂黄堇”条）

苇叶獐牙菜

Swertia phragmitiphylla T. N. Ho et S. W. Liu

龙胆科（Gentianaceae）　　獐牙菜属（*Swertia*）

形态

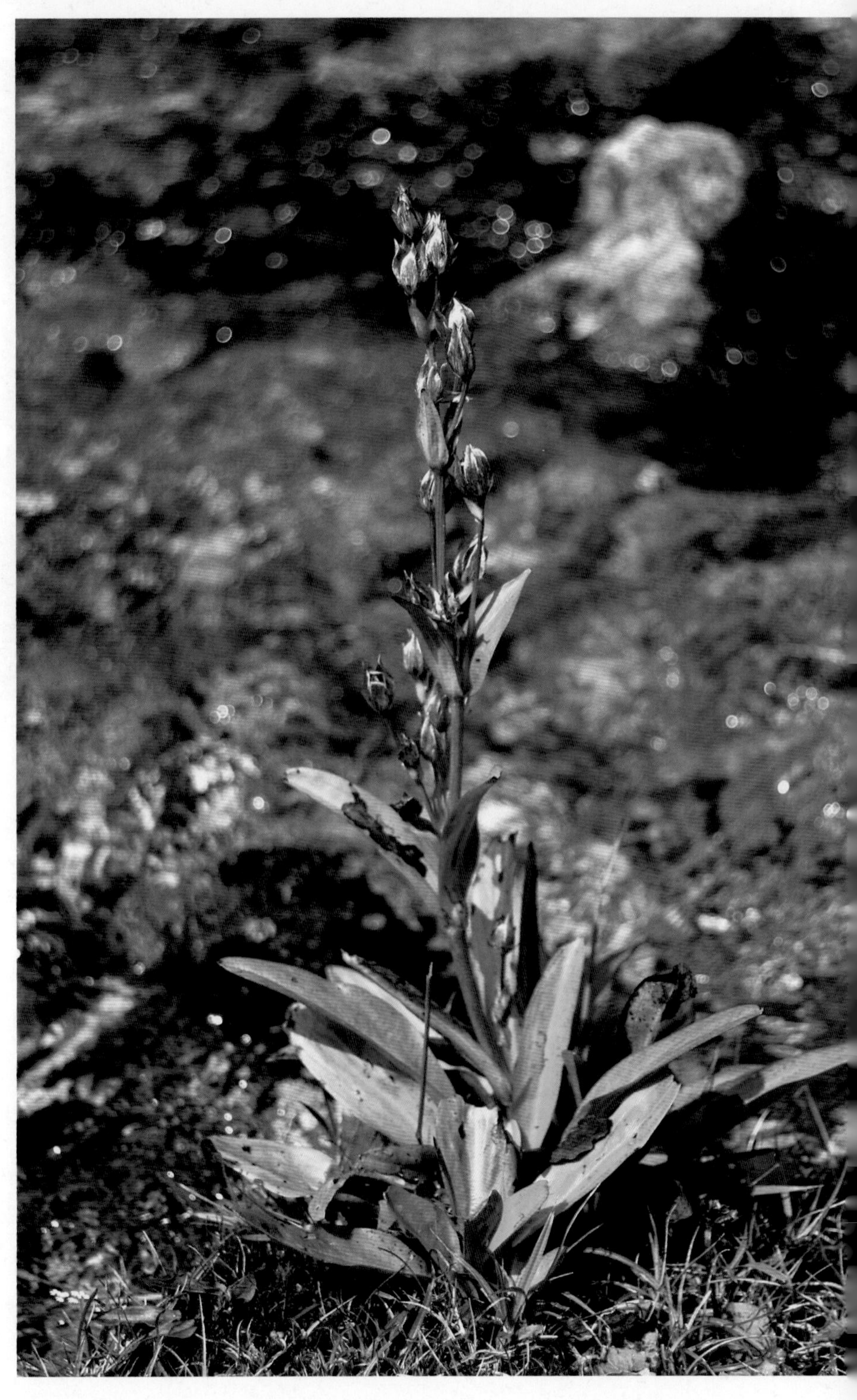

多年生草本，高 30 ~ 80cm。茎较粗壮，直立，黄绿色，中空，近圆形，不分枝，基部直径 4 ~ 8mm，被黑色枯老叶柄。叶大部分基生，多对，具长柄，叶片披针形或狭椭圆形，长 3.5 ~ 14cm，宽 2 ~ 3cm，先端钝或急尖，基部渐狭成柄，叶脉 5 ~ 7，细，在下面凸起，叶柄扁平而宽，长于叶片，长 4 ~ 15cm；茎生叶有短柄至无柄，叶片狭椭圆形至披针形，长 1.5 ~ 14cm，宽 0.5 ~ 1.8cm，愈向茎上部叶愈小，柄愈短，先端钝，基部钝或圆形，联合成短筒，抱茎。圆锥状复聚伞花序狭窄，多花，长 20 ~ 40cm；花梗黄绿色，不整齐，长 1.2 ~ 3cm，果时极为伸长，可达 7.5cm；花 5 基数，直径 1.4 ~ 1.5cm；花萼长为花冠的 1/2 ~ 2/3，裂片披针形或卵状披针形，长 7 ~ 10mm，先端急尖，有白色或蓝色膜质边缘，背面有细而明显的 3 ~ 5 脉；花冠淡蓝色，裂片披针形或椭圆状披针形，长（1 ~ ）1.3 ~ 1.5cm，果时增长至 1.9cm，先端钝，常呈啮蚀状，其余边缘平滑，基部具 2 腺窝，腺窝基部囊状，边缘有长 2 ~ 2.5mm 的柔毛状流苏；花丝线形，长 8 ~ 9mm，基部背面有黄色流苏状短毛，花药蓝色，狭矩圆形，长 2.5 ~ 3mm；子房无柄，狭卵形或卵状披针形，花柱不明显，柱头小，2 裂，裂片半圆形。蒴果无柄，椭圆状披针形，长 1.2 ~ 1.5cm；种子黑褐色，宽矩圆形，长 1.3 ~ 1.6mm，表面有几条纵的、带有不整齐细齿的脊状突起。花果期 7 ~ 9 月。

分布

分布于我国西藏东南部（错那）。

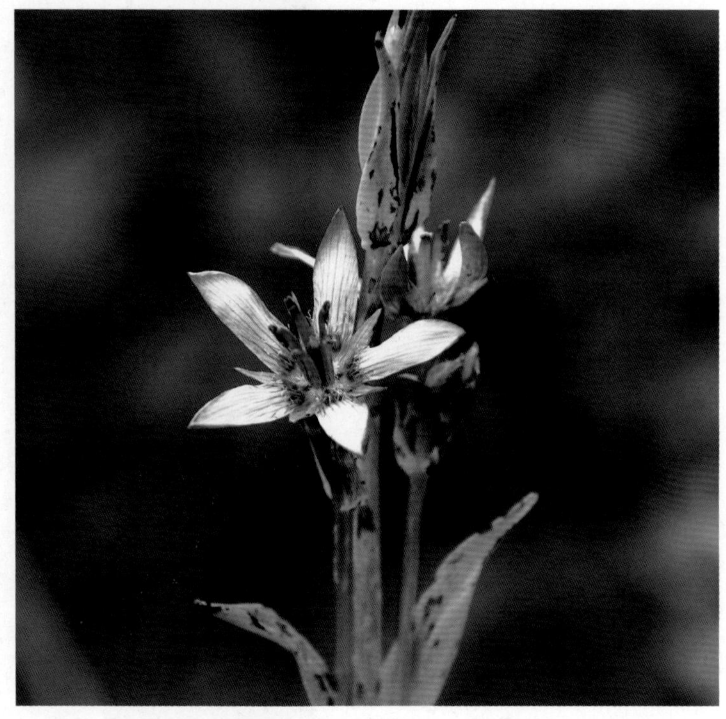

生境

生长于海拔 3800 ~ 4800m 的山坡草地、灌丛、林下、沼泽地。

药材名

色滴、塞尔滴、赛尔滴（གསེར་ཏིག）。

药用部位

全草。

功能与主治

清疫热及腑热。用于“培根”病，“赤巴”病，时疫感冒等。

用量与用法

3 ~ 5g。

附 注

“ཏིག་ཏ།”（蒂达）为藏医主要用于治疗肝胆病的多个药物的统称。《晶珠本草》记载“蒂达”分为印度“蒂达”、尼泊尔“蒂达”和西藏产“蒂达”3 大类，其中西藏产“蒂达”[“བོད་ཏིག”（窝滴）] 又分为 6 种，其中之一为“གསེར་ཏིག”（色滴，即金虎耳草）。现代文献记载的“色滴”的基原主要涉及虎耳草科和龙胆科植物，但不同文献记载的基原不尽一致。《中华本草·藏药卷》记载“塞尔滴”的基原以虎耳草科植物爪瓣虎耳草 *Saxifraga unguiculata* Engl. 为正品，以苇叶獐牙菜 *Swertia phragmitiphylla* T. N. Ho et S. W. Liu 为代用品。《藏药志》认为“赛尔滴”的正品应为苇叶獐牙菜 *Swertia phragmitiphylla* T. N. Ho et S. W. Liu，该种的形态与《晶珠本草》中对“赛尔滴”的记载相符，而唐古特虎耳草 *Saxifraga tangutica* Engl.、爪瓣虎耳草 *Saxifraga unguiculata* Engl. 应为“松蒂”的基原。《新修晶珠本草》认为“色滴”的基原应为山地虎耳草 *Saxifraga montana* H. Smith 等虎耳草属（*Saxifraga*）植物，以苇叶獐牙菜 *Swertia phragmitiphylla* T. N. Ho et S. W. Liu 作“色滴”与实际用药不符。（参见“川西獐牙菜”“爪瓣虎耳草”“山地虎耳草”等条）

美丽獐牙菜

Swertia angustifolia Buch.-Ham. ex D. Don var. *pulchella* (D. Don) Burk.

龙胆科（Gentianaceae）　　獐牙菜属（*Swertia*）

形态

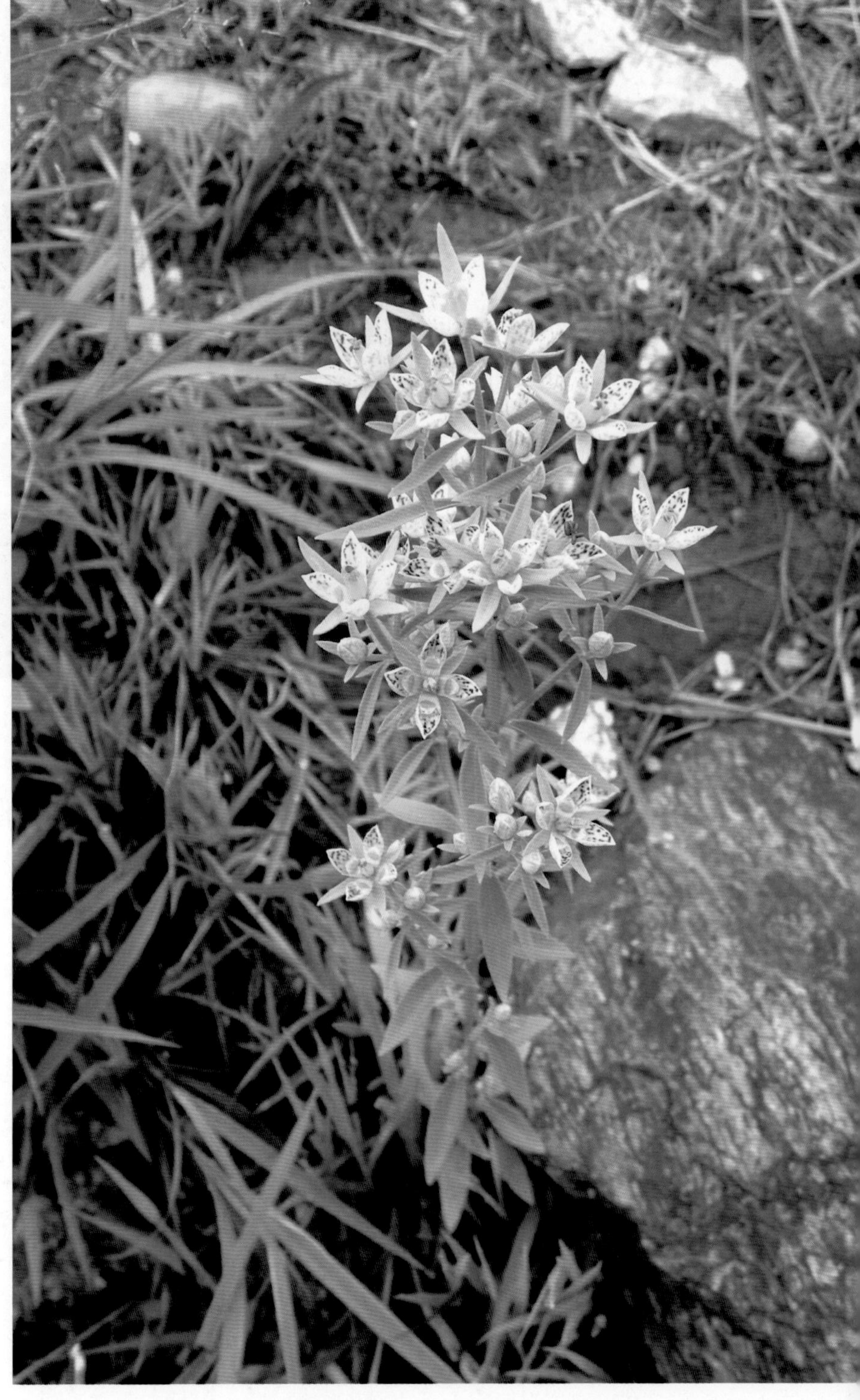

一年生草本，高 20 ~ 50cm。茎直立，四棱形，棱上有狭翅，上部有分枝。叶无柄，叶片披针形或披针状椭圆形，长 2 ~ 6cm，宽 0.3 ~ 1.2cm，两端渐狭，具 1 ~ 3 脉，中脉在下面凸起。圆锥状复聚伞花序开展，多花；花梗细，直立，长 3 ~ 7mm；花 4 基数，直径 8 ~ 9mm；花萼绿色，裂片在花时短于花冠，裂片线状披针形，长 6 ~ 8mm，先端急尖或渐尖，背面具凸起的 3 脉；花冠白色或淡黄绿色，裂片卵状矩圆形，长 4 ~ 6.5mm，先端钝圆，有小尖头，中上部具紫色斑点，基部具 1 腺窝，腺窝圆形，深陷，上半部边缘具短流苏，基部具 1 圆形膜片，盖在腺窝上，膜片可以开合，上半部边缘有微齿；花丝线形，长 3.5 ~ 4mm；花药矩圆形，长约 1mm；子房无柄，狭卵形，长约 5mm，花柱短，明显，柱头 2 裂。蒴果宽卵形；种子褐色，矩圆形，长约 0.5mm。花果期一般为 8 ~ 9 月，在广东一带为 9 月至翌年 1 月。

分布

分布于我国云南（大理）、广西、广东、福建、贵州、湖南、湖北、江西。印度、尼泊尔、不丹等也有分布。

生境

生长于海拔 150 ~ 3000m 的田边、草坡、荒地。

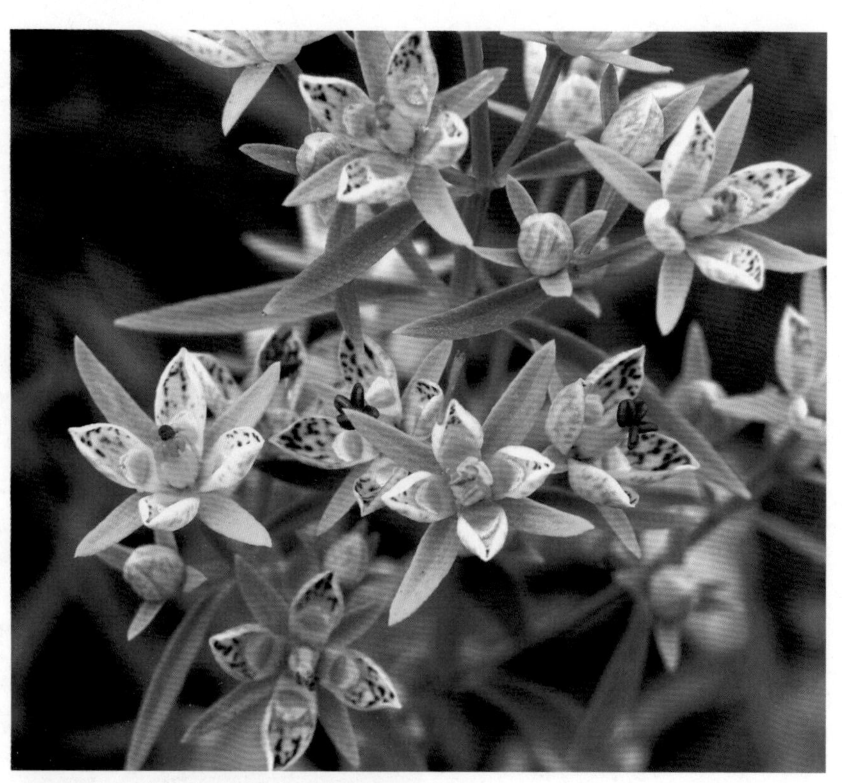

药材名

蒂达（ཏིག་ཏ།），桑蒂、桑斗（ཟངས་ཏིག）。

药用部位

全草。

功能与主治

清肝胆热。用于急性黄疸性肝炎等肝胆疾病，“赤巴”病，血病，尿路感染，胃火过盛。

用量与用法

3 ~ 15g。

附　注

“ཏིག་ཏ།”（蒂达）为一类主要治疗肝胆疾病的藏药的总称，商品药材习称为“藏茵陈”。《晶珠本草》等古籍记载“蒂达”类分为印度产、尼泊尔产、我国西藏产 3 大类，其中西藏产者又分为“松蒂”“桑蒂”等 6 种。现代文献记载的“蒂达”类的基原也极为复杂，涉及龙胆科、虎耳草科、石竹科等的多属多种植物。《新修晶珠本草》记载美丽獐牙菜 *S. angustifolia* Buch.-Ham. ex D. Don var. *pulchella* (D. Don) Burk. 为西藏“蒂达”的基原之一，《青海藏标》在“川西獐牙菜 /ཟངས་ཏིག/ 桑斗”条下附注说明美丽獐牙菜 *S. angustifolia* Buch.-Ham. ex D. Don var. *pulchella* (D. Don) Burk. 也作“桑斗”使用。（参见“川西獐牙菜”“椭圆叶花锚”“湿生扁蕾”条）

大籽獐牙菜

Swertia macrosperma (C. B. Clarke) C. B. Clarke

龙胆科（Gentianaceae） 獐牙菜属（*Swertia*）

形态

一年生草本，高 30 ~ 100cm。根黄褐色，粗壮。茎直立，四棱形，常带紫色，从中部以上分枝，下部直径 1.5 ~ 5mm。基生叶及茎下部叶在花期常枯萎，具长柄，叶片匙形，连柄长 2 ~ 6.5cm，宽达 1.5cm，先端钝，全缘或有不整齐的小齿，基部渐狭；茎中部叶无柄，叶片矩圆形或披针形，稀倒卵形，长 0.4 ~ 4.5cm，宽 0.3 ~ 1.5cm，愈向茎上部叶愈小，先端急尖，基部钝，具 3 ~ 5 脉。圆锥状复聚伞花序多花，开展；花梗细弱，长 4 ~ 15mm；花 5 基数，稀 4 基数，小，直径 4 ~ 8mm；花萼绿色，长为花冠的 1/2，裂片卵状椭圆形，长 2.5 ~ 4mm，先端钝，背面具 1 脉；花冠白色或淡蓝色，裂片椭圆形，长 4 ~ 8mm，先端钝，基部具 2 腺窝，腺窝囊状，矩圆形，边缘仅具数根柔毛状流苏；花丝线形，长 4 ~ 5mm，花药椭圆形，长约 1.5mm；子房无柄，卵状披针形，花柱短而明

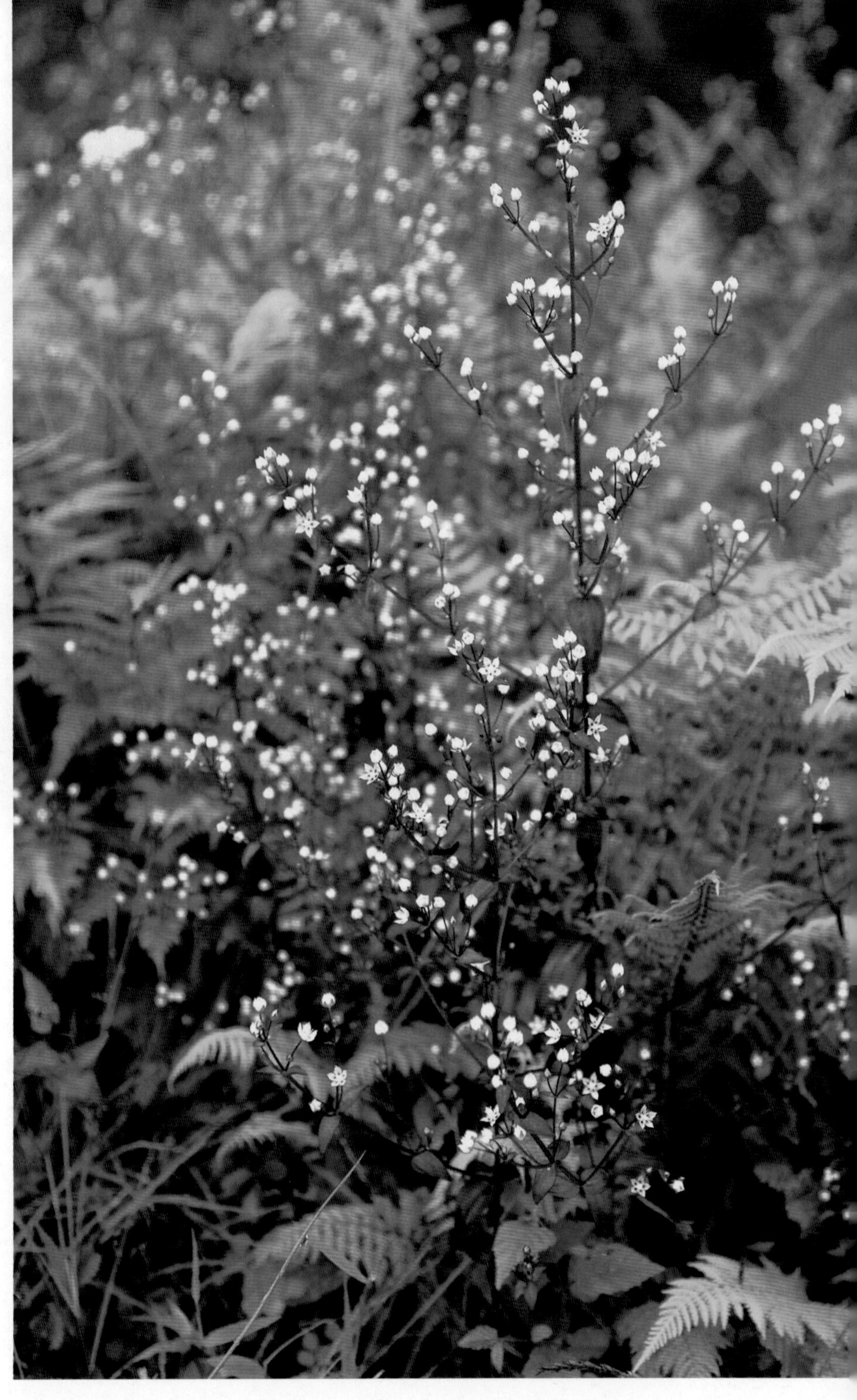

显，柱头头状。蒴果卵形，长 5 ~ 6mm；种子 3 ~ 4，较大，矩圆形，长 1.5 ~ 2mm，褐色，表面光滑。花果期 7 ~ 11 月。

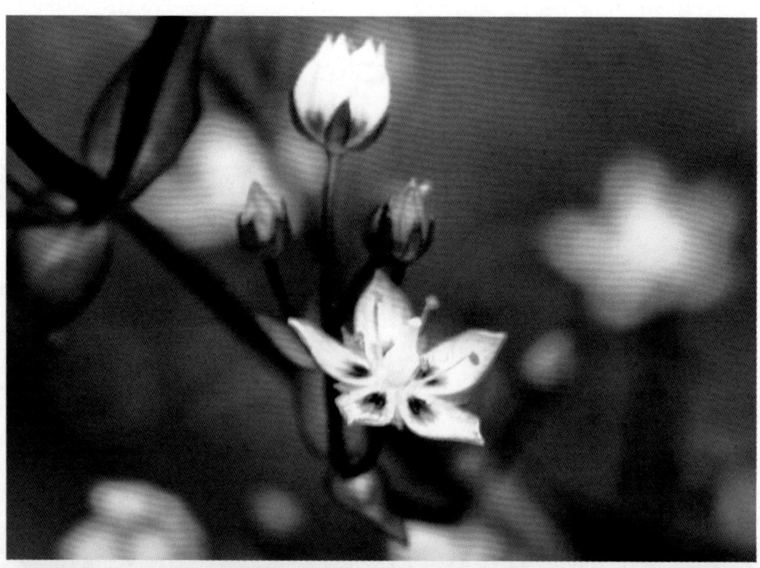

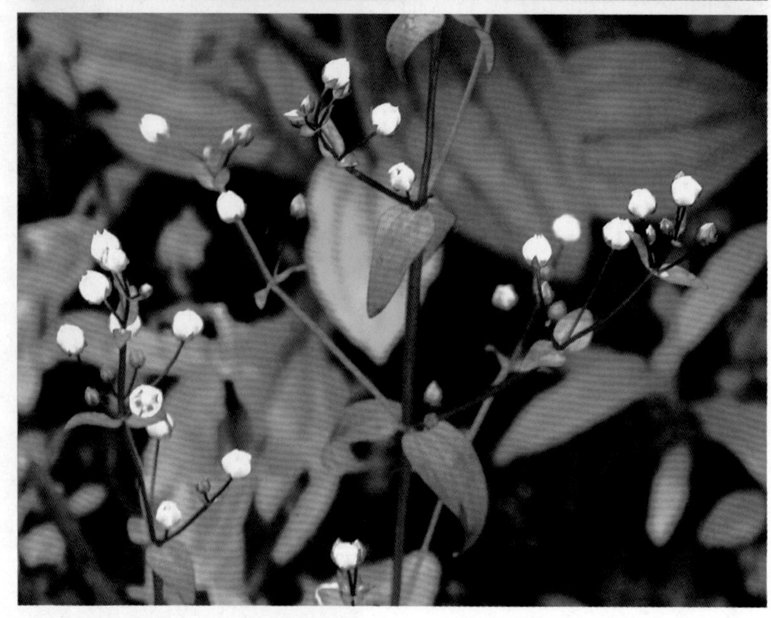

分布

分布于我国西藏、云南、四川、贵州、湖北、台湾、广西。尼泊尔、不丹、印度、缅甸也有分布。

生境

生长于海拔 1400 ~ 3950m 的河边、山坡草地、杂木林或竹林下、灌丛中。

药材名

蒂达、滴达（ཏིག་ཏ།），桑蒂、桑滴、桑斗（ཟངས་ཏིག）。

药用部位

全草。

功能与主治

清肝利胆，退诸热。用于黄疸性肝炎，病毒性肝炎，血病。

用量与用法

3 ~ 15g。

附注

"ཏིག་ཏ།"（蒂达）为一类治疗肝胆疾病的藏药的总称，其商品也称为"藏茵陈"。《晶珠本草》记载"蒂达"分为印度产蒂达、尼泊尔产蒂达和西藏产蒂达 3 类，其中西藏产蒂达又分为"松蒂""桑蒂""俄蒂""机合滴"等 6 种。现代文献记载的各种"蒂达"类药材的基原也极为复杂，涉及龙胆科、虎耳草科、石竹科、唇形科的 70 余种植物。大籽獐牙菜 *S. macrosperma* (C. B. Clarke) C. B. Clarke 为云南地方习用的"ཟངས་ཏིག"（桑蒂）的基原之一。（参见"篦齿虎耳草""川西獐牙菜""椭圆叶花锚""湿生扁蕾"等条）

川西獐牙菜

Swertia mussotii Franch.

龙胆科（Gentianaceae） 獐牙菜属（*Swertia*）

形态

一年生草本，高 15 ~ 60cm。主根淡黄色。茎直立，四棱形，棱上有窄翅，下部直径 2 ~ 5mm，从基部起作塔形或帚状分枝，枝斜展，有棱。叶无柄，卵状披针形至狭披针形，长 8 ~ 35mm，宽 3 ~ 10mm，基部略呈心形，半抱茎，下面中脉明显凸起。圆锥状复聚伞花序多花；花梗细瘦，四棱形，长达 5cm；花 4 基数，直径 8 ~ 13mm；花萼绿色，裂片线状披针形或披针形，长 4 ~ 7mm，背面具明显的 3 脉；花冠暗紫红色，裂片披针形，长 7 ~ 9mm，先端具尖头，基部具 2 沟状、狭矩圆形腺窝，腺窝边缘具柔毛状流苏；子房无柄，矩圆形，花柱粗短，柱头 2 裂。蒴果矩圆状披针形，长 8 ~ 14mm；椭圆形种子深褐色，长约 1mm。花果期 7 ~ 10 月。

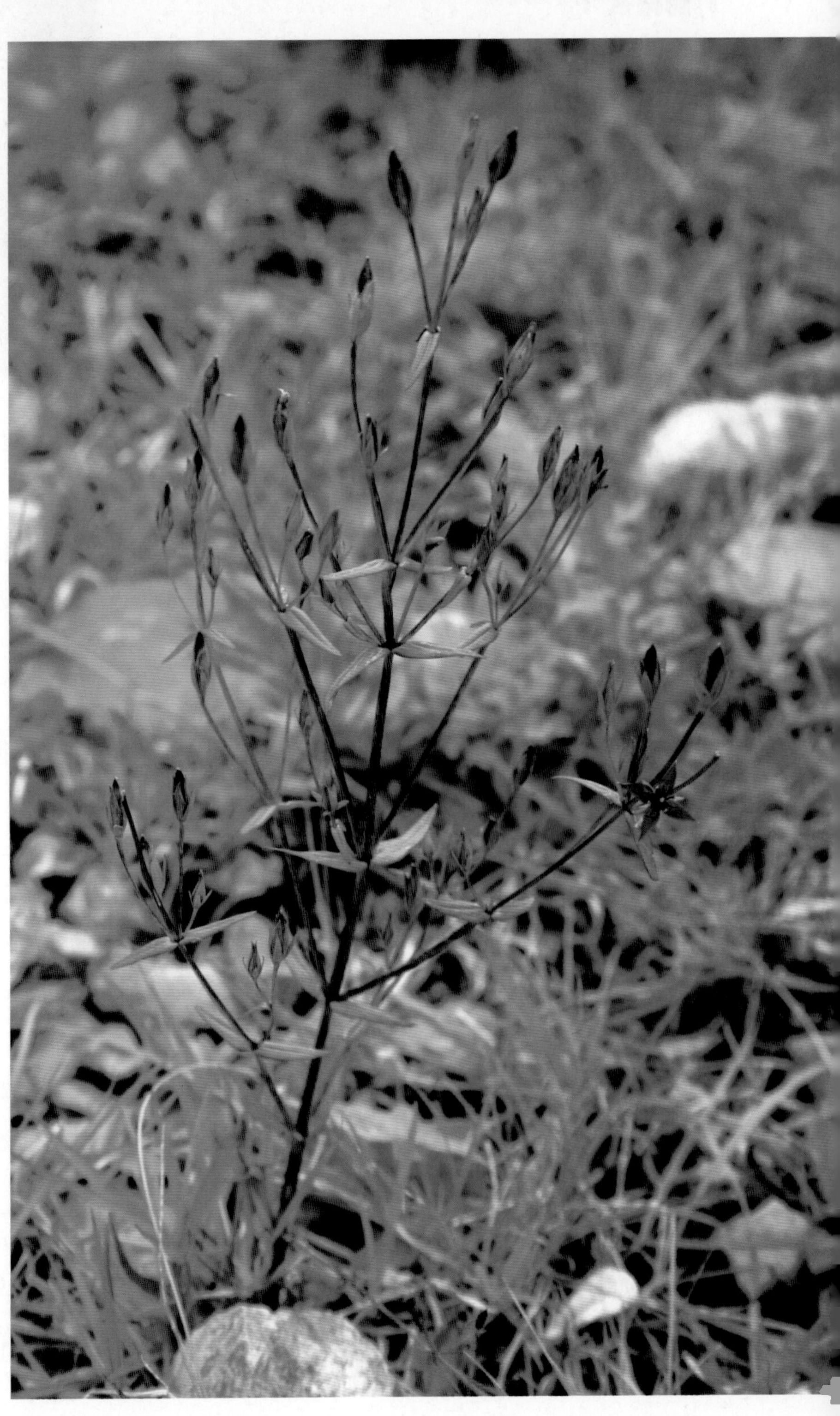

分布

分布于我国西藏（林芝、芒康等）、云南（德钦）、四川（道孚、马尔康、金川等）、青海

（玉树等）。

生境

生长于海拔 1900 ~ 3800m 的山坡、河谷、河滩、林下、灌丛、水边等。

药材名

蒂达、滴达（ཏིག་ཏ།），桑蒂、桑斗、桑滴（ཟངས་ཏིག）。

药用部位

全草。

功能与主治

清肝利胆，退诸热。用于黄疸性肝炎，病毒性肝炎，血病。

用量与用法

3 ~ 5g。

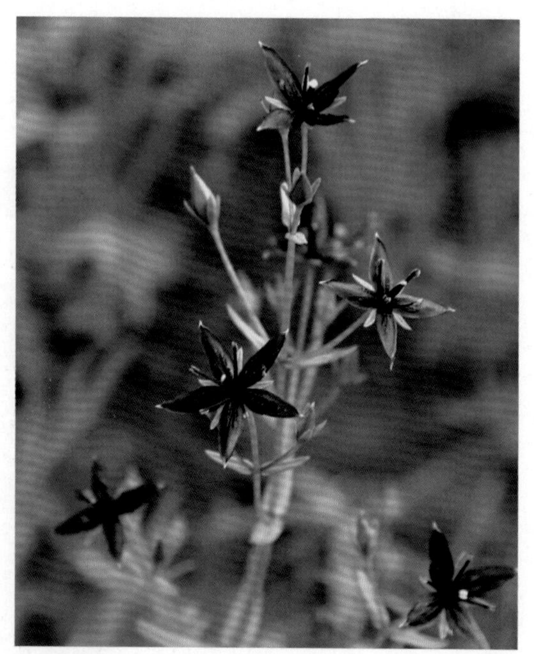

附注

"ཏིག་ཏ།"（蒂达）为一类主要治疗肝胆疾病的藏药的总称，商品药材又习称"藏茵陈"。《晶珠本草》记载"蒂达"分为印度蒂达 ["རྒྱ་ཏིག"（甲蒂、迦蒂）]、尼泊尔蒂达 ["བལ་ཏིག"（哇蒂）]、西藏蒂达 ["བོད་ཏིག"（窝蒂）]3 类，其中西藏蒂达又分为"སུམ་ཅུ་ཏིག"（松蒂、松滴）、"གསེར་ཏིག"（色蒂、赛尔滴）、"དངུལ་ཏིག"（欧蒂、俄滴）、"ཟངས་ཏིག"（桑蒂）、"ལྕགས་ཏིག"（机合蒂）、"གུར་ཏིག"（苟尔滴、茹滴）6 种。现代文献记载的"蒂达"类各品种的基原涉及龙胆科、虎耳草科、石竹科、唇形科、十字花科等的 70 余种植物，且不同文献记载的"蒂达"类各品种的基原不尽一致，各品种的功能与主治也有所不同。据文献考证和资源及市场调查发现，印度蒂达、尼泊尔蒂达的基原为印度獐牙菜 *Swertia chirayita* (Roxb. ex Flemi) Karsten 或普兰獐牙菜 *Swertia purpurascens* Wall.，西藏蒂达的基原较复杂。现各地藏医使用的"蒂达"类各品种的基原包括龙胆科獐牙菜属（*Swertia*）、花锚属（*Halenia*）、扁蕾属（*Gentianopsis*）、肋柱花属（*Lomatogonium*）及虎耳草科虎耳草属（*Saxifraga*）的多种植物，各地所用种类与当地分布的资源种类密切相关。川西獐牙菜 *Swertia mussotii* Franch. 为"桑蒂"的主要基原之一，《部标藏药》《西藏藏标》《青海藏标》等收载的"桑蒂"的基原为川西獐牙菜 *Swertia mussotii* Franch.、抱茎獐牙菜 *Swertia franchetiana* H. Smith、普兰獐牙菜 *Swertia purpurascens* Wall.。此外，据文献记载，作"蒂达"（统称）或"桑蒂"基原的还包括紫红獐牙菜 *Swertia punicea* Hemsl.（云南迪庆）、华北獐牙菜 *Swertia wolfangiana* Grüning、二叶獐牙菜 *Swertia bifolia* Batal.、四数獐牙菜 *Swertia tetraptera* Maxim.、云南獐牙菜 *Swertia yunnanensis* Burk.、大籽獐牙菜 *Swertia macrosperma* (C. B. Clarke) C. B. Clarke（云南习用）等。（参见"篦齿虎耳草""抱茎獐牙菜""椭圆叶花锚""湿生扁蕾"等条）

紫红獐牙菜

Swertia punicea Hemsl.

龙胆科（Gentianaceae） 獐牙菜属（*Swertia*）

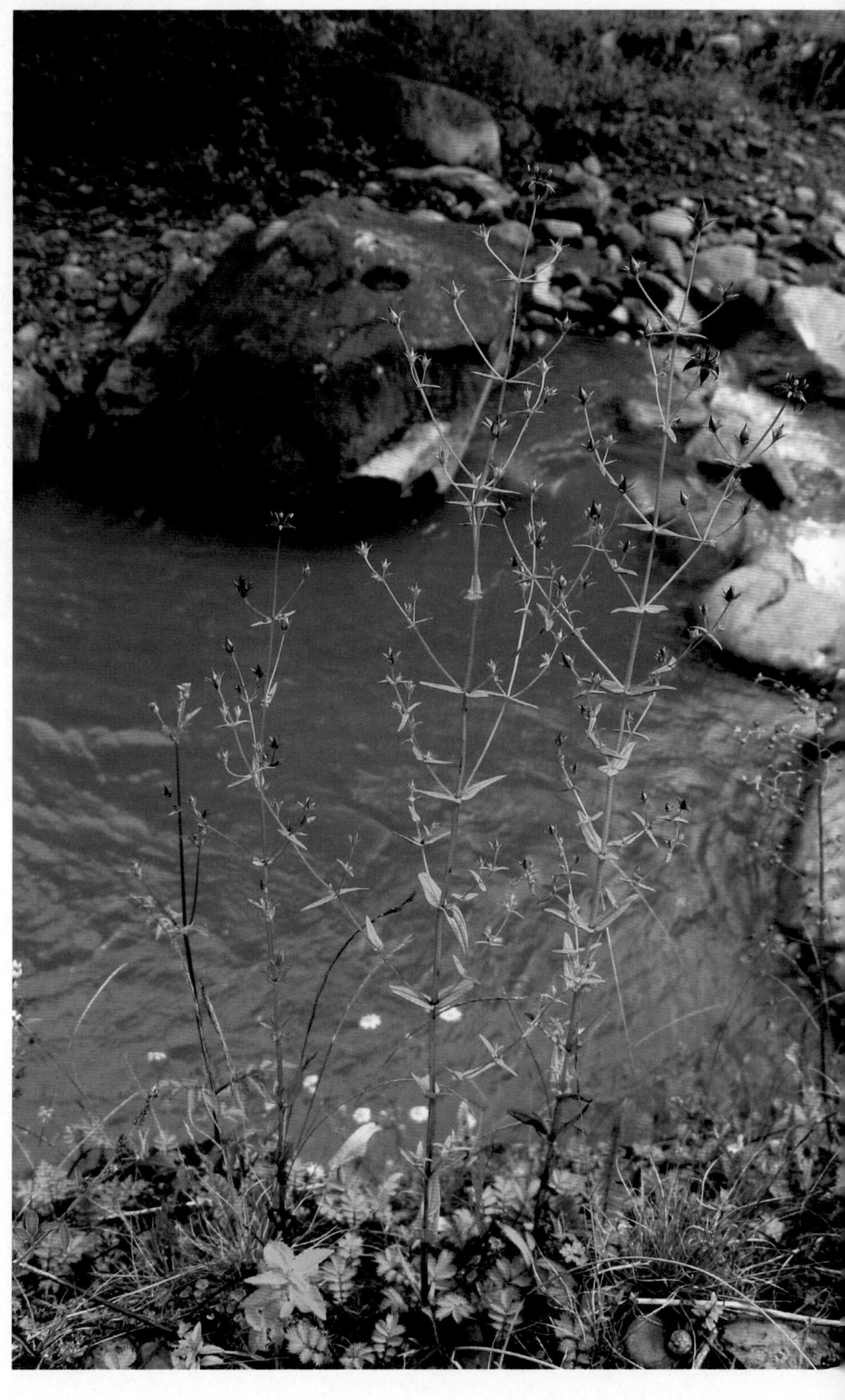

形态

多年生草本，高 15 ～ 80cm。主根明显，淡黄色。茎直立，四棱形，棱上具窄翅，中部以上分枝，枝斜伸开展。叶质厚，叶脉 1 ～ 3，于下面明显凸起；基生叶在花期多凋谢；茎生叶近无柄，披针形、线状披针形或狭椭圆形，长 6cm，宽 1.8cm，往上叶渐小。圆锥状复聚伞花序开展，多花；花梗直立，细瘦，长至 3.2cm；花大小不等，顶生者大，侧生者小，5 基数，稀 4 基数；花萼绿色，长为花冠的 1/2 ～ 2/3，裂片披针形或线状披针形，长 4 ～ 7mm，直立或有时开展，先端急尖或渐尖，背面仅中脉明显；花冠暗紫红色，裂片披针形，长 6 ～ 11mm，先端渐尖，具长尖头，基部具 2 腺窝，腺窝矩圆形，深陷，沟状，边缘具长柔毛状流苏；花丝线形，长 4 ～ 6mm，花药椭圆形，长约 1.5mm；子房无柄，矩圆形，花柱短，明显，柱头 2 裂，裂片半圆形。蒴果无柄，卵状矩圆形，长 1.2 ～ 1.5cm，先端渐狭；种子矩圆形，黄褐色，直径0.5 ~ 0.6mm，表面具小疣状突起。花果期 8 ~ 11 月。

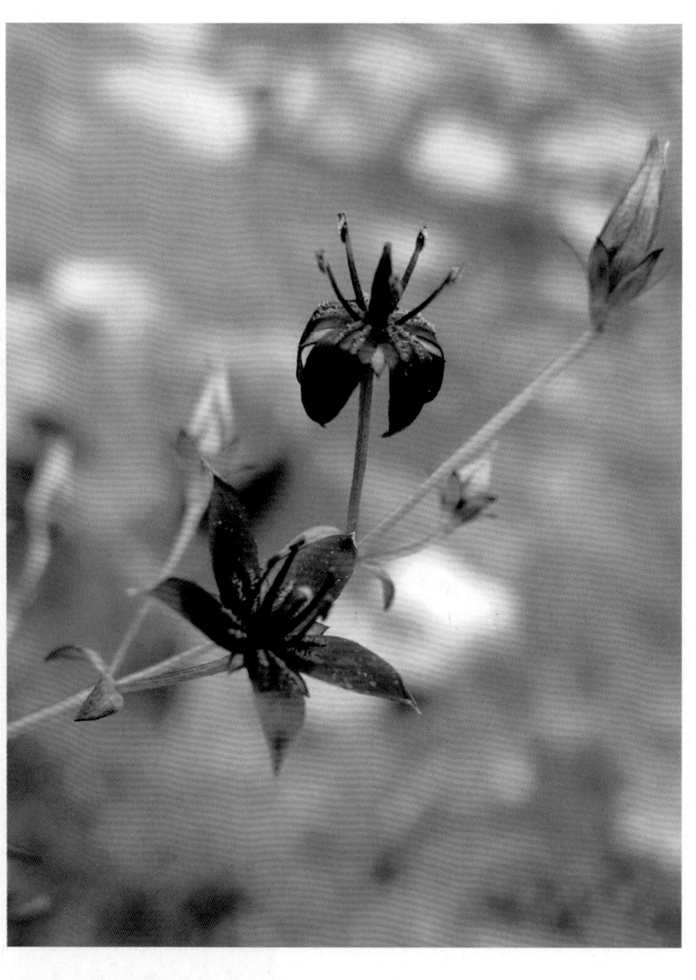

分布

分布于我国云南、四川、贵州、湖北西部、湖南。

生境

生长于海拔 400 ~ 3800m 的山坡草地、河滩、林下、灌丛中。

药材名

桑蒂、桑斗（ཟངས་ཏིག）。

药用部位

全草。

功能与主治

清肝胆热，利尿。用于“赤巴”病，血病，肝炎，胆囊炎，诸热性病，水肿。

用量与用法

3 ~ 15g。

附　注

“ཏིག་ཏ”（蒂达）为一类主要治疗肝胆疾病的藏药的总称，药材商品习称“藏茵陈”。《晶珠本草》记载“蒂达”有印度蒂达、尼泊尔蒂达、西藏蒂达三大类，其中西藏蒂达又分为“松蒂”“色蒂”“欧蒂”“桑蒂”等 6 种。现代文献记载的“蒂达”类的基原涉及龙胆科、虎耳草科、唇形科、石竹科等的 70 余种植物，其中“ཟངས་ཏིག”（桑蒂）的基原主要为獐牙菜属（*Swertia*）植物。《部标藏药》《西藏藏标》《青海藏标》等收载的“桑蒂”的基原有川西獐牙菜 *S. mussotii* Franch.、抱茎獐牙菜 *S. franchetiana* H. Smith、普兰獐牙菜 *S. purpurascens* Wall.。据文献记载，紫红獐牙菜 *S. punicea* Hemsl. 也为“桑蒂”的基原之一。（参见“川西獐牙菜”“抱茎獐牙菜”条）

抱茎獐牙菜

Swertia franchetiana H. Sm.

龙胆科（Gentianaceae）　　獐牙菜属（*Swertia*）

形态

一年生草本，高 15 ~ 40cm。主根明显。茎直立，四棱形，棱上具窄翅，下部常带紫色，直径 1.5 ~ 3mm，从基部起分枝，枝细弱，斜升。基生叶在花期枯存，具长柄，叶片匙形，长 1 ~ 1.5cm，先端钝，基部渐狭，下面具 1 脉；茎生叶无柄，披针形或卵状披针形，长 37mm，宽 1.5 ~ 8mm，茎上部及枝上的叶较小，先端锐尖，基部耳形，半抱茎，并向茎下延成窄翅，叶脉 1 ~ 3，在下面较明显。圆锥状复聚伞花序几乎占据了整个植株，多花；花梗粗，直立，四棱形，长至 4cm；花 5 基数，直径 1.5 ~ 2.5cm；花萼绿色，稍短于花冠，裂片线状披针形，长 7 ~ 12mm，先端锐尖，具小尖头，背面中脉凸起；花冠淡蓝色，裂片披针形至卵状披针形，长 9 ~ 15mm，先端渐尖，具芒尖，基部有 2 腺窝，腺窝囊状，矩圆形，边缘具长柔毛状流苏；花丝线形，长 5 ~ 7mm，花药深蓝灰色，线

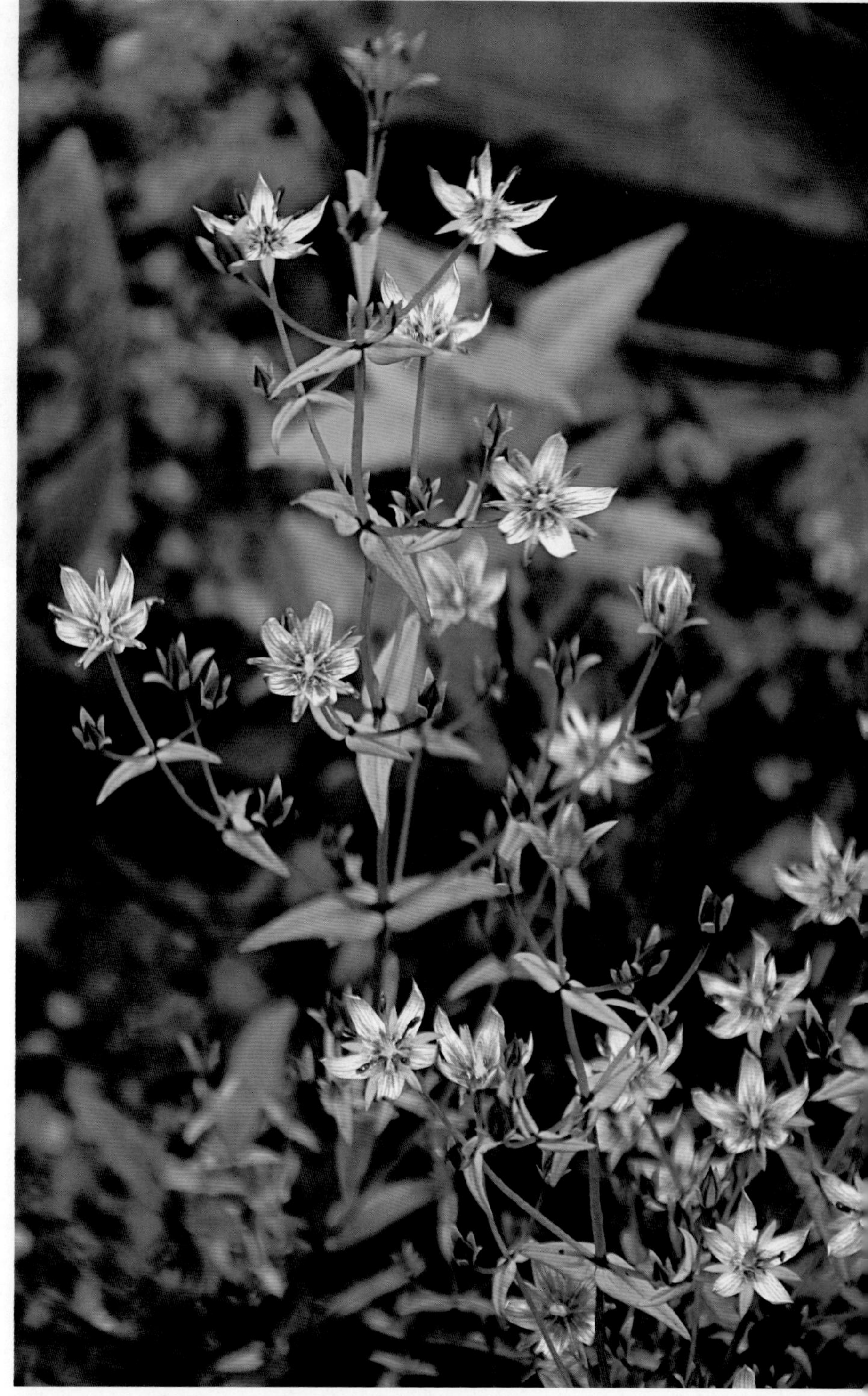

形，长 2 ～ 2.5mm；子房无柄，窄椭圆形，花柱短，不明显，柱头 2 裂，裂片半圆形。蒴果椭圆状披针形，长 1.2 ～ 1.6cm；种子近圆形，直径 0.5mm，表面具细网状突起。花果期 8 ～ 11 月。

分布

分布于我国西藏（波密）、四川、青海（贵德）、甘肃南部。

生境

生长于海拔 2200 ～ 3600m 的沟边、山坡、林缘、灌丛。

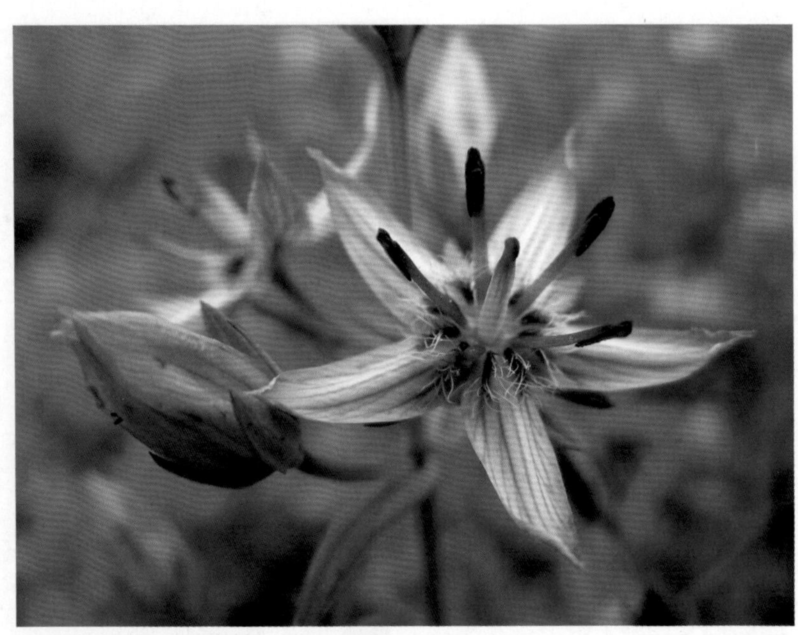

药材名

蒂达、滴达（ཏིག་ཏ།），桑蒂、桑斗（ཟངས་ཏིག）。

药用部位

全草。

功能与主治

清肝利胆，退诸热。用于黄疸性肝炎，病毒性肝炎，血病。

用量与用法

3 ～ 5g。

附　注

“ཏིག་ཏ།”（蒂达）为一类治疗肝胆疾病的藏药的总称，其药材商品习称“藏茵陈”。《晶珠本草》记载“蒂达”按产地分为“印度蒂达”“尼泊尔蒂达”和“西藏蒂达”3 类，其中“西藏蒂达”又包括“松蒂”“桑蒂”“俄蒂”等 6 种。现代文献记载的“蒂达”类各品种的基原也极为复杂，涉及龙胆科、虎耳草科、石竹科、唇形科的 70 余种植物。据文献考证和资源、市场调查，抱茎獐牙菜 *S. franchetiana* H. Sm. 为“桑蒂”的基原之一。《部标藏药》等中收载的“桑蒂”的基原有川西獐牙菜 *S. mussotii* Franch.、抱茎獐牙菜 *S. franchetiana* H. Sm.、普兰獐牙菜 *S. purpurascens* Wall.。（参见“篦齿虎耳草”“川西獐牙菜”“椭圆叶花锚”“湿生扁蕾”等条）

四数獐牙菜

Swertia tetraptera Maxim.

龙胆科（Gentianaceae） 獐牙菜属（*Swertia*）

形态

一年生草本，高 5 ~ 30cm。主根粗，黄褐色。茎直立，四棱形，棱上有宽约 1mm 的翅，下部直径 2 ~ 3.5mm，从基部起分枝，枝四棱形；基部分枝较多，长短不等，长 2 ~ 20cm，纤细，铺散或斜升；中上部分枝近等长，直立。基生叶（在花期枯萎）与茎下部叶具长柄，叶片矩圆形或椭圆形，长 0.9 ~ 3cm，宽（0.8 ~）1 ~ 1.8cm，先端钝，基部渐狭成柄，叶质薄，叶脉 3，在下面明显，叶柄长 1 ~ 5cm；茎中上部叶无柄，卵状披针形，长 1.5 ~ 4cm，宽达 1.5cm，先端急尖，基部近圆形，半抱茎，叶脉 3 ~ 5，在下面较明显；分枝上的叶较小，矩圆形或卵形，长不逾 2cm，宽在 1cm 以下。圆锥状复聚伞花序或聚伞花序多花，稀单花顶生；花梗细长，长 0.5 ~ 6cm；花 4 基数，大小相差甚远，主茎上部的花比主茎基部和基部分枝上的花大 2 ~ 3 倍，呈明显的大小 2 种类型。大花的花萼绿色，叶

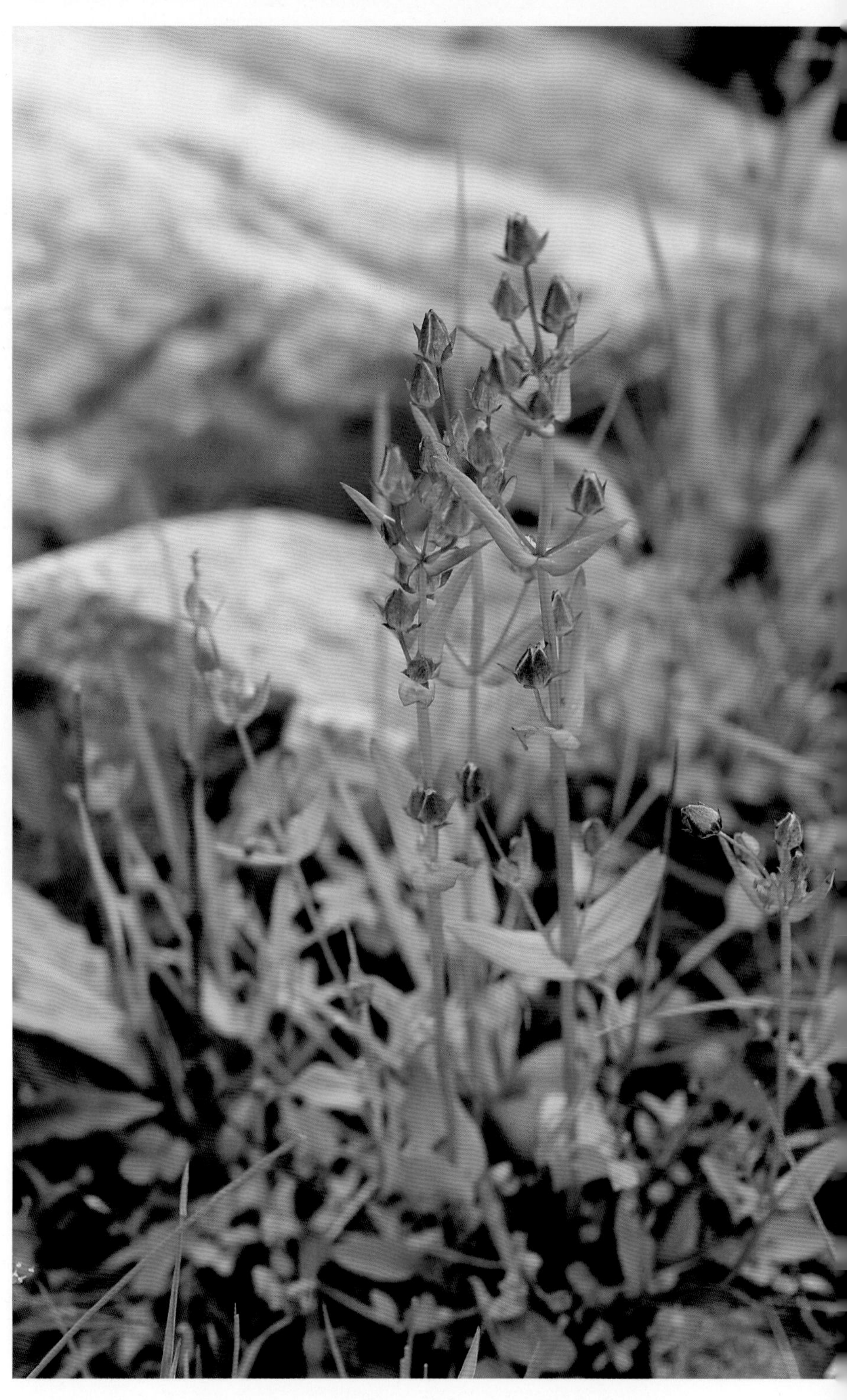

状，裂片披针形或卵状披针形，花时平展，长 6 ~ 8mm，先端急尖，基部稍狭缩，背面具 3 脉；花冠黄绿色，有时带蓝紫色，开展，异花授粉，裂片卵形，长 9 ~ 12mm，宽约 5mm，先端钝，啮蚀状，下部具 2 腺窝，腺窝长圆形，邻近，沟状，仅内侧边缘具短裂片状流苏；花丝扁平，基部略扩大，长 3 ~ 3.5mm，花药黄色，矩圆形，长约 1mm；子房披针形，长 4 ~ 5mm，花柱明显，柱头裂片半圆形；蒴果卵状矩圆形，长 10 ~ 14mm，先端钝；种子矩圆形，长约 1.2mm，表面平滑。小花的花萼裂片宽卵形，长 1.5 ~ 4mm，先端钝，具小尖头；花冠黄绿色，常闭合，闭花授粉，裂片卵形，长 2.5 ~ 5mm，先端钝圆，啮蚀状，腺窝常不明显；蒴果宽卵形或近圆形，长 4 ~ 5mm，先端圆形，有时略凹陷；种子较小。花果期 7 ~ 9 月。

分布

分布于我国西藏、四川、青海、甘肃。

生境

生长于海拔 2000 ~ 4000m 潮湿山坡、河滩、灌丛中、疏林下。

药材名

蒂达、滴达（ཏིག་ཏ），桑蒂（ཟངས་ཏིག）。

药用部位

全草。

功能与主治

清肝利胆，退诸热。用于黄疸性肝炎，病毒性肝炎，血病。

用量与用法

3 ~ 15g。

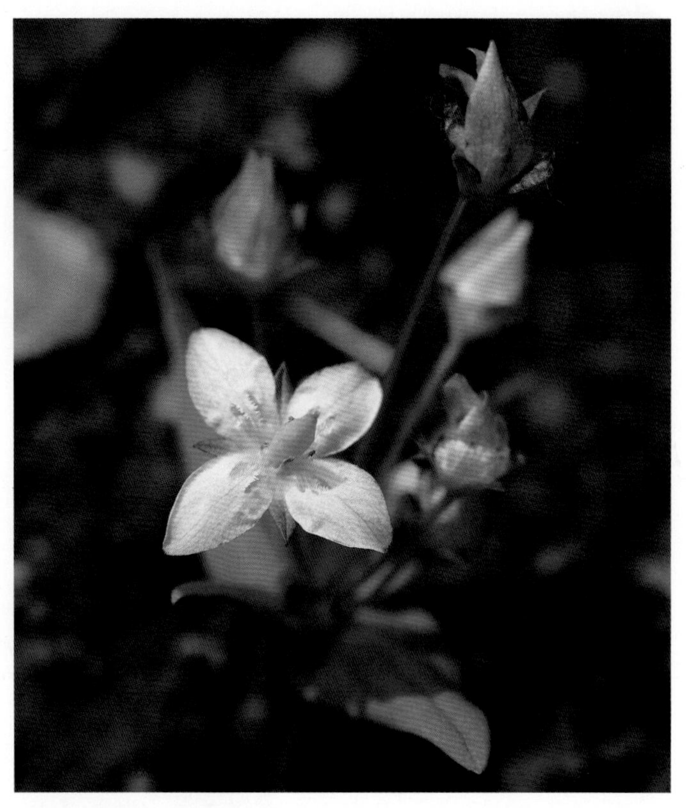

附注

《晶珠本草》记载“ཏིག་ཏ”（蒂达）分为“印度蒂达”“尼泊尔蒂达”和“西藏蒂达”3 大类，其中“西藏蒂达”又分为“松蒂”“桑蒂”“机合滴”等 6 种。文献记载，四数獐牙菜 *S. tetraptera* Maxim. 为西藏产“蒂达”品种之一“ཟངས་ཏིག”（桑蒂）的基原之一。“蒂达”为梵语，意为“苦味”，故藏医一般认为苦味较重的种类较好。四数獐牙菜 *S. tetraptera* Maxim. 虽分布广泛，资源丰富，但其苦味较弱，故使用较少。（参见“川西獐牙菜”条）

普兰獐牙菜

Swertia ciliata (D. Don ex G. Don) B. L. Burtt (*S. purpurascens* Wall. ex C. B. Clarke)

龙胆科（Gentianaceae） 獐牙菜属（*Swertia*）

形态

一年生草本，高 30 ~ 48cm。茎直立，常带紫色，四棱形，从下部起分枝，枝斜升。叶无柄或有短柄，叶片披针形或卵状披针形，长 0.8 ~ 4.5cm，宽 0.3 ~ 2cm，先端急尖，边缘外卷，基部钝，叶质薄，具明显的 3 ~ 5 脉，上面深绿色，下面淡绿色。圆锥状复聚伞花序多花，开展；花梗细丝状，长达 2.5cm；花 5 数，直径 1 ~ 1.2cm；花萼绿色，与花冠近等长，裂片略不等大，在花时反折，披针形，长 5 ~ 6mm，宽 1.5 ~ 2mm，先端渐尖，边缘深紫色，背面中脉深紫色，明显凸起；花冠污紫色，在花时平展或反折，基部具环状的深色晕，裂片卵状披针形，长 6 ~ 7mm，先端渐尖，基部具一半圆形、裸露腺窝，腺窝之上具 2 深色斑点；花丝深紫色，下部极为扩大，并联合成短筒包围子房，花药蓝紫色，椭圆形，长约 1.5mm；子房具短柄，披针形，花柱细瘦，长 3 ~ 4mm，柱头头状。

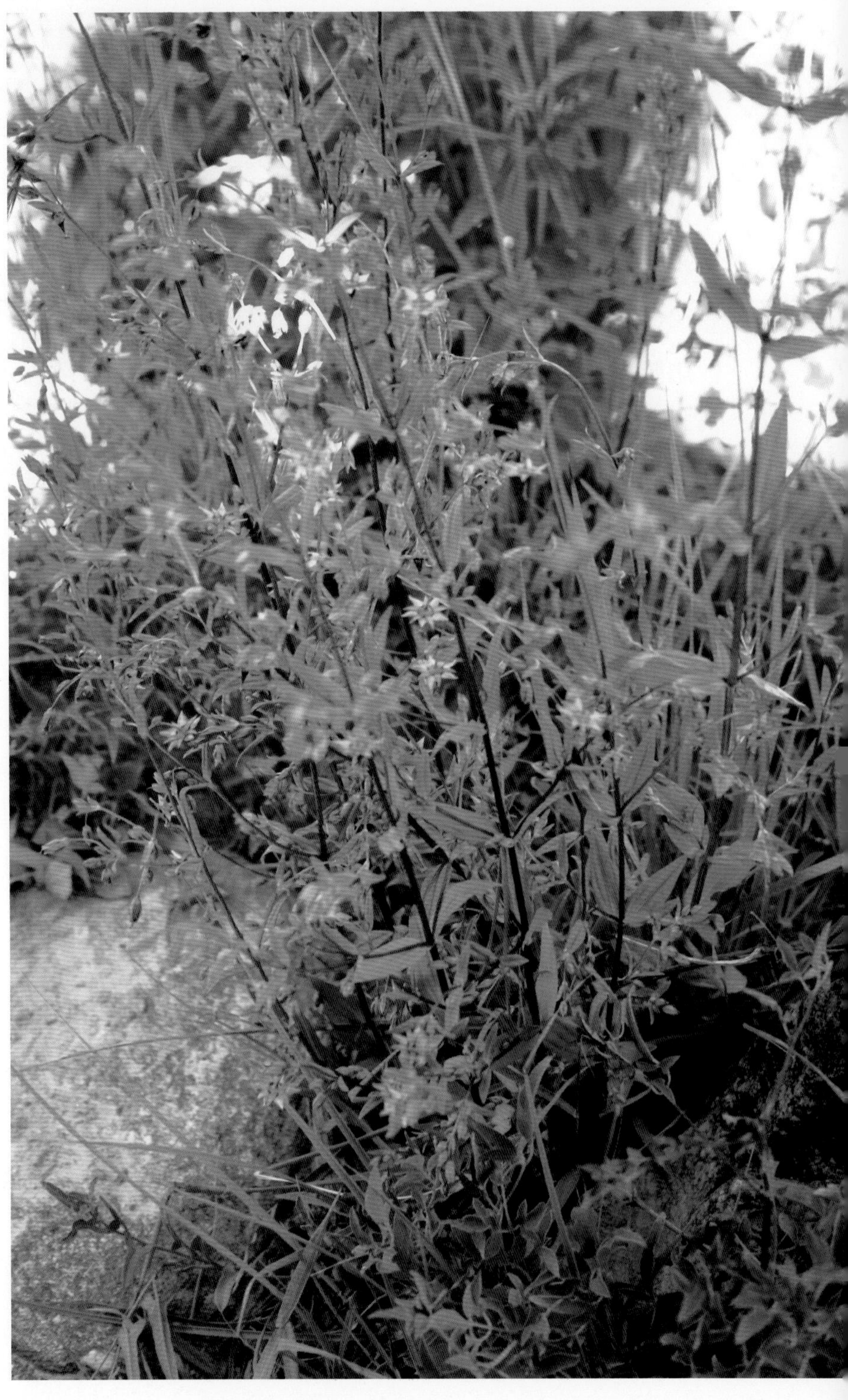

蒴果具短柄，卵形，长 7 ~ 10mm，具宿存的花柱；种子淡黄色，近球形，直径约 0.3mm，表面有凸起或近平滑。花果期 7 ~ 9 月。

分布

分布于我国西藏西南部。阿富汗、印度、尼泊尔等也有分布。

生境

生于海拔 3600 ~ 3700m 的山坡、水沟边。

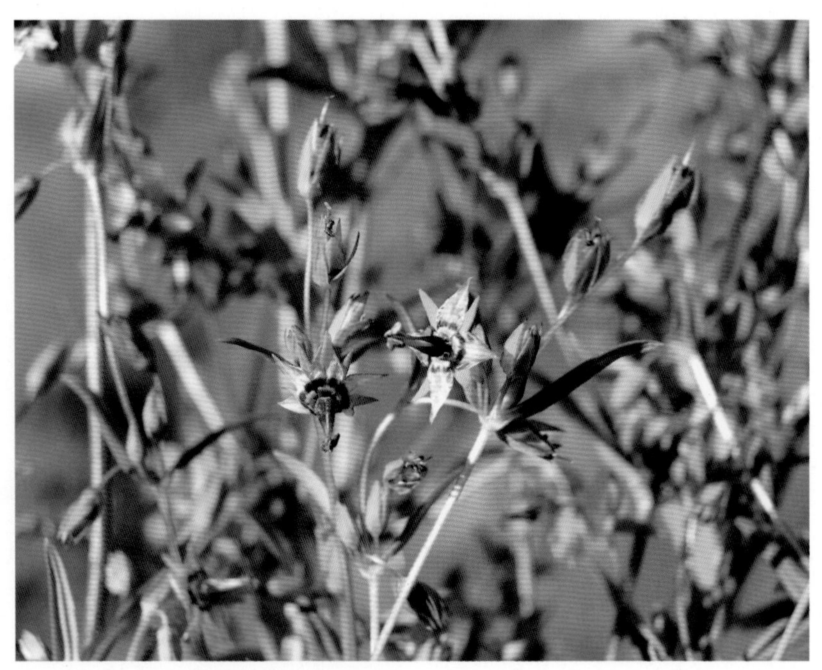

药材名

蒂达、滴达（ཏིག་ཏ།），桑蒂、桑斗（ཟངས་ཏིག）。

药用部位

全草。

功能与主治

清肝利胆，退诸热。用于黄疸性肝炎，病毒性肝炎，血病。

用量与用法

3 ~ 5g。

附注

“ཏིག་ཏ།”（蒂达）为一类治疗肝胆疾病的藏药总称，商品习称“藏茵陈”。《晶珠本草》记载“蒂达”分为印度产蒂达、尼泊尔产蒂达、西藏产蒂达 3 类，其中西藏产蒂达又有“松蒂”“桑蒂”等 6 种。现代文献记载的“蒂达”类各品种的基原极为复杂，涉及龙胆科、虎耳草科、石竹科、唇形科的 70 余种植物。据文献考证和资源、市场调查，普兰獐牙菜 *S. ciliata* (D. Don ex G. Don) B. L. Burtt 为西藏产“蒂达”的品种之一“ཟངས་ཏིག”（桑蒂）的基原之一。《藏标》以“蒂达 / ཏིག་ཏ།/ 蒂达”之名收载了“普兰獐牙菜 *S. purpurascens* Wall. ex C. B. Clarke 及同属多种植物”；《部标藏药》等以“ཟངས་ཏིག/ 桑蒂”或“ཏིག་ཏ།/ 蒂达”之名收载的基原有川西獐牙菜 *S. mussotii* Franch.、抱茎獐牙菜 *S. franchetiana* H. Smith.、普兰獐牙菜 *S. purpurascens* Wall. ex C. B.Clarke、美丽獐牙菜 *S. angustifolia* Buch.-Ham. ex D. Don var. *pulchella* (D. Don) Burk.、当药 *S. diluta* (Turcz.) Benth. et Hook. f.（北方獐牙菜）。（参见“篦齿虎耳草”“川西獐牙菜”“椭圆叶花锚”“湿生扁蕾”等条）

《中国植物志》记载普兰獐牙菜的拉丁学名为“*S. ciliata* (D. Don ex G. Don) B. L. Burtt”，将 *S. purpurascens* Wall. ex C. B. Clarke 作为其异名。

西南獐牙菜

Swertia cincta Burk.

龙胆科（Gentianaceae） 獐牙菜属（*Swertia*）

形态

一年生草本，高 30 ~ 100（~ 150）cm。茎直立，中空，圆形，中上部有分枝，基部直径 3 ~ 5mm。基生叶在花期凋谢；茎生叶具极短的柄，叶片披针形或椭圆状披针形，长 2.5 ~ 7.5cm，宽 0.5 ~ 2cm，先端渐狭，基部楔形，具明显的 3 脉，脉和叶的边缘具短柔毛，其余光滑，叶柄具短毛。圆锥状复聚伞花序长达 57cm，多花，下部的花序分枝长达 30cm；花梗具条棱，棱上有短毛，长 3 ~ 18mm，果时略伸长；花 5 基数，下垂；花萼稍长于花冠，裂片略不等大，卵状披针形，长 9 ~ 15mm，宽 3 ~ 6mm，先端渐尖，具短尾尖，边缘具长睫毛，背面具 1 ~ 3 脉；花冠黄绿色，基部环绕着 1 圈紫晕，裂片卵状披针形，长 7 ~ 14mm，先端渐尖成尾状，边缘具短睫毛，基部具 1 马蹄形裸露腺窝，腺窝之上具 2 黑紫色斑点；花丝长 5 ~ 7mm，愈向下部逐渐加宽，至基部极度扩大并

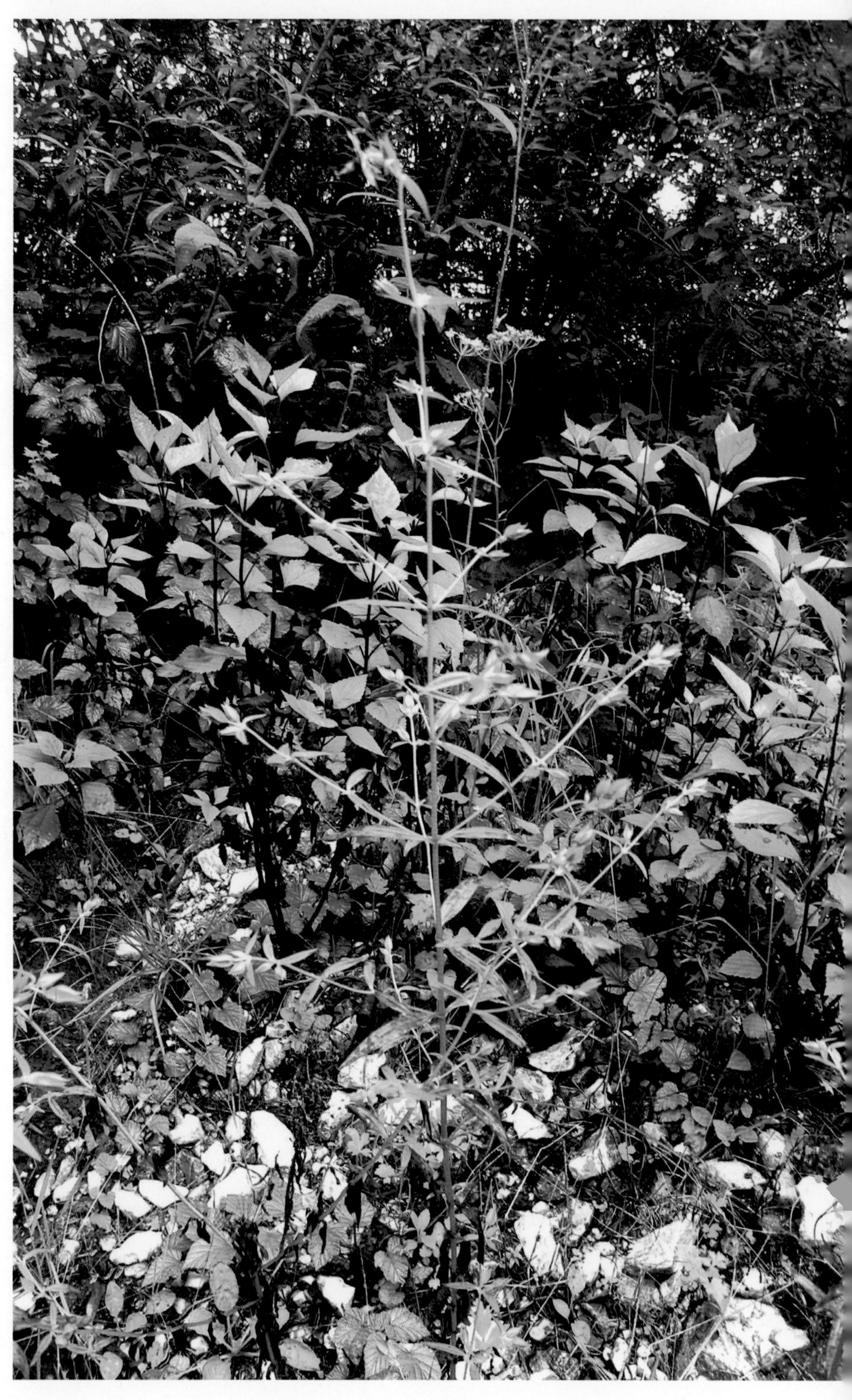

联合成短筒包围子房，外部具乳突状短毛，花药狭椭圆形，长约 2.5mm；子房卵状披针形，长 7 ~ 10mm，花柱长，柱头 2 裂，裂片长圆形。蒴果卵状披针形，长 1.2 ~ 2.3cm；种子矩圆形，黄色，长 0.9 ~ 1.1mm，表面具细网状突起。花果期 8 ~ 11 月。

分布

分布于我国云南西北部、四川、贵州。

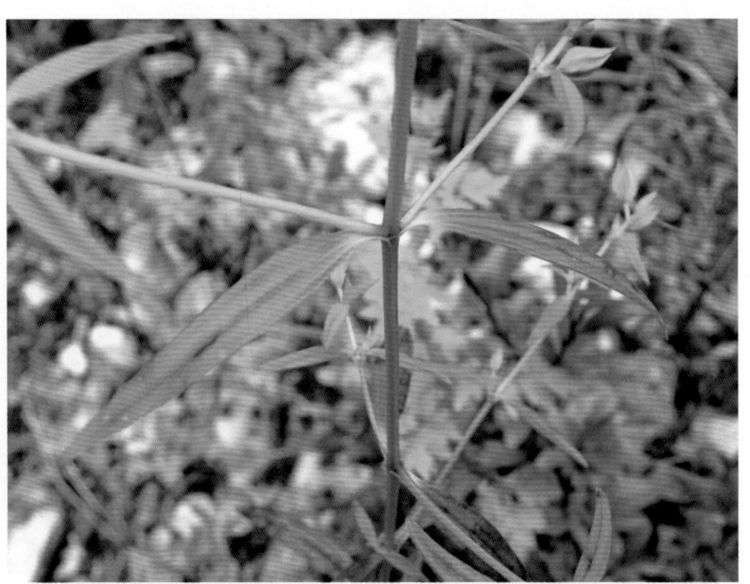

生境

生长于海拔 1400 ~ 3750m 的潮湿山坡、灌丛、林下。

药材名

蒂达、滴达（ཏིག་ཏ།）。

药用部位

全草。

功能与主治

清肝利胆，退诸热。用于黄疸性肝炎，病毒性肝炎，血病。

用量与用法

3 ~ 15g。

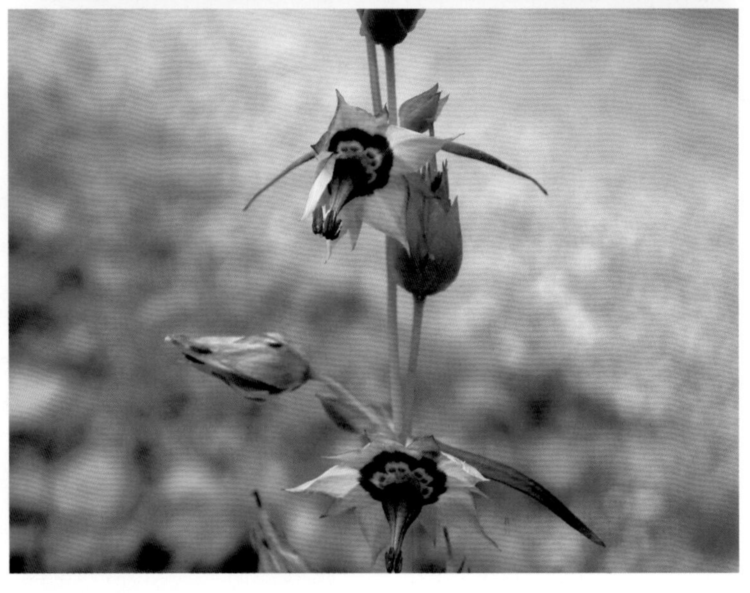

附　注

"ཏིག་ཏ།"（蒂达）为一类主要治疗肝胆疾病的藏药的总称。《晶珠本草》记载"蒂达"分"印度蒂达""尼泊尔蒂达""西藏蒂达"3 类，其中"西藏蒂达"又分为"松蒂""色蒂""桑蒂"等 6 种。据现代文献记载和实地调查，"印度蒂达"和"尼泊尔蒂达"为龙胆科植物印度獐牙菜 *S. chirayita* (Roxb. ex Flemi) Karsten 或普兰獐牙菜 *S. purpurascens* Wall.，而"西藏蒂达"的基原极为复杂，主要包括龙胆科、虎耳草科的多属多种植物，西南獐牙菜 *S. cincta* Burk. 为云南迪庆藏医所用的"ཏིག་ཏ།"（蒂达）的基原之一，应属西藏产"蒂达"类药材中的"ཟངས་ཏིག"（桑蒂）。（参见"川西獐牙菜"条）

宽丝獐牙菜

Swertia dilatata C. B. Clarke

龙胆科（Gentianaceae）　獐牙菜属（*Swertia*）

形态

一年生草本，高 80 ~ 120cm。茎直立，常带紫色，具条棱，中上部具细弱分枝，节上具流苏状毛，近节处的棱上具乳突，基部直径 1.5 ~ 4mm。基生叶在花期凋落；茎生叶近无柄，披针形，长 2 ~ 5.5cm，宽 0.4 ~ 1.4cm，愈向茎上部叶愈小，花枝的叶甚小，苞叶状，全部叶先端渐尖，基部钝，具短睫毛，边缘常外卷，叶脉 1 ~ 3，在下面凸起，上面凹陷，有时疏生短柔毛，下面无毛。圆锥状复聚伞花序长达 70cm，多花，开展；花梗细瘦，长 6 ~ 15mm；花 5 基数；花萼裂片略不等大，卵状披针形，长 6 ~ 10mm，宽 2 ~ 5mm，先端渐尖，具小尖头，两面均具白色乳突，边缘粗糙，背面有不明显的 3 脉；花冠黄白色，基部呈紫色，裂片卵形，长 6 ~ 8mm，先端急尖，基部具 1 马蹄形、裸露的腺窝，腺窝之上具 2 紫色斑点；花丝两端黄绿色，中部紫色，长 4 ~ 5mm，自先端向基部逐渐

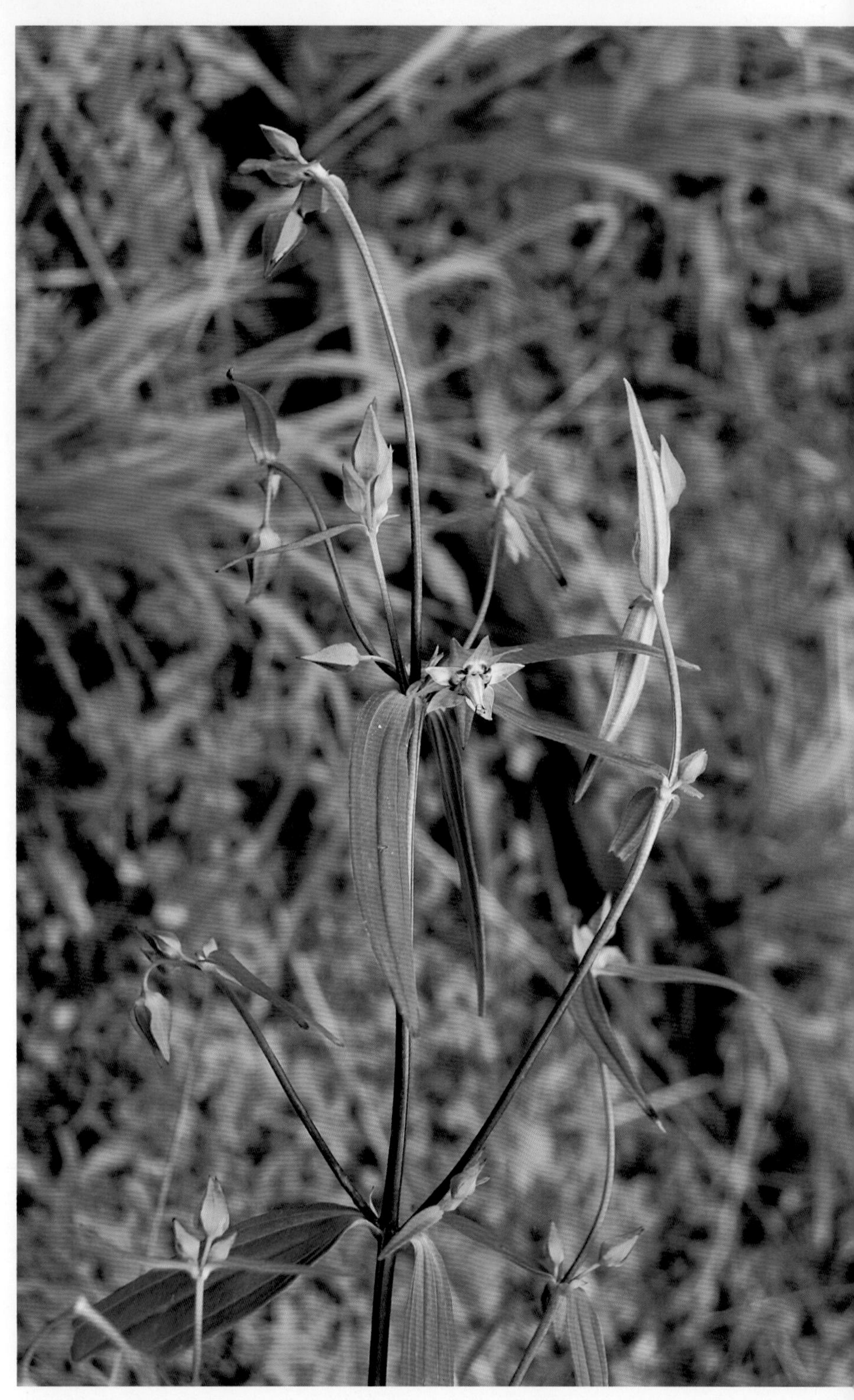

扩大，基部狭缩，离生，背面具乳突；花药紫色，椭圆形，长约 1mm；子房卵形，长 5 ~ 6mm；花柱粗短，柱头 2 裂。蒴果卵形，长约 10mm，先端渐尖；种子黄褐色，圆形，表面光滑。花果期 8 ~ 9 月。

分布

分布于我国西藏南部至西南部（波密）。

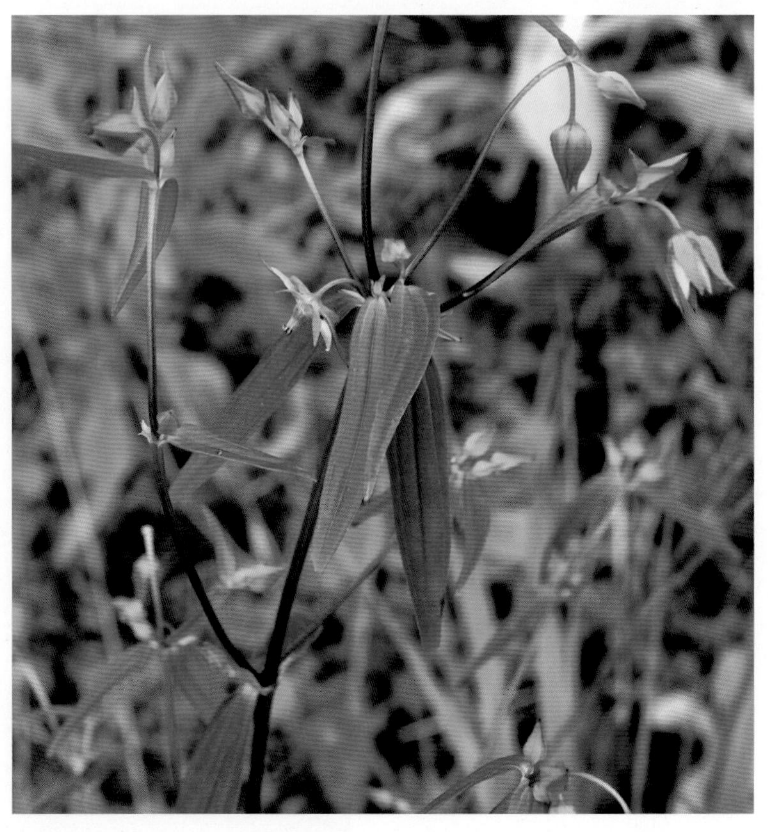

生境

生长于海拔 2800 ~ 3300m 的山坡灌丛中、林下。印度、尼泊尔、不丹、缅甸也有分布。

药材名

蒂达、滴达（ཏིག་ཏ།），桑蒂、桑斗（ཟངས་ཏིག）。

药用部位

全草。

功能与主治

清肝利胆，退诸热。用于黄疸性肝炎、病毒性肝炎、血病。

用量与用法

3 ~ 15g。

附　注

“ཏིག་ཏ།”（蒂达）为一类用于肝胆疾病的藏药的总称，药材又习称“藏茵陈”。《晶珠本草》将“蒂达”分为印度产、尼泊尔产和西藏产 3 大类，其中西藏产者又分为松蒂、桑蒂、俄滴、机合滴等 6 种。现代文献记载西藏产“蒂达”的品种之一“ཟངས་ཏིག”（桑蒂）的基原主要为龙胆科獐牙菜属（*Swertia*）植物，宽丝獐牙菜 *S. dilatata* C. B. Clarke 为其基原之一。（参见“川西獐牙菜”条）

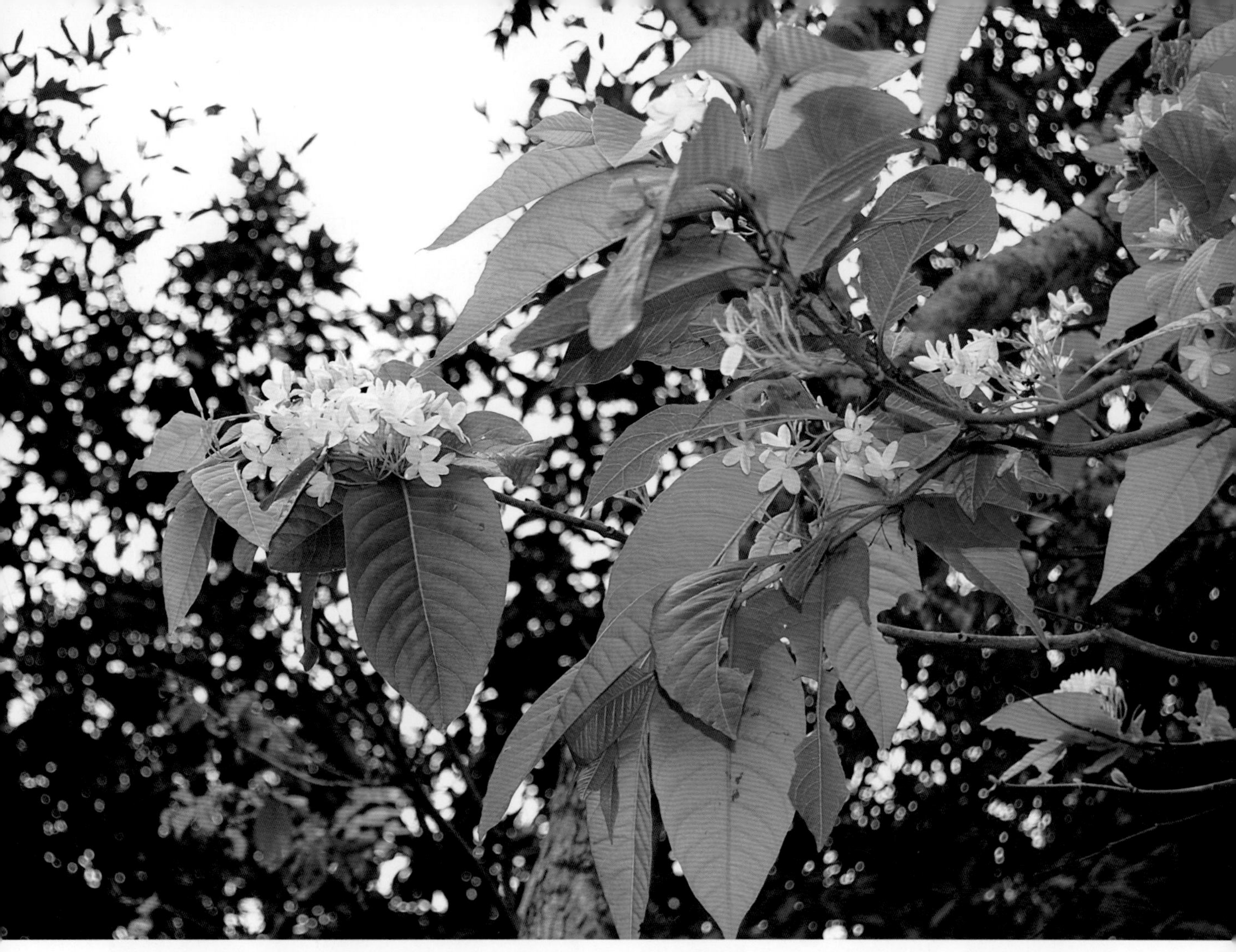

止泻木

Holarrhena antidysenterica Wall. ex A. DC.

夹竹桃科（Apocynaceae） 止泻木属（*Holarrhena*）

形态

乔木，高达 10m，胸径 20cm。树皮浅灰色，枝条灰绿色，具皮孔，被短柔毛，幼嫩部分更密，全株具乳汁。叶膜质，对生，阔卵形、近圆形或椭圆形，先端急尖至钝或圆，基部急尖或圆形，长 10 ~ 24cm，宽 4 ~ 11.5cm，叶面深绿色，叶背浅绿色，两面被短柔毛，叶背更密，老时叶面毛渐脱落；中脉和侧脉在叶面扁平，在叶背凸起，侧脉每边 12 ~ 15，斜曲上升，至叶缘网结；叶柄长约 5mm，被短柔毛。伞房状聚伞花序顶生和腋生，长 5 ~ 6cm，直径 4 ~ 8cm，被短柔毛，着花稠密；苞片小，线形，被微毛；花萼裂片长圆状披针形，长 2mm，宽 1mm，外面被短柔毛，内面基部具 5 腺体；花冠白色，向外展开，直径 2 ~ 2.5cm，内、外面被短柔毛，喉部更密，花冠筒细长，基部膨大，喉部收缩，长 1 ~ 1.5cm，直径 1.5 ~ 2mm，花冠裂片长圆形，先端圆，长 15 ~ 17mm，宽 5 ~ 6mm；雄蕊着生于花冠筒近基部，花丝丝状，长 1mm，基部被柔毛，花药长圆状披针形，长 1.5mm，宽 0.5mm；无花盘；心皮 2，离生，无毛，花柱丝状，柱头长圆形，到达花丝基部，先端钝，短 2 裂；每心皮有胚珠多颗。蓇葖果双生，长圆柱形，先端渐尖，向内弯，长 20 ~ 43cm，直径 5 ~ 8mm，无毛，具白色斑点；种子浅黄色，长圆形，长约 2cm，宽约 3mm，中部凹陷，先端具黄白色绢质种毛；种毛长 5cm。花期 4 ~ 7 月，果期 6 ~ 12 月。

分布

分布于我国云南南部，广东、海南、台湾有栽培。印度、缅甸、泰国、老挝、越南、柬埔寨、马来西亚也有分布。

生境

生长于海拔 500 ~ 1000m 的山地疏林、山坡路旁、密林山谷水沟边。

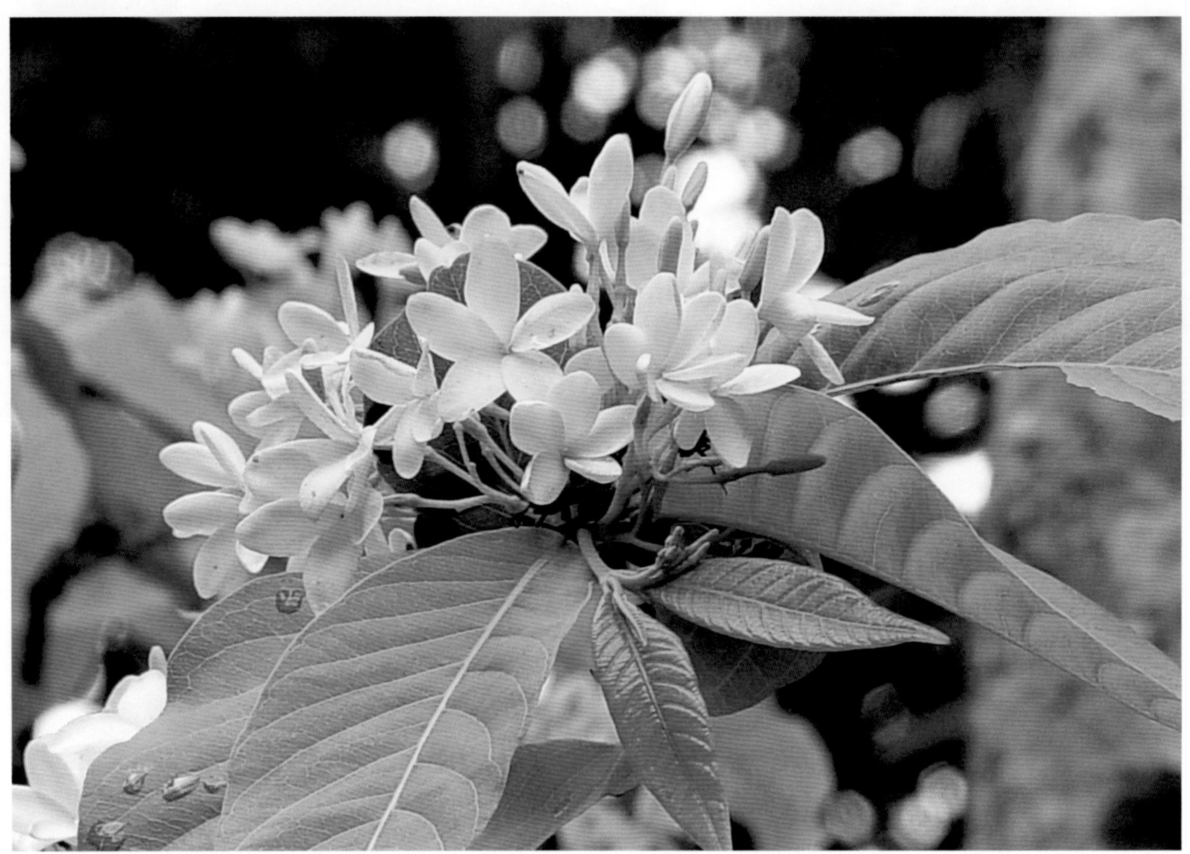

药材名

度模牛、斗毛娘、土膜钮、毒毛妞（དུག་མོ་ཉུང་）。

药用部位

种子。

功能与主治

清热，利胆，止泻。用于“赤巴”病，肝胆病，胃肠热病，腹泻，痢疾。

用量与用法

6 ~ 9g。内服煎汤，或入丸、散剂。

附 注

“དུག་མོ་ཉུང་།”（度模牛）在《月王药诊》中即有记载，其种子为治胆病、止热泻之药物。《四部医典系列挂图全集》第二十六图中有2幅“度模牛”的附图，其汉译本译注名为“止泻木”（64号图）和“藏产止泻木”（65号图），但两幅图示植物形态差异不大，均为直立草本（或灌木），叶对生、腋生，生有小花和近纺锤形的角果；《蓝琉璃》记载其按种子分为大、小2种；《晶珠本草》将其归类于“旱生草类药物”的“果实类药物”中，记载其形态有“缠绕它树而生，不缠绕的长约尺许”。据上述记载判断，“度模牛”的基原有藤本植物和非藤本的丛生草本或灌木2种。现代文献均以止泻木 *H. antidysenterica* Wall. ex A. DC. 为“度模牛”的正品，《部标藏药》和《青海藏标》收载的“止泻木子 /དུག་མོ་ཉུང་།/ 度模牛（斗毛娘）”的基原也为该种，言以其种子入药。但止泻木 *H. antidysenterica* Wall. ex A. DC. 为乔木，与古籍记载不符。据调查，现市售的止泻木子药材主要为止泻木 *H. antidysenterica* Wall. ex A. DC. 的种子，药材均从印度进口（印度则药用树皮）。文献记载的各地藏医使用的代用品尚有夹竹桃科植物羊角拗 *Strophanthus divaricatus* (Lour.) Hook. et Arn.、络石 *Trachelospermum jasminoides* (Lindl.) Lem.，萝藦科鹅绒藤属（*Cynanchum*）植物老瓜头 *C. komarovii* Al. Iljinski、大理白前 *C. forrestii* Schltr.、变色白前 *C. versicolor* Bunge 等，柳叶菜科植物沼生柳叶菜 *Epilobium palustre* L. 等的果实或全草[全草又称“སྡིག་དུག་མོ་ཉུང་།”（莪杜模牛）]，这些代用品具有古籍中记载的“荚果细长，种子具毛”的共同特征，推测可能系因止泻木 *H. antidysenterica* Wall. ex A. DC. 分布于热带地区，在我国的分布区域狭窄，此为各地藏医根据文献记载的“荚果长，种子具毛”的特征而寻找的代用品。《迪庆藏药》记载四川阿坝部分藏医和内蒙古东部蒙医也使用木犀科植物连翘 *Forsythia suspensa* (Thunb.) Vahl 的果实，认为可能是对古籍记载的“果荚圆而长”的形态理解不充分而导致的误用，也可能与不同文献将《蓝琉璃》最早记载的“度模牛”的果实形态译为“果荚像纺锤形”或“果实状如小贝齿”（连翘的果实确如“小贝齿”）有关。据调查，现蒙医临床使用最多的即连翘 *F. suspensa* (Thunb.) Vahl，蒙医将其作为“止泻木之”（度格模农）的代用品，而曾将“止泻木之”称为“印连翘”。据调查，现成都中药材市场销售的“止泻木子”有2种，一种为止泻木 *H. antidysenterica* Wall. ex A. DC. 的种子，另一种似为木犀科梣属 (*Fraxinus*) 植物的种子（维医称其为“白蜡树子”）。（参见“大理白前”“老瓜头”“竹灵消”条）

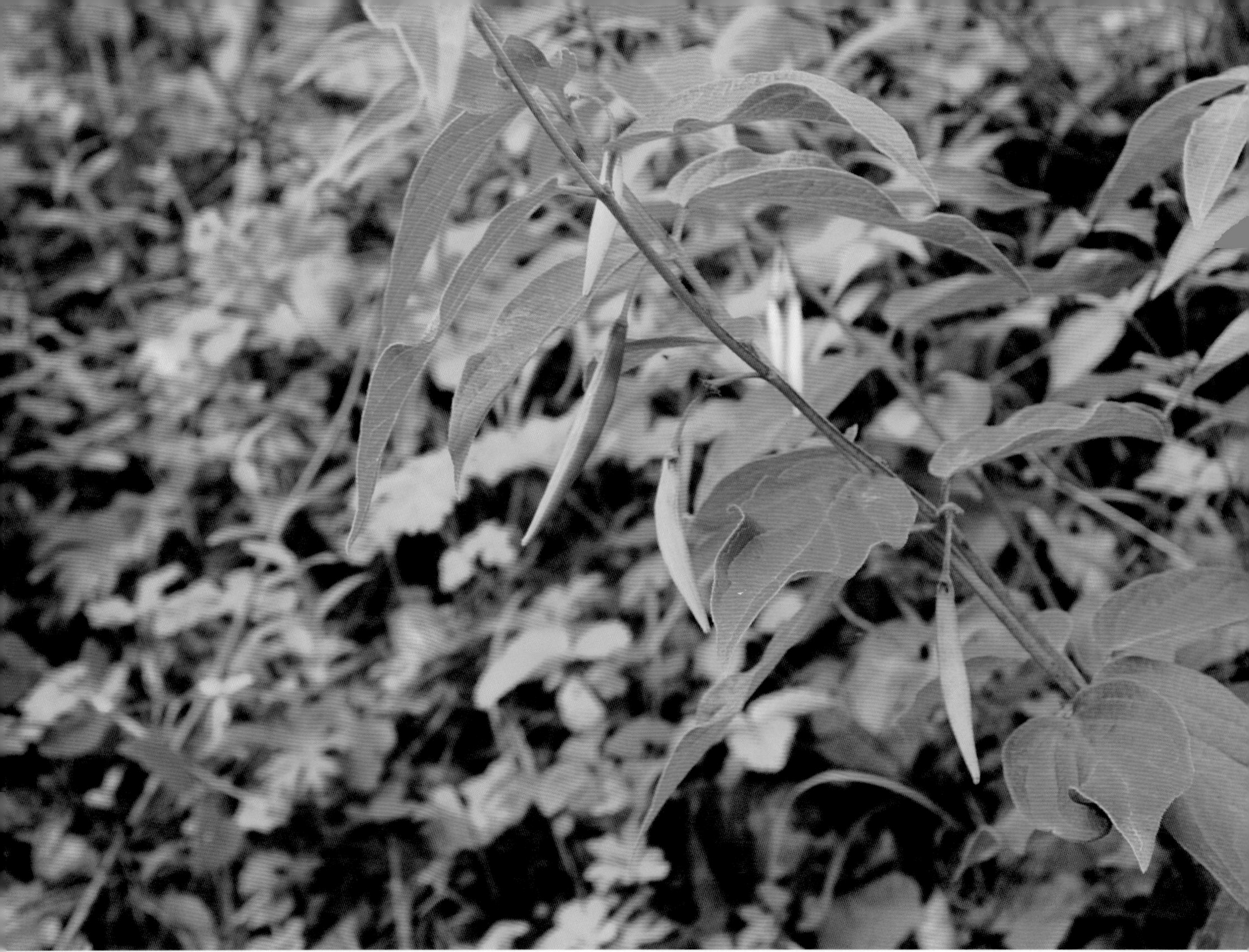

大理白前

Cynanchum forrestii Schltr.

萝藦科（Asclepiadaceae）　鹅绒藤属（*Cynanchum*）

形态

多年生直立草本，单茎，稀在近基部分枝，被单列柔毛，上部密被柔毛。叶对生，薄纸质，宽卵形，长 4 ~ 8cm，宽 1.5 ~ 4cm，基部近心形或钝形，先端急尖，近无毛或在脉上有微毛；侧脉 5 对。伞状聚伞花序腋生或近顶生，着花 10 余；花长和直径约 3mm；花萼裂片披针形，先端急尖；花冠黄色、辐状，裂片卵状长圆形，有缘毛，基部有柔毛，副花冠肉质，裂片三角形，与合蕊柱等长；花粉块每室 1，下垂；柱头略隆起。蓇葖果多数单生，稀双生，披针形，上尖下狭，无毛，长 6cm，直径 8mm；种子扁平；种毛长 2cm。花期 4 ~ 7 月，果期 6 ~ 11 月。

分布

分布于我国西藏（芒康）、甘肃、四川、云南、贵州等。

生境

生长于海拔 1000 ~ 3500m 的高原、山地、灌木林缘、干旱草地、路边草地、沟谷林下等。

药材名

我杜模牛、我毒毛妞、我图木娘、我图木绒（ཐོ་དུག་མོ་ཉུང་།），度模牛、斗毛娘、土膜钮、毒毛妞（དུག་མོ་ཉུང་།）。

药用部位

全草或种子、根。

功能与主治

清热凉血。用于肺热咳嗽，肺结核咳嗽，咽喉肿痛，热性腹泻，小便赤涩，尿路感染，风湿性关节炎。

用量与用法

6 ~ 9g。内服煎汤，或入丸、散剂。

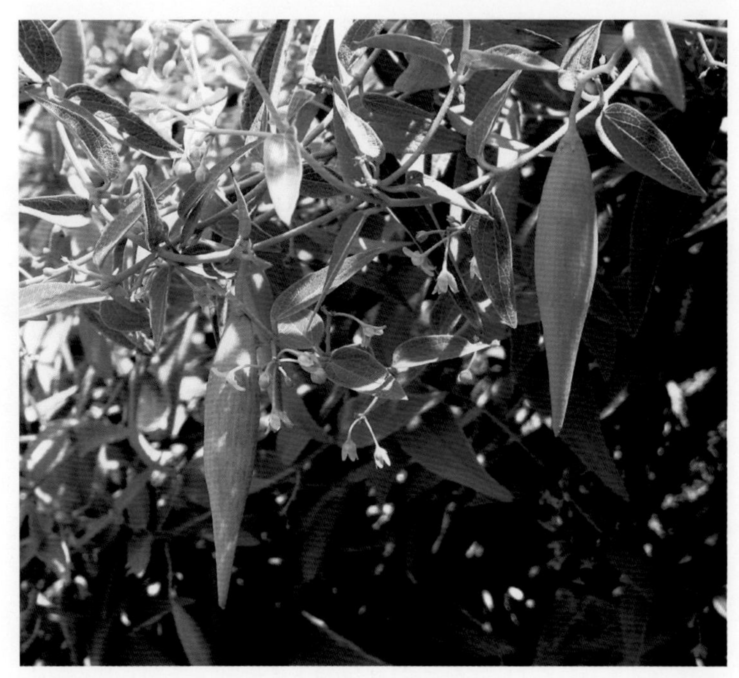

附　注

《月王药诊》《晶珠本草》等记载有“དུག་མོ་ཉུང་།”（度模牛），言其种子为治胆病、止热泻之药物。从《四部医典系列挂图全集》的附图（形似直立丛生灌木或草本，并非藤本）和《晶珠本草》记载的植物形态来看，“度模牛”的原植物有藤本和非藤本的丛生灌木或草本2种，具有“花小，黄色；果荚圆而嘴长，种子状如鹦鹉舌，外有兀鹫羽毛状物包裹”的特点。现代文献均以夹竹桃科植物止泻木 *Holarrhena antidysenterica* Wall. ex A. DC. 为“度模牛”的正品，《部标藏药》和《青海藏标》收载的“止泻木子 /དུག་མོ་ཉུང་།/ 度模牛（斗毛娘）”的基原也为该种，以种子入药。但止泻木 *H. antidysenterica* Wall. ex A. DC. 为乔木，其形态与古籍记载的形态不符。止泻木 *H. antidysenterica* Wall. ex A. DC. 在我国仅在云南南部有少量分布，印度药用其树皮。据调查，现市售的止泻木子药材主要为止泻木 *H. antidysenterica* Wall. ex A. DC. 的种子，均从印度进口而来。文献记载各地藏医还以萝藦科、夹竹桃科、柳叶菜科、木犀科等的多种植物作“度模牛”使用，其药用部位也包括全草或种子、根等。青海和西藏藏医多使用大理白前 *C. forrestii* Schltr.、老瓜头 *C. komarovii* Al. Iljinski、竹林消 *C. inamoenum* (Maxim.) Loes.、牛皮消 *C. auriculatum* Royle ex Wight、变色白前 *C. versicolor* Bunge 等鹅绒藤属（*Cynanchum*）植物，这些植物的形态与《四部医典系列挂图全集》附图所示植物的形态及《晶珠本草》的记载较相符，最初可能系作“止泻木子”的代用品使用，尔后被长期应用于临床。四川阿坝藏医和内蒙古东部蒙医也以木犀科植物连翘 *Forsythia suspensa* (Thunb.) Vahl 的果实（即中药连翘）作“度模牛”（蒙语译为“度格模农”）使用，其果实形态与《蓝琉璃》记载的“果实状如小贝齿”较相符，但与《晶珠本草》的记载有很大差异。（参见“止泻木”“老瓜头”条）

竹灵消

Cynanchum inamoenum (Maxim.) Loes.

萝藦科（Asclepiadaceae） 鹅绒藤属（*Cynanchum*）

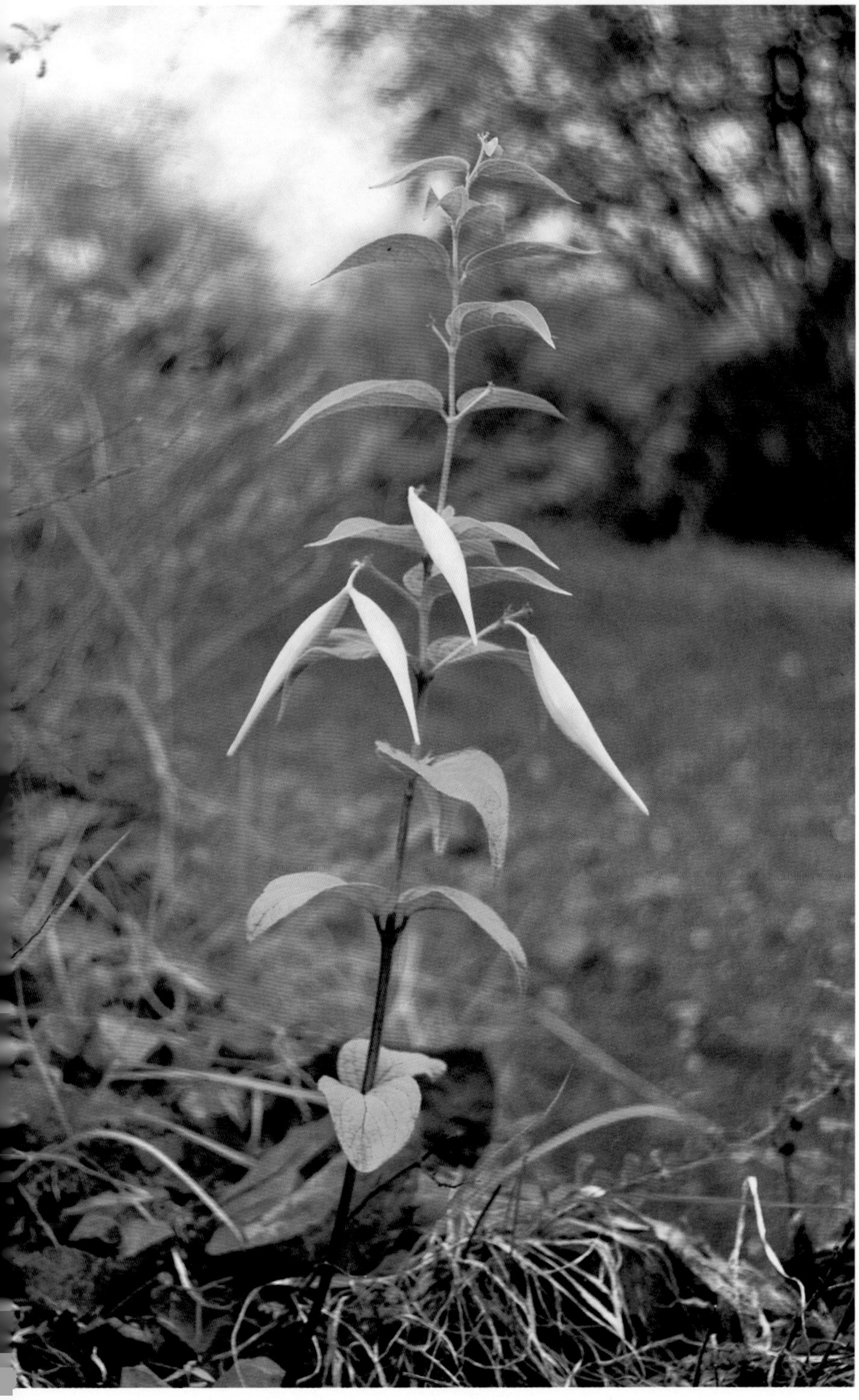

形态

直立草本，基部分枝甚多。根须状。茎干后中空，被单列柔毛。叶薄膜质，广卵形，长4～5cm，宽1.5～4cm，先端急尖，基部近心形，在脉上近无毛或仅被微毛，有边毛；侧脉约5对。聚伞花序伞形，近顶部互生，着花8～10；花黄色，长和直径均约3mm；花萼裂片披针形，急尖，近无毛；花冠辐状，无毛，裂片卵状长圆形，具钝头；副花冠较厚，裂片三角形，短急尖；花药在先端具一圆形的膜片；花粉块每室1，下垂，花粉块柄短，近平行，着粉腺近椭圆形；柱头扁平。蓇葖果双生，稀单生，狭披针形，向端部长渐尖，长6cm，直径5mm。花期5～7月，果期7～10月。

分布

分布于我国西藏、甘肃、四川、贵州、湖北、湖南、安徽、浙江、陕西、山西、河南、河北、山东、辽宁。朝鲜、日本也有分布。

生境

生长于海拔100～3500m的

山地疏林、灌丛、山顶、山坡草地。

药材名

我杜模牛、我毒毛妞、我图木娘、我图木绒、俄杜摩牛（སྔོ་དུག་མོ་ཉུང་），度模牛、杜摩牛、斗毛娘、土膜钮、毒毛妞（དུག་མོ་ཉུང་）。

药用部位

全草或种子、根。

功能与主治

清热凉血。用于肺热咳嗽，肺结核咳嗽，咽喉肿痛，热性腹泻，小便赤涩，尿路感染，风湿性关节炎。

用量与用法

6 ~ 9g。内服煎汤，或入丸、散剂。

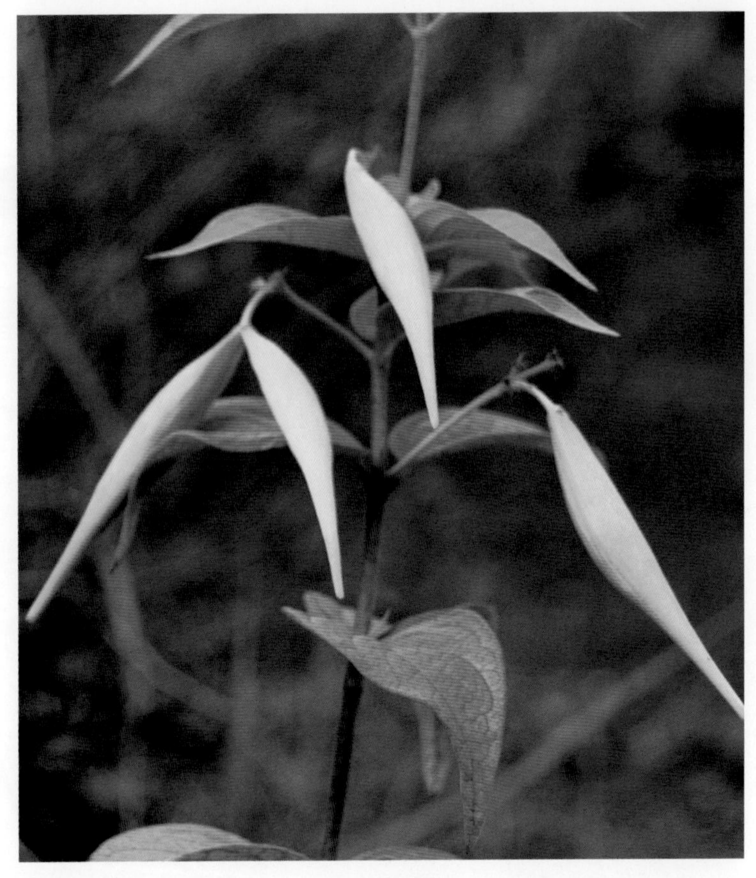

附　注

《月王药诊》中记载有"དུག་མོ་ཉུང་"（度模牛）。据《四部医典系列挂图全集》的附图（第二十六图的 64、65 号图）和《晶珠本草》记载的植物形态来看，"度模牛"的基原有藤本和非藤本的丛生草本或灌木 2 种。现代文献均以夹竹桃科植物止泻木 *Holarrhena antidysenterica* Wall. ex A. DC. 为"度模牛"的正品，《部标藏药》和《青海藏标》收载的"止泻木子 /དུག་མོ་ཉུང་/ 度模牛（斗毛娘）"的基原也为该种，以种子入药。但止泻木 *H. antidysenterica* Wall. ex A. DC. 为乔木，与古籍记载不符，我国仅云南南部有少量野生分布，印度药用其树皮。据调查，现市售的止泻木子药材主要为止泻木 *H. antidysenterica* Wall. ex A. DC. 的种子，且均从印度进口。文献记载和实地调查显示，各地藏医实际使用的"度模牛"还包括萝藦科、夹竹桃科、柳叶菜科、木犀科等的多种代用品，以全草["སྔོ་དུག་མོ་ཉུང་"（莪杜模牛），"སྔོ"有草之意]或种子（度模牛）、根（度模牛）入药。据文献记载，竹灵消 *C. inamoenum* (Maxim.) Loes. 为西藏、青海、四川甘孜及若尔盖藏医习用的"度模牛"的基原之一；四川甘孜藏医还使用大理白前 *C. forrestii* Schltr.、卵叶白前 *C. steppicolum* Hand.-Mazz.，以其地上部分或全草入药，称之为"俄杜摩牛"。（参见"止泻木""大理白前"条）

老瓜头

Cynanchum komarovii Al. Iljinski

萝藦科（Asclepiadaceae）　鹅绒藤属（*Cynanchum*）

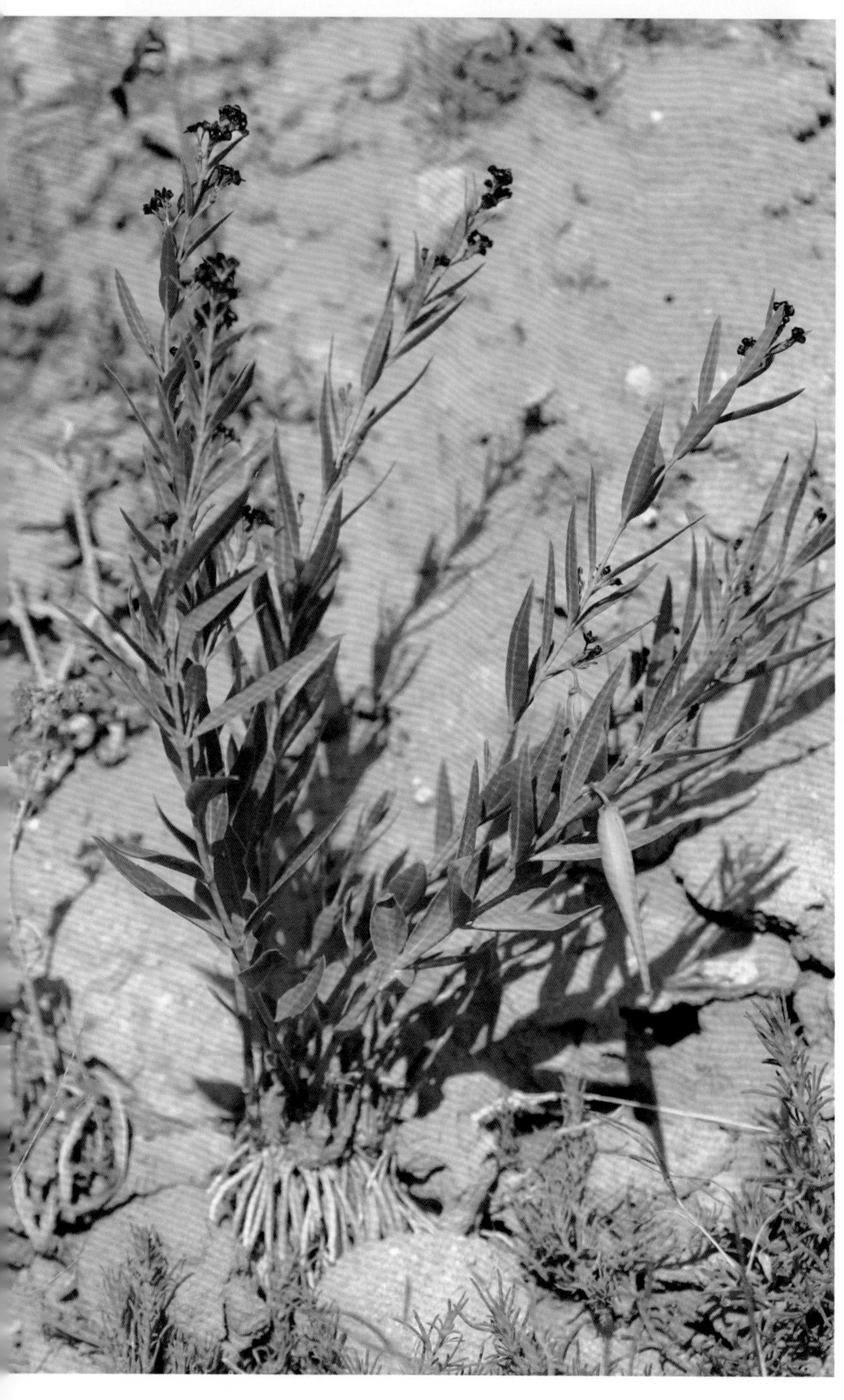

形态

直立半灌木，高达 50cm，全株无毛。根须状。叶革质，对生，狭椭圆形，长 3 ~ 7cm，宽 5 ~ 15mm，先端渐尖或急尖，干后常呈粉红色，近无柄。伞形聚伞花序近顶部腋生，着花 10 余；花萼 5 深裂，两面无毛，裂片长圆状三角形；花冠紫红色或暗紫色，裂片长圆形，长 2 ~ 3mm，宽 1.5mm；副花冠 5 深裂，裂片盾状，与花药等长；花粉块每室 1，下垂；子房坛状，柱头扁平。蓇葖单果生，匕首形，向端部喙状渐尖，长 6.5cm，直径 1cm；种子扁平；种毛白色，绢质。花期 6 ~ 8 月，果期 7 ~ 9 月。

分布

分布于我国宁夏、甘肃、陕西（定边）、河北、内蒙古等。

生境

生长于海拔达 2000m 的沙漠、黄河岸边或荒山坡。

药材名

度模牛、斗毛娘、土膜钮、毒毛妞（དུག་མོ་ཉུང་།）。

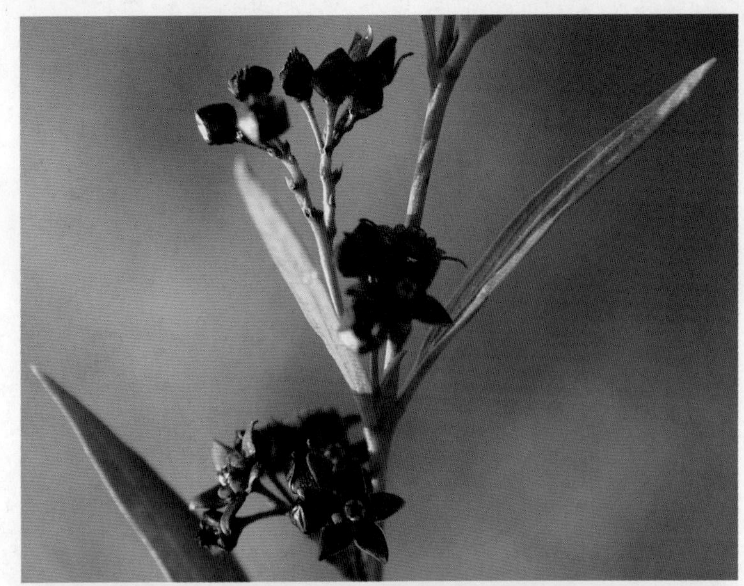

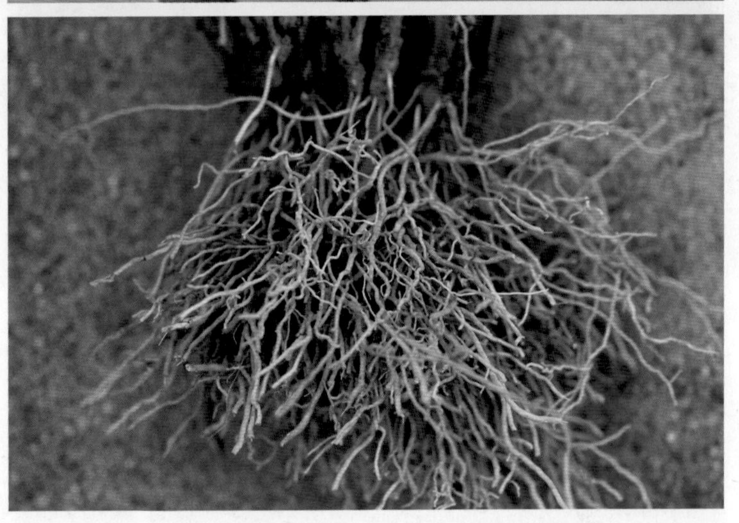

药用部位

全草或种子。

功能与主治

清热解毒。用于及胆病引起的头痛，热性腹泻，发热，恶心，呕吐。

用量与用法

6 ~ 9g。内服煎汤，或入丸、散剂。

附注

《月王药诊》记载有“དུག་མོ་ཉུང་།”（度模牛）。据《四部医典系列挂图全集》的附图和《晶珠本草》记载的植物形态来看，“度模牛”的基原有藤本和非藤本的丛生草本或灌木2种。现代文献均以夹竹桃科植物止泻木 *Holarrhena antidysenterica* Wall. ex A. DC. 为“度模牛”的正品，《部标藏药》和《青海藏标》收载的“止泻木子 /དུག་མོ་ཉུང་།/ 度模牛（斗毛娘）”的基原也为该种，以种子入药。但止泻木 *H. antidysenterica* Wall. ex A. DC. 为乔木，与古籍记载不符。文献记载现各地藏医使用多种“度模牛”的代用品，老瓜头 *C. komarovii* Al. Iljinski 为青海和西藏藏医多用的品种之一，其形态与《晶珠本草》记载的丛生灌木类相似。据笔者对市场调查收集的“止泻木子”药材的基原鉴定结果显示，现市售的止泻木子药材以止泻木 *H. antidysenterica* Wall. ex A. DC. 的种子为主流品种，药材均从印度进口，但也存在以木犀科植物花曲柳 *Fraxinus rhynchophylla* Hance 或梣属（*Fraxinus*）其他植物的种子作“止泻木子”的代用品的情况。（参见“止泻木”“大理白前”“花曲柳”条）

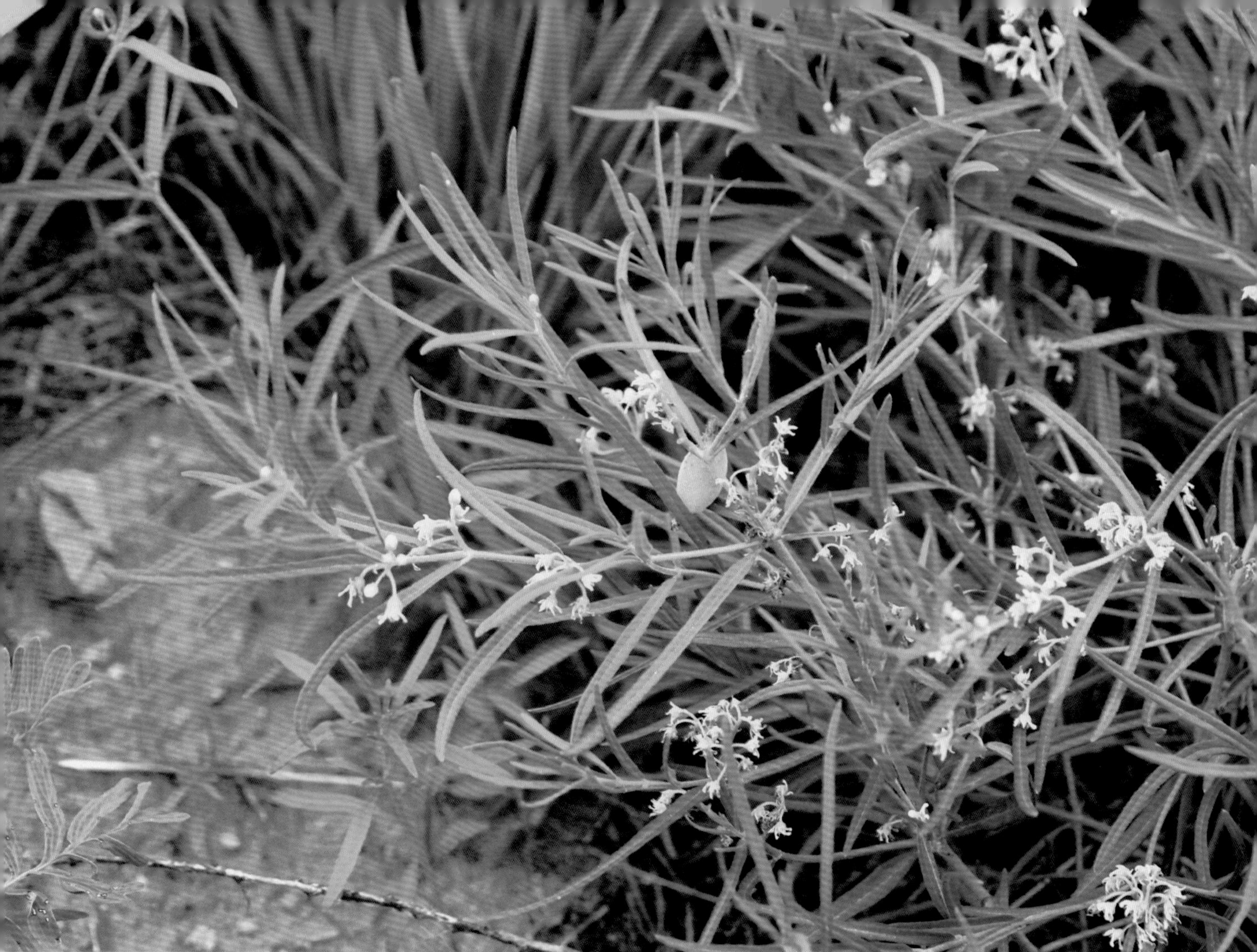

地梢瓜

Cynanchum thesioides (Freyn) K. Schum.（细叶白前）

萝藦科（Asclepiadaceae） 鹅绒藤属（*Cynanchum*）

形态

直立半灌木。地下茎单轴横生；茎自基部多分枝。叶对生或近对生，线形，长 3 ~ 5cm，宽 0.2 ~ 0.5cm，叶背中脉隆起。伞形聚伞花序腋生；花萼外面被柔毛；花冠绿白色；副花冠杯状，裂片三角状披针形，渐尖，高过药隔的膜片。蓇葖果纺锤形，先端渐尖，中部膨大，长 5 ~ 6cm，直径 2cm；种子扁平，暗褐色，长 8mm；种毛白色，绢质，长 2cm。花期 5 ~ 8 月，果期 8 ~ 10 月。

分布

分布于我国黑龙江、吉林、辽宁、内蒙古（锡林郭勒）、河北、河南、山东、山西、陕西、甘肃、青海、新疆、江苏等。

生境

生长于海拔 200 ~ 2000m 的山坡、沙丘、干旱山谷、荒地、田边等。

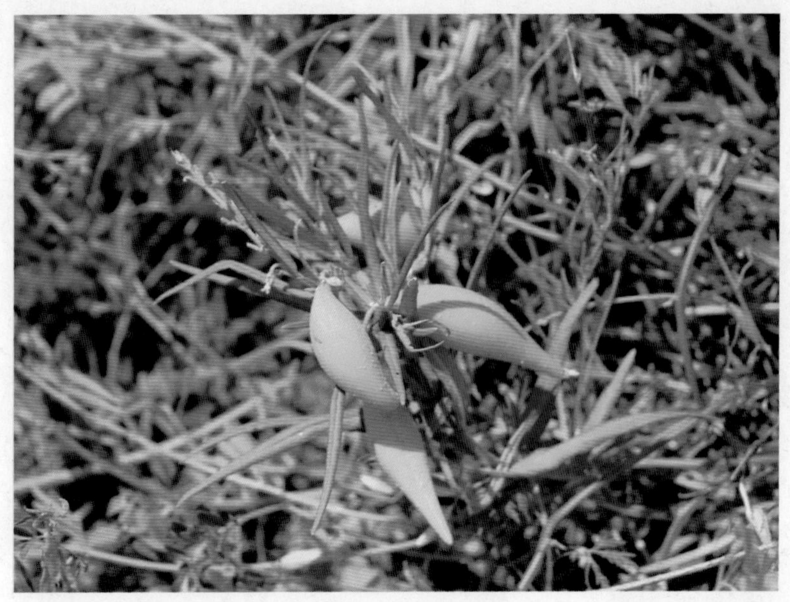

药材名

莪杜模牛、莪毒毛妞、莪图木娘、莪图木绒（སྔོ་དུག་མོ་ཉུང་།）。

药用部位

全草或种子（果实）。

功能与主治

清热解毒，止泻。用于胆病及胆病引起的头痛，热性腹泻。

用量与用法

6 ~ 9g。内服煎汤，或入丸、散剂。

附注

《月王药诊》《蓝琉璃》《晶珠本草》等均记载有"དུག་མོ་ཉུང་།"（度模牛），言其种子为治胆病、止热泻之药物。《四部医典系列挂图全集》中有"正品"和"藏产"的2幅附图（第二十六图中64、65号图，均形似直立丛生灌木或草本，并非藤本）；《晶珠本草》将"度模牛"归于"旱生草类药物"的"果实类药物"中，据其记载的植物形态来看，"度模牛"的原植物有藤本和非藤本的丛生灌木或草本的2种。现代文献均以夹竹桃科植物止泻木 *Holarrhena antidysenterica* Wall. ex A. DC. 为"度模牛"的正品，《部标藏药》和《青海藏标》收载的"止泻木子 /དུག་མོ་ཉུང་།/ 度模牛（斗毛娘）"的基原也为该种，规定以种子入药。据调查，现市售的止泻木子主要为止泻木 *H. antidysenterica* Wall. ex A. DC. 的种子，均为从印度进口的药材。但止泻木 *H. antidysenterica* Wall. ex A. DC. 为乔木，与古籍记载不符。文献记载各地藏医使用的"度模牛"的基原还包括萝藦科、夹竹桃科、柳叶菜科、木犀科等的多种植物，其药用部位也包括全草 [称"སྔོ་དུག་མོ་ཉུང་།"（莪杜模牛），"草类度模牛"之意] 或种子（果实）。有观点认为，《蓝琉璃》记载的"度模牛"应为萝藦科植物大理白前 *C. forrestii* Schltr.；同属多种呈直立草本状的种类也可作"度模牛"使用，地梢瓜 *C. thesioides* (Freyn) K. Schum. 为其基原之一，青海藏医习用之。据调查，现市场销售的"地梢瓜"药材通常为果实，其中还混有同属其他植物的果实。地梢瓜 *C. thesioides* (Freyn) K. Schum. 也系蒙医使用的止泻木子的代用品之一，又称为"度格模农"（藏文名"དུག་མོ་ཉུང་།"的音译名）或"特莫恩呼呼"（蒙药名的音译名）。（参见"止泻木""大理白前""老瓜头"条）

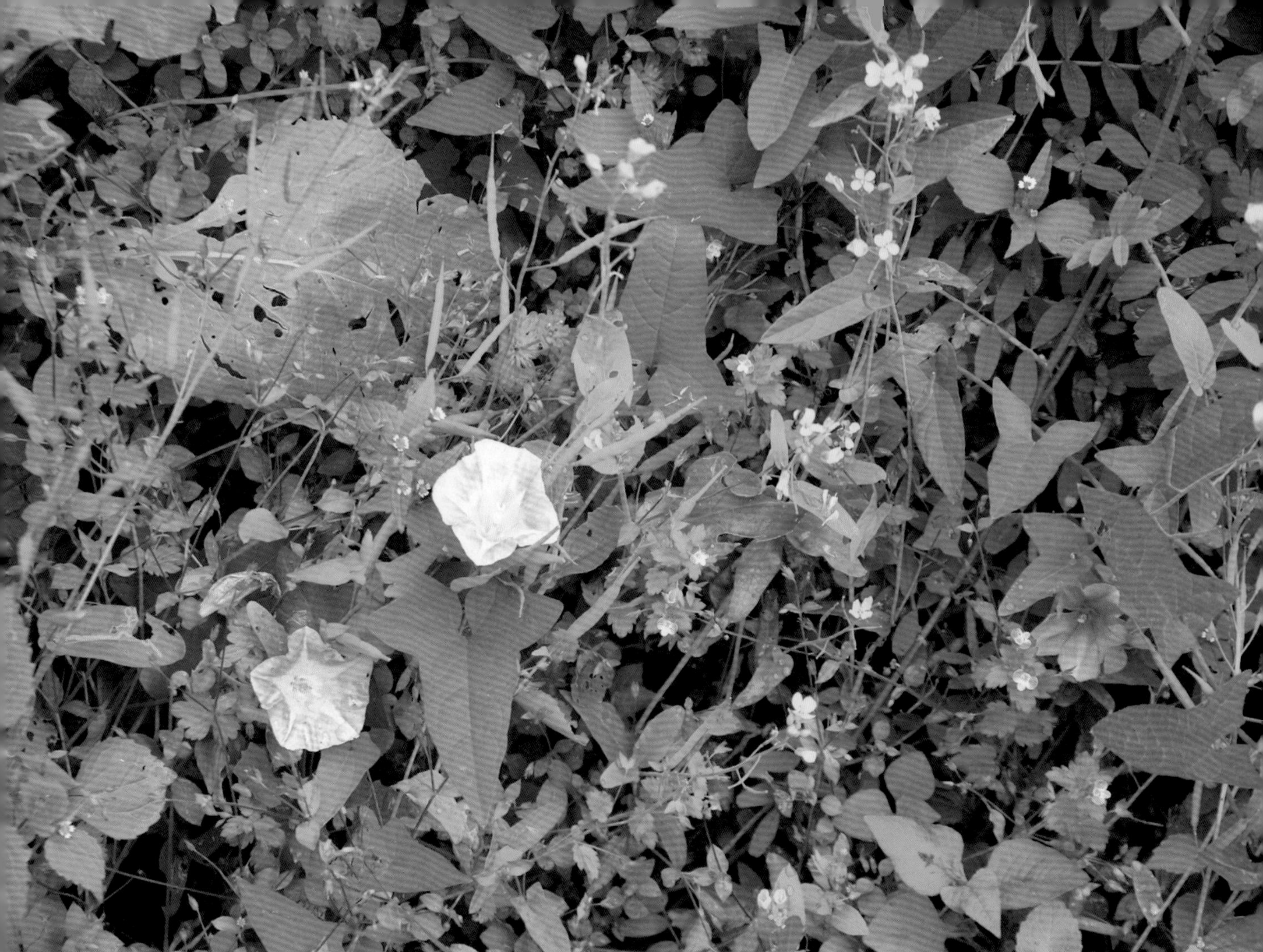

打碗花

Calystegia hederacea Wall.

旋花科（Convolvulaceae）　打碗花属（*Calystegia*）

形态

一年生草本，全体不被毛，植株通常矮小，高 8 ~ 30（~ 40）cm，常自基部分枝，具细长白色的根。茎细，平卧，有细棱。基部叶片长圆形，长 2 ~ 3（~ 5.5）cm，宽 1 ~ 2.5cm，先端圆，基部戟形；上部叶片 3 裂，中裂片长圆形或长圆状披针形，侧裂片近三角形，全缘或 2 ~ 3 裂，叶片基部心形或戟形；叶柄长 1 ~ 5cm。单花腋生，花梗长于叶柄，有细棱；苞片宽卵形，长 0.8 ~ 1.6cm，先端钝或锐尖至渐尖；萼片长圆形，长 0.6 ~ 1cm，先端钝，具小短尖头，内萼片稍短；花冠淡紫色或淡红色，钟状，长 2 ~ 4cm，冠檐近截形或微裂；雄蕊近等长，花丝基部扩大，贴生花冠管基部，被小鳞毛；子房无毛，柱头 2 裂，裂片长圆形，扁平。蒴果卵球形，长约 1cm，宿存萼片与之近等长或稍短；种子黑色，长 4 ~ 5mm，表面有小疣。

分布

我国大部分地区均有分布。印度尼西亚（爪哇一带）、澳大利亚、新西兰，以及北美洲、欧洲等也有分布。

生境

生长于海拔 140 ~ 2600m 的路旁、溪边、农田边、山坡林缘。

药材名

波尔琼、波尔穷、波日尔琼、波日青（སྦོར་ཆུང་།），波尔庆、布尔青（སྦོར་ཆེན།），打碗花（ད་ལྡན་ཀ།）。

药用部位

全草或地上部分。

功能与主治

调经活血。用于月经不调，红白带下等。

用量与用法

6 ~ 9g。多入复方使用。

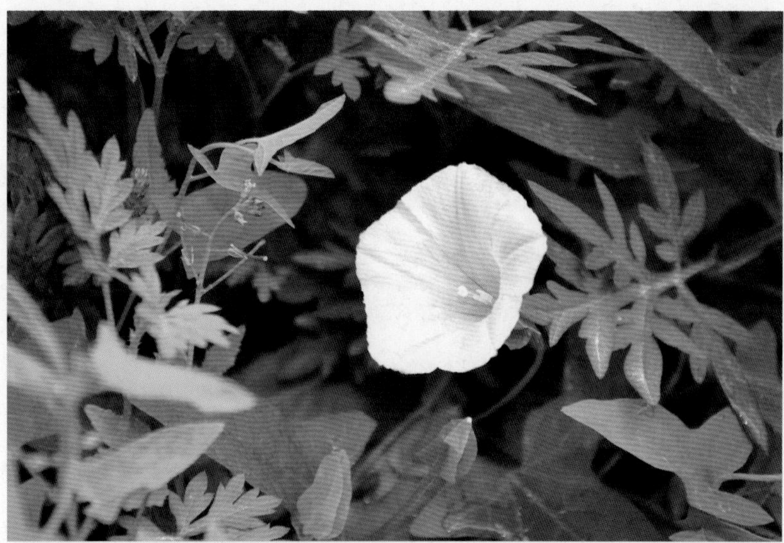

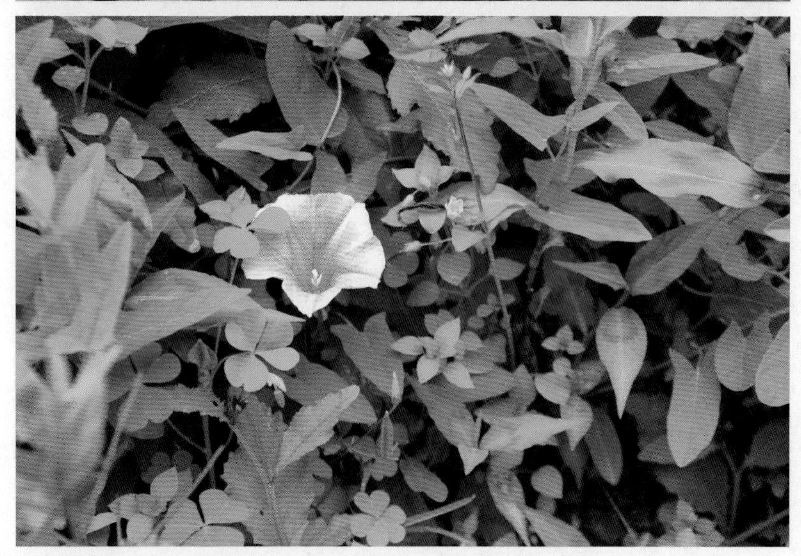

附 注

《晶珠本草》始载“སྦོར།”（波日），言其为治旧疫疠、疼痛、虫病之药物，记载其分为田生的大者［“སྦོར་ཆེན།”（波尔庆）］和山生的小者［“སྦོར་ཆུང་།”（波尔琼）］2 种，其形态为“叶红紫色，状如花；花红紫色，状如木碗”。现代文献对于“波日”的基原有不同观点，其基原涉及牻牛儿苗科老鹳草属（*Geranium*）、旋花科旋花属（*Convolvulus*）和打碗花属（*Calystegia*）的多种植物。文献记载，打碗花 *Calystegia hederacea* Wall.（小旋花）为“波日”的小者（波尔琼）的基原之一，同属植物藤长苗 *Calystegia pellita* (Ledeb.) G. Don、旋花 *Calystegia sepium* (Linn.) R. Br.（篱打碗花）也作“波日”使用。也有观点认为，打碗花 *Calystegia hederacea* Wall. 的叶非红紫色，故其可能并非《晶珠本草》记载的“波日”。《中国藏药植物资源考订》记载打碗花 *Calystegia hederacea* Wall. 的藏文名为“ད་ལྡན་ཀ།”，该藏文名系汉名“打碗花”的藏文音译名。《晶珠本草》汉译重译本认为，大者（波尔庆）的基原为巴塘老鹳草 *G. orientali-tibeticum* R. Knuth（川西老鹳草），小者（波尔琼）的基原为草地老鹳草 *G. pretense* L.（草原老鹳草），《四川藏标》以“草原老鹳草 /སྦོར་ཆུང་།/ 波尔琼”之名收载了后种。（参见“草地老鹳草”“田旋花”“地榆”条）

银灰旋花

Convolvulus ammannii Desr.

旋花科（Convolvulaceae） 旋花属（*Convolvulus*）

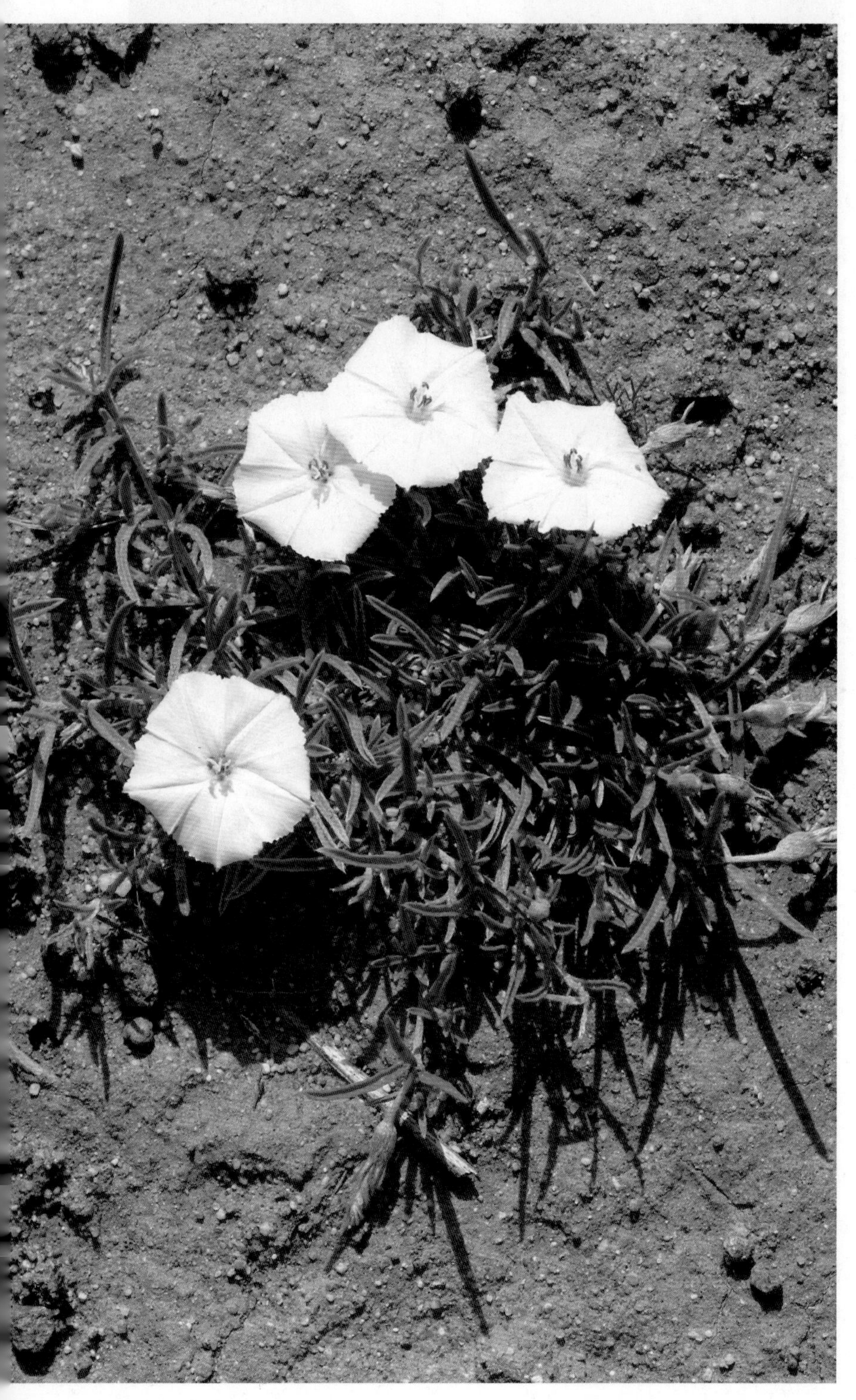

形态

多年生草本。根茎短，木质化。茎少数或多数，高 2 ~ 10（~ 15）cm，平卧或上升，枝和叶密被贴生、稀半贴生银灰色绢毛。叶互生，线形或狭披针形，长 10 ~ 20mm，宽（0.5 ~）1 ~ 4（~ 5）mm，先端锐尖，基部狭，无柄。花单生枝端，具细花梗，长 0.5 ~ 7cm；萼片 5，长 3 ~ 5mm 或 4 ~ 7mm，外萼片长圆形或长圆状椭圆形，近锐尖或稍渐尖，内萼片较宽，椭圆形，渐尖，密被贴生银色毛；花冠小，漏斗状，长（8 ~）9 ~ 15mm，淡玫瑰色或白色带紫色条纹，有毛，5 浅裂；雄蕊 5，较花冠短一半，基部稍扩大；雌蕊无毛，较雄蕊稍长，子房 2 室，每室 2 胚珠，花柱 2 裂，柱头 2，线形。蒴果球形，2 裂，长 4 ~ 5mm；种子 2 ~ 3，卵圆形，光滑，具喙，淡褐红色。

分布

分布于我国青海、西藏东部、甘肃、新疆、宁夏、内蒙古、河南、河北、陕西、山西、黑龙江、吉林、辽宁。朝鲜、蒙古等也有分布。

生境

生长于干旱山坡草地、路旁、荒漠草原、砂砾地。

药材名

波尔穷、波尔琼、波日尔琼（སྤྲ་ཆུང་།），波尔青、布尔青（སྤྲ་ཆེན།）。

药用部位

全草。

功能与主治

清热，止痛。用于瘟疫，陈热病，虫病。

用量与用法

6 ~ 9g。多入复方使用。

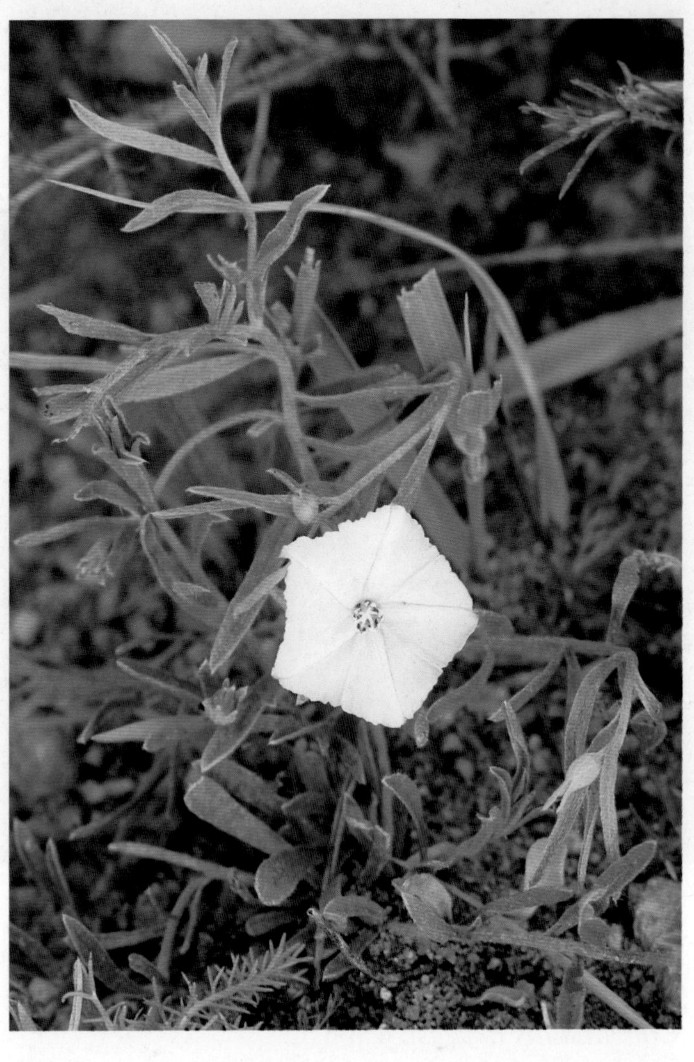

附 注

《晶珠本草》始记载有“སྤྲ།”（波日、抱尔），言其为治旧疫疠、疼痛、虫病之药物，记载其分为大[即田生者“སྤྲ་ཆེན།”（波尔青）]、小[即山生者“སྤྲ་ཆུང་།”（波尔琼）]2种，又言其“叶红紫色，状如花；花红紫色，状如木碗”，二者的功能与主治相同。现代文献对“波日”的基原有不同观点，或认为系牻牛儿苗科老鹳草属（*Geranium*）植物草地老鹳草 *G. pratense* L.（波尔琼）、川西老鹳草 *G. orientali-tibeticum* R. Knuth（波尔青）、尼泊尔老鹳草 *G. nepalense* Sweet、川西老鹳草 *G. orientali-tibeticum* R. Knuth 和毛茛科植物匙叶银莲花 *Anemone trullifolia* Hook. f. et Thoms.（布尔青）及蔷薇科植物地榆 *Sanguisorba officinalis* L.（抱尔）等，或认为系旋花科旋花属（*Convolvulus*）或打碗花属（*Calystegia*）植物。文献记载银灰旋花 *Convolvulus ammannii* Desr.、田旋花 *Convolvulus arvensis* Linn. 为“波尔”的大者或小者的基原。也有观点认为，上述2种旋花科植物的叶并非红色，可能非正品。（参见“草地老鹳草”“田旋花”“地榆”条）

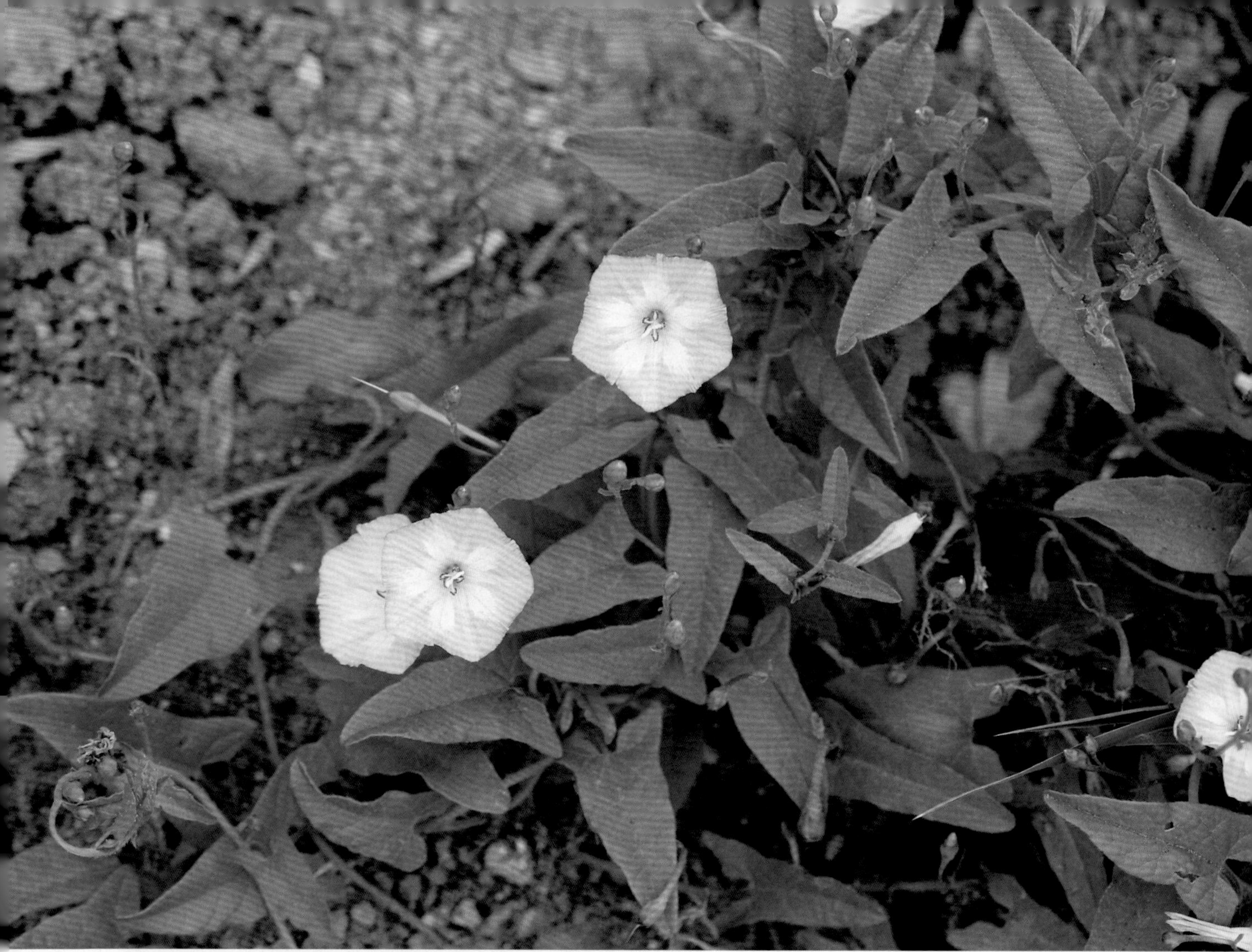

田旋花

Convolvulus arvensis Linn.

旋花科（Convolvulaceae）　　旋花属（*Convolvulus*）

形态

多年生草本。根茎横走，茎平卧或缠绕，有条纹及棱角，无毛或上部被疏柔毛。叶卵状长圆形至披针形，长 1.5 ~ 5cm，宽 1 ~ 3cm，先端钝或具小短尖头，基部大多戟形，或箭形、心形，全缘或 3 裂，侧裂片展开，微尖，中裂片卵状椭圆形、狭三角形或披针状长圆形，微尖或近圆；叶柄较叶片短，长 1 ~ 2cm；叶脉羽状，基部掌状。花序腋生，总梗长 3 ~ 8cm，1 花或有时 2 ~ 3 至多花，花柄比花萼长得多；苞片 2，线形，长约 3mm；萼片有毛，长 3.5 ~ 5mm，稍不等，2 个外萼片稍短，长圆状椭圆形，钝，具短缘毛，内萼片近圆形，钝或稍凹，或多或少具小短尖头，边缘膜质；花冠宽漏斗形，长 15 ~ 26mm，白色或粉红色，或白色具粉红或红色的瓣中带，或粉红色具红色或白色的瓣中带，5 浅裂；雄蕊 5，稍不等长，较花冠短一半，花丝基部扩大，具小鳞毛；雌蕊较雄蕊稍长，子房有毛，2 室，每室 2 胚珠，柱头 2，线形。蒴果卵状球形，或圆锥形，无毛，长 5 ~ 8mm。种子 4，卵圆形，无毛，长 3 ~ 4mm，暗褐色或黑色。

分布

分布于我国吉林、黑龙江、辽宁、河北、河南、山东、山西、陕西、甘肃、宁夏、新疆、内蒙古、江苏、四川、青海、西藏等。广布两半球温带，稀在亚热带及热带地区有分布。

生境

生长于耕地、荒坡草地、荒漠草原、砂砾地。

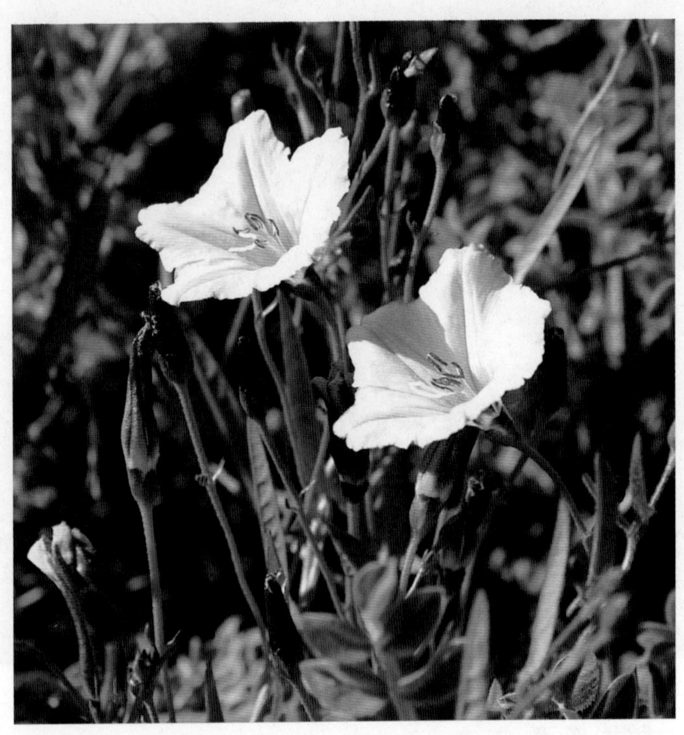

药材名

波尔穷、波日尔琼、波日琼（སྦྲོར་ཆུང་།），波尔青、波日青（སྦྲོར་ཆེན།），ཏ་ཝན་ཧྭ།（汉文“打碗花”的藏文音译名）。

药用部位

全草或地上部分。

功能与主治

清热，止痛。用于瘟疫，陈热病，虫病。

用量与用法

6 ~ 9g。多入复方使用。

附 注

《晶珠本草》始记载有“སྦྲོར།”（波日），言其为治旧疫疠、疼痛、虫病之药物，分大（田生）、小（山生）2种，其形态为“叶红紫色，状如花；花红紫色，状如木碗”。现代文献关于“波日”的基原有不同观点，或认为系牻牛儿苗科老鹳草属（*Geranium*）植物草地老鹳草 *G. pratense* L. 等，或认为系旋花科植物，大者为田旋花 *Convolvulus arvensis* Linn. 或银灰旋花 *Convolvulus ammannii* Desr.，称“སྦྲོར་ཆེན།”（波尔青），小者为打碗花 *Calystegia hederacea* Wall.（小旋花）、藤长苗 *Calystegia pellita* (Ledeb.) G. Don、旋花 *Calystegia sepium* (L.) R. Br.（篱打碗花），称“སྦྲོར་ཆུང་།”（波日琼），二者的功能与主治相同。但田旋花 *Convolvulus arvensis* Linn. 和打碗花 *Calystegia hederacea* Wall. 的叶均非红紫色，可能并非《晶珠本草》记载的“波日”。（参见“草地老鹳草”“银灰旋花”“打碗花”条）

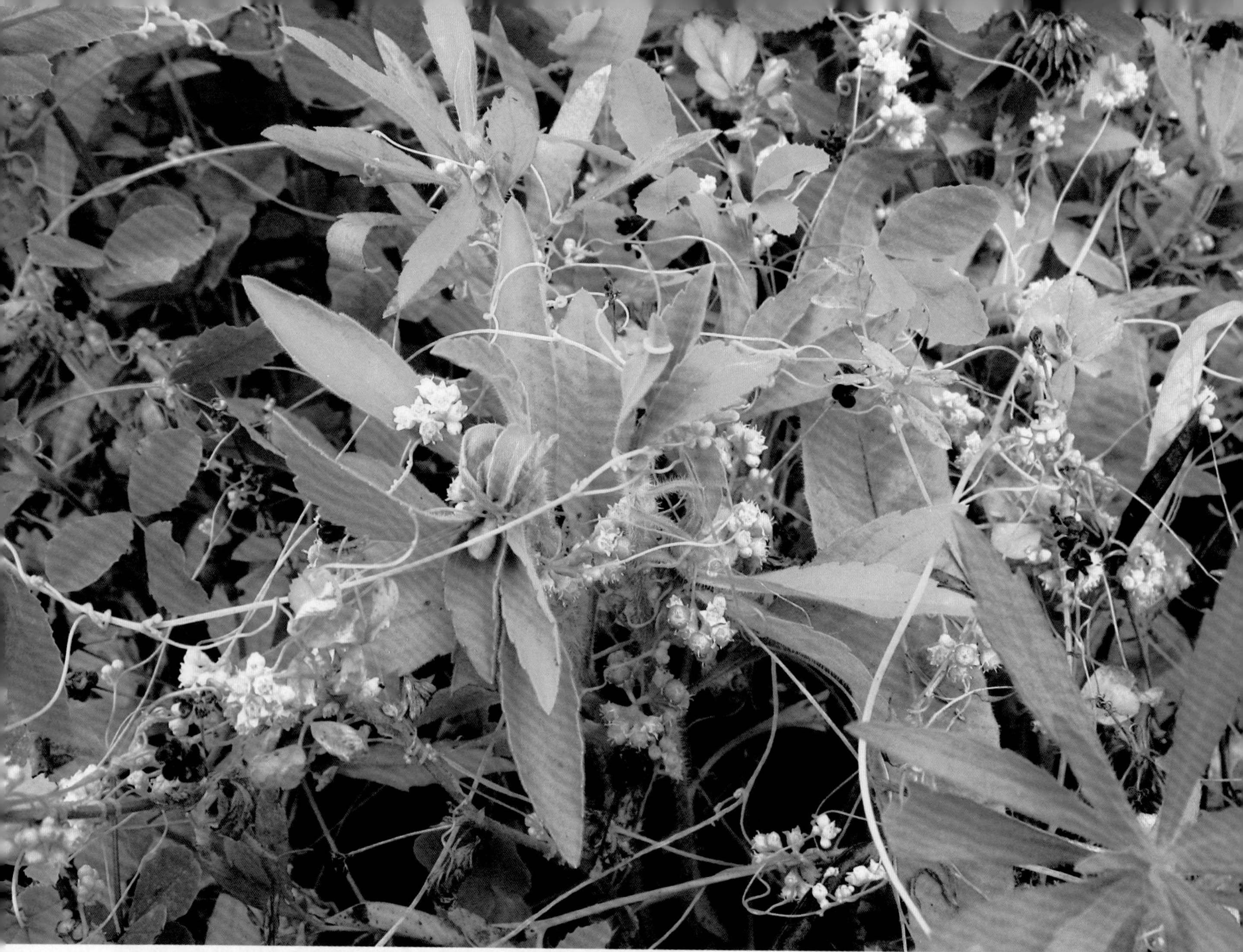

菟丝子

Cuscuta chinensis Lam.

旋花科（Convolvulaceae） 菟丝子属（*Cuscuta*）

形态

一年生寄生草本。茎缠绕，黄色，纤细，直径约1mm，无叶。花序侧生，少花或多花簇生成小伞形或小团伞花序，近于无总花序梗；苞片及小苞片小，鳞片状；花梗稍粗壮，长仅1mm许；花萼杯状，中部以下联合，裂片三角状，长约1.5mm，先端钝；花冠白色，壶形，长约3mm，裂片三角状卵形，先端锐尖或钝，向外反折，宿存；雄蕊着生花冠裂片弯缺微下处；鳞片长圆形，边缘长流苏状；子房近球形，花柱2，等长或不等长，柱头球形。蒴果球形，直径约3mm，几乎全为宿存的花冠所包围，成熟时整齐的周裂。种子2～49，淡褐色，卵形，长约1mm，表面粗糙。

分布

分布于我国黑龙江、吉林、辽宁、河北、山西、陕西、内蒙古、宁夏、甘肃、新疆、四川、云南、河南、浙江、江苏、安徽、福建等。伊朗、阿富汗、日本、朝鲜、斯里兰卡、澳大利亚等也有分布。

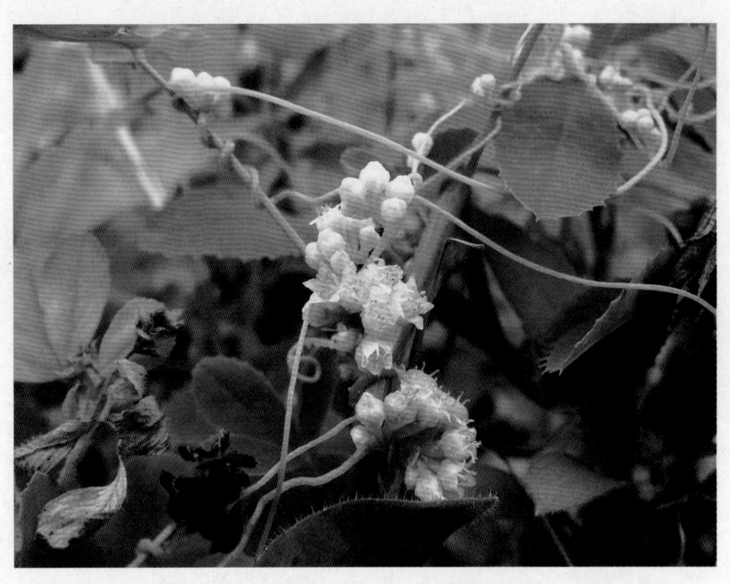

生境

生长于海拔 200 ~ 3000m 的田边、山坡阳处、路边灌丛、海边沙丘，通常寄生于豆科、菊科、蒺藜科等的植物上。

药材名

竹下巴、竹下、竹其下（སྐྱལ་ཞགས།），朱匣琼瓦（སྐྱལ་ཞགས་ཆུང་བ།），赛格、塞固、塞尔固（གསེར་སྐུད།）。

药用部位

全草或种子。

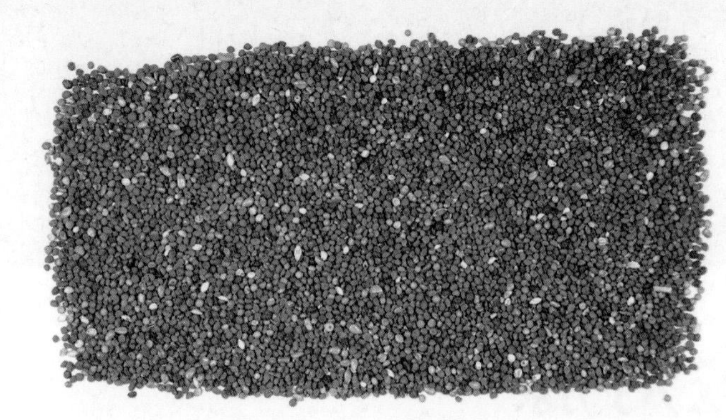

功能与主治

竹下巴：补肾益精，养肝明目。用于腰膝酸痛，阳痿，遗精，淋浊，带下，泄泻，耳鸣，目暗。

塞固：清肝热、肺热、脉热、筋脉热。用于肝、肺脉之热症，中毒性热症，发热，脱肛，痔疮。

用量与用法

3 ~ 6g。内服煎汤，或入丸、散剂。

附注

"སྐྱལ་ཞགས།"（竹下巴）之名记载于《宇妥精选三部论》《甘露本草明镜》《藏药晶镜本草》等。现藏医使用的"竹下巴"的基原包括菟丝子 *C. chinensis* Lam.、金灯藤 *C. japonica* Choisy、欧洲菟丝子 *C. europaea* Linn. 等数种菟丝子属（*Cuscuta*）植物。《晶珠本草》中记载有"གསེར་སྐུད།"（塞固），言其为清肝热、肺热、脉热、毒热之药物。现代文献关于"塞固"的基原有不同观点，一种观点认为其系地衣或枝状地衣类的长松萝 *Usnea longissima* Ach.、雪地茶 *Thamnolia subliformis* (Ehrh.) W. Culb. 等，也有观点认为"塞固"系菟丝子属植物，四川、青海的部分藏医即以菟丝子 *C. chinensis* Lam. 等作"塞固"使用。从《晶珠本草》记载的形态看，"塞固"应为地衣类，菟丝子属植物作"塞固"应系误用。关于菟丝子属的药用部位，多数文献记载为全草，《中华本草·藏药卷》记载为种子，其功能与主治也与中药菟丝子相同。（参见"欧洲菟丝子""金灯藤""长松萝""地茶"条）。

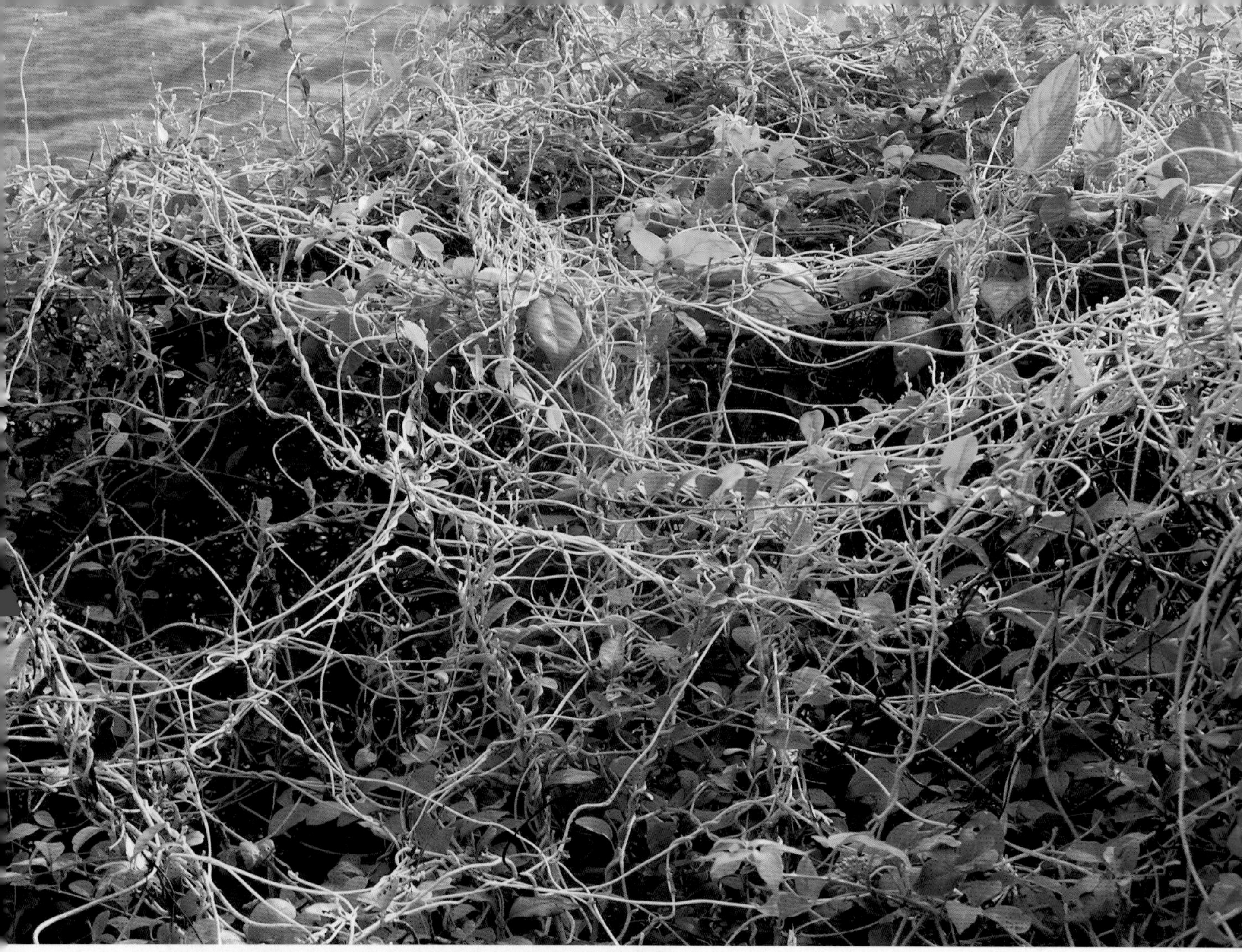

金灯藤

Cuscuta japonica Choisy（日本菟丝子）

旋花科（Convolvulaceae）　菟丝子属（*Cuscuta*）

形态

一年生寄生缠绕草本。茎较粗壮，肉质，直径 1 ~ 2mm，黄色，常带紫色瘤状斑点，无毛，多分枝，无叶。花无柄或几无柄，形成穗状花序，长达 3cm，基部常多分枝；苞片及小苞片鳞片状，卵圆形，长约 2mm，先端尖，全缘，沿背部增厚；花萼碗状，肉质，长约 2mm，5 裂几达基部，裂片卵圆形或近圆形，相等或不相等，先端尖，背面常有紫红色瘤状突起；花冠钟状，淡红色或绿白色，长 3 ~ 5mm，先端 5 浅裂，裂片卵状三角形，钝，直立或稍反折，短于花冠筒 2 ~ 2.5 倍；雄蕊 5，着生于花冠喉部裂片之间，花药卵圆形，黄色，花丝无或几无；鳞片 5，长圆形，边缘流苏状，着生于花冠筒基部，伸长至花冠筒中部或中部以上；子房球状，平滑，无毛，2 室，花柱细长，合生为 1，与子房等长或稍长，柱头 2 裂。蒴果卵圆形，长约 5mm，近基部周裂；种子 1 ~ 2，光滑，长 2 ~ 2.5mm，褐色。花期 8 月，果期 9 月。

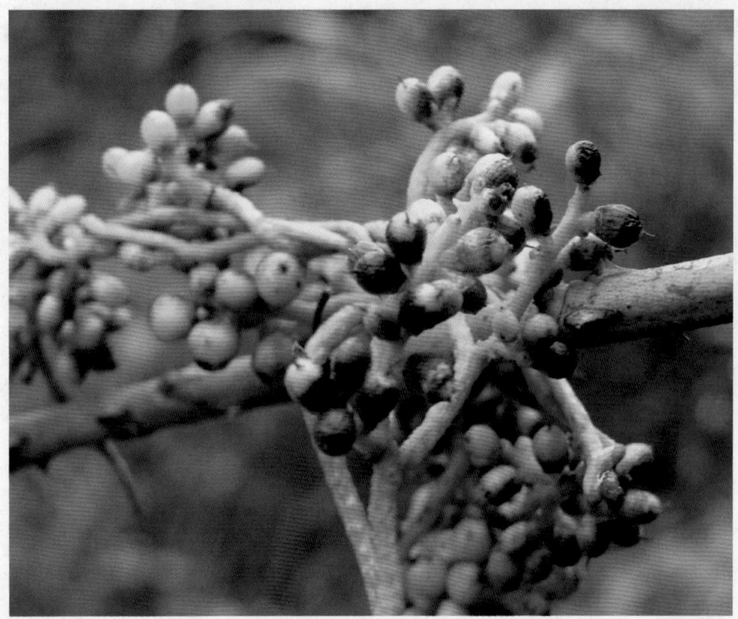

分布

我国各地均有分布。越南、日本、朝鲜也有分布。

生境

寄生于草本或灌木上。

药材名

竹下巴、竹其下巴（སྤྲུལ་ཞགས།），朱匣琼瓦（སྤྲུལ་ཞགས་ཆུང་བ།），赛格、赛什格、塞固、塞尔固（གསེར་སྐུད།）。

药用部位

全草或种子。

功能与主治

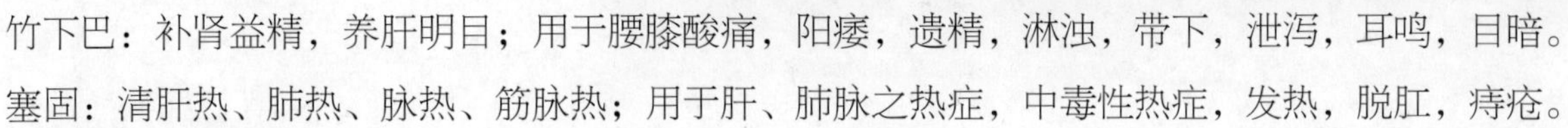

竹下巴：补肾益精，养肝明目；用于腰膝酸痛，阳痿，遗精，淋浊，带下，泄泻，耳鸣，目暗。

塞固：清肝热、肺热、脉热、筋脉热；用于肝、肺脉之热症，中毒性热症，发热，脱肛，痔疮。

用量与用法

3 ~ 6g。内服煎汤，或入丸、散剂。

附　注

“སྤྲུལ་ཞགས།”（竹下巴）记载于《宇妥本草》《甘露本草明镜》等。现代文献记载藏医使用的“竹下巴”的基原包括菟丝子 *C. chinensis* Lam.、金灯藤 *C. japonica* Choisy 等多种菟丝子属（*Cuscuta*）植物。

《晶珠本草》中另记载有“གསེར་སྐུད།”（塞固），言其为清肝热、肺热、脉热、毒热之药物。关于“塞固”的基原，现代文献有不同观点，或认为系地衣或枝状地衣类的长松萝 *Usnea longissima* Ach.、雪地茶 *Thamnolia subuliformis* (Ehrh.) W. Culb. 等，或认为系菟丝子属植物，四川、青海部分藏医即以菟丝子 *C. chinensis* Lam.、金灯藤 *C. japonica* Choisy 等作“塞固”使用。据《晶珠本草》记载的“塞固”的形态来看，“塞固”的基原应为地衣类植物，菟丝子属植物作“塞固”使用应系误用。《晶珠本草》中未记载“竹下巴”。（参见“欧洲菟丝子”“菟丝子”“长松萝”“地茶”条）

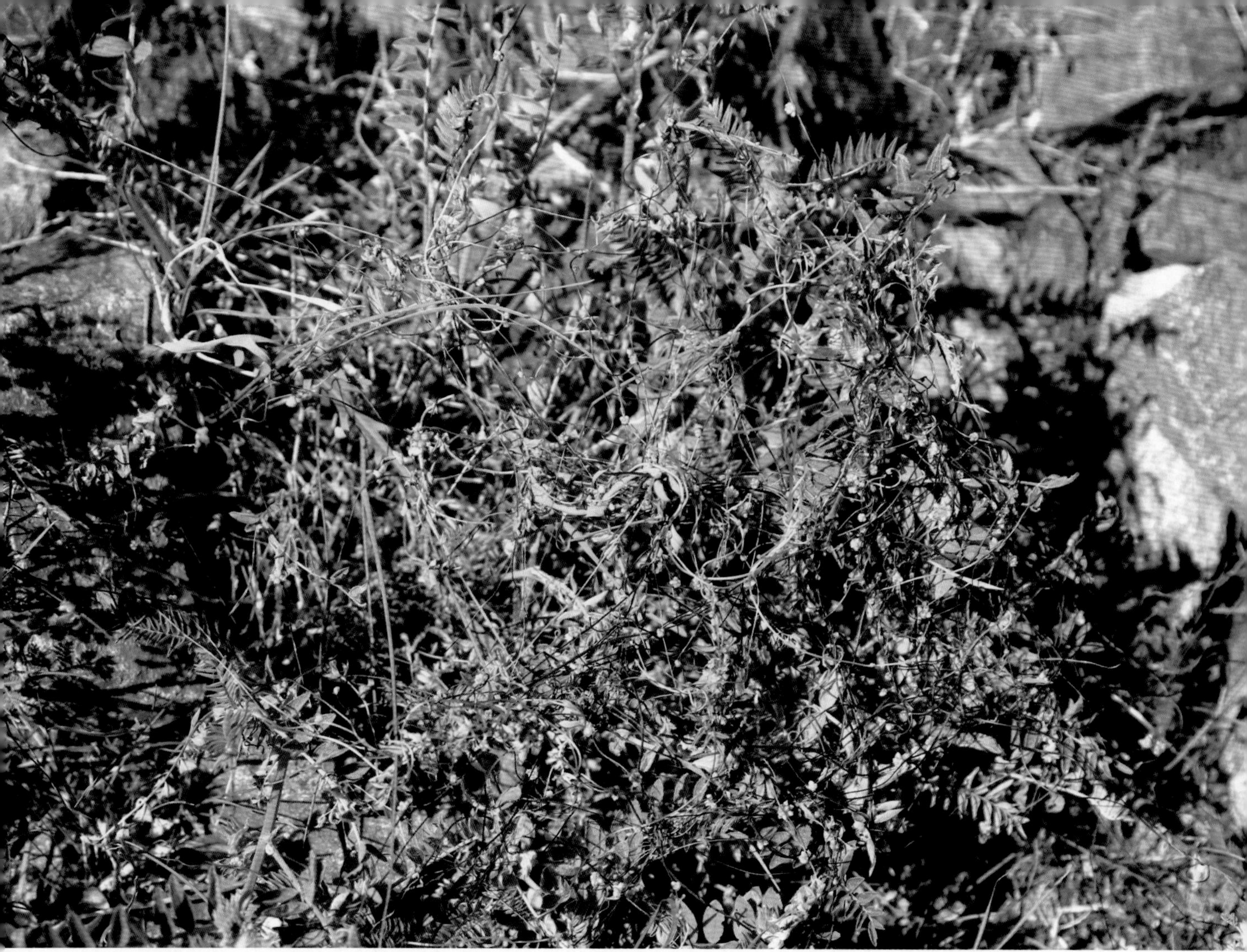

欧洲菟丝子

Cuscuta europaea Linn.

旋花科（Convolvulaceae）　菟丝子属（*Cuscuta*）

形态

一年生寄生草本。茎缠绕，带黄色或带红色，纤细，毛发状，直径不超过 1mm，无叶。花序侧生，少花或多花密集成团伞花序，花梗长 1.5mm 或更短；花萼杯状，中部以下联合，裂片 4 ～ 5，有时不等大，三角状卵形，长 1.5mm；花冠淡红色，壶形，长 2.5 ～ 3mm，裂片 4 ～ 5，三角状卵形，通常向外反折，宿存；雄蕊着生于花冠凹缺微下处，花药卵圆形，花丝比花药长；鳞片薄，倒卵形，着生于花冠基部之上花丝之下，先端 2 裂或不分裂，边缘流苏较少；子房近球形，花柱 2，柱头棒状，下弯或叉开，与花柱近等长，花柱和柱头短于子房。蒴果近球形，直径约 3mm，上部覆以凋存的花冠，成熟时整齐周裂；种子通常 4，淡褐色，椭圆形，长约 1mm，表面粗糙。

分布

分布于我国新疆（伊犁）、西藏、青海、甘肃、四川、云南、陕西、山西、内蒙古、黑龙江等。欧洲、非洲北部、西亚也有分布。

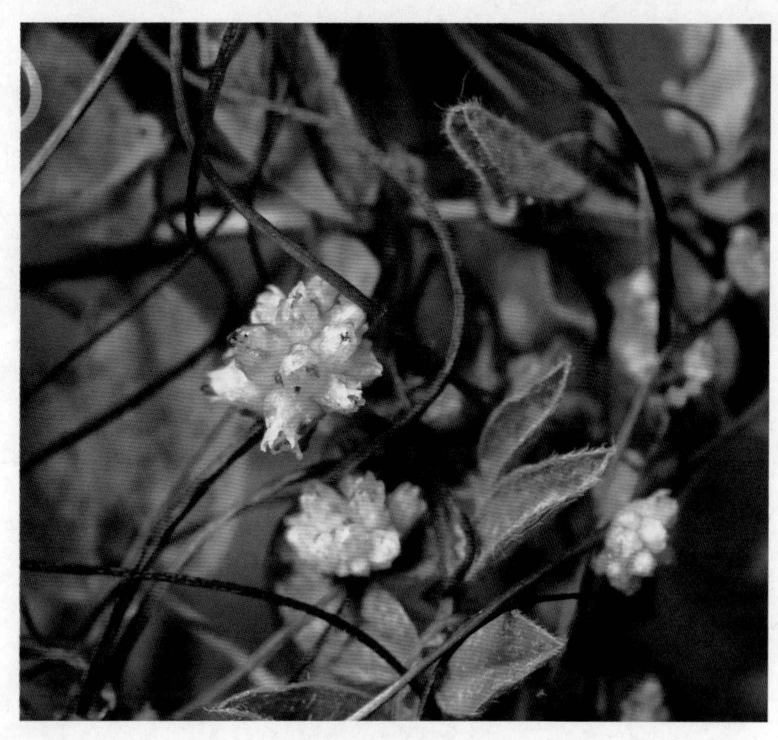

生境

生长于海拔达 4300m 的路边草丛向阳处、河边、山地。寄生于菊科、豆藜科等草本植物上。

药材名

竹下、竹其下（སྦྲུལ་ཞགས།），竹下巴（སྦྲུལ་ཞགས་པ།），赛格、塞固、塞尔固（གསེར་སྐུད།）。

药用部位

全草或种子。

功能与主治

竹下巴：补肾益精，养肝明目。用于腰膝酸痛，阳痿，遗精，淋浊，带下，泄泻，耳鸣，目暗。

塞固：清肝热、肺热、脉热、筋脉热。用于肝、肺脉之热症，中毒性热症，发热，脱肛，痔疮。

用量与用法

3 ~ 6g。内服煎汤，或入丸、散剂。

附　注

《四部医典》《晶珠本草》等记载有“གསེར་སྐུད།”（塞固），言其为清肝热、肺热、脉热、毒热之药物。现代文献关于“塞固”的基原有不同观点，有观点认为“塞固”系地衣或枝状地衣类的长松萝 *Usnea longissima* Ach.、雪地茶 *Thamnolia subliformis* (Ehrh.) W. Culb. 等；也有观点认为“塞固”系菟丝子属（*Cuscuta*）植物，四川、青海的部分藏医即以菟丝子 *C. chinensis* Lam.（中国菟丝子）、金灯藤 *C. japonica* Choisy（日本菟丝子）、欧洲菟丝子 *C. europaea* L.、杯花菟丝子 *C. cupulata* Engelm. 作“塞固”使用，而拉萨、青海、云南西北部的藏医则将菟丝子属（*Cuscuta*）植物作“སྦྲུལ་ཞགས་པ།”（竹下巴）使用，用于肺炎、热性头痛。《藏药晶镜本草》（2018）记载欧洲菟丝子 *C. europaea* L. 为“竹下巴”的基原。“竹下巴”记载于《宇妥精选三部论》《甘露本草明镜》《西藏常用中草药》，而《晶珠本草》中并未记载“竹下巴”。从《晶珠本草》记载的“塞固”的形态来看，“塞固”应为地衣类植物，将菟丝子属植物作“塞固”使用应系误用。关于菟丝子属的药用部位，多数文献记载为全草，《中华本草·藏药卷》记载为种子，其功能与主治和中药菟丝子相同。（参见“菟丝子”“金灯藤”“长松萝”“地茶”“曲金丝”条）。

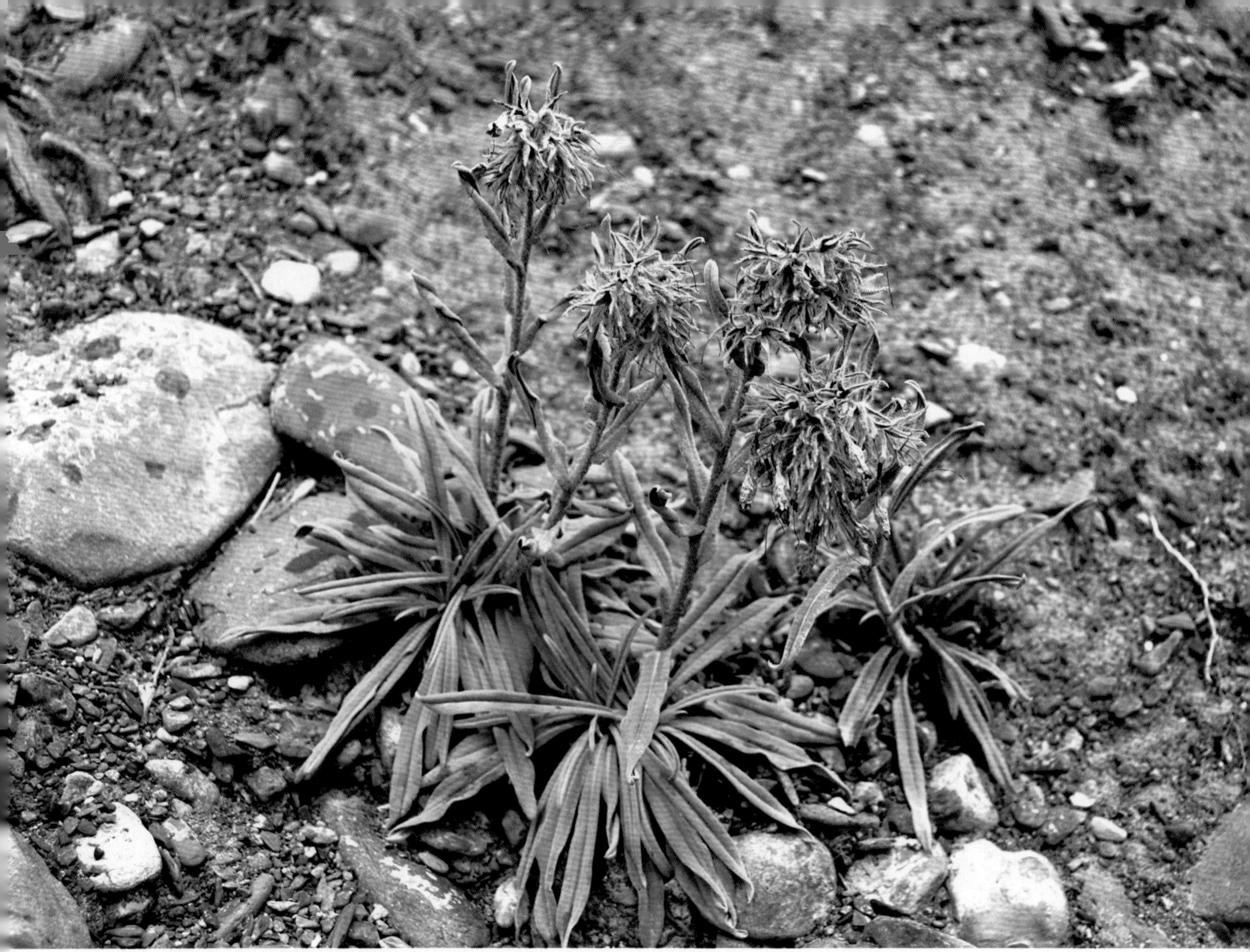

细花滇紫草

Onosma hookeri Clarke

紫草科（Boraginaceae）　滇紫草属（*Onosma*）

形态

多年生草本，高 20 ~ 30cm，被开展的硬毛及贴伏的伏毛，硬毛基部具基盘。茎单一或数条丛生，不分枝。基生叶倒披针形，长 5 ~ 15cm，宽 5 ~ 15mm，上面被长硬毛，下面密生短伏毛；茎生叶无柄，披针形或狭披针形，长 3 ~ 8cm，宽 4 ~ 10mm，先端尖，基部钝或圆。花序通常单生于茎顶，花多数，排列紧密，花期直径 3 ~ 5cm；苞片狭披针形；花梗短，长约 3mm，密生硬毛；花萼裂片钻形，长 10 ~ 15mm，生硬毛或伏毛；花冠筒状钟形，蓝色、紫色或淡红蓝色，干燥后多呈淡蓝色，长 17 ~ 22mm，喉部直径 7 ~ 8mm，基部直径 2 ~ 3mm，外面中部以上有向上贴伏的伏毛及短柔毛，内面除腺体外无毛，裂片宽三角形，长约 1.5mm，宽约 3mm，反卷；花药基部结合，长 7 ~ 8mm，不育先端长约 1mm，花丝线形，长 5 ~ 6mm，着生于花冠筒中部或稍上，距花冠基部 9 ~ 11mm；花柱长 22 ~ 28mm，无毛，外伸。小坚果未见。花期 6 ~ 7 月。

分布

分布于我国西藏（林芝、亚东、当雄等）。不丹等也有分布。

生境

生长于海拔 3100 ~ 4100m 的山坡草丛、山谷草地。

药材名

哲莫、知毛、芝莫、志毛合（འདྲི་མོག）。

药用部位

根。

功能与主治

清热凉血，养肺。用于肺炎，空洞性肺结核，高山多血症。

用量与用法

3 ~ 9g。内服研末，或入丸、散剂。

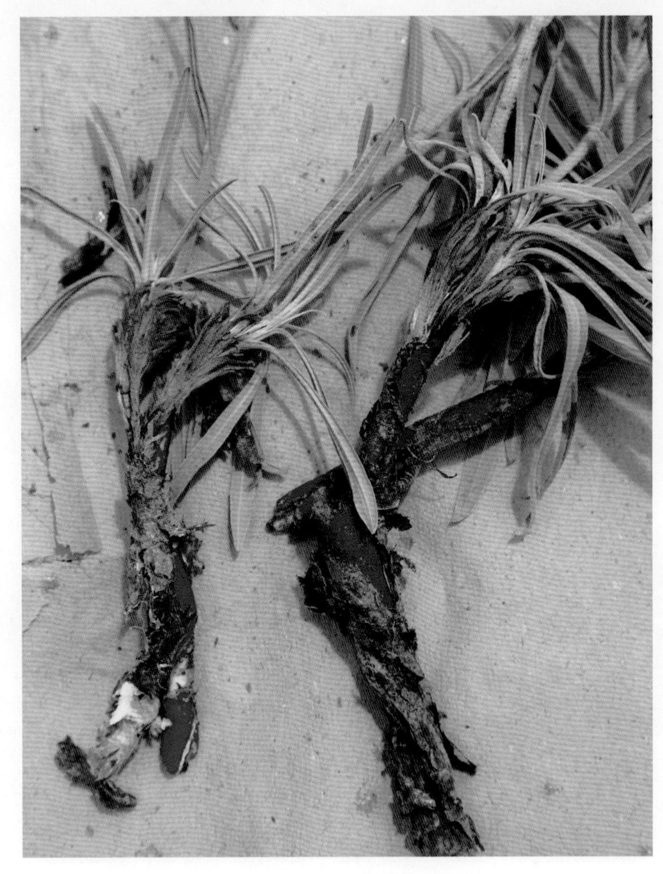

附注

《度母本草》等中记载有“འདྲི་མོག”（哲莫）。《宇妥本草》记载其有黑（叶淡青色粗糙）、白（叶具毛）2 种。现代文献记载的“哲莫”的基原包括滇紫草属（*Onosma*）多种植物，各地所用种类不尽一致，与其资源种类的分布有关。《部标藏药》等以“藏紫草 /འདྲི་མོག/ 哲莫（志毛合）”之名收载了长花滇紫草 *O. hookeri* Clarke var. *longiflorum* Duthie ex Stapf 及细花滇紫草 *O. hookeri* Clarke。各文献记载“哲莫”的基原还有多枝滇紫草 *O. multiramosum* Hand.-Mazz.、密花滇紫草 *O. confertum* W. W. Smith、滇紫草 *O. paniculatum* Bur. et Franch.、小花滇紫草 *O. sinicum* Diels var. *farreri* (Johnst.) W. T. Wang et Y. L. Liu 等。（参见“长花滇紫草”“多枝滇紫草”条）

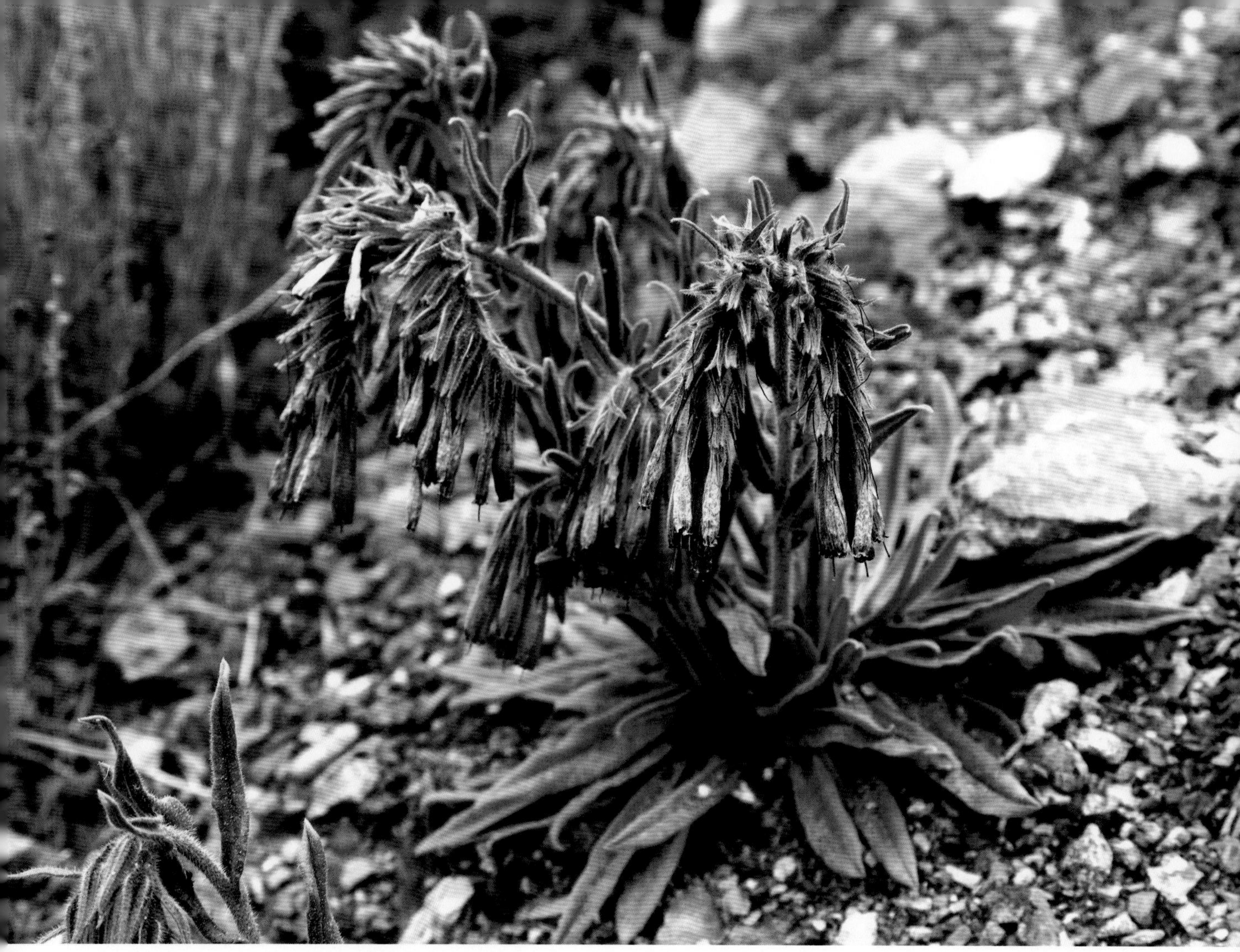

长花滇紫草

Onosma hookeri Clarke var. *longiflorum* Duthie ex Stapf

紫草科（Boraginaceae） 滇紫草属（*Onosma*）

形态

多年生草本，高 20 ~ 30cm，被开展的硬毛及贴伏的伏毛，硬毛基部具基盘。茎单一或数条丛生，不分枝。基生叶倒披针形，长 5 ~ 15cm，宽 5 ~ 15mm，上面被长硬毛，下面密生短伏毛；茎生叶无柄，披针形或狭披针形，长 3 ~ 8cm，宽 4 ~ 10mm，先端尖，基部钝或圆。花序通常单生于茎顶，花多数，排列紧密，花期直径 3 ~ 5cm；苞片狭披针形；花梗短，长约 3mm，密生硬毛；花萼裂片钻形，长 10 ~ 15mm，生硬毛或伏毛；花冠筒状钟形，蓝色、紫色或淡红蓝色，干燥后多呈淡蓝色，通常长 30 ~ 33mm，外面中部以上有向上贴伏的伏毛及短柔毛，内面除腺体外无毛，裂片宽三角形，长约 1.5mm，宽约 3mm，反卷；花药基部结合，长 7 ~ 8mm，不育先端长约 1mm，花丝线形，长 5 ~ 6mm，花丝着生于花冠筒上 2/3 处；花柱长 22 ~ 28mm，无毛，外伸。花期 6 ~ 7 月。

分布

分布于我国西藏（拉萨、仲巴、吉隆、江孜、波密等）。

生境

生长于海拔 3020 ~ 4700m 的山坡砾石地、山坡沙地草丛、阳坡灌丛草地。

药材名

哲莫、知毛、芝莫、志毛合（འདྲི་མོག）。

药用部位

根。

功能与主治

清热凉血，养肺。用于肺炎，结核空洞，鼻衄，高山多血症。

用量与用法

3 ~ 9g。内服研末，或入丸、散剂。

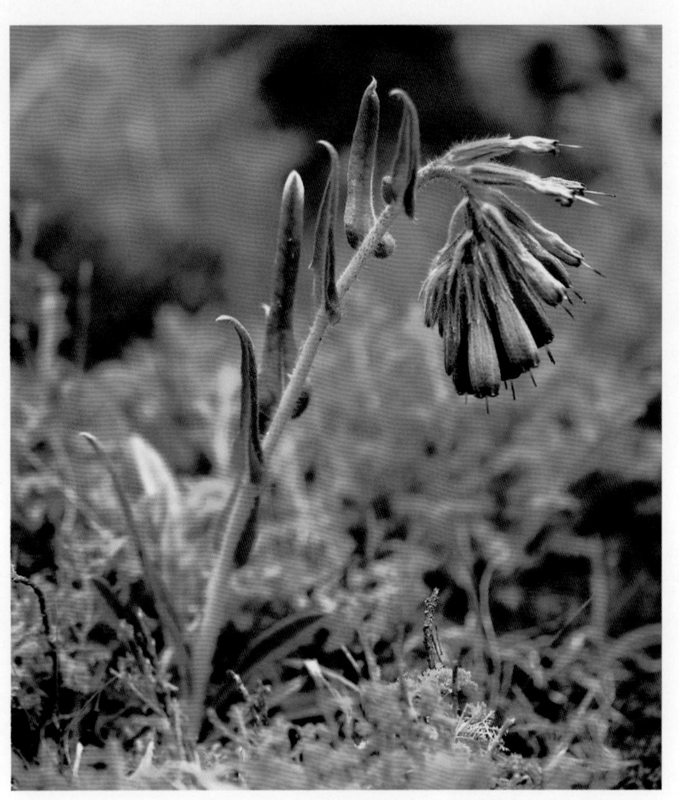

附　注

《蓝琉璃》在“药物补述”中记载有治肺病及血病之药物“འདྲི་མོག”（哲莫），引《图鉴》之记载“生于硬土河滩地，叶片灰白色甚粗糙，花、根皆红色”，并补充言“叶茎皆被小毛”。《四部医典系列挂图全集》第三十一图中有“哲莫”附图（86 号图），汉译本译注名为“紫草”，其图示植物难以判断为何种植物；《宇妥本草》记载其根据形态可分为黑（叶淡青色、粗糙）、白（叶具毛）2 种；《晶珠本草》记载其分为株势强者 [“འདྲི་མོག”（哲莫）] 和株势弱者 [“ཁྲིམ་མོག”（齐莫）]2 种。现代文献记载，“哲莫”的基原均为滇紫草属（*Onosma*）植物，各地所用种类有所不同，与其资源分布的种类有关，其基原主要有长花滇紫草 *O. hookeri* Clarke var. *longiflorum* Duthie ex Stapf、细花滇紫草 *O. hookeri* Clarke，《部标藏药》等以“藏紫草 /འདྲི་མོག/ 哲莫（志毛合）”之名也收载了该 2 种。此外，各地使用的还有多枝滇紫草 *O. multiramosum* Hand.-Mazz.、密花滇紫草 *O. confertum* W. W. Smith、滇紫草 *O. paniculatum* Bur. et Franch.、小花滇紫草 *O. sinicum* Diels var. *farreri* (Johnst.) W. T. Wang et Y. L. Liu、西藏滇紫草 *O. waltonii* Duthie 等。《藏药晶镜本草》以“ཁྲིམ་མོག”（齐莫）之名记载了丛茎滇紫草 *O. waddellii* Duthie。现也有藏医使用从市场购买的中药材紫草，其基原为紫草科软紫草属（*Arnebia*）植物或紫草 *Lithospermum erythrorhizon* Sieb. et Zucc.。（参见“细花滇紫草”“多枝滇紫草”“西藏滇紫草”“丛茎滇紫草”条）

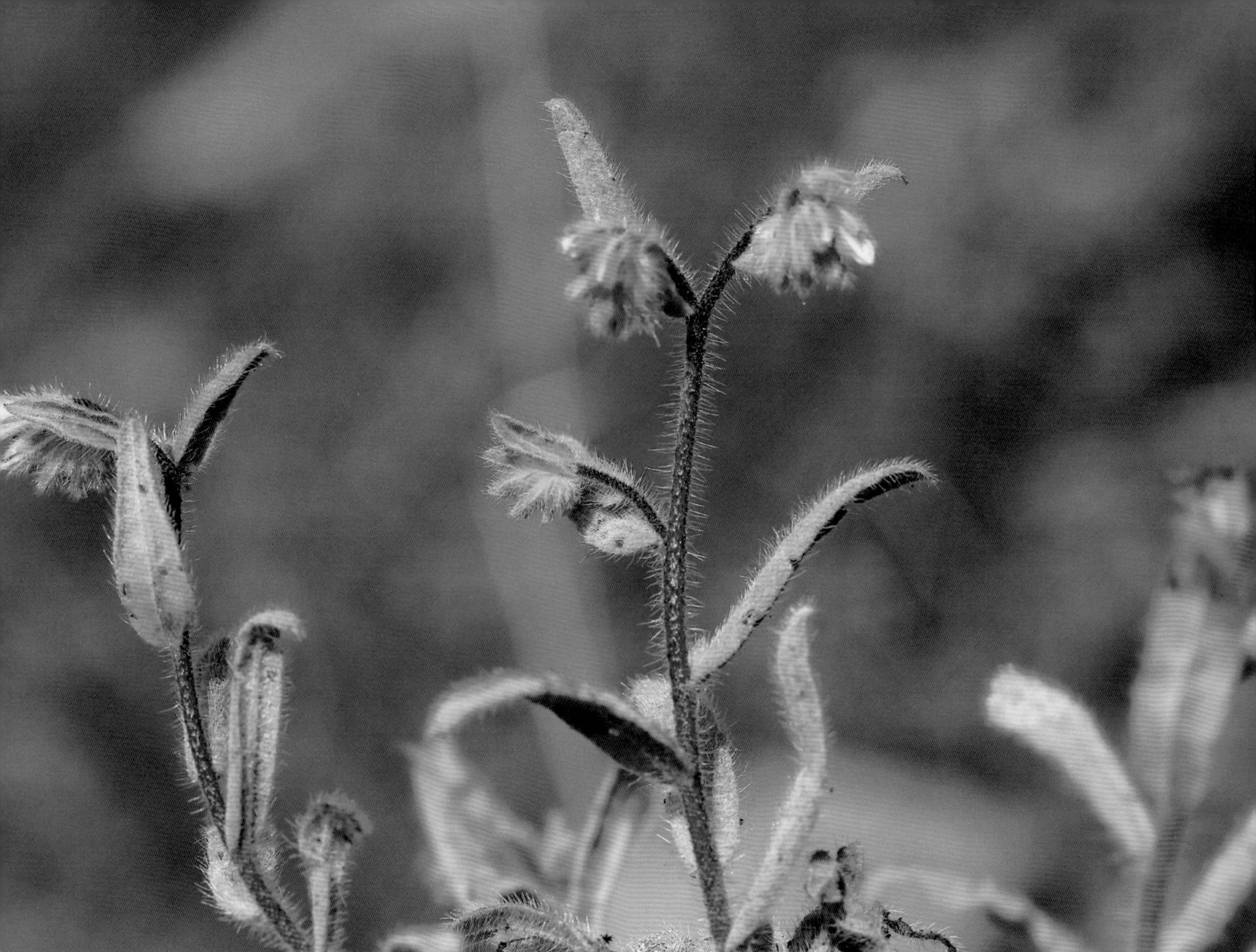

西藏滇紫草

Onosma waltonii Duthie

紫草科（Boraginaceae）　　滇紫草属（*Onosma*）

形态

多年生草本，高约 15cm。茎基部木质化，分枝常开展，被散生硬毛及向下贴伏的短伏毛。叶长圆状倒披针形，长 1 ～ 2.5cm，宽 4 ～ 6mm，基部圆，稍抱茎，上面绿色，密覆具基盘的硬毛及短伏毛，下面淡绿色，有稠密柔毛及稀疏硬毛。花序单一，不分枝，生茎顶或腋生于小枝先端，花期直径 1 ～ 2cm；花梗细弱，长约 3mm；花萼长 6 ～ 7mm，裂片披针形，外面生硬毛，内面密生白色长柔毛；花冠蓝色，长 10 ～ 13mm，基部直径 2mm，向上逐渐扩张，喉部直径 5 ～ 7mm，外面具极不明显的短柔毛，裂片三角形，长约 1.5mm，宽约 2mm；花药侧面结合，内藏或稍伸出，不育先端长约 0.5mm，花丝细弱，长 3 ～ 3.5mm，着生于花冠筒基部以上 4 ～ 4.5mm 处，有不明显的短柔毛，基部下延部分线形，长 2.5 ～ 3mm，被粉质柔毛；花柱长 12 ～ 14mm，无毛；腺体高约 0.2mm，有不明显的短柔毛。小坚果长约 2.5mm，淡黄色，具光泽，有不明显的疣状突起及皱纹。花果期 8 月。

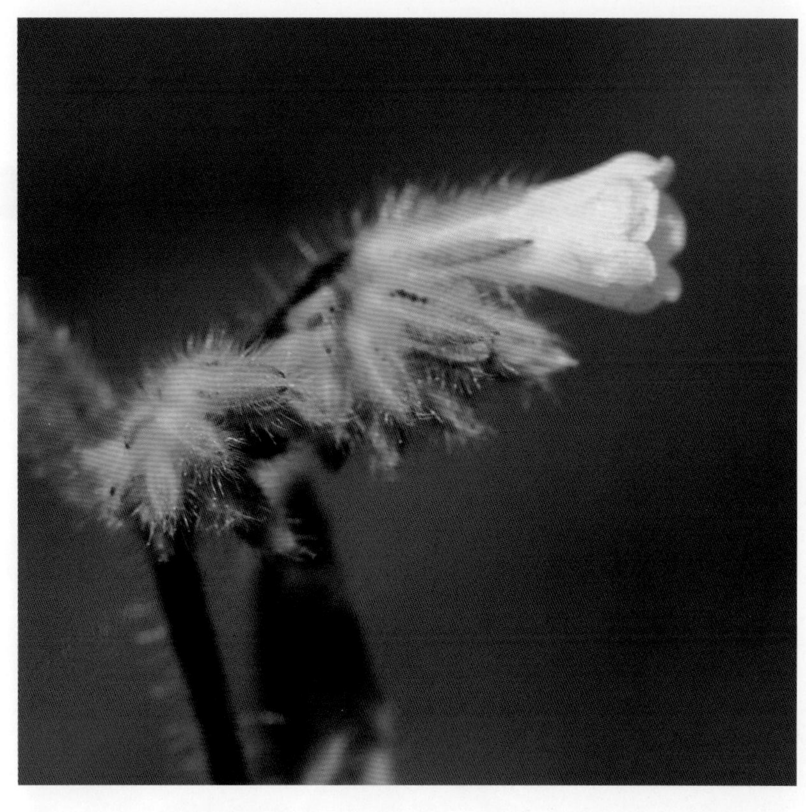

分布

分布于我国西藏（日喀则）。

生境

生长于海拔约 3800m 的干燥山坡。

药材名

哲莫、知毛、芝莫、志毛合（འབྲི་མོག）。

药用部位

根。

功能与主治

清肺热，止咳，止血，和血。用于肺热、肺脓疡等肺病，月经不调，贫血，高山多血症，吐血，咯血。

用量与用法

3 ~ 9g。内服研末，或入丸、散剂。

附 注

《蓝琉璃》在“药物补述”中记载了治肺病及血病之药物“འབྲི་མོག”（哲莫）。《宇妥本草》记载根据形态将“哲莫”分为黑（叶淡青色粗糙）、白（叶具毛）2 种。现代文献记载的“哲莫”的基原均为滇紫草属（*Onosma*）多种植物。《部标藏药》等以“藏紫草 /འབྲི་མོག/ 哲莫（志毛合）”之名收载了长花滇紫草 *O. hookeri* Clarke var. *longiflorum* Duthie ex Stapf 和细花滇紫草 *O. hookeri* Clarke。据文献记载，西藏滇紫草 *O. waltonii* Duthie 也为“哲莫”的基原之一。（参见“长花滇紫草”“细花滇紫草”“多枝滇紫草”条）

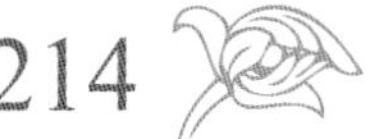

多枝滇紫草

Onosma multiramosum Hand.-Mazz.

紫草科（Boraginaceae） 滇紫草属（*Onosma*）

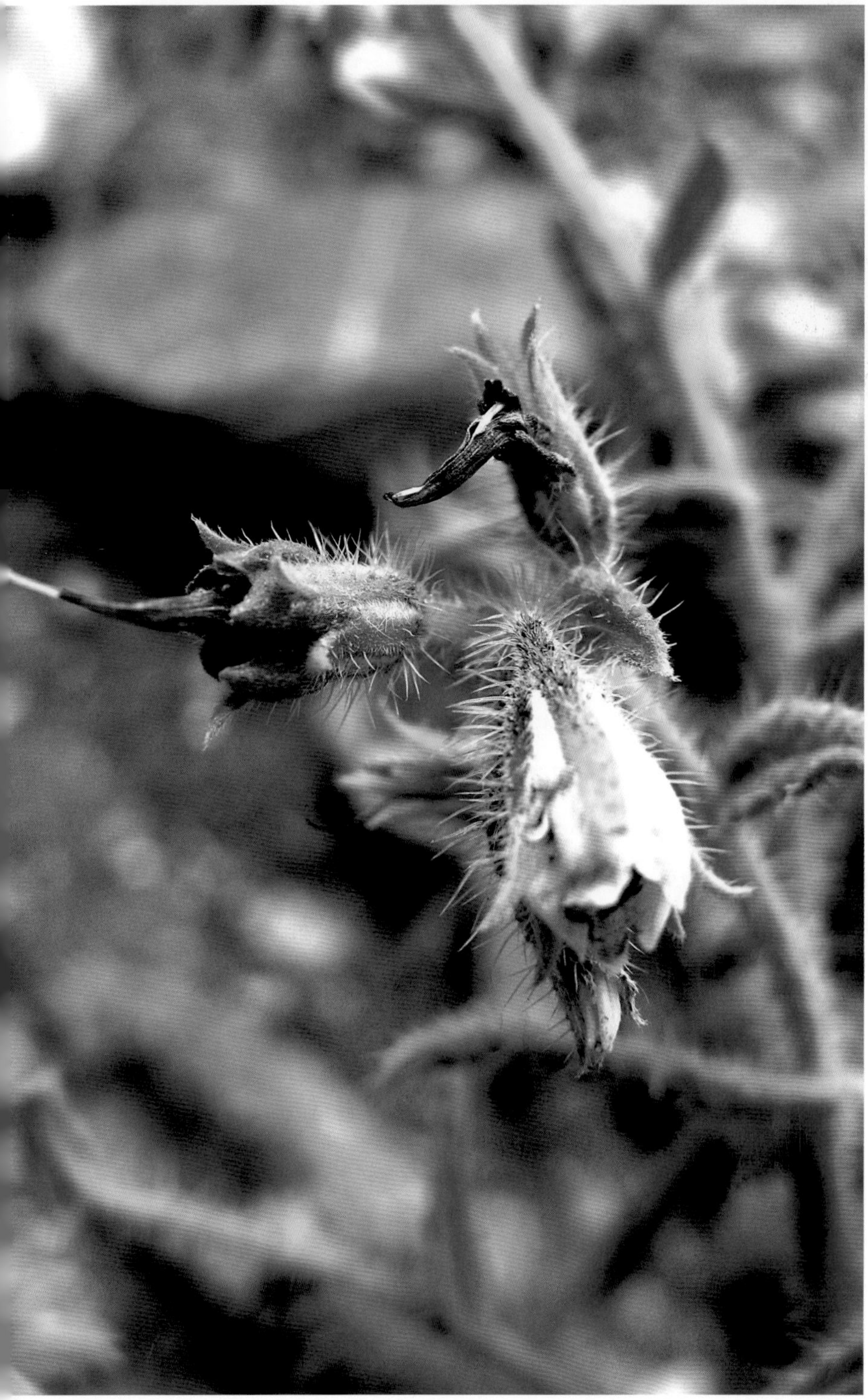

形态

多年生草本，高约 30cm，植株灰绿色。茎直立，多分枝，被开展且具基盘的稀疏硬毛及向下密伏的柔毛。茎下部叶倒披针形，长 5 ~ 7cm；茎中部叶长圆状披针形，长 3 ~ 4cm，宽 6 ~ 10mm，先端渐尖，基部渐狭，上面具硬毛及短柔毛，下面密生柔毛，中脉及叶缘具稀疏硬毛。花序单生于枝顶，花期直径 1 ~ 2cm；花梗短，长 2 ~ 3mm；花萼裂片线状披针形，长 7 ~ 8mm，内面密生白色长柔毛，较花冠稍短；花蕾先端向一侧弯曲；花冠黄色，筒状钟形，长 8 ~ 9mm，基部直径 1.5mm，喉部直径 4 ~ 4.5mm，外面 2/3 以上密生向上的短硬毛，内面裂片中肋具 1 列向上的伏毛；裂片宽三角形，边缘反卷；花药侧面结合，蓝紫色，长约 9mm，先端向一侧弯曲，大半部分伸出花冠外，不育先端长约 3mm，花丝钻形，长 5 ~ 6mm，着生于花冠筒基部上 3.5mm 处，下延部分线形，长 1.5 ~ 2mm；

花柱长 13 ~ 15mm，无毛；腺体高约 0.5mm，5 裂，具柔毛。小坚果长 2.5 ~ 3mm，具折皱及疣状突起。花果期 8 月。

分布

分布于我国云南西北部、四川西南部、西藏东部（芒康）。

生境

生长于海拔 1650 ~ 3100m 的河谷、干旱山坡。

药材名

哲莫、知毛、芝莫（འབྲི་མོག）。

药用部位

根。

功能与主治

清热凉血，养肺。用于肺炎，空洞性肺结核，高山多血症。

用量与用法

3 ~ 9g。内服研末，或入丸、散剂。

附 注

《蓝琉璃》《度母本草》等记载有治肺病、血热之药物“འབྲི་མོག”（哲莫）。《宇妥本草》记载“哲莫”分为黑（叶淡青色、粗糙）、白（叶具毛）2 种；《晶珠本草》则记载其分为株势强者 [“འབྲི་མོག”（哲莫）] 和株势弱者 [“ཋིམ་མོག”（齐莫）] 2 种。现代文献记载的“哲莫”的基原均为滇紫草属（*Onosma*）植物，各地所用种类有所不同，与各地分布的该属植物的种类有关，多枝滇紫草 *O. multiramosum* Hand.-Mazz. 为其基原之一。此外，作“哲莫”基原的还有长花滇紫草 *O. hookeri* Clarke var. *longiflorum* Duthie ex Stapf、细花滇紫草 *O. hookeri* Clarke 等。《部标藏药》等以“藏紫草 /འབྲི་མོག/ 哲莫（志毛合）”之名收载了上述后 2 种。（参见“长花滇紫草”条）

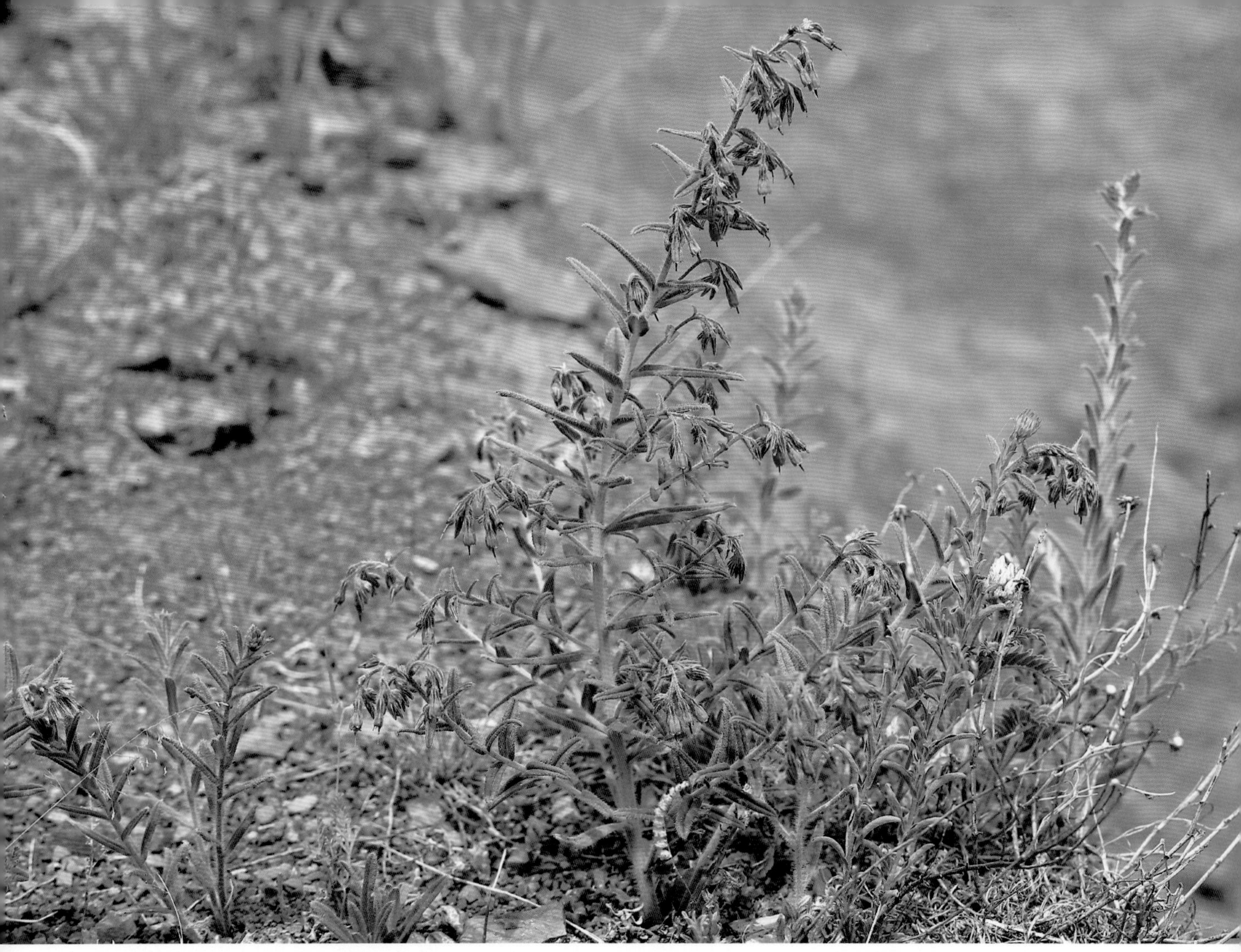

丛茎滇紫草

Onosma waddellii Duthie

紫草科（Boraginaceae）　滇紫草属（*Onosma*）

形态

一年生或二年生草本，稀为多年生，高 15 ~ 25cm，植株绿色，被稠密的伏毛及散生的硬毛。茎单一或数条丛生，直立或斜升，由基部分枝，分枝极密，细弱或强壮。叶披针形或倒披针形，长 1 ~ 3cm，宽 0.3 ~ 0.6cm，先端钝或圆，基部楔形，上面被向上贴伏的硬毛及伏毛，下面密被伏毛，中脉及叶缘被硬毛，无柄。花序多数，生于茎顶及枝顶，花多数，密集，花后延伸成总状，长 4 ~ 6cm；苞片卵状披针形，长 3 ~ 7mm；花梗极短，长 1 ~ 3mm，密生开展的硬毛；花萼长 5 ~ 8mm，裂至近基部，裂片披针形；花冠蓝色，筒状钟形，长 8 ~ 12mm，喉部直径 4 ~ 9mm，裂片宽三角形，下弯，边缘反卷，外面中肋被 1 列短伏毛，其余部分被不明显的短柔毛，内面除腺体外无毛；花药侧面结合，长 5 ~ 6mm，大部或全部伸出花冠，花丝长 6.5 ~ 7mm，下延部分线形，被粉质柔毛，着生于花冠筒基部以上 3.5 ~ 4mm 处；腺体高不及 0.5mm，被不明显的短柔毛。小坚果淡黄褐色，长 2 ~ 2.5mm，具光泽，有稀疏的瘤状突起及不明显的皱纹。花果期 8 ~ 9 月。

分布

分布于我国西藏（拉萨、林芝、扎囊、乃东、加查）。

生境

生长于海拔 3000 ~ 4000m 的山坡草地、砾石山坡。

药材名

齐莫、确莫、浠茂（བྱིས་མོག）。

药用部位

根。

功能与主治

清热凉血，养肺。用于肺炎，空洞性肺结核，鼻衄，高山多血症。

用量与用法

3 ~ 9g。内服研末，或入丸、散剂。

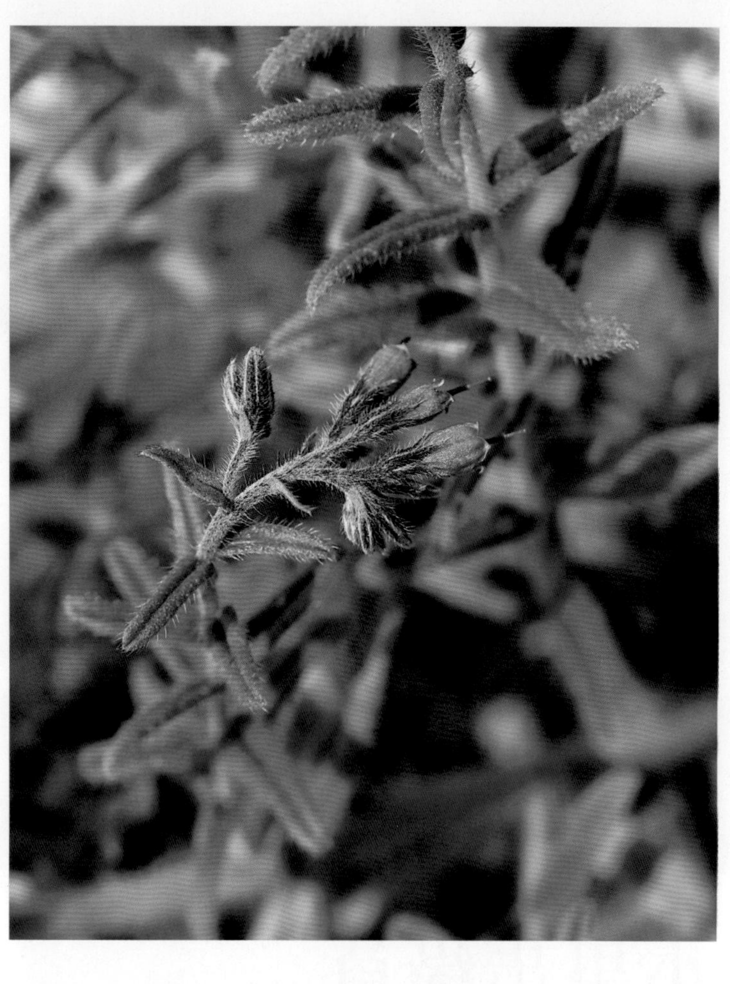

附　注

《蓝琉璃》在“药物补述”中记载有“འདྲི་མོག”（哲莫），言其为治肺病及血病之药物。《晶珠本草》将“哲莫”归于“旱生草类药物”的“根类药物”中，言其分为株势强的“འདྲི་མོག”（哲莫）和株势弱的“བྱིས་མོག”（齐莫）2 种（也有文献记载其分为滩生、田生的 2 种），后者“根很细，红色”。现代文献记载的“哲莫”的基原包括滇紫草属（*Onosma*）的多种植物，其中，常用的为长花滇紫草 *O. hookeri* Clarke var. *longiflorum* Duthie ex Stapf、细花滇紫草 *O. hookeri* Clarke，《部标藏药》等以“藏紫草 /འདྲི་མོག/ 哲莫（志毛合）”之名也收载了该 2 种。关于“齐莫”的基原，《晶珠本草》汉译重译本和 1995 年版《藏药晶镜本草》认为其系多枝滇紫草 *O. multiramosum* Hand.-Mazz.，2018 年版《藏药晶镜本草》则将其修订为丛茎滇紫草 *O. waddellii* Duthie。丛茎滇紫草 *O. waddellii* Duthie 的根较细、皮层红色，与《晶珠本草》记载的特征较为相符，但可能因其根细弱，产量有限，现藏医少用。（参见“细花滇紫草”“多枝滇紫草”条）

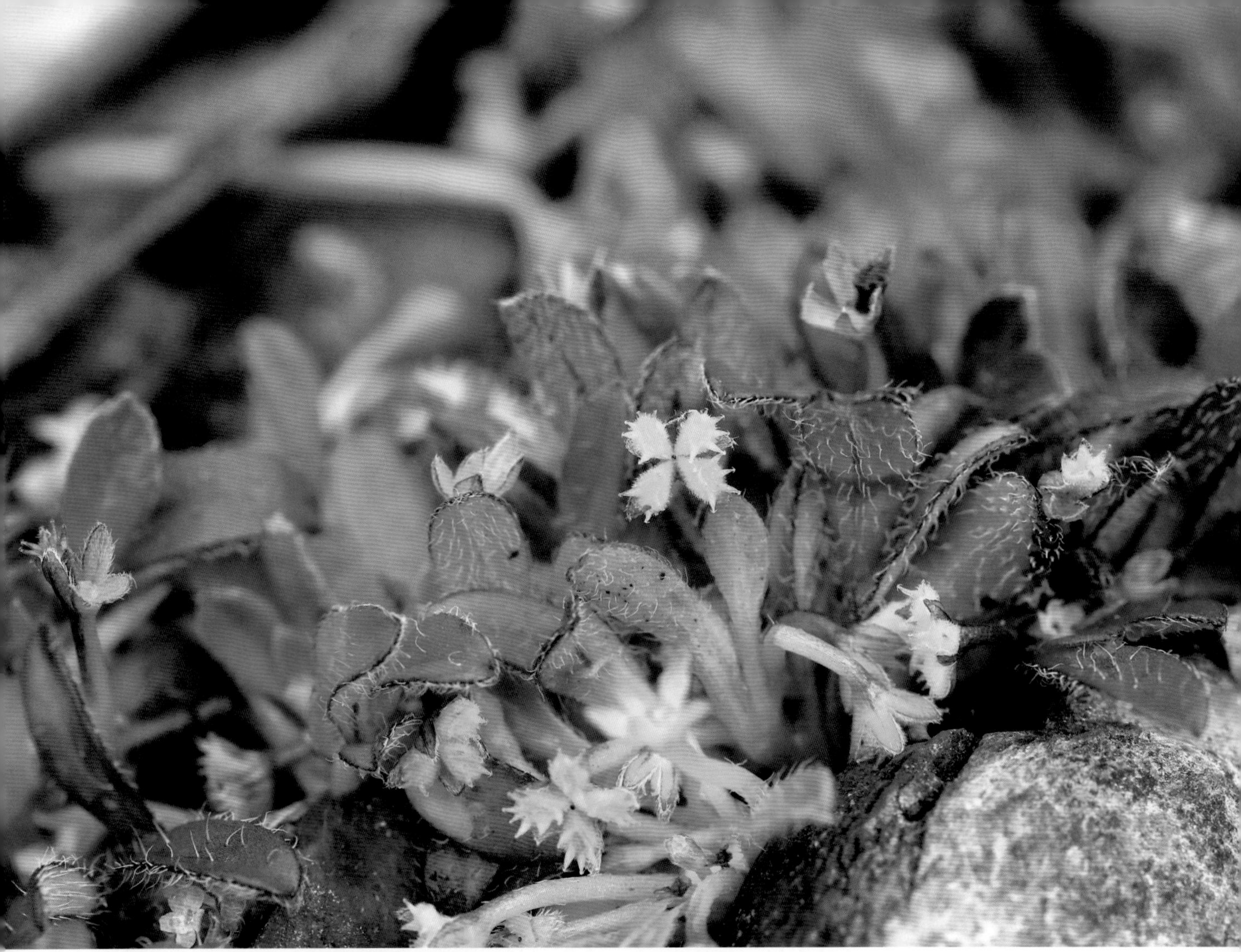

小果齿缘草

Eritrichium sinomicrocarpum W. T. Wang

紫草科（Boraginaceae）　　齿缘草属（*Eritrichium*）

形态

多年生垫状草本，高 3 ~ 5cm。茎丛生，基部多分枝，密被深褐色枯叶残基。叶匙形，长 1 ~ 2cm，宽 0.2 ~ 0.4cm，先端钝或急尖，基部渐狭成柄状，两面密被白色柔毛，边缘生睫毛。花序排为总状，顶生，长 1 ~ 1.5cm，有花 3 ~ 5；花梗纤细，长 2 ~ 6mm，直立或叉开；花萼裂片披针状线形或卵状披针形，长 1.5 ~ 2mm，外面被柔毛，内面中部以上生短柔毛，花期直立；花冠淡蓝色，钟状辐形，花冠筒长 1.5 ~ 1.8mm，檐部直径约 5mm，裂片卵形或近圆形，长 2 ~ 2.5mm，附属物新月形，其下方有 1 小乳突；花药卵形至椭圆形，长约 0.5mm；花柱长约 0.6mm，低于小坚果。小坚果背腹两面体型，被微毛，除棱缘的刺外，长 1.5 ~ 1.7mm，宽约 1mm，背面微凸，腹面隆起，着生面位于腹面中部以下，棱缘锚状刺较稀疏，基部离生或近离生。花果期 7 ~ 8 月。

分布

分布于我国西藏（浪卡子、吉隆、类乌齐）。

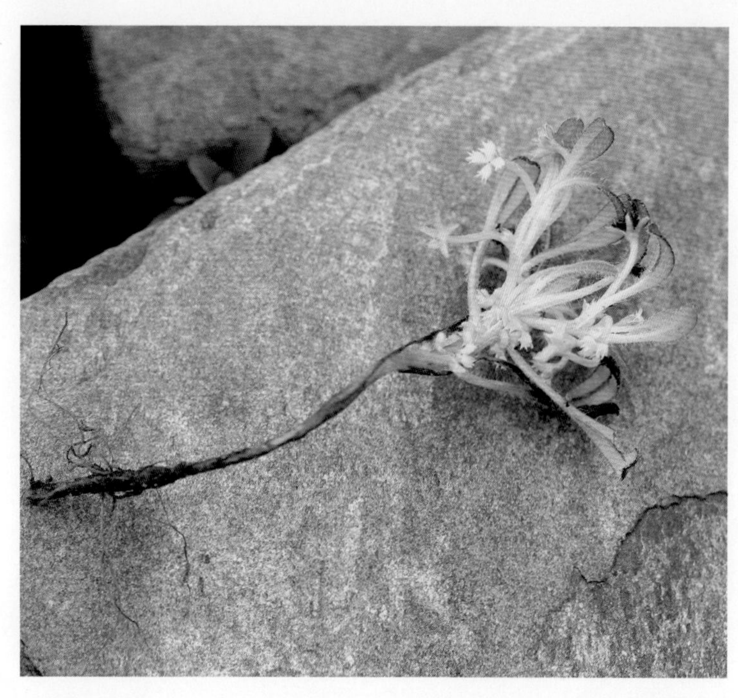

生境

生长于海拔 4500 ~ 4600m 的山坡、岩石表面。

药材名

乃玛椅琼哇（ནད་མ་གཡུ་ཆུང་བ།）。

药用部位

全草（或地上部分）或根。

功能与主治

用于疮痈，溃脓。根：用于牙虫病。

附 注

《蓝琉璃》在“药物补述”中记载有“ནད་མ།”（乃玛），言其为治肺热及吐血之药物且分为白 [“ནད་མ་སྐྱིབ་མ།”（乃玛吉玛）]、蓝 [“ནང་མ་སྔོན་མ།”（乃玛奴玛、奈玛隆玛）]2 类，每类又各有 2 种；蓝者其中一种称为“ནད་མ་གཡུ་ལོ།”（拿玛椅罗、奈玛玉洛），为愈疮伤、干脓、根治牙虫病之药物。《四部医典系列挂图全集》第三十一图中有相应的 4 幅“乃玛”类的附图，汉译本译注为“扫帚草”[“ནད་མ་སྐྱིབ་མ།”（乃玛吉玛），74 号图]、“蓝布裙 [“ནད་མ་སྨུར་མ།”（乃玛恰尔玛），75 号图]、“乃玛奴玛”[“ནད་མ་སྔོན་མ་དཀར་སྤྲ།”（乃玛奴玛嘎莪），76 号图] 和“另一种乃玛奴玛”[“ནད་མ་གཡུ་ལོ།”（拿玛椅罗），77 号图]，4 者均似为紫草科植物。《晶珠本草》记载“乃玛”分为“ནད་མ་འབྱར་མ།”（乃玛加尔玛）、“ནད་མ་སྨན་བུ།”（乃玛门布）、“ནད་མ་སྐྱིབ་མ།”（乃玛吉卜玛）3 种，但未记载“ནད་མ་གཡུ་ལོ།”（拿玛椅罗）。现代文献记载的“乃玛”类的基原主要为紫草科植物，涉及琉璃草属（*Cynoglossum*）、微孔草属（*Microula*）、糙草属（*Asperugo*）、狼紫草属（*Lycopsis*）、齿缘草属（*Eritrichium*）、锚刺果属（*Actinocarya*）等多属植物，但对于 3 种“乃玛”的基原，不同文献记载的及各地藏医习用的种类不尽一致。关于“ནད་མ་གཡུ་ལོ།”（拿玛椅罗）的基原，不同文献之间有争议，所载基原包括倒提壶 *C. amabile* Stapf et Drumm.、锚刺果 *A. tibetica* Benth.（该 2 种为四川甘孜部分藏医习用）、微孔草 *M. sikkimensis* (Clarke) Hemsl.（西藏昌都藏医习用）、西藏微孔草 *M. tibetica* Benth.（青海藏医习用）等。《藏药晶镜本草》则将倒提壶 *C. amabile* Stapf et Drumm. 作“拿玛椅罗”的基原，并将小果齿缘草 *E. sinomicrocarpum* W. T. Wang 作类同品，称其为“ནད་མ་གཡུ་ཆུང་བ།”（乃玛椅琼哇）；也有文献记载唐古拉齿缘草 *E. tangkulaense* W. T. Wang 为“ནད་མ་སྐྱིབ་མ།”（乃玛吉玛）的基原。（参见“倒提壶”“微孔草”“西藏微孔草”“糙草”条）

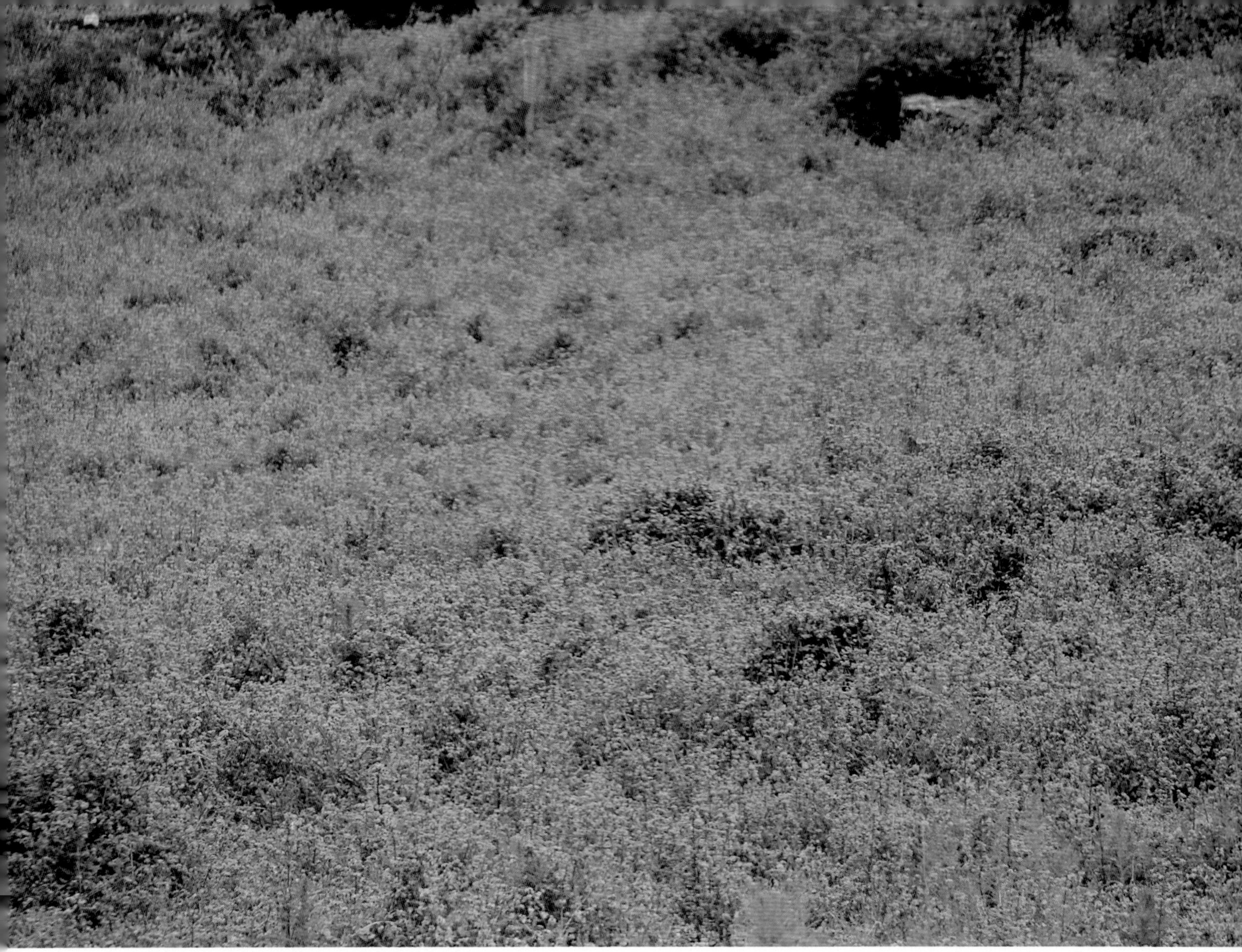

微孔草

Microula sikkimensis (Clarke) Hemsl.

紫草科（Boraginaceae）　微孔草属（*Microula*）

形态

茎高 6 ~ 65cm，直立或渐升，常自基部起有长或短的分枝，或不分枝，被刚毛，有时还混生稀疏糙伏毛。基生叶和茎下部叶具长柄，卵形、狭卵形至宽披针形，长 4 ~ 12cm，宽 0.7 ~ 4.4cm，先端急尖、渐尖，稀钝，基部圆形或宽楔形，中部以上叶渐变小，具短柄至无柄，狭卵形或宽披针形，基部渐狭，全缘，两面有短伏毛，下面沿中脉有刚毛，上面还散生带基盘的刚毛。花序密集，直径 0.5 ~ 1.5cm，有时稍伸长，长约 2cm，生于茎先端及无叶的分枝先端，基部苞片叶状，其他苞片小，长 0.5 ~ 1.5cm；花梗短，密被短糙伏毛；花萼长约 2mm，果期长达 3.5mm，5 裂近基部，裂片线形或狭三角形，外面疏被短柔毛和长糙毛，边缘密被短柔毛，内面有短伏毛；花冠蓝色或蓝紫色，檐部直径 5 ~ 9（~ 11）mm，无毛，裂片近圆形，筒部长 2.5 ~ 3.8（~ 4）mm，无毛，附属物低梯形或半月形，长约 0.3mm，无毛或有短毛。小坚果卵形，长 2 ~ 2.5mm，宽约 1.8mm，有小瘤状突起和短毛，背孔位于背面中上部，狭长圆形，长 1 ~ 1.5mm，着生面位于腹面中央。5 ~ 9 月开花。

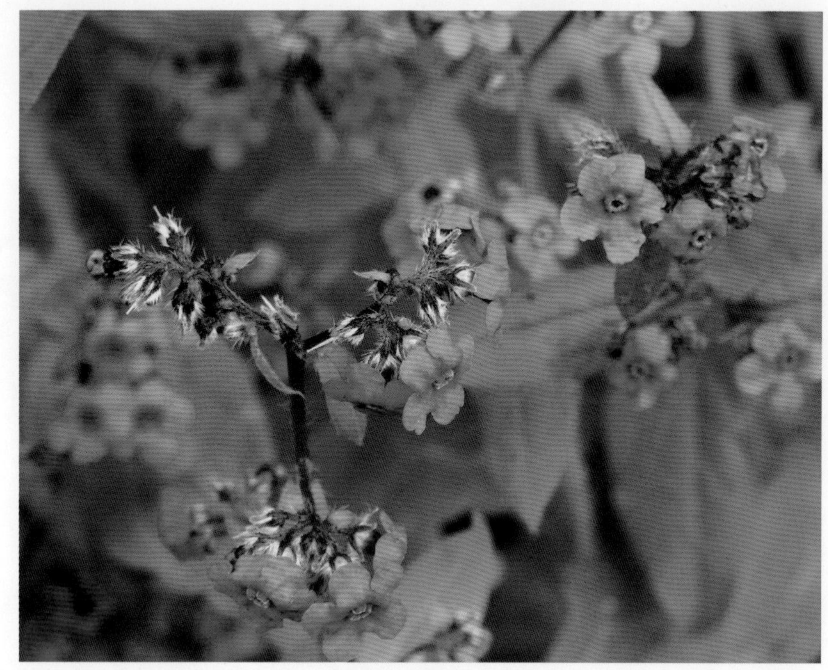

分布

分布于我国西藏东部和南部（察雅、工布江达等）、云南西北部、四川西部、青海、甘肃、陕西西南部。

生境

生长于海拔 1900 ~ 4500m 的山坡草地、灌丛下、林边、河边多石草地、田边。

药材名

拿玛椅罗、乃玛椅罗（ནད་མ་གཡུ་ལོ།），拿玛椅罗惹（ནད་མ་གཡུ་ལོ་རིགས།），哲莫、知毛、芝莫、志毛合（འབྲི་མོག）。

药用部位

全草。

功能与主治

接骨，愈创，消肿。用于骨折，创伤，脓疮，龋齿痛。

附注

《蓝琉璃》记载“ནད་མ།”（乃玛）分白、蓝两大类，其中蓝者的小者称“ནད་མ་གཡུ་ལོ།”（拿玛椅罗），言其为治创伤、脓疮、龋齿之药物。《中国藏药植物资源考订》记载“ནད་མ་གཡུ་ལོ།”（拿玛椅罗）的基原可能为紫草科植物锚刺果 *Actinocarya tibetica* Benth.，言其以全草入药。四川甘孜藏医称微孔草 *M. sikkimensis* (Clarke) Hemsl. 为“ནད་མ་གཡུ་ལོ་རིགས།”（拿玛椅罗惹），应系同类的药物。据文献记载，同样药用的还有西藏微孔草 *M. tibetica* Benth.（西藏昌都藏医习用）、小花西藏微孔草 *M. tibetica* Benth. var. *pratensis* (Maxim.) W. T. Wang。微孔草 *M. sikkimensis* (Clarke) Hemsl. 在《青藏高原药物图鉴》中记载为“འབྲི་མོག”（哲莫），“哲莫”为《蓝琉璃》中增加记载的治肺病及血病之药物。现代文献多记载“哲莫”的基原为紫草科植物长花滇紫草 *Onosma hookeri* Clarke var. *longiflorum* Duthie ex Stapf、细花滇紫草 *O. hookeri* Clarke var. *hookeri* 等多种滇紫草属（*Onosma*）植物。（参见“倒提壶”“西藏微孔草”“长花滇紫草”条）

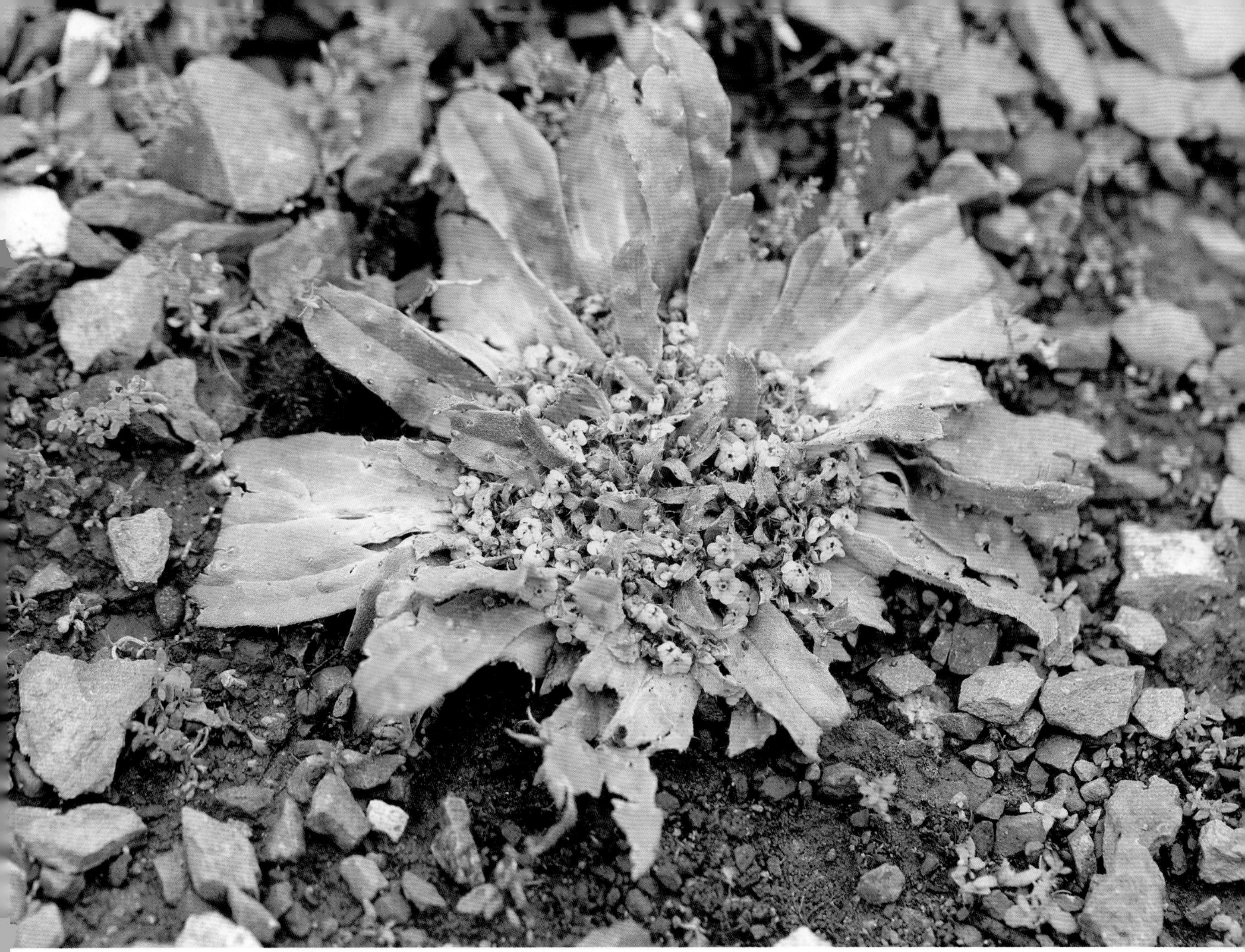

西藏微孔草

Microula tibetica Benth.

紫草科（Boraginaceae） 微孔草属（*Microula*）

形态

茎短缩，高约 1cm，自基部有多数分枝，枝先端生花序，疏被短糙毛或近无毛。叶均平展并铺地面上，匙形，长 1 ~ 3cm，宽 0.8 ~ 2.8cm，先端圆形或钝，基部渐狭成柄，近全缘或有波状小齿，上面稍密被短糙伏毛，并散生具基盘的短刚毛，下面生具基盘的白色短刚毛。花序不分枝或分枝；苞片线形或长圆状线形，长 2 ~ 20mm，两面有短毛，上面并具短刚毛；花梗长不超过 0.8mm，果期伸长并下垂，粗壮，长达 5mm，疏被短糙毛；花萼长约 1.5mm，果期长约 3mm，5 深裂，裂片狭三角形，外面疏被短柔毛，边缘有短睫毛；花冠蓝色或白色，无毛，檐部直径 3.2 ~ 4mm，裂片圆卵形，筒部长约 1.2mm，附属物低梯形，高约 0.3mm。小坚果卵形或近菱形，长 2 ~ 2.5mm，宽 1.6 ~ 2mm，有小瘤状突起，突起先端有锚状刺毛，无背孔，着生面位于腹面中部之上。7 ~ 9 月开花。

分布

分布于我国西藏（察雅等）。克什米尔地区等也有分布。

生境

生长于海拔 4500 ~ 5300m 的湖边沙滩地。

药材名

拿玛椅罗（ནད་མ་གཡུ་ལོ།），拿玛椅罗惹（ནད་མ་གཡུ་ལོ་རིགས།）。

药用部位

全草。

功能与主治

接骨，愈创，消肿。用于骨折，创伤，脓疮，龋齿痛。

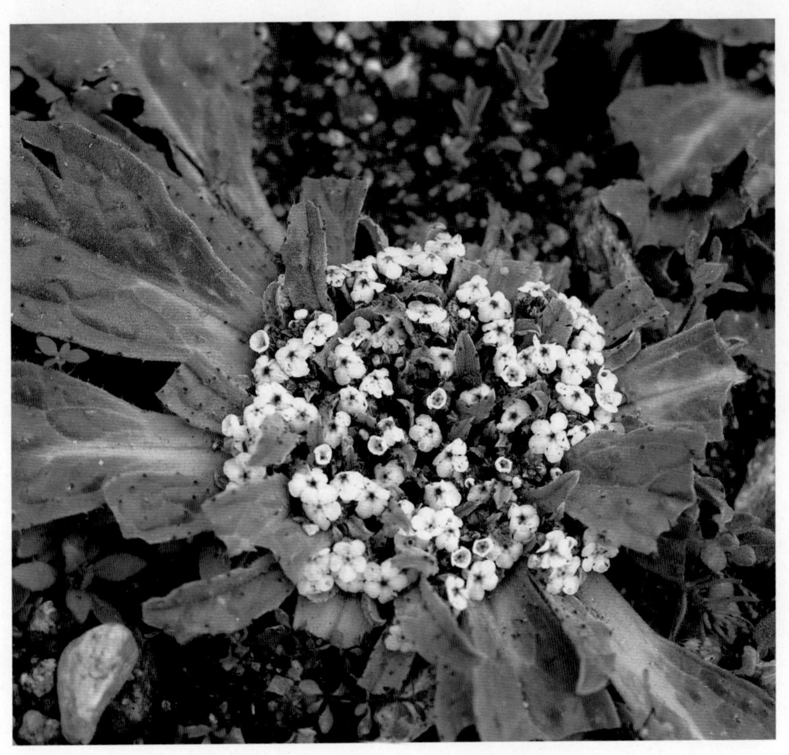

附　注

《蓝琉璃》记载有“ནད་མ།”（乃玛），言其分白、蓝两大类，此两大类又各有大、小 2 类，其中，蓝者的小者为“ནད་མ་གཡུ་ལོ།”（拿玛椅罗），为治创伤、脓疮、龋齿之药物。《四部医典系列挂图全集》第三十一图中有 4 幅“乃玛”类的附图，汉译本分别译注名为“扫帚草”[“ནད་མ་སྐྱིབ་མ།”（乃玛吉玛），74 号图]、“蓝布裙”[“ནད་མ་སྔུར་མ།”（乃玛恰尔玛），75 号图]、“乃玛奴玛”[“ནད་མ་སྣུན་མ་དཀར་པོ།”（乃玛奴玛嘎莪），76 号图]和“另一种乃玛奴玛”[“ནད་མ་གཡུ་ལོ།”（拿玛椅罗），77 号图]，各图所示均似为紫草科植物。《晶珠本草》则记载“乃玛”按生境和形态分为“ནད་མ་འབྱུར་མ།”（乃玛加尔玛）、“ནད་མ་སྨན་བུ།”（乃玛门布）和“ནད་མ་སྐྱིབ་མ།”（乃玛吉卜玛）3 种。现代文献记载的“乃玛”类的基原主要为紫草科植物，也包括茜草科及唇形科植物。《中国藏药植物资源考订》记载“拿玛椅罗”的基原可能为紫草科植物锚刺果 *Actinocarya tibetica* Benth.，也可能包括其他多种紫草科植物。西藏昌都藏医以西藏微孔草 *M. tibetica* Benth. 作“ནད་མ་གཡུ་ལོ་རིགས།”（拿玛椅罗惹，意为“类似品”）。据文献记载，同样作“乃玛”类使用的还有微孔草 *M. sikkimensis* (Clarke) Hemsl.（四川甘孜藏医习用）、小花西藏微孔草 *M. tibetica* Benth. var. *pratensis* (Maxim.) W. T. Wang、倒提壶 *Cynoglossum amabile* Stapf et Drumm. 等。（参见“倒提壶”“微孔草”“小花西藏微孔草”条）

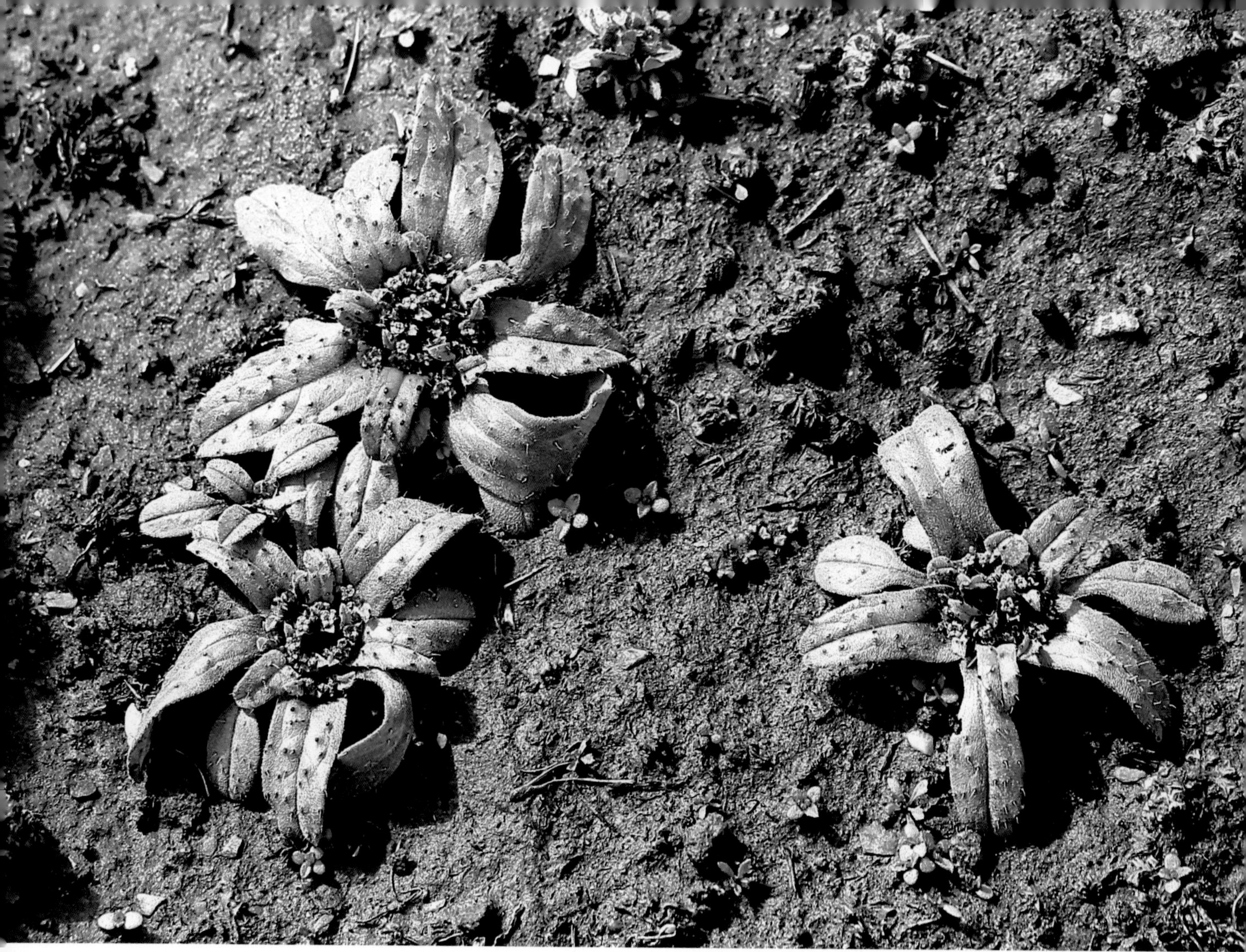

小花西藏微孔草

Microula tibetica Benth. var. *pratensis* (Maxim.) W. T. Wang（*Tretocarya pratensis* Maxim.）

紫草科（Boraginaceae）　微孔草属（*Microula*）

形态

茎缩短，高约 1cm，自基部有多数分枝，枝端生花序，疏被短糙毛或近无毛。叶均平展并铺地面上，匙形，长 3 ~ 13cm，宽 0.8 ~ 2.8cm，先端圆形或钝，基部渐狭成柄，近全缘或有波状小齿，上面稍密被短糙伏毛，并散生具基盘的短刚毛，下面有具基盘的白色短刚毛。花序不分枝或分枝；苞片线形或长圆状线形，长 2 ~ 20mm，两面有短毛，上面并具短刚毛；花梗长不及 0.8mm，果期伸长并下垂，粗壮，长达 5mm，疏被短糙毛；花萼长约 1.5mm，果期长约 3mm，5 深裂，裂片狭三角形，外面疏被短柔毛，边缘有短睫毛；花较小；花冠蓝色或白色，无毛，檐部直径 1.2 ~ 1.8mm，裂片圆卵形，附属物低梯形，高约 0.3mm。小坚果椭圆形或圆形，长 2 ~ 2.5mm，宽 1.6 ~ 2mm，有小瘤状突起，突起先端有锚状刺毛，有背孔，位于果背中央，长约 0.5mm，着生面位于腹面中部。7 ~ 9 月开花。

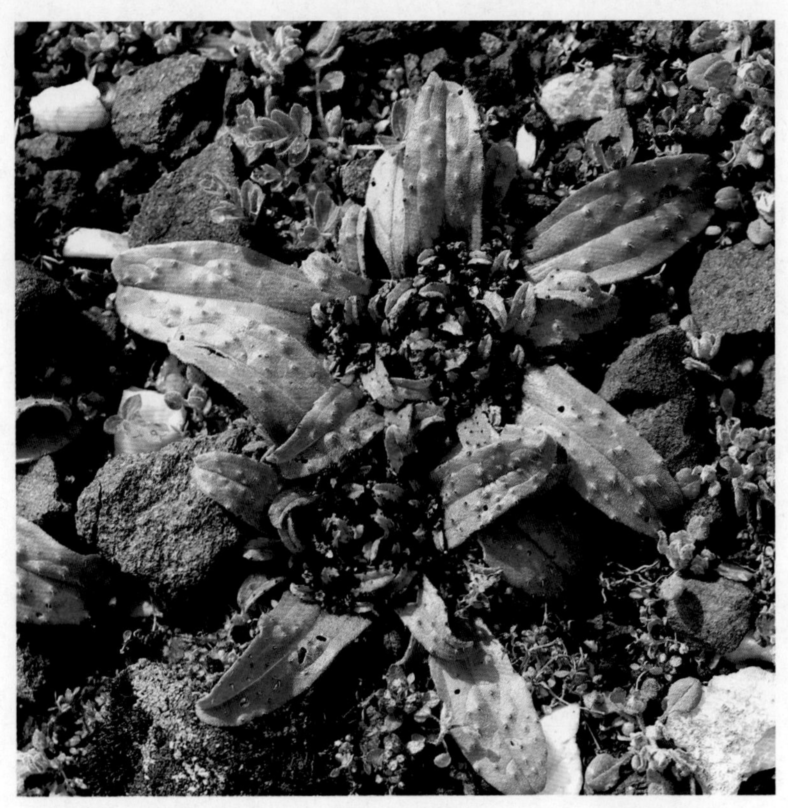

分布

分布于我国西藏东北部和南部及西南部（拉孜）、青海、新疆南部。

生境

生长于海拔 3500 ~ 5300m 的河滩、草甸上。

药材名

拿玛椅罗（ནད་མ་གཡུ་ལོ།），拿玛椅罗惹（ནད་མ་གཡུ་ལོ་རིགས།）。

药用部位

全草。

功能与主治

接骨，愈创，消肿。用于骨折，创伤，脓疮，龋齿痛。

附注

《蓝琉璃》中记载有“ནད་མ།”（乃玛），言其分为白、蓝 2 类，每类又各有 2 种；其中蓝者的小者为“ནད་མ་གཡུ་ལོ།”（拿玛椅罗），为治创伤、脓疮、龋齿之药物。《四部医典系列挂图全集》第三十一图中有 4 幅“乃玛”类的附图（74 ~ 77 号图），4 图所示植物均似为紫草科植物。《晶珠本草》言“乃玛”分为“ནད་མ་འབྱར་མ།”（乃玛加尔玛）、“ནད་མ་སྨན་བུ།”（乃玛门布）、“ནད་མ་སྐྱིབ་མ།”（乃玛吉卜玛）3 种（即《图鉴》所称的“乃玛三弟兄”），但未记载“ནད་མ་གཡུ་ལོ།”（拿玛椅罗）。现代文献记载的“乃玛”类的基原主要为紫草科植物，但不同文献记载的基原有差异。《晶珠本草》汉译重译本认为 3 种“乃玛”的基原均为紫草科植物，其中倒钩琉璃草 *Cynoglossum wallichii* G. Don var. *glochidiatum* (Wall. ex Benth.) Kazmi 为“乃玛加尔玛”的基原，甘青琉璃草 *M. tibetica* Benth.（西藏微孔草）为“乃玛门布”的基原，糙草 *Asperugo procumbens* L. 为“乃玛吉卜玛”的基原。《中国藏药植物资源考订》则认为《蓝琉璃》记载的“拿玛椅罗”的基原可能为锚刺果 *Actinocarya tibetica* Benth.，但也可能包括多种其他紫草科植物。有文献记载，西藏昌都地区藏医以西藏微孔草 *M. tibetica* Benth. 作“ནད་མ་གཡུ་ལོ་རིགས།”（拿玛椅罗惹）使用。也有文献记载，小花西藏微孔草 *M. tibetica* Benth. var. *pratensis* (Maxim.) W. T. Wang（*T. pratensis* Maxim.）为“ནད་མ་གཡུ་ལོ།”（拿玛椅罗）的基原之一。（参见“倒提壶”“微孔草”“西藏微孔草”条）

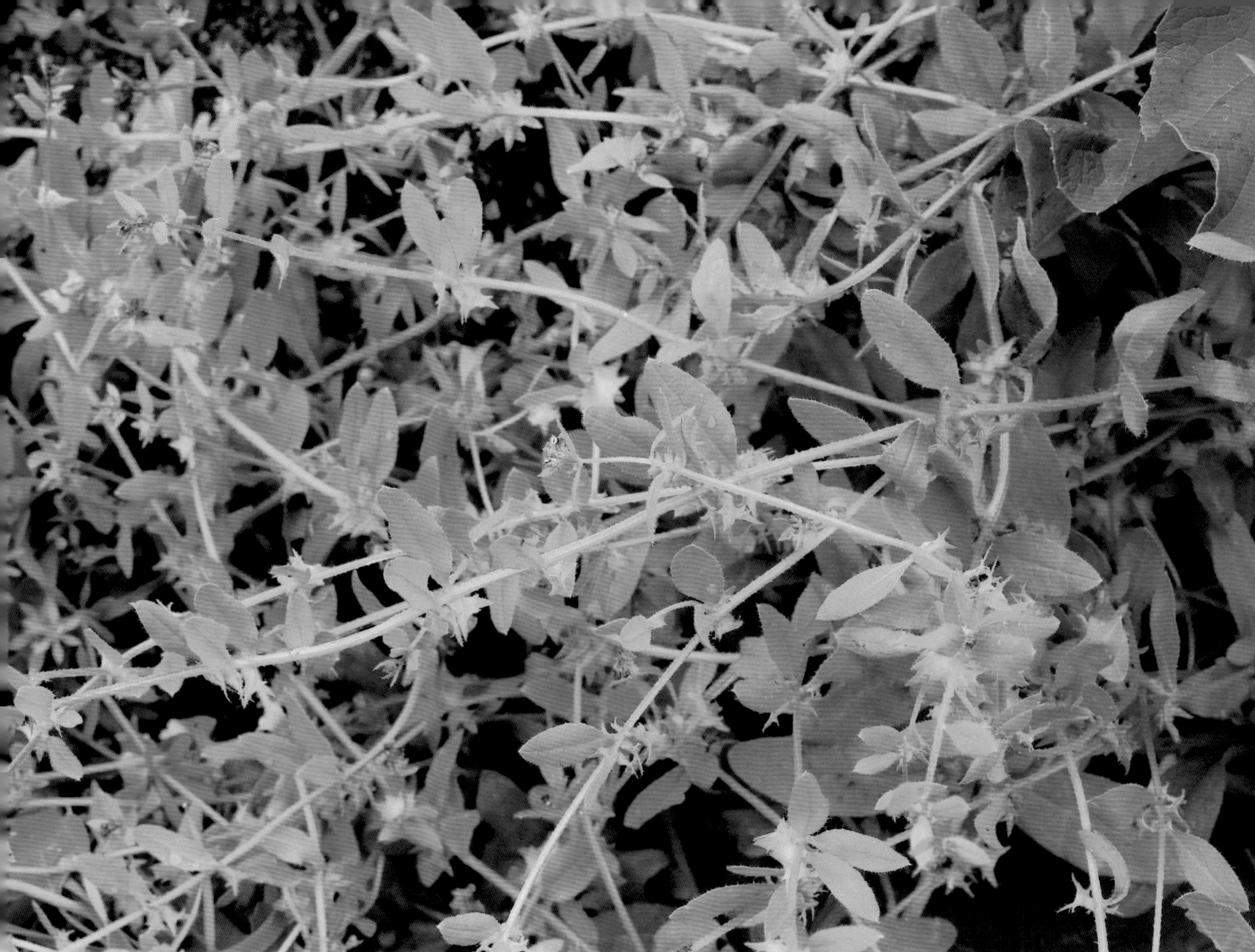

糙草

Asperugo procumbens L.

紫草科（Boraginaceae）　糙草属（*Asperugo*）

形态

一年生蔓生草本。茎细弱，攀缘，高可达 90cm，中空，有 5 ~ 6 纵棱，沿棱有短倒钩刺，通常有分枝。下部茎生叶具叶柄，叶片匙形，或狭长圆形，长 5 ~ 8cm，宽 8 ~ 15mm，全缘或有明显的小齿，两面疏生短糙毛；中部以上茎生叶无柄，渐小并近对生。花通常单生于叶腋，具短花梗；花萼长约 1.6mm，5 裂至中部稍下，有短糙毛，裂片线状披针形，稍不等大，裂片之间各具 2 小齿，花后增大，左右压扁，略呈蚌壳状，边缘具不整齐锯齿，直径达 8mm；花冠蓝色，长约 2.5mm，筒部比檐部稍长，檐部裂片宽卵形至卵形，稍不等大，喉部附属物疣状；雄蕊 5，内藏，花药长约 0.6mm；花柱长约 0.8mm，内藏。小坚果狭卵形，灰褐色，长约 3mm，表面有疣点，着生面圆形。花果期 7 ~ 9 月。

分布

分布于我国西藏东北部及东部（类乌齐等）、青海、甘肃（碌曲）、四川西部、新疆、陕西北部、山西、内蒙古。亚洲西部、欧洲、非洲也有分布。

生境

生长于海拔 2000m 以上的山地草坡、村旁、地边等。

药材名

乃玛吉卜玛（ནད་མ་སྐྱིབ་མ།）。

药用部位

全草（地上部分）。

功能与主治

清热，解毒，和血，止血。用于肺热，血病，高山多血症，吐血，咯血。

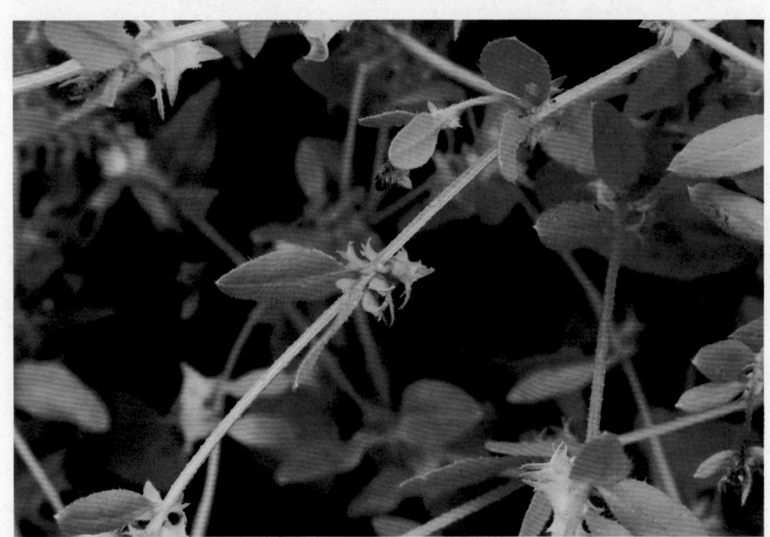

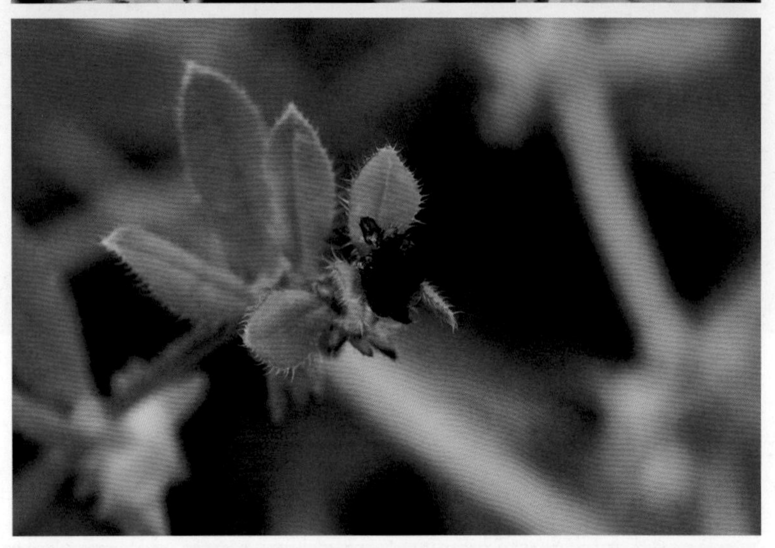

附　注

《蓝琉璃》在"药物补述"中记载有"ནད་མ།"（乃玛），言其为治肺热及吐血之药物，并分白、蓝两大类，每类又各有 2 种；《四部医典系列挂图全集》在第三十一图中有相应的 4 幅"乃玛"类的附图，其汉译本分别译注名为"扫帚草"［"ནད་མ་སྐྱིབ་མ།"（乃玛吉玛）］（74 号图）、"蓝布裙"［"ནད་མ་སྔུར་མ།"（乃玛恰尔玛）］（75 号图）、"乃玛奴玛"［"ནད་མ་སྔོན་མ་དཀར་པོ།"（玛奴玛嘎莪）］（76 号图）和"另一种乃玛奴玛"［"ནད་མ་གཞུ་ལོ།"（拿玛椅罗）］（77 号图），各图所示植物均似紫草科植物。《晶珠本草》记载"乃玛"为愈合骨裂、愈伤及消肿胀之药物，言"乃玛"有"ནད་མ་འབྱར་མ།"（乃玛加尔玛）、"ནད་མ་སྨན་བུ།"（乃玛门布）、"ནད་མ་སྐྱིབ་མ།"（乃玛吉卜玛）3 种。现代文献记载的"乃玛"类的基原涉及紫草科和茜草科植物，主要为紫草科琉璃草属（*Cynoglossum*）、微孔草属（*Microula*）、糙草属（*Asperugo*）、狼紫草属（*Lycopsis*）、齿缘草属（*Eritrichium*）、锚刺果属（*Actinocarya*）等多属植物，但对于 3 种"乃玛"的基原，不同文献记载的及各地藏医习用的种类不尽一致。《藏药晶镜本草》记载糙草 *Asperugo procumbens* L. 为"ནད་མ་སྐྱིབ་མ།"（乃玛吉卜玛）的基原，西藏昌都、甘肃天祝藏医也习用之。不同文献记载的"乃玛吉卜玛"的基原还有唐古拉齿缘草 *E. tangkulaense* W. T. Wang、狼紫草 *L. orientalis* L. 和茜草科拉拉藤属（*Galium*）植物。（参见"倒提壶""微孔草""西藏微孔草"条）

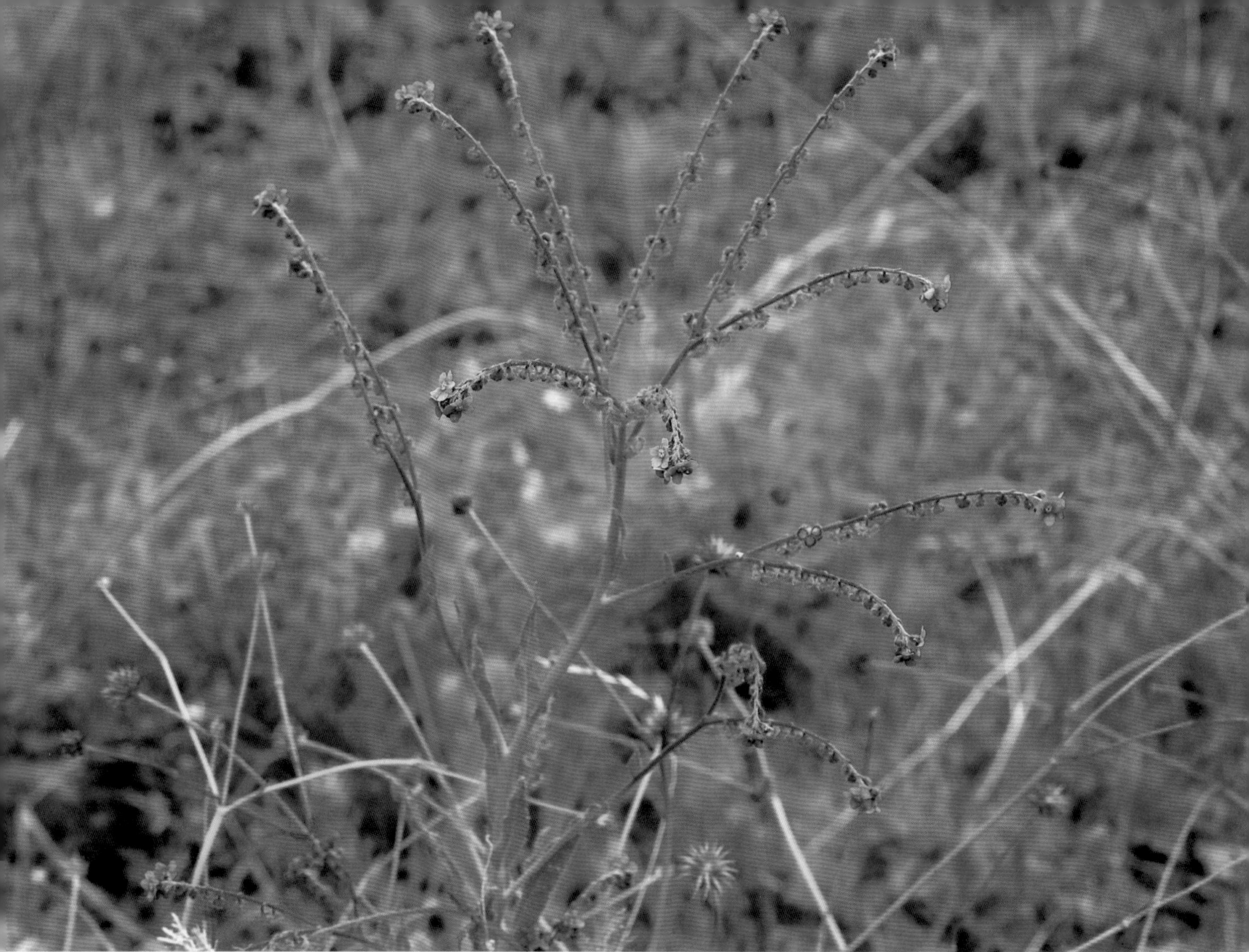

倒提壶

Cynoglossum amabile Stapf et Drumm.

紫草科（Boraginaceae） 琉璃草属（*Cynoglossum*）

形态

多年生草本，高 15 ~ 60cm。茎单一或数条丛生，密生贴伏短柔毛。基生叶具长柄，长圆状披针形或披针形，连柄长 5 ~ 20cm，宽 1.5 ~ 4cm，稀达 5cm，两面密生短柔毛；茎生叶长圆形或披针形，无柄，长 2 ~ 7cm，侧脉极明显。花序锐角分枝，分枝紧密，向上直伸，集成圆锥状，无苞片；花梗长 2 ~ 3mm，果期稍增长；花萼长 2.5 ~ 3.5mm，外面密生柔毛，裂片卵形或长圆形，先端尖；花冠通常蓝色，稀白色，长 5 ~ 6mm，檐部直径 8 ~ 10mm，裂片圆形，长约 2.5mm，有明显的网脉，喉部具 5 梯形附属物，附属物长约 1mm；花丝长约 0.5mm，着生于花冠筒中部，花药长圆形，长约 1mm；花柱线状圆柱形，与花萼近等长或较短。小坚果卵形，长 3 ~ 4mm，背面微凹，密生锚状刺，边缘锚状刺基部联合，呈狭或宽的翅状边，腹面中部以上有三角形着生面。花果期 5 ~ 9 月。

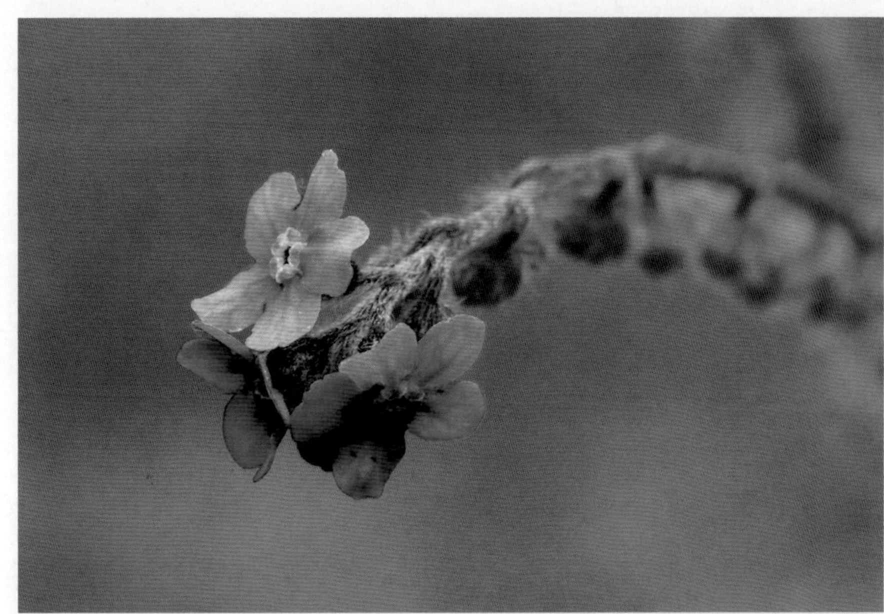

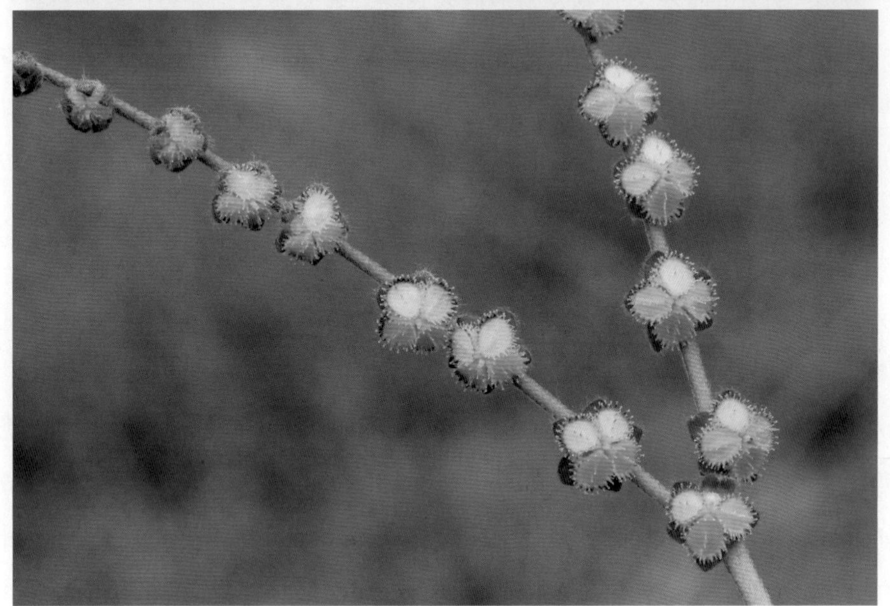

分布

分布于我国西藏西南部至东南部、四川西部、甘肃南部、云南（蒙自）、贵州西部。不丹也有分布。

生境

生长于海拔 1250 ～ 4565m 的山坡草地、山地灌丛、干旱路边、针叶林林缘。

药材名

乃玛、劣玛（ནད་མ།），乃玛加尔玛、奈玛加尔玛（ནད་མ་འབྱར་མ།），拿玛椅罗、奈玛玉洛（ནད་མ་གཡུ་ལོ།）。

药用部位

全草或根。

功能与主治

排脓消肿，散瘀止血。用于创伤化脓，骨折，四肢肿痛。

用量与用法

3g。内服煎汤，或入丸、散剂。外用适量，研末调敷。

附 注

《蓝琉璃》在“药物补述”中记载有“ནད་མ།”（乃玛），言其为治肺热及吐血之药物，分白、蓝2类，每类又各有2种；《四部医典系列挂图全集》第三十一图中有4幅“乃玛”类的附图，其汉译本分别译注为“扫帚草”[“ནད་མ་སྐྱིབ་མ།”（乃玛吉玛），74号图]、“蓝布裙”[“ནད་མ་སྐྱུར་མ།”（乃玛恰尔玛），75号图]、“乃玛奴玛”[“ནད་མ་སྣུན་མ་དཀར་སྔོ།”（乃玛奴玛嘎莪），76号图]和“另一种乃玛奴玛”[“ནད་མ་གཡུ་ལོ།”（拿玛椅罗），77号图]，各图所示植物均似为紫草科植物。《晶珠本草》记载“乃玛”为愈合骨裂、愈创及消肿胀之药物，言“乃玛”分为“ནད་མ་འབྱར་མ།”（乃玛加尔玛）、“ནད་མ་སྨན་བུ།”（乃玛门布）和“ནད་མ་སྐྱིབ་མ།”（乃玛吉卜玛）3种。《晶珠本草》汉译重译本认为3种“乃玛”的基原均为紫草科植物，“乃玛加尔玛”的基原为倒钩琉璃草 *C. wallichii* G. Don var. *glochidiatum* (Wall. ex Benth.) Kazmi；“乃玛门布”的基原为甘青琉璃草 *Microula tibetica* Benth.（西藏微孔草）；“乃玛吉卜玛”的基原为糙草 *Asperugo procumbens* L.。也有文献认为“乃玛加尔玛”的基原为倒提壶 *C. amabile* Stapf et Drumm.、小花琉璃草 *C. lanceolatum* Forsk.，“乃玛门布”的基原可能为紫草科植物长柱琉璃草 *Lindelofia stylosa* (Kar. et Kir.) Brand，“乃玛吉卜玛”的基原可能为茜草科拉拉藤属（*Galium*）植物或紫草科植物糙草 *Asperugo procumbens* L.、唐古拉齿缘草 *Eritrichium tangkulaense* W. T. Wang、狼紫草 *Lycopsis orientalis* L.。据文献记载，现藏医最常用“乃玛加尔玛”，其基原主要为倒提壶 *C. amabile* Stapf et Drumm.（蓝布裙），也包括小花琉璃草 *C. lanceolatum* Forsk.。四川甘孜部分藏医称倒提壶 *C. amabile* Stapf et Drumm. 及紫草科植物锚刺果 *Actinocarya tibetica* Benth. 为“ནད་མ་གཡུ་ལོ།”（拿玛椅罗），即《蓝琉璃》记载的蓝色“乃玛”中的小者（在《晶珠本草》中未记载），《藏药晶镜本草》也将倒提壶 *C. amabile* Stapf et Drumm. 作“拿玛椅罗”的基原，并将小果齿缘草 *E. sinomicrocarpum* W. T. Wang 作同类药物，称其为“ནད་མ་གཡུ་ཆུང་བ།”（乃玛椅琼哇）。也有文献认为，据《四部医典系列挂图全集》中“拿玛椅罗”的附图来看，“拿玛椅罗”确似紫草科植物，但倒提壶 *C. amabile* Stapf et Drumm. 和小果齿缘草 *E. sinomicrocarpum* W. T. Wang 可能并非正品，微孔草 *M. sikkimensis* (Clarke) Hemsl.、西藏微孔草 *M. tibetica* Benth.、小花西藏微孔草 *M. tibetica* Benth. var. *pratensis* (Maxim.) W. T. Wang 可能也作“拿玛椅罗”类药物使用。《新修晶珠本草》则记载“乃玛”即“ཅི་སྔོན་པོ།”（匝俄保），现今实际使用的“匝俄保”为唇形科植物路边青 *Geum aleppicum* Jacq. 的全草。（参见“微孔草”“西藏微孔草”“糙草”“小果齿缘草”条）

蒙古莸

Caryopteris mongholica Bunge

马鞭草科（Vervenaceae） 莸属（*Caryopteris*）

形态

落叶小灌木，常自基部即分枝，高 0.3 ~ 1.5m。嫩枝紫褐色，圆柱形，有毛，老枝毛渐脱落。叶片厚纸质，线状披针形或线状长圆形，全缘，很少有稀齿，长 0.8 ~ 4cm，宽 2 ~ 7mm，表面深绿色，稍波状，背面密生灰白色绒毛；叶柄长约 3mm。聚伞花序腋生，无苞片和小苞片；花萼钟状，长约 3mm，外面密生灰白色绒毛，深 5 裂，裂片阔线形至线状披针形，长约 1.5cm；花冠蓝紫色，长约 1cm，外面被短毛，5 裂，下唇中裂片较长大，边缘流苏状，花冠管长约 5mm，管内喉部有细长柔毛；雄蕊 4，几等长，与花柱均伸出花冠管外；子房长圆形，无毛，柱头 2 裂。蒴果椭圆状球形，无毛，果瓣具翅。花果期 8 ~ 10 月。

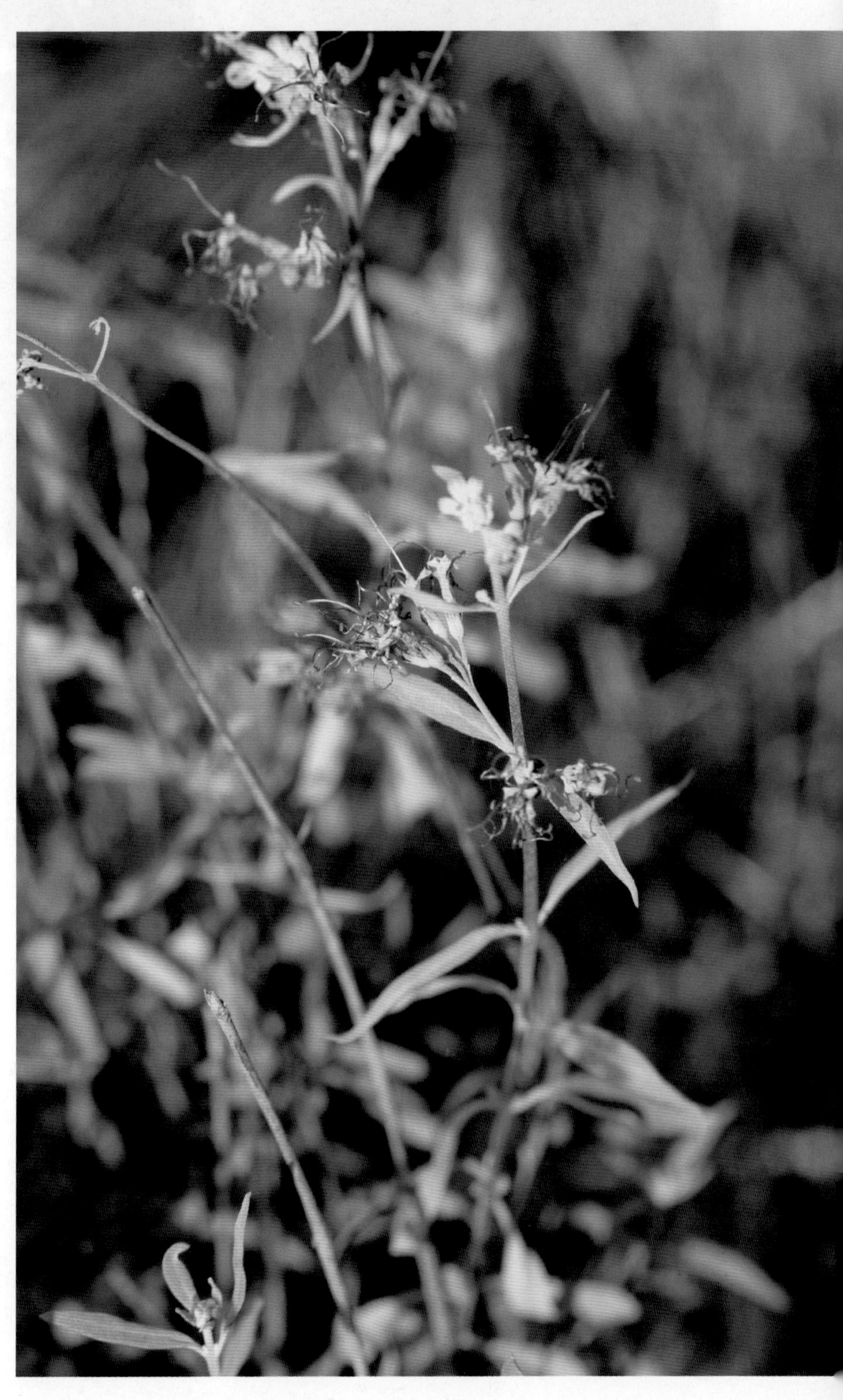

分布

分布于我国河北、陕西、山西、内蒙古、甘肃。蒙古也有分布。

生境

生长于海拔 1100 ~ 1250m 的

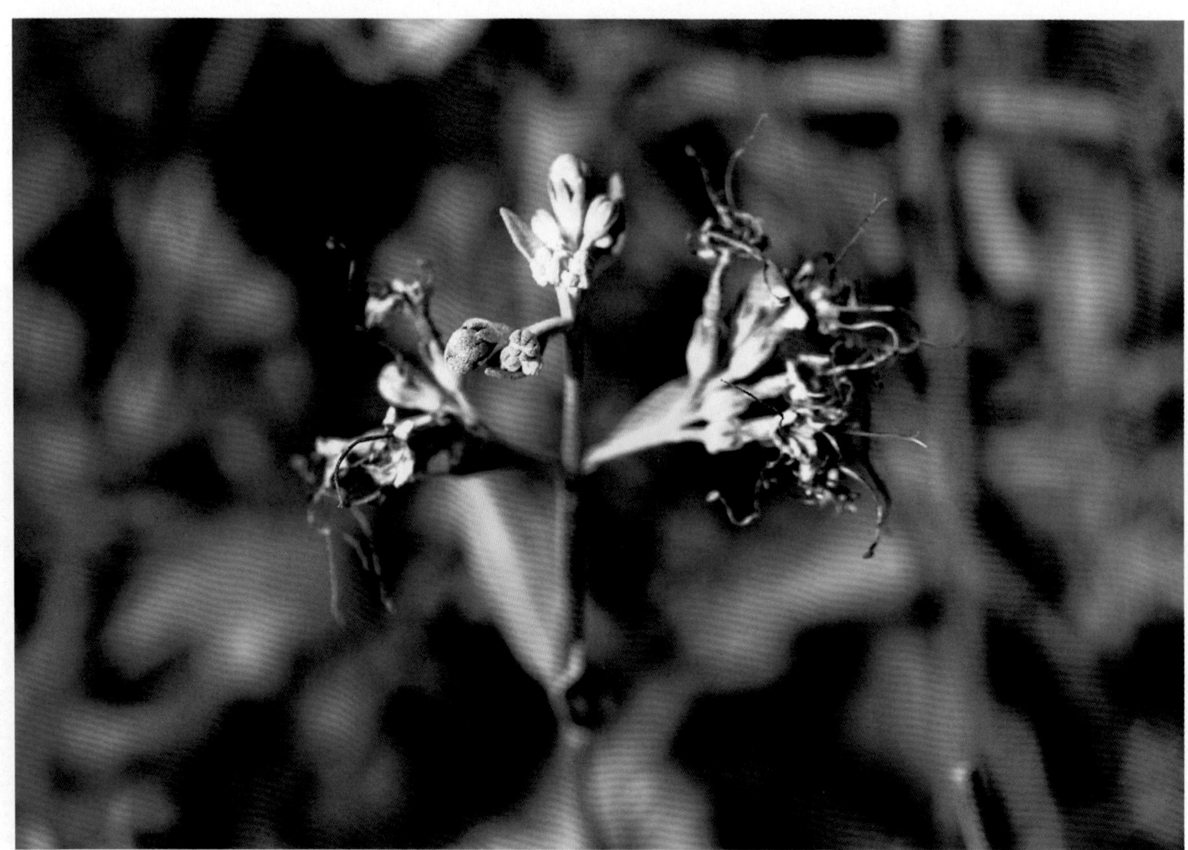

干旱坡地、沙丘荒野、干旱碱质土壤中。

药材名

普尔恩（ཕུར་སྔོན།），普尔芒那保（ཕུར་མོང་ནག་པོ།），普尔那（ཕུར་ནག）。

药用部位

带花穗枝叶。

功能与主治

清热，止溃疡，干脓水。用于喉病，炭疽病，疮疡。

附 注

《蓝琉璃》在“药物补述”中记载了“ཕུར་མོང་།”（普尔芒），言其为杀虫、敛溃、治炭疽病之药物；《晶珠本草》言其分为白［“ཕུར་མོང་དཀར་པོ།”普尔芒嘎保］、黑［“ཕུར་མོང་ནག་པོ།”（芒尔芒那保），略称“ཕུར་ནག”（普尔那）］、紫［“ཕུར་མོང་སྨུག་པོ།”（普尔芒莫保）］3种。现代文献记载，藏医多以菊科蒿属（*Artemisia*）植物作“普尔芒”的正品使用，不同文献但对其白、黑、紫3种的基原记载不一。在西藏、云南、四川、甘肃部分地区也以莸属（*Caryopteris*）植物中一些花蓝色或紫色的种类作“普尔那”使用，蒙古莸 *C. mongholica* Bunge 为甘肃天祝藏医习用的“普尔那”的基原之一，又被称为“ཕུར་སྔོན།”（普尔恩）。（参见“毛莲蒿”“毛球莸”条）

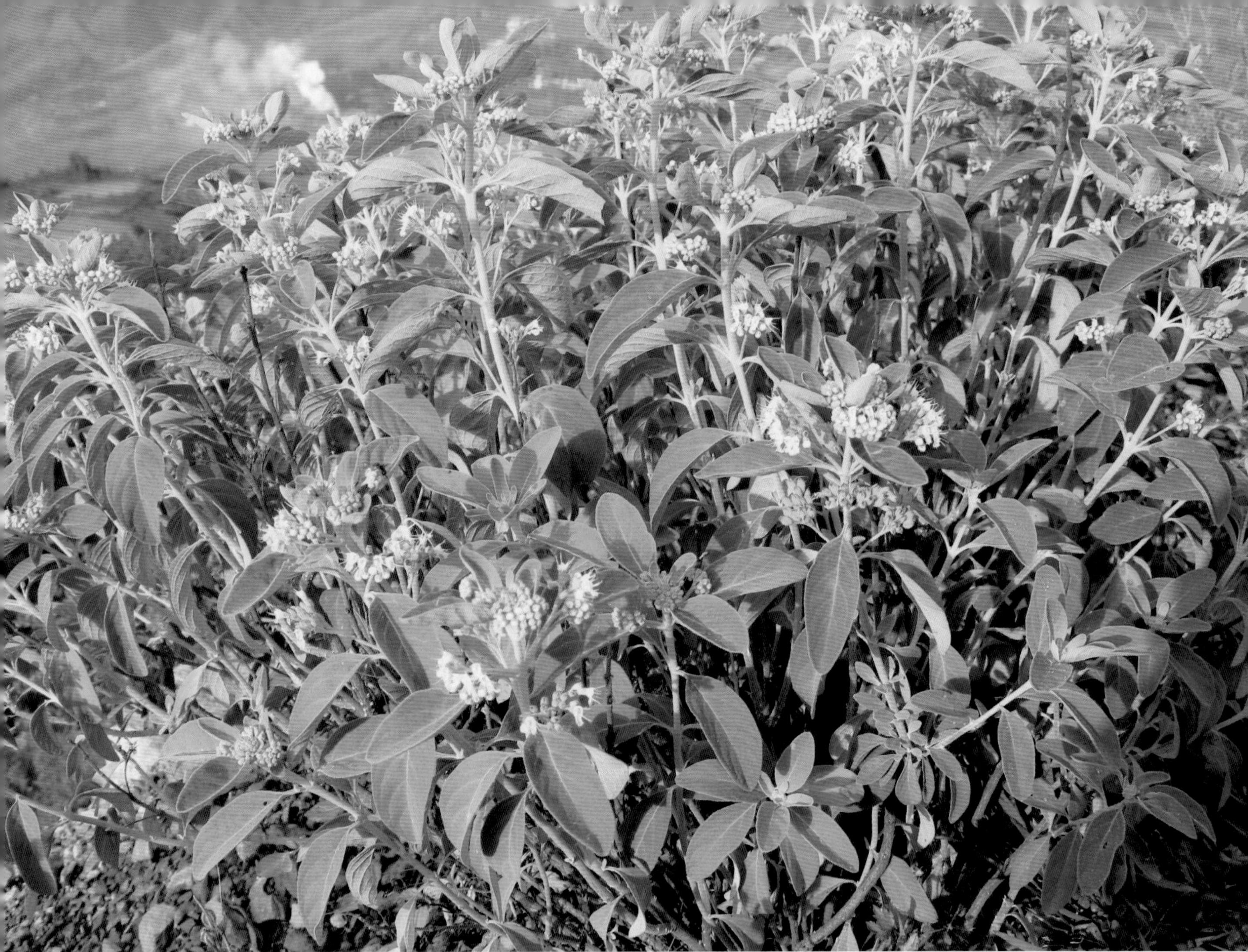

灰毛莸

Caryopteris forrestii Diels

马鞭草科（Vervenaceae）　莸属（*Caryopteris*）

形态

落叶小灌木，高 0.3 ~ 1.2m。小枝圆柱形，嫩枝密被灰棕色绒毛，老枝近无毛，灰棕色。叶片坚纸质，狭椭圆形或卵状披针形，长 2 ~ 6cm，宽 0.5 ~ 2.5cm，全缘，先端钝，基部楔形，表面绿色，疏被柔毛，背面密被灰白色绒毛；叶柄长 0.2 ~ 1cm。伞房状聚伞花序腋生或顶生，无苞片和小苞片；花序梗密被灰白色绒毛；花萼钟状，长 2 ~ 4mm，结果时长达 5 ~ 7mm，外面被灰白色绒毛，先端 5 裂，裂片披针形；花冠黄绿色或绿白色，长约 5mm，外面被柔毛，内面毛较少，花冠管长约 2mm，喉部具 1 圈柔毛，先端 5 裂，下唇中裂片较大，先端齿状分裂；雄蕊 4，近等长，与花柱均伸出花冠管外；子房疏被细毛，顶部有腺点。蒴果直径约 2mm，通常包藏在花萼内，4 瓣裂，瓣缘稍具翅。花果期 6 ~ 10 月。

分布

分布于我国四川、云南（大理）、西藏、贵州。

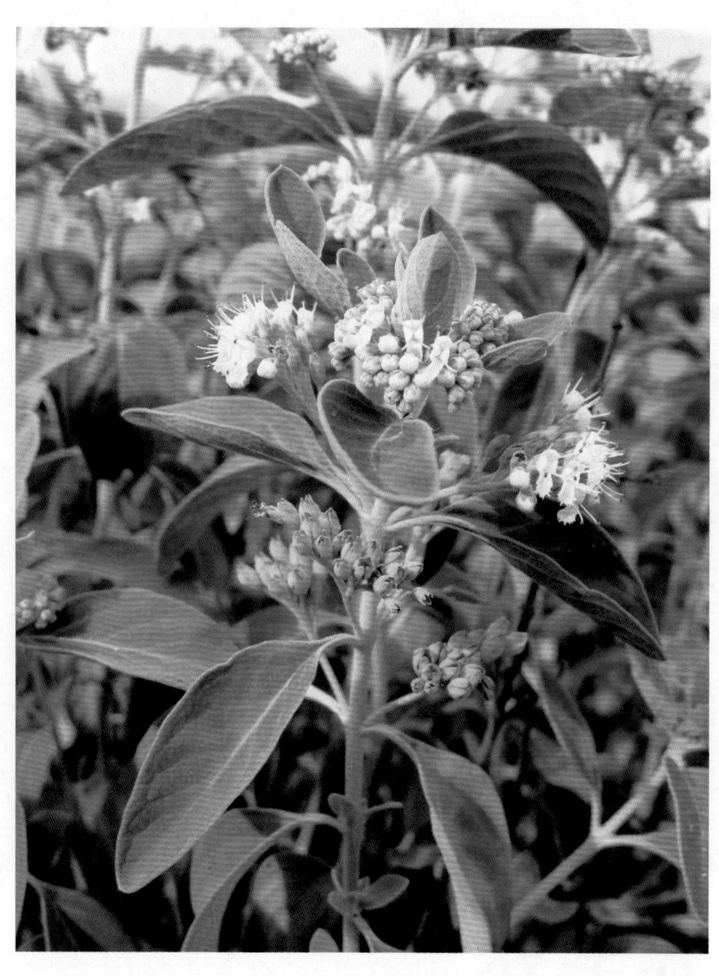

生境

生长于海拔 1700 ~ 3000m 的阳坡灌丛、山坡、路旁、荒地、干热河谷。

药材名

普那、普尔那（ཕུར་ནག）。

药用部位

全草或花穗、花枝。

功能与主治

杀虫，合溃疡，干脓水。用于传染病发热，急性炎症，咽喉病，炭疽，臁疮。

用量与用法

6 ~ 9g。内服煎汤，或入丸、散剂。

附注

"ཕུར་མོང་།"（普尔芒）系《蓝琉璃》在"药物补述"中增加记载的止痛、杀虫、敛黄水之药物。《晶珠本草》记载"ཕུར་མོང་།"（普尔芒）分为白（普尔芒嘎保）、黑（普尔芒那保）、紫（普尔芒莫保）3 种。现代文献记载的"普尔芒"类的基原涉及菊科蒿属（*Artemisia*）、亚菊属（*Ajania*）及马鞭草科莸属（*Caryopteris*）的多种植物，但不同文献对各品种的基原也有不同观点。关于其黑者"ཕུར་མོང་ནག་པོ།"[普尔芒那保，略称"ཕུར་ནག"（普尔那）]的基原，各地藏医多认为为蒿属植物，《青海藏标》（牛尾蒿 /ཕུར་མོང་ནག་པོ/ 普日芒那保）、《西藏藏标》（ཕུར་ནག/ 普那 / 结血蒿）收载了牛尾蒿 *Artemisia subdigitata* Mattf.（*Artemisia dubia* Wall. ex Bess.）和毛莲蒿 *Artemisia vestita* Wall. ex DC.。毛球莸 *C. trichosphaera* W. W. Sm. 为云南迪庆、盐井及四川乡城藏医使用的"普尔那"的基原之一，此外，灰毛莸 *C. forrestii* Diels、光果莸 *C. tangutica* Maxim.（唐古特莸）也作"普尔那"使用，但各基原在不同地区的临床应用有所不同。（参见"毛莲蒿""粘毛蒿""毛球莸""光果莸"条）

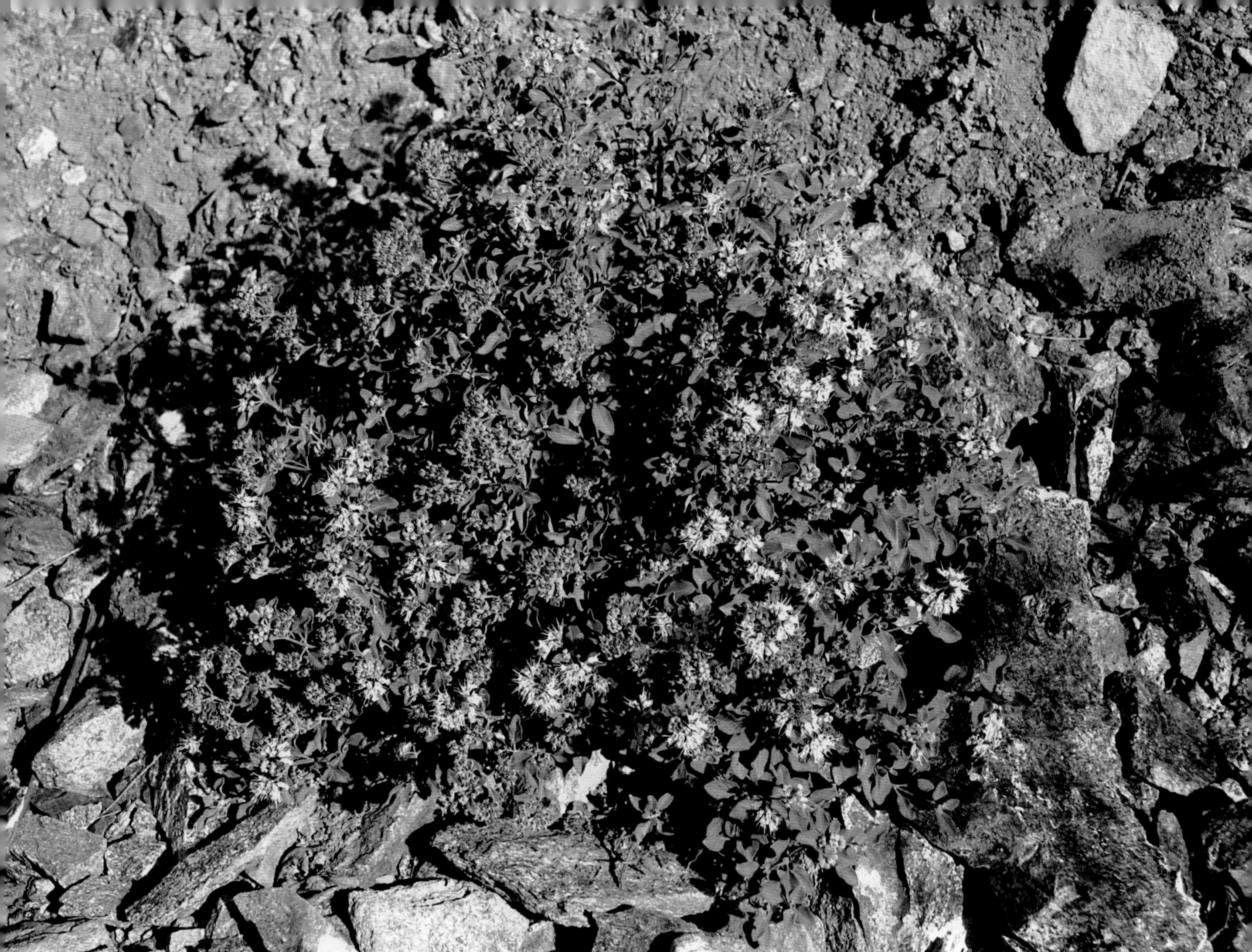

小叶灰毛莸

Caryopteris forrestii Diels var. *minor* P'ei et S. L. Chen et C. Y. Wu

马鞭草科（Vervenaceae）　莸属（*Caryopteris*）

形态

落叶小灌木，高 0.3 ~ 1.2m。小枝圆柱形，嫩枝密生灰棕色绒毛，老枝近无毛，灰棕色。叶片坚纸质，狭椭圆形或卵状披针形，长 2 ~ 6cm，宽 0.5 ~ 2.5cm，全缘，先端钝，基部楔形，表面绿色，疏被柔毛，背面密被灰白色绒毛；叶柄长 0.2 ~ 1cm。伞房状聚伞花序腋生或顶生，无苞片和小苞片。花序梗密被灰白色绒毛；花萼钟状，长 2 ~ 4mm，果时长达 5 ~ 7mm，外面被灰白色绒毛，先端 5 裂，裂片披针形；花冠黄绿色或绿白色，长约 5mm，外面被柔毛，内面毛较少，花冠管长约 2mm，喉部具 1 圈柔毛，先端 5 裂，下唇中裂片较大，先端齿状分裂；雄蕊 4，几等长，与花柱均伸出花冠管外；子房疏生细毛，顶部有腺点。蒴果直径约 2mm，通常包藏在花萼内，4 瓣裂，瓣缘稍具翅。花果期 6 ~ 10 月。

分布

分布于我国西藏东南部（察瓦龙）、四川西南部、云南西北部、贵州。

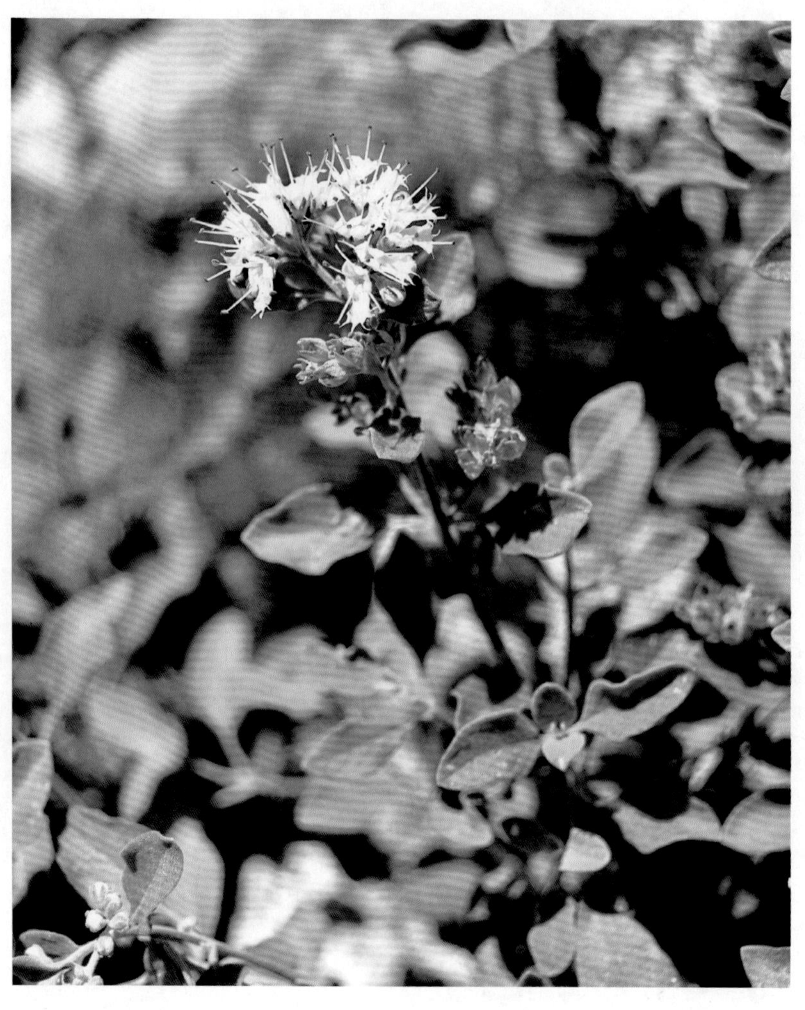

生境

生长于海拔 2000 ~ 3950m 的干燥山坡、向阳灌丛、路旁及荒地。

药材名

阿纳尔嘎保（ཨ་གར་དཀར་པོ།），阿嘎尔卡布（ཨ་དཀར་ཚབ།）。

药用部位

全草或花穗、花枝。

功能与主治

用于心脏病。

附 注

“ཨ་ག་རུ།”（阿卡如，为梵语音译）为《四部医典》记载的清心热之药物；《蓝琉璃》言其藏语称“ཨ་ག་རུ།”（阿嘎如），有黑、黄 2 种，其中黄者又有 2 种。《晶珠本草》言“阿卡如”分为白［“ཨར་སྐྱི།”（阿尔加）、“ཨ་ག་རུ།”（阿嘎如）］、黑［“ཨར་ནག”（阿尔纳）］、红［“ཨར་དམར།”（阿玛尔）］3 种。现代文献记载的现藏医所用“阿卡如”类的基原包括瑞香科、木犀科、樟科的多种植物，主要使用的为国产瑞香科的诶土沉香 *Aquilaria sinensis* (Lour.) Spreng.（白木香）和进口的同属植物，其药材含树脂呈黑色或深褐色，为“阿卡如”的黑者（阿尔纳），商品药材习称“沉香”。《迪庆藏药》记载小叶灰毛莸 *C. forrestii* Diels var. *minor* P'ei et S. L. Chen et C. Y. Wu 为云南德钦澜沧江一带及西藏盐井藏医使用的“阿尔纳”的代用品。四川若尔盖藏医也以光果莸 *C. tangutica* Maxim. 代用，称“ཨ་དཀར།”（阿嘎尔）。但该 2 种植物与“沉香”相去甚远，可能系因上述种类具有浓烈香气而误代用。（参见“土沉香”“光果莸”条）

光果莸

Caryopteris tangutica Maxim.

马鞭草科（Vervenaceae） 莸属（*Caryopteris*）

形态

直立灌木，高 0.5 ~ 2m；嫩枝密生灰白色绒毛。叶片披针形至卵状披针形，长 2 ~ 5.5cm，宽 0.5 ~ 2cm，先端钝或渐尖，基部圆形或楔形，边缘常具深锯齿，锯齿深达叶面 1/3 ~ 1/2 处，表面绿色，疏被柔毛，背面密生灰白色茸毛，侧脉 5 ~ 8 对，在叶背凸出明显，在表面常微凹；叶柄长 0.4 ~ 1cm。聚伞花序紧密、呈头状，腋生和顶生，无苞片和小苞片；花萼长约 2.5mm，果萼长约 6mm，外面密生柔毛，先端 5 裂，分裂达中部以下，裂片披针形，结果时花萼增大；花冠蓝紫色，二唇形，下唇中裂片较大，边缘呈流苏状，花冠管长 5 ~ 7mm，雄蕊 4，与花柱同伸出花冠管外；子房无毛，柱头 2 裂。蒴果倒卵圆状球形，无毛，长约 5mm，宽约 4mm，果瓣具宽翅。花期 7 ~ 9 月，果期 9 ~ 10 月。

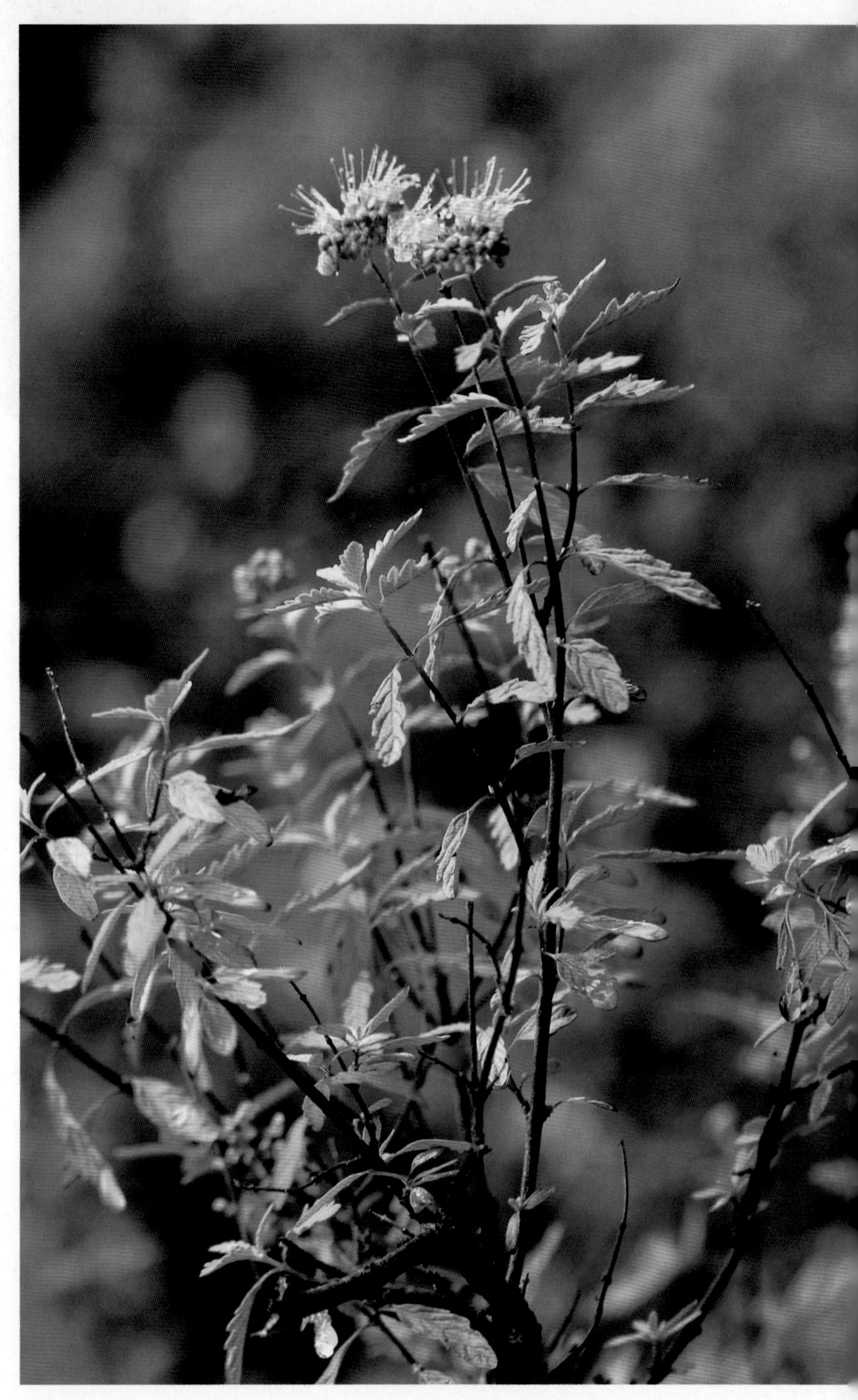

分布

分布于我国四川、甘肃、陕西、湖北、河南、河北。

生境

生长于海拔约 2500m 的干燥山坡。

药材名

普那、普尔那（ཕུར་ནག），普尔恩（ཕུར་སྔོན།），阿嘎尔（ཨ་དཀར།）。

药用部位

全草或花穗、花枝。

功能与主治

杀虫，合溃疡，干脓水。用于传染病发热，急性炎症，咽喉病，炭疽，臁疮。

用量与用法

6 ~ 9g。内服煎汤，或入丸、散剂。

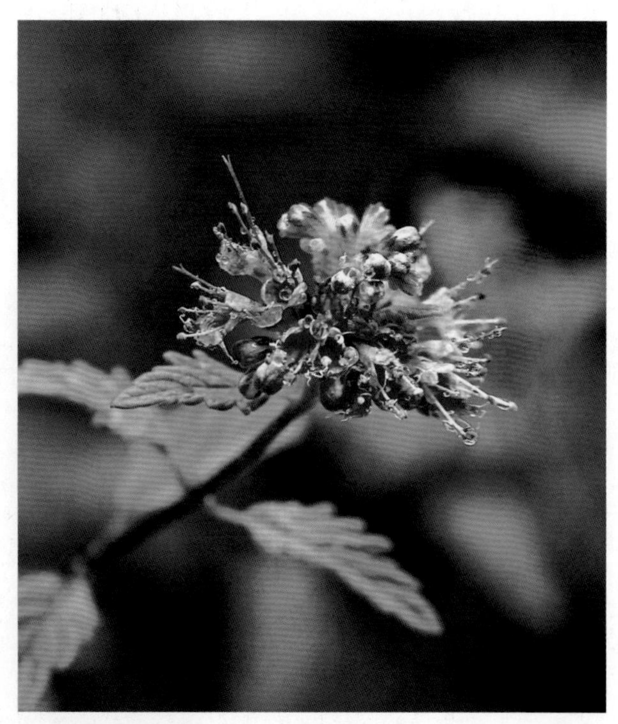

附　注

《晶珠本草》记载有“ཕུར་ནག།”（普尔芒），言其分为白（普尔芒嘎保）、黑（普尔芒那保、普尔那）、紫（普尔芒莫保）3 种，记载“普尔芒”为总称。现代文献记载的“普尔芒”类的基原包括菊科和马鞭草科的多种植物，但不同文献对其 3 种的基原也有不同观点。关于其黑者 [“ཕུར་མོང་ནག་པོ།”（普尔芒那保），《度母本草》略称其为“ཕུར་ནག”（普尔那）] 的基原，各地藏医多以菊科蒿属（*Artemisia*）植物为正品，云南迪庆、西藏盐井、四川甘孜及若尔盖等地藏医也使用莸属（*Caryopteris*）植物，又称其为“ཕུར་སྔོན།”（普尔恩），光果莸 *Caryopteris tangutica* Maxim. 为若尔盖藏医习用的“普尔那”的基原之一。（参见“毛莲蒿”“粘毛蒿”“毛球莸”条）

《四部医典》记载有清心热之药物“ཨ་ག་རུ།”（阿卡如）；《晶珠本草》言“阿卡如”分为白 [“ཨར་སྐྱི།”（阿尔加）、“ཨ་ག་རུ།”（阿嘎如）、“ཨར་སྐྱི་དཀར་པོ།”（阿加嘎布）]、黑 [“ཨར་ནག”（阿尔纳）]、红 [“ཨར་དམར།”（阿玛尔）]3 种，其中白者“阿尔加”又分为 3 种。据现代文献记载和调查，现藏医使用的“阿卡如”类（沉香类）的基原包括瑞香科、木犀科、樟科、马鞭草科等的多种植物，其中黑者（阿尔纳）的基原为瑞香科植物土沉香 *Aquilaria sinensis* (Lour.) Spreng.，红者（阿玛尔）的基原为樟科植物云南樟 *Cinnamomum glanduliferum* (Wall.) Nees，白者（阿尔加）的基原为木犀科植物白花欧丁香 *Syringa vulgaris* L. f. alba (Weston) Voss（白花洋丁香）。据文献记载，四川若尔盖藏医也以光果莸 *Caryopteris tangutica* Maxim. 代沉香（阿尔纳），称之为“ཨ་དཀར།”[阿嘎尔，“ཨར་སྐྱི་དཀར་པོ།”（阿加嘎布）的略称]。两者相去甚远，可能因光果莸 *Caryopteris tangutica* Maxim. 具有浓烈的香气而用，应系误代用。（参见“土沉香”条）

毛球莸

Caryopteris trichosphaera W. W. Sm.

马鞭草科（Vervenaceae） 莸属（*Caryopteris*）

形态

芳香灌木，高（0.3 ~ ）0.5 ~ 1m。嫩枝密生白色茸毛和腺点。叶片纸质，宽卵形至卵状长圆形，长 1 ~ 3cm，宽 1.5 ~ 3cm，先端钝圆，基部截形或圆形，边缘有规则钝齿，两面均有绒毛和腺点，但以背面为密，侧脉 6 ~ 8 对，在表面明显下陷，在背面隆起但常被绒毛所遮盖；下部叶柄长 3 ~ 9mm，向上渐无柄。聚伞花序近头状，腋生或顶生，无苞片和小苞片，密被长绒毛，花序梗长约 1cm；花萼钟状，长约 3mm，结果时增大至 6mm，外面密生长柔毛和腺点，裂片长圆状披针形；花冠长约 6mm，淡蓝色或蓝紫色，上部 5 裂，二唇形，裂片外有长柔毛和腺点，下唇中裂片较大，边缘流苏状，花冠管喉部具毛环，花冠管长约 5mm；雄蕊 4，与花柱均伸出花冠管外；子房无毛。蒴果长圆形，长 2 ~ 3mm，通常包藏于花萼内；4 瓣裂，果瓣边缘有不明显的翅至近无翅。花果期 8 ~ 9 月。

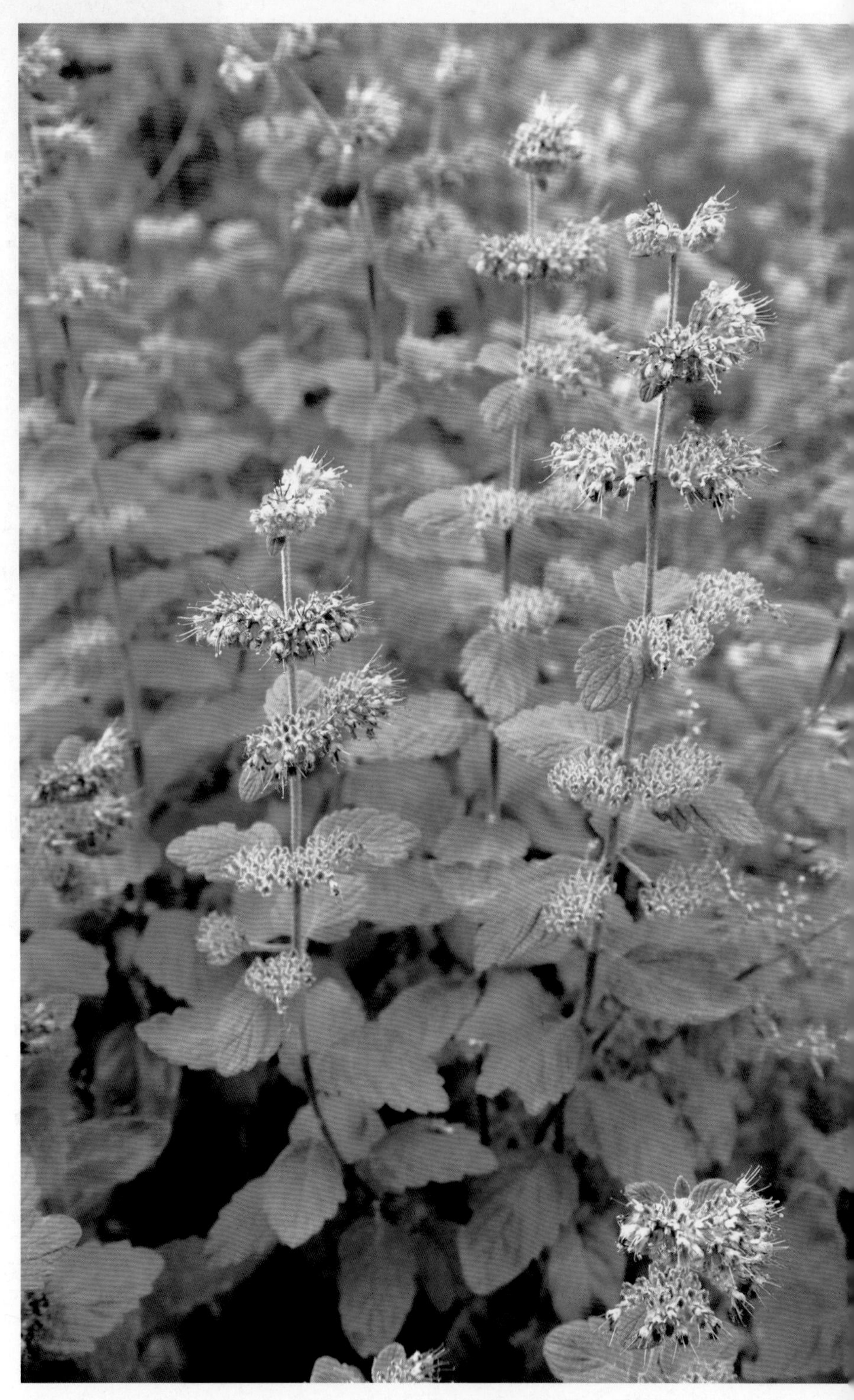

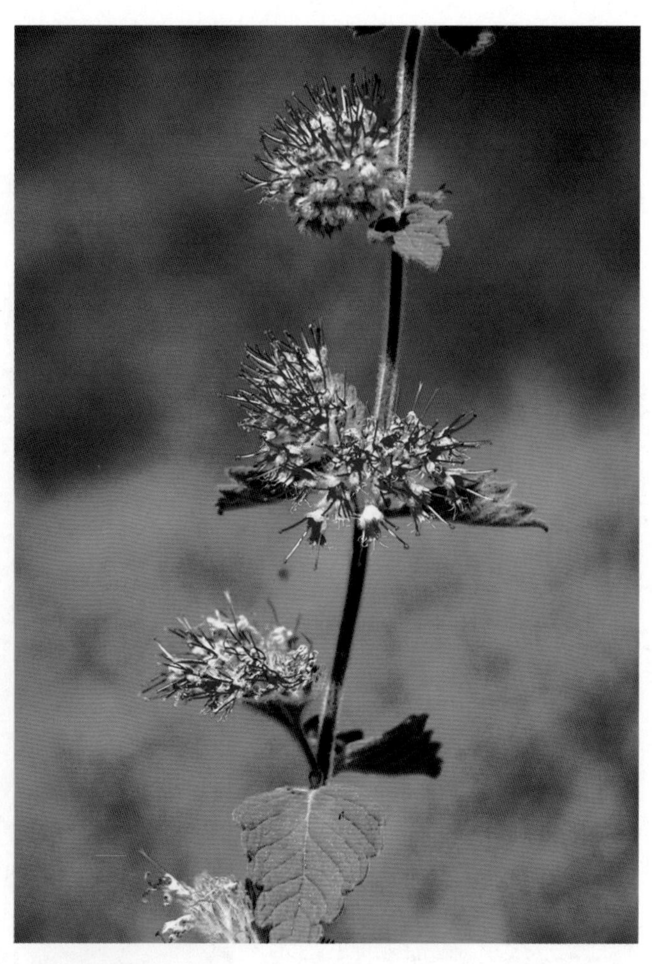

分布

分布于我国四川西部、云南（德钦、香格里拉）、西藏（昌都地区）。

生境

生长于海拔 2700 ~ 3300m 的山坡灌丛、河谷干旱草地。

药材名

普那、普尔那（ཕུར་ནག），普尔察（ཕུར་ཁྲ），普尔恩（ཕུར་སྔོན），普尔芒阿嘎如（ཕུར་མོང་ཨ་ག་རུ）。

药用部位

全草或花穗、花枝。

功能与主治

杀虫，敛溃疡，干脓水。用于传染病发热，急性炎症，咽喉病，炭疽，臁疮。

用量与用法

6 ~ 9g。内服煎汤，或入丸、散剂。

附注

《蓝琉璃》中记载有"ཕུར་མོང་"（普尔芒），言其为杀虫、敛溃、治炭疽病之药物。《晶珠本草》记载"普尔芒"分为白["ཕུར་མོང་དཀར་པོ"（普尔芒嘎保）]、黑["ཕུར་མོང་ནག་པོ"（芒尔芒那保）]、紫["ཕུར་མོང་སྨུག་པོ"（普尔芒莫保）]3 种。现代文献记载的"普尔芒"的基原主要为菊科蒿属（*Artemisia*）植物，但不同文献对其下 3 种的基原植物有不同观点。关于其黑者"ཕུར་མོང་ནག་པོ"（普尔芒那保）[略称"ཕུར་ནག"（普尔那）]的基原，各地藏医使用的有菊科植物牛尾蒿 *Artemisia dubia* Wall. ex Bess.（*A. subdigitata* Mattf.）、毛莲蒿 *Artemisia vestita* Wall. ex Bess.（结血蒿）等。据文献记载，云南迪庆、盐井及四川乡城、甘孜藏医也使用莸属（Caryopteris）植物中一些花蓝色或紫色的种类作"普尔那"使用，如毛球莸 *C. trichosphaera* W. W. Sm.、灰毛莸 *C. forrestii* Diels、光果莸 *C. tangutica* Maxim.（唐古特莸）、蒙古莸 *C. mongholica* Bunge 等，又称之为"ཕུར་སྔོན"（普尔恩）["ཕུར་མོང་སྔོན་པོ"（普尔芒恩保）的略称，为蓝色类之意]，但不同地区的临床应用有所不同。《藏药晶镜本草》将毛球莸 *C. trichosphaera* W. W. Sm. 归于"普尔芒"下，名"ཕུར་མོང་ཨ་ག་རུ"（普尔芒阿嘎如），而"ཨ་ག་རུ"（阿嘎如）为沉香白者品种的名称，"ཕུར་མོང་ཨ་ག་རུ"之名可能与云南、四川部分地区藏医以莸属植物作沉香的代用品有关。（参见"毛莲蒿""粘毛蒿""灰毛莸""蒙古莸""土沉香"条）

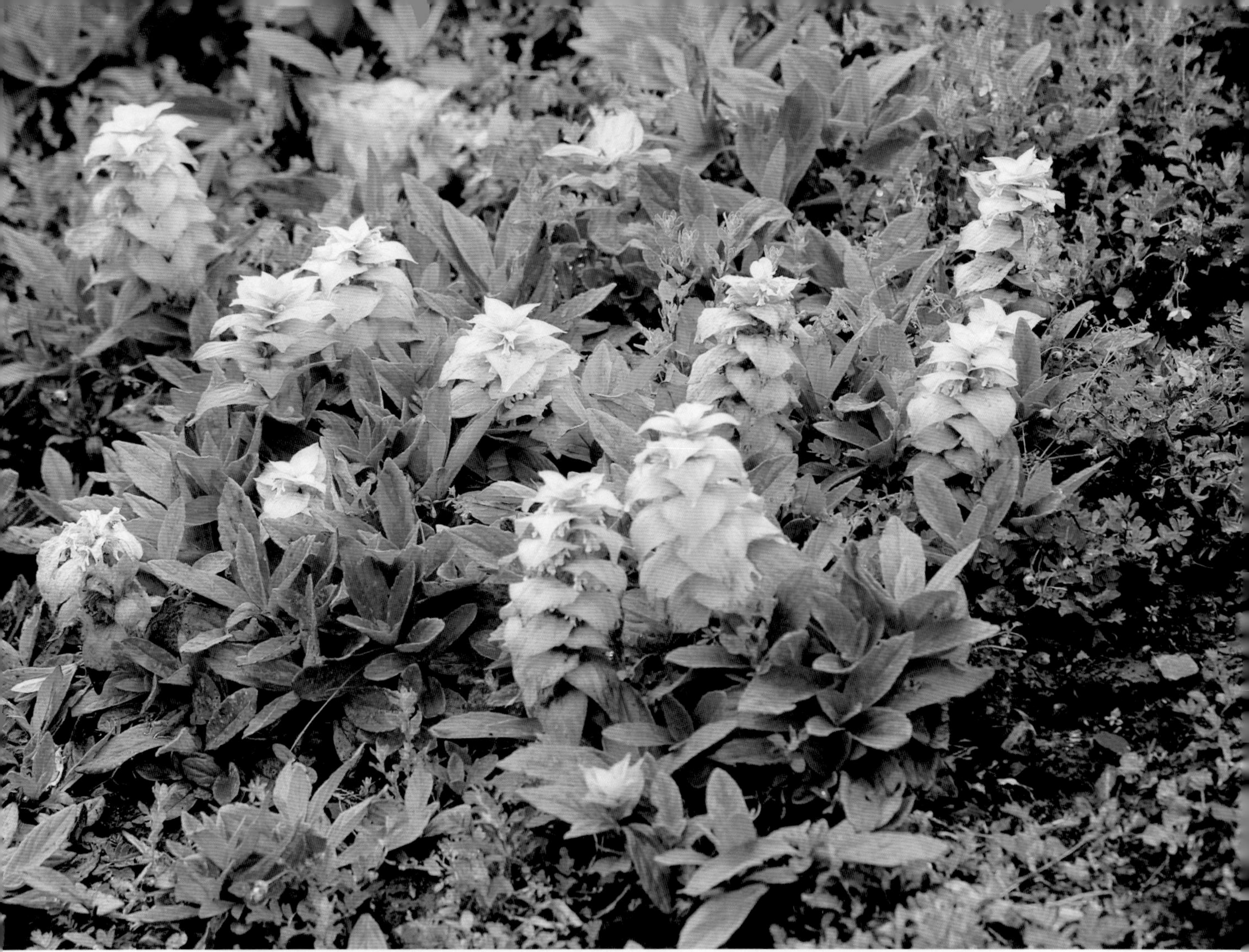

白苞筋骨草

Ajuga lupulina Maxim.

唇形科（Labiatae） 筋骨草属（*Ajuga*）

形态

多年生草本，具地下走茎。茎粗壮，直立，高 18 ~ 25cm，四棱形，具槽，沿棱及节上被白色具节长柔毛。叶柄具狭翅，基部抱茎，边缘具缘毛；叶片纸质，披针状长圆形，长 5 ~ 11cm，宽 1.8 ~ 3cm，先端钝或稍圆，基部楔形，下延，边缘疏生波状圆齿或几全缘，具缘毛，上面无毛或被极少的疏柔毛，下面仅叶脉被长柔毛或仅近先端有星散疏柔毛。穗状聚伞花序由多数轮伞花序组成；苞叶大，向上渐小，白黄色、白色或绿紫色，卵形或阔卵形，长 3.5 ~ 5cm，宽 1.8 ~ 2.7cm，先端渐尖，基部圆形，抱轴，全缘，上面被长柔毛，下面仅叶脉或有时仅先端被疏柔毛；花梗短，被长柔毛；花萼钟状或略呈漏斗状，长 7 ~ 9mm，基部前方略膨大，具 10 脉，其中 5 脉不甚明显，萼齿 5，狭三角形，长为花萼之半或较长，整齐，先端渐尖，边缘具缘毛；花冠白色、白绿色或白黄色，具紫色斑纹，狭漏斗状，长 1.8 ~ 2.5cm，外面被疏长柔毛，花冠筒基部前方略膨大，内面具毛环，从前方向下弯，冠檐二唇形，上唇小，直立，2 裂，裂片近圆形，下唇延伸，3 裂，中裂片狭扇形，长约 6.5mm，先端微缺，侧裂片长圆形，长约 3mm；雄蕊 4，二强，着生于花冠筒中部，伸出，花丝细，挺直，被长柔毛或疏柔毛，花药肾形，1 室；花柱无毛，伸出，较雄蕊略短，先端 2 浅裂，裂片细尖；花盘杯状，裂片近相等，不明显，前方微膨大；子房 4 裂，被长柔毛。小坚果倒卵状或倒卵状三棱形，背部具网状皱纹，腹部中间微微隆起，具 1 大果脐，而果脐几达腹面之半。花期 7 ~ 9 月，果期 8 ~ 10 月。

分布

分布于我国河北、山西、甘肃、青海、西藏东部、四川西部及西北部。

生境

生长于海拔（1300 ~ ）1900 ~ 3200（ ~ 3500）m 的河滩沙地、高山草地或陡坡石缝中。

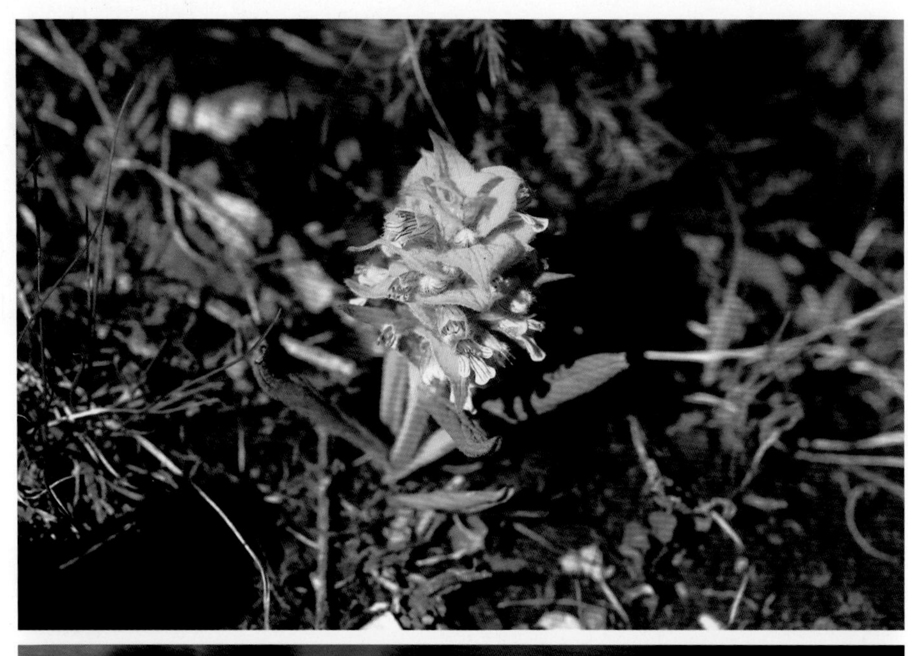

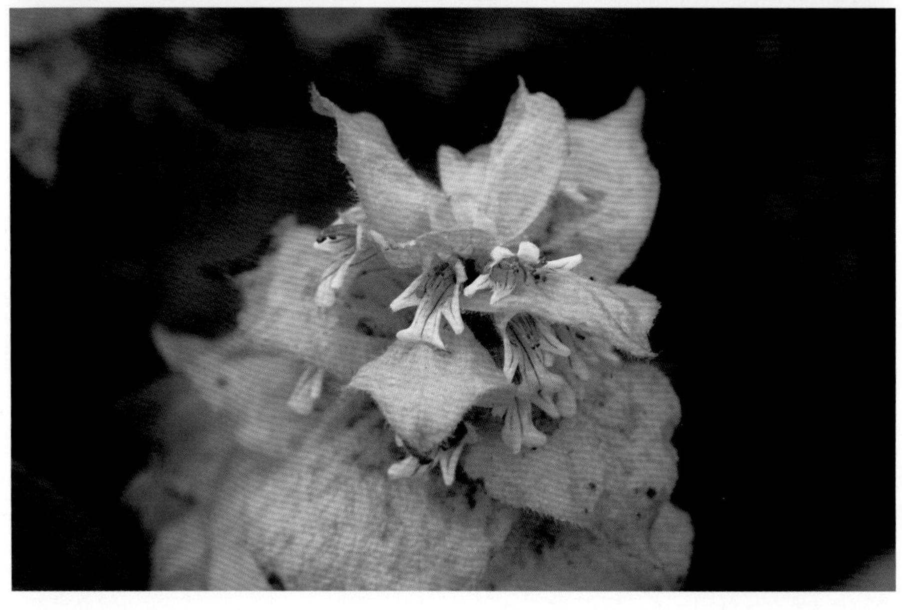

药材名

森蒂、森地、森斗、森斗合、参斗（ཟིན་ཏིག），森蒂嘎保（ཟིན་ཏིག་དཀར་པོ།），基独、吉土（སྤྱི་ཏུག）。

药用部位

全草。

功能与主治

清热解毒。用于炭疽，脑膜炎，咽喉炎，疔疮，癫痫，虫病。

用量与用法

2 ~ 6（~ 15）g。

附　注

《晶珠本草》首次记载有“ཟིན་ཏིག”（森蒂），言其为治痈疔、炭疽、癫痫及虫病之药物。现代文献多记载“森蒂”的正品为白苞筋骨草 *A. lupulina* Maxim.，《部标藏药》（白苞筋骨草 /ཟིན་ཏིག/ 森蒂）、《青海藏标》（白苞筋骨草 /ཟིན་ཏིག/ 森斗）等也收载了该种。该种的苞叶有白色、浅黄色、紫色之变化（在花后期和果期苞片颜色渐变为紫红色或暗紫色），四川若尔盖地区藏医又将苞叶白色或浅黄色者称为“ཟིན་ཏིག་དཀར་པོ།”（森蒂嘎保）。筋骨草属（*Ajuga*）的其他多种植物也为各地藏医习用，包括筋骨草 *A. ciliata* Bunge（四川甘孜）、齿苞筋骨草 *A. lupulina* Maxim. var. *major* Diels（云南迪庆）、短花白苞筋骨草 *A. lupulina* Maxim. f. *breviflora* Sun ex G. H. Hu（四川甘孜）、矮小白苞筋骨草 *A. lupulina* Maxim. f. *humilis* Sun ex G. H. Hu（云南迪庆、四川甘孜）。文献记载青海黄南、甘肃甘南部分藏医也称白苞筋骨草 *A. lupulina* Maxim. 为“གང་ག་ཆུང་།”（冈嘎穷），应为记载有误。《部标藏药》等收载的“གང་ག་ཆུང་།”（岗嘎琼）的基原为龙胆科植物乌奴龙胆 *Gentiana urnula* H. Smith。《藏汉大辞典》将“森蒂”译作“益母草”，其形态与古籍文献记载的不符。《西藏常用中草药》（1971）记载，西藏拉萨藏医将白苞筋骨草 *A. lupulina* Maxim. 作“སྤྱི་ཏུག”（基独）使用，将其用于外感风热、喉炎、咳嗽、疮痈等。《迪庆藏药》记载德钦藏族民间用菊科植物红梗草 *Eupatorium heterophyllum* DC.（异叶泽兰）作“基独”，将其鲜品用于除跳蚤、擦癣，“སྤྱི་ཏུག”意为“跳蚤的毒药”。（参见“乌奴龙胆”“异叶泽兰”条）

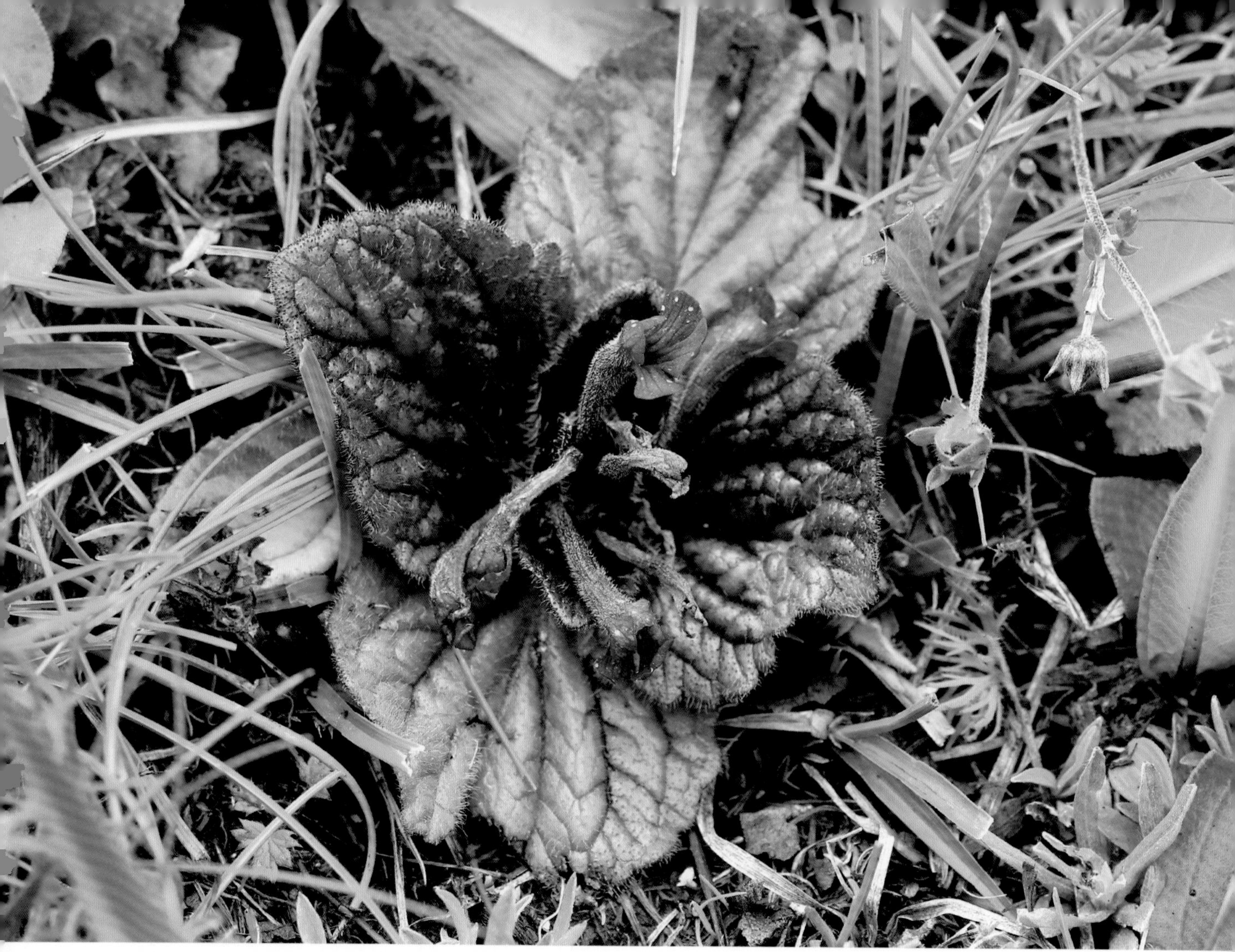

美花圆叶筋骨草

Ajuga ovalifolia Bur. et Franch. var. *calantha* (Diels) C. Y. Wu et C. Chen（美花筋骨草）

唇形科（Labiatae）　　筋骨草属（*Ajuga*）

形态

一年生草本。具短茎，高 3 ~ 6（~ 12）cm，四棱形，具槽，被白色长柔毛，无分枝。叶通常 2 对，稀 3 对，叶柄具狭翅，长 0.7 ~ 2cm，绿白色，有时呈紫红色或绿紫色；叶片纸质，宽卵形或近菱形，长 4 ~ 6cm，宽 3 ~ 7cm，先端钝或圆形，基部下延，边缘中部以上具波状或不整齐的圆齿，具缘毛，上面黄绿色或绿色，脉上有时带紫色，满布具节糙伏毛，下面较淡，仅沿脉上被糙伏毛，侧脉 4 ~ 5 对，与中脉在上面平坦、下面隆起。穗状聚伞花序顶生，几呈头状，长 2 ~ 3cm，由 3 ~ 4 轮伞花序组成；苞叶大，叶状，卵形或椭圆形，长 1.5 ~ 4.5cm，下部者呈紫绿色、紫红色至紫蓝色，具圆齿或全缘，被缘毛，上面被糙伏毛，下面几无毛；花梗短或几无；花萼管状钟形，长 5 ~ 8mm，仅萼齿边缘被长缘毛，具 10 脉，萼齿 5，长三角形或线状披针形，长占花萼的 1/2 或较短；花冠红紫色至蓝色，筒状，微弯，长 1.5 ~ 2（~ 3）cm，外面被疏柔毛，内面近基部有毛环，冠檐二唇形，上唇 2 裂，裂片圆形，相等，下唇 3 裂，中裂片略大，扇形，侧裂片圆形；雄蕊 4，二强，内藏，着生于上唇下方的花冠筒喉部，花丝粗壮，无毛；花柱被极疏的微柔毛或无毛，先端2浅裂，裂片细尖；花盘环状，前面呈指状膨大。花期6～8月，果期8月以后。

分布

分布于我国四川西部与西北部（康定、道孚）、甘肃西南部、西藏（江达、八宿）。

生境

生长于海拔3000～4300m的高山草甸、沙质草坡、瘠薄的山坡。

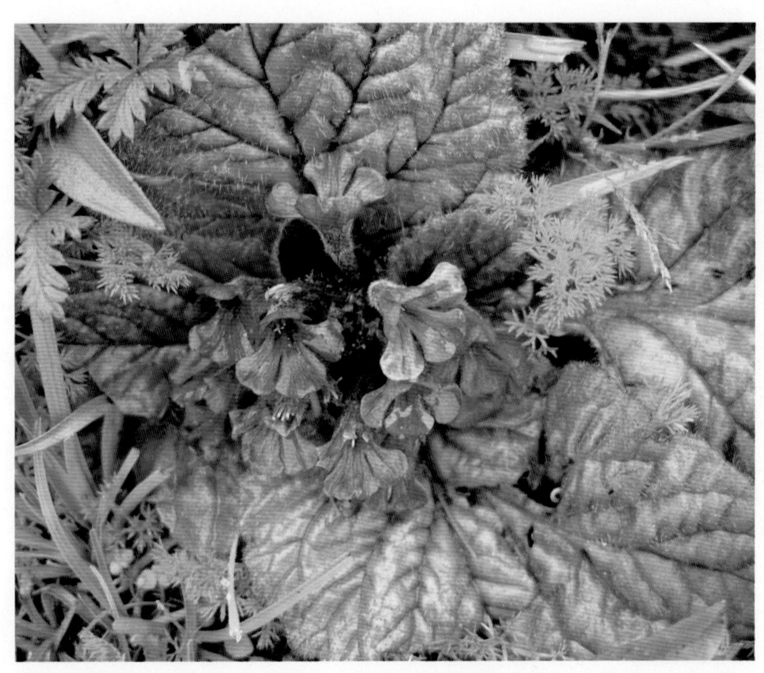

药材名

达巴、大巴、打布巴（ཏ་ལྷགས།），达巴巴（ཏ་ལྷགས་པ།），龙杰达巴巴（ལྕང་སྐྱེས་ཏ་ལྷགས།）。

药用部位

全草。

功能与主治

补髓接骨，干黄水，止血。用于跌打损伤，筋骨疼痛，风湿关节痛等。

用量与用法

2.5～5g。内服研末，或入丸、散剂。外用适量，鲜品捣绒，干品粉碎，捣绒敷患处。

附注

《晶珠本草》在“旱生草类”的“根叶花果全草类药物”中记载了“ཏ་ལྷགས།”（达巴），言其为固持软骨、引出黄水病之药物；引《图鉴》的记载，“达巴”有山生[“རི་སྐྱེས་ཏ་ལྷགས།”（日杰达巴巴）]和川生[“ལྕང་སྐྱེས་ཏ་ལྷགས།”（龙杰达巴巴）]2类，按花色分为紫、黄、白3种。据现代文献记载和实地调查，各地藏医均以唇形科植物独一味 *Lamiophlomis rotata* (Benth.) Kudo 为“达巴”的正品，部分地区藏医也以美花圆叶筋骨草 *A. ovalifolia* Bur. et Franch. var. *calantha* (Diels) C. Y. Wu et C. Chen（美花筋骨草）作代用品。《晶珠本草》汉译重译本将独一味 *L. rotata* (Benth.) Kudo 作山生者（日杰达巴巴），美花圆叶筋骨草 *A. ovalifolia* Bur. et Franch. var. *calantha* (Diels) C. Y. Wu et C. Chen 作川生者（龙杰达巴巴），又将前者称为“白独一味”，后者称为“黑独一味”。《部标藏药》等标准以“独一味/ཏ་ལྷགས།/达巴”之名收载了独一味 *L. rotata* (Benth.) Kudo，《四川藏标》以“美花筋骨草/ལྕང་སྐྱེས་ཏ་ལྷགས།/龙杰达巴巴”之名收载了美花圆叶筋骨草 *A. ovalifolia* Bur. et Franch. var. *calantha* (Diels) C. Y. Wu et C. Chen，两者的功能与主治也不尽相同。（参见“独一味”“藏玄参”条）

止痢蒿

Ajuga forrestii Diels

唇形科（Labiatae） 筋骨草属（*Ajuga*）

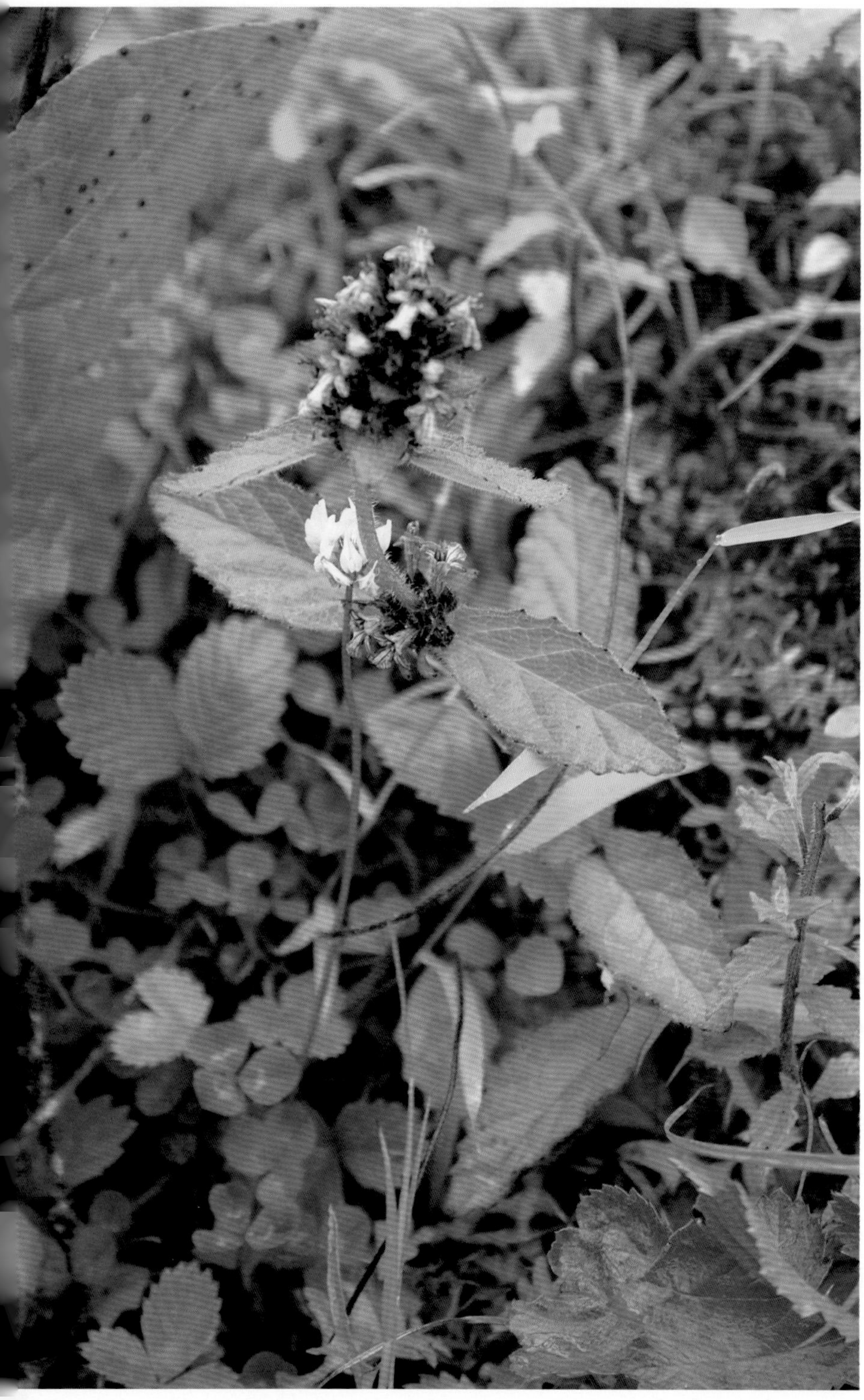

形态

多年生草本，直立或具匍匐茎，根茎膨大。茎高 6 ～ 20cm，有时达 30cm 或更高，基部木质化，具分枝，密被灰白色短柔毛或长柔毛。叶柄长 8mm 或几无，具槽及狭翅，毛被同茎；叶片纸质，披针形至卵形或披针状长圆形，长 4 ～ 8cm，宽 1.8 ～ 3.5cm，稀长达 12cm，宽达 4.5cm，先端钝或圆形，基部楔形，下延，边缘具波状锯齿或圆齿，具缘毛，两面密被灰白色短柔毛或长柔毛。穗状聚伞花序顶生，通常长约 6cm，由轮伞花序排列组成；苞叶叶状，向上渐小，卵形或卵状披针形，无柄，长约 1.5cm，宽约 1cm，全缘或有齿，具缘毛，下面暗紫色，两面被柔毛；花梗短或几无；花萼漏斗状，长 5 ～ 6.5mm，外面仅在上部沿脉及齿缘具缘毛，内面无毛，具 10 脉，萼齿 5，卵形，长为花萼的 1/2，紫色，近整齐；花冠淡紫色、紫蓝色或蓝色，筒状，挺直，长 0.7 ～ 1.1cm，伸出，或略短而近内藏，外面被疏短柔毛，内面无毛，近基部具斜向毛环，冠檐二唇形，上唇短，直立，圆形，先端微缺，下唇宽大，伸长，3 裂，中裂片狭倒心形，有深紫色条纹，侧裂片线状长圆形；雄蕊 4，二强，微弯，伸出，均着生于花冠筒近喉部之下，花丝粗壮，无毛；花柱粗壮，无毛，超出雄蕊，先端 2 裂，裂片细尖；花盘环状，裂片不明显，前面有时呈指状膨大；子房 4 裂，无毛。小坚果倒卵状三棱形，背部具网状皱纹，腹部平整，果脐占腹面的 2/3 或更多。花期 4 ~ 8 月，果期 5 ~ 10 月。

分布

分布于我国四川西部、云南中部及西北部、西藏东南部。

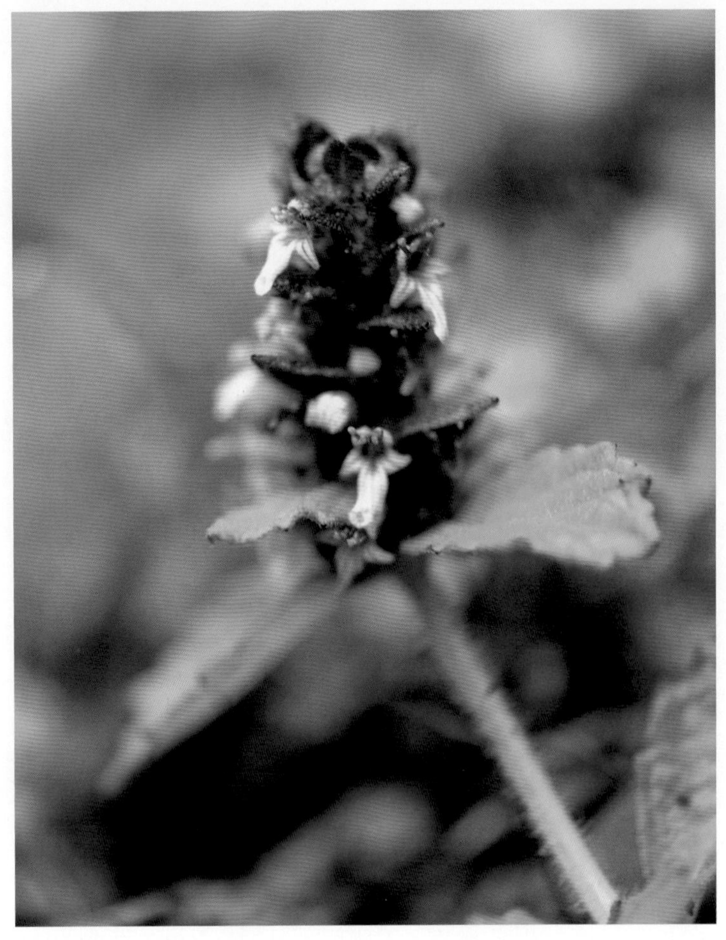

生境

生长于海拔 1700 ~ 4000m 的开阔路旁、溪边等潮湿草地、矮草丛中。

药材名

森蒂曼巴（ཟིན་ཏིག་དམན་པ།）。

药用部位

全草。

功能与主治

清热，止痢。用于痢疾，发热；外用于乳腺炎，疮疖痈肿。

用量与用法

3 ~ 5g。外用鲜草敷患处。

附注

《晶珠本草》《宇妥本草》均记载有“ཟིན་ཏིག”（森蒂），言其为治痈疖、炭疽、癫痫及虫病之药物。现代文献记载的“森蒂”的基原有唇形科植物筋骨草 *A. ciliata* Bunge、白苞筋骨草 *A. lupulina* Maxim.、齿苞筋骨草 *A. lupulina* Maxim. var. *major* Diels。《部标藏药》（白苞筋骨草 /ཟིན་ཏིག/ 森蒂）、《青海藏标》（白苞筋骨草 /ཟིན་ཏིག/ 森斗）等收载了白苞筋骨草 *A. lupulina* Maxim.。据文献记载，止痢蒿 *A. forrestii* Diels 为“ཟིན་ཏིག་དམན་པ།”（森蒂曼巴）的基原之一，为云南迪庆及西藏昌都藏医所习用，从其名称“曼巴”（为代用品之意）来看，应是代用品。（参见“白苞筋骨草”条）

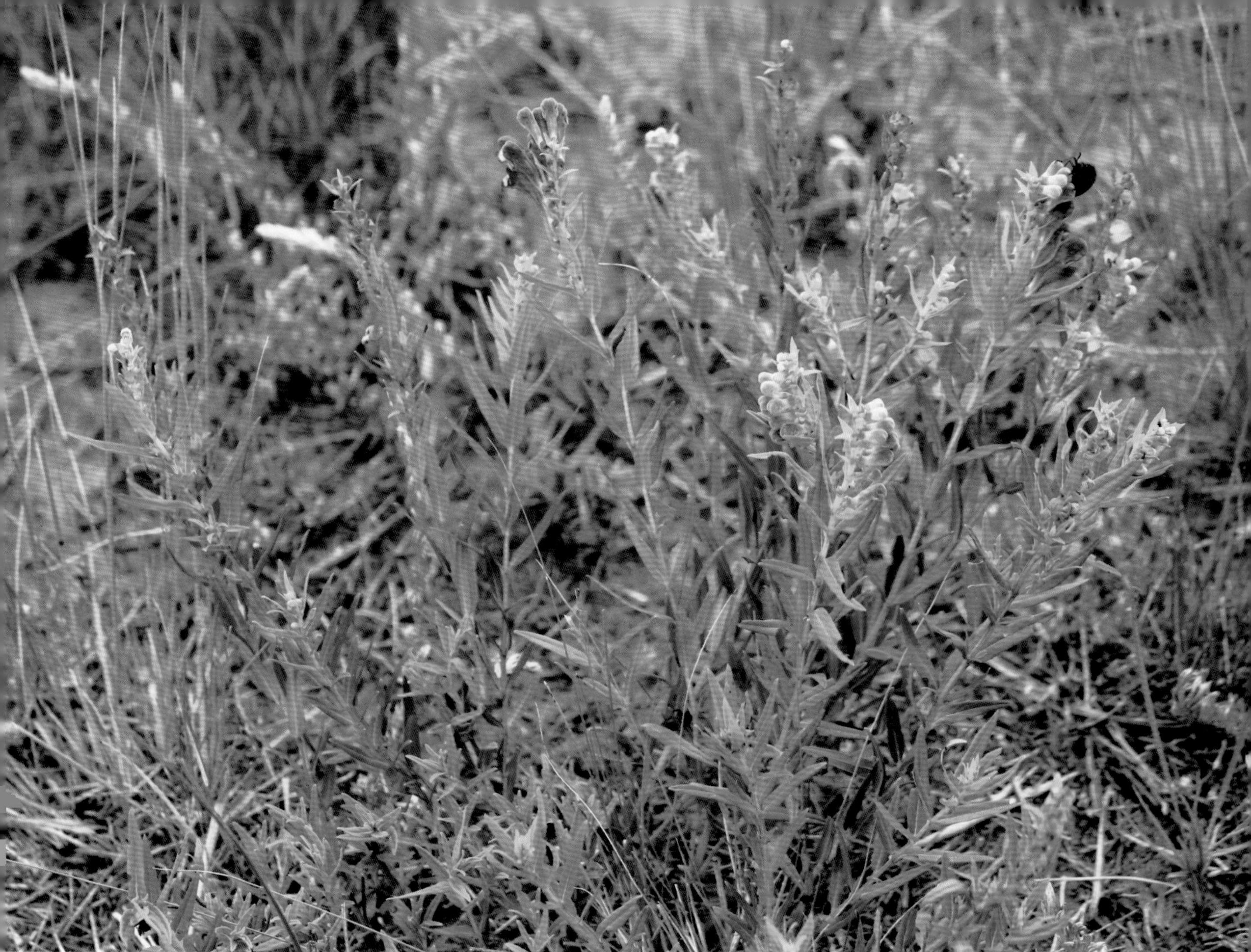

黄芩

Scutellaria baicalensis Georgi

唇形科（Labiatae） 黄芩属（*Scutellaria*）

形态

多年生草本。根茎肥厚，肉质，直径达 2cm，伸长而分枝。茎基部伏地，上升，高（15 ~ ）30 ~ 120cm，基部直径 2.5 ~ 3mm，钝四棱形，具细条纹，近无毛或被上曲至开展的微柔毛，绿色或带紫色，自基部多分枝。叶坚纸质，披针形至线状披针形，长 1.5 ~ 4.5cm，宽（0.3 ~ ）0.5 ~ 1.2cm，先端钝，基部圆形，全缘，上面暗绿色，无毛或疏被贴生至开展的微柔毛，下面色较淡，无毛或沿中脉疏被微柔毛，密被下陷的腺点，侧脉 4 对，与中脉上面下陷、下面凸出；叶柄短，长 2mm，腹凹背凸，被微柔毛。花序在茎及枝上顶生，总状，长 7 ~ 15cm，常再于茎顶聚成圆锥花序；花梗长 3mm，与花序轴均被微柔毛；苞片下部者似叶，上部者远较之小，卵圆状披针形至披针形，长 4 ~ 11mm，近无毛；花萼开花时长 4mm，盾片高 1.5mm，外面密被微柔毛，萼缘被疏柔毛，内面无毛，果时花萼长 5mm，有高 4mm 的盾片；花冠紫色、紫红色至蓝色，长 2.3 ~ 3cm，外面密被具腺短柔毛，内面在囊状膨大处被短柔毛，花冠筒近基部明显膝曲，中部直径 1.5mm，至喉部宽达 6mm，冠檐二唇形，上唇盔状，先端微缺，下唇中裂片三角状卵圆形，宽 7.5mm，两侧裂片向上唇靠合；雄蕊 4，稍露出，前对较长，具半药，退化半药不明显，后对较短，具全药，药室裂口具白色髯毛，背部具泡状毛；花丝扁平，中部以下前对在内侧、后对在两侧被小疏柔毛；花柱细长，先端锐尖，微裂；花盘环状，高 0.75mm，前方稍增大，后方延伸成极短子房柄；子房褐色，无毛。小坚果卵球形，高 1.5mm，直径 1mm，黑褐色，具瘤，腹面近基部具果脐。花期 7 ~ 8 月，果期 8 ~ 9 月。

分布

分布于我国黑龙江、辽宁、内蒙古、河北、山东、河南、甘肃、陕西、山西、四川等；河北、甘肃、宁夏等地有栽培。蒙古、朝鲜、日本等也有分布。

生境

生长于海拔 60 ~ 2000m 的向阳草坡地、休荒地、草原、灌丛。

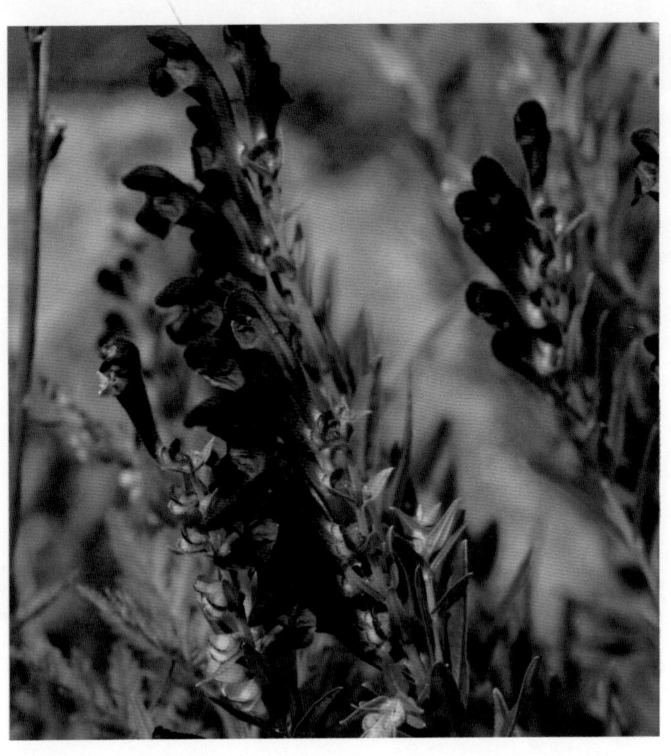

药材名

黄芩、洪金（ཧོང་ཚེན།、ཧོང་ཚེན།，系黄芩的音译藏文名），吉子、吉孜（འཇིབ་ཙི།）。

药用部位

全草或根。

功能与主治

清热解毒，消炎，止痛。用于急性胃肠炎，胃腹疼痛，上呼吸道感染。

用量与用法

3 ~ 5g。

附注

黄芩 *S. baicalensis* Georgi 为常用中药材之一，主要分布于我国东北、华北地区，藏医药古籍中未见其药用记载。据现代文献记载，黄芩 *S. baicalensis* Georgi 在四川西部有分布，德格藏医院以之药用，其功效与中药黄芩相同。部分藏医将连翘叶黄芩 *S. hypericifolia* Lévl.（川黄芩）、滇黄芩 *S. amoena* C. H. Wright、并头黄芩 *S. scordifolia* Fisch. ex Schrank 作黄芩 *S. baicalensis* Georgi 的代用品使用。据四川《甘孜州藏药植物名录》（内部资料）记载的名称看，黄芩 *S. baicalensis* Georgi 及同属多种植物似也作为“吉孜”类药物使用，其他还包括展毛韧黄芩 *S. tenax* W. W. Smith var. *patentipilosa* (Hand.-Mazz.) C. Y. Wu（大黄芩）、滇黄芩 *S. amoena* C. H. Wright、天全黄芩 *S. tienchüanensis* C. Y. Wu et C. Chen 等，以根或全草入药。（参见“连翘叶黄芩”“并头黄芩”“白花枝子花”条）

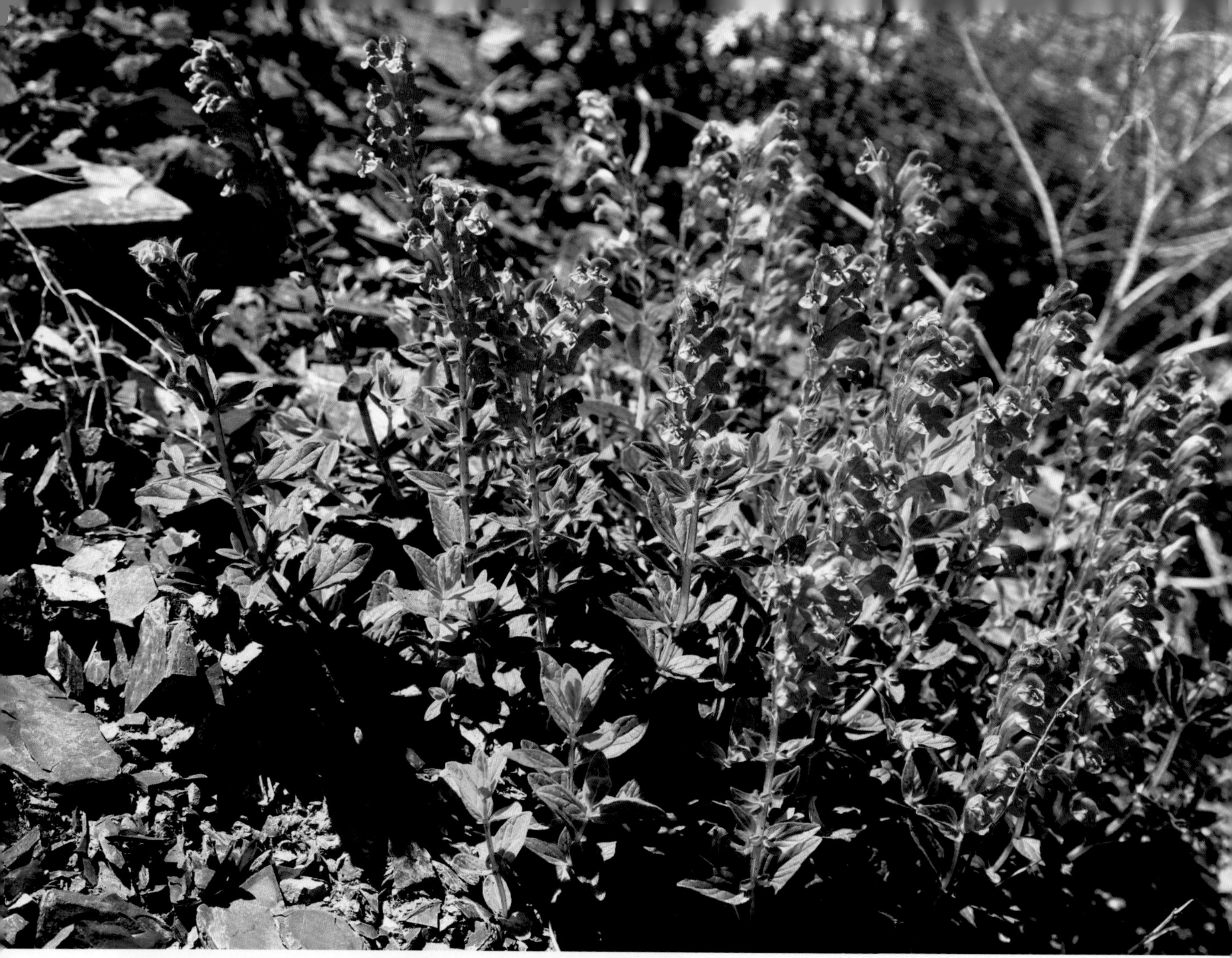

连翘叶黄芩

Scutellaria hypericifolia Lévl.

唇形科（Labiatae）　黄芩属（*Scutellaria*）

形态

多年生草本。根茎肥厚，直径达2cm，先端多头。茎多数近直立或弧曲上升，高10 ~ 30cm，四棱形，基部直径1.2 ~ 2mm，沿棱角疏被白色平展疏柔毛，其余部分几无毛，在节上被小髯毛，常带紫色，大多不分枝，有时有少数短分枝。叶具短柄或近无柄，柄长1 ~ 2mm，背凸，疏被白色疏柔毛；叶片草质，大多数卵圆形，在茎上部者有时为长圆形，长2 ~ 3.4cm，宽0.7 ~ 1.4cm，先端圆形或钝，稀微尖，基部大多圆形或宽楔形，但在茎上部者有时楔形，全缘或偶有微波状，稀生少数不明显的浅齿，上面绿色，疏生疏柔毛，下面色较淡，常带紫色，有多数浅凹腺点，主要沿中脉及侧脉上被疏柔毛，边缘具缘毛。侧脉3 ~ 4对，与中脉在上面凹陷下面多少凸起而变白色，在叶缘内方消失。花序总状，长6 ~ 15cm；花梗长2.5 ~ 3mm，与花序轴均疏被白色平展疏柔毛；苞片下部者似叶，其余的远变小，卵形，先端急尖，长7 ~ 15mm，下面常呈紫色，全缘，被缘毛。花萼开花时长约3mm，绿紫色，有时紫色，外面被疏柔毛及黄色腺点，盾片高约1mm，果时花萼长 6mm，盾片高 3mm。花冠白色、绿白色至紫色、紫蓝色，长 2.5 ~ 2.8cm，外面疏被短柔毛，内面在膝曲处及上唇片被短柔毛；花冠筒长 1.8 ~ 2.1cm，基部膝曲，直径约 2mm，渐向喉部增大，至喉部直径达 6mm；冠檐二唇形，上唇盔状，内凹，先端微缺，下唇中裂片三角状卵圆形，近基部最宽，宽达 9mm，先端微凹，2 侧裂片与上唇片高度靠合，宽约 2.5mm。雄蕊 4，前对较长，具半药，退化半药不明显，后对较短，具全药，药室具髯毛；花丝扁平，下半部被微柔毛。花柱细长，先端锐尖，微裂。花盘环状，肥厚，前方微隆起；子房柄很短，基部具黄色腺体。小坚果卵球形，长 2mm，宽 1.5mm，黑色，有基部隆起的乳突，腹面近基部有 1 细小果脐。花期 6 ~ 8 月，果期 8 ~ 9 月。

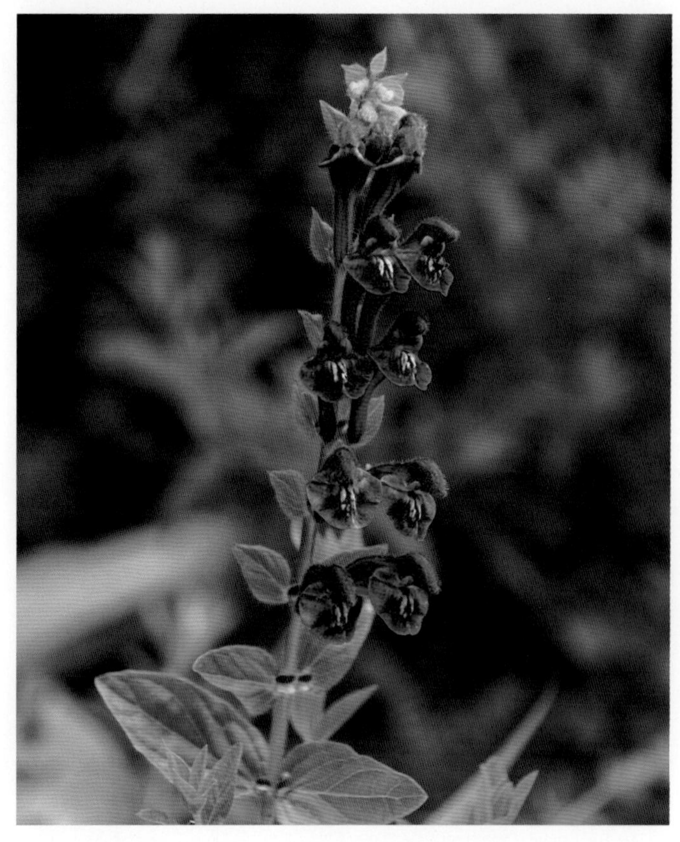

分布

分布于我国四川西部（康定、甘孜）。

生境

生长于海拔 900 ~ 4000m 的山地草地、灌丛。

药材名

吉子、吉孜（འཇིབ་ཅི།）。

药用部位

全草。

功能与主治

清热解毒，消炎，止痛。用于急性胃肠炎，胃腹疼痛，上呼吸道感染。

用量与用法

3 ~ 5g。

附注

《蓝琉璃》中记载有“འཇིབ་ཅི།”（吉孜），《晶珠本草》记载其名为“འཇིབ་ཅི་ཆེན་པོ།”（吉子青保），言其为治口病、牙病及肝热病之药物，按花色分为白（吉子嘎保）、蓝（或青，吉孜青保）2 种。现代文献记载的藏医药用“吉孜”类的基原主要为唇形科青兰属（*Dracocephalum*）植物。据文献记载，四川甘孜部分藏医还习用以唇形科植物黄芩 *Scutellaria baicalensis* Georgi 等黄芩属（*Scutellaria*）植物作“吉孜”类药用；四川阿坝《高原中草药治疗手册》（内部资料）记载连翘叶黄芩 *S. hypericifolia* Lévl. 为“འཇིབ་ཅི།”（吉孜）的基原之一；而《藏本草》则记载，部分藏医将连翘叶黄芩 *S. hypericifolia* Lévl.（川黄芩）、滇黄芩 *S. amoena* C. H. Wright、并头黄芩 *S. scordifolia* Fisch. ex Schrank 作黄芩 *S. baicalensis* Georgi 的代用品使用。也有观点认为，藏医药古籍中并未见作药用的黄芩属植物的记载。（参见“黄芩”“并头黄芩”“白花枝子花”条）

并头黄芩

Scutellaria scordifolia Fisch. ex Schrank

唇形科（Labiatae） 黄芩属（*Scutellaria*）

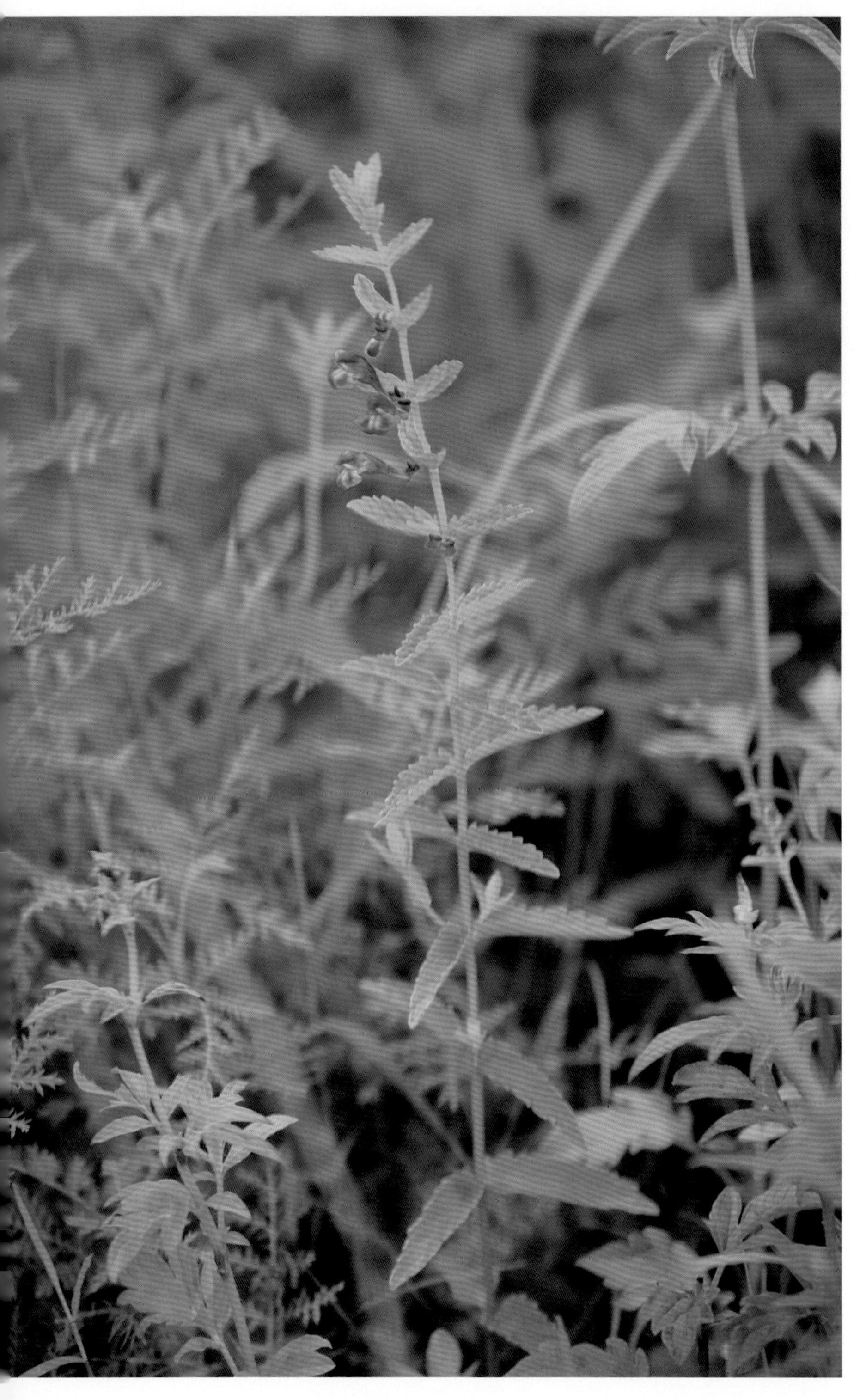

形态

根茎斜行或近直伸，节上生须根。茎直立，高 12 ~ 36cm，四棱形，基部直径 1 ~ 2mm，常带紫色，在棱上疏被上曲的微柔毛，或几无毛，不分枝，或具或多或少、或长或短的分枝。叶具很短的柄或近无柄，柄长 1 ~ 3mm，腹凹背凸，被小柔毛；叶片三角状狭卵形、三角状卵形或披针形，长 1.5 ~ 3.8cm，宽 0.4 ~ 1.4cm，先端大多钝，稀微尖，基部浅心形或近截形，边缘大多具浅锐牙齿，稀生少数不明显的波状齿，极少近全缘，上面绿色，无毛，下面色较淡，沿中脉及侧脉疏被小柔毛，有时几无毛，具多数凹点，有时不具凹点，侧脉约 3 对，上面凹陷，下面明显凸起。花单生于茎上部的叶腋内，偏向一侧；花梗长 2 ~ 4mm，被短柔毛，近基部有一对长约 1mm 的针状小苞片；花萼花时长 3 ~ 4mm，被短柔毛及缘毛，盾片高约 1mm，果时花萼长 4.5mm，盾片高 2mm；花冠蓝紫色，长

2 ~ 2.2cm，外面被短柔毛，内面无毛；花冠筒基部浅囊状膝曲，宽约 2mm，向上渐宽，至喉部宽达 6.5mm；冠檐二唇形，上唇盔状，内凹，先端微缺，下唇中裂片圆状卵圆形，先端微缺，最宽处 7mm，2 侧裂片卵圆形，先端微缺，宽 2.5mm。雄蕊 4，均内藏，前对较长，具能育半药，退化半药明显，后对较短，具全药，药室裂口具髯毛；花丝扁平，前对内侧、后对两侧下部被疏柔毛。花柱细长，先端锐尖，微裂；花盘前方隆起，后方延伸成短子房柄；子房 4 裂，裂片等大。小坚果黑色，椭圆形，长 1.5mm，直径 1mm，具瘤状突起，腹面近基部具果脐。花期 6 ~ 8 月，果期 8 ~ 9 月。

分布

分布于我国黑龙江、内蒙古、河北、陕西、青海等。蒙古、日本等也有分布。

生境

生长于海拔 2100m 以下的草地、湿草甸。

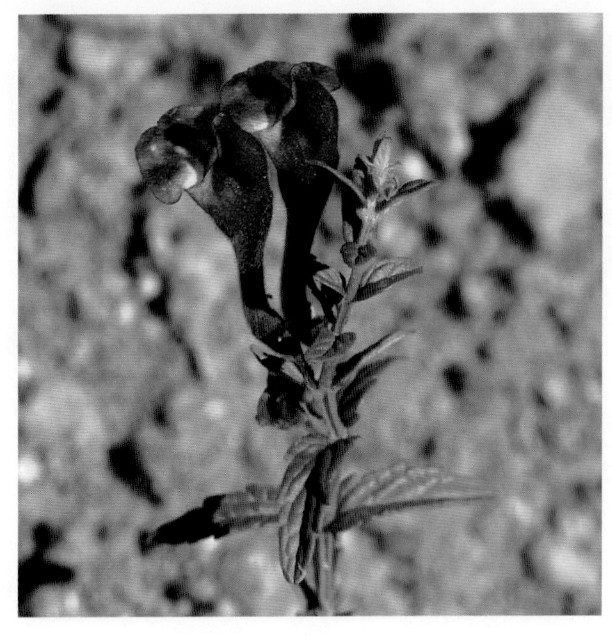

药材名

吉孜（འཇིབ་རྩི།），兴托里那保（ཞིམ་ཐིག་ལེ་ནག་པོ།）。

药用部位

全草。

功能与主治

清热解毒，消炎，止痛。用于急性胃肠炎，胃腹疼痛，上呼吸道感染。

用量与用法

3 ~ 5g。

附注

藏医药古籍中未见记载有黄芩 *Scutellaria baicalensis* Georgi，但四川甘孜部分地区（德格）从市场购买黄芩使用，其功效与中药黄芩相同，并将并头黄芩 *Scutellaria scordifolia* Fisch. ex Schrank、连翘叶黄芩 *Scutellaria hypericifolia* Lévl.（川黄芩）、滇黄芩 *Scutellaria amoena* C. H. Wright 作黄芩 *Scutellaria baicalensis* Georgi 的代用品。据文献记载，四川甘孜似也将黄芩 *Scutellaria baicalensis* Georgi、展毛韧黄芩 *Scutellaria tenax* W. W. Smith var. *patentipilosa* (Hand.-Mazz.) C. Y. Wu（大黄芩）、滇黄芩 *Scutellaria amoena* C. H. Wright、天全黄芩 *Scutellaria tienchüanensis* C. Y. Wu et C. Chen 等作"吉孜"类药物使用（蒙医也将并头黄芩 *Scutellaria scordifolia* Fisch. ex Schrank 作"吉孜"使用）。甘肃天祝、甘南也习用并头黄芩 *Scutellaria scordifolia* Fisch. ex Schrank 作"ཞིམ་ཐིག་ལེ་ནག་པོ།"（兴托里那保）使用。现藏医使用的"吉孜"类的基原主要包括唇形科青兰属（*Dracocephalum*）、鼠尾草属（*Salvia*）、荆芥属（*Nepeta*）等的多种植物，"兴托里那保"的基原主要为唇形科香茶菜属（*Rabdosia*）植物。（参见"黄芩""连翘叶黄芩""白花枝子花""白花铃子香""川藏香茶菜"条）

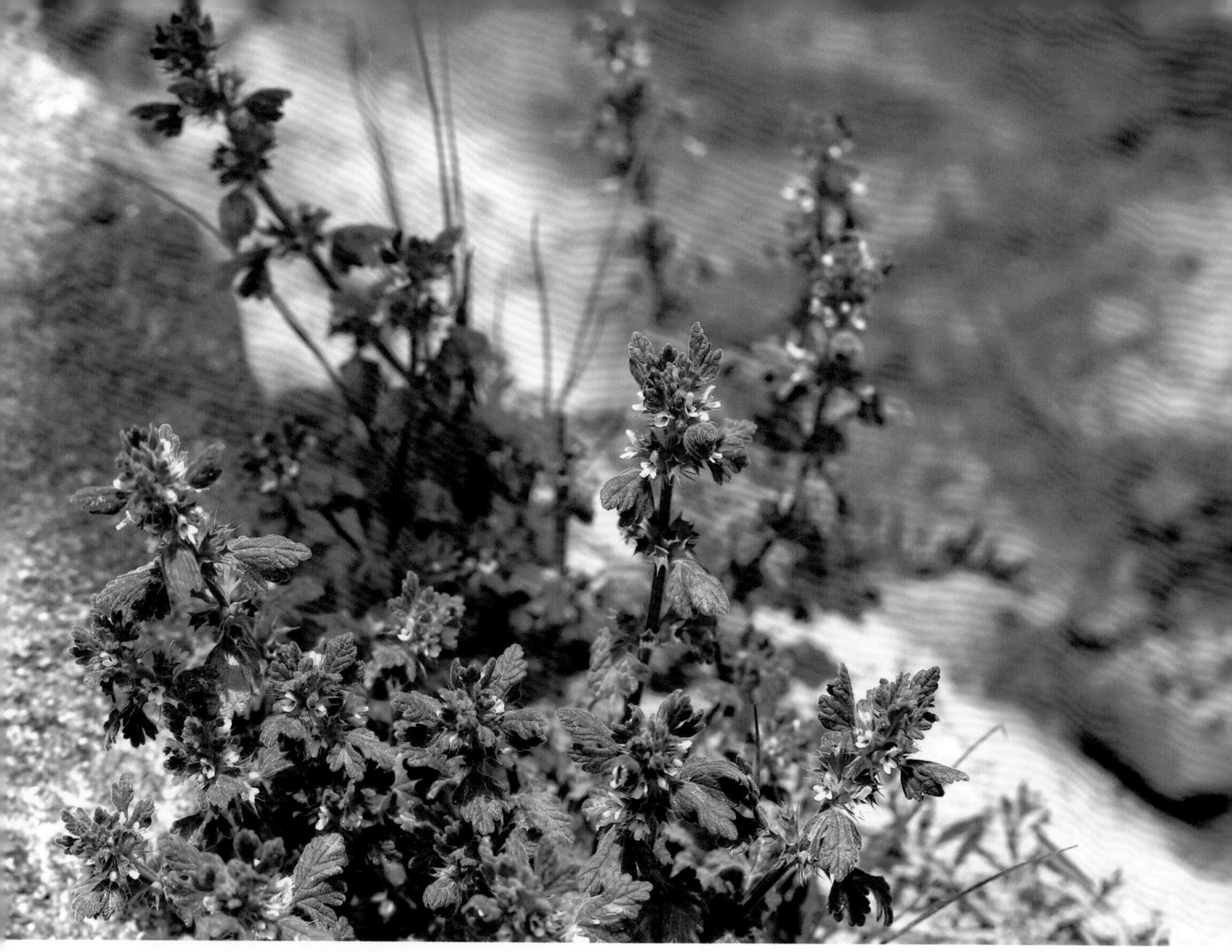

夏至草

Lagopsis supina (Steph.) IK.-Gal. ex Knorr.

唇形科（Labiatae）　夏至草属（*Lagopsis*）

形态

多年生草本，披散于地面或上升。具圆锥形的主根。茎高 15 ~ 35cm，四棱形，具沟槽，带紫红色，密被微柔毛，常在基部分枝。叶圆形，长、宽均为 1.5 ~ 2cm，先端圆形，基部心形，3 深裂，裂片有圆齿或长圆形犬齿，有时叶片为卵圆形，3 浅裂或深裂，裂片无齿或有稀疏圆齿，通常基部越冬叶较宽大，叶片两面均绿色，上面疏生微柔毛，下面沿脉上被长柔毛，余部具腺点，边缘具纤毛，脉掌状，3 ~ 5 出；基生叶叶柄长 2 ~ 3cm，上部叶叶柄较短，通常在 1cm 左右，扁平，上面微具沟槽。轮伞花序疏花，直径约 1cm，在枝条上部者较密集，在下部者较疏松；小苞片长约 4mm，稍短于萼筒，弯曲，刺状，密被微柔毛；花萼管状钟形，长约 4mm，外密被微柔毛，内面无毛，脉 5，凸出，齿 5，不等大，长 1 ~ 1.5mm，三角形，先端刺尖，边缘有细纤毛，在果时明显展开，且 2 齿稍大；花冠白色，稀粉红色，稍伸出萼筒，长约 7mm，外面被绵状长柔毛，内面被微柔毛，在花丝基部有短柔毛；花冠筒长约 5mm，直径约 1.5mm；冠檐二唇形，上唇直伸，比下唇长，长圆形，全缘，下唇斜展，3 浅裂，中裂片扁圆形，2 侧裂片椭圆形；雄蕊 4，着生于花冠筒中部稍下，不伸出，后对较短；花药卵圆形，2 室；花柱先端 2 浅裂；花盘平顶；小坚果长卵形，长约 1.5mm，褐色，有鳞秕。花期 3 ~ 4 月，果期 5 ~ 6 月。

分布

分布于我国四川、贵州、云南、青海、甘肃、西藏（昌都）、新疆、内蒙古及东北、华东、华中地区。西伯利亚地区、朝鲜也有分布。

生境

生长于海拔 3000m 以上的路旁、旷地。

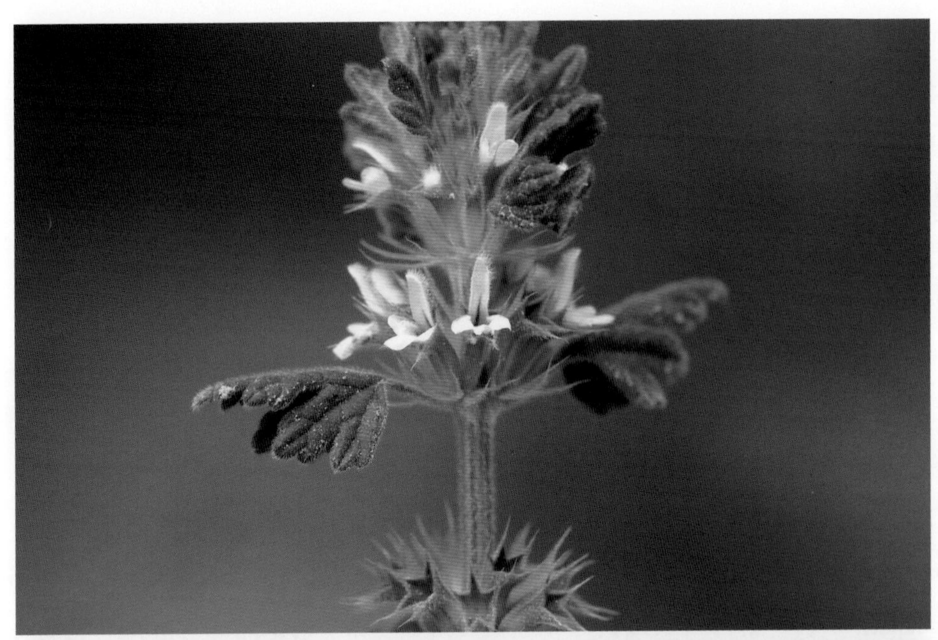

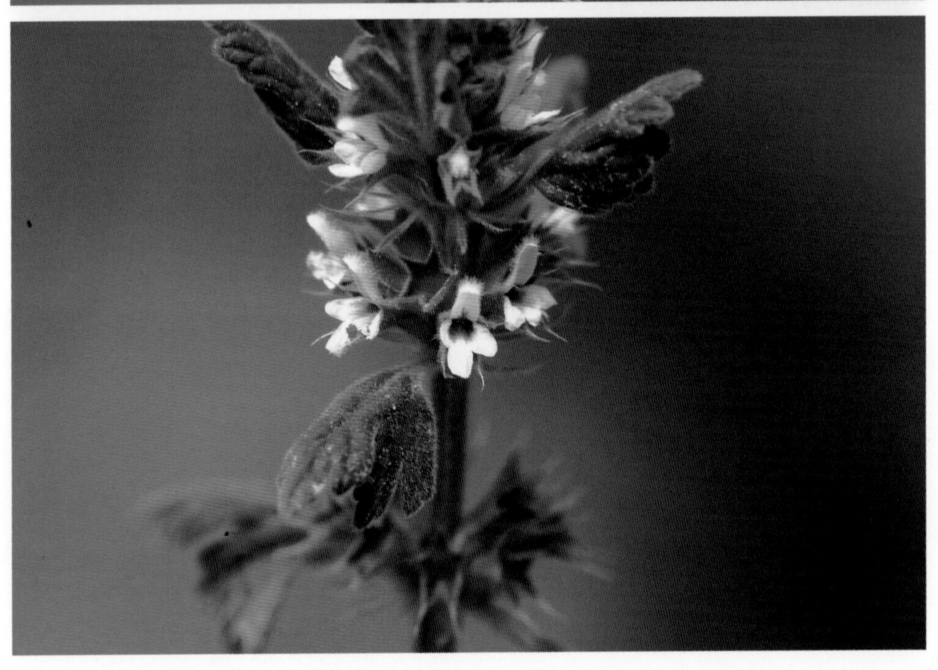

药材名

兴托里、辛木头勤、辛头勤（ཞིམ་ཐིག་ལེ།），兴托里嘎保、兴日里嘎博、兴托里尕保（ཞིམ་ཐིག་ལེ་དཀར་པོ།）。

药用部位

地上部分或种子。

功能与主治

消炎，明目退翳，利尿。用于翳障，沙眼，结膜炎，遗尿症。

用量与用法

2.5g。内服煎汤，或入丸、散剂。

附 注

《晶珠本草》记载有“ཞིམ་ཐིག་ལེ།”（兴托里），言其系多种药物的总称（《晶珠本草》汉译重译本将该条目译为“夏至草等多种药物”），分为大、中、小 3 类，其中大者又分白、黄 2 种，中者分为红、蓝 2 种，小者分为白、蓝 2 种，共计 6 种，系治眼病、云翳之药物。现代文献对“兴托里”的品种分类及各品种的基原有不同观点，或分为白者 [“ཞིམ་ཐིག་ལེ་དཀར་པོ།”（兴托里嘎保）]、黑者 [“ཞིམ་ཐིག་ལེ་ནག་པོ།”（兴托里那保）] 2 类，或统称“ཞིམ་ཐིག་ལེ།”（兴托里），各地所用的基原种类极为复杂，涉及唇形科、玄参科、牻牛儿苗科等多属多种植物。据文献记载，夏至草 *Lagopsis supina* (Steph.) IK.-Gal. ex Knorr. 为白者（兴托里嘎保）的基原之一，《部标藏药》在“夏至草 / ཞིམ་ཐིག་ལེ།/ 兴托里”条下收载的基原也为该种，以其地上部分入药。《藏标》以“茺蔚子 /ཞིམ་ཐིག་ལེ།/ 辛头勤”之名收载了唇形科植物益母草 *Leonurus heterophyllus* Sweet（《中国植物志》将该学名作为錾菜 *Leonurus pseudomacranthus* Kitagawa 的异名）的果实，其功能、主治与夏至草 *Lagopsis supina* (Steph.) IK.-Gal. ex Knorr. 不同。不同文献记载的白者（兴托里嘎保）的基原还有唇形科植物白花铃子香 *Chelonopsis albiflora* Pax et Hoffm. ex Limpr. 及细叶益母草 *Leonurus sibiricus* Linn.、玄参科植物短腺小米草 *Euphrasia regelii* Wettst.、牻牛儿苗科植物牻牛儿苗 *Erodium stephanianum* Willd. 等，“兴托里”的基原还有唇形科植物藏荆芥 *Nepeta angustifolia* C. Y. Wu、穗花荆芥 *N. laevigata* (D. Don) Hand.-Mazz.、异色荆芥 *N. discolor* Benth.。（参见“白花铃子香”“川藏香茶菜”“牻牛儿苗”“鼬瓣花”“细叶益母草”“穗花荆芥”条）

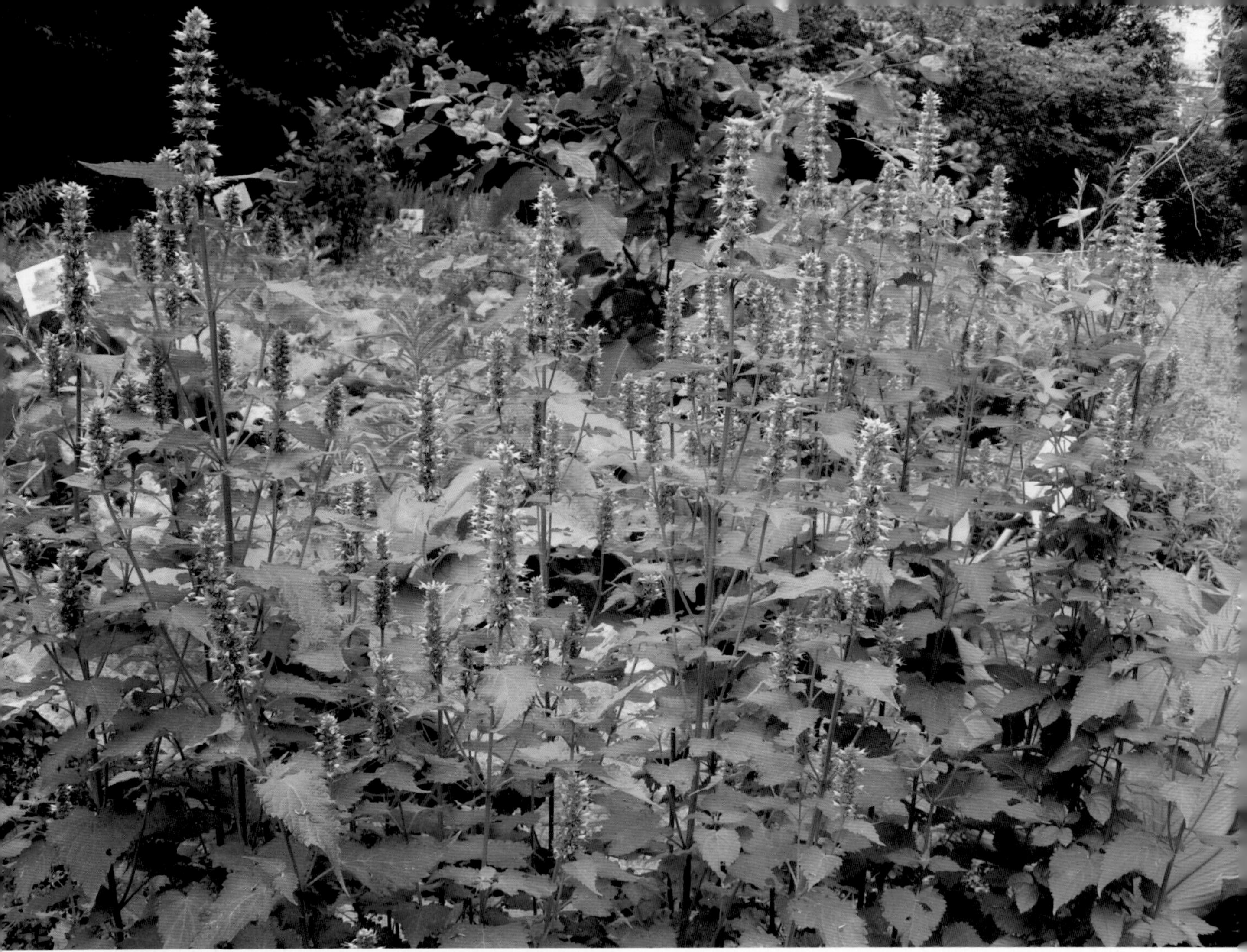

藿香

Agastache rugosa (Fisch. et Mey.) O. Ktze.

唇形科（Labiatae） 藿香属（*Agastache*）

形态

多年生草本。茎直立，高 0.5 ~ 1.5m，四棱形，直径达 7 ~ 8mm，上部被极短的细毛，下部无毛，在上部具能育的分枝。叶心状卵形至长圆状披针形，长 4.5 ~ 11cm，宽 3 ~ 6.5cm，向上渐小，先端尾状长渐尖，基部心形，稀截形，边缘具粗齿，纸质，上面橄绿色，近无毛，下面色略淡，被微柔毛及点状腺体；叶柄长 1.5 ~ 3.5cm。轮伞花序多花，在主茎或侧枝上组成顶生密集的圆筒形穗状花序，穗状花序长 2.5 ~ 12cm，直径 1.8 ~ 2.5cm；花序基部的苞叶长不超过 5mm，宽 1 ~ 2mm，披针状线形，长渐尖，苞片形状与之相似，较小，长 2 ~ 3mm；轮伞花序具短梗，总梗长约 3mm，被腺微柔毛；花萼管状倒圆锥形，长约 6mm，宽约 2mm，被腺微柔毛及黄色小腺体，多少染成浅紫色或紫红色，喉部微斜，萼齿三角状披针形，后 3 齿长约 2.2mm，前 2 齿稍短；花冠淡紫蓝色，长约 8mm，外被微柔毛，花冠筒基部宽约 1.2mm，微超出萼，向上渐宽，至喉部宽约 3mm，冠檐二唇形，上唇直伸，先端微缺，下唇 3 裂，中裂片较宽大，长约 2mm，宽约 3.5mm，平展，边缘波状，基部宽，侧裂片半圆形；雄蕊伸出花冠，花丝细，扁平，无毛；花柱与雄蕊近等长，丝状，先端2等裂；花盘厚环状；子房裂片顶部具绒毛。成熟小坚果卵状长圆形，长约1.8mm，宽约1.1mm，腹面具棱，先端具短硬毛，褐色。花期6～9月，果期9～11月。

分布

全国各地均有分布。朝鲜、日本等，以及北美洲也有分布。

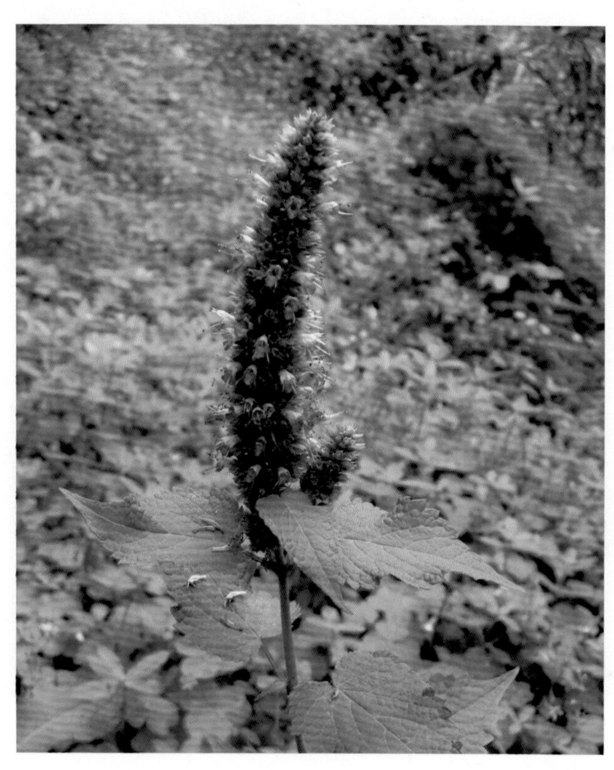

生境

生长于山坡草地。常栽培作芳香油原料、药材。

药材名

萨齐阿亚（ཟ་ཐྱི་ཨ་ཡ།）。

药用部位

全草。

功能与主治

利尿，愈创。用于恶性水肿，各种创伤。

用量与用法

2g。内服研末。外用适量，水调敷患处。

附 注

《四部医典》《晶珠本草》等中记载有“ཟ་ཐྱི་ཨ་ཡ།”（萨齐阿亚），言其为愈疮、治肾性水肿之药物。《晶珠本草》中另记载了“ཟ་འབྲུམ།”（萨珠），种子为生阳、治陈旧隆热症之药物。现代文献记载的上述2种药材的基原涉及荨麻科荨麻属（*Urtica*）、水麻属（*Debregeasia*）、苎麻属（*Boehmeria*）、墙草属（*Parietaria*）以及菊科豨莶属（*Siegesbeckia*）等的多种植物，不同文献对各品种的基原有不同观点。荨麻属植物既作“萨齐阿亚”的基原，也作“萨珠”的基原，而其他属植物均只作“萨齐阿亚”的基原使用。《中华本草·藏药卷》认为“萨齐阿亚”的正品应为藿香 *A. rugosa* (Fisch. et Mey.) O. Ktze.。（参见“西藏荨麻”“高原荨麻”条）

穗花荆芥

Nepeta laevigata (D. Don) Hand.-Mazz.

唇形科（Labiatae） 荆芥属（*Nepeta*）

形态

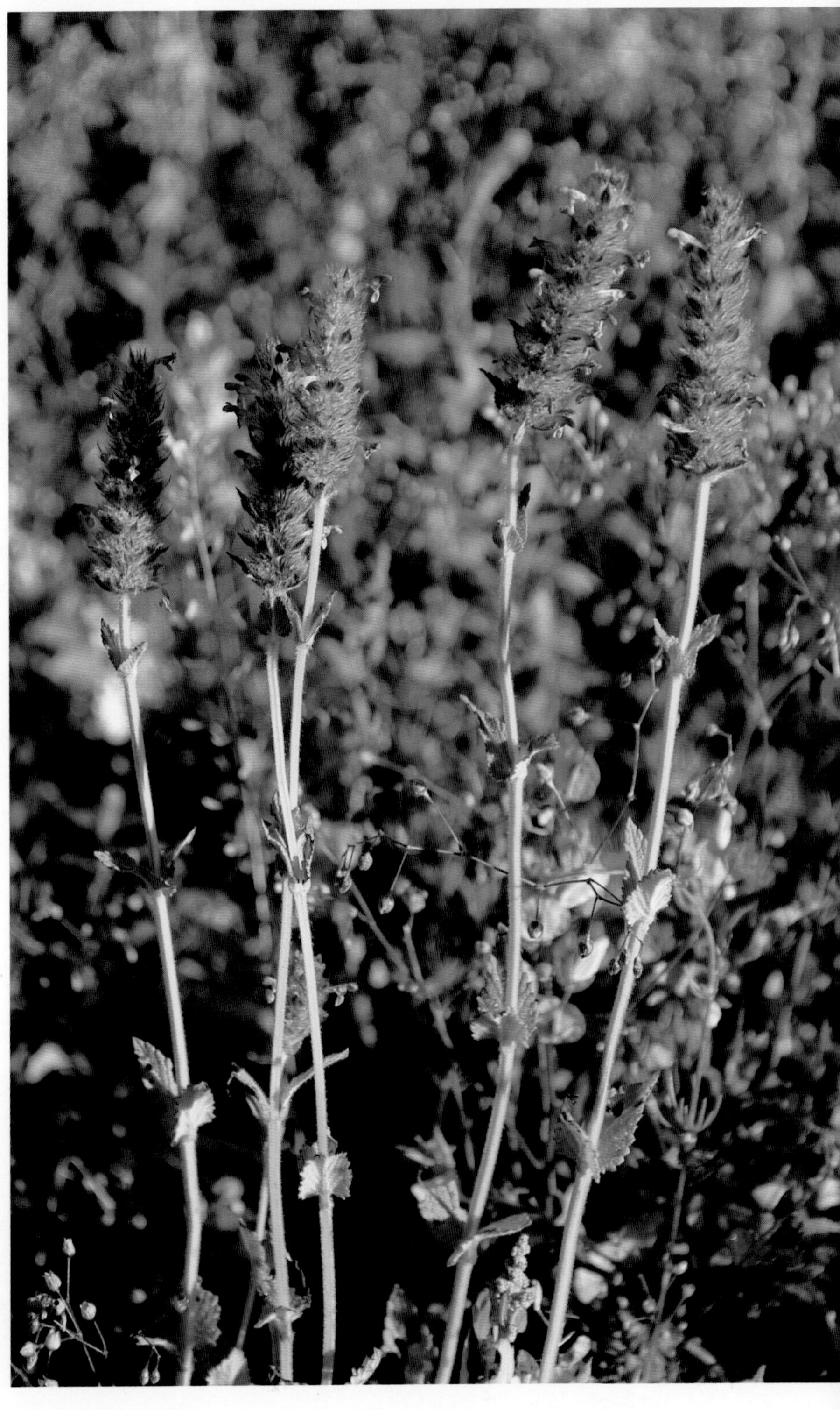

草本。茎高 20 ~ 80cm，钝四棱形，具浅槽，干部基部暗褐色，上部黄绿色，被白色短柔毛。叶卵圆形或三角状心形，长 2.1 ~ 6cm，宽 1.5 ~ 4.2cm，先端锐尖，稀钝形，基部心形或近截形，具圆齿状锯齿，坚纸质，上面草黄色，被稀疏的白色短柔毛，下面灰白色，密被白色短柔毛；叶柄长 2 ~ 12mm，扁平，具狭翅，被白色长柔毛。穗状花序顶生，密集成圆筒状，最下部的花叶叶状，其余的卵形至披针形，长约 9mm，宽 2 ~ 5mm，先端骤尖，草质，苞片线形，其长略超过花叶，被白色柔毛，上部带紫红色；花萼管状，长约 1cm，直径约 2mm，齿芒状狭披针形，其长与萼筒相等，后 3 齿稍长于前 2 齿，边缘密生具节的白色长柔毛，脉绿色，十分明显，果时花萼增大；花冠蓝紫色，无毛，其长为萼之 1.5 倍，花冠筒直径约 1.5mm，筒口宽达 5mm，冠檐二唇形，上唇深 2 裂，裂片圆状卵形，长、宽约 2mm，下唇 3 裂，中裂片扁圆形，长约 3mm，宽约 5.5mm，侧裂片为浅圆裂片状；雄蕊藏于花冠内，后对较长，花药蓝色，药室水平叉开，前对略短，花药黄色，但较后对者为大；花柱线形，先端 2 等裂；花盘浅杯状；子房光滑无毛。小坚果卵形，灰绿色，长约 1.5mm，宽约 1mm，十分光亮。花期 7 ~ 8 月，果期 9 ~ 11 月。

分布

分布于我国西藏东部、四川西部、云南西北部至东北部。阿富汗至尼泊尔也有分布。

生境

生长于海拔 2300 ~ 4100m 的针叶林或混交林的林缘、林中草地、灌木草地、灌丛草坡。

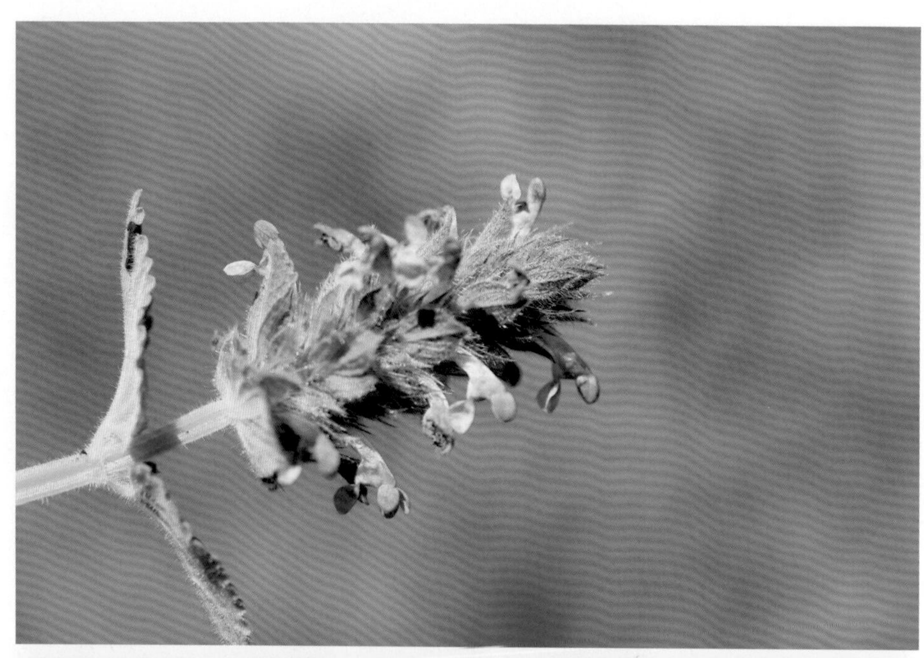

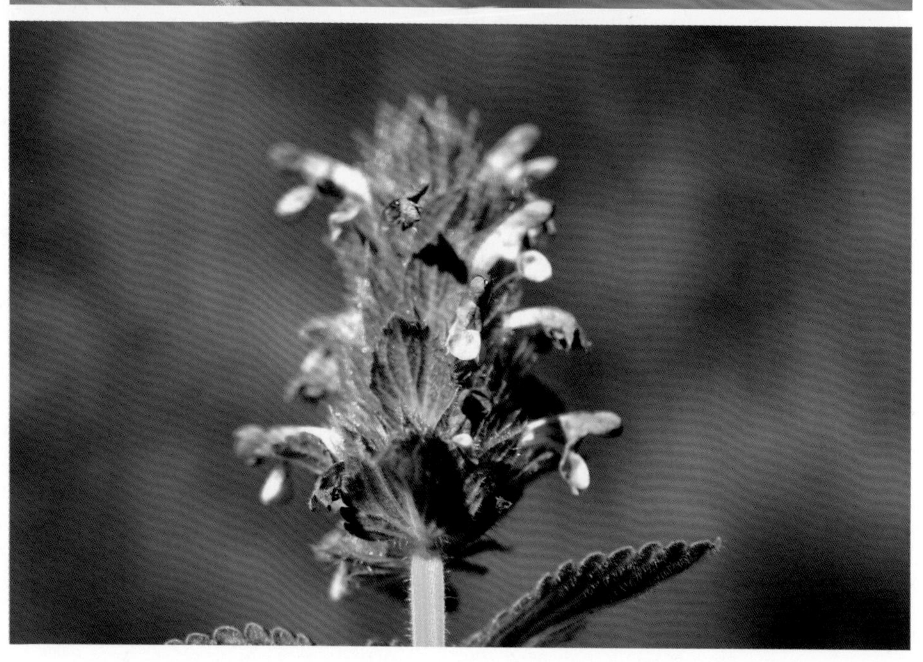

药材名

萨都那保、煞杜那波、洒都那保（གཟའ་བདུད་ནག་པོ།），兴替里、兴托里（ཞིམ་ཐིག་ལེ།），冬那端赤（ལྕུམ་ནག་དོམ་མཁྲིས།）。

药用部位

全草。

功能与主治

开窍醒神。用于神昏痉厥，中风，癫痫，脑出血，疮伤疼痛。

用量与用法

3g。内服煎汤，或入丸、散剂。

附注

《洒累那木加》《晶珠本草》等藏医药古籍中记载有“གཟའ་བདུད་ནག་པོ།”（萨都那保），言其为镇邪、治癫病、疗疮之药物。现代文献记载藏医所用“萨都那保”的基原为荆芥属（*Nepeta*）植物，西藏部分地区藏医使用藏荆芥 *N. angustifolia* C. Y. Wu，云南迪庆藏医使用穗花荆芥 *N. laevigata* (D. Don) Hand.-Mazz.，其他地区的还使用异色荆芥 *N. discolor* Benth. 等同属多种植物。《晶珠本草》另记载有“ལྕུམ་ནག་དོམ་མཁྲིས།”（冬那端赤），言其为治疔疮、生肌、止血、清疮热之药物。现代文献记载“冬那端赤”的基原为玄参科婆婆纳属（*Veronica*）植物长果婆婆纳 *V. ciliata* Fisch. 等多种同属植物，但青海及甘肃甘南藏医也以穗花荆芥 *N. laevigata* (D. Don) Hand.-Mazz. 作“冬那端赤”使用。《晶珠本草》中记载有“ཞིམ་ཐིག་ལེ།”（兴托里），“兴托里”系多种药物的总称，分为大、中、小 3 类，其中大者又分为白、黄 2 种，中者分为红、蓝 2 种，小者分为白、蓝 2 种，共计 6 种，系治眼病、云翳之药物。现代文献记载“兴托里”的基原较为复杂，涉及唇形科、玄参科、牻牛儿苗科的多属多种植物。《部标藏药》在“夏至草 /ཞིམ་ཐིག་ལེ།/ 兴托里”条下收载了唇形科植物夏至草 *Lagopsis supina* (Steph.) lk.-Gal. ex Knorr.，《藏标》以“茺蔚子 /ཞིམ་ཐིག་ལེ།/ 辛头勤”之名收载了益母草 *Leonurus heterophyllus* Sweet（《中国植物志》将该学名作为錾菜 *Leonurus pseudomacranthus* Kitagawa 的异名）的果实，其功能主治也与夏至草 *Lagopsis supina* (Steph.) lk.-Gal. ex Knorr. 不同。也有文献记载藏荆芥 *N. angustifolia* C. Y. Wu 为“兴替里”的基原之一。（参见“藏荆芥”“长果婆婆纳”“川藏香茶菜”条）

异色荆芥

Nepeta discolor Benth.

唇形科（Labiatae） 荆芥属（*Nepeta*）

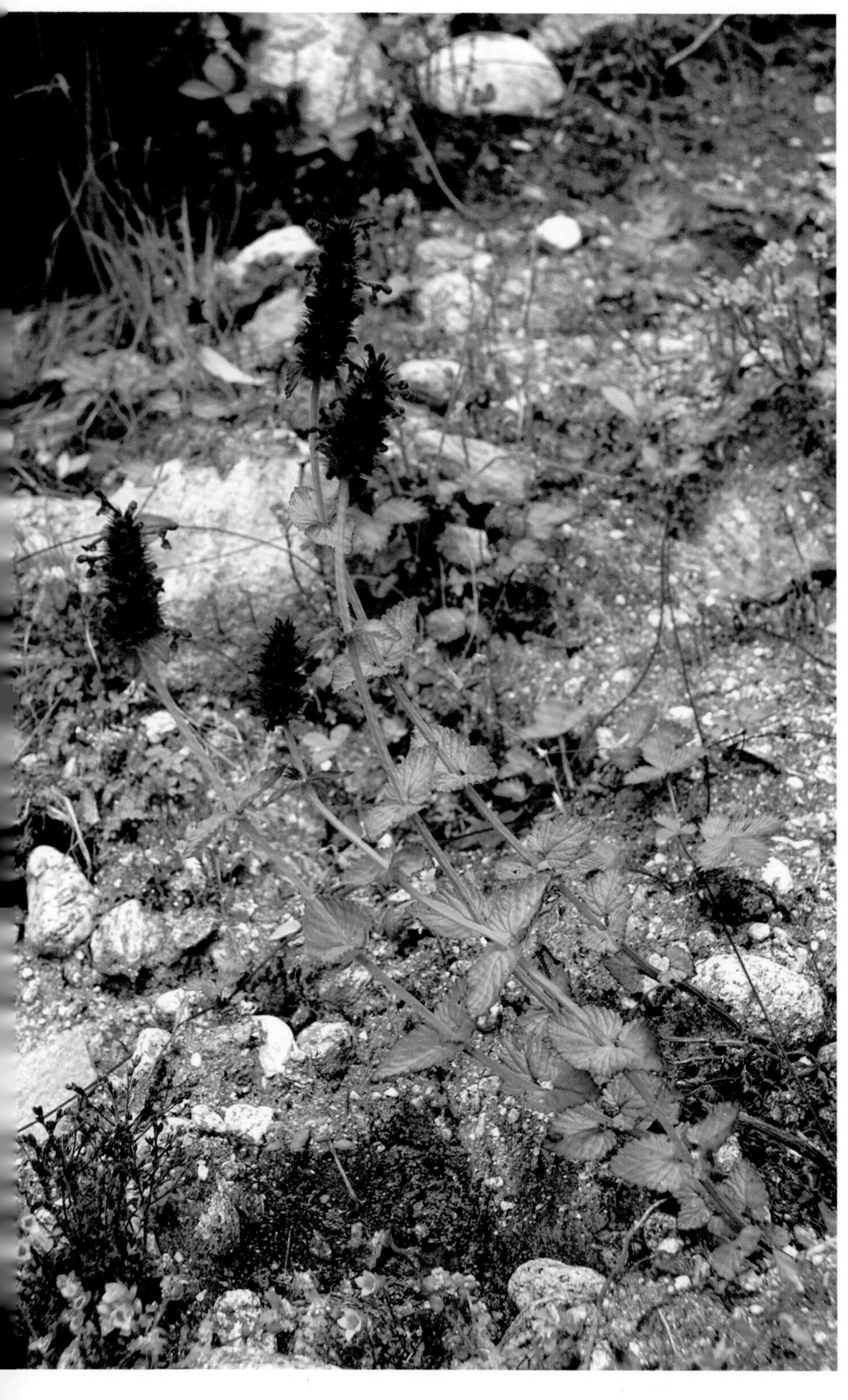

形态

多年生植物。根茎长。茎纤弱，基部匍匐，被短而平展的长柔毛，上部上升，近无毛。叶小，宽卵形或卵状心形，一般长 1.25cm，先端钝，基部近心形，上面绿色，下面被灰白色毛，边缘具圆齿，具柄。穗状花序卵球形或圆筒形，或在基部间断，长 3.75cm；苞片长圆状线形，锐尖，与花萼等长；花梗无；花萼长约 6mm，齿钻形，与萼筒等长，与苞片一样边缘上被短睫毛。花冠白色或浅蓝色。

分布

分布于我国西藏西部。印度、阿富汗也有分布。

生境

生长于海拔 3300 ~ 4545m 的高山草地、灌丛。

药材名

萨都那保、煞杜那波、萨堆那布（གཟའ་བདུད་ནག་པོ། 、གཟའ་དུག་ནག་པོ།），兴托里、兴替里、辛木头勤（ཞིམ་ཐིག་ལེ།）。

药用部位

全草或花穗。

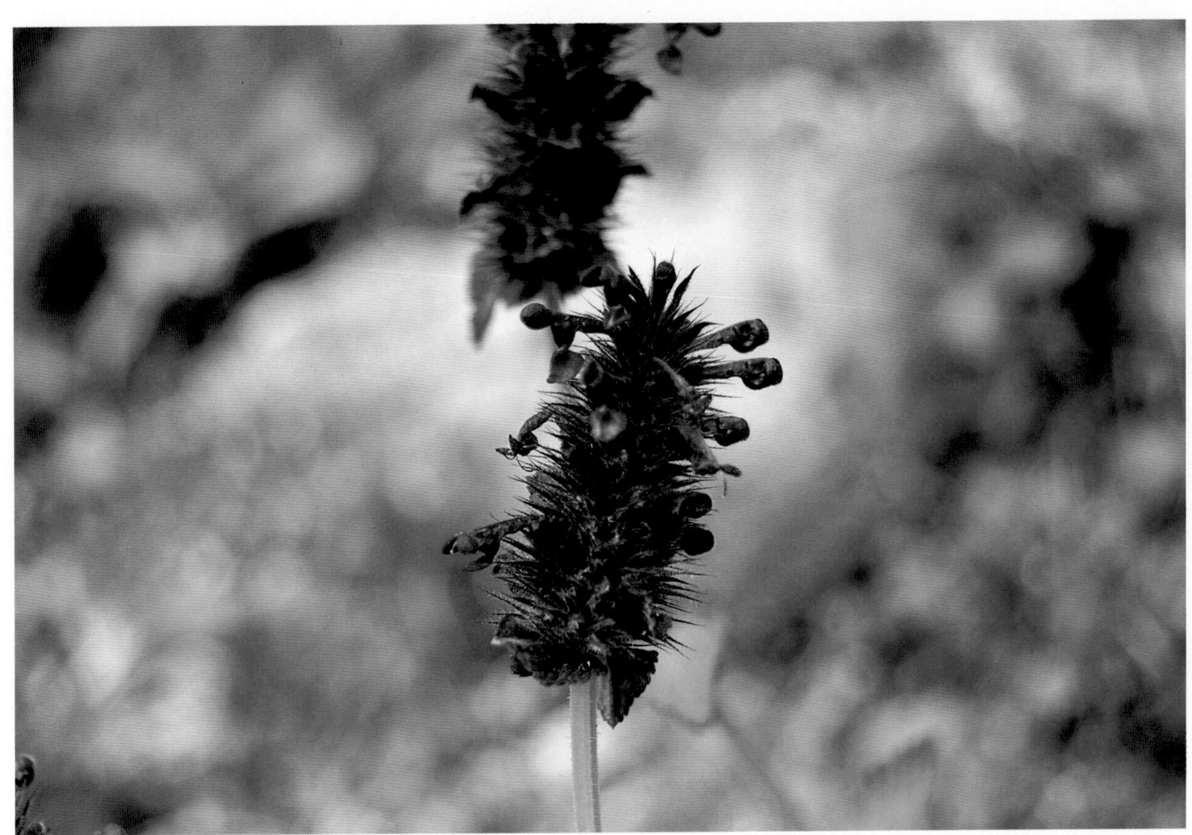

功能与主治

开窍醒神。用于神昏痉厥，中风，癫痫，脑出血，疮伤疼痛等。

用量与用法

3g。内服煎汤，或入丸、散剂。

附　注

《洒累那木加》《晶珠本草》等藏医药古籍中记载有“གཟའ་བདུད་ནག་པོ།”（萨都那保）；《晶珠本草》言“ཟའ་དུག”（煞杜）共分9种。《晶珠本草》另记载有“ཞིམ་ཐིག་ལེ།”（兴托里、兴替里），言其分为白、黄、红、蓝等多种。现代文献记载的“གཟའ་བདུད་ནག་པོ།”（萨都那保）和“ཞིམ་ཐིག་ལེ།”（兴托里）的基原均较为复杂，两者的基原也存在交叉。文献记载异色荆芥 *N. discolor* Benth. 为“萨都那保”或“兴替里”的基原之一，此外，藏荆芥 *N. angustifolia* C. Y. Wu、穗花荆芥 *N. laevigata* (D. Don) Hand.-Mazz.、圆齿荆芥 *N. wilsonii* Duthie 也作“萨都那保”或“兴替里”使用。《西藏藏标》以“གཟའ་བདུད་ནག་པོ། / 萨堆那布 / 藏荆芥”之名收载了藏荆芥 *N. angustifolia* C. Y. Wu。（参见“藏荆芥”“夏至草”“苞叶雪莲”条）

蓝花荆芥

Nepeta coerulescens Maxim.

唇形科（Labiatae） 荆芥属（*Nepeta*）

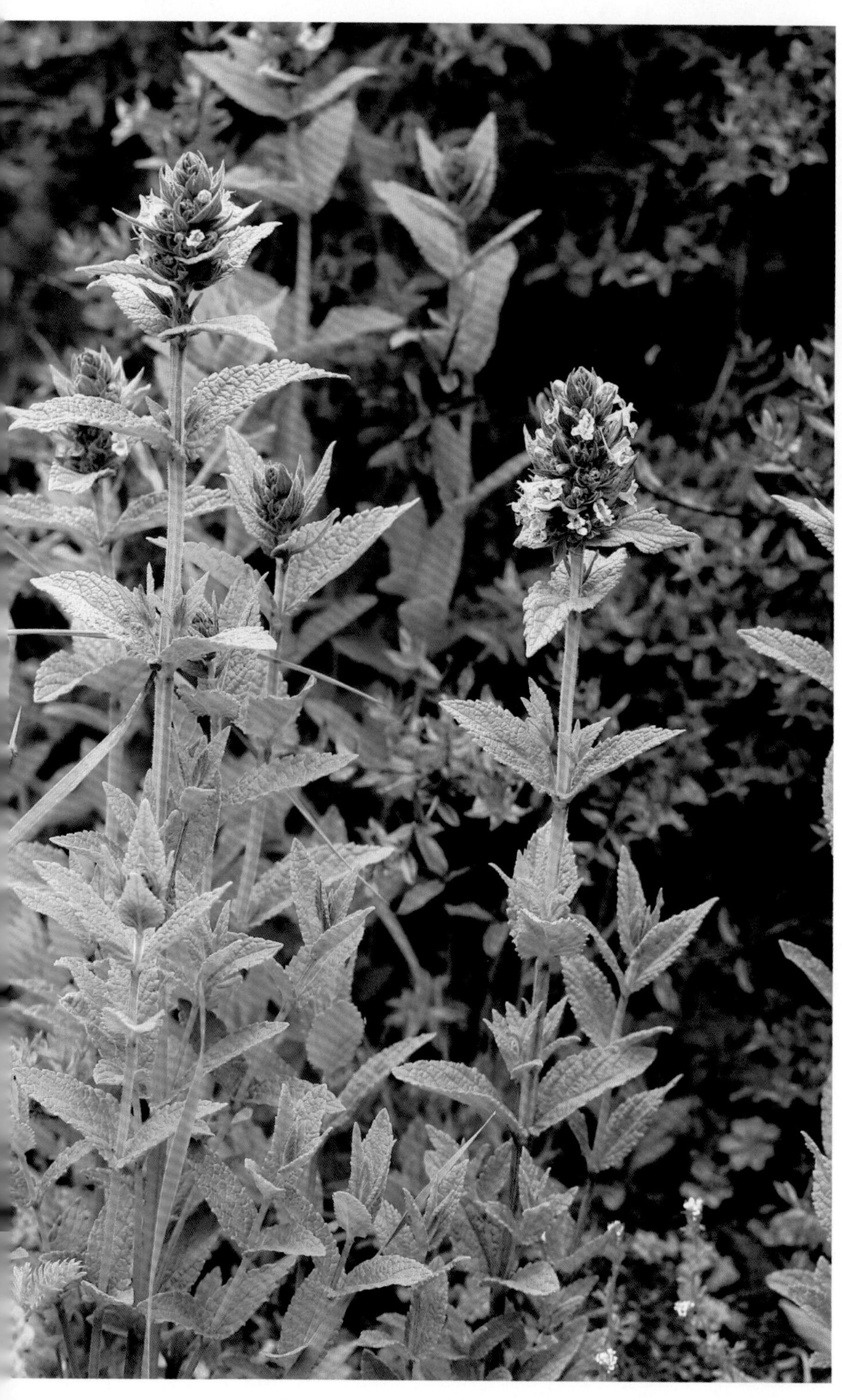

形态

多年生草本。根纤细而长。茎高 25 ~ 42cm，不分枝或多茎，被短柔毛。叶披针状长圆形，长 2 ~ 5cm，宽 0.9 ~ 2.1cm，生于侧枝上的叶小许多，先端急尖，基部截形或浅心形，上面榄绿色，下面略淡，两面密被短柔毛，下面除毛茸外尚满布小的黄色腺点，边缘浅锯齿状，纸质，脉在上面下陷，下面稍隆起；上部叶具短柄（长 1 ~ 2.5mm）或无柄，下部叶叶柄较长，长 3 ~ 10mm。轮伞花序生于茎端 4 ~ 5（~ 10）节上，密集成长 3 ~ 5cm 的卵形穗状花序，或展开长达 8.5 ~ 12cm，具长 0 ~ 2mm 的总梗；苞叶叶状，向上渐变小，近全缘，发蓝色，苞片较花萼长或近等长，线形或线状披针形，发蓝色，被睫毛；花萼长 6 ~ 7mm，外面被短硬毛及黄色腺点，口部极斜，上唇 3 浅裂，齿三角状宽披针形，渐尖，下唇 2 深裂，齿线状披针形；花冠蓝色，长 10 ~ 12mm，外被微柔毛，花冠筒长约 6mm，宽 1.5mm，向上骤然扩展成长 3 ~ 3.5mm、宽约 4.5mm 的喉，冠檐二唇形，上唇直立，长约 3mm，2 圆裂，下唇长约 6.5mm，3 裂，中裂片大，下垂，倒心形，长约 3mm，宽约 3.5mm，先端微缺，基部具隆起，被髯毛，侧裂片外反，半圆形，长 1.5mm，宽 2mm；雄蕊短于上唇。花柱略伸出。小坚果卵形，长 1.6mm，宽 1.1mm，褐色，无毛。花期 7 ~ 8 月，果期 8 月以后。

分布

分布于我国四川西部、甘肃西部、青海东部、西藏南部。

生境

生长于海拔 3300 ~ 4400m 的山坡草地、灌丛、石缝。

药材名

冬那端赤、董那童赤、冬纳冬扯（ཐུམ་ནག་དོམ་མཁྲིས།），兴托里、兴替里、辛木头勤（ཞིམ་ཐིག་ལེ།）。

药用部位

全草。

功能与主治

清热，消炎，止痛。用于血热引起的背痛，“查隆”病，肝热证，胆热证。

用量与用法

2 ~ 6g。

附　注

《度母本草》记载“བ་ཤ་ཀ།”（帕下嘎）分上、下 2 品；《鲜明注释》言，无上品“帕下嘎”时可以其下品 [“བ་ཤ་ཀ་དམན་པ།”（帕下嘎门巴）] 代之。《晶珠本草》分别记载有“ཐུམ་ནག་དོམ་མཁྲིས།”（冬那端赤、董那童赤）和“བ་ཤ་ཀ།”（巴夏嘎、帕下嘎），并言不产“巴夏嘎”的地方，可以“冬那端赤”或“སྒྲ་བཟང་།”（扎桑）代替。据现代文献记载和实地调查显示，各地藏医均以爵床科植物鸭嘴花 *Adhatoda vasica* Nees 为上品“巴夏嘎”的基原，以树干和树枝入药，但该种藏民聚居区不产，故现各地多使用代用品（冬那端赤），其种类也较为复杂，文献记载的“冬那端赤”的基原涉及玄参科婆婆纳属（*Veronica*）、罂粟科紫堇属（*Corydalis*）及唇形科的多属多种植物。蓝花荆芥 *Nepeta coerulescens* Maxim.[蓝花青兰 *Dracocephalum coerulescens* (Maxim.) Dunn.] 为“冬那端赤”的基原之一，同样作药用的还有穗花荆芥 *Nepeta angustifolia* C. Y. Wu、甘露子 *Stachys sieboldii* Miq.（唇形科）、长果婆婆纳 *Veronica ciliate* Fisch. 等。（参见“长果婆婆纳”“鸭嘴花”“长果婆婆纳”“甘露子”条）

《晶珠本草》另记载有“ཞིམ་ཐིག་ལེ།”（兴托里），言其分大、中、小 3 类，每类又分 2 种，共计 6 种。现代文献记载的“兴托里”的基原极为复杂，涉及唇形科、玄参科、牻牛儿苗科等的多属多种植物。据文献记载，蓝花荆芥 *N. coerulescens* Maxim. 也为“辛木头勤”的基原之一。（参见“白花铃子香”“夏至草”“细叶益母草”条）

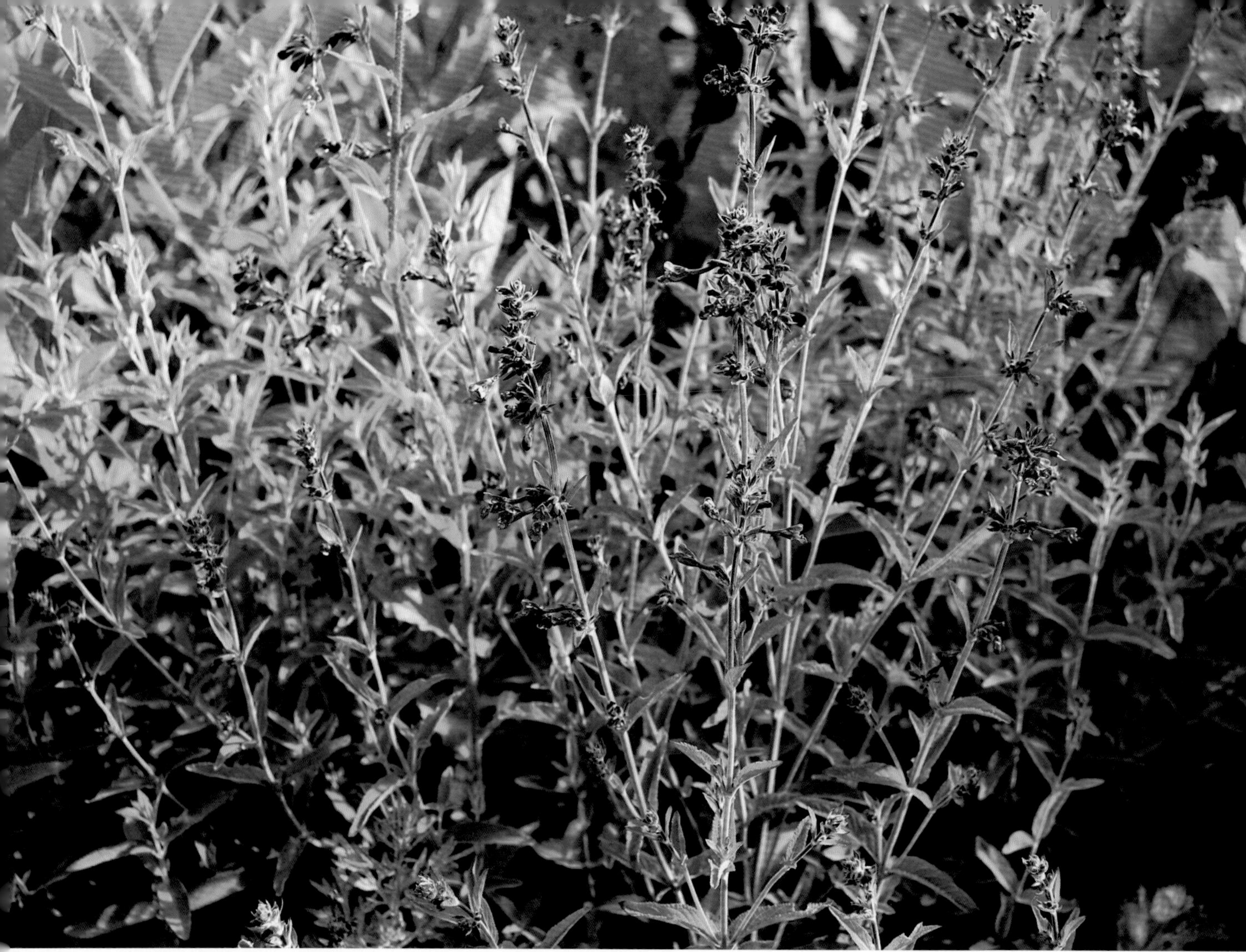

多花荆芥

Nepeta stewartiana Diels

唇形科（Labiatae）　　荆芥属（*Nepeta*）

形态

多年生植物。茎高 50 ~ 150cm，多分枝，茎四棱形，具细条纹，被微柔毛，后变无毛。茎下部叶在开花时多枯萎，中部叶长圆形或披针形，长 6 ~ 10cm，宽 2 ~ 2.5cm，上部叶变小，先端急尖或微钝，基部圆形或阔楔形，稀浅心形，边缘具细圆齿状锯齿，坚纸质，上面榄绿色，被短微柔毛，下面灰白色，被短柔毛及混生的黄色小腺点，侧脉约 5 对，斜上升，与中肋在上面微凹陷、下面稍隆起；叶柄在茎中部者长 0.5 ~ 2cm，在茎上部者长 0.2 ~ 0.3cm。轮伞花序稀疏排列于茎及分枝上部，下部者具长 5mm 的总梗，上部者具极短的梗或近无梗；苞叶叶状，向上逐渐变小，呈苞片状，下部者超出轮伞花序，上部者呈狭披针形，与萼筒近等长，几无柄，苞片线状披针形，较萼短，密被微柔毛及腺点；花萼长 10 ~ 14mm，外面密被腺微柔毛及腺点，上方背部变紫红色，喉部极斜，上唇 3 裂至本身长度的 1/3 处，齿披针状三角形，长 1.5 ~ 1.8mm，先端锐尖，下唇 2 齿较狭，狭披针形，长约 5mm，先端渐尖，果时花萼增大，长达 12mm；花冠紫色或蓝色，长

20 ~ 25mm，外面疏被短柔毛，花冠筒微弯，其狭窄部分伸出萼外，长度几与萼相等，向上渐扩展成宽喉，冠檐二唇形，上唇先端深裂成钝裂片，下唇 3 裂，中裂片倒椭圆形，长约 5mm，宽约 10mm，先端中部具弯缺，基部内面具髯毛，侧裂片近半圆形，宽约 4mm；后对雄蕊略短于上唇；花柱几不伸出上唇。小坚果长圆形，略扁，腹部具棱，长约 2.6mm，宽约 1.3mm，褐色，无毛。花期 8 ~ 10 月，果期 9 ~ 11 月。

分布

分布于我国云南西北部（丽江、鹤庆）、四川西南部、西藏东部（昌都）。

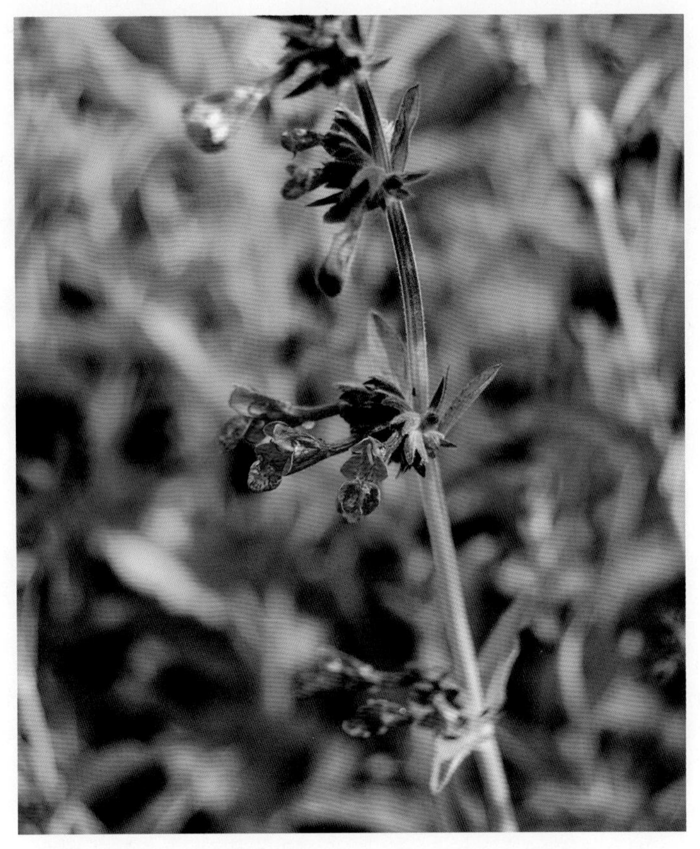

生境

生长于海拔 2700 ~ 3300m 的山坡草地、林中。

药材名

萨都那保、萨堆那布、煞杜那波、杀丢那博、沙多拉波（གཟའ་དུག་ནག་པོ།），吉孜切哇（འཇིབ་རྩི་ཆེ་བ།）。

药用部位

花（花穗）。

功能与主治

祛风，镇痛。用于“凶曜”病（中风、癫痫、麻风、疯狂病等）。

用量与用法

3 ~ 5g。内服煎汤，或入丸、散剂。

附注

《晶珠本草》记载“གཟའ་དུག”（萨都）为治“凶曜”病之药物，言其分为 9 种，其中之一为“གཟའ་དུག་ནག་པོ”（萨都那保）。现代文献记载的各地藏医所用“萨都那保”的基原主要为荆芥属（*Nepeta*）植物，也有观点认为其系菊科植物苞叶雪莲 *Saussurea obvallata* (DC.) Sch.-Bip. 或红叶雪兔子 *S. paxiana* Diels。《西藏藏标》以“གཟའ་དུག་ནག་པོ/ 萨堆那布 / 藏荆芥”之名收载了藏荆芥 *N. angustifolia* C. Y. Wu。据文献记载，多花荆芥 *N. stewartiana* Diels 为“萨都那保”的基原之一，该种在四川甘孜被作为另一种藏药“འཇིབ་རྩི”（吉孜）类药物使用，名“འཇིབ་རྩི་ཆེ་བ”（吉孜切哇）。（参见“藏荆芥”“苞叶雪莲”“白花枝子花”条）

康藏荆芥

Nepeta prattii Lévl.

唇形科（Labiatae） 荆芥属（*Nepeta*）

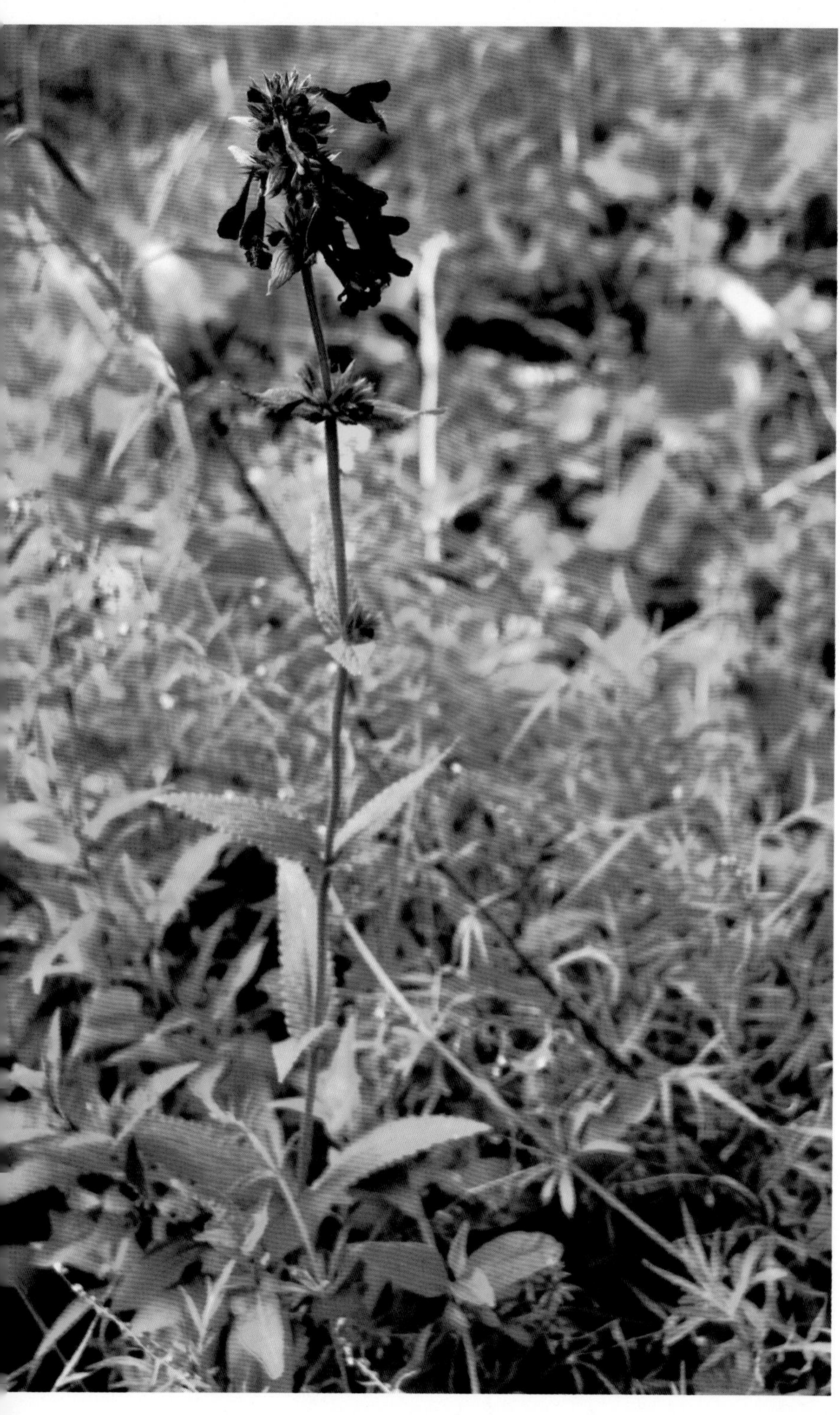

形态

多年生草本。茎高 70 ~ 90cm，四棱形，具细条纹，被倒向短硬毛或变无毛，其间散布淡黄色腺点，不分枝或上部具少数分枝。叶卵状披针形、宽披针形至披针形，长 6 ~ 8.5cm，宽 2 ~ 3cm，向上渐变小，先端急尖，基部浅心形，边缘具密的牙齿状锯齿，上面榄绿色，微被短柔毛，下面淡绿色，沿脉疏被短硬毛，余部被腺微柔毛及黄色小腺点，侧脉每侧 6 ~ 8，斜上升，与中肋在上面微隆起，在下面隆起；下部叶具短柄，柄长 3 ~ 6mm，中部以上的叶具极短的柄至无柄。轮伞花序生于茎、枝上部 3 ~ 9 节上，下部的远离，顶部的 3 ~ 6 密集成穗状，多花而紧密；苞叶与茎叶同形，向上渐变小，长 1.2 ~ 1.5cm，具细锯齿至全缘，苞片较花萼短或等长，线形或线状披针形，被腺微柔毛及黄色小腺点，具睫毛；花萼长 11 ~ 13mm，疏被短柔毛及白色小腺点，喉部极斜，上唇 3 齿宽披针形或披针状长三角形，下唇 2 齿狭披针形，齿先端均长渐尖；花冠紫色或蓝色，长 2.8 ~ 3.5cm，外疏被短柔毛，花冠筒微弯，基部宽 1.5mm，其伸出于花萼的狭窄部分约与花萼等长，向上骤然宽大成长达 10mm、宽 9mm 的喉，冠檐二唇形，上唇裂至中部成 2 钝裂片，下唇中裂片肾形，先端中部具弯缺，边缘嚼齿状，基部内面具白色髯毛，侧裂片半圆形；雄蕊短于下唇或后对略伸出；花柱先端近相等 2 裂，伸出上唇之外。小坚果倒卵状长圆形，长约 2.7mm，宽 1.5mm，腹面具棱，基部渐狭，褐色，光滑。花期 7 ~ 10 月，果期 8 ~ 10 月。

分布

分布于我国西藏东部（昌都）、四川西部（白玉、壤塘）、青海西部（互助）、甘肃南部、陕西南部、山西北部、河北北部。

生境

生长于海拔 1920 ~ 4350m 的山坡草地、湿润草甸、溪边、林下。

药材名

吉孜切哇（འཛིབ་རྩི་ཆེ་བ།），萨都那保、萨堆那布、煞杜那波、杀丢那博、沙多拉波（གཟའ་དུག་ནག་པོ།）。

药用部位

地上部分。

功能与主治

吉孜切哇：疏风解表，利湿，止血，止痛。用于伤风感冒，头痛，咽喉肿痛，结膜炎，男性生殖器痛，溃疡，麻疹不透。

萨都那保：祛风，镇痛。用于“凶曜”病（中风、癫痫、麻风、疯狂病等）。

用量与用法

3 ~ 5g。

附注

康藏荆芥 *N. prattii* Lévl. 为四川甘孜、阿坝藏医习用药材，《甘孜州藏药植物名录》（四川省甘孜藏族自治州药品检验所，内部资料，1999）、《阿坝州中草药资源普查报告》（四川省阿坝州农业区划委员会、阿坝州彝药管理局，内部资料，1985）记载其为“འཛིབ་རྩི་ཆེ་བ།”（吉孜切哇）。从“吉孜切哇”的名称看，应是与唇形科植物白花枝子花 *Dracocephalum heterophyllum* Benth. [“འཛིབ་རྩི་ཆེན་པོ།”（吉孜青保）] 相类的药物。同样使用的还有同属植物多花荆芥 *N. stewartiana* Diels、细花荆芥 *N. tenuiflora* Diels、狭叶荆芥 *N. souliei* Lévl. 等。（参见“白花枝子花”条）

另，《晶珠本草》记载有“གཟའ་དུག”（萨都），言其为治“凶曜”病之药物，分为 9 种，其中之一为“གཟའ་དུག་ནག་པོ།”（萨都那保）。现代文献记载的“萨都那保”的基原主要包括藏荆芥 *N. angustifolia* C. Y. Wu 等荆芥属（*Nepeta*）植物。也有文献认为康藏荆芥 *N. prattii* Lévl. 为“萨都那保”的基原。（参见“藏荆芥”“苞叶雪莲”“多花荆芥”条）

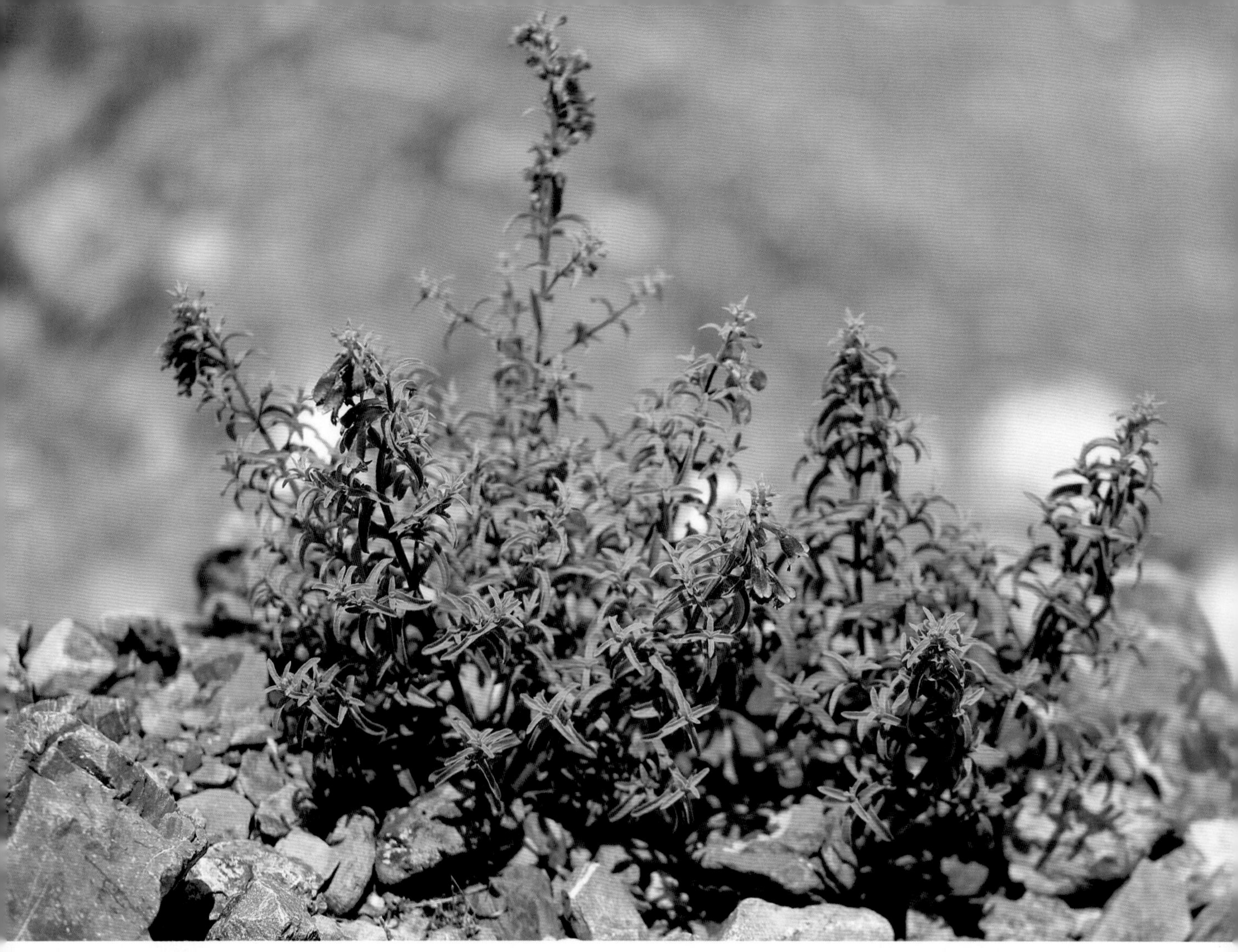

藏荆芥

Nepeta angustifolia C. Y. Wu

唇形科（Labiatae）　荆芥属（*Nepeta*）

形态

多年生草本。茎直立，高约 60cm，多分枝，茎及分枝均能育，钝四棱形，具细条纹，被向下而近卷曲的微柔毛。叶无柄，茎叶线状披针形，长 2 ~ 4cm，宽 0.7 ~ 0.8cm，先端急尖或钝，基部宽楔形至近圆形，近全缘或疏生 1 ~ 3 对锯齿，两面均具微柔毛及腺点，侧脉约 4 对，上面不显，下面微隆起；苞叶与茎叶同形，略近钻形，向上渐小，短于轮伞花序，全缘。轮伞花序腋生，有 1 ~ 5 花，具长 2 ~ 7mm 的总梗；苞片线形，长 5 ~ 10mm，宽约 1mm，两面被微柔毛；花梗短，长不及 2mm，被微柔毛；花萼管状，二唇形，连齿长 1.5cm，萼筒长 8mm，内弯，外面被微柔毛，内面无毛，脉 15，明显，后 3 齿三角形，先端具刺尖，前 2 齿下弯，披针状三角形，具硬刺尖；花冠蓝色或紫色，长 2.5 ~ 3cm，外面被疏柔毛，内面无毛，花冠筒长 2 ~ 2.5cm，自萼筒内骤然腹状膨大，冠檐二唇形，上唇直伸，长约 3mm，宽约 8mm，先端 2 裂，裂片达中部，边缘波状，下唇反卷，长约 5mm，宽约 13mm，3 裂，中裂片最大，倒心形，先端凹陷，边缘膜质，波状，基部上面有三角形垫状增厚部分，侧裂片卵形，边缘波状；雄蕊 4，前对较短，内藏，后对较长，与上唇片等长或微露出，花丝扁平，无毛，先端有极凸出的附属器，花药 2 室，水平叉开。小坚果长圆状卵形，长约 3mm，宽约 2mm，先端圆，具成丛柔毛。花期 7 ~ 9 月。

分布

分布于我国西藏（拉萨、江孜）。

生境

生长于海拔 4200 ~ 4500m 的山坡草地。

药材名

萨都那保、萨堆那布、煞杜那波、杀丢那博、沙多拉波（གཟའ་དུག་ནག་པོ།、གཟའ་བདུད་ནག་པོ།），兴替里、兴托里、辛木头勤（ཞིམ་ཐིག་ལེ།）。

药用部位

全草或花穗。

功能与主治

开窍醒神。用于神昏痉厥，中风，癫痫，脑出血，疮伤及疼痛等。

用量与用法

3 ~ 5g。内服煎汤，或入丸、散剂。

附注

《晶珠本草》记载“གཟའ་དུག”（萨都）为治“凶曜”病（藏医多指中风、癫痫、麻风、疯狂病等）之药物，言其分为 9 种，其中父种为“གཟའ་དུག་ནག་པོ།”（萨都那保）。《晶珠本草》另记载有“ཞིམ་ཐིག་ལེ།”（兴托里、兴替里），言其有白、黄、红、蓝等多种。现代文献对藏荆芥 *N. angustifolia* C. Y. Wu 的临床应用有争议，或以其作“萨都那保”[“萨都”的父种“雅卜”（ཡག།）] 使用（西藏藏医习用），或将其作“ཞིམ་ཐིག་ལེ།”（兴替里）使用。《西藏藏标》以“གཟའ་བདུད་ནག་པོ།/ 萨堆那布 / 藏荆芥”之名收载了藏荆芥 *N. angustifolia* C. Y. Wu。据文献记载，各地作“萨都那保”使用的还有异色荆芥 *N. discolor* Benth.（西藏日喀则等）、穗花荆芥 *N. laevigata* (D. Don) Hand.-Mazz.、圆齿荆芥 *N. wilsonii* Duthie（云南迪庆）、齿叶荆芥 *N. dentata* C. Y. Wu et Hsuan（西藏山南）、康藏荆芥 *N. prattii* Lévl.（西藏昌都、四川甘孜）、狭叶荆芥 *N. souliei* Lévl.（四川甘孜）、大花荆芥 *N. sibirica* L.（甘肃甘南）、多花荆芥 *N. stewartiana* Diels 等。不同文献记载的“兴托里”的基原较为复杂，多为唇形科植物，包括异色荆芥 *N. discolor* Benth.、穗花荆芥 *N. laevigata* (D. Don) Hand.-Mazz.、蓝花荆芥 N. coerulescens Maxim.、荆芥 N. cataria L.、益母草 *Leonurus japonicus* Houtt（大花益母草 *Leonurus macranthus* Maxim.）、细叶益母草 *Leonurus sibiricus* L.、夏至草 *Lagopsis supina* (Steph.) Ik.-Gal. ex Knorr.、川藏香茶菜 *Rabdosia pseudo-irrorata* C. Y. Wu 等。（参见“异色荆芥”“穗花荆芥”“白花铃子香”“夏至草”条）

齿叶荆芥

Nepeta dentata C. Y. Wu et Hsuan

唇形科（Labiatae） 荆芥属（*Nepeta*）

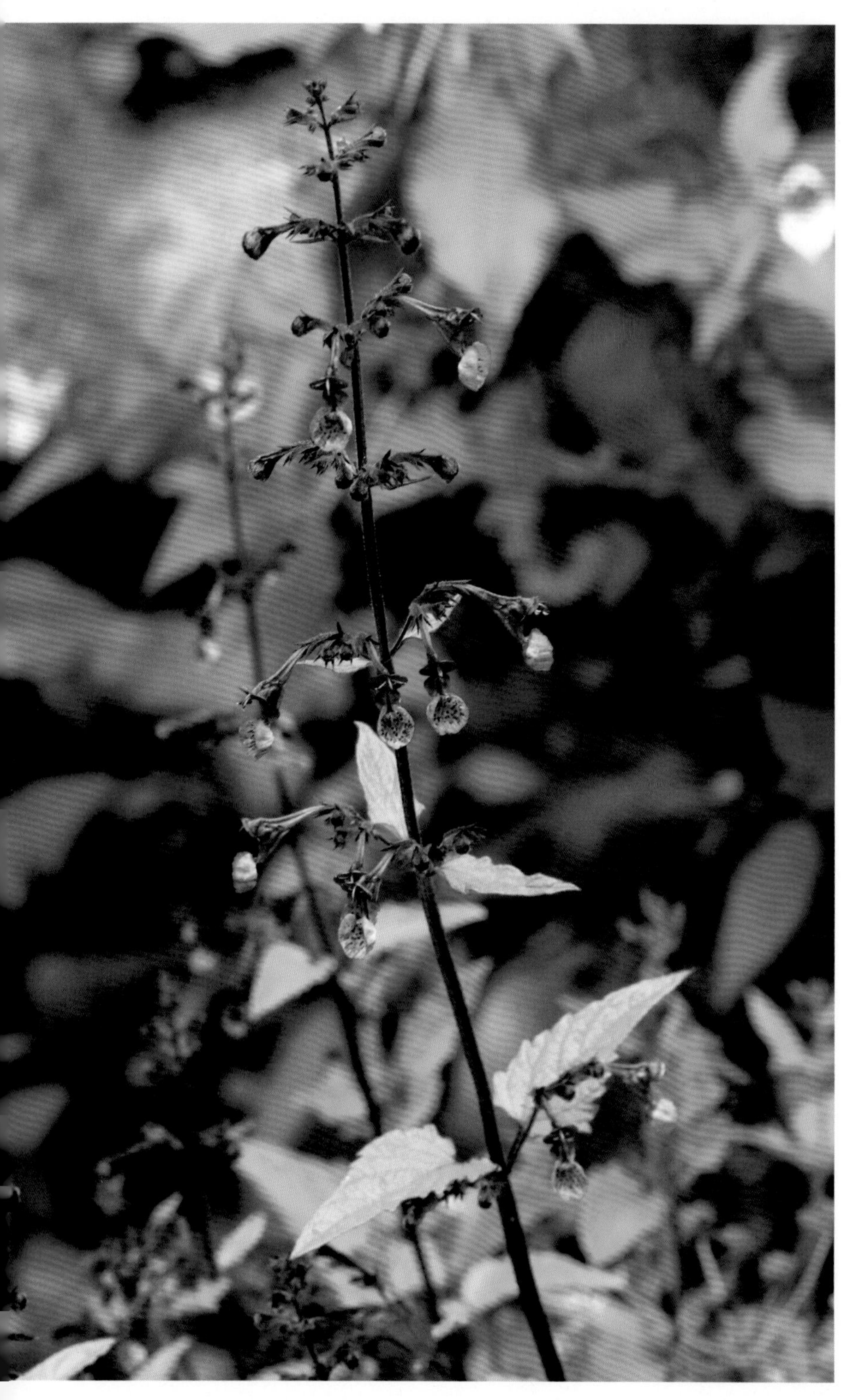

形态

草本。茎分枝，四棱形，被疏微柔毛。叶卵状长圆形，长5.8 ~ 10.5cm，宽2.5 ~ 6.5cm，侧枝上的叶明显较小，先端急尖或长渐尖，基部圆形或深心形，上面橄绿色，被极疏短硬毛，下面色淡，满布金色凹陷腺点，疏被短硬毛，膜质，边缘具粗大圆齿状牙齿，齿端具小胼胝尖；叶柄长0.4 ~ 2.6cm，腹面被微柔毛，背面被极疏短硬毛。聚伞花序具3 ~ 7花，具长5 ~ 11mm的纤细的梗，生于主茎及侧枝顶部；苞叶叶状，披针形，苞片及小苞片线形，长1.5 ~ 3.5mm，被腺微柔毛及睫毛；花萼管状，长8.5mm，宽2.1mm，外疏被具节小硬毛，并混生腺微柔毛及深褐色腺点，喉部偏斜，萼齿披针形，后3齿长3 ~ 3.2mm，前2齿长约2mm，内面在萼齿的基部疏生长硬毛；花冠紫色，长2.1 ~ 2.3cm，外疏被微柔毛，花冠筒基部宽1.6mm，至1cm处增宽成长6mm、宽5mm的喉，冠檐二唇形，上唇直立，长约 2.5mm，2 圆裂，下唇斜平展，长约 8mm，3 裂，中裂片心形，长约 6mm，宽约 5mm，边缘内折，波状，侧裂片近半圆形，长 1.5mm，宽 2mm；雄蕊 4，后对雄蕊微露出上唇外；花柱先端 2 裂，微露出上唇外。花期 8 月。

分布

分布于我国西藏（加查等）。

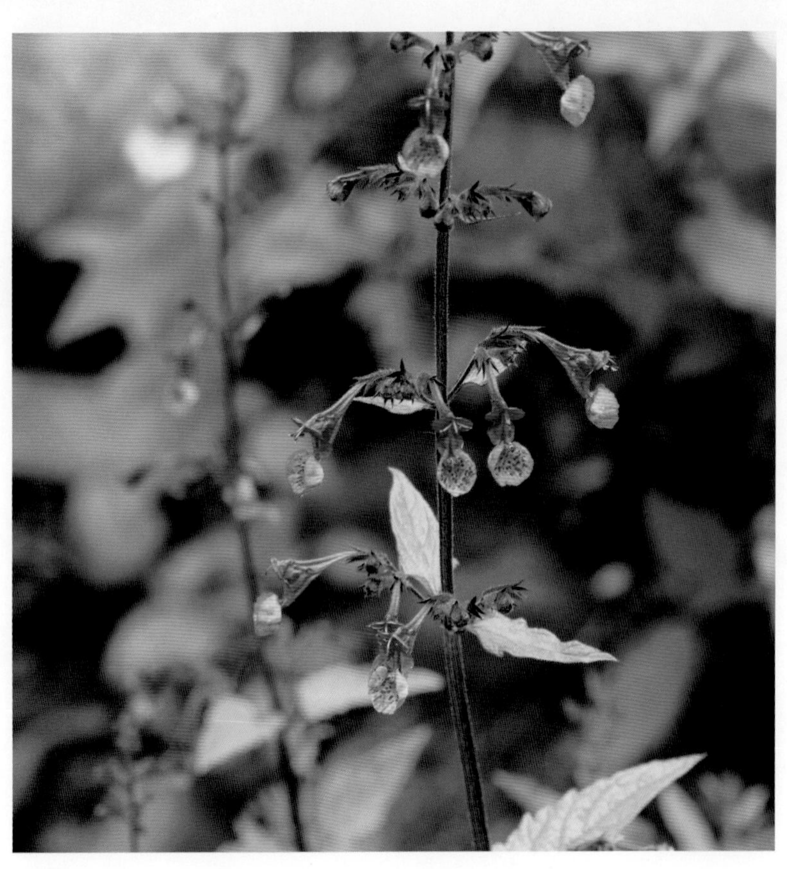

生境

生长于海拔约 3200m 的路旁、山野草丛中。

药材名

萨都那保、煞杜那波、杀丢那博、沙多拉波（གཟའ་དུག་ནག་པོ།），萨堆那布（གཟའ་བ། དུད་ནག་པོ།）。

药用部位

花（花穗）。

功能与主治

祛风，镇痛。用于“凶曜”病（中风、癫痫、麻风、疯狂病等）。

用量与用法

3 ~ 5g。内服煎汤，或入丸、散剂。

附注

《晶珠本草》中记载有治“凶曜”病之药物“གཟའ་དུག”（萨都），言其分为 9 种，其中之一为“གཟའ་དུག་ནག་པོ།”（萨都那保）。现代文献记载的“萨都那保”的基原涉及唇形科荆芥属（*Nepeta*）和菊科风毛菊属（*Saussurea*）的多种植物。各地多用藏荆芥 *N. angustifolia* C. Y. Wu 等荆芥属植物作“萨都那保”，《西藏藏标》以“གཟའ་བདུད་ནག་པོ།/ 萨堆那布 / 藏荆芥”之名收载了该种。齿叶荆芥 *N. dentata* C. Y. Wu et Hsuan 为西藏山南藏医习用的“萨都那保”的基原之一。（参见“藏荆芥”“苞叶雪莲”条）

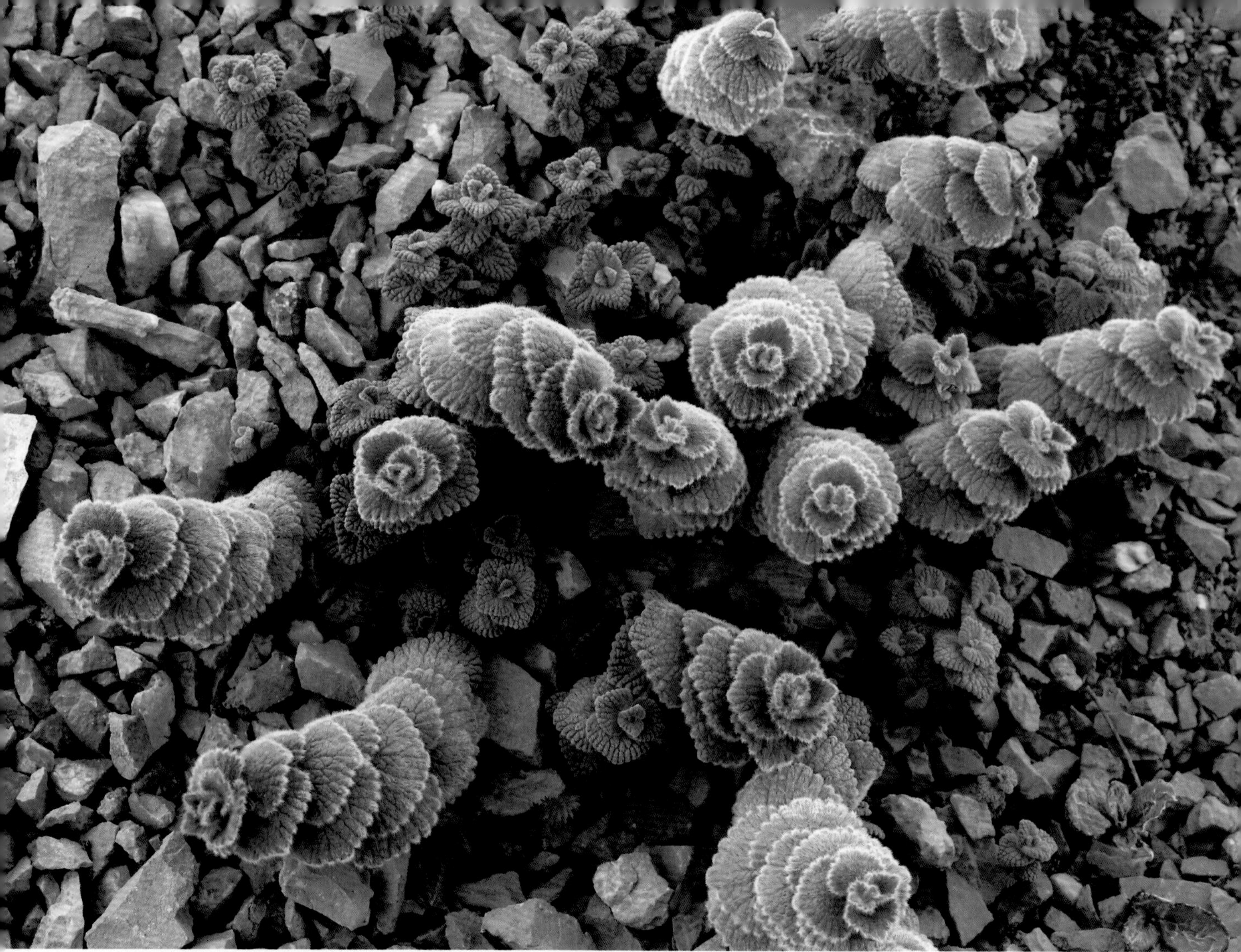

扭连钱

Phyllophyton complanatum (Dunn) Kudo

唇形科（Labiatae）　扭连钱属（*Phyllophyton*）

形态

多年生草本，根茎木质，褐色。茎多数，通常在基部分枝，上升或匍匐状，四棱形，高 13 ~ 25cm，被白色长柔毛和细小的腺点，下部常无叶，呈紫红色，几无毛。叶通常呈覆瓦状紧密地排列于茎上部，茎中部的叶较大，叶片纸质或坚纸质，宽卵状圆形、圆形或近肾形，长 1.5 ~ 2.5cm，宽 2 ~ 3cm，先端极钝或圆形，基部楔形至近心形，边缘具圆齿及缘毛，上面平坦，通常除脉上无毛外余部被白色长柔毛，下面叶脉明显隆起，通常仅脉上被白色长柔毛；叶柄短或近于无。聚伞花序通常 3 花，具梗，总梗长 1 ~ 3mm，稀近无梗，花梗长 1 ~ 2mm，具长柔毛；苞叶与茎叶同形；小苞片线状钻形。花萼管状，向上略膨大，微弯，口部偏斜，略呈二唇形，长 0.9 ~ 1.2cm，外面密被白色长硬毛及短柔毛，内面于上部被疏柔毛，中部有白色柔毛毛环，15 脉，明显，齿 5，上唇 3 齿略大，均卵形或卵状三角形，长 1.5 ~ 2mm，具缘毛。花冠淡红色，长 1.5 ~ 2.3cm，外面被疏微柔毛，内面无毛，花冠筒管状，向上膨大，冠檐二唇形，倒扭，上唇（倒扭后变下唇）

2 裂，裂片直立，长圆形，长约 4mm，下唇（倒扭后变上唇）3 裂，中裂片宽大，卵状长圆形，先端有时微凹，两侧裂片小，宽卵状长圆形。雄蕊 4，二强，后对（倒扭后变前对）伸出花冠，均无色，花药 2 室，略开叉，纵裂。子房 4 裂，无毛。花柱细长，微伸出花冠，无毛，先端 2 裂。花盘杯状，裂片不甚明显，前方呈指状膨大。小坚果长圆形或长圆状卵形，腹部微呈三棱状，基部具 1 小果脐。花期 6 ~ 7 月，果期 7 ~ 9 月。

分布

分布于我国四川西部、云南西北部（德钦）、西藏东部（朗县、加查）、青海西部（囊谦、杂多、玉树、治多）。

生境

生长于海拔 4230 ~ 5000m 的高山强度风化坍积形成的乱石堆石隙间。

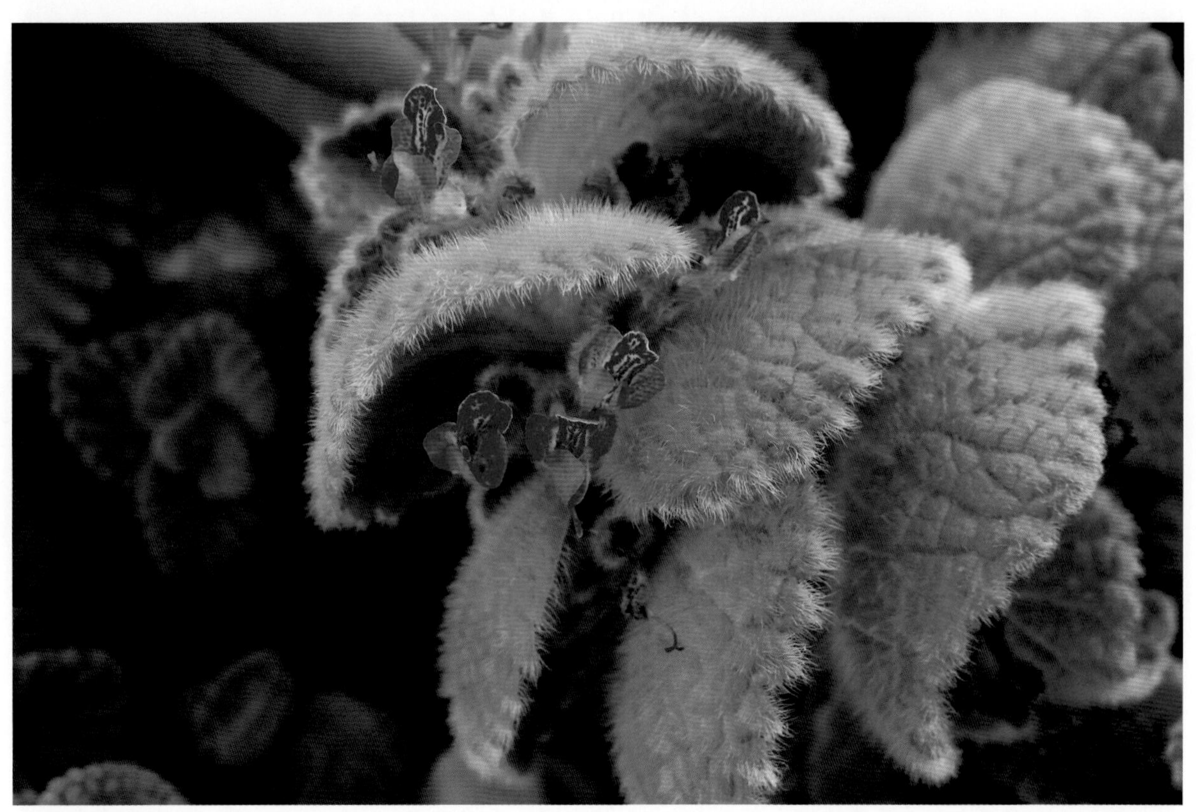

药材名

年都巴（གཉན་འདུལ་བ།），榜参布茹、榜餐布如、邦餐布如、邦参布柔、榜餐布日（སྤང་ཚན་སྤྲ་ཙ།），榜参布茹曼巴（སྤང་ཚན་སྤྲ་ཙ་དམན་པ།）。

药用部位

全草。

功能与主治

年都巴：消炎，止痛，退热，杀虫。用于白喉，乳蛾，虫病。

榜参布茹曼巴：调气和血，提升胃温，利肺。用于体弱气虚，气血亏损，肺炎，肺脓肿，肺结核，肺热咳嗽，咯血，胸闷痛。

用量与用法

6 ~ 9g。入配方用。

附　注

《蓝琉璃》在“药物补述”中记载了“སྤང་ཚན་སྤྲུ་རུ།”（榜参布茹），言其为愈合脏器创伤、接筋络、治肺脓疡之药物，又称之为“བདུད་རྩེ་གངས་ཤམ།”（都孜冈夏木）。《晶珠本草》在“旱生草类药物”的“叶类药物”中始载“གཉན་འདུལ་བ།”（年都巴），言其为清热、消炎、杀虫、止痛之药物。据现代文献记载，“年都巴”的基原为扭连钱 *P. complanatum* (Dunn) Kudo、褪色扭连钱 *P. decolorans* (Hemsl.) Kudo、西藏扭连钱 *P. tibeticum* (Jacquem.) C. Y. Wu，其形态与《晶珠本草》的记载相符。《晶珠本草》汉译本曾将菊科植物紫苞风毛菊 *Saussurea purpurascens* Y. L. Chen et S. Y. Liang 作为“年都巴”的基原，但其形态与《晶珠本草》的记载相差甚远，《晶珠本草》重译本则修订其基原为扭连钱 *P. complanatum* (Dunn) Kudo。也有文献记载存在将唇形科植物独一味 *Lamiophlomis rotata* (Benth.) Kudo 作“年都巴”使用的情况，应系误用。关于“榜参布茹”的基原，现代文献多以同科植物绵参 *Eriophyton wallichii* Benth. 为正品，其形态与《蓝琉璃》的记载相符，青海、云南等藏医均使用该种；但西藏藏医则以扭连钱 *P. complanatum* (Dunn) Kudo 等作“榜参布茹”使用，其形态虽与《蓝琉璃》的记载不甚相符，但与《四部医典系列挂图全集》中“榜参布茹”的附图（第三十一图：98 号图）所示形态完全相符，应为代用品，又被称为“སྤང་ཚན་སྤྲུ་རུ་དམན་པ།”（榜参布茹曼巴）。该 2 种药物的功能与主治不同，是否能同样使用还有待研究。《部标藏药》《青海藏标》及《藏标》收载了绵毛参 *E. wallichii* Benth.（绵参）和西藏扭连钱 *P. tibeticum* (Jacquem.) C. Y. Wu 作为“绵参 / སྤང་ཚན་སྤྲུ་རུ།/ 榜餐布如（榜参布柔、榜餐布日）”的基原。（参见“绵参”“褪色扭连钱”条）

《晶珠本草》中未记载“སྤང་ཚན་སྤྲུ་རུ།”（榜参布茹），但在“旱生草类药物”的“根叶花果全草类药物”中记载有“ཤང་ལེན་སྨུག་པོ།”（相连木保），言其为养肺、治热症之药物，并言“本品真名为‘བདུད་རྩེ་གངས་ཤམ།’（都孜冈夏木），又称‘冈据增巴’”，但记载的形态与《蓝琉璃》的记载相差甚远。《晶珠本草》汉译重译本和《藏药晶镜本草》认为“相连木保”系绵参 *E. wallichii* Benth.，但其形态与《晶珠本草》的记载完全不符。据文献记载，各地使用的“相连木保”的基原还有石竹科（蚤缀类）、虎耳草科及报春花科的植物，这些植物的形态既与《晶珠本草》记载的“相连木保”的形态不甚相符，也与《蓝琉璃》中记载的“榜参布茹”[异名为“བདུད་རྩེ་གངས་ཤམ།”（都孜冈夏木）]的形态不符。《晶珠本草》中记载的“བདུད་རྩེ་གངས་ཤམ།”（都孜冈夏木）（作为“相连木保”的真名）与《蓝琉璃》中记载的（作为“榜参布茹”异名的）“བདུད་རྩེ་གངས་ཤམ།”（都孜冈夏木）是否为同一植物尚有待考证。《中国藏药植物资源考订》认为“相连木保”为报春花科植物雅江点地梅 *Androsace yargongensis* Petitm.。（参见“雅江点地梅”条）

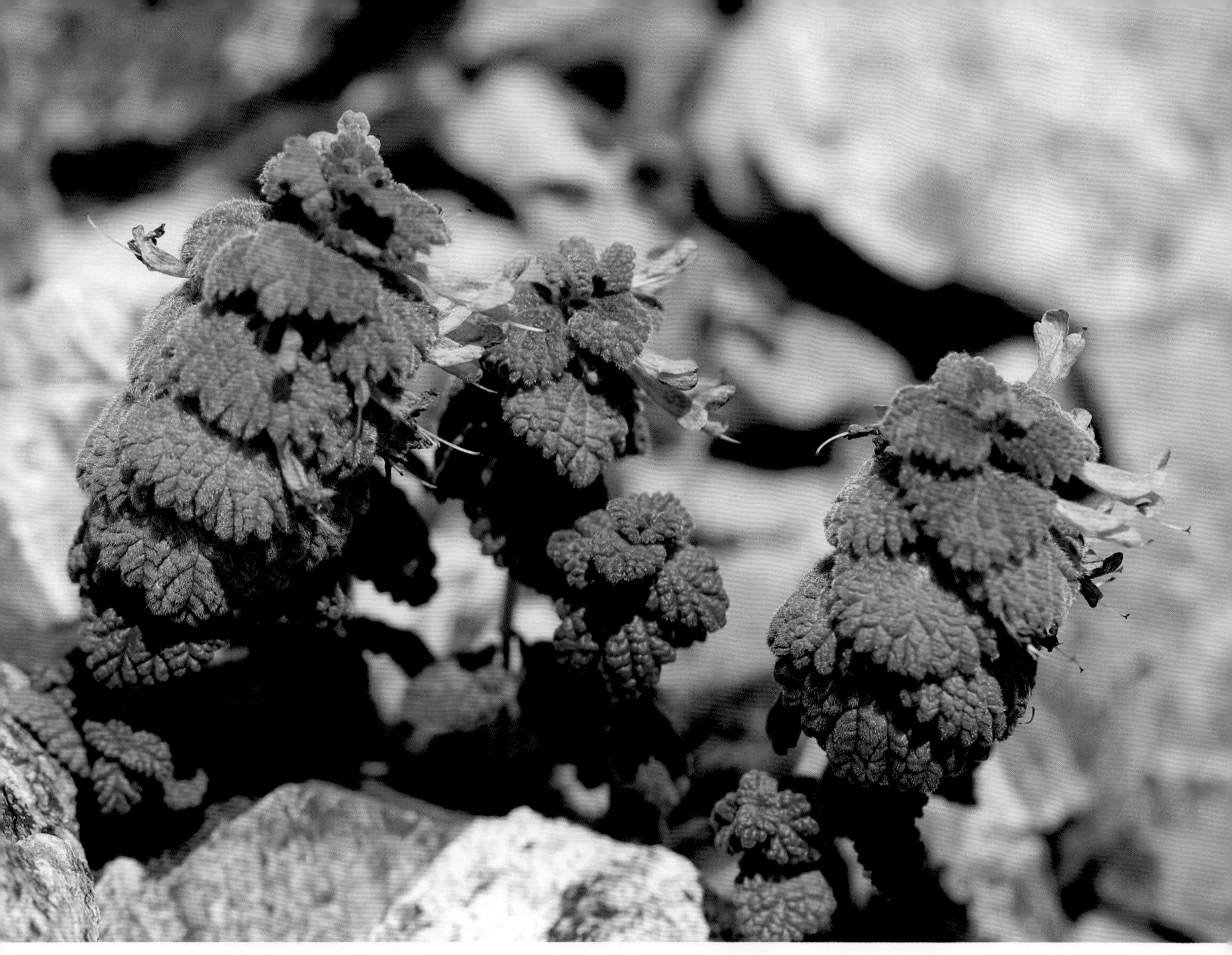

褪色扭连钱

Phyllophyton decolorans (Hemsl.) Kudo

唇形科（Labiatae） 扭连钱属（*Phyllophyton*）

形态

多年生草本。根茎木质，紫褐色，逐节分枝。茎上升或近匍匐状，多分枝，四棱形，被白色绢状长柔毛及细小的腺点，下部常带紫色，被微柔毛。叶通常密集于茎上部，呈紧密的覆瓦状排列，茎下部的叶小而远离，叶片坚纸质，圆形或肾形，长 1.5 ~ 2cm，宽 2 ~ 2.7cm，先端浑圆或稍钝，基部楔形或阔楔形，边缘具圆齿及缘毛，具皱，上面被浓密的白色绢状长柔毛，下面叶脉隆起，沿脉被平展的白色长柔毛，余部被淡黄色透明腺点；叶柄短或近于无。聚伞花序 2 ~ 3 花，具梗，总梗长约 1.5mm，花梗长 1 ~ 2mm，具长柔毛；苞叶与茎叶同形；小苞片钻形或近披针形。花萼管状，向上略膨大，微弯，略呈二唇形，长 1 ~ 1.2cm，外面密被白色长柔毛及短柔毛，内面仅于中部具一浓密的白色柔毛毛环，15 脉，明显，齿 5，上唇 3 齿略大，下唇 2 齿较狭，均呈卵形，长约 1.5mm。花冠淡黄色或蓝色，长 1.1 ~ 1.4cm，外面被微柔毛，内面仅下唇（倒扭后变上唇）近喉部具柔毛，花冠筒管状，向上部膨大，冠檐二唇形，倒扭，上唇（倒扭后变下唇）2 裂，裂片直立，圆形，长约 2mm，下唇（倒扭后变上唇）3 裂，中裂片宽大，菱状扇形，先端微凹，两侧裂片圆形，较小。雄蕊 4，二强，后对（倒扭后变前对）伸出花冠，均无色，花药 2 室，略开叉，纵裂。子房 4 裂，无毛。花柱微伸出花冠，先端 2 裂。小坚果长圆状卵形，光滑，褐色。花期 7 月，果期 8 ～ 9 月。

分布

分布于我国西藏中部和南部（拉萨附近、定结）。

生境

生长于海拔 4800 ～ 5000m 的高山砾石山坡、谷地。

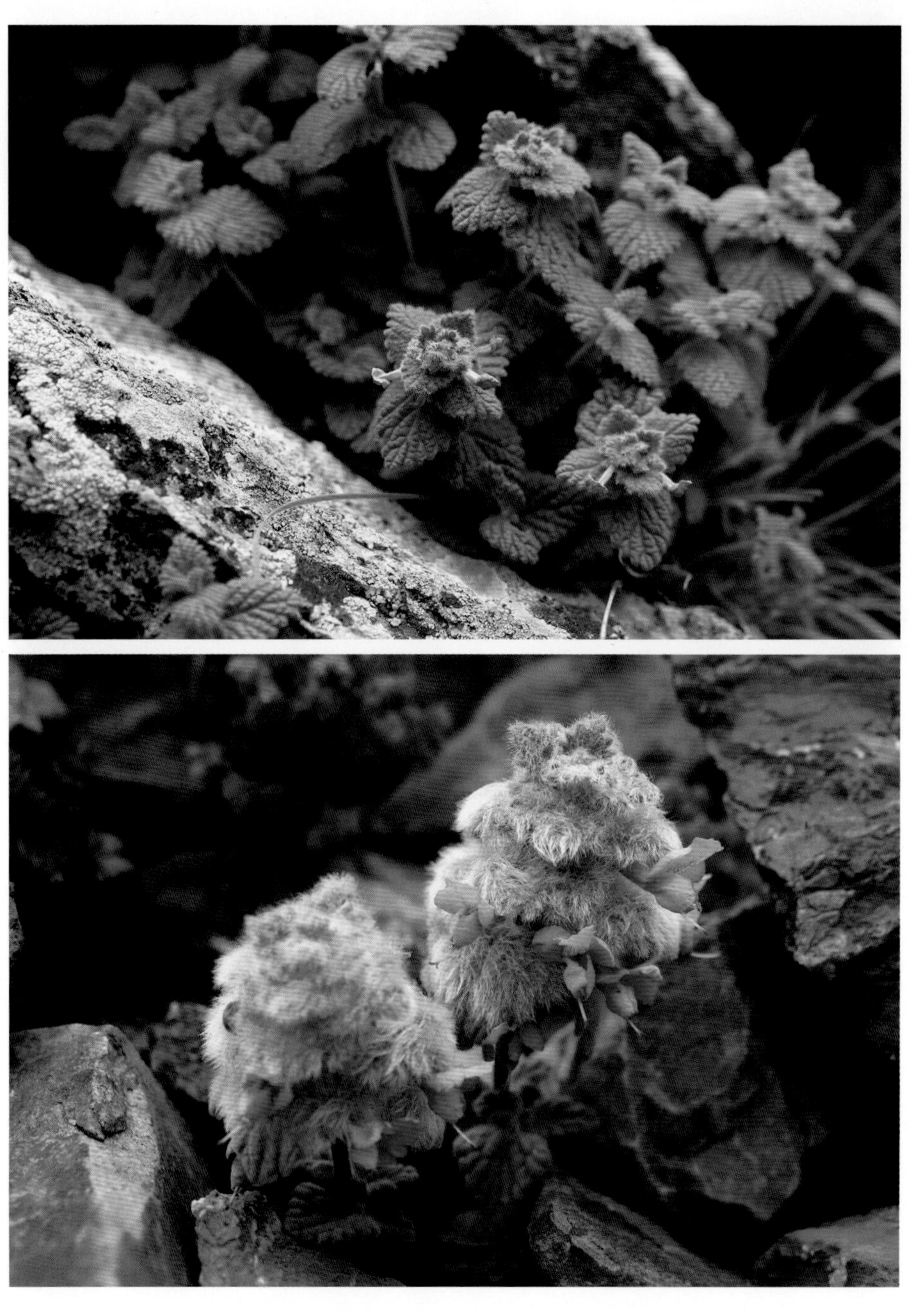

药材名

年都巴（གཉན་འདུལ་བ།），榜参布茹曼巴（སྤང་ཚན་སྤྲུ་ཏ་དམན་པ།）。

药用部位

全草。

功能与主治

年都巴：消炎，止痛，退热，杀虫。用于白喉，乳蛾，虫病。

榜参布茹曼巴：调气和血，提升胃温，利肺。用于体弱气虚，气血亏损，肺炎，肺脓肿，肺结核，肺热咳嗽，咯血，胸闷痛。

用量与用法

6 ~ 9g。入配方使用。

附　注

《蓝琉璃》在“药物补述”中记载了“སྤང་ཚན་སྤྲུ་ཏ།”（榜参布茹），言其为愈合脏器创伤、接筋络、治肺脓疡之药物，又称其为“བདུད་རྩི་གངས་ཤམ།”（都孜冈夏木）。《晶珠本草》中未记载“སྤང་ཚན་སྤྲུ་ཏ།”（榜参布茹），而在“旱生草类药物”的“根叶花果全草类药物”中记载有“ཤང་ལེན་སྨུག་པོ།”（相连木保），言其为养肺、治热症之药物，其“真名为‘བདུད་རྩི་གངས་ཤམ།’（都孜冈夏木）”，但该书记载的植物形态与《蓝琉璃》中记载的相差甚远。《晶珠本草》在“旱生草类药物”的“叶类药物”中首次记载了“གཉན་འདུལ་བ།”（年都巴），言其为清热、消炎、杀虫、止痛之药物。关于“榜参布茹”的基原，现代文献多以唇形科植物绵参 *Eriophyton wallichii* Benth. 为正品，青海、云南等藏医均使用该种。绵参 *Eriophyton wallichii* Benth. 的形态与《蓝琉璃》记载的相符，但却与《晶珠本草》记载的不符。《晶珠本草》记载的“相连木保”和《蓝琉璃》记载的“榜参布茹”虽均称“都孜冈夏木”，但两者是否为同物还有待考证。西藏藏医则以扭连钱 *Phyllophyton complanatum* (Dunn) Kudo 等作“榜参布茹”使用，该种的形态与《蓝琉璃》记载的不甚相符，但与《四部医典系列挂图全集》的“榜参布茹”的附图完全相符，应为代用品，又被称为“སྤང་ཚན་སྤྲུ་ཏ་དམན་པ།”（榜参布茹曼巴）。关于“年都巴”的基原，各文献多记载为扭连钱属（*Phyllophyton*）植物，包括扭连钱 *P. complanatum* (Dunn) Kudo、褪色扭连钱 *P. decolorans* (Hemsl.) Kudo、西藏扭连钱 *P. tibeticum* (Jacquem.) C. Y. Wu，其形态与《晶珠本草》记载的也相符。《部标藏药》和《青海藏标》以“绵参 /སྤང་ཚན་སྤྲུ་ཏ།/ 榜餐布如（榜参布柔、榜餐布日）”之名收载了绵参 *E. wallichii* Benth.，《藏标》以“榜参布柔”之名收载了绵毛参 *E. wallichii* Benth. 和西藏扭连钱 *P. tibeticum* (Jacquem.) C. Y. Wu。（参见“绵参”条）

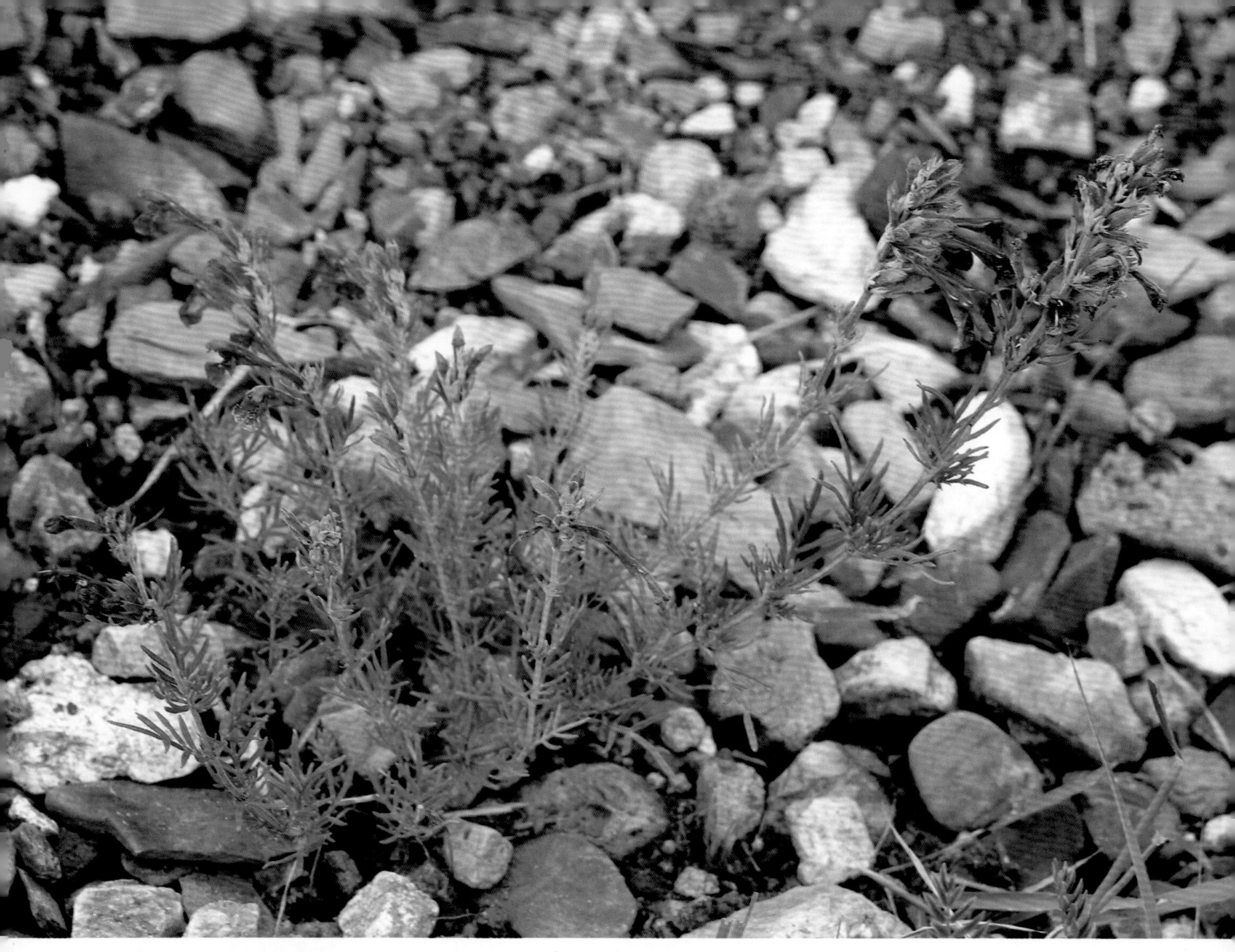

甘青青兰

Dracocephalum tanguticum Maxim.

唇形科（Labiatae）　青兰属（*Dracocephalum*）

形态

多年生草本，有臭味。茎直立，高 35 ~ 55cm，钝四棱形，上部被倒向小毛，中部以下几无毛，节多，节间长 2.5 ~ 6cm，在叶腋中生有短枝。叶具柄，柄长 3 ~ 8mm，叶片椭圆状卵形或椭圆形，基部宽楔形，长 2.6 ~ 4（~ 7.5）cm，宽 1.4 ~ 2.5（~ 4.2）cm，羽状全裂，裂片 2 ~ 3 对，与中脉呈钝角斜展，线形，长 7 ~ 19（~ 30）mm，宽 1 ~ 2（~ 3）mm，顶生裂片长 14 ~ 28（~ 44）mm，上面无毛，下面密被灰白色短柔毛，全缘，内卷。轮伞花序生于茎顶部 5 ~ 9 节上，通常具 4 ~ 6 花，形成间断的穗状花序；苞片似叶，但极小，只有 1 对裂片，两面被短毛及睫毛，长为萼的 1/3 ~ 1/2；花萼长 1 ~ 1.4cm，外面中部以下密被伸展的短毛及金黄色腺点，常带紫色，2 裂至 1/3 处，齿被睫毛，先端锐尖，上唇 3 裂至本身 2/3 稍下处，中齿与侧齿近等大，均为宽披针形，下唇 2 裂至本身基部，齿披针形；花冠紫蓝色至暗紫色，长 2 ~ 2.7cm，外面被短毛，下唇长为上唇的 2 倍；花丝被短毛。花期 6 ~ 8 月或 8 ~ 9 月（南部）。

分布

分布于我国甘肃西南部（合作）、青海东部、四川西部（壤塘）、西藏（察隅、林周、巴青、丁青、芒康、左贡等）。

生境

生长于海拔 1900 ～ 4300m 的干燥河岸、田野、草滩、草坡。

药材名

知杨故、知羊故（ཟི་ཡང་ཀུ）。

药用部位

地上部分、幼苗。

功能与主治

清肝热，止血，愈疮，干黄水。用于肝、胃热，时疫感冒，神疲，头晕，关节炎，黄水类病，血症，疮口不愈。幼苗用于腹水，浮肿。

用量与用法

9 ～ 15g。

《月王药诊》《四部医典》《度母本草》《晶珠本草》等均记载有“ཟི་ཡང་ཀུ”（知杨故），言其为治胃热和肝热之药物。《四部医典系列挂图全集》第二十七图中有“ཟི་ཡང་ཀུ”（知杨故）附图（95 号图），其汉译本译注名为“唐古特青兰”。文献记载和市场调查表明，各地藏医使用的“知杨故”主要为甘青青兰 *D. tanguticum* Maxim.（唐古特青兰），其形态与《四部医典系列挂图全集》的附图也较为相似，《部标藏药》等中收载的“知杨故”的基原也为该种。据文献记载，云南迪庆藏医还使用同属植物美叶青兰 *D. calophyllum* Hand.-Mazz.、松叶青兰 *D. forrestii* W. W. Smith、白萼青兰 *D. isabellae* Forrest ex W. W. Smith。《中国藏药植物资源考订》记载，昌都地区藏医院也以同属植物皱叶毛建草 *D. bullatum* Forrest ex Diels 作“知杨故”使用，称其为“ཟུར་ལུགས་ཟི་ཡང་ཀུ”（苏罗知杨故），意为“南派藏医所用的知杨故”。（参见“皱叶毛建草”条）

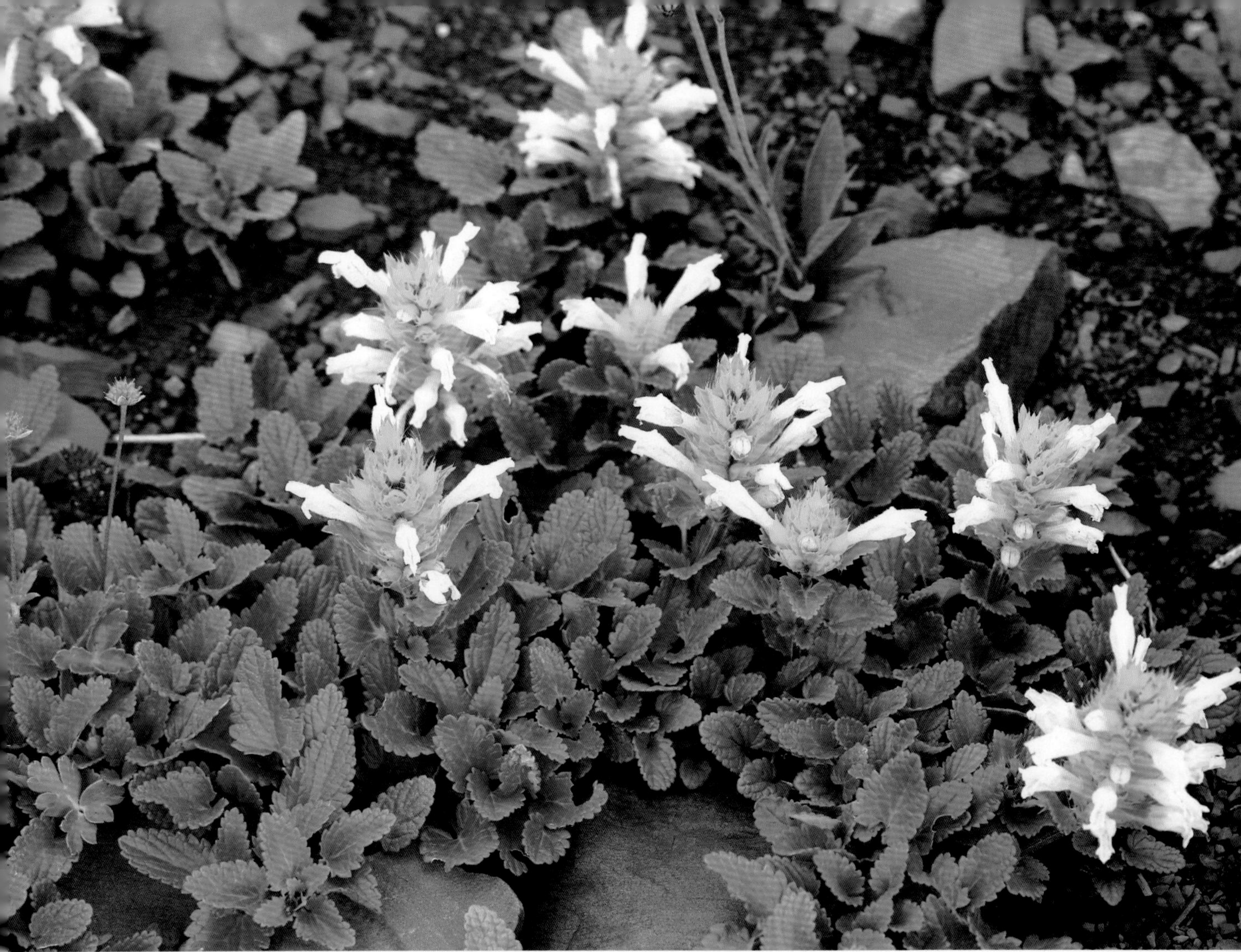

白花枝子花

Dracocephalum heterophyllum Benth.（异叶青兰）

唇形科（Labiatae）　青兰属（*Dracocephalum*）

形态

茎在中部以下具长的分枝，高 10 ~ 15cm，有时高达 30cm，四棱形或钝四棱形，密被倒向的小毛。茎下部叶具超过或与叶片等长的长柄，柄长 2.5 ~ 6cm，叶片宽卵形至长卵形，长 1.3 ~ 4cm，宽 0.8 ~ 2.3cm，先端钝或圆形，基部心形，下面疏被短柔毛或几无毛，边缘被短睫毛及浅圆齿；茎中部叶与基生叶同形，具与叶片等长或较短的叶柄，边缘具浅圆齿或尖锯齿；茎上部叶变小，叶柄变短，锯齿常具刺而与苞片相似。轮伞花序生于茎上部叶叶腋，长 4.8 ~ 11.5cm，具 4 ~ 8 花，因上部节间变短而花又长过节间，故各轮花密集；花具短梗；苞片较萼稍短或为其 1/2，倒卵状匙形或倒披针形，疏被小毛及短睫毛，边缘每侧具 3 ~ 8 小齿，齿具长刺，刺长 2 ~ 4mm；花萼长 15 ~ 17mm，浅绿色，外面疏被短柔毛，下部较密，边缘被短睫毛，2 裂几至中部，上唇 3 裂至本身长度的 1/4 或 1/3 处，齿几等大，三角状卵形，先端具刺，刺长约 15mm，下唇 2 裂至本身长度的 2/3 处，齿披针形，先端具刺；花冠白色，长（1.8 ~ ）2.2 ~ 3.4（ ~ 3.7）cm，外面密被白色或淡黄色短柔毛，二唇近等长；雄蕊无毛。花期 6 ~ 8 月。

分布

分布于我国西藏、青海、四川西北部、甘肃（兰州以西及西南部）、宁夏、内蒙古、山西、新疆等。

生境

生长于海拔 1100 ~ 5000m 的山地草原、半荒漠的多石干燥地区、河谷阶地、灌丛林缘。

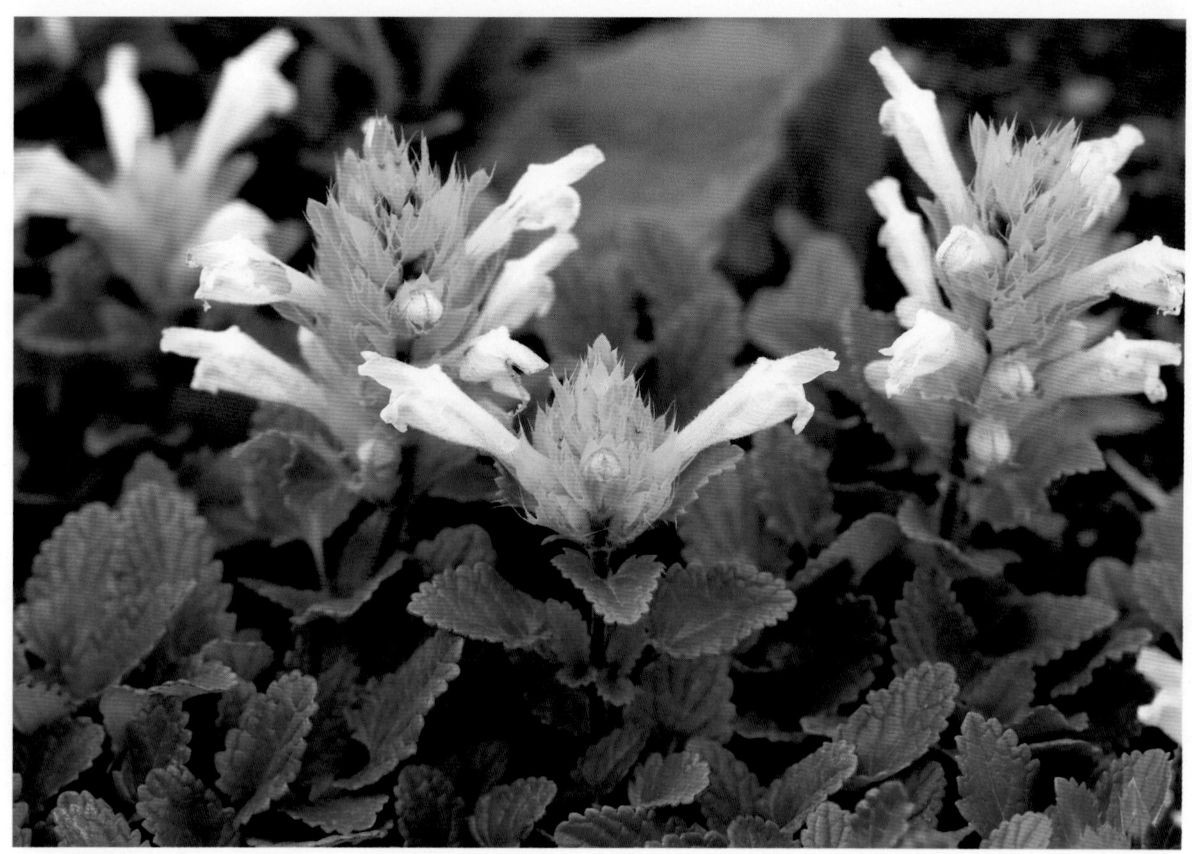

药材名

吉孜青保、居孜青保、吉子青保（འཇིབ་རྩི་ཆེན་པོ།），吉子嘎保、吉孜嘎保（འཇིབ་རྩི་དཀར་པོ།），吉卜嘎（འཇིབ་དཀར།）。

药用部位

地上部分。

功能与主治

清泻肝热。用于黄疸性肝炎，肝火上升的牙龈肿痛，出血，口腔溃疡，牙痛。

用量与用法

3 ~ 10g。内服研末，或入丸、散剂。

附 注

《蓝琉璃》记载有"འཇིབ་ཅི"（吉孜），言其大致可代替"ཤྲི་ཡང་ཀུ"（知杨故，即唇形科植物甘青青兰 *D. tanguticum* Maxim.），其"花白，似知杨故的花，叶圆小"。《晶珠本草》记载有"འཇིབ་ཅི་ཆེན་པོ"（吉孜青保），将其归于"旱生草类药物"的"叶茎花果同采类药物"中，言其为治口病、牙病及肝热病之药物，将其按花色分为白（吉子嘎保）、蓝或青（吉孜青保）2种。现代文献记载的"吉孜青保"的基原涉及唇形科青兰属（*Dracocephalum*）、鼠尾草属（*Salvia*）、荆芥属（*Nepeta*）的多种植物，但不同文献对其白者、黑者的基原存在不同的观点，大致按花色将其分为花白色（或黄色）者["འཇིབ་ཅི་དཀར་པོ"（吉孜嘎保）]、花蓝色（或紫色）者["འཇིབ་ཅི་སྨུག་པོ"（吉子莫保、吉子木保）]，或根据叶的形态，将叶条状细裂的称为"知杨故"，将叶圆形或卵形者称为"吉孜"或"吉孜青保"。文献记载的"吉孜"类药物的基原包括异叶青兰 *D. heterophyllum* Benth.（白花枝子花。花白色，称为"吉子嘎保"）、黄花鼠尾草 *Salvia roborowskii* Maxim.（《中国植物志》记载的 *Salvia roborowskii* Maxim. 的中文名为"粘毛鼠尾草"，"黄花鼠尾草"为其中文异名；黄花鼠尾草的拉丁学名为 *Salvia flava* Forrest ex Diels。花黄色，称为"吉孜青保"或"吉子嘎保"）、康定鼠尾草 *Salvia prattii* Hemsl.（花蓝色，称为"吉子青保"）、甘西鼠尾草 *Salvia przewalskii* Maxim.（花蓝色，称为"吉子莫保"）；四川阿坝及甘孜藏医则使用多种荆芥属植物及毛建草 *D. rupestre* Hance[该种在四川若尔盖称"འཇིབ་ཅི་སྔོན་པོ"（吉子恩保）]。《部标藏药》和《青海藏标》以"异叶青兰/འཇིབ་ཅི་ཆེན་པོ/吉孜青保（居孜青保）"之名收载了异叶青兰 *D. heterophyllum* Benth.。也有文献认为"吉子莫保"的基原为丹参 *Salvia miltiorrhiza* Bunge，甘肃天祝藏医则将唇形科植物甘露子 *Stachys sieboldii* Miq. 作"吉子木保"使用。此外，四川甘孜部分藏医还习以唇形科黄芩属（*Scutellaria*）植物黄芩 *Scutellaria baicalensis* Georgi、展毛韧黄芩 *Scutellaria tenax* W. W. Smith var. *patentipilosa* (Hand.-Mazz.) C. Y. Wu（大黄芩）、滇黄芩 *Scutellaria amoena* C. H. Wright 等作"吉孜"类使用。根据《晶珠本草》按花色对品种的划分，白花枝子花 *D. heterophyllum* Benth.、粘毛鼠尾草 *Salvia roborowskii* Maxim. 应为白者（也可理解为浅花色类）的基原，其药材名宜为"འཇིབ་ཅི་དཀར་པོ"（吉子嘎保）。（参见"甘西鼠尾草""康定鼠尾草""粘毛鼠尾草""丹参""毛建草""甘露子""并头黄芩"条）

香青兰

Dracocephalum moldavica Linn.

唇形科（Labiatae）　青兰属（*Dracocephalum*）

形态

一年生草本，高（6 ~ ）22 ~ 40cm。直根圆柱形，直径 2 ~ 4.5mm。茎数个，直立或渐升，常在中部以下具分枝，不明显四棱形，被倒向的小毛，常带紫色。基生叶卵圆状三角形，先端圆钝，基部心形，具疏圆齿，具长柄，很快枯萎；下部茎生叶与基生叶近似，具与叶片等长的柄，中部以上者具短柄，柄为叶片的 1/4 ~ 1/2，叶片披针形至线状披针形，先端钝，基部圆形或宽楔形，长 1.4 ~ 4cm，宽 0.4 ~ 1.2cm，两面只在脉上疏被小毛及黄色小腺点，边缘通常具不规则至规则的三角形牙齿或疏锯齿，有时基部的牙齿呈小裂片状，分裂较深，常具长刺。轮伞花序生于茎或分枝上部 5 ~ 12 节处，长 3 ~ 11cm，疏松，通常 4 花；花梗长 3 ~ 5mm，花后平折；苞片长圆形，稍长于或短于花萼，疏被伏贴的小毛，每侧具 2 ~ 3 小齿，齿具长 2.5 ~ 3mm 的长刺；花萼长 8 ~ 10mm，

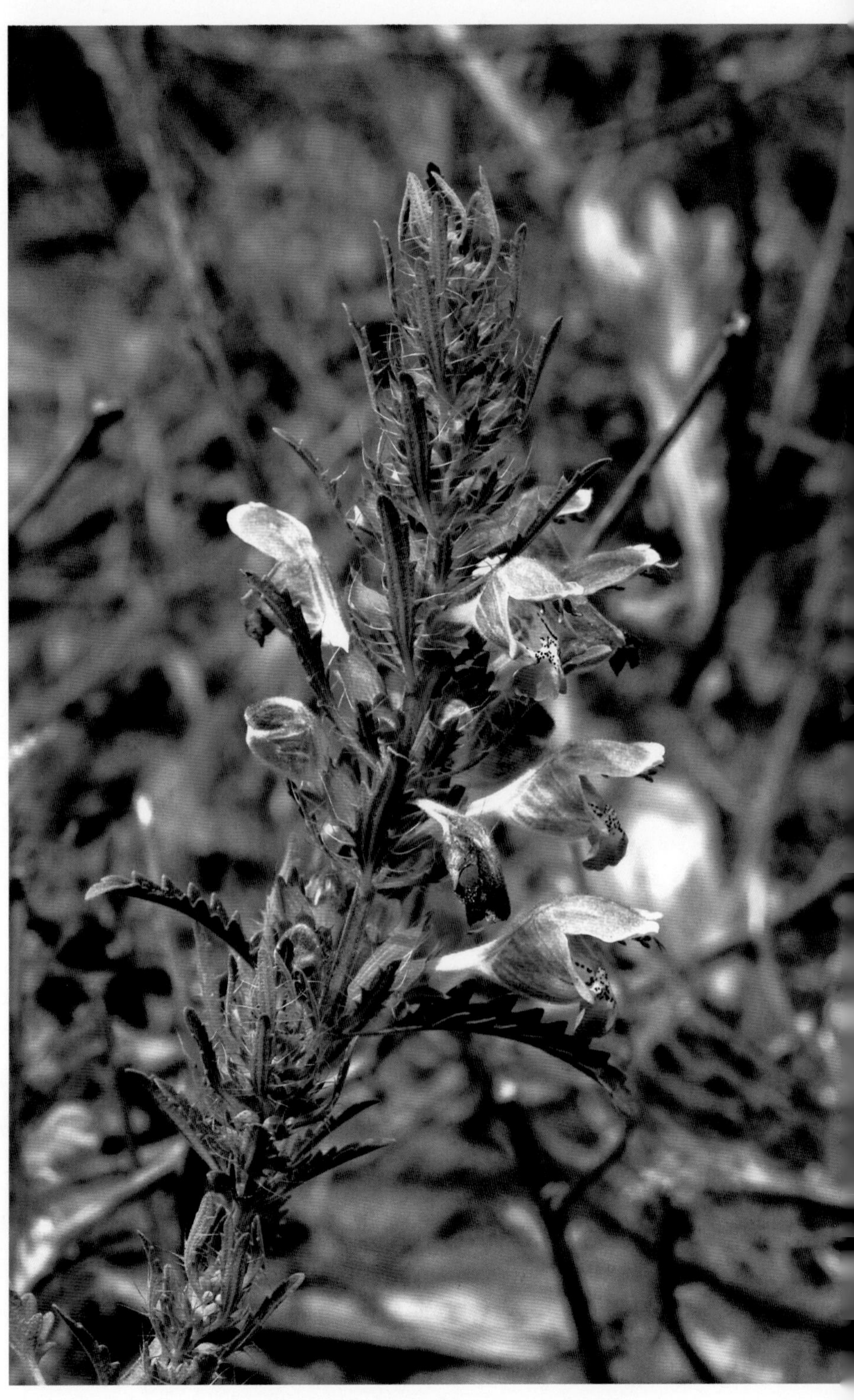

被金黄色腺点及短毛，下部较密，脉常带紫色，2 裂近中部，上唇 3 浅裂至本身长度的 1/4 ~ 1/3 处，3 齿近等大，三角状卵形，先端锐尖，下唇 2 裂至近基部，裂片披针形；花冠淡蓝紫色，长 1.5 ~ 2.5（~ 3）cm，喉部以上宽展，外面被白色短柔毛，冠檐二唇形，上唇短舟形，长约为花冠筒的 1/4，先端微凹，下唇 3 裂，中裂片扁，2 裂，具深紫色斑点，有短柄，柄上有 2 突起，侧裂片平截；雄蕊微伸出，花丝无毛，先端尖细，花药平叉开；花柱无毛，先端 2 等裂。小坚果长约 2.5mm，长圆形，顶平截，光滑。

分布

分布于我国甘肃、青海、陕西、山西、内蒙古、河南、河北、辽宁、吉林、黑龙江。东欧、中欧也有分布。

生境

生长于海拔 220 ~ 1600m 的干燥山地、山谷、河滩多石处。

药材名

吉子恩保、吉子恩布（འཇིབ་རྩི་སྔོན་པོ།）。

药用部位

全草。

功能与主治

清热解毒，止咳平喘。用于黄疸，肝炎，热病头痛，目翳，口腔溃疡，感冒，咳嗽，淋巴结炎。

用量与用法

3 ~ 10g。内服研末，或入丸、散剂。

附注

《蓝琉璃》记载有“འཇིབ་རྩི།”（吉孜），言其大致可代替“ཁྲི་ཡང་ཀུ།”（知杨故，即唇形科植物甘青青兰 *Dracocephalum tanguticum* Maxim.）。《晶珠本草》称其为“འཇིབ་རྩི་ཆེན་པོ།”（吉子青保），将其归于“旱生草类药物”的“叶茎花果同采类药物”中，言其为治口病、牙病及肝热病之药物，并按花色将其分为白（吉子嘎保）、蓝（或青，吉孜青保）2 种。现代文献记载的“吉子”的基原涉及青兰属（*Dracocephalum*）、鼠尾草属（*Salvia*）、荆芥属（*Nepeta*）多种植物，大致按花色可分为花白（和黄）色者 [“འཇིབ་རྩི་དཀར་པོ།”（吉子嘎保）]、花蓝色者 [“འཇིབ་རྩི་སྨུག་པོ།”（吉子莫保）] 和紫色者 [“འཇིབ་རྩི་སྔོན་པོ།”（吉子恩保）]，但不同文献记载的各类的基原不尽一致。据文献记载，香青兰 *D. moldavica* Linn. 为“吉子恩保”的基原之一，同样作“吉子恩保”使用的还有红花枝子花 *D. heterophyllum* Benth. var. *rubicumdum* Pauls.（该种未被《中国植物志》记载）、毛建草 *D. rupestre* Hance。据调查，现藏医较少使用香青兰 *D. moldavica* Linn.，而蒙医和维医较常用之，以全草或种子入药，这可能与其资源分布的种类有关。（参见“白花枝子花”“毛建草”“甘青青兰”条）

皱叶毛建草

Dracocephalum bullatum Forrest ex Diels

唇形科（Labiatae） 青兰属（*Dracocephalum*）

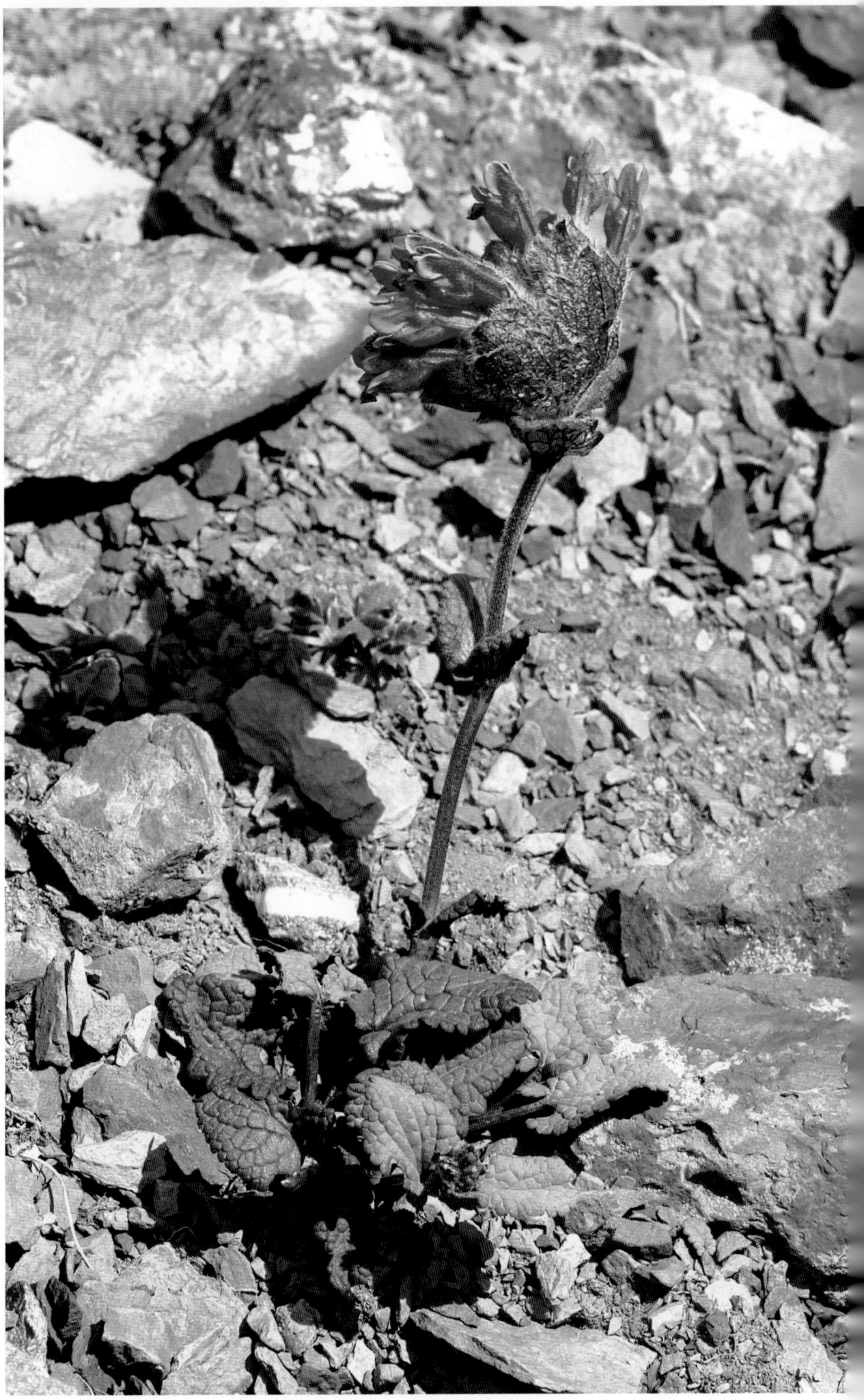

形态

根茎短而粗，具粗的须状根。茎 1 ~ 2，渐升或近直立，长 9 ~ 18cm，钝四棱形，密被倒向的小毛，红紫色，几不分枝，在花序之下有 3 ~ 4 节。基生叶及茎下部叶具长柄，柄长达 4cm，叶片坚纸质，卵形或椭圆状卵形，先端圆或钝，基部心形，长 2.5 ~ 5cm，宽 1.8 ~ 2.5（~ 4）cm，上面无毛，网脉下陷，下面带紫色，网脉凸出，脉上疏被短柔毛或无毛，边缘具圆锯齿；茎上部及花序处的叶具极短的柄，卵形或卵圆形。轮伞花序密集，长 6 ~ 8cm；苞片与萼近等长，倒卵形或扇状倒卵形，脉上疏被短柔毛，边缘密被长睫毛，每侧具 3 ~ 6 齿，齿钝或锐尖，或具细刺；花萼长 1.5 ~ 1.8（~ 2）cm，疏被长柔毛及长睫毛，带红紫色，2 裂约至 1/3 处，上唇 3 裂近本身基部，中齿倒卵圆形，先端具短尖，宽为侧齿的 2 倍，侧齿披针形，先端锐尖，下唇 2 裂稍超过本身基部，齿似上唇侧齿；

花冠蓝紫色，长 2.8 ~ 3.5cm，最宽处达 1 ~ 1.2cm，外被柔毛，冠檐二唇形，上唇长约为下唇的 1/2，宽 1.2cm，2 浅裂，下唇有细的深色斑纹，中裂片伸出，宽 0.8cm；花丝疏被毛。花期 7 ~ 8 月。

分布

分布于我国云南西北部（丽江、香格里拉）、西藏东部（昌都）。

生境

生长于海拔 3000 ~ 4000m 的石灰质流石滩上。

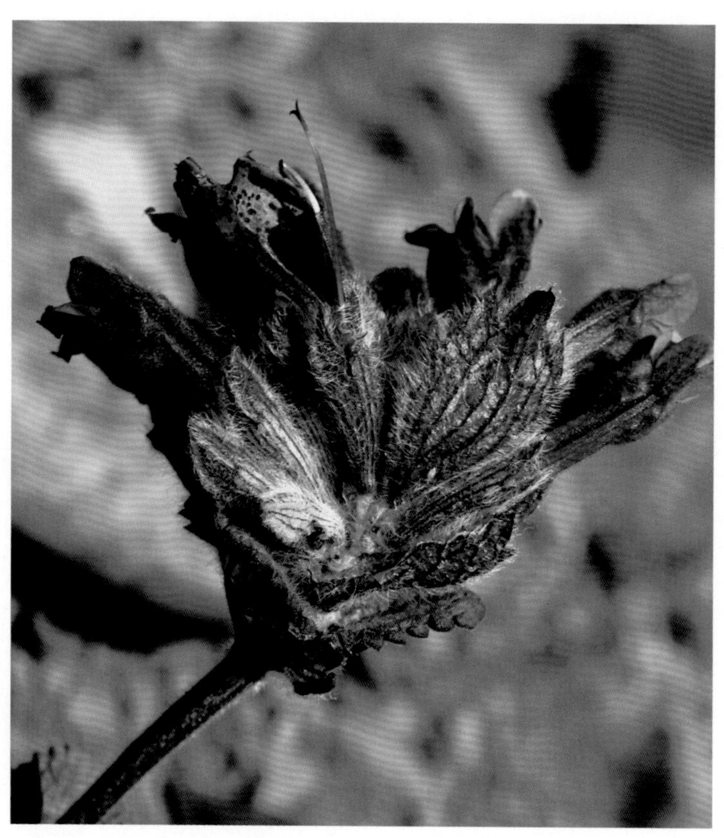

药材名

苏罗知杨故（ཟུར་ལུགས་ཐྱི་ཡང་ཀུ།），国贝（ཀོང་སྦྲོས།）。

药用部位

地上部分、幼苗。

功能与主治

清肝热，止血，愈疮，干黄水。用于肝热，胃热，时疫感冒，神疲，头晕，关节炎，黄水类病，血症，疮口不愈。幼苗用于腹水，浮肿。

用量与用法

9 ~ 15g。

附注

《月王药诊》《四部医典》《晶珠本草》等均记载有“ཐྱི་ཡང་ཀུ།”（知杨故），言其为治胃热和肝热之药物。据文献记载和市场调查，各地藏医使用的“知杨故”包括唇形科青兰属（*Dracocephalum*）的多种植物，多以甘青青兰 *Dracocephalum tanguticum* Maxim.（唐古特青兰）为正品，《部标藏药》等作为“知杨故”的基原也仅收载了该种。《中国藏药植物资源考订》记载，昌都的藏医院将皱叶毛建草 *Dracocephalum bullatum* Forrest ex Diels 作“ཟུར་ལུགས་ཐྱི་ཡང་ཀུ།”（苏罗知杨故，意为“南派藏医所用的知杨故”）使用。（参见“甘青青兰”条）

《四部医典》《宇妥本草》《晶珠本草》等记载有“བྱ་ཀོང་སྦྲོས།”（掐国贝），言其为治疗魔毒疫热症之药物。现代文献记载的藏医所用“掐国贝”的基原包括毛茛科翠雀属（*Delphinium*）的多种植物，囊距翠雀花 *Delphinium brunonianum* Royle 为常用的种类，《藏标》（囊距翠雀 /བྱ་ཀོང་སྦྲོས།/ 玄果贝）、《西藏藏标》（བྱ་ཀོང་སྦྲོས།/ 掐国贝 / 翠雀花）也仅收载了该种。《藏药晶镜本草》将皱叶毛建草 *Dracocephalum bullatum* Forrest ex Diels 作为“ཀོང་སྦྲོས།”（国贝）的基原，但其功能、主治与“知杨故”类不同。（参见“囊距翠雀花”条）

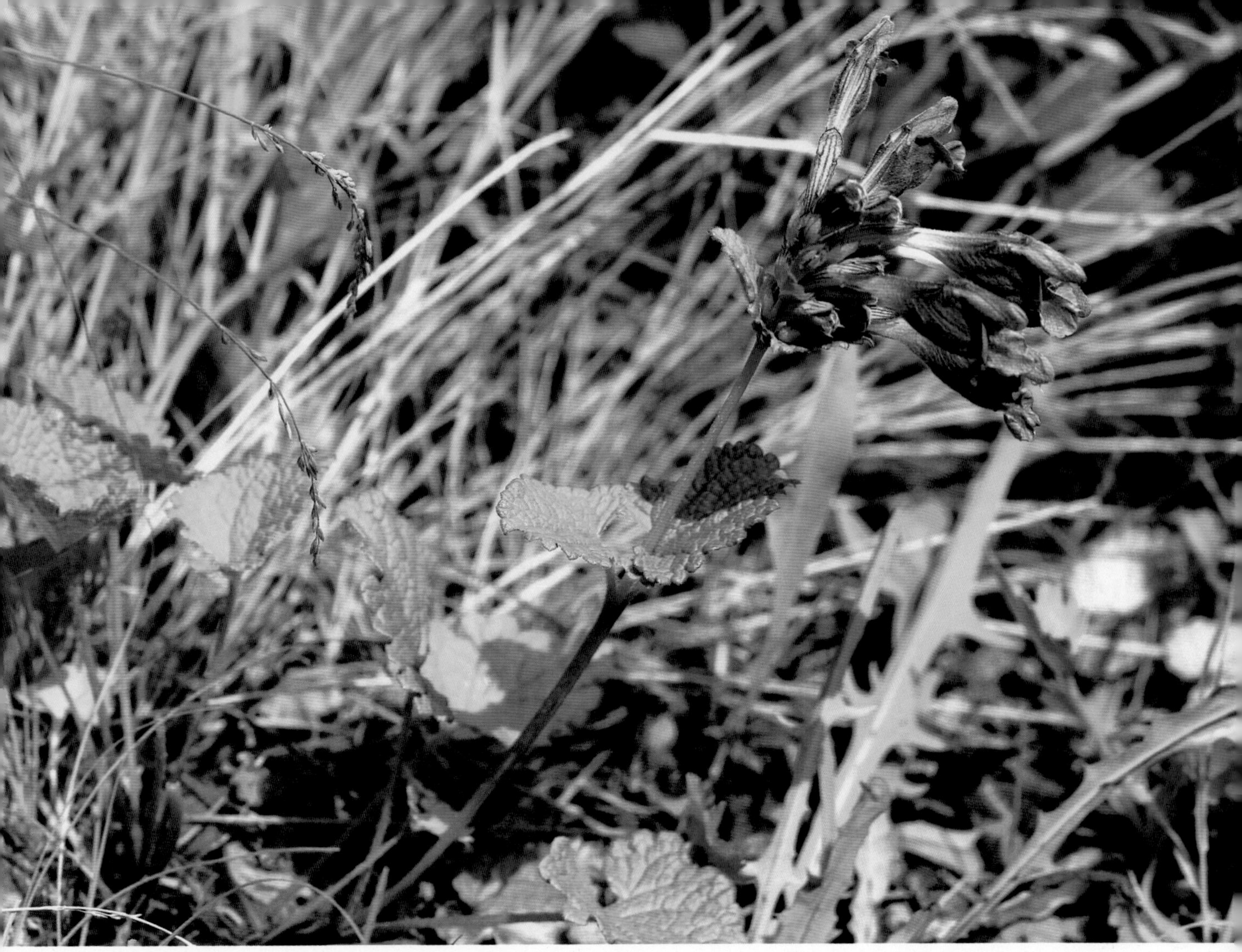

毛建草

Dracocephalum rupestre Hance

唇形科（Labiatae） 青兰属（*Dracocephalum*）

形态

根茎直，直径约 10mm，生多数茎。茎不分枝，渐升，长 15 ~ 42cm，四棱形，疏被倒向的短柔毛，常带紫色。基生叶多数，花后仍多数存在，具长柄，柄长 3 ~ 14cm，被不密、伸展的白色长柔毛，叶片三角状卵形，先端钝，基部常为深心形，或为浅心形，长 1.4 ~ 5.5cm，宽 1.2 ~ 4.5cm，边缘具圆锯齿，两面疏被柔毛；茎中部叶具明显的叶柄，叶柄通常长于叶片，有时较叶片稍短，长 2 ~ 6cm，叶片似基生叶，长 2.2 ~ 3.5cm；花序处之叶变小，具鞘状短柄，柄长 4 ~ 8mm，或几无柄。轮伞花序密集，通常呈头状，稀疏离而长达 9cm，呈穗状，此时茎的节数常增加，腋多具花轮甚至个别的有分枝花序；花具短梗；苞片大者倒卵形，长达 1.6cm，疏被短柔毛及睫毛，每侧具 4 ~ 6 带刺（长 1 ~ 2mm）小齿，小者倒披针形，长 7 ~ 10mm，每侧有 2 ~ 3 带刺小齿；花萼长 2 ~ 2.4cm，常带紫色，被短柔毛及睫毛，2 裂至 2/5 处，上唇 3 裂至本身基部，中齿倒卵状椭圆形，先端锐短渐尖，宽为侧齿的 2 倍，侧齿披针形，先端锐渐尖，下唇 2 裂稍超过本身基部，齿狭披针形；花冠紫蓝色，长 3.8 ~ 4cm，最宽处 5 ~ 10mm，外面被短毛，下唇中裂片较小，无深色斑点及白色长柔毛；花丝疏被柔毛，先端具尖的突起。花期 7 ~ 9 月。

分布

分布于我国辽宁、内蒙古、河北、山西、青海（西宁）。

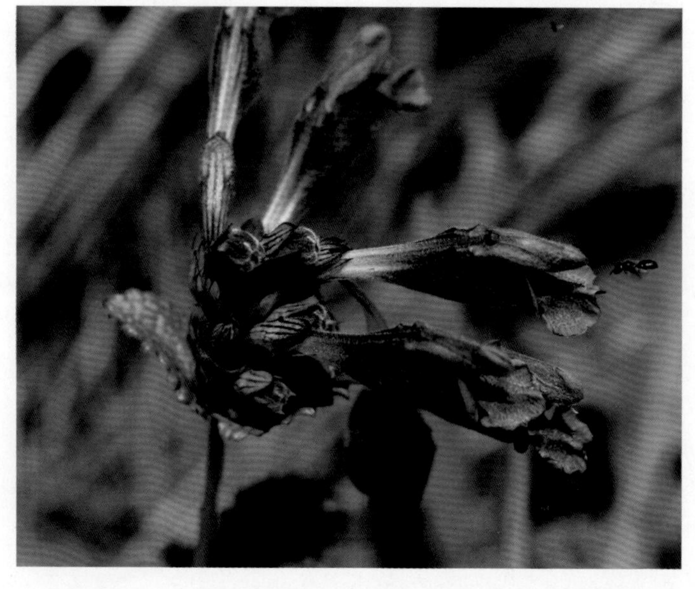

生境

生长于海拔 650 ~ 3100m 的高山草原、草坡、疏林下阳处。

药材名

吉子恩保、吉子恩布（འཇིབ་རྩི་སྔོན་པོ།）。

药用部位

全草。

功能与主治

清热解毒，止咳平喘。用于黄疸，肝炎，热病头痛，目翳，口腔溃疡，感冒，咳嗽，淋巴结炎。

用量与用法

3 ~ 10g。内服研末，或入丸、散剂。

附 注

《蓝琉璃》中记载有"འཇིབ་རྩི"（吉孜、吉子），言其大致可代替"ཁྲི་ཡང་ཀུ"（知杨故，唇形科植物甘青青兰 *Dracocephalum tanguticum* Maxim.）；《晶珠本草》以"འཇིབ་རྩི་ཆེན་པོ"（吉子青保）为条目名，将其归于"旱生草类"的"叶茎花果同采类药物"中，言其为治口病、牙病及肝热病之药物，按花色分为白（吉子嘎保）、青（或蓝，吉子青保）2 种。现代文献记载的"吉子"类药物的基原均为唇形科植物，但各地所用该类药物的基原极为复杂，涉及青兰属（*Dracocephalum*）、鼠尾草属（Salvia）和荆芥属（*Nepeta*）等的多种植物，大致按花色不同分为花白色和黄色者["འཇིབ་རྩི་དཀར་པོ"（吉子嘎保）]、花蓝色者["འཇིབ་རྩི་སྨུག་པོ"（吉子莫保）]或花紫色者["འཇིབ་རྩི་སྔོན་པོ"（吉子恩保）]2 类。毛建草 *D. rupestre* Hance 为四川阿坝藏医习用的花紫色者（吉子恩保）的基原之一。《中国藏药植物资源考订》记载的"吉子恩保"的基原还有同属植物红花枝子花 *D. heterophylum* Benth. var. *rubicumdum* Pauls.（该种未见《中国植物志》记载）、香青兰 *D. moldavica* Linn.。

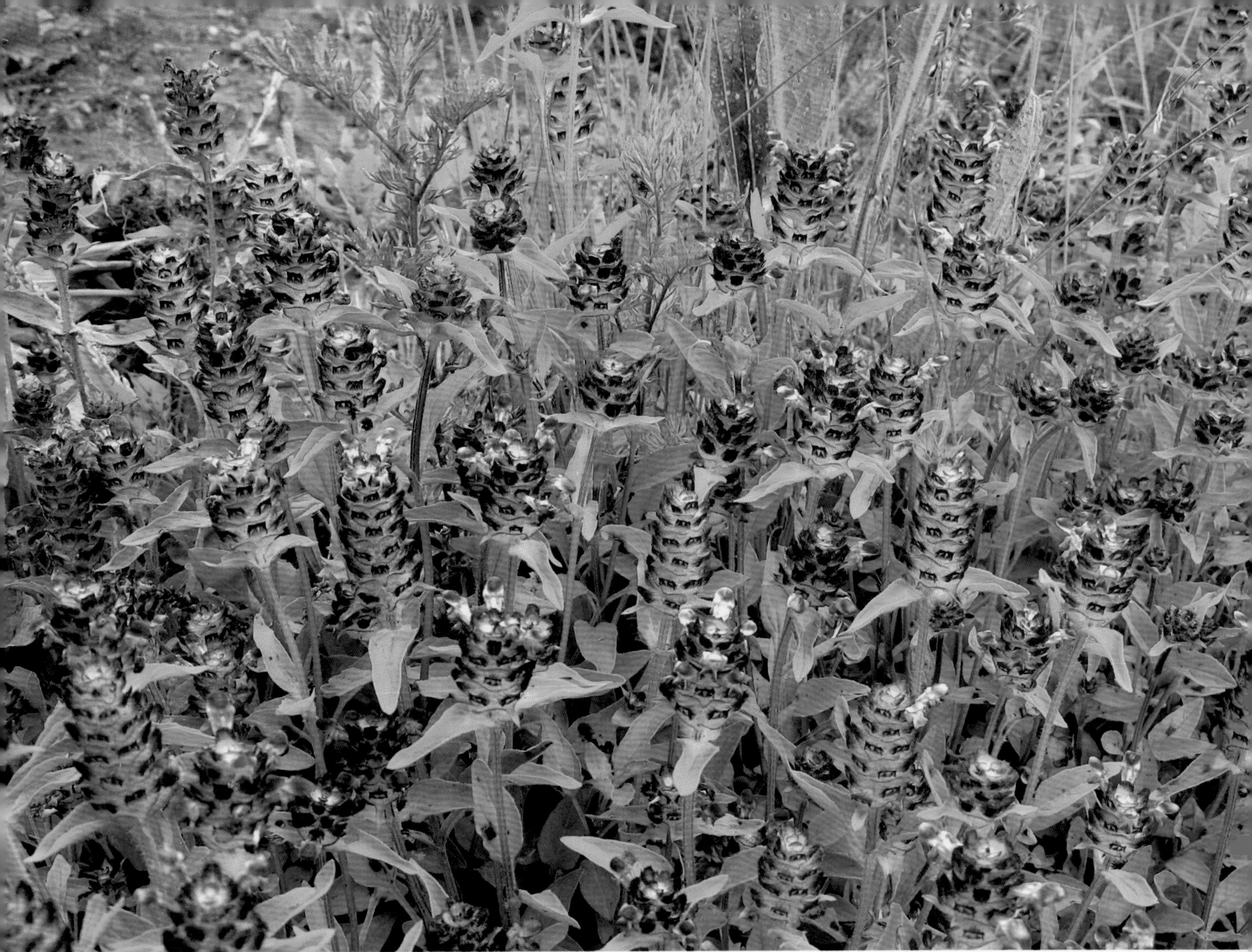

硬毛夏枯草

Prunella hispida Benth.

唇形科（Labiatae） 夏枯草属（*Prunella*）

形态

多年生草本，具密生须根的匍匐地下根茎。茎直立上升，基部常伏地，高 15 ~ 30cm，钝四棱形，具条纹，密被扁平的具节硬毛。叶卵形至卵状披针形，长 1.5 ~ 3cm，宽 1 ~ 1.3cm，先端急尖，基部圆形，边缘具浅波状至圆齿状锯齿，两面均密被具节硬毛，间或有时多少脱落，侧脉 2 ~ 3 对，不明显，叶柄长 0.5 ~ 1.5cm，近扁平，近叶基处有不明显狭翅，被硬毛；最上 1 对茎叶直接下承于花序或有一小段距离，近无柄。轮伞花序通常 6 花，多数密集成顶生的长 2 ~ 3cm、宽 2cm 的穗状花序，每轮花序其下承以苞片；苞片宽大，近心形，宽 0.8 ~ 1cm，先端具长约 2mm 的骤然长渐尖的尖头，外面密被具节硬毛，内面无毛，边缘明显具硬毛，膜质，脉纹放射状，自基部发出，先端网结，多少显著；花梗极短，长不及 1mm，具硬毛；花萼紫色，管状钟形，连齿长约 1cm，背腹扁平，脉 10，显著，其间网脉连接，脉上明显有具节硬毛，齿缘具纤毛，萼檐二唇形，上唇扁平，宽大，近圆形，长 6mm，宽约 5mm，先端近截形，具 3 短尖齿，中齿宽大，侧齿细小，下唇较窄，宽约 3mm，2 深裂，裂片达唇片中部，披针形，具刺尖头；花冠深蓝色至蓝紫色，长 15（～ 18）mm，花冠筒长 10mm，近基部宽约 1.5mm，向上在前方逐渐膨大，在喉部稍缢缩，宽达 4mm，外面无毛，内面近基部有 1 略倾斜的鳞毛毛环，冠檐二唇形，上唇长圆形，长约 5mm，宽约 4mm，龙骨状，内凹，先端微缺，外面在脊上有 1 明显的硬毛带，内面无毛，下唇宽大，长 5mm，宽 6mm，3 裂，中裂片较大，近圆形，边缘具波齿状小裂片，侧裂片长圆形，细小，下垂；雄蕊 4，前对较长，均伸出花冠筒，花丝分离，扁平，无毛，前对花丝在先端明显有长于花药的钻形裂片，后对花丝则不甚显著，花药 2 室，室极叉开；花柱丝状，略伸出雄蕊，先端相等 2 浅裂；花盘近平顶；子房棕褐色，无毛。小坚果卵珠形，长 1.5mm，宽 1mm，背腹略扁平，先端浑圆，棕色，无毛。花果期 6 月至翌年 1 月。

分布

分布于我国云南、四川西南部（九龙等）。印度也有分布。

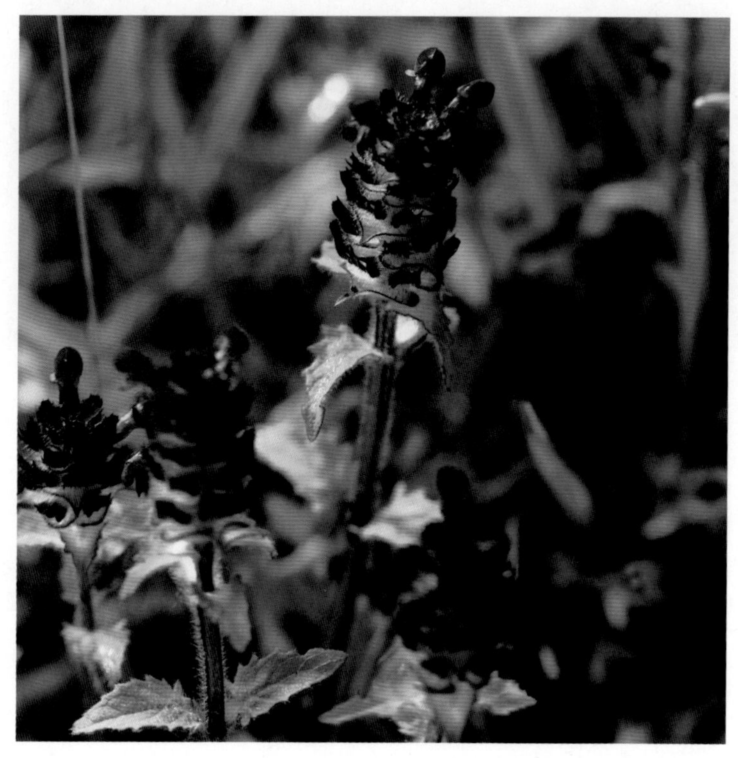

生境

生长于海拔 1500 ～ 3800m 的路旁、林缘、山坡草地。

药材名

夏枯擦（ཤ་ཁུ་ཚལ།）。

药用部位

花、果穗。

功能与主治

清肝明目，散结，利尿，降血压。

用量与用法

9 ～ 15g。

藏医药用硬毛夏枯草 *P. hispida* Benth. 的记载见于《西藏常用中草药》（1971 年版），其藏文名“ཤ་ཁུ་ཚལ།”（夏枯擦）系对汉文名“夏枯草”的藏文注音；其作藏药的功能与主治也与中药相近，可能系借鉴中药的用法。

白花铃子香

Chelonopsis albiflora Pax et Hoffm. ex Limpr.

唇形科（Labiatae）　铃子香属（*Chelonopsis*）

形态

灌木，高 0.5 ~ 2m。茎灰褐色，具纵向脱落的皮层，小枝褐色，被微柔毛，其后无毛。叶对生或轮生，披针形，长 3 ~ 5cm，宽 1 ~ 1.3cm，先端渐尖，基部近圆形至阔楔形，边缘有小锯齿，纸质，上面绿色，疏生微柔毛及腺点，下面淡绿色，沿脉上被柔毛，余部有腺点，侧脉 6 对，在上面凹陷，下面隆起；叶柄极短，长约 2mm，具微柔毛。聚伞花序腋生，花 1 ~ 3，通常单花；总梗短，长约 3mm，其上具小苞片，花梗短，长 1 ~ 2mm；小苞片线形，长 5 ~ 7mm，宽 0.5mm；花萼钟形，连齿长约 2cm，外面具柔毛及腺点，内面无毛，脉 10，其间横脉网结，齿 5，长三角形，长达 8mm，先端刺尖；花冠白色，长达 3cm，外面于伸出萼筒部分被微柔毛，内面无毛，花冠筒长 1.7cm，冠檐二唇形，上唇卵圆形，长 7mm，下唇长 13mm，3 裂，中裂片心形，先端凹缺，侧裂片卵圆形；雄

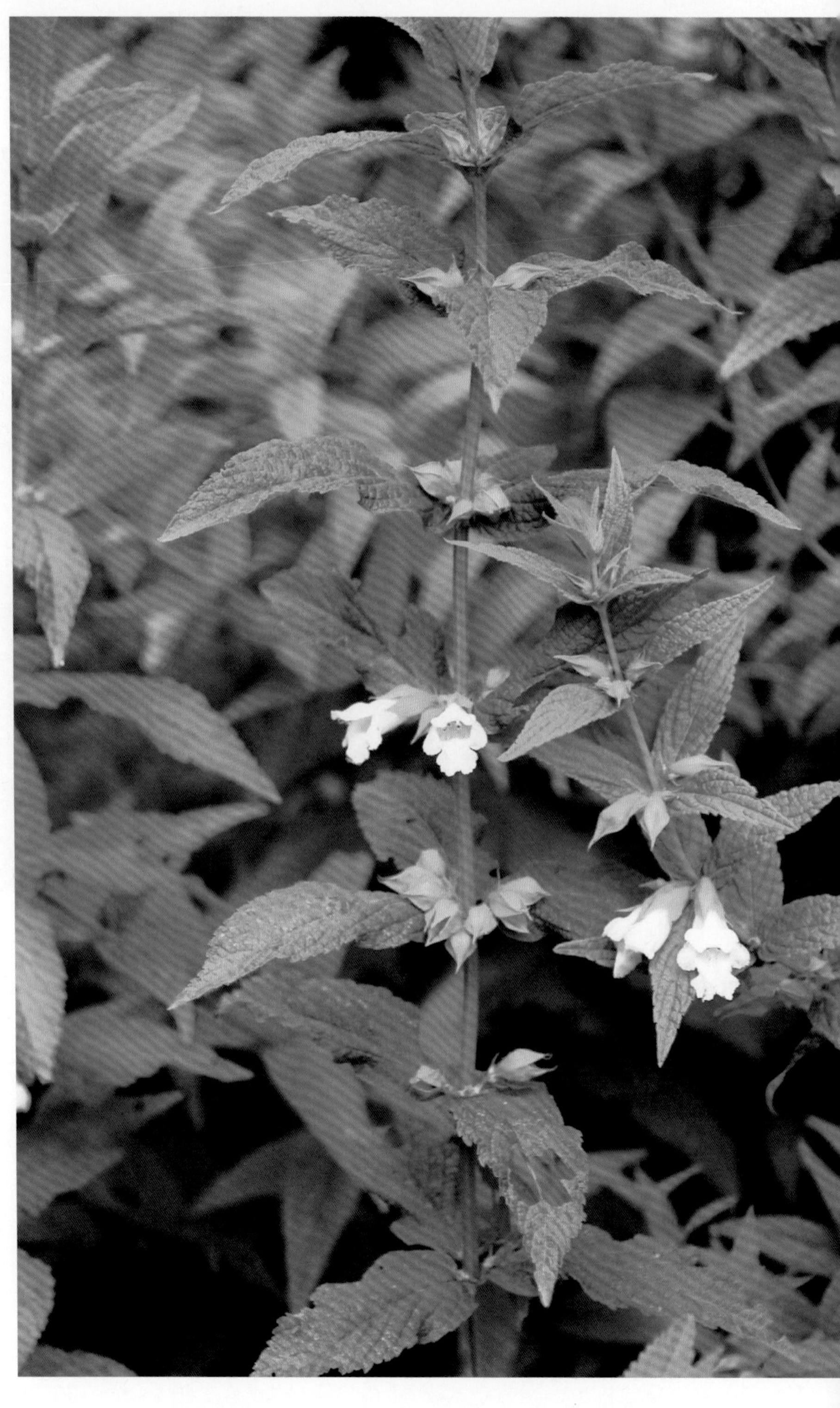

蕊 4，前对较长，花丝丝状，扁平，具微柔毛，上部多少增大成附属物状；花药卵圆形，平叉开，两端具须状毛；花柱丝状，无毛，伸出药外，先端不等 2 浅裂；子房棕褐色，无毛；花盘杯状，斜向上。花期 8 月。

分布

分布于我国四川西部（巴塘、理塘）、西藏（加查）。

生境

生长于海拔 3400 ~ 3700m 的灌丛潮湿处。

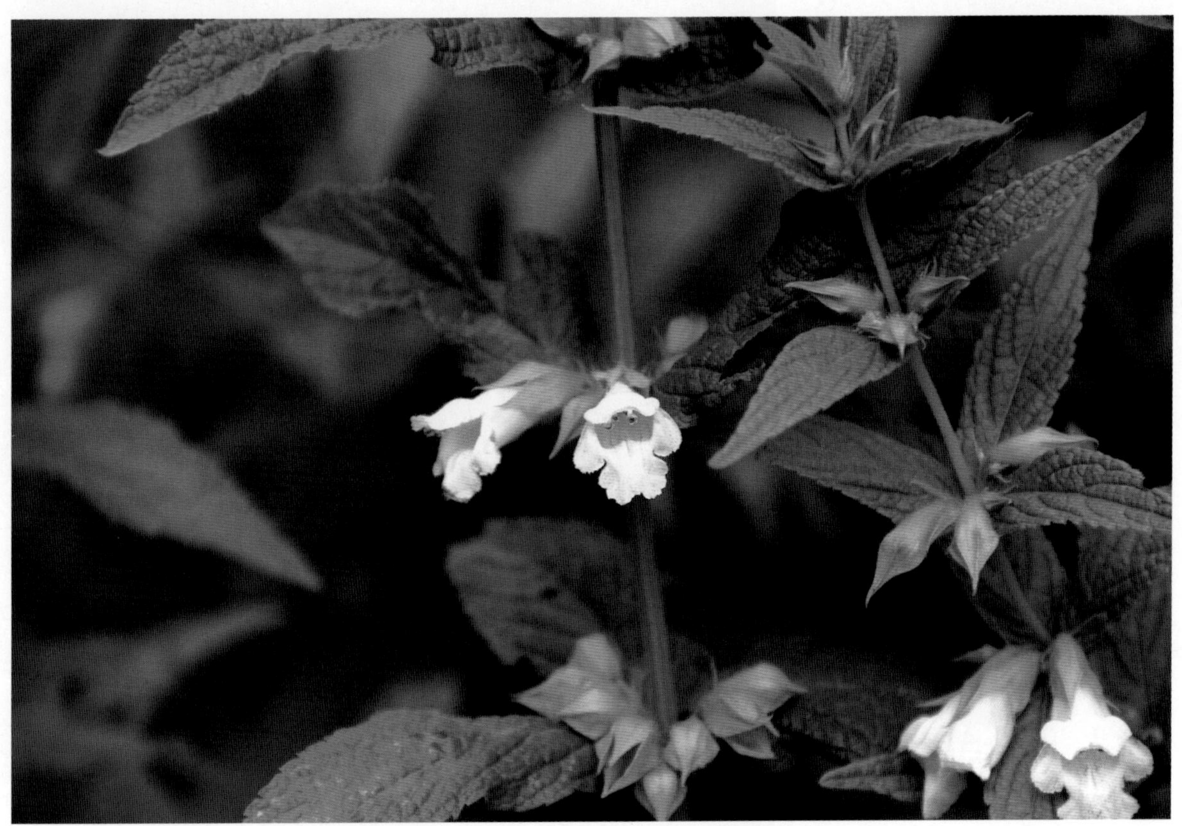

药材名

兴托里嘎保、兴日里嘎博（ཞིམ་ཐིག་ལེ་དཀར་པོ།）。

药用部位

花、叶。

功能与主治

消炎，利尿。用于翳障，沙眼，结膜炎，遗尿症。

用量与用法

2.5g。内服煎汤，或入丸、散剂。

附 注

《四部医典》《蓝琉璃》等中均记载有“ཞིམ་ཐིག་ལེ།”（兴托里），言其为治眼病、云翳之药物。《蓝琉璃》记载其分为白、黑2大类；《四部医典系列挂图全集》第二十八图中有“兴托里”类的5幅附图（77～81号图），包括白和黑的正品、黑的副品及另2种副品。《晶珠本草》言“兴托里”分为大、中、小3类，每类又有2种，共计6种。现代文献对“兴托里”的品种分类及各品种的基原有不同观点，或统称之为“ཞིམ་ཐིག་ལེ།”（兴托里），或认为其分为白者［“ཞིམ་ཐིག་ལེ་དཀར་པོ།”（兴托里嘎保）］和黑者［“ཞིམ་ཐིག་ལེ་ནག་པོ།”（兴托里那保）、“ཞིམ་ཐིག་ནག་པོ།”（兴替那保）］2类，各地使用的“兴托里”的基原种类复杂，涉及唇形科、玄参科、牻牛儿苗科等多科多属多种植物。据文献记载，白者（兴托里嘎保）的基原有唇形科植物白花铃子香 *C. albiflora* Pax et Hoffm. ex Limpr.、轮叶铃子香 *C. souliei* (Bonati) Merr.、夏至草 *Lagopsis supina* (Steph.) Ik.-Gal. ex Knorr.，玄参科植物短腺小米草 *Euphrasia regelii* Wettst. 及牻牛儿苗科植物牻牛儿苗 *Erodium stephanianum* Willd.; 黑者（兴托里那保）的基原有唇形科植物川藏香茶菜 *Rabdosia pseudo-irrorata* C. Y. Wu、小叶香茶菜 *R. parvifolia* (Batalin) Hara、益母草 *Leonurus japonicus* Houtt（大花益母草 *Leonurus macranthus* Maxim.）等。《晶珠本草》汉译重译本认为2种大者的基原为夏至草 *Lagopsis supina* (Steph.) Ik.-Gal. ex Knorr.、粘毛鼠尾草 *Salvia roborowskii* Maxim.；2种中者的基原为粗齿西南水苏 *Stachys kouyangensis* (Vaniot) Dunn var. *franchetiana* (Lévl.) C. Y. Wu（西南水苏粗齿变种）、蓝花荆芥 *Nepeta coerulescens* Maxim.；2种小者的基原为鼬瓣花 *Galeopsis bifida* Boenn.、鼠尾（*Salvia* sp.）。《中国藏药植物资源考订》据《四部医典系列挂图全集》附图考订认为，《蓝琉璃》记载的白者（兴托里嘎保）的基原可能系狭基线纹香茶菜 *Rabdosia lophanthoides* (Buch.-Ham. ex D. Don) Hara var. *gerardiana* (Benth.) Hara。《部标藏药》以“夏至草 /ཞིམ་ཐིག་ལེ།/ 兴托里”之名收载了夏至草 *Lagopsis supina* (Steph.) Ik.-Gal. ex Knorr.，以地上部分入药；《藏标》以“茺蔚子 /ཞིམ་ཐིག་ལེ།/ 辛头勤”之名收载了益母草 *Leonurus heterophyllus* Sweet（《中国植物志》中将该拉丁学名作为錾菜 *Leonurus pseudomacranthus* Kitagawa 的异名）的果实，二者的功能与主治不同。（参见“轮叶铃子香”“川藏香茶菜”“牻牛儿苗”“夏至草”“鼬瓣花”“粗齿西南水苏”条）

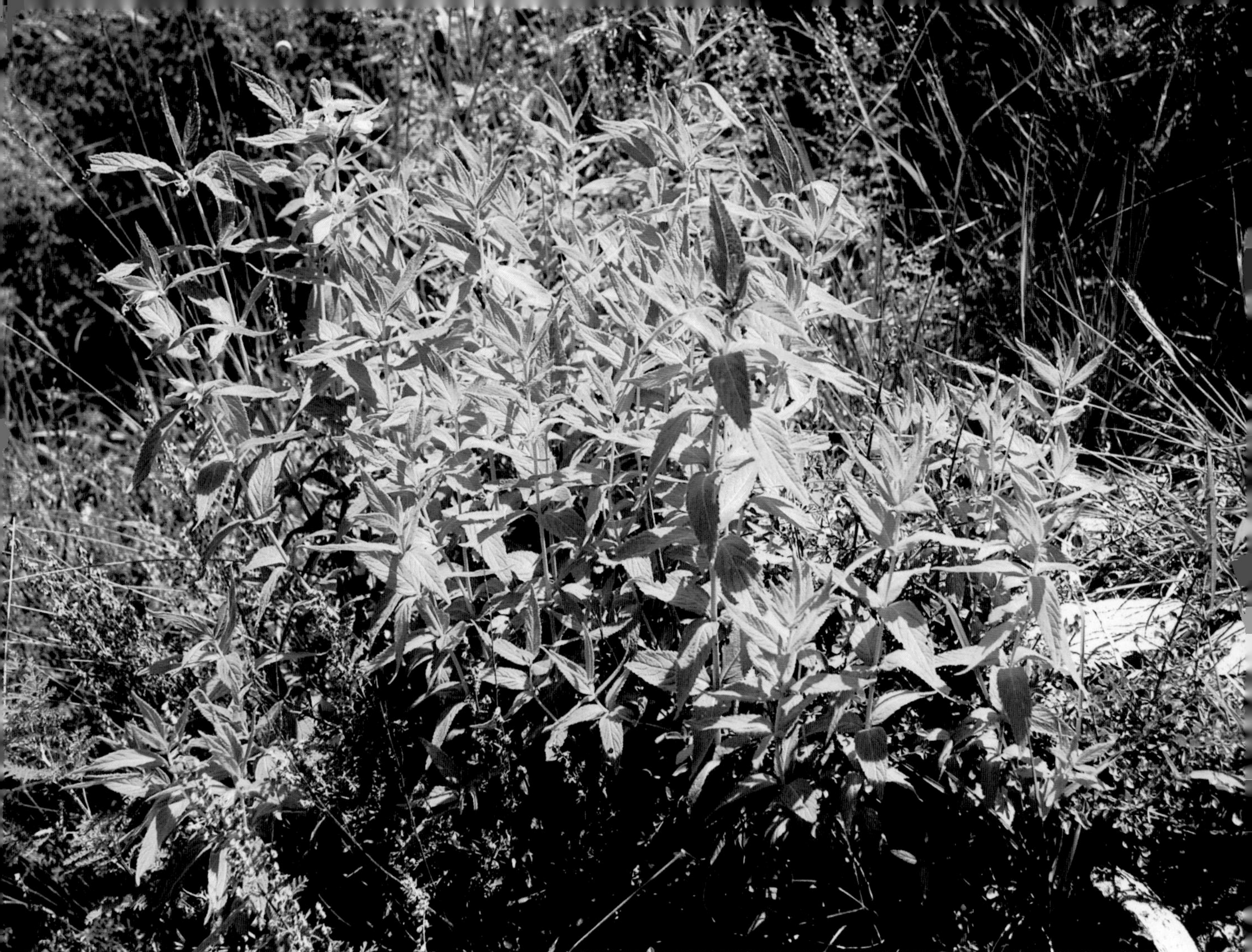

轮叶铃子香

Chelonopsis souliei (Bonati) Merr.

唇形科（Labiatae）　　铃子香属（*Chelonopsis*）

形态

灌木，高 1.5m。茎具撕裂状的皮层，小枝褐色，具微柔毛。叶轮生，卵状披针形，长 5 ~ 6cm，宽 2 ~ 2.5cm，先端渐尖，基部近圆形，边缘有锯齿，纸质，上面绿色，疏生微柔毛，沿肋上较密，下面淡绿色，沿脉上被柔毛，余部有腺点，侧脉 6 ~ 8 对，上面凹陷，下面隆起；叶柄长 3 ~ 4mm，被微柔毛。花序腋生，为 3 花的聚伞花序，偶有旁侧 1 花不发育而具 2 花的；总梗长约 1cm，花梗长 1 ~ 4mm；小苞片线形，长约 5mm；花萼钟形，连齿长约 2cm，筒部长约 1cm，外面密被柔毛及腺点，内面无毛，具 10 脉，其间横脉连接，齿 5，三角形，先端刺状渐尖；花冠乳黄色，长 3.5cm，外面于伸出萼筒部分被微柔毛及腺点，内面无毛，花冠筒长 2cm，喉部膨大，冠檐二唇形，上唇卵圆形，长约 1cm，先端微凹，下唇长 1.5cm，3 裂，中裂片心形，先端凹陷，侧裂片卵圆形；雄蕊 4，前对较长，花丝丝状，扁平，被微柔毛，花药卵圆形，平叉开，两端具须状毛；花柱丝状，无毛，伸出花药外，先端相等 2 浅裂；子房棕褐色，无毛；花盘平顶。花期 8 月。

分布

分布于我国四川西部（雅江）、西藏。

生境

生长于海拔约 3600m 的山坡。

药材名

兴替嘎博、兴托里嘎保、兴地嘎保、兴托里尕保（ཞིམ་ཐིག་དཀར་པོ།）。

药用部位

花、叶。

功能与主治

消炎，利尿。用于翳障沙眼，结膜炎，遗尿症。

用量与用法

2.5g。内服煎汤，或入丸、散剂。

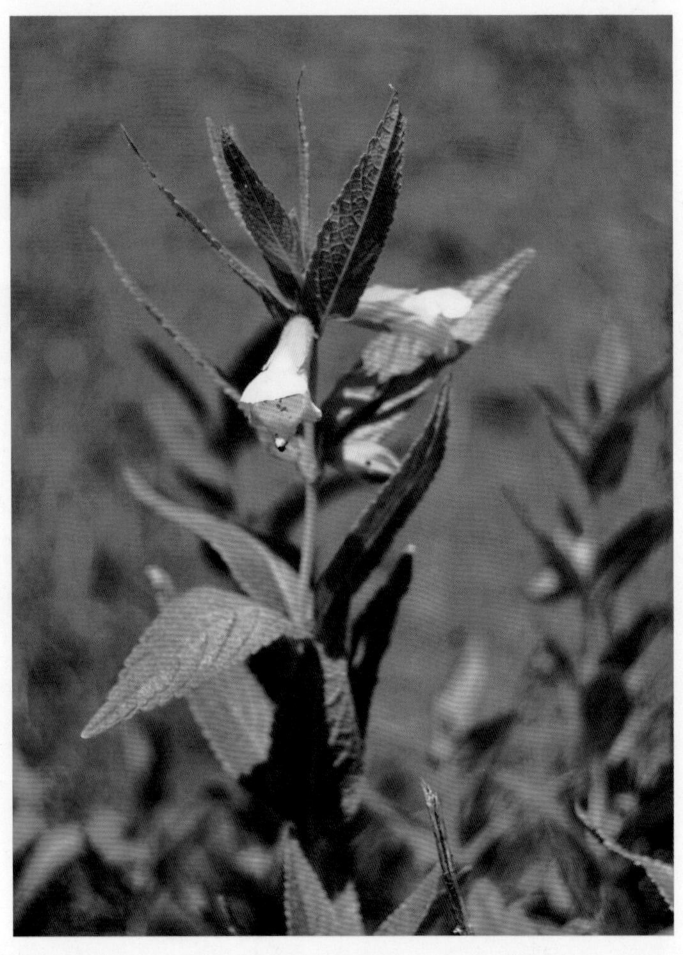

附 注

《晶珠本草》中记载有“ཞིམ་ཐིག་ལེ།”（兴托里），言其为治眼病、云翳之药物，分为大、中、小 3 类，每类又有 2 种，共计 6 种。现代文献对“兴托里”类的品种分类及各品种的基原有不同观点，大致分为白者 [“ཞིམ་ཐིག་དཀར་པོ།”（兴托里嘎保）] 和黑者 [“ཞིམ་ཐིག་ནག་པོ།”（兴托里那保）]2 类，或统称为“兴托里”，各地所用的基原种类复杂，文献记载的“兴托里”类的基原涉及唇形科、玄参科、牻牛儿苗科等的多种植物，其中，白者（兴托里嘎保）的基原有白花铃子香 *C. albiflora* Pax et Hoffm. ex Limpr.、轮叶铃子香 *C. souliei* (Bonati) Merr.、夏至草 *Lagopsis supina* (Steph.) Ik.-Gal. ex Knorr.、玄参科植物短腺小米草 *Euphrasia regelii* Wettst.、牻牛儿苗科植物牻牛儿苗 *Erodium stephanianum* Willd. 等；黑者（兴托里那保）的基原有唇形科植物川藏香茶菜 *Rabdosia pseudo-irrorata* C. Y. Wu、益母草 *Leonurus japonicus* Houtt（大花益母草 *L. macranthus* Maxim.）等。（参见“白花铃子香”“夏至草”“川藏香茶菜”条）

螃蟹甲

Phlomis younghusbandii Mukerj. (*Phlomis kawaguchii* Murata)

唇形科（Labiatae） 糙苏属（*Phlomis*）

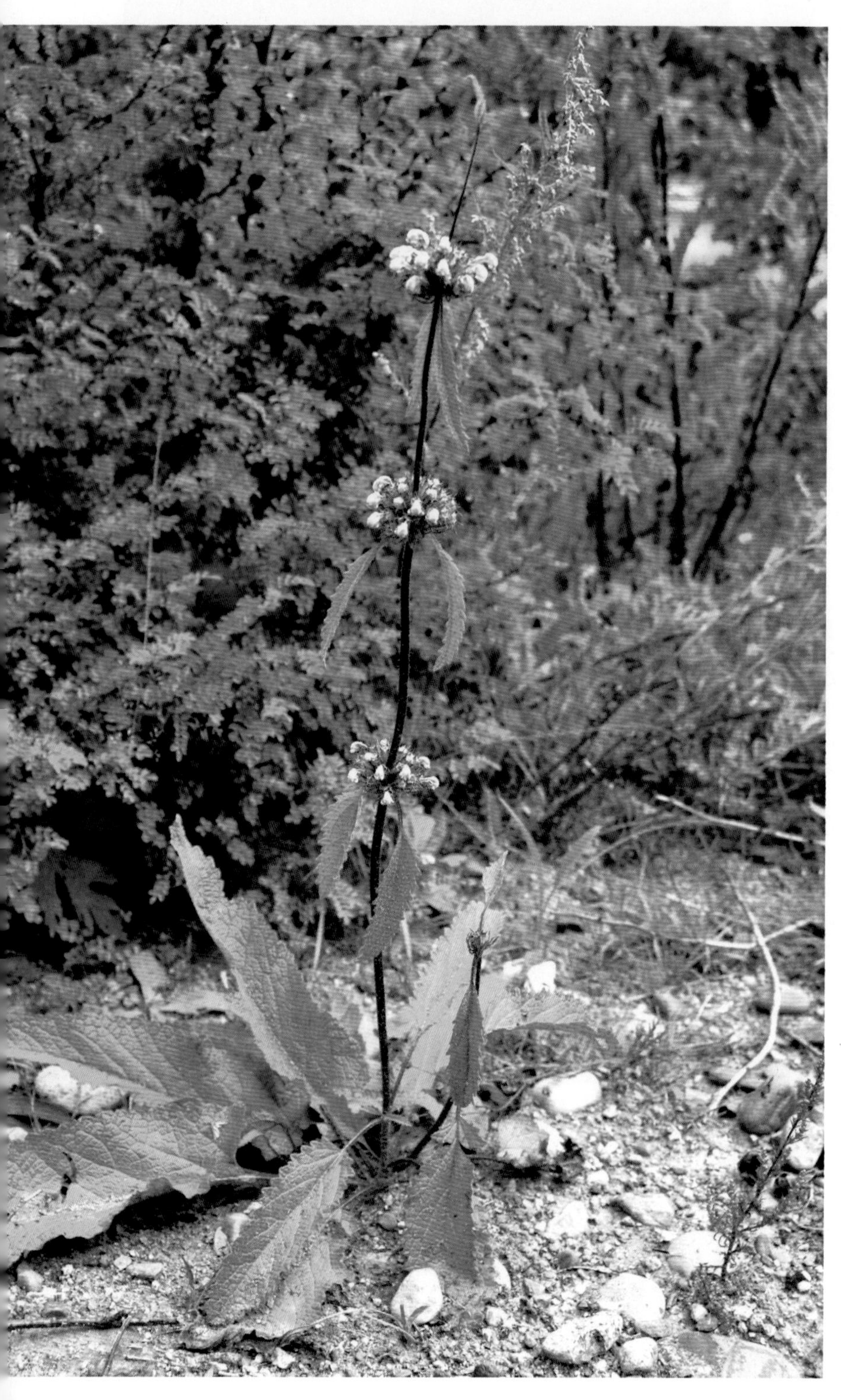

形态

多年生草本。主根粗厚，纺锤形，直径达2.5cm，分枝，侧根局部膨大成圆球形块根，褐黄色。根茎圆柱形，其上密生宿存的叶柄基部，自顶上生出单茎，自基部分枝。茎丛生，直立或上升，不分枝，高15～20cm，下部直径3mm，圆柱形，上部四棱形，疏被贴生星状短绒毛。基生叶多数，披针状长圆形或狭长圆形，长5～9cm，宽2～3.5cm，先端钝或近圆形，基部心形，边缘具圆齿，茎生叶小，卵状长圆形至长圆形，长2～3.5cm，宽1.2～2cm，先端圆形或阔楔形，边缘具圆齿，苞叶长圆状披针形至线状披针形，长1.8～3.5cm，宽0.6～1.2cm，先端钝或急尖，边缘牙齿状至全缘，叶片均具皱纹，上面榄绿色，被星状糙硬毛及单毛，下面较淡，疏被星状短绒毛，基生叶叶柄长2～5cm，茎生叶叶柄长0.4～1.3cm，苞叶叶柄极短至近无柄。轮伞花序多花，3～5，下部疏离；苞片刺毛状，被缘毛及星状微柔毛，与萼近等长。花萼管状，长 9 ~ 10mm，宽约 4mm，外面密被星状及腺微柔毛，上部脉上并具混生的星状长柔毛及单毛，齿长约 1.3mm，圆形，先端具长约 1.2mm 的小刺尖。花冠长约 1.5cm，外面在唇瓣上密被柔毛，花冠筒除背部外无毛，内面具毛环，上唇长约 5mm，边缘齿状，自内面具髯毛，下唇长约 8mm，宽约 6.5mm，3 圆裂，中裂片较大，倒心形，长、宽均约 3.5mm，先端微缺，侧裂片卵圆形，较小，长约 2.5mm。雄蕊及花柱微伸出，后对雄蕊花丝即在毛环上具钩状附属器。花柱先端不等的 2 裂。小坚果顶部被颗粒状毛被物。花期 7 月。

分布

分布于我国西藏、四川。

生境

生长于海拔 3700 ~ 4600m 的干燥山坡、灌丛、田野、河边、草甸等。

药材名

露木尔、娄木尔、楼莫尔、陆莫、露木（ལུག་མུར།）。

药用部位

块根。

功能与主治

散寒，润喉，托疮生肌。用于“培根”寒症，咽喉疫疠，肺病，感冒咳嗽，支气管炎，久疮不愈。

用量与用法

3 ~ 9g。内服研末，或入丸、散剂。

附注

《蓝琉璃》等记载有“ལུག་མུར།”（露木尔），言其为治咽干、肺病、疮疖之药物；《医学千万舍利》记载“露木尔”分为雄、雌、中 3 种；《晶珠本草》言“露木尔”按花色分为白色、淡白色、淡紫色 3 种，按块根性状分，红色、坚硬、大小居中者为雄，淡红色、疏松而细者为中，大而状如钟形者为雌。据现代文献记载，各地藏医所用“露木尔”的基原包括数种具块根的糙苏属（*Phlomis*）植物，但并未细分品种，各地使用的种类有所不同，西藏、青海藏医常使用螃蟹甲 *P. younghusbandii* Mukerj.，云南迪庆藏医使用假秦艽 *P. betonicoides* Diels（白玄参），西藏藏医还使用萝卜秦艽 *P. medicinalis* Diels；此外，尖齿糙苏 *P. dentosa* Franch.（四川甘孜）、白花假秦艽 *P. betonicoides* Diels f. alba C. Y. Wu、黑花糙苏 *P. melanantha* Diels（西藏昌都）、米林糙苏 *P. milingensis* C. Y. Wu et H. W. Li（西藏米林）、大花糙苏 *P. megalantha* Diels（四川阿坝）等也作“露木尔”使用，其形态基本与古籍记载和《四部医典系列挂图全集》所附“露木尔”图（第二十九图：1 号图）所示植物“根上有圆块、叶对生、具有轮伞花序”的形态相符。《部标藏药》等标准中仅收载了螃蟹甲 *P. younghusbandii* Mukerj. 作为“螃蟹甲 /ལུག་མུར།/ 露木尔”的基原。《青海藏标》在该条的附注中记载同属植物串铃草 *P. mongolica* Turcz. 的块根也同样入药，该种分布于内蒙古、河北、山西、陕西至甘肃东部，作蒙医药用。（参见“萝卜秦艽”“假秦艽”“串铃草”条）

串铃草

Phlomis mongolica Turcz.

唇形科（Labiatae）　　糙苏属（*Phlomis*）

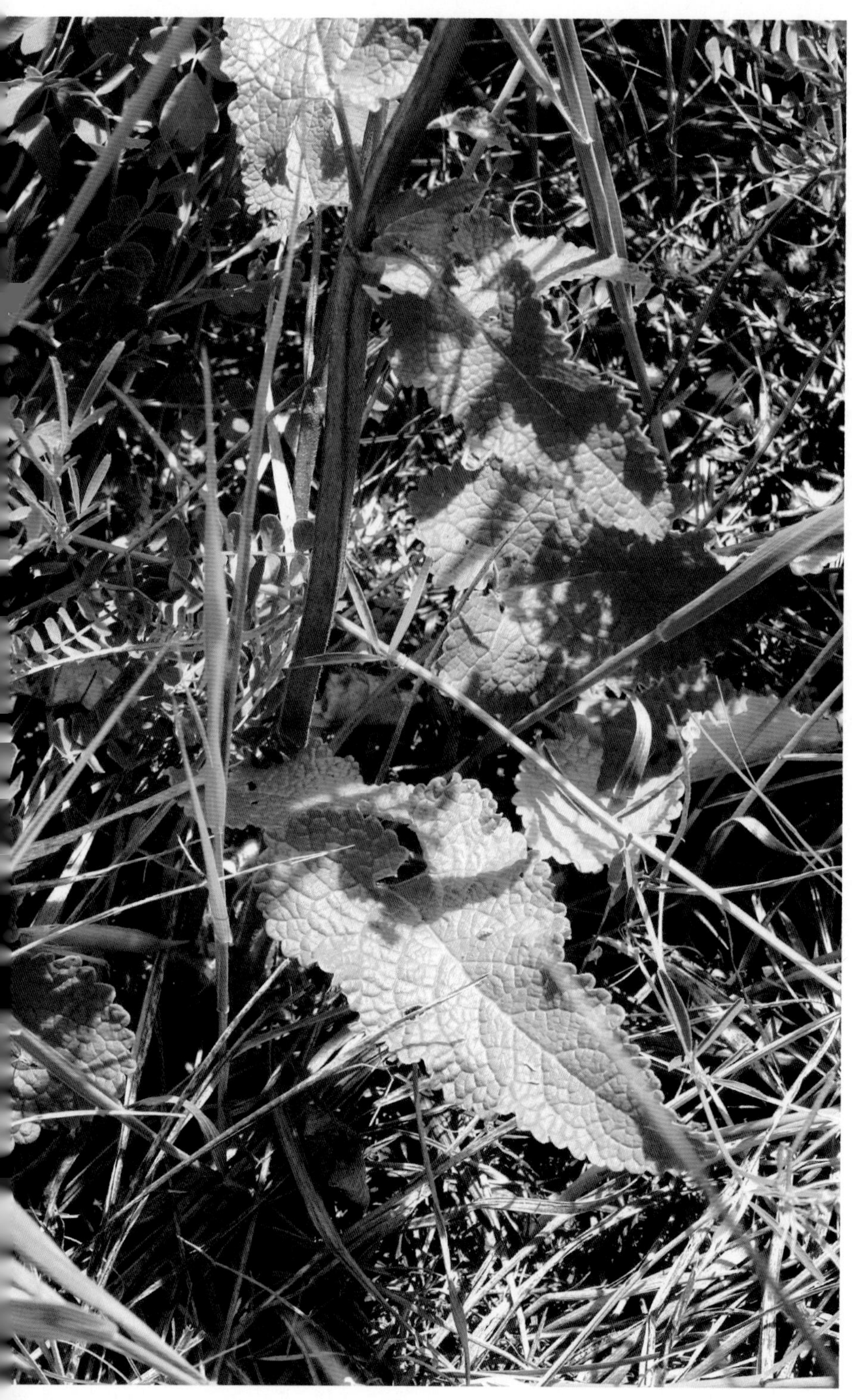

形态

多年生草本。根木质，粗厚，须根常呈圆形、长圆形或纺锤形块根状增粗。茎高 40 ～ 70cm，不分枝或具少数分枝，被具节疏柔毛或平展具节刚毛，节上毛较密。基生叶卵状三角形至三角状披针形，长 4 ～ 13.5cm，宽 2.7 ～ 7cm，先端钝，基部心形，边缘圆齿状；茎生叶与基生叶同形，通常较小；苞叶三角形或卵状披针形，下部苞叶远超出花序，向上渐变小而较花序短；叶片均上面榄绿色，疏被中枝特长的星状刚毛及单毛，或被稀疏刚毛至近无毛，下面色略淡，被疏或较密的星状疏柔毛，或被丛生刚毛，稀被单刚毛。轮伞花序多花密集，多数，彼此分离；苞片线状钻形，长约 12mm，与萼等长，坚硬，上弯，先端刺状，被平展具节缘毛；花萼管状，长约 14mm，宽约 6mm，外面脉上被平展具节刚毛，余部被尘状微柔毛，齿圆形，长约 1.2mm，先端微凹且具长 2.5 ～ 3mm 的刺尖，齿间具 2 小齿，边缘被疏柔毛；花冠紫色，长约 2.2cm，花冠筒外面在中下部无毛，内面具毛环，冠檐二唇形，上唇长约 1cm，外面被星状短柔毛，背部被具节长柔毛，边缘流苏状，自内面被髯毛，下唇长约 1cm，宽约 1cm，3 圆裂，中央裂片圆倒卵形，先端微凹，长约 6mm，宽约 7mm，侧裂片卵形，较小，边缘均呈不整齐的细齿状；雄蕊内藏，花丝被毛，后对在基部毛环稍上处具反折短距状附属器；花柱先端不等 2 裂。小坚果先端被毛。花期 5 ~ 9 月，果期 7 月以后。

分布

分布于我国甘肃东部、陕西北部、山西、河北、内蒙古西部及南部。

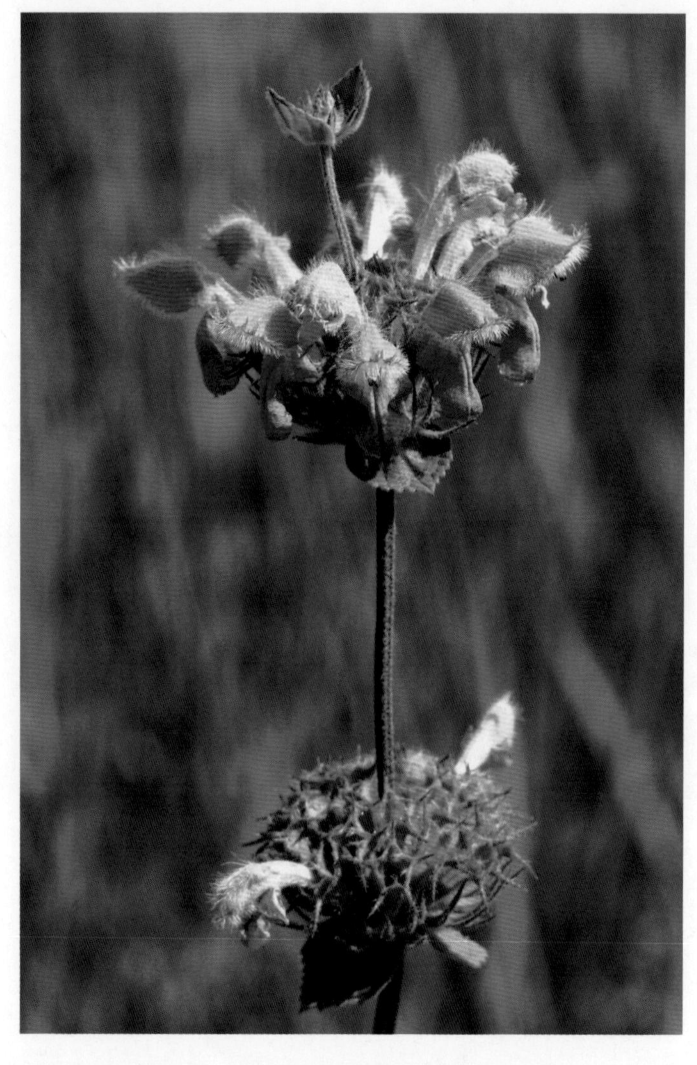

生境

生长于海拔 770 ~ 2200m 的山坡草地。

药材名

露木尔、娄木尔、楼莫尔、陆莫、露木（ལུག་མུར། ）。

药用部位

块根。

功能与主治

散寒，润喉，托疮生肌。用于“培根”寒症，咽喉疫疠，肺病，感冒咳嗽，支气管炎，久疮不愈。

用量与用法

3 ~ 9g。内服研末，或入丸、散剂；有毒。

附注

《晶珠本草》记载有“ལུག་མུར།”（露木尔），言其为治肿核疮、肺病咽干、人和马紊乱症之药物，记载其按花色可分为白色、淡白色、淡紫色 3 种，或按块根性状可分为雄（红色、大小居中者）、中（淡红色、疏松而细者）、雌（大而状如钟形者）。现代文献记载各地藏医所用“露木尔”的基原包括数种具块根的糙苏属（*Phlomis*）植物，但各地使用的种类有所不同。《部标藏药》《青海藏标》等标准中作为“螃蟹甲 /ལུག་མུར།/ 露木尔”的基原仅收载了将螃蟹甲 *P. younghusbandii* Mukerj.（*P. kawaguchii* Murata）；《青海藏标》在该条附注中记载同属植物串铃草 *P. mongolica* Turcz. 的块根也作“露木尔”入药。（参见“萝卜秦艽”“螃蟹甲”条）

萝卜秦艽

Phlomis medicinalis Diels

唇形科（Labiatae）　糙苏属（*Phlomis*）

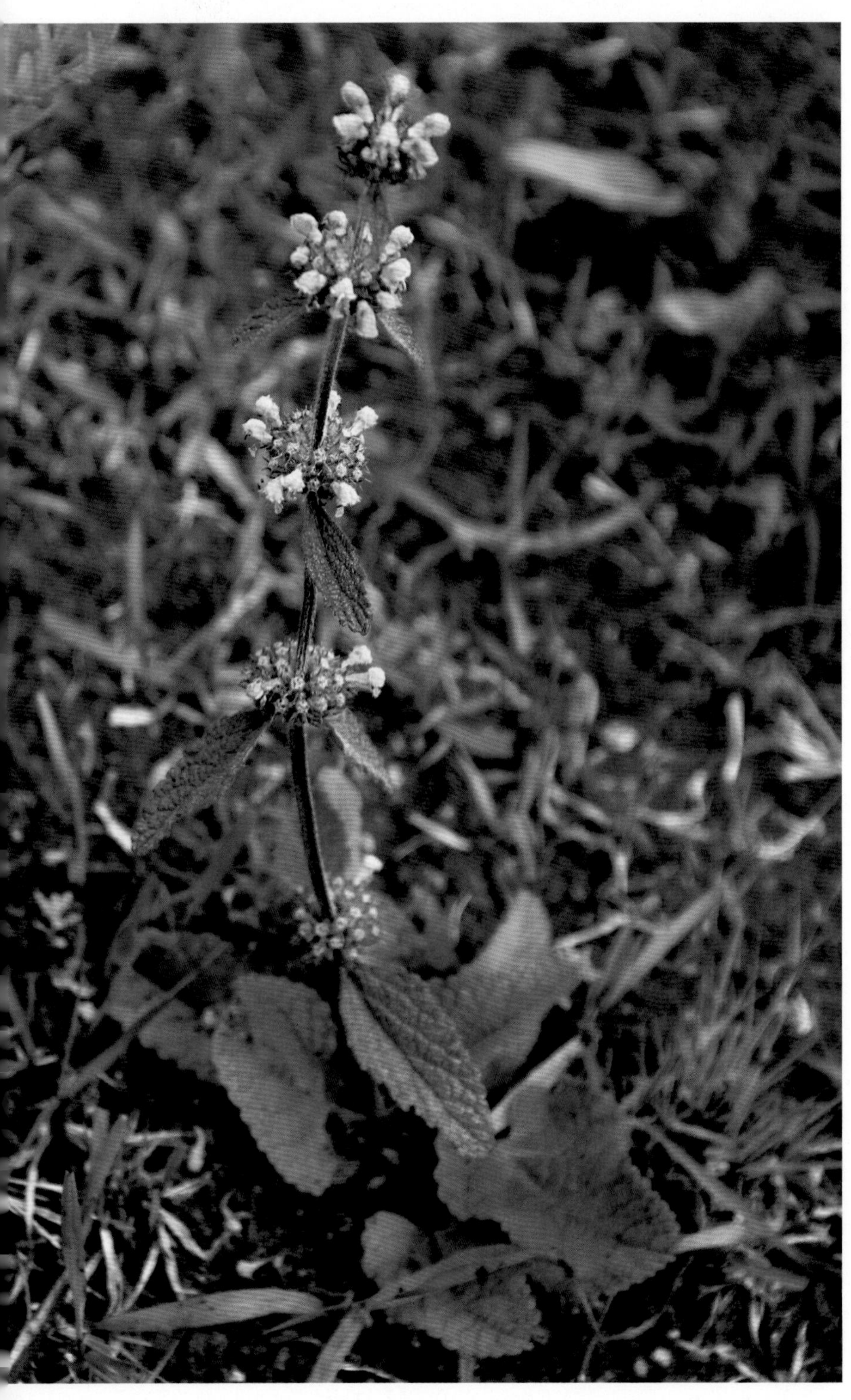

形态

多年生草本。茎高 20 ~ 75cm，具分枝，呈不明显的四棱形，常染紫红色，被星状疏柔毛。基生叶卵形或卵状长圆形，长 4.5 ~ 14cm，宽 4 ~ 11cm，先端圆形，基部深心形，边缘具粗圆齿，茎生叶卵形或三角形，长 5 ~ 6cm，宽 2.5 ~ 4cm，先端急尖或钝，基部浅心形至几截形，边缘具不整齐的圆牙齿，苞叶卵状披针形至狭菱状披针形，长 3.2 ~ 9cm，宽 1.8 ~ 3.5cm，先端渐尖，基部截状阔楔形至截形，边缘为粗牙齿状，超过花序许多，叶片上面榄绿色，被糙伏毛，下面色较淡，密被星状短柔毛，基生叶叶柄长 6 ~ 23cm，茎生叶叶柄长 0.8 ~ 7cm，苞叶叶柄长 0.7 ~ 2cm。轮伞花序多花，通常 1 ~ 4 生于主茎及分枝上部，彼此分离；苞片线状钻形，先端刺状，长 6 ~ 10mm，外部的常倾斜向下，其余的平展或斜向上，被具节缘毛及腺微柔毛；花萼管状钟形，长约 9mm，宽约 5mm，外面疏被星状微柔毛及极疏的具节刚毛，齿因先端作三角状凹陷至基部而形成，每一齿间有 2 三角状小齿，小齿长约 2mm，先端丛生长柔毛，边缘被微柔毛，在萼齿先端凹陷处仅存有长 3 ~ 5mm、常斜向下或平展的刺尖；花冠紫红色或粉红色，长约 2cm，外面在唇瓣及花冠筒近喉部密被星状绒毛及绢毛，余部无毛，内面在花冠筒下部 1/3 处具斜向间断的毛环，冠檐二唇形，上唇长约 1cm，边缘具不整齐的齿缺，自内面被髯毛，下唇平展，长约 8mm，宽约 6mm，具红色条纹，3 圆裂，中裂片倒卵形，直径约 5mm，侧裂片阔卵形，较小；后对雄蕊花丝基部在毛环上具舌状向上反折的附属器。小坚果先端被微鳞毛。花期 5 ~ 7 月。

分布

分布于我国四川西部、西藏（林芝）。

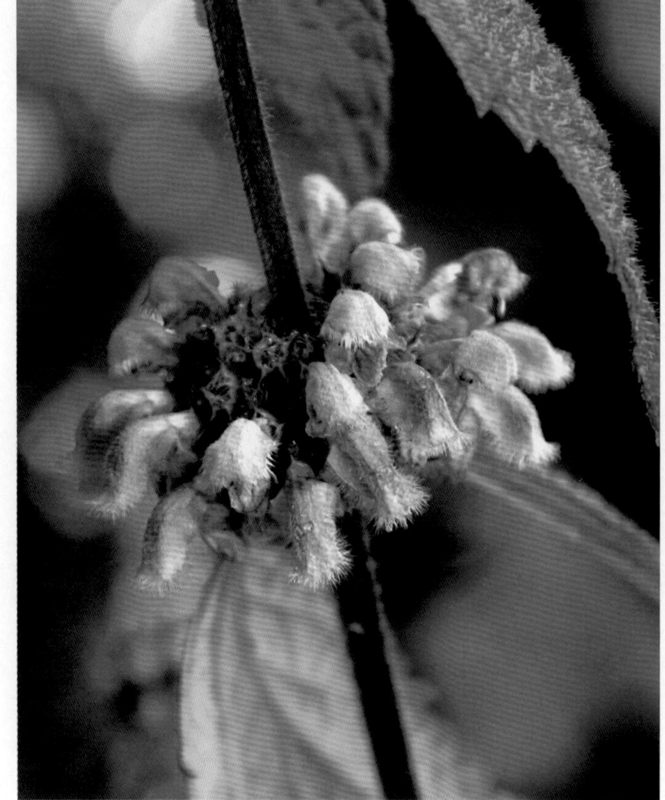

生境

生长于海拔 1700 ~ 3600m 的山坡草地、灌丛。

药材名

露木尔、娄木尔、楼莫尔、陆莫、露木（ལུག་མུར། ）。

药用部位

块根。

功能与主治

散寒，润喉，托疮生肌。用于“培根”寒症，咽喉疫疠，肺病，感冒咳嗽，支气管炎，久疮不愈。

用量与用法

3 ~ 9g。

附 注

《蓝琉璃》等中记载有“ལུག་མུར།”（露木尔），言其为治咽干、肺病、疮疖之药物；《医学千万舍利》记载其分为雄、雌、中 3 种；《晶珠本草》言其按花色有白色、淡白色、淡紫色 3 种，或按块根性状有雄、中、雌 3 种。现代文献记载各地藏医所用“露木尔”的基原包括数种具块根的糙苏属（*Phlomis*）植物，但并未区分其品种而统称“露木尔”，各地使用的种类有所不同，多以螃蟹甲 *P. younghusbandii* Mukerj. 为正品，《部标藏药》等标准中也仅收载了该种作为“螃蟹甲 /ལུག་མུར།/ 露木尔”的基原。据文献记载，西藏藏医也使用萝卜秦艽 *Phlomis medicinalis* Diels，有观点认为，该种可能为《晶珠本草》所言雄者，而螃蟹甲 *P. younghusbandii* Mnkerj. 可能为雌者。（参见“螃蟹甲”“假秦艽”“串铃草”条）

米林糙苏

Phlomis milingensis C. Y. Wu et H. W. Li

唇形科（Labiatae） 糙苏属（*Phlomis*）

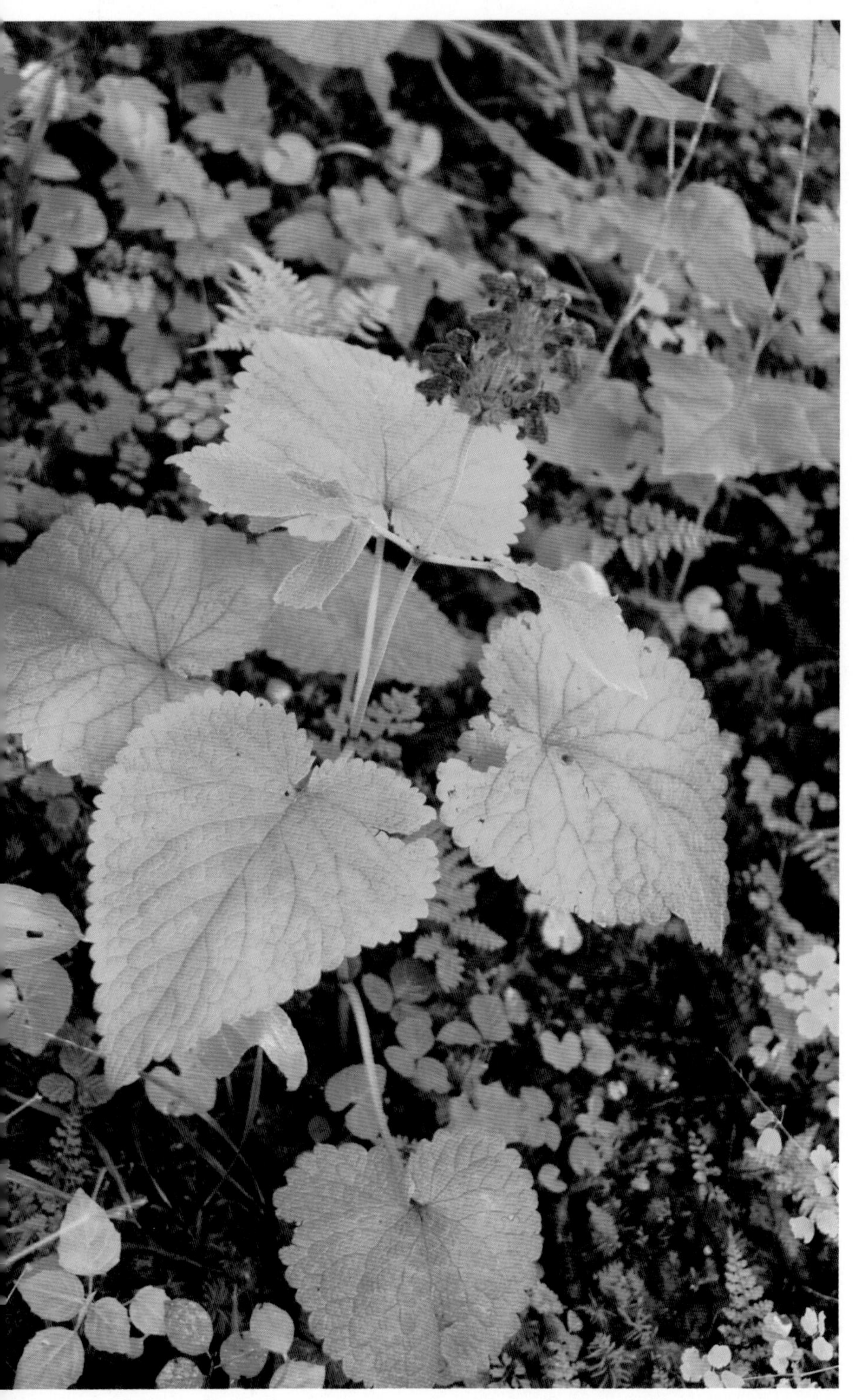

形态

多年生草本。根茎斜行，节上生须根。茎直立，高 15 ～ 40cm，钝四棱形，略具槽及条纹，密被倒向糙短硬毛。基生叶三角状卵圆形，长 5.5 ～ 7cm，宽 4 ～ 5.5cm，先端钝或锐尖，基部心形，边缘圆齿状，具长达 7cm 的叶柄；茎生叶卵圆形或三角状卵圆形，长约 7.5cm，宽约 6cm，先端锐尖，基部浅心形，边缘圆齿状，具长 1 ～ 4.5cm 的叶柄；苞叶卵状披针形，长 2.5 ～ 4cm，宽 1.5 ～ 2.5cm，边缘粗圆齿状，具长约 0.4cm 的叶柄至无柄；全部叶片均上面橄榄绿色，密被糙硬毛，下面较淡，密被星状疏柔毛，侧脉约 4 对，与中脉两面稍明显，叶柄均扁平，腹面具槽，毛被同茎。轮伞花序具约 10 花，1 ～ 2 生于茎端，分离；小苞片少数，线状钻形，长约 8mm，短于花萼，具肋，先端刺尖，被紫褐色具节缘毛；花梗无；花萼管形，长约 13mm，口部宽约 5mm，具明显 10 脉，外面沿脉上被紫褐色具节刚毛，余部无毛，内面喉部被刚毛，萼齿长约 2.5mm，宽约 2mm，先端近截状而微凹，具长约 1.5mm 的小刺尖；花冠紫红色，长（2 ~ ）2.5 ~ 2.8（ ~ 3）cm；花冠筒长 1.5 ~ 1.8cm，基部宽约 1.5mm，自毛环向上渐宽，至喉部宽达 7mm，外面在上部被疏柔毛，内面离基部 3 ~ 4mm 处有斜向小疏柔毛毛环；冠檐二唇形，上唇近圆形，直径约 1cm，边缘具小齿缺，外面极密被灰白色长柔毛，自内面被灰白色髯毛，下唇长、宽均约 8mm，外被疏柔毛，内面无毛，3 圆裂，中裂片近圆形，直径约 3.5mm，侧裂片半圆形，较短；雄蕊 4，花丝扁平，中部被疏柔毛，后对基部有向上钩状反折的附属器；花柱丝状，先端不等 2 浅裂，裂片钻形，前裂片较长；花盘环状。小坚果无毛。花期 7 月。

分布

我国西藏特有种，分布于西藏（米林）。

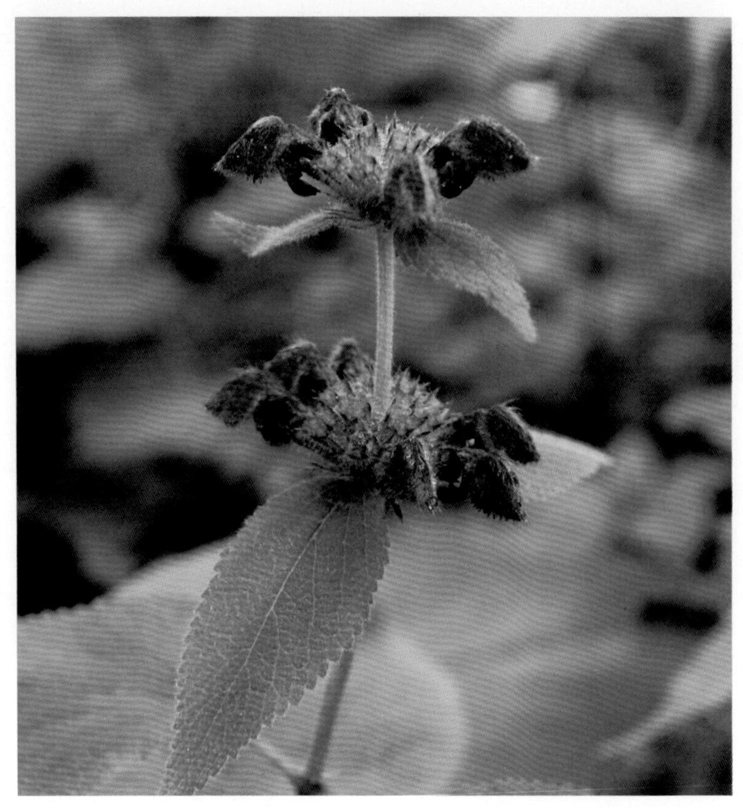

生境

生长于海拔 3400 ~ 4400m 的云杉林林下、灌丛中。

药材名

露木尔、娄木尔、楼莫尔、陆莫、露木（ལུག་མུར།）。

药用部位

块根。

功能与主治

化痰止咳，托疮生肌。用于喉炎，肺炎，“培根”寒症，久疮不愈。

用量与用法

3 ~ 9g。内服研末，或入丸、散剂。

附注

《蓝琉璃》等中记载有“ལུག་མུར།”（露木尔），言其为治咽干、肺病、疮疖之药物；《晶珠本草》言“露木尔”按花色分为白色、淡白色、淡紫色 3 种，或按块根性状分为雄、中、雌 3 种。现代文献记载各地藏医所用“露木尔”的基原包括数种具块根的糙苏属（*Phlomis*）植物，但并未细分品种而统称“露木尔”，各地使用的种类有所不同。《部标藏药》等标准中作为“螃蟹甲 /ལུག་མུར།/ 露木尔”的基原仅收载了螃蟹甲 *P. younghusbandii* Mukerj.。据文献记载，米林糙苏 *P. milingensis* C. Y. Wu et H. W. Li 为西藏米林藏医习用的“露木尔”的基原之一。（参见“螃蟹甲”“萝卜秦艽”条）

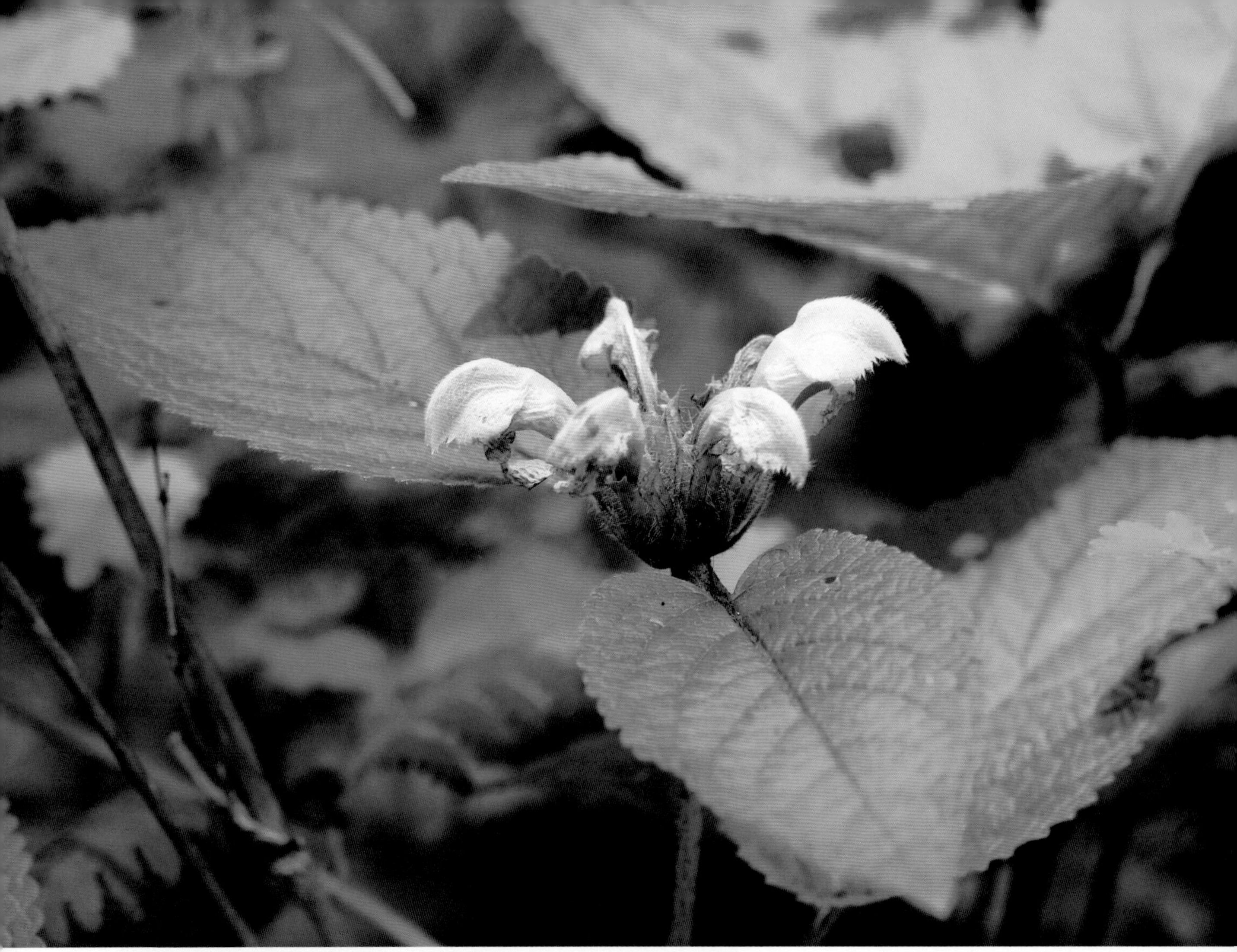

大花糙苏

Phlomis megalantha Diels

唇形科（Labiatae）　　糙苏属（*Phlomis*）

形态

多年生草本。根木质，由主根生出多数坚硬木质须根。茎高 15 ~ 45cm，有时具不育分枝，钝四棱形，疏被倒向短硬毛。茎生叶圆卵形或卵形至卵状长圆形，长 5 ~ 17.5cm，宽 4.2 ~ 11cm，先端急尖或钝，稀渐尖，基部心形，上部者有时浅心形至近截形，边缘深圆齿状；苞叶卵形至卵状披针形，较小，但超过花序，叶片均上面橄绿色，被贴生短纤毛，下面色较淡，沿脉上被具节疏柔毛，具皱纹；茎生叶叶柄长 1.5 ~ 10cm；苞叶叶柄较短，长不及 1cm。轮伞花序多花，1 ~ 2 生于主茎顶部，彼此分离，有时稍靠近；苞片线状钻形，长（6 ~ ）10 ~ 15（ ~ 20）mm，宽 2（ ~ 4）mm，较萼短，具中肋，边缘密被具节缘毛；花萼管状钟形，长 1.8 ~ 2.8cm，宽约 0.8cm，外面沿脉被具节疏柔毛，齿先端微凹，齿端具长约 2mm 的小刺尖，齿间小齿先端微凹，内面被丛毛，边缘被微柔毛；花冠淡黄色、蜡黄色至白色，长 3.7 ~ 5cm，花冠筒外面上部疏被短柔毛，下部无毛，内面无毛环，冠檐二唇形，上唇长 1.2 ~ 1.4cm，外面密被短柔毛，边缘具小齿，内面被髯毛，基部截形，下唇较大，长约 1.7cm，宽约 1.3cm，外面被短柔毛，3 圆裂，中裂片圆卵形，长约 9mm，宽约 7mm，边缘为不整齐波状，侧裂片三角形，较小；雄蕊花丝具长毛，无附属器；花柱先端不等的 2 短裂。小坚果无毛。花期 6 ~ 7 月，果期 8 ~ 11 月。

分布

分布于我国四川西部、湖北西部、陕西南部、山西中部。

生境

生长于海拔 2500 ~ 4200m 的冷杉林下、灌丛草坡。

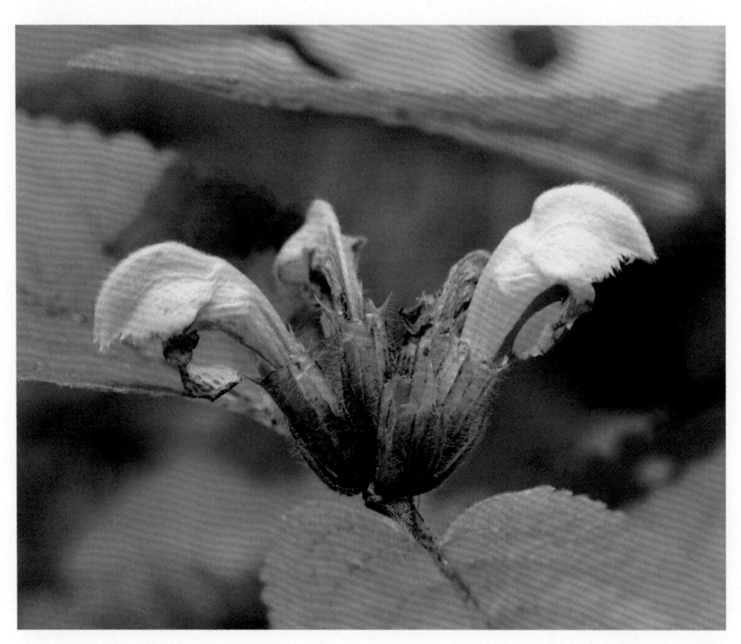

药材名

露木尔、娄木尔、楼莫尔、陆莫、露木（ལུག་མུར།）。

药用部位

块根。

功能与主治

化痰止咳，托疮生肌。用于喉炎，肺炎，“培根”寒症，久疮不愈。

用量与用法

3 ~ 9g。内服研末，或入丸、散剂。

附　注

《蓝琉璃》等记载有“ལུག་མུར།”（露木尔）；《晶珠本草》言“露木尔”为治肿核疮、肺病咽干、人和马紊乱症之药物，记载其按花色分为白色、淡白色、淡紫色 3 种，或按块根性状分类，以红色、坚硬、大小居中者为雄，以淡红色、疏松而细者为中，以大而状如钟形者为雌。现代文献记载各地藏医所用“露木尔”类的基原包括数种具块根的糙苏属（*Phlomis*）植物，各地使用的种类有所不同。有观点认为“露木尔”的雄者可能为萝卜秦艽 *P. medicinalis* Diels，中者可能为螃蟹甲 *P. younghusbandii* Mukerj.，但多数文献通常不细分品种而统称之为“露木尔”。《部标藏药》等标准中以“螃蟹甲 /ལུག་མུར།/ 露木尔”之名仅收载了螃蟹甲 *P. younghusbandii* Mukerj.。文献记载，大花糙苏 *P. megalantha* Diels 为四川阿坝藏医习用的“露木尔”的基原之一。（参见“螃蟹甲”“萝卜秦艽”“康定糙苏”条）

康定糙苏

Phlomis tatsienensis Bur. et Franch.

唇形科（Labiatae） 糙苏属（*Phlomis*）

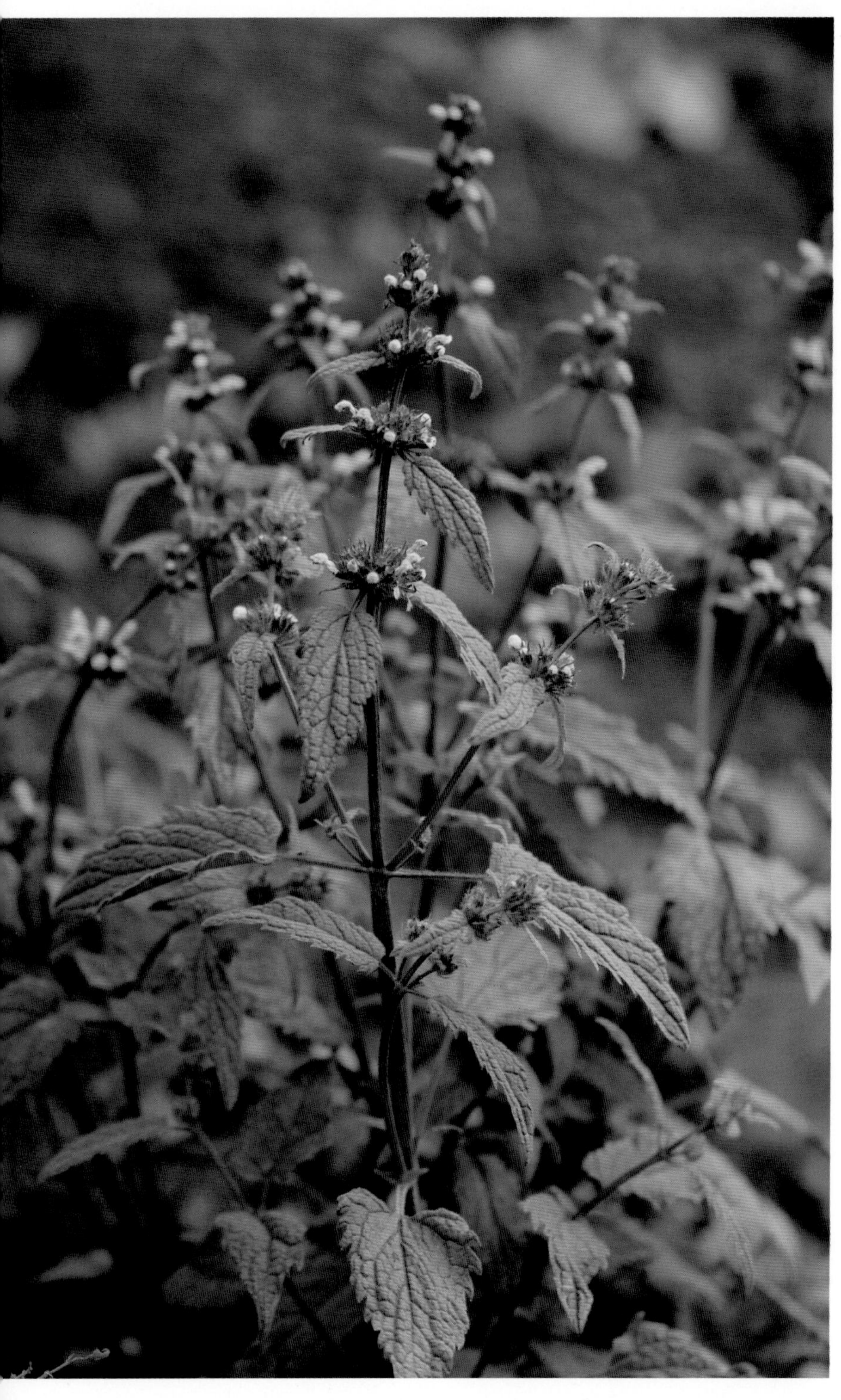

形态

多年生草本。具粗厚的根。茎高 30 ～ 100cm，具分枝，四棱形，具槽，被星状及单生短柔毛或密被污黄色星状短绒毛。茎生叶卵形、宽卵形或卵状披针形，长 5 ～ 23cm，宽 2.5 ～ 17cm，先端锐尖，长渐尖或尾状渐尖，基部心形至圆形，边缘圆齿状、锯齿状或牙齿状，苞叶卵形、卵状披针形或披针形，长 1 ～ 3cm，宽 0.5 ～ 1.3cm，下部的较花序为长，上部的与花序等长或较短，先端长渐尖，基部浅心形或圆形，边缘锯齿状，叶片均上面榄绿色，被短硬毛及射线不等的星状短硬毛，下面较淡，被星状疏柔毛或污黄色星状短绒毛，茎生叶叶柄长 1 ～ 13cm，苞叶叶柄长 3 ～ 5mm。轮伞花序具 6 ～ 14 花，多数，生于主茎及侧枝上；苞片线形，少数，草质，长 3 ～ 6mm，被星状短柔毛；花萼管状钟形，长约 8mm，宽约 5mm，外面被星状短柔毛，萼齿端近截形或微凹，具长约 1.5mm 的小刺尖，齿间形成 2 小齿，小齿端具丛毛，边缘被微柔毛；花冠白色，下唇浅紫色，长约 1.3cm，花冠筒长约 7mm，外面近喉部被白色绒毛，其余部分无毛，内面近基部 1/3 具斜向间断的小疏柔毛毛环，冠檐二唇形，上唇长约 5mm，外面密被白色绒毛，边缘具小齿，自内面被长髯毛，下唇长约 6mm，宽约 7mm，外面除边缘被白色绒毛，3 圆裂，中裂片卵形，长约 4.5mm，宽约 3.5mm，侧裂片较小，卵形；雄蕊内藏，花丝有毛，后对基部在毛环上有长的反折向上的距状附属器；花柱先端不等的 2 短裂。小坚果无毛。花期 5 ~ 7 月，果期 7 ~ 8 月。

分布

我国特有种。分布于我国四川西部（康定）。

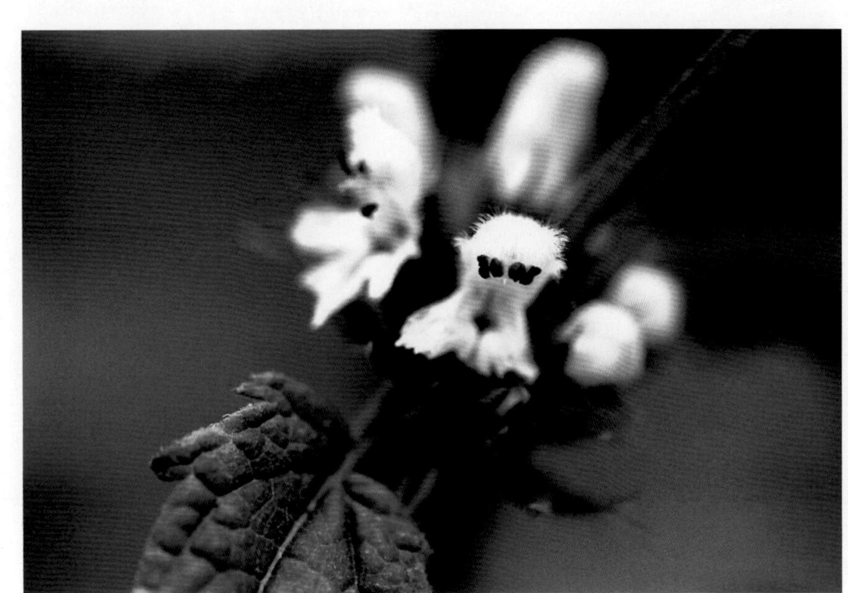

生境

生长于海拔 2500 ~ 3400m 的山坡草地、林下。

药材名

我列席（སྦྲ་ལི་གི།）。

药用部位

全草。

功能与主治

用于风湿性心脏病。

附注

该种为四川甘孜德格、乡城等地的地方用药，“སྦྲ་ལི་གི།”（我列席）为其地方名。

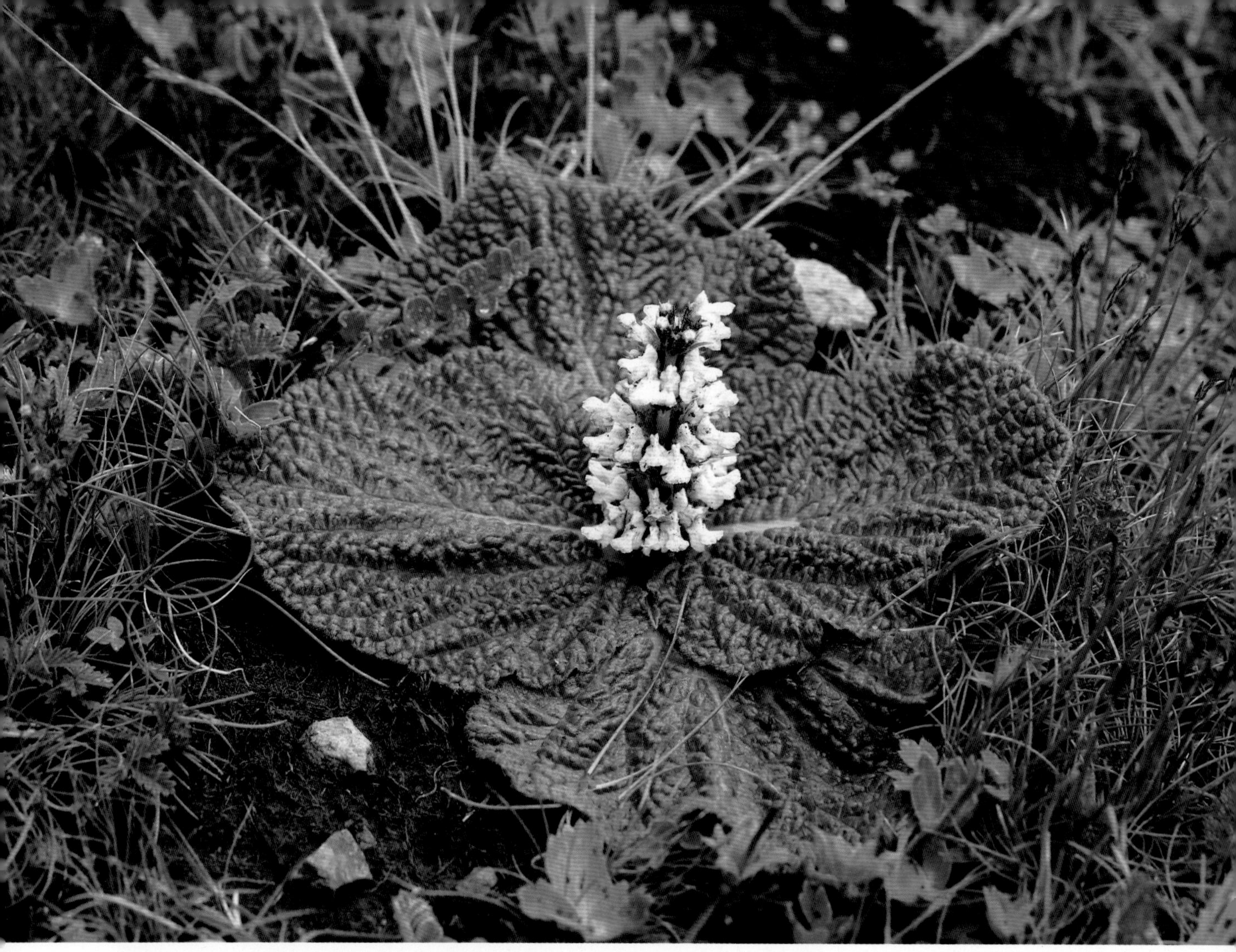

独一味

Lamiophlomis rotata (Benth.) Kudo

唇形科（Labiatae）　独一味属（*Lamiophlomis*）

形态

多年生草本，高2.5 ~ 10cm。根茎伸长，粗厚，直径达1cm。叶片常4，辐状，两两相对，菱状圆形、菱形、扇形、横肾形至三角形，长（4 ~ ）6 ~ 13cm，宽（4.4 ~ ）7 ~ 12cm，先端钝、圆形或急尖，基部浅心形或宽楔形，下延至叶柄，边缘具圆齿，上面绿色，密被白色疏柔毛，具皱纹，下面色较淡，仅沿脉上疏被短柔毛，侧脉3 ~ 5对，在叶片中部以下生出，其上在一侧分枝，因而呈扇形，与中肋均两面凸起；下部叶叶柄伸长，长可达8cm，上部者变短，几至无柄，密被短柔毛。轮伞花序密集排列成有短葶的头状或短穗状花序，有时下部具分枝而呈短圆锥状，长3.5 ~ 7cm，花序轴密被短柔毛；苞片披针形、倒披针形或线形，长1 ~ 4cm，宽1.5 ~ 6mm，下部者最大，向上渐小，先端渐尖，基部下延，全缘，具缘毛，上面被疏柔毛，小苞片针刺状，长约8mm，宽约0.5mm；花萼管状，长约10mm，宽约2.5mm，干时带紫褐色，外面沿脉上被疏柔毛，萼齿5，短三角形，先端具长约2mm的刺尖，自内面被丛毛；花冠长约1.2cm，外被微柔毛，内面在花冠筒中部密被微柔毛，花冠筒管状，基部宽约 1.25mm，向上近等宽，至喉部略增大，宽达 2mm，冠檐二唇形，上唇近圆形，直径约 5mm，边缘具齿牙，自内面密被柔毛，下唇外面除边缘外被微柔毛，内面在中裂片中部被髯毛，余部无毛，3 裂，裂片椭圆形，长约 4mm，宽约 3mm，侧裂片较小，长约 2.5mm，宽约 2mm。花期 6 ~ 7 月，果期 8 ~ 9 月。

分布

分布于我国西藏、青海、甘肃、四川西部、云南西北部。尼泊尔、不丹等也有分布。

生境

生长于海拔 2700 ~ 4500m 的高山草甸、河滩地。

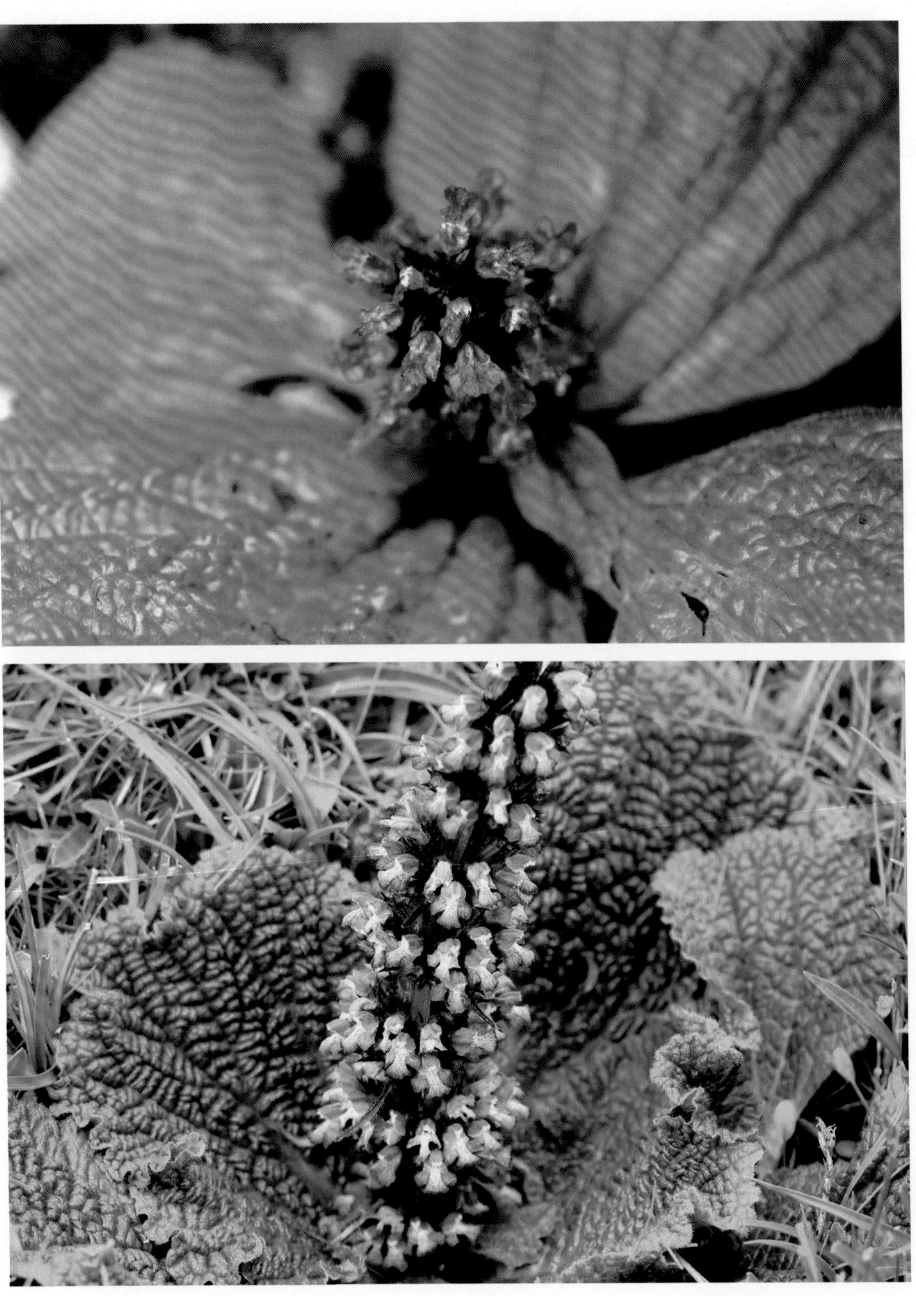

药材名

达巴、大巴、达布合、打布巴（རྡ་ལྟགས།），达巴巴（རྡ་ལྟགས་པ།）。

药用部位

全草。

功能与主治

清热解毒，消炎止痛，补髓接骨。用于各种原因引起的炎症，骨关节疼痛，跌打损伤，骨折，急腹症，瘟疫。

用量与用法

2 ~ 5g。内服研末，或入丸、散剂。外用适量，制成软膏涂敷患处。

附 注

《月王药诊》《四部医典》均记载有“རྡ་ལྟགས།”（达巴），言其为固持软骨、引出黄水之药物。《蓝琉璃》《晶珠本草》均引《图鉴》（《生形比喻》）的记载，言“达巴”有山生和川生（河谷生）2 类，按花色则分为紫、黄、白 3 种。《四部医典系列挂图全集》第二十八图中有 3 幅“达巴”类附图（18 ~ 20 号图），汉译本译注名为“三种独一味”。《晶珠本草》将其归于“旱生草类药物”的“根叶花果全草类药物”中，并补充言山生者 [“རི་སྐྱེས་ད་ལྟགས།”（热杰达巴）] 也称“白达巴”，川生者 [“ལུང་སྐྱེས་རྡ་ལྟགས།”（龙杰达巴）] 也称“黑达巴”。现代文献均以独一味 *L. rotata* (Benth.) Kudo 为“达巴”的正品（《晶珠本草》汉译重译本认为该种系“山生”者），该种的花为紫色，应为“紫色达巴”，系各地藏医最常用的种类，《部标藏药》等标准以“独一味 /རྡ་ལྟགས།/ 达巴”之名也收载了该种。据文献记载，四川甘孜、西藏昌都（卡诺区）等部分藏医还使用唇形科植物美花筋骨草 *Ajuga ovalifolia* Bur. et Franch. var. *calantha* (Diels) C. Y. Wu et C. Chen（美花圆叶筋骨草，花红紫色至蓝色），西藏卫藏地区、青海南部地区藏医也使用玄参科植物藏玄参 *Oreosolen wattii* Hook. f.（花黄色），作为代用品，后种可能系《晶珠本草》等记载的“黄色达巴”。《晶珠本草》汉译重译本认为“川生”者即美花筋骨草 *A. ovalifolia* Bur. et Franch. var. *calantha* (Diels) C. Y. Wu et C. Chen(美花圆叶筋骨草)，《四川藏标》以“美花筋骨草 /ལུང་སྐྱེས་རྡ་ལྟགས།/ 龙杰达巴巴”之名收载了该种，其功效与独一味不尽相同。《藏药晶镜本草》（2018 年版）则记载“རྡ་ལྟགས།”（达巴）为独一味 *L. rotata* (Benth.) Kudo，“ལུང་སྐྱེས་རྡ་ལྟགས།”（龙杰达巴，即《晶珠本草》记载的“黑达巴”）为美花筋骨草 *A. ovalifolia* Bur. et Franch. var. *calantha* (Diels) C. Y. Wu et C. Chen，“རྡ་ལྟགས་དཀར་པོ།”（达巴嘎保，即《晶珠本草》记载的“白达巴”）为藏玄参 *O. wattii* Hook. f.。（参见“美花圆叶筋骨草”“藏玄参”条）

鼬瓣花

Galeopsis bifida Boenn.

唇形科（Labiatae） 鼬瓣花属（*Galeopsis*）

形态

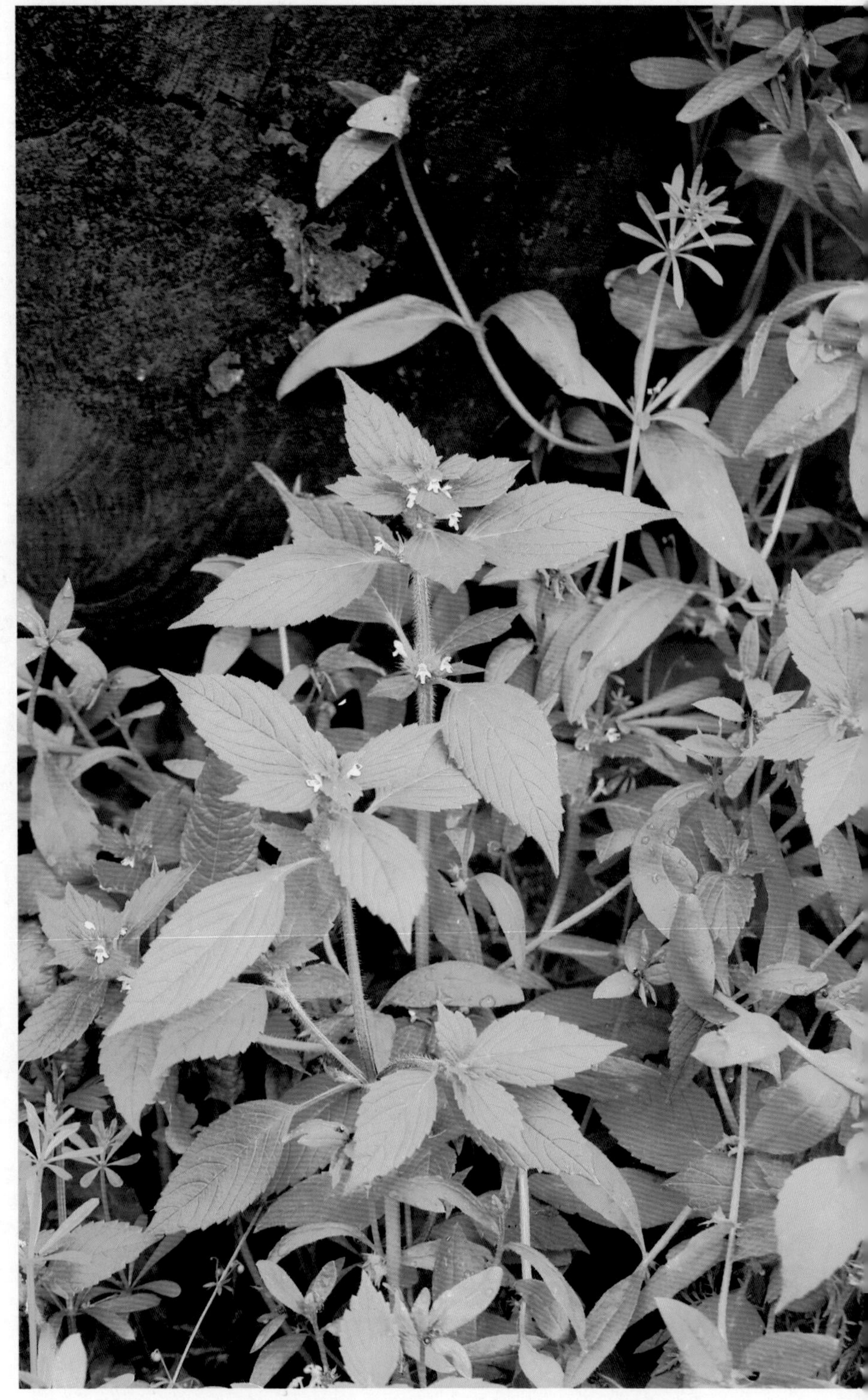

草本。茎直立，通常高 20 ~ 60cm，有时可达 1m，多少分枝，粗壮，钝四棱形，具槽，在节上增粗，但在干时则明显缢缩，此处密被多节长刚毛，节间其余部分混生向下具节长刚毛及贴生短柔毛，在茎上部间或尚混杂腺毛。茎叶卵圆状披针形或披针形，通常长 3 ~ 8.5cm，宽 1.5 ~ 4cm，先端锐尖或渐尖，基部渐狭至宽楔形，边缘有规则圆齿状锯齿，上面贴生具节刚毛，下面疏生微柔毛，间夹有腺点，侧脉 6 ~ 8 对，在上面不明显，在下面突出；叶柄长 1 ~ 2.5cm，腹平背凸，被短柔毛。轮伞花序腋生，多花密集；小苞片线形至披针形，长 3 ~ 6mm，基部稍膜质，先端刺尖，边缘有刚毛；花萼管状钟形，连齿长约 1cm，外面被平伸的刚毛，内面被微柔毛，齿 5，近等大，长约 5mm，与萼筒近等长，长三角形，先端长刺状；花冠白色、黄色或粉紫红色，长约 1.4cm，花冠筒漏斗状，喉部增大，长 8mm，冠檐二唇形，上唇卵圆形，先端钝，具不等的数齿，外被刚毛，下唇 3 裂，中裂片长圆形，宽与侧裂片近相等，约 2mm，先端明显微凹，紫纹直达边缘，基部略收缩，侧裂片长圆形，全缘；雄蕊 4，均延伸至上唇片下，花丝丝状，下部被小疏毛，花药卵圆形，2 室，2 瓣横裂，内瓣较小，具纤毛；花柱先端近相等 2 裂；花盘前方呈指状增大；子房无毛，褐色。小坚果倒卵状三棱形，褐色，有秕鳞。花期 7 ~ 9 月，果期 9 月。

分布

分布于我国四川西部、云南西北部及东北部、甘肃、青海、西藏、贵州西北部、黑龙江、吉林、辽宁、内蒙古、陕西、山西、湖北西部等。蒙古、日本、朝鲜和中欧各国，以及斯堪的纳维亚半岛等也有分布。

生境

生长于海拔 4000m 以下的林缘、路旁、田边、灌丛、草地空旷处。

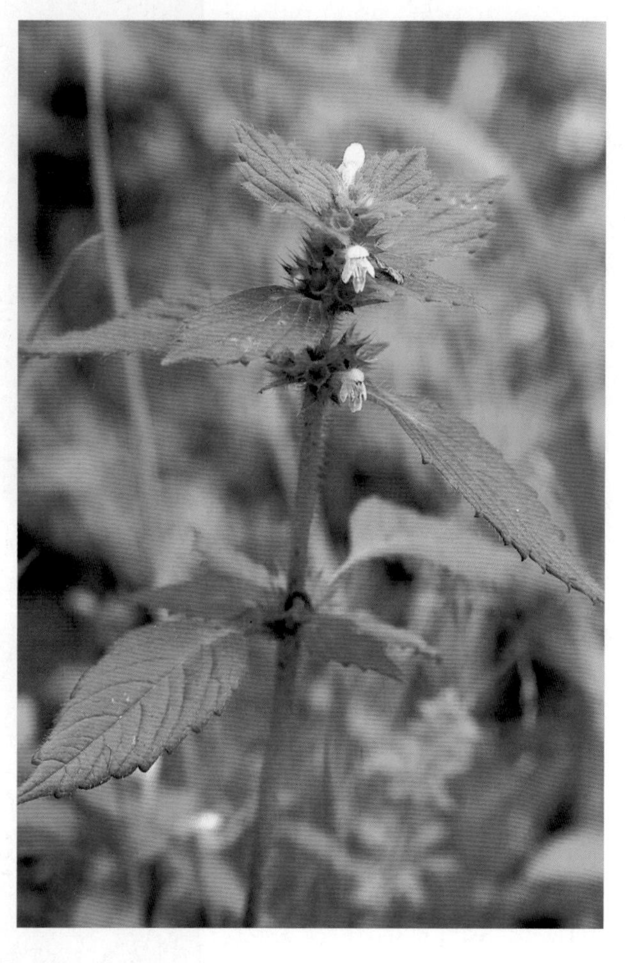

药材名

兴托里嘎保、兴日里嘎博（ཞིམ་ཐིག་ལེ་དཀར་པོ།）。

药用部位

花、叶。

功能与主治

消炎，利尿。用于翳障，沙眼，结膜炎，遗尿。

用量与用法

2.5g。内服煎汤，或入丸、散剂。

附注

《晶珠本草》中记载“ཞིམ་ཐིག་ལེ།”（兴托里）为治眼病、云翳之药物，言其分为大、中、小 3 类，每类又有 2 种，共分为 6 种。现代文献对“兴托里”的分类及各品种的基原有不同观点，大致将其分为白者 [“ཞིམ་ཐིག་ལེ་དཀར་པོ།”（兴托里嘎保）] 和黑者 [“ཞིམ་ཐིག་ལེ་ནག་པོ།”（兴托里那保）]2 类，或将其统称为“ཞིམ་ཐིག་ལེ།”（兴托里）。各地所用“兴托里”的基原复杂，文献记载的“兴托里”的基原涉及唇形科、玄参科、牻牛儿苗科等的多属多种植物。《晶珠本草》记载小者又分为白、蓝 2 种，其汉译重译本认为白者（兴托里嘎保）的基原为鼬瓣花 *G. bifida* Boenn.；也有观点认为白者的基原应为玄参科小米草属（*Euphrasia*）植物短腺小米草 *E. regelii* Wettst. 等，又习称之为“ཞིམ་ཐིག་ཆུ་འཛིན།”（兴替区疾）。（参见“白花铃子香”“川藏香茶菜”条）

宝盖草

Lamium amplexicaule Linn.

唇形科（Labiatae） 野芝麻属（*Lamium*）

形态

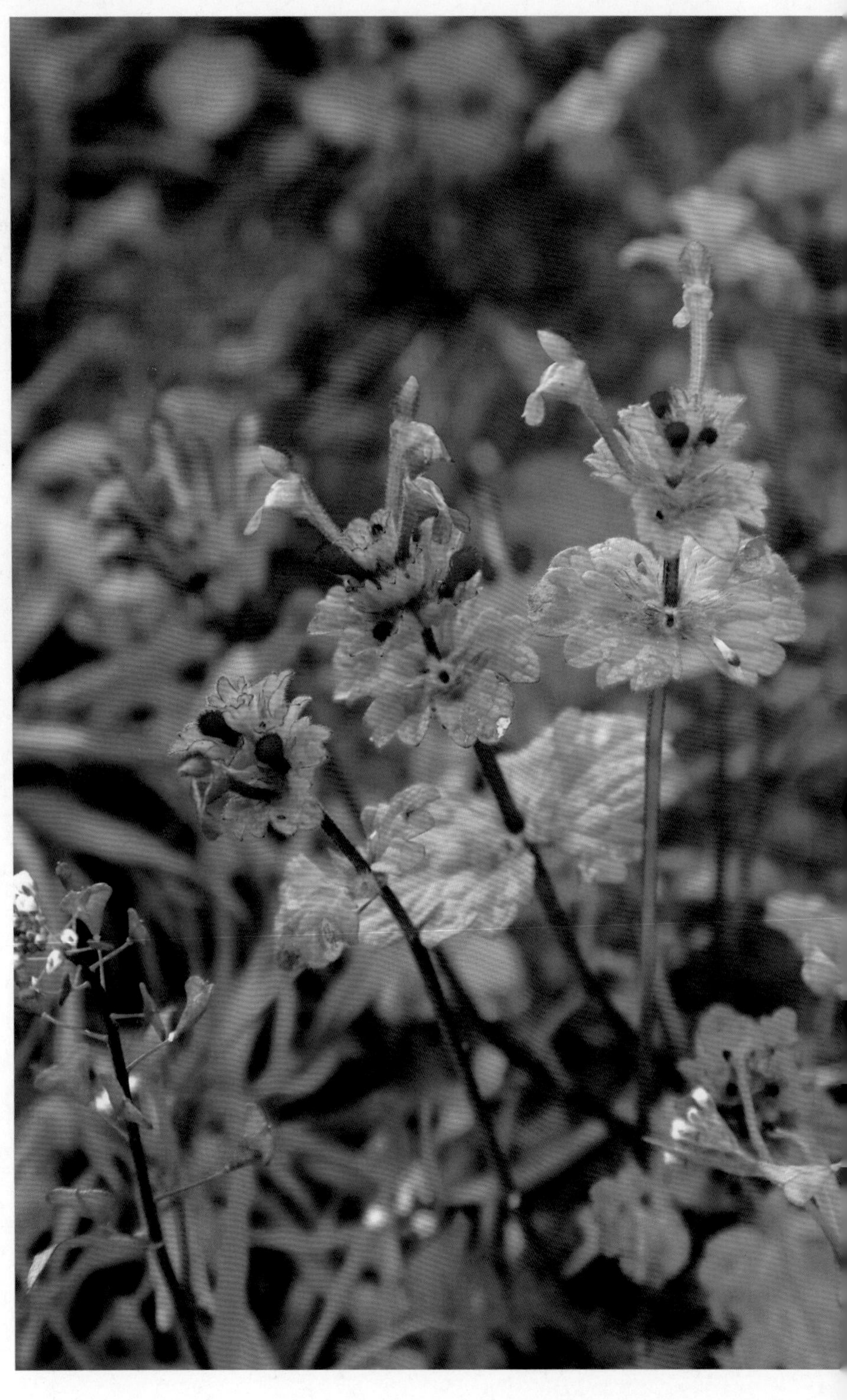

一年生或二年生植物。茎高10 ~ 30cm，基部多分枝，上升，四棱形，具浅槽，常为深蓝色，几无毛，中空。茎下部叶具长柄，柄与叶片等长或更长，上部叶无柄，叶片均呈圆形或肾形，长1 ~ 2cm，宽0.7 ~ 1.5cm，先端圆，基部截形或截状阔楔形，半抱茎，边缘具极深的圆齿，顶部的齿通常较其余的为大，上面暗榄绿色，下面色稍淡，两面均疏生小糙伏毛。轮伞花序6 ~ 10花，其中常有闭花受精的花；苞片披针状钻形，长约4mm，宽约0.3mm，具缘毛；花萼管状钟形，长4 ~ 5mm，宽1.7 ~ 2mm，外面密被白色直伸的长柔毛，内面除萼上被白色直伸长柔毛外，余部无毛，萼齿5，披针状锥形，长1.5 ~ 2mm，边缘具缘毛；花冠紫红色或粉红色，长1.7cm，外面除上唇被较密带紫红色的短柔毛外，余部均被微柔毛，内面无毛环，花冠筒细长，长约1.3cm，直径约1mm，筒口宽约3mm，冠檐二唇形，上唇直伸，长圆形，长约 4mm，先端微弯，下唇稍长，3 裂，中裂片倒心形，先端深凹，基部收缩，侧裂片浅圆裂片状；雄蕊花丝无毛，花药被长硬毛；花柱丝状，先端不相等 2 浅裂；花盘杯状，具圆齿；子房无毛。小坚果倒卵圆形，具 3 棱，先端近截状，基部收缩，长约 2mm，宽约 1mm，淡灰黄色，表面有白色大疣状突起。花期 3 ~ 5 月，果期 7 ~ 8 月。

分布

分布于我国江苏、安徽、浙江、福建、湖南、湖北、河南、陕西、甘肃、青海、新疆、四川（甘孜、壤塘、白玉、新龙、九龙、丹巴）、贵州、云南、西藏。欧洲及亚洲其他地区也有分布。

生境

生长于海拔 4000m 以下的路旁、林缘、沼泽草地、宅旁、田间。

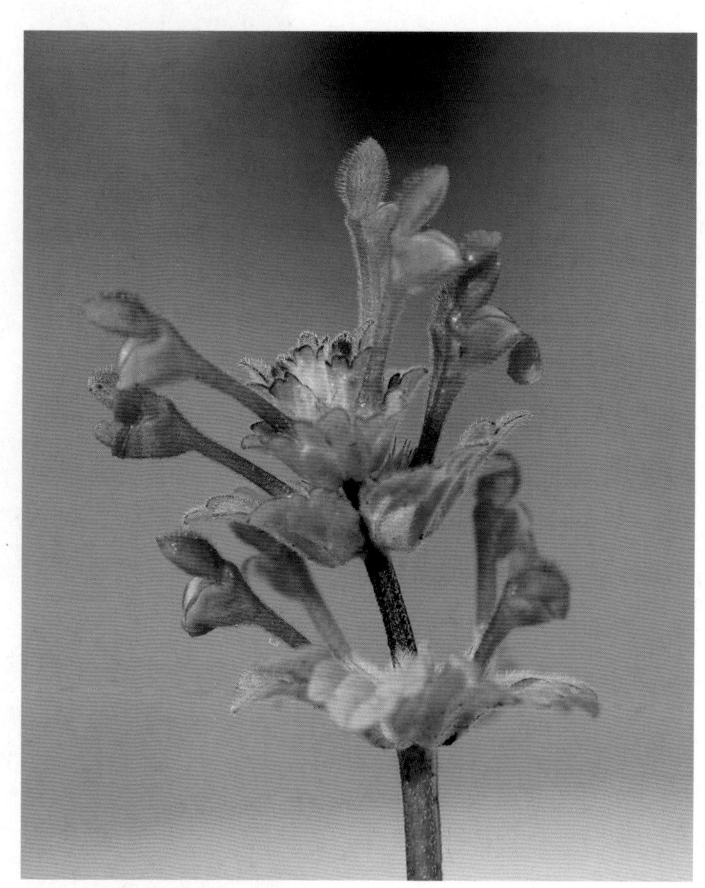

药材名

扎西古则、扎阳个则（བཀྲ་ཤིས་དགུ་རྩེག），樟嘎、赞木葛（ཙམ་ག），兴替玛琼（ཞིམ་ཐིག་དམར་ཆུང་།）。

药用部位

全草。

功能与主治

扎西古则：利尿止血。用于水肿，出血。

兴替玛琼：平肝，接骨。用于肝炎，高血压，小儿惊风，骨折。

附注

《西藏常用中草药》记载宝盖草 *L. amplexicaule* Linn. 为“བཀྲ་ཤིས་དགུ་རྩེག”（扎西古则）的基原，四川甘孜藏医称之为“ཙམ་ག”（樟嘎）；“扎西古则”和“樟嘎”之名均未见藏医药古籍记载。甘肃天祝藏医则称宝盖草 *L. amplexicaule* Linn. 为“ཞིམ་ཐིག་དམར་ཆུང་།”（兴替玛琼），从其藏文名“ཞིམ་ཐིག”（兴替、兴托）来看，“兴替玛琼”应为“ཞིམ་ཐིག་ལེ”（兴托里）类药物，现藏医药用的“兴托里”类药物的基原主要为唇形科香茶菜属（*Rabdosia*）和益母草属（*Leonurus*）植物。（参见“川藏香茶菜”条）

益母草

Leonurus arteisia (Lour.) S. Y. Hu（*Leonurus heterophyllus* Sweet）

唇形科（Labiatae） 益母草属（*Leonurus*）

形态

一年生或二年生草本，有于其上密生须根的主根。茎直立，通常高 30 ~ 120cm，钝四棱形，微具槽，有倒向糙伏毛，在节及棱上尤为密集，在基部有时近于无毛，多分枝，或仅于茎中部以上有能育的小枝条。叶轮廓变化很大，茎下部叶为卵形，基部宽楔形，掌状 3 裂，裂片呈长圆状菱形至卵圆形，通常长 2.5 ~ 6cm，宽 1.5 ~ 4cm，裂片上再分裂，上面绿色，有糙伏毛，叶脉稍下陷，下面淡绿色，被疏柔毛及腺点，叶脉突出，叶柄纤细，长 2 ~ 3cm，由于叶基下延而在上部略具翅，腹面具槽，背面圆形，被糙伏毛；茎中部叶为菱形，较小，通常分裂成 3 个或偶有多个长圆状线形的裂片，基部狭楔形，叶柄长 0.5 ~ 2cm；花序最上部的苞叶近于无柄，线形或线状披针形，长 3 ~ 12cm，宽 2 ~ 8mm，全缘或具稀少牙齿。轮伞花序腋生，具 8 ~ 15 花，轮廓为圆球形，直径 2 ~ 2.5cm，多

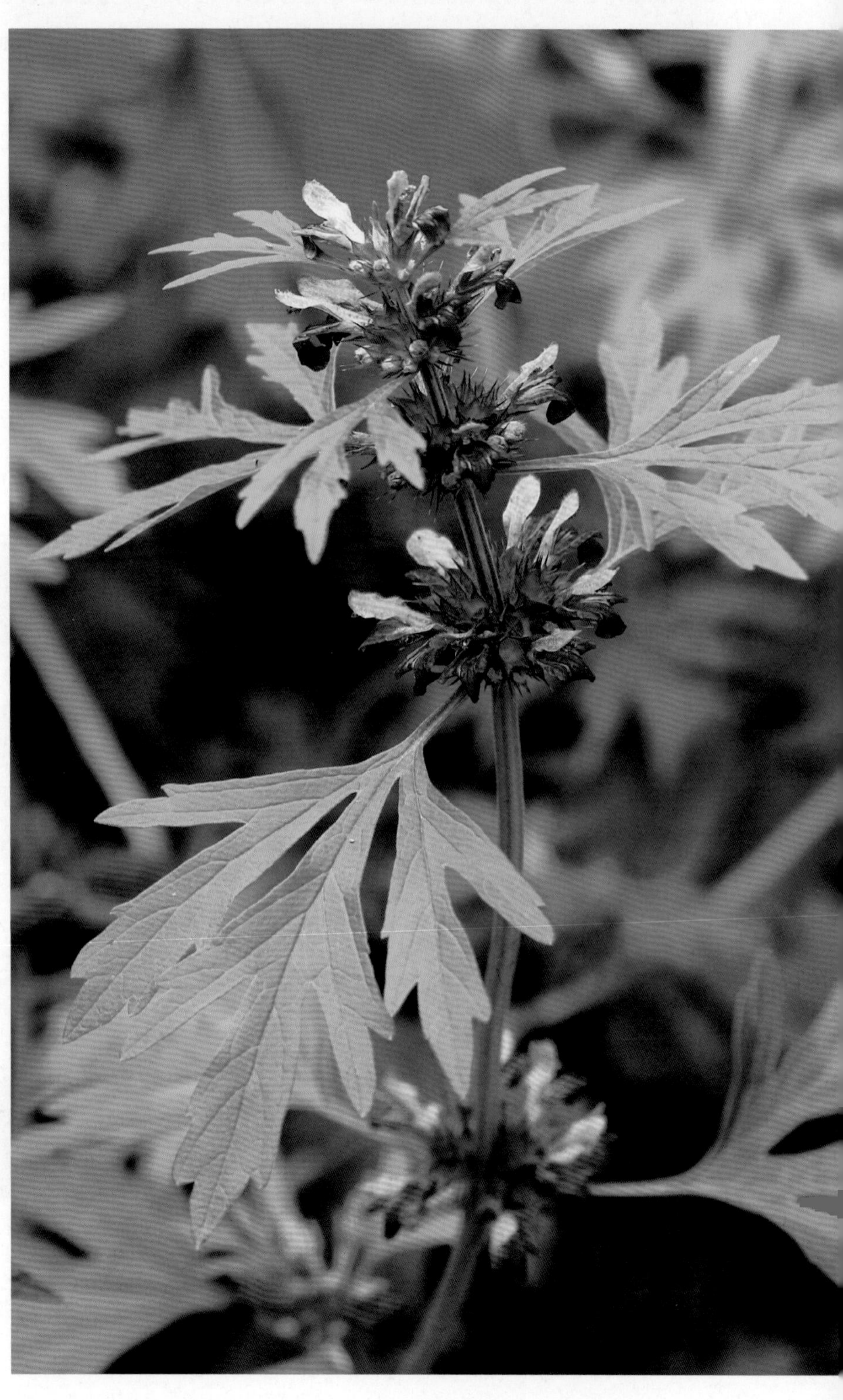

数远离而组成长穗状花序；小苞片刺状，向上伸出，基部略弯曲，比萼筒短，长约 5mm，有贴生的微柔毛；花梗无。花萼管状钟形，长 6 ～ 8mm，外面有贴生微柔毛，内面于离基部 1/3 以上被微柔毛；5 脉，显著，齿 5，前 2 齿靠合，长约 3mm，后 3 齿较短，等长，长约 2mm，齿均宽三角形，先端刺尖。花冠粉红色至淡紫红色，长 1 ～ 1.2cm，外面于伸出萼筒部分被柔毛，冠筒长约 6mm，等大，内面在离基部 1/3 处有近水平向的不明显鳞毛毛环，毛环在背面间断，其上部多少有鳞状毛，冠檐二唇形，上唇直伸，内凹，长圆形，长约 7mm，宽 4mm，全缘，内面无毛，边缘具纤毛，下唇略短于上唇，内面在基部疏被鳞状毛，3 裂，中裂片倒心形，先端微缺，边缘薄膜质，基部收缩，侧裂片卵圆形，细小。雄蕊 4，均延伸至上唇片之下，平行，前对较长，花丝丝状，扁平，疏被鳞状毛，花药卵圆形，二室。花柱丝状，略超出于雄蕊而与上唇片等长，无毛，先端相等 2 浅裂，裂片钻形。花盘平顶。子房褐色，无毛。小坚果长圆状三棱形，长 2.5mm，先端截平而略宽大，基部楔形，淡褐色，光滑。花期通常在 6 ～ 9 月，果期 9 ～ 10 月。

分布

全国各地广泛分布。朝鲜、日本及非洲、美洲均有分布。

生境

生长于海拔达 3400m 的各种生境中，尤以向阳处为多。

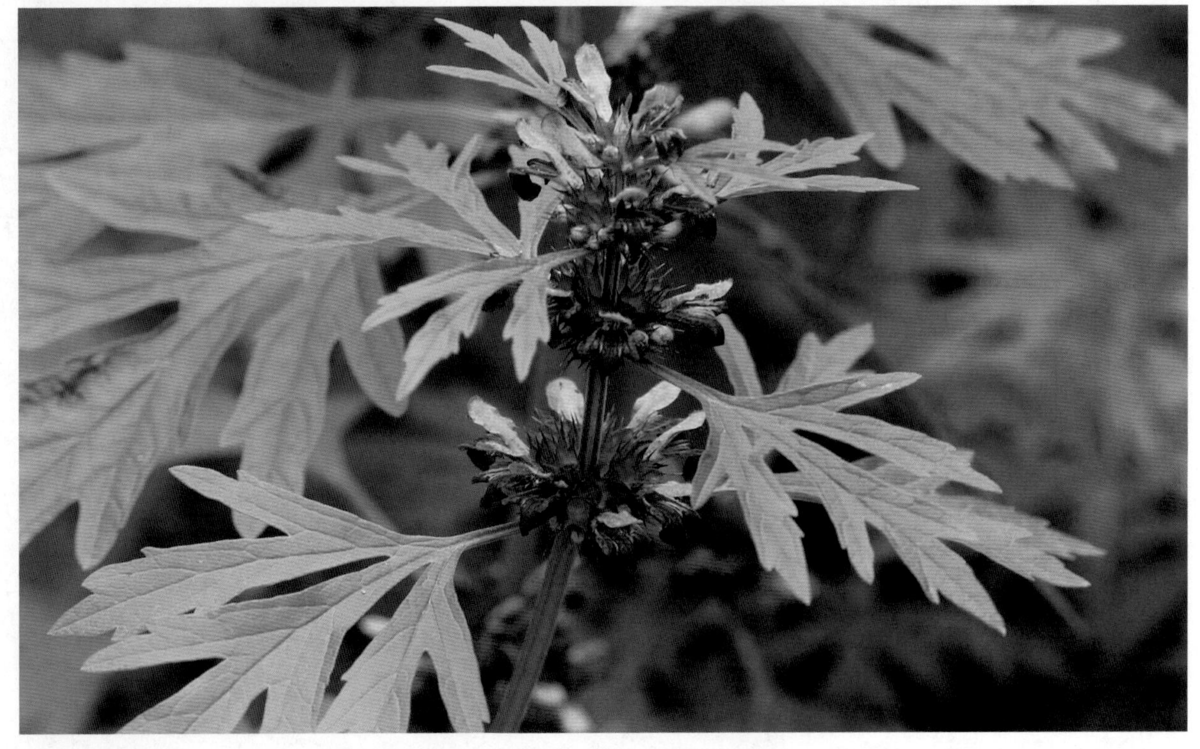

药材名

兴托里、兴替里、辛木头勤、辛头勤（ཞིམ་ཐིག་ལེ།），兴邦果那保（ཞིམ་ཐིག་ལེ་ནག་པོ།），兴邦果惹（ཞིམ་ཐིག་རིགས།）。

药用部位

全草或成熟果实。

功能与主治

兴邦果惹（全草）：调经，活血补血，祛瘀生新，舒筋活络，利尿消肿。用于月经不调，闭经，产后瘀血腹痛，肾炎；外用于疮疡肿毒。（《青藏高原甘南藏药植物志》）

辛头勤（果实）：活血调经，清肝明目。用于月经不调，闭经，痛经，腹中包块，产后瘀滞作痛，目赤肿痛，翳障，高血压。（《藏标》）

用量与用法

果实：4.5 ~ 9g；全草：9 ~ 30g。外用适量，研粉或鲜品捣敷，或煎汤洗患处。

附 注

《四部医典》中记载有除眼翳障之药物“ཞིམ་ཐིག་ལེ།”（兴托里）。《晶珠本草》将“ཞིམ་ཐིག་ལེ།”（兴托里）归于“旱生草类药物”的“叶茎花果同采类药物”中，言其为多种药物的总称，分为大、中、小 3 类，每类又有 2 种，共计 6 种。现代文献记载的“兴托里”的基原极为复杂，涉及唇形科、玄参科、牻牛儿苗科等的多属多种植物，各地习用的基原不同，通常统称为“ཞིམ་ཐིག་ལེ།”（兴托里），或分为白者“ཞིམ་ཐིག་ལེ་དཀར་པོ།”（兴托里嘎保）和黑者“ཞིམ་ཐིག་ལེ་ནག་པོ།”（兴托里那保）2 类。《藏药标准》以“茺蔚子 /ཞིམ་ཐིག་ལེ།/ 辛头勤”之名收载了益母草 *Leonurus heterophyllus* Sweet 的成熟果实；《青藏高原甘南藏药植物志》则记载益母草 *L. heterophyllus* Sweet 的全草作“ཞིམ་ཐིག་རིགས།”[兴邦果那保。注：“ཞིམ་ཐིག་རིགས།”的音译汉名应为“兴托惹”，意为类似品。原书汉译名“兴邦果那保”与其藏文名发音不符，其中“ཞིམ་ཐིག་”（兴邦果）可能系地方音，而“ནག་པོ།”（那保）意为“黑色”，推测原书的“兴邦果那保”可能系指“兴托里”的黑者品种，即“ཞིམ་ཐིག་ལེ་ནག་པོ།”（兴托里那保）]。（参见“川藏香茶菜”“细叶益母草”条）

在益母草属（*Leonurus*）植物中，作为“兴托里”类的基原，除《藏标》和《青藏高原甘南藏药植物志》记载为益母草 *L. heterophyllus* Sweet 外，其他藏医药文献多记载为益母草 *L. sibiricus* Linn.、益母草 *L. japonicus* Houtt 和益母草 *L. japonicus* Thunb.。据《中国植物志》记载，“益母草”的拉丁学名为 *L. arteisia* (Lour.) S. Y. Hu，*L. heterophyllus* Sweet 被作为其异名；*L. sibiricus* Linn. 的中文名为“细叶益母草”（分布于内蒙古、河北北部、山西、陕西北部），*L. japonicas* Miq. 被作为大花益母草 *L. macranthus* Maxim.（分布于辽宁、吉林、河北）的异名。而 *L. japonicus* Houtt 和 *L. japonicus* Thunb. 未见《中国植物志》记载。从其分布看，益母草 *L. arteisia* (Lour.) S. Y. Hu 的分布最为广泛（包括青藏高原），藏医使用的药材主要应是该种。

细叶益母草

Leonurus sibiricus Linn.

唇形科（Labiatae） 益母草属（*Leonurus*）

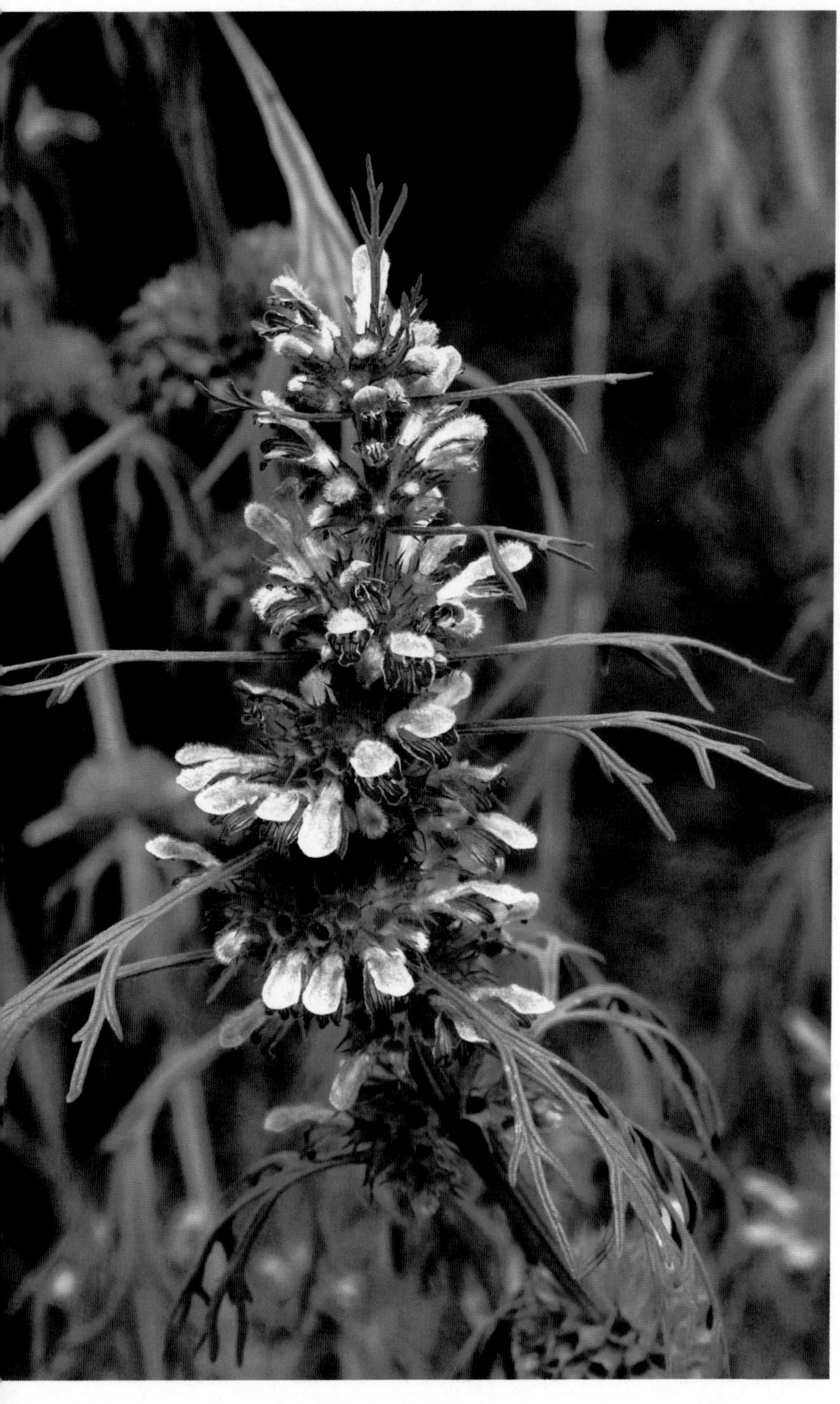

形态

一年生或二年生草本。有圆锥形的主根。茎直立，高20～80cm，钝四棱形，微具槽，有短而贴生的糙伏毛，单一，或多数从植株基部发出，不分枝，或于茎上部稀在下部分枝。茎最下部的叶早落，中部的叶卵形，长5cm，宽4cm，基部宽楔形，掌状3全裂，裂片呈狭长圆状菱形，其上再羽状分裂成3裂的线状小裂片，小裂片宽1～3mm，上面绿色，疏被糙伏毛，叶脉下陷，下面淡绿色，被疏糙伏毛及腺点，叶脉明显凸起且呈黄白色，叶柄纤细，长约2cm，腹面具槽，背面圆形，被糙伏毛；花序最上部的苞叶近菱形，3全裂成狭裂片，中裂片通常再3裂，小裂片均为线形，宽1～2mm。轮伞花序腋生，多花，花时圆球形，直径3～3.5cm，多数，向顶渐次密集组成长穗状；小苞片刺状，向下反折，比萼筒短，长4～6mm，被短糙伏毛；花梗无；花萼管状钟形，长8～9mm，外面在中部密被疏柔毛，余部贴生微柔毛，内面无毛，脉 5，显著，齿 5，前 2 齿靠合，稍开张，钻状三角形，具刺尖，长 3 ~ 4mm，后 3 齿较短，三角形，具刺尖，长 2 ~ 3mm；花冠粉红色至紫红色，长约 1.8cm，花冠筒长约 0.9cm，外面无毛，内面近基部 1/3 处有近水平的鳞毛状毛环，冠檐二唇形，上唇长圆形，直伸，内凹，长约 1cm，宽约 0.5cm，全缘，外面密被长柔毛，内面无毛，下唇长约 0.7cm，宽约 0.5cm，约比上唇短 1/4，外面疏被长柔毛，内面无毛，3 裂，中裂片倒心形，先端微缺，边缘薄膜质，基部收缩，侧裂片卵圆形，细小；雄蕊 4，均延伸至上唇片之下，平行，前对较长，花丝丝状，扁平，中部疏被鳞状毛，花药卵圆形，2 室；花柱丝状，略超出雄蕊，先端相等 2 浅裂，裂片钻形；花盘平顶；子房褐色，无毛。小坚果长圆状三棱形，长 2.5mm，先端平截，基部楔形，褐色。花期 7 ~ 9 月，果期 9 月。

分布

分布于我国内蒙古、河北北部、山西、陕西北部。蒙古等也有分布。

生境

生长于海拔 1500m 的石质及砂质草地、松林中。

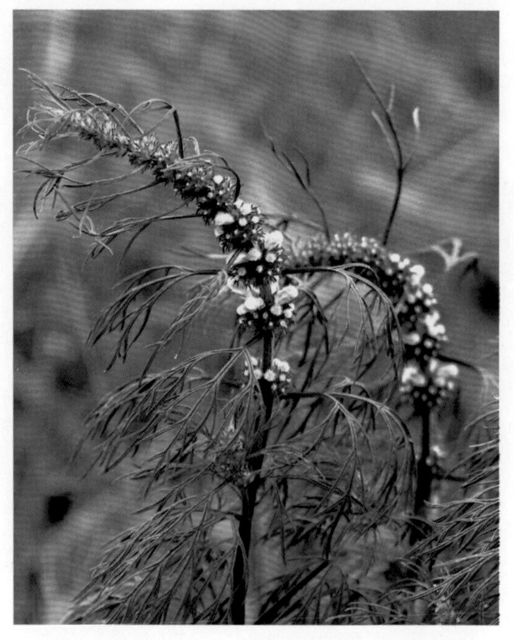

药材名

兴托里、兴替里、辛木头勤、辛头勤（ཞིམ་ཐིག་ལེ།），兴托里那保（ཞིམ་ཐིག་ལེ་ནག་པོ།），兴替那保（ཞིམ་ཐིག་ནག་པོ།），森蒂、森蒂曼巴（ཟིན་ཏིག་དམར་པོ།）。

药用部位

地上部分或果实。

功能与主治

清血热，清肝热，祛翳，明目。用于血热症，血热上行引起的目赤肿痛，翳障，虫病。

用量与用法

9 ~ 15g。内服煎汤，或入丸、散剂。

附 注

《四部医典》中记载有除眼翳障之药物“ཞིམ་ཐིག་ལེ།”（兴托里）。《晶珠本草》记载“兴托里”为多种药物的总称，分为大、中、小 3 类，每类又有 2 种，共计 6 种。现代文献记载的“兴托里”类的基原极为复杂，涉及唇形科、玄参科、牻牛儿苗科等的多属多种植物，大致分为“ཞིམ་ཐིག་ལེ།”（兴托里）、白者［“ཞིམ་ཐིག་ལེ་དཀར་པོ།”（兴托里嘎保）］和黑者［“ཞིམ་ཐིག་ལེ་ནག་པོ།”（兴托里那保）、“ཞིམ་ཐིག་ནག་པོ།”（兴替那保）］3 类。据文献记载，细叶益母草 *L. sibiricus* Linn. 为“ཞིམ་ཐིག་ལེ།”（辛木头勤）的基原之一。《部标藏药》以“夏至草 /ཞིམ་ཐིག་ལེ།/ 兴托里”之名收载了唇形科植物夏至草 *Lagopsis supina* (Steph.) IK.-Gal. ex Knorr.，言其以地上部分入药。（参见“白花铃子香”“夏至草”条）

绵参

Eriophyton wallichii Benth.

唇形科（Labiatae） 绵参属（*Eriophyton*）

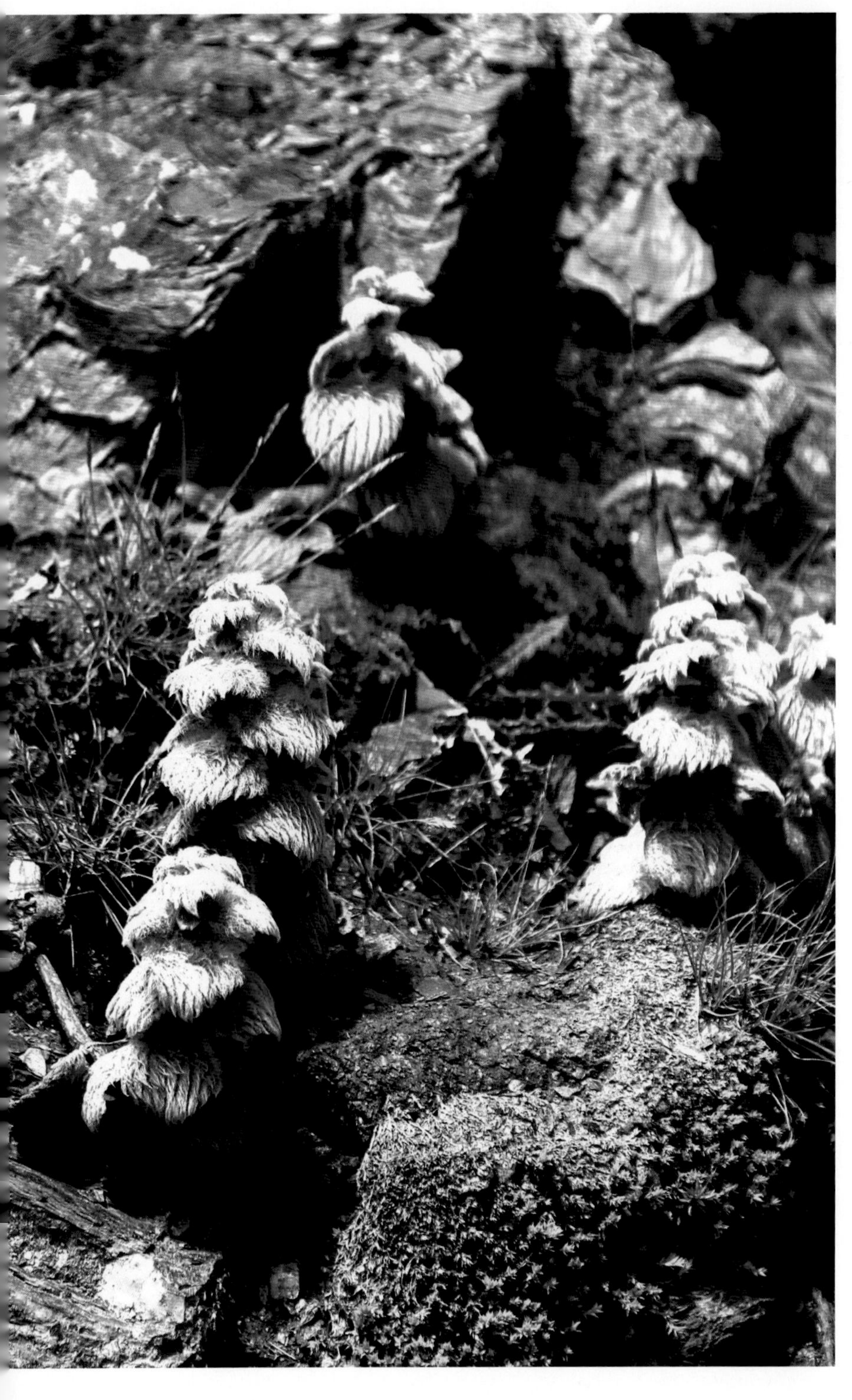

形态

多年生草本。根肥厚，圆柱形，先端常分叉，有细长的侧根。茎直立，高 10 ~ 20cm，不分枝，钝四棱形，下部通常生于乱石堆中，多少变肉质，带白色，无毛，上部坚硬，直立，被绵毛。叶变异很大，茎下部叶细小，苞片状，通常无色，无毛，茎上部叶大，两两交互对生，菱形或圆形，长、宽均 3 ~ 4cm，最先端的叶渐小，先端急尖，基部宽楔形，边缘在中部以上具圆齿或圆齿状锯齿，两面均密被绵毛，尤以上面为甚，侧脉 3 ~ 4 对，均近基部生出，几成掌状，在上面下陷，下面凸出，细脉明显；叶柄甚短或近无柄。轮伞花序通常 6 花，下承以小苞片；小苞片刺状，长达 1.2cm，密被绵毛；花梗无。花萼宽钟形，不连齿长 8mm，隐藏于叶丛中，膜质，外面密被绵毛，内面在萼齿先端及边缘上被绵毛，余部无毛，10 脉，其间由网脉连接，由于毛被密集而不显露，齿 5，近等大，三角形，长约

7mm，与萼筒近等长，先端长渐尖。花冠长 2.2 ~ 2.8cm，淡紫色至粉红色，花冠筒略下弯，长约为花冠长的 1/2，冠檐二唇形，上唇宽大，盔状扁合，向下弯曲，覆盖下唇，外面密被绵毛，下唇小，3 裂，中裂片略大，先端微缺。小坚果长约 3mm，黄褐色。花期 7 ~ 9 月，果期 9 ~ 10 月。

分布

分布于我国云南西北部、四川西部、青海、西藏。尼泊尔、印度也有分布。

生境

生长于海拔（2700 ~ ）3400 ~ 4700m 的高山强度风化坍积形成的乱石堆、流石滩中。

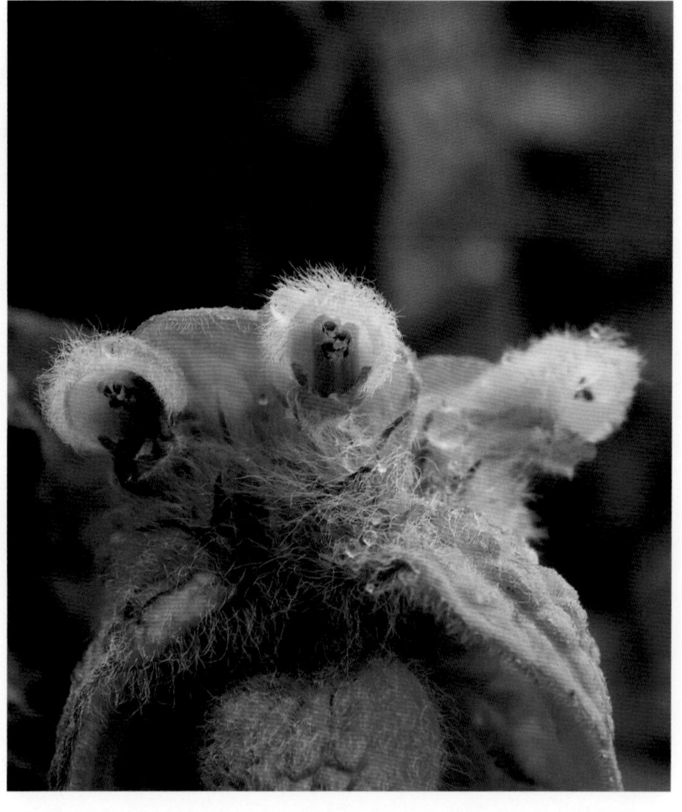

药材名

榜参布茹、榜餐布如、邦餐布如、邦参布柔、榜餐布日（སྤང་ཚེར་སྤྲུ་ཐ།），相连木保（ཤང་ལེན་སྨུག་པོ།）。

药用部位

全草。

功能与主治

清热，解毒，止咳。用于流行性感冒，温病，肝炎，肺炎，肺脓肿，肺结核，肺热咳嗽，传染性热症。

用量与用法

3 ~ 5g。

附注

《蓝琉璃》在“药物补述”中记载了“སྤང་ཚེར་སྤྲུ་ཐ།”（榜参布茹），言其为愈合脏器创伤、接筋络、治肺脓疡之药物，“生于高山，根叶大，叶上下密被绢毛。也有称‘བདུད་རྩི་གངས་ཤམ།’（都孜冈夏木），茎中上部被叶包围重叠不见，叶像达巴巴（独一味），老时有刺”。《晶珠本草》在“旱生草类”的“叶类药物”中首次记载了“གཉན་འདུལ་བ།”（年都巴），言其为清热、消炎，治白喉、乳蛾、虫病之药物，引《图鉴》之记载：“生长于凉爽的高山。状如水母雪莲，叶背灰白，叶面蓝色，被毛。”并补充道，“茎方形，红紫色，叶大如拇指，重叠，叶隙中开蓝色花，花被毛。”现代文献多以绵参 *E. wallichii* Benth. 为“榜参布茹”的正品，绵参 *E. wallichii* Benth. 的形态也与《蓝琉璃》记载的相符，青海、云南等地藏医均使用该种，而西藏藏医则使用同科植物扭连钱 *Phyllophyton complanatum* (Dunn) Kudo、褪色扭连钱 *P. decolorans* (Hemsl.) Kudo、西藏扭连钱 *P. tibeticum* (Jacquem.) C. Y. Wu 作为其代用品，又称其“སྤང་ཚེར་སྤྲུ་ཐ་དམན་པ།”（榜参布茹曼巴），这些植物的形态与《蓝琉璃》记载的“榜参布茹”

的形态不尽一致，但与《四部医典系列挂图全集》中“榜参布茹”附图（三十一图：98 号图）所示植物的形态完全相符。也有文献记载扭连钱 *P. complanatum* (Dunn) Kudo 等同属植物应为“年都巴”的基原，该种的形态与《晶珠本草》记载的“年都巴”的形态一致。上述内容说明古时该 2 种药物可能有混用的情况。《部标藏药》和《青海藏标》将绵参 *E. wallichii* Benth. 作为“绵参 /སྤང་ཚན་སྤྲུ་ཅ།/ 榜餐布如（榜参布柔、榜餐布日）”的基原；《藏标》以“榜参布柔”之名收载了绵参 *E. wallichii* Benth. 和西藏扭连钱 *P. tibeticum* (Jacquem.) C. Y. Wu。（参见“扭连钱”“褪色扭连钱”条）

《晶珠本草》中未记载“སྤང་ཚན་སྤྲུ་ཅ།”（榜参布茹），但在“旱生草类”的“根叶花果全草类药物”中记载有“ཤང་ལེན་སྨུག་པོ།”（相连木保），言其为养肺、治热症之药物，言其“生长在高山北向一侧的碎石带。植株不大，约高四指，茎基部叶莲座重叠，茎如金筷；花小，淡红色，均匀；种子状如云雀眼……本品真名为‘བདུད་རྩི་གངས་ཤམ།’（都孜冈夏木），又称‘冈据增巴’”。由此看出，《晶珠本草》记载的“ཤང་ལེན་སྨུག་པོ།”（相连木保）的真名“བདུད་རྩི་གངས་ཤམ།”（都孜冈夏木），即《蓝琉璃》记载的“སྤང་ཚན་སྤྲུ་ཅ།”（榜参布茹）的异名，但各自记载的植物形态却相差甚远，显然非同一物，故《晶珠本草》未记载“榜参布茹”，也可能《晶珠本草》认为“都孜冈夏木”与“榜参布茹”不同，故记载为“ཤང་ལེན་སྨུག་པོ།”（相连木保），还有待考证。关于“相连木保”的基原，《晶珠本草》汉译本及其他文献认为系石竹科无心菜属（*Arenaria*）植物（蚤缀类），《晶珠本草》汉译重译本和《藏药晶镜本草》则认为系绵参 *E. wallichii* Benth.，但其形态完全不一致。现青海也用高原蚤缀 *Arenaria przewalskii* Maxim.（福禄草），四川阿坝、甘孜又用报春花科植物雅江点地梅 *Androsace yargongensis* Petitm. 等，甘肃甘南用虎耳草科植物小牙虎耳草 *Saxifraga gemmuligera* Engl.，这些植物的形态均与《晶珠本草》的记载不甚相符，应为代用品。（参见“雅江点地梅”条）

《四部医典》《度母本草》等另记载有“གང་གཱ་ཆུང་།”（岗嘎琼）。《晶珠本草》在“旱生草类”的“花类药物”中记载其为治毒症、止热泻之药物，并引《图鉴》之记载：“生长于高山。叶对生，重叠，四角八面，状如宝塔；茎顶开白花，有蓝色和红色光泽，花瓣上卷。”据现代文献记载和调查，现多数藏医以龙胆科植物乌奴龙胆 *Gentiana urnula* H. Smith 作“岗嘎琼”的正品，《部标藏药》《藏标》等在“乌奴龙胆 /གང་གཱ་ཆུང་།/ 岗嘎琼”条下也收载了该种。据文献记载，青海玉树、果洛和西藏昌都地区藏医也以绵参 *E. wallichii* Benth. 作“岗嘎琼”使用，这可能与其生境、形态与古籍中记载的“岗嘎琼”“叶对生，重叠，四角八面，状如宝塔”相似有关，但其功能与主治和乌奴龙胆 *G. urnula* H. Smith 不同。（参见“乌奴龙胆”条）

甘露子

Stachys sieboldii Miq.

唇形科（Labiatae）　水苏属（*Stachys*）

形态

多年生草本，高 30 ~ 120cm。在茎基部数节上生有密集的须根及多数横走的根茎；根茎白色，在节上有鳞状叶及须根，先端有念珠状或螺蛳形的肥大块茎。茎直立或基部倾斜，单一，或多分枝，四棱形，具槽，在棱及节上有平展的或疏或密的硬毛。茎生叶卵圆形或长椭圆状卵圆形，长 3 ~ 12cm，宽 1.5 ~ 6cm，先端微锐尖或渐尖，基部平截至浅心形，有时宽楔形或近圆形，边缘有规则的圆齿状锯齿，内面被或疏或密的贴生硬毛，但沿脉上仅疏生硬毛，侧脉 4 ~ 5 对，上面不明显，下面显著，叶柄长 1 ~ 3cm，腹凹背平，被硬毛；苞叶向上渐变小，呈苞片状，通常反折（尤其栽培型），下部者无柄，卵圆状披针形，长约 3cm，比轮伞花序长，先端渐尖，基部近圆形，上部者短小，无柄，披针形，比花萼短，近全缘。轮伞花序通常 6 花，多数远离，组成长 5 ~ 15cm 的顶生穗状花序；小苞片线形，

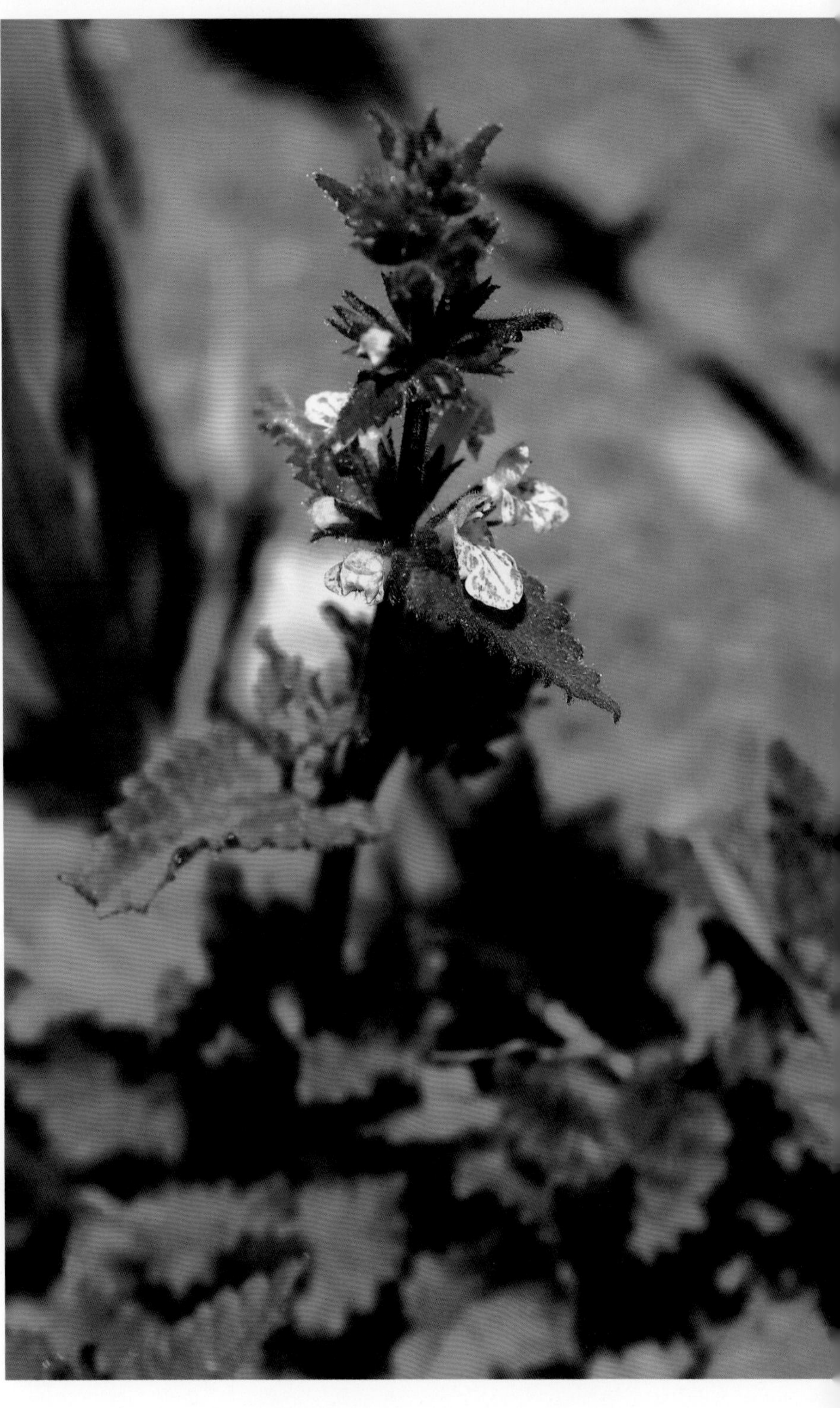

长约 1mm，被微柔毛；花梗短，长约 1mm，被微柔毛；花萼狭钟形，连齿长 9mm，外被具腺柔毛，内面无毛，具 10 脉，多少明显，齿 5，正三角形至长三角形，长约 4mm，先端具刺尖头，微反折；花冠粉红色至紫红色，下唇有紫斑，长约 1.3cm，花冠筒筒状，长约 9mm，近等粗，前面在毛环上方略呈囊状膨大，外面在伸出萼筒部分被微柔毛，内面在下部 1/3 被微柔毛毛环，冠檐二唇形，上唇长圆形，长 4mm，宽 2mm，直伸而略反折，外面被柔毛，内面无毛，下唇长、宽均约 7mm，外面在中部疏被柔毛，内面无毛，3 裂，中裂片较大，近圆形，直径约 3.5mm，侧裂片卵圆形，较短小；雄蕊 4，前对较长，均上升至上唇片之下，花丝丝状，扁平，先端略膨大，被微柔毛，花药卵圆形，2 室，室纵裂，极叉开；花柱丝状，略超出雄蕊，先端近相等 2 浅裂。小坚果卵珠形，直径约 1.5cm，黑褐色，具小瘤。花期 7 ~ 8 月，果期 9 月。

分布

原产于我国，分布于华北及西北地区，华中、华东、华南地区多有栽培。欧洲、北美洲、日本等广泛栽培。

生境

生长于海拔 3200m 以下的湿润地、积水处。

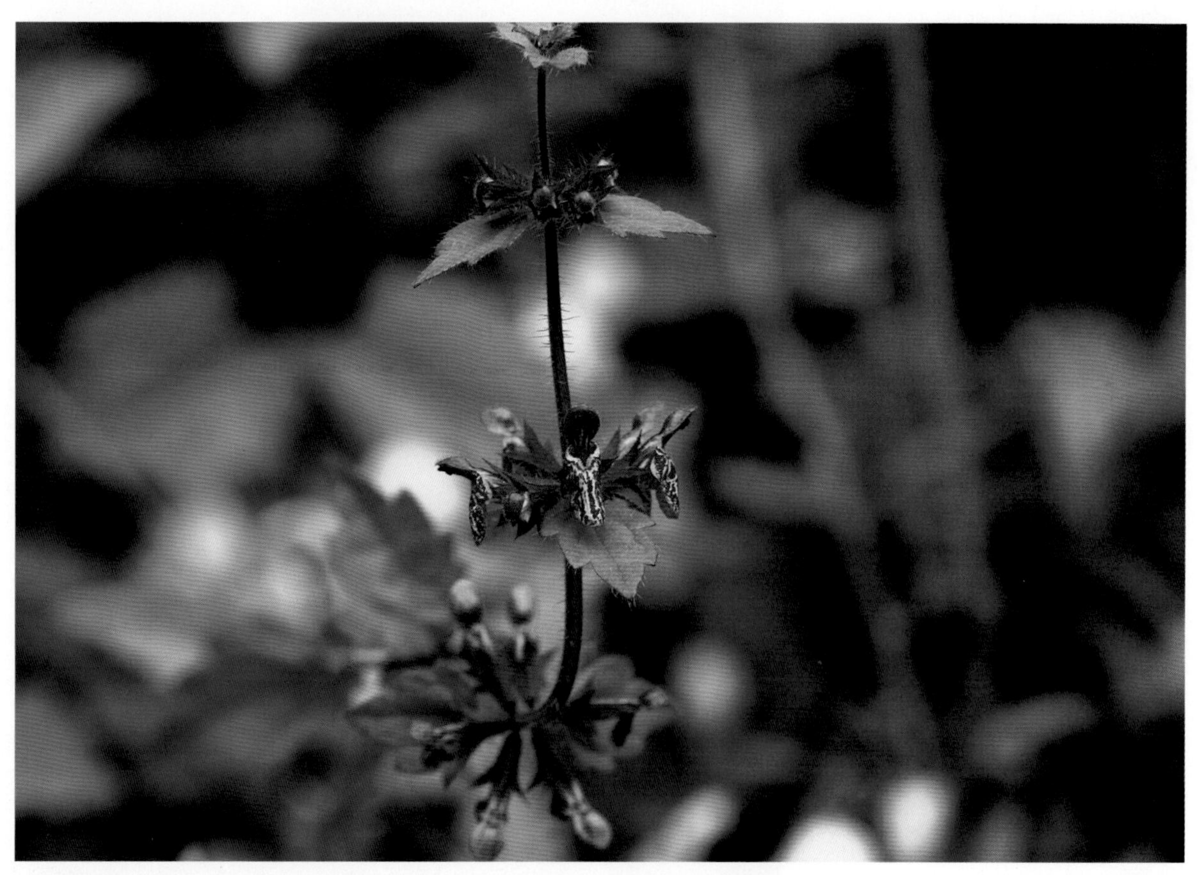

药材名

冬那短赤、董那童赤、冬纳冬扯（ཐུམ་ནག་དོམ་མཁྲིས།），吉子莫保、吉子木保（འཇིབ་ཙི་སྨུག་པོ།）。

药用部位

全草。

功能与主治

清热，消炎，止痛。用于血热引起的背痛，“查隆”病，肝热证，胆热证。

用量与用法

2 ~ 6g。

附 注

《度母本草》记载“བ་ཤ་ཀ།”（帕下嘎）分上、下二品；《鲜明注释》言无上品“帕下嘎”时可以下品［“བ་ཤ་ཀ་དམན་པ།”（帕下嘎门巴）］代之。《晶珠本草》分别记载有“ལྕམ་ནག་ཏོམ་མཁྲིས།”（冬那端赤、董那童赤）和“བ་ཤ་ཀ།”（帕下嘎、巴夏嘎），并言不产“帕下嘎”的地方，可使用“冬那端赤”或“སྤྲ་བཟང་།”（扎桑）。文献记载和实地调查发现，各地藏医均以爵床科植物鸭嘴花 *Adhatoda vasica* Nees 为上品“帕下嘎”，以其树干和树枝入药，但该种藏民聚居区不产，故现各地藏医多使用代用品（冬那端赤），各地使用的种类也较为复杂，文献记载的基原涉及玄参科婆婆纳属（*Veronica*）、罂粟科紫堇属（*Corydalis*）及唇形科的多属多种植物。甘露子 *Stachys sieboldii* Miq. 为青海藏医使用的“帕下嘎”的代用品之一。（参见“长果婆婆纳”“鸭嘴花”“蓝花荆芥”“白花枝子花”条）

《蓝琉璃》记载有“འཇིབ་རྩི།”（吉孜），言其可代替“ཤྲི་ཡང་ཀུ།”（知杨故，即甘青青兰 *Dracocephalum tanguticum* Maxim.）。《晶珠本草》记载有“འཇིབ་རྩི་ཆེན་པོ།”（吉子青保），言其为治口病、牙病及肝热病之药物，按花色可分为白［“འཇིབ་རྩི་དཀར་པོ།”（吉子嘎保）］、蓝（或青）［“འཇིབ་རྩི་ཆེན་པོ།”（吉孜青保）］2 种。现代文献记载的“吉子青保”的基原主要涉及唇形科青兰属（*Dracocephalum*）、鼠尾草属（*Salvia*）、荆芥属（*Nepeta*）的多种植物，但文献对“吉孜”或“吉孜青保”的白者、黑者的基原有不同观点，或大致按花色将其分为花白（和黄）色者“吉子嘎保”、花蓝（或紫）色者［“འཇིབ་རྩི་སྨུག་པོ།”（吉子莫保）］2 种，或根据叶的形态，将叶具条状细裂的称“知杨故”，将叶为圆形或卵形者称“吉子”或“吉子青保”。有文献认为“吉子莫保”的基原为丹参 *Salvia miltiorrhiza* Bunge；甘肃天祝藏医则习以甘露子 *Stachys sieboldii* Miq. 作“吉子木保”使用。（参见“白花枝子花”“丹参”条）

西南水苏

Stachys kouyangensis (Vaniot) Dunn

唇形科（Labiatae） 水苏属（*Stachys*）

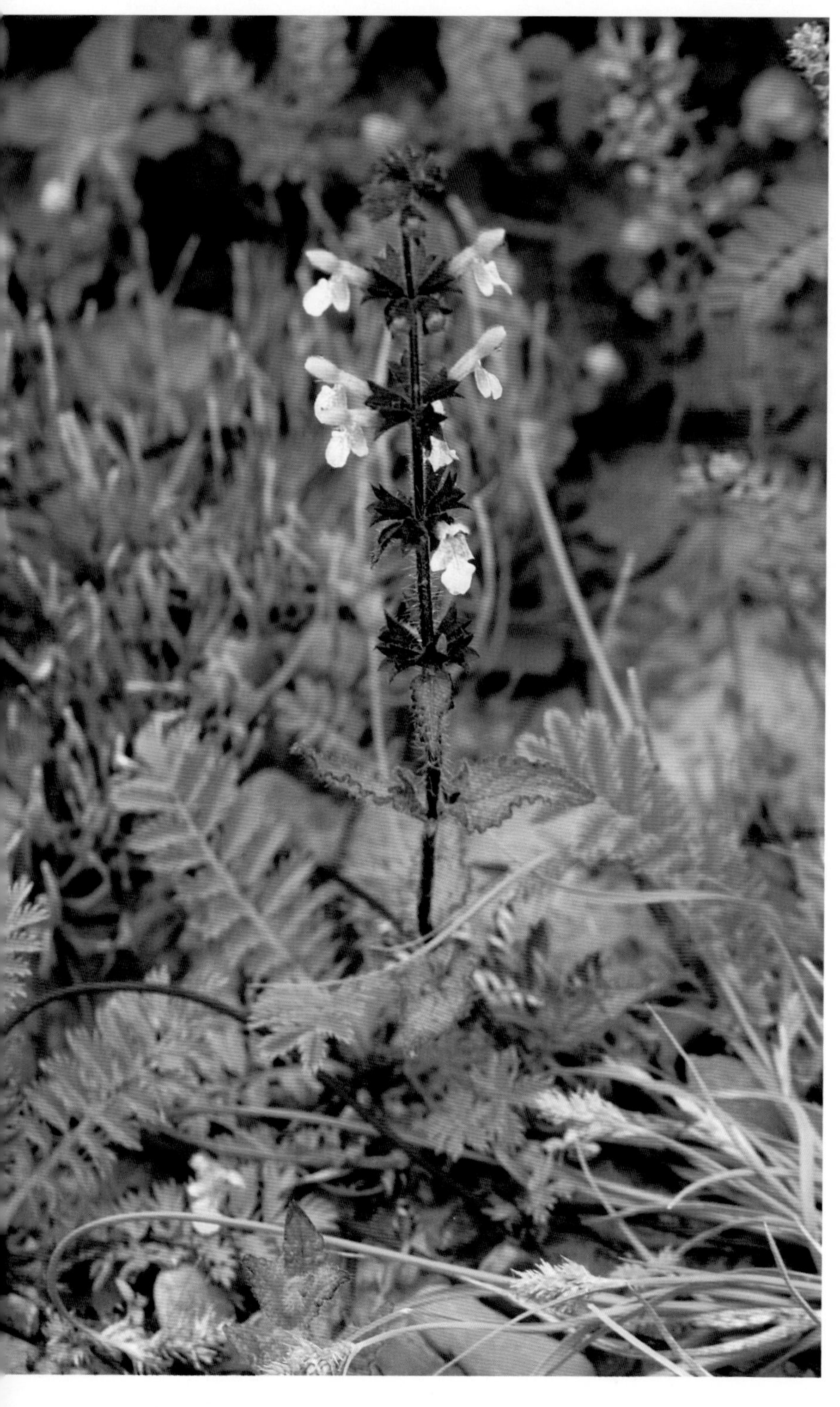

形态

多年生草本，高约 50cm。有在节上生须根的匍匐根茎。茎纤细，曲折，基部伏地，单一或多分枝，四棱形，具槽，在棱及节上被刚毛。茎生叶三角状心形，长约 3cm，宽约 2.5cm，先端钝，基部心形，边缘具圆齿，两面均被或疏或密的刚毛，叶柄近扁平，长约 1.5cm，被刚毛；苞叶向上渐变小，位于最下部者与茎生叶同形，上部者卵圆状三角形，几无柄，边缘有疏圆齿，长不及萼筒。轮伞花序具 5 ~ 6 花，远离，于枝顶组成不密集的穗状花序；苞片微小，线状披针形，长约 1mm，被微柔毛，常早落；花梗极短，长不及 1mm，被微柔毛；花萼倒圆锥形，短小，连齿长约 6mm，外被小刚毛，内面无毛，脉 10，显著，齿 5，正三角形，长、宽均约 2mm，先端具长约 1mm 的刺尖头；花冠浅红色至紫红色，长约 1.5cm，花冠筒长约 1.1cm，近等粗，外面在伸出萼筒上方处被微柔毛，内面近基部 1/3 处有斜向、在先端不连续的微柔毛环，在毛环上前方呈浅囊状膨大，冠檐二唇形，上唇直伸，长圆状卵圆形，长 4mm，宽 3mm，外面被微柔毛，内面无毛，下唇平展，外面被微柔毛，内面无毛，近圆形，长、宽均约 6mm，3 裂，中裂片圆形，直径 3.5mm，侧裂片卵圆形，直径约 1.5mm；雄蕊 4，前对较长，均延伸至上唇片之下，花丝丝状，被微柔毛，花药卵圆形，2 室，室极叉开；花柱丝状，略短于雄蕊，先端相等 2 浅裂；花盘杯状，具圆齿；子房褐色，无毛。小坚果卵珠形，直径约 1.5mm，棕色，无毛。花期通常 7 ~ 8 月，果期 9 月，也有延至 11 月开花结果。

分布

分布于我国云南、贵州、四川、湖北。

生境

生长于海拔 900 ~ 2100（ ~ 2800）m 的山坡草地、旷地、潮湿沟边。

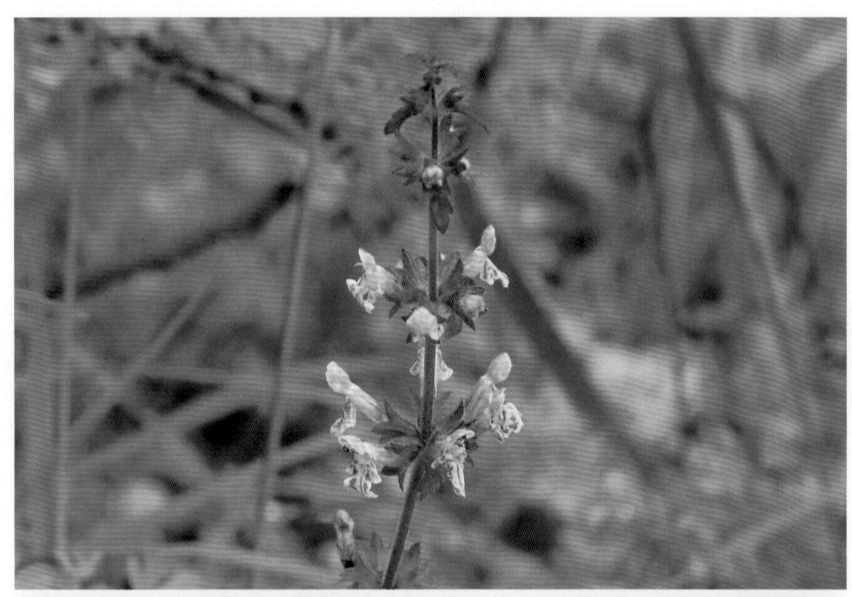

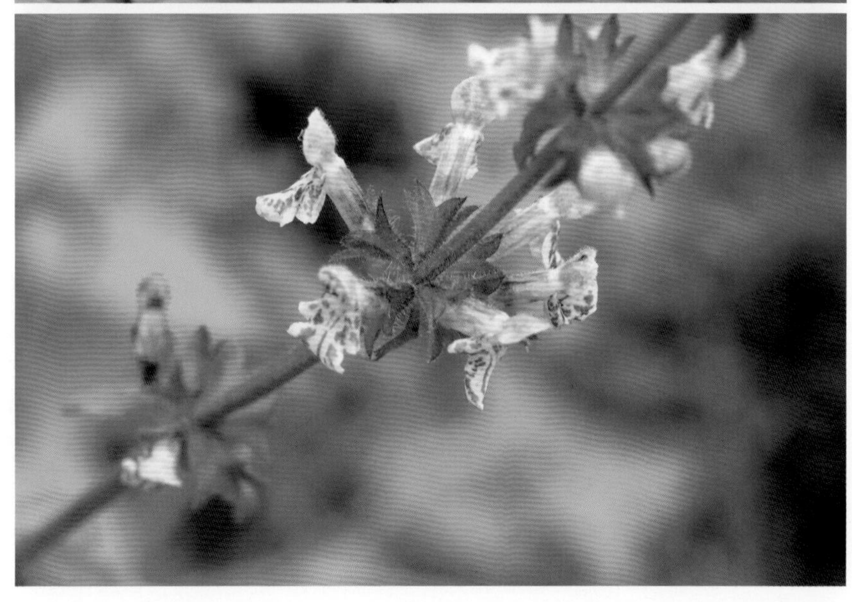

药材名

兴托里、兴替里、兴滴、恒体列（ཞིམ་ཐིག་ལེ།），兴替里卡布（ཞིམ་ཐིག་ལེ་ཆབ།）。

药用部位

花、叶、种子。

功能与主治

花、叶：祛翳，驱虫；用于翳障，沙眼，角膜炎。种子：用于翳障。

用量与用法

花、叶：6 ～ 12g；内服煎汤。种子：放入眼内，闭眼，待种子膨大，翳变小。

附 注

《四部医典》中记载有除眼翳障之药物“ཞིམ་ཐིག་ལེ།”（兴托里）。《晶珠本草》记载“兴托里”的大者分白、黄 2 种，中者分红、蓝 2 种，小者分白、蓝 2 种，共计 6 种。现代文献对“兴托里”的品种分类有不同观点，多将其分为白者 [“ཞིམ་ཐིག་ལེ་དཀར་པོ།”（兴托里嘎保）] 和黑者 [“ཞིམ་ཐིག་ལེ་ནག་པོ།”（兴托里那保）]2 类，或统称“兴托里”，各地所用的“兴托里”的基原种类复杂，文献记载的其基原涉及唇形科、玄参科、牻牛儿苗科等的多种植物。《西藏藏标》以“ཞིམ་ཐིག་ནག་པོ།/ 兴替那布 / 香茶菜”之名收载了唇形科植物川藏香茶菜 *Rabdosia pseudo-irrorata* C. Y. Wu；《藏标》在“茺蔚子 /ཞིམ་ཐིག་ལེ།/ 辛头勤”条下收载了唇形科植物益母草 *Leonurus heterophyllus* Sweet. 的果实，其药用部位、功能与主治均与川藏香茶菜 *R. pseudo-irrorata* C. Y. Wu 不同。西南水苏 *S. kouyangensis* (Vaniot) Dunn 为四川甘孜习用的“兴替里”的代用品，也被称为“ཞིམ་ཐིག་ལེ་ཆབ།”（兴替里卡布）。据调查，西藏类乌齐藏医也习用粗齿西南水苏 *S. kouyangensis* (Vaniot) Dunn var. *franchetiana* (Lévl.) C. Y. Wu，称之为“ཞིམ་ཐིག་དམར་པོ།”（兴替玛保）。（参见“川藏香茶菜”“白花铃子香”“短腺小米草”“藏荆芥”“粗齿西南水苏”条）

粗齿西南水苏

Stachys kouyangensis (Vaniot) Dunn var. *franchetiana* (Lévl.) C. Y. Wu（西南水苏粗齿变种）

唇形科（Labiatae） 水苏属（*Stachys*）

形态

多年生草本，高约50cm，有在节上生须根的匍匐根茎。茎纤细，曲折，基部伏地，单一或多分枝，四棱形，具槽，在棱及节上被刚毛。茎生叶戟状三角形，长约3cm，宽约2.5cm，先端钝，基部近平截，边缘具粗大圆齿，两面均被或疏或密的刚毛，叶柄近扁平，长约1.5cm，被刚毛；苞叶向上渐变小，最下部者与茎生叶同形，上部者卵圆状三角形，几无柄，边缘有疏圆齿，长不及萼筒。轮伞花序具5～6花，远离，于枝顶组成不密集的穗状花序；苞片微小，线状披针形，长约1mm，被微柔毛，常早落；花梗极短，长不及1mm，被微柔毛；花萼倒圆锥形，短小，连齿长约6mm，外面被小刚毛，内面无毛，具10脉，显著，齿5，线形，长、宽均约2mm，先端具刺尖，近开展；花冠浅红色至紫红色，长约1.5cm，花冠筒长约1.1cm，近等粗，外面在伸出萼筒上方被微柔毛，内面近基部1/3处

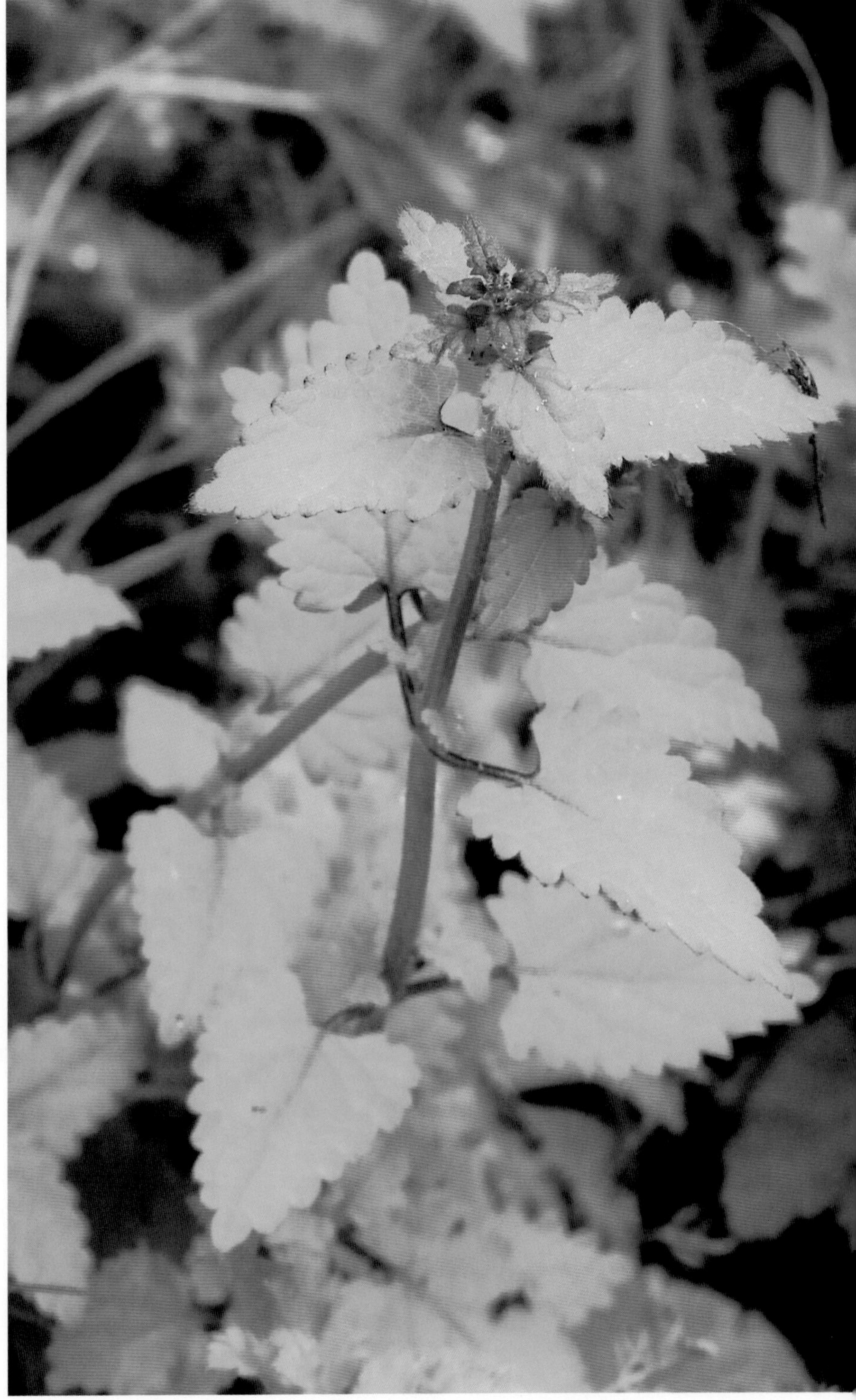

有斜向且在先端不连续的微柔毛环，在毛环上前方呈浅囊状膨大，冠檐二唇形，上唇直伸，长圆状卵圆形，长 4mm，宽 3mm，外面被微柔毛，内面无毛，下唇平展，外面被微柔毛，内面无毛，近圆形，长、宽均约 6mm，3 裂，中裂片圆形，直径 3.5mm，侧裂片卵圆形，直径约 1.5mm；雄蕊 4，前对较长，均延伸至上唇片之下，花丝丝状，被微柔毛，花药卵圆形，2 室，室极叉开；花柱丝状，略短于雄蕊，先端相等 2 浅裂；花盘杯状，具圆齿；子房褐色，无毛。小坚果卵珠形，直径约 1.5mm，棕色，无毛。花期通常 7 ~ 8 月，果期 9 月，也有延至 11 月开花结果者。

分布

分布于我国四川西部（康定）、云南西北部、西藏东部（类乌齐等）。

生境

生长于海拔 2360 ~ 3800m 的草坡、沟边、水田边。

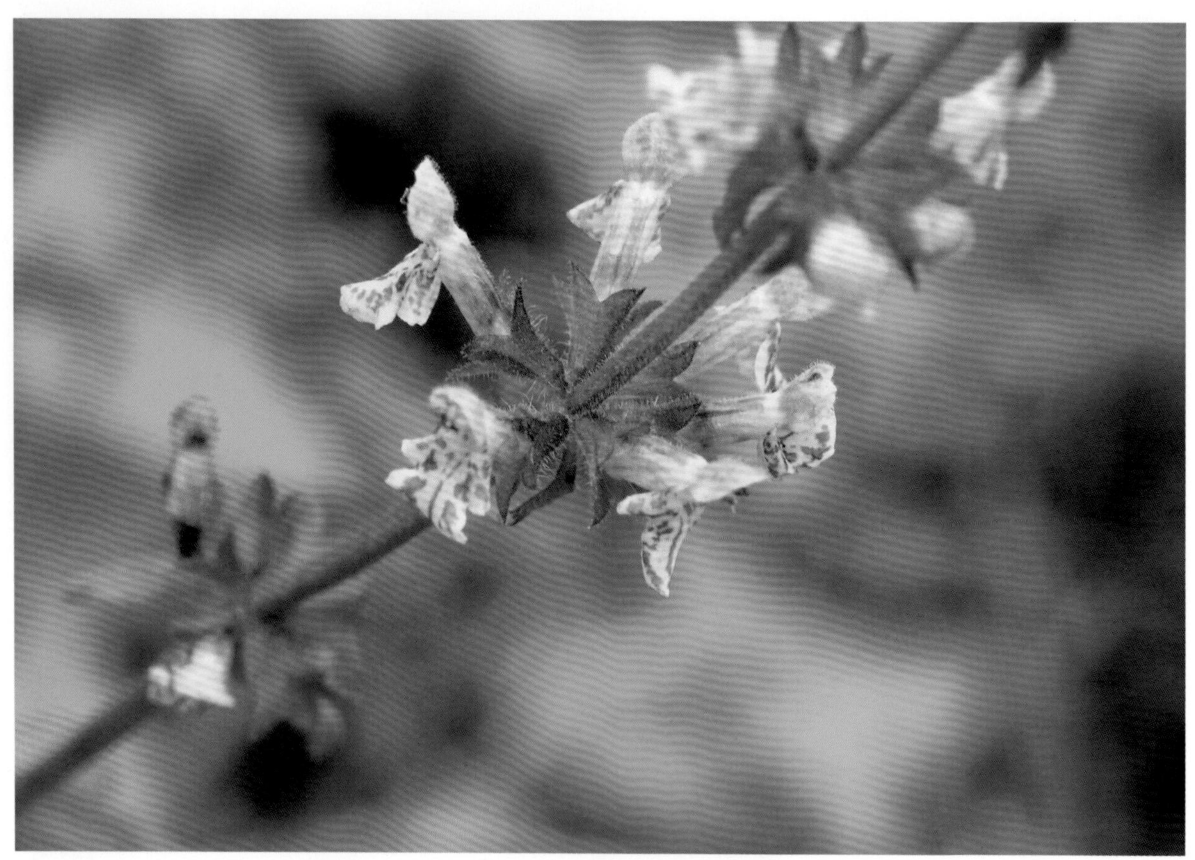

药材名

兴替玛保（ཞིམ་ཐིག་དམར་པོ།）。

药用部位

地上部分。

功能与主治

消炎止痛，杀虫，退翳。用于翳障、沙眼、结膜炎等眼病，寄生虫引起的胃肠绞痛。

附 注

《四部医典》记载有“ཞིམ་ཐིག་ལེ།”（兴托里），言其为除眼翳障之药物。《晶珠本草》将其归入“旱生草类药物”的“叶茎花果同采类药物”中，言“兴托里”有大、中、小3类，其中大者又分白[“ཞིམ་ཐིག་ལེ་དཀར་པོ།”（兴托里嘎保）]、黄[“ཞིམ་ཐིག་སེར་པོ།”（兴替赛保）]2种，中者又分红[“ཞིམ་ཐིག་དམར་པོ།”（兴替玛保）]、蓝[“ཞིམ་ཐིག་ལེ་སྔོན་པོ།”（兴托里温保）]2种，小者又分白、蓝2种，共计6种。现代文献对“兴托里”类的品种分类存在不同的观点，多将其分为白者[“ཞིམ་ཐིག་ལེ་དཀར་པོ།”（兴托里嘎保）]和黑者[“ཞིམ་ཐིག་ལེ་ནག་པོ།”（兴托里那保）]2类，或不划分品种而统称“兴托里”，各地所用的基原种类复杂，不同文献中记载的基原涉及唇形科、玄参科、牻牛儿苗科等的多种植物。《西藏藏标》以“ཞིམ་ཐིག་ནག་པོ།/兴替那布/香茶菜”之名收载了唇形科植物川藏香茶菜 *Rabdosia pseudo-irrorata* C. Y. Wu；《藏标》在“茺蔚子/ཞིམ་ཐིག་ལེ།/辛头勤”条下收载了唇形科植物益母草 *Leonurus heterophyllus* Sweet 的果实，其药用部位、功能与主治均与川藏香茶菜 *R. pseudo-irrorata* C. Y. Wu 不同。关于“ཞིམ་ཐིག་དམར་པོ།”（兴替玛保）的形态，《晶珠本草》言“形状和上述（即黄者）的一样，只是花为红紫色，花瓣边缘为朱红色”，而关于黄者[“ཞིམ་ཐིག་སེར་པོ།”（兴替赛保）]的形态，《晶珠本草》引《图鉴》之记载“茎方形，节多，节上生叶伸向四面，叶状如‘ཟ་པོ།’（萨布：荨麻科荨麻属（*Urtica*）植物）叶而无螫刺，花白黄色，味苦，种子黑色状如袋”。《晶珠本草》汉译重译本认为红者的基原为粗齿水苏 *S. kouyangensis* (Vaniot) Dunn var. *franchetiana* (Lévl.) C. Y. Wu（粗齿西南水苏）。据调查，西藏类乌齐藏医即以该种作“ཞིམ་ཐིག་དམར་པོ།”（兴替玛保）使用。有文献报道，其原变种西南水苏 *S. kouyangensis* (Vaniot) Dunn 为四川甘孜地方习用的“兴替里”的代用品，被称为“ཞིམ་ཐིག་ལེ་ཆག།”（兴替里卡布）。（参见“川藏香茶菜”“白花铃子香”“短腺小米草”“藏荆芥”“西南水苏”条）

康定鼠尾草

Salvia prattii Hemsl.

唇形科（Labiatae）　鼠尾草属（*Salvia*）

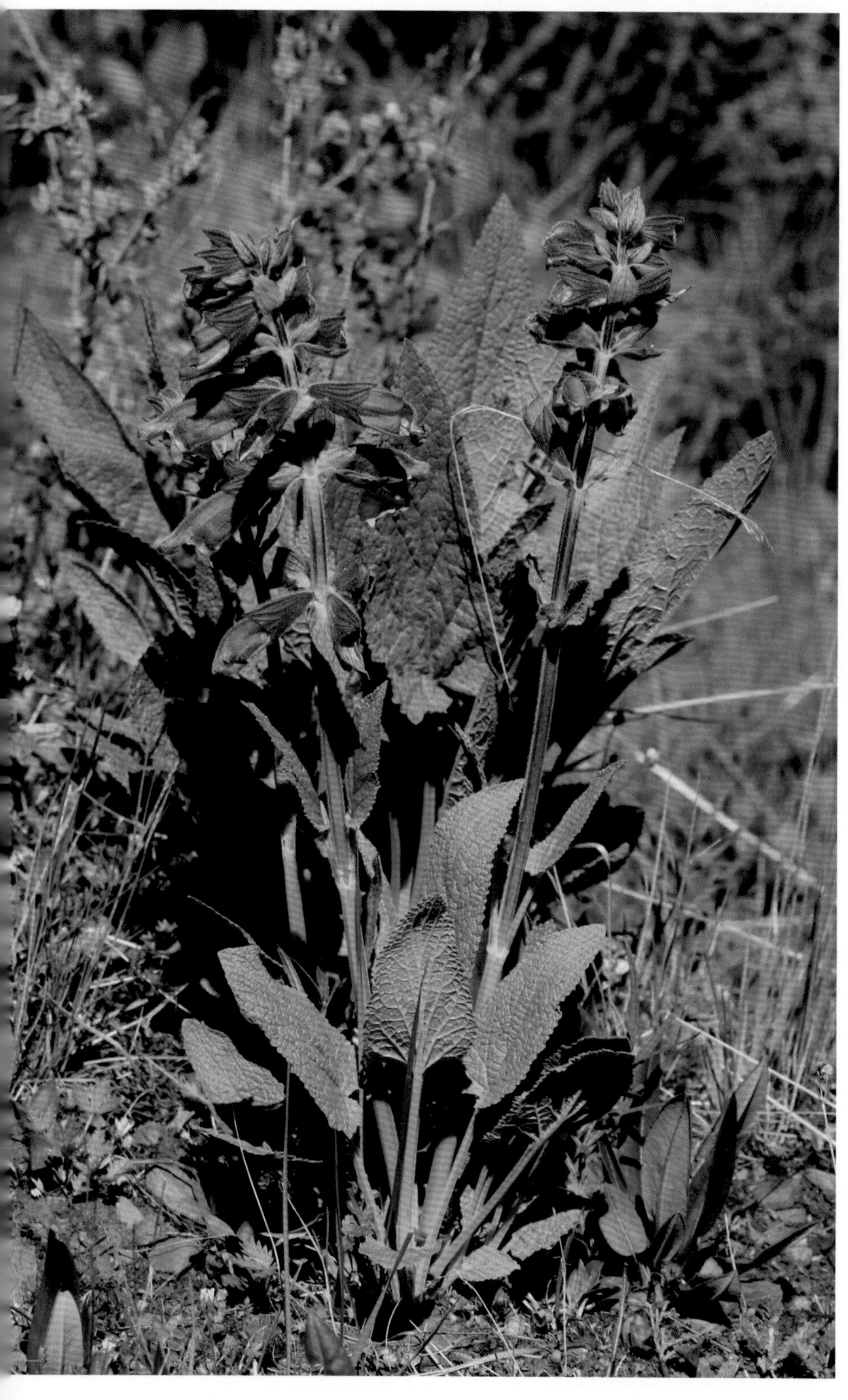

形态

多年生直立草本。根部肥大。茎高达 45cm，不分枝，略被疏柔毛。叶有基生叶和茎生叶，茎生叶较少，几全部为基生叶，均具长柄，叶片长圆状戟形或卵状心形，长 3.5 ~ 9.5cm，宽 2 ~ 5.3cm，先端钝，基部心形或近戟形，边缘有不整齐的圆齿，纸质，两面被微硬伏毛，下面毛更多，密被深紫色腺点；叶柄长 3 ~ 17cm，在下部的最长，向上渐短，被微硬伏毛。轮伞花序具 2 ~ 6 花，于茎顶排列成总状花序；苞片椭圆形或倒卵形，长 1.2 ~ 2.3cm，宽 0.4 ~ 1cm，先端凸尖，全缘，上面被微硬毛，下面有紫色脉纹和柔毛；花梗长达 7mm，与花序轴密被柔毛。花萼钟形，长 1.6 ~ 1.9cm，外被长柔毛，脉上毛更多，明显具深紫色腺点，二唇形，上唇半圆形，长 6mm，宽 10mm，全缘，先端有 3 短尖头，下唇与上唇等长，半裂为 2 齿，齿三角形，锐尖。花冠红色或青紫色，大型，长 4 ~ 5cm，外面被柔毛，内面在花冠筒基部有疏柔毛环，花冠筒长为花萼的 2.5 ~ 3 倍，自花萼内直伸向前，基部宽约 4mm，中部以上宽 1.4cm，冠檐二唇形，上唇长圆形，长约 1.1cm，宽 8mm，先端全缘或微凹，两侧折合，略作拱形，下唇长于上唇，3 裂，中裂片最大，倒心形，长约 7mm，宽 1.3cm，侧裂片较小，卵圆形，宽约 5mm。能育雄蕊伸在上唇内面，花丝扁平，长 8mm，药隔弧形，长 5.5mm，上臂和下臂等长，2 下臂各有横生的药室，并互相联合；退化雄蕊短小，花丝长约 4mm，不育。花柱伸出花冠之外，先端 2 浅裂，裂片不相等，前裂片较长。花盘环状。子房裂片椭圆形。小坚果倒卵圆形，长 3mm，先端圆，黄褐色，无毛。花期 7 ~ 9 月。

分布

分布于我国四川西部和西北部（康定）、青海南部（玉树）。

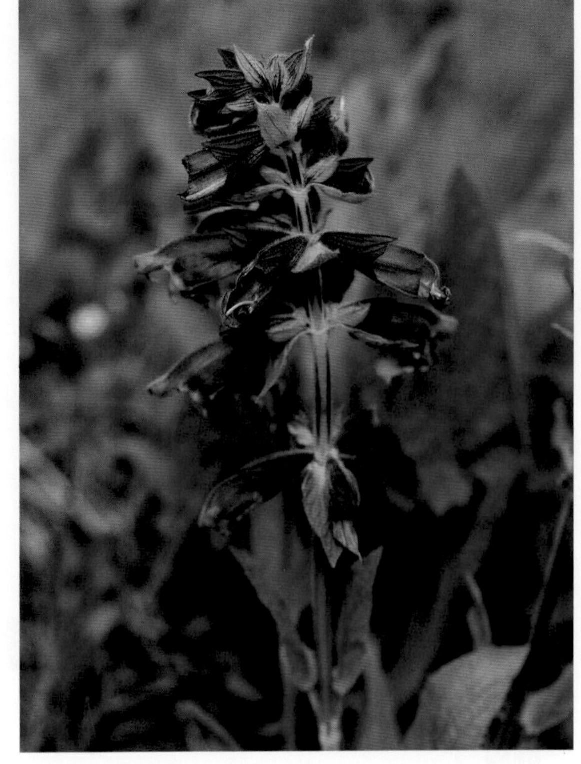

生境

生长于海拔 3750 ~ 4800m 的山坡草地、灌丛、路旁。

药材名

吉孜青保、居孜青保、吉子青保（འཇིབ་རྩི་ཆེན་པོ།），吉子恩保（འཇིབ་རྩི་སྔོན་པོ།）。

药用部位

全草。

功能与主治

用于肝炎，牙痛。

用量与用法

3 ~ 10g。

附 注

《晶珠本草》在“旱生草类”的“叶茎花果同采类药物”中记载有“འཇིབ་རྩི་ཆེན་པོ།”（吉子青保），言其为治口病、牙病及肝热病之药物，按花色分为白 [“འཇིབ་རྩི་དཀར་པོ།”（吉子嘎保）]、蓝（或青）[“འཇིབ་རྩི་ཆེན་པོ།”（吉子青保）]2 种。现代文献记载的“吉子青保”的基原涉及鼠尾草属（*Salvia*）和青兰属（*Dracocephalum*）的多种植物，但不同文献对其白者、蓝者的基原有不同观点。《晶珠本草》汉译重译本认为花蓝色者（吉子青保）为康定鼠尾草 *Salvia prattii* Hemsl.，花白色者（吉子嘎保）为异叶青兰 *Dracocephalum heterophyllum* Benth.（白花枝子花）；也有文献记载康定鼠尾草 *S. prattii* Hemsl. 为“འཇིབ་རྩི་སྔོན་པོ།”（吉子恩保）的基原。《部标藏药》和《青海藏标》以“异叶青兰 / འཇིབ་རྩི་ཆེན་པོ།/ 吉孜青保（居孜青保）”之名收载了异叶青兰 *D. heterophyllum* Benth.；据其花色看，该种应为白者，宜使用名称“འཇིབ་རྩི་དཀར་པོ།”（吉子嘎保）。（参见“白花枝子花”“甘西鼠尾草”条）

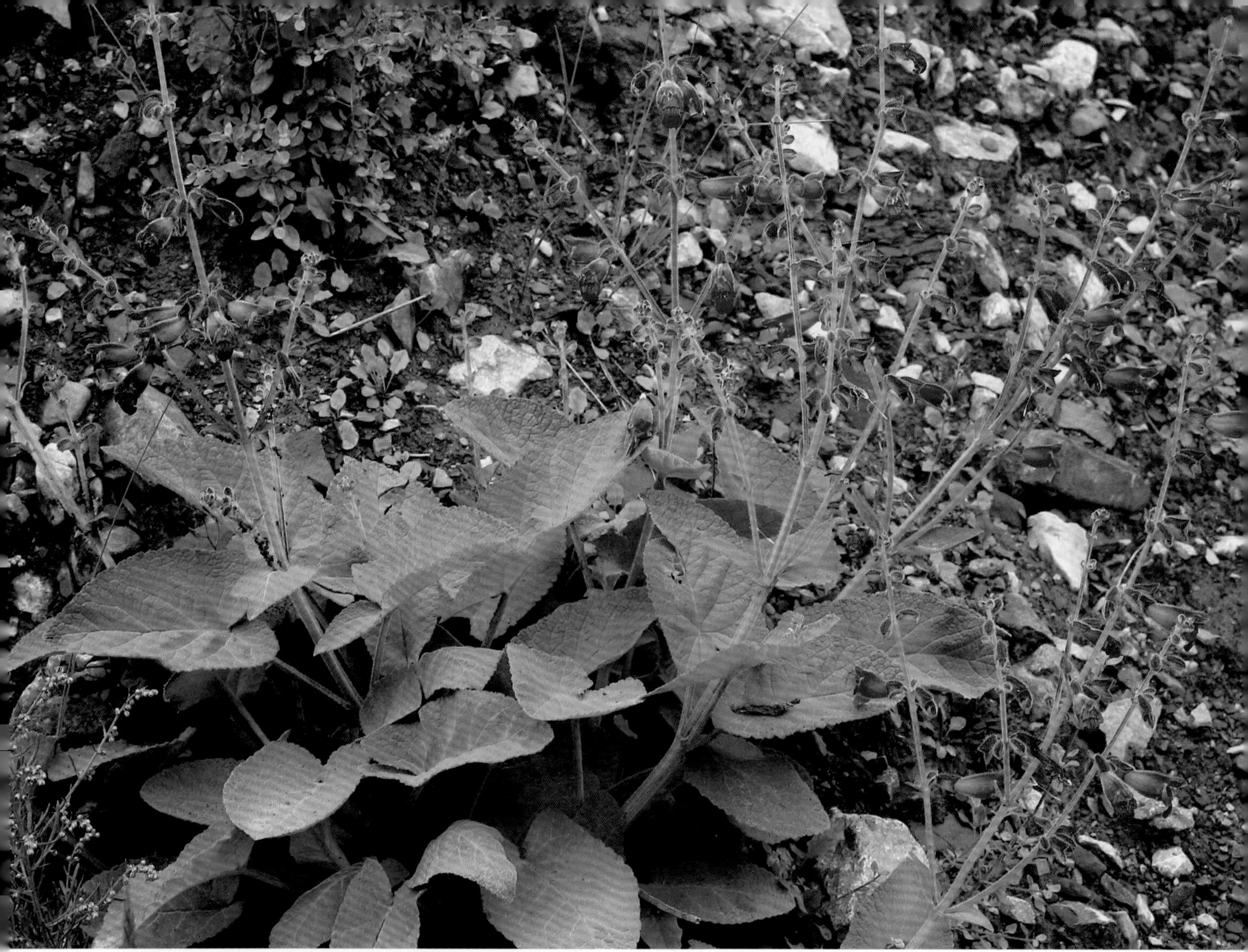

西藏鼠尾草

Salvia wardii Stib.

唇形科（Labiatae）　　鼠尾草属（*Salvia*）

形态

直立高大草本，通常高 0.4 ~ 0.75m。茎单生，粗大，具 4 槽，不分枝，疏具叶，主要在上部密被开展的长约 0.5mm 的具腺具节的毛。基生叶多数，卵圆形或近戟形，长 7 ~ 16cm，宽约为长的 1/2，基部深心形，基片圆形或近锐尖，先端锐尖，边缘具规则的圆齿，干时绿色或淡褐色，上面略具皱，疏被贴生的短毛，下面尤其是在脉上被疏柔毛及密被红色腺点；叶柄长约为叶片的 2 倍，被毛同茎；茎生叶圆形，但具较短的叶柄。花序单一或少分枝，密集或近密集，花序轴极密被平展具腺疏柔毛；最下部苞片叶状，狭卵圆形，锐尖，无柄，基部楔形，上部苞片较小，近披针形，渐尖，与花萼等长或短于花萼，均被具腺缘毛；花大，长 3.5 ~ 4cm，蓝色而下唇白色，或淡紫色；花萼钟形，长 12 ~ 15mm，口部宽 10mm，常染紫色，外面主要沿脉上密被具腺疏柔毛，二唇形，上唇全缘，宽三角状卵圆形，下唇具 2 齿，齿三角形，锐尖；花冠长为花萼的 2 倍或更多，花冠筒自基部圆筒形，向上渐扩大，直伸，内面离基部约 1cm 处有疏柔毛毛环，上唇长为花冠筒伸出部分的 1/3 ~ 1/2，直伸，宽卵圆形，先端微凹，被细小疏柔毛，下唇比上唇长，3 裂，中裂片最大，倒心形，边缘具极细的啮齿，侧裂片半卵圆形；药隔弯成半圆状，无毛；下药室先端联合，能育，比上药室小；花柱不相等 2 浅裂。

分布

我国特有种。仅分布于西藏东北部（丁青、江达）。

生境

生长于海拔 3600 ~ 4500m 的高山石砾草地、灌丛中。

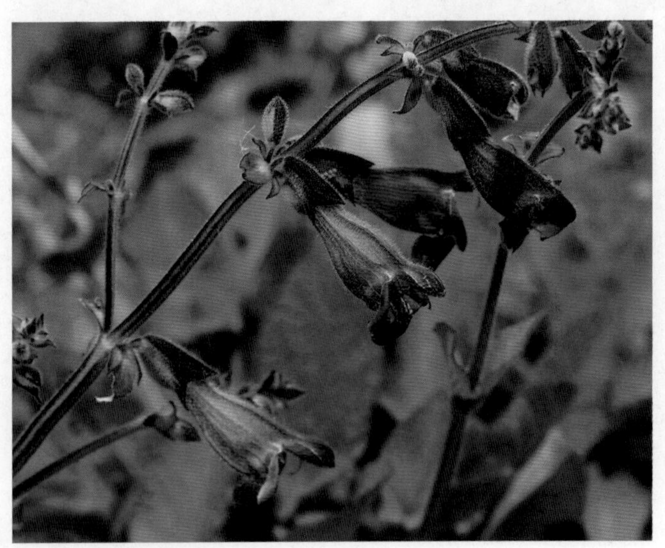

药材名

吉子恩博、吉子恩保（འཇིབ་རྩི་སྔོན་པོ།）。

药用部位

根、地上部分或花。

功能与主治

根：止血，祛瘀愈疮；用于内出血，外伤，心衰，心烦。地上部分或花：清肝，补肾；用于肝热，口腔病，牙齿病。

用量与用法

3 ~ 10g。内服研末，或入丸、散剂。外用适量，熬膏涂于患处。

附注

《晶珠本草》记载有治口病、牙病、肝热病之药物“འཇིབ་རྩི་ཆེན་པོ།”（吉孜青保），言其花有白、蓝（青）2 种。现代文献记载的“吉孜青保”的基原涉及唇形科鼠尾草属（*Salvia*）和青兰属（*Dracocephalum*）的多种植物，不同文献记载的及不同地区使用的种类不尽一致。关于白者和蓝者的名称，不同文献记载为“འཇིབ་རྩི་དཀར་པོ།”（吉子嘎保，白者）、“འཇིབ་རྩི་ཆེན་པོ།”（吉孜青保，白者或蓝者）、“འཇིབ་རྩི་སྨུག་པོ།”（吉子木保）和“འཇིབ་རྩི་སྔོན་པོ།”（吉子恩保，蓝者）等；《中国藏药植物资源考订》则将花黄色者归为“འཇིབ་རྩི་ཆེན་པོ།”（吉孜青保），花蓝色或紫色者归为“འཇིབ་རྩི་སྨུག་པོ།”（吉子木保）和“འཇིབ་རྩི་སྔོན་པོ།”（吉子恩保）。鉴于《晶珠本草》仅有白、蓝 2 类，按藏药材通常的命名，白者（不严格区分时也包括黄色或浅黄色者）宜使用“吉子嘎保”之名，蓝者则可使用其他 3 个名称。据文献记载，花蓝色者的基原包括甘西鼠尾草 *S. przewalskii* Maxim.、康定鼠尾草 *S. prattii* Hemsl.、短冠鼠尾草 *S. brachyloma* Stib.、三叶丹参 *S. trijuga* Diels、丹参 *S. miltiorrhiza* Bunge 等。据《中国藏药植物资源考订》记载，西藏鼠尾草 *S. wardii* Stib. 也作“吉子恩保”使用。《部标藏药》和《青海藏标》以“异叶青兰 /འཇིབ་རྩི་ཆེན་པོ།/ 吉孜青保（居孜青保）”之名收载了异叶青兰 *D. heterophyllum* Benth.（白花枝子花）。（参见“白花枝子花”“甘西鼠尾草”“丹参”条）

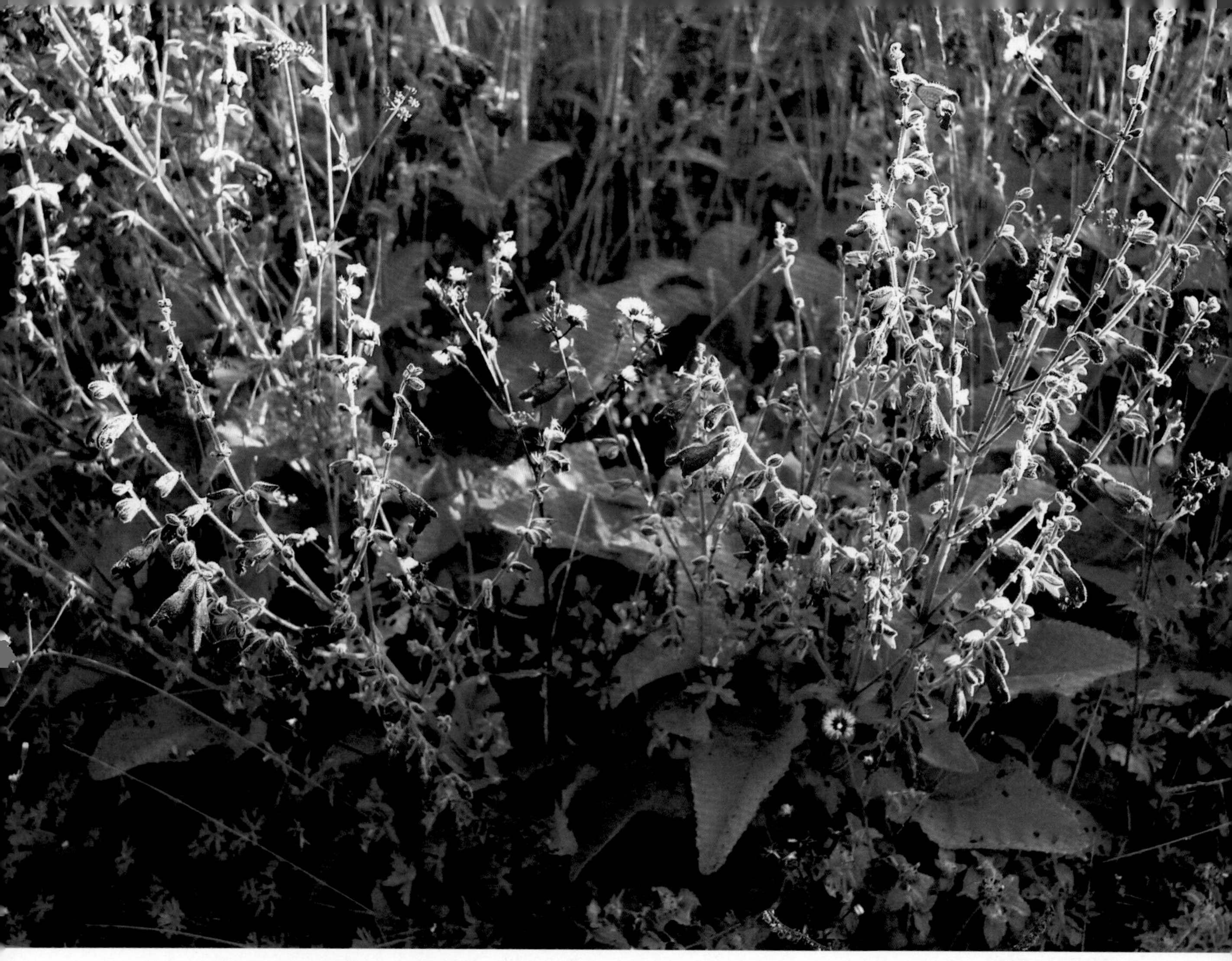

甘西鼠尾草

Salvia przewalskii Maxim.

唇形科（Labiatae）　鼠尾草属（*Salvia*）

形态

多年生草本。根木质，直伸，圆锥状，外皮红褐色，长 10 ~ 15cm，直径 3 ~ 7mm。茎高达 60cm，自基部分枝，上升，丛生，上部间有分枝，密被短柔毛。叶有基生叶和茎生叶两种，均具柄，叶片三角状或椭圆状戟形，稀心状卵圆形，有时具圆形侧裂片，长 5 ~ 11cm，宽 3 ~ 7cm，先端锐尖，基部心形或戟形，边缘具近整齐的圆齿状牙齿，草质，上面绿色，被微硬毛，下面灰白色，密被灰白色绒毛；根出叶的叶柄长 6 ~ 21cm，茎生叶的叶柄长 1 ~ 4cm，密被微柔毛。轮伞花序有 2 ~ 4 花，疏离，组成顶生、长 8 ~ 20cm 的总状花序，有时具腋生的总状花序而形成圆锥花序；苞片卵圆形或椭圆形，长 3 ~ 8mm，宽 2.5 ~ 3.5mm，先端锐尖，基部楔形，全缘，两面被长柔毛；花梗长 1 ~ 5mm，与花序轴密被疏柔毛；花萼钟形，长 11mm，外面密被具腺长柔毛，其间杂有红褐色腺点，内面散布微硬伏毛，二唇形，上唇三角状半圆形，长 4mm，宽 5mm，先端有 3 短尖，下唇较上唇短，长 3mm，宽 6mm，半裂为 2 齿，齿三角形，先端锐尖；花冠紫红色，长 21 ~ 35

（～ 40）mm，外面被疏柔毛，在上唇散布红褐色腺点，内面离基部 3 ～ 5mm 处有斜向的疏柔毛毛环，花冠筒长约 17mm，在毛环下方呈狭筒形，宽约 2mm，自毛环向上逐渐膨大，直伸花萼外，至喉部宽约 8mm，冠檐二唇形，上唇长圆形，长 5mm，全缘，先端微缺，稍内凹，边缘具缘毛，下唇长 7mm，宽 11mm，3 裂，中裂片倒卵圆形，先端近平截，侧裂片半圆形；能育雄蕊伸于上唇下面，花丝扁平，长 4.5mm，水平伸展，无毛，药隔长 3.5mm，弧形，上臂和下臂近等长，2 下臂先端各横生药室，并互相联合；花柱略伸出花冠，先端 2 浅裂，后裂片极短；花盘前方稍膨大。小坚果倒卵圆形，长 3mm，宽 2mm，灰褐色，无毛。花期 5 ～ 8 月。

分布

分布于我国甘肃西部、四川西部、西藏、云南西北部。

生境

生长于海拔 2100 ～ 4300m 的林缘、路旁、沟边、灌丛、荒滩。

药材名

吉孜青保、吉子青保、吉孜乾保（འཛིབ་རྩེ་ཆེན་པོ།），吉子莫保、吉子木保（འཛིབ་རྩེ་སྨུག་པོ།），吉子恩博（འཛིབ་རྩེ་སྔོན་པོ།）。

药用部位

花期全草或花序、根。

功能与主治

花序：用于肝病，口腔溃疡，牙痛。根：消炎止痛，去瘀生新，活血，清心除烦；用于心情烦躁所致的胸痹心痛，血虚引起的头昏，肝病，口腔溃疡。

用量与用法

3 ～ 10g。内服研末，或入丸、散剂。外用适量，熬膏涂于患处。

附　注

《晶珠本草》记载“འཛིབ་རྩེ་ཆེན་པོ།”（吉孜青保）为治口病、牙病、肝热病之药物，言其花有白、青（蓝）2 种。现代文献记载的“吉孜青保”的基原涉及唇形科鼠尾草属（*Salvia*）和青兰属（*Dracocephalum*）的多种植物，不同文献记载的、不同地区使用的种类不尽一致。《部标藏药》《青海藏标》以“异叶青兰 /འཛིབ་རྩེ་ཆེན་པོ།/ 吉孜青保（居孜青保）”之名收载了异叶青兰 *D. heterophyllum* Benth.（白花枝子花）。有文献认为《晶珠本草》记载的“吉孜青保”为甘西鼠尾草 *S. przewalskii* Maxim. 或丹参 *S. miltiorrhiza* Bunge，又称二者为“འཛིབ་རྩེ་སྨུག་པོ།”（吉子木保、吉子莫博）；云南迪庆藏医作“吉子木保”使用的还有短冠丹参 *S. brachyloma* Stib.（短冠鼠尾草）、三叶丹参 *S. trijuga* Diels；四川、青海、云南迪庆藏医还使用异叶青兰 *D. heterophyllum* Benth.、黄花鼠尾草 *S. roborowskii* Maxim.（粘毛鼠尾草），称其为“འཛིབ་རྩེ་ཆེན་པོ།”（吉孜青保）或“འཛིབ་རྩེ་དཀར་པོ།”（吉子嘎保：白者）。《青海藏标》2019 年版以“高原丹参 /འཛིབ་རྩེ་ཆེན་པོ།/ 吉孜乾保”之名收载了甘西鼠尾草 *S. przewalskii* Maxim.。（参见“白花枝子花”“黄花鼠尾草”“丹参”条）

锡金鼠尾草

Salvia sikkimensis Stib.

唇形科（Labiatae）　　鼠尾草属（*Salvia*）

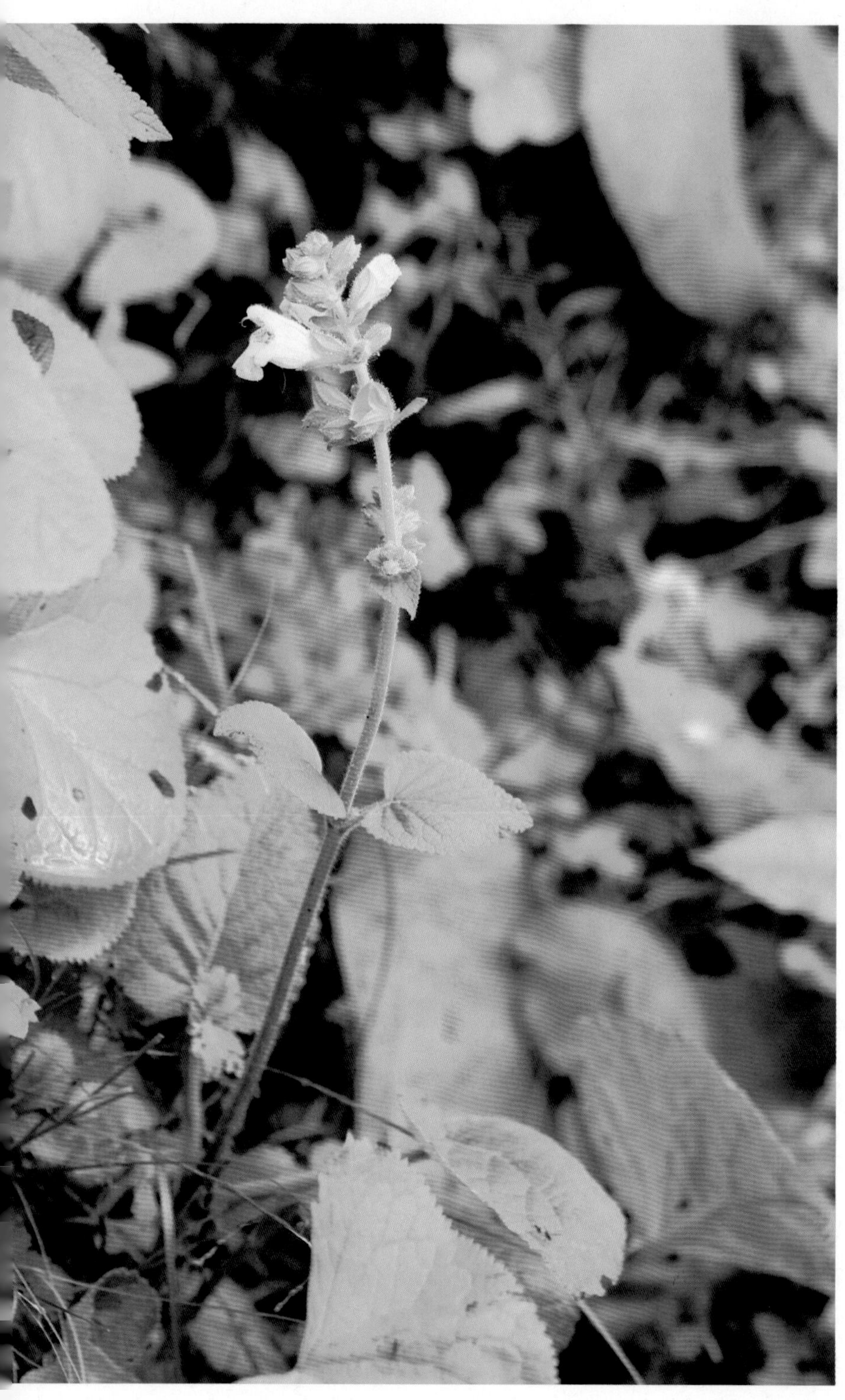

形态

多年生草本。根茎肥大，粗短，先端覆盖褐色鳞片，鳞片长圆形或卵圆形，长 1 ~ 1.5cm，其下生出单头或多头的木质条状根。茎 1 ~ 2，直立或上升，具 4 棱及 4 槽，被长柔毛，不分枝。叶片卵圆形，长达 12cm，宽可达 9.5cm，先端钝或近急尖，基部心形或近戟形，边缘具重圆齿，齿尖具短小尖头，近膜质，上面橄绿褐色，被小粗伏毛，下部色较淡，主沿脉上被短柔毛，余部被腺点；基生叶叶柄长约为叶片的 2 倍，茎生叶的叶柄较短，长 0.3 ~ 7cm，密被长柔毛。轮伞花序具 2（~ 6）花，组成长 6 ~ 15cm 的顶生总状花序，或此花序下部具 2 分枝而组成总状圆锥花序；苞片卵圆形或菱状卵圆形，位于下部者比花梗长，位于上部者比花梗短，先端突然渐尖或短渐尖，基部楔形，上面近无毛，下面被具腺疏柔毛及疏腺点，边缘被缘毛；花梗长 3 ~ 10mm，与花序轴密被或疏被长柔毛及具腺疏柔毛；花萼钟形，花时长约 10mm，花后稍增大，长达 1.5cm，外面被长柔毛及具腺疏柔毛，混生黄褐色腺点，内面被微硬伏毛，浅二唇形，上唇三角状卵圆形，长约 3mm，宽约 1cm，先端锐尖，具短尖头，下唇具 2 齿，齿宽三角形，具短尖头；花冠黄白色或浅粉色有紫色点，长约 1.8cm，外被稀疏的柔毛，上唇尤为密集，内面离花冠筒基部 3 ~ 5mm 处有斜向间断的疏柔毛毛环，花冠筒长约 1.8cm，基部筒状，至毛环处稍收缩，自毛环上渐宽大，至喉部宽达 1cm，冠檐二唇形，上唇前伸，近倒卵圆形，长约 7mm，宽约 6mm，近扁平，先端微凹，下唇 3 裂，具短缘毛，中裂片最大，近梯形，宽约 9mm，先端微凹，边缘浅波状，侧裂片卵圆形，宽 3.5mm，先端有时由于脉延伸而具小尖头；能育雄蕊稍外伸出上唇之外或不伸出，花丝长约 5mm，无毛，药隔长约 6mm，中部关节处被小疏柔毛或近无毛，上下臂相等，下药室较小，彼此稍联合；花柱伸出花冠，先端不相等 2 裂，后裂片不明显；花盘前方稍膨大。花期 8 月。

分布

分布于我国西藏。不丹等也有分布。

生境

生长于海拔约 3350m 的林内、林边草丛、山坡碎石处、溪旁低湿处。

药材名

吉孜青保、吉子青保（འཇིབ་རྩི་ཆེན་པོ།），吉孜莫保、吉子莫保（འཇིབ་རྩི་སྨུག་པོ།）。

药用部位

全草。

功能与主治

清肝热。用于肝炎，口腔病。

用量与用法

6 ~ 12g。

附　注

《蓝琉璃》记载有“འཇིབ་རྩི།”（吉孜），言其功效大致可代替“བྲི་ཡང་ཀུ།”（知杨故，唇形科植物甘青青兰 *Dracocephalum tanguticum* Maxim.）。《晶珠本草》记载“འཇིབ་རྩི་ཆེན་པོ།”（吉子青保）按花色分为白（吉子嘎保）和蓝（或青，吉孜青保）2 种，言其为治口病、牙病及肝热病之药物。现代文献记载的“吉孜”类药物的基原涉及唇形科的多属多种植物，大致可按花色分为花白（或黄）色者[“འཇིབ་རྩི་དཀར་པོ།”（吉子嘎保）]、花蓝（或紫）色者[“འཇིབ་རྩི་སྨུག་པོ།”（吉子莫保）]，或根据叶的形态，将叶条状细裂者称为“知杨故”，将叶圆或卵形者称为“吉子”或“吉子青保”。据文献记载，锡金鼠尾草 *S. sikkimensis* Stib. 为“吉孜青保”或“吉孜莫保”的基原之一。（参见“白花枝子花”“甘西鼠尾草”条）

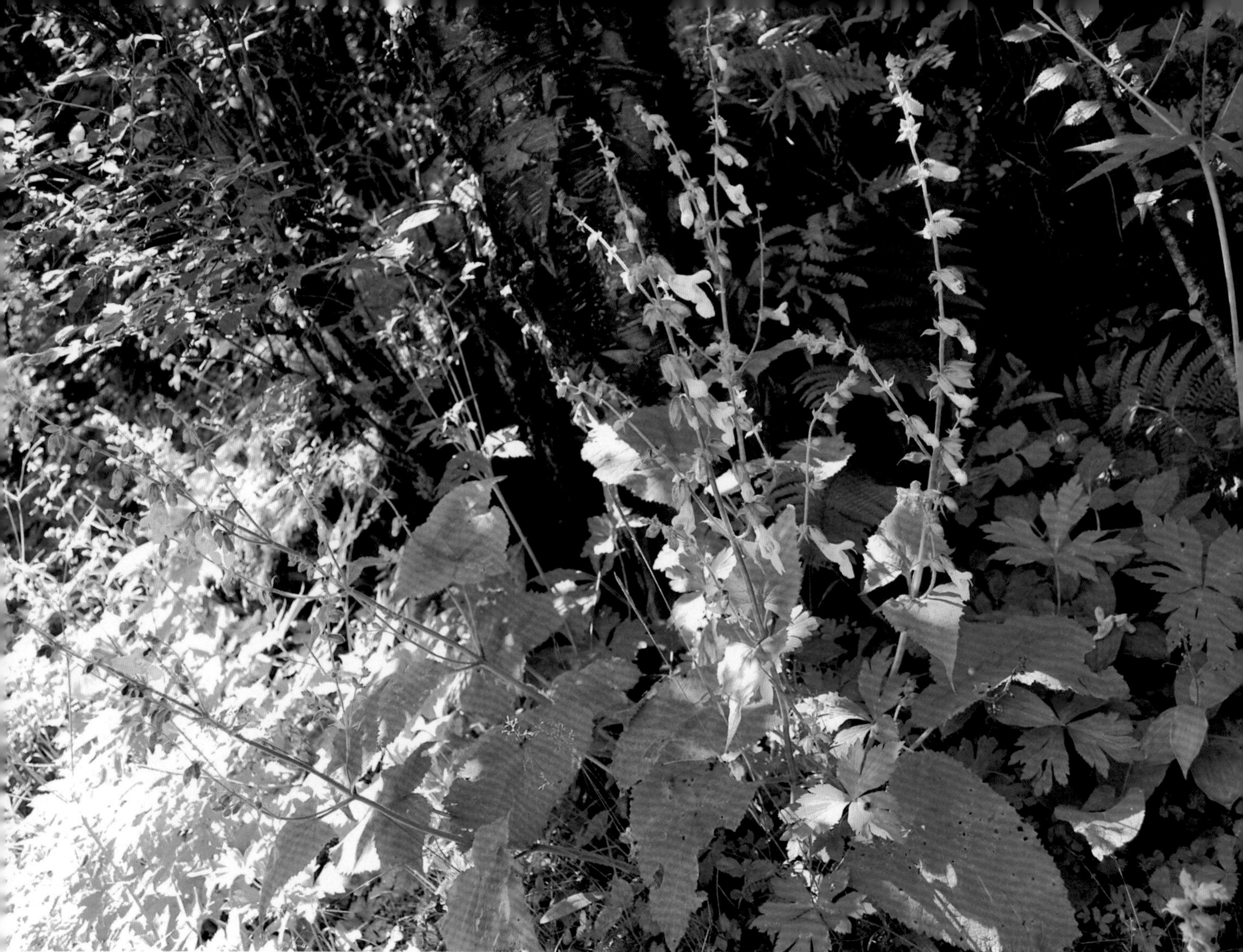

橙香鼠尾草

Salvia smithii Stib.

唇形科（Labiatae） 鼠尾草属（*Salvia*）

形态

草本，有柠檬味，高 30 ～ 90cm。根茎粗短，被褐色卵圆形鳞片及宿存的叶鞘，向下生出条状主根。主根肥厚，长 10 ～ 15cm，黑褐色，扭曲状，下部分枝。茎四棱形，近木质，密被短柔毛，混生长柔毛及具腺疏柔毛。叶片宽心状卵圆形或卵圆状戟形，长 4 ～ 22cm，宽 3 ～ 18cm，先端渐尖，基部心形或戟形，基裂片圆形，短渐尖，边缘具牙齿状重圆齿，齿具小凸尖，草质，上面被小粗伏毛，下面沿脉被开展疏柔毛，满布红棕色腺点；叶柄长 2 ～ 16cm，基部略鞘状，与茎被相同毛被。轮伞花序具 2 花，疏松，组成大型总状圆锥花序；苞片卵圆形或披针状卵圆形，先端锐尖或渐尖，与花梗近等长或比花梗稍长，外面被短柔毛及腺点，内面近无毛，边缘具缘毛；花梗长约 5mm，与花序轴密被具腺疏柔毛及长柔毛；花萼钟形，长 1.4 ～ 1.7cm，果期增大，外被具腺长柔毛及黄褐色腺点，特别在上部毛的基部有紫黑色基点，内面被微硬伏毛，二唇形，上唇宽三角状卵圆形，全缘，先端渐尖，下唇半裂成 2 齿，齿卵圆状三角形，先端渐尖，长 4 ～ 5mm；

花冠黄色，长 4 ～ 4.5cm，花冠筒长约 3.3cm，外面近无毛，内面离基部 1.2 ～ 1.6cm 处有近水平向的疏柔毛毛环，基部狭，直伸及稍增大，后腹部增大且向上弯，至口部宽约 11mm，冠檐二唇形，上唇宽卵圆形，长约 12mm，两侧折合，先端略凹，边缘具纤毛，外面密被具腺褐色疏柔毛，下唇长约 13mm，宽约 14mm，3 裂，中裂片宽倒卵圆形，长 9mm，宽 13mm，先端微凹，边缘波状，侧裂片斜三角状卵圆形，宽约 4mm；能育雄蕊伸于上唇之下，花丝扁平，长 8mm，药隔长约 10mm，弯成半圆形，上臂和下臂近等长，2 下臂各横生药室，2 药室先端联合；退化雄蕊短小，花柱略伸出花冠外，先端不等 2 浅裂，后裂片极短；花盘前方稍膨大。小坚果倒卵圆形，长 2mm，褐色，先端圆，无毛。花期 8 ～ 9 月。

分布

分布于我国四川西部。

生境

生长于海拔 2600 ～ 3500m 的路旁、山坡、山沟、河边等。

药材名

吉孜青保、吉子青保（འཇིབ་རྩི་ཆེན་པོ།）。

药用部位

地上部分或花、根。

功能与主治

地上部分或花：清肝，补肾；用于肝热，口腔病，牙齿病。根：止血，祛瘀愈疮；用于内出血，外伤，心衰，心烦。

用量与用法

6 ～ 12g。

附　注

《蓝琉璃》中记载有“འཇིབ་རྩི”（吉孜），言其功效大致可代替“ཤྲི་ཡང་ཀུ”（知杨故，即唇形科植物甘青青兰 *Dracocephalum tanguticum* Maxim.）；《晶珠本草》称其为“འཇིབ་རྩི་ཆེན་པོ”（吉子青保），言其按花色分为白（吉子嘎保）、蓝或青（吉孜青保）2 种，记载其为治口病、牙病及肝热病之药物。现代文献记载的“吉孜”类药物的基原涉及唇形科的多属多种植物，但不同文献对其白者、黑者的划分及其基原有不同观点，或按花色不同分为花白（或黄）色者（吉子嘎保）、花蓝（或紫）色者[“འཇིབ་རྩི་སྨུག་པོ”（吉子莫保）]，或根据叶的形态不同，将叶条状细裂者称为“知杨故”，将叶圆或卵形者称为“吉子”或“吉子青保”。《部标藏药》和《青海藏标》以“异叶青兰 /འཇིབ་རྩི་ཆེན་པོ/ 吉孜青保（居孜青保）”之名收载了异叶青兰 *D. heterophyllum* Benth.（白花枝子花）。此外，橙香鼠尾草 *S. smithii* Stib. 为四川甘孜州藏医习用的“吉孜青保”的基原之一；同样作“吉孜青保”使用的还有鄂西鼠尾草 *S. maximowicziana* Hemsl.、锡金鼠尾草 *S. sikkimensis* Stib.。（参见“白花枝子花”“甘西鼠尾草”“锡金鼠尾草”条）

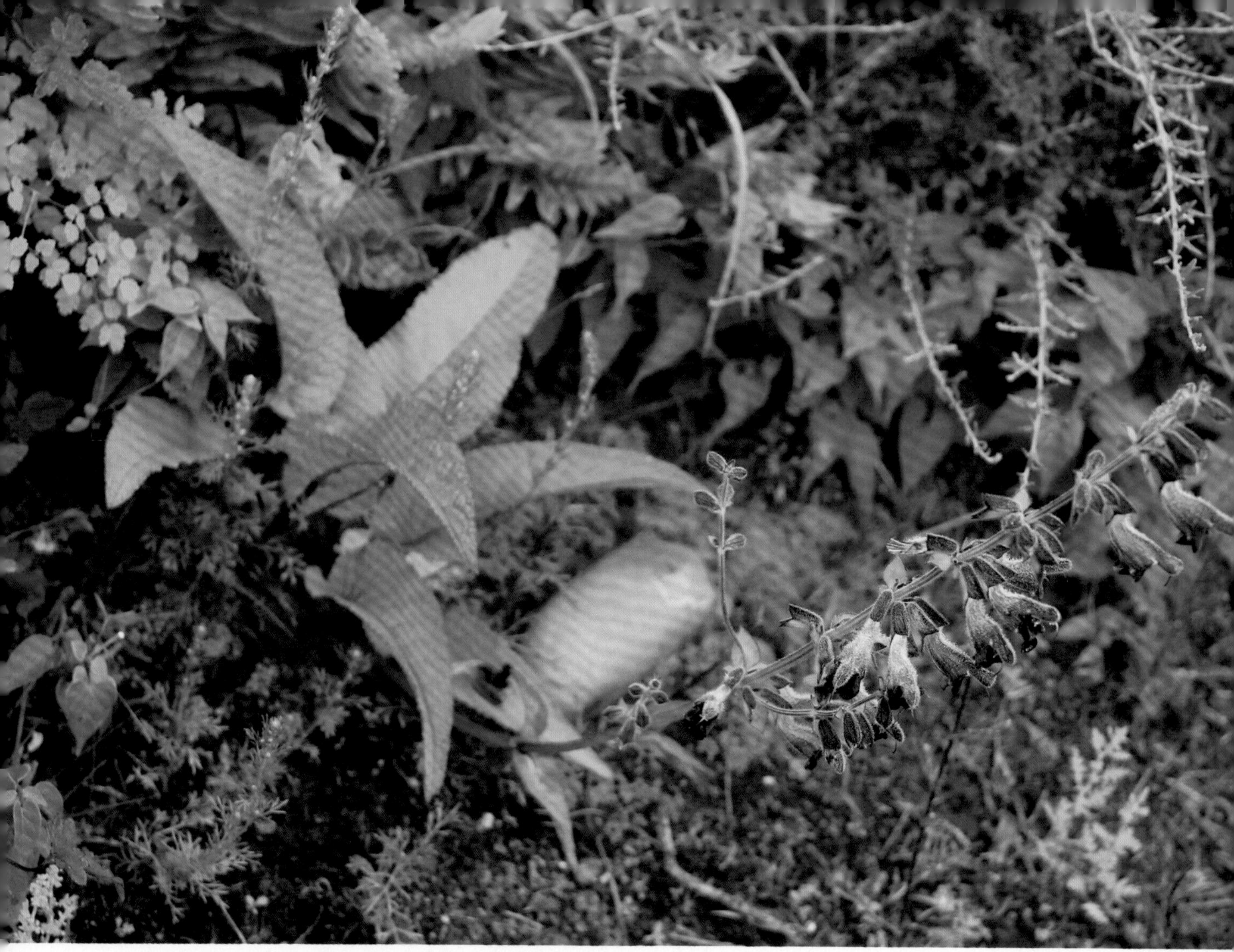

栗色鼠尾草

Salvia castanea Diels

唇形科（Labiatae） 鼠尾草属（*Salvia*）

形态

多年生草本。根茎粗短，常被残存叶鞘，其下生出肥厚、扭曲状、直径达 2cm 的紫褐色条状根。茎高 30 ~ 65cm，单一或少数自根茎生出，不分枝，四棱形，下部被疏柔毛，上部多被长柔毛。叶片椭圆状披针形或长圆状卵圆形，长 2 ~ 22cm，宽 2 ~ 9cm，先端钝或近锐尖，基部钝圆或近心形，稀为近截形，边缘具不整齐的圆齿或牙齿，纸质，上面被微柔毛，下面被疏短柔毛或近无毛，余部满布黑褐色腺点；叶柄长 2 ~ 13cm，根出叶叶柄最长，毛被同茎。轮伞花序 2 ~ 4 花，疏离，排列成总状或总状圆锥花序；苞片卵圆形或宽卵圆形，长 4 ~ 10mm，宽 2.5 ~ 8mm，先端锐尖，基部阔楔形或近圆形，全缘，上面略被短柔毛，下面被长柔毛，边缘被具腺的长柔毛；花梗长 4 ~ 5mm，与花序轴密被长柔毛及混生具腺疏柔毛。花萼钟形，长 9 ~ 15mm，外密被具腺长柔毛及黄褐色腺点，内被微硬伏毛，二唇形，裂至花萼长 1/3，上唇宽三角状半圆形，长约 3mm，宽约 6mm，先端具短尖，下唇比上唇稍长，长约 4mm，宽约 6mm，半裂成 2 齿，齿三角形，先端锐尖。花冠紫褐色、栗色或深紫色，长 3 ~ 3.2cm，外被疏柔毛，内面离花冠筒基部 6 ~ 8mm 有斜向不完全疏柔毛毛环，花冠筒长约 2.6cm，为花萼的 2.5 ~ 3 倍，下部“之”字形弯曲，在花萼外向上弯曲，双曲状，至口部宽达 1cm，冠檐二唇形，上唇卵圆形，长约 6mm，直立，稍盔状，先端微凹，下唇三角形，长 8mm，宽约 14mm，3 裂，中裂片倒心形，长 4mm，宽 6mm，先端微凹，边缘波状，侧裂片半圆形，宽 5mm。能育雄蕊伸至上唇下，花丝长约 7mm，无毛，药隔长约 5mm，上下臂近等长，下臂略向上弯，下药室互相联合。花柱与花冠上唇等长，先端不相等 2 浅裂，后裂片不明显。花盘前方稍膨大。小坚果倒卵圆形，先端圆形，无毛，长约 3mm。花期 5 ~ 9 月。

分布

分布于我国四川西南部、云南西北部（丽江）。

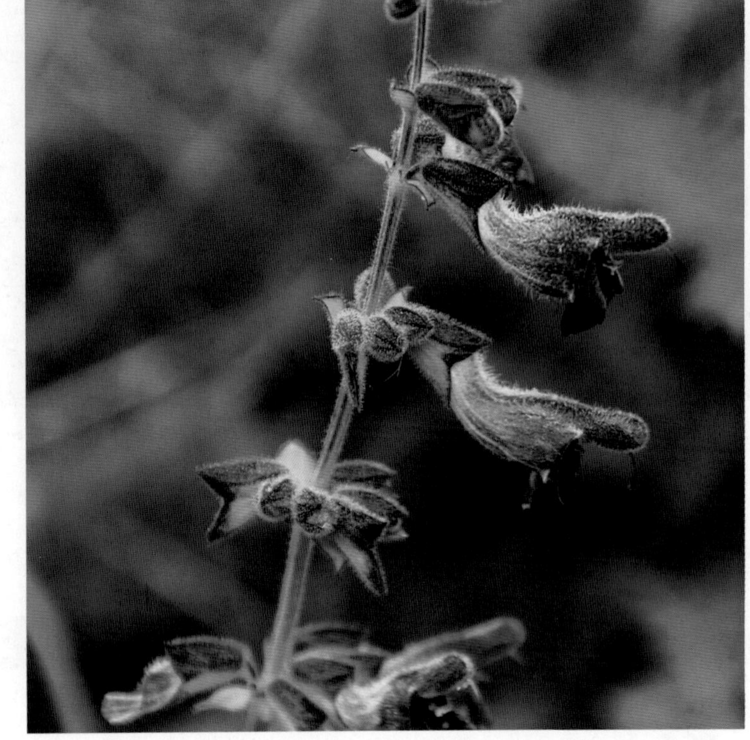

生境

生长于海拔 2500 ~ 2800m 的疏林、林缘、林缘草地。

药材名

兴托里、兴滴（ཞིམ་ཐིག་ལེ།）。

药用部位

地上部分。

功能与主治

祛翳，驱蛔。

用量与用法

6 ~ 12g。

附　注

《晶珠本草》中记载有“ཞིམ་ཐིག་ལེ།”（兴托里），言其为多种药物的总称，包括大、中、小 3 类，其中，大者又分为白、黄 2 种，中者又分为红、蓝 2 种，小者又分为白、蓝 2 种，共计 6 种，系治眼病之药物。《晶珠本草》中另条记载有“འཇིབ་རྩི་ཆེན་པོ།”（吉孜青保），言其为治口病、牙病、肝热病之药物，其花有白、青（蓝）2 种。现代文献记载的“兴托里”和“吉孜青保”的基原均较复杂，涉及唇形科、玄参科、牻牛儿苗科等的多属多种植物，且该 2 类药物的基原也有交叉。据文献记载，各地藏医多将鼠尾草属（*Salvia*）植物中花蓝紫色的种类作“འཇིབ་རྩི།”（吉孜类）使用，而四川甘孜藏医也用鼠尾草属的部分种类作“兴托里”使用，栗色鼠尾草 *S. castanea* Diels 为其基原之一。（参见“白花铃子香”“川藏香茶菜”“藏荆芥”“短腺小米草”条）

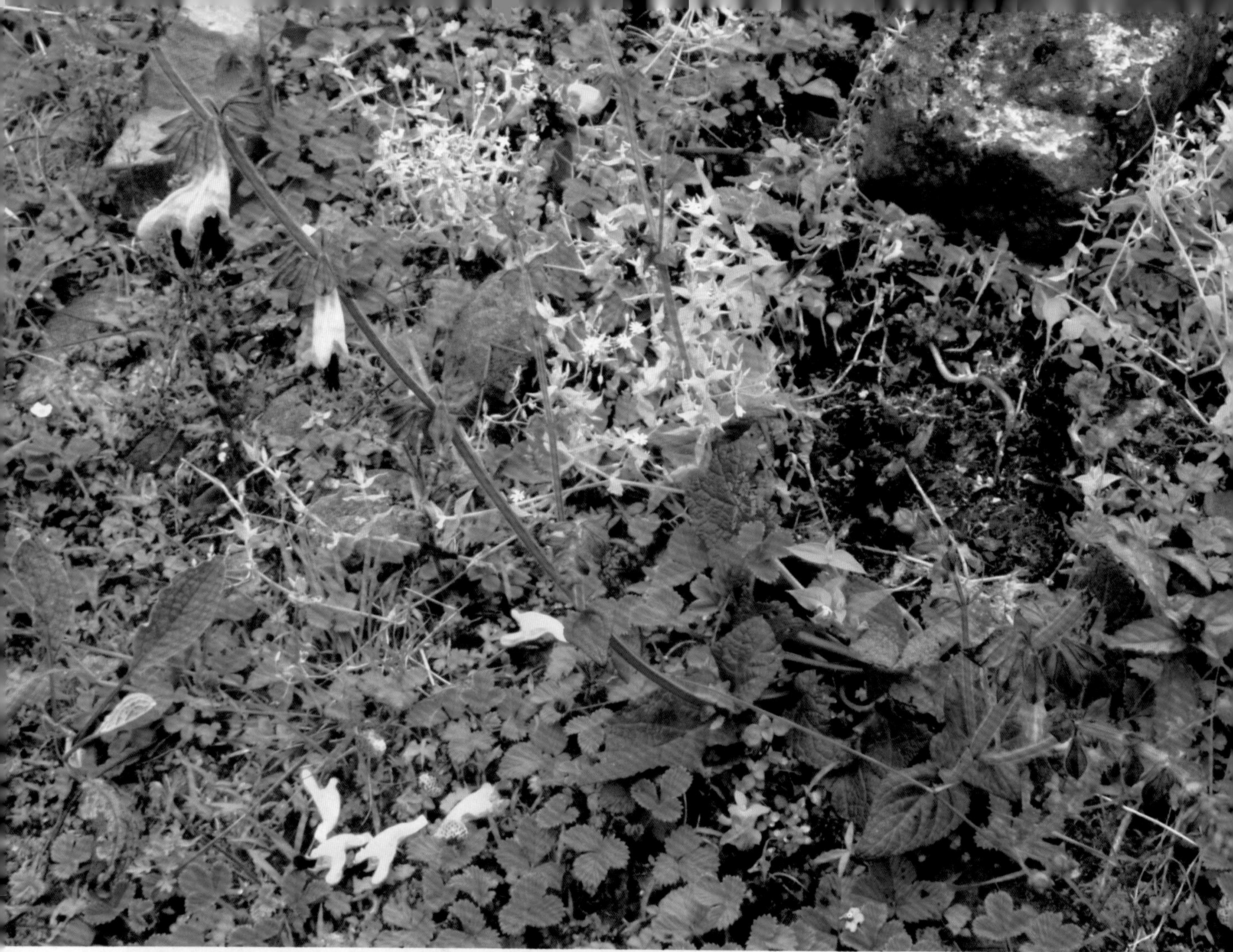

黄花鼠尾草

Salvia flava Forrest ex Diels

唇形科（Labiatae） 鼠尾草属（*Salvia*）

形态

多年生草本。根茎粗短，其上覆有褐色鳞片及残存叶鞘，向下直伸粗大扭曲状条状根。茎直立，高 20 ~ 50cm，钝四棱形，具 4 浅槽，被疏柔毛或变无毛，通常不分枝。叶片卵圆形或三角状卵圆形，长 2 ~ 7cm，宽 3.5 ~ 5cm，先端锐尖或近钝形，基部戟形，稀心形，边缘具圆齿或重圆齿，纸质，上面密被或疏被平伏的柔毛，下面沿脉被短柔毛，余部密布紫褐色腺点；叶柄长可达 14cm，短者近无柄，毛被与茎相同。轮伞花序通常具 4 花，4 ~ 8 稍疏离组成顶生总状花序，或总状花序基部少分枝而组成总状圆锥花序；苞片卵圆形，比花萼长或短，先端渐尖，基部近圆形，两面均被短柔毛，下面密布紫褐色腺点；花梗长约 3mm，与花序轴密被长柔毛及具腺柔毛；花萼钟形，开花时长约 1cm，外被具腺或无腺的疏柔毛，散布较明显紫褐色腺点，内面满布微硬伏毛，二唇形，裂至花萼长 1/3 处，上唇三角状卵圆形，长约 3mm，宽 6mm，先端有 3 极短的小尖头，下唇比上唇稍长，长约 5mm，宽 6mm，半裂成 2 齿，齿三角形，先端锐尖；花冠黄色，长 2.3 ~ 3cm，外面近无毛，内面近花冠筒基部 2 ~ 2.5mm 处有斜向不完全的疏柔毛毛环，花冠筒下部圆筒状，向上弯，在喉部增大，冠檐二唇形，上唇多少盔状，长 7 ~ 10mm，先端微凹，下唇 3 裂，中裂片最大，近倒卵圆形或近扇形，宽约 8mm，侧裂片略作半圆形；能育雄蕊 2，伸至上唇，花丝长约 7mm，药隔长约 9mm，中部着生处被小疏柔毛，上臂长约 5mm，下臂长约 4mm，横生药室，药室先端联合；退化雄蕊短小，长约 1.5mm；花柱稍伸出，先端不相等 2 浅裂，后裂片不明显；花盘前方稍膨大。成熟小坚果未见。花期 7 月。

分布

分布于我国云南西北部（丽江、大理）、四川西部（壤塘）。

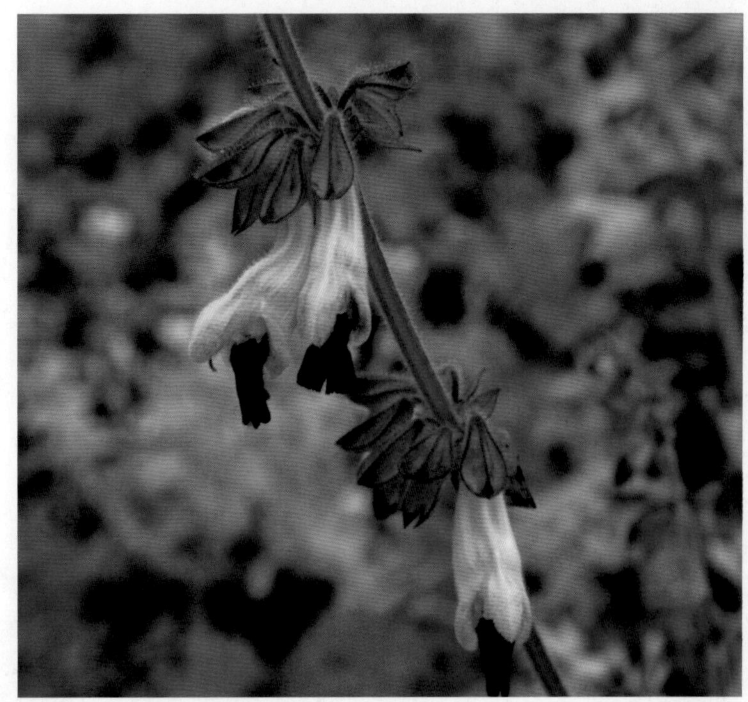

生境

生长于海拔 2500 ~ 4000m 的林下、山坡草地。

药材名

吉子色博（འཇིབ་རྩི་སེར་པོ།）。

药用部位

根。

功能与主治

用于肝炎，牙痛。

用量与用法

3 ~ 10g。

附 注

《迪庆藏药》记载黄花鼠尾草 *S. flava* Forrest ex Diels、开萼鼠尾草 *S. bifidocalyx* C. Y. Wu et Y. C. Huang 作“འཇིབ་རྩི་སེར་པོ།”（吉子色博）使用，言二者为云南藏医习用药物，从其名称看，应是与基原为甘西鼠尾草 *S. przewalskii* Maxim. 的“འཇིབ་རྩི་སྨུག་པོ།”（吉子木保、吉子莫博）等相似的药物。也有文献认为“吉子色博”的基原为粘毛鼠尾草 *S. roborowskii* Maxim.。（参见“甘西鼠尾草”“粘毛鼠尾草”条）

粘毛鼠尾草

Salvia roborowskii Maxim.

唇形科（Labiatae）　鼠尾草属（*Salvia*）

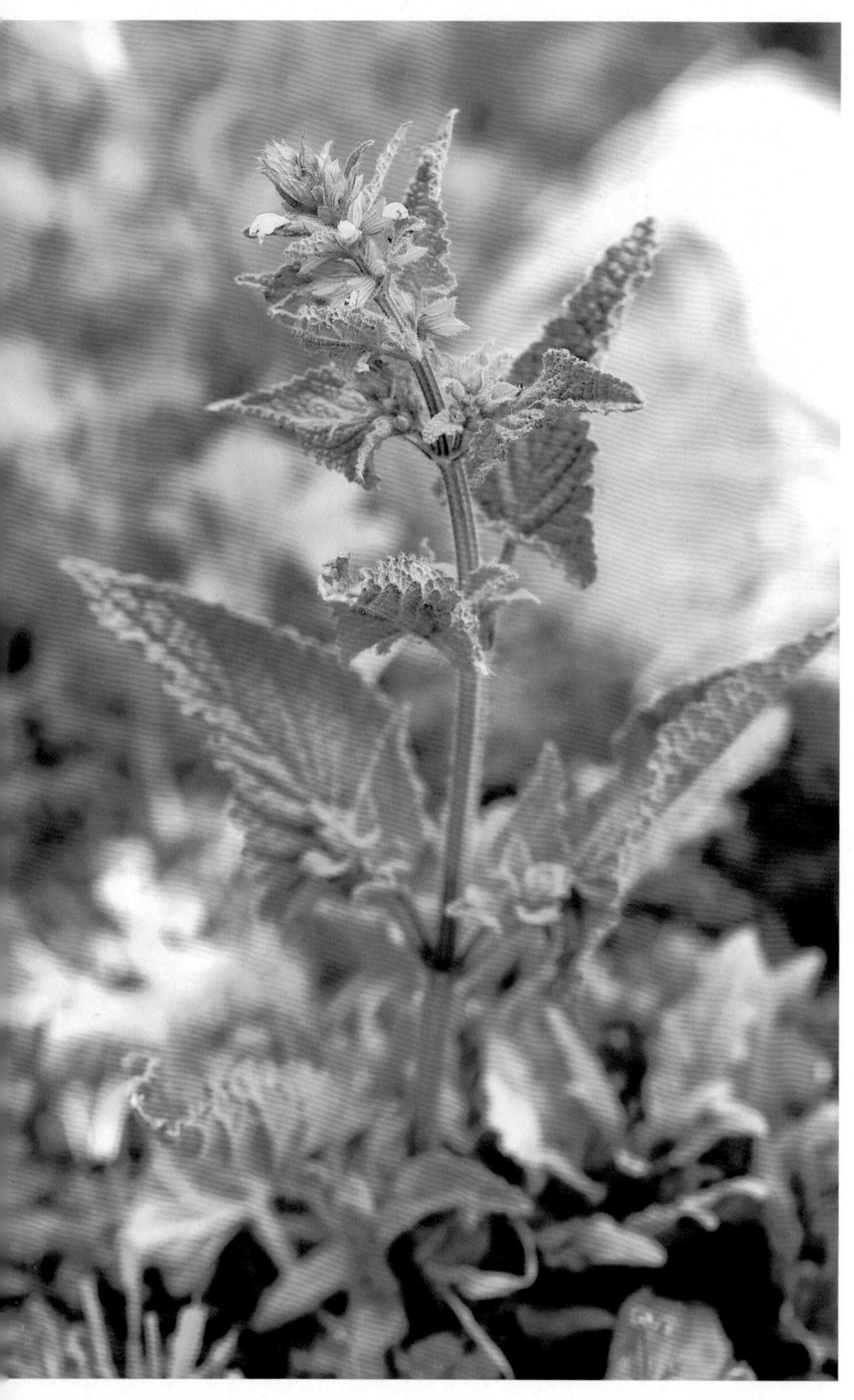

形态

一年生或二年生草本。根长锥形，长 10 ~ 15cm，直径 3 ~ 7mm，褐色。茎直立，高 30 ~ 90cm，多分枝，钝四棱形，具 4 槽，密被有黏腺的长硬毛。叶片戟形或戟状三角形，长 3 ~ 8cm，宽 2.5 ~ 5.5cm，先端锐尖或钝，基部浅心形或截形，边缘具圆齿，两面被粗伏毛，下面尚被有浅黄色腺点；叶柄长 2 ~ 6cm，下部者较长，向茎顶渐变短，毛被与茎同。轮伞花序具 4 ~ 6 花，上部密集，下部疏离，组成顶生或腋生的总状花序；下部苞片与叶相同，上部苞片披针形或卵圆形，长 5 ~ 15mm，全缘或呈波状，被长柔毛及腺毛，有浅黄褐色腺点；花梗长约 3mm，与花序轴被黏腺硬毛；花萼钟形，开花时长 6 ~ 8mm，花后增大，外被长硬毛及腺短柔毛，其间混生浅黄褐色腺点，内面被微硬伏毛，二唇形，唇裂至花萼长的 1/3，上唇三角状半圆形，长约 3.5mm，宽约 5mm，先端具 3 短尖头，下唇与上唇近等长，浅裂成 2 齿，齿三角形，先端锐尖，具长约 1mm 的刺尖头；花冠黄色，短小，长 1 ~ 1.3（ ~ 1.6）cm，外被疏柔毛或近无毛，内面离花冠筒基部 2 ~ 2.5mm 处有不完全的疏柔毛毛环，花冠筒稍外伸，在中部以下稍缢缩，出萼后膨大，至喉部宽约 5mm，冠檐二唇形，上唇直伸，长圆形，长约 4.5mm，宽约 2.7mm，全缘，下唇比上唇大，长约 3.5mm，宽约 7mm，3 裂，中裂片倒心形，长 1.5mm，宽 3mm，先端微缺，基部收缩，侧裂片斜半圆形，宽约 2mm；能育雄蕊 2，伸至花冠上唇，内藏或近外伸，花丝长约 4mm，药隔弯成弧形，长约 4mm，上、下臂近等长，2 下臂药室联合；花柱伸出，先端不相等 2 浅裂，后裂片较短；花盘前方略膨大。小坚果倒卵圆形，长 2.8mm，直径 1.9mm，暗褐色，光滑。花期 6 ~ 8 月，果期 9 ~ 10 月。

分布

分布于我国甘肃西南部、四川西部和西南部、青海、西藏、云南西北部。

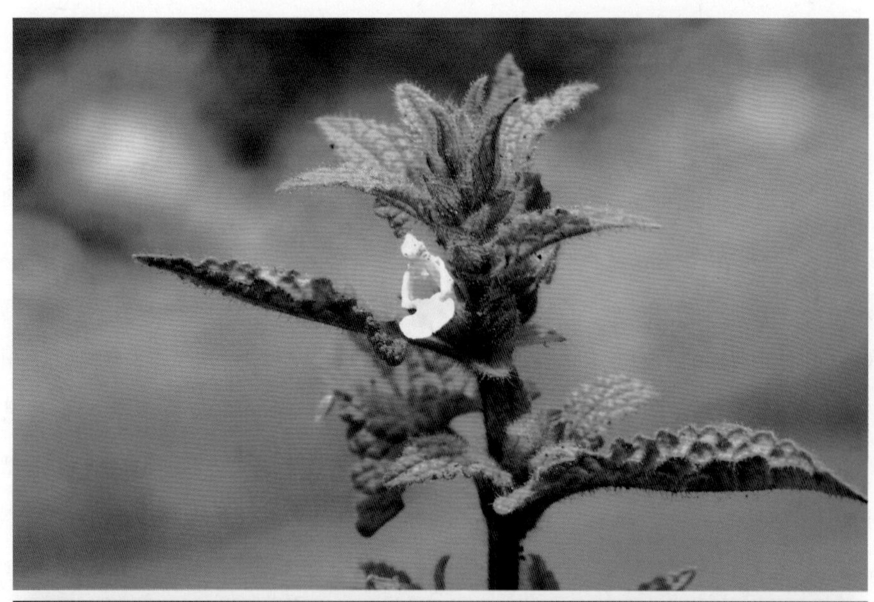

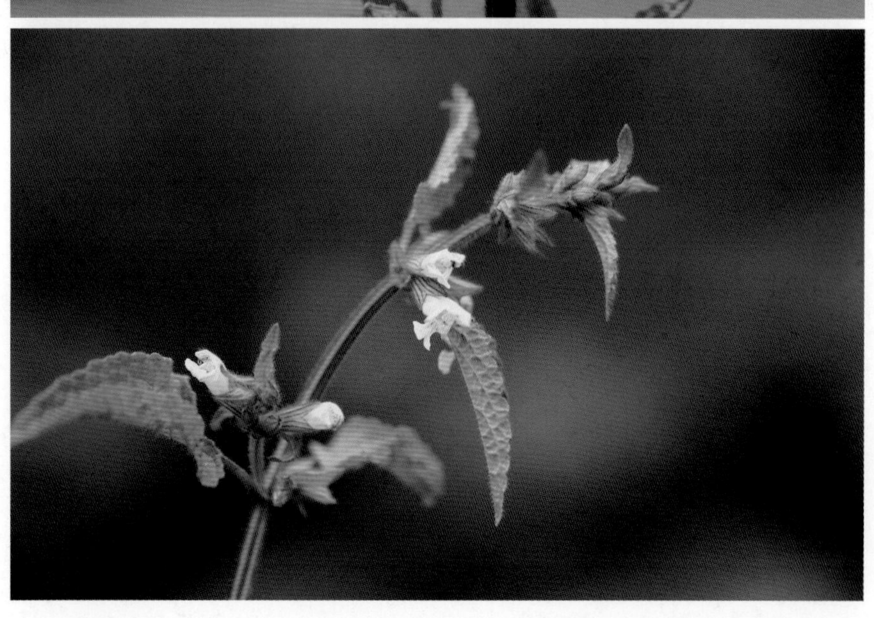

生境

生长于海拔 2500 ~ 3700m 的山坡草地、沟边阴处、山脚、山腰。

药材名

吉孜青保、居孜青保、吉子青保（འཇིབ་རྩི་ཆེན་པོ།），吉子嘎保（འཇིབ་རྩི་དཀར་པོ།），吉子色博（འཇིབ་རྩི་སེར་པོ།），兴托色博（ཞིམ་ཐིག་སེར་པོ།）。

药用部位

地上部分。

功能与主治

清泻肝热。用于黄疸性肝炎，肝火上升引起的牙龈肿痛，出血，口腔溃疡，风火牙痛，肺炎，肺结核。

用量与用法

3 ~ 10g。

附　注

《晶珠本草》记载有“འཇིབ་རྩི་ཆེན་པོ།”（吉孜青保），言其为治口病、牙病及肝热病之药物，记载其按花色分为白 [“འཇིབ་རྩི་དཀར་པོ།”（吉孜嘎保）]、蓝 [“འཇིབ་རྩི་ཆེན་པོ།”（吉孜青保）]2 种。《部标藏药》和《青海藏标》以“异叶青兰 /འཇིབ་རྩི་ཆེན་པོ།/ 吉孜青保（居孜青保）”之名收载了唇形科植物异叶青兰 *Dracocephalum heterophyllum* Benth.（白花枝子花）。文献记载四川、青海藏医还使用黄花鼠尾草 *S. roborowskii* Maxim.（粘毛鼠尾草）作“འཇིབ་རྩི་ཆེན་པོ།”（吉孜青保）或“འཇིབ་རྩི་དཀར་པོ།”（吉子嘎保），以甘西鼠尾草 *S. przewalskii* Maxim.（花蓝色）作“འཇིབ་རྩི་སྨུག་པོ།”（吉子莫保）使用。粘毛鼠尾草 *S. roborowskii* Maxim. 的花为黄色，故也有文献记载其为“འཇིབ་རྩི་སེར་པོ།”（吉子色博，黄色种类之意）。《晶珠本草》中另记载有“ཞིམ་ཐིག་ལེ།”（兴托里、兴替里），言其分为大、中、小 3 类，每类又分 2 种，共分为 6 种，其中大者分为白、黄 2 种。文献记载粘毛鼠尾草 *S. roborowskii* Maxim. 为大者的黄色品种“ཞིམ་ཐིག་སེར་པོ།”（兴托色博）的基原。（参见“白花枝子花”“甘西鼠尾草”“白花铃子香”“细叶益母草”“夏至草”条）

丹参

Salvia miltiorrhiza Bunge

唇形科（Labiatae）　鼠尾草属（*Salvia*）

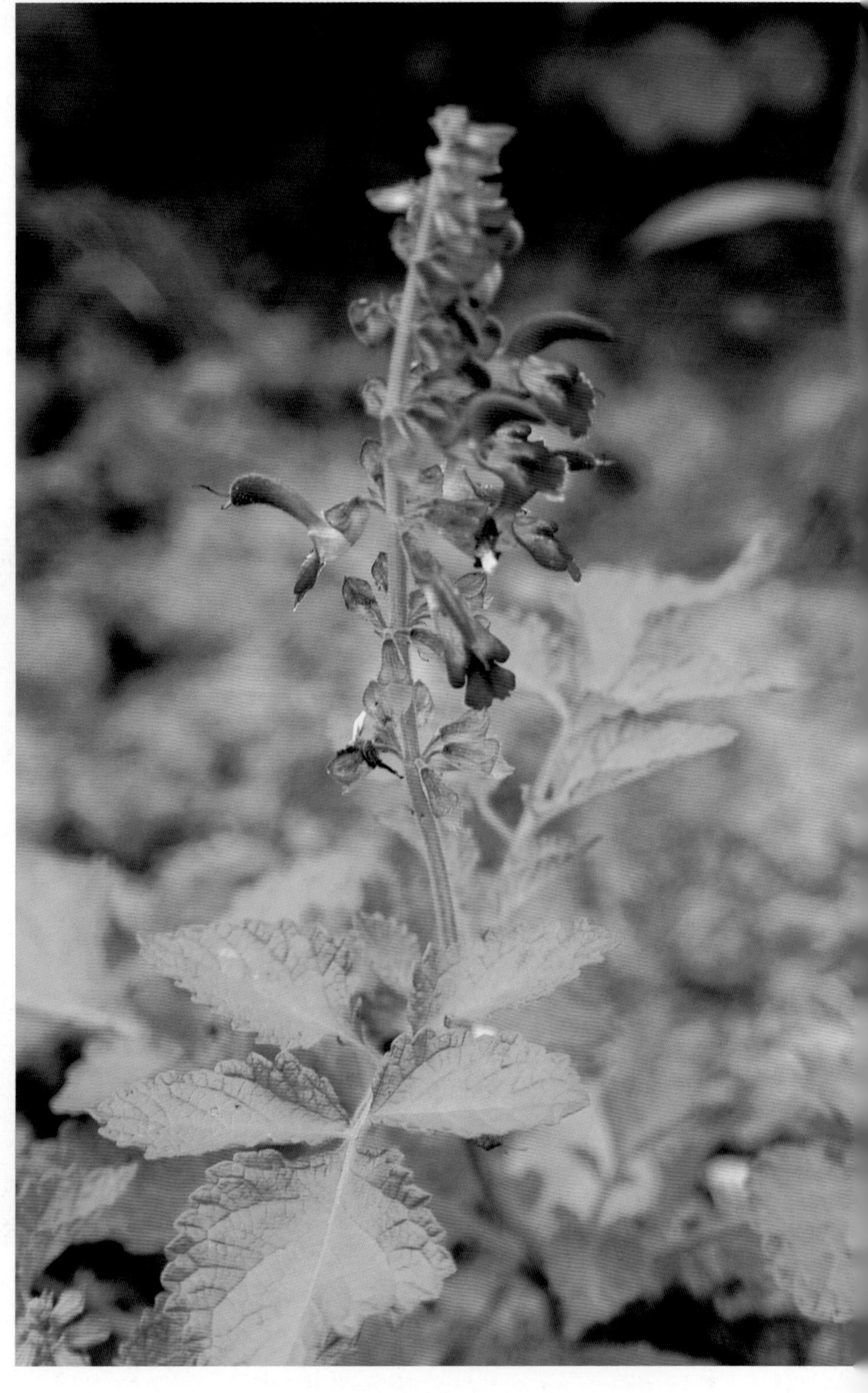

形态

多年生直立草本。根肥厚，肉质，外面朱红色，内面白色，长 5 ~ 15cm，直径 0.4 ~ 1.4cm，疏生支根。茎直立，高 40 ~ 80cm，四棱形，具槽，密被长柔毛，多分枝。叶常为奇数羽状复叶，叶柄长 1.3 ~ 7.5cm，密被向下长柔毛，小叶 3 ~ 5（~ 7），长 1.5 ~ 8cm，宽 1 ~ 4cm，卵圆形、椭圆状卵圆形或宽披针形，先端锐尖或渐尖，基部圆形或偏斜，边缘具圆齿，草质，两面被疏柔毛，下面较密，小叶柄长 2 ~ 14mm，与叶轴密被长柔毛。轮伞花序 6 花或多花，下部者疏离，上部者密集，组成长 4.5 ~ 17cm、具长梗的顶生或腋生总状花序；苞片披针形，先端渐尖，基部楔形，全缘，上面无毛，下面略被疏柔毛，比花梗长或短；花梗长 3 ~ 4mm，花序轴密被长柔毛或具腺长柔毛；花萼钟形，带紫色，长约 1.1cm，花后稍增大，外面被疏长柔毛及具腺长柔毛，具缘毛，内面中部密被白色长硬毛，具 11 脉，二唇形，上唇全缘，三角形，长约 4mm，宽约 8mm，先端具 3 小尖头，侧脉外缘具狭翅，下唇与上唇近等长，深裂成 2 齿，齿三角形，先端渐尖；花冠紫蓝色，长 2 ～ 2.7cm，外面被具腺短柔毛，尤以上唇为密，内面离花冠筒基部 2 ～ 3mm 处有斜生不完全小疏柔毛毛环，花冠筒外伸，比冠檐短，基部宽 2mm，向上渐宽，至喉部宽达 8mm，冠檐二唇形，上唇长 12 ～ 15mm，镰状，向上竖立，先端微缺，下唇短于上唇，3 裂，中裂片长 5mm，宽达 10mm，先端 2 裂，裂片先端具不整齐的尖齿，侧裂片短，先端圆形，宽约 3mm；能育雄蕊 2，伸至上唇片，花丝长 3.5 ～ 4mm，药隔长 17 ～ 20mm，中部关节处略被小疏柔毛，上臂十分伸长，长 14 ～ 17mm，下臂短而增粗，药室不育，先端联合；退化雄蕊线形，长约 4mm；花柱远外伸，长达 40mm，先端不相等 2 裂，后裂片极短，前裂片线形；花盘前方稍膨大。小坚果黑色，椭圆形，长约 3.2cm，直径 1.5mm。花期 4 ～ 8 月，花后见果。

分布

分布于我国河北、山西、陕西、山东、河南、江苏、浙江、安徽、江西、湖南，四川中江、陕西商洛、山东等地大量栽培。日本也有分布。

生境

生长于海拔 120 ～ 1300m 的山坡、林下草丛、溪谷旁。

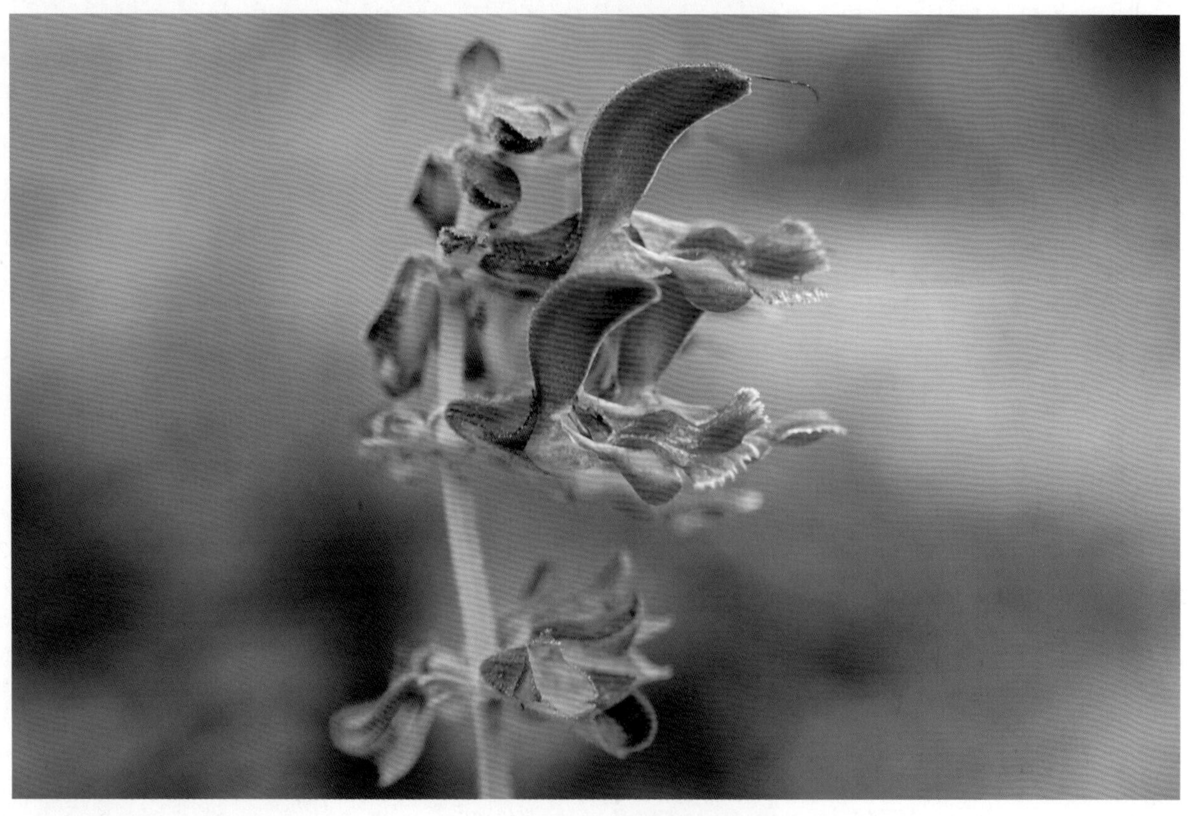

药材名

吉孜青保、吉子青保、居孜青保（འཇིབ་རྩེ་ཆེན་པོ།），吉子木保、吉子莫博（འཇིབ་རྩེ་སྨུག་པོ།）。

药用部位

根。

功能与主治

止血，利肺。用于胃出血，肺病。

用量与用法

3 ~ 10g。内服煎汤，或入丸、散剂。

附 注

《晶珠本草》记载“འཛིབ་ཅི་ཆེན་པོ།”（吉孜青保）为治口病、牙病、肝热病之药物，其花有白（吉孜嘎保）、青（蓝）（吉孜青保）2 种。现代文献记载“吉孜青保”的基原涉及鼠尾草属（*Salvia*）和青兰属（*Dracocephalum*）的多种植物。有文献认为《晶珠本草》记载的“吉孜青保”为甘西鼠尾草 *S. przewalskii* Maxim. 或丹参 *S. miltiorrhiza* Bunge，又称其为“འཛིབ་ཅི་སྨུག་པོ།”（吉子木保）。《部标藏药》和《青海藏标》以“异叶青兰 /འཛིབ་ཅི་ཆེན་པོ།/ 吉孜青保（居孜青保）”之名收载了异叶青兰 *D. heterophyllum* Benth.（白花枝子花）。西藏、云南等地所称“丹参”者为甘西鼠尾草 *S. przewalskii* Maxim. 的花或根。从上述 2 种鼠尾草属植物的分布来看，藏医使用的“丹参”应主要为甘西鼠尾草 *S. przewalskii* Maxim.，据其花色推测，该种应属于花蓝色的“吉孜青保”；花白色的“吉孜青保”应为花黄色或白色的白花枝子花 *D. heterophyllum* Benth.、粘毛鼠尾草 *S. roborowskii* Maxim.（黄花鼠尾草），统称为“吉孜青保 /འཛིབ་ཅི་ཆེན་པོ།”或称“吉子嘎保 /འཛིབ་ཅི་དཀར་པོ།”。（参见“白花枝子花”“甘西鼠尾草”条）

西藏姜味草

Micromeria wardii Marquand et Airy Shaw

唇形科（Labiatae） 姜味草属（*Micromeria*）

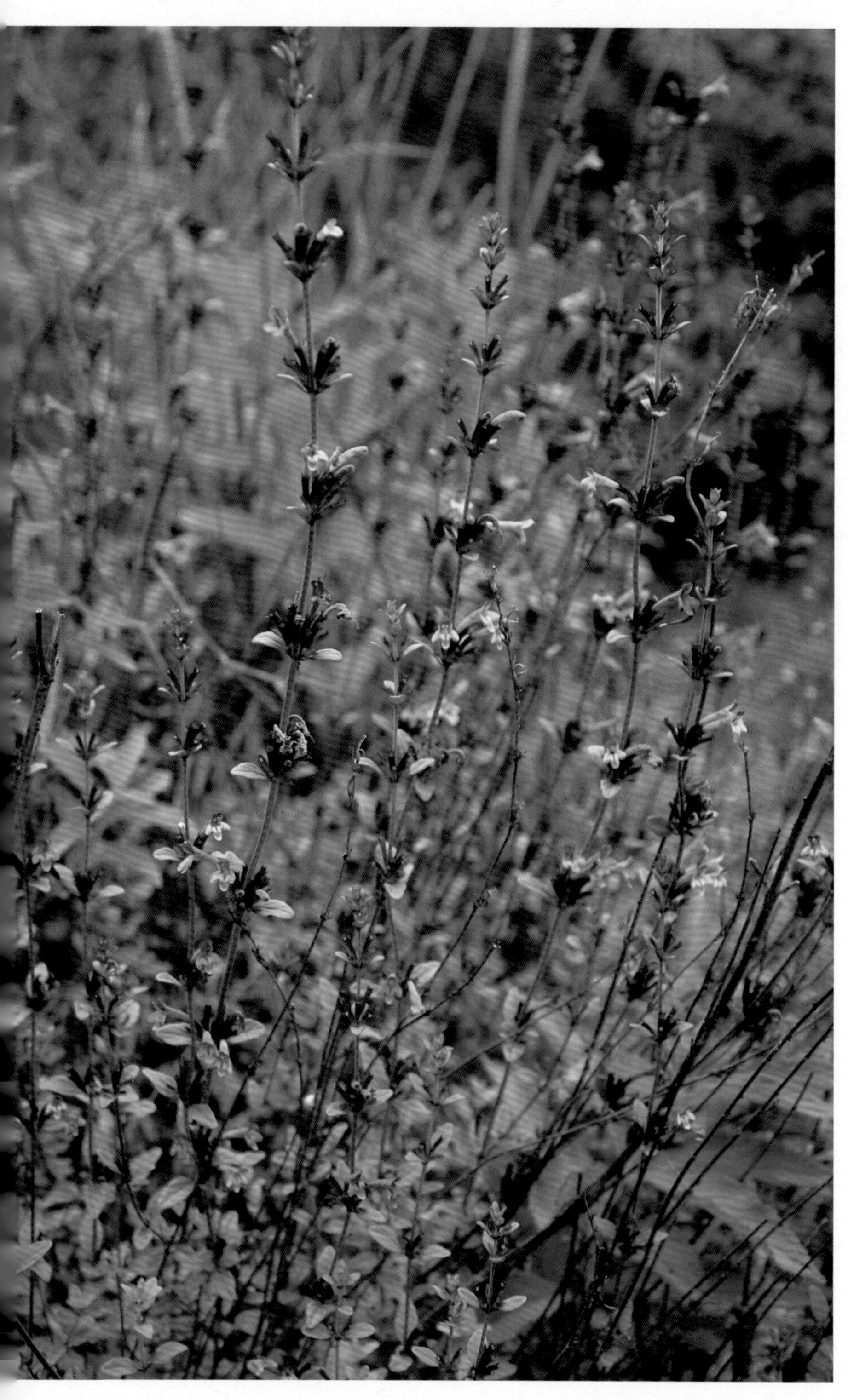

形态

半灌木，有悦香气，高达50cm，具横走根茎，在节上生纤维状须根。茎直立，少分枝，圆柱形，带紫色，具细条纹，疏被卷曲白色微柔毛，基部常无叶，分枝长而直伸。茎生叶具短柄，柄长约1mm，叶片卵圆形，长1～15cm，宽0.4～0.7cm，先端钝，基部楔形，全缘而内卷，侧脉3～4对，与中脉在上面凹陷、下面隆起，上面绿色，略被糙伏毛，微粗糙，下面淡绿色，近无毛，两面密布凹腺点；苞叶具短柄，与叶同形，向上渐变小。轮伞花序具2～6花，生于茎、枝上部，疏离；花梗纤细，长1～3mm，被微柔毛，在中部以下有钻形的小苞片；花萼管状，连齿长4～5mm，宽1～1.5mm，带紫色，外面沿脉上有微柔毛，内面在喉部有白色疏柔毛，余部无毛，脉15，明显凸出，萼齿5，近等大，三角形，长约1mm，先端钻形，外向；花冠淡紫色，长1.4cm，外被短柔毛，内面无毛，花冠

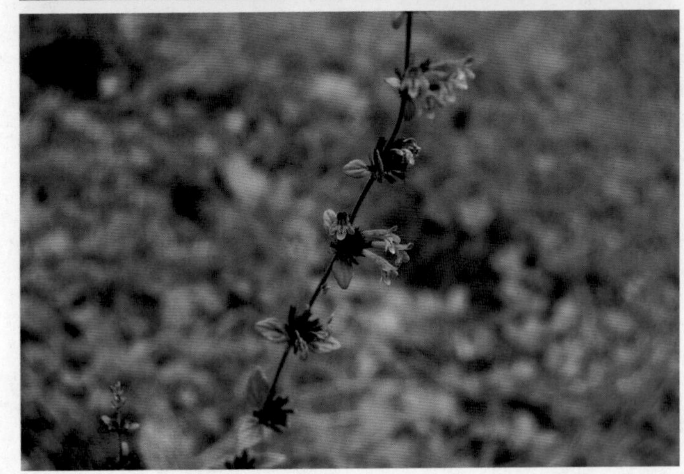

筒纤细，中部直径约 1mm，至喉部宽约 2mm，冠檐二唇形，上唇直立，卵圆形，先端 2 圆裂，下唇略长于上唇，3 裂，裂片长圆形，中裂片较大；雄蕊 4，二强，后对较短，均着生于花冠喉部，花丝丝状，花药肾形，2 室，室略叉开；花柱丝状，长 1.4cm，先端近相等 2 浅裂；花盘平顶；子房无毛。成熟小坚果卵珠状长圆形，近三棱状，长约 1.3mm。

分布

分布于我国西藏东南部。

生境

生长于海拔约 2000m 的石山草坡上。

药材名

叶儿札（གཡེར་རྩ།）。

药用部位

地上部分。

功能与主治

用于感冒，喉痛，身痒。

附　注

藏医药用西藏姜味草 *M. wardii* Marquand et Airy Shaw 见于《中国藏药植物资源考订》记载，为藏族民间用药，“གཡེར་རྩ།”（叶儿札）为其藏族民间俗名，意为具花椒味的草。四川甘孜用唇形科植物牛至 *Origanum vulgare* Linn.、甘肃夏河用百里香 *Thymus mongolicus* Ronn. 作为“གཡེར་རྩ།”（叶儿札）的基原。（参见“牛至”“百里香”条）

牛至

Origanum vulgare L.

唇形科（Labiatae）　　牛至属（*Origanum*）

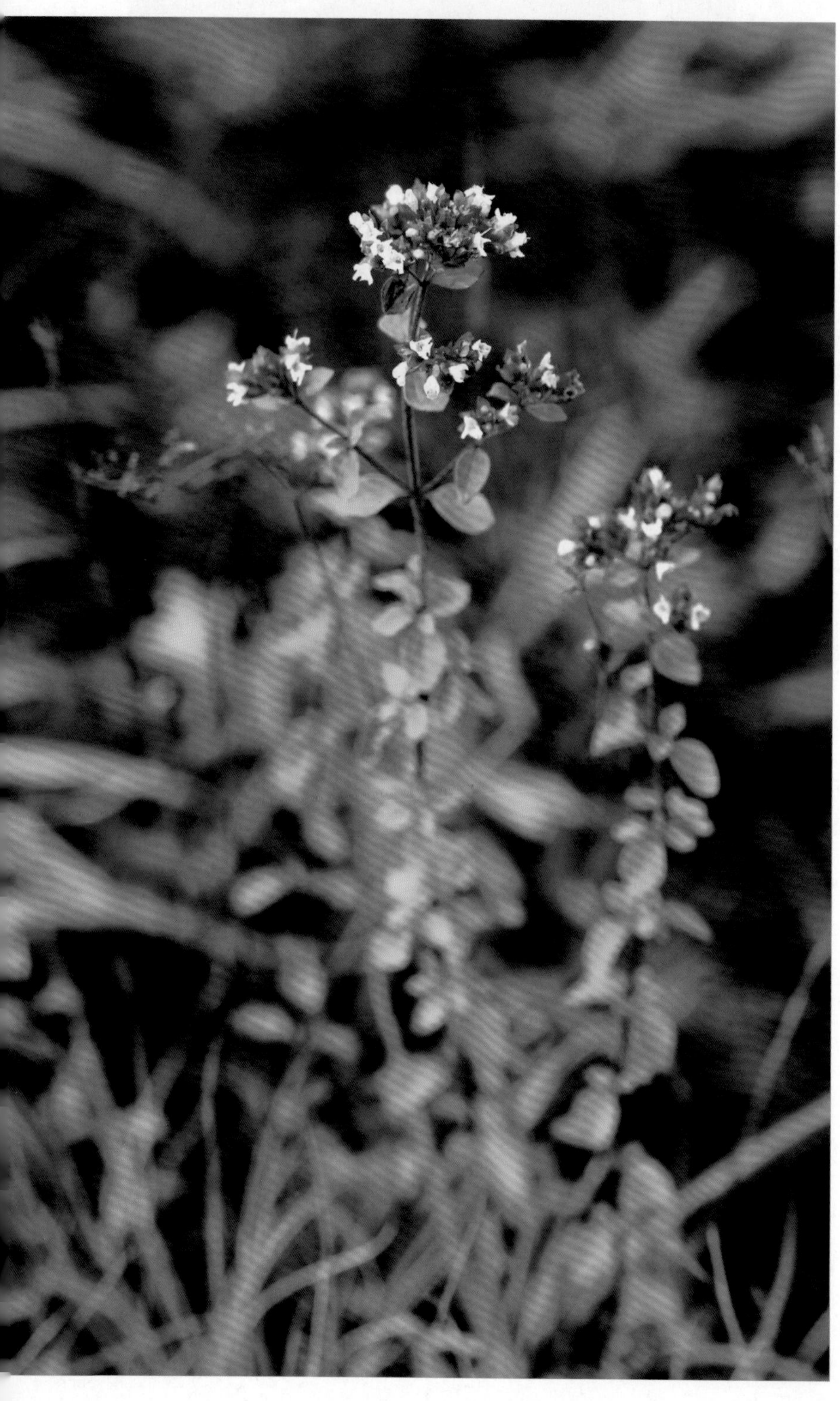

形态

多年生草本或半灌木，芳香。根茎斜生，其节上具纤细的须根，多少木质。茎直立或近基部伏地，通常高 25 ~ 60cm，多少带紫色，四棱形，具倒向或微蜷曲的短柔毛，多数，从根茎发出，中上部各节有具花的分枝，下部各节有不育的短枝，近基部常无叶。叶具柄，柄长 2 ~ 7mm，腹面具槽，背面近圆形，被柔毛，叶片卵圆形或长圆状卵圆形，长 1 ~ 4cm，宽 0.4 ~ 1.5cm，先端钝或稍钝，基部宽楔形至近圆形或微心形，全缘或有远离的小锯齿，上面亮绿色，常带紫晕，具不明显的柔毛及凹陷的腺点，下面淡绿色，明显被柔毛及凹陷的腺点，侧脉 3 ~ 5 对，与中脉在上面不显著，下面多少突出；苞叶大多无柄，常带紫色。花序呈伞房状圆锥花序，开张，多花密集，由多数长圆状且在果时多少伸长的小穗状花序所组成；苞片长圆状倒卵形至倒卵形或倒披针形，锐尖，绿色或带紫晕，长约 5mm，具平行脉，全缘。花萼钟状，连齿长 3mm，外面被小硬毛或近无毛，内面在喉部有白色柔毛环，13 脉，多少显著，萼齿 5，三角形，等大，长 0.5mm。花冠紫红色、淡红色至白色，管状钟形，长 7mm，两性花冠筒长 5mm，显著超出花萼，而雌性花冠筒短于花萼，长约 3mm，外面疏被短柔毛，内面在喉部被疏短柔毛，冠檐明显二唇形，上唇直立，卵圆形，长 1.5mm，先端 2 浅裂，下唇开张，长 2mm，3 裂，中裂片较大，侧裂片较小，均长圆状卵圆形。雄蕊 4，在两性花中，后对短于上唇，前对略伸出花冠，在雌性花中，前后对近相等，内藏，花丝丝状，扁平，无毛，花药卵圆形，2 室，两性花由三角状楔形的药隔分隔，室叉开，而雌性花中药隔退化，雄蕊的药室近于平行。花盘平顶。花柱略超出雄蕊，先端不相等 2 浅裂，裂片钻形。小坚果卵圆形，长约 0.6mm，先端圆，基部骤狭，微具棱，褐色，无毛。花期 7 ~ 9 月，果期 10 ~ 12 月。

分布

分布于我国河南、江苏、浙江、安徽、江西、福建、台湾、湖北、湖南、广东、贵州、云南西北部、四川、甘肃、西藏东南部、新疆、陕西等。欧洲、亚洲、北非也有分布。

生境

生长于海拔 500 ~ 3600m 的路边、山坡、林下、草地。

药材名

甲贝、贾贝（རྒྱ་སྤོས།），加贝曼波（རྒྱ་སྤོས་དམན་པ།），齐如巴、西柔巴（ཞི་ཙག་པ།），叶儿札、聂杂（གཡེར་ཛི།）。

药用部位

地上部分。

功能与主治

消炎，干四肢黄水、脓水。用于脾病，乳蛾，痧症，四肢关节积黄水、脓水，风疹瘙痒。

用量与用法

2 ~ 5g。内服煎汤，或入丸、散剂。

附注

《四部医典》《宇妥本草》等记载有“甲贝”（རྒྱ་སྤོས།）。现代文献记载各地藏医所用“甲贝”的基原有豆科植物草木犀 *Melilotus officinalis* (Linn.) Pall.（*Melilotus suaveolens* Ledeb.）、十字花科植物红紫桂竹香 *Cheiranthus roseus* Maxim.、败酱科植物缬草 *Valeriana officinalis* L. 等，以草木犀 *M. officinalis* (Linn.) Pall. 为正品。《迪庆藏药》记载云南德钦部分藏医使用的“贾贝”为牛至 *O. vulgare* L.。《晶珠本草》中另条记载有“ཞི་ཙག”（齐柔），言其按花色分为黄[“ཞི་ཙག་སེར་པོ།”（齐柔色布）]、黑[“ཞི་ཙག་ནག་པོ།”（齐柔那保）]2 类。现代文献记载的“齐柔”的基原多为唇形科植物黄花香薷 *Elsholtzia eriostachya* Benth.（毛穗香薷）、密花香薷 *E. densa* Benth. 等香薷属多种植物，又被称为“ཞི་ཙག་པ།”（齐如巴）。甘肃甘南藏医则以牛至 *O. vulgare* L. 作“西柔巴”使用。四川甘孜民间又将牛至 *O. vulgare* L. 称为“གཡེར་ཛི།”（叶儿札）作药用。（参见“草木犀”“密花香薷”“西藏姜味草”条）

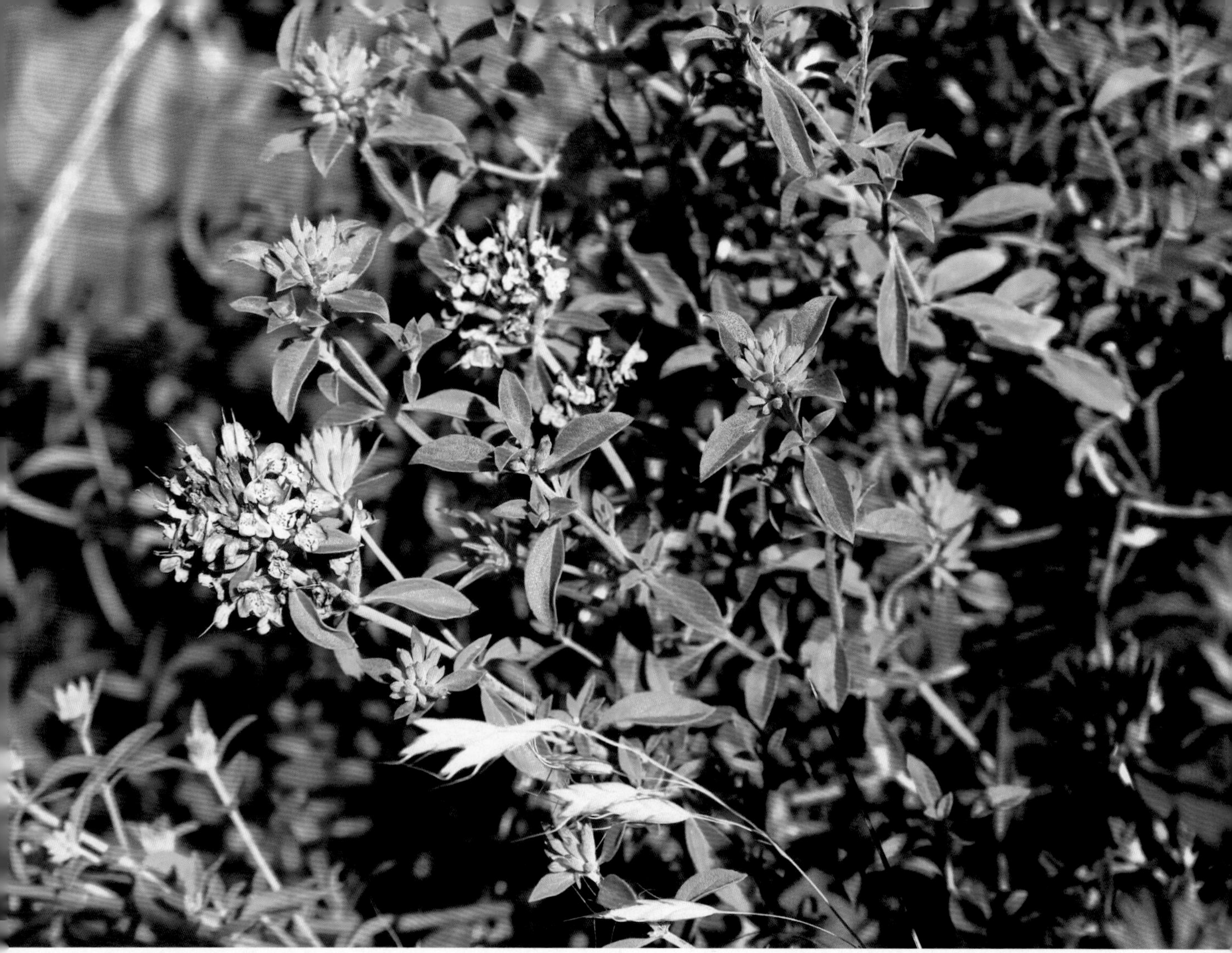

百里香

Thymus mongolicus Ronn.

唇形科（Labiatae）　百里香属（*Thymus*）

形态

半灌木。茎多数，匍匐或上升；不育枝从茎的末端或基部生出，匍匐或上升，被短柔毛；花枝高（1.5 ~ ）2 ~ 10cm，在花序下密被向下弯曲或稍平展的疏柔毛，下部毛变短而疏，具 2 ~ 4 对叶，基部有脱落的先出叶。叶卵圆形，长 4 ~ 10mm，宽 2 ~ 4.5mm，先端钝或稍锐尖，基部楔形或渐狭，全缘或稀有 1 ~ 2 对小锯齿，两面无毛，侧脉 2 ~ 3 对，在下面微凸起，腺点多少明显，叶柄明显，靠下部的叶柄长约为叶片的一半，在上部则较短；苞叶与叶同形，边缘在下部 1/3 具缘毛。花序头状，多花或少花，花具短梗；花萼管状钟形或狭钟形，长 4 ~ 4.5mm，下部被疏柔毛，上部近无毛，下唇较上唇长或与上唇近等长，上唇齿短，齿不超过上唇全长的 1/3，三角形，具缘毛或无毛；花冠紫红色、紫色或淡紫色、粉红色，长 6.5 ~ 8mm，被疏短柔毛，花冠筒伸长，长 4 ~ 5mm，向上稍增大。小坚果近圆形或卵圆形，压扁状，光滑。花期 7 ~ 8 月。

分布

分布于我国青海（兴海）、甘肃（夏河及洮河一带）、陕西、山西、河北、内蒙古。

生境

生长于海拔 1100 ~ 3600m 的多石山地、斜坡、山谷、山沟、路旁、杂草丛中。

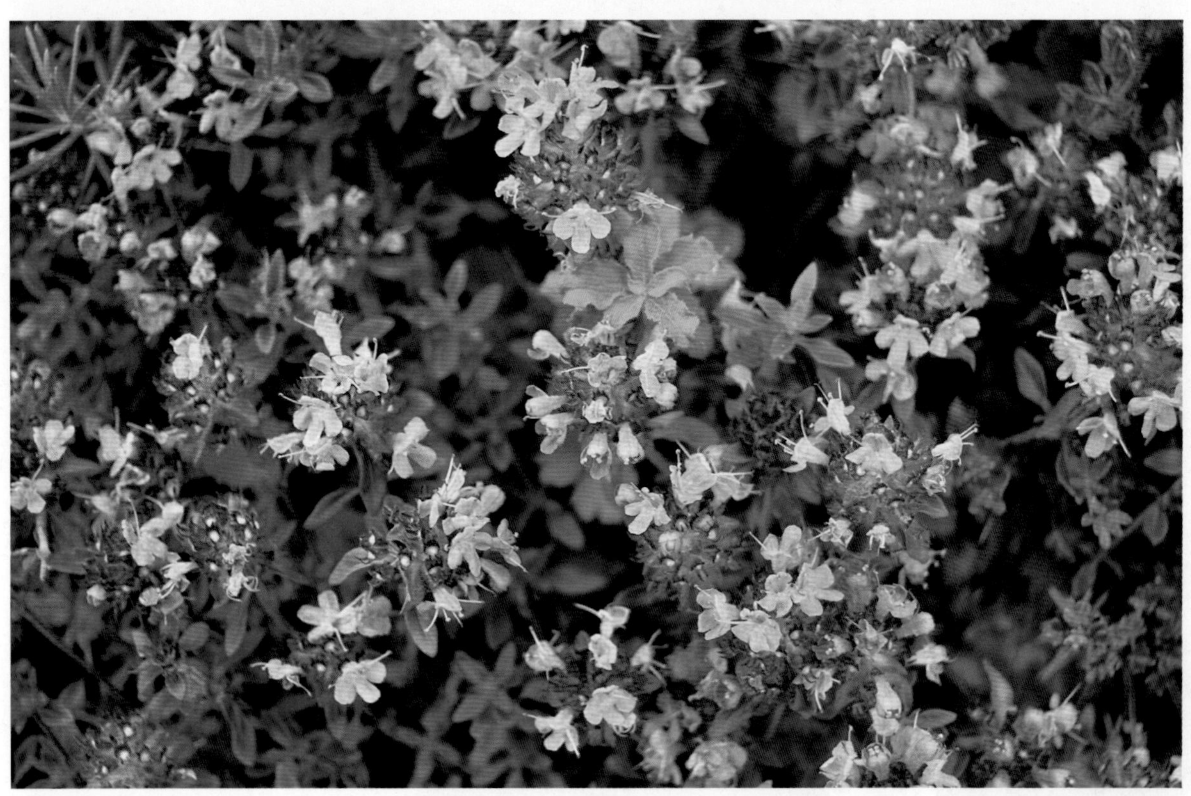

药材名

叶儿札（གཡེར་རྩ།）。

药用部位

全草。

功能与主治

清热解毒，止咳，止痒。用于感冒，咳嗽，喉炎，瘙痒。

附注

藏医药用百里香 *T. mongolicus* Ronn. 的记载见于《中国藏药植物资源考订》，言其为藏族民间用药，“གཡེར་རྩ།”（叶儿札）为藏族民间俗名，意为具花椒味的草。四川甘孜藏医则用唇形科植物牛至 *Origanum vulgare* L.、西藏藏医则用西藏姜味草 *Micromeria wardii* Marquand et Airy Shaw 作“叶儿札”使用。（参见“牛至”“西藏姜味草”条）

薄荷

Mentha haplocalyx Briq.

唇形科（Labiatae） 薄荷属（*Mentha*）

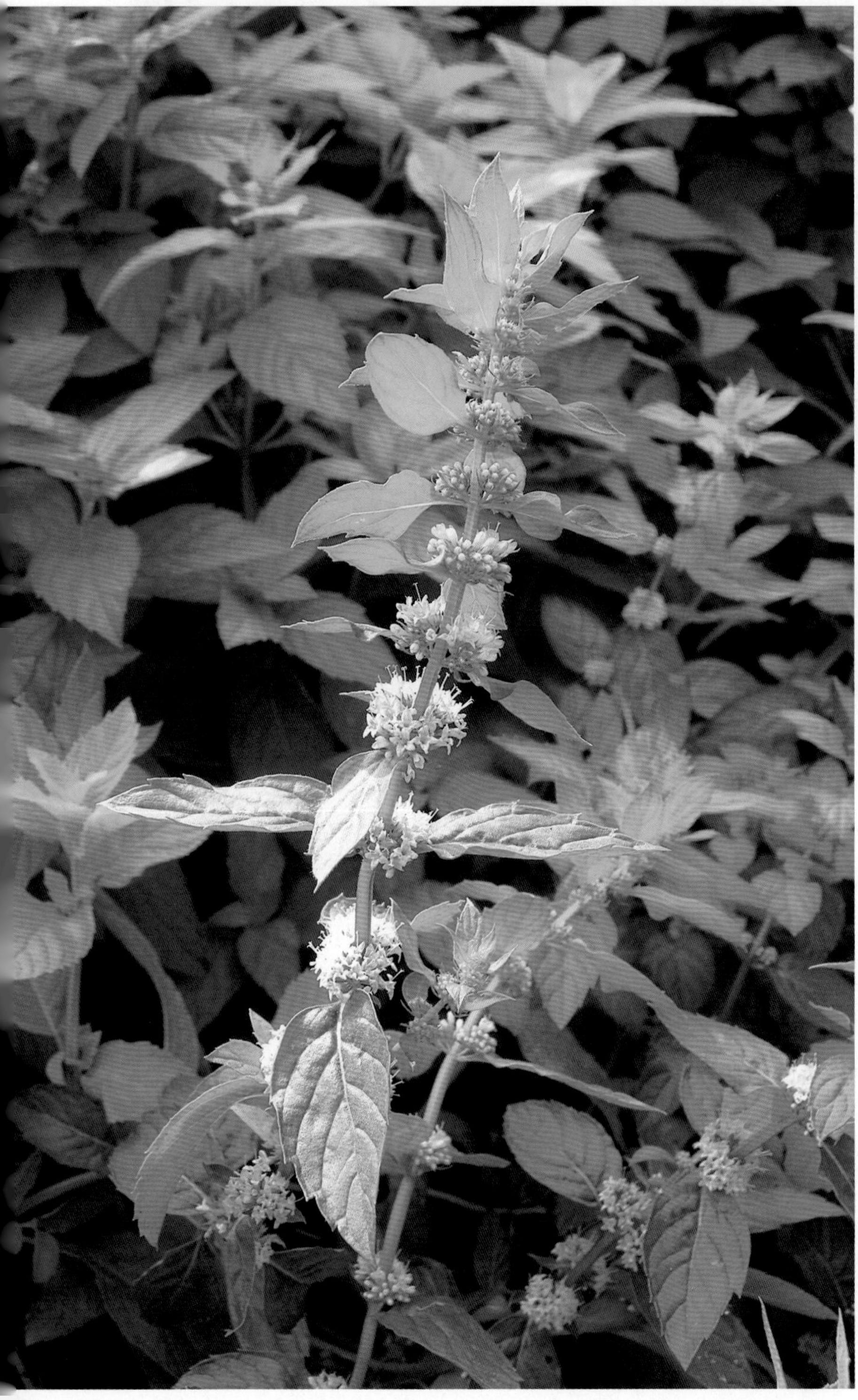

形态

多年生草本。茎直立，高 30 ~ 60cm，下部数节具纤细的须根及水平匍匐根茎，锐四棱形，具 4 槽，上部被倒向微柔毛，下部仅沿棱上被微柔毛，多分枝。叶片长圆状披针形、披针形、椭圆形或卵状披针形，稀长圆形，长 3 ~ 5（~ 7）cm，宽 0.8 ~ 3cm，先端锐尖，基部楔形至近圆形，边缘在基部以上疏生粗大的牙齿状锯齿，侧脉 5 ~ 6 对，与中肋在上面微凹陷、在下面显著，上面绿色；沿脉上密生、余部疏生微柔毛，或除脉外余部近于无毛，上面淡绿色，通常沿脉上密生微柔毛；叶柄长 2 ~ 10mm，腹凹背凸，被微柔毛。轮伞花序腋生，球形，花时直径约 18mm，具梗或无梗，具梗时梗可长达 3mm，被微柔毛；花梗纤细，长 2.5mm，被微柔毛或近于无毛；花萼管状钟形，长约 2.5mm，外被微柔毛及腺点，内面无毛，10 脉，不明显，萼齿 5，狭三角状钻形，先端长锐尖，长 1mm；花冠淡紫色，长 4mm，外面略被微柔毛，内面在喉部以下被微柔毛，冠檐 4 裂，上裂片先端 2 裂，较大，其余 3 裂片近等大，长圆形，先端钝；雄蕊 4，前对较长，长约 5mm，均伸出于花冠之外，花丝丝状，无毛，花药卵圆形，2 室，室平行；花柱略超出雄蕊，先端近相等 2 浅裂，裂片钻形；花盘平顶。小坚果卵珠形，黄褐色，具小腺窝。花期 7 ~ 9 月，果期 10 月。

分布

我国各地均有分布。朝鲜、日本及亚洲其他热带地区、北美洲也有分布。

生境

生长于海拔 3500m 以下的水旁潮湿地。

药材名

茹滴、古蒂、苟尔滴、古尔滴（སུར་ཏིག），达合介（དག་ཅི），古贝（ཙ་སྒོད）。

药用部位

地上部分。

功能与主治

清血热、肝热、疮热，止痛，止痒。用于血热，肝热，感冒头痛，牙痛，鼻塞，皮肤瘙痒，疮疡。

用量与用法

3 ~ 9g。内服单用或配方。外用同内服。

附注

“ཏིག་ཏ”（蒂达）为一类主要治疗肝胆疾病的藏药的总称。《晶珠本草》引《图鉴》之说言其分为印度蒂达［“རྒྱ་ཏིག”（甲蒂、迦蒂）］、尼泊尔蒂达［“བལ་ཏིག”（哇蒂）］、西藏蒂达［“བོད་ཏིག”（窝蒂）］3 种，其中西藏蒂达又包括松蒂（松滴）、色蒂（色滴、赛尔滴）、欧蒂（俄滴、欧滴）、桑蒂（桑滴、桑斗）、贯蒂（贯滴、机合滴）、茹蒂（茹滴、苟尔滴）6 种。现代文献记载的“蒂达”类药材各品种的基原涉及龙胆科、虎耳草科、石竹科、唇形科的 70 余种植物，不同文献记载的上述品种的基原及其功能、主治也不尽一致。关于“茹滴”（苟尔滴）的基原，不同文献有不同的观点，或认为其基原为虎耳草科植物垂头虎耳草 *Saxifraga nigroglandulifera* Balakr.，或以薄荷 *M. haplocalyx* Briq. 作其代用品，也有文献认为，藏医药古籍中未记载薄荷 *M. haplocalyx* Briq.，该药系民间医师所用，称为“དག་ཅི”（达合介），用于眼疾、翳障。《迪庆藏药》称薄荷 *M. haplocalyx* Briq. 为“ཙ་སྒོད”（古贝），其功效与“茹滴”类似。四川若尔盖《高原中草药治疗手册（人畜共用）》记载薄荷 *M. haplocalyx* Briq. 作“ལུག་མུར”（露木尔）使用。“露木尔”见于《四部医典》《蓝琉璃》等记载，为治咽干、肺病、疮疖之药物；《晶珠本草》记载“露木尔”具有“淡红色块根”，薄荷 *M. haplocalyx* Briq. 显然与此不符。现藏医多以唇形科植物螃蟹甲 *Phlomis younghusbandii* Mukerj. 作“露木尔”正品。（参见“垂头虎耳草”“螃蟹甲”条）

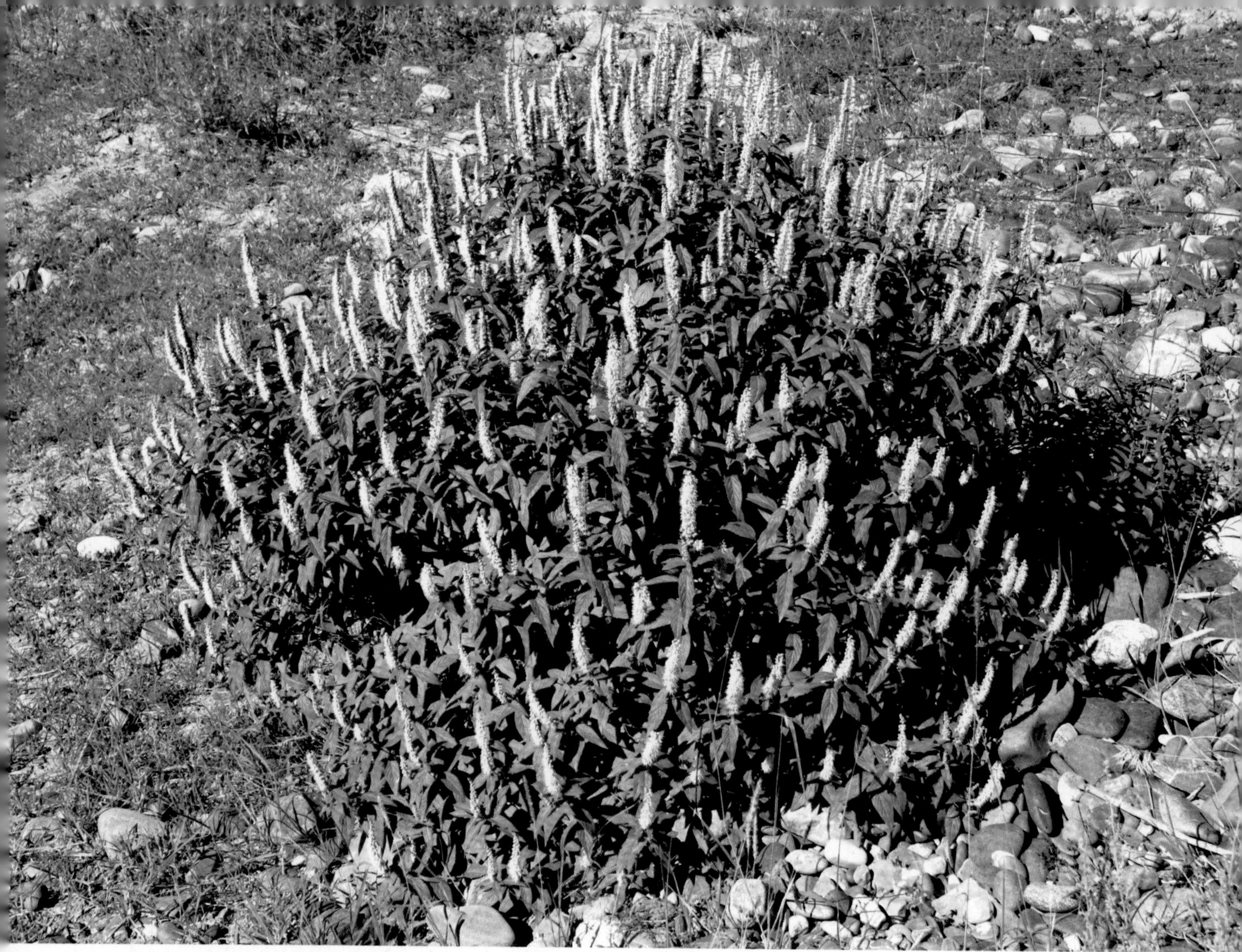

鸡骨柴

Elsholtzia fruticosa (D. Don) Rehd.

唇形科（Labiatae）　香薷属（*Elsholtzia*）

形态

直立灌木，高 0.8 ~ 2m，多分枝。茎、枝钝四棱形，具浅槽，黄褐色或紫褐色，老时皮层剥落，变无毛，幼时被白色卷曲疏柔毛。叶披针形或椭圆状披针形，通常长 6 ~ 13cm，宽 2 ~ 3.5cm，先端渐尖，基部狭楔形，边缘在基部以上具粗锯齿，近基部全缘，上面榄绿色，被糙伏毛，下面淡绿色，被弯曲的短柔毛，两面密布黄色腺点，侧脉 6 ~ 8 对，与中脉在上面凹陷、下面明显隆起，平行细脉在下面清晰可见；叶柄极短或近无。穗状花序圆柱状，长 6 ~ 20cm，花时直径达 1.3cm，顶生或腋生，由具短梗、多花的轮伞花序所组成，位于穗状花序下部的 2 ~ 3 轮伞花序稍疏离而多少间断，上部者均聚集而连续；位于穗状花序下部的苞叶多少叶状，超过轮伞花序，向上渐呈苞片状，披针形至狭披针形或钻形，均较轮伞花序短；花梗长 0.5 ~ 2mm，与总梗、花序轴密被短柔毛；花萼钟形，长约 1.5mm，外面被灰色短柔毛，萼齿 5，三角状钻形，长约 0.5mm，近相等，果时花萼圆筒状，长约 3mm，宽约 1mm，脉纹明显；花冠白色至淡黄色，长约 5mm，外面被卷曲柔毛，间夹有金黄色腺点，内面近基部具不明显斜向毛环，花冠筒长约 4mm，基部宽约 1mm，至喉部宽达 2mm，冠檐二唇形，上唇直立，长约 0.5mm，先端微缺，边缘具长柔毛，下唇开展，3 裂，中裂片圆形，长约 1mm，侧裂片半圆形；雄蕊 4，前对较长，伸出，花丝丝状，无毛，花药卵圆形，2 室；花柱超出或短于雄蕊，但均伸出花冠，先端近等 2 深裂，裂片线形，外卷。小坚果长圆形，长 1.5mm，直径 0.5mm，腹面具棱，先端钝，褐色，无毛。花期 7 ~ 9 月，果期 10 ~ 11 月。

分布

分布于我国西藏、四川、云南、甘肃南部、贵州、湖北。尼泊尔、印度北部、不丹也有分布。

生境

生长于海拔 1200 ~ 4000m 的山谷侧边、谷地、灌丛、林缘、开旷山坡草地、干旱山坡、路旁。

药材名

普尔芒（ཕུར་མོང་།），普芒拉冈、普尔芒拉冈（ཕུར་མོང་ཀླ་སྒང་།），齐柔赛保、齐柔色布、息柔赛保（བྱི་ཙག་སེར་པོ།）。

药用部位

花序、带叶嫩枝、根。

功能与主治

普芒拉冈：用于风寒感冒引起的发热，咳嗽，头痛，腹痛。根：用于风湿。叶：用于足癣，疖疮。息柔赛保：驱虫，杀虫，利湿。用于肛门虫病，胎虫病，皮肤虫病，胃肠虫病；外用于防虫蝇。

用量与用法

3 ~ 6g。

附 注

"普尔芒"（ཕུར་མོང་།）为来源于蒿属（*Artemisia*）植物的多种药材的总称。据《晶珠本草》引《图鉴》之记载，"普尔芒"分为黑［"ཕུར་མོང་ནག་པོ་"（普尔芒那保）］、白［"ཕུར་མོང་དཀར་པོ་"（普尔芒嘎保）］、紫［"ཕུར་མོང་ཀླ་སྒང་།"（普尔芒木保、普尔芒莫保）］3 种，为杀虫祛邪、治瘟毒疔毒疮之药物。现代文献记载的"普尔芒"的基原均为蒿属植物，但不同文献对各品种的基原有不同观点，不同品种的基原也有交叉。据《青藏高原药物图鉴》《中国民族药志》（第二卷）记载，鸡骨柴 *E. fruticosa* (D. Don) Rehd. 为"普尔芒"的基原之一，在青海黄南和四川甘孜被称为"普尔芒拉冈"，但其功能、主治与古籍记载不同。也有观点认为鸡骨柴 *E. fruticosa* (D. Don) Rehd. 不应为"普尔芒"，而应属于"齐柔色布"类。（参见"毛莲蒿"条）

《四部医典》等中记载有"བྱི་ཙག"（齐柔）。《八支》《晶珠本草》记载"齐柔"按花色分为黄、黑 2 类，其中黑者又分蓝、紫 2 种，"齐柔"为防伤口腐烂、疗痈疮之药物。"齐柔"为总称，现代文献记载的"齐柔"类的基原主要为香薷属（*Elsholtzia*）植物，但不同文献对其黄、黑 2 类的基原有不同观点。据文献记载，鸡骨柴 *E. fruticosa* (D. Don) Rehd. 为黄者［"བྱི་སྨན་སེར་པོ་"（齐柔色布）］的基原之一；此外，毛穗香薷 *E. eriostachya* Benth.、野苏子 *E. flava* (Benth.) Benth.、头花香薷 *E. capituligera* C. Y. Wu 等也作"齐柔色布"使用。（参见"密花香薷""毛穗香薷""头花香薷"条）

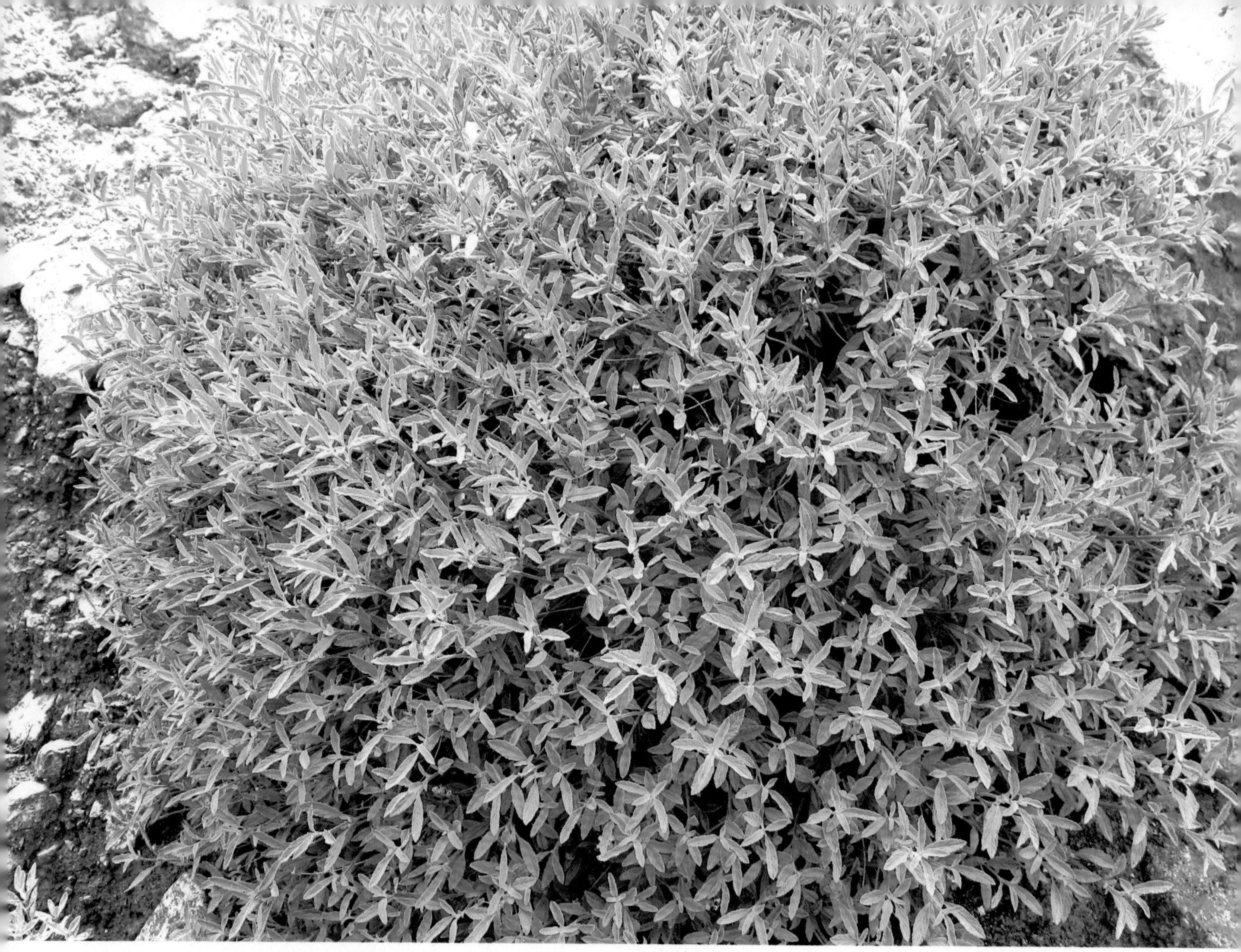

头花香薷

Elsholtzia capituligera C. Y. Wu

唇形科（Labiatae）　香薷属（*Elsholtzia*）

形态

小灌木，高 15 ~ 30cm。茎粗壮，常扭曲，其上有纵向剥落的皮层，茶褐色，无毛，极多分枝，小枝纤细，密被卷曲白色短柔毛。叶小，椭圆状长圆形至长圆形，长 0.8 ~ 2cm，宽 0.2 ~ 0.5cm，先端钝，基部楔形，边缘在基部以上具浅圆齿，近基部全缘，草质，上面黄绿色，下面灰绿色，两面均密被卷曲的短柔毛，其间散布金黄色腺点，侧脉约 4 对，与中脉在上面微凹陷，下面隆起；叶柄长达 4mm，密被卷曲的短柔毛。头状花序顶生，长 0.5 ~ 1cm，宽 0.4 ~ 0.8cm，由密集的轮伞花序组成，均着生于小枝先端，具极长的总梗；苞片钻形，长约 2mm，外面被白色短柔毛；花梗长不及 1mm，与序轴密被白色短柔毛。花萼钟形，长约 2mm，外面被白色短柔毛，内面仅齿上略被微柔毛；萼齿披针形，近相等，果时花萼伸长，管状，长 3.5mm，宽约 1mm，明显 10 脉，干膜质，喉部略收缩；花冠绿色、白色至淡紫色，长约 4.5mm，外面被疏柔毛，内面具毛环，冠檐二唇形，上唇直立，圆形，边缘被长缘毛，下唇扩展，3裂，中裂片圆形，稍内凹，侧裂片长圆形；雄蕊4，前对较长，极伸出，花丝无毛，花药卵圆形，2室；花柱纤细，伸出，先端近相等2裂，裂片线形，外弯。小坚果栗色，倒卵形，先端圆形，基部尖，长约1.2mm。花果期9～11月。

分布

分布于我国云南西北部、四川西北部。

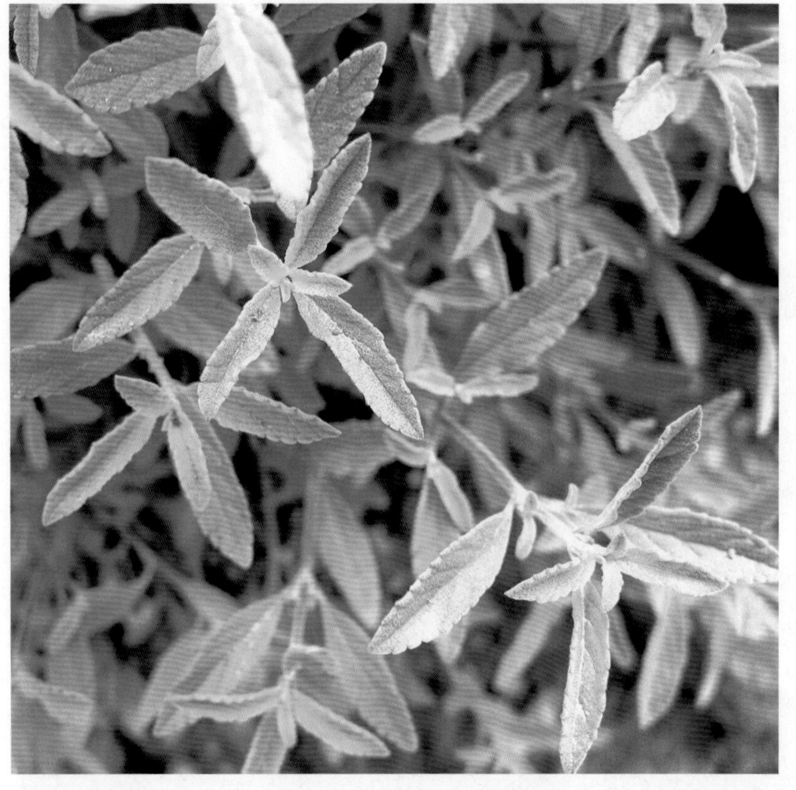

生境

生长于海拔2000～3000m的干燥向阳风化石砾地。

药材名

齐柔（ཞི་ཙག），齐柔色布、息柔赛保（ཞི་ཙག་སེར་པོ）。

药用部位

当年生枝叶、花序。

功能与主治

清热化湿，解表，利尿消肿，驱虫。用于“培根”病，寄生虫引起的牙痛，胃肠绞痛；外用于皮肤瘙痒。

用量与用法

2.5g。内服煎汤，或入丸、散剂。外用适量。

附　注

《四部医典》等书中记载有“ཞི་ཙག་སྨུག་པོ”（齐柔木布）。《八支》《晶珠本草》记载“ཞི་ཙག”（齐柔）按花色分为黄［“ཞི་ཙག་སེར་པོ”（齐柔色布）］、黑［“ཞི་ཙག་ནག་པོ”（齐柔那保）］2类，其中黑者又分为蓝［“ཞི་ཙག་སྔོན་པོ”（息柔俄保）］、紫［“ཞི་ཙག་སྨུག་པོ”（齐柔木布）］2种，言其为防伤口腐烂、痈疮之药物。“ཞི་ཙག”（齐柔）为总名称。现代文献中记载的“齐柔”类的基原包括香薷属（*Elsholtzia*）等的多种植物，多分为黑、黄2类，不同文献对黑、黄2类的基原有不同观点。文献记载，头花香薷 *E. capituligera* C. Y. Wu 为黄者（息柔赛保）的基原之一，其他作“息柔赛保”基原的还有鸡骨柴 *E. fruticosa* (D. Don) Rehd.、毛穗香薷 *E. eriostachya* Benth.、球穗香薷 *E. strobilifera* Benth. 等。（参见“密花香薷”“香薷”“鸡骨柴”条）

毛穗香薷

Elsholtzia eriostachya Benth.（黄花香薷）

唇形科（Labiatae）　香薷属（*Elsholtzia*）

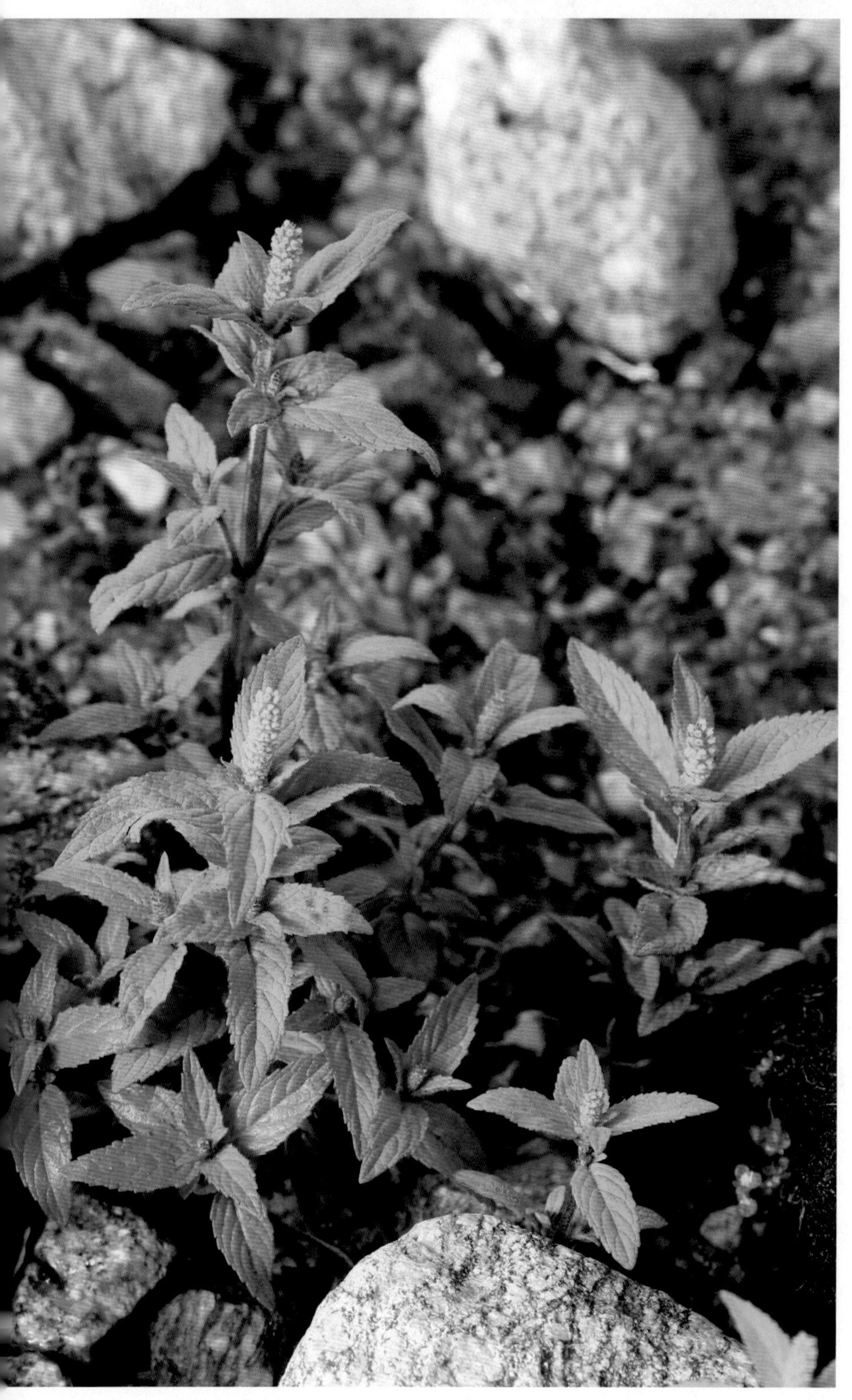

形态

一年生草本，高 15 ~ 37cm。茎四棱形，常带紫红色，单一或自基部向上在节处均具短分枝，分枝能育，茎、枝均被微柔毛。叶长圆形至卵状长圆形，长 0.8 ~ 4cm，宽 0.4 ~ 1.5cm，先端略钝，基部宽楔形至圆形，边缘具细锯齿或锯齿状圆齿，草质，两面黄绿色，但下面较淡，两面被小长柔毛，侧脉约 5 对，与中肋在上面下陷、下面隆起；叶柄长 1.5 ~ 9mm，腹平背凸，密被小长柔毛。穗状花序圆柱状，长（1 ~）1.5 ~ 5cm，花时直径达 1cm，于茎及小枝上顶生，由多花密集的轮伞花序所组成，位于下部的 1 ~ 3 轮伞花序常疏离而略间断；最下部苞叶与叶近同形但变小，上部苞叶呈苞片状，宽卵圆形，长 1.5mm，先端具小突尖，外被疏柔毛，边缘具缘毛，覆瓦状排列；花梗长达 1.5mm，与花序轴密被短柔毛；花萼钟形，长约 1.2mm，外面密被淡黄色串珠状长柔毛，萼齿三角形，近相等，具缘毛，果时花萼圆筒状，长 4mm，宽 1.5mm；花冠黄色，长约 2mm，外面被微柔毛，边缘具缘毛，花冠筒向上渐扩大，冠檐二唇形，上唇直立，先端微缺，下唇近开展，3 裂，中裂片较大；雄蕊 4，前对稍短，内藏，花丝无毛，花药卵圆形；花柱内藏，先端相等 2 浅裂。小坚果椭圆形，长 1.4mm，褐色。花果期 7 ~ 9 月。

分布

分布于我国甘肃、四川、西藏（邦达）、云南等。尼泊尔、印度北部也有分布。

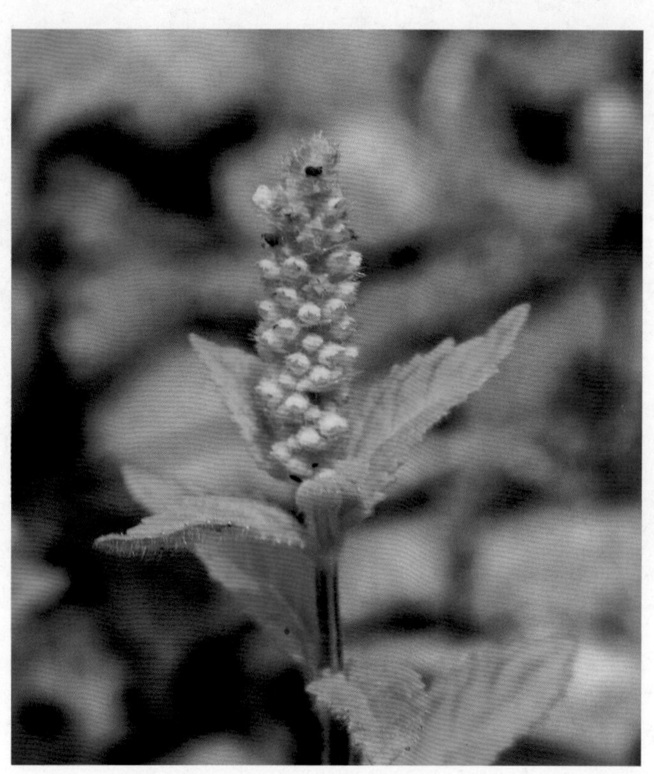

生境

生长于海拔 3500 ~ 4100m 的山坡草地、灌丛、河边沙地、高山流石坡。

药材名

齐柔（ཛི་ཙག），齐如巴（ཛི་ཙག་པ），齐柔色布、齐如色布（ཛི་ཙག་སེར་པོ）。

药用部位

地上部分。

功能与主治

消炎，杀虫，止血，止痒。用于寄生虫引起的肠、胃、胎宫、肛门等部位的炎症，疼痛，发痒。

用量与用法

2 ~ 5g。内服研末。外用适量，煎汤涂洗。

附注

藏医药文献《八支》《晶珠本草》记载“ཛི་ཙག”（齐柔）按花色分为黄、黑 2 类，其中黑者又分为蓝、紫 2 种；“齐柔”为总名称。现代文献中记载的“齐柔”的基原包括多种香薷属（*Elsholtzia*）植物，但不同文献对黄、黑 2 种“齐柔”的基原有不同观点，2 种的基原种类也有交叉，多认为黄花香薷 *E. eriostachya* Benth.（毛穗香薷）为黄者 [“ཛི་ཙག་སེར་པོ”（齐柔色布）]，密花香薷 *E. densa* Benth. 为黑者 [“ཛི་ཙག་ནག་པོ”（齐柔那保）] 或紫者 [“ཛི་ཙག་སྨུག་པོ”（齐柔木布）]，均为正品。其他作“齐柔”使用的尚有香薷 *E. ciliata* (Thunb.) Hyland.、高原香薷 *E. feddei* Lévl.、球穗香薷 *E. strobilifera* Benth.。《西藏藏标》以“ཛི་ཙག་སེར་པོ/ 齐如色布 / 黄花香薷”之名收载了黄花香薷 *E. flava* (Benth.) Benth.（野苏子）和毛穗香薷 *E. eriostachya* Benth.。（参见“密花香薷”“香薷”条）

在《中国植物志》中，*E. flava* (Benth.) Benth. 的中文名为“野苏子”，毛穗香薷和野苏子均别称为“黄花香薷”。

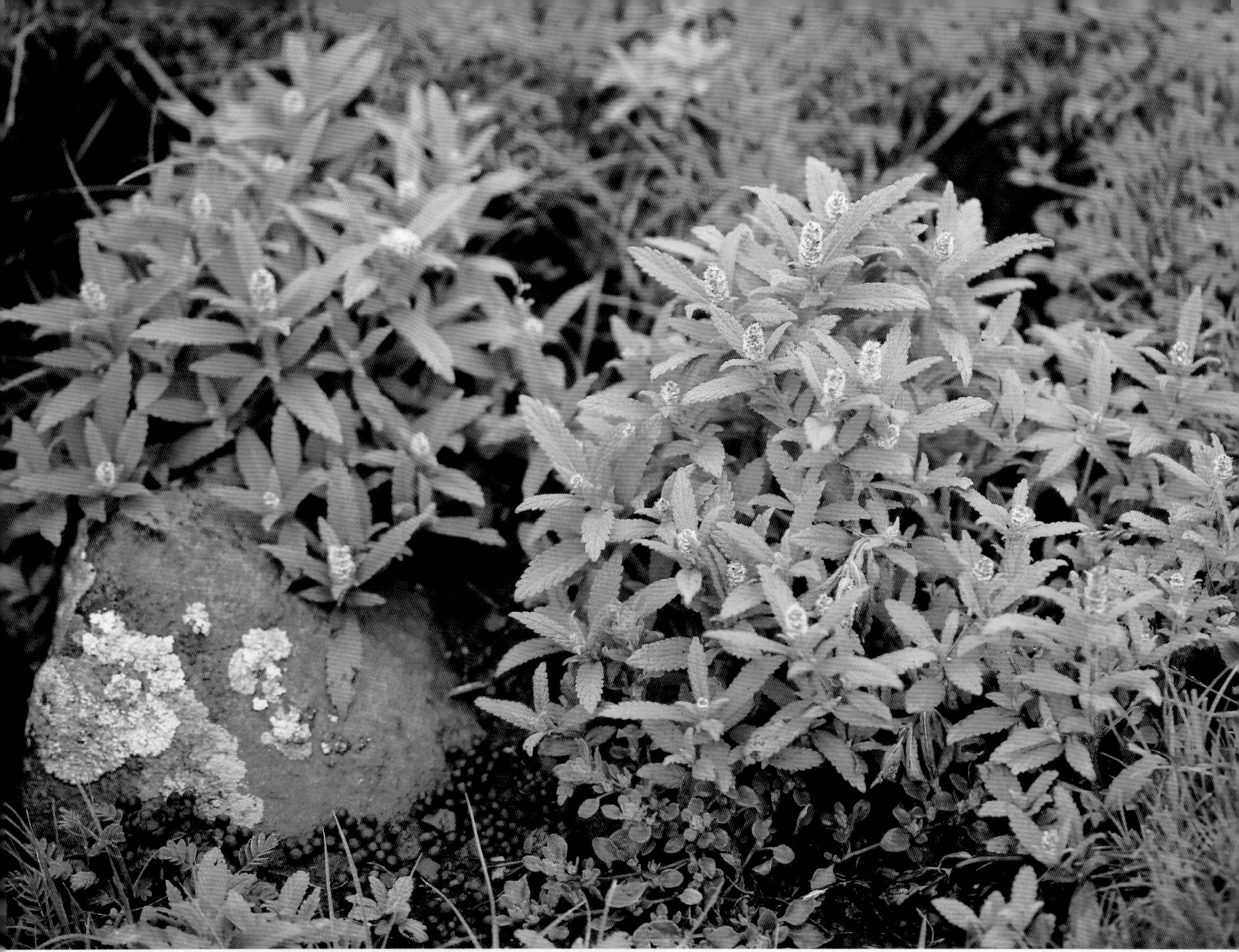

密花香薷

Elsholtzia densa Benth.

唇形科（Labiatae） 香薷属（*Elsholtzia*）

形态

草本，高 20 ~ 60cm，密生须根。茎直立，自基部多分枝，分枝细长，茎及枝均四棱形，具槽，被短柔毛。叶长圆状披针形至椭圆形，长 1 ~ 4cm，宽 0.5 ~ 1.5cm，先端急尖或微钝，基部宽楔形或近圆形，边缘在基部以上具锯齿，草质，上面绿色，下面较淡，两面被短柔毛，侧脉 6 ~ 9 对，中脉在上面下陷，下面明显；叶柄长 0.3 ~ 1.3cm，背腹扁平，被短柔毛。穗状花序长圆形或近圆形，长 2 ~ 6cm，宽 1cm，密被紫色串珠状长柔毛，由密集的轮伞花序组成；最下面的 1 对苞叶与叶同形，向上呈苞片状，卵圆形，长约 1.5mm，先端圆，外面及边缘被具节长柔毛。花萼钟状，长约 1mm，外面及边缘密被紫色串珠状长柔毛，萼齿 5，后 3 齿稍长，近三角形，果时花萼膨大，近球形，长 4mm，宽达 3mm，外面极密被串珠状紫色长柔毛。花冠小，淡紫色，长约 2.5mm，外面及边缘密被紫色串珠状长柔毛，内面在花丝基部具不明显的小疏柔毛环，花冠筒向上渐宽大，冠檐二唇形，上唇直立，先端微缺，下唇稍开展，3 裂，中裂片较侧裂片短。雄蕊 4，前对较长，微露出，花药近圆形。花柱微伸出，先端近相等 2 裂。小坚果卵珠形，长 2mm，宽 1.2mm，暗褐色，被极细微柔毛，腹面略具棱，先端具小疣状突起。花果期 7 ~ 10 月。

分布

分布于我国西藏、青海、甘肃、四川、新疆、陕西、山西、河北等。阿富汗、巴基斯坦、尼泊尔、印度等也有分布。

生境

生长于海拔 1800 ~ 4100m 的林缘、林下、高山草甸、河边、山坡荒地。

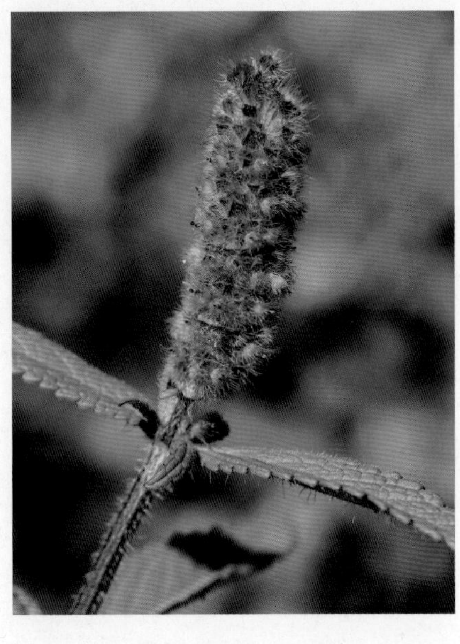

药材名

齐柔、息柔（བྱི་ཙག），齐柔木布、息柔莫保（བྱི་ཙག་སྨུག་པོ），齐如巴、西柔巴（བྱི་ཙག་པ），齐柔色保、齐柔色布、齐如色保、切柔赛保、息柔赛保（བྱི་ཙག་སེར་པོ）。

药用部位

地上部分。

功能与主治

清热化湿，解表，利尿消肿，驱虫。用于“培根”病，寄生虫引起的牙痛，胃肠绞痛；外用于皮肤瘙痒。

用量与用法

2.5g。内服煎汤，或入丸、散剂。外用适量。

附注

《四部医典》《蓝琉璃》等中记载有“བྱི་ཙག”（齐柔），言其为防伤口腐烂、痈疮之药物。《八支》《晶珠本草》记载“齐柔”按花色分为黄 [“བྱི་ཙག་སེར་པོ”（齐柔色布）]、黑 [“བྱི་ཙག་ནག་པོ”（齐柔那保）]2 类，其中黑者又分为蓝 [“བྱི་ཙག་སྔོན་པོ”（息柔俄保）]、紫 [“བྱི་ཙག་སྨུག་པོ”（齐柔木布）]2 种。《四部医典系列挂图全集》第二十九图有 3 幅“齐柔”的附图（46 ~ 48 号图），附图所示各植物的花序不同。“齐柔”为总名称。现代文献中记载的“齐柔”类的基原包括香薷属（*Elsholtzia*）等的多种植物，但各文献对黑、黄 2 种的基原有不同观点，其基原也有交叉，多认为黄花香薷 *E. eriostachya* Benth.（毛穗香薷）属黄者（齐柔色布）、密花香薷 *E. densa* Benth. 属黑者（齐柔那保）为正品，而香薷 *E. ciliata* (Thunb.) Hyland.、高原香薷 *E. feddei* Lévl. 属黑者为代用品。也有文献记载密花香薷 *E. densa* Benth. 为“齐柔色保”或“齐柔木布”的基原之一；此外，同属植物球穗香薷 *E. strobilifera* Benth.、鸡骨柴 *E. fruticosa* (D. Don) Rehd. 也作“齐柔色保”或“齐柔木布”使用，甘肃甘南藏医则以唇形科植物牛至 *Origanum vulgare* (D. Don) Hand.-Mazz. 作“བྱི་ཙག་པ”（西柔巴）使用。（参见“毛穗香薷”“香薷”“鸡骨柴”“牛至”条）

香薷

Elsholtzia ciliata (Thunb.) Hyland.

唇形科（Labiatae） 香薷属（*Elsholtzia*）

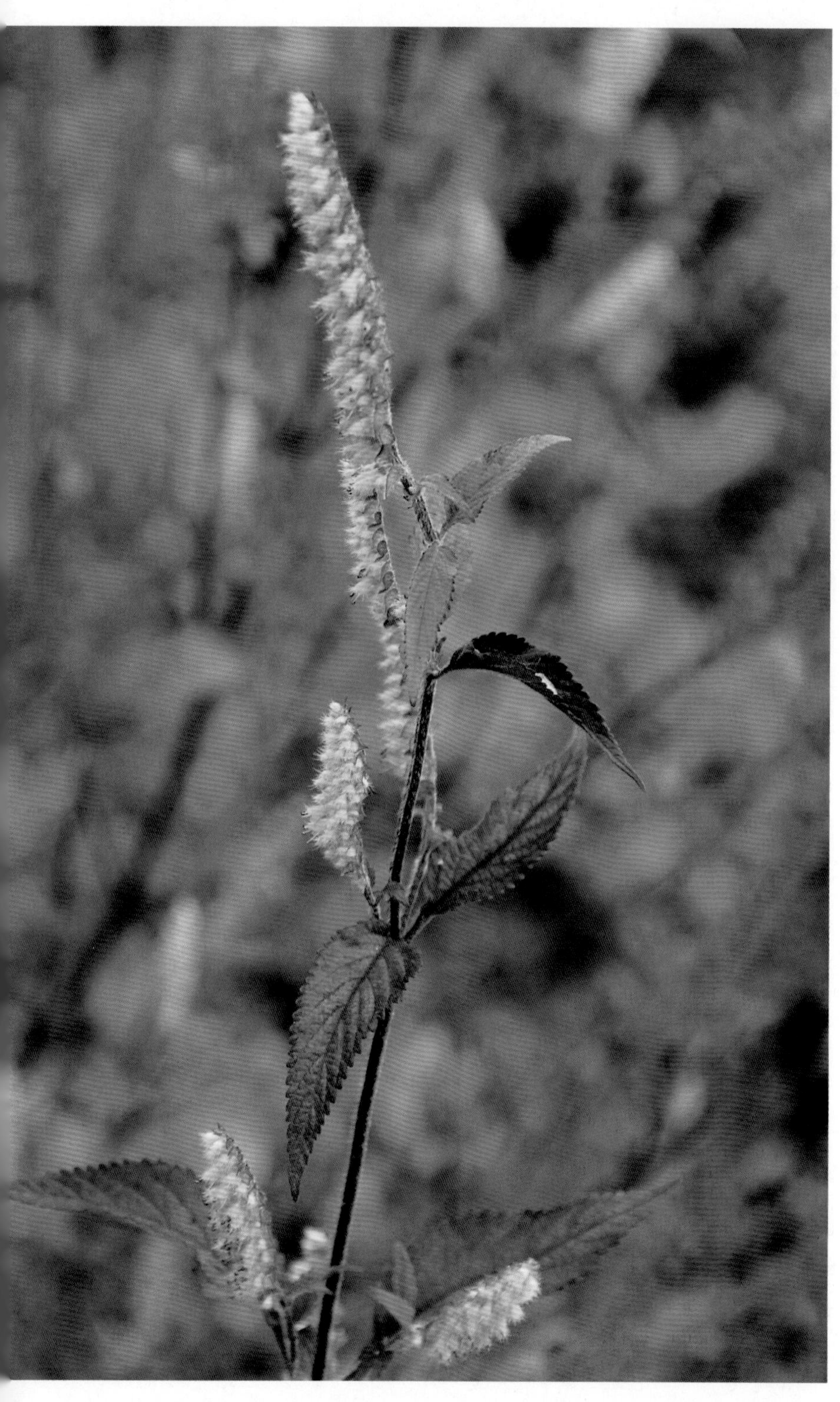

形态

直立草本，高 0.3 ~ 0.5m，具密集的须根。茎通常自中部以上分枝，钝四棱形，具槽，无毛或被疏柔毛，常呈麦秆黄色，老时变紫褐色。叶卵形或椭圆状披针形，长 3 ~ 9cm，宽 1 ~ 4cm，先端渐尖，基部楔状下延成狭翅，边缘具锯齿，上面绿色，疏被小硬毛，下面淡绿色，沿主脉疏被小硬毛，余部散布松脂状腺点，侧脉 6 ~ 7 对，与中肋在两面稍明显；叶柄长 0.5 ~ 3.5cm，背平腹凸，边缘具狭翅，疏被小硬毛。穗状花序长 2 ~ 7cm，宽达 1.3cm，偏向一侧，由多花的轮伞花序组成；苞片宽卵圆形或扁圆形，长、宽均约 4mm，先端具芒状突尖，尖头长达 2mm，多半褪色，外面近无毛，疏布松脂状腺点，内面无毛，边缘具缘毛；花梗纤细，长 1.2mm，近无毛，花序轴密被白色短柔毛；花萼钟形，长约 1.5mm，外面被疏柔毛，疏生腺点，内面无毛，萼齿 5，三角形，前 2 齿较长，先端具针状尖头，边缘具缘毛；花冠淡紫色，长约为花萼的 3 倍，外面被柔毛，上部夹生稀疏腺点，喉部被疏柔毛，花冠筒自基部向上渐宽，至喉部宽约 1.2mm，冠檐二唇形，上唇直立，先端微缺，下唇开展，3 裂，中裂片半圆形，侧裂片弧形，较中裂片短；雄蕊 4，前对较长，外伸，花丝无毛，花药紫黑色；花柱内藏，先端 2 浅裂。小坚果长圆形，长约 1mm，棕黄色，光滑。花期 7 ~ 10 月，果期 10 月至翌年 1 月。

分布

除新疆、青海外，我国各地均有分布。蒙古、朝鲜、日本、印度等也有分布。

生境

生长于海拔 3400m 以下的路旁、山坡、荒地、林内、河岸。

药材名

齐柔（ཕྱི་ཙག），齐如巴（ཕྱི་ཙག་པ），齐柔色保、齐柔色布、齐如色保、切柔赛保（ཕྱི་ཙག་སེར་པོ）。

药用部位

地上部分。

功能与主治

清热化湿，解表，利尿消肿，驱虫。用于“培根”病，寄生虫引起的牙痛，胃肠绞痛；外用于皮肤瘙痒。

用量与用法

2.5g。内服煎汤，或入丸、散剂。外用适量。

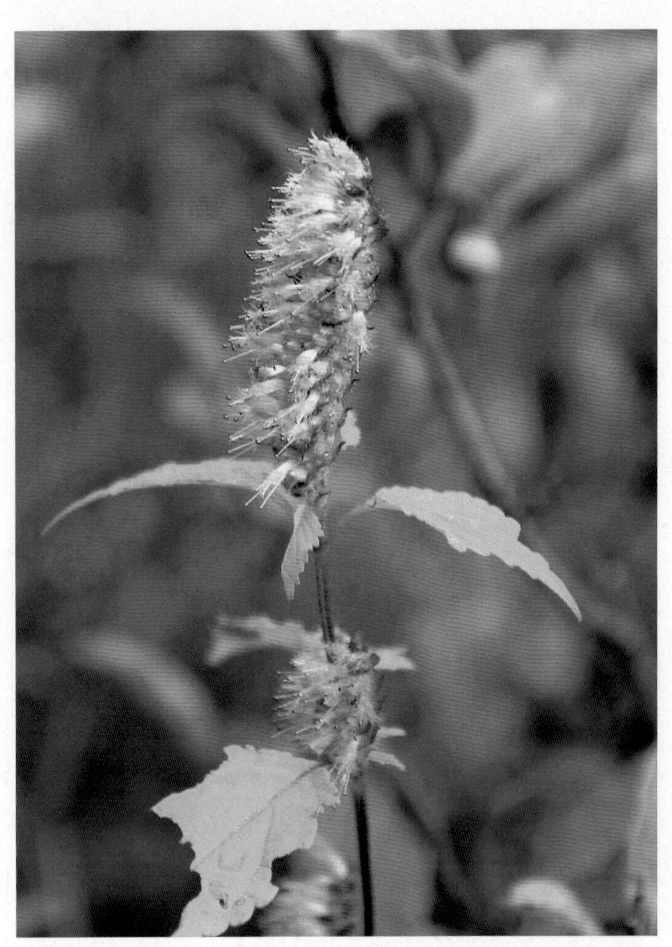

附 注

《四部医典》等中记载有“ཕྱི་ཙག་སྨུག་པོ”（齐柔木布）。《八支》《晶珠本草》记载“ཕྱི་ཙག”（齐柔）按花色分为黄 [“ཕྱི་ཙག་སེར་པོ”（齐柔色布）]、黑 [“ཕྱི་ཙག་ནག་པོ”（齐柔那保），指深色花]2 类，其中黑者又分蓝、紫 2 种，“齐柔”为治牛眼疮、防疮驱虫之药物。“ཕྱི་ཙག”（齐柔）为总称，现代文献记载的“齐柔”的基原包括香薷属（*Elsholtzia*）等的多种植物，不同文献对黑、黄者的基原有不同观点，但记载的两者的功效基本一致。据文献记载，香薷 *E. ciliata* (Thunb.) Hyland. 为“齐柔”或“齐柔色保”的基原之一。（参见“毛穗香薷”“密花香薷”“鸡骨柴”条）

川藏香茶菜

Rabdosia pseudo-irrorata C. Y. Wu

唇形科（Labiatae）　香茶菜属（*Rabdosia*）

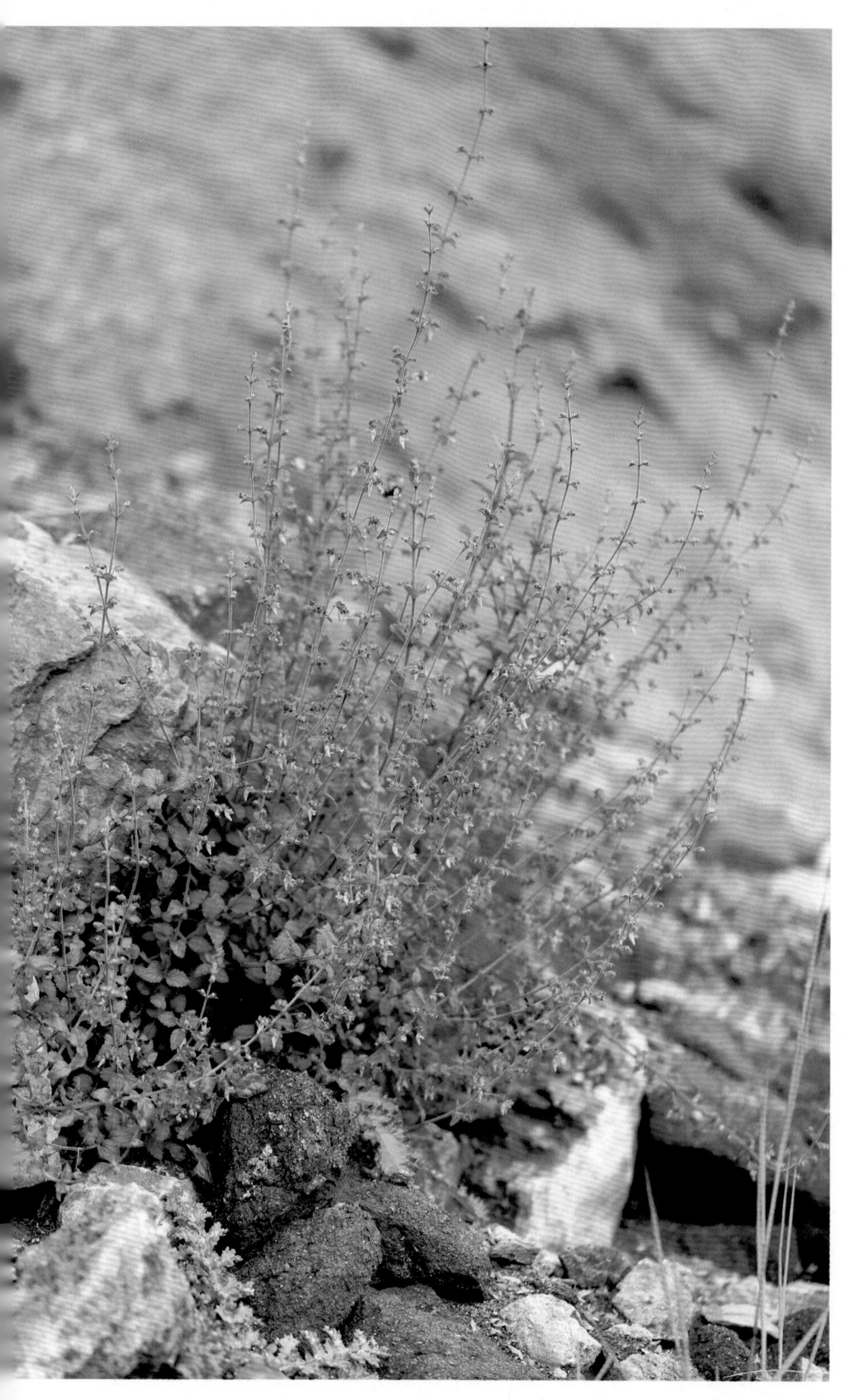

形态

丛生小灌木，高 30 ~ 50cm，极多分枝。主根圆柱形，木质，粗壮，向下密生须根。幼枝四棱形，具条纹，带褐色，被贴生极短柔毛，老枝近圆柱形，浅灰褐色，脱皮。茎叶对生，长圆状披针形或卵形，小，长 0.7 ~ 2.5cm，宽 0.6 ~ 1.5cm，先端钝，基部渐狭成楔形，边缘在中部两边有 4 ~ 6 圆齿状锯齿，坚纸质，上面榄绿色，下面色较淡，两面密被贴生极短柔毛及腺体，侧脉每侧 3 ~ 4，斜上升，上面微凹，下面凸起；叶柄长 1 ~ 4mm，被极短柔毛。聚伞花序生于茎枝上部渐变小的苞叶或苞片腋内，具 3 ~ 7 花，被与茎相同的毛被，具梗，总花梗长 0.3 ~ 1.5cm，花梗长 2 ~ 3mm；下部苞叶与茎叶同形，向上渐变小而全缘，小苞片卵形或线形，长 1 ~ 3mm，常短于花梗；花萼钟形，长约 3mm，直径约 3.2mm，外被短柔毛及腺点，内面无毛，萼齿 5，略呈 3/2 式二唇形，下唇

2 齿稍大，卵形，先端具小凸尖；花冠浅紫色，长约 9mm，外被短柔毛，内面在下唇中央被微柔毛，花冠筒长约 4mm，基部上方浅囊状凸起，至喉部宽约 2mm，冠檐二唇形，上唇外反，长约 3mm，宽约 4mm，先端相等 4 圆裂，下唇宽卵圆形，较上唇长，长达 5mm，宽 4mm，开花时下反，因而露出雄蕊及花柱；雄蕊 4，与花冠下唇近等长或略长，花丝扁平；花柱伸出或内含于花冠下唇，先端相等 2 浅裂；花盘环状，前方微隆起。小坚果卵状长圆形，长约 1.6mm，直径约 1.1mm，灰白色。花果期 7 ~ 9 月。

分布

分布于我国四川西南部（稻城）、西藏南部。

生境

生长于海拔 3300 ~ 4300m 的山地林缘、碎石间、岩石上、灌丛。

药材名

兴替那保、兴替那布、兴木蒂那布（ཞིམ་ཐིག་ནག་པོ།），兴托里、兴滴（ཞིམ་ཐིག་ལེ།）。

药用部位

地上部分。

功能与主治

消炎止痛，杀虫，退翳。用于翳障、沙眼、结膜炎等眼病，寄生虫引起的胃肠绞痛。

用量与用法

6 ~ 12g。内服煎汤，或入丸、散剂。外用制膏，敷眼。

附　注

《四部医典》中记载有“ཞིམ་ཐིག་ལེ།”（兴托里），言其为除眼翳障之药物。《晶珠本草》中记载“兴托里”为多种药物的总称，言其分为大、中、小 3 类；其中，大者又分白、黄 2 种，中者又分红、蓝 2 种，小者又分白、蓝 2 种，共计 6 种。现代文献对“兴托里”的品种分类有不同观点，《藏药志》将其分为白 [“ཞིམ་ཐིག་ལེ་དཀར་པོ།”（兴托里嘎保）]、黑 [“ཞིམ་ཐིག་ནག་པོ།”（兴替那保）]2 类，各地藏医所用两者的基原也极为复杂，文献记载的两者的基原涉及唇形科、玄参科、牻牛儿苗科等的多种植物。川藏香茶菜 *R. pseudo-iirorata* C. Y. Wu 作为黑者（兴托里那保）的基原之一，《西藏藏标》以“ཞིམ་ཐིག་ནག་པོ།/ 兴替那布 / 香茶菜”之名收载了该种。此外，文献记载的黑者的基原还包括山地香茶菜 *R. oresbia* (W. W. Smith) Hara、小叶香茶菜 *R. parvifolia* (Batalin) Hara、露珠香茶菜 *R. irrorata* (Forrest ex Diels) Hara 及唇形科植物益母草 *Leonurus japonicus* Houtt（大花益母草 *Leonurus macranthus* Maxim.）。《藏标》在“茺蔚子 /ཞིམ་ཐིག་ལེ།/ 辛头勤”条下收载了益母草 *Leonurus heterophyllus* Sweet，其药用部位、功能、主治均与川藏香茶菜 *R. pseudo-irrorata* C. Y. Wu 不同。据文献记载，白者（兴托里嘎保）的基原包括唇形科植物夏至草 *Lagopsis supina* (Steph.) Ik.-Gal. ex Knorr.、白花铃子香 *Chelonopsis albiflora* Pax et Hoffm. ex Limpr. 等；而“兴托里”的基原还包括藏荆芥 *Nepeta angustifolia* C. Y. Wu 等多种荆芥属（*Nepeta*）植物；四川甘孜藏医还习以西南水苏 *Stachys kouyangensis* (Vaniot) Dunn 作“兴托里”的代用品使用，称其为“ཞིམ་ཐིག་ལེ་ཆག།”（兴替里卡布）。（参见“白花铃子香”“藏荆芥”“西南水苏”条）

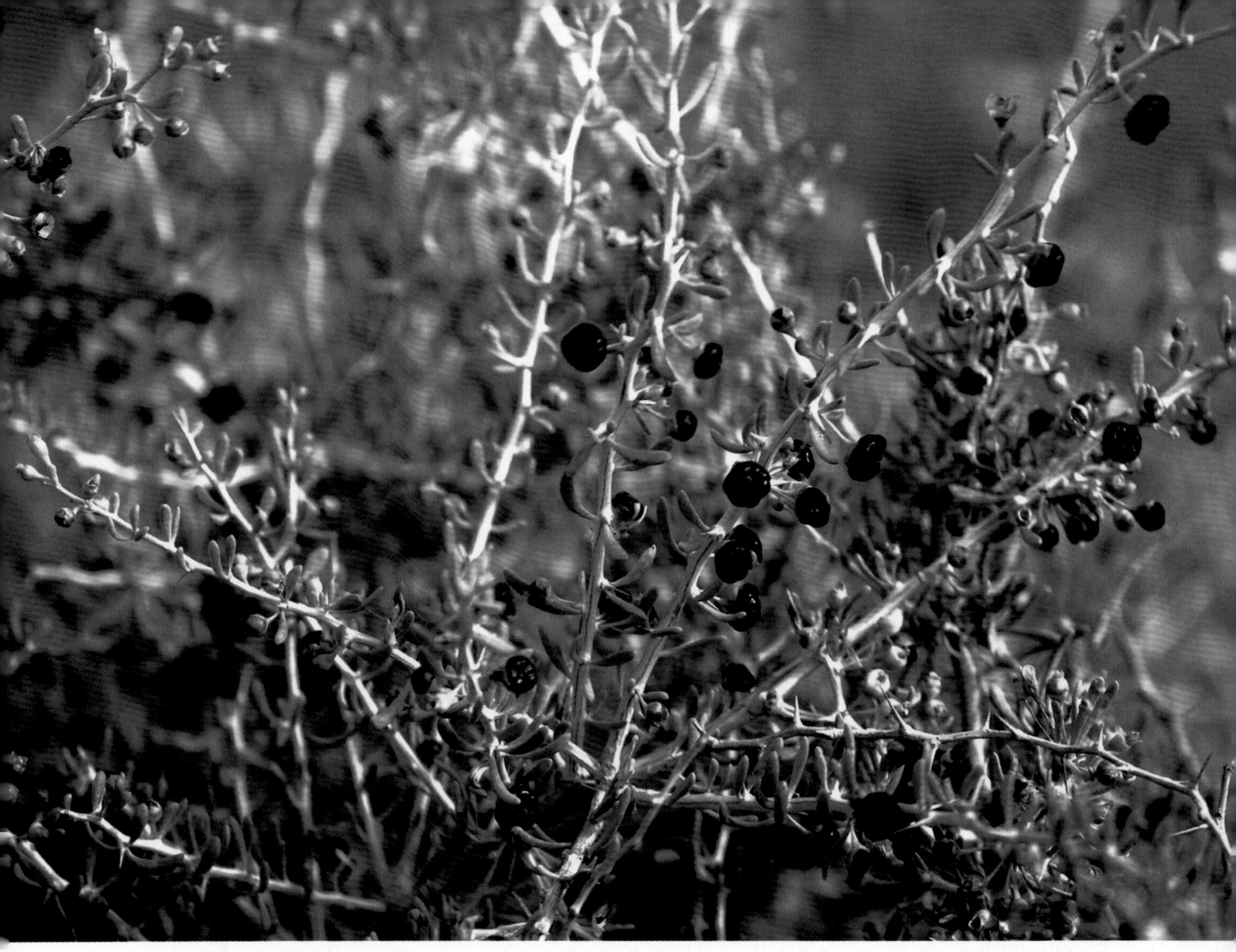

黑果枸杞

Lycium ruthenicum Murr.

茄科（Solanaceae）　枸杞属（*Lycium*）

形态

多棘刺灌木，高 20 ~ 50（~ 150）cm，多分枝。分枝斜升或横卧于地面，白色或灰白色，坚硬，常呈“之”字形曲折，有不规则的纵条纹，小枝先端渐尖成棘刺状，节间短缩，每节有长 0.3 ~ 1.5cm 的短棘刺；短枝位于棘刺两侧，在幼枝上不明显，在老枝上则呈瘤状，生有簇生叶或花、叶同时簇生，更老的枝则枝短成不生叶的瘤状突起。叶 2 ~ 6 簇生于短枝上，在幼枝上则单叶互生，肥厚肉质，近无柄，条形、条状披针形或条状倒披针形，有时呈狭披针形，先端圆钝，基部渐狭，两侧有时稍向下卷，中脉不明显，长 0.5 ~ 3cm，宽 2 ~ 7mm。花 1 ~ 2 生于短枝上；花梗细瘦，长 0.5 ~ 1cm；花萼狭钟状，长 4 ~ 5mm，果时稍膨大成半球状，包围于果实中下部，不规则 2 ~ 4 浅裂，裂片膜质，边缘有稀疏缘毛；花冠漏斗状，浅紫色，长约 1.2cm，筒部向檐部稍扩大，5 浅裂，裂片矩圆状卵形，长为筒部的 1/3 ~ 1/2，无缘毛，耳片不明显；雄蕊稍伸出花冠，着生于花冠筒中部，花丝离基部稍上处有疏绒毛，同样在花冠内壁等高处也有稀疏绒毛；花柱与雄蕊近等长。浆果紫黑色，球状，有时先端稍凹陷，直径 4 ~ 9mm；种子肾形，褐色，长 1.5mm，宽 2mm。花果期 5 ~ 10 月。

分布

分布于我国西藏、新疆（哈密）、甘肃、青海（格尔木、都兰）、宁夏、陕西西北部。中亚、高加索地区及欧洲其他地区也有分布。

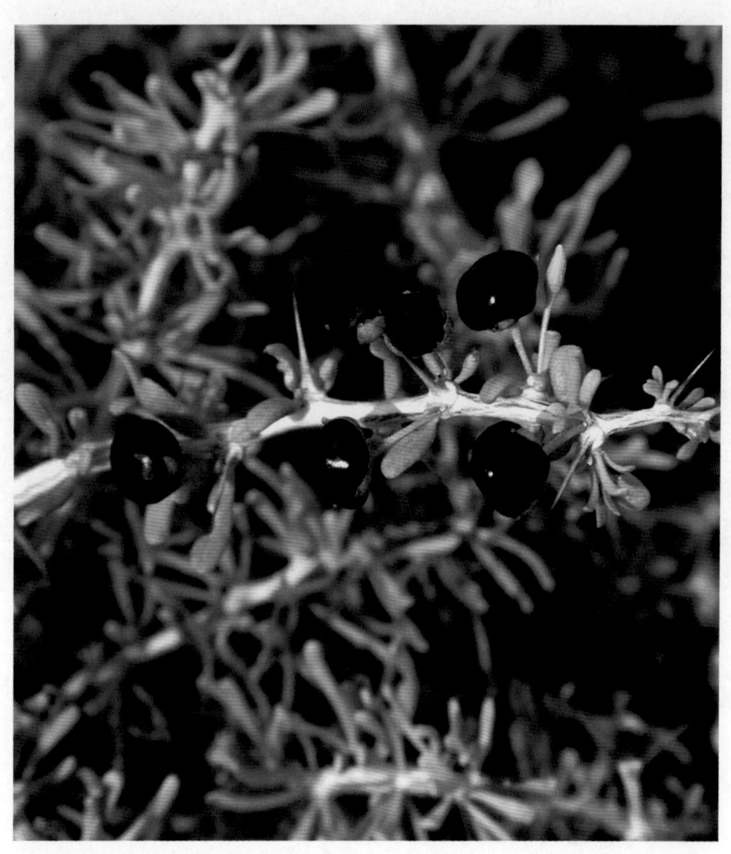

生境

生长于盐碱土荒地、沙地、路旁。

药材名

扎才尔那保（འདྲེ་ཚེར་ནག་པོ།），旁那哲布、旁那摘吾（འཕང་ནག་འབྲས་བུ།）。

药用部位

成熟果实。

功能与主治

滋肾，补血。用于贫血，咳嗽头痛，失眠，肝肾阴虚。

用量与用法

3 ~ 5g。内服煎汤，或入丸、散剂。

附　注

关于藏医药用“འདྲེ་ཚེར་མ།”（扎才玛）的记载，有观点认为始载于现代文献《神奇金穗》，也有观点认为《晶珠本草》中即有记载“扎才玛”，其基原为枸杞 *Lycium chinense* Mill.、北方枸杞 *Lycium chinense* Mill. var. *potaninii* (Pojark.) A. M. Lu、宁夏枸杞 *Lycium barbarum* L.。《中国藏药植物资源考订》以“འདྲེ་ཚེར་ནག་པོ།”[扎才尔那保，意为“黑色（果实）”的“扎才玛”]之名记载了黑果枸杞 *Lycium ruthenicum* Murr.。

《四部医典》等记载有“འཕང་མ།”（旁玛）；《晶珠本草》将其归为“树木类药物”的“果实类药物”中，言其分为黑、白 2 种，2 种均为清心热、治妇女病之药物。现代有文献认为黑果枸杞 *Lycium ruthenicum* Murr. 为“旁玛”的黑色类的基原，称其为“འཕང་ནག་འབྲས་བུ།”（旁那哲布），《青海藏标》2019 年版以“黑果枸杞 /འཕང་ནག་འབྲས་བུ།/ 旁那摘吾”之名收载了该种。现藏医所用“旁玛”类药材多为越桔叶忍冬 *Lonicera myrtillus* Hook. f. et Thoms. 等忍冬属（*Lonicera*）植物的果实。（参见“宁夏枸杞”“理塘忍冬”条）

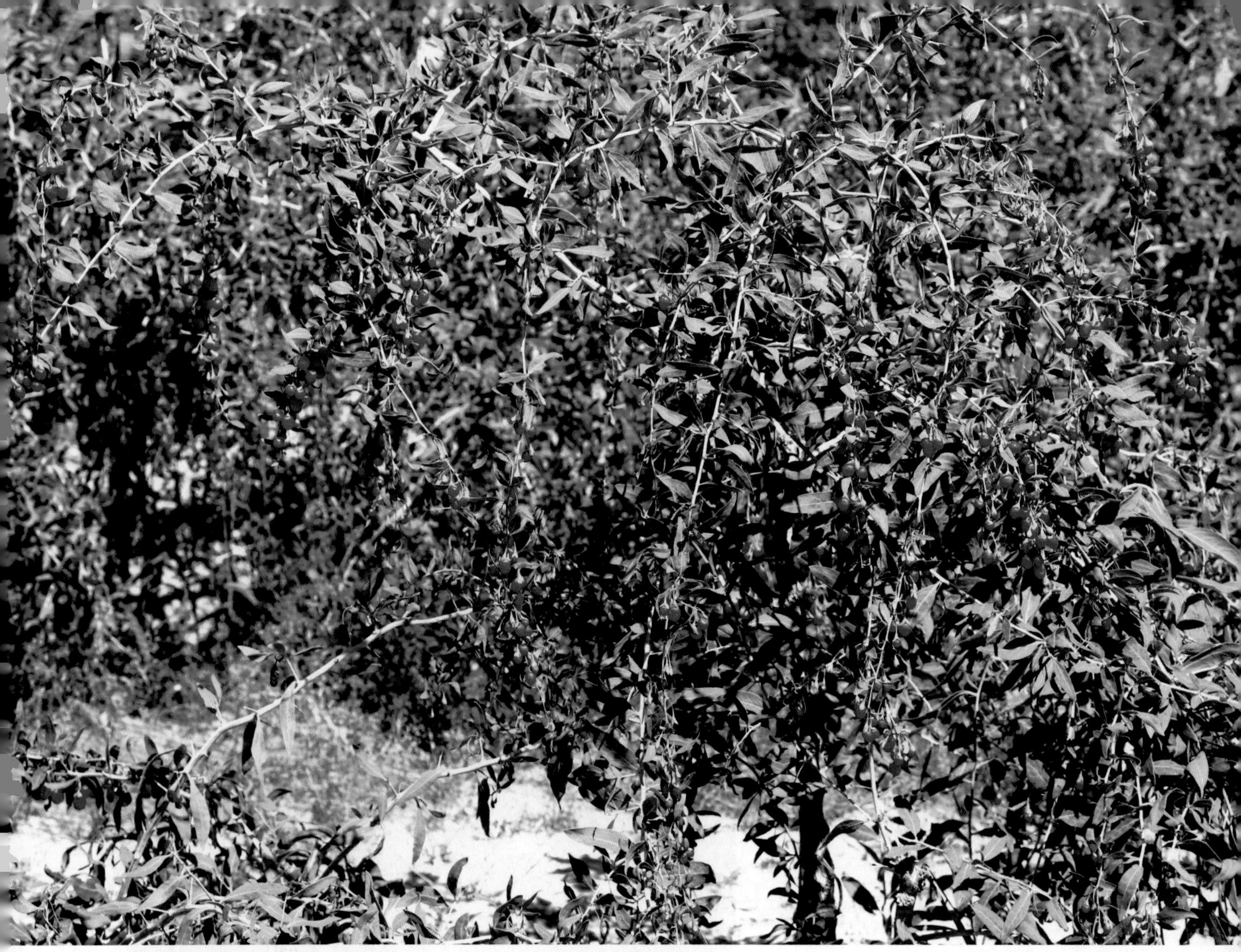

宁夏枸杞

Lycium barbarum L.

茄科（Solanaceae） 枸杞属（*Lycium*）

形态

灌木，或栽培时因人工整枝而成大灌木，高 0.8 ~ 2m。栽培者茎直径 10 ~ 20cm。分枝细密，野生时多开展而略斜升或弓曲，栽培时小枝弓曲而树冠多呈圆形，有纵棱纹，灰白色或灰黄色，无毛而微有光泽，有不生叶的短棘刺和生叶、花的长棘刺。叶互生或簇生，披针形或长椭圆状披针形，先端短渐尖或急尖，基部楔形，长 2 ~ 3cm，宽 4 ~ 6mm，栽培者长达 12cm，宽 1.5 ~ 2cm，略带肉质，叶脉不明显。花在长枝上 1 ~ 2 生于叶腋，在短枝上 2 ~ 6 同叶簇生；花梗长 1 ~ 2cm，向先端渐增粗。花萼钟状，长 4 ~ 5mm，通常 2 中裂，裂片有小尖头或先端有 2 ~ 3 齿裂；花冠漏斗状，紫堇色，筒部长 8 ~ 10mm，自下部向上渐扩大，明显长于檐部裂片，裂片长 5 ~ 6mm，卵形，先端圆钝，基部有耳，边缘无缘毛，花开放时平展；雄蕊的花丝基部稍上处及花冠筒内壁生一圈密绒毛；花柱像雄蕊一样由于花冠裂片平展而稍伸出花冠。浆果红色或在栽培类型中也有橙色，果皮肉质，多汁液，形状及大小由于长期经人工培育或由于植株年龄、生境的不同而多变，呈广椭圆状、矩圆状、卵状或近球状，先端有短尖头或平截，有时稍凹陷，长 8 ~ 20mm，直径 5 ~ 10mm；种子常 20 余，略呈肾形，扁压，棕黄色，长约 2mm。花果期较长，一般在 5 ~ 10 月边开花边结果，采摘果实时成熟一批采摘一批。

分布

原产于我国河北、内蒙古、山西北部、陕西北部、甘肃、宁夏、青海、新疆，现宁夏、新疆、青海、甘肃、天津等地广泛栽培。地中海沿岸国家也有栽培并有逸为野生者。

生境

生长于土层深厚的沟岸、山坡、田埂，耐盐碱、沙荒、干旱。

药材名

扎才玛、折才玛（འདྲ་ཚེར་མ།）。

药用部位

成熟果实。

功能与主治

滋肾，补血。用于贫血，肝肾阴虚。

用量与用法

3 ~ 5g。内服煎汤，或入丸、散剂。

附 注

关于藏医药用“འདྲ་ཚེར་མ།”（扎才玛）的记载，有观点认为始载于 20 世纪的《神奇金穗》，也有观点认为始载于《晶珠本草》，文献记载其基原为枸杞 *L. chinense* Mill.。因宁夏枸杞 *L. barbarum* L. 被大量栽培，现藏医使用的“扎才玛”药材多为从市场购买的宁夏枸杞 *L. barbarum* L.。（参见“枸杞”条）

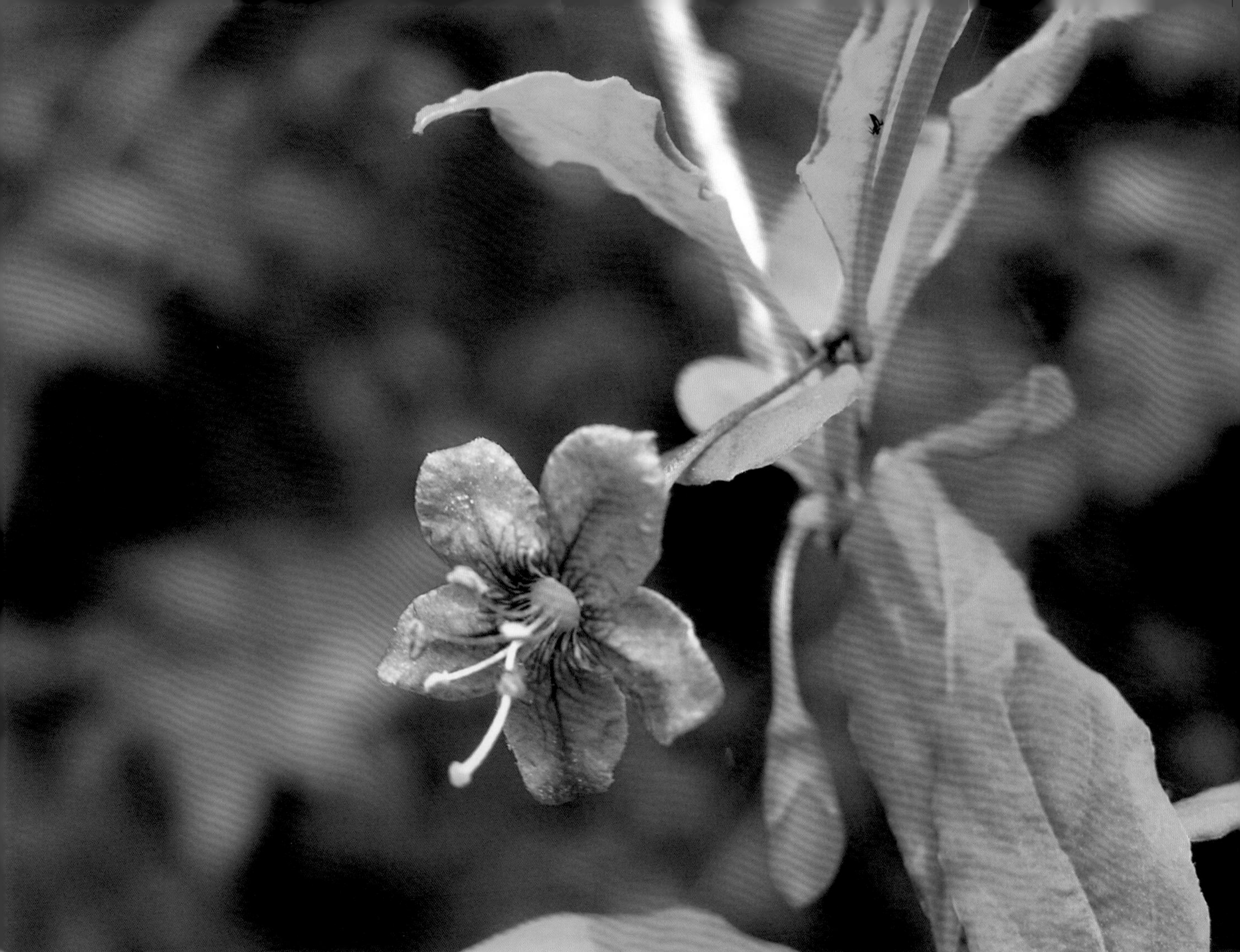

枸杞

Lycium chinense Mill.

茄科（Solanaceae） 枸杞属（*Lycium*）

形态

多分枝灌木，高 0.5 ~ 1m，栽培时高可达 2m 或更高。枝条细弱，弓状弯曲或俯垂，淡灰色，有纵条纹，棘刺长 0.5 ~ 2cm，生叶和花的棘刺较长，小枝先端锐尖、呈棘刺状。叶纸质或栽培者质稍厚，单叶互生或 2 ~ 4 簇生，卵形、卵状菱形、长椭圆形、卵状披针形，先端急尖，基部楔形，长 1.5 ~ 5cm，宽 0.5 ~ 2.5cm，栽培者较大，可长达 10cm 或更长，宽达 4cm；叶柄长 0.4 ~ 1cm。花在长枝上单生或双生于叶腋，在短枝上则同叶簇生；花梗长 1 ~ 2cm，向先端渐增粗；花萼长 3 ~ 4mm，通常 3 中裂或 4 ~ 5 齿裂，裂片多少有缘毛；花冠漏斗状，长 9 ~ 12mm，淡紫色，筒部向上骤然扩大，稍短于或近等长于檐部裂片，5 深裂，裂片卵形，先端圆钝，平展或稍向外反曲，边缘有缘毛，基部耳显著；雄蕊较花冠稍短，或因花冠裂片外展而伸出花冠，花丝在近基部处密生 1 圈绒毛并交织成椭圆状的毛丛，与毛丛等高处的花冠筒内壁亦密生 1 环绒毛；花柱稍伸出雄蕊，上端弓弯，柱头绿色。浆果红色，卵状，栽培者可呈长矩圆状或长椭圆状，先端尖或钝，长 7 ~ 15mm，栽培者长可达 2.2cm，直径 5 ~ 8mm；种子扁肾形，长 2.5 ~ 3mm，黄色。花果期 6 ~ 11 月。

分布

分布于我国河北、山西、陕西、甘肃南部以及东北、西南、华中、华南、华东各省区。各地均有栽培。

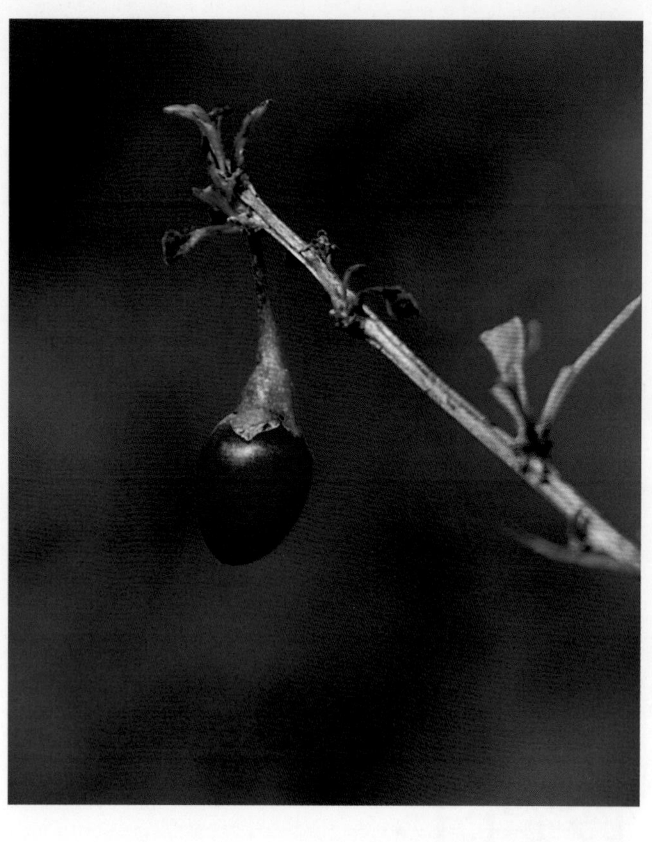

生境

生长于山坡、荒地、丘陵地、盐碱地、路旁、宅旁。

药材名

扎才玛、折才玛、折才尔玛（འདྲེ་ཚེར་མ།）。

药用部位

成熟果实。

功能与主治

滋肾，补血。用于贫血，肝肾阴虚。

用量与用法

3 ~ 5g。内服煎汤，或入丸、散剂。

附　注

关于藏医药用“འདྲེ་ཚེར་མ།”（扎才玛）的记载，或认为始见于现代文献《神奇金穗》，或认为《晶珠本草》中即存在，“扎才玛”的基原为枸杞 *Lycium chinense* Mill.、北方枸杞 *Lycium chinense* Mill. var. *potaninii* (Pojark.) A. M. Lu。因宁夏枸杞 *Lycium barbarum* L. 的大量栽培，现藏医使用的“扎才玛”药材多为从市场购买的宁夏枸杞 *Lycium barbarum* L.。据文献记载，青海黄南藏医也将枸杞 *Lycium chinense* Mill. 作“འཕང་མ།”（旁玛）使用，但多数文献认为“旁玛”的基原应为忍冬科植物越桔叶忍冬 *Lonicera myrtillus* Hook. f. et Thoms.、小叶忍冬 *Lonicera microphylla* Willd. ex Roem. et Schult. 等忍冬属（*Lonicera*）植物。（参见“宁夏枸杞”“红花岩生忍冬”条）

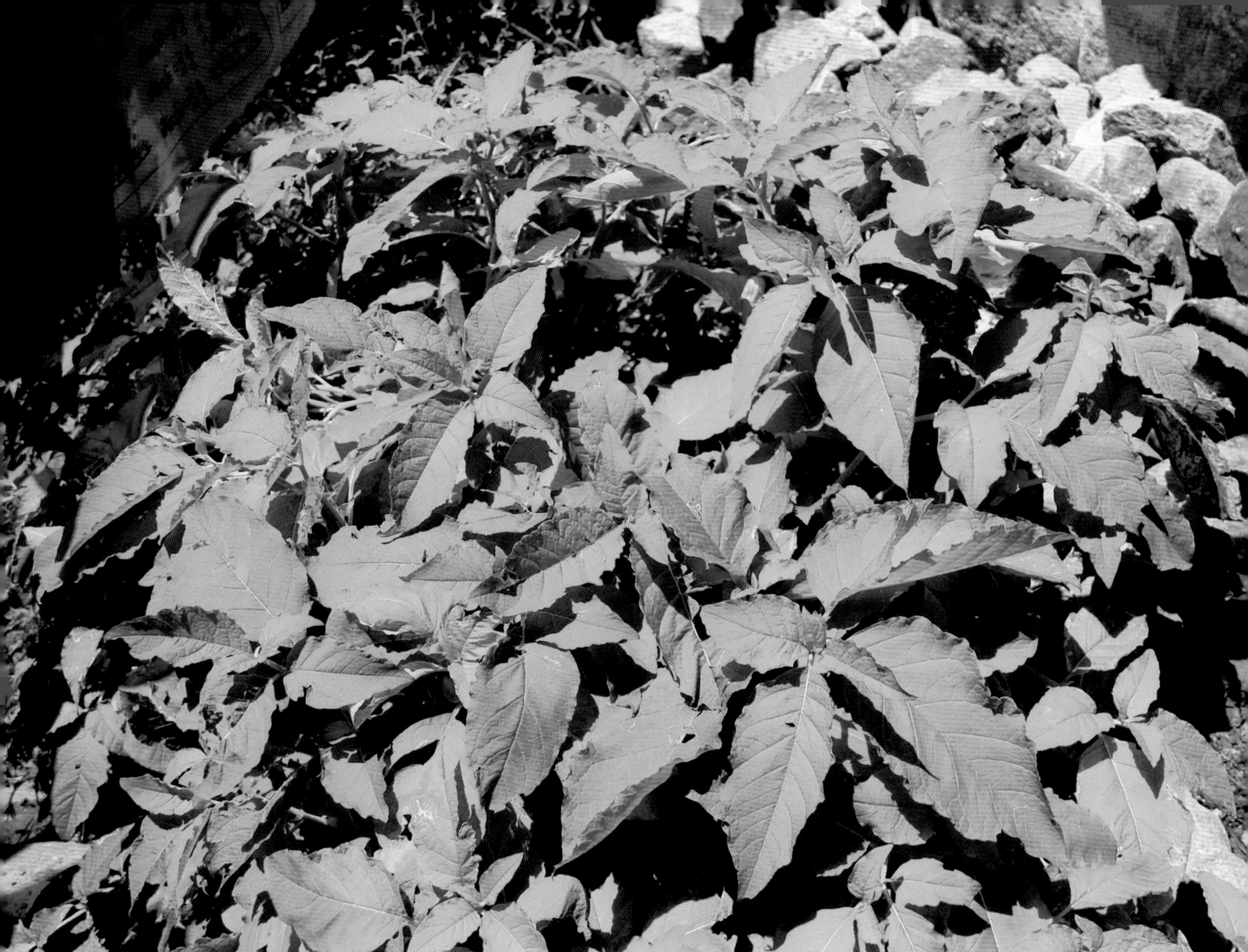

铃铛子

Anisodus luridus Link et Otto

茄科（Solanaceae）　山莨菪属（*Anisodus*）

形态

多年生草本，高 50 ～ 120cm，全株密被绒毛和星状毛；根粗壮，黄褐色。叶片纸质或近坚纸质，卵形至椭圆形，长 7 ～ 15（～ 22）cm，宽 4 ～ 8.5（～ 11）cm，先端急尖或渐尖，基部楔形或微下延，全缘或微波状，极稀具齿，叶面通常无毛，背面密被星状毛及微柔毛；叶柄长 8 ～ 20mm 或略长，上面具槽。花俯垂，花梗长 1 ～ 2.5cm，密被星状微柔毛；花萼钟状，坚纸质，长约 3cm，脉显著隆起、呈折扇状，弯曲，外面密被柔毛，裂片长短不等，大小不等，其中有 1 ～ 2 较大，宽三角形，先端急尖或钝；花冠钟状，浅黄绿色或有时裂片带淡紫色，长约 3.5cm，外面被柔毛，里面仅筒中部以下被柔毛，基部无紫斑，通常仅檐部伸出萼外，裂片半圆形，边缘常具不规则的细齿；雄蕊长为花冠的 1/2 左右；雌蕊较雄蕊略长；花盘黄白色；花后花萼增长，脉隆起、呈折扇状。果实球状或近卵状，果萼为果长的 1 倍，长达 5cm，裂片不明显；果梗长 2 ～ 2.5cm，下弯。花期 5 ～ 7 月，果期 10 ～ 11 月。

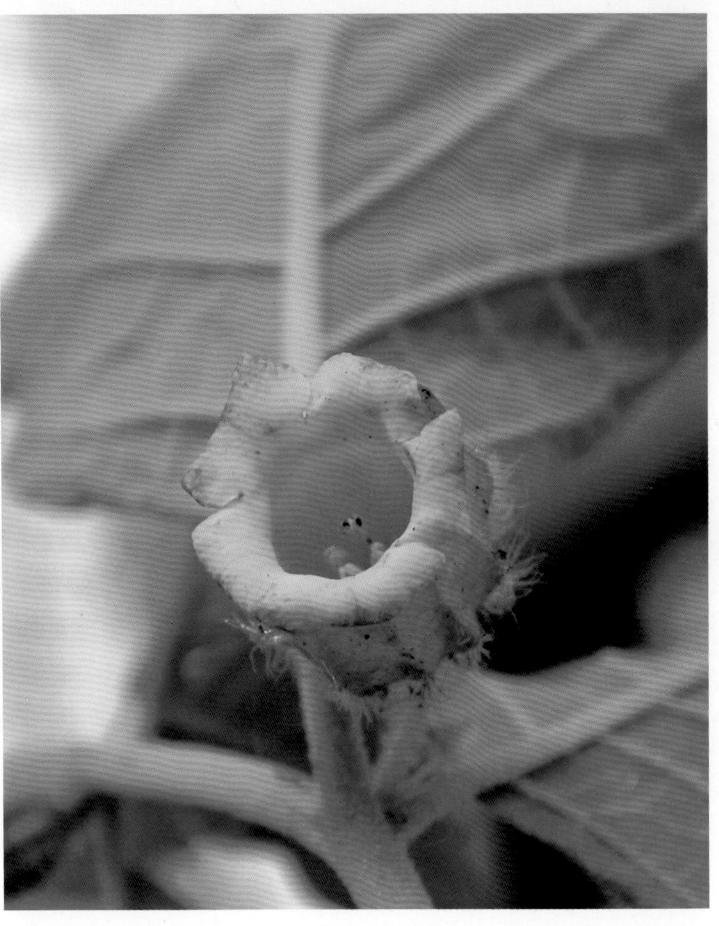

分布

分布于我国云南西北部、西藏东南部（林芝等）。印度、尼泊尔、不丹也有分布。

生境

生长于海拔 3200 ~ 4200m 的草坡、山地溪边、灌丛。

药材名

唐冲、唐冲姆（ཐང་ཕྲོམ།），唐冲那保、唐冲那博、唐冲那布、唐冲纳波（ཐང་ཕྲོམ་ནག་པོ།）。

药用部位

根及根茎、种子。

功能与主治

根及根茎：杀虫，镇惊，解毒；用于虫病，疔疮，皮肤炭疽，癫狂等症。种子：用于牙痛。

用量与用法

0.5 ~ 2g。有毒。心脏病、心动过速、青光眼患者及孕妇禁用。

附　注

“ཐང་ཕྲོམ།”（唐冲）为《四部医典》记载的治虫病之药物。《晶珠本草》以“ཐང་ཕྲོམ།”（唐冲）为总名称，记载其分为白唐冲［“ཐང་ཕྲོམ་དཀར་པོ།”（冲嘎保）］、花唐冲［“ཐང་ཕྲོམ་ཁྲ་བོ།”（唐冲察沃）、“ལང་ཐང་ཙེ།”（莨菪泽）、“ཐང་ཕྲོམ་ལང་ཐང་ཙེ།”（唐冲莨菪孜）］、黑唐冲［“ཐང་ཕྲོམ་ནག་པོ།”（唐冲那保）］3 种。现代文献记载的“唐冲”类的基原均为茄科植物，但不同文献对 3 种“唐冲”的基原有不同记载，通常认为白者（唐冲嘎保）为马尿泡 *Przewalskia tangutica* Maxim.（以根入药），花者（莨菪泽）为天仙子 *Hyoscyamus niger* L.（以种子入药），黑者（唐冲那保）为山莨菪 *Anisodus tanguticus* (Maxim.) Pascher、铃铛子 *A. luridus* Link et Otto、三分三 *A. acutangulus* C. Y. Wu et C. Chen（以根入药）。《四川藏标》以“山莨菪 /ཐང་ཕྲོམ་ནག་པོ།/ 唐冲纳波”之名收载了山莨菪 *A. tanguticus* (Maxim.) Pascher 和铃铛子 *A. luridus* Link et Otto，规定其以根入药；《部标藏药》等以“马尿泡 /ཐང་ཕྲོམ་དཀར་པོ།/ 唐冲嘎保（唐春嘎保）”之名收载了马尿泡 *P. tangutica* Maxim.。（参见“马尿泡”“天仙子”条）

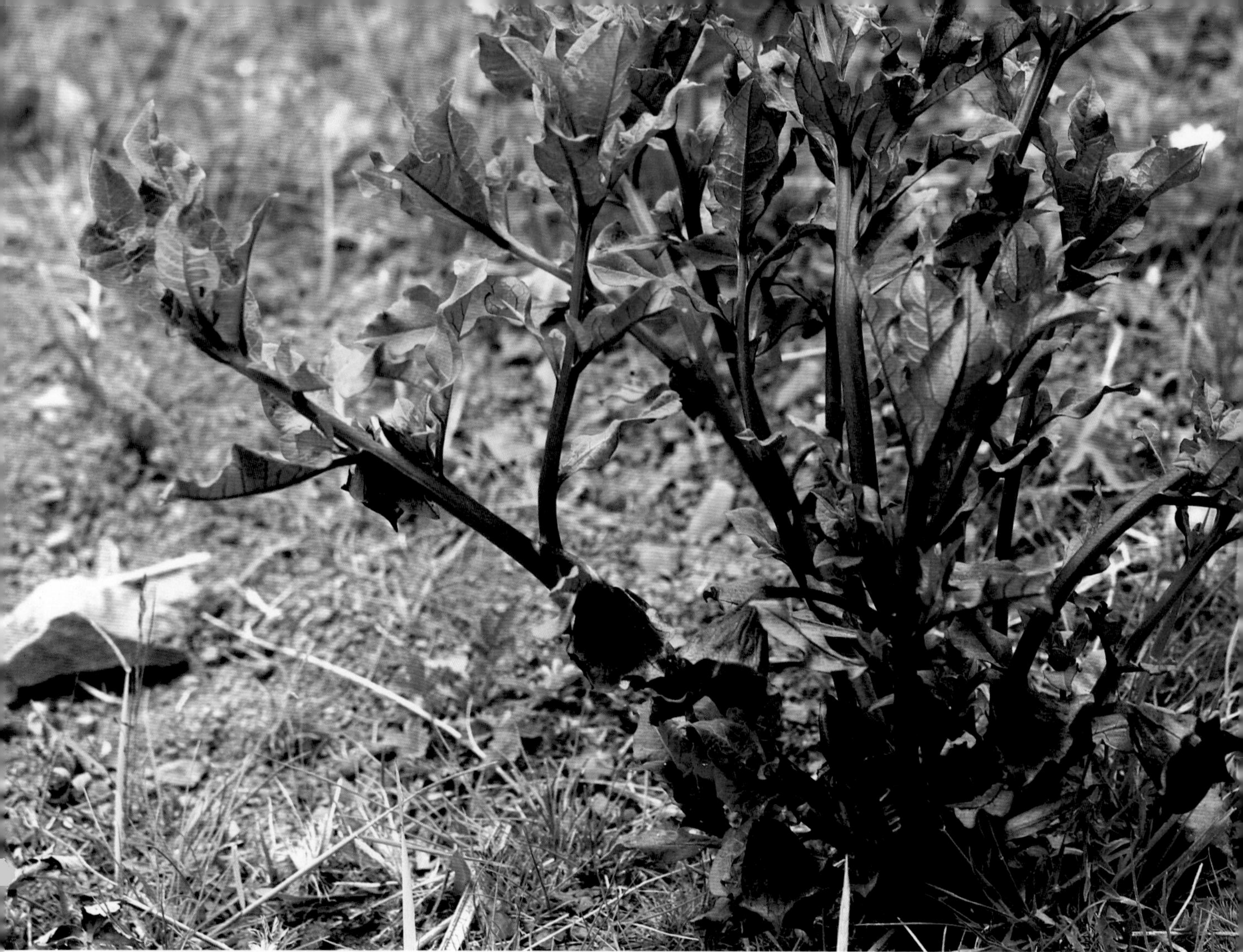

山莨菪

Anisodus tanguticus (Maxim.) Pascher

茄科（Solanaceae）　山莨菪属（*Anisodus*）

形态

多年生宿根草本，高 40 ~ 80cm，有时达 1m。茎无毛或被微柔毛；根粗大，近肉质。叶片纸质或近坚纸质，矩圆形至狭矩圆状卵形，长 8 ~ 11cm，宽 2.5 ~ 4.5cm，稀长 14cm，宽 4cm，先端急尖或渐尖，基部楔形或下延，全缘或具 1 ~ 3 对粗齿，具啮蚀状细齿，两面无毛；叶柄长 1 ~ 3.5cm，两侧略具翅。花俯垂或有时直立，花梗长 2 ~ 4cm，有时生于茎上部者长约 1.5cm，生于茎下部者长达 8cm，常被微柔毛或无毛；花萼钟状或漏斗状钟形，坚纸质，长 2.5 ~ 4cm，外面被微柔毛或几无毛，脉劲直，裂片宽三角形，先端急尖或钝，其中有 1 ~ 2 较大且略长；花冠钟状或漏斗状钟形，紫色或暗紫色，长 2.5 ~ 3.5cm，内藏或仅檐部露出萼外，花冠筒里面被柔毛，裂片半圆形；雄蕊长为花冠长的 1/2 左右；雌蕊较雄蕊略长；花盘浅黄色。果实球状或近卵状，直径约 2cm，果萼长约 6cm，肋和网脉明显隆起；果梗长达 8cm，挺直。花期 5 ~ 6 月，果期 7 ~ 8 月。

分布

分布于我国青海（玉树）、甘肃、四川（壤塘）、西藏东部、云南西北部。

生境

生长于海拔 2800 ~ 4200m 的山坡、草坡向阳处。

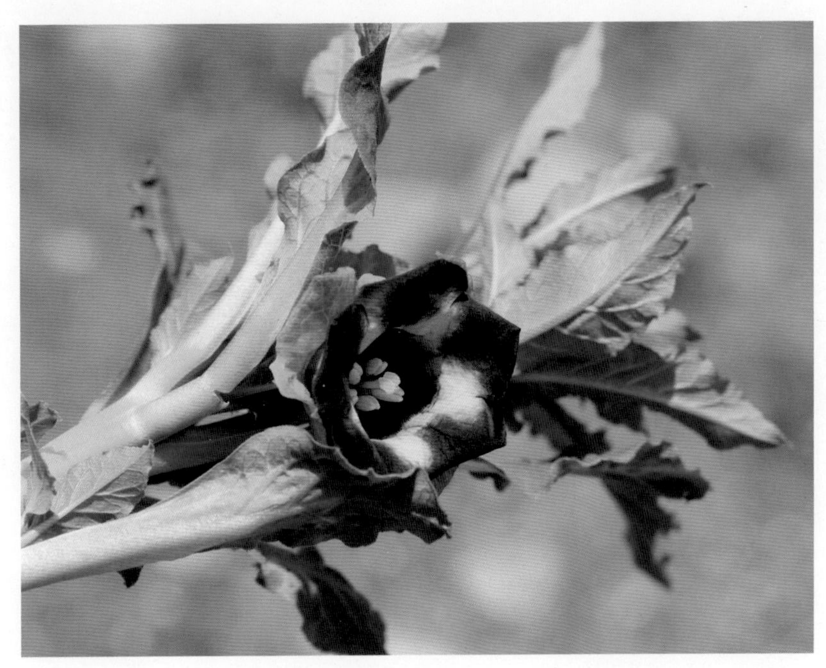

药材名

唐冲、唐冲姆（ཐང་ཕྲོམ།），唐冲那保、唐冲那博、唐冲那布、唐冲纳波、唐冲母那保（ཐང་ཕྲོམ་ནག་པོ།）。

药用部位

根及根茎、种子。

功能与主治

根及根茎：杀虫，镇惊，解毒；用于虫病，疔疮，皮肤炭疽，癫狂等症。种子：用于牙痛。

用量与用法

0.5 ~ 2g。有毒。心脏病、心动过速、青光眼患者及孕妇禁用。

附 注

《四部医典》记载“ཐང་ཕྲོམ།”（唐冲）为治虫病之药物；《四部医典系列挂图全集》第二十八图中有 4 幅“唐冲”类的附图。《晶珠本草》言“唐冲”分为白唐冲 [“ཐང་ཕྲོམ་དཀར་པོ།”（唐冲嘎保）]、花唐冲 [“ལང་ཐང་ཙེ།”（莨菪泽）、“ཐང་ཕྲོམ་ལང་ཐང་ཙེ།”（唐冲莨菪孜）]、黑唐冲 [“ཐང་ཕྲོམ་ནག་པོ།”（唐冲那保）]3 种。现代文献记载的“唐冲”类的基原均为茄科植物，但对 3 种“唐冲”的基原有不同记载，涉及山莨菪属（*Anisodus*）的多种植物（以根及根茎入药）和天仙子 *Hyoscyamus niger* L.（以种子入药）。文献记载的黑唐冲（唐冲那保）的基原有山莨菪 *A. tanguticus* (Maxim.) Pascher、铃铛子 *A. luridus* Link et Otto、三分三 *A. acutangulus* C. Y. Wu et C. Chen，该 3 种的形态也与《四部医典系列挂图全集》所附“ཐང་ཕྲོམ་ནག་པོ།”（唐冲那保）附图（66 号图，汉译本译注名为“唐古特山莨菪”）较为相符。《四川藏标》以“山莨菪 /ཐང་ཕྲོམ་ནག་པོ།/ 唐冲纳波”之名收载了山莨菪 *A. tanguticus* (Maxim.) Pascher 和铃铛子 *A. luridus* Link et Otto。另外，《四部医典》还记载有止痛及杀虫之药物“དྷ་དུ་ར།”（达杜若）。《蓝琉璃》在“ཐང་ཕྲོམ།”（唐冲：莨菪类）条中言其并用名为“དྷ་དུ་ར།”（达杜若）。现代文献记载的“达杜若”的基原为茄科植物曼陀罗 *Datura stramonium* L. 和毛曼陀罗 *D. innoxia* Mill.，以种子、花、叶入药。（参见“马尿泡”“铃铛子”“天仙子”“西藏泡囊草”“曼陀罗”条）

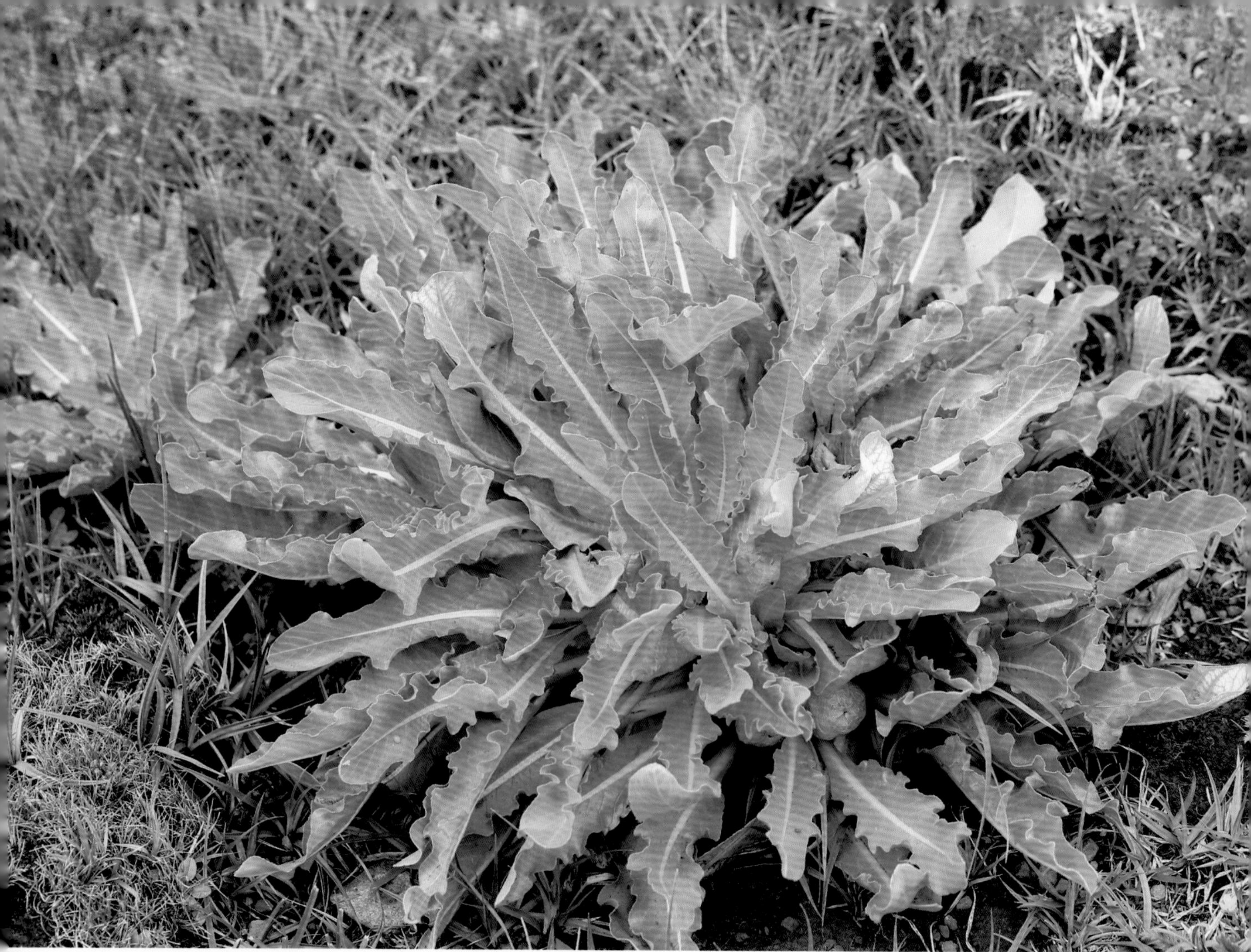

马尿泡

Przewalskia tangutica Maxim.

茄科（Solanaceae） 马尿泡属（*Przewalskia*）

形态

全体生腺毛；根粗壮，肉质；根茎短缩，有多数休眠芽。茎高 4 ~ 30cm，常至少部分埋于地下。叶生于茎下部者鳞片状，常埋于地下，生于茎先端者密集生，铲形、长椭圆状卵形至长椭圆状倒卵形，通常连叶柄长 10 ~ 15cm，宽 3 ~ 4cm，先端圆钝，基部渐狭，全缘或微波状，有短缘毛，上下两面幼时有腺毛，后逐渐脱落而近秃净。总花梗腋生，长 2 ~ 3mm，有 1 ~ 3 花；花梗长约 5mm，被短腺毛；花萼筒状钟形，长约 14mm，直径约 5mm，外面密生短腺毛，萼齿圆钝，生腺质缘毛；花冠檐部黄色，筒部紫色，筒状漏斗形，长约 25mm，外面生短腺毛，檐部 5 浅裂，裂片卵形，长约 4mm；雄蕊插生于花冠喉部，花丝极短；花柱显著伸出花冠，柱头膨大，紫色。蒴果球状，直径 1 ~ 2cm，果萼椭圆状或卵状，长可达 8 ~ 13cm，近革质，网纹凸起，先端平截，不闭合；种子黑褐色，长 3mm，宽约 2.5mm。花期 6 ~ 7 月。

分布

我国特有种。分布于我国青海（治多、曲麻莱、达日等）、甘肃、西藏（丁青、类乌齐等）、四川（石渠、道孚等）。

生境

生长于海拔 3200 ~ 5000m 的高山砂砾地、干旱草原等。

药材名

唐冲嘎保、唐春嘎保、唐冲嘎博、汤冲嘎保、唐葱嘎博、唐川尕保（ཐང་ཕྲོམ་དཀར་པོ།）。

药用部位

根、种子。

功能与主治

根：镇静止痛，解毒，杀虫，消肿；用于炭疽病，热性传染病，白喉，痉挛性腹痛，肠道疼痛；外用于痈肿疔毒，皮肤病。种子：杀虫，止痛；用于虫病引起的胃病；外用于虫牙痛，风火牙痛。

用量与用法

1 ~ 2g。内服煎汤，或入丸、散剂。有毒，不单用。

附注

《四部医典》记载有治虫病之药物“ཐང་ཕྲོམ།”（唐冲）；《蓝琉璃》分别记载有白、黑 2 种“唐冲”、“ལང་ཐང་ཙེ།”（莨菪泽）及其副品，共计 4 种；《四部医典系列挂图全集》第二十八图中有上述 4 种的附图（65 ~ 68 号图）。《晶珠本草》（汉译重译本）记载“ཐང་ཕྲོམ།”（唐冲）为总名称，言其分为白唐冲 [“ཐང་ཕྲོམ་དཀར་པོ།”（唐冲嘎保）]、花唐冲 [“ཐང་ཕྲོམ་ཁྲ་བོ།”（唐冲察沃），或“ལང་ཐང་ཙེ།”（莨菪泽）、“ཐང་ཕྲོམ་ལང་ཐང་ཙེ།”（唐冲莨菪孜）]、黑唐冲 [“ཐང་ཕྲོམ་ནག་པོ།”（唐冲那保）]3 种，其中“唐冲嘎保”又有“高山生” [“གངས་ཀྱི་ཐང་ཕྲོམ།”（岗吉唐冲）] 和“草坡生” [“ཐང་ཕྲོམ་གཡུང་བ།”（唐冲永哇）]2 种。现代文献记载的“唐冲”类的基原均为茄科植物，包括马尿泡属（*Przewalskia*）、山莨菪属（*Anisodus*）、天仙子属（*Hyoscyamus*）和茄参属（*Mandragora*）的多种植物，但不同文献对 3 种“唐冲”的基原有不同记载，多数认为白者（唐冲嘎保）为马尿泡 *Przewalskia tangutica* Maxim.，其形态也与《四部医典系列挂图全集》所附“矮莨菪” [“ཐང་ཕྲོམ་དཀར་པོ།”（唐冲嘎保）] 的“叶均似基生，根粗壮，花萼筒状钟形”的形态相符；黑者（唐冲那保）为山莨菪 *Anisodus tanguticus* (Maxim.) Pascher，花者（莨菪泽）为天仙子 *Hyoscyamus niger* L.（以种子入药），《部标藏药》《青海藏标》等收载的“唐冲嘎保”的基原为马尿泡 *P. tangutica* Maxim.。据文献记载，在不产该种的地区，藏医也使用茄科植物茄参 *Mandragora caulescens* C. B. Clarke（矮莨菪）、青海茄参 *M. chinghaiensis* Kuang et A. M. Lu 作“唐冲嘎保”的代用品。也有文献认为，茄参 *M. caulescens* C. B. Clarke 及其同属植物即为《晶珠本草》首次记载的“草坡生”的“ཐང་ཕྲོམ་དཀར་པོ་གཡུང་བ།”（唐冲嘎保永哇）或“ཐང་ཕྲོམ་གཡུང་བ།”（唐冲永哇）的基原。（参见“天仙子”“茄参”条）

天仙子

Hyoscyamus niger L.

茄科（Solanaceae） 天仙子属（*Hyoscyamus*）

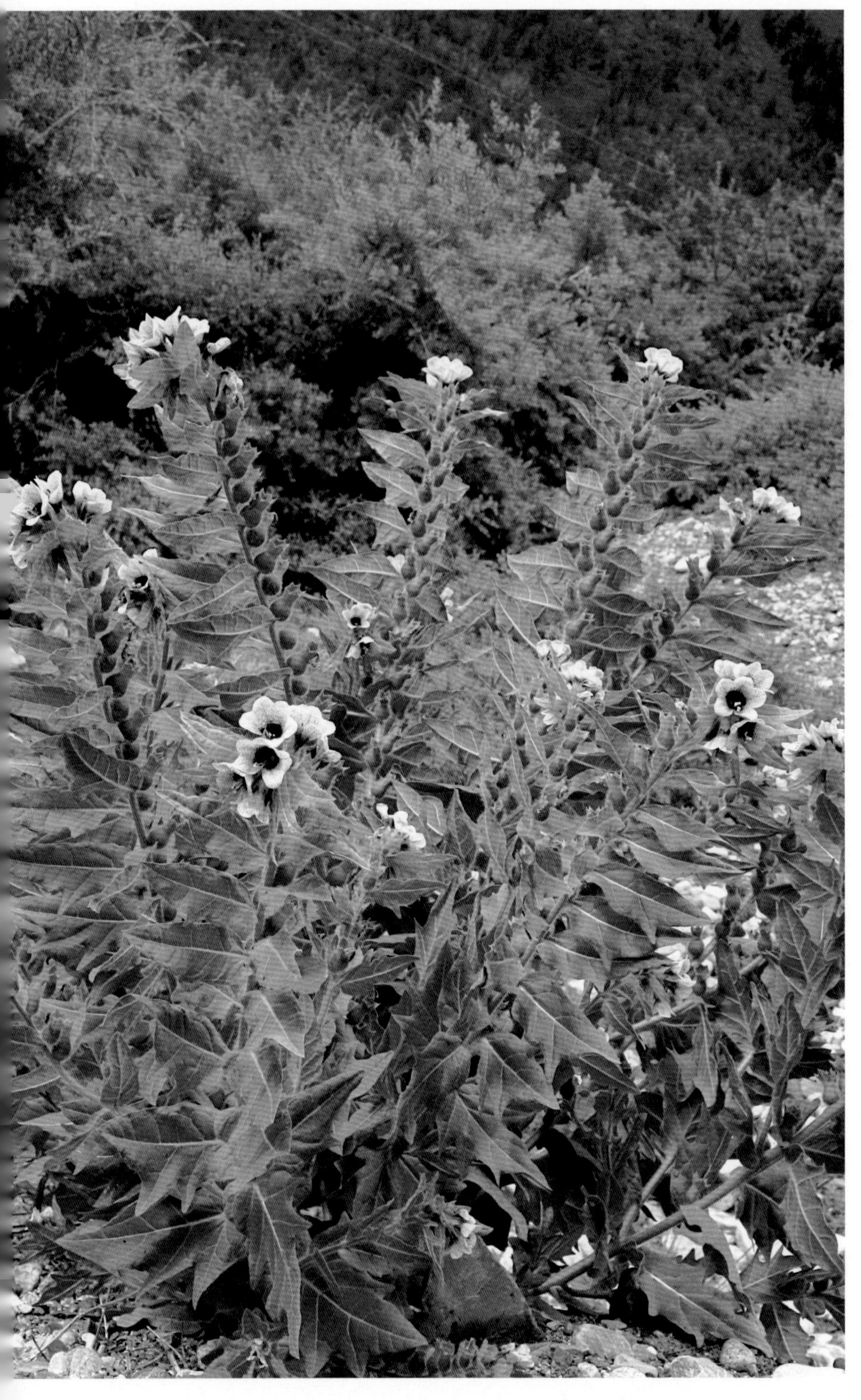

形态

二年生草本，高达1m。全体被黏性腺毛。根较粗壮，肉质而后变纤维质，直径2～3cm。一年生的茎极短，自根茎发出莲座状叶丛，卵状披针形或长矩圆形，长可达30cm，宽达10cm，先端锐尖，边缘有粗牙齿或羽状浅裂，主脉扁宽，侧脉5～6直达裂片先端，有宽而扁平的翼状叶柄，基部半抱根茎；第二年春茎伸长而分枝，下部渐木质化，茎生叶卵形或三角状卵形，先端钝或渐尖，无叶柄而基部半抱茎或宽楔形，边缘羽状浅裂或深裂，向茎先端的叶成浅波状，裂片多为三角形，先端钝或锐尖，两面除生黏性腺毛外，沿叶脉并生有柔毛，长4～10cm，宽2～6cm。花在茎中部以下单生于叶腋，在茎上端则单生于苞状叶腋内而聚集成蝎尾式总状花序，通常偏向一侧，近无梗或仅有极短的花梗；花萼筒状钟形，生细腺毛和长柔毛，长1～1.5cm，5浅裂，裂片大小稍不等，花后增大成坛状，基部圆形，长 2 ~ 2.5cm，直径 1 ~ 1.5cm，有 10 纵肋，裂片开张，先端针刺状；花冠钟状，长约为花萼的 1 倍，黄色而脉纹紫堇色；雄蕊稍伸出花冠；子房直径约 3mm。蒴果包藏于宿存萼内，长卵圆状，长约 1.5cm，直径约 1.2cm；种子近圆盘形，直径约 1mm，淡黄棕色。夏季开花、结果。

分布

分布于我国华北、西北及西南。蒙古、印度及欧洲也有分布。

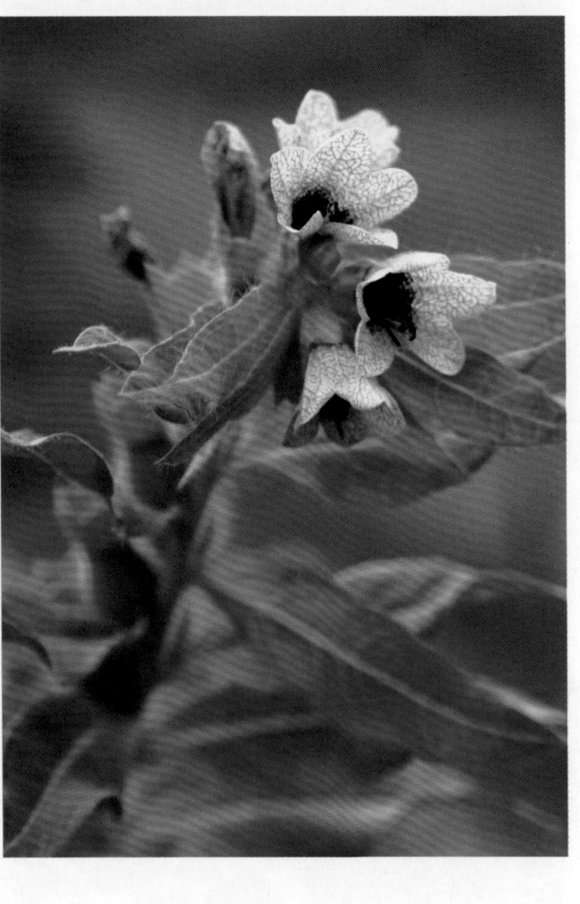

生境

生长于山坡、路旁、宅旁河岸沙地。

药材名

唐冲莨菪泽、唐冲莨菪孜（ཐང་ཕྲོམ་ལང་ཐང་ཙེ།），莨菪则、莨菪孜、莨菪泽、莨菪子（ལང་ཐང་ཙེ།）。

药用部位

种子。

功能与主治

解痉止痛，消炎，驱虫。用于牙虫和脏腑、头部等寄生虫引起的绞痛，支气管炎，外伤及创伤引起的肿块，鼻疖，梅毒等。

用量与用法

0.6 ~ 1.2g。有毒。

附注

《蓝琉璃》中记载了“ཐང་ཕྲོམ།”（唐冲），言其分黑、白 2 种；另记载了“ལང་ཐང་ཙེ།”（莨菪泽）及其副品“ལང་ཐང་ཙེ་དམན་པ།”（莨菪泽曼巴），言其为治虫病之药物；《四部医典系列挂图全集》有上述 4 种“唐冲”类的附图。《晶珠本草》言“唐冲”为总名称，分为白唐冲 [“ཐང་ཕྲོམ་དཀར་པོ།”（唐冲嘎保）]、花唐冲 [“ལང་ཐང་ཙེ།”（莨菪泽）、“ཐང་ཕྲོམ་ལང་ཐང་ཙེ།”（唐冲莨菪孜）]、黑唐冲 [“ཐང་ཕྲོམ་ནག་པོ།”（唐冲那保）]3 种，但未言及“莨菪泽”的副品。现代文献记载的“唐冲”的基原均为茄科植物，但各文献对其基原有不同观点。《四部医典系列挂图全集》中的“黑莨菪子（天仙子）”附图所示植物确似天仙子 *H. niger* L.，但现代一般以山莨菪 *Anisodus tanguticus* (Maxim.) Pascher 作“唐冲那保”使用，以根入药，以天仙子 *H. niger* L. 作“花莨菪”（唐冲莨菪泽）使用，以种子入药。《藏标》以“天仙子 / ལང་ཐང་ཙེ། / 莨菪子”之名收载了天仙子 *H. niger* L.。关于“莨菪泽曼巴”的基原，有观点认为系茄科植物西藏泡囊草 *Physochlaina praealta* (Decne.) Miers。（参见“山莨菪”“西藏泡囊草”条）

西藏泡囊草

Physochlaina praealta (Decne.) Miers

茄科（Solanaceae） 泡囊草属（*Physochlaina*）

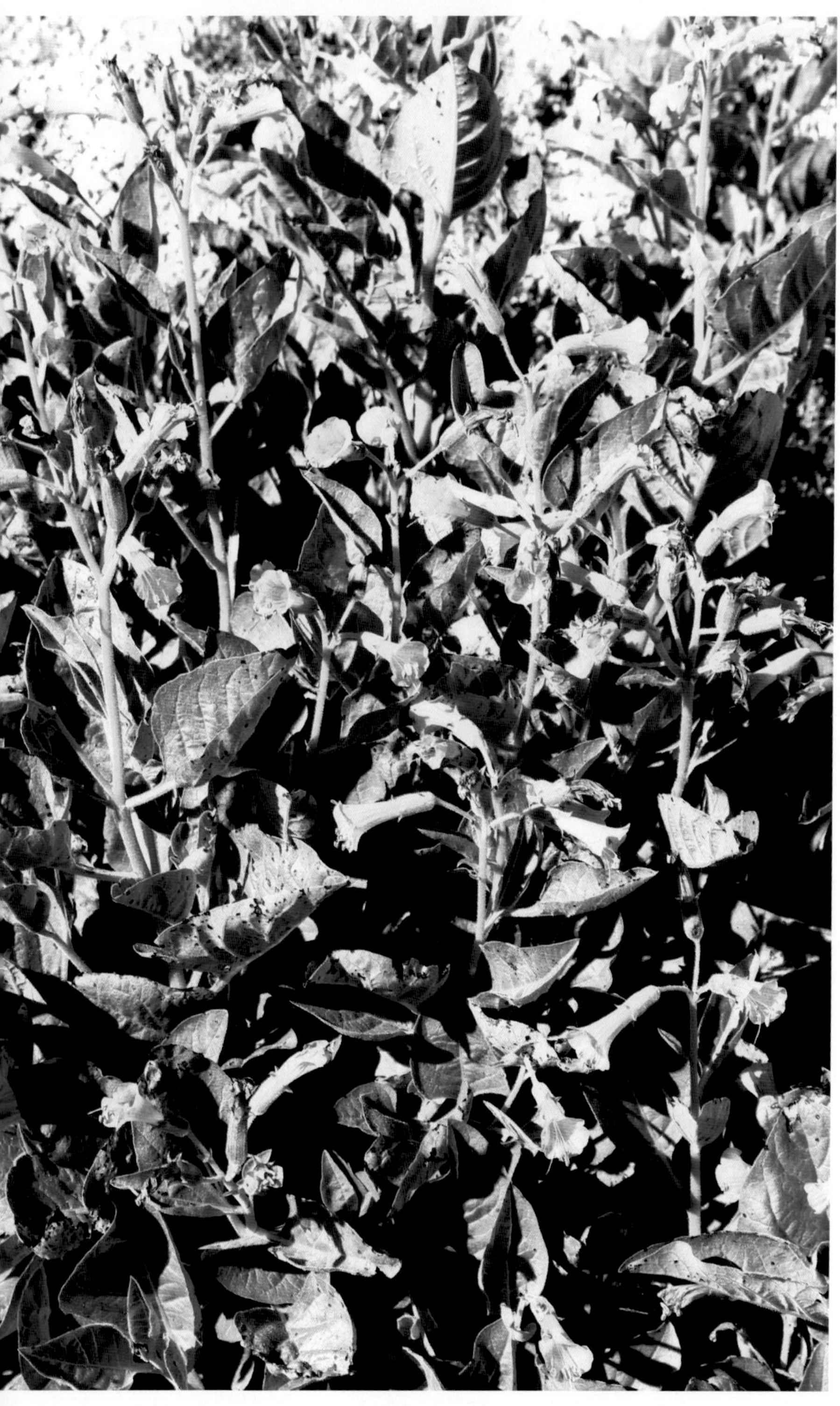

形态

植株高 30 ~ 50cm。根粗壮，圆柱形。茎分枝，生腺质短柔毛。叶卵形或卵状椭圆形，长 4 ~ 7cm，宽 3 ~ 4cm，先端钝，基部楔形，全缘而微波状，叶脉有腺质短柔毛，侧脉 5 ~ 6 对；叶柄长 1 ~ 1.5cm，叶片基部下延成狭翼状。聚伞花序组成圆锥状，花疏散着生；苞片叶状，卵形，长 5 ~ 15mm；花梗长 1 ~ 1.5cm，果时稍增粗而伸长达 1.5 ~ 3cm，密生腺质短柔毛；花萼短钟状，长及直径均约 6mm，密生腺质短柔毛，裂片三角形，长约 2mm，果时增大成筒状钟形，长 2.5 ~ 3.5cm，下部贴伏于蒴果而稍膨胀，蒴果之上筒状，萼齿直立或稍张开，近等长，长约 3.5mm；花冠钟状，长约 2cm，黄色而脉纹紫色，裂片宽而短，先端弧圆；雄蕊伸出花冠，花药长约 2mm；花柱伸出花冠。蒴果矩圆形，长约 1.2cm。花果期 6 ~ 8 月。

分布

分布于我国西藏西部和中部

（仲巴等）。克什米尔地区北部也有分布。

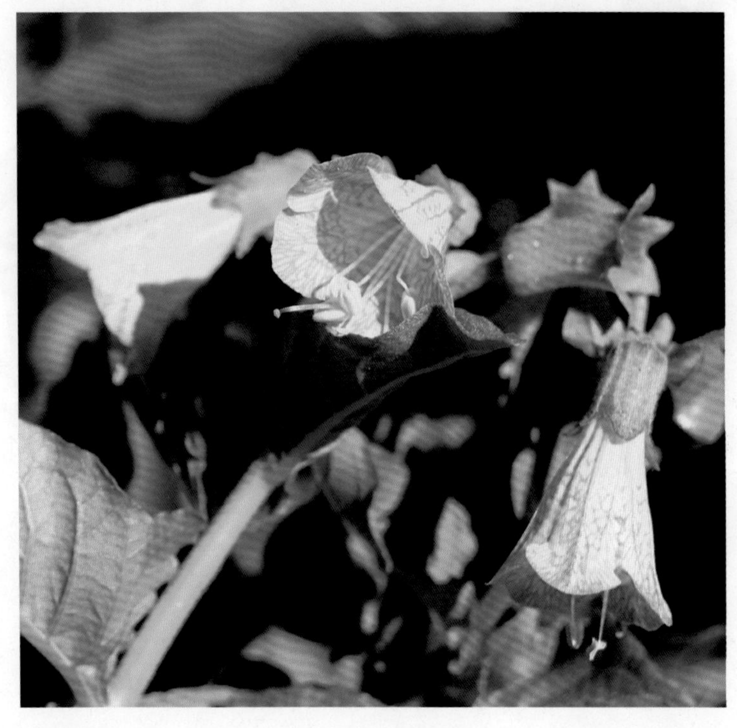

| 生境 |

生长于海拔 4200 ~ 4300m 的山坡、阶地。

| 药材名 |

莨菪泽曼巴（ལང་ཐང་ཙེ་དམན་པ།），唐冲那保、唐冲母那保（ཐང་ཕྲོམ་ནག་པོ།）。

| 药用部位 |

种子、根。

| 功能与主治 |

种子：杀虫，解痉，镇静，敛黄水；用于狂躁，胃病，黄水病，虫病，鼻疳。根：镇静，解痉。

| 用量与用法 |

有毒；心脏病、心动过速、青光眼患者及孕妇禁用。

附注

《四部医典》记载有“ཐང་ཕྲོམ།”（唐冲）和“ལང་ཐང་ཙེ།”（莨菪泽），言其二者为治虫病之药物；《蓝琉璃》分条记载了“唐冲”和“莨菪泽”，言“唐冲”分为白唐冲 [“ཐང་ཕྲོམ་དཀར་པོ།”（唐冲嘎保）]、黑唐冲 [“ཐང་ཕྲོམ་ནག་པོ།”（唐冲那保）]2 种，并增加记载了“莨菪泽”的副品“ལང་ཐང་ཙེ་དམན་པ།”（莨菪泽曼巴）；《四部医典系列挂图全集》第二十八图中有上述 4 种药物的附图（65 ~ 68 号图），其汉译本分别译注名为“矮莨菪”（ཐང་ཕྲོམ་དཀར་པོ།）、“唐古特山莨菪”（ཐང་ཕྲོམ་ནག་པོ།）、“黑莨菪子”（天仙子：ལང་ཐང་ཙེ།）、“次莨菪子”（ལང་ཐང་ཙེ་དམན་པ།）。《晶珠本草》中记载了上述白、黑 2 种“唐冲”，并将“莨菪泽”作为“花唐冲”，但未记载其副品。现代文献记载的“唐冲”和“莨菪泽”的基原均为茄科植物，多以天仙子 *Hyoscyamus niger* L. 作“莨菪泽”（花唐冲）使用，其形态也与《四部医典系列挂图全集》“黑莨菪子”（天仙子）的附图相符；《藏标》以“天仙子 /ལང་ཐང་ཙེ།/ 莨菪子”之名也收载了该种。《中国藏药植物资源考订》认为，《蓝琉璃》记载的“莨菪泽”的副品应为西藏泡囊草 *P. praealta* (Decne.) Miers 或坛萼泡囊草 *P. urceolata* Kuang et A. M. Lu，两者的形态也与《四部医典系列挂图全集》中“次莨菪子”（ལང་ཐང་ཙེ་དམན་པ།）的附图相符。也有文献报道西藏泡囊草 *P. praealta* (Decne.) Miers 为“唐冲那保”的代用品。（参见“天仙子”“山莨菪”“马尿泡”条）

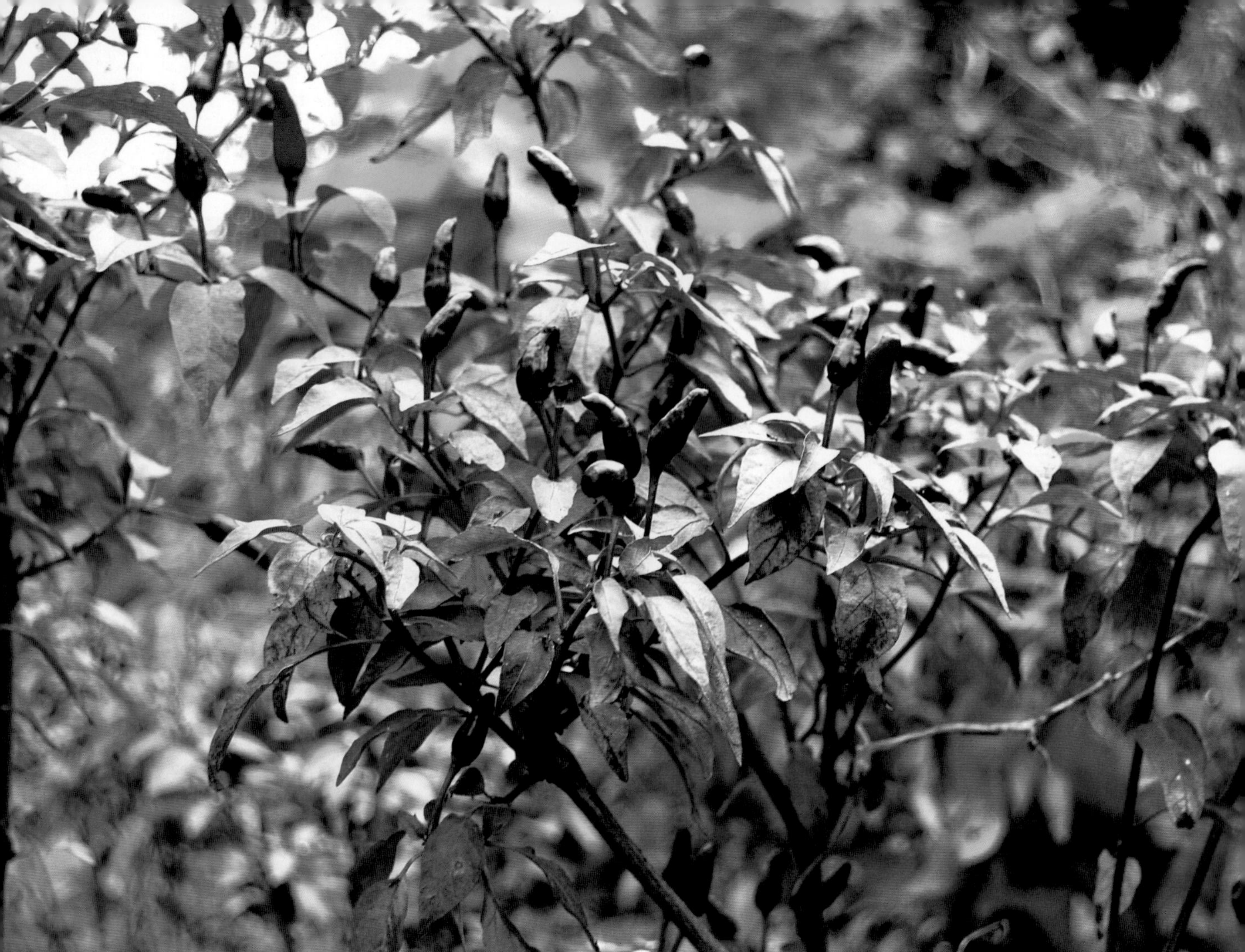

小米辣

Capsicum frutescens L.

茄科（Solanaceae） 辣椒属（*Capsicum*）

形态

灌木或亚灌木。分枝稍呈“之”字形曲折。叶柄短缩，叶片卵形，长 3 ~ 7cm，中部以下较宽，先端渐尖，基部楔形，中脉在背面隆起，侧脉每边约 4。花在每个开花节上通常双生，有时 3 至数朵。花萼边缘近截形；花冠绿白色。果梗及果直立生，向先端渐增粗；果实纺锤状，长 7 ~ 14cm，绿色变红色，味极辣。

分布

分布于我国云南南部。印度及南美洲、欧洲也有栽培。

生境

生长于山腰路旁。由于味极辣，通常被作调味品，广泛栽培。

药材名

子扎嘎、孜扎嘎（ཙི་ཏ་ཀ།），摘普子扎嘎（འབྲས་བུ་ཙི་ཏ་ཀ།）。

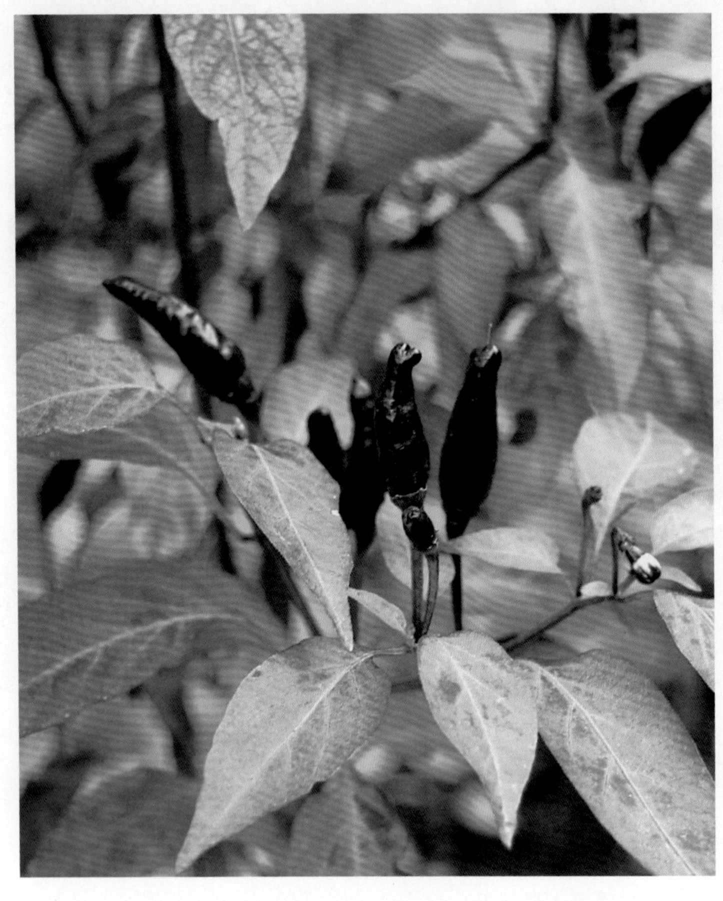

药用部位

果实。

功能与主治

温胃，杀虫。用于胃寒，痔疮，虫病，麻风病。

用量与用法

3 ~ 4g。内服研末，或入丸、散剂。外用适量，涂搽患处。

附 注

《四部医典》中记载有“ཙི་ཏྲ་ཀ”（子扎嘎），言其为温胃、利尿、杀虫之药物。《晶珠本草》将其归为“树木类药物”的“树枝类药物”中，言其按产地和生境分为4种。现代文献记载现藏医普遍使用的“子扎嘎”的基原为小米辣 *C. frutescens* L.，《部标藏药》等也以“小米辣 /ཙི་ཏྲ་ཀ/ 子扎嘎”之名收载了该种。也有文献认为《晶珠本草》记载的4种“子扎嘎”中，“产于印度的像木通，为宽筋藤[注：防己科植物中华青牛胆 *Tinospora sinensis* (Lour.) Merr.]，而皮微黑，味辛辣刺舌”者，可能系胡椒科植物荜拔 *Piper longum* Linn.（现西藏藏医也用该种，以其茎或根入药）；“产于温暖川地，果实红黄色，内有扁而小的种子，嗅时气味辣”者可能为普通的辣椒 *C. annuum* L.，作为“子扎嘎”的类同品，《藏药晶镜本草》以“སེ་ཙིན།（སྒྲར་པན/ 塞巴）”之名记载了该种；“产于印度、尼泊尔川地者，为灌木，状如荨麻，味很辣”的可能系小米辣 *C. frutescens* L.；而另一类“藏产的，生于温暖之地，叶扁而裂，果荚红黄，内有种子，味辛辣”者的基原不明。

全世界有辣椒属（*Capsicum*）植物约20种，我国野生的仅有小米辣 *C. frutescens* L.1种（灌木或亚灌木），辣椒 *C. annuum* L. 系引种栽培品。据《晶珠本草》将其归类于“树枝类药物”中来看，“子扎嘎”的基原应为小米辣 *C. frutescens* L.。但由于被作为辛辣调味料广泛栽培的为辣椒 *C. annuum* L.，且其栽培品种较多，故也存在以其果实小而辣味强的品种药用的可能。

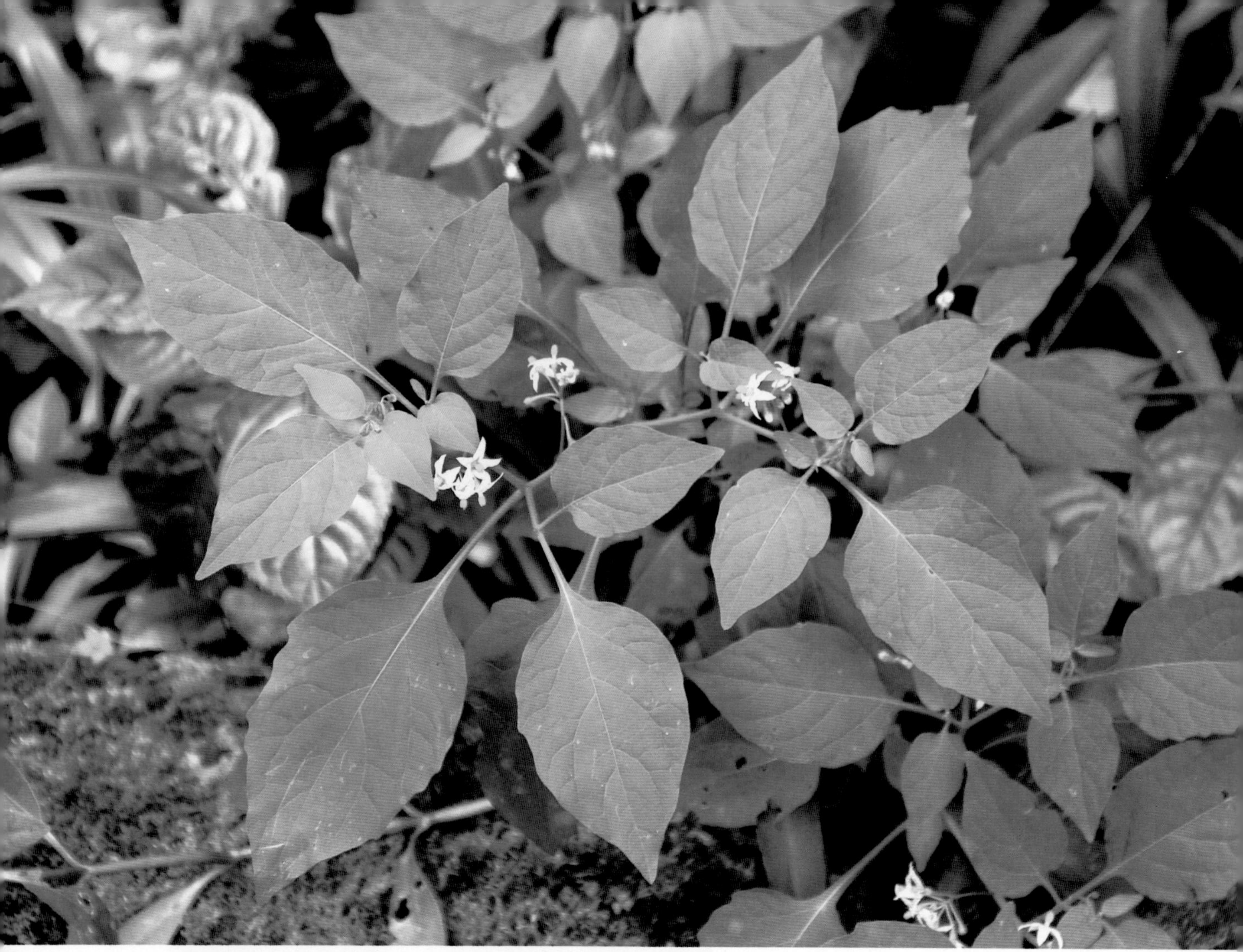

龙葵

Solanum nigrum L.

茄科（Solanaceae） 茄属（*Solanum*）

形态

一年生直立草本，高 0.25 ~ 1m，茎无棱或棱不明显，绿色或紫色，近无毛或被微柔毛。叶卵形，长 2.5 ~ 10cm，宽 1.5 ~ 5.5cm，先端短尖，基部楔形至阔楔形而下延至叶柄，全缘或每边具不规则的波状粗齿，光滑或两面均被稀疏短柔毛，叶脉每边 5 ~ 6，叶柄长 1 ~ 2cm。蝎尾状花序腋外生，由 3 ~ 6（ ~ 10）花组成，总花梗长 1 ~ 2.5cm，花梗长约 5mm，近无毛或具短柔毛；花萼小，浅杯状，直径 1.5 ~ 2mm，齿卵圆形，先端圆，基部两齿间连接处成角度；花冠白色，筒部隐于萼内，长不及 1mm，冠檐长约 2.5mm，5 深裂，裂片卵圆形，长约 2mm；花丝短，花药黄色，长约 1.2mm，约为花丝长度的 4 倍，顶孔向内；子房卵形，直径约 0.5mm，花柱长约 1.5mm，中部以下被白色绒毛，柱头小，头状。浆果球形，直径约 8mm，熟时黑色；种子多数，近卵形，直径 1.5 ~ 2mm，两侧压扁。

分布

我国各地多有分布。广泛分布于欧洲、亚洲、美洲的温带至热带地区。

生境

生长于田边、荒地、村庄附近。

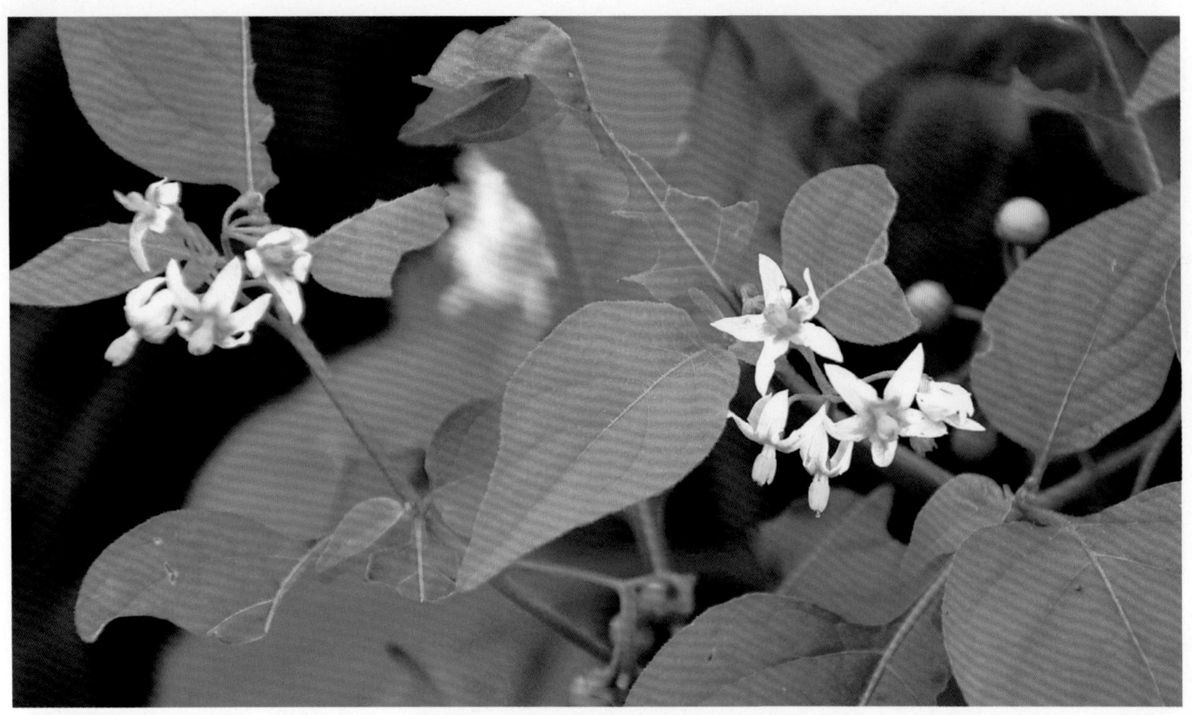

药材名

乌鲁（ཨུ་ལུ།），乌鲁祖玛（ཨུ་ལུ་རྫུས་མ།）。

药用部位

全草或果实、根、地上部分。

功能与主治

全草：用于痈肿疔疮，牙痛，咽喉肿痛，肿瘤，小便不利。果实：用于咳嗽，喉痛，失音。根：用于驱蛔虫。地上部分：用于胆囊炎，肿瘤痞块，风湿痹痛，痈肿疮疖。

用量与用法

8 ~ 15g，鲜品 15 ~ 30g。

附 注

藏医药用龙葵 *S. nigrum* L. 见于现代文献记载，《迪庆藏药》记载其为云南维西藏族民间用药；《藏汉大辞典》记载其为"ཨུ་ལུ།"（乌鲁），该名称未见藏医药古籍记载。据文献记载，同属植物白英 *S. lyratum* Thunb.、少花龙葵 *S. photeinocarpum* Nakamura et Odashima 也与龙葵 *S. nigrum* L. 同样作药用。（参见"白英""少花龙葵"条）

少花龙葵

Solanum photeinocarpum Nakamura et Odashima

茄科（Solanaceae） 茄属（*Solanum*）

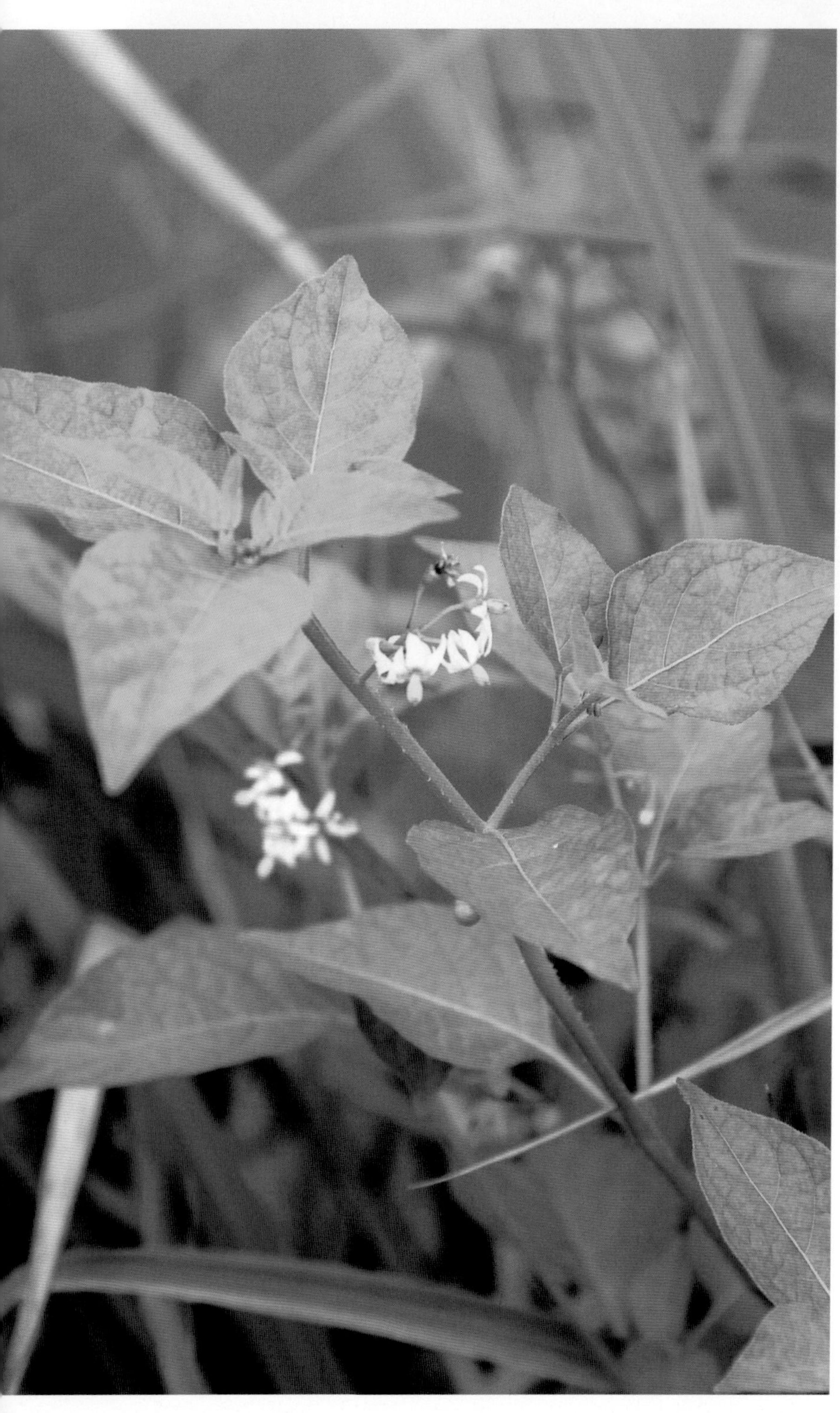

形态

纤弱草本，茎无毛或近无毛，高约 1m。叶薄，卵形至卵状长圆形，长 4 ~ 8cm，宽 2 ~ 4cm，先端渐尖，基部楔形下延至叶柄而成翅，叶缘近全缘，波状或有不规则的粗齿，两面均具疏柔毛，有时下面近无毛；叶柄纤细，长 1 ~ 2cm，具疏柔毛。花序近伞形，腋外生，纤细，具微柔毛，着生花 1 ~ 6，总花梗长 1 ~ 2cm，花梗长 5 ~ 8mm，花小，直径约 7mm；花萼绿色，直径约 2mm，5 裂达中部，裂片卵形，先端钝，长约 1mm，具缘毛；花冠白色，筒部隐于萼内，长不及 1mm，冠檐长约 3.5mm，5 裂，裂片卵状披针形，长约 2.5mm；花丝极短，花药黄色，长圆形，长 1.5mm，为花丝长度的 3 ~ 4 倍，顶孔向内；子房近圆形，直径不及 1mm，花柱纤细，长约 2mm，中部以下具白色绒毛，柱头小，头状。浆果球状，直径 5mm，幼时绿色，成熟后黑色；种子近卵形，两侧压扁，直径 1 ~ 1.5mm。几全年均开花、结果。

分布

分布于我国云南南部、江西、湖南、广西、广东、台湾。马来群岛也有分布。

生境

生长于溪边、密林阴湿处、林边荒地。

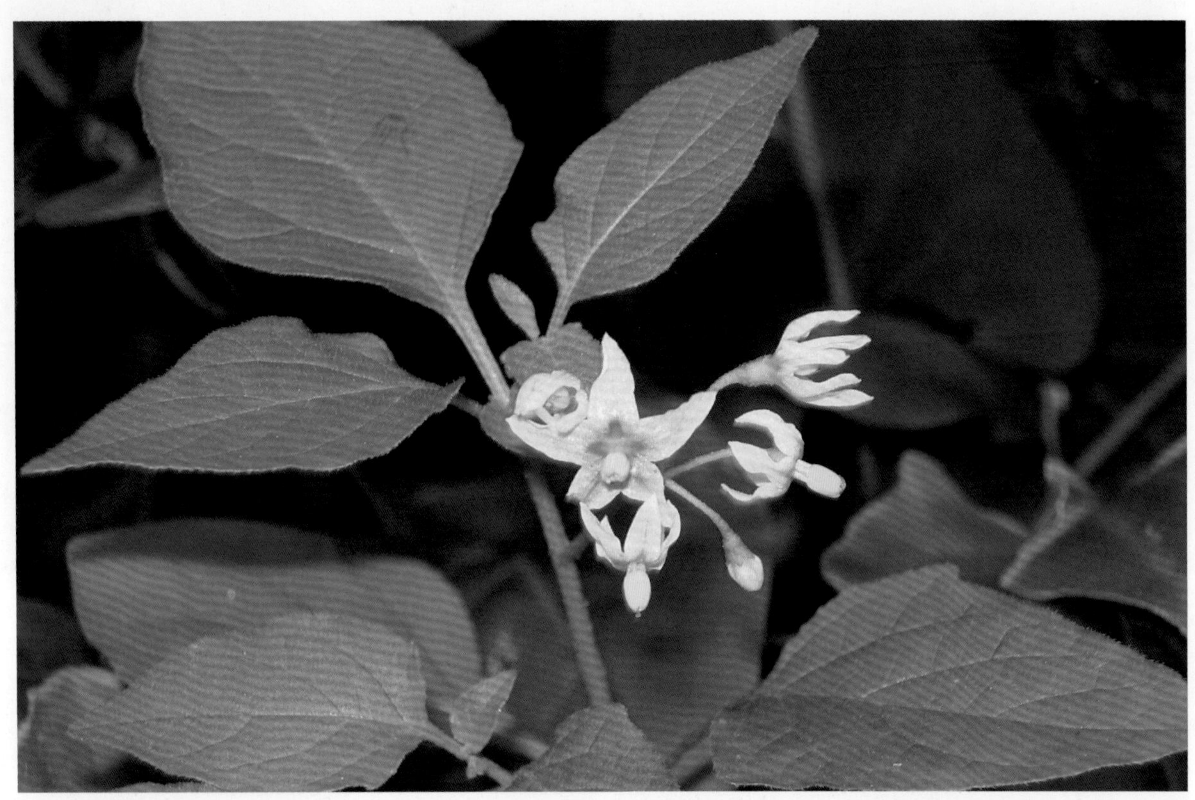

药材名

乌鲁祖玛（ཨུ་ལུ་རྩུས་མ།）。

药用部位

地上部分。

功能与主治

清热解毒，利胆，祛风湿，消肿瘤，散结。用于胆囊炎，肿瘤痞块，风湿痹痛，痈肿疮疖。

用量与用法

8 ~ 15g。鲜品 15 ~ 30g。

附 注

藏医药用少花龙葵 *S. photeinocarpum* Nakamura et Odashima 见于现代文献的记载。与此同样使用的还有同属植物白英 *S. lyratum* Thunb.、龙葵 *S. nigrum* L.。（参见“白英”“龙葵”条）

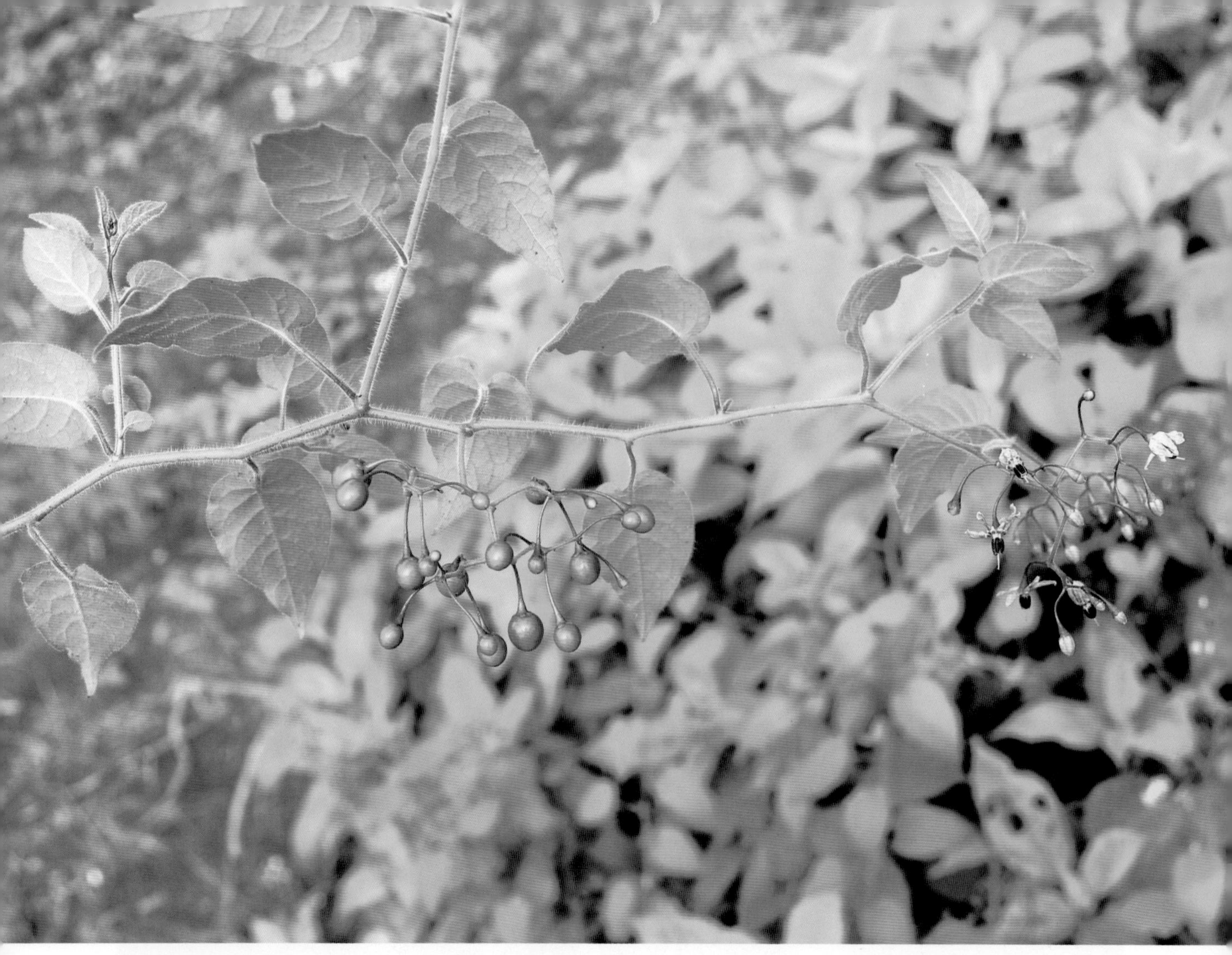

白英

Solanum lyratum Thunb.

茄科（Solanaceae）　　茄属（*Solanum*）

形态

草质藤本，长 0.5 ~ 1m，茎及小枝均密被具节长柔毛。叶互生，多数为琴形，长 3.5 ~ 5.5cm，宽 2.5 ~ 4.8cm，基部常 3 ~ 5 深裂，裂片全缘，侧裂片愈近基部的愈小，端钝，中裂片较大，通常卵形，先端渐尖，两面均被白色发亮的长柔毛，中脉明显，侧脉在下面较清晰，通常每边 5 ~ 7；少数在小枝上部的叶为心形，小，长 1 ~ 2cm；叶柄长 1 ~ 3cm，被有与茎枝相同的毛。聚伞花序顶生或腋外生，疏花，总花梗长 2 ~ 2.5cm，被具节的长柔毛，花梗长 0.8 ~ 1.5cm，无毛，先端稍膨大，基部具关节；花萼环状，直径约 3mm，无毛，萼齿 5，圆形，先端具短尖头；花冠蓝紫色或白色，直径约 1.1cm，花冠筒隐于萼内，长约 1mm，冠檐长约 6.5mm，5 深裂，裂片椭圆状披针形，长约 4.5mm，先端被微柔毛；花丝长约 1mm，花药长圆形，长约 3mm，顶孔略向上；子房卵形，直径不及 1mm，花柱丝状，长约 6mm，柱头小，头状。浆果球状，成熟时红黑色，直径约 8mm；种子近盘状，扁平，直径约 1.5mm。花期夏、秋季，果熟期秋末。

分布

分布于我国甘肃、四川、重庆、云南、陕西、山西、河南、山东、江苏、浙江、安徽、江西、湖南、湖北、福建、广西、广东等。日本、朝鲜及中南半岛也有分布。

生境

生长于海拔 600 ~ 2800m 的山谷草地、路旁、田边。

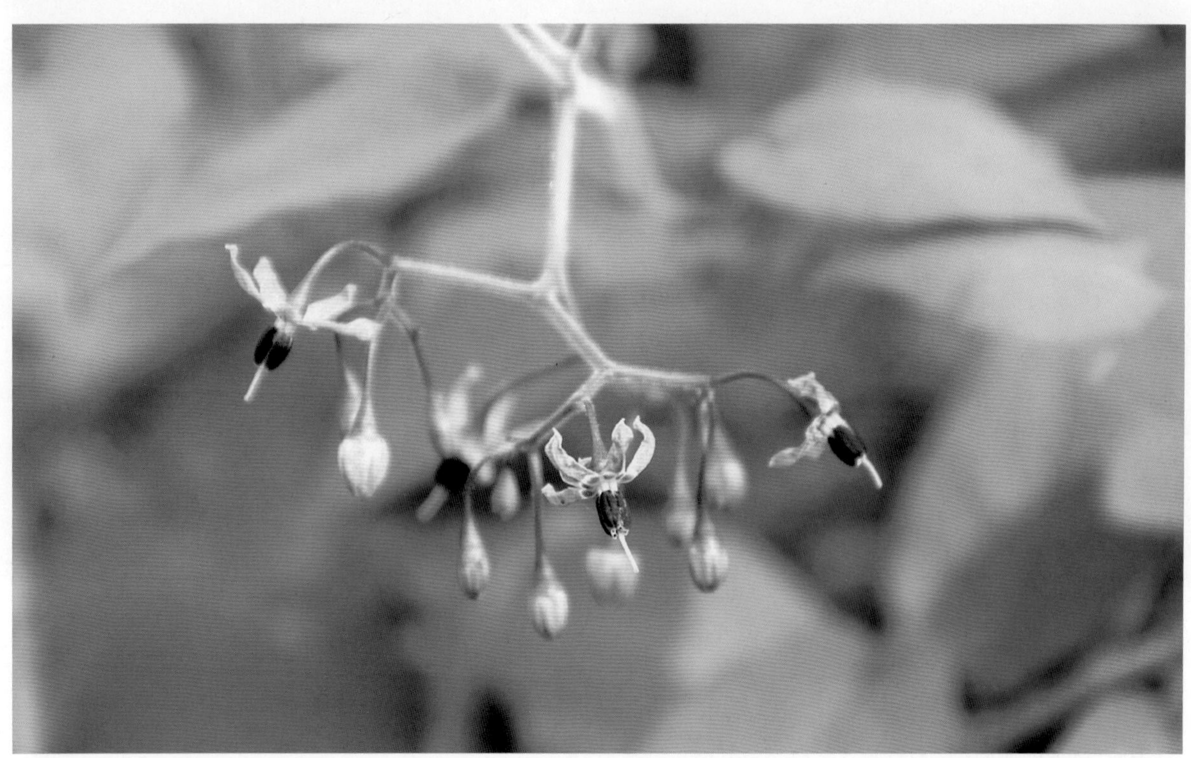

药材名

乌鲁祖玛（ཨ་ལུ་རྫུས་མ།）。

药用部位

地上部分。

功能与主治

清热解毒，利胆，祛风湿，消肿瘤，散结。用于胆囊炎，肿瘤痞块，风湿痹痛，痈肿疮疖。

用量与用法

8 ~ 15g，鲜品 15 ~ 30g。

附　注

藏医药用白英 *S. lyratum* Thunb. 的记载见于现代文献（《中华藏本草》）。与此同用的还有同属植物龙葵 *S. nigrum* L.、少花龙葵 *S. photeinocarpum* Nakamura et Odashima。（参见“龙葵”“少花龙葵”条）

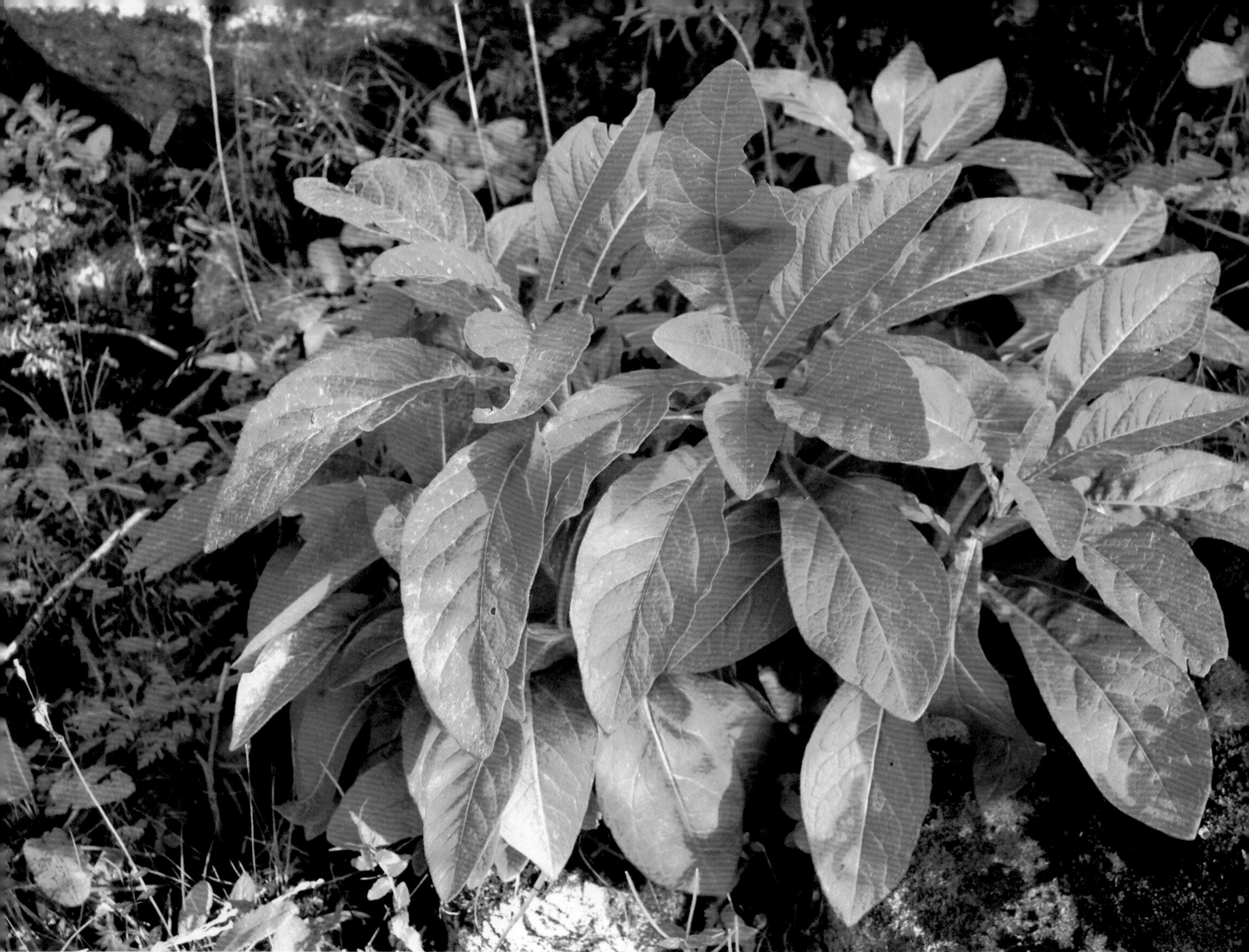

茄参

Mandragora caulescens C. B. Clarke（矮莨菪）

茄科（Solanaceae） 茄参属（*Mandragora*）

形态

多年生草本，高 20 ~ 60cm，全体生短柔毛。根粗壮，肉质。茎长 10 ~ 17cm，上部常分枝，分枝有时较细长。叶在茎上端不分枝时簇集，分枝时则在茎上者较小而在枝条上者宽大，倒卵状矩圆形至矩圆状披针形，连叶柄长 5 ~ 25cm，宽 2 ~ 5cm，先端钝，基部渐狭而下延至叶柄成狭翼状，中脉显著，侧脉细弱，每边 5 ~ 7。花单独腋生，通常多花同叶集生于茎端似簇生；花梗粗壮，长 6 ~ 10cm；花萼辐状钟形，直径 2 ~ 2.5cm，5 中裂，裂片卵状三角形，先端钝，花后稍增大，宿存；花冠辐状钟形，暗紫色，5 中裂，裂片卵状三角形；花丝长约 7mm，花药长 3mm；子房球状，花柱长约 4mm。浆果球状，多汁液，直径 2 ~ 2.5cm；种子扁肾形，长约 2mm，黄色。花果期 5 ~ 8 月。

分布

分布于我国四川西部、云南西北部、西藏东部。印度也有分布。

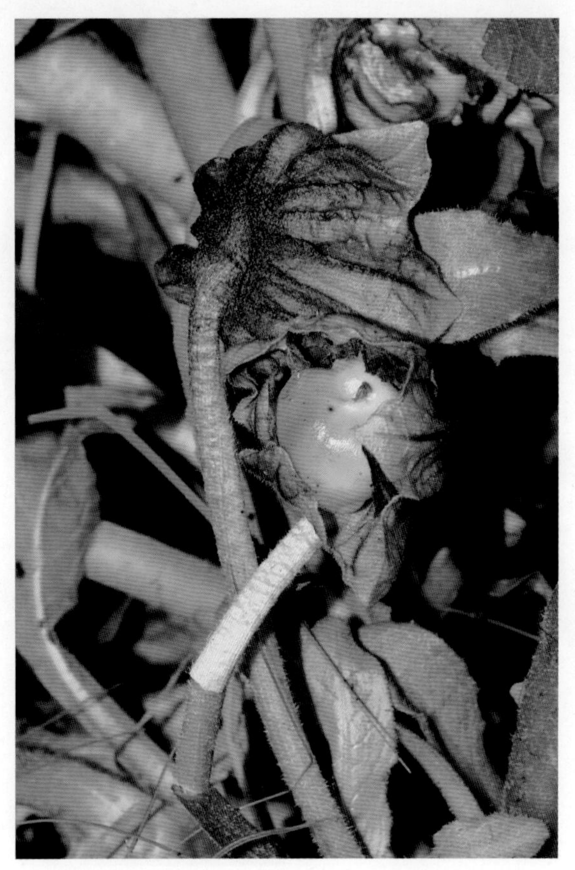

生境

生长于海拔 2200 ~ 4200m 的山坡草地。

药材名

唐冲永哇（ཐང་ཁྲོམ་གཡུང་བ།），唐冲嘎保、唐春嘎保、唐冲嘎博、汤冲嘎保、唐冲嘎布（ཐང་ཁྲོམ་དཀར་པོ།），嘎保且合土（དཀར་པོ་ཆིག་ཐུབ།），唐冲嘎博曼巴（ཐང་ཁྲོམ་དཀར་པོ་དམན་པ།）。

药用部位

根、种子。

功能与主治

根：镇静止痛，解毒，杀虫，消肿；用于炭疽病，热性传染病，白喉，痉挛性腹痛，肠道疼痛；外用于痈肿疔毒，皮肤病。种子：杀虫，止痛；用于虫病引起的胃病；外用于虫牙痛，风火牙痛。

用量与用法

1 ~ 2g。内服煎汤，或入丸、散剂；有毒，不单用。

附 注

《晶珠本草》中记载有“ཐང་ཁྲོམ།”（唐冲），言其分为白唐冲[“ཐང་ཁྲོམ་དཀར་པོ།”（唐冲嘎保）]、花唐冲[“ལང་ཐང་ཙེ།”（莨菪泽）、“ཐང་ཁྲོམ་ལང་ཐང་ཙེ།”（唐冲莨菪孜）]、黑唐冲[“ཐང་ཁྲོམ་ནག་པོ།”（唐冲那保）]3种，其中“唐冲嘎保”又有“高山生”[“གངས་ཀྱི་ཐང་ཁྲོམ།”（岗吉唐冲）]和“草坡生”[“ཐང་ཁྲོམ་གཡུང་བ།”（唐冲永哇）、“ཐང་ཁྲོམ་དཀར་པོ་གཡུང་བ།”（唐冲嘎保永哇）]2种，“唐冲”为总名称。现代文献记载的“唐冲”类的基原均为茄科植物，但对3种“唐冲”的基原有不同记载。据文献记载，茄参（矮莨菪）*M. caulescens* C. B. Clarke 为白者（唐冲嘎保）的基原或其代用品之一，即《晶珠本草》记载的草坡生的“唐冲永哇”，又称“ཐང་ཁྲོམ་དཀར་པོ་དམན་པ།”（唐冲嘎博曼巴，“曼巴”即为代用品之意）。《部标藏药》《青海藏标》等收载的“唐冲嘎保”的基原为茄科植物马尿泡 *Przewalskia tangutica* Maxim.。文献记载在不产该种的地区，藏医也使用茄科植物茄参 *M. caulescens* C. B. Clarke（矮莨菪）或青海茄参 *M. chinghaiensis* Kuang et A. M. Lu 作代用品；迪庆藏医也使用茄参柔毛亚种 *Mandragora caulescens* C. B. Clarke ssp. *purpurascens* Grierson et Long（该亚种未见《中国植物志》记载）。也有文献认为，马尿泡 *Przewalskia tangutica* Maxim. 为“山生者”（岗吉唐冲），而茄参 *M. caulescens* C. B. Clarke 及其同属植物应为《晶珠本草》首次记载的“草坡生者”（唐冲嘎保永哇）的基原。（参见“马尿泡”“天仙子”条）

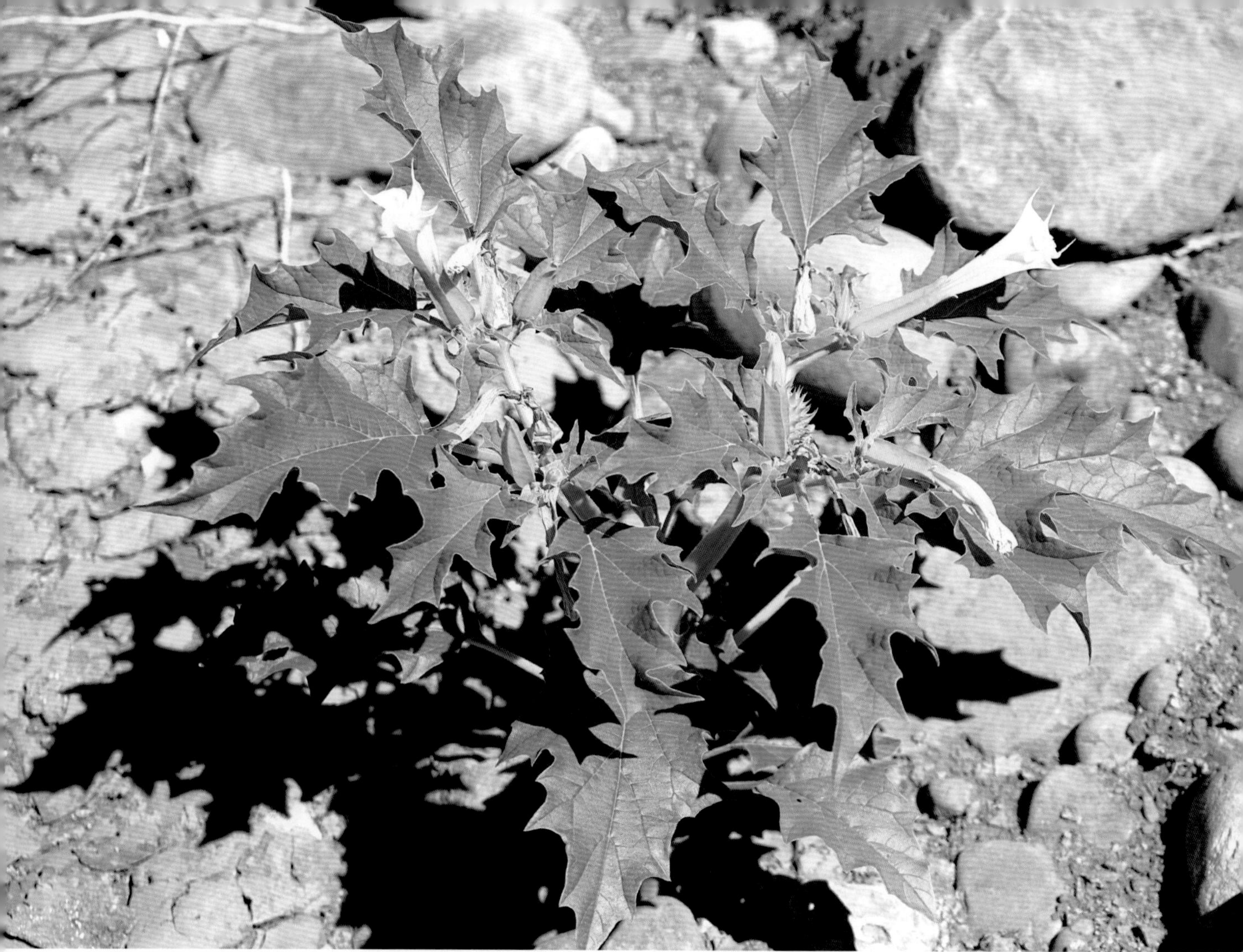

曼陀罗

Datura stramonium L.

茄科（Solanaceae）　　曼陀罗属（*Datura*）

形态

草本或半灌木状，高 0.5 ~ 1.5m，全体近平滑或在幼嫩部分被短柔毛。茎粗壮，圆柱状，淡绿色或带紫色，下部木质化。叶广卵形，先端渐尖，基部呈不对称楔形，边缘不规则波状浅裂，裂片先端急尖，有时亦有波状牙齿，侧脉每边 3 ~ 5，直达裂片先端，长 8 ~ 17cm，宽 4 ~ 12cm；叶柄长 3 ~ 5cm。花单生于枝杈间或叶腋，直立，有短梗；花萼筒状，长 4 ~ 5cm，筒部有 5 棱角，2 棱间稍向内陷，基部稍膨大，先端紧围花冠筒，5 浅裂，裂片三角形，花后自近基部断裂，宿存部分随果实而增大并向外反折；花冠漏斗状，下部带绿色，上部白色或淡紫色，檐部 5 浅裂，裂片有短尖头，长 6 ~ 10cm，檐部直径 3 ~ 5cm；雄蕊不伸出花冠，花丝长约 3cm，花药长约 4mm；子房密生柔针毛，花柱长约 6cm。蒴果直立生，卵状，长 3 ~ 4.5cm，直径 2 ~ 4cm，表面生有坚硬针刺或有时无刺而近平滑，成熟后淡黄色，规则 4 瓣裂；种子卵圆形，稍扁，长约 4mm，黑色。花期 6 ~ 10 月，果期 7 ~ 11 月。

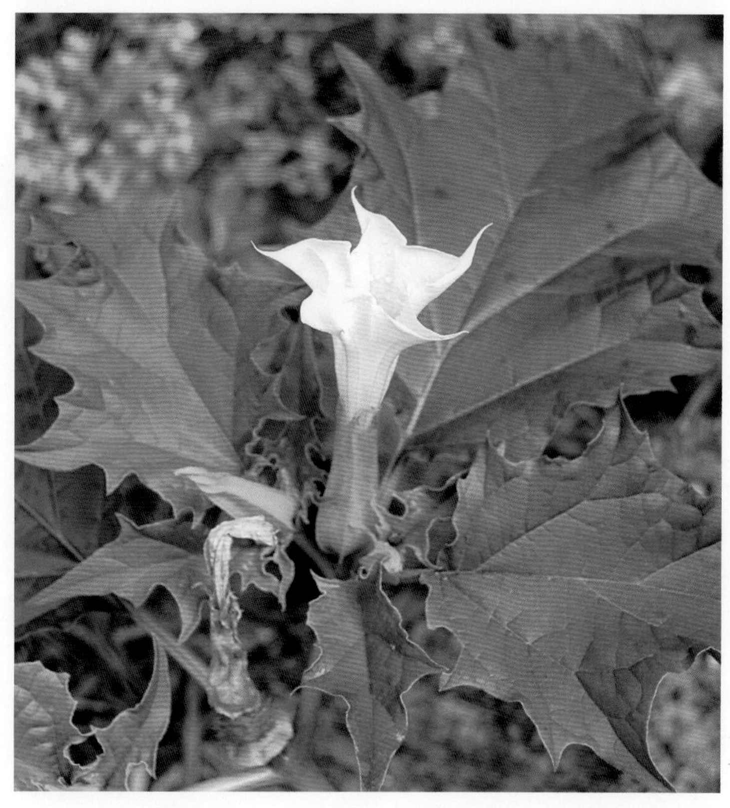

分布

我国各地均有分布。世界各地均有分布。

生境

生长于海拔 4450m 以下的路边、住宅旁、荒地、草地、河边。

药材名

达杜若、达独惹、大独惹、达度若、大多拉（དྷ་དུ་ར།），索玛拉杂、索玛拉扎（སོ་མ་ནུ་ཛ།、སོ་མ་རཱ་ཛ།、སོ་མ་ར་ཛ།）。

药用部位

种子。

功能与主治

止痛，利湿，清热解毒。用于牙痛，咳喘，烫火伤，黄水疮。

用量与用法

2 ~ 3g。有毒，内服慎用，不宜过量。体弱者、孕妇禁内服。

附　注

《四部医典》记载有“དྷ་དུ་ར།”（达杜若），言其为止痛杀虫之药物。《蓝琉璃》在“ཐང་ཕྲོམ།”（唐冲：莨菪类）条中言其并用名为“དྷ་དུ་ར།”[达杜若，或称“ཐང་ཕྲོམ་བ།”（唐冲哇）]；《晶珠本草》（藏文版）在“ཐང་ཕྲོམ།”（唐冲）条下记载其别名有“དྷ་དུ་ར།”（达杜若），但其汉译本中并未译出。现代文献记载“达杜若”的基原为曼陀罗 *D. stramonium* L. 和毛曼陀罗 *D. innoxia* Mill.，“དྷ་དུ་ར།”（达杜若）之名即为其属名 *Datura* 的藏文音译。《青藏高原甘南藏药植物志》记载，甘肃甘南藏医习用以同属植物洋金花 *D. metel* L.（白花曼陀罗）作“དུ་དུ་ར།”（达的日阿）使用，以花、叶、种子入药，在处方中使用药材名“曼陀罗花”或“曼陀罗叶”。（参见“洋金花”条）

《四部医典》《晶珠本草》等记载有“སོ་མ་ནུ་ཛ།”（索玛拉杂），言其为治疗皮肤病、黄水病之药物。现代文献记载的“索玛拉杂”的基原包括锦葵科植物黄蜀葵 *Abelmoschus manihot* (L.) Medicus、黄葵 *A. moschatus* Medicus Malv.（麝香黄葵）等，《部标藏药》和《青海藏标》在附录中也以“黄葵子 /སོ་མ་ནུ་ཛ།/ 索玛拉杂”之名收载了该 2 种，其药材（种子）肾形、具明显条纹，确与《晶珠本草》记载的“果实三角形，内有种子，状如萝卜子或莨菪子，黑色，肾形，有花纹”特征较为相符。据文献记载，青海、四川阿坝也有以曼陀罗 *D. stramonium* L. 的种子作“索玛拉杂”使用者，但其种子（药材）并无条纹，与《晶珠本草》记载的特征并不相符，系误用。（参见“黄蜀葵”“洋金花”条）

洋金花

Datura metel L.

茄科（Solanaceae）　曼陀罗属（*Datura*）

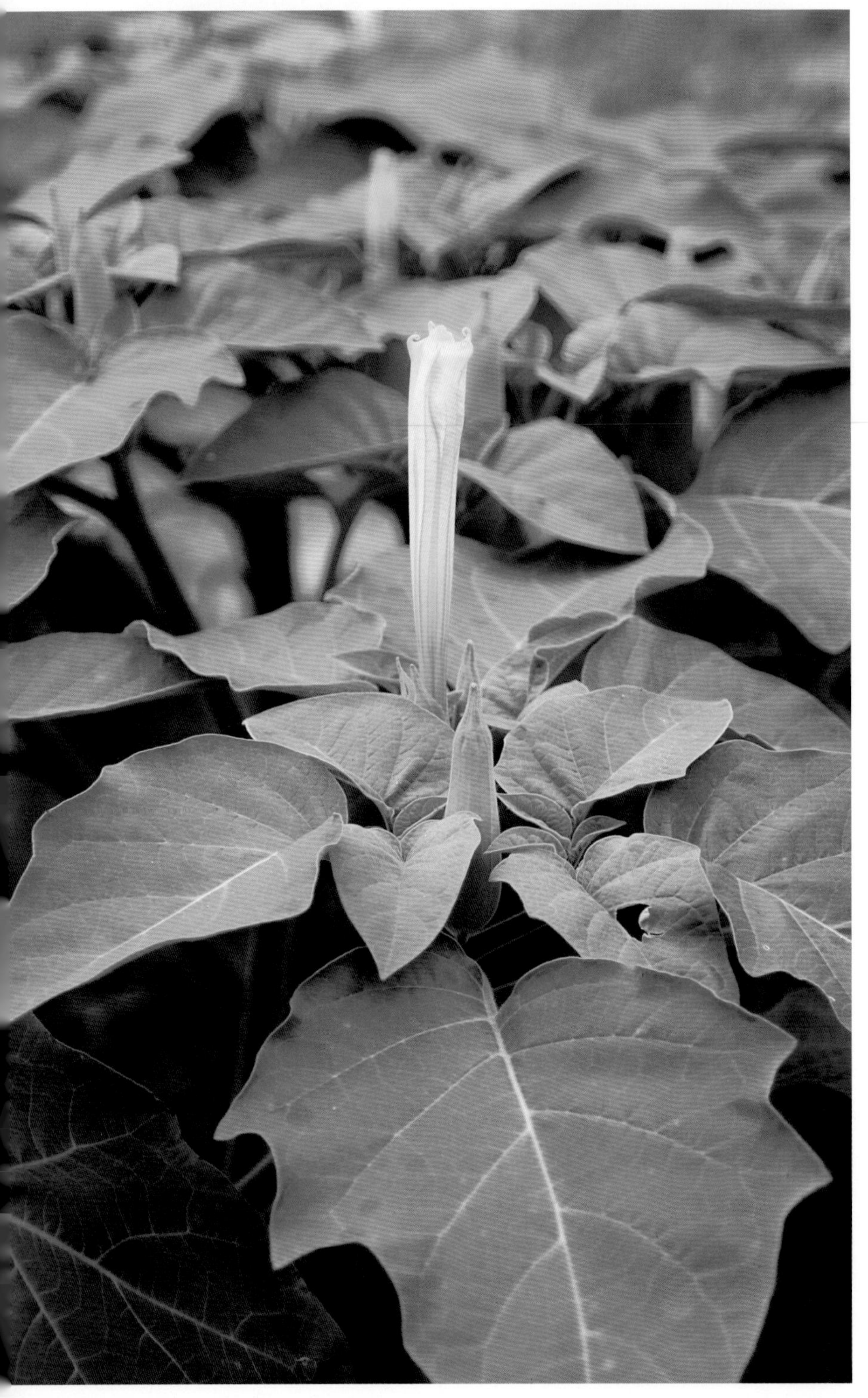

形态

一年生直立草本而呈半灌木状，高 0.5 ~ 1.5m，全体近无毛。茎基部稍木质化。叶卵形或广卵形，先端渐尖，基部呈不对称圆形、截形或楔形，长 5 ~ 20cm，宽 4 ~ 15cm，边缘有不规则的短齿或浅裂，或者全缘而波状，侧脉每边 4 ~ 6；叶柄长 2 ~ 5cm。花单生于枝杈间或叶腋，花梗长约 1cm；花萼筒状，长 4 ~ 9cm，直径 2cm，裂片狭三角形或披针形，果时宿存部分增大成浅盘状；花冠长漏斗状，长 14 ~ 20cm，檐部直径 6 ~ 10cm，花冠筒中部之下较细，向上扩大成喇叭状，裂片先端有小尖头，白色、黄色或浅紫色，单瓣，在栽培类型中有 2 重瓣或 3 重瓣；雄蕊 5，在重瓣类型中常变态成 15 左右，花药长约 1.2cm；子房疏生短刺毛，花柱长 11 ~ 16cm。蒴果近球形或扁球形，疏生粗短刺，直径约 3cm，不规则 4 瓣裂；种子淡褐色，宽约 3mm。花果期

3 ~ 12 月。

分布

分布于我国台湾、福建、广东、广西、云南、贵州等，江苏、浙江和江南其他地区，以及我国北方常有栽培。世界其他热带、亚热带及温带地区普遍栽培。

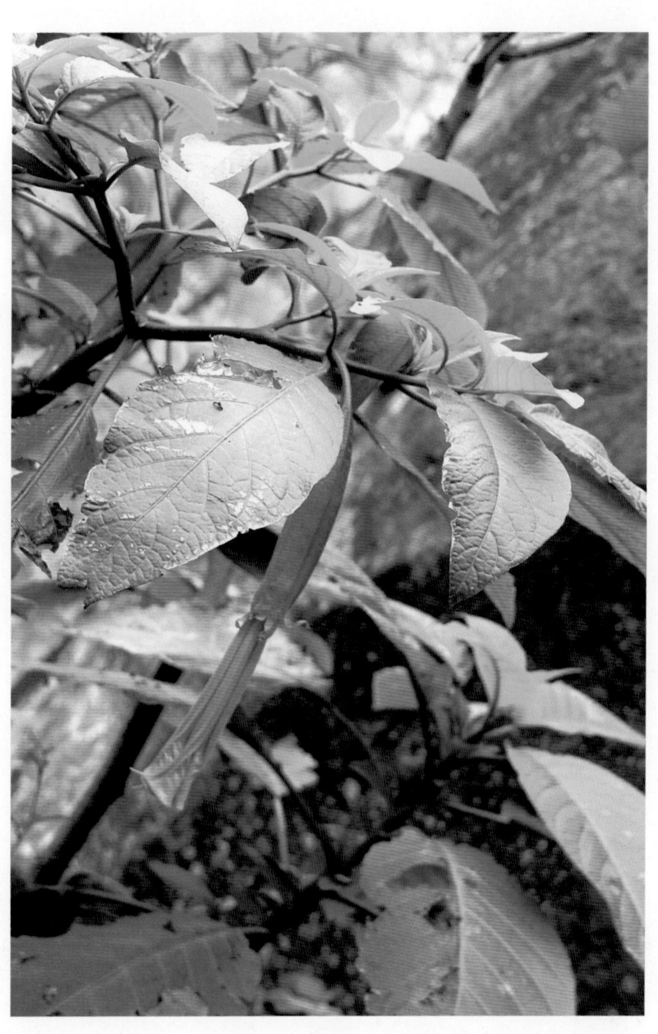

生境

生长于向阳的山坡草地、住宅旁。

药材名

达杜若、达独惹、大独惹、达度若、大多拉（དྷ་ཏུ་ར།），达的日阿（ད་ཏུ་ར།）。

药用部位

种子、花、叶。

功能与主治

麻醉，镇痛，平喘。用于支气管哮喘，慢性喘息性支气管炎，胃痛，牙痛，风湿痛，损伤疼痛，手术麻醉。

用量与用法

0.3 ~ 0.6g。有大毒；病人需在医生指导下配伍服用。

附　注

《青藏高原甘南藏药植物志》记载，甘肃甘南藏医将洋金花 *D. metel* L.（白花曼陀罗）作“ད་ཏུ་ར།”（达的日阿）的基原，以花、叶、种子入药，在处方中又使用“曼陀罗花”或“曼陀罗叶”之名。《四部医典》记载有“དྷ་ཏུ་ར།”（达杜若），言其为止痛、杀虫之药物。《蓝琉璃》将“达杜若”作“ཐང་ཕྲོམ།”（唐冲，莨菪类）的并用名。现代文献记载，藏医也以曼陀罗 *D. stramonium* L. 和毛曼陀罗 *D. innoxia* Mill. 作“དྷ་ཏུ་ར།”（达杜若）的基原，以种子、花、叶入药。（参见“曼陀罗”条）

毛蕊花

Verbascum thapsus L.

玄参科（Scrophulariaceae） 毛蕊花属（*Verbascum*）

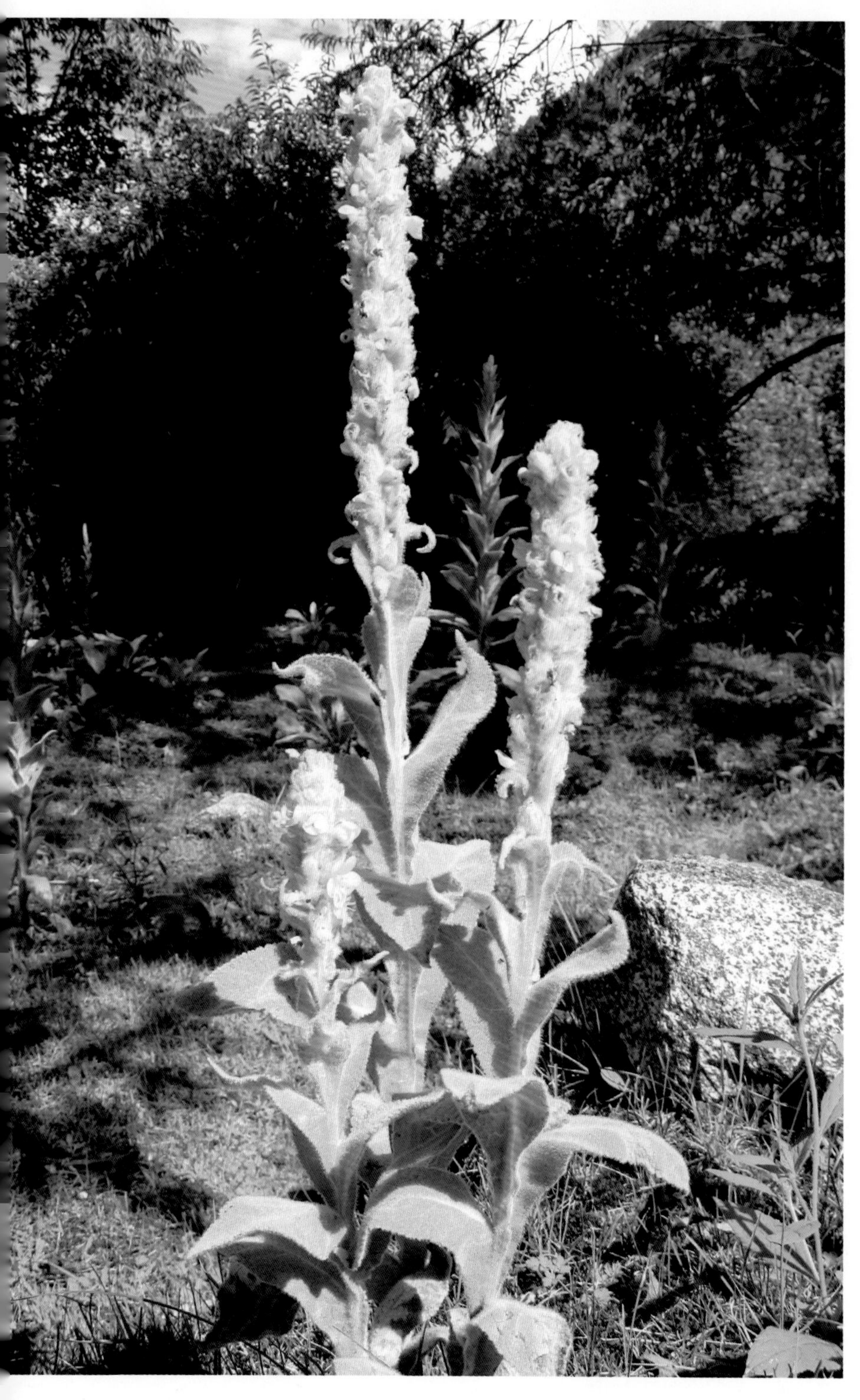

形态

二年生草本，高达 1.5m。全株被密而厚的浅灰黄色星状毛。基生叶和下部的茎生叶倒披针状矩圆形，基部渐狭成短柄状，长达 15cm，宽达 6cm，边缘具浅圆齿，上部茎生叶逐渐缩小而渐变为矩圆形至卵状矩圆形，基部下延成狭翅。穗状花序圆柱状，长达 30cm，直径达 2cm，结果时还可伸长和变粗，花密集，数朵簇生在一起（至少下部如此），花梗很短；花萼长约 7mm，裂片披针形；花冠黄色，直径 1 ~ 2cm；雄蕊 5，后方 3 的花丝有毛，前方 2 的花丝无毛，花药基部多少下延成“个”字形。蒴果卵形，约与宿存萼等长。花期 6 ~ 8 月，果期 7 ~ 10 月。

分布

分布于我国西藏（林芝等）、云南（丽江等）、四川、新疆、浙江、江苏。北半球广泛分布。

生境

生长于海拔 1400 ~ 3200m 的山坡草地、路边、河岸草地、林缘。

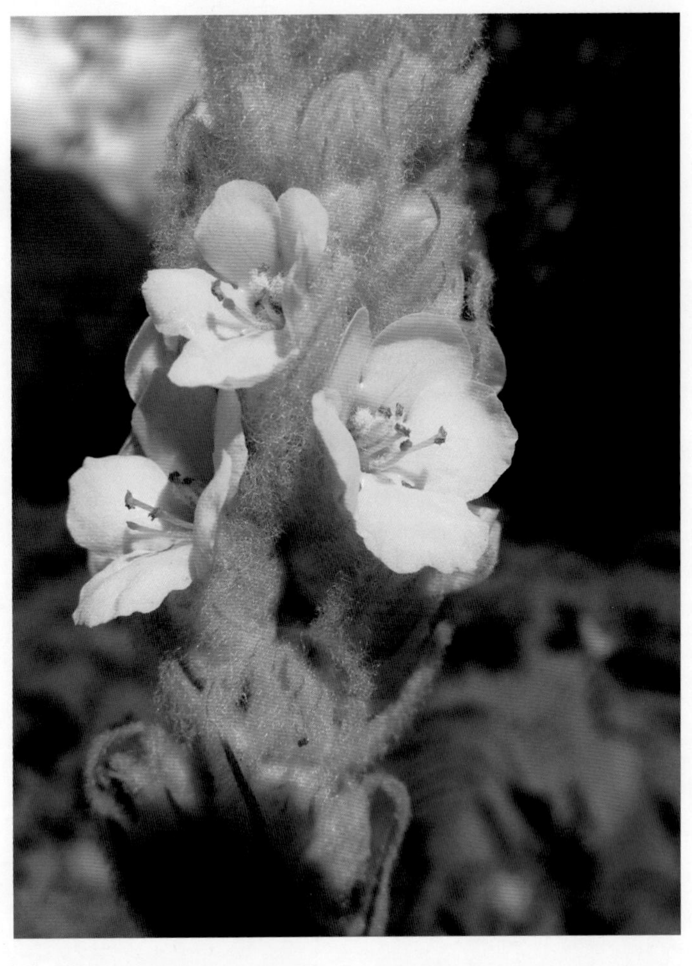

药材名

耶千曼巴、耶切曼巴（གཡེར་བྱི་དམན་པ།），耶兴色其（གཡེར་ཤིང་གསེར་བྱི།），赛尔千曼巴、色其门巴（གསེར་བྱི་དམན་པ།），色几泻玛曼巴（གསེར་བྱི་བྱི་མ་དམན་པ།）。

药用部位

种子。

功能与主治

清热利尿。用于肾炎，水肿，尿涩，淋病。

附注

《鲜明注释》《蓝琉璃》等中记载有“གསེར་བྱི།”（色其），分为上、中、下 3 品。关于其来源，自古有矿物来源和植物来源之说，《蓝琉璃》即记载有以称之为“བྱི”（吉）的半灌木状植物的种子误作“གསེར་གྱི་བྱི་མ”（塞尔吉且玛）使用的情况。《藏药志》记载拉萨藏医院所用的“གསེར་གྱི་བྱི་མ།”（塞尔吉且玛）的原矿物为蛭石（*vermiculite*）、核磷铝石（*evansite*），其为上品，但青海、甘肃藏医以蕨类植物海金沙科植物海金沙 *Lygodium japonicum* (Thunb.) Sw. 的孢子作代用品，称之为“གསེར་བྱི་དམན་པ།”（色其门巴），其主要功能（利尿）相似。《迪庆藏药》记载毛蕊花 *V. thapsus* L. 的种子也作海金沙 *L. japonicum* (Thunb.) Sw. 的代用品，四川甘孜藏医也习用以该种作代用品［“གསེར་བྱི་བྱི་མ་དམན་པ།”（色几泻玛曼巴）］。《滇省志》记载毛蕊花 *V. thapsus* L.（兴格色尔杰）的全株用于风热感冒、腹胀、气管炎、膀胱炎、尿血、疮毒，外用于跌打损伤、外伤出血。（参见“海金沙”条）

齿叶玄参

Scrophularia dentata Royle ex Benth.

玄参科（Scrophulariaceae） 玄参属（*Scrophularia*）

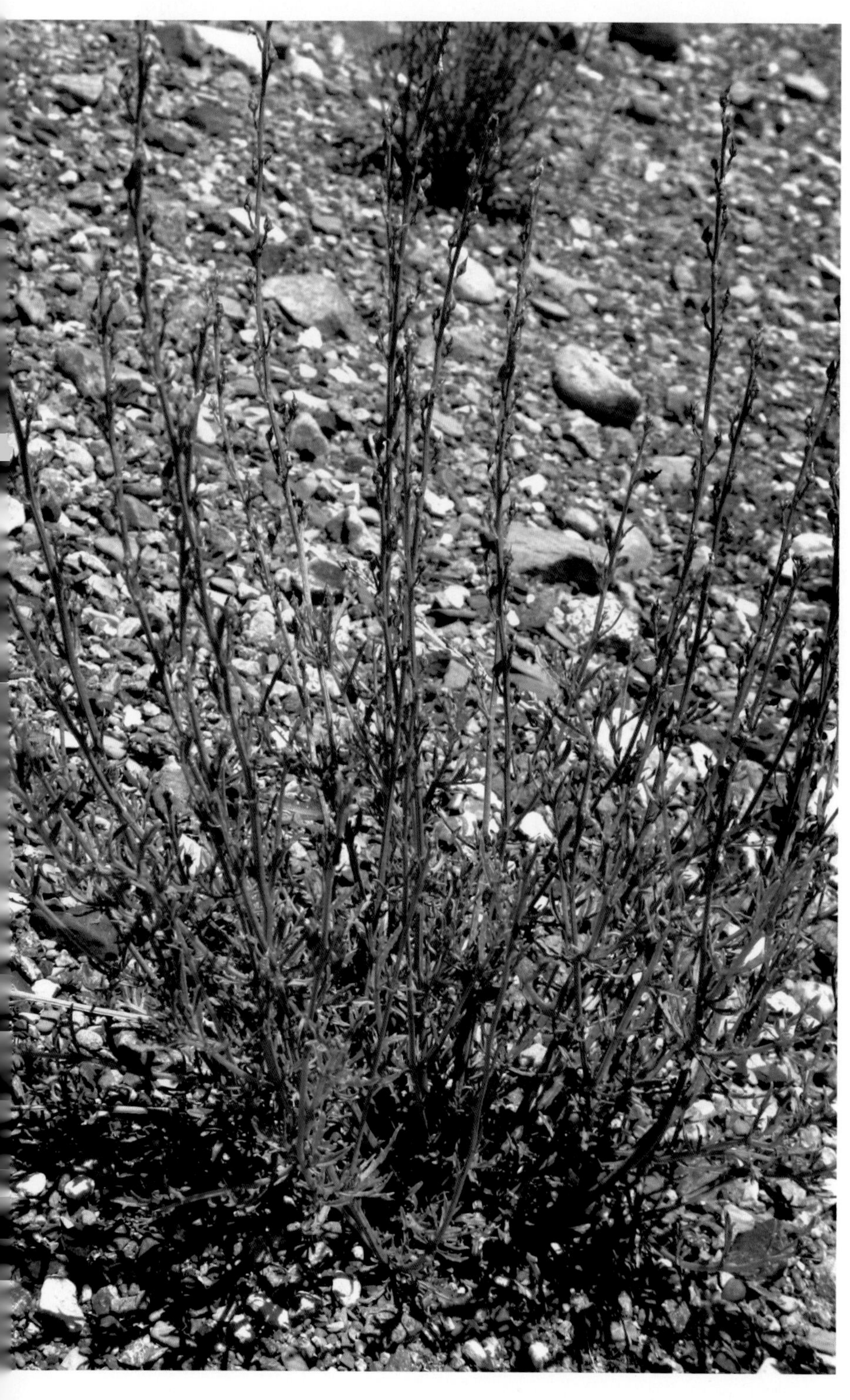

形态

半灌木状草本，通常干后变黑，高 20 ~ 40cm。茎近圆形，无毛或被微毛。叶片狭矩圆形或卵状矩圆形，长 1.5 ~ 5cm，边缘疏具浅齿、羽状浅裂至深裂，稀全缘，裂片下部可疏具浅齿，基部渐狭或楔形，近无柄或因基部渐狭呈短柄状。顶生稀疏而狭的圆锥花序，长 5 ~ 20cm，聚伞花序有花 1 ~ 3，总花梗和花梗均疏生微腺毛；花萼长约 2mm，无毛，裂片近圆形至圆椭圆形，膜质边缘在果期才明显；花冠长约 6mm，紫红色，上唇色较深，花冠筒长约 4mm，球状筒形，上唇裂片扁圆形，下唇侧裂片长仅及上唇之半；雄蕊与花冠近等长，退化雄蕊近矩圆形；子房长约 2mm，花柱长约为子房的 2.5 倍。蒴果尖卵形，连短喙长 5 ~ 8mm。花期 5 ~ 10 月，果期 8 ~ 11 月。

分布

分布于我国西藏（日喀则等）。印度西北部、巴基斯坦也有分布。

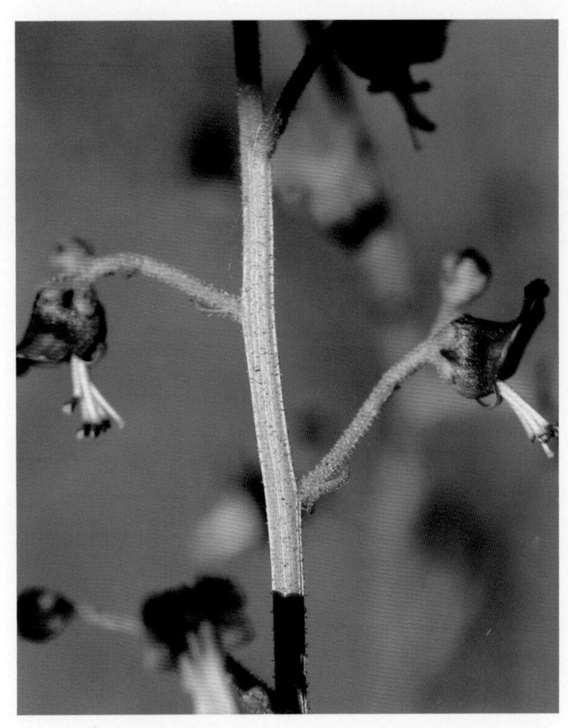

生境

生长于海拔 4000 ~ 6000m 的河滩、山坡草地、地边、林下石上。

药材名

叶兴（གཡེར་ཤིང་།），叶兴巴、耶兴巴（གཡེར་ཤིང་པ།），叶兴巴窍（གཡེར་ཤིང་པ་མཆོག）。

药用部位

全草或地上部分。

功能与主治

清热解毒。用于天花、麻疹等高热瘟疫症，中毒症。

用量与用法

2g。内服煎汤，或入丸、散剂。

附 注

《四部医典》中记载有“གཡེར་ཤིང་།”（叶兴），言其为解瘟热之药物；《蓝琉璃》记载其分为上（优质品）、下（副品）两品；《四部医典系列挂图全集》在第二十九图中也有上（2 号图）、下（3 号图）两品的附图，汉译本分别译注名为“裂叶玄参”和“次裂叶玄参”。《晶珠本草》记载其有上、中、下 3 种。现代文献记载藏医所用“叶兴巴”的基原包括玄参属（*Scrophularia*）多种植物，多认为上品的基原为齿叶玄参 *Scrophularia dentata* Royle ex Benth.。此外，“叶兴巴”的基原还包括荨麻叶玄参 *Scrophularia urticifolia* Wall. ex Benth.（西藏作上品）、穗花玄参 *Scrophularia spicata* Franch.、玄参 *Scrophularia ningpoensis* Hemsl.（中品）及同科植物野甘草 *Scoparia dulcis* L.（下品）等。但因古籍文献记载的形态不详，中品和下品的基原尚有待考证。《西藏藏标》以“གཡེར་ཤིང་པ།/ 叶兴巴 / 齿叶玄参”之名收载了齿叶玄参 *Scrophularia dentata* Royle ex Benth.；该种在《甘露本草明镜》中记载为“གཡེར་ཤིང་པ་མཆོག”（叶兴巴窍）；而《藏药晶镜本草》记载的“叶兴巴窍”的基原则为北玄参 *Scrophularia buergeriana* Miq.。另有资料记载，四川若尔盖藏医将十字花科植物沼生蔊菜 *Rorippa islandica* (Oed.) Borb. 作“叶兴”使用。（参见“玄参”“荨麻叶玄参”“沼生蔊菜”条）

有文献将齿叶玄参 *Scrophularia dentata* Royle ex Benth. 的药材名记为“藏玄参”，而《中国植物志》记载的藏玄参 *Oreosolen wattii* Hook. f. 与其为同科植物，被作为“独一味 /རྟ་ལྤགས་པ།/ 达巴巴”[唇形科植物独一味 *Lamiophlomis rotata* (Benth.) Kudo 的全草或地上部分] 的代用品。

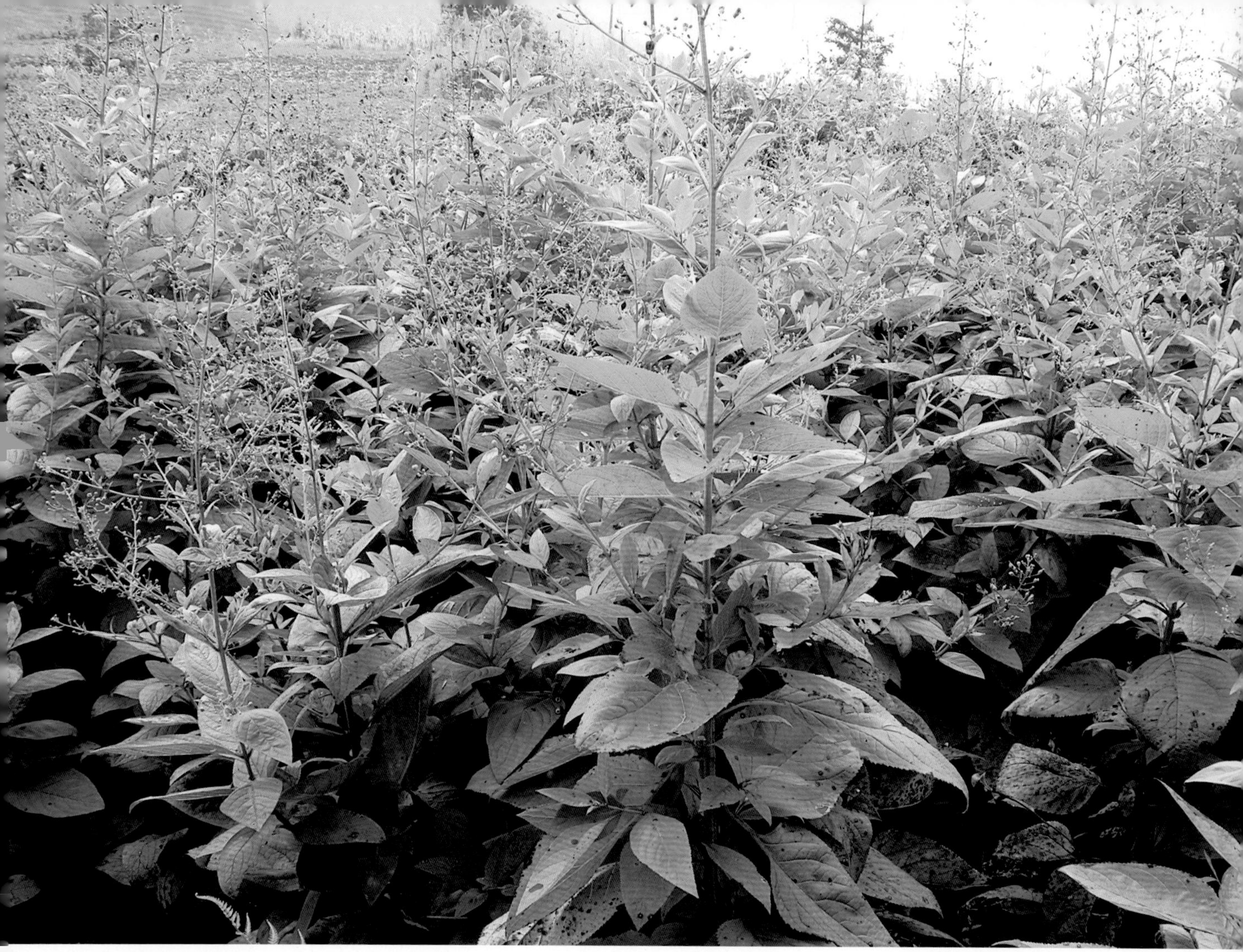

玄参

Scrophularia ningpoensis Hemsl.

玄参科（Scrophulariaceae） 玄参属（*Scrophularia*）

形态

高大草本，高可超过 1m。支根数条，纺锤形或胡萝卜状膨大，直径可达 3cm 或更多。茎四棱形，有浅槽，无翅或有极狭的翅，无毛或多少有白色绢毛，常分枝。叶在茎下部多对生而具柄，上部的有时互生而柄极短，柄长者达 4.5cm，叶片多变化，多为卵形，有时上部的叶为卵状披针形至披针形，基部楔形、圆形或近心形，边缘具细锯齿，稀为不规则的细重锯齿，大者长达 30cm，宽达 19cm，上部最狭者长约 8cm，宽仅 1cm。花序为疏散的大圆锥花序，由顶生和腋生的聚伞圆锥花序合成，长可达 50cm，但在较小的植株中，仅为顶生聚伞圆锥花序，长不及 10cm，聚伞花序常 2 ~ 4 回复出，花梗长 3 ~ 30mm，有腺毛；花褐紫色，花萼长 2 ~ 3mm，裂片圆形，边缘稍膜质；花冠长 8 ~ 9mm，花冠筒多少球形，上唇较下唇长约 2.5mm，裂片圆形，相邻边缘相互重叠，下唇裂片多少卵形，中裂片稍短；雄蕊稍短于下唇，花丝肥厚，退化雄蕊大而近圆形；花柱长约 3mm，稍长于子房。蒴果卵圆形，连同短喙长 8 ~ 9mm。花期 6 ~ 10 月，果期 9 ~ 11 月。

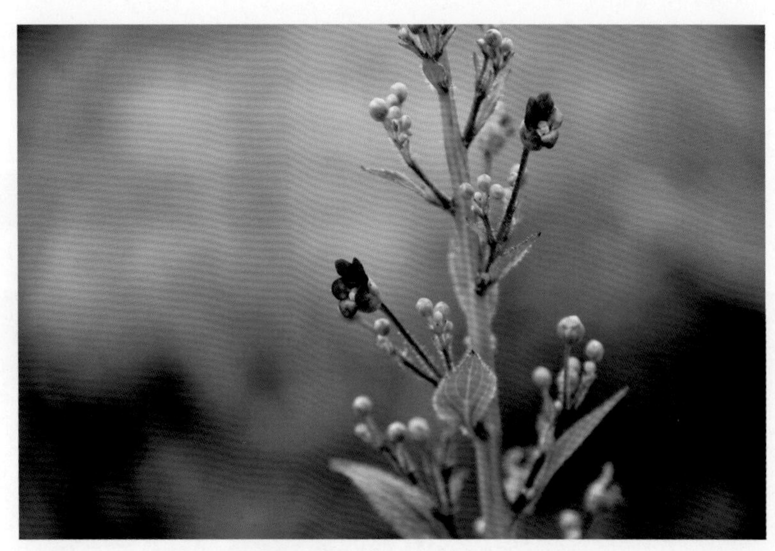

分布

我国特有种。分布于河北、河南、山西、陕西、湖北、安徽、江苏、浙江、福建、江西、湖南、广东、贵州、重庆、四川。

生境

生长于海拔1700m以下的竹林、溪旁、丛林、高草丛中。各地多有栽培。

药材名

叶兴巴、耶兴巴（གཡེར་ཤིང་པ།）。

药用部位

全草或根。

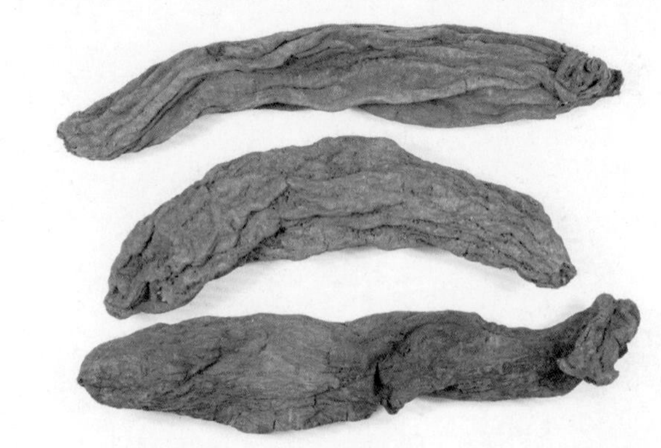

功能与主治

清热解毒。用于天花、麻疹等高热瘟疫症，中毒症。

用量与用法

2g。内服煎汤，或入丸、散剂。

附注

《四部医典》记载有“གཡེར་ཤིང་།”（叶兴），言其为解症热之药物；《蓝琉璃》记载其分为上（优质品）、下（副品）2品；《晶珠本草》言其分为上、中、下3品，其中，中品有黄色花和紫色花2种。现代文献记载的藏医所用“叶兴巴”的基原包括玄参属（*Scrophularia*）多种植物，多认为上品的基原为齿叶玄参 *S. dentata* Royle ex Benth.，而中品和下品的基原尚需考证。有观点认为，玄参 *S. ningpoensis* Hemsl. 为中品的花紫色者的基原，也有观点认为该种在藏民聚居区无分布，可能系现代借鉴中医用药而引进使用的。（参见“齿叶玄参”条）

荨麻叶玄参

Scrophularia urticifolia Wall. ex Benth.

玄参科（Scrophulariaceae） 玄参属（*Scrophularia*）

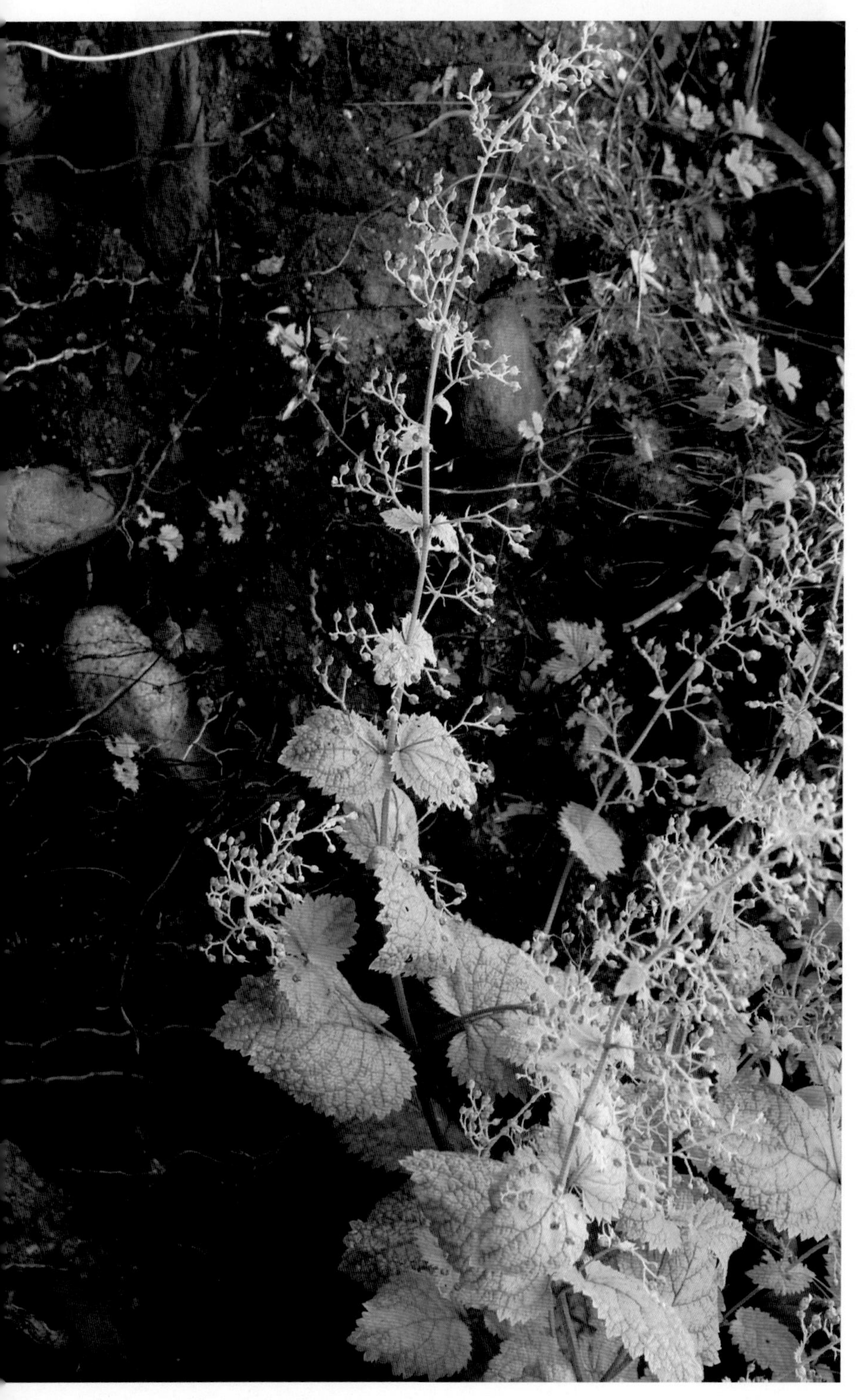

形态

草本，高达1m，根头粗大，地上部分除花外具绵毛，花序上还有腺毛。茎四棱形，有白色髓心。叶3～5对，叶柄长2～4cm，基生者长达7cm；叶片宽卵形、卵状椭圆形至矩圆形，长6～9cm，宽4～6cm，基部微心形至近圆形，边缘有大的重锯齿。花序大而开展或还有侧枝之聚伞圆锥花序，长达20cm，各节具大形、叶状苞片，由下至上渐次缩小，最下的苞片仅比上部叶片稍小，分枝下部无花部分长达4.5cm；花萼长约3mm，裂片椭圆形，先端钝；花冠长6～7mm，淡绿色，花冠筒长3～4cm，上唇较下唇长约2mm，裂片相邻边缘相互重叠，下唇3裂片近相等；雄蕊约与下唇等长，退化雄蕊近圆形；子房长约2mm，花柱稍短于子房。

分布

分布于我国西藏南部（吉隆）、云南西部。尼泊尔、不丹也有分布。

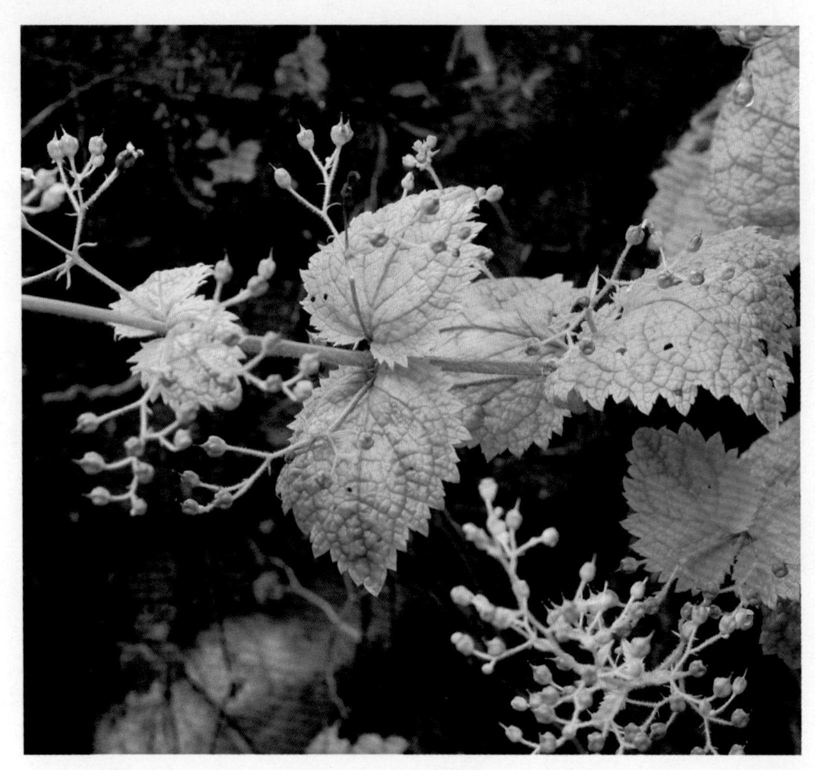

生境

生长于海拔 2700 ~ 2800m 的山坡草丛、灌丛中。

药材名

叶兴（གཡེར་ཤིང་།），叶兴巴、耶兴巴（གཡེར་ཤིང་པ།），叶兴巴窍（གཡེར་ཤིང་པ་མཆོག）。

药用部位

全草或地上部分。

功能与主治

清热解毒。用于天花、麻疹等高热瘟疫症，中毒症。

用量与用法

2g。内服煎汤，或入丸、散剂。

附 注

《四部医典》中记载有解疸热之药物“གཡེར་ཤིང་།”（叶兴）。《蓝琉璃》记载“叶兴”分为上[“གཡེར་ཤིང་མཆོག”（叶兴窍）]、下[“གཡེར་ཤིང་དམན་པ།”（叶兴曼巴）]2 品；《四部医典系列挂图全集》在第二十九图中也有上、下 2 品的附图（2、3 号图），其汉译本分别译注为“裂叶玄参”和“次裂叶玄参”。《晶珠本草》记载“གཡེར་ཤིང་པ།”（叶兴巴）分为上、中、下 3 种。现代文献记载藏医所用“叶兴巴”的基原包括玄参属（*Scrophularia*）的多种植物，多以齿叶玄参 *S. dentata* Royle ex Benth. 为上品[“གཡེར་ཤིང་པ་མཆོག”（叶兴巴窍）]，《西藏藏标》以“གཡེར་ཤིང་པ།/ 叶兴巴 / 齿叶玄参”之名收载了该种。西藏藏医还将荨麻叶玄参 *S. urticifolia* Wall. ex Benth. 作为上品，而《藏药晶镜本草》记载的“གཡེར་ཤིང་མཆོག”（叶兴巴窍）则为北玄参 *S. buergeriana* Miq.。（参见“齿叶玄参”条）

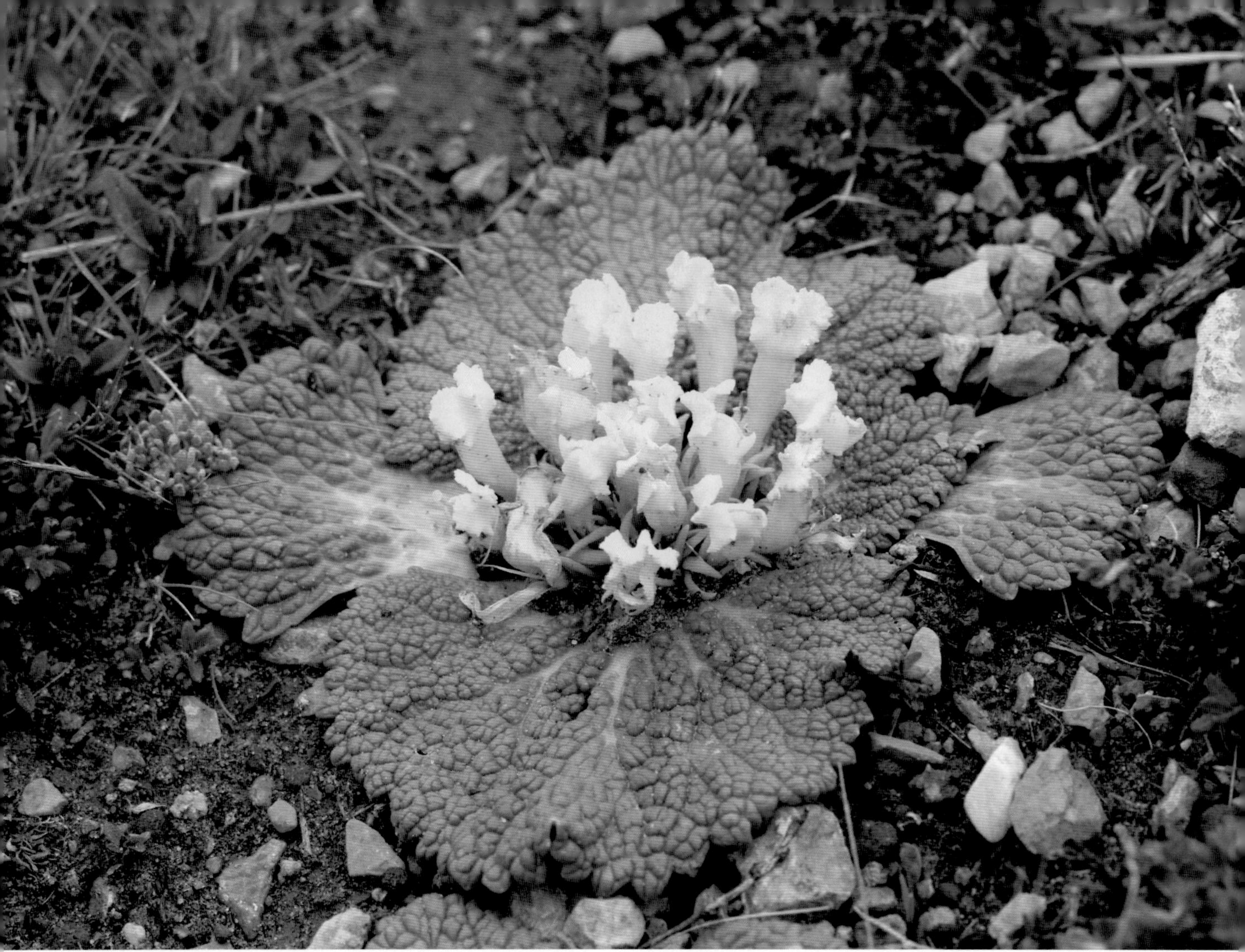

藏玄参

Oreosolen wattii Hook. f.

玄参科（Scrophulariaceae）　藏玄参属（*Oreosolen*）

形态

多年生矮小草本，植株高不过 5cm，全体被粒状腺毛。根粗壮。叶对生，在茎先端集成莲座状，具极短而宽扁的叶柄，叶片大而厚，心形、扇形或卵形，长 2 ~ 5cm，边缘具不规则钝齿，基出掌状叶脉 5 ~ 9，网脉强烈凹陷；下部叶鳞片状。花数朵簇生于叶腋；花梗极短，有 1 对小苞片；花萼 5 裂几到基部，裂片条状披针形；花冠黄色，长 1.5 ~ 2.5cm，具长筒，檐部二唇形，下唇 3 裂，裂片倒卵圆形，上唇长于下唇，裂片卵圆形；雄蕊 4，内藏至稍伸出，花丝粗壮，先端膨大，花药 1 室，横置，退化雄蕊 1，针状，贴生于上唇中央。蒴果卵球状，先端渐尖，长达 8mm，室间 2 裂；种子椭圆状，长近 2mm，暗褐色，表面具网纹。花期 6 月，果期 8 月。

分布

分布于我国西藏中部（拉萨、萨迦、亚东、聂荣）、青海南部（杂多）。尼泊尔、不丹等也有分布。

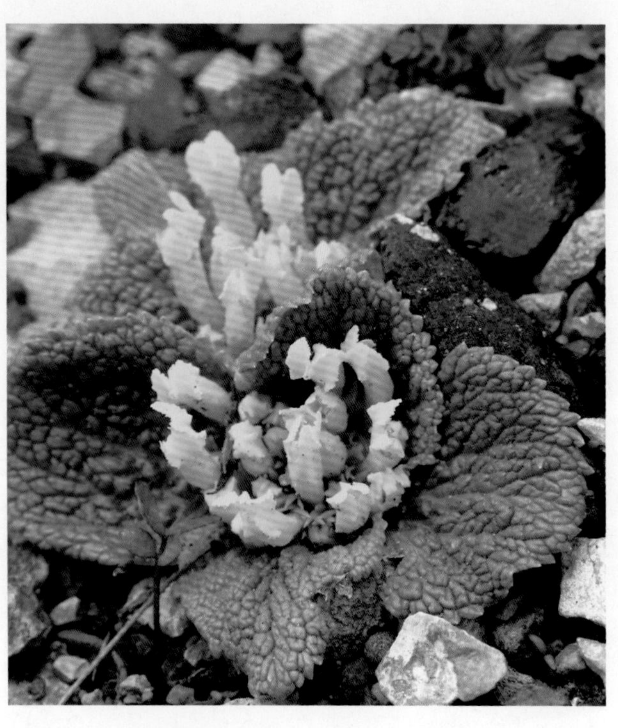

生境

生长于海拔 3000 ~ 5100m 的高山草甸。

药材名

达巴、大巴、打布巴（རྟ་ལྤགས།），达巴嘎保（རྟ་ལྤགས་དཀར་པོ།），我达巴嘎保（སྔོ་རྟ་ལྤགས་དཀར་པོ།）。

药用部位

全草。

功能与主治

续筋骨，敛黄水，止血。用于骨折，头伤，扭伤，筋骨疼痛，黄水病。

用量与用法

2 ~ 6g。

附注

《月王药诊》《四部医典》均记载有固持软骨、引出黄水病之药物“རྟ་ལྤགས།”（达巴）。《蓝琉璃》引《图鉴》之记载，言其分为山生、川生（河谷生）2 类，花有紫、黄、白 3 色。《四部医典系列挂图全集》第二十八图中有 3 幅“达巴”类附图（18 ~ 20 号图），其汉译本译注为“三种独一味”。《晶珠本草》也从《图鉴》之说，并补充言山生者［“རི་སྐྱེས་རྟ་ལྤགས།”（热杰达巴）］也称“白达巴”，川生者［“ལུང་སྐྱེས་རྟ་ལྤགས།”（龙杰达巴）］也称“黑达巴”。现代文献记载的藏医药用“达巴”的基原主要有 3 种，即唇形科植物独一味 *Lamiophlomis rotata* (Benth.) Kudo（与《四部医典系列挂图全集》中 20 号附图所示植物相似）、美花筋骨草 *Ajuga ovalifolia* Bur. et Franch. var. *calantha* (Diels) C. Y. Wu et C. Chen（美花圆叶筋骨草，与《四部医典系列挂图全集》中 19 号附图所示植物相似）和藏玄参 *O. wattii* Hook. f.（与《四部医典系列挂图全集》中 18 号附图所示植物相似）。各地多以独一味 *L. rotata* (Benth.) Kudo 为正品，《部标藏药》等标准作为“独一味 /རྟ་ལྤགས།/ 达巴”的基原也收载了该种。四川甘孜、西藏昌都等地藏医使用美花筋骨草 *A. ovalifolia* Bur. et Franch. var. *calantha* (Diels) C. Y. Wu et C. Chen，《四川藏标》以“美花筋骨草 /ལུང་སྐྱེས་རྟ་ལྤགས།/ 龙杰达巴巴”之名收载了该种，其功效与独一味不尽相同。西藏卫藏地区、青海南部也使用藏玄参 *O. wattii* Hook. f.。《蓝琉璃》等明确记载“达巴”的花有紫、黄、白 3 色，《晶珠本草》汉译重译本认为山生者为独一味 *L. rotata* (Benth.) Kudo，川生者为美花筋骨草 *A. ovalifolia* Bur. et Franch. var. *calantha* (Diels) C. Y. Wu et C. Chen，而独一味 *L. rotata* (Benth.) Kudo 的花通常为紫色，美花筋骨草 *A. ovalifolia* Bur. et Franch. var. *calantha* (Diels) C. Y. Wu et C. Chen 的花为红紫色至蓝色，藏玄参 *O. wattii* Hook. f. 的花为黄色，似乎并不完全对应。《藏药晶镜本草》（2018）记载藏玄参 *O. wattii* Hook. f. 为“རྟ་ལྤགས་དཀར་པོ།”（达巴嘎保），可能系指花为浅色而言。（参见“独一味”“美花圆叶筋骨草”条）

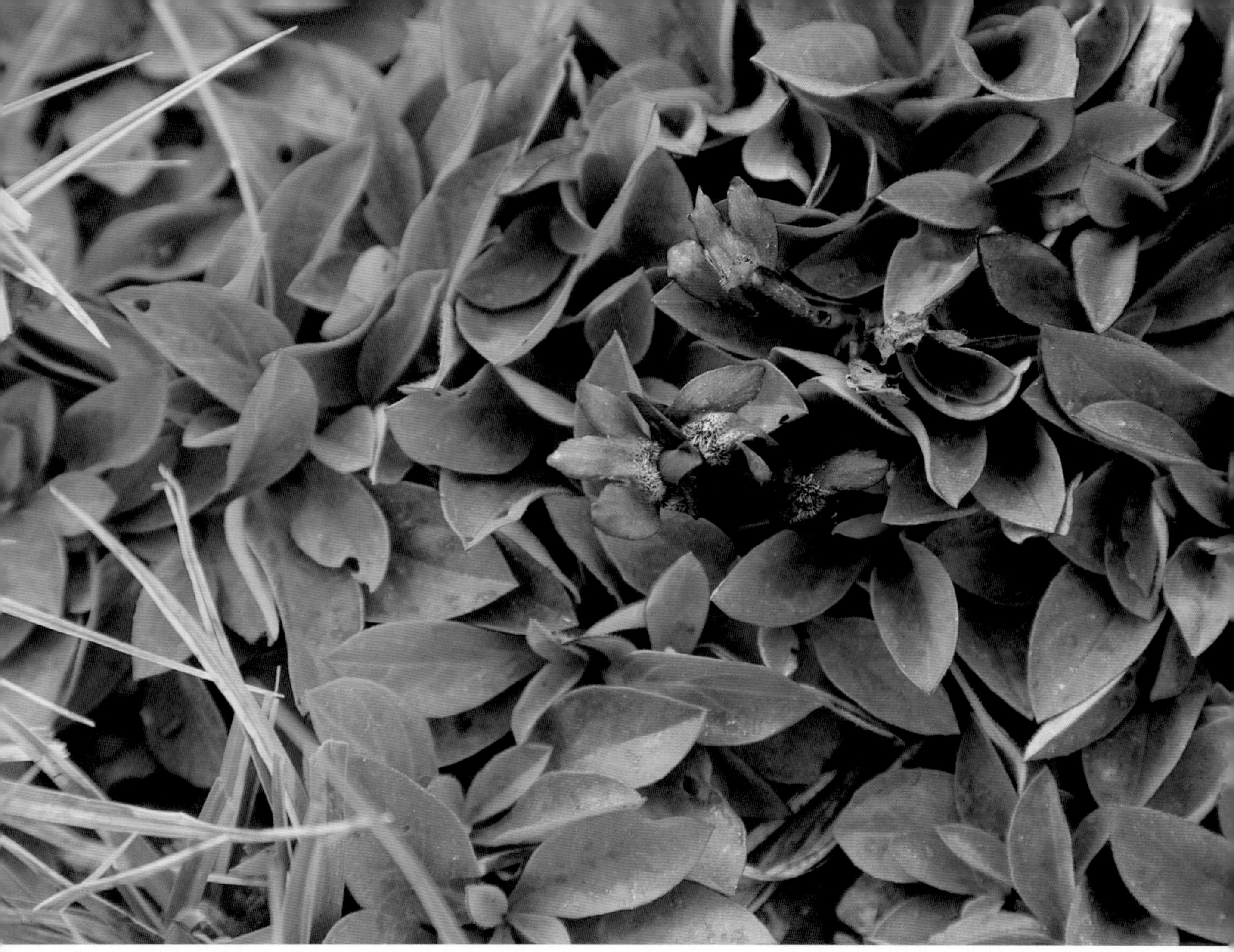

肉果草

Lancea tibetica Hook. f. et Hsuan

玄参科（Scrophulariaceae） 肉果草属（*Lancea*）

形态

多年生矮小草本，高 3 ~ 7cm，最高不超过 15cm，除叶柄有毛外其余无毛。根茎细长，可达 10cm，直径 2 ~ 3mm，横走或斜下，节上有 1 对膜质鳞片。叶 6 ~ 10，几呈莲座状，倒卵形至倒卵状矩圆形或匙形，近革质，长 2 ~ 7cm，先端钝，常有小凸尖，全缘或有很不明显的疏齿，基部渐狭成有翅的短柄。花 3 ~ 5 簇生或伸长成总状花序，苞片钻状披针形；花萼钟状，革质，长约 1cm，萼齿钻状三角形；花冠深蓝色或紫色，喉部稍带黄色或紫色斑点，长 1.5 ~ 2.5cm，花冠筒长 8 ~ 13mm，上唇直立，2 深裂，偶有几全裂，下唇开展，中裂片全缘；雄蕊着生于近花冠筒中部，花丝无毛；柱头扇状。果实卵状球形，长约 1cm，红色至深紫色，被包于宿存的花萼内；种子多数，矩圆形，长约 1mm，棕黄色。花期 5 ~ 7 月，果期 7 ~ 9 月。

分布

分布于我国西藏、青海、甘肃、四川、云南。印度也有分布。

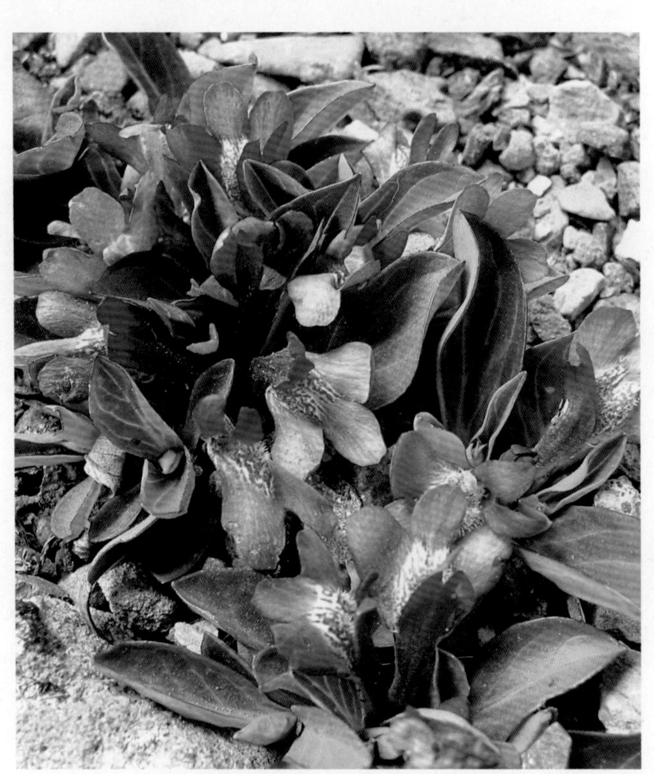

生境

生长于海拔 2000 ~ 4500m 的草地、疏林、沟谷旁。

药材名

巴雅巴、巴亚巴、巴丫巴（སྦ་ཡག་པ།），巴雅杂瓦（པ་ཡག་ཙ་བ།、སྦ་ཡག་ཙ་བ།）。

药用部位

全草。

功能与主治

全草：愈合脉管，涩脉止血，生脂，消散外部肌肿。根：养肺，托引肺脓。叶：用于诸疮。种子：用于心脏病，血瘤，肠绞结，妇女癥瘕。

用量与用法

3 ~ 5g。

附注

《四部医典》中记载有“པ་ཡག་པ།”（巴雅巴）作为补肺药物。《四部医典系列挂图全集》第二十九图中有“པ་ཡག”（巴雅）附图（61 号图），汉译本译注名为“兰石草”。《晶珠本草》记载为“སྦ་ཡག་ཙ་བ།”（巴雅巴），引《图鉴》之记载“种子治心脏病；叶治诸疮；根养肺，托引肺脓”。《宇妥本草》言：“生于田边，具四个叶片并伏着地面。花呈蓝红色，似豌豆花。果实状如心脏。根白色且较细长。”据现代文献记载和调查，各地藏医使用的“巴雅巴”的基原主要为肉果草 *L. tibetica* Hook. f. et Thoms.（*L. tibetica* Hook. f. et Hsuan，西藏别称“兰石草”），此外，粗毛肉果草 *L. hirsute* Bonati 也作其基原使用，其形态与《宇妥本草》记载的形态及《四部医典系列挂图全集》附图亦相符。《部标藏药》等标准中仅收载了前种。（参见“粗毛肉果草”条）

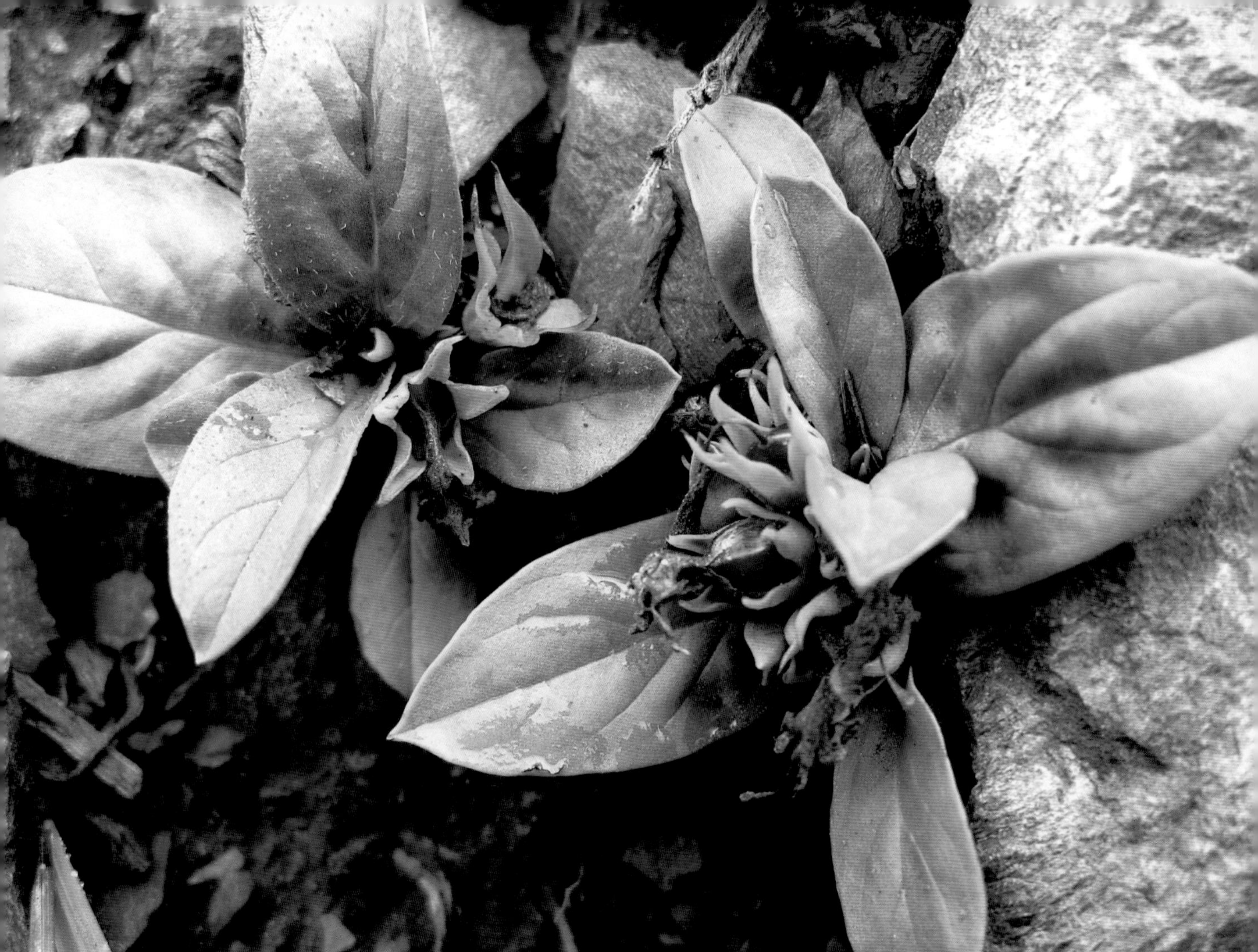

粗毛肉果草

Lancea hirsute Bonati

玄参科（Scrophulariaceae） 肉果草属（*Lancea*）

形态

多年生矮小草本，高 4 ~ 8cm，茎、叶被多细胞粗毛。根茎细长，多分枝，具纤维状须根，节上有膜质鳞片。叶少数，对生，卵状矩圆形，纸质，长 3 ~ 5cm，先端钝，边缘有浅圆齿，基部渐狭成有翅的短柄，茎基部叶较小，鳞片状。花 4 ~ 10 聚集成短而顶生的总状花序；苞片卵状披针形，较花萼长，基部扩大，半抱茎；花萼钟状，膜质，长约 7mm，萼齿披针形，有缘毛；花冠蓝紫色，长 2.8 ~ 3.2cm，花冠筒长 2cm 或更长，外面被毛，上唇全部 2 裂，截形，无缘毛，下唇开展，中裂片显著浅 2 裂；雄蕊着生于花冠喉部，花丝有 2 被毛；花柱无毛，与雄蕊等长。花期 7 月。

分布

分布于我国云南西南部及四川西北部。

生境

生长于海拔 3700 ~ 4100m 的草地、山坡、云杉林中。

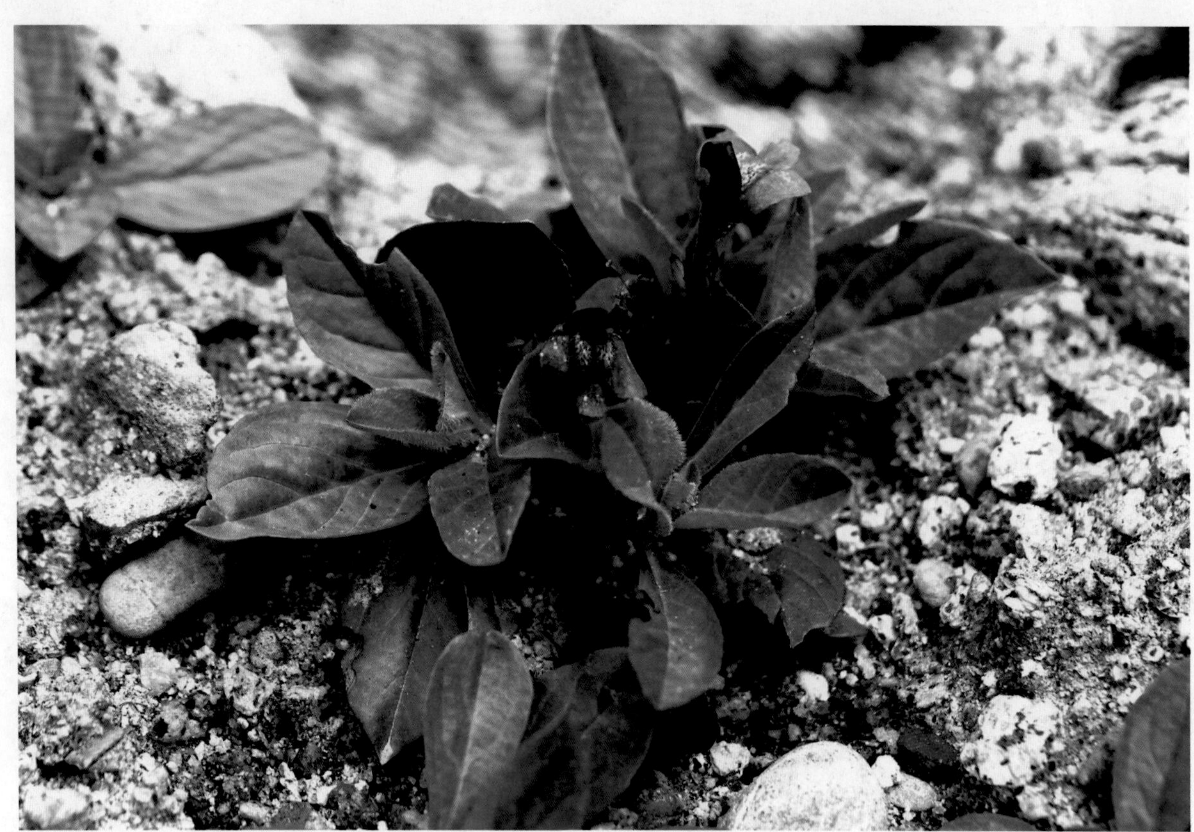

药材名

巴雅巴、巴亚巴、巴丫巴（སྤ་ཡག་པ།），巴雅杂瓦（པ་ཡག་རྩ་བ།）。

药用部位

全草或根、叶、种子。

功能与主治

全草：愈合脉管，涩脉止血，生脂，消散外部肌肿。根：养肺，托引肺脓。叶：用于诸疮。种子：用于心脏病，血瘤，肠绞结，妇女癥瘕。

用量与用法

3 ~ 5g。

附注

《四部医典》《度母本草》等记载有"པ་ཡག་རྩ་བ།"（巴雅杂瓦），《晶珠本草》称之为"སྤ་ཡག་པ།"（巴雅巴）。据文献记载和实地调查发现，现各地藏医均以肉果草属（*Lancea*）植物作为"巴雅巴"的基原，该属植物仅有肉果草 *L. tibetica* Hook. f. et Thoms.、粗毛肉果草 *L. hirsute* Bonati 2 个种，两者在我国均有分布。《部标藏药》等标准中仅收载了肉果草 *L. tibetica* Hook. f. et Thoms.。（参见"肉果草"条）

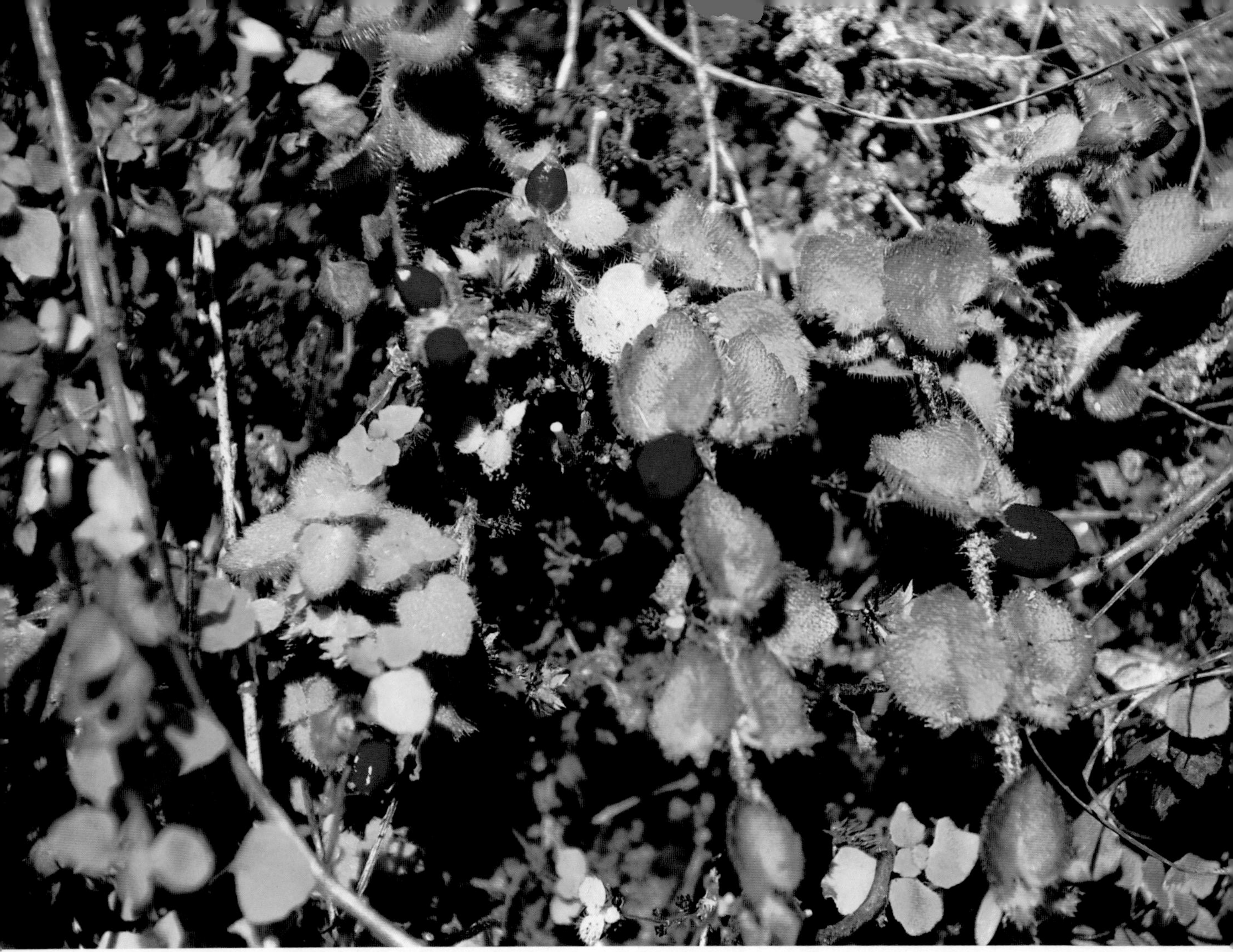

鞭打绣球

Hemiphragma heterophyllum Wall.

玄参科（Scrophulariaceae） 鞭打绣球属（*Hemiphragma*）

形态

多年生铺散匍匐草本，全体被短柔毛。茎纤细，多分枝，节上生根，茎皮薄，老后易于破损剥落。叶二型；主茎上的叶对生，叶柄短，长 2 ~ 5mm 或有时近无柄，或柄长至 10mm，叶片圆形、心形至肾形，长 8 ~ 20mm，先端钝或渐尖，基部截形、微心形或宽楔形，边缘共有锯齿 5 ~ 9 对，叶脉不明显；分枝上的叶簇生，稠密，针形，长 3 ~ 5mm，有时枝先端的叶稍扩大为条状披针形。花单生于叶腋，近无梗；花萼裂片 5，近相等，三角状狭披针形，长 3 ~ 5mm；花冠白色至玫瑰色，辐射对称，长约 6mm，花冠裂片 5，圆形至矩圆形，近相等，大而开展，有时上面有透明小点；雄蕊 4，内藏；花柱长约 1mm，柱头小，不增大，钻状或 2 叉裂。果实卵状球形，红色，长 5 ~ 6mm，最长可达 10mm，近肉质，有光泽；种子卵形，长不及 1mm，浅棕黄色，光滑。花期 4 ~ 6 月，果期 6 ~ 8 月。

分布

分布于我国云南、西藏、四川、甘肃、贵州、湖北、陕西、台湾。尼泊尔、印度、菲律宾也有分布。

生境

生长于海拔 3000 ~ 4000m 的高山草地、石缝中。

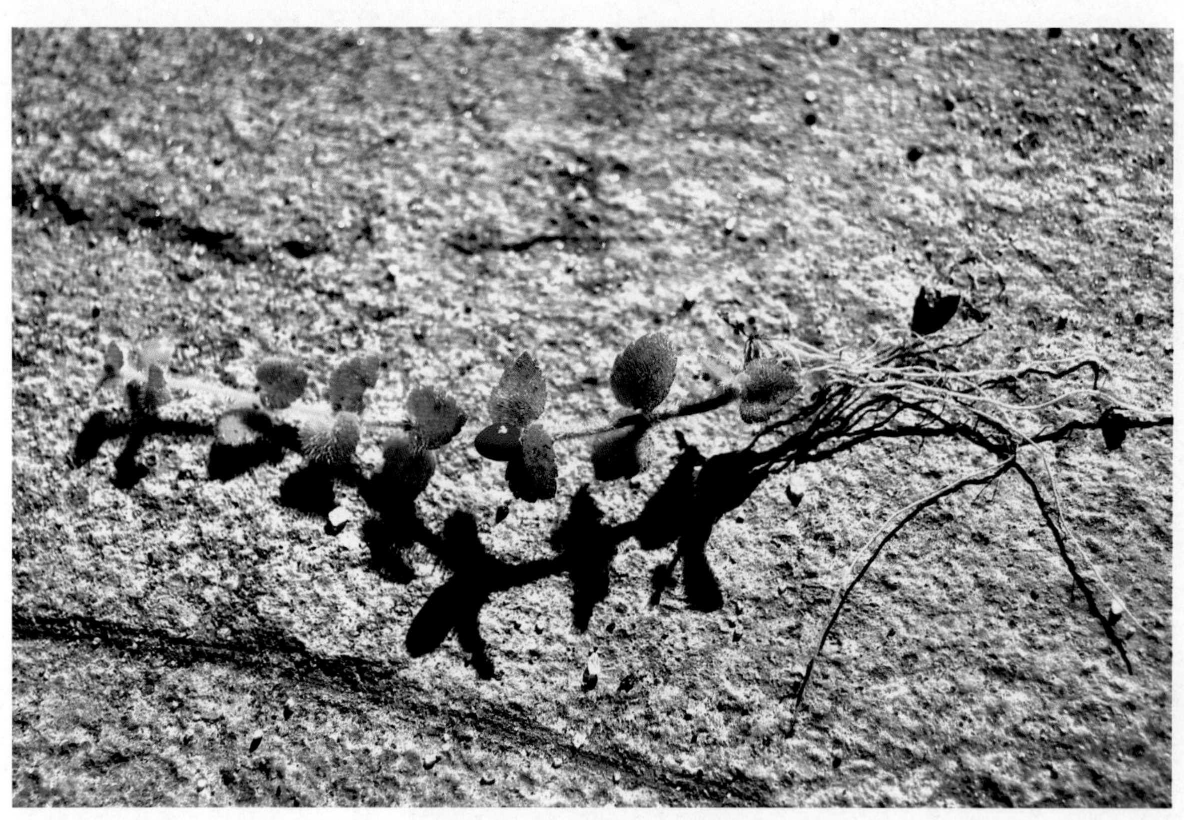

药材名

区茹程丹（ཁྱུ་ཙ་ཕྲེང་ལྡན།），阿洛萨曾（ཨ་ལོ་ས་འཛིན།），区久斯程丹（ཁྱུ་རྒྱུ་མ་ཕྲེང་ལྡན།）。

药用部位

全草。

功能与主治

宁心安神，舒筋活络，祛风除湿。用于神经衰弱，月经不调，筋骨痛，坐骨神经痛，风湿性腰痛，破伤风。

附注

鞭打绣球 *H. heterophyllum* Wall. 为云南迪庆、四川甘孜藏医习用药材，云南迪庆习称其为“ཨ་ལོ་ས་འཛིན།”（阿洛萨曾），四川甘孜习称其为“ཁྱུ་རྒྱུ་མ་ཕྲེང་ལྡན།”（区久斯程丹）。

毛果婆婆纳

Veronica eriogyne H. Winkl.

玄参科（Scrophulariaceae） 婆婆纳属（*Veronica*）

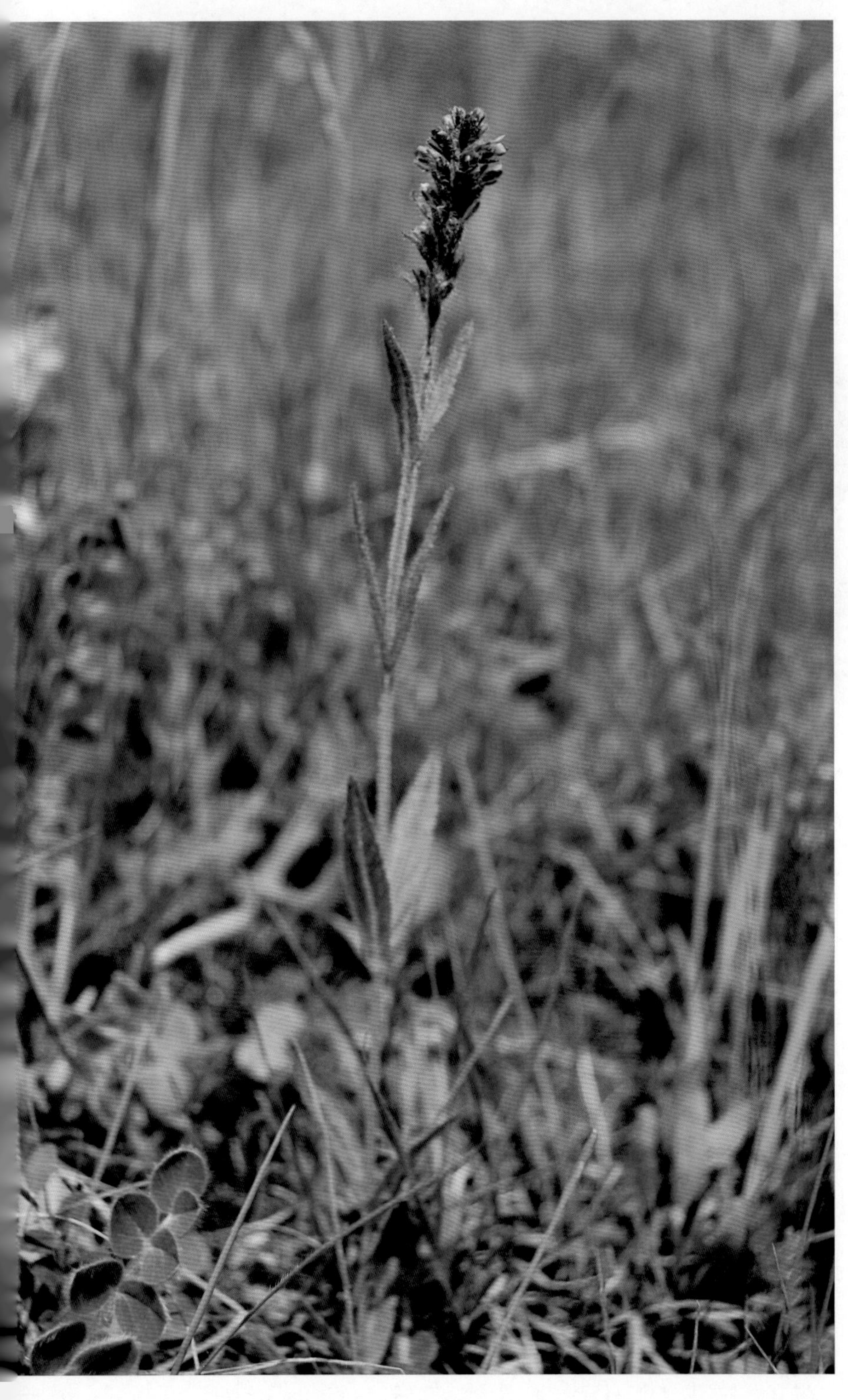

形态

植株高 20 ~ 50cm。茎直立，不分枝或有时基部分枝，通常有 2 列多细胞白色柔毛。叶无柄，披针形至条状披针形，长 2 ~ 5cm，宽 4 ~ 15mm，边缘有整齐的浅刻锯齿，两面脉上被多细胞长柔毛。总状花序 2 ~ 4，侧生于茎近先端叶腋，花期长 2 ~ 7cm，花密集，穗状，果期伸长，达 20cm，具长 3 ~ 10cm 的总梗，花序各部分被多细胞长柔毛；苞片宽条形，远长于花梗；花萼裂片宽条形或条状披针形，长 3 ~ 4mm；花冠紫色或蓝色，长约 4mm，筒部长，占全长的 1/2 ~ 2/3，筒内微被毛或否，裂片倒卵圆形至长矩圆形；花丝大部分贴生于花冠上。蒴果长卵形，上部渐狭，先端钝，被毛，长 5 ~ 7mm，宽 2 ~ 3.5mm，花柱长 2 ~ 3.5mm；种子卵状矩圆形，长 0.6mm。花期 7 月。

分布

分布于我国西藏东部、四川（理塘、巴塘）、青海、甘肃（天祝）。

生境

生长于海拔 2500 ～ 4500m 的高山草地。

药材名

冬那短赤、董那童赤、冬纳冬扯、冬那端赤、冬那端迟（ཐུམ་ནག་དོམ་མཁྲིས། ）。

药用部位

全草。

功能与主治

清热，消炎，止痛。用于血热引起的背痛，“查龙”病，肝热证，胆热证。

用量与用法

2 ～ 6g。

附注

《度母本草》记载“བ་ཤ་ཀ།”（帕下嘎、巴夏嘎）分为上、下 2 品;《鲜明注释》言，无上品“帕下嘎”时可以下品 [“བ་ཤ་ཀ་དམན་པ།”（帕下嘎门巴）] 代之。《晶珠本草》分别记载有“ཐུམ་ནག་དོམ་མཁྲིས།”（冬那端赤、董那童赤）和“བ་ཤ་ཀ།”（巴夏嘎、帕下嘎），并言不产“巴夏嘎”的地方，可以用“冬那端赤”或“སྒྲ་བཟང་།”（扎桑）代替。现代文献记载的各地藏医所用“冬那端赤”的基原包括长果婆婆纳 *V. ciliata* Fisch.、长果婆婆纳拉萨亚种 *V. ciliata* Fisch. subsp. *cephaloides* (Pennell) Hong（拉萨长果婆婆纳）、长果婆婆纳中甸亚种 *V. ciliata* Fisch. subsp. *zhongdianensis* Hong（中甸长果婆婆纳）、光果婆婆纳 *V. rockii* Li、毛果婆婆纳 *V. eriogyne* H. Winkl.、直立婆婆纳 *V. arvensis* L. 及唇形科植物甘露子 *Stachys sieboldii* Miq.、蓝花青兰 *Dracocephalum coerulescens* (Maxim.) Dunn.（*Nepeta coerulescens* Maxim.）、藏荆芥 *Nepeta angustifolia* C. Y. Wu 等。《青海藏标》在“婆婆纳 /ཐུམ་ནག་དོམ་མཁྲིས།/ 冬那端迟”条下附注，光果婆婆纳 *V. rockii* Li、毛果婆婆纳 *V. eriogyne* H. Winkl. 也可作本品使用。

“帕下嘎”的正品为爵床科植物鸭嘴花 *Adhatoda vasica* Nees，西藏、四川、青海等地藏医又以长果婆婆纳 *V. ciliata* Fisch. 及同属多种植物作为“帕下嘎”的代用品，称之为“བ་ཤ་ཀ་དམན་པ།”（帕下嘎门巴）。（参见“长果婆婆纳”“鸭嘴花”“赛北紫堇”条）

长果婆婆纳

Veronica ciliata Fisch.

玄参科（Scrophulariaceae） 婆婆纳属（*Veronica*）

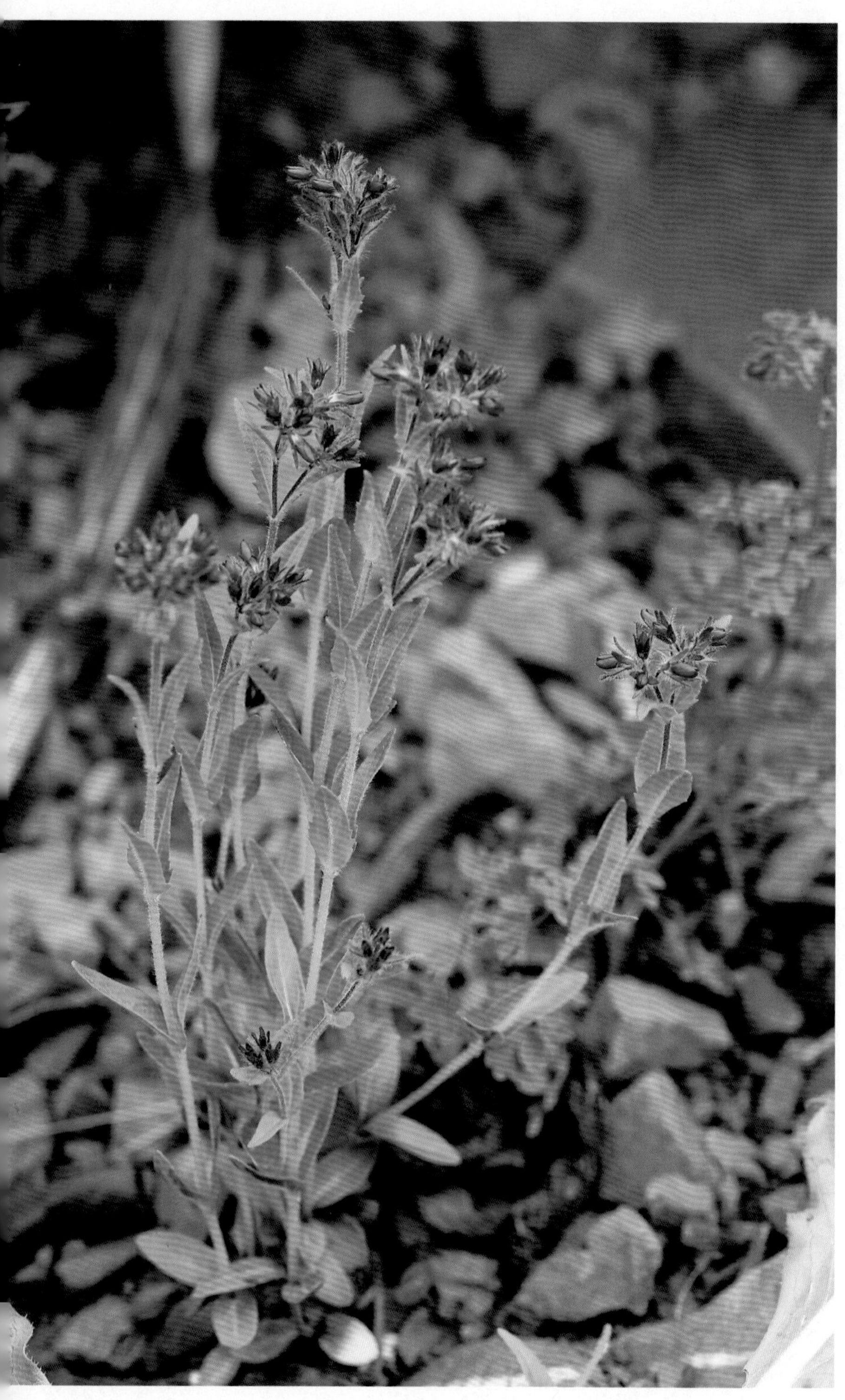

形态

植株高 10 ~ 30cm。茎丛生，上升，不分枝或基部分枝，有 2 列或几乎遍布灰白色细柔毛。叶无柄或下部的有极短的柄，叶片卵形至卵状披针形，长 1.5 ~ 3.5cm，宽 0.5 ~ 2cm，两端急尖，少钝者，全缘或中段有尖锯齿，或整个边缘具尖锯齿，两面被柔毛或几乎变无毛。总状花序 1 ~ 4，侧生于茎先端叶腋，短而花密集，几乎成头，少伸长的，除花冠外的各部分被多细胞长柔毛或长硬毛；苞片宽条形，长于花梗，花梗长 1 ~ 3mm；花萼裂片条状披针形，花期长 3 ~ 4mm，果期稍伸长，宽至 1.5mm；花冠蓝色或蓝紫色，长 3 ~ 6mm，筒部短，占全长的 1/5 ~ 1/3，内面无毛，裂片倒卵圆形至长矩圆形；花丝大部分游离。蒴果卵状锥形，狭长，先端钝而微凹，长 5 ~ 8mm，宽 2 ~ 3.5mm，几乎遍布长硬毛，花柱长 1 ~ 3mm；种子矩圆状卵形，长 0.6 ~ 0.8mm。花期 6 ~ 8 月。

分布

分布于我国西藏北部、四川西北部及西北地区。

生境

生长于高山草地。

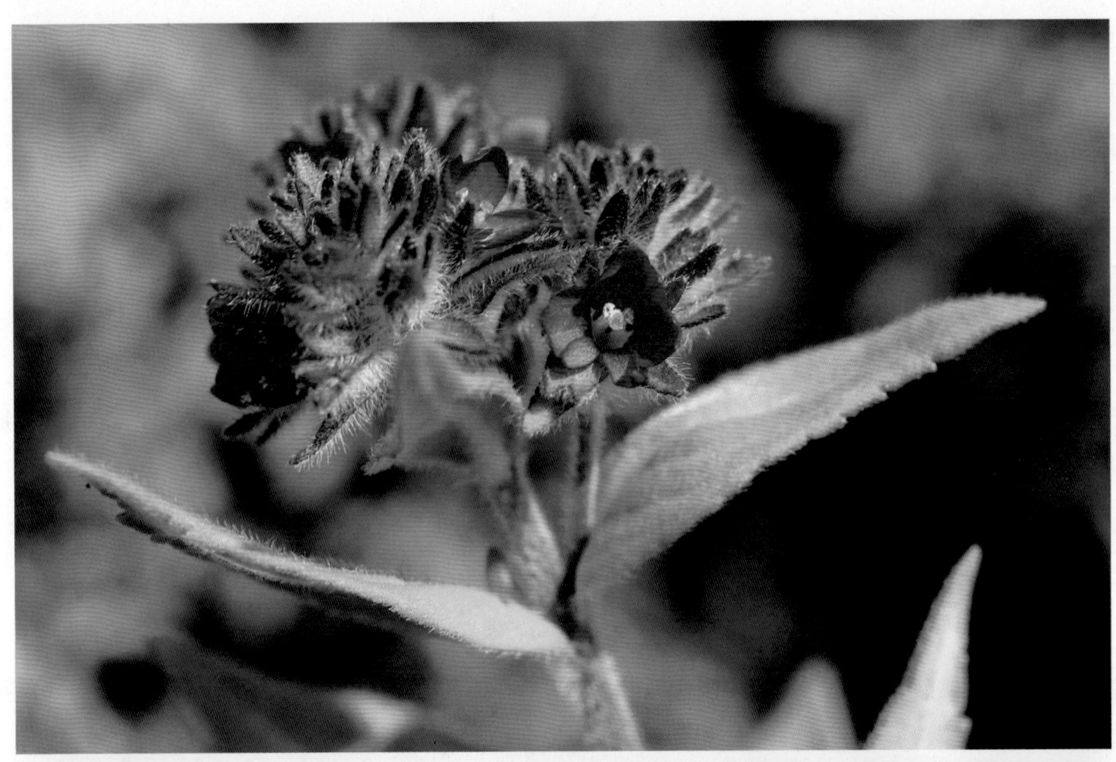

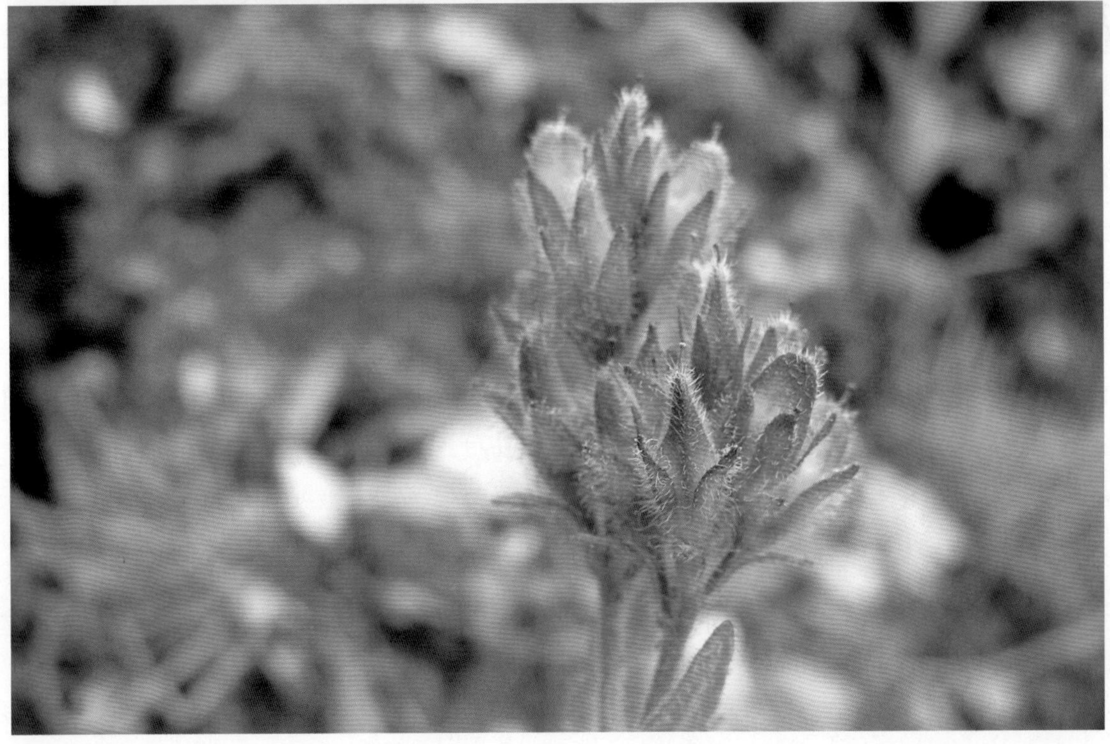

药材名

冬那端赤、董那童赤、冬纳冬扯、的木纳禾朵木赤（ལྡུམ་ནག་དོམ་མཁྲིས།），帕下嘎门巴（པ་ཤ་ཀ་དམན་པ།），帕下嘎、巴夏嘎、娃下嘎（པ་ཤ་ཀ།）。

药用部位

全草。

功能与主治

清热，消炎，止痛。用于血热引起的背痛，“查隆”病，肝热证，胆热证。

用量与用法

2 ~ 6g。

附注

《度母本草》记载“པ་ཤ་ཀ།”（帕下嘎）分上、下 2 品；《鲜明注释》言无上品“帕下嘎”时可以下品 [“པ་ཤ་ཀ་དམན་པ།”（帕下嘎门巴）] 代之。《晶珠本草》分别记载有“ལྡུམ་ནག་དོམ་མཁྲིས།”（冬那端赤、董那童赤）和“པ་ཤ་ཀ།”（巴夏嘎、帕下嘎），并言在不产“巴夏嘎”的地方，可以“冬那端赤”或“ཟྭ་བཙང།”（扎桑）代替（即以“次品”代替）；又记载“次品”有黄花和蓝花 2 种，言其为治疔疮、生肌、止血、清疮热之药物。据现代文献记载和实地调查，各地藏医所用“冬那端赤”（或称“帕下嘎门巴”）的基原包括长果婆婆纳 *V. ciliata* Fisch.、拉萨长果婆婆纳 *V. ciliata* Fisch. subsp. *cephaloides* (Pennell) Hong、中甸长果婆婆纳 *V. ciliata* Fisch. subsp. *zhongdianensis* Hong、光果婆婆纳 *V. rockii* Li、毛果婆婆纳 *V. eriogyne* H. Winkl.、直立婆婆纳 *V. arvensis* L.、两裂婆婆纳 *V. biloba* L.、大花婆婆纳 *V. himalensis* D. Don、绵毛婆婆纳 *V. lanuginosa* Benth. ex Hook. f.、小婆婆纳 *V. serpyllifolia* L.、婆婆纳 *V. didyma* Tenore 及唇形科植物甘露子 *Stachys sieboldii* Miq.、蓝花青兰 *Dracocephalum coerulescens* (Maxim.) Dunn.（蓝花荆芥 *Nepeta coerulescens* Maxim.）、穗花荆芥 *Nepeta angustifolia* C. Y. Wu（藏荆芥）等，多以长果婆婆纳 *V. ciliata* Fisch. 为正品，其他为代用品；代用品可能系《晶珠本草》所述开蓝花的“巴夏嘎”的次品；甘肃甘南藏医则称长果婆婆纳 *V. ciliata* Fisch. 为“པ་ཤ་ཀ།”（娃下嘎）。各地藏医多认为正品“巴夏嘎”应为爵床科植物鸭嘴花 *Adhatoda vasica* Nees，以其树干和树枝入药，但该种藏民聚居区不产，故西藏、四川、青海等地藏医以长果婆婆纳 *V. ciliata* Fisch. 及同属多种植物作为代用品使用，称其为“པ་ཤ་ཀ་དམན་པ།”（帕下嘎门巴）。青海藏医还以罂粟科植物赛北紫堇 *Corydalis impatiens* (Pall.) Fisch.（据调查应为假北紫堇 *C. pseudoimpatiens* Fedde）作“巴夏嘎”的代用品，又称其为“ཟྭ་བཙང།”（扎桑），可能是《晶珠本草》所述开黄花的“次品”。《部标藏药》《藏标》《青海藏标》及《西藏藏标》等以“ལྡུམ་ནག་དོམ་མཁྲིས།（冬那端赤、冬纳冬扯、冬那端迟、董那童赤）”之名收载了长果婆婆纳 *V. ciliata* Fisch.、长果婆婆纳拉萨亚种 *V. ciliata* Fisch. subsp. *cephaloides* (Pennell) Hong。（参见“毛果婆婆纳”“光果婆婆纳”“拉萨长果婆婆纳”“鸭嘴花”“假北紫堇”条）

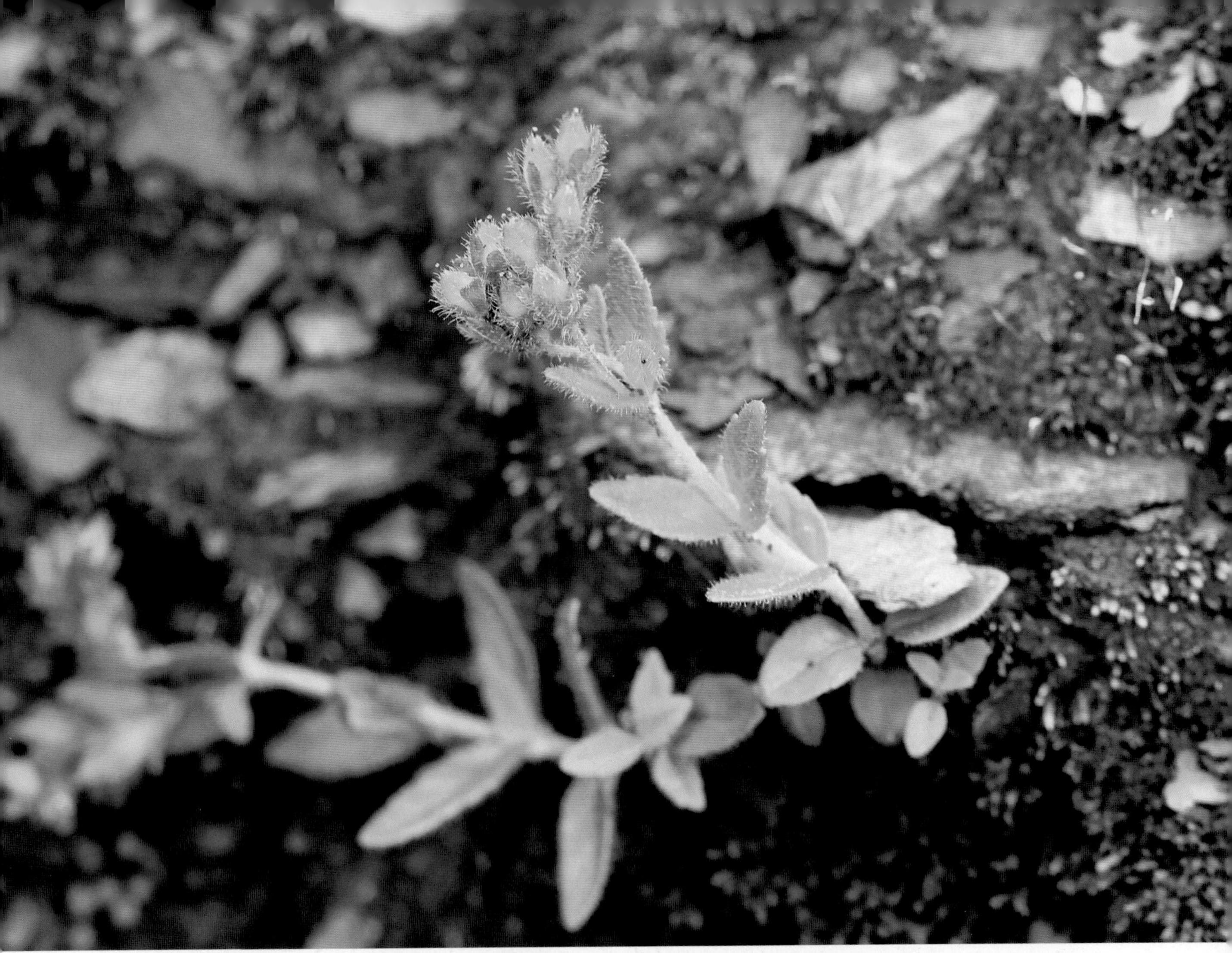

拉萨长果婆婆纳

Veronica ciliata Fisch. subsp. *cephaloides* (Pennell) Hong

玄参科（Scrophulariaceae）　婆婆纳属（*Veronica*）

形态

据《中国植物志》记载，该亚种为变异极大的类群，植株高矮、是否分枝、叶全缘或有齿、叶片被毛与否都有很大的变异幅度，甚至个别个体的果实无毛，也有观点认为应作不同种处理，但花和蒴果的基本性状无明显差异，且上述差异又彼此交叉，无明显相关，故仍作一个类群处理。形态如下：植株高 1.5 ~ 20（~ 40）cm。茎常单生。叶片椭圆形、卵形至卵状披针形，通常两面被毛，边缘具深刻锯齿，极少全缘。花序花期头状，花后伸长或头状；花冠较小，裂达 2/3；花丝一半贴于花冠。蒴果短，长约 5mm，宽约 2.5mm，花柱仅长 0.8 ~ 1.5mm。（其他形态参考原亚种长果婆婆纳 *Veronica ciliata* Fisch.）

分布

分布于我国西藏林周、南木林以南及然乌以西。尼泊尔、印度西北部也有分布。

生境

生长于海拔 3300 ~ 5800m 的高山草地。

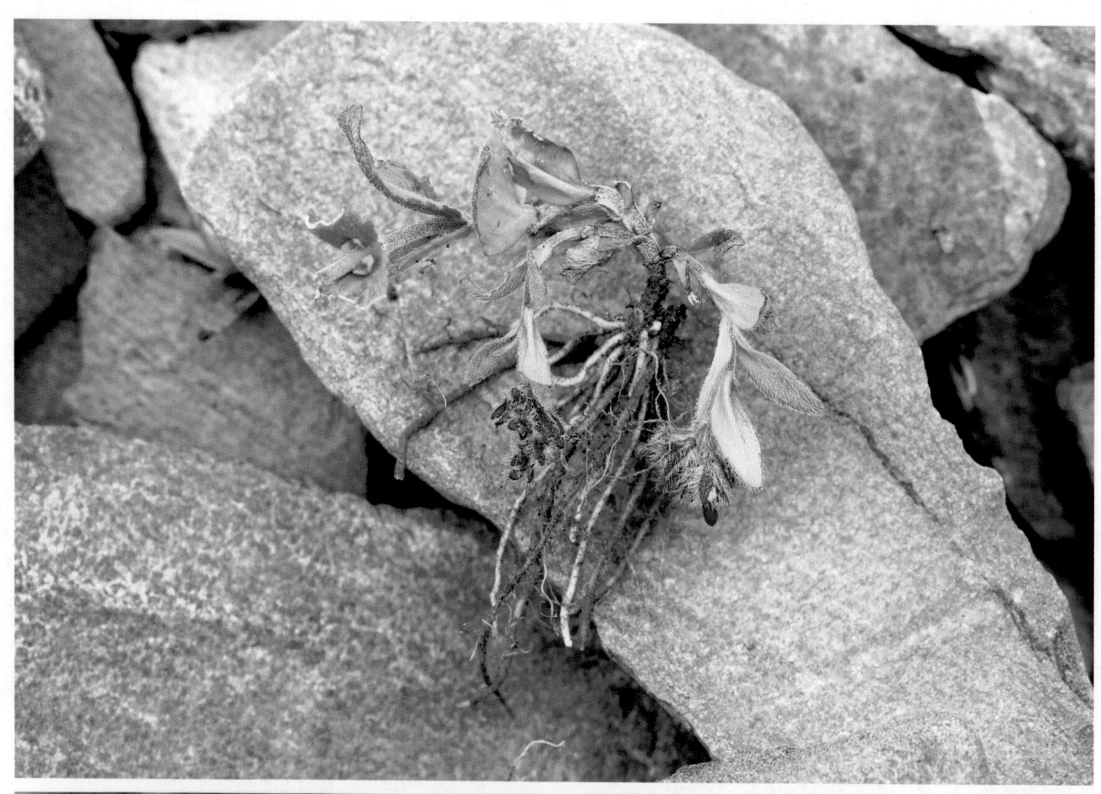

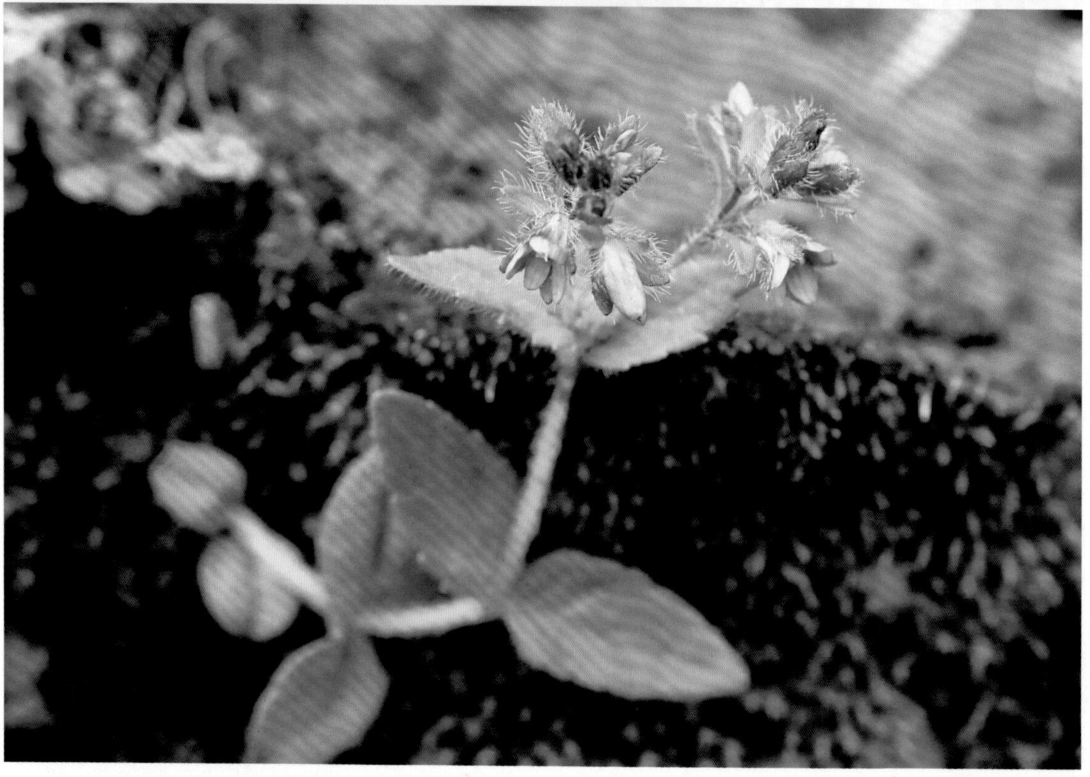

药材名

冬那端赤、董那童赤、冬纳冬扯、的木纳禾朵木赤（ཐུམ་ནག་དོམ་མཐིས། ），帕下嘎门巴（བ་ཤ་ཀ་དམན་པ། ），帕下嘎、巴夏嘎、娃下嘎（བ་ཤ་ཀ། ）。

药用部位

全草。

功能与主治

清热，消炎，止痛。用于血热引起的背痛，“查隆”病，肝热证，胆热证。

用量与用法

2 ~ 6g。

附注

《度母本草》记载“བ་ཤ་ཀ།”（帕下嘎）分上、下二品。《鲜明注释》言，无上品帕下嘎时可以下品 [“བ་ཤ་ཀ་དམན་པ།”（帕下嘎门巴）] 代之。《晶珠本草》分别记载有“ཐུམ་ནག་དོམ་མཐིས།”（冬那端赤、董那童赤）和“བ་ཤ་ཀ།”（巴夏嘎、帕下嘎），言不产“巴夏嘎”的地方，可以“冬那端赤”或“སྣ་བཟང་།”（扎桑）代替（也即以“次品”代替），并言“次品”有黄花和蓝花 2 种且为治疗疮、生肌、止血、清疮热之药物。现代文献记载和实地调查显示，各地藏医多认为“巴夏嘎”的正品应为爵床科植物鸭嘴花 *Adhatoda vasica* Nees，以其树干和树枝入药，但藏民聚居区不产该种，故西藏、四川、青海等地藏医又以长果婆婆纳 *V. ciliata* Fisch. 及同属多种植物作为代用品，称其为“བ་ཤ་ཀ་དམན་པ།”（帕下嘎门巴）。关于“冬那端赤”（或称“帕下嘎门巴”）的基原，多以长果婆婆纳 *V. ciliata* Fisch.、拉萨长果婆婆纳 *V. ciliata* Fisch. subsp. *cephaloides* (Pennell) Hong 为正品。《部标藏药》《藏标》《青海藏标》及《西藏藏标》等以“ཐུམ་ནག་དོམ་མཐིས།”（冬那端赤、冬纳冬扯、冬那端迟、董那童赤）之名收载了长果婆婆纳 *V. ciliata* Fisch. 和拉萨长果婆婆纳 *V. ciliata* Fisch. subsp. *cephaloides* (Pennell) Hong，但各地习用的还包括其他婆婆纳属（*Veronica*）植物，也有地区使用唇形科植物甘露子 *Stachys sieboldii* Miq.、蓝花青兰 *Dracocephalum coerulescens* (Maxim.) Dunn.（蓝花荆芥 *Nepeta coerulescens* Maxim.）等。

有植物分类学学者认为，西藏无长果婆婆纳 *V. ciliata* Fisch. 分布，大部分地区分布的为长果婆婆纳拉萨亚种 *V. ciliata* Fisch. subsp. *cephaloides* (Pennell) Hong（拉萨长果婆婆纳），故西藏使用的长果婆婆纳应为其拉萨亚种。（参见“长果婆婆纳”“光果婆婆纳”“毛果婆婆纳”“鸭嘴花”条）

光果婆婆纳

Veronica rockii Li

玄参科（Scrophulariaceae）　婆婆纳属（*Veronica*）

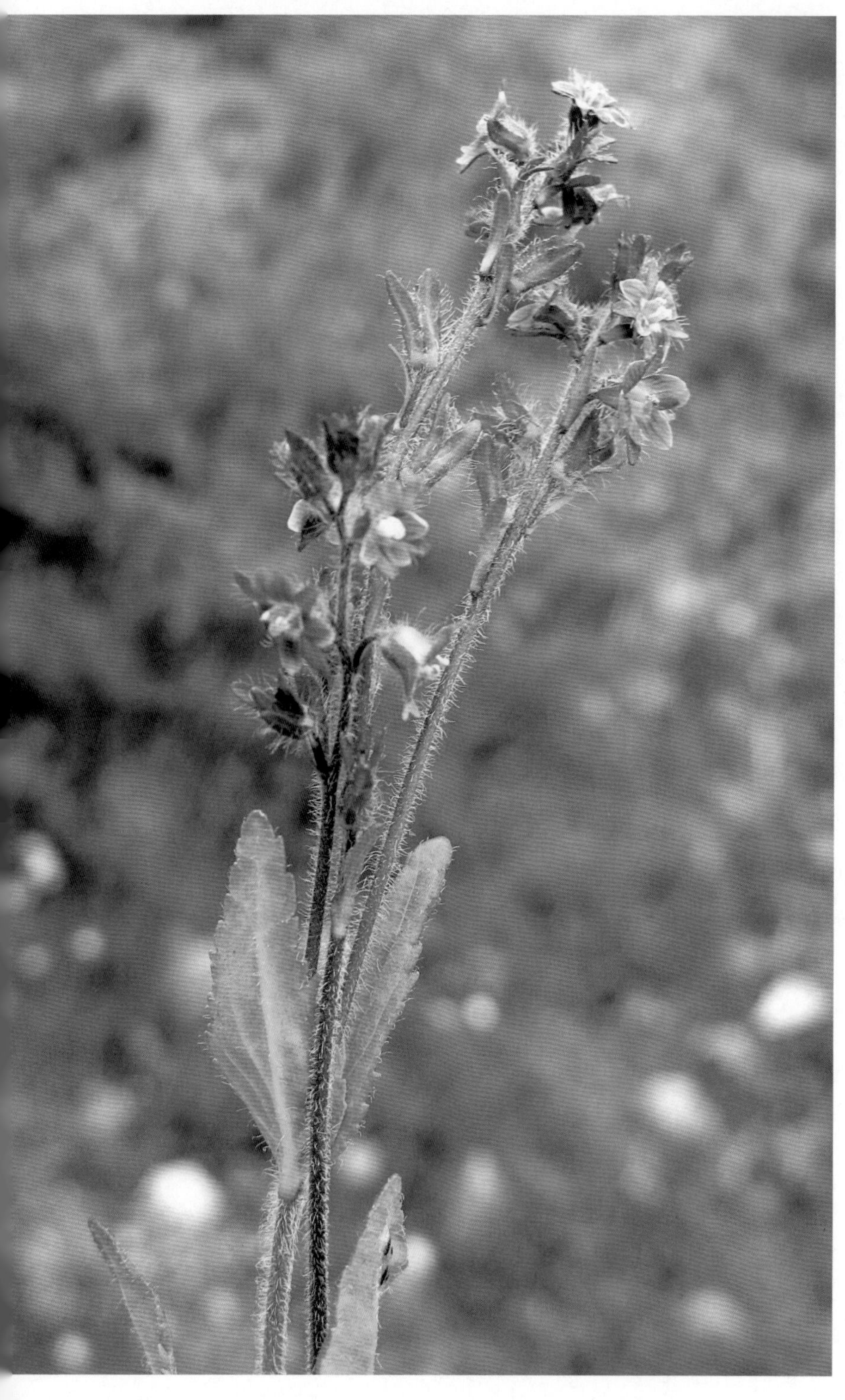

形态

植株高 17 ~ 40cm。茎直立，通常不分枝，极少下部分枝，有 2 列多细胞柔毛。叶无柄，卵状披针形至披针形，长 1.5 ~ 8cm，宽 0.4 ~ 2cm，基部圆钝，边缘有三角状尖锯齿，两面疏被柔毛或变无毛。总状花序 2 或更多，侧生于茎先端叶腋，几乎垂直上升，花期长 2 ~ 7cm，果期伸长达 15cm，各部分被柔毛；苞片条形，通常比花梗长；花萼裂片条状椭圆形，花期长约 3mm，果期伸长达 4 ~ 6mm，后方 1 很小或缺失；花冠蓝色或紫色，长 3 ~ 4mm，后方裂达 1/2，前方裂达 3/5，裂片倒卵圆形至椭圆形，筒内无毛；花丝远短于花冠，大部分贴生于花冠上；子房及蒴果均无毛，极少有少数毛。蒴果卵形至长卵状锥形，渐狭而先端钝，长 4 ~ 8mm，宽 2.5 ~ 4mm，花柱长约 1mm。花期 7 ~ 8 月。

分布

分布于我国青海、甘肃、四川北部、陕西、山西、河北、河南、湖北。

生境

生长于海拔 2000 ~ 3600m 的山坡。

药材名

冬那端赤、冬那端迟、冬纳冬扯、董那童赤（ཐུམ་ནག་དོམ་མཐིས།）。

药用部位

全草。

功能与主治

清热解毒，止痛。用于血热，肝胆火旺。

用量与用法

2 ~ 6g。

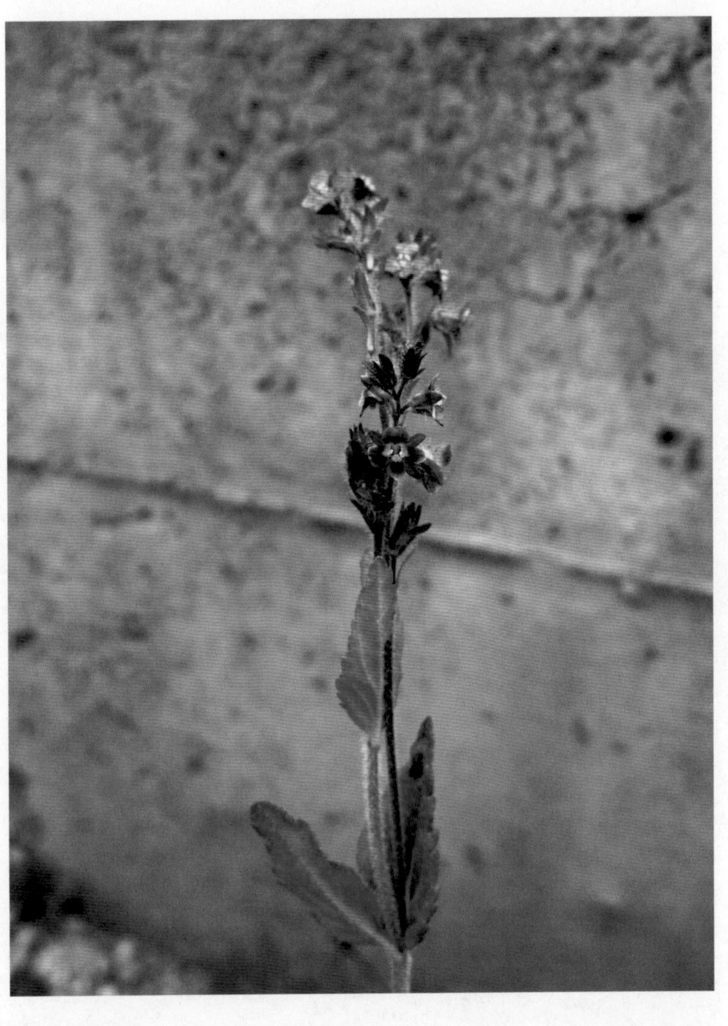

附注

《度母本草》记载“བ་ཤ་ཀ།”（帕下嘎）分上、下 2 品；《鲜明注释》言无上品“帕下嘎”时可以下品［“བ་ཤ་ཀ་དམན་པ།”（帕下嘎门巴）］代之。《晶珠本草》分别记载有“ཐུམ་ནག་དོམ་མཐིས།”（冬那端赤）和“བ་ཤ་ཀ།”（巴夏嘎、帕下嘎），并言不产“巴夏嘎”的地方，可以“冬那端赤”或“སྦྲ་བཟང་།”（扎桑）代替。据现代文献记载和实地调查，各地藏医所用“冬那端赤”的基原包括婆婆纳属（*Veronica*）及唇形科多种植物；“巴夏嘎”的正品为爵床科植物鸭嘴花 *Adhatoda vasica* Nees，以树干和树枝入药。《部标藏药》《藏标》《青海藏标》及《西藏藏标》等以“婆婆纳 /ཐུམ་ནག་དོམ་མཐིས།/ 冬那端赤（冬纳冬扯、冬那端迟、董那童赤）”之名收载了长果婆婆纳 *V. ciliata* Fisch.、长果婆婆纳拉萨亚种 *V. ciliata* Fisch. subsp. *cephaloides* (Pennell) Hong，或还包括“同属多种植物”，言以全草入药；《青海藏标》在该条下附注光果婆婆纳 *V. rockii* Li、毛果婆婆纳 *V. eriogyne* H. Winkl. 也可作本品使用。《青海藏标》附录中以“赛北紫堇 /བ་ཤ་ཀ།/ 哇夏嘎”之名收载了罂粟科植物赛北紫堇 *Corydalis impatiens* (Pall.) Fisch.，并指出“（哇夏嘎）正品有争议，待查；本品（赛北紫堇）系青海代用品”。据《中国植物志》记载和调查，赛北紫堇 *C. impatiens* (Pall.) Fisch. 在青藏高原地区无分布，横断山脉广泛分布的为与其相近的假北紫堇 *C. pseudoimpatiens* Fedde 和北紫堇 *C. sibirica* (L. f.) Pers.。（参见“长果婆婆纳”“毛果婆婆纳”“鸭嘴花”“甘露子”条）

北水苦荬

Veronica anagallis-aquatica L.

玄参科（Scrophulariaceae） 婆婆纳属（*Veronica*）

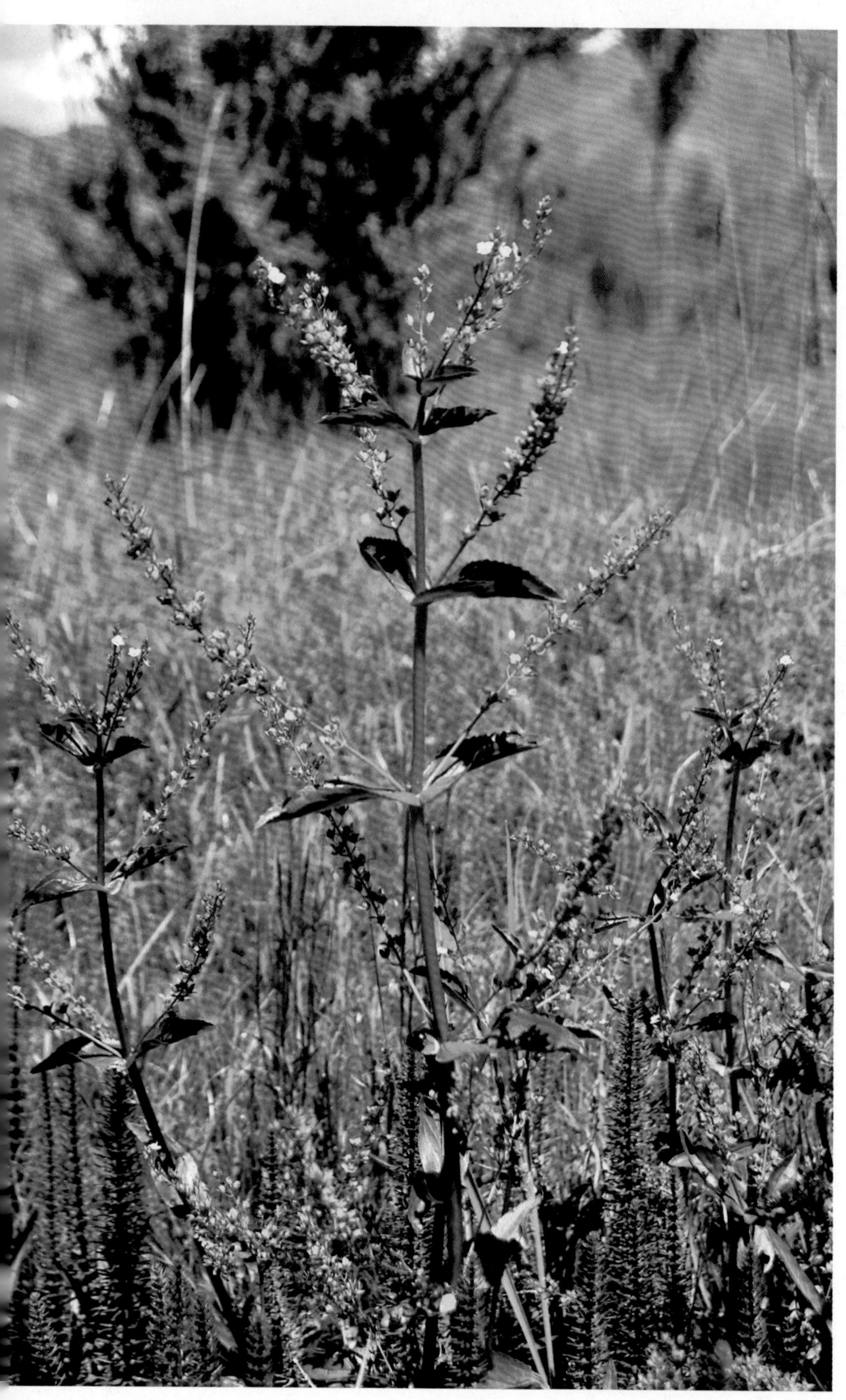

形态

多年生（稀为一年生）草本，通常全体无毛，极少在花序轴、花梗、花萼和蒴果上有几根腺毛。根茎斜走。茎直立或基部倾斜，不分枝或分枝，高 10 ~ 100cm。叶无柄，上部的叶半抱茎，多为椭圆形或长卵形，少为卵状矩圆形，更少为披针形，长 2 ~ 10cm，宽 1 ~ 3.5cm，全缘或有疏而小的锯齿。花序比叶长，多花；花梗与苞片近等长，上升，与花序轴呈锐角，果期弯曲向上，使蒴果靠近花序轴，花序通常不宽于 1cm；花萼裂片卵状披针形，急尖，长约 3mm，果期直立或叉开，不紧贴蒴果；花冠浅蓝色、浅紫色或白色，直径 4 ~ 5mm，裂片宽卵形；雄蕊短于花冠。蒴果近圆形，长、宽近相等，几与萼等长，先端圆钝而微凹，花柱长约 2mm（西藏产的植物的花柱常短至 1.5mm）。花期 4 ~ 9 月。

分布

分布于我国长江以北地区及西南各省区。亚洲、欧洲及其他温带地区也有分布。

生境

生长于海拔 4000m 的水边、沟渠边、沼泽地。

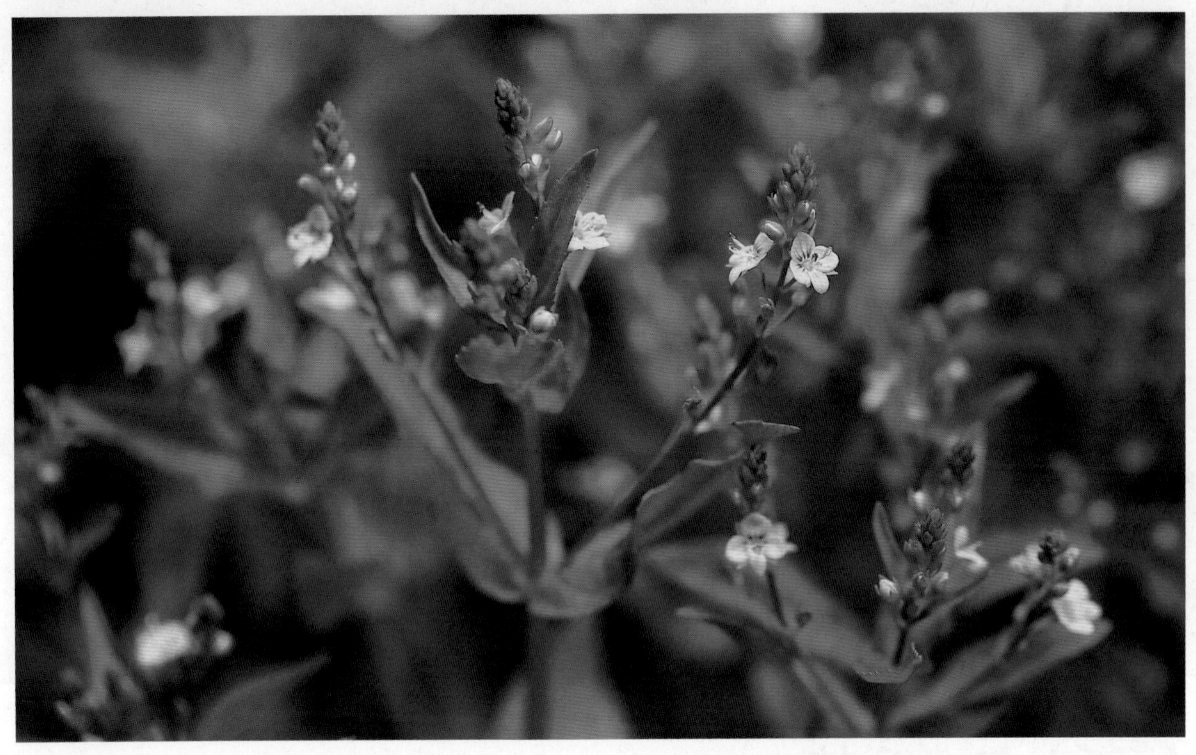

药材名

曲孜嘎布、曲子尕保、曲子嘎保（ཆུ་ཙི་དཀར་པོ།）。

药用部位

全草（带虫瘿果的全草）。

功能与主治

散瘀，止咳，接骨，消肿。用于水肿，咽喉肿痛，肺结核咯血，风湿疼痛，跌打损伤，腰痛，体弱，月经不调，血小板减少性紫癜，疝气；外用于骨折，痈疖肿毒。

用量与用法

15 ~ 30g。

附注

"ཆུ་ཙི་དཀར་པོ།"（曲孜嘎布）未被藏医药古籍记载。据现代文献记载，甘肃甘南、天祝藏医称北水苦荬 *V. anagallis-aquatica* L. 为"曲子尕保"。该种的果实常因昆虫寄生而异常膨胀成虫瘿果，民间将具有虫瘿的植株称为"仙桃草"，用于跌打损伤的治疗。《藏汉大辞典》将"ཆུ་ཙི་དཀར་པོ།"释为"白牛膝"（苋科植物）。

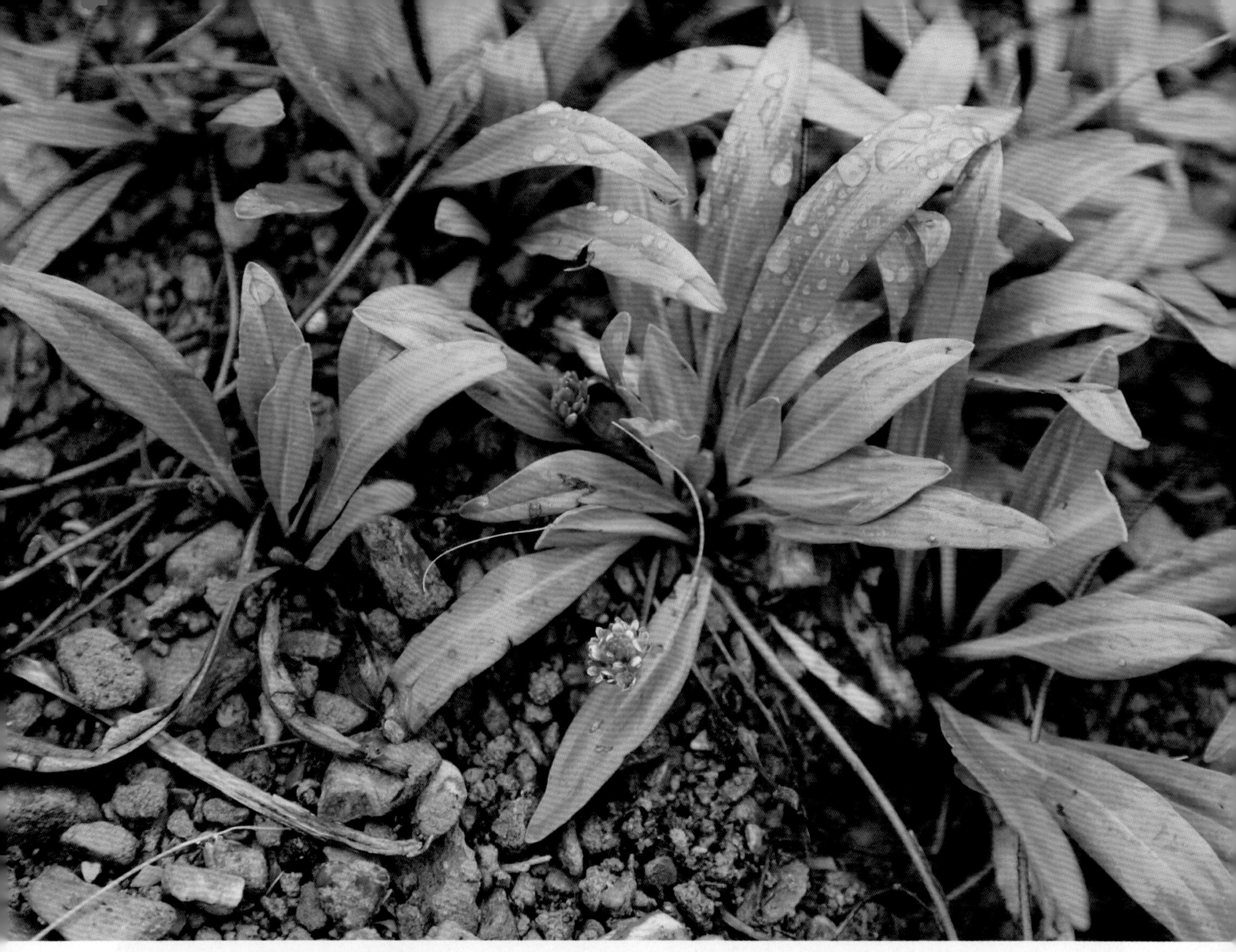

短穗兔耳草

Lagotis brachystachya Maxim.

玄参科（Scrophulariaceae） 兔耳草属（*Lagotis*）

形态

多年生矮小草本，高 4 ~ 8cm。根茎短，不超过 3cm；根多数，簇生，条形，肉质，长可达 10cm，根颈外面为多数残留的老叶柄所形成的棕褐色纤维状鞘包裹；匍匐茎带紫红色，长可达 30cm 或更多，直径 1 ~ 2mm。叶全部基出，莲座状；叶柄长 1 ~ 3（~ 5）cm，扁平，翅宽；叶片宽条形至披针形，长 2 ~ 7cm，先端渐尖，基部渐窄成柄，全缘。花葶数条，纤细，倾卧或直立，高度不超过叶；穗状花序卵圆形，长 1 ~ 1.5cm，花密集；苞片卵状披针形，长 4 ~ 6mm，下部的可达 8mm，纸质；花萼呈两裂片状，约与花冠筒等长或稍短，后方开裂至 1/3 以下，除脉外均膜质透明，被长缘毛；花冠白色或微带粉红色或紫色，长 5 ~ 6mm，花冠筒伸直，较唇部长，上唇全缘，卵形或卵状矩圆形，宽 1.5 ~ 2mm，下唇 2 裂，裂片矩圆形，宽 1 ~ 1.2mm；雄蕊贴生于上唇基部，较花冠稍短；花柱伸出花冠外，柱头头状；花盘 4 裂。果实红色，卵圆形，先端大而微凹，光滑无毛。花果期 5 ~ 8 月。

分布

分布于我国西藏（邦达、吉隆等）、青海（玛多、曲麻莱等）、甘肃（碌曲等）、四川西北部。

生境

生长于海拔 3200 ~ 4500m 的高山草地、河滩、湖边砂质草地。

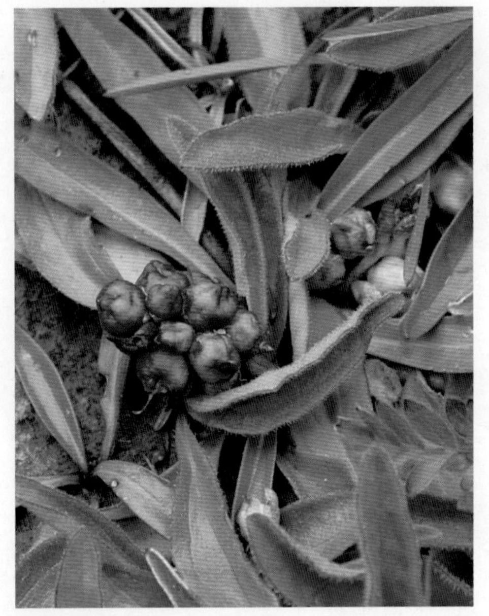

药材名

直打洒曾、志达萨曾、直打萨曾（འབྲི་ཏ་ས་འཛིན།），孜孜洒曾、孜孜萨增（ཙི་ཙི་ས་འཛིན།）。

药用部位

全草。

功能与主治

散瘀，排脓。用于血热性化脓症，肺胃瘀血，黄水病，脓疡。

用量与用法

5 ~ 9g。

附注

《四部医典》记载有“འབྲི་ཏ་ས་འཛིན།”（直打洒曾），言其为排脓血、敛黄水之药物；《蓝琉璃》在“药物补述”中记载了“ཙི་ཙི་ས་འཛིན།”（孜孜洒曾），言其为止血、排脓之药物。《晶珠本草》记载“直打洒曾”又名“ཙི་ཙི་ས་འཛིན།”（孜孜洒曾），引《图鉴》之记载“生长在旱滩和潮湿地方。叶状如香薷叶（注：也有文献认为系葱蒜类）而小，花小，白红色，光泽弱，茎红色匍匐地面，种子成熟后状如珊瑚小粒团”。现代文献记载的“ས་འཛིན།”（萨曾）类的基原包括多种草莓属（*Fragaria*）植物和玄参科植物短穗兔耳草 *Lagotis brachystachya* Maxim. 等，不同文献和有关标准中使用的该 2 类的名称不统一。《四部医典系列挂图全集》中附有“འབྲི་ཏ་ས་འཛིན།”及其副品的 2 幅附图，其正品（直打洒曾）的图示植物的叶基生，放射状排列，匍匐茎，叶细条状，花序及果序聚合于花葶上。据该附图，并结合《晶珠本草》记载的形态来看，显然应系短穗兔耳草 *L. brachystachya* Maxim.；副品的图则略似草莓属植物。《藏标》分别以“草莓 /ཙི་ཙི་ས་འཛིན།/ 孜孜洒曾”“短穗兔耳草 /འབྲི་ཏ་ས་འཛིན།/ 直打洒曾”之名收载了“草莓 *Fragaria nilgerrensis* Schtr.（黄毛草莓）及同属多种植物”和短穗兔耳草 *L. brachystachya* Maxim.，但两者的功能与主治相同。此外，据文献记载，“萨曾”类的基原还有蓼科植物多穗蓼 *Polygonum polystachyum* Wall. ex Meisn.（西藏部分地区称“直打萨曾”）、虎耳草科植物喜马拉雅虎耳草 *Saxifraga brunonis* Wall.[称“འབྲི་ཏ་ས་འཛིན་དམན་པ།、白”（直打洒曾曼巴）]。上述草莓属植物及短穗兔耳草 *L. brachystachya* Maxim.、喜马拉雅虎耳草 *S. brunonis* Wall. 均具有相似的匍匐茎（匍匐走茎，鞭匐枝），与《晶珠本草》记载的“茎匍匐地面”形态相似，可能是它们被同作为“萨曾”类基原使用的原因之一。（参见“东方草莓”“喜马拉雅虎耳草”条）

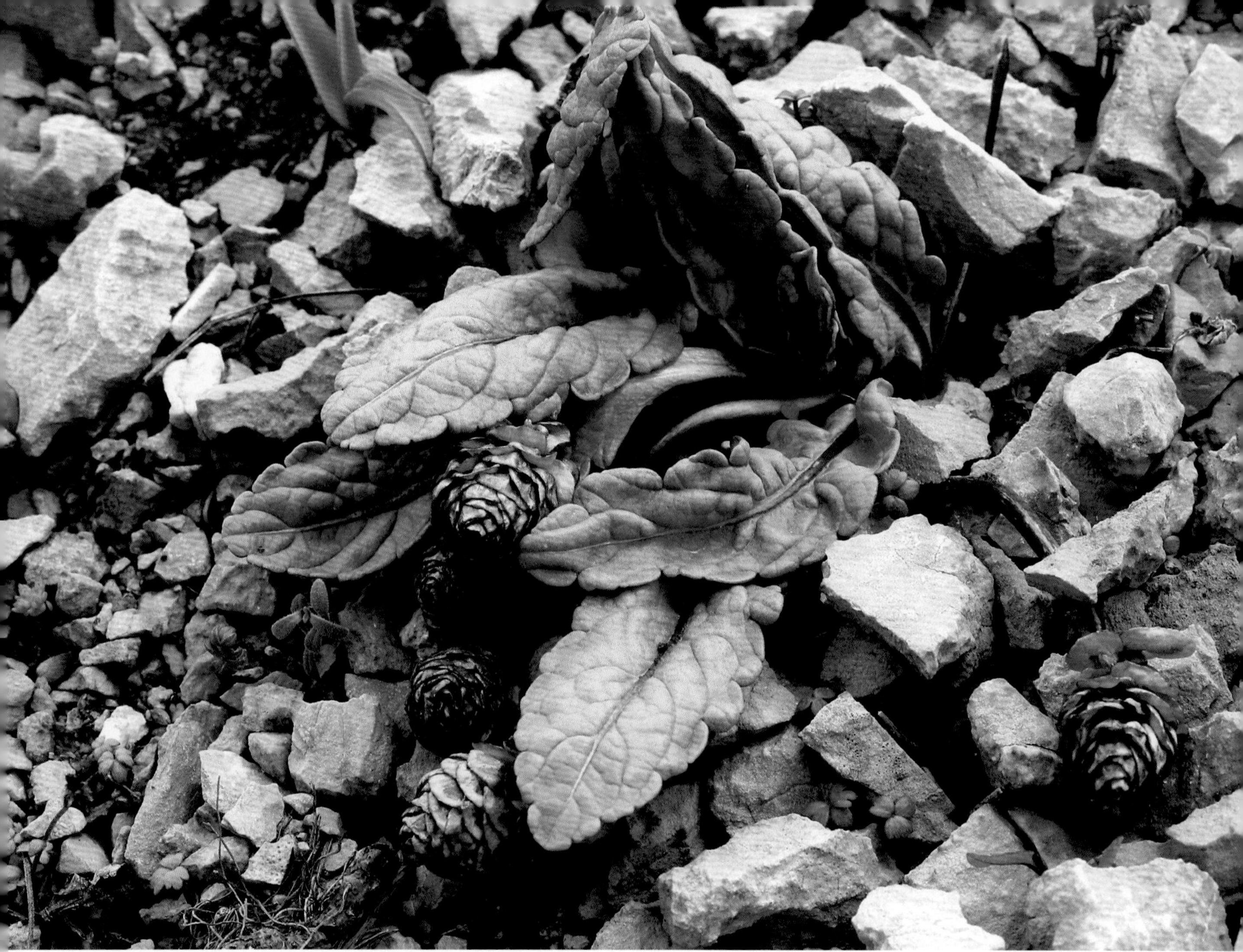

圆穗兔耳草

Lagotis ramalana Batalin

玄参科（Scrophulariaceae）　　兔耳草属（*Lagotis*）

形态

多年生矮小草本，高 5 ～ 8cm。根茎斜走，长达 5cm；根多数，条形，肉质，长可达 15cm 或更长。叶 3 ～ 6，全部基生；叶柄长 1 ～ 3（～ 5）cm，扁平，翅宽，基部鞘状扩张；叶片卵形，与叶柄近等长，先端圆钝，基部宽楔形，边缘具圆齿。花葶通常 2 至数条，直立或斜卧，较叶稍长或偶短于叶；穗状花序卵球状，长 1.5 ～ 2cm；苞片倒卵形至匙形，下部苞片长约 8mm，纸质；萼裂片 2，分生，披针形，薄膜质，边缘有细缘毛，比花冠短 2.5 倍；花冠蓝紫色，长 6 ～ 7mm，花冠筒伸直，比唇部长约 1 倍，上唇卵形至矩圆形，宽 1.5 ～ 2mm，先端微凹或平截，下唇 2 裂，裂片长椭圆形；雄蕊 2，伸出花冠外；花柱较花冠稍短，柱头小，头状。果实椭圆形，长约 7mm，含种子 1。花果期 5 ～ 8 月。

分布

分布于我国甘肃、青海（兴海）、四川西北部、西藏等。不丹也有分布。

生境

生长于海拔 4000 ~ 5300m 的高山草地。

药材名

洪连、洪林（ཧོང་ལེན།），洪连门巴（ཧོང་ལེན་དམན་པ།）。

药用部位

全草。

功能与主治

清热解毒，干坏血。用于胆血热，感冒，混乱热，五脏热，肝血壅阻，“隆”病引起的腿僵等。

用量与用法

1 ~ 6g。内服研末，或入丸、散剂。

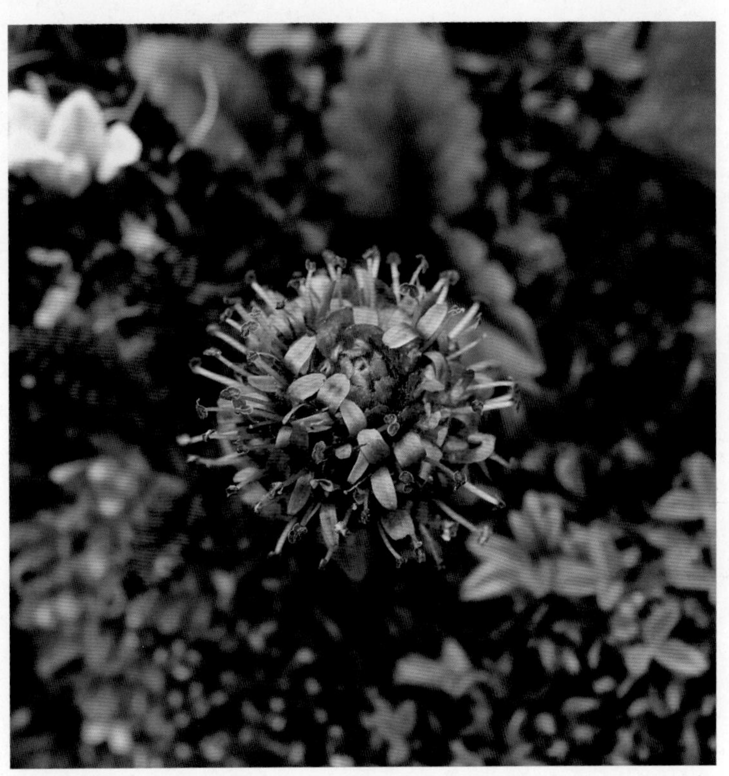

附 注

“ཧོང་ལེན་དམན་པ།”（洪连门巴）始载于《四部医典》。《晶珠本草》称其为“ཧོང་ལེན།”（洪连），言质佳的 2 种产自上部高原（即印度、尼泊尔等地），质次的 2 种产自西藏和康木地区，质次者又分为雌（生于沼泽、湖地、草山坡）、雄（生于高寒石山）2 种。现代文献记载的“洪连”的基原包括玄参科兔耳草属（*Lagotis*）和胡黄莲属（*Picrorhiza*）的多种植物，多认为 2 种质佳者为从印度、尼泊尔等地进口的兔耳草 *L. glauca* Gaertn. 等多种植物，质次者为产自西藏地区的胡黄莲 *P. scrophulariiflora* Pennell（西藏胡黄连，即雄者）和多种兔耳草属植物，其中全缘兔耳草 *L. integra* W. W. Smith 为雌者（花冠浅黄色或绿白色，少为紫色）的基原。圆穗兔耳草 *L. ramalana* Batalin 即为雄者的基原之一。《部标藏药》（以“兔耳草 /ཧོང་ལེན།/ 洪连”之名）、《藏标》（以“洪连 /ཧོང་ལེན།/ 洪连”之名）等收载了短筒兔耳草 *L. brevituba* Maxim.、全缘兔耳草 *L. integra* W. W. Smith、兔耳草 *L. glauca* Gaertn.、革叶兔耳草 *L. alutacea* W. W. Smith；《中国药典》将短筒兔耳草 *L. brevituba* Maxim.（短管兔耳草）作为藏族习用药材“洪连”的基原，而将胡黄莲 *P. scrophulariiflora* Pennell（西藏胡黄连）作为中药“胡黄连”的基原。（参见“短筒兔耳草”“全缘兔耳草”条）

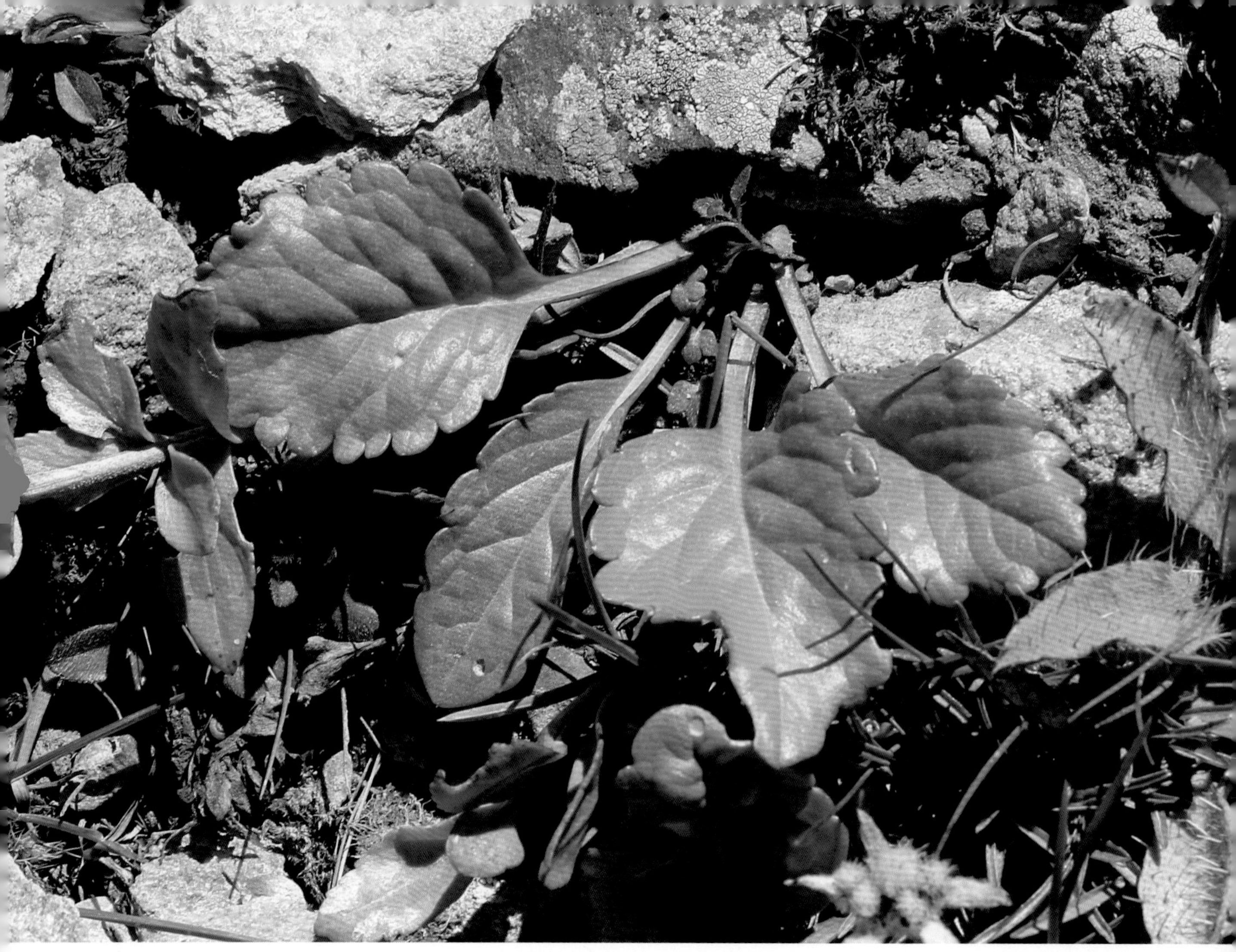

短筒兔耳草

Lagotis brevituba Maxim.

玄参科（Scrophulariaceae） 兔耳草属（*Lagotis*）

形态

多年生矮小草本，高 5 ~ 15cm。根茎斜走，粗短，肉质，多节，节上发出多数条状侧根，长可达 10cm，直径 1 ~ 1.5mm，须根少；根颈外常有残留的鳞鞘状老叶柄。茎 1 ~ 2（~ 3），直立或蜿蜒状上升，较叶长。基生叶 4 ~ 7，具长柄，柄长 2 ~ 5（~ 6.5）cm，略扁平，有窄翅，叶片卵形至卵状矩圆形，质地较厚，长 1.6 ~ 4（~ 6）cm，先端钝或圆形，基部宽楔形至亚心形，边缘有深浅多变的圆齿，少近全缘；茎生叶多数，生于花序附近，有短柄或近无柄，与基生叶同形而较小。穗状花序头状至矩圆形，长 2 ~ 3cm，花稠密，结果时果序伸长达 6cm，为茎长的一半或更长；苞片常较花冠筒长，近圆形，先端圆或有小凸头并常微凹；花萼佛焰苞状，上部的与苞片等长或稍短，后方开裂 1/4 ~ 1/3，萼裂片卵圆形，被缘毛；花冠浅蓝色或白色带紫色，长 8 ~ 13mm，花冠筒伸直，与唇部近等长或稍短，上唇倒卵状矩圆形，全缘或浅凹，下唇较上唇稍长，2 裂，裂片条状披针形；雄蕊 2，花丝极短，花药肾形；花柱内藏，柱头头状。核果长卵圆形，长约 5mm，黑褐色。花果期 6 ~ 8 月。

分布

分布于我国甘肃西南部、青海东部、西藏等。

生境

生长于海拔 3000 ~ 4420m 的高山草地、多砂砾坡地。

药材名

洪连（ཧོང་ལེན།），洪连门巴（ཧོང་ལེན་དམན་པ།）。

药用部位

全草。

功能与主治

清热解毒，干坏血。用于胆血热，感冒，混乱热，五脏热，肝血壅阻，“隆”病引起的腿僵等症。

用量与用法

1 ~ 6g。内服研末，或入丸、散剂。

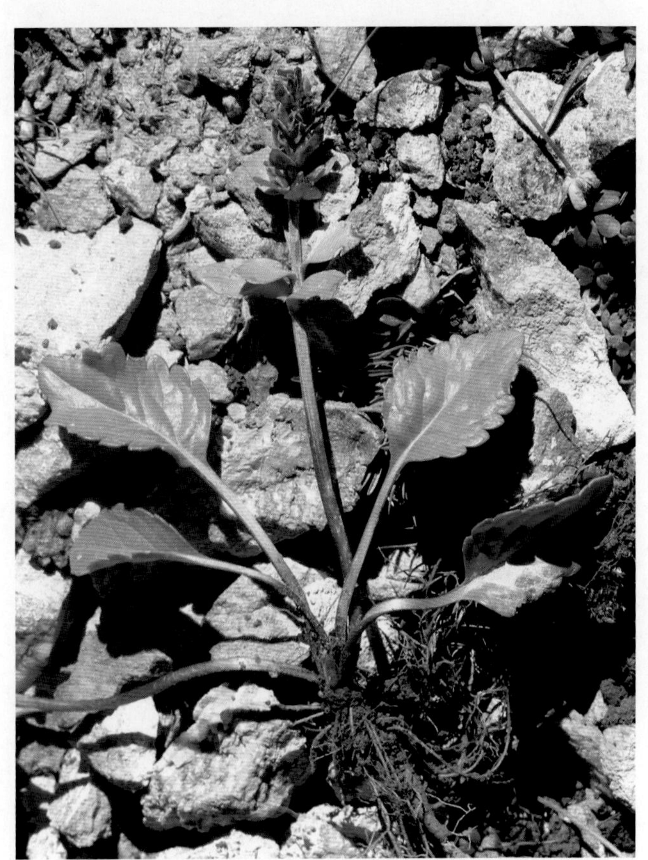

附 注

《月王药诊》《四部医典》等记载有“ཧོང་ལེན།”（洪连）[也有观点认为《四部医典》中始记载有“ཧོང་ལེན་དམན་པ།”（洪连门巴）]。《晶珠本草》将“洪连”归于“旱生草类药物”的“根类药物”中，言其为干瘀血、治紊乱热和五脏热之药物，质佳的 2 种产自“上部高原”（即印度、尼泊尔等地），质次的 2 种产自西藏和“康木地区”（大致为现康巴地区），又按生境不同将其分为雌（花白色，生于沼泽、湖地、草山坡者）、雄（花紫色，生于高寒石山者）2 种。现代文献记载的“洪连”的基原包括玄参科兔耳草属（*Lagotis*）和胡黄莲属（*Picrorhiza*）的多种植物，文献多认为质佳的 2 种为从印度、尼泊尔等地进口的兔耳草 *L. glauca* Gaertn. 等多种，质次的为青藏高原地区产的胡黄莲 *P. scrophulariiflora* Pennell（西藏胡黄连）、短筒兔耳草 *L. brevituba* Maxim.（短管兔耳草）、圆穗兔耳草 *L. ramalana* Batalin 等（雄者），以及全缘兔耳草 *L. integra* W. W. Smith 等（雌者），这些种类的形态特征、生境与古籍记载较为相符。《中国药典》将短筒兔耳草 *L. brevituba* Maxim.（短管兔耳草）作为藏族习用药材“洪连”的基原收载，而将胡黄莲 *P. scrophulariiflora* Pennell（西藏胡黄连）作为中药材“胡黄连”的基原收载。《部标藏药》（兔耳草 /ཧོང་ལེན།/ 洪连）、《藏标》（洪连 /ཧོང་ལེན།/ 洪连）等收载了短筒兔耳草 *L. brevituba* Maxim.、全缘兔耳草 *L. integra* W. W. Smith、兔耳草 *L. glauca* Gaertn.、革叶兔耳草 *L. alutacea* W. W. Smith。（参见“全缘兔耳草”“圆穗兔耳草”条）

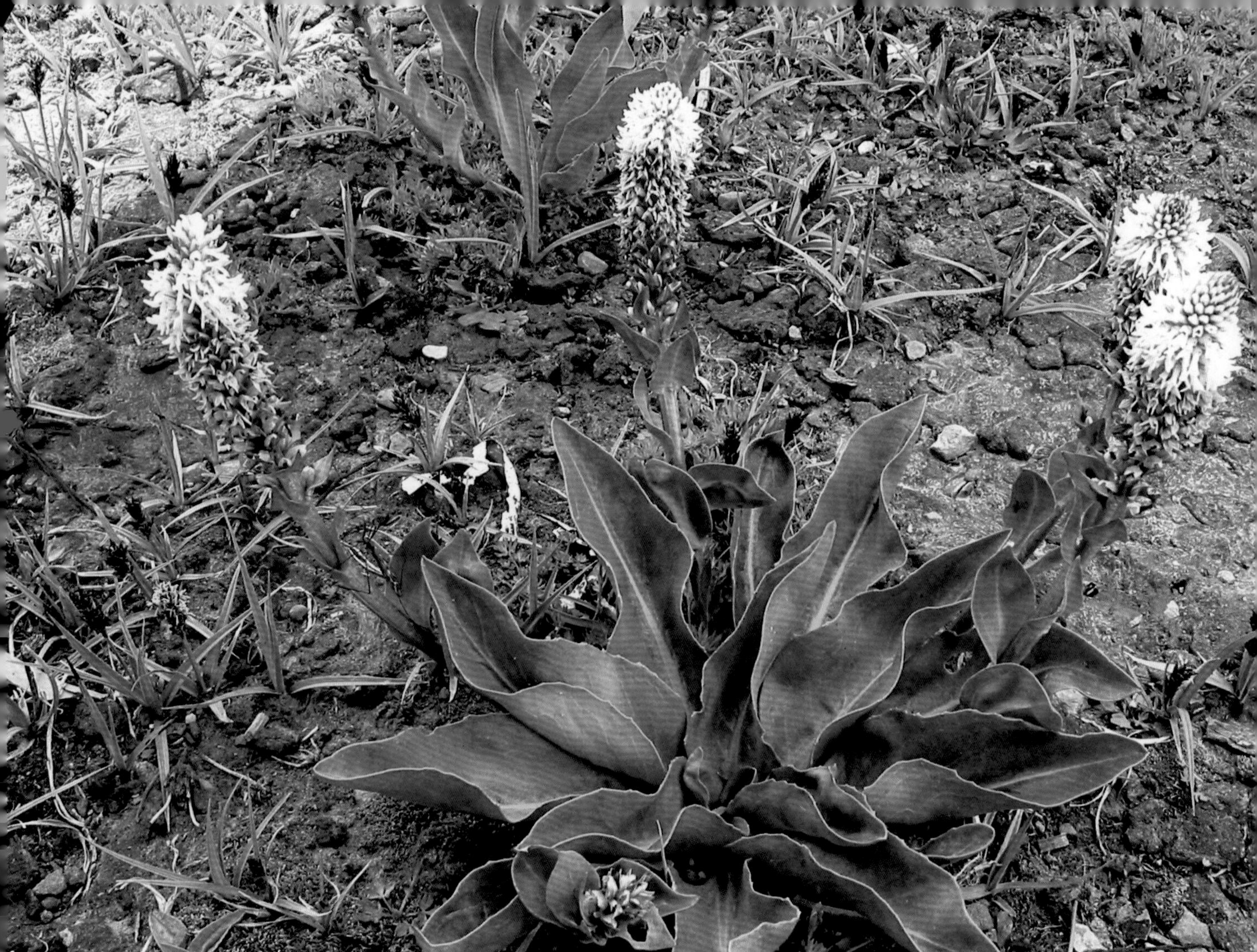

全缘兔耳草

Lagotis integra W. W. Smith

玄参科（Scrophulariaceae）　兔耳草属（*Lagotis*）

形态

多年生草本，高 7 ~ 30（~ 50）cm。根茎伸长或短缩，肥厚，黄色，长达 6cm；根多数，条形，簇生，长可达 16cm，直径 1 ~ 2mm，有少数须根。茎 1 至数条，直立或外倾，较粗壮，长超过叶。基生叶多为 4 ~ 5，可达 7 ~ 8，具长柄，翅宽，基部扩大成鞘状；叶片卵形至卵状披针形，长 4 ~ 11cm，先端渐尖或钝，基部楔形，全缘或有疏而细的不规则锯齿；茎生叶 3 ~ 4（~ 11），近无柄，较基生叶小得多，全缘或有不明显齿状缺刻。穗状花序长 5 ~ 15cm；苞片卵形至卵状披针形，全缘，向上渐小，较萼短；花萼大，佛焰苞状，超过花冠筒，膜质，后方先端短的 2 裂，裂片钝三角形，被细缘毛；花冠浅黄色、绿白色，少紫色，长 5 ~ 6（~ 8）mm，花冠筒明显向前弓曲，比唇部长，上唇椭圆形，全缘或先端微缺，下唇 2 裂，裂片披针形；雄蕊 2，着生于花冠上下唇分界处，花丝极短；花柱内藏。核果圆锥状，长 5 ~ 6mm，黑色，含种子 2。花果期 6 ~ 8 月。

分布

分布于我国云南西北部、四川西部（雅江）、西藏东部、青海西南部。

生境

生长于海拔 3200 ~ 4800m 的高山草地、针叶林下。

药材名

洪连（ཧོང་ལེན།），洪连门巴（ཧོང་ལེན་དམན་པ།）。

药用部位

全草。

功能与主治

清热解毒，干坏血。用于胆血热，感冒，混乱热，五脏热，肝血壅阻，“隆”病引起的腿僵等症。

用量与用法

1 ~ 6g。内服研末，或入丸、散剂。

附注

《月王药诊》《四部医典》等中均记载有“ཧོང་ལེན།”（洪连），言其为治血机混合、降血压、解五脏热症之药物。《蓝琉璃》言“洪连”有优质品与副品之分；《四部医典系列挂图全集》中有“优质品”图 1 幅及“藏产副品”图 2 幅。《晶珠本草》记载“ཧོང་ལེན།”（洪连）质佳的 2 种产自上部高原（即印度、尼泊尔等地），质次的 2 种产自西藏和康木地区（又分雌、雄 2 种）。现代文献记载的“洪连”的基原包括玄参科兔耳草属（*Lagotis*）的多种植物。《藏药志》记载，质佳的 2 种为从印度、尼泊尔等地进口的兔耳草 *L. glauca* Gaertn.、美丽兔耳草 *L. spectabilis* Kurz、古那兔耳草 *L. kunawurensis* (Royle) Rupr.（上述几种我国均不产），产自我国青藏高原地区的质次的雄者为同科植物胡黄莲 *Picrorhiza scrophulariiflora* Pennell（西藏胡黄连）或短筒兔耳草 *L. brevituba* Maxim.（短管兔耳草）、狭苞兔耳草 *L. angustibracteata* Tsoong et H. P. Yang、大筒兔耳草 *L. macrosiphon* Tsoong et Yang、圆穗兔耳草 *L. ramalana* Batalin 等，雌者为全缘兔耳草 *L. integra* W. W. Smith。关于“洪连”的基原其他文献还记载有箭药兔耳草 *L. wardii* W. W. Smith、革叶兔耳草 *L. alutacea* W. W. Smith 等。《中国藏药植物资源考订》则认为，《四部医典系列挂图全集》所附的“优质品”可能为胡黄莲 *Picrorhiza scrophulariiflora* Pennell（西藏胡黄连）。《部标藏药》《藏标》等收载了短筒兔耳草 *L. brevituba* Maxim.、全缘兔耳草 *L. integra* W. W. Smith、兔耳草 *L. glauca* Gaertn.、革叶兔耳草 *L. alutacea* W. W. Smith。《中国药典》收载了短筒兔耳草 *L. brevituba* Maxim.（短管兔耳草）作为藏族习用药材“洪连”的基原。（参见“短筒兔耳草”条）

现多将胡黄莲 *Picrorhiza scrophulariiflora* Pennell 作为与兔耳草属植物药材不同的药材使用，有藏医药文献记载为“胡黄连 /ཧོང་ལེན་མཆོག/ 洪连窍”，其功能主治也与“洪连”不同，《中国药典》则将其作为中药“胡黄连”的基原进行收载。

四川小米草

Euphrasia pectinata Tenore subsp. *sichuanica* Hong

玄参科（Scrophulariaceae） 小米草属（*Euphrasia*）

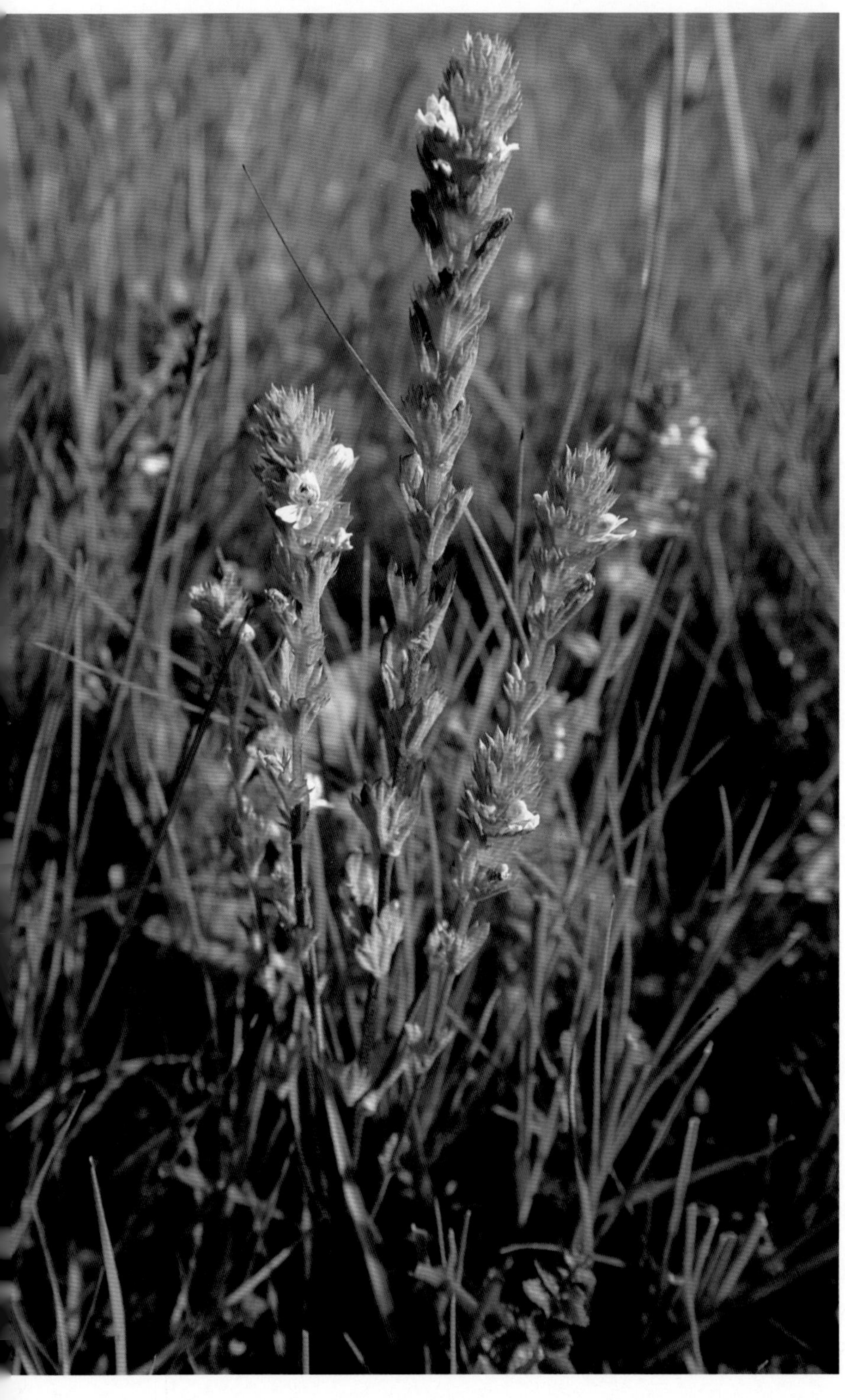

形态

植株直立，高（15 ~ ）25 ~ 45cm，中上部分枝，被白色柔毛。叶和苞叶无柄，卵圆形至三角状圆形，长 10 ~ 20mm，宽 7 ~ 15mm，基部通常近平截，少为宽楔形，每边有数枚急尖至渐尖的锯齿，有时延长成芒状，两面密被刚毛，无腺毛。花序长 3 ~ 15cm，初花期短而花密集，逐渐伸长至果期果疏离；花萼管状，长 5 ~ 7mm，被刚毛，裂片狭三角形，渐尖；花冠白色或淡紫色，背面长 5 ~ 10mm，外面被柔毛，背部较密，其余部分较疏，下唇比上唇长约 1mm，下唇裂片先端明显凹缺；花药棕色。蒴果长矩圆状，长 4 ~ 8mm；种子白色，长 1mm。花期 6 ~ 9 月。

分布

分布于我国四川西北部（康定、茂汶、黑水、马尔康）。

生境

生长于海拔 2400 ~ 3200m 的草地。

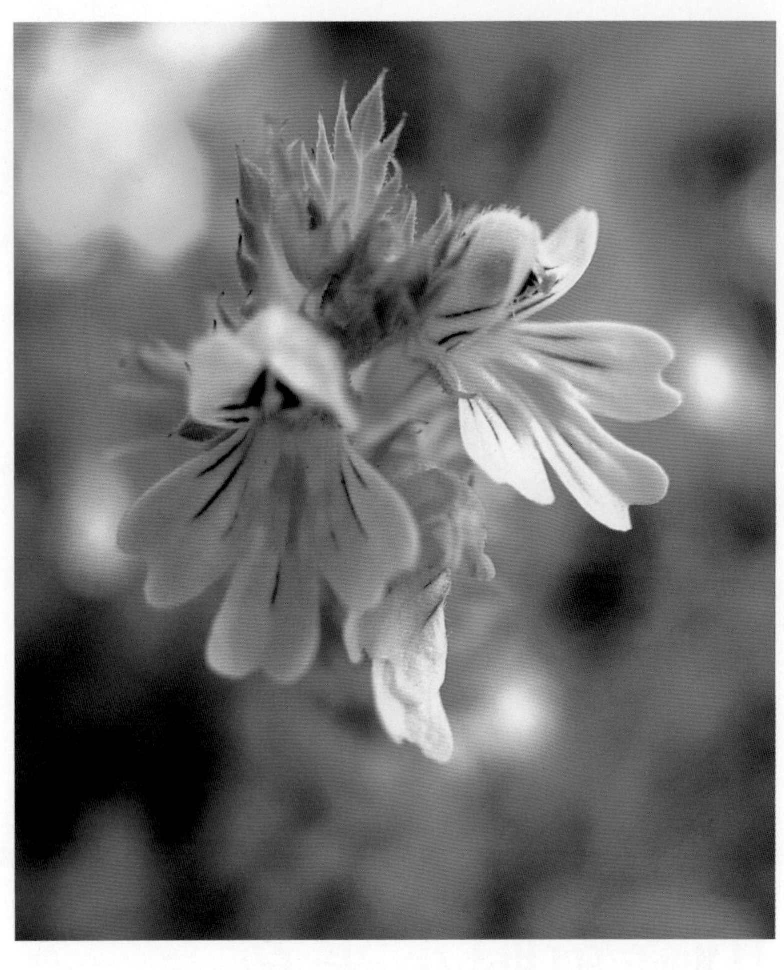

药材名

兴替区疾（ཞིམ་ཐིག་ཆུ་འཛིག）。

药用部位

花、叶。

功能与主治

清热，明目。用于翳障，沙眼，结膜炎，热病口渴，头痛，遗尿症。

用量与用法

2.5g。内服煎汤，或入丸、散剂。

附注

《四部医典》《晶珠本草》等中均记载有“ཞིམ་ཐིག་ལེ།”（兴托里）；“兴托里”为多种药物的总称，不同文献中对其品种的划分极为复杂。《晶珠本草》将“兴托里”分为大、中、小3类，其中大者又分白、黄，中者又分红、蓝，小者又分白、蓝各2种，共计6种，言其系治眼病、云翳之药物。现代文献记载的“兴托里”类的基原涉及唇形科、玄参科、牻牛儿苗科的多属多种植物，不同文献对其品种分类也有不同观点，大致分为白者[“ཞིམ་ཐིག་ལེ་དཀར་པོ།”（兴托里嘎保）]和黑者[“ཞིམ་ཐིག་ལེ་ནག་པོ།”（兴托里那保）]2类，或统称为“ཞིམ་ཐིག་ལེ།”（兴托里）。文献记载，短腺小米草 *Euphrasia regelii* Wettst. 为白者（兴托里嘎保）的基原之一，同属的其他种在不同地区也习用；按《晶珠本草》的分类，以白、黑分类似乎不适合，故现藏医多习称小米草类药物为“ཞིམ་ཐིག་ཆུ་འཛིག”（兴替区疾），即《晶珠本草》所言小者中的白者。四川小米草 *Euphrasia pectinata* Tenore subsp. *sichuanica* Hong 为四川甘孜藏医习用的“兴替区疾”的基原之一。（参见“川藏香茶菜”“鼬瓣花”条）

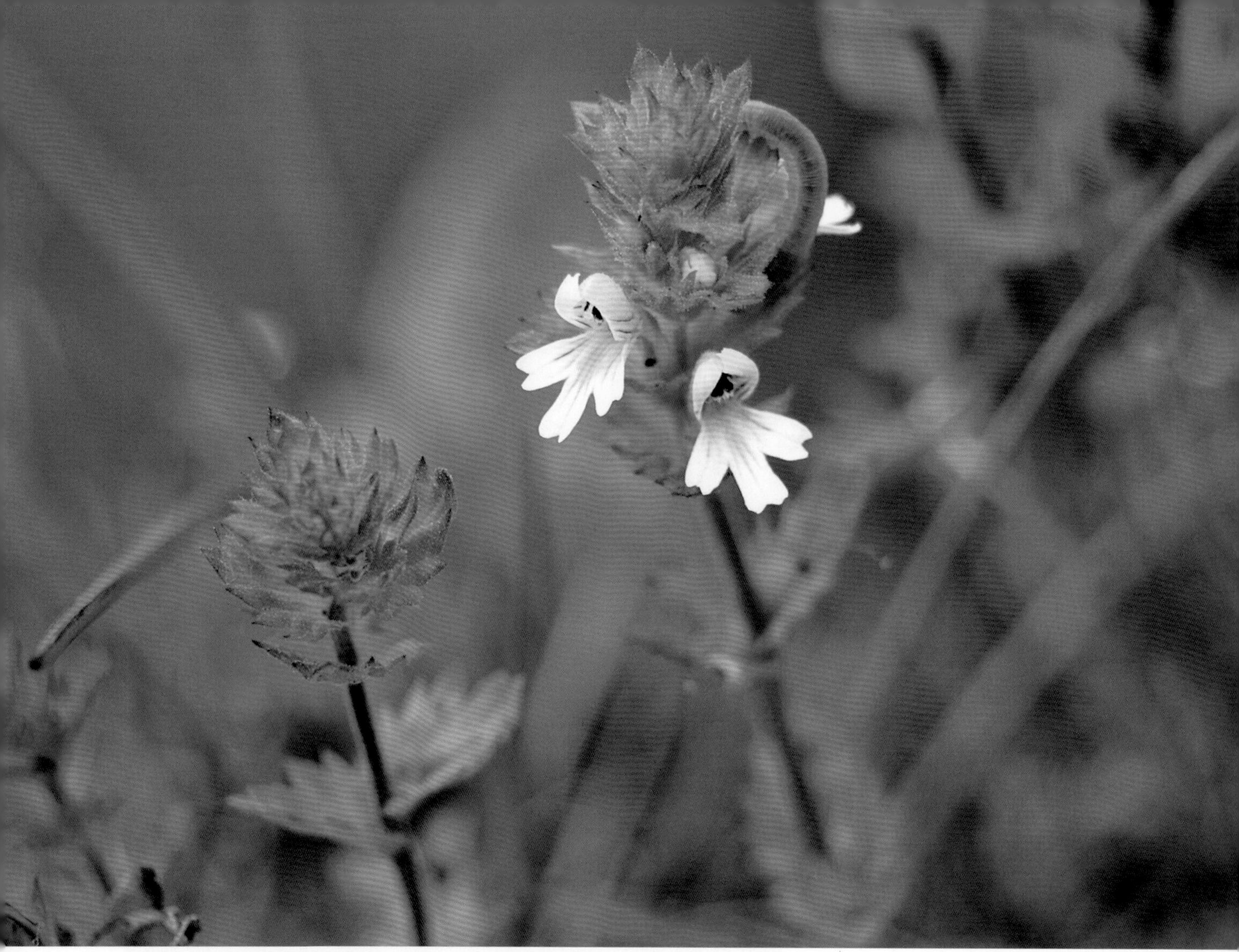

川藏短腺小米草

Euphrasia regelii Wettst. ssp. *kangtienensis* Hong

玄参科（Scrophulariaceae） 小米草属（*Euphrasia*）

形态

植株干时不变黑而呈绿黄色。茎直立，高 5 ~ 20（ ~ 35）cm，分枝或不分枝，被白色柔毛。叶和苞叶无柄，下部者楔状卵形，先端钝，每边有 2 ~ 3 钝齿，中部者稍大，卵圆形至圆形，基部近平截形，长 5 ~ 15mm，宽 3 ~ 13mm，每边有 3 ~ 6 锯齿，锯齿钝或急尖、渐尖，有时为芒状，同时被刚毛和先端为头状的短腺毛，腺毛的柄仅 1 细胞，少有 2 细胞。花序通常在花期短，果期伸长可达 15cm；花萼管状，与叶被同类毛，长 4 ~ 5mm，果期长达 8mm，裂片披针状渐尖至钻状渐尖，长达 3 ~ 5mm；花冠白色，上唇常带紫色，背面长 6 ~ 8mm，外面多少被白色柔毛，背部最密，下唇比上唇长，裂片先端明显凹缺，中裂片宽至 3mm。蒴果长矩圆状，长 4 ~ 9mm，宽 2 ~ 3mm。花期 5 ~ 9 月。

分布

分布于我国四川（康定、泸定、道孚）、西藏（南木林以东地区）。

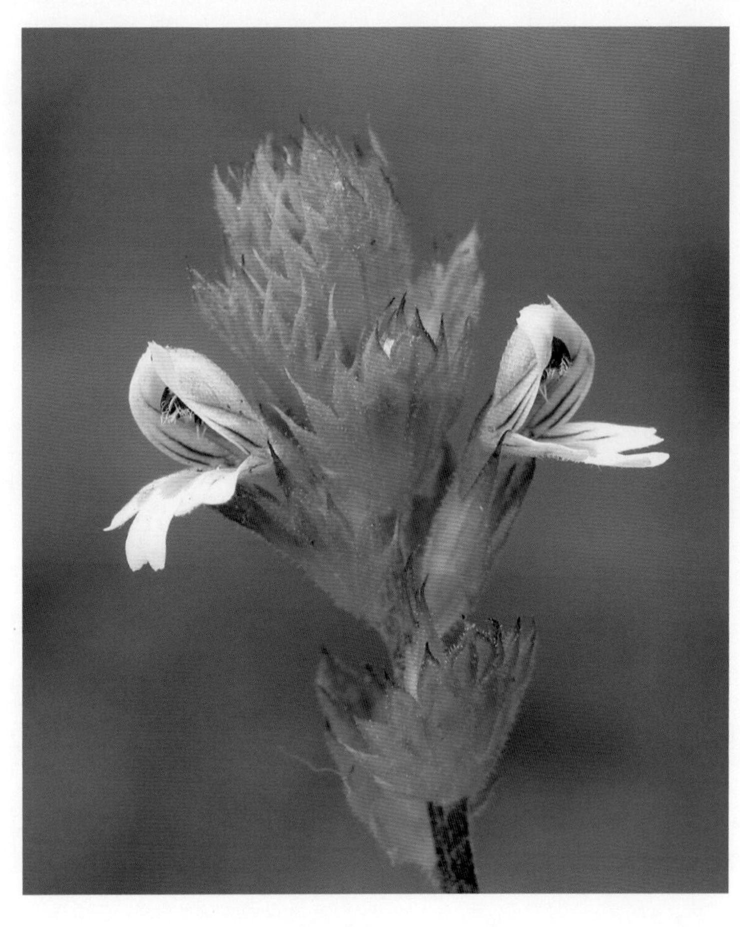

生境

生长于海拔 2900 ~ 4000m 的草地。

药材名

兴替区疾（ཞིམ་ཐིག་ཆུ་འཛིག།）。

药用部位

花、叶。

功能与主治

清热，明目。用于翳障，沙眼，结膜炎，热病口渴，头痛，遗尿症。

用量与用法

2.5g。内服煎汤，或入丸、散剂。

附 注

《四部医典》《蓝琉璃》《晶珠本草》等中均记载有“ཞིམ་ཐིག་ལེ།”（兴托里）。“兴托里”系多种药物的总称，不同古籍对“兴托里”品种的划分极为复杂。《晶珠本草》将其分为大、中、小 3 类，每类又分 2 种，共计 6 种，言其为治眼病、云翳之药物。现代文献记载的“兴托里”的品种分类及各品种的基原极为繁杂，涉及唇形科、玄参科、牻牛儿苗科等多科多属多种植物，通常大致分为白 [“ཞིམ་ཐིག་ལེ་དཀར་པོ།”（兴托里嘎保）]、黑 [“ཞིམ་ཐིག་ལེ་ནག་པོ།”（兴托里那保）、“ཞིམ་ཐིག་ནག་པོ།”（兴替那保）]2 类，或统称“ཞིམ་ཐིག་ལེ།”（兴托里）。《晶珠本草》记载“兴托里”的小者分为白、蓝 2 种，汉译重译本认为其白者的基原为唇形科植物鼬瓣花 *Galeopsis bifida* Boenn.、蓝者的基原为鼠尾草属（*Salvia*）植物；也有文献认为白者的基原为玄参科小米草属（*Euphrasia*）植物，西藏藏医称之为“兴替区疾”；川藏短腺小米草 *E. regelii* Wettst. ssp. *kangtienensis* Hong 为四川甘孜藏医习用的基原之一。（参见“白花铃子香”“川藏香茶菜”“鼬瓣花”条）

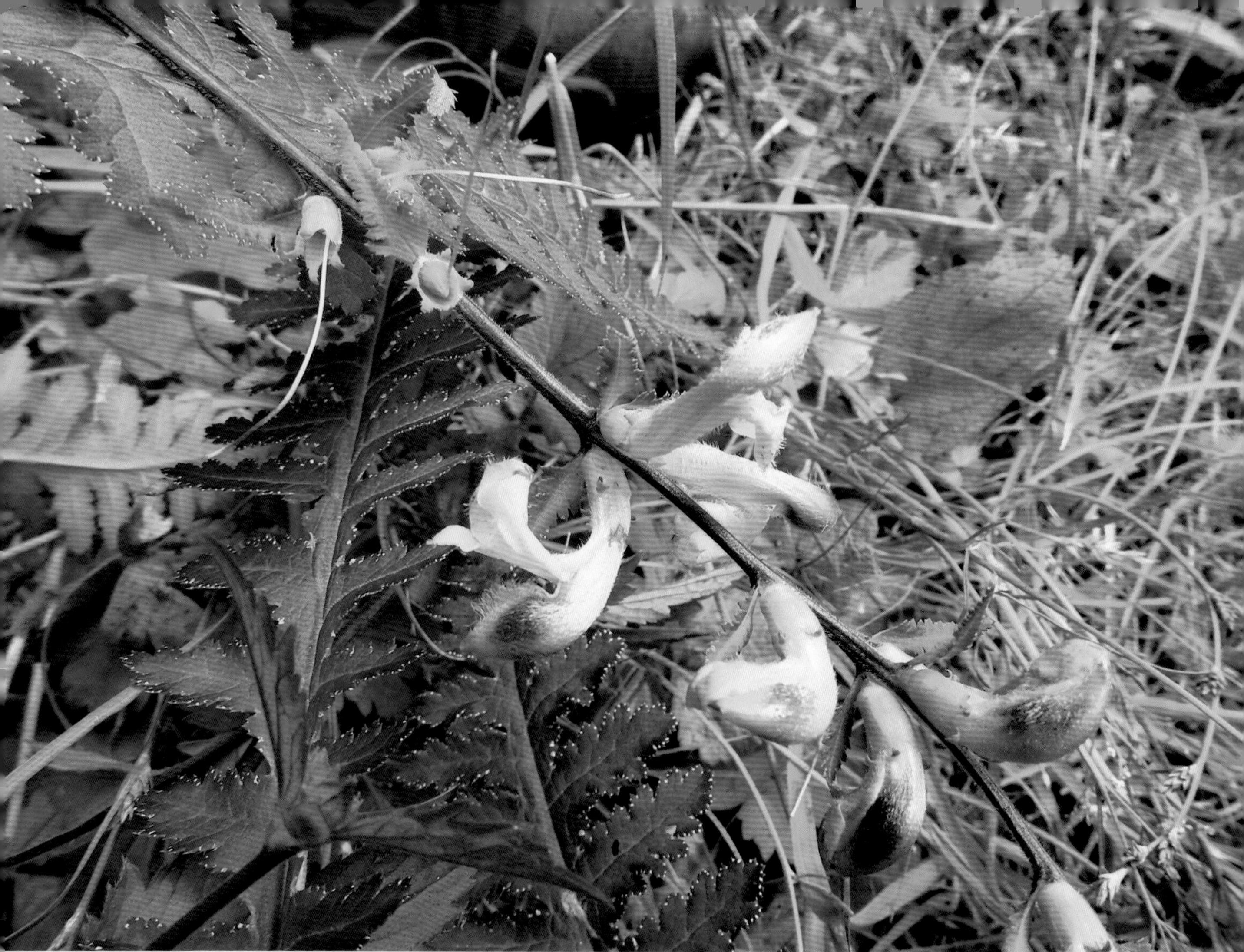

粗野马先蒿

Pedicularia rudis Maxim.

玄参科（Scrophulariaceae） 马先蒿属（*Pedicularis*）

形态

高达 1m 有余，一般高约 60cm，上部常有分枝，干时多少变黑，多毛。根茎粗壮，肉质，上部以细而鞭状的根茎连着于生在地表下而密生须根的根颈之上。茎中空，圆形。叶无基出者，茎生者发达，下部者较小而早枯，中部者最大，上部者渐小而变为苞片，叶片为披针状线形，无柄而抱茎，长 3 ～ 15cm，宽 0.8 ～ 2.2cm，羽状深裂至距中脉 1/3 处，裂片紧密，多达 24 对，长圆形至披针形，长达 1cm，端稍指向前方，边缘有重锯齿，两面均有毛，齿有胼胝。花序长穗状，长者达 30cm 以上，其毛被多具腺点；苞片下部者叶状，线形，具浅裂，上部者渐变全缘而呈卵形，仅略长于萼；萼长 5 ～ 6.5mm，狭钟形，密被白色具腺之毛，齿 5，略相等，卵形而有锯齿；花冠白色，长 20 ～ 22mm，管长约 12mm，中部多少向前弓曲而使花前俯，与盔部一样均被密毛，盔部与管的上部在同一直线上，指向前上方，上部紫红色，弓曲向前而使前部成为舟形，额部黄色，端稍上仰而成一小凸喙，下缘有极长的须毛，背部毛较他处为密，下唇裂片 3，均呈卵状椭圆形，中裂稍大，均有长缘毛，长约与盔部等；花丝无毛；花柱不在喙端伸出。蒴果宽卵圆形，略侧扁，长约 13mm，宽约 8mm，前端有刺尖；种子多少肾状椭圆形，有明显的网纹，长约 2.5mm。花期 7 ~ 8 月，果期 8 ~ 9 月。

分布

我国特有种。分布于我国甘肃西部、青海、四川西部（茂县）、内蒙古阿拉善旗。

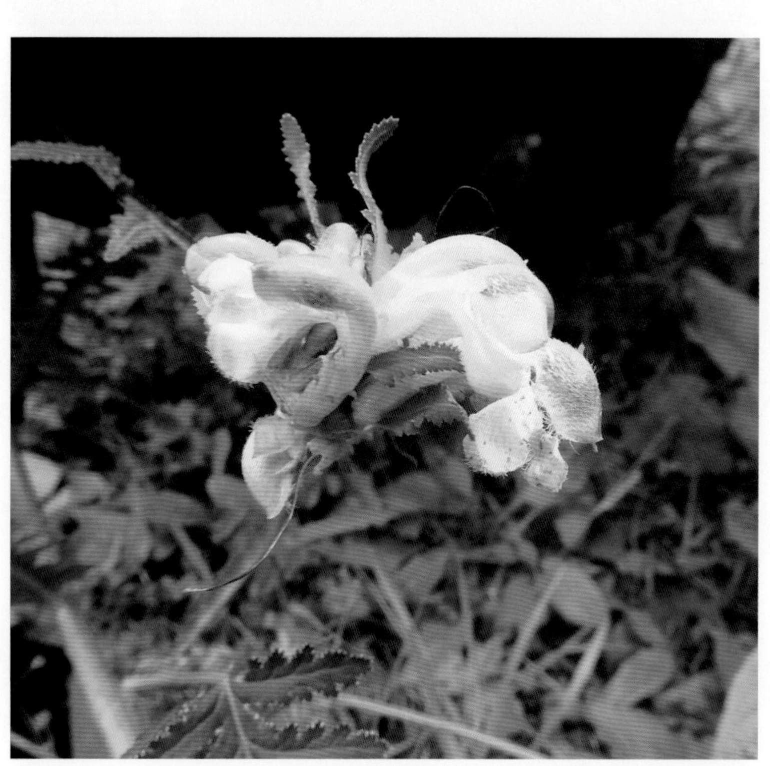

生境

生长于海拔 2350 ~ 3350m 的荒草坡、灌丛、云杉及桦木林中。

药材名

帕朱、巴朱（བ་སྦྲུ），帕朱卡布（བ་སྦྲུ་ཚལ）。

药用部位

根茎。

功能与主治

生肌，增热，敛黄水，壮阳。用于冷病，阳痿，黄水病，创伤。

附注

《蓝琉璃》《晶珠本草》等古籍中记载有“བ་སྦྲུ”（帕朱），言其为治下体之寒症、黄水病之药物。现藏医所用“帕朱”以紫茉莉科植物喜马拉雅紫茉莉 *Mirabilis himalaica* (Edgew.) Heim.（山紫茉莉 *Oxybaphus himalaicus* Edgew.）为正品，其变种中华紫茉莉 *M. himalaica* (Edgew.) Heim. var. *chinensis* Heim.[中华山紫茉莉 *Oxybaphus himalaicus* Edgew. var. *chinensis* (Heim.) D. Q. Lu] 为代用品。据文献记载，青海、甘肃、四川等地部分藏医也以马先蒿属（*Pedicularis*）植物中一些具有较大肉质根的种类，如硕大马先蒿 *P. ingens* Maxim.、狭裂马先蒿 *P. angustiloba* Tsoong、邓氏马先蒿 *P. dunniana* Bonati（褐毛马先蒿）等作“帕朱”的代用品，又称其为“བ་སྦྲུ་ཚལ”（帕朱卡布）。粗野马先蒿 *P. rudis* Maxim.、阴郁马先蒿 *P. tristis* L. 为甘肃天祝藏医习用的“帕朱”的基原。有观点认为，马先蒿属植物的形态与古籍记载不符，不宜作代用品。（参见“山紫茉莉”“中华山紫茉莉”“硕大马先蒿”条）

狭裂马先蒿

Pedicularis angustiloba Tsoong

玄参科（Scrophulariaceae）　马先蒿属（*Pedicularis*）

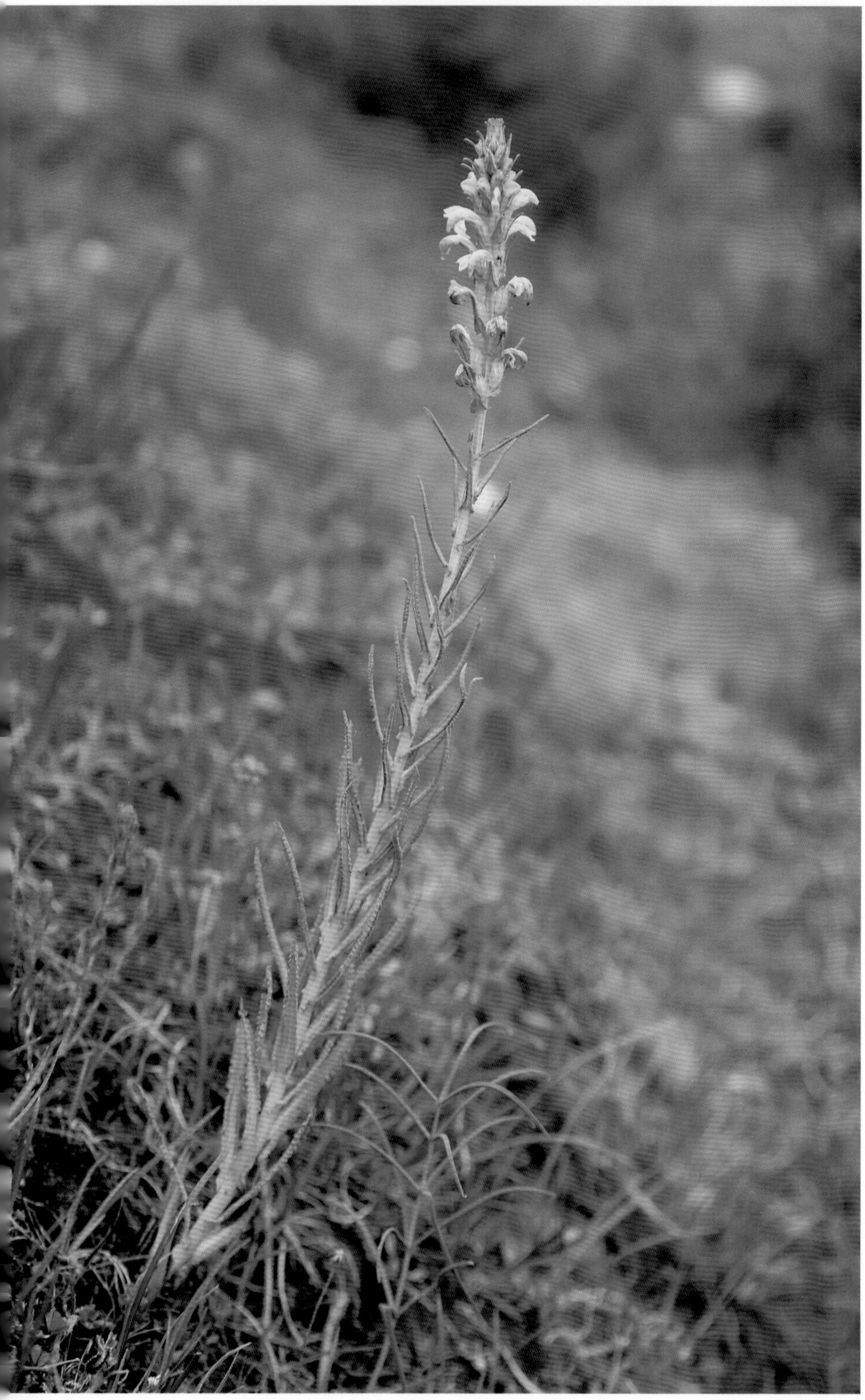

形态

相当升高，达70cm，除多毛的花序外几无毛，干时变黑。根茎扁粗，以鞭状细根茎连着于靠近地面处密生须根的根颈之上。茎单出，直立中空，生有密叶。叶基出者很快即枯失，茎生者披针状线形，基部抱茎，先端具锐头，边缘浅羽裂，长7cm，宽7mm，裂片27～40对，自身亦有重锯齿，上面光亮，背面无光。花序长10～25cm，苞片叶状，长于花；萼管长6mm，外面有白色长毛，有中等密的网脉，齿5，亚相等，三角状披针形，长4mm，亚全缘；花冠黄色，其冠几不及萼之全长，长约9mm，外面无毛，盔黄色而有紫斑，弯向前上方，中部膨大，前缘有疏毛，先端有明显的短喙，喙长1.5mm，内向钩曲，下唇长14mm，宽8～9mm，基部作强楔形，前面渐渐膨大，分裂至一半成3卵状长圆形、近先端处有具啮痕状细齿的锐头裂片，边缘多少有毛；雄蕊着生于管的中部，花丝均有毛，前1对密，后1对疏。花期6～8月。

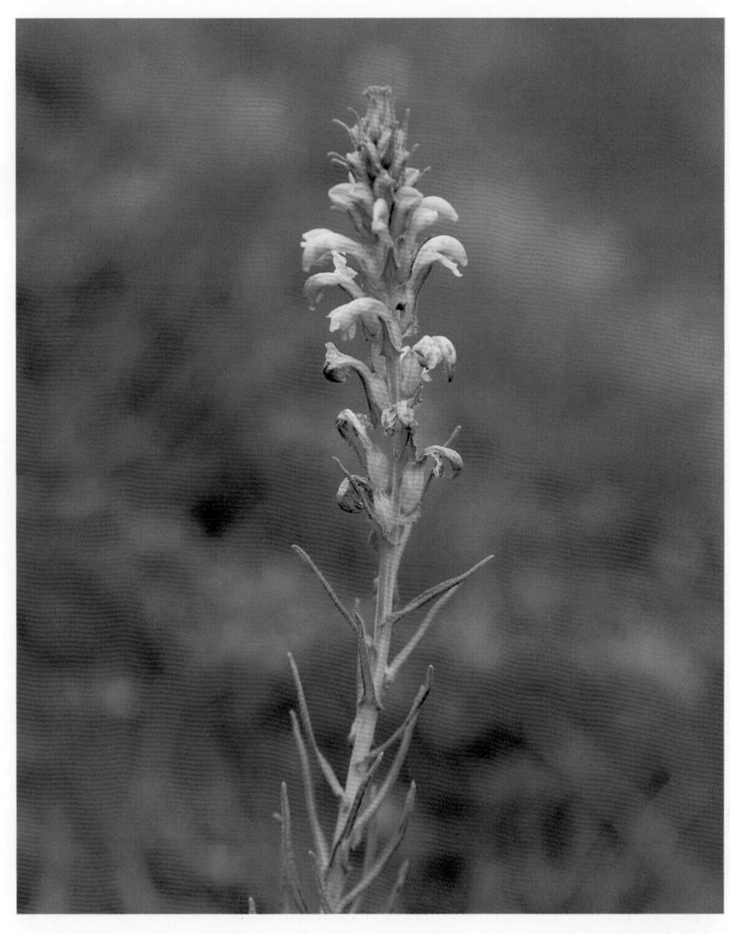

分布

我国特有种。分布于西藏昌都西部。

生境

生长于海拔3485～3500m的林中干地上、岩石间、冰碛石滩上。

药材名

巴朱、帕朱、帕竹（བ་སྦྲུ།）。

药用部位

根。

功能与主治

温肾，生肌，利尿，排石，干黄水。用于胃寒，肾寒，下身寒，阳痿浮肿，膀胱结石，腰痛，关节痛，黄水病。

用量与用法

3～5g。内服煎汤，或入丸、散剂。

附注

藏医药古籍《八支》《蓝琉璃》等记载“བ་སྦྲུ།”（巴朱）因花色不同而分为白、黑2种，以白者入药。《晶珠本草》引《图鉴》之记载，言其根形状如“唐冲（ཐང་ཁྲོམ།，莨菪类），茎多分枝，花红色”，分上（花白色）、中（花红色）、下（花黑色）3品。现代文献多以紫茉莉科植物喜马拉雅紫茉莉 *Mirabilis himalaica* (Edgew.) Heim.（山紫茉莉 *Oxybaphus himalaicus* Edgew.）为“巴朱”的正品，其变种中华紫茉莉 *M. himalaica* (Edgew.) Heim. var. *chinensis* Heim.[中华山紫茉莉 *O. himalaicus* Edgew. var. *chinensis* (Heim.) D. Q. Lu] 为代用品。据文献记载，狭裂马先蒿 *P. angustiloba* Tsoong 在青海（玉树、果洛、黄南）、甘肃南部和四川西部等地也作“巴朱”使用，同样作“巴朱”使用的还有邓氏马先蒿 *P. dunniana* Bonati（褐毛马先蒿）、硕大马先蒿 *P. ingens* Maxim.、阴郁马先蒿 *P. tristis* Linn.，该几种植物具有较为粗壮的近肉质的根或根茎，与山紫茉莉 *O. himalaicus* Edgew. 等有相似之处，但其植株形态与古籍记载不符，仅为地方习用品。（参见“山紫茉莉”“中华山紫茉莉”“硕大马先蒿”条）

硕大马先蒿

Pedicularis ingens Maxim.

玄参科（Scrophulariaceae）　马先蒿属（*Pedicularis*）

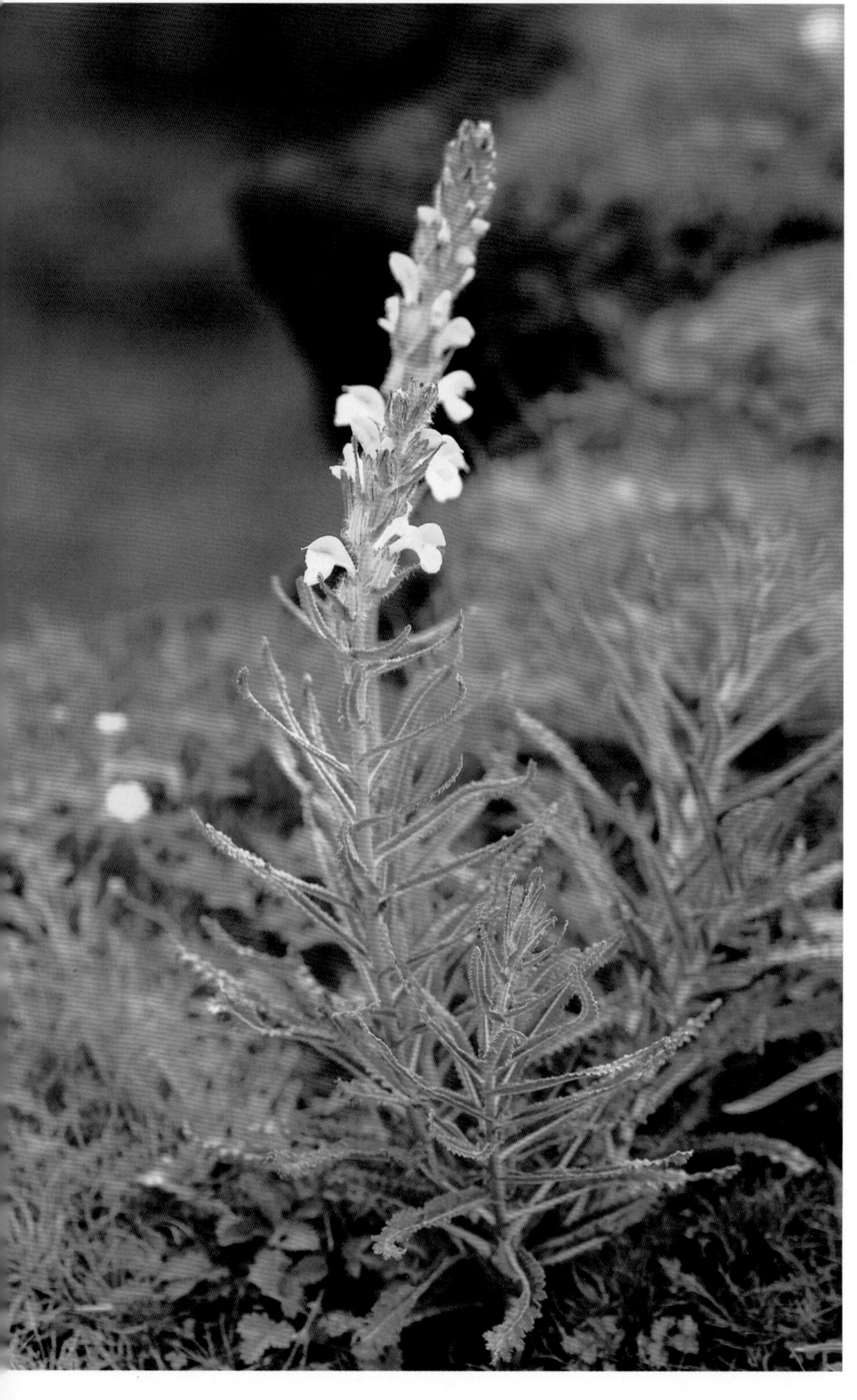

形态

高达 60cm 以上，干时变黑，毛疏密多变。深入地下的根茎未见，鞭状根茎直径达 2.5mm，其上的根颈生有少量而不成大丛的须根。茎中空，有条纹，直径达 5mm，基部生有膜质的长圆形鳞片。叶下部者早枯，中部者最大，上部者渐短阔而为苞片，叶片基部耳状抱茎，锐尖头，长达 9cm，宽达 12mm，边缘有小缺刻状重锯齿，多至 40 余对，小齿有胼胝及刺尖，上部之叶常呈狭线形。花序长达 20cm，苞片一般短于花，基部宽卵形，先端有尾尖，与花萼同生密粗毛；花萼中大，长达 12mm，齿 5，略不等，均有明显而具有刺尖的锯齿；花冠长约 25mm，花冠管长而细，上下等径，长 14mm，直径 1.5mm，有自盔部下缘延下的毛带 2，在近端处稍稍向前弓曲，使花前俯，盔直立部分长约 4mm，与花冠管的上段处于同一轴上而指向前上方，含有雄蕊部分多少膨大，略作舟形，转折指向前方而略偏下，下缘有长须毛，先端有不很明显的短喙，喙端 2 裂；下唇长 8mm，宽 10mm，裂片中间 1 枚较宽，为阔倒卵形，侧裂较狭，边缘有清晰的细圆齿，尤以前端为然，在中裂基部后面有 2 折襞；花丝 1 对，有毛；柱头略伸出。果实未见。花期 7 ~ 9 月。

分布

我国特有种。分布于我国甘肃、青海东部（循化）、四川北部。

生境

生长于海拔 3350 ~ 4000m 的高草坡中、多石岩处。

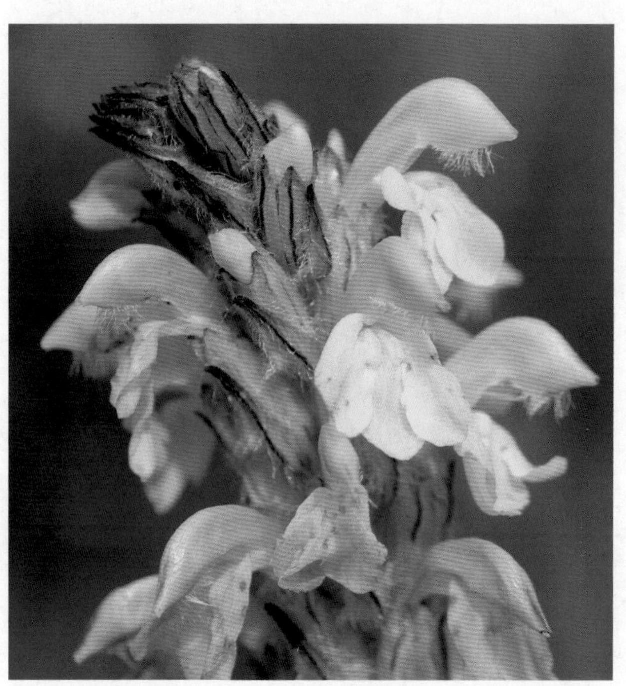

药材名

帕朱、巴朱（པ་སྙྀ），帕朱卡布（པ་སྙྀ་ཚལ），曲颖巴（ཆུ་འཛིན་པ）。

药用部位

根。

功能与主治

温肾，生肌，利尿，排石，干黄水。用于胃寒，肾寒，下身寒，阳痿浮肿，膀胱结石，腰痛，关节痛，黄水病。

用量与用法

3 ~ 5g。内服煎汤，或入丸、散剂。

附 注

藏医药古籍《八支》《蓝琉璃》《晶珠本草》等记载有“པ་སྙྀ”（巴朱），言其为治下体寒症、黄水病之药物。现藏医所用“巴朱”以紫茉莉科植物喜马拉雅紫茉莉 *Mirabilis himalaica* (Edgew.) Heim.（山紫茉莉 *Oxybaphus himalaicus* Edgew.）为正品，其变种中华紫茉莉 *M. himalaica* (Edgew.) Heim var. *chinensis* Heim.[中华山紫茉莉 *O. himalaicus* Edgew. var. *chinensis* (Heim.) D. Q. Lu] 为代用品。文献记载，青海、甘肃、四川部分藏医也以玄参科植物硕大马先蒿 *Pedicularia ingens* Maxim.、狭裂马先蒿 *P. angustiloba* Tsoong、邓氏马先蒿 *P. dunniana* Bonati（褐毛马先蒿）、粗野马先蒿 *P. rudis* Maxim. 等的根作“巴朱”的代用品，又称其为“པ་སྙྀ་ཚལ”（帕朱卡布）。马先蒿属（*Pedicularia*）植物多作“ལུག་རུ”（露如）类药用，其形态与古籍记载的“帕朱”不符，不宜作其代用品。硕大马先蒿 *P. ingens* Maxim. 在四川甘孜又称“ཆུ་འཛིན་པ”（曲颖巴），用于遗尿症。（参见“山紫茉莉”“中华山紫茉莉”“甘肃马先蒿”“粗野马先蒿”条）

毛盔马先蒿

Pedicularis trichoglossa Hook. f.

玄参科（Scrophulariaceae） 马先蒿属（*Pedicularis*）

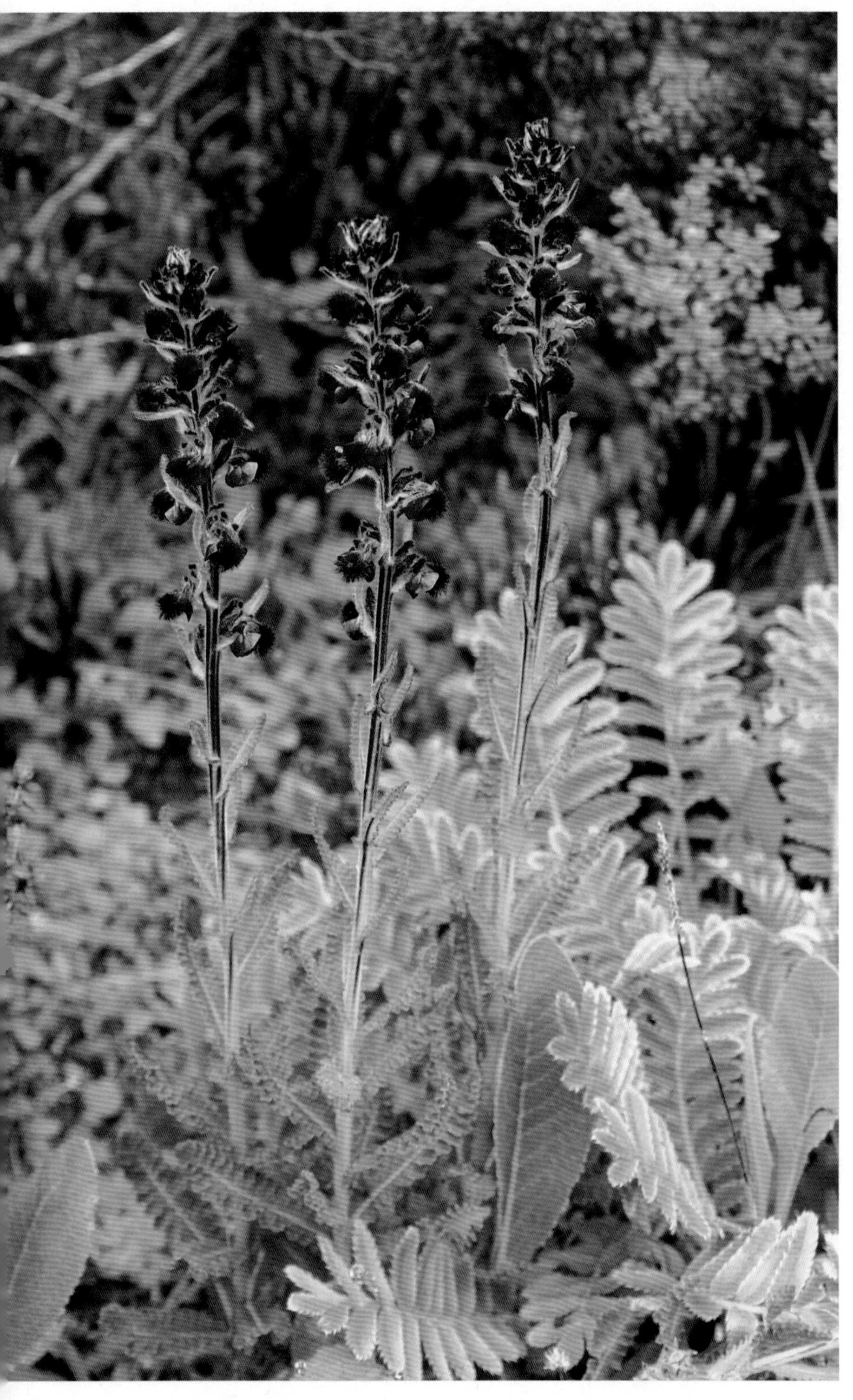

形态

多年生草本，高 30 ~ 60cm，偶有低矮而仅 13cm 者，干时变黑。根须状成丛，生于根颈的周围，后者下接鞭状根茎的顶部。茎不分枝，有沟纹，沟中有成条的毛，上部尤密。叶下部者最大，基部渐狭为柄，渐上渐小，无柄而抱茎，长披针形至线状披针形，边缘羽状浅裂或深裂，裂片一般不达中脉的 1/2，偶有稍过，先端有重齿，长 2 ~ 7cm，宽 3 ~ 15mm，上面中脉凹沟中生有褐色密短毛，表面无毛至散生疏毛，背面脉上有疏毛。花序总状，始密后疏，长 6 ~ 18cm，花序轴有密毛；苞片不显著，线形，边缘有齿至全缘，有密毛；花梗长达 3mm，有毛；花萼斜钟形而浅，长 8 ~ 10mm，密生黑紫色长毛，齿 5，三角状卵形，边缘有齿而常反卷，视如全缘，略短于管；花冠黑紫红色，其管在近基处弓曲，使花全部作强烈的前俯状，无毛，下唇很宽，大于长，面向前下方，3 裂，中裂圆形，侧裂多少肾形，与中裂两侧多少迭置，盔强大，背部密被紫红色长毛，由斜上的直的部分转而向下，然后变狭而为细长无毛且转指后方的喙；花柱后来多少伸出喙端。果实广卵形而短，多少扁形，仅略伸出宿存萼，黑色、无毛，长 12 ~ 15mm，宽 9mm。

分布

分布于我国四川西部、云南西北部、西藏南部（林芝、昌都等）。印度也有分布。

生境

生长于海拔 3600 ~ 5000m 的高山草地、灌丛、疏林中。

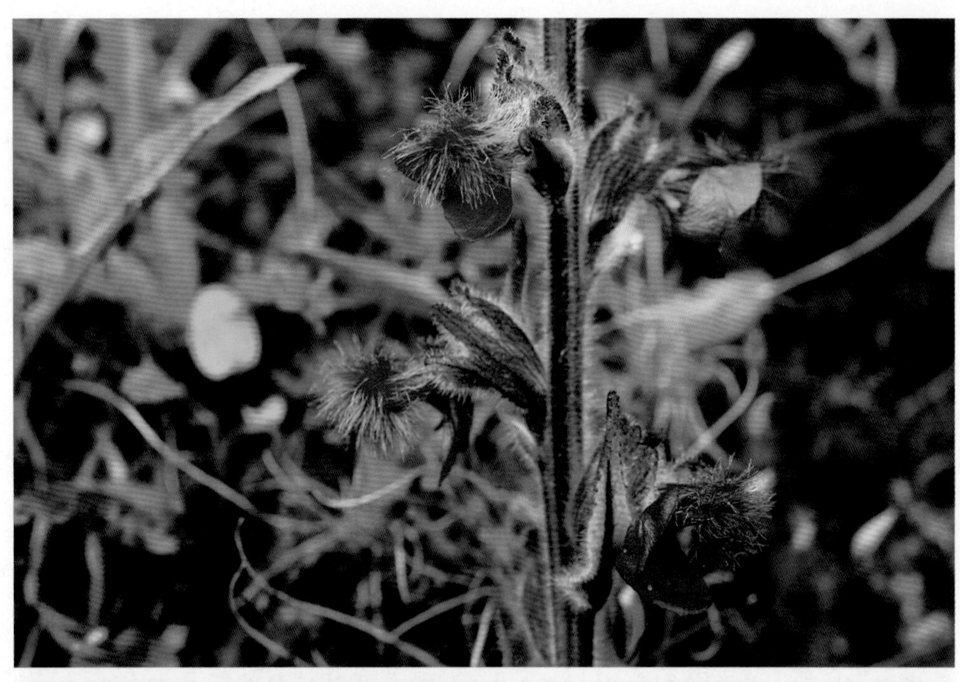

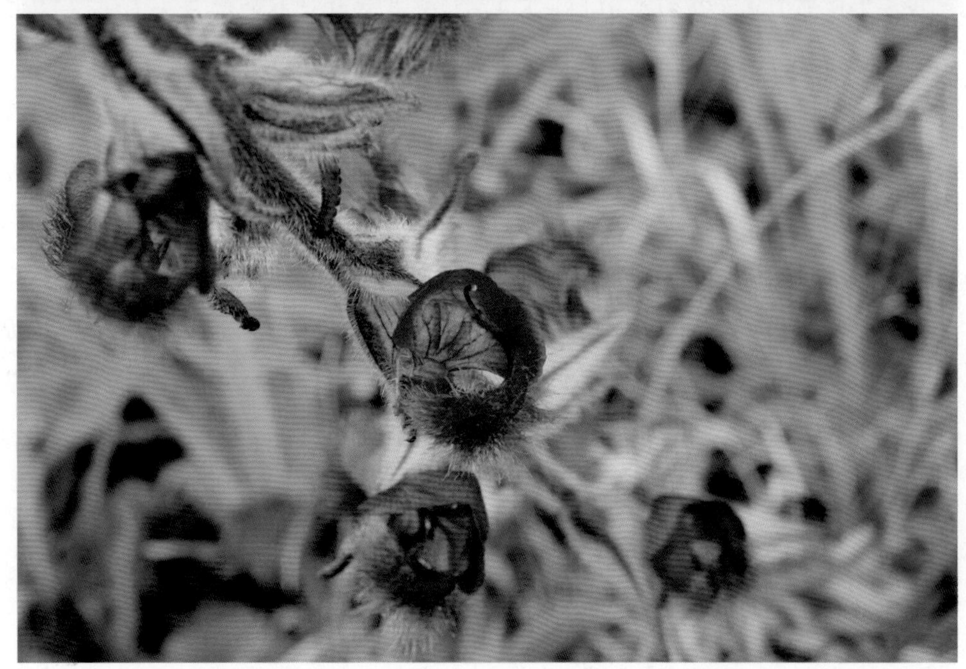

药材名

露如木保、陆日木保（ལུག་རུ་སྨུག་པོ།），者相孜（འདྲེ་ཤང་ཙི།），榜玛（བོང་དམར།），莪榜玛（སྔོ་བོང་དམར།）。

药用部位

全草。

功能与主治

清热解毒。用于肉食中毒，胃肠炎，胃溃疡，胃出血。

用量与用法

2 ~ 9g。

附　注

《度母本草》记载“ལུག་རུ་སྨུག་པོ།”（露如木保）按生境和花色分为白、红、黄 3 种（三兄弟）。《晶珠本草》记载“ལུག་རུ།”（露如）分为红［“ལུག་རུ་དམར་པོ།”（露如玛保）］、黄［“ལུག་རུ་སེར་པོ།”（露如赛保）］、紫［“ལུག་རུ་སྨུག་པོ།”（露如木保）］3 种。“露如”为来源于马先蒿属（*Pedicularis*）的一大类药物的总称。现代文献记载各地藏医所用“露如”的基原约有 20 余种马先蒿属植物，不同文献对“露如”不同品种的基原种类有不同观点。据文献记载，毛盔马先蒿 *P. trichoglossa* Hook. f. 为紫色品种（陆日木保）的基原之一。《部标藏药》等标准及文献中记载的紫色品种（露如木保）的基原还有极丽马先蒿 *P. decorissima* Diels、欧氏马先蒿 *P. oliveriana* Prain.（扭盔马先蒿、绒背马先蒿）、藓生马先蒿 *P. muscicola* Maxim. 等。（参见“极丽马先蒿”“甘肃马先蒿”“全叶马先蒿”等条）

《晶珠本草》中另记载有白［“བོང་དཀར།”（榜嘎）］、红［“བོང་དམར།”（榜玛、榜阿玛保）］、黄［“བོང་སེར།”（榜色）］、黑［“བོང་ནག”（榜那）］4 种“བོང་ང་།”（榜阿）类药物，其中红者（榜玛）为解肉毒及黑乌头（榜那）毒之药物，分上、下 2 品。现代文献记载的红乌头（榜玛）的基原涉及毛茛科乌头属（*Aconitum*）、牻牛儿苗科老鹳草属（*Geranium*）和玄参科马先蒿属的多属多种植物，多认为应系乌头属植物。《西藏藏标》以“བོང་དམར། / 榜玛 / 美丽乌头”之名收载了美丽乌头 *A. pulchellum* Hand.-Mazz.；据文献记载，作“榜玛”使用的该属植物还有乌头 *A. carmichaeli* Debx.、褐紫乌头 *A. brunneum* Hand.-Mazz. 等。《晶珠本草》汉译重译本认为“榜玛”的基原系毛盔马先蒿 *P. trichoglossa* Hook. f.，《藏药晶镜本草》也记载其为“སྔོ་བོང་དམར།”（莪榜玛，药用全草）。《迪庆藏药》则认为美丽乌头 *A. pulchellum* Hand.-Mazz. 的根断面不呈红色，与古籍记载不符，也应属地方习用品；并记载以紫萼老鹳草 *Geranium refractoides* Pax et Hoffm. 作为“བོང་དམར་དམན་པ།”（副品榜玛）的基原。《中国藏药植物资源考订》记载甘肃天祝藏医院以高乌头 *A. sinomontanum* Nakai 作“榜玛”使用。（参见“极丽马先蒿”“美丽乌头”“褐紫乌头”“高乌头”条）

绒舌马先蒿

Pedicularis lachnoglossa Hk. f.

玄参科（Scrophulariaceae） 马先蒿属（*Pedicularis*）

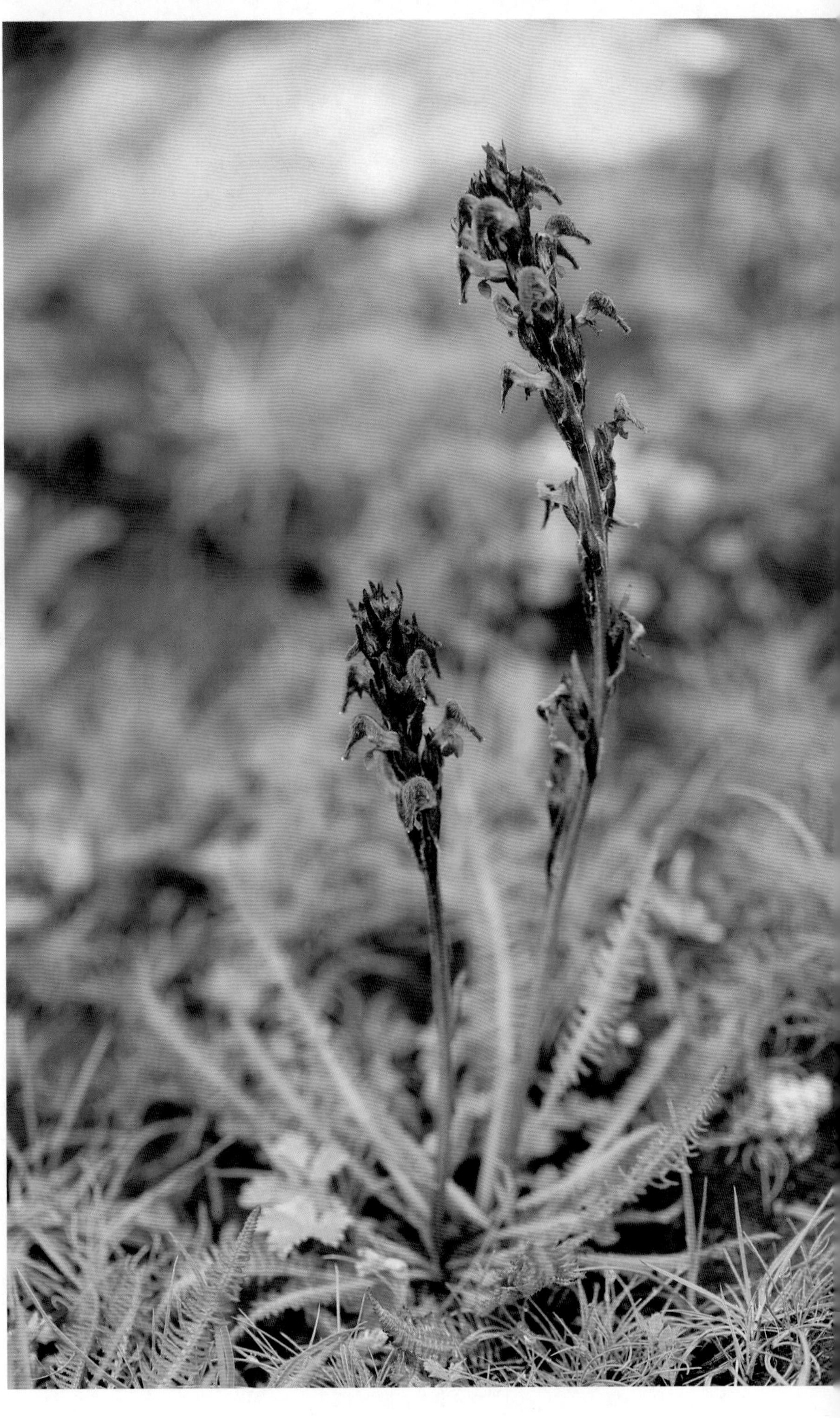

形态

多年生草本，一般高20～30cm，最高者达50cm，干时变黑。根茎略木质化而多少疏松，粗壮，粗如食指，最粗者直径达20mm，少分枝。茎常2～5，有时多达8，自根茎先端发出，基部围有已枯的去年丛叶叶柄，直立，有条纹，多少密生褐色柔毛。叶多基生成丛，有长柄，柄长3.5～8cm，基部多少变宽；叶片披针状线形，长达16cm，宽1～2.6cm，羽状全裂，中脉两侧略有翅，裂片多数，20～40对，中部者最长，在向叶基的一面渐短，但不久即突然停止而使叶基多少截形，偶有渐短缩而形成楔形叶基，在向叶端的一面愈来愈短以终止于1个锐尖头，其最长者达13mm，宽达3mm，边缘羽状深裂或有重锯齿，齿有胼胝；茎生叶很不发达，上部者多变为极其狭细。花序总状，长者可达20cm，花常有间断；苞片线形，短于花；花有短梗；花萼圆筒状长圆形，略在前方开裂，长10mm，有主脉 5，侧脉 5，上部有网纹，无毛，齿线状披针形，有重锯齿，下半部常全缘，近基处多少变宽，边缘有长柔毛；花冠紫红色，长 16mm，花冠管圆筒状，上部稍扩大，在中部稍上处多少向前弓曲而自花萼的裂缺中伸出，脉纹显然扭转，下唇 3 深裂，裂片卵状披针形，锐头，有长而密的浅红褐色缘毛，有时有不明显的齿，盔部与管部的上部同一指向，在含有雄蕊的部分突然以略小于直角的角度转折而指向前下方，其颏部与额部及其下缘均密被浅红褐色长毛，前方又多少急细而为细直之喙，长约 4mm，喙下缘也有长毛，先端有一丛刷状毛；花丝无毛；花柱不伸出。蒴果黑色，长卵圆形，稍侧扁，先端有刺尖，长达 14mm，宽 6mm，大部分为宿萼所包；种子黄白色，有极细的网眼纹，长 1.6mm，宽 0.7mm。花期 6 ~ 7 月，果期 8 月。

分布

分布于我国四川西部、云南东北部至东喜马拉雅山一带，西藏昌都地区南部（察雅、江达）及亚东也有分布。

生境

生长于海拔 2500 ~ 5330m 的高山草原、疏云杉林中多石处。

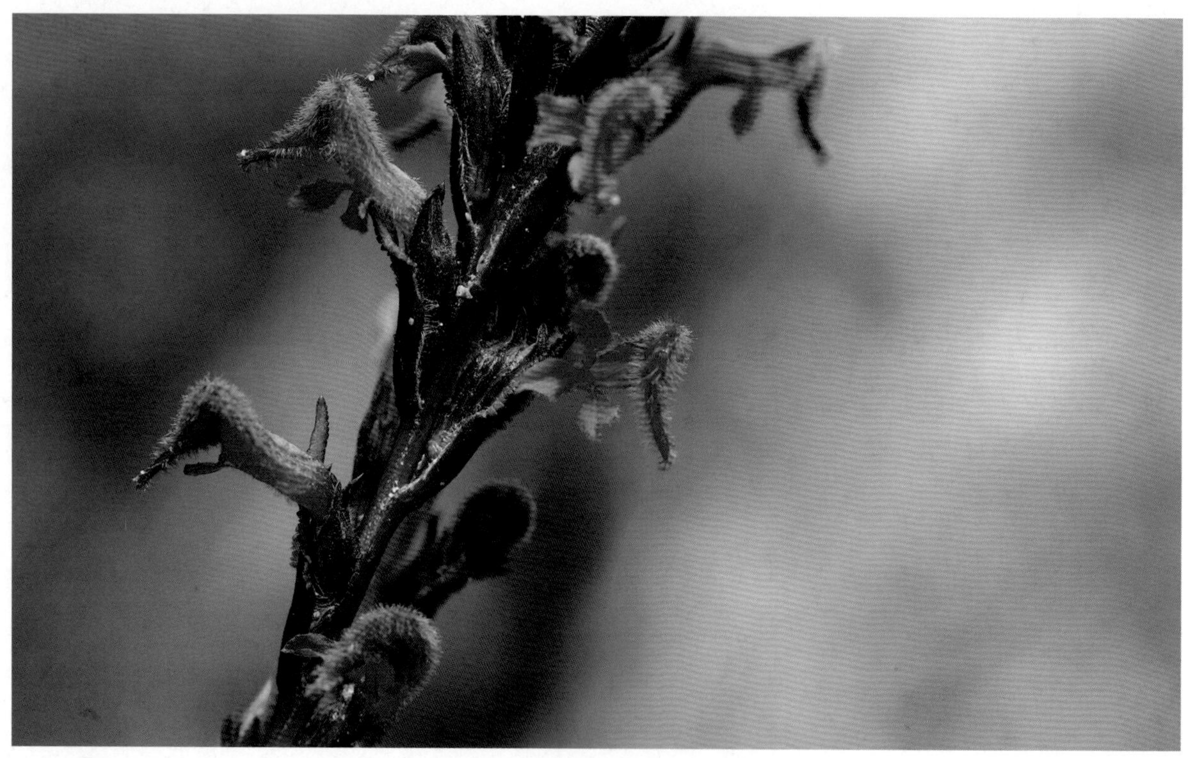

药材名

美朵郎那、美朵浪那（མེ་ཏོག་གླང་སྣ།），浪挪嘎保（གླང་སྣ་དཀར་པོ།），哲浪、热牻（འདྲེ་གླང་།），露如木保、露茹莫保、娄日木保、陆日木保、鲁如木博（ལུག་རུ་སྨུག་པོ།）。

药用部位

花期全草或花。

功能与主治

美朵郎那：清热解毒，祛湿利尿，愈疮，燥黄水，滋补。用于水肿，疮疖，急性胃肠炎，肉食中毒，小便不利，骨黄水病。

露如木保：敛毒，生肌，清胃热。用于肉食中毒，“培根”“木布”病，热性腹泻。

用量与用法

3 ~ 5g。内服研末，或煎汤。

附 注

《蓝琉璃》在“药物补述”中记载了“མེ་ཏོག་གླང་སྣ།”（美朵郎那），言其为治疮及“黄水”病之药物。《晶珠本草》记载“美朵郎那”为愈合伤疮并利尿之药物，言其分为神［“ལྷ་གླང་།”（拉浪）］、鬼［“འདྲེ་གླང་།”（哲浪）］、雄［“ཕོ་གླང་།”（坡浪）］、雌［“མོ་གླང་།”（莫浪）］、中［“མ་ནིང་གླང་།”（玛琳浪）］5种，上述各种的功效及适用患者（男、女）各有不同，以中性者为上品。现代文献记载，各地藏医所用“美朵郎那”的基原涉及马先蒿属（*Pedicularis*）10余种植物，多不区分品种而统称“美朵郎那”。据不同文献记载，绒舌马先蒿 *P. lachnoglossa* HK. f. 为“美朵郎那”（统称）或其鬼者（哲浪）、母者（莫浪）的基原之一，四川甘孜藏医又称其为“གླང་སྣ་དཀར་པོ།”（浪挪嘎保）；此外，作“美朵郎那”使用的还有甘肃马先蒿 *P. kansuensis* Maxim.、全叶马先蒿 *P. integrifolia* Hk. f.、碎米蕨叶马先蒿 *P. cheilanthifolia* Schrenk 等多种植物。（参见“大唇拟鼻花马先蒿”“甘肃马先蒿”“全叶马先蒿”“哀氏马先蒿”条）

《月王药诊》《四部医典》等中均记载有“ལུག་རུ།（露如）”。《晶珠本草》记载“露如”分红［“ལུག་རུ་དམར་པོ།”（露如玛保）］、黄［“ལུག་རུ་སེར་པོ།”（露如赛保）］、紫［“ལུག་རུ་སྨུག་པོ།”（露如木保）］或白、红、黄3种。现代文献记载的“露如”类的基原均为马先蒿属植物（也以“露如”为统称），但不同文献、标准中对“露如”的品种划分及其基原的记载不尽一致，多以藓生马先蒿 *P. muscicola* Maxim. 为“露如木保”之正品。据文献记载，四川德格藏医也以绒舌马先蒿 *P. lachnoglossa* HK. f. 作“露如木保”药用。（参见“奥氏马先蒿”条）

多花马先蒿

Pedicularis floribunda Franch.

玄参科（Scrophulariaceae）　马先蒿属（*Pedicularis*）

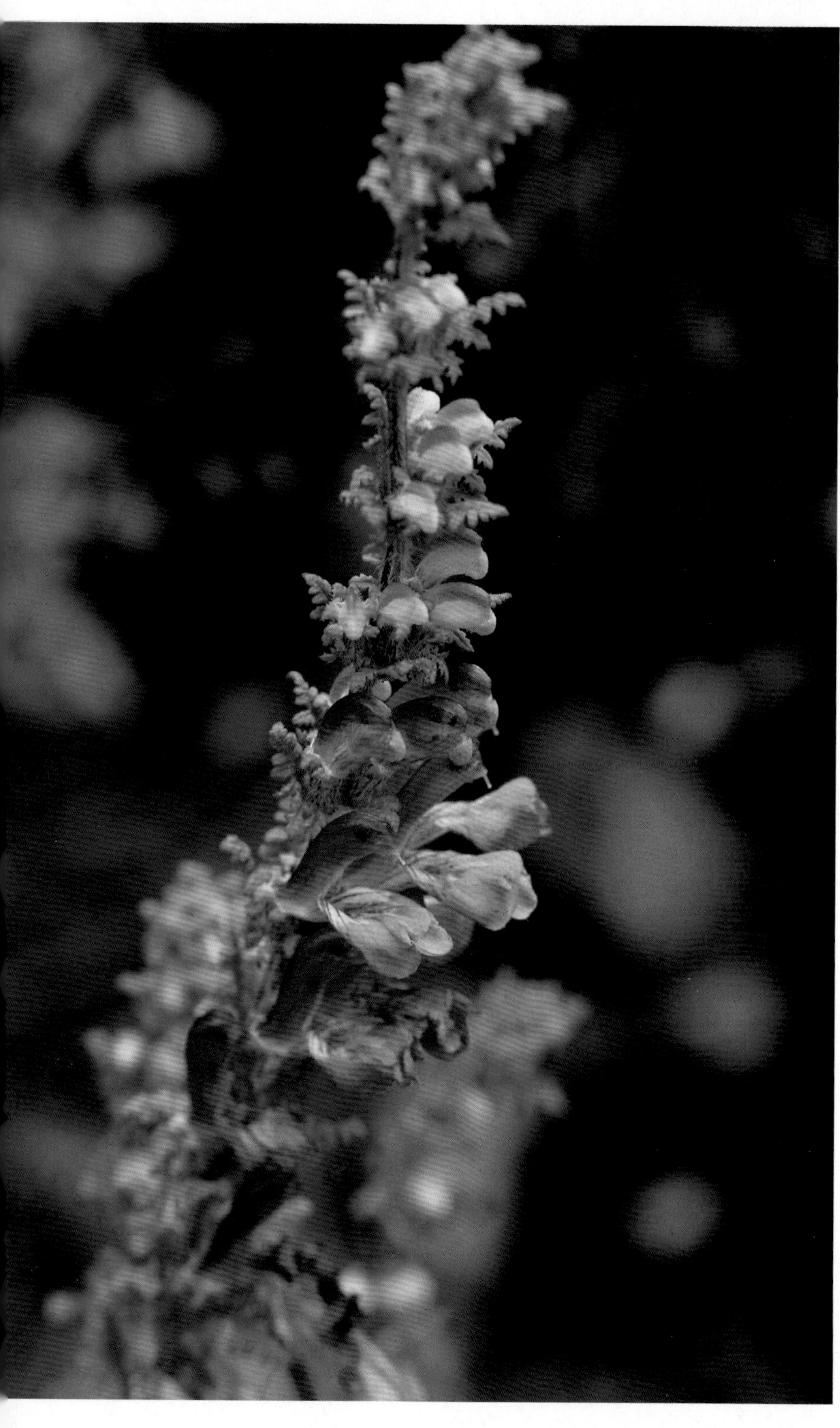

形态

一年生草本，高 50 ～ 70cm，干时不变黑色。根伸长，达 10cm，有少数分枝与细根，多少肉质，老时木质化。茎直立，常自基部发出数条，上部常有分枝，主茎直径达 3mm，坚挺，侧茎则常细弱而弯曲上升，圆柱形，中空，有毛线 4 或 3，视叶轮中叶片的数目而定，始草质而老时木质化。叶 3 ～ 6 轮生，有柄，柄长达 12mm；叶片披针状长圆形，长 2 ～ 5cm，宽 8 ～ 15mm，羽状全裂，中肋有翅和小形的裂片，裂片每边 10 ～ 18，卵形至披针形，自身亦为羽状深裂，小裂片有尖锐锯齿，齿有胼胝，两面均有疏毛，下面之毛较长。花序很长，在主茎上者长达 20cm，花轮生有多花，各自远距，仅在花序近顶处连续；苞片与叶无异，较小；花梗长 4 ～ 5mm；萼管圆筒状长圆形，膜质无网脉，其 5 条主脉上密生长毛，长 4.5 ～ 6.5mm，齿 5，不等大，基部狭，先端膨大叶状，常 3 深裂而有锯齿，或不裂而仅有深齿；花冠在山罗花系（Ser. melampyriflorae）中最大，长 21 ~ 26mm，管在萼内不弓曲，长 11 ~ 15mm，盔显作镰状弓曲，额部高凸而微有鸡冠状突起，下缘之端有 1 对大齿；下唇很大，长 11.5 ~ 14mm，宽 9 ~ 11.5mm，中裂较小，显著地伸出于侧裂之前，卵形而微钝，其后方两侧有不很显著的褶襞 2 条；花丝 2 对，均有毛；花柱稍自盔端伸出。花期 7 月。

分布

我国特有种。分布于我国四川西部（天全、康定、巴塘一带）。

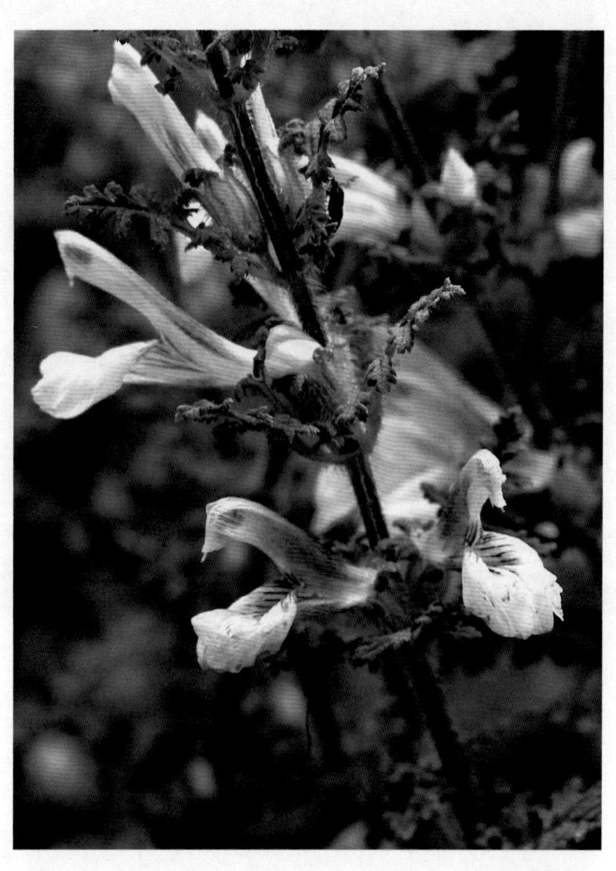

生境

生长于海拔 2350 ~ 2900m 的多石山坡上。

药材名

恰泡子子、掐泡子子、夏波孜孜（བྱ་པོ་ཙི་ཙི།），恰泡子子卡布（བྱ་པོ་ཙི་ཙིའི་ཚབ།）。

药用部位

全草。

功能与主治

止血。用于月经过多，崩漏，鼻衄。

附　注

“བྱ་པོ་ཙི་ཙི།”（恰泡子子）在《蓝琉璃》《晶珠本草》《神奇金穗》等书中均有记载，又名“ཤིང་སྦྲུ་ཙ་མ།”（兴居如玛），为调经、治淋病之药物。据古籍记载，“恰泡子子”的基原自古即有多种。现代文献记载的“恰泡子子”的基原也涉及白花丹科蓝雪花属（*Ceratostigma*）、罂粟科紫堇属（*Corydalis*）、石竹科蝇子草属（*Silene*）、豆科豌豆属（*Pisum*）、玄参科马先蒿属（*Pedicularis*）等的多种植物，其中最为常用的为小蓝雪花 *Ceratostigma minus* Stapf ex Prain 等同属植物，《西藏藏标》以“ཤིང་སྦྲུ་ཙ་མ།/ 兴居如玛 / 小角柱花”之名收载了该种。多花马先蒿 *Pedicularis floribunda* Franch. 为四川理塘藏医习用的“恰泡子子”的基原之一，又被称为“བྱ་པོ་ཙི་ཙིའི་ཚབ།”（恰泡子子卡布：类同品之意）。（参见“小蓝雪花”“曲花紫堇”“豌豆”条）

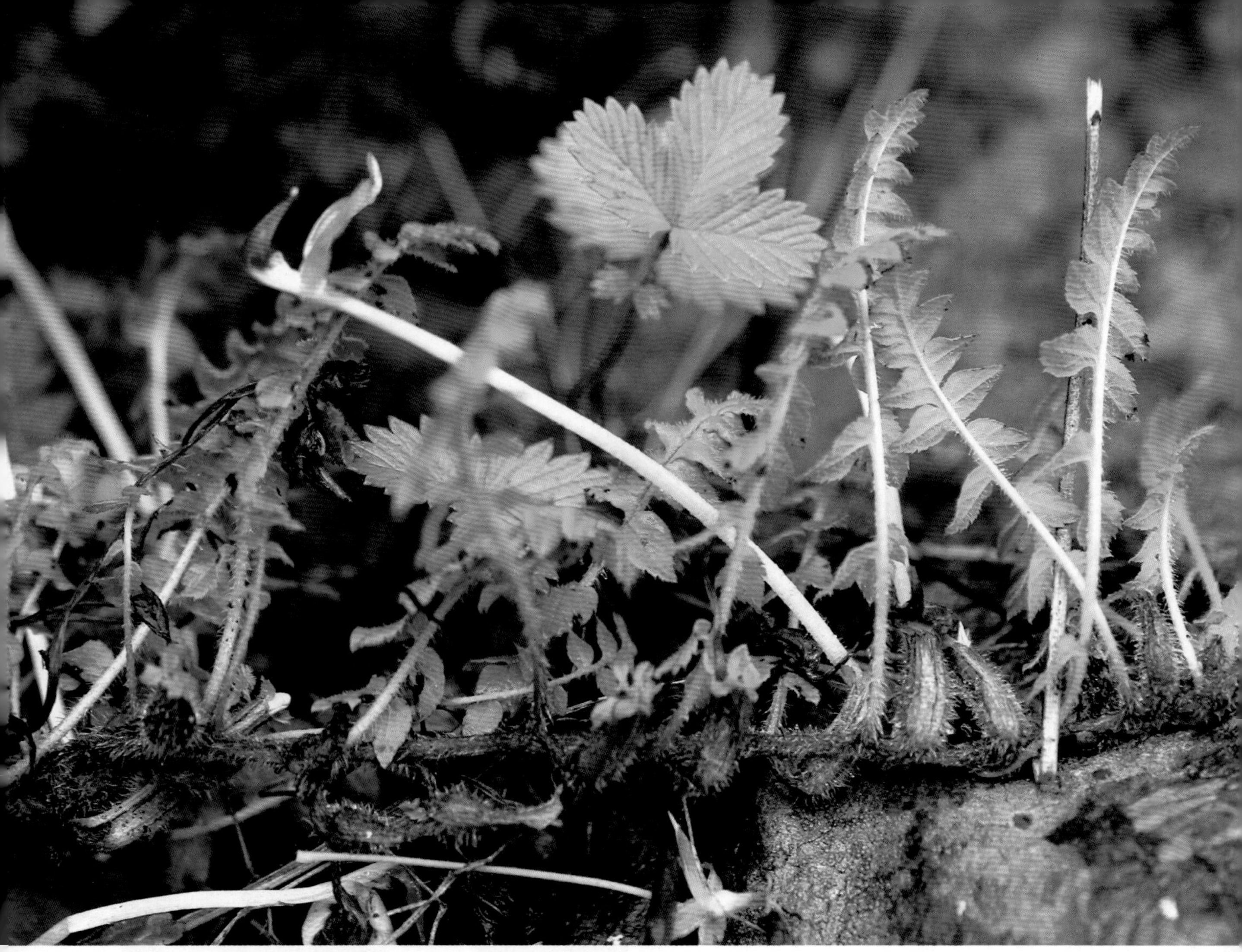

大管马先蒿

Pedicularis macrosiphon Franch.

玄参科（Scrophulariaceae） 马先蒿属（*Pedicularis*）

形态

多年生草本，常成密丛，干时略变黑色，草质。根茎短，常有宿存鳞片，向上分枝而发茎多条，向下连接肉质而多少纺锤形膨大的根，根直径达 7mm。茎细弱，弯曲而上升或长而蔓，长可达 40cm。叶下部者常对生或亚对生，上部者互生，膜质或纸质而略厚，柄下部者可达 6cm，纤细，向上渐短，被毛；叶片大小、形状极多变异，卵状披针形至线状长圆形，长达 10cm，羽状全裂，裂片互生至亚对生，每边 7 ~ 12，长 5 ~ 15mm，卵形至长圆形，锐头，基部斜，一边楔形，一边常略作耳形而较宽，下延，连于中轴而成狭翅，边缘有重锯齿，齿有刺尖，上面有疏毛，下面有白色肤屑状物，沿主肋有长柔毛。花腋生，稀疏，浅紫色至玫瑰色，有长达 10mm 的梗；花萼圆筒形，前方不开裂，膜质，长约 10mm，脉 5 主 5 次，均清晰，无网脉，沿脉有长柔毛，齿 5，后方 1 较小，其他 4 略相等，稍长于筒部的 1/2，基部三角形，全缘，向上细缩成柄状，约在中部突然膨大成叶状，具狭卵形锐尖头，有少数锐齿；花冠长 4.5 ~ 6cm，稀达 7 ~ 8cm，管长 4 ~ 5cm，直径达 1mm，伸直，无毛，盔直立部分的基部至盔顶高约 7mm，内缘高约 5mm，近先端处有时有小耳状突起，先以镰状弓曲转向前上方而后再转向前下方，总的角度稍大于 90° ，含有雄蕊部分与喙之间无清晰的界划，共长 10mm，喙端 2 裂；下唇长于盔，长约 15mm，宽约 14mm，以锐角开展，3 裂，侧裂较大而呈椭圆形，中裂凸出成狭卵形而钝的头，长大于宽；雄蕊着生于管喉，2 对花丝均无毛；柱头略伸出于喙端。蒴果长圆形至倒卵形，先端有凸尖，偏斜，全部包于宿萼内，长 10 ~ 12mm，宽 4 ~ 5mm。花期 5 ~ 8 月。

分布

我国特有种。分布于四川西北部至云南西北部。

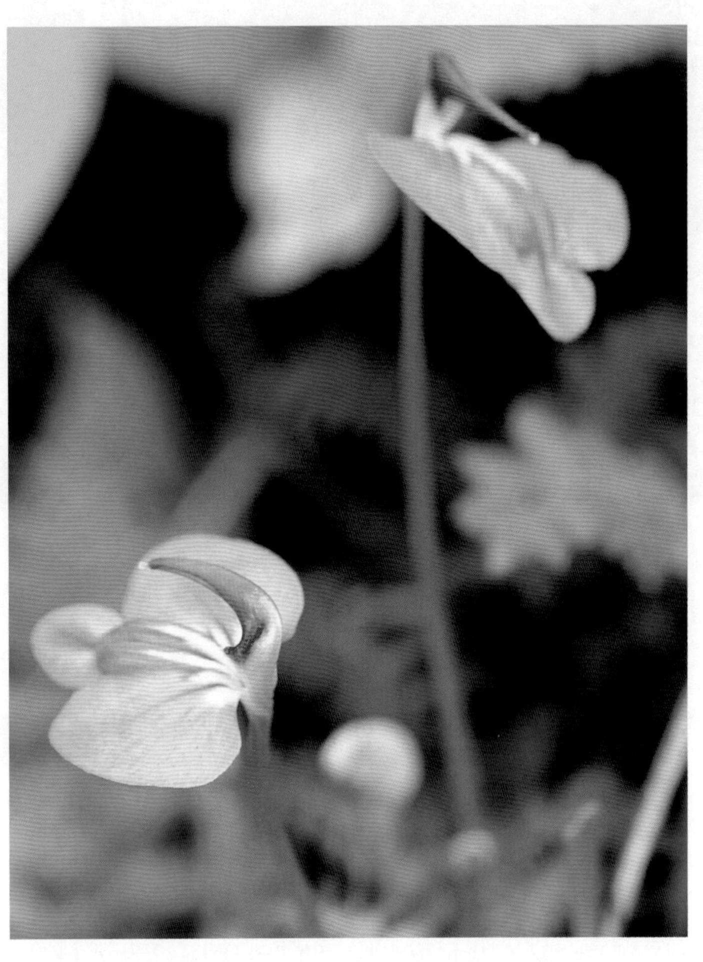

生境

生长于海拔 1200 ~ 3400m 的山沟阴湿处。

药材名

堵赛尔、托赛尔、鹅赛尔（དུག་གསེར།）。

药用部位

花。

功能与主治

解食物中毒，健胃。用于食物中毒，胃溃疡。

附 注

藏医称大管马先蒿 *P. macrosiphon* Franch. 为“堵赛尔”，药用记载见于现代文献。据文献记载，“堵赛尔”的基原还有大唇马先蒿 *P. megalochila* Li、硕花马先蒿 *P. megalantha* Don，四川甘孜藏医则将该 2 种作另一种藏药“ལུག་རུ་སྨུག་པོ”（露如木保）使用。（参见“奥氏马先蒿”“大唇拟鼻花马先蒿”条）

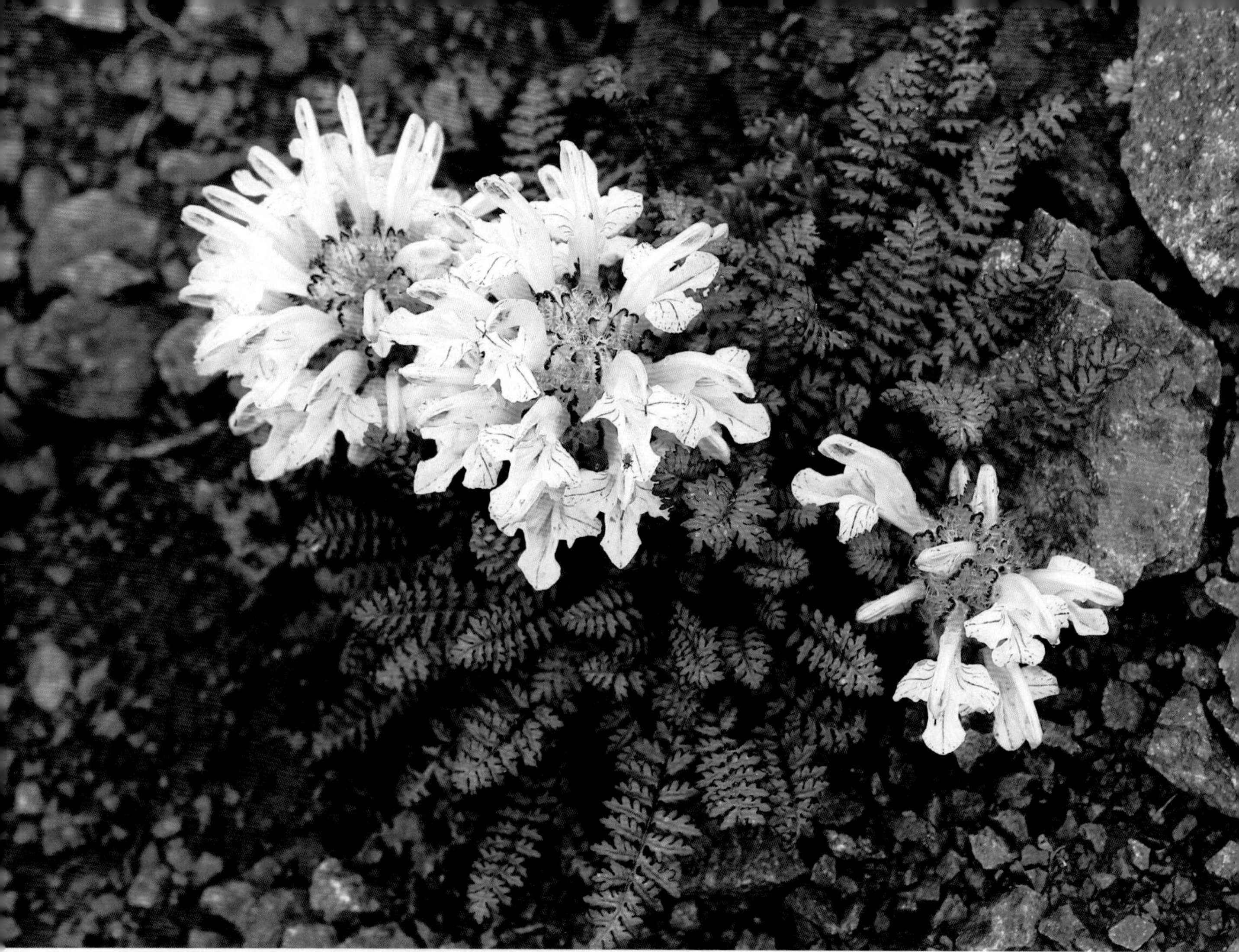

皱褶马先蒿

Pedicularis plicata Maxim.

玄参科（Scrophulariaceae）　马先蒿属（*Pedicularis*）

形态

多年生草本，高度多变，高可达 20 ～ 30cm，干时略变黑，草质。根常粗壮，直径达 6mm，有分枝，肉质，长达 10cm 或更长，根颈上有少数宽卵形鳞片，并有翌年鳞片脱落痕迹。茎单一或 2 ～ 6 自根颈并发，中间者直立，外方者弯曲上升，黑色，圆筒形而有微棱，有成行之毛，毛疏密多变。叶基生者长期宿存，有长达 30 ～ 40mm 的柄，长于叶片，基部多少膜质，常多少有白色伸张之毛；叶片长 1 ～ 3cm，羽状深裂或几全裂，裂片 6 ～ 12 对，卵状长圆形，再羽状浅裂至半裂，小裂片长不超过 0.5mm，多少卵形，边缘有锯齿而常反卷，齿常有变色胼胝，表面中肋下陷，沟中有短细毛，背面几光滑，仅幼时后半部常疏被长白毛；茎生叶仅 1 ～ 2 轮，每轮常 4，与基生叶相同而较小，叶柄长 1 ～ 1.5cm。花序穗状而粗短，长达 7cm，生于侧茎先端者常为头状而短，长仅约 3cm，花盛开时宽达 4.5cm，最下 1 花轮有时相距较远；苞片下部者叶状而与花等长，上部者柄变宽而为膜质、披针形，先端叶片状而 3 裂，最上者披针形，先端仅有锯齿，短于花，疏生白色长毛；花萼长 9 ~ 13mm，前方开裂几达一半，具明显的主、次脉 10，齿 5，有时不分明，大小不等，有锯齿而边缘常反卷，前侧方 2 常向裂口下延；花冠大小相差较大，长 16 ~ 23mm，管在近基部的 1/3 处向前上方弓曲而自萼的裂口中斜倾伸出，使花前俯，至上部 1/3 处又向上方转折而使喉部强烈扩大，下唇长 7 ~ 9mm，侧裂为直置的肾形，前后端均凸出作耳形，中裂向前伸出，有长 1.4 ~ 2mm、明显的柄，裂片圆形，长 3.5 ~ 3.8mm，宽 3.2 ~ 4.5mm，盔粗壮，长 5.5 ~ 9mm，宽 2.5 ~ 3.5mm，作极微的膝盖状镰形弓曲，前缘近基部处向下变宽而连于下唇，上方粗细几一致，稍向内褶，颏部也有不明显的折皱 1，先端圆钝而略带方形，几无凸尖；雄蕊药室具刺尖，花丝无毛；柱头多少伸出。花期 7 ~ 8 月。

分布

我国特有种。分布于甘肃、四川北部（道孚）、青海（循化）、西藏东部。

生境

生长于海拔 2900 ~ 5044m 的石灰岩、湿山坡上。

药材名

露如赛保、露如色保、娄日赛保、陆日赛保、露茹色尔保（ལུག་རུ་སེར་པོ།），露如嘎保（ལུག་རུ་དཀར་པོ།），露如木保（ལུག་རུ་སྨུག་པོ།）。

药用部位

花。

功能与主治

清热，涩精。用于发热风症。

用量与用法

3 ~ 6g。

附 注

《四部医典》等记载有“ལུག་རུ་སེར་པོ།”（露如赛保）。“ལུག་རུ།”（露如）为来源于马先蒿属（*Pedicularis*）植物的多种药物的总称，《蓝琉璃》《晶珠本草》记载“露如”按生境和花色分为紫 [“ལུག་རུ་སྨུག་པོ།”（露如木保）]、红 [“ལུག་རུ་དམར་པོ།”（露如玛保）]、黄 [“ལུག་རུ་སེར་པོ།”（露如赛保）]3 种，其中黄者又细分为白者 [“ལུག་རུ་དཀར་པོ།”（露茹嘎保）] 和黄者（露茹赛保）2 种，各种的功效不尽相同。现代文献记载的“露如”均为马先蒿属植物，各地藏医所用有 20 余种，各文献对其不同品种的基原种类有不同的观点。据文献记载，皱褶马先蒿 *P. plicata* Maxim. 为白者“露如嘎保”的基原之一，四川甘孜藏医又将其作“露如木保”使用。据《四部医典系列挂图全集》中“露如木保”的附图（花紫色，有长喙）和《晶珠本草》记载的“花红紫色……花状如公绵羊角气弯曲（即喙）”的形态来看，皱褶马先蒿 *P. plicata* Maxim. 的花为黄色，且无喙，不应作“露如木保”使用。（参见“管状长花马先蒿”“半扭捲马先蒿”等条）

甘肃马先蒿

Pedicularis kansuensis Maxim.

玄参科（Scrophulariaceae） 马先蒿属（*Pedicularis*）

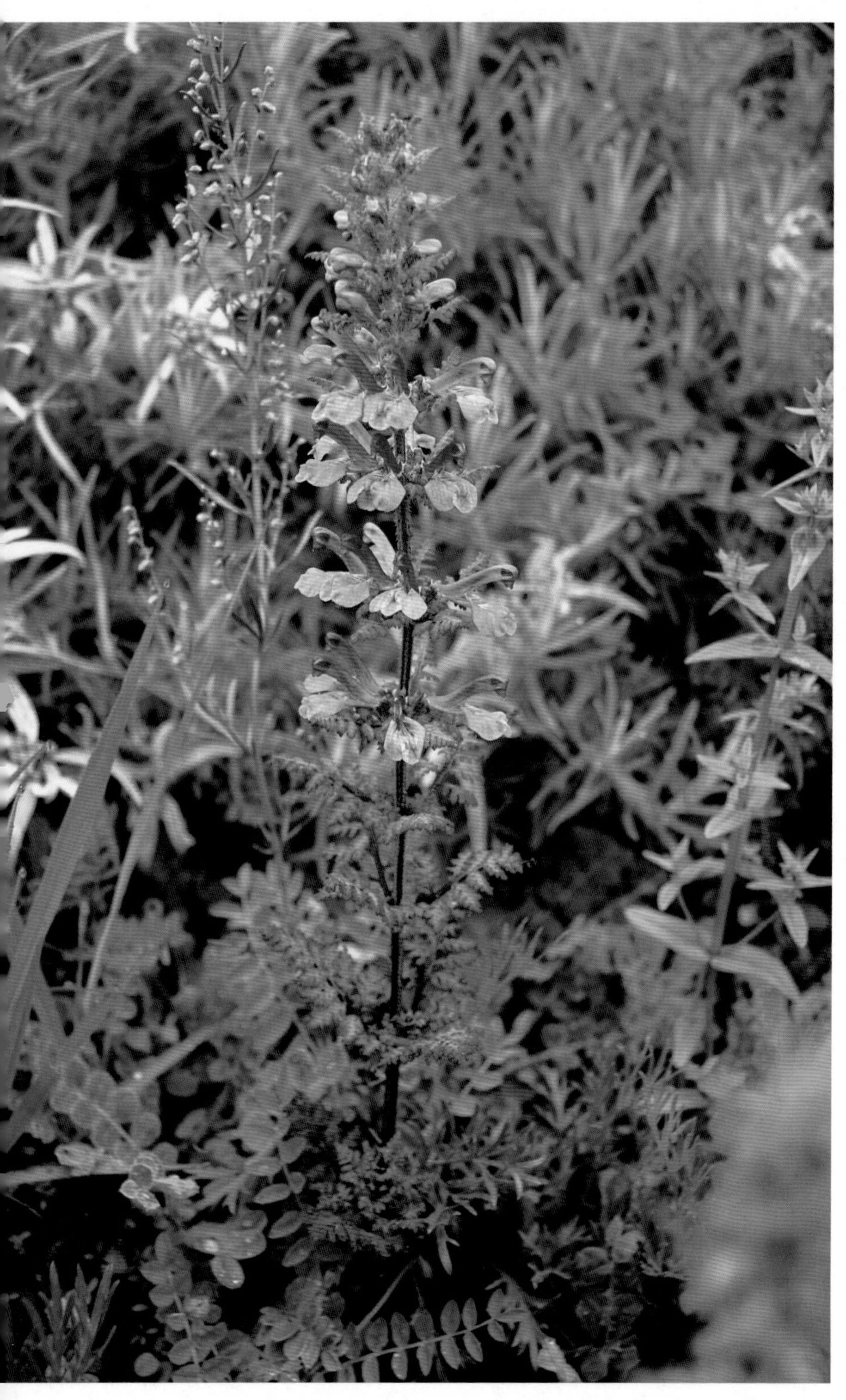

形态

一年生或二年生草本，干时不变黑，体多毛，高可超过40cm。根垂直向下，不变粗，或在极偶然的情况下多少变粗而肉质，有时有纺锤形分枝，有少数横展侧根。茎常多条自基部发出，中空，多少方形，草质，直径达3.5mm，有4条成行之毛。叶基生者常长久宿存，有柄长达25mm，有密毛，茎生叶叶柄较短，4轮生，叶片长圆形，具锐头，长达3cm，宽14mm，偶有卵形而宽超过20mm者，羽状全裂，裂片约10对，披针形，长者达14cm，羽状深裂，小裂片具少数锯齿，齿常有胼胝而反卷。花序长者达25cm或更多，花轮极多而均疏距，多者达20或更多，仅先端者较密；苞片下部者叶状，余者亚掌状3裂而有锯齿；萼下有短梗，膨大而为亚球形，前方不裂，膜质，主脉明显，有5齿，齿不等，三角形而有锯齿；花冠长约15mm，其管部在基部以上向前膝曲，再由于花梗与萼向前倾弯，故全部花冠几置于地平的位置上，其长为萼的 2 倍，向上渐扩大，至下唇的水平上宽达 3 ~ 4mm，下唇长于盔，裂片圆形，中裂片较小，基部狭缩，其两侧与侧裂片所组成的缺刻清晰可见，盔长约 6mm，多少镰状弓曲，基部仅稍宽于其他部分，中下部有一最狭部分，额高凸，常有具波状齿的鸡冠状突起，先端的下缘尖锐但无凸出的小尖；花丝 1 对，有毛；柱头略伸出。蒴果斜卵形，略自萼中伸出，具长锐尖头。花期 6 ~ 8 月。

分布

我国特有种。分布于甘肃西南部、青海、四川西部（红原、若尔盖）、西藏（昌都）。

生境

生长于海拔 1825 ~ 4000m 的草坡、石砾地、田埂。

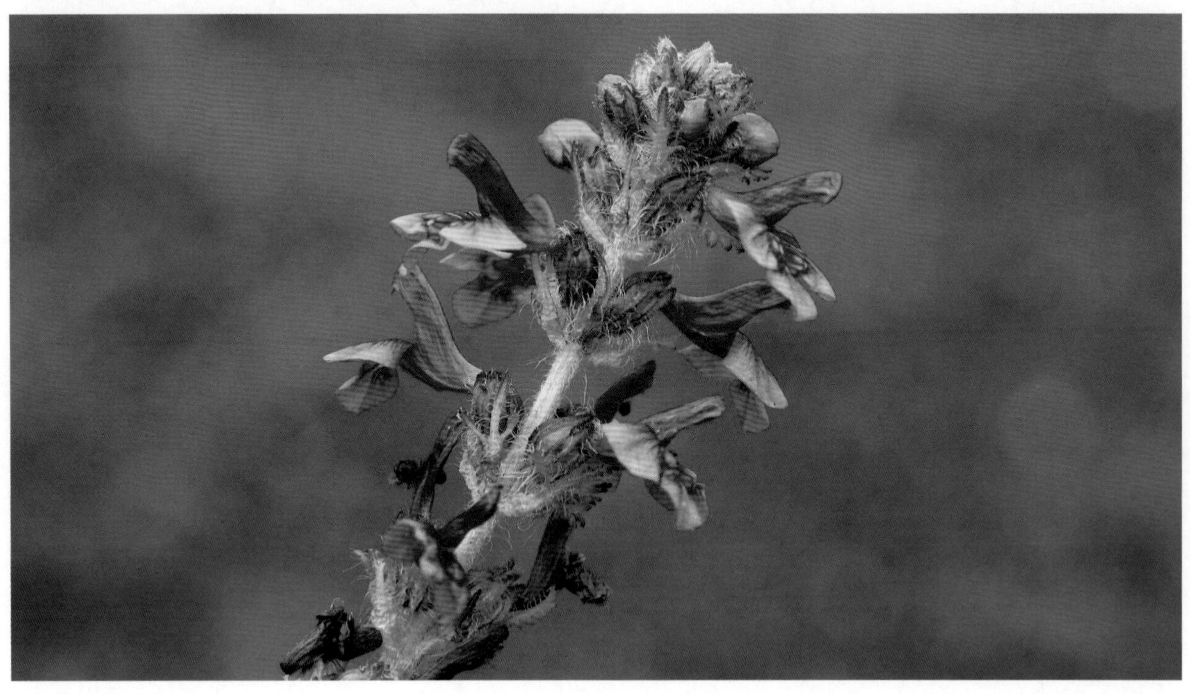

药材名

美朵郎那、美朵浪那、美多郎那（མེ་ཏོག་གླང་སྣ།），哲浪、热軰（འདི་གླང་།），露如木保、娄日木保、陆日木保、鲁如木博、露茹莫保（ལུག་ཙ་སྨུག་པོ།），吉孜玛博、吉子玛保（འཇིབ་རྩི་དམར་པོ།）。

药用部位

花。

功能与主治

清热解毒，祛湿利尿，愈疮，燥黄水，滋补。用于水肿，疮疖，急性胃肠炎，肉食中毒，小便不利，骨黄水病。

用量与用法

3 ~ 5g。内服研末，或煎汤。

附　注

《蓝琉璃》在“药物补述”中记载了“མེ་ཏོག་གླང་སྣ།”（美朵郎那）；《词意太阳》《晶珠本草》等中也均有记载，言其为愈合伤疮、利尿之药物。《晶珠本草》记载“美朵郎那”分为神、鬼、雄、雌、中 5 种。现代文献记载各地藏医所用“美朵郎那”的基原涉及 10 余种马先蒿属（*Pedicularis*）植物，但对其下各品种的基原有不同观点，各地习用的种类也有差异。马先蒿属植物花冠的盔部有伸长似大象鼻的喙，故其又被习称为“象鼻花”，喙的长短、形态也是《晶珠本草》区别 5 种“美朵郎那”的重要特征之一。据不同文献记载，甘肃马先蒿 *P. kansuensis* Maxim. 为“美朵郎那”（统称）或“鬼象鼻花”[“འདྲེ་གླང་།”（哲浪）] 的基原之一。各文献记载的“美朵郎那”的基原还有全叶马先蒿 *P. integrifolia* Hook. f.、鹅首马先蒿 *P. chenocephala* Diels、绒舌马先蒿 *P. lachnoglossa* Hook. f.、大唇马先蒿 *P. megalochila* Li、碎米蕨叶马先蒿 *P. cheilanthifolia* Schrenk、青藏马先蒿 *P. przewalskii* Maxim.（普氏马先蒿）、大唇拟鼻花马先蒿 *P. rhinanthoides* Schrenk ex Fisch. et Mey. subsp. *labellata* (Jacq.) Tsoong 等。（参见“大唇拟鼻花马先蒿”“全叶马先蒿”“绒舌马先蒿”“碎米蕨叶马先蒿”条）

《晶珠本草》另记载有“ལུག་རུ།”（露如），言其分为紫 [“ལུག་རུ་སྨུག་པོ།”（露如木保）]、红 [“ལུག་རུ་དམར་པོ།”（露如玛保）]、黄 [“ལུག་རུ་སེར་པོ།”（露如赛保）]3 种。“露如”为来源于马先蒿属的多种藏药的总称，现代文献记载的“露如”均为马先蒿属植物，各地藏医所用有 20 余种，不同文献对“露如”不同品种的基原种类有不同观点，各地习用的种类也有差异。据文献记载，西藏昌都、洛隆藏医也以甘肃马先蒿 *P. kansuensis* Maxim. 作“露如”的紫者（露如木保）的基原使用，其功能与主治为“敛毒，生肌，清胃热。用于肉食中毒，“培根”“木布”病，热性腹泻”，与“美朵郎那”不同。（参见“奥氏马先蒿”条）

《蓝琉璃》另条记载有“འཇིབ་རྩི།”（吉孜），言其大致可代替“པྲི་ཡང་ཀུ།”（知杨故：唇形科植物甘青青兰 *Dracocephalum tanguticum* Maxim.）；《晶珠本草》记载“འཇིབ་རྩི་ཆེན་པོ།”（吉子青保）为治口病、牙病及肝热病之药物，言其按花色分为白 [“འཇིབ་རྩི་དཀར་པོ།”（吉子嘎保）]、蓝 [或青，“འཇིབ་རྩི་ཆེན་པོ།”（吉孜青保）]2 种。现代文献记载“吉子青保”的基原涉及唇形科青兰属（*Dracocephalum*）、鼠尾草属（*Salvia*）、荆芥属（*Nepeta*）的多种植物，但对其白者、黑者的基原有不同观点，大致按花色将其分为花白（和黄）色者（吉子嘎保）、花蓝（或紫）色者 [“འཇིབ་རྩི་སྨུག་པོ།”（吉子莫保、吉子木保）]。也有文献记载，甘肃马先蒿 *P. kansuensis* Maxim. 也为“འཇིབ་རྩི་དམར་པོ།”（吉孜玛博，“དམར་པོ།”为“红色”之意）的基原，其功能与主治为“清热，调经活血，舒肝。用于肝炎，月经不调，热性病”，与“美朵郎那”不同，该种的甘肃亚种的白花变型白花甘肃马先蒿 *P. kansuensis* Maxim. subsp. *kansuensis* forma *albiflora* Li、轮叶马先蒿 *P. verticillata* Linn. 也同样药用。（参见“白花枝子花”“白花甘肃马先蒿”条）

白花甘肃马先蒿

Pedicularis kansuensis Maxim. subsp. *kansuensis* forma *albiflora* Li

玄参科（Scrophulariaceae）　马先蒿属（*Pedicularis*）

形态

一年生或二年生草本，干时不变黑，体多毛，高可达 40cm 以上。根垂直向下，不变粗，或在极偶然的情况下多少变粗而肉质，有时有纺锤形分枝，有少数横展侧根。茎常多条自基部发出，中空，多少方形，草质，直径达 3.5mm，有 4 条成行之毛。叶基出者常长久宿存，有长柄达 25mm，有密毛，茎叶柄较短，4 枚轮生，叶片长圆形，锐头，长达 3cm，宽 14mm，偶有卵形而宽达 20mm 以上者，羽状全裂，裂片约 10 对，披针形，长者达 14cm，羽状深裂，小裂片具少数锯齿，齿常有胼胝而反卷。花序长者达 25cm 或更多，花轮极多而均疏距，多者达 20 余轮，仅先端者较密；苞片下部者叶状，余者亚掌状 3 裂而有锯齿；萼下有短梗，膨大而为亚球形，前方不裂，膜质，主脉明显，有 5 齿，齿不等，三角形而有锯齿；花冠白色，长约 15mm，其管在基部以上向前膝曲，再由于花梗与萼向

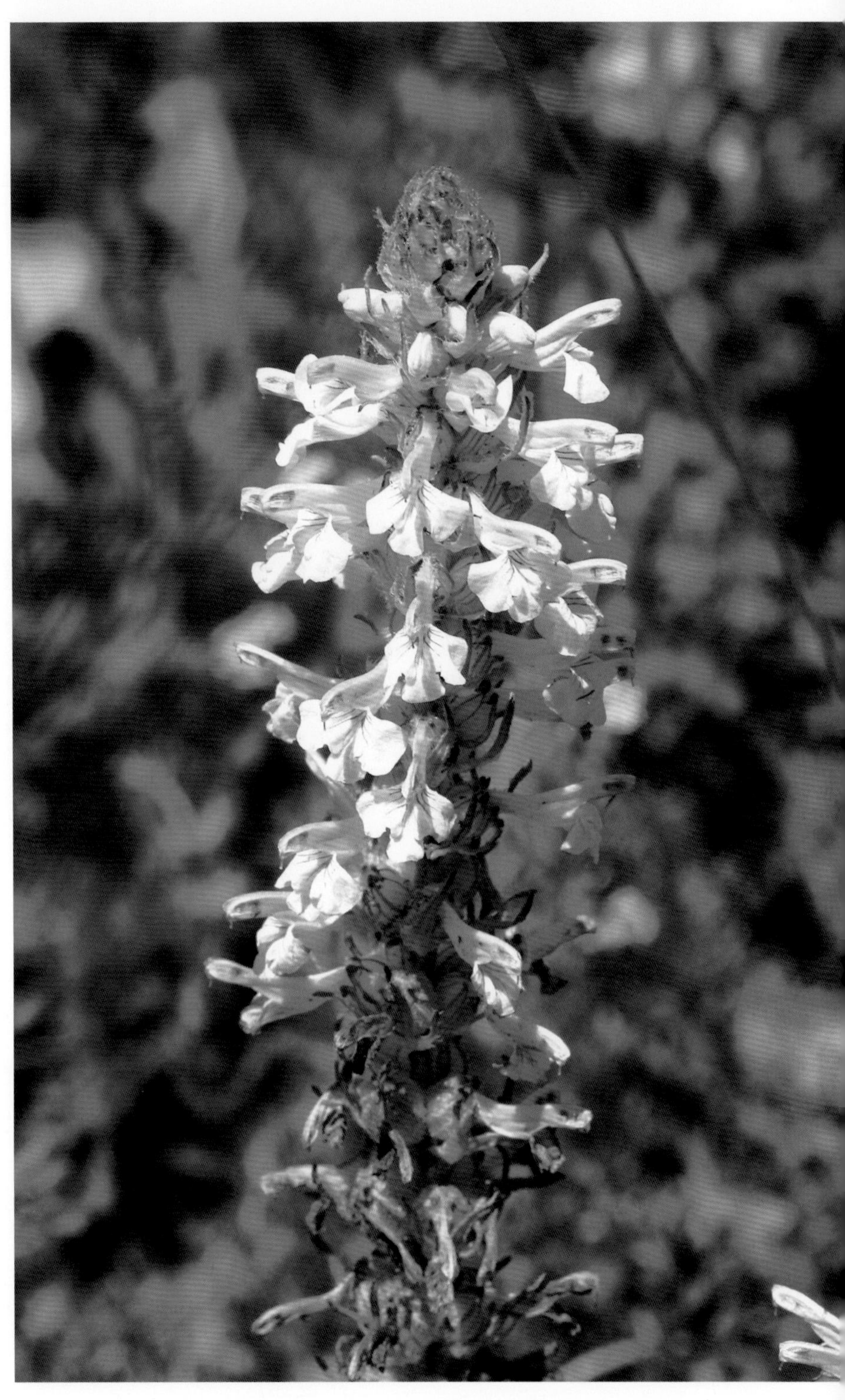

前倾弯，故全部花冠几置于地平的位置上，其长为萼的 2 倍，向上渐扩大，至下唇的水平上宽达 3 ~ 4mm，下唇长于盔，裂片圆形，中裂较小，基部狭缩，其两侧与侧裂所组成之缺刻清晰可见，盔长约 6mm，多少镰状弓曲，基部仅稍宽于其他部分，中下部有一最狭部分，额高凸，常有具波状齿的鸡冠状突起，端的下缘尖锐但无凸出的小尖；花丝 1 对有毛；柱头略伸出。蒴果斜卵形，略自萼中伸出，长锐尖头。花期 6 ~ 8 月。

分布

分布于我国甘肃南部、四川西部、西藏（江孜）。

生境

生长于海拔 1825 ~ 4000m 的草坡、石砾地、田埂。

药材名

吉孜玛博、吉子玛保（འཇིབ་ཙི་དམར་པོ།）。

药用部位

花（花序）。

功能与主治

清热，调经活血，疏肝。用于肝炎，月经不调，热性病。

附注

《蓝琉璃》中记载有“འཇིབ་ཙི།”（吉孜），言其大致可代替“ཟྀ་ཡང་ཀུ།”（知杨故）（即唇形科植物甘青青兰 *Dracocephalum tanguticum* Maxim.）；《晶珠本草》以“འཇིབ་ཙི་ཆེན་པོ།”（吉子青保）为正名，记载其为治口病及肝热病之药物，按花色分为白［“འཇིབ་ཙི་དཀར་པོ།”（吉子嘎保）］、蓝（或青）［“འཇིབ་ཙི་ཆེན་པོ།”（吉孜青保）］2 种。现代文献记载的“吉子青保”的基原主要涉及唇形科青兰属（*Dracocephalum*）、鼠尾草属（*Salvia*）、荆芥属（*Nepeta*）的多种植物，但对其白者、黑者的基原有不同观点，大致按花色将其分为花白（和黄）色者“吉子嘎保”、花蓝（或紫）色者［“འཇིབ་ཙི་སྨུག་པོ།”（吉子莫保、吉子木保）］。文献记载甘肃马先蒿 *Pedicularis kansuensis* Maxim. 为“འཇིབ་ཙི་དམར་པོ།”（吉孜玛博，‘དམར་པོ།’为‘红色’之意）的基原，该种的甘肃亚种的白花变型白花甘肃马先蒿 *P. kansuensis* Maxim. subsp. *kansuensis* f. *albiflora* Li 同样作“吉孜青保”使用。藏医药用的马先蒿属（*Pedicularis*）植物涉及多个不同的药物，甘肃马先蒿 *Pedicularis kansuensis* Maxim. 多被作为“མེ་ཏོག་གླང་སྣ།”（美朵郎那）的基原，其功能与主治为“清热解毒，祛湿利尿，愈疮，燥黄水，滋补。用于水肿，疮疖，急性胃肠炎，肉食中毒，小便不利，骨黄水病”，与“吉孜玛博”不同。（参见“白花枝子花”“甘肃马先蒿”条）

四川马先蒿

Pedicularis szetschuanica Maxim.

玄参科（Scrophulariaceae） 马先蒿属（*Pedicularis*）

形态

一年生草本，有中等程度的毛被，干时不变黑色。根单条，垂直而向下渐细，老时木质化，生有少许斜伸的须状侧根，长达 3cm，或有时从中部以上分为数条较粗的支根而长达 5cm。茎基有时有宿存膜质鳞片，其高一般 20cm 左右，但低矮的植株仅高 10cm，而高者则可达 30cm，有棱沟，生有 4 毛线，毛在茎节附近及花序中较密，单条或自根颈上分出 2 ~ 8，侧生者多少弯曲上升，在正常情况下不分枝，尤其上部绝不分枝。叶的大小、形状与柄的长短变化极大，下部者有长柄，叶柄一般长于叶片，在极小的植株中仅长 7mm，在大植株中长达 2.5mm，多少膜质，基部常多少膨大，生有白色长毛，中上部之叶柄较短至几无柄；叶片长卵形、卵状长圆形至长圆状披针形，长 0.4 ~ 3cm，宽 2.5 ~ 10mm，羽状浅裂至半裂，裂片 5 ~ 11，多少卵形至倒卵形，两缘下部全缘，先端圆钝而有锯齿，齿

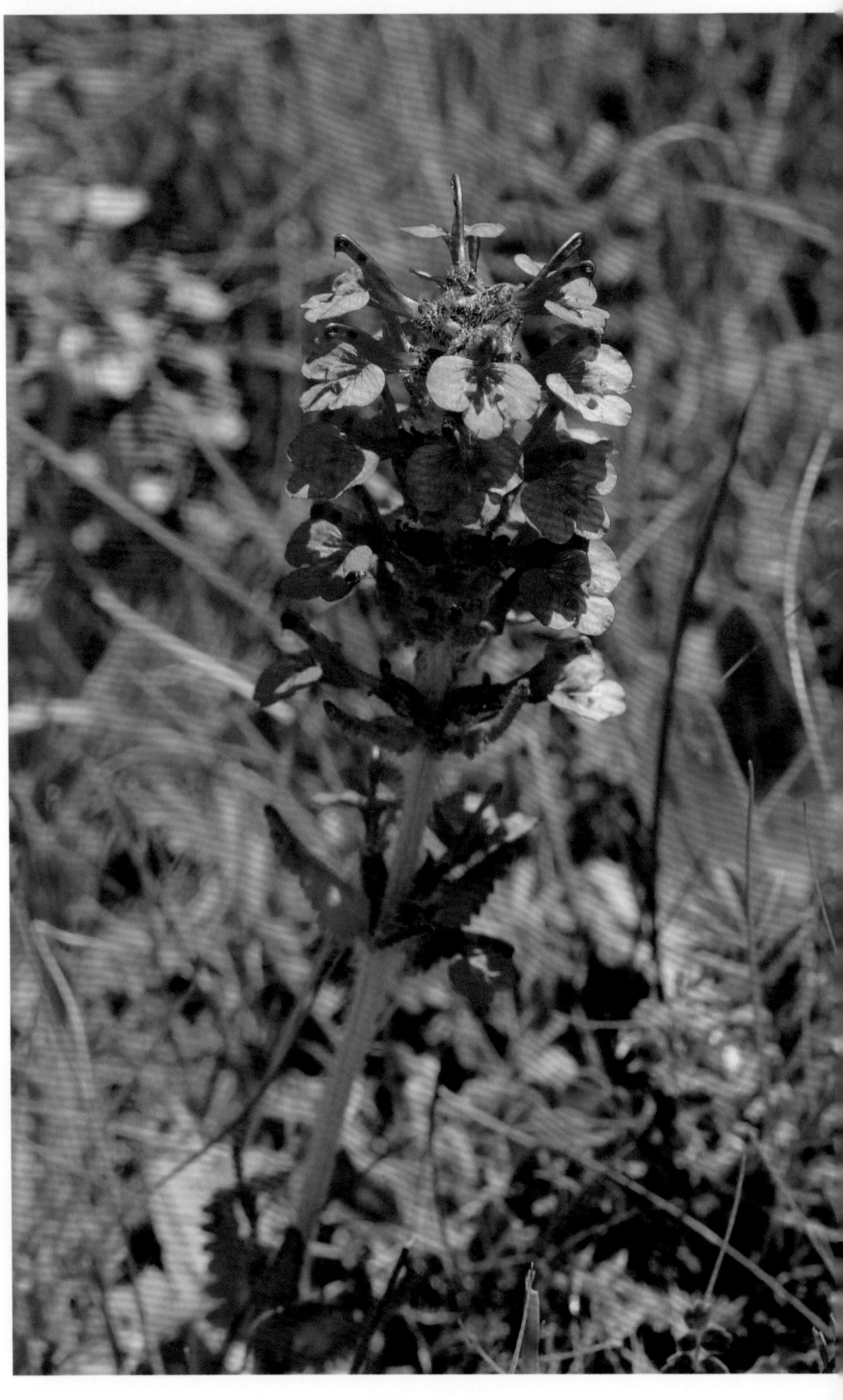

常反卷而有白色胼胝，两面有中等多少的白毛至几无毛。花序穗状而密，或有 1 ～ 2 花轮远隔，下部者相距达 3.5cm；苞片下部者叶状，中上部者迅速变短，三角状披针形至三角状卵形，基部宽楔形而骤狭，有膜质无色之宽柄，生有长白毛，向上渐变绿色而有美丽的网脉，先端常有红晕；花萼膜质，无色或有时有红色斑点，长约 4mm，主次脉明显，10，主脉常因两侧有不清楚的斜升支脉而变粗，在近萼齿处有少数横脉作网结，齿 5，绿色，或常有紫红色晕，后方 1 枚三角形，最小，前侧方者披针形，后侧方者较宽，多少三角状卵形至卵状披针形，边缘多少有不明显的锯齿，连其三角形的基部共长 1.5mm；花冠紫红色，长 14 ～ 17mm，花冠管在基部以上约 3.5mm 处约以 45° 或偶有以较强烈的角度向前膝屈，上段长 6 ～ 7mm，其上半节又稍稍向上仰起，向喉渐渐扩大，直径达 3.8mm，下唇长 7 ～ 8mm，宽达 10mm，基部圆形，侧裂斜圆卵形，中裂圆卵形，先端有微凹，仅略小于侧裂，其两侧为后者所盖迭，网纹细而不显著，边缘无啮痕状细齿，无细缘毛或极少微有缘毛，盔长以前缘计约 5mm，下半部向基渐宽，基部宽约 2.6mm，上半部宽约 1.4mm，仅极微或几不向前弓曲，额稍圆，转向前方与下结合成 1 多少凸出的三角形尖头；花丝两对均无毛；柱头多少伸出。花期 7 月。

分布

我国特有种。分布于我国青海东南部、四川西部及北部（白玉、石渠）。

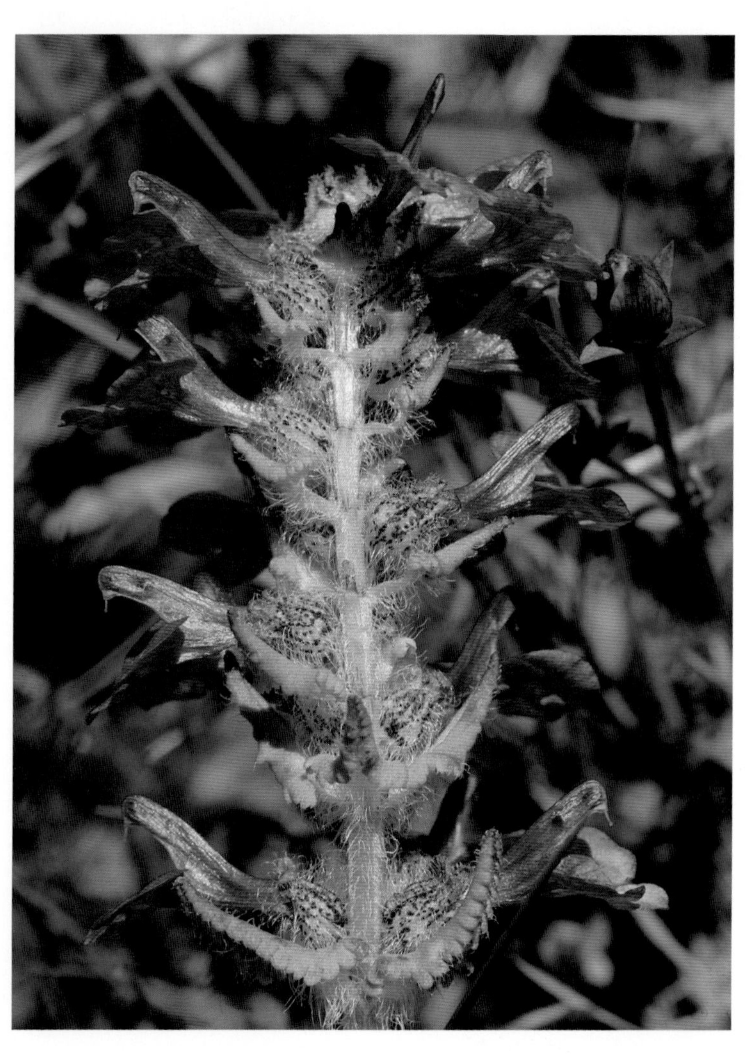

生境

生长于海拔 3380 ～ 4450m 的高山草地、云杉林、水流旁、溪流岩石上。

药材名

浪那玛博（གླང་སྣ་དམར་པོ།），浪那嘎保（གླང་སྣ་དཀར་པོ།），哲浪、热牻（འདི་གླང་།）。

药用部位

花。

功能与主治

利水消肿，愈疮。用于水肿，疮疖。

用量与用法

2 ～ 9g。

附 注

《蓝琉璃》在“药物补述”中记载有“མེ་ཏོག་གླང་སྣ།”（美朵郎那）；《晶珠本草》言“美朵郎那”分为神、

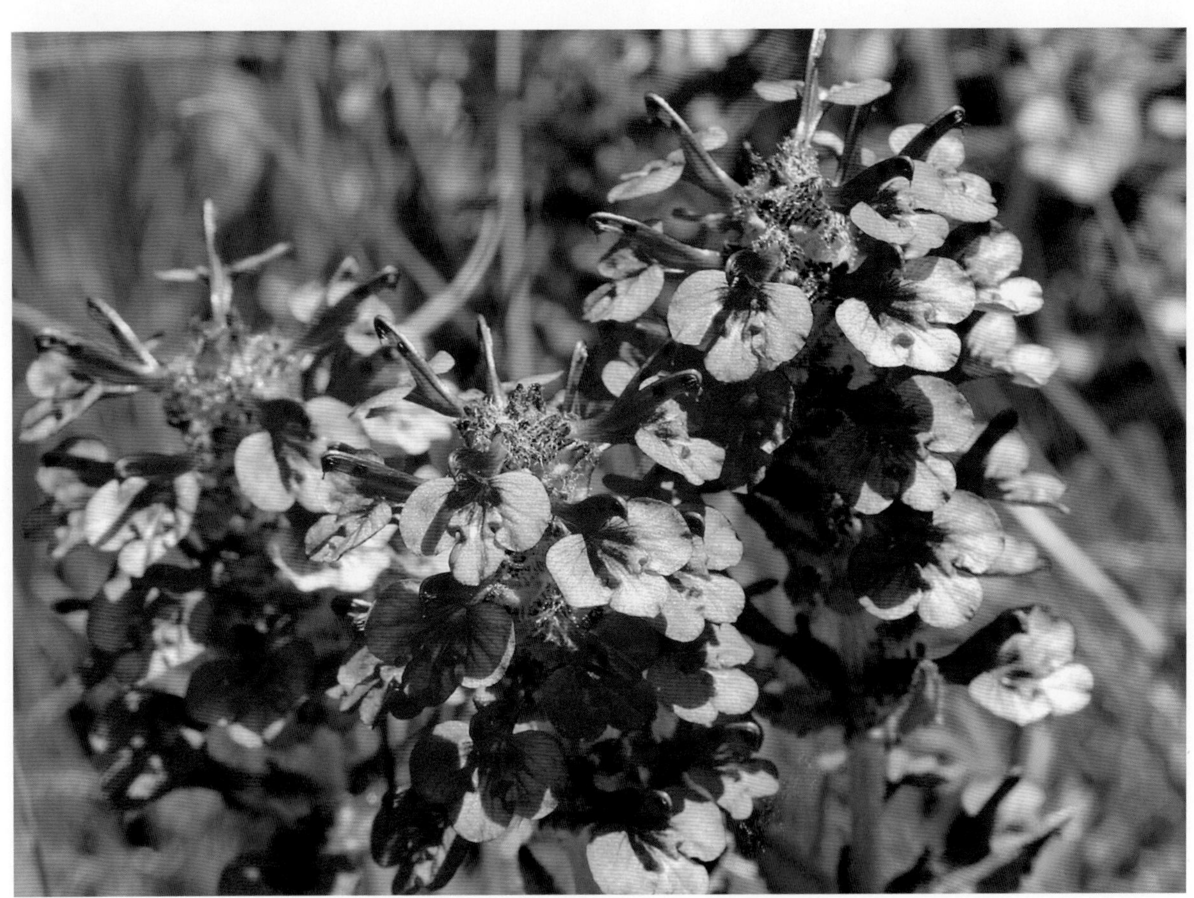

鬼、雄、雌、中 5 种。现代文献记载的“美朵郎那”的基原涉及马先蒿属（*Pedicularis*）的多种植物，该属植物花冠的盔部有伸长似大象鼻的喙，故又习称“象鼻花”，喙的长短、形态也是《晶珠本草》区别 5 种“美朵郎那”的重要特征之一。《青藏高原药物图鉴》等文献记载，四川马先蒿 *P. szetschuanica* Maxim. 为“གླང་སྣ་དཀར་པོ།”（浪那嘎保）、“གླང་སྣ་དམར་པོ།”（浪那玛博）或“འདྲེ་གླང་།”（哲浪、鬼象鼻花）的基原，从其名称看，可能系“美朵郎那”的不同种类，但藏医药古籍中似未见有以花色划分“美朵郎那”的记载。据《晶珠本草》记载，“神象鼻花”[“ལྷ་གླང་།”（拉浪）]的花为白色，“鬼象鼻花”的花为红黑色（红紫色），而本种的花为红紫色，宜使用“哲浪”或“美朵玛保”为名称。（参见“全叶马先蒿”“碎米蕨叶马先蒿”“绒舌马先蒿”条）

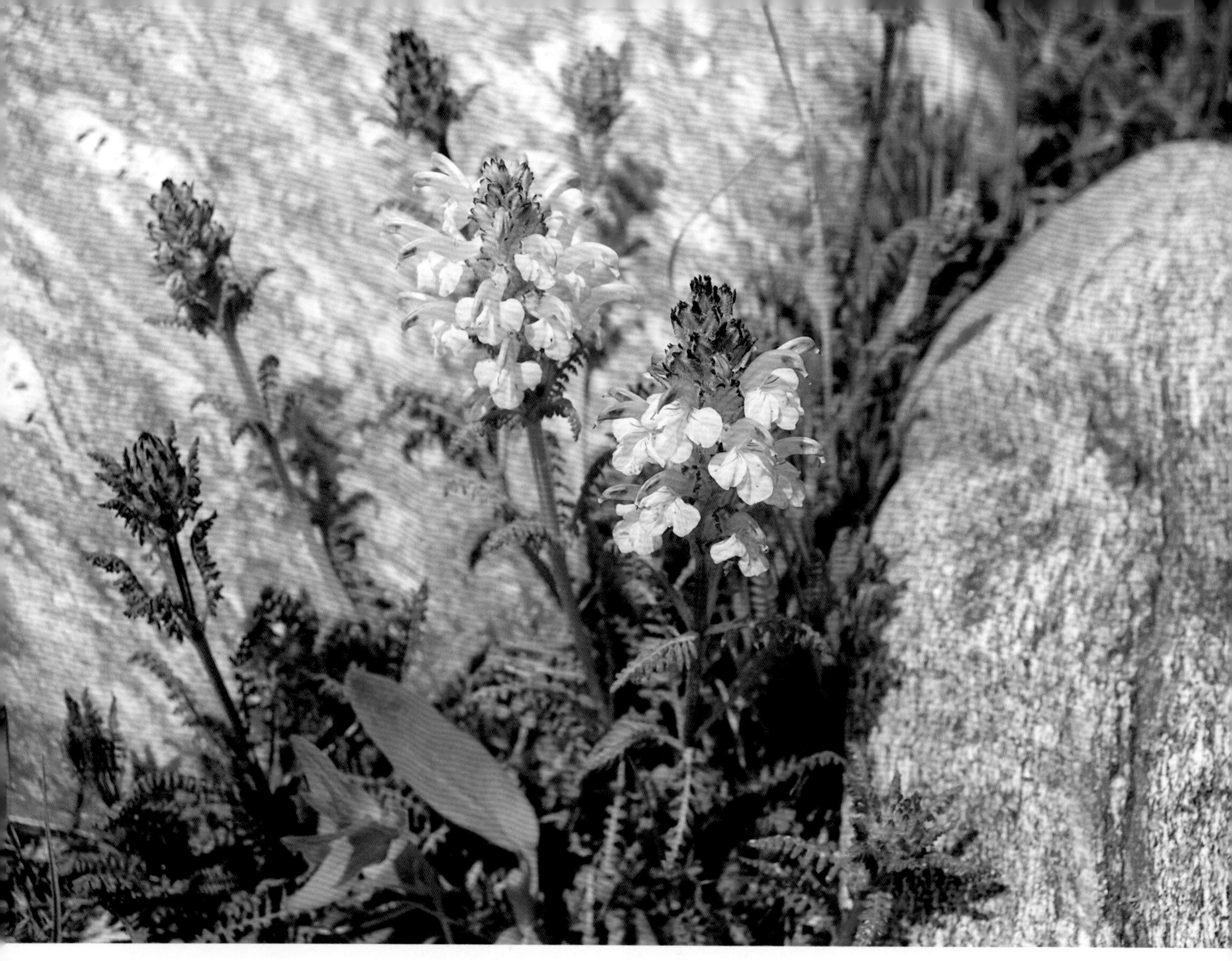

碎米蕨叶马先蒿

Pedicularis cheilanthifolia Schrenk

玄参科（Scrophulariaceae）　　马先蒿属（*Pedicularis*）

形态

高 5 ～ 30cm，干时略变黑。根茎很粗，被有少数鳞片；根多少变粗而肉质，略为纺锤形，在较小的植株中有时较细，长可达 10cm 以上，直径可达 10mm；茎单出直立，或成丛而多达十余条，不分枝，暗绿色，有 4 深沟纹，沟中有成行之毛，节 2 ～ 4，节间最长者可达 8cm。叶基出者宿存，有长柄，丛生，柄长达 3 ～ 4cm，茎叶 4，轮生，中部一轮最大，柄仅长 5 ～ 20mm；叶片线状披针形，羽状全裂，长 0.75 ～ 4cm，宽 2.5 ～ 8mm，裂片 8 ～ 12 对，卵状披针形至线状披针形，长 3 ～ 4mm，宽 1 ～ 2mm，羽状浅裂，小裂片 2 ～ 3 对，有重齿，或仅有锐锯齿，齿常有胼胝。花序一般亚头状，在一年生植株中有时花仅一轮，但大多多少伸长，长者达 10cm，下部花轮有时疏远；苞片叶状，下部者与花等长；花梗仅偶在下部花中存在；花萼长圆状钟形，脉上有密毛，前方开裂至 1/3 处，长 8 ～ 9mm，宽 3.5mm，齿 5，后方 1 枚三角形全缘，较膨大有锯齿的后侧方 2 枚狭 1 倍，而与有齿的前侧方 2 枚等宽；花冠自紫红色一直褪至白色，花管在花初开放时几伸直，后约在基部以上 4mm 处几以直角向前膝状屈曲，上段向前方扩大，长达 11 ~ 14mm，下唇稍宽过于长，长 8mm，宽 10mm，裂片圆形而等宽，盔长 10mm，花盛开时作镰状弓曲，稍自管的上段仰起，但不久即在中部向前作膝状屈曲，端几无喙或有极短的圆锥形喙；雄蕊花丝着生于管内约等于子房中部的地方，仅基部有微毛，上部无毛；花柱伸出。蒴果披针状三角形，锐尖而长，长达 16mm，宽 5.5mm，下部为宿萼所包；种子卵圆形，基部显有种阜，色浅而有明显之网纹，长 2mm。花期 6 ~ 8，果期 7 ~ 9 月。

分布

分布于我国甘肃西部（合作）、青海、新疆、西藏北部。

生境

生长于海拔 2150 ~ 4900m 的河滩、水沟等水分充足之处、阴坡桦木林、草坡。

药材名

美朵郎那、美朵浪那（མེ་ཏོག་གླང་སྣ།），哲浪、热恾（འདྲེ་གླང་།）。

药用部位

花。

功能与主治

清热，消炎，祛湿利尿。用于疮伤发炎，水肿，小便不利，骨黄水病。

用量与用法

3 ~ 5g。内服研末或煎汤。

附注

《词意太阳》《晶珠本草》等中均记载有“མེ་ཏོག་གླང་སྣ།”（美朵郎那），言其为愈合伤疮、治黄水病、利尿之药物。《晶珠本草》记载其分为神、鬼、雄、雌、中 5 种。现代文献记载各地藏医所用“美朵郎那”的基原包括马先蒿属（*Pedicularis*）的多种植物，该属植物花冠的盔部有伸长似大象鼻的喙，故又习称“象鼻花”，喙的长短、形态也是《晶珠本草》区别 5 种“美朵郎那”的重要特征。碎米蕨叶马先蒿 *P. cheilanthifolia* Schrenk 为“鬼象鼻花”[“འདྲེ་གླང་།”（哲浪）] 的基原之一。文献记载各地作“鬼象鼻花”基原的还有等唇碎米蕨叶马先蒿 *Pedicularis cheilanthifolia* Schrenk subsp. *cheilanthifolia* var. *isochila* Maxim.（甘肃习用）、邓氏马先蒿 *P. dunniana* Bonati（甘肃甘南习用）、球花马先蒿 *P. globifera* Hk. f.（四川习用）、甘肃马先蒿 *P. kansuensis* Maxim.、西藏鸭首马先蒿 *P. anas* Maxim. var. *tibetica* Bonati 等。《晶珠本草》言“鬼象鼻花一般不用”，故也有文献将其作为“美朵郎那”的副品。（参见“大唇拟鼻花马先蒿”“全叶马先蒿”“绒舌马先蒿”“甘肃马先蒿”条）

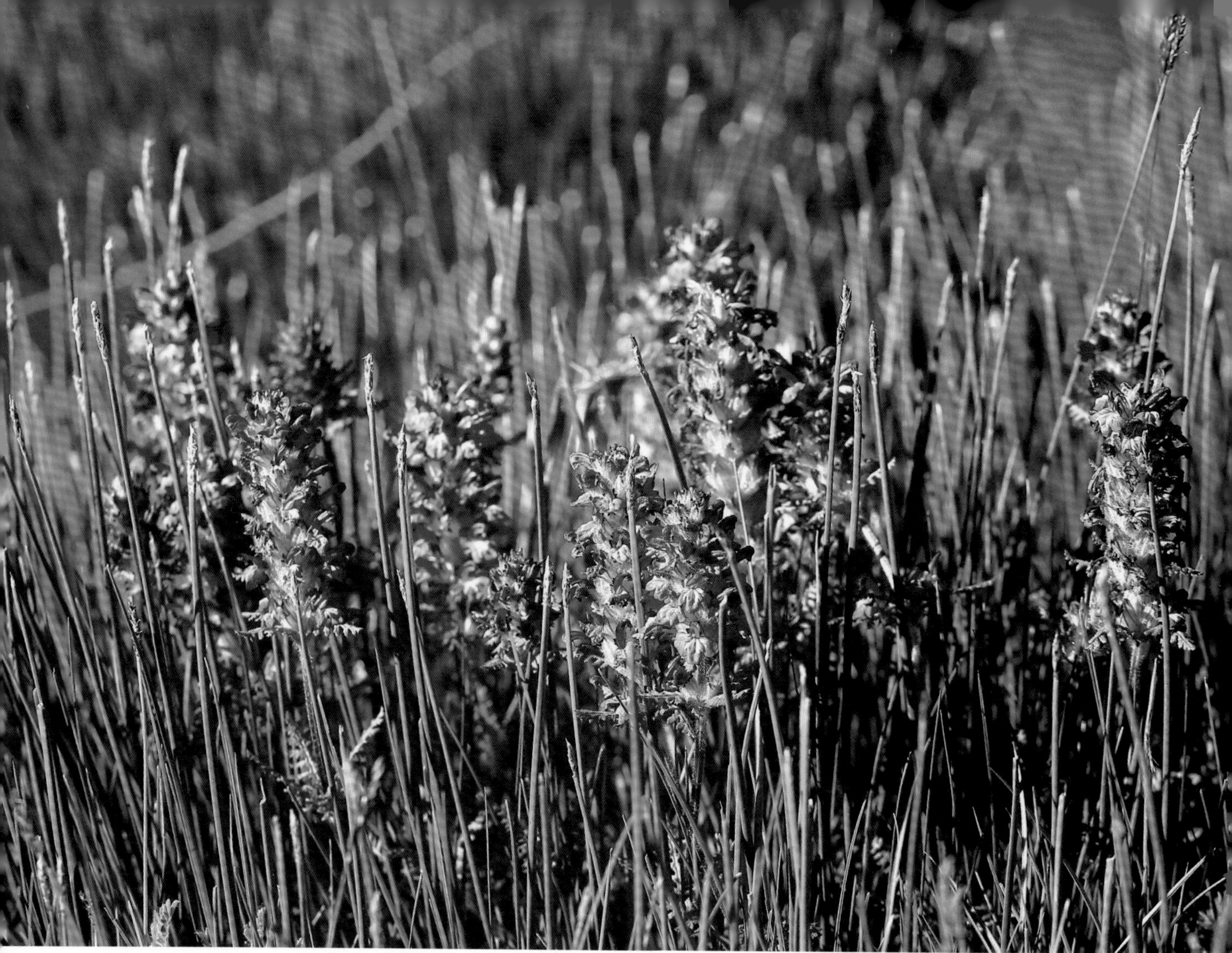

球花马先蒿

Pedicularis globifera Hk. f.

玄参科（Scrophulariaceae） 马先蒿属（*Pedicularis*）

形态

多年生草本，一般多低矮，高约 10cm，但有时高至 25cm。根偶尔较细，一般多少肉质变粗，直径可达 1cm，常分枝。茎几乎都从生有鳞片的根茎上成丛发出，多者达 10 或更多，除中央者多少直立外，其余均强烈倾卧而后上升，其节间最长者可达 9cm，一般较短，有纵条纹及成行的毛 4。基生叶有长柄，稠密成丛，柄长 2 ~ 5cm，茎生叶叶柄较短；4 轮生，每茎仅 1 ~ 3 轮；叶片均羽状全裂，在基生叶中长达 4cm，在茎生叶中达 3cm，宽可达 1cm，但一般较小者很多，裂片在较大的叶中疏远，在较小的叶中较密，10 ~ 18 对，披针形至线形，长 2 ~ 3mm，宽 1mm，有具胼胝的锯齿或小裂。花序常密穗状，亚球形至圆形，长达 6cm，偶有下方一花轮间断者；花萼长圆状钟形，脉有密毛，前方开裂至 1/3 处，长 8 ~ 9mm，齿 5，不等，后方 1 三角形，全缘，较具齿的后侧方 2 狭一半，前侧方 2 亦有齿，约与后方 1 等宽；花冠呈不同程度的红色至白色，其管长 12mm，在基部以上以锐角指向前上方，下唇构造与折皱系种类完全一样，长 7mm，宽

12mm，基部心形而伸向后方，侧裂纵置肾形，长 3.5mm，宽 7mm，中裂有柄，为横置椭圆形，长 2.5mm，宽 4.5 ~ 5mm，盔约与管的下段同一指向，多少镰状弓曲或几伸直，长 8 ~ 9mm，额圆凸，有全缘或具波状齿的鸡冠状突起，先端指向下前方，但其短喙则反翘向前上方，喙端平截；花丝无毛；花柱伸出。蒴果长 14mm，宽 5mm，卵状披针形，锐头；种子卵圆形，基部有附属物，色浅而有明显之网纹。花期 7 ~ 8 月。

分布

分布于喜马拉雅山脉东部及中部，自我国帕里沿藏布江河谷向西至拉孜、萨迦。印度也有分布。

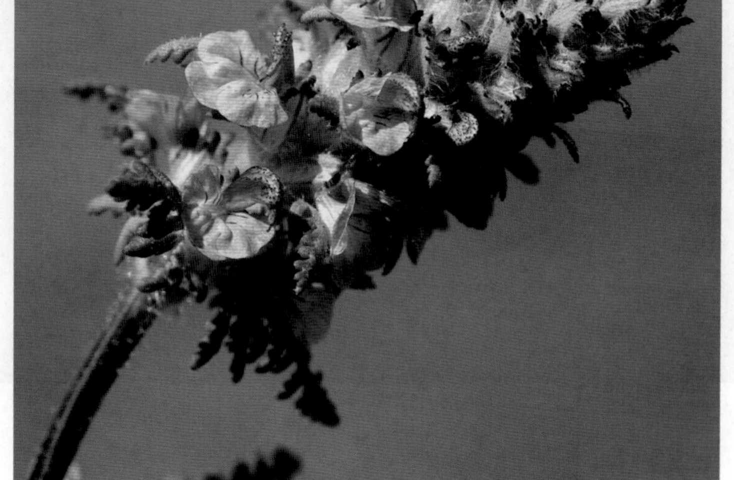

生境

生长于海拔 3600 ~ 4100m 的河谷水湿地、河滩莎草群落、灌丛中。

药材名

热胧（འདྲེ་རྐང་།）。

药用部位

全草。

功能与主治

用于水肿疮疡，胃溃疡。

附　注

《蓝琉璃》在“药物补述”中记载了“མེ་ཏོག་གླང་སྣ”（美朵郎那、美朵浪那、美多朗拉），言其为治疮、黄水病之药物。《晶珠本草》记载其分为神、鬼、雄、雌、中 5 种，言鬼者“花红黑色，花柱短，微凸”“质劣，不对症不用”。现代文献记载的各地藏医所用“美朵郎那”的基原涉及马先蒿属（*Pedicularis*）多种植物，各地习用种类有所不同。文献记载的副品“鬼者”[“འདྲེ་རྐང་།”（热胧）] 的基原包括甘肃马先蒿 *P. kansuensis* Maxim.、碎米蕨叶马先蒿 *P. cheilanthifolia* Schrenk、鹅首马先蒿 *P. chenocephala* Diels、绒舌马先蒿 *P. lachnoglossa* Hk. f. 等；有研究文献记载球花马先蒿 *P. globifera* Hk. f. 也为“འདྲེ་རྐང་།”（热胧）的基原之一。（参见“全叶马先蒿”“甘肃马先蒿”“绒舌马先蒿”条）

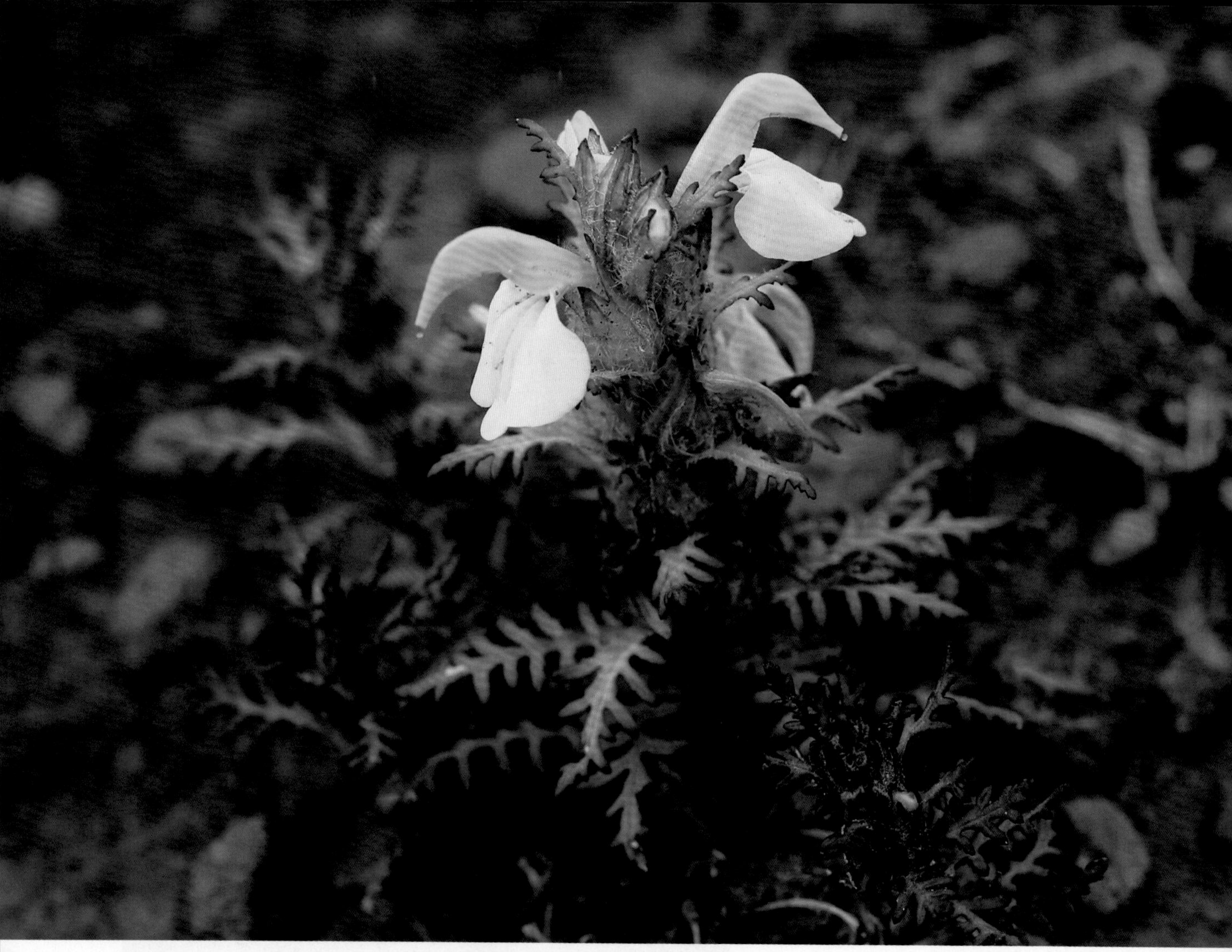

阿拉善马先蒿

Pedicularis alaschanica Maxim.

玄参科（Scrophulariaceae）　马先蒿属（*Pedicularis*）

形态

多年生草本，高可达 35cm，但有时低矮。多茎，多少直立或更多侧茎铺散上升，干时稍变黑色。根粗壮而短，粗者直径可达 8mm，一般较细，长可达 10cm，向先端渐细，有须状侧根或分枝；根颈有多对覆瓦状、膜质、卵形的鳞片。茎从根颈先端发出，常多数，并在基部分枝，但上部绝不分枝，中空，微有 4 棱，密被短而锈色的绒毛。叶基出者早败，茎生者茂密，下部者对生，上部者 3 ～ 4 轮生，花苞不计外，各茎仅 2 ～ 3 轮轮生叶；叶柄下部者长达 3cm，几与叶片等长，扁平，沿中肋有宽翅，被短绒毛，翅缘被卷曲长柔毛；叶片披针状长圆形至卵状长圆形，两面均近于光滑，长 2.5 ～ 3cm，宽 1 ～ 1.5cm，羽状全裂，裂片每边 7 ～ 9，线形而疏距，不相对，长达 6mm，宽 1mm，边缘有细锯齿，齿常有白色胼胝，不时反卷。花序穗状，生于茎枝先端，长短不一，长者可达 20cm 或更长，花轮可达 10，下部多间断；苞片叶状，甚长于花，柄多少膜质膨大变宽，中上部者渐变短，略长或略短于花，基部卵形而宽，前部线形而仅具锐齿或浅裂；

花萼膜质，长圆形，长达 13mm，前方开裂，主脉 5，次脉 5，明显高凸，沿脉被长柔毛，无网脉，齿 5，后方 1 三角形全缘，其余三角状披针形而长，有反卷而具胼胝的锯齿；花冠黄色，长 20 ~ 25mm，花管约与花萼等长，在中上部稍向前膝屈，下唇与盔等长或稍长，浅裂，侧裂片斜椭圆形而略带方形，甚大于亚菱形而显著的中裂片，盔直立部分内缘约高（长）6mm，背线向前上方转折形成多少膨大的含有雄蕊部分，而后再转向前下方成为倾斜之额，先端渐细成为稍下弯的短喙，喙长短和粗细多变，长 2 ~ 3mm；雄蕊花丝着生于管的基部，前方 1 对先端有长毛。

分布

我国特有种。分布于我国青海、甘肃、内蒙古、宁夏。

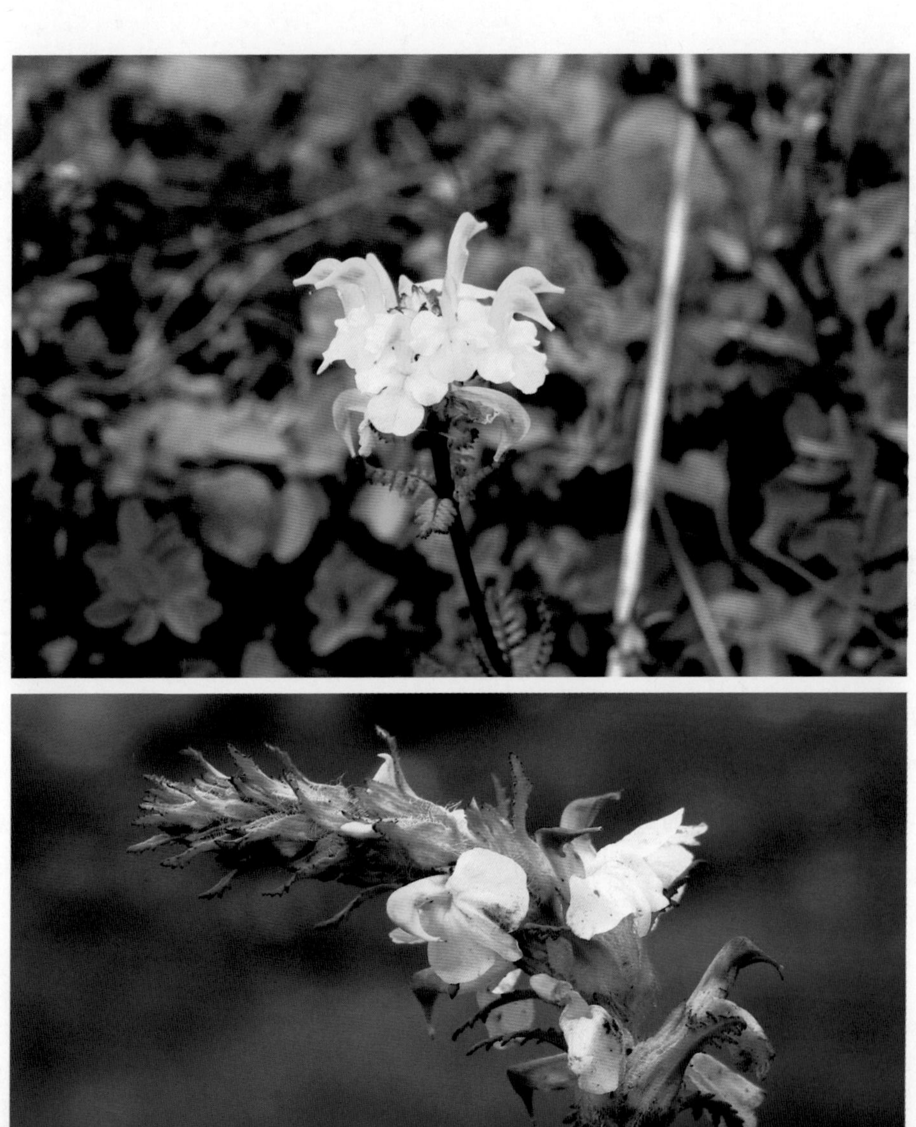

生境

生长于河谷多石砾与沙的向阳山坡、湖边平川地。

药材名

恰泡子子、掐泡子子、瞎玻籽植（བྱ་པོ་ཙི་ཙི།、བྱ་པོ་ཙི་ཙི།）。

药用部位

全草。

功能与主治

止血。用于月经过多，崩漏，鼻衄。

附注

《蓝琉璃》记载有“བྱ་པོ་ཙི་ཙི།”（恰泡子子），又名“ཤིང་སྐྱུ་རུ་མ།”（兴居如玛）；《四部医典系列挂图全集》第二十八图中有“བྱ་པོ་ཙི་ཙི།”（恰泡子子，89 号图）和“སྐྱུ་རུ་མ་བྱ་པོ་ཙི་ཙི།”（居如玛恰泡子子，90 号图）的 2 幅附图。《晶珠本草》记载其为“བྱ་པོ་ཙི”（恰泡子），言其为调经、治淋病之药物。据《晶珠本草》记载的形态看，“恰泡子”的基原有 2 类植物，一类为“似贝母”的草本植物，另一类为“如金露梅”样的小灌木。据现代文献记载，各地藏医多使用白花丹科蓝雪花属（*Ceratostigma*）植物小蓝雪花 *C. minus* Stapf ex Prain 及其同属植物，其与《晶珠本草》记载的“如金露梅”的小灌木类的形态相符，也与《四部医典系列挂图全集》中“居如玛恰泡子子”的附图一致。文献记载的各地作为“恰泡子子”基原的还有多种罂粟科紫堇属（*Corydalis*）、玄参科马先蒿属（*Pedicularis*）、石竹科及百合科百合属（*Lilium*）植物及豆科植物豌豆 *Pisum sativum* Linn. 等。阿拉善马先蒿 *Pedicularis alaschanica* Maxim. 为四川甘孜、德格藏医习用的“恰泡子子”的基原之一。此外，阿拉善马先蒿西藏亚种 *Pedicularis alaschanica* Maxim. subsp. *tibetica* (Maxim.) Tsoong（蒙藏马先蒿）、多花马先蒿 *Pedicularis floribunda* Franch.、多齿马先蒿 *Pedicularis polyodonta* Li、腋花马先蒿 *Pedicularis axillaris* Franch.、轮叶马先蒿 *Pedicularis verticillata* Linn. 也作“恰泡子子”的基原使用。有观点认为，据《四部医典系列挂图全集》的附图和《晶珠本草》的记载来看，应以紫堇属和蓝雪花属植物作为“恰泡子子”的正品，其他植物为代用品或误用。（参见“小蓝雪花”“曲花紫堇”“豌豆”条）

半扭捲马先蒿

Pedicularis semitorta Maxim.

玄参科（Scrophulariaceae）　马先蒿属（*Pedicularis*）

形态

一年生草本，干时多少变黑，高可达 60cm。根圆锥形而细，单一或分枝，长达 5cm，近端处生有丛须状侧根。茎单条或有时从根茎发出 3 ~ 5，圆形、中空，粗者直径达 7mm，多条纹，不分枝或常在上部多分枝，枝甚弱于主茎，在硕大的植株中有 5 条轮生者，少者 1 条单出。叶基出者仅在早期存在，花盛开时多已枯败，有长柄，叶柄长达 30mm，茎叶 3 ~ 5 成轮，最下部之叶柄几与基叶者等长，稍上的一轮柄即缩短，长可达 1cm；叶片卵状长圆形至线状长圆形，大小相差甚大，在硕大的植株中长超过 10cm，宽超过 5cm，一般者长约 3.5cm，宽 1.5mm，羽状全裂，轴有狭翅及齿，裂片每边 8 ~ 15，最大者长达 1.5cm，宽 7mm，羽状深裂，裂片不规则，有锯齿，小者仅长 7mm，宽 1.5mm，上面几无毛，背面有极疏之毛或几光滑，边缘锯齿有白色胼胝。花序穗状，长可达 20cm 以上，

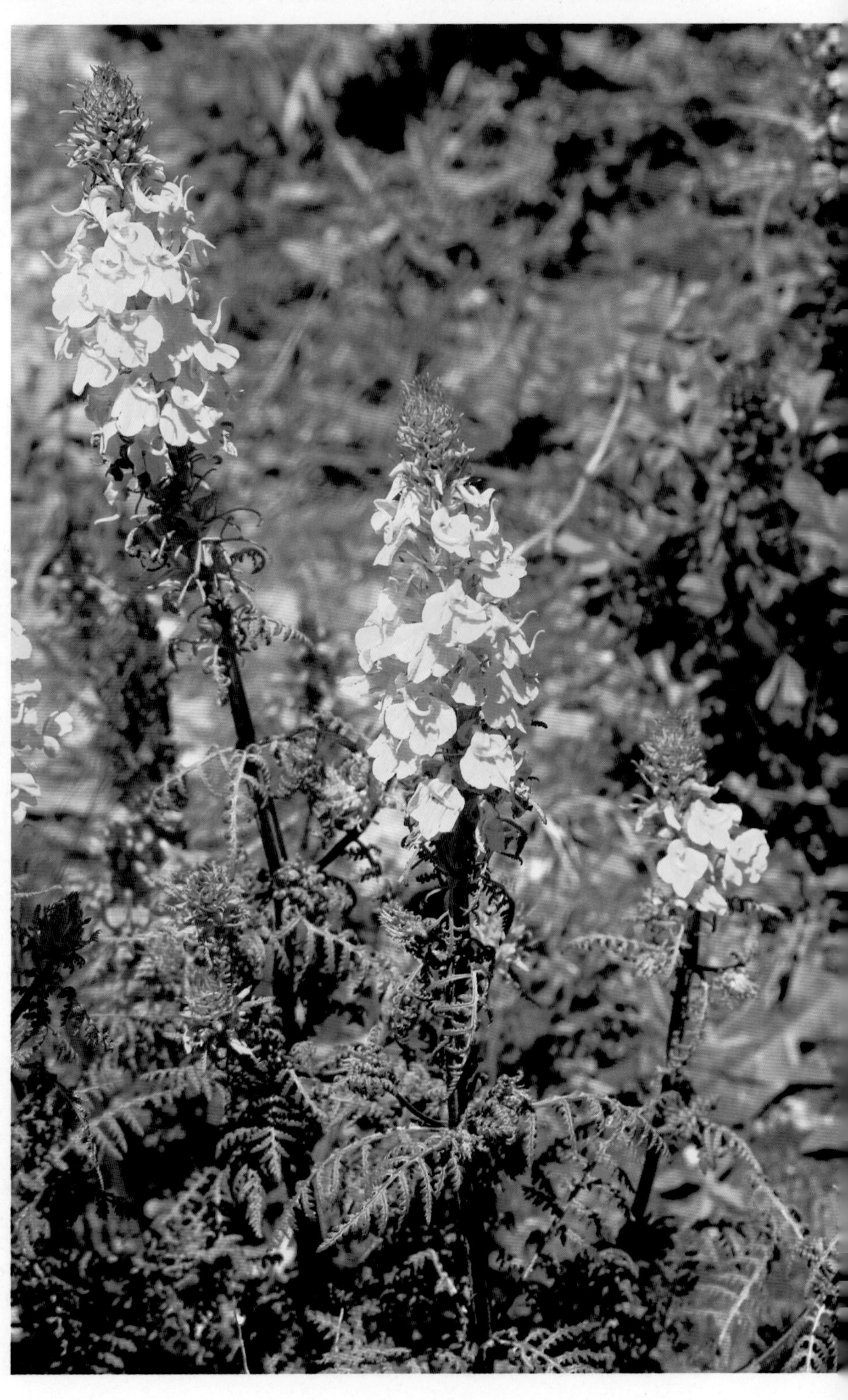

下部少数花轮远距，上部连续；苞片几均短于花，下部者叶状，迅即变小而为亚掌状 3 裂，基部膨大、卵形、膜质，1/3 以上亚掌状开裂，裂片 3，侧裂片披针形，全缘而短，中裂片伸长，羽状全裂，再上面者中裂片亦全缘；花萼长 9 ~ 10mm，开裂至 1/2 以上，狭卵状圆筒形，脉 5 粗 5 细，均无毛，齿 5，线形而偏聚于后方；花冠黄色，管伸直，仅略长于萼，长 10 ~ 11mm，喉稍扩大而向前俯，盔的直立部分始直立，前缘约高 3mm，中上部略向前隆起如齿，至开花后期强烈向后扭折，其含有雄蕊部分狭于直立部分，前方渐细成为较其自身长 2 倍的卷成半环的喙，由于直立部分先端的扭折，其顶折向右下方而喙反指向上方，其喙的本身亦多少自行扭转，下唇形状多变，常宽过于长，长约 11mm，宽 14 ~ 17mm，裂片卵形而常多少有棱角，互不盖迭，中裂片有时可较侧裂片略大；雄蕊着生于花管中上部，花丝中部有长柔毛；花柱在喙端伸出。蒴果尖卵形，扁平，长 17mm，宽 6mm，约 3/4 为宿萼所包，多少偏斜，有凸尖；种子长 3mm，宽 0.8mm，有黑色种阜，两端尖，有纵条纹。

分布

我国特有种。分布于甘肃中部与西南部、青海东部、四川北部（若尔盖）。

生境

生长于海拔 2500 ~ 3900m 的高山草地。

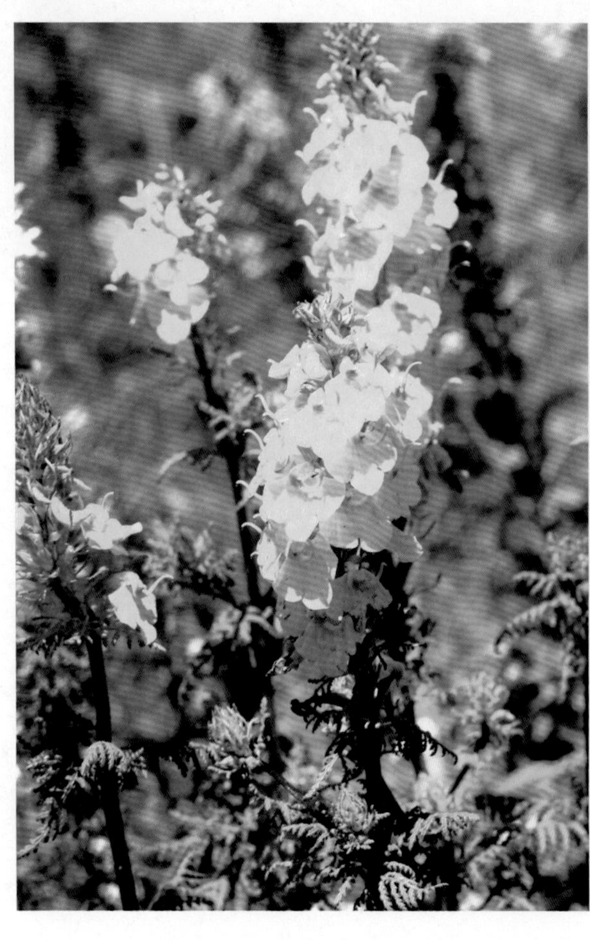

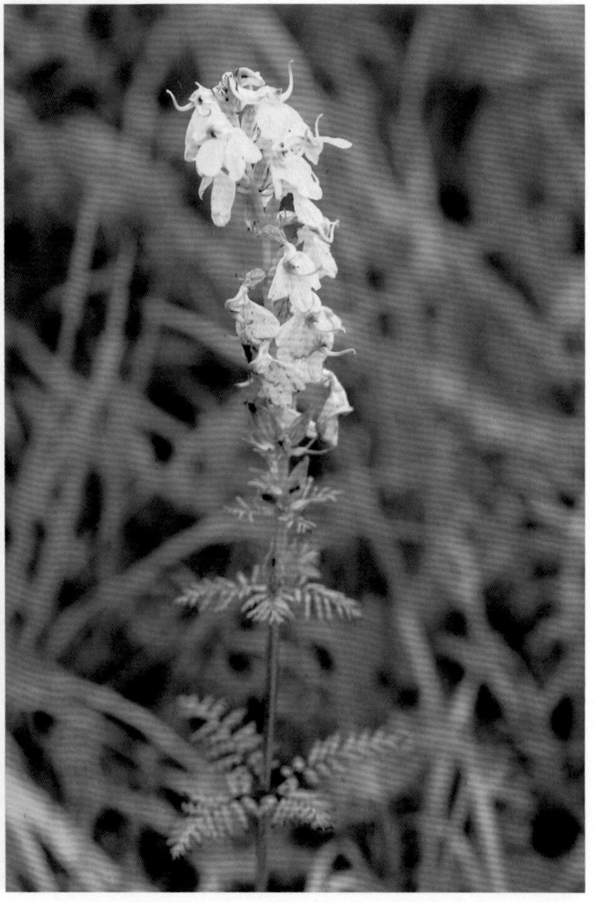

药材名

露如赛保、露茹赛保、露如色保、娄日赛保、陆日赛保、露茹色尔保（ལུག་རུ་སེར་པོ།），露如嘎保、露茹嘎保（ལུག་རུ་དཀར་པོ།）。

药用部位

花。

功能与主治

清热解毒，生肌愈疮，利尿。用于食肉中毒症，外伤及化脓性外伤，高热，水肿。

用量与用法

3 ~ 6g。内服研末，或入丸、散剂。

附 注

《四部医典》等中记载有"ལུག་རུ་སེར་པོ།"（露如赛保）。"ལུག་རུ།"（露如）为来源于马先蒿属（*Pedicularis*）植物的多种药物的总称，藏医药古籍记载其按生境和花色可分为白、红、黄 3 种，或分为紫［"ལུག་རུ་སྨུག་པོ།"（露如木保）］、红［"ལུག་རུ་དམར་པོ།"（露如玛保）］、黄［"ལུག་རུ་སེར་པོ།"（露如赛保）］3 种，其中黄者又细分为白者［"ལུག་རུ་དཀར་པོ།"（露茹嘎保）］和黄者（即"露茹赛保"）2 种，各种的功效不尽相同。现代文献记载的各地藏医所用"露如"类的基原涉及马先蒿属的 20 余种植物，不同文献对不同品种的基原有着不同的观点。《部标藏药》等标准中收载的"ལུག་རུ་སེར་པོ།/ 露如赛保"的基原有长花马先蒿 *P. longiflora* Rudolph 和斑唇马先蒿 *P. longiflora* Rudolph var. *tubiformis* (Klotz.) Tsoong（管状长花马先蒿）或"同属数种植物"。据文献记载，半扭卷马先蒿 *P. semitorta* Maxim. 为黄色"露如"或其再细分的白者"露茹嘎保"的基原之一。文献记载的"露茹嘎保"的基原还有长萼马先蒿 *P. longicalyx* H. P. Yang（该种未见《中国植物志》记载）、凸额马先蒿 *P. cranolopha* Maxim.、大唇马先蒿 *P. megalochila* Li、皱褶马先蒿 *P. plicata* Maxim. 等。（参见"管状长花马先蒿""极丽马先蒿""克洛氏马先蒿"等条）

奥氏马先蒿

Pedicularis oliveriana Prain

玄参科（Scrophulariaceae）　马先蒿属（*Pedicularis*）

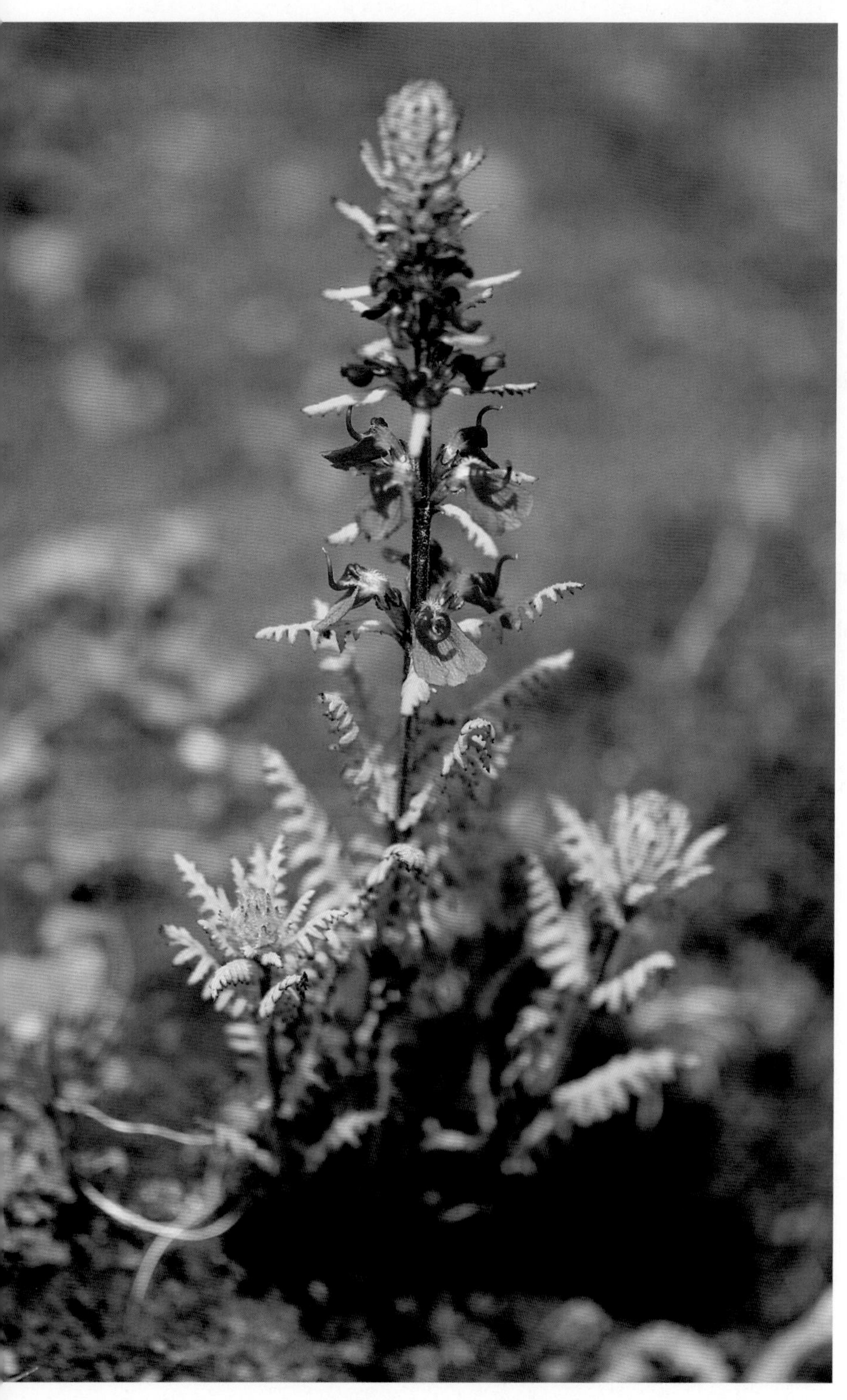

形态

多年生草本，干时多少变黑，高可达 50cm，一般较矮。根丛生，肉质，黑色，粗者直径达 5mm，长达 10cm 以上，根颈粗，自其上发出根茎多条，长达 3cm，每条又分发茎 2 ~ 4，故植物有时极为茂密。茎黑色，仅有极微的毛线 4，几光滑，节极近，最长节间仅 4cm，一般较短，不计花序多至 4 ~ 8。叶基出者早枯，茎生叶叶柄长不超过 1cm，上部者几无柄，叶片长圆状披针形，大者长达 4.5cm，宽 1.5cm ，一般较小，羽状深裂至全裂，轴有狭翅，裂片 5 ~ 8 对，卵形至披针形，羽状半裂，小裂片卵状三角形，2 ~ 3 对，具少数有刺尖的锯齿。花序长者达 20cm，所有花轮最终均有间断，多至 15；苞片叶状而小，约与花等长，呈线状披针形而边缘有锯齿；花连喙长 14 ~ 16mm，暗红紫色；花萼长 5 ~ 6mm，前方几不裂，脉 10，外面无毛，齿 5，后方 1 三角状全缘，其余 4 约相等，先端多少膨大，绿色，有不清晰或有时极显著的锯齿，齿内方沿缘有毛线 1，有时毛变极密；花管长 6 ~ 7mm，多少伸出萼上，不弯曲；下唇楔形而前方宽，长 8.5 ~ 9.5mm，有缘毛，侧裂端圆形，大于中裂甚多，后者宽卵形，不很凸出，不相盖迭，盔在含有雄蕊部分的下面向右扭折，而其细长半环状之喙亦因此而指向上方，更因其自身的扭旋而变为“S”形，含有雄蕊部分的下缘有须缘毛，而盔的背线多少有丛毛，有时极密；花丝着生于花管先端，2 对均密被长柔毛；花柱不伸出。蒴果除顶尖向外钩曲外几不歪斜，长卵圆形而扁平，长 11mm，宽可超过 3mm（不甚成熟），黑色光亮；种子长约 2mm，宽约 1mm，狭卵形而尖，有排列整齐之网纹，褐色。花期 6 月底至 8 月，果期 7 ~ 9 月。

分布

分布于我国西藏昌都南部至西藏南部（江孜、帕里等）。

生境

生长于海拔 3400 ~ 4000m 的林下湿润处、河岸柳林下，喜砂性土壤。

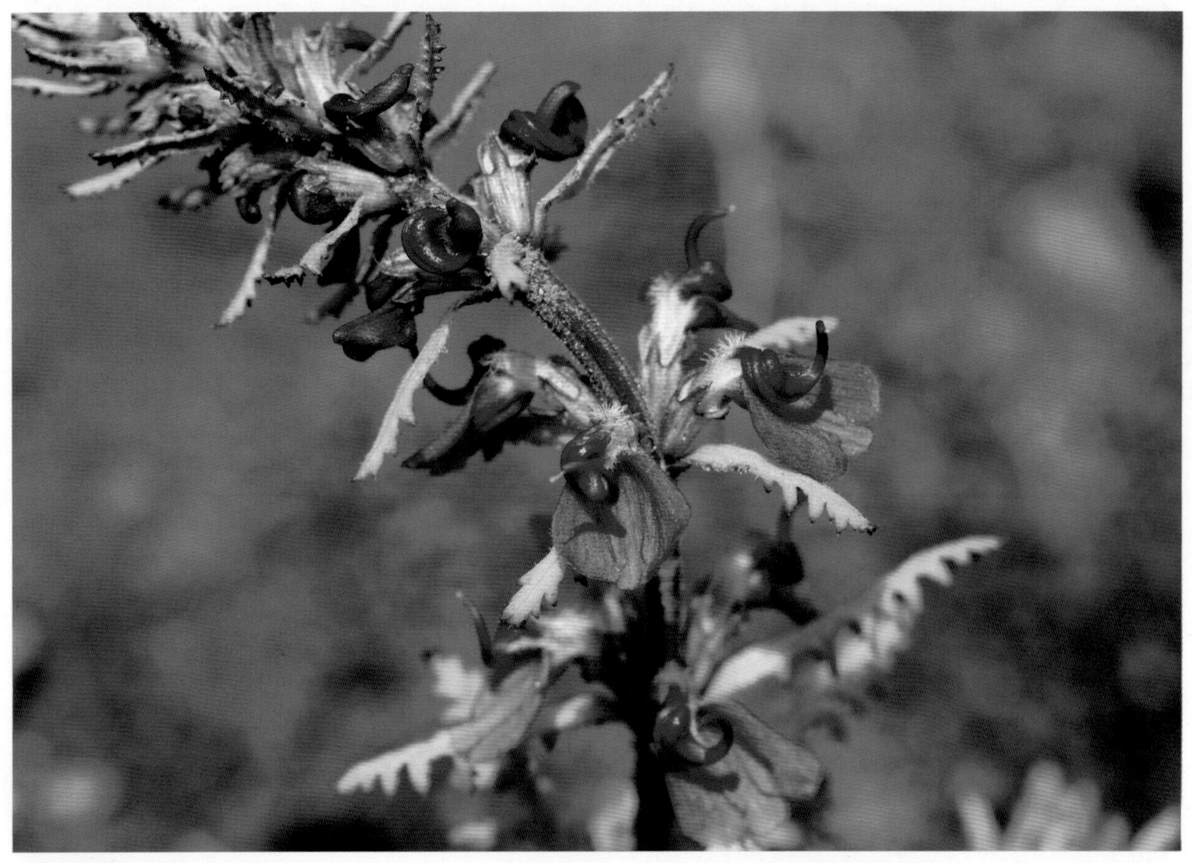

药材名

露茹莫保、露如木保、娄日木保、陆日木保、鲁如木博（ལུག་རུ་སྨུག་པོ།）。

药用部位

花。

功能与主治

敛毒，生肌，清胃热。用于肉食中毒，“培根”“木布”病，热性腹泻。（《部标藏药》）

清热解毒。用于急性胃肠炎，肉食中毒。（《藏标》）

用量与用法

6 ~ 9g。（《部标藏药》）

2 ~ 5g。（《藏药标准》）

附　注

《月王药诊》《四部医典》《蓝琉璃》等中均记载有“ལུག་རུ།”（露如）。《蓝琉璃》将“露如”分为紫、红、黄、白 4 类；《四部医典系列挂图全集》第二十八图中也有相应的 4 幅附图，其中紫者为解毒药；《晶珠本草》记载“露如”分为红 [“ལུག་རུ་དམར་པོ།”（露如玛保）]、黄 [“ལུག་རུ་སེར་པོ།”（露如赛保）]、紫 [“ལུག་རུ་སྨུག་པོ།”（露如木保、露如莫保）] 或白 [“ལུག་རུ་དཀར་པོ།”（露如嘎保）]、红、黄 3 种。现代文献记载的“露如”类药材的基原均为马先蒿属（*Pedicularis*）植物，以“露如”为总称，但不同文献、标准中对其品种划分及其基原的记载不尽一致，多以藓生马先蒿 *P. muscicola* Maxim. 为“露如木保”的正品。《部标藏药》等标准中收载的“露如木保”的基原包括藓生马先蒿 *P. muscicola* Maxim.、极丽马先蒿 *P. decorissima* Diels、奥氏马先蒿 *P. oliveriana* Prain（欧氏马先蒿、革背马先蒿、扭盔马先蒿）、拟鼻花马先蒿 *P. rhinanthoides* Schrenk ex Fisch. et Mey. 等。此外，文献记载的“露如木保”的基原还包括大唇拟鼻花马先蒿 *P. rhinanthoides* Schrenk ex Fisch. et Mey. subsp. *labellata* (Jacq.) Tsoong（大唇马先蒿）、毛盔马先蒿 *P. trichoglossa* Hk. f.、绒舌马先蒿 *P. lachnoglossa* Hk. f.、甘青马先蒿 *P. przewalskii* Maxim.、青南马先蒿 *P. przewalskii* Maxim. subsp. *australis* (Li) Tsoong（南方普氏马先蒿）、管花马先蒿 *P. siphonantha* Don、美丽马先蒿 *P. bella* Hk. f.、硕花马先蒿 *P. megalantha* Don 等。也有观点认为《蓝琉璃》及《晶珠本草》记载的“露如木保”的正品应为奥氏马先蒿 *P. oliveriana* Prain，藓生马先蒿 *P. muscicola* Maxim. 系安多地区习用的类同品，而毛盔马先蒿 *P. trichoglossa* Hk. f.、绒舌马先蒿 *P. lachnoglossa* Hk. f. 则系个别地方误用。（参见“极丽马先蒿”“大唇拟鼻花马先蒿”“毛盔马先蒿”“美丽马先蒿”“硕花马先蒿”条）

部分文献中 *P. rhinanthoides* Schrenk ex Fisch. et Mey. subsp. *labellata* (Jacq.) Tsoong 的中文名为“大唇马先蒿”，《中国植物志》中“大唇马先蒿”的拉丁学名为 *P. megalochila* Li。

扭旋马先蒿

Pedicularis torta Maxim.

玄参科（Scrophulariaceae）　马先蒿属（*Pedicularis*）

形态

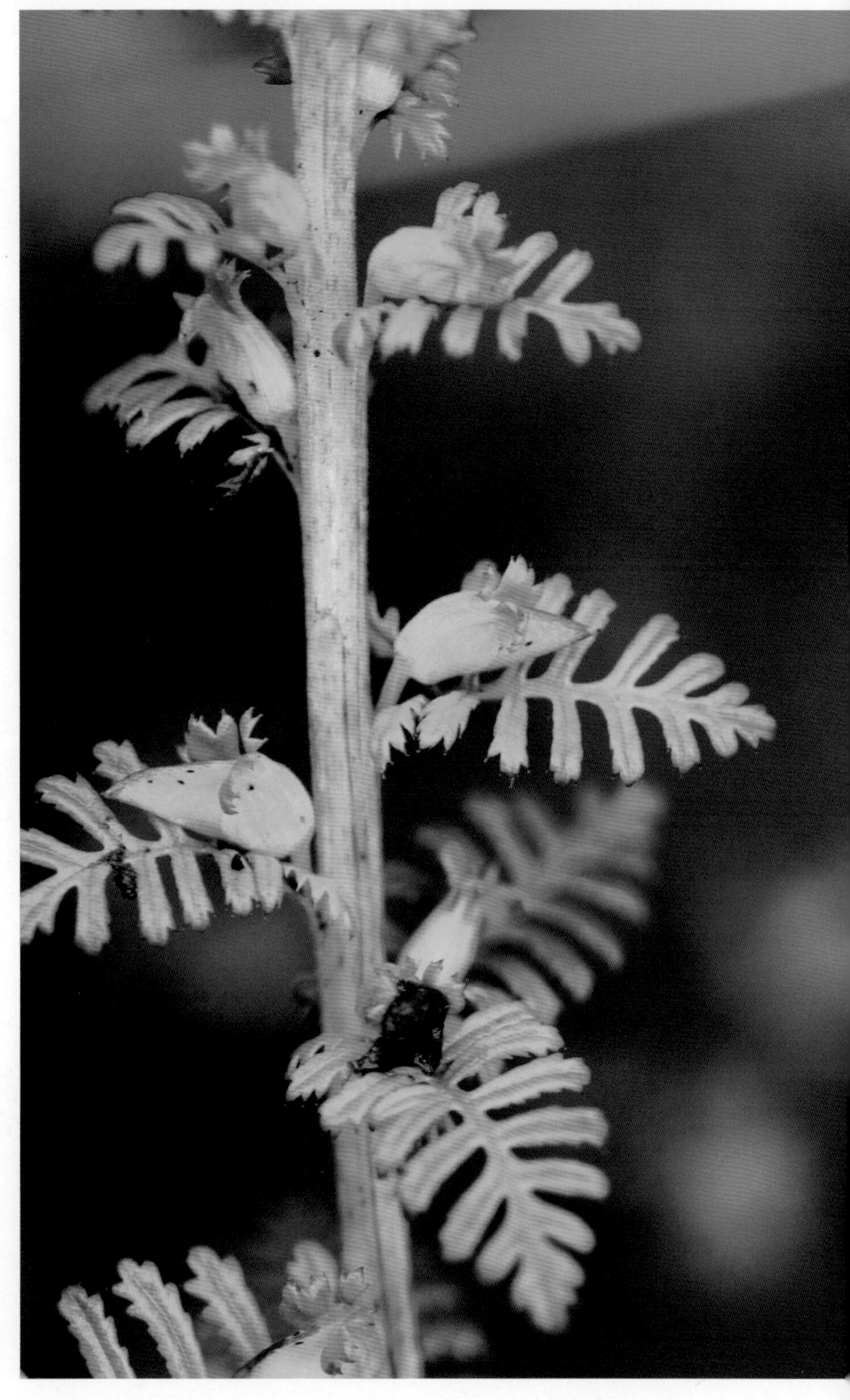

多年生低矮草本。干后不变黑色，直立，高 20 ～ 40（～ 70）cm，疏被短柔毛或近无毛。根垂直向下，长约 6cm，直径 2 ～ 2.5cm，近肉质，无侧根，须根纤维状多数，散生。茎单出或自根颈发出 3 ～ 4 侧枝，多者可达 7 枝，中上部无分枝，中空，基部不木质化，稍具棱角，幼时疏被短柔毛，无毛线，老枝除上部外近于无毛，常稍有光泽。叶互生或假对生，茂密，基生叶多数，常早脱落，生茎下部者叶柄长可达 5cm，渐上渐短，上部的约 5mm 或更短，沿中肋具狭翅，基部及边缘疏被短纤毛，其余无毛；叶片膜质，长圆状披针形至线状长圆形，渐上渐小，差别很大，下部的长可达 9.5cm，宽约 2.5cm，上部有的短至 2cm，宽约 7mm，两面无毛，下面疏被白色肤屑状物或几光滑，网纹作碎冰纹而明显，缘边几为羽状全裂，裂片每边 9 ～ 16，稀疏，披针形至线状长圆形，基部下延沿中肋成狭翅，边有锯齿，齿端具胼胝质刺尖。总状花序顶生，伸长，长可达 18cm，多花，先端稠密，下中部疏稀或有间隔；苞片叶状，具短柄，下部的比萼长，上部的比萼短，裂片数目也渐减少；花具短梗，长 1 ~ 2.5mm，纤细，被短柔毛；萼卵状圆筒形，长 6 ~ 7mm，管膜质，前方开裂至管的中部，主脉 3，次脉 7 ~ 8，不很凸起，仅靠近萼齿处略有网纹。萼齿 3，草质，长为萼管的 1/3 ~ 1/2，不等，后方 1 较小，线形，全缘或上部扩大，倒披针形，有少数齿，其余 2 宽卵形，基部细缩，全缘，上部不整齐，掌状分裂，裂片有重锯齿；花冠具黄色的花管及下唇，紫色或紫

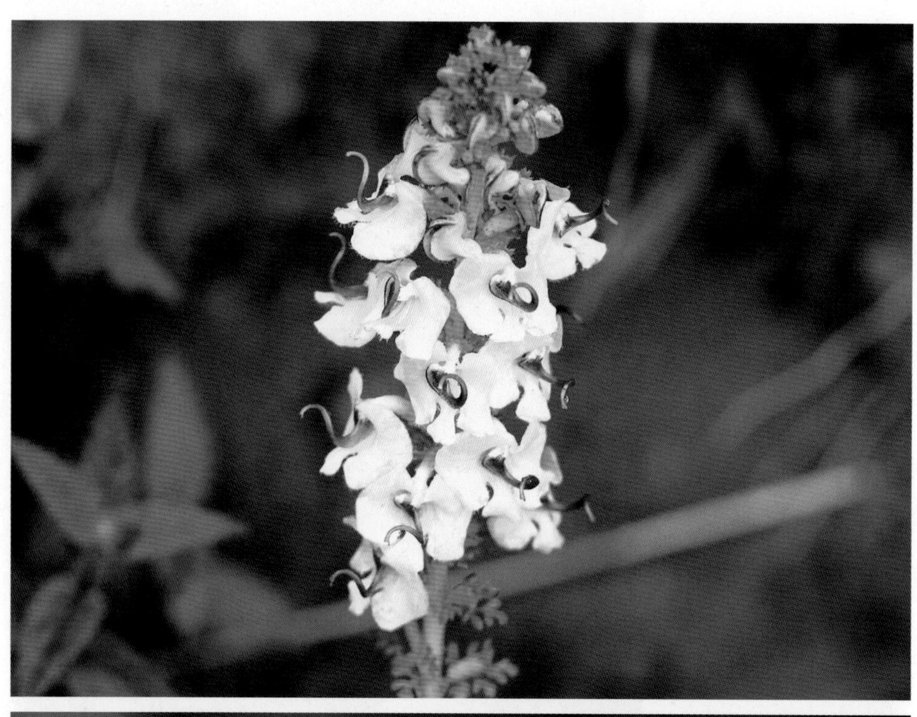

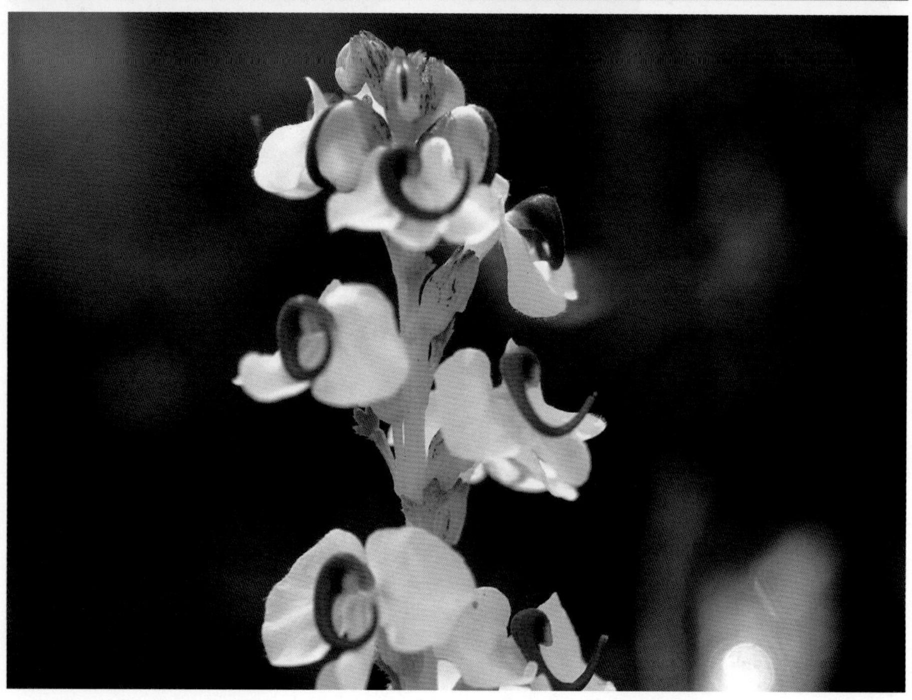

红色的盔，长 16 ~ 20mm，花管伸直，约比萼长 1 倍，外被短毛，盔不但在直立部分先端几以直角向前转折，且在该部分与含有雄蕊部分两者之间的一段中作 1 半周的向右扭旋，使后者之顶转向前方，而“S”形的长喙则又因其在自身的轴上扭转而先向上，再向后，最后再转指向上方，喙顶端微缺，沿其近基的 2/3 的缝线上有透明的狭鸡冠状突起 1 条，下唇大，宽过于长，长约 10mm，宽约 13mm，以直角开展，3 裂，被长缘毛，中裂较小，稍凸出，倒卵形，先端截头或微凹，基部狭缩成柄，不迭置于侧裂之下，侧裂肾形，宽过于长，宽约 9mm，长约 5mm，雄蕊着生于花管顶部，2 对花丝均被毛；子房狭卵圆形，长约 2.5mm，柱头伸出于盔外。蒴果卵形，扁平，两室很不相等，但轮廓不很偏斜，长 12 ~ 16mm，宽 4 ~ 6mm，先端渐尖，基部被宿萼所斜包。花期 6 ~ 8 月，果期 8 ~ 9 月。

分布

我国特有种。分布于甘肃南部、四川北部与东部、湖北西部。

生境

生长于海拔 2500 ~ 4000m 的草坡地。

药材名

拉浪（ལྷ་གླང་།）。

药用部位

花。

功能与主治

利尿，平喘，滋补，愈疮，敛黄水。用于肺弱，水肿，气喘，黄水病，疮疖。

用量与用法

3 ~ 6g。

附注

《蓝琉璃》在“药物补述”中记载有“མེ་ཏོག་གླང་སྣ།”（美朵郎那），言其为治疮及黄水病之药物。《晶珠本草》记载“美朵郎那”分为神［“ལྷ་གླང་།”（拉浪）］、鬼［“འདྲེ་གླང་།”（哲浪）］、雄［“ཕོ་གླང་།”（坡浪）］、雌［“མོ་གླང་།”（莫浪）］、中［“མ་ནིང་གླང་།”（玛琳浪）]5 种。现代文献记载的“美朵郎那”的基原涉及马先蒿属（*Pedicularis*）的多种植物，因该属植物花冠的盔部有伸长似大象鼻的喙，故又习称其为“象鼻花”，喙的长短、形态是《晶珠本草》区别 5 种“美朵郎那”的重要特征之一。据《中国藏药植物资源考订》记载，扭旋马先蒿 *P. torta* Maxim. 在甘肃碌曲作“神象鼻花”（拉浪）使用。四川甘孜藏医也以球花马先蒿 *P. globifera* Hook. f. 作“拉浪”使用。（参见“全叶马先蒿”“碎米蕨叶马先蒿”条）

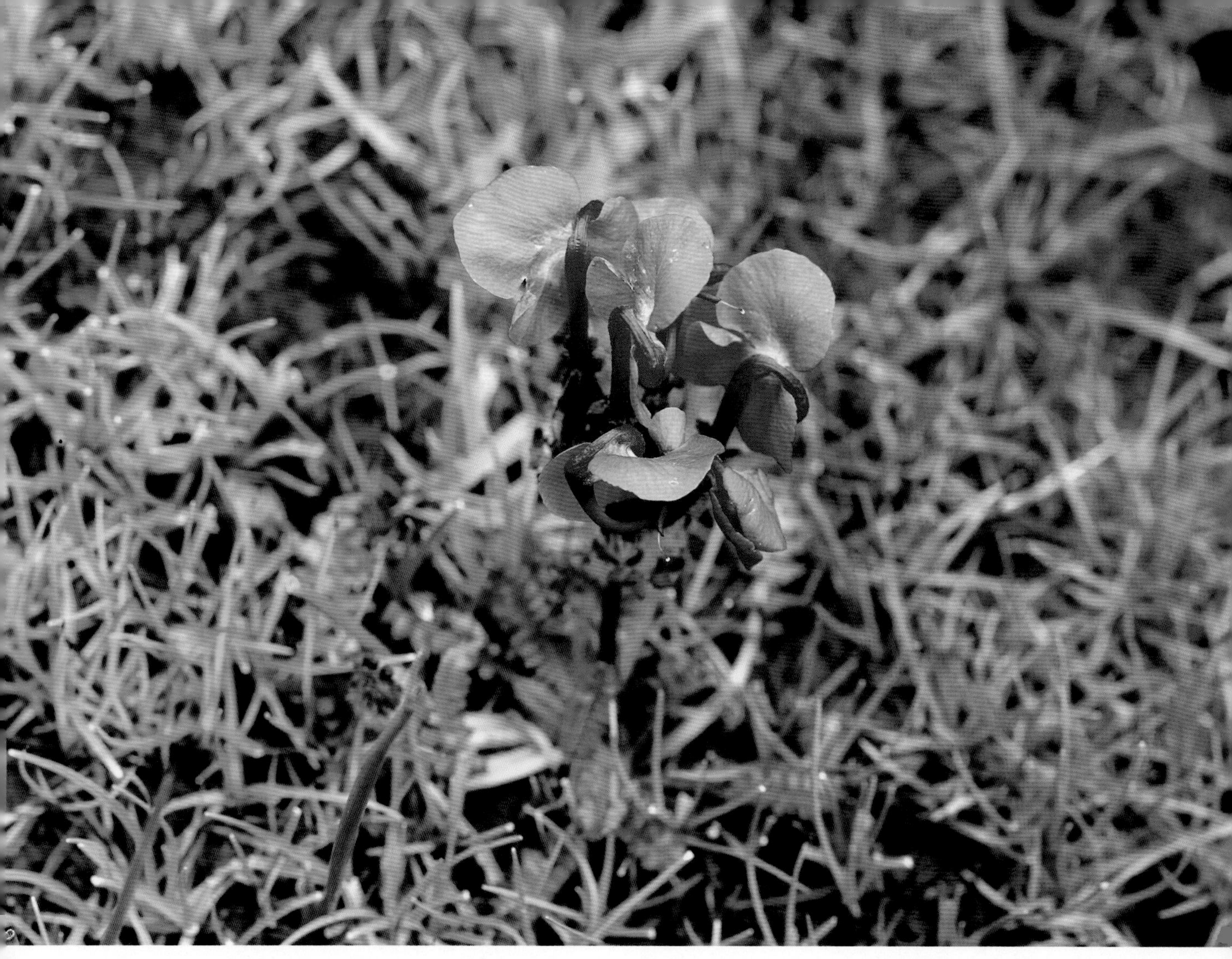

拟鼻花马先蒿

Pedicularis rhinanthoides Schrenk ex Fisch. et Mey.

玄参科（Scrophulariaceae） 马先蒿属（*Pedicularis*）

形态

多年生草本，高矮多变，低者高 4cm 即开花，高者可超过 30cm，干时略转黑色。根茎很短，根成丛，多少纺锤形或胡萝卜形，肉质，长可达 7cm。茎直立，或常弯曲上升，单出或自根颈发出多条，不分枝，几无毛而多少黑色有光泽。基生叶常成密丛，有长柄，柄长 2 ~ 5cm，叶片线状长圆形，羽状全裂，裂片 9 ~ 12 对，卵形，长约 5mm，有具胼胝质凸尖的牙齿，叶面几光滑或中肋沟中有短细毛，背面碎冰纹网脉清晰，在网眼中叶面凸起；茎生叶少数，柄较短。花呈顶生的亚头状总状花序或多少伸长，可达 8cm，花多少伸长时则下方的花远距而生于上叶叶腋中；苞片叶状；花梗短，但有时可伸长至 1cm 或更长，无毛；花萼卵形而长，长 12 ~ 15mm，管前方开裂至一半，上半部有密网纹，无毛或有微毛，常有美丽的色斑，齿 5，后方 1 披针形，全缘，其余 4 较大，自狭缩的基部膨大为卵形，边缘有少数锯齿，齿端常有白色胼胝；花冠玫瑰色，管几长于萼 1 倍，外面有毛，大部分伸直，在近端处稍变粗而微向前弯，盔直立部分较管粗，继管端而与其同指向前上方，长约 4mm，上端多少作膝状屈曲向前成为含有雄蕊的部分，长约 5mm，前方很快狭细成半环状卷曲的喙，极少有喙端再转向前而略作“S”形卷曲者，长约可达 7mm，下端全缘而不裂，下唇宽 14 ~ 17mm，基部宽心形，伸至管的后方，裂片圆形，侧裂片大于中裂片 1 倍，后者几不凸出，边缘无毛；雄蕊着生于管端，前方 1 对花丝有毛。蒴果长于萼片半倍，披针状卵形，长 19mm，宽 6mm，先端多少斜截形，有小凸尖；种子卵圆形，浅褐色，有明显的网纹，长 2mm。花期 7 ~ 8 月。

分布

分布于我国西藏南部（萨迦）、新疆（准噶尔）。喜马拉雅山脉西部也有分布。

生境

生长于海拔 3000 ~ 5000m 的多水、潮湿草甸中。

药材名

露如木保、娄日木保、陆日木保、鲁如木博、露茹莫保（ལུག་རུ་སྨུག་པོ།），露如木保惹（ལུག་རུ་སྨུག་པོ་རིགས།）。

药用部位

花。

功能与主治

清热解毒，燥湿。用于胃痛，腹泻，食物中毒。

用量与用法

3 ~ 5g。内服煎汤，或研末。

附注

《月王药诊》《四部医典》《蓝琉璃》《晶珠本草》中记载有“ལུག་རུ།”（露如），言其分为紫[“ལུག་རུ་སྨུག་པོ།”（露如木保）]、红[“ལུག་རུ་དམར་པོ།”（露如玛保）]、黄[“ལུག་རུ་སེར་པོ།”（露如赛保）]3 种。现代文献中记载的“露如”类的基原涉及马先蒿属（*Pedicularis*）的多种植物，各品种的基原及各地习用的种类不尽相同，“露如”为其总称。有文献记载紫者“露如木保”的基原有藓生马先蒿 *P. muscicola* Maxim.、奥氏马先蒿 *P. oliveriana* Prain（欧氏马先蒿、茸背马先蒿）、大唇拟鼻花马先蒿 *P. rhinanthoides* Schrenk ex Fisch. et Mey. subsp. *labellata* (Jacq.) Tsoong 等。《青海藏标》以“藓生马先蒿 /ལུག་རུ་སྨུག་པོ/ 娄日木保”之名收载了“藓生马先蒿 *P. muscicola* Maxim. 及其同属多种植物”，并在该条下附注拟鼻花马先蒿 *P. rhinanthoides* Schrenk ex Fisch. et Mey. 为青海常用的“娄日木保”的基原之一，称其为“ལུག་རུ་སྨུག་པོའི་རིགས་ཤིག”（娄日木保惹西）。《中国藏药植物资源考订》认为《青海藏标》收载的拟鼻花马先蒿 *P. rhinanthoides* Schrenk ex Fisch. et Mey. 可能系其亚种大唇拟鼻花马先蒿 *P. rhinanthoides* Schrenk ex Fisch. et Mey. subsp. *labellata* (Jacq.) Tsoong 的误定。（参见“奥氏马先蒿”“极丽马先蒿”“大唇拟鼻花马先蒿”条）

大唇拟鼻花马先蒿

Pedicularis rhinanthoides Schrenk subsp. *labellata* (Jacq.) Tsoong（大唇马先蒿）

玄参科（Scrophulariaceae） 马先蒿属（*Pedicularis*）

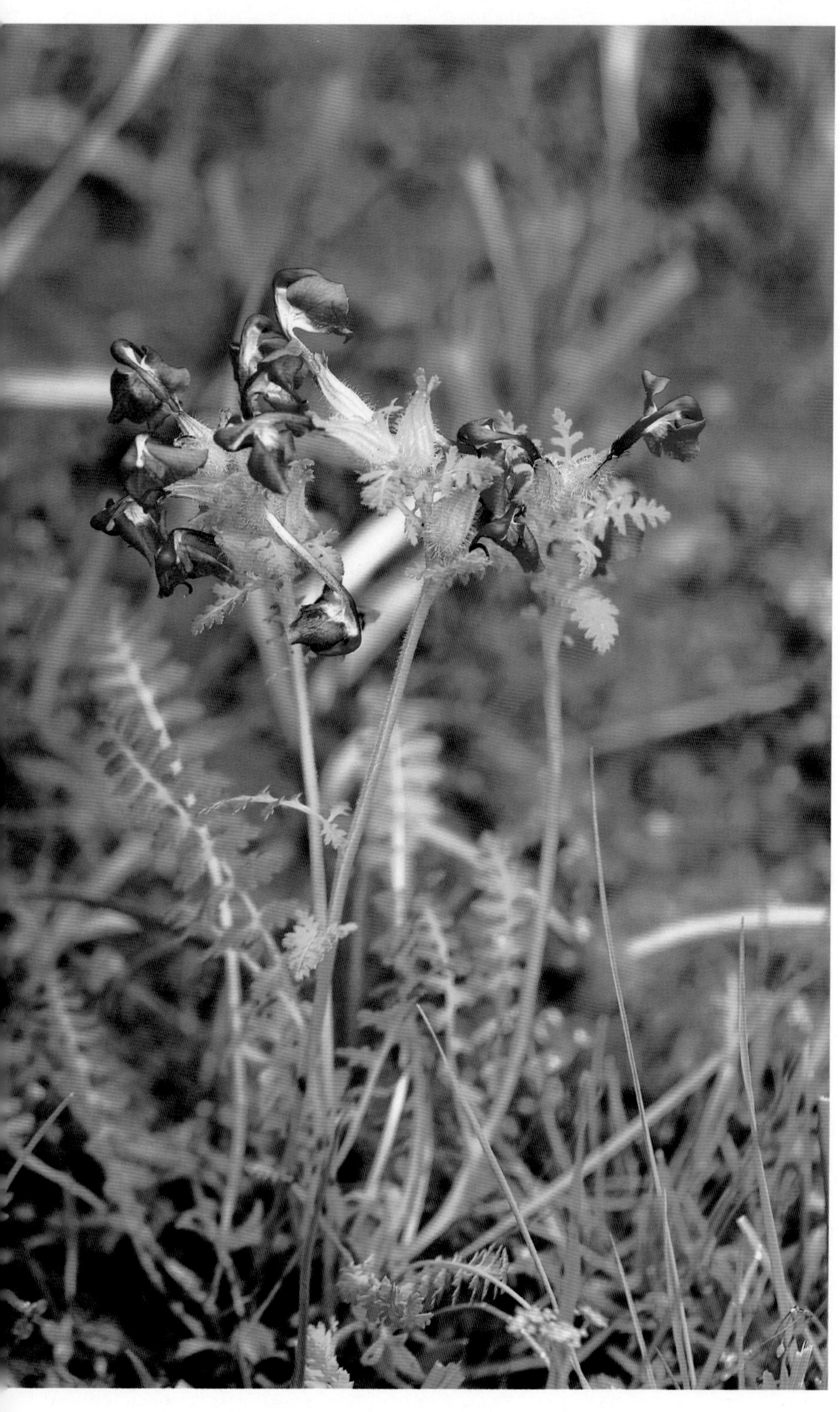

形态

多年生草本，高矮多变，植株一般体较高大，高者可达30cm，干时略转黑色。根茎很短，根成丛，多少纺锤形或胡萝卜状，肉质，长可达7cm。茎直立，或常弯曲上升，单出或自根颈发出多条，不分枝，几无毛而多少黑色有光泽。基生叶常成密丛，有长柄，柄长2 ~ 5cm，叶片线状长圆形，羽状全裂，裂片9 ~ 12对，卵形，长约5mm，有具胼胝质凸尖的牙齿，叶面近光滑或中肋沟中有短细毛，背面碎冰纹网脉清晰，在网眼中叶面凸起；茎叶少数，柄较短。花成顶生的亚头状总状花序或多少伸长，可达8cm，在后种情况中则下方的花远距而生于上叶的腋中；苞片叶状；上叶的柄和苞片无毛或仅有疏长毛；花梗短，但有时可伸长超过1cm，无毛；萼卵形而长，长12 ~ 15mm，管前方开裂至1/2，上半部有密网纹，无毛或有微毛，常有美丽的色斑，齿5，后方1披针形，全缘，其余 4 较大，自狭缩的基部膨大为卵形，边缘有少数锯齿，齿端常有白色胼胝；花冠玫瑰色，管几长于萼 1 倍，外面有毛，大部伸直，在近端处稍变粗而微向前弯，盔直立部分较管粗，继管端而与其同指向前上方，长约 4mm，上端多少作膝状屈曲向前成为含有雄蕊的部分，长约 5mm，前方很快狭细成半环状卷曲的喙，长 8 ~ 10mm，常向下以后又在近端处转向前方作“S”形卷曲，端全缘，盔的直立部分前缘转角处偶有 1 对小齿，在额部则仅极偶有小鸡冠状突起，在含有雄蕊的前部和大部分的喙的长度的下缘常生有细缘毛；下唇宽 25 ~ 28mm，基部宽心形，伸至管的后方，裂片圆形，侧裂大于中裂 1 倍，后者几不凸出，边缘无毛；雄蕊着生于管端，前方 1 对花丝有毛。蒴果长于萼片 1/2，披针状卵形，长 19mm，宽 6mm，端多少斜截形，有小凸尖；种子卵圆形，浅褐色，有明显的网纹，长 2mm。花期 7 ~ 8 月。

分布

分布于我国西藏（昌都）、青海、甘肃、四川、陕西、山西、河北。喜马拉雅山脉其他地区也有分布。

生境

生长于海拔 3000 ~ 4500m 的山谷潮湿处、高山草甸。

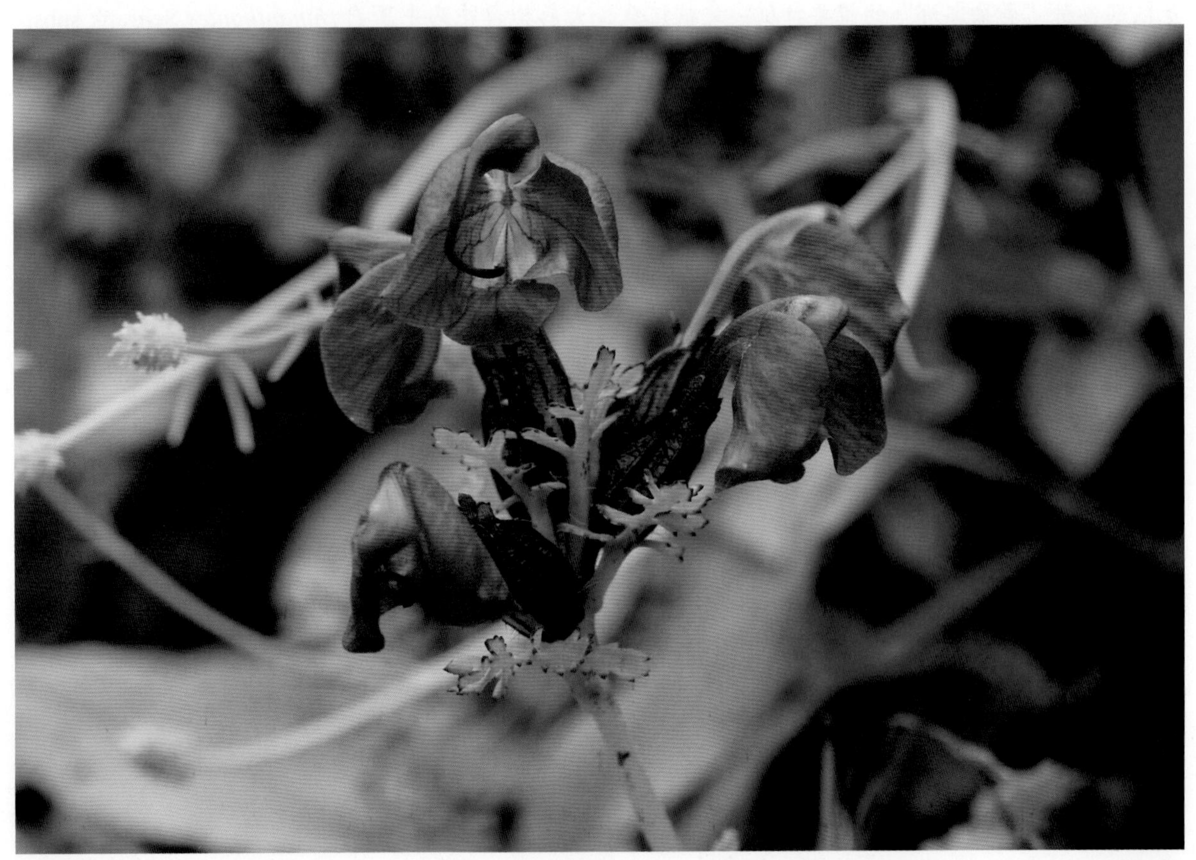

药材名

美朵郎那、美朵浪那（མེ་ཏོག་གླང་སྣ།），浪那、朗那（གླང་སྣ།），露如木保、娄日木保、陆日木保、鲁如木博、露茹莫保（ལུག་རུ་སྨུག་པོ།）。

药用部位

花。

功能与主治

美朵郎那：清热，消炎，祛湿利尿；用于疮伤发炎，水肿，小便不利，骨黄水病。

露如木保：敛毒，生肌，清胃热；用于肉食中毒，“培根”“木布”病，热性腹泻。

用量与用法

3 ~ 5g。内服煎汤，或研末。

附注

《蓝琉璃》在“药物补述”中记载了愈合伤疮、利尿之药物“མེ་ཏོག་གླང་སྣ།”（美朵郎那）；《词意太阳》《晶珠本草》等书中亦有记载。《晶珠本草》记载其分为神、鬼、雄、雌、中 5 种。现代文献记载各地藏医所用“美朵郎那”类的基原涉及多种马先蒿属（*Pedicularis*）植物，各地习用种类有所不同。因该属植物花冠的盔部有伸长似大象鼻的喙，故又被形象地称为“象鼻花”，喙的长短、形态是区别各种“美朵郎那”的重要特征。文献记载，大唇拟鼻花马先蒿 *P. rhinanthoides* Schrenk subsp. *labellata* (Jacq.) Tsoong（拟鼻花马先蒿大唇亚种）为“中性象鼻花”的基原之一。也有文献将“མེ་ཏོག་གླང་སྣ།”（美朵郎那）作为“གླང་སྣ།”（郎那）的别名。（参见“全叶马先蒿”“甘肃马先蒿”条）

《晶珠本草》另记载“ལུག་རུ།”（露如）为来源于马先蒿属多种药物的总称，言其分为紫[“ལུག་རུ་སྨུག་པོ།”（露如木保）]、红[“ལུག་རུ་དམར་པོ།”（露如玛保）]、黄[“ལུག་རུ་སེར་པོ།”（露如赛保）]3 种。现代文献中记载的“露如”的基原均为马先蒿属植物，各地藏医所用涉及 20 余种，但不同文献对各品种的基原有不同观点。《青藏高原药物图鉴》记载大唇拟鼻花马先蒿 *P. rhinanthoides* Schrenk subsp. *labellata* (Jacq.) Tsoong 为紫者（露如木保）的基原之一，《部标藏药》等标准中收载的“露如木保”的基原包括藓生马先蒿 *P. muscicola* Maxim.、极丽马先蒿 *P. decorissima* Diels、奥氏马先蒿 *P. oliveriana* Prain（欧氏马先蒿、革背马先蒿）、拟鼻花马先蒿 *P. rhinanthoides* Schrenk 等，其功能、主治与“美朵郎那”不同。《中国藏药植物资源考订》认为《青海藏标》收载的拟鼻花马先蒿 *P. rhinanthoides* Schrenk ex Fisch. et Mey. 应为其变种大唇拟鼻花马先蒿 *P. rhinanthoides* Schrenk subsp. *labellata* (Jacq.) Tsoong。（参见“奥氏马先蒿”“极丽马先蒿”“拟鼻花马先蒿”条）

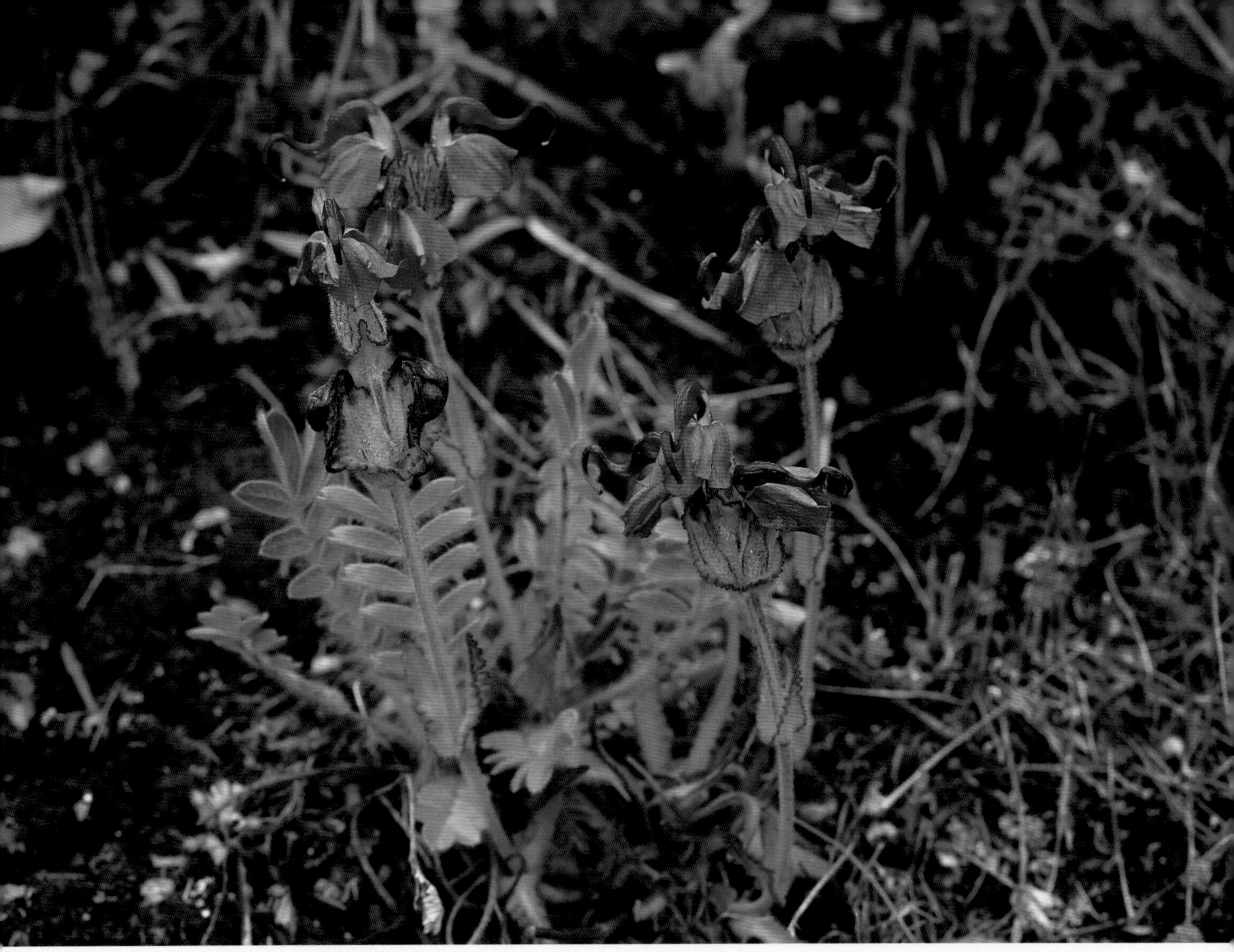

全叶马先蒿

Pedicularis integrifolia Hook. f.

玄参科（Scrophulariaceae）　马先蒿属（*Pedicularis*）

形态

低矮多年生草本，高 4 ~ 7cm，干时变黑。根茎长 2 ~ 3cm，直径可达 1.5cm，发出纺锤形、肉质的根，长达 3 ~ 4cm。茎单条或多条，自根颈发出，弯曲上升。叶狭长圆状披针形，基生者成丛，有长柄，达 3 ~ 5cm，其叶片长 3 ~ 5cm，宽 0.5cm，茎生者 2 ~ 4 对，无柄，叶片狭长圆形，长 1.3 ~ 1.5cm，宽 0.75 ~ 1cm，均有波状圆齿。花无梗，花轮聚生于茎端，有时下方有疏距者；苞片叶状，长于萼或相等；花萼圆筒状钟形，有腺毛，前方开裂 1/3，长 12cm，有疏网纹，齿 5，后方 1 较小，其余 4 长圆形，边缘有波齿而常反卷；花冠深紫色，管长 20mm，伸直，下唇 3 裂，宽 18mm，侧裂椭圆形，大于中裂 1 倍，后者几为圆形，两侧不迭置于侧裂之下，盔直立部分高 4mm，端以直角转折为含有雄蕊的部分，长达 6.5mm，前方多少骤狭为“S”形弯曲的长喙，喙长 15mm，端钝而全缘；雄蕊着生于管的先端，花丝 2 对，均有毛；柱头不伸出。蒴果卵圆形而扁平，包于宿萼之内，长约 15mm，宽 7mm。花期 6 ~ 7 月。

分布

分布于我国青海经西藏昌都以西至东喜马拉雅地区。

生境

生长于海拔 3500 ~ 4800m 的高山石砾草原、草甸阳坡、林下。

药材名

郎那、浪那、牻那（གླང་སྣ།），美朵郎那、美朵浪那、美多朗拉（མེ་ཏོག་གླང་སྣ།）。

药用部位

花。

功能与主治

清热，消炎，祛湿利尿。用于疮伤发炎，水肿，小便不利，骨黄水病。

用量与用法

3 ~ 5g。内服研末或煎汤。

附 注

《蓝琉璃》在“药物补述”中记载了治疮与黄水病之药物“མེ་ཏོག་གླང་སྣ།”（美朵郎那）。《四部医典系列挂图全集》第三十二图中有“美朵郎那”附图（80 号图），其汉译本译注名为“鹅首马先蒿”；其图示植物显然为马先蒿属（*Pedicularis*）植物，《中国藏药植物资源考订》认为其系全叶马先蒿 *P. integrifolia* Hook. f.。《晶珠本草》记载“美朵郎那”为愈合疮伤并利尿之药物，言其分为神、鬼、雄、雌、中 5 种。现代文献记载各地藏医所用“美朵郎那”的基原涉及多种马先蒿属植物，不同文献中记载的种类有全叶马先蒿 *P. integrifolia* Hook. f.、全缘全叶马先蒿 *P. integrifolia* Hook. f. subsp. *integerrima* (Pennell. et Li) Tsoong、鹅首马先蒿 *P. chenocephala* Diels、甘肃马先蒿 *P. kansuensis* Maxim.、绒舌马先蒿 *P. lachnoglossa* Hook. f.、拟鼻花马先蒿大唇亚种 *P. rhinanthoides* Schrenk subsp. *labellata* (Jacq.) Tsoong（大唇马先蒿）、碎米蕨叶马先蒿 *P. cheilanthifolia* Schrenk、普氏马先蒿 *P. przewalskii* Maxim.（青海马先蒿）等。《度母本草》《晶珠本草》等中另记载有“ལུག་རུ།”（露如），“露如”为来源于马先蒿属的一类药物的总称，分为白、红、黄或红（露如玛保）、黄（露如赛保）、紫（露如木保）3 种。现代文献中记载的“露如”类的基原均为马先蒿属（*Pedicularis*）植物，各地藏医所用有 20 余种，不同文献对不同品种的基原种类有不同观点。据实地调查，云南迪庆藏医自采、使用当地的 1 种“露如木保”，其药材基原为全叶马先蒿 *P. integrifolia* Hook. f.，但经形态和 DNA 条形码（ITS2 条形码）鉴定，并非全叶马先蒿 *P. integrifolia* Hook. f.，而可能系台氏管花马先蒿 *P. siphonantha* Don var. *delavayi* (Franch.) Tsoong 和之形喙马先蒿 *P. sigmoidea* Franch. ex Maxim.。（参见“全缘全叶马先蒿”“甘肃马先蒿”“碎米蕨叶马先蒿”“普氏马先蒿”条）

部分文献将“大唇马先蒿”的拉丁学名记载为 *P. rhinanthoides* Schrenk subsp. *labellata* (Jacq.) Tsoong，但《中国植物志》记载“大唇马先蒿”的拉丁学名为 *P. megalochila* Li。

全缘全叶马先蒿

Pedicularis integrifolia Hk. f. subsp. *integerrima* (Pennell et Li) Tsoong

玄参科（Scrophulariaceae） 马先蒿属（*Pedicularis*）

形态

植株较大的多年生草本（相对于原种全叶马先蒿高 4 ~ 7cm 而言），干时变黑。根茎变粗，长 2 ~ 3cm，直径可达 1.5cm，发出纺锤形、肉质的根，长达 3 ~ 4cm。茎单条或多条，自根颈发出，弯曲上升。叶狭长圆状披针形，基生者成丛，有长柄，达 3 ~ 5cm，其叶片长 3 ~ 5cm，宽 0.5cm，茎生者 2 ~ 4 对，无柄，叶片狭长圆形，长 1.3 ~ 1.5cm，宽 0.75 ~ 1cm，边缘仅有极细之齿，有时几全缘。花无梗，花轮聚生于茎端，有时下方有疏距者；苞片叶状，长于萼或相等；花萼圆筒状钟形，有腺毛，前方开裂 1/3，长 12cm，有疏网纹，齿 5，后方 1 较小，其余 4 长圆形，边缘有波齿而常反卷；花冠深紫色，管长 20mm，伸直，下唇 3 裂，宽 18mm，侧裂椭圆形，大于中裂 1 倍，后者几为圆形，两侧不迭置于侧裂之下，盔直立部分高 4mm，端以直角转折为含有雄蕊的部分，长达 6.5mm，前方多少骤狭为“S”

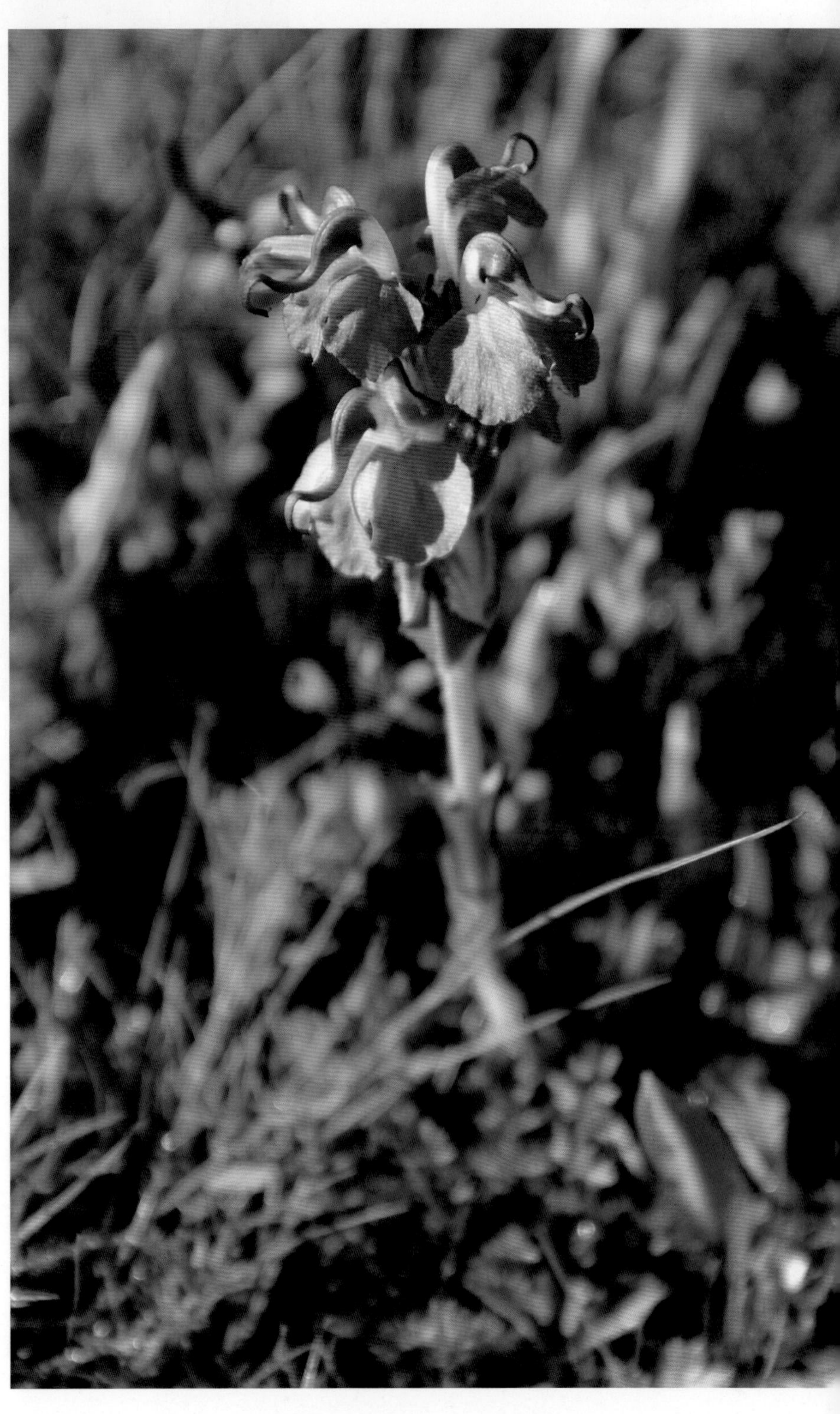

形弯曲的长喙，喙长 15mm，端钝而全缘；雄蕊着生于管的先端，花丝 2 对，均有毛；柱头不伸出。蒴果卵圆形而扁平，包于宿萼之内，长约 15mm，宽 7mm。花期 6 ~ 7 月。

分布

分布于我国四川西部与西南部、云南西北部。

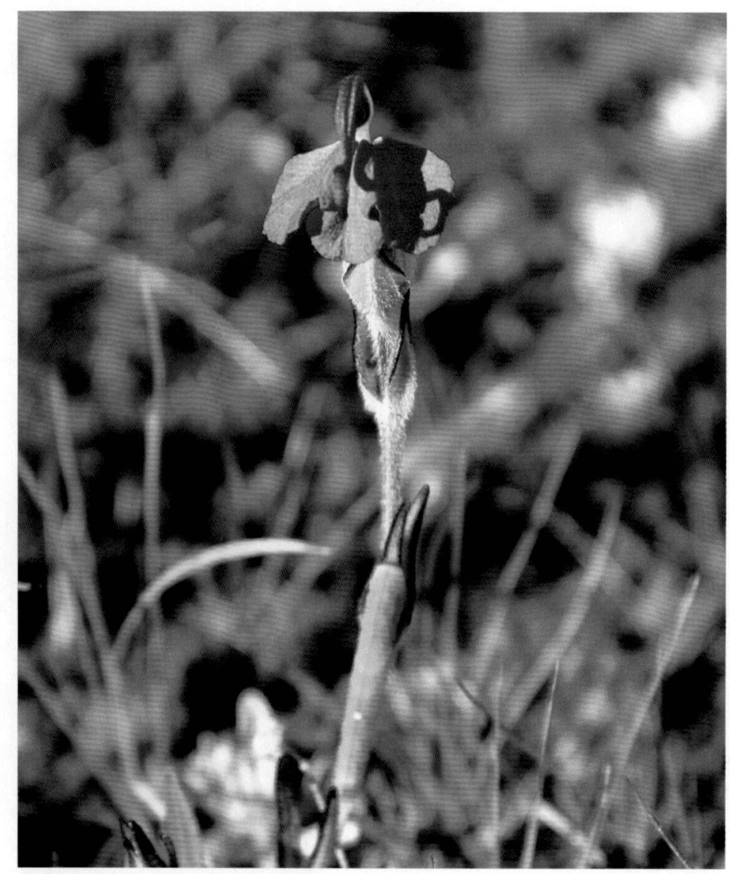

生境

生长于海拔 2700 ~ 4000m 的针叶林下、石灰性草地中。

药材名

郎那、浪那、牻那（སྣང་སྣ།），美朵郎那、美朵浪那（མེ་ཏོག་སྣང་སྣ།）。

药用部位

花。

功能与主治

清热，消炎，祛湿利尿。用于疮伤发炎，水肿，小便不利，骨黄水病。

用量与用法

3 ~ 5g。内服研末或煎汤。

附注

《词意太阳》《晶珠本草》等中均记载有“མེ་ཏོག་སྣང་སྣ།”（美朵郎那），言其为愈合疮伤、利尿之药物。《晶珠本草》记载其分为神、鬼、雄、雌、中 5 种。现代文献记载各地藏医所用“美朵郎那”的基原涉及多种马先蒿属（*Pedicularis*）植物，各地习用种类有所不同，全缘全叶马先蒿 *Pedicularis integrifolia* Hk. f. subsp. *integerrima*（Pennell et Li）Tsoong（《中国植物志》记载为“全叶马先蒿全缘亚种”）为其基原之一，在云南迪庆又被称作“སྣང་སྣ།”（郎那）。（参见“全叶马先蒿”“甘肃马先蒿”“大唇拟鼻花马先蒿”条）

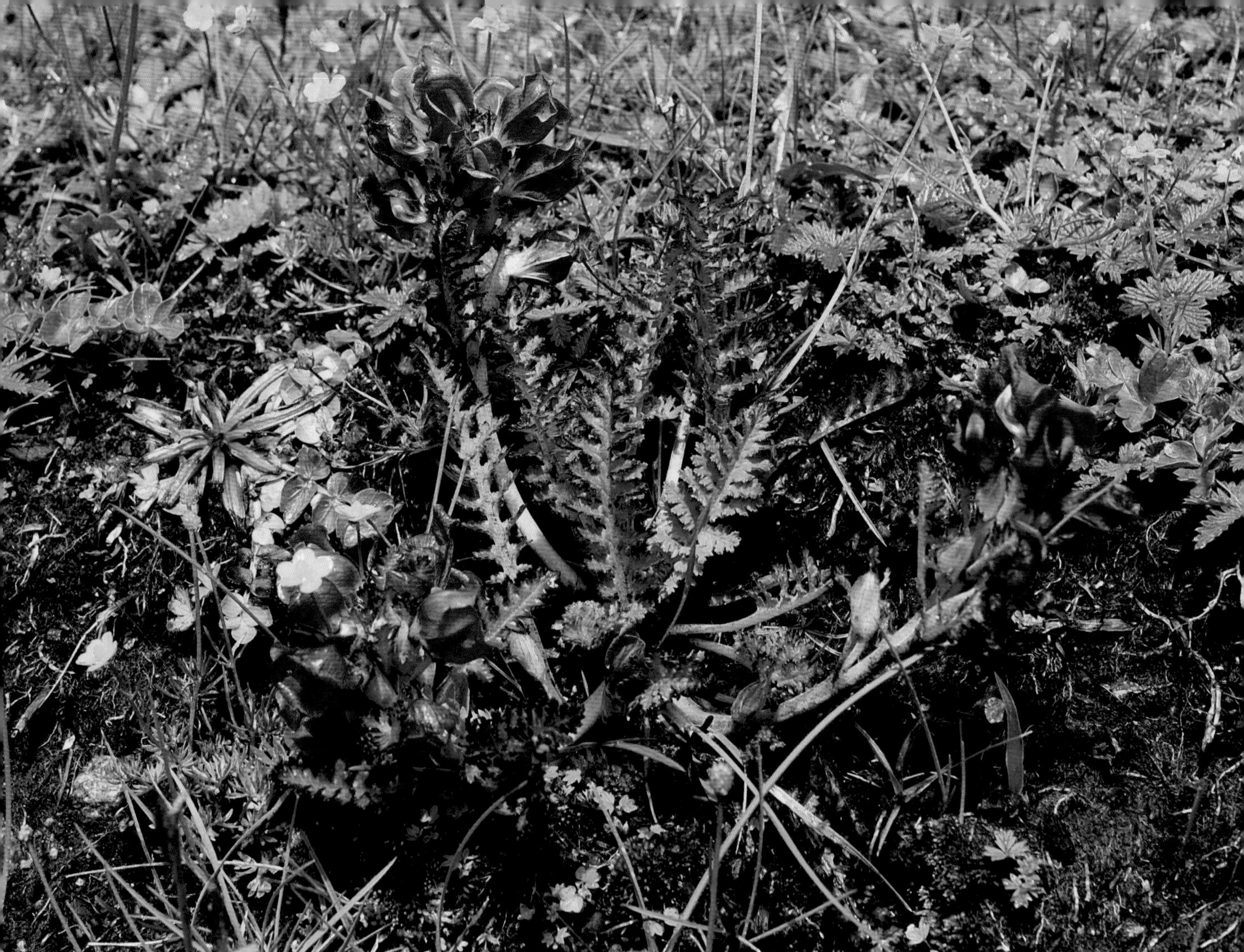

哀氏马先蒿

Pedicylariselwesii Hk. f.（裹盔马先蒿）

玄参科（Scrophulariaceae） 马先蒿属（*Pedicularis*）

形态

多年生草本，干时近乎黑色，高 8 ~ 20cm，密被短毛。根茎粗短，垂直向下，先端常有去年的已断枯茎及若干膜质鳞片，下部发出侧根 2 ~ 3 或不分枝，多少纺锤形，肉质，长可达 25cm，直径多 5 ~ 7mm，最粗的可达 15mm，须根很少。茎单条或 2 ~ 4，不分枝，草质，圆柱形，密被短毛，中空。叶基出者成疏丛，柄长 20 ~ 30mm，最长者可达 50mm，扁平，近于肉质，沿中肋具狭翅，密被短绒毛，叶片卵状长圆形至披针状长圆形，长 3.5 ~ 9.5cm，最大者达 18cm 而超出于茎，宽 10 ~ 25mm，上面沿中肋沟中有细绒毛，其余无毛，背面密被短绒毛，老时有更多白色肤屑状物，边缘羽状深裂，裂片每边 10 ~ 20，多者可达 30，近端的半面裂片多紧靠，近基的半面较疏距，向两端均渐小而使叶片成为端锐头而基楔形，外形为卵形至卵状长圆形，缘边羽状浅裂至半裂，小裂片 2 ~ 5 对，有重锯齿，齿常反卷，茎出叶少数，有时亚对生，较小而柄亦较短。花作短而头状的总状花序，常成密球，长 5 ~ 8cm；苞片叶状，与萼等长或较萼长；花梗长

7 ~ 15mm，被短毛；萼管长圆状钟形，长 10 ~ 12mm，被短毛或近于无毛，前方深裂至一半，裂口向前膨臌，主脉 3，仅略粗于次脉，次脉多达 10 ~ 20，纤细，上部多少网结；齿 3，绿色、肥厚，后方 1 很小，长仅 1mm，三角形全缘，或有时先端有 1 ~ 2 对小齿，侧齿长 5 ~ 6mm，中部狭细作柄状，上部膨大且有深锯齿；花冠紫色至浅紫红色，长 26 ~ 30mm，花冠伸直，长 8 ~ 10mm，不超出萼外，在子房上稍狭缩，向上则扩大，盔常全部向右偏扭，其直立部分常多少后仰，前缘高仅 3mm，即约以 45° 角转向前上方而成为粗壮的含有雄蕊部分，后者长达 7 ~ 8mm，最宽处达 3.5mm，沿缝线似略有鸡冠状突起 1 条，额高凸，喙自额部几以直角转折而指向前下方，然后再度向下钩曲，多少圆锥形，长 5 ~ 6mm，端深 2 裂，下唇宽大，长 17 ~ 20mm，宽 20 ~ 23mm，常不平展，包裹盔部，缘有长毛，中裂约与侧裂等宽而较侧裂短约 1.5 倍，为横置的肾形，长约 7mm，宽约 9mm，稍向前突出，先端微凹，两边基部深耳形，两侧则迭置于侧裂之下，侧裂前端内缘也为深耳形，基部宽楔形或在近基处略呈耳形；雄蕊着生于花管中部，两对花丝均被长毛，前密后疏；子房长卵圆形，长 3 ~ 4mm，上部被短绒毛，柱头稍伸出。蒴果长圆状披针形，长 17 ~ 20mm，宽 5 ~ 6mm，约半长有余为宿萼所斜包，下背缝线至近端处常突然向下弯曲，使其端成为斜截头，并有三角形的下向凸尖，先端更有刺尖；种子卵圆形，稍扁平，尖头，基部圆，腹面有凹沟 1，背面圆凸，有波状细纵纹，褐色，长 3mm，宽 1.5mm。花期 7 ~ 8 月。

分布

分布于我国云南西北部至喜马拉雅山一带、西藏南部（亚东）与西藏昌都南部。

生境

生长于海拔 3200 ~ 4300m 的高山草地中。

药材名

朗纳噶保、浪挪嘎保（གླང་སྣ་དཀར་པོ།），江肖巴（ཀང་ཤོག་པོ།），拉浪（ལྷ་གླང་།）。

药用部位

花。

功能与主治

利尿。用于水肿。

附 注

《蓝琉璃》在“药物补述”中记载了“མེ་ཏོག་གླང་སྣ།”（美朵郎那），言其为愈合伤疮、利尿之药物。《晶珠本草》言“美朵郎那”分为神、鬼、雄、雌、中 5 种。现代文献记载的“གླང་སྣ།”（郎那）类的基原主要为马先蒿属（*Pedicularis*）植物，各地习用的植物种类较多。《藏药晶镜本草》（2018）记载哀氏马先蒿 *P. elwesii* Hk. f. 为“ལྷ་གླང་།”（拉浪）的基原，也有文献记载其为“གླང་སྣ་དཀར་པོ།”（朗纳噶保）的基原。《青藏高原药物图鉴》称裹盔马先蒿 *P. elwesii* Hk. f.（哀氏马先蒿）为“ཀང་ཤོག་པ།”（冈肖巴），该名称未见其他藏医药古籍记载。四川甘孜藏医则以绒舌马先蒿 *P. lachnoglossa* Hk. f. 作“གླང་སྣ་དཀར་པོ།”（浪挪嘎保）使用。（参见“甘肃马先蒿”“绒舌马先蒿”条）

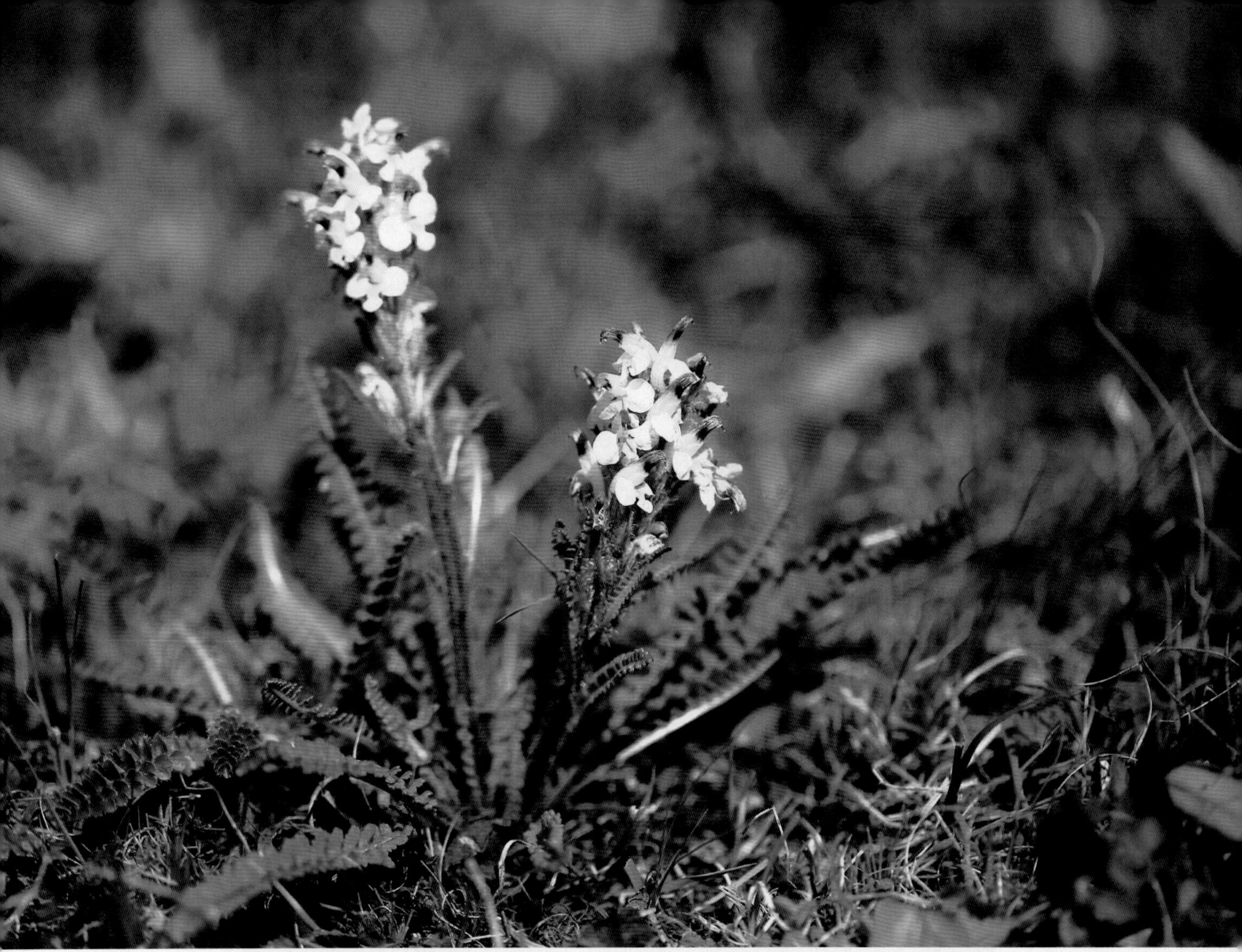

欧氏马先蒿

Pedicularis oederi Vahl

玄参科（Scrophulariaceae） 马先蒿属（*Pedicularis*）

形态

多年生草本，低矮，高 5 ~ 10cm，极少有 15cm 以上者，干时变为黑色。根多数，多少纺锤形，粗者直径 1cm 左右，肉质；根颈粗，先端常生有少数卵形至披针状长圆形的宿存膜质鳞片。茎草质多汁，常为花葶状，其大部分长度均为花葶所占，多少有绵毛，有时几变光滑，有时很密。叶多基生，宿存成丛，有长柄，柄长者达 5cm，一般较短，毛被也多变，叶片长 1.5 ~ 7cm，线状披针形至线形，羽状全裂，在芽中为拳卷，其羽片垂直相迭而作鱼鳃状排列，此种特征有时在叶子舒放后很久尚留存，裂片多数，常紧密排列其间的距离一般小于羽片本身，每边 10 ~ 20，多少卵形至长圆形，长达 5mm，一般较短，锐头至钝头，边缘有锯齿，齿常有胼胝而多反卷，上面常无毛，背面脉上有时有毛，茎生叶常极少，仅 1 ~ 2，与基生叶同而小。花序顶生，变化极多，常占茎的大部分长度，仅在茎相当高升的情况下较短，长者长 10cm 以上，一般长仅 5cm 左右，其花开次序显然离心；苞片多少披针形至线状披针形，短于花或与花等长，几全缘或上部有齿，常被绵毛，有时颇密；萼狭而圆筒形，长 9 ~ 12mm，主脉 5，次脉很多，多纵行而少网结，齿 5，宽披针形，锐头，几相等；花冠多 2 色，盔短紫黑色，其余黄白色，有时下唇及盔的下部也有紫斑，管长 12 ~ 16mm，在近端处多少向前膝屈使花前俯，盔与管的上段同其指向，几伸直，长约 9mm，宽 3.5mm，额圆形，前缘之端稍作三角形凸出，下唇大小变化大，宽甚过于长，长 5 ~ 7mm，宽 7 ~ 14mm，侧裂斜椭圆形，甚大于多少圆形的中裂，后者几乎完全不向前方伸出；雄蕊花丝前方 1 对被毛，后方 1 对光滑；花柱不伸出于盔端。蒴果因花序离心，故在顶上者生长常最良好，而下部之花往往不结果实，长达 18mm，宽可达 7mm，一般较小，长卵形至卵状披针形，两室强烈不等，但轮廓不甚偏斜，先端锐头而有细凸尖；种子灰色，狭卵形锐头，有细网纹，长 1.8mm，宽 0.7mm。花期 6 月底至 9 月初。

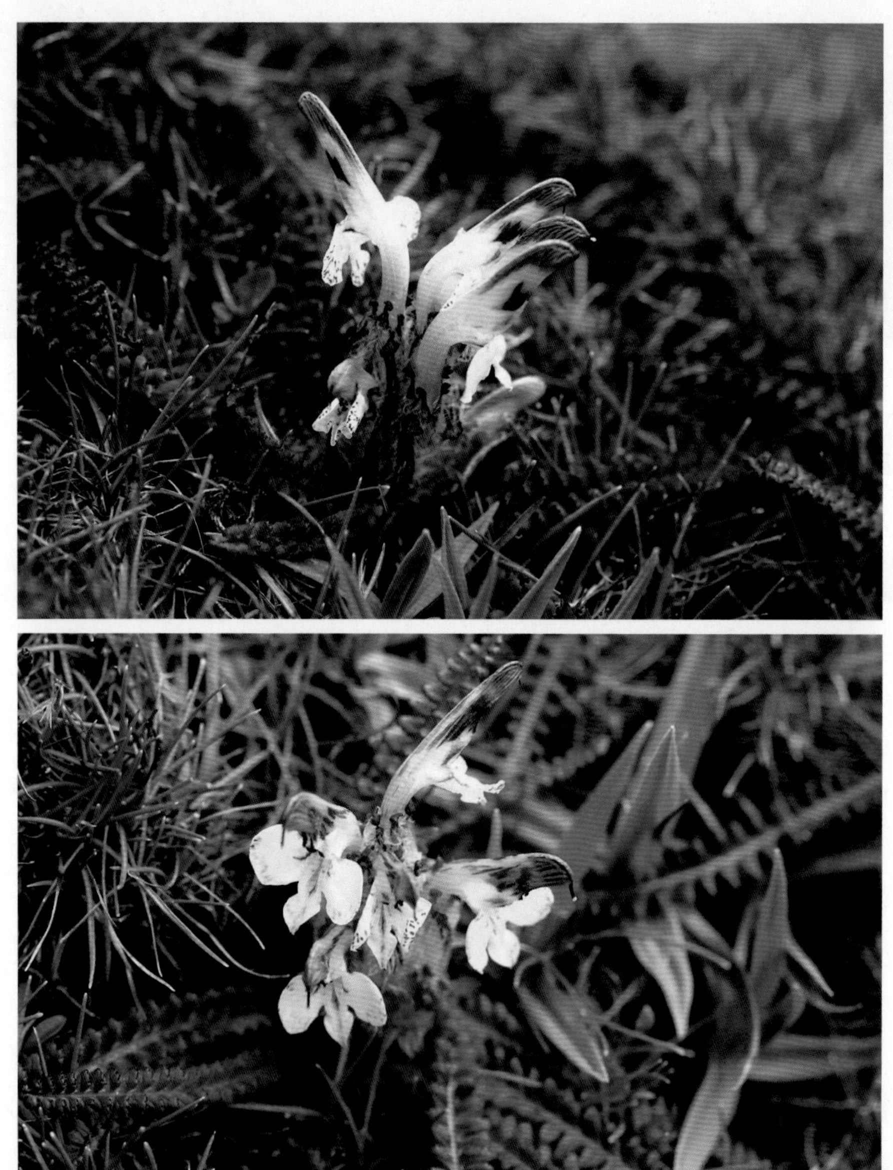

分布

分布于我国西藏西部、新疆。欧洲、亚洲其他地区、美洲北部、北极地区也有分布。

生境

生长于海拔 2600 ~ 4000m 的高山沼泽草甸、阴湿林下。

药材名

吉孜赛博（འཛིབ་ཅི་སེར་པོ།），露如（ལུག་རུ།），露如木保、娄日木保、陆日木保、鲁如木博、露茹莫保（ལུག་རུ་སྨུག་པོ།），扎郎那（འདྲེ་གླང་སྣ།）。

药用部位

全草或根、花。

功能与主治

吉孜赛博、露如：健胃，解毒，疏肝，固齿。用于胃病，肉食中毒，牙齿松动，肝炎。

美朵郎那：清热解毒，祛湿利尿，愈疮，燥黄水，滋补。用于水肿，疮疖，急性胃肠炎，肉食中毒，小便不利，骨黄水病。

用量与用法

2 ~ 9g。内服研末。

附注

《晶珠本草》在“旱生草类”的“花类药物”中分别记载有“ལུག་རུ།”（露如）和“མི་ཏོག་གླང་སྣ།”（美朵郎那），在“叶茎花果同采类药物”中记载有“འཛིབ་ཅི་ཆེན་པོ།”（吉子青保）。“露如”分紫[“ལུག་རུ་སྨུག་པོ།”（露如木保）]、红[“ལུག་རུ་དམར་པོ།”（露如玛保）]、黄[“ལུག་རུ་སེར་པོ།”（露如赛保）]3种，红、紫者为敛毒、治肉毒症之药物，黄者为退热、治高热隆症、益肝胆、止遗精之药物；“美朵郎那”为愈合创伤、利尿之药物，分为神、鬼、雄、雌、中5种；“吉子青保”为治口病、牙病及肝热病之药物，按花色分为白[“འཛིབ་ཅི་དཀར་པོ།”（吉子嘎保）]、青（或蓝）[“འཛིབ་ཅི་ཆེན་པོ།”（吉子青保）]2种。现代文献中记载的“露如”和“美朵郎那”的基原为马先蒿属（*Pedicularis*）植物，“吉子青保”的基原涉及多种唇形科植物。据不同文献记载，欧氏马先蒿 *P. oederi* Vahl 为“吉子青保”“露如”“露如木保”或“美朵郎那”的“鬼”者[“འདྲེ་གླང་སྣ།”（扎郎那）]的基原。（参见“极丽马先蒿”“大唇拟鼻花马先蒿”“甘肃马先蒿”“白花枝子花”条）

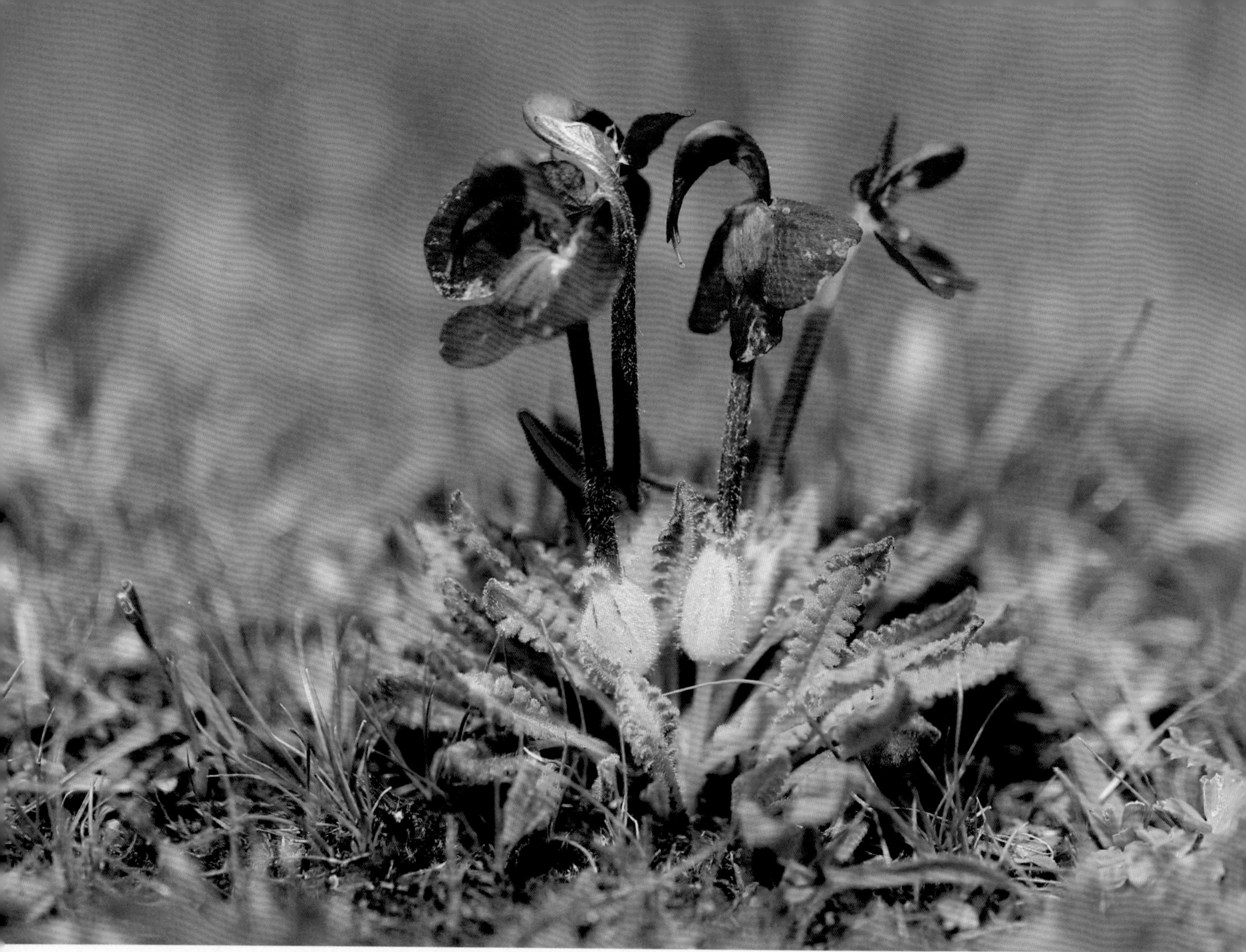

普氏马先蒿

Pedicularis przewalskii Maxim.

玄参科（Scrophulariaceae）　马先蒿属（*Pedicularis*）

形态

多年生低矮草本，高连花仅 6 ~ 12cm，干时不变黑或仅稍变黑。根多数，成束，多少纺锤形而细长，长达 6cm，有须状细根发出；根茎粗短，稍有鳞片残余。茎多单条，或 2 ~ 3 自根颈发出，有时极粗壮，直径可达 8mm，有时几不见，但在高大植株中则仅近基部的 1 ~ 2cm 处无花，其余全部成为花序，生叶极密。叶基生与茎生，下部者有长柄，柄长 1 ~ 25mm，多少膜质变宽，完全光滑，上部者柄较短；叶片披针状线形，长 1.5 ~ 4cm，宽 1.5 ~ 6mm，质极厚，中脉极宽而明显，干时色浅，边缘羽状浅裂成圆齿，多达 9 ~ 30 对，齿有胼胝，边缘常强烈反卷，每齿前方的一大半反卷，向后成为新月形，后方一小部分则另外反卷，因此从叶的正面看，其边缘如有倒齿，状如蒲公英叶，上面的叶较小而相似，柄较短。花序在小植株中仅有 3 ~ 4 花，在大植株中可达 20 或更多，开花次序显系离心；花萼瓶状卵圆形，管口缩小，长约 11mm，前方开裂至 2/5，裂口向前膨臌，边缘有长缘毛，膜质，全部有相当密的网脉，齿挤聚后方，具 5 齿，小齿 3，大齿 2，有短柄，上部宽卵形膨大，有小裂片及齿；花冠紫红色，喉部常为黄白色，管长 30 ~ 35mm，先端不膨大，外面有长毛，盔强壮，直立部分长 5 ~ 6mm，向上渐宽，几以直角转折成为膨大的含有雄蕊的部分，长约 5mm，宽约 4.5mm，额高凸，前方急细为指向前下方的细喙，长 5 ~ 6mm，喙端深 2 裂，裂片线形，长达 3mm，下唇深 3 裂，裂片几相等，中裂片圆形，有凹头，基部耳形狭细为短柄，侧裂片卵形；雄蕊着生于管端，花丝 2 对均有毛；花柱不伸出。蒴果斜长圆状，有短尖头，约比萼长 1 倍。花期 6 ~ 7 月。

分布

我国特有种。分布于甘肃南部、青海东部（大通）、西藏南部（帕里）。

生境

生长于海拔约 4000m 的高山湿草地中。

药材名

美朵郎那、美朵浪那、美多朗拉（མེ་ཏོག་གླང་སྣ།），露如木保、露茹莫保、娄日木保（ལུག་རུ་སྨུག་པོ།）。

药用部位

花。

功能与主治

清热，消炎，解毒，祛湿利尿，愈疮，燥黄水，滋补。用于疮伤发炎，水肿，疮疖，急性胃肠炎，肉食中毒，小便不利，骨黄水病。

用量与用法

3 ~ 5g。内服研末或煎汤。

附　注

“མེ་ཏོག་གླང་སྣ།”（美朵郎那）为《蓝琉璃》在“药物补述”中记载的愈合疮伤、治黄水、利尿之药物。《晶珠本草》记载“美朵郎那”分神、鬼、雄、雌、中 5 种。《四部医典》记载有“ལུག་རུ་སེར་པོ།”（露如赛保），言其为固精、利尿、退热、治热症扩散之药物。《蓝琉璃》《度母本草》《晶珠本草》等记载“ལུག་རུ།”（露如）分紫 [“ལུག་རུ་སྨུག་པོ།”（露如木保）]、红 [“ལུག་རུ་དམར་པོ།”（露如玛保）]、黄 [“ལུག་རུ་སེར་པོ།”（露如赛保）]3 种，其中黄者又细分为白 [“ལུག་རུ་དཀར་པོ།”（露如嘎保）]、黄（露如赛保）2 种，各种的功效不尽相同。现代文献记载的“美朵郎那”及“露如”的基原均涉及马先蒿属（*Pedicularis*）多种植物，两者的基原也有交叉。据文献记载，普氏马先蒿 *P. przewalskii* Maxim.（青海马先蒿）为“美朵郎那”或紫者“露如”[“ལུག་རུ་སྨུག་པོ།”（露如木保）] 的基原之一。《部标藏药》《藏标》《青海藏标》等中收载的“ལུག་རུ་སྨུག་པོ།”（露如木保、露茹莫保、娄日木保）的基原为藓生马先蒿 *P. muscicola* Maxim.、极丽马先蒿 *P. decorissima* Diels、欧氏马先蒿 *P. oliveriana* Prain（奥氏马先蒿），或“其同属多种植物”。（参见“全叶马先蒿”“甘肃马先蒿”条）

矮小普氏马先蒿

Pedicularis przewalskii Maxim. subsp. *microphyton* (Bur. et Franch.) Tsoong

玄参科（Scrophulariaceae） 马先蒿属（*Pedicularis*）

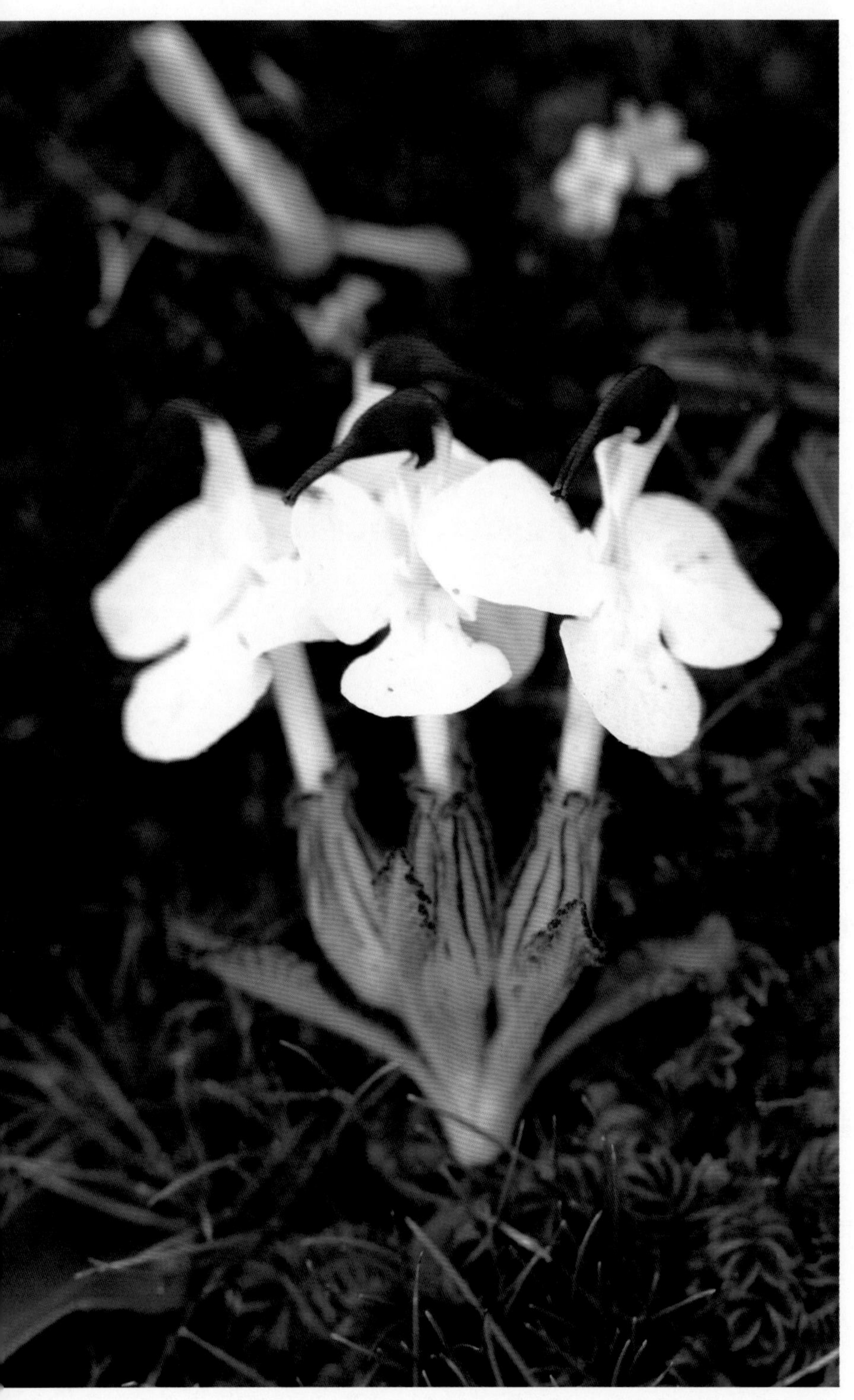

形态

多年生低矮草本，连花高仅 6 ~ 12cm，干时不变黑或仅稍稍变黑。根多数，成束，多少纺锤形而细，长达 6cm，有须状细根发出；根茎粗短，稍有鳞片残余。茎多单条，或 2 ~ 3 自根颈发出，有时极粗壮，直径可达 8mm，有时不见，但在高大的植株中则仅近基部的 1 ~ 2cm 处无花，其余全部成为花序，生叶极密。叶基出与茎出，下部者有长柄，柄长 1 ~ 25mm，多少膜质变宽，完全光滑，上部者柄较短；叶片披针状线形，长 1.5 ~ 4cm，宽 1.5 ~ 6mm，质极厚，中脉极宽而明显，干时色浅，边缘略羽状浅裂成圆齿，多达 9 ~ 30 对，齿有胼胝，边缘常强烈反卷，每一齿的前方的一大半反卷向后成为新月形，后方一小部分则另外反卷，故在叶的正面看来，其边缘如有倒齿，状如蒲公英叶，上面的叶较小而相似，柄较短；叶密被毛，毛先端有腺。花序在小植株中仅有花 3 ~ 4，在大植株中可达 20 或更多，开花次序显系离心；花萼瓶状卵圆形，管口缩小，长约 11mm，前方开裂至 2/5，裂口向前膨臌，边缘有长缘毛，膜质，全部有相当密的网脉，齿 5，挤聚后方，3 小 2 大，有时退化成 2 ~ 3，有短柄，上部呈宽卵形膨大，有小裂片及齿；花冠紫红色，喉部常为黄白色，管部长 30 ~ 35mm，先端不膨大，外面有长毛，盔强壮，直立部分长 5 ~ 6mm，向上渐宽，几以直角转折成为膨大的含有雄蕊部分，长约 5mm，宽约 4.5mm，额高凸，前方急细为指向前下方的细喙，长 5 ~ 6mm，喙端深 2 裂，裂片线形，长达 3mm，下唇白色至浅黄色，深 3 裂，裂片几相等，中裂片圆形有凹头，基部耳形，狭细为短柄，侧裂片卵形；雄蕊着生于管端，花丝 2 对，均有毛；花柱不伸出。蒴果斜长圆形，有短尖头，约长于萼 1 倍。花期 6 ~ 7 月。

分布

我国特有种。分布于我国甘肃南部、青海东部（大通）至西藏南部（帕里）。

生境

生长于海拔约 4000m 的高山湿草地中。

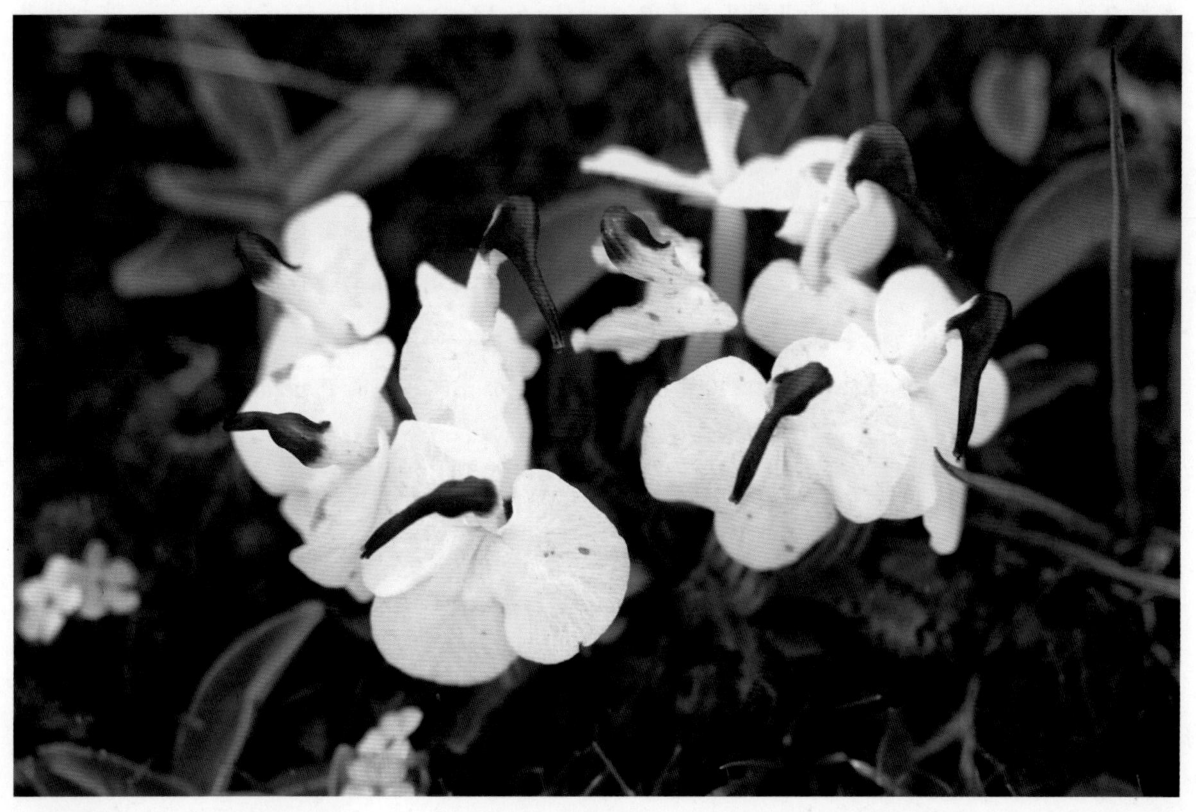

药材名

露如、鲁茹（ལུག་རུ།），露如赛保、露热赛保、陆日赛保、陆茹赛保、罗如洒波（ལུག་རུ་སེར་པོ།），浪那嘎保（སྣང་སྣ་དཀར་པོ།），拉浪（ལྷ་སྣང་།）。

药用部位

花。

功能与主治

清热解毒，生肌愈疮，利尿。用于食肉中毒症，外伤及化脓性外伤，高热，水肿。

用量与用法

3 ~ 6g。内服研末，或入丸、散剂。

附注

《度母本草》《晶珠本草》等记载有“ལུག་རུ།”（露如），言其分白、红、黄或红 [“ལུག་རུ་དམར་པོ།”（露如玛保）]、黄 [“ལུག་རུ་སེར་པོ།”（露如赛保）]、紫 [“ལུག་རུ་སྨུག་པོ།”（露如木保）]3 种。现代文献记载的“露如”类药物的基原均为马先蒿属（*Pedicularis*）植物，“露如”为其总称，但不同文献、标准中对其品种及基原的记载不尽一致。关于黄者（露如赛保）的基原，文献记载包括管状长花马先蒿 *P. longiflora* Rudolph var. *tubiformis* (Klotz.) Tsoong（斑唇马先蒿）、普氏马先蒿 *P. przewalskii* Maxim.、矮小普氏马先蒿 *P. przewalskii* Maxim. subsp. *microphyton* (Bur. et Franch.) Tsoong、凸额马先蒿 *P. cranolopha* Maxim.、长角凸额马先蒿 *P. cranolopha* Maxim. var. *longicornuta* Prain、半扭卷马先蒿 *P. semitorta* Maxim. 等。《部标藏药》在“斑唇马先蒿 /ལུག་རུ་སེར་པོ/ 露如赛保”条下收载其基原为“斑唇马先蒿 *P. longiflora* Rudolph var. *tubiformis* (Klotz.) Tsoong 及其同属多种植物”。（参见“管状长花马先蒿”条）

《蓝琉璃》在“药物补述”中记载有“མེ་ཏོག་གླང་སྣ།”（美朵郎那）；《晶珠本草》记载其分为神、鬼、雄、雌、中 5 种。现代文献记载的“美朵郎那”的基原涉及马先蒿属的多种植物，该属植物花冠的盔部有伸长似大象鼻的喙，故又习称“象鼻花”，喙的长短、形态也是《晶珠本草》中记载的区分 5 种“美朵郎那”的重要特征之一。四川甘孜藏医又称矮小普氏马先蒿 *P. przewalskii* Maxim. subsp. *microphyton* (Bur. et Franch.) Tsoong 为“གླང་སྣ་དཀར་པོ།”（浪那嘎保）或“陆茹赛保”。据《中国藏药植物资源考订》记载，从《晶珠本草》记载的“神象鼻花的花大，圆形，白色，光泽明显”等特征来看，该种应为“神象鼻花”[“ལྷ་གླང་།”（拉浪）] 的基原，或称为“浪那嘎保”。《藏药晶镜本草》则记载“拉浪”的基原为哀氏马先蒿 *P. elwesii* Hk. f.，但该种的花为紫色至浅紫红色，似与《晶珠本草》记载的“鬼象鼻花”更为相符。（参见“全叶马先蒿”“碎米蕨叶马先蒿”“扭旋马先蒿”条）

美丽马先蒿

Pedicularis bella Hk. f.

玄参科（Scrophulariaceae） 马先蒿属（*Pedicularis*）

形态

一年生低矮草本，丛生，连花仅高 8cm，干时不变黑。根多少木质化，长圆锥形，有分枝，长 3 ~ 5cm，直径 2 ~ 3mm，干时褐棕色。茎高 0.1 ~ 3cm，被有白毛。叶因茎短而似全部集生于基部，有膜质的薄柄，长 0.5 ~ 2cm，基部鞘状膨大，干时黄色，有疏毛；叶片卵状披针形，长 1 ~ 1.5cm，钝头，羽状浅裂，裂片相并，圆形钝头，3 ~ 9 对，有浅圆齿，长不及 1mm，表面密生短毛，背面毛较长而色较白，并有白色肤屑状物，上部的叶基部宽而长楔形，多少菱状卵形。花均腋生，1 ~ 14，有梗，长 3 ~ 7mm，密生长白毛；花萼圆筒状钟形，长 12 ~ 15mm，宽 5mm，密生短白毛，前方开裂至 1/3，主脉 5，宽而不高凸，次脉 6 ~ 7，较细，上部稍由支脉串连成疏网，齿 5，后方 1 较小，披针形，其余 4 基部狭细成短而宽的柄，上方膨大，宽卵形或圆形，微有波齿；花冠为深玫瑰紫色，管色较浅，

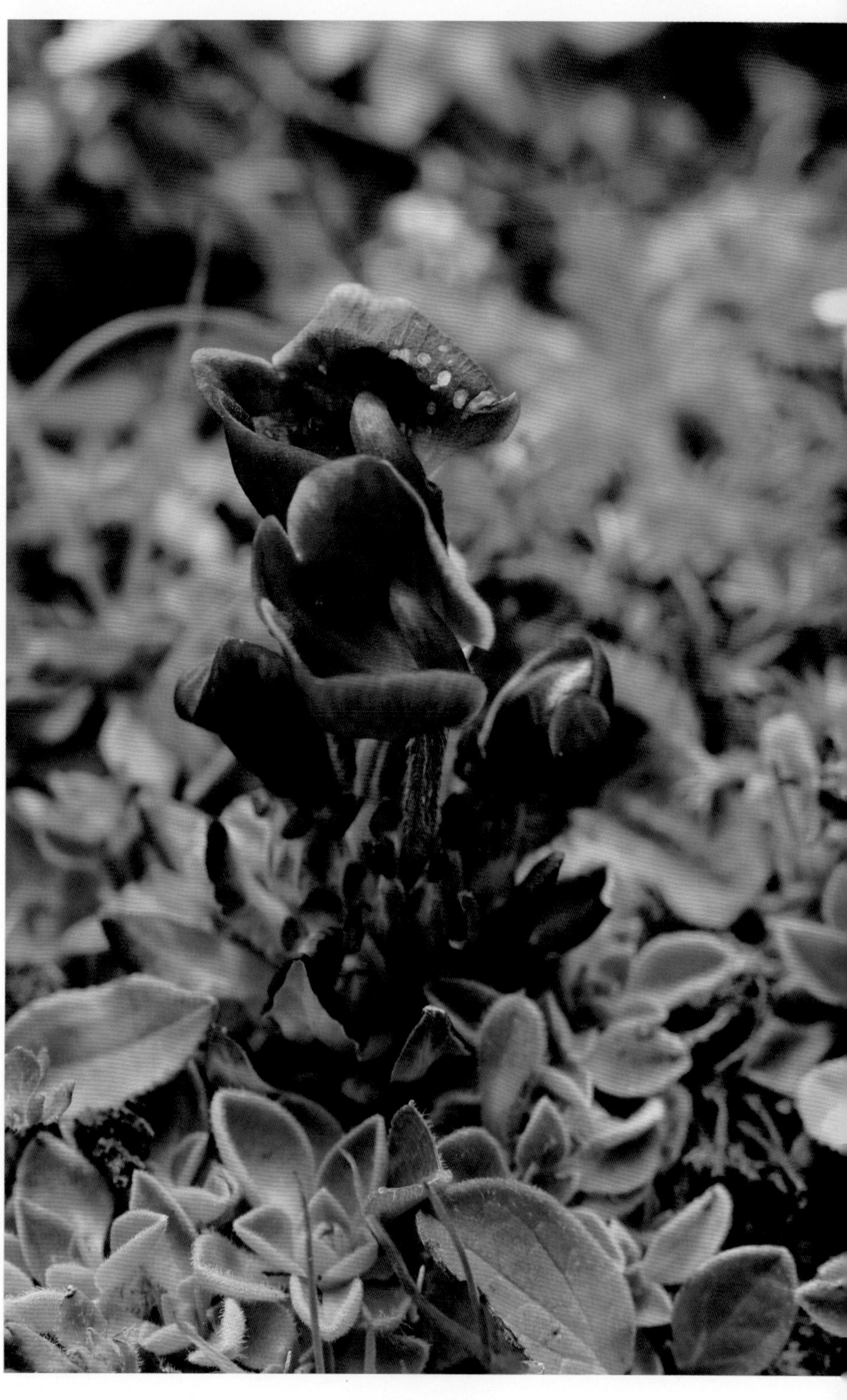

长 28 ～ 34mm，外面有毛，近先端处稍扩大以连于下唇与盔，后者几不膨大，其直立部分自管端约以 45° 角仰向后方，长 2 ～ 3mm，然后几以直角作膝状弯曲而转向前上方，成为含有雄蕊的部分，长 7 ～ 10mm，多少镰状弓曲，前方又向前下方渐细成 1 多少卷曲的长喙，长 8mm，先端凹头，下唇很大，宽 20 ～ 24mm，在自然情况下不摊平而两侧多少卷包盔部，中裂片长圆形至长卵形，长约 4mm，宽约 3mm，侧裂片斜椭圆形，宽约为中裂片的 4 倍；雄蕊着生于花冠筒先端，花丝 2 对，均有毛；柱头稍伸出。蒴果斜长圆形，有短凸尖，伸出萼 1 倍；种子灰白色，有明显的网纹。花期 6 ～ 7 月。

分布

分布于我国西藏南部以西地区。印度也有分布。

生境

生长于海拔 4200 ～ 4880m 的潮湿草地中。

药材名

露茹莫保、露如木保、娄日木保、陆日木保、鲁如木博（ལུག་རུ་སྨུག་པོ།），露如木保类（ལུག་རུ་སྨུག་པོ་རིགས།），江肖巴（རྒྱང་ཤོག་པ།）。

药用部位

花。

功能与主治

清热解毒，燥湿。用于胃痛，胃溃疡，胃出血，腹泻，食物中毒。

用量与用法

6 ～ 9g。

附　注

《月王药诊》《四部医典》《蓝琉璃》等中均记载有“ལུག་རུ།”（露如）。《蓝琉璃》将“露如”分为紫、红、黄、白 4 类；《晶珠本草》记载“露如”分为红 [“ལུག་རུ་དམར་པོ།”（露如玛保）]、黄 [“ལུག་རུ་སེར་པོ།”（露如赛保）]、紫 [“ལུག་རུ་སྨུག་པོ།”（露如莫保）] 或白、红、黄 3 种。现代文献记载的“露如”类的基原涉及马先蒿属（*Pedicularis*）的多种植物，“露如”为其总称；但不同文献、标准中对其品种划分及其基原的记载不尽一致。关于“露如木保”的基原，有观点认为以藓生马先蒿 *P. muscicola* Maxim. 为正品，也有观点认为以奥氏马先蒿 *P. oliveriana* Prain 为正品。《部标藏药》等标准中收载的“露如木保”的基原包括藓生马先蒿 *P. muscicola* Maxim.、极丽马先蒿 *P. decorissima* Diels、奥氏马先蒿 *P. oliveriana* Prain（欧氏马先蒿、茸背马先蒿、扭盔马先蒿）、拟鼻花马先蒿 *P. rhinanthoides* Schrenk 等。美丽马先蒿 *P. bella* Hk. f. 为西藏山南地区藏医习用的“露如木保”的基原之一，“རྒྱང་ཤོག་པ།”（江肖巴）可能系地方俗名。（参见“奥氏马先蒿”“极丽马先蒿”“大唇拟鼻花马先蒿”“毛盔马先蒿”条）

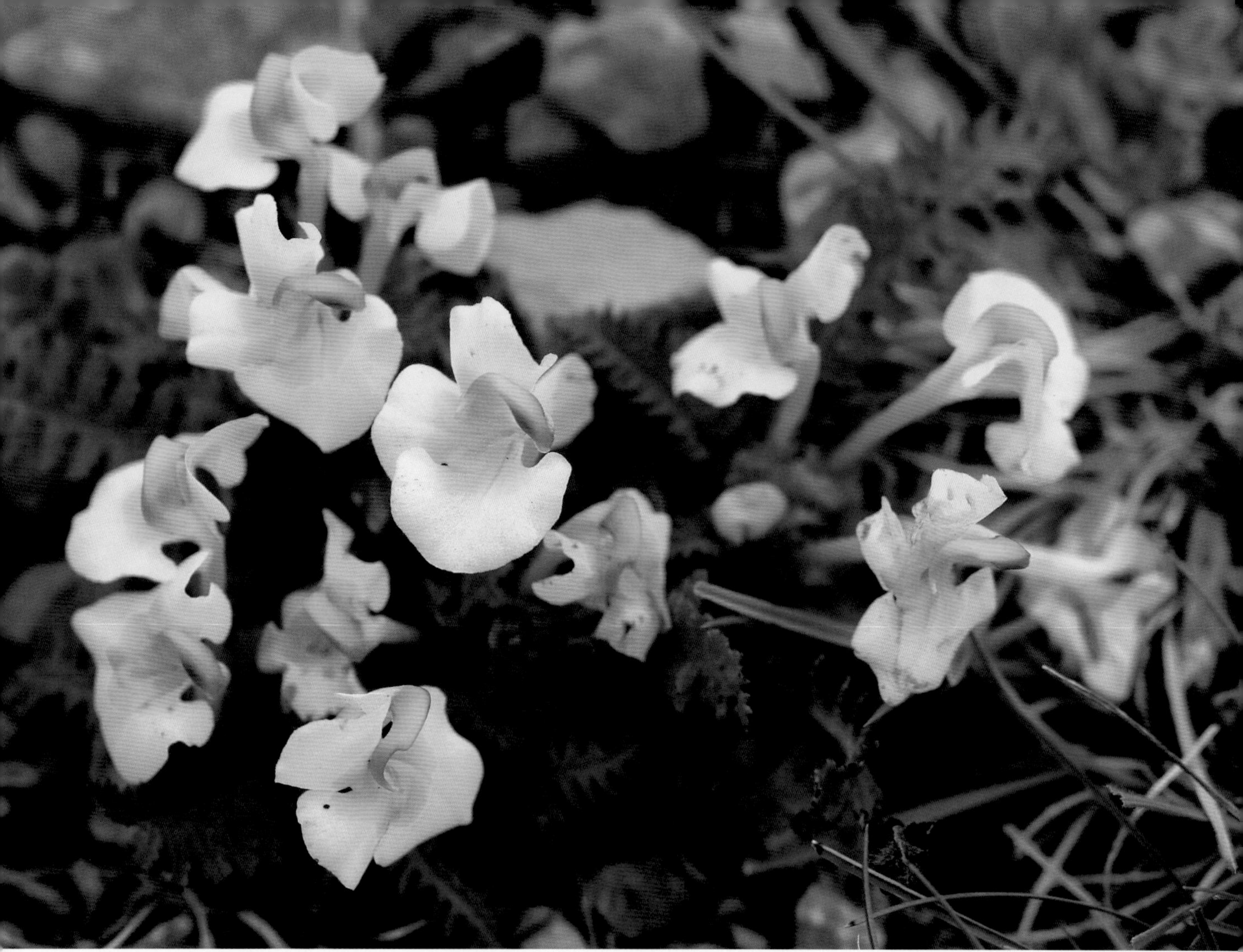

克洛氏马先蒿

Pedicularis croizatiana Li（凹唇马先蒿）

玄参科（Scrophulariaceae）　马先蒿属（*Pedicularis*）

形态

多年生低矮草本，有时稍稍升高，5 ~ 21cm，常成大丛，干时略变黑。根单条，伸长而垂直入地，不分枝，直径达 4mm，直径仅 1.3mm 者长亦达 7cm，发出少数须状支根。茎常多数，不分枝，有棱角及条纹，长 12 ~ 20cm，弯曲上升或更多强烈倾卧而后上升，有密毛。叶基生与茎生，相似，有叶柄，茎生者有时亚对生；叶柄长 1 ~ 2.5cm，微有翅，有毛；叶片膜质，无毛，中脉沟中有短毛，线状披针形至多少卵状长圆形，长 2 ~ 4.5cm，宽 5 ~ 10mm，羽状全裂，裂片卵状三角形至长圆状披针形，每边 9 ~ 12，愈向基愈疏远，长 3 ~ 5mm，钝头至锐头，有重锯齿，齿有刺尖，稍具胼胝。花均腋生，在升高的植株中在茎端密聚，下方之花则很疏远；苞片叶状，羽状半裂至全裂，柄略膨大，有密毛；花梗长 1 ~ 1.8mm，有长毛；花萼圆筒形，长 10 ~ 13mm，外面有长毛，无网脉或近管端处微有之，齿 3，不等，后方 1 较小，或有时仅 2，基部有柄，上部膨大成叶状，锐头，羽状全裂至深裂，裂片有齿；花冠黄色，长 3.3 ~ 4cm，花冠管长 2.5 ~ 3cm，外面有疏毛，直径 2mm，盔直立部分稍稍前俯，前缘高 2.5 ~ 3mm，先端即渐渐向前上方作镰状弯曲而成为含有雄蕊的部分，长 4 ~ 6mm，前端转向前下方成为多少拳卷或前端又反指前方的长喙，长约 5mm，全缘，在额部至喙的近基 1 段沿缝线有清晰的鸡冠状突起 1，下唇大小相差很大，宽 15 ~ 21mm，长 9 ~ 15mm，有缘毛，中裂仅略小于侧裂，宽过于长约 1 倍，为横置的肾形，先端浅凹头，侧裂肾状椭圆形，基部深耳形，边缘中部有浅凹缺；雄蕊着生于花管先端，花丝上端均有密毛。

分布

我国特有种。分布于我国四川西南部（木里）向西直至西藏（拉隆北山）。

生境

生于海拔 3700 ~ 4200m 的松林中、高山草地。

药材名

露如（ལུག་རུ།），露如色保、露如赛保、娄日赛保、陆日赛保、露茹色尔保（ལུག་རུ་སེར་པོ།），露如嘎保（ལུག་རུ་དཀར་པོ།）。

药用部位

花。

功能与主治

清热解毒，生肌愈疮，利尿。用于食肉中毒症，外伤及化脓性外伤，高热，水肿。

用量与用法

3 ~ 6g。内服研末，或入丸、散剂。

附注

《度母本草》记载“ལུག་རུ་སྨུག་པོ།”（露如木保）按生境和花色分为白、红、黄 3 种；《晶珠本草》记载“ལུག་རུ།”（露如）分为红 [“ལུག་རུ་དམར་པོ།”（露如玛保）]、黄 [“ལུག་རུ་སེར་པོ།”（露如赛保）]、紫 [“ལུག་རུ་སྨུག་པོ།”（露如木保）]3 种，其中黄者又分为白 [“ལུག་རུ་དཀར་པོ།”（露如嘎保）] 和黄（即露如赛保）2 种。“ལུག་རུ།”（露如）为来源于马先蒿属（*Pedicularis*）的一类药物的总称。现代文献记载各地藏医所用“露如”类的基原包括 20 余种马先蒿属植物，不同文献对“露如”不同品种的基原种类有不同观点。文献记载克洛氏马先蒿 *P. croizatiana* Li（凹唇马先蒿）为黄者“ལུག་རུ་སེར་པོ།”（娄日赛保）或白者“ལུག་རུ་དཀར་པོ།”（露如嘎保）的基原之一，与克洛氏马先蒿 *P. croizatiana* Li 同样使用的尚有管状长花马先蒿 *P. longiflora* Rudolph var. *tubiformis* (Klotz.) Tsoong、凸额马先蒿 *P. cranolopha* Maxim.、普氏马先蒿 *P. przewalskii* Maxim. 等。（参见“管状长花马先蒿”条）

凸额马先蒿

Pedicularis cranolopha Maxim.

玄参科（Scrophulariaceae） 马先蒿属（*Pedicularis*）

形态

多年生草本。干时不变黑，低矮或稍稍升高，高 5 ~ 23cm，多少有毛。根常分枝，不很粗壮，长达 10cm，直径达 3mm。茎常丛生，一般很短，有时伸长，多铺散成丛，在大植株中弯曲上升，不分枝，有清晰的沟纹，沿沟有成线的毛。叶基出与茎生，基出者有时早枯，有长柄，柄长达 3cm，有明显的翅，叶片长圆状披针形至披针状线形，羽状深裂，长达 6cm，宽达 15mm，裂片卵形至披针状长圆形，锐头，羽状浅裂至具重锯齿，每边达 15，疏远，其间距有时宽于裂片本身，茎生叶有时下部者假对生，上部者互生。花序总状顶生，花数不多；苞片叶状；萼膜质，很大，长 12 ~ 20mm，前方开裂 2/5 ~ 1/2，外面光滑有微毛，主脉 5，其中 2 条较粗，次脉 5 ~ 6，纤细，管上部多少有网脉，齿 3，后方 1 枚多退化而很小，常全缘或略有锯齿，侧方 2 枚极大，基部有柄，

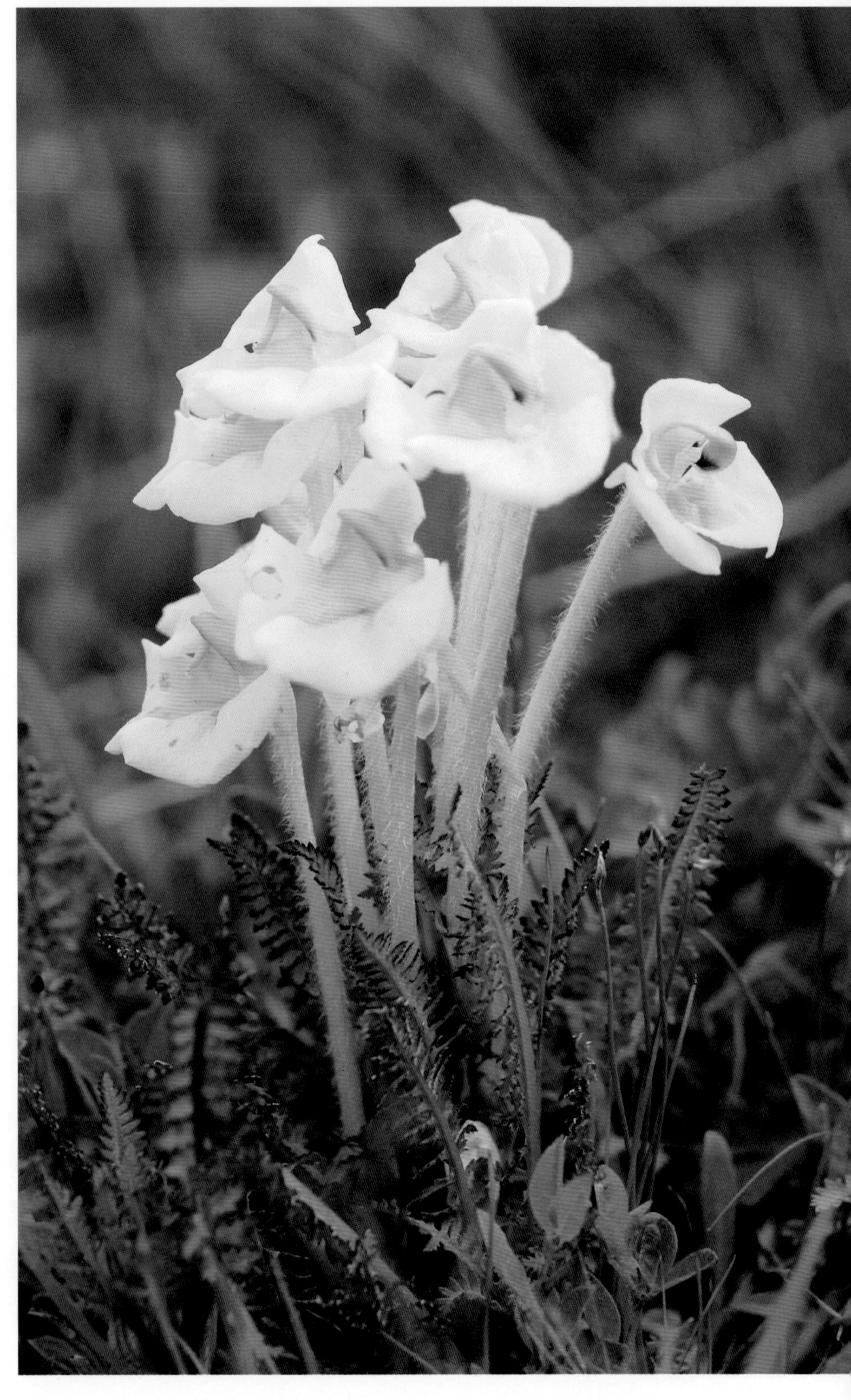

上方卵状膨大，叶状而羽状全裂，裂片 3 ~ 4 对，有具刺尖的锯齿；花冠长 4 ~ 5cm，外面有毛，盔直立部分略前俯，长约 4mm，上端即镰状弓曲向前上方成为含有雄蕊的部分，长约 6mm，其前端急细为略作半环状弓曲而端指向喉部的喙，长 7 ~ 8mm，端深 2 裂，在额部与喙的基部相接处有相当高凸而常为三角形的鸡冠状突起，下唇宽过于长，宽约 20mm，长约 13mm，有密缘毛，侧裂多少扇形，先端圆而不凹，宽 13mm，长约 8mm，中裂亦宽过于长，宽 10 ~ 12mm，长仅 6 ~ 7mm，多少肾形，前方有明显的凹头；花丝 2 对均有密毛。花期 6 ~ 7 月。

分布

我国特有种。分布于我国青海东北部（贵南）、甘肃西南部、四川北部。

生境

生长于海拔约 3800m 的高山草原。

药材名

露如赛保、露如色保、娄日赛保、陆日赛保、露茹色尔保（ལུག་རུ་སེར་པོ།），露如嘎保（ལུག་རུ་དཀར་པོ།）。

药用部位

花。

功能与主治

清热解毒，生肌愈疮，利尿。用于肉食中毒症，外伤及化脓性外伤，高热，水肿。

用量与用法

3 ~ 6g。内服研末，或入丸、散剂。

附注

《四部医典》《宇妥本草》等书中记载有“ལུག་རུ་སེར་པོ།”（露如赛保）。《度母本草》记载“ལུག་རུ།”（露如）按生境和花色不同分为白、红、黄 3 种；《晶珠本草》记载“ལུག་རུ།”（露如）分紫 [“ལུག་རུ་སྨུག་པོ།”（露如木保）]、红 [“ལུག་རུ་དམར་པོ།”（露如玛保）]、黄 [“ལུག་རུ་སེར་པོ།”（露如赛保）] 3 种，其中黄者又分为生高山的白者 [“ལུག་རུ་དཀར་པོ།”（露如嘎保）] 和生山沟的黄者 [“ལུག་རུ་སེར་པོ།”（露如赛保）] 2 种，各种的功效不尽相同。“ལུག་རུ།”（露如）为来源于马先蒿属（*Pedicularis*）的多种药物的总称。现代文献中记载的“露如”均为马先蒿属植物，各地藏医所用有 20 余种，各文献对不同品种的基原有不同观点。不同文献记载的“露如赛保”的基原有凸额马先蒿 *P. cranolopha* Maxim. 等约 10 种，《藏药晶镜本草》（2018）则将凸额马先蒿 *P. cranolopha* Maxim. 作为白者“露如嘎保”的基原。《部标藏药》等标准中将管状长花马先蒿 *P. longiflora* Rudolph var. *tubiformis* (Klotz.) Tsoong（长花马先蒿管状变种、长花马先蒿、斑唇马先蒿）、长花马先蒿 *P. longiflora* Rudolph 及同属多种植物作为“ལུག་རུ་སེར་པོ།”（露如赛保）的基原。（参见“管状长花马先蒿”“极丽马先蒿”“矮小普氏马先蒿”“半扭卷马先蒿”等条）

在《中国植物志》中，*P. longiflora* Rudolph 的中文名为“长花马先蒿”；*P. longiflora* Rudolph var. *tubiformis* (Klotz.) Tsoong 的中文名为“长花马先蒿管状变种”，本书使用“管状长花马先蒿”名称。

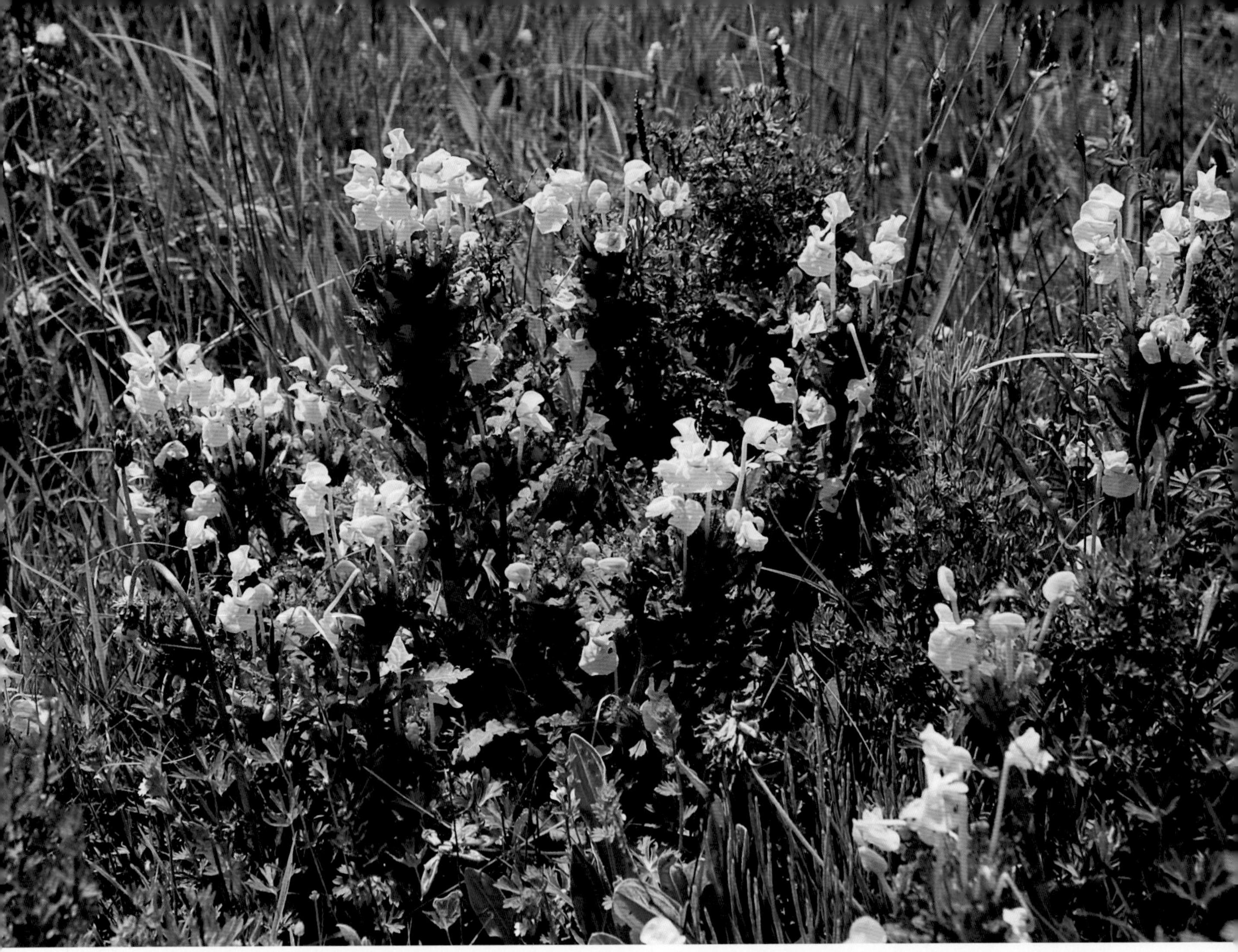

中国马先蒿

Pedicularis chinensis Maxim.

玄参科（Scrophulariaceae） 马先蒿属（*Pedicularis*）

形态

一年生，低矮或多少升高，可达 30cm，干时不变黑。主根圆锥形，有少数支根，长达 8cm。茎单出或多条，直立或外方者弯曲上升甚至倾卧，有深沟纹，有成行的毛或几光滑，有时上部偶有分枝。叶基生与茎生，均有柄，基生叶的叶柄长达 4cm，近基的大半部分有长毛，上部的叶柄较短；叶片披针状长圆形至线状长圆形，长达 7cm，宽达 18mm，羽状浅裂至半裂，裂片近先端者靠近，向后较疏远，7 ~ 13 对，卵形，有时带方形，具钝头，基部常多少全缘而连于轴翅，前半部分有重锯齿，齿常有胼胝，两面无毛，下面碎冰纹网脉明显。花序常占植株的大部分，有时近基处叶腋中亦有花；苞片叶状而较小，柄近基处膨大，常有长而密的缘毛；花梗短，长者可达 10mm，被短细毛；花萼管状，长 15 ~ 18mm，生有白色长毛，下部较密，或有时无长毛而仅被密短毛，亦有具紫斑者，前方约开裂至 2/5 处，脉很多，达 20，其中仅 2 较粗，通入齿中，齿仅 2，基部有极短的柄，以上即膨大成叶状，绿色，卵形至圆形，边缘有缺刻状重锯齿；花冠黄色，管部长

4.5 ~ 5cm，外面有毛，先端不扩大，盔直立部分稍向后仰，前缘高 3 ~ 4mm，上端渐渐转向前上方成为含有雄蕊的部分，长约 4mm，前端又渐细为先端指向喉部的半环状长喙，长达 9 ~ 10mm，下唇宽大于长，宽约 20mm，长自盔的基部计仅 9 ~ 10mm，有短而密的缘毛，侧裂片强烈指向前外方（按其脉理而言），具钝头，为不等的心形，其外侧的基部耳形很深，两边合成下唇的深心形基部，中裂片宽大于长，宽约 6mm，长仅 3 ~ 3.5mm，具截头至微圆头，完全不伸至侧裂片之前；雄蕊花丝 2 对，均被密毛。蒴果长圆状披针形，长 19mm，宽 7mm，稍偏斜，上背部缝线较急剧地弯向下方，在近先端处形成 1 斜截头，先端更有指向前下方的小凸尖。

分布

我国特有种。分布于青海东北部、甘肃南部和中部、山西北部、河北北部。

生境

生长于海拔 1700 ~ 2900m 的高山草地。

药材名

露如赛保、露如色保、娄日赛保、陆日赛保、露茹色尔保（ལུག་རུ་སེར་པོ།）。

药用部位

花。

功能与主治

清热解毒，生肌愈创，利尿。用于食肉中毒症，外伤及化脓性外伤，高热，水肿。

用量与用法

3 ~ 6g。内服研末，或入丸、散剂。

附注

《晶珠本草》记载“ལུག་རུ།”（露如）为来源于马先蒿属（*Pedicularis*）的多种药物的总称，言其分为紫 [“ལུག་རུ་སྨུག་པོ།”（露如木保）]、红 [“ལུག་རུ་དམར་པོ།”（露如玛保）]、黄 [“ལུག་རུ་སེར་པོ།”（露如赛保）]3 种。现代文献中记载的“露如”均为马先蒿属植物，各地藏医所用有 20 余种，不同文献对“露如”的各品种的基原种类有不同观点。据文献记载，中国马先蒿 *P. chinensis* Maxim. 为黄者“露如赛保”的基原之一。《部标藏药》《青海藏标》《藏标》等中收载的黄者 [“ལུག་རུ་སེར་པོ།”（露如赛保）] 的基原为长花马先蒿 *P. longiflora* Rudolph、斑唇马先蒿 *P. longiflora* Rudolph var. *tubiformis* (Klotz.) Tsoong 及同属多种植物。文献记载的“露如赛保”的基原还有克洛氏马先蒿 *P. croizatiana* Li（凹唇马先蒿）、凸额马先蒿 *P. cranolopha* Maxim. 等多种。（参见“管状长花马先蒿”“极丽马先蒿”“矮小普氏马先蒿”条）

在《中国植物志》中，*P. longiflora* Rudolph 的中文名为“长花马先蒿”；*P. longiflora* Rudolph var. *tubiformis* (Klotz.) Tsoong 的中文名为“长花马先蒿管状变种”（本书使用其别名“管状长花马先蒿”）。

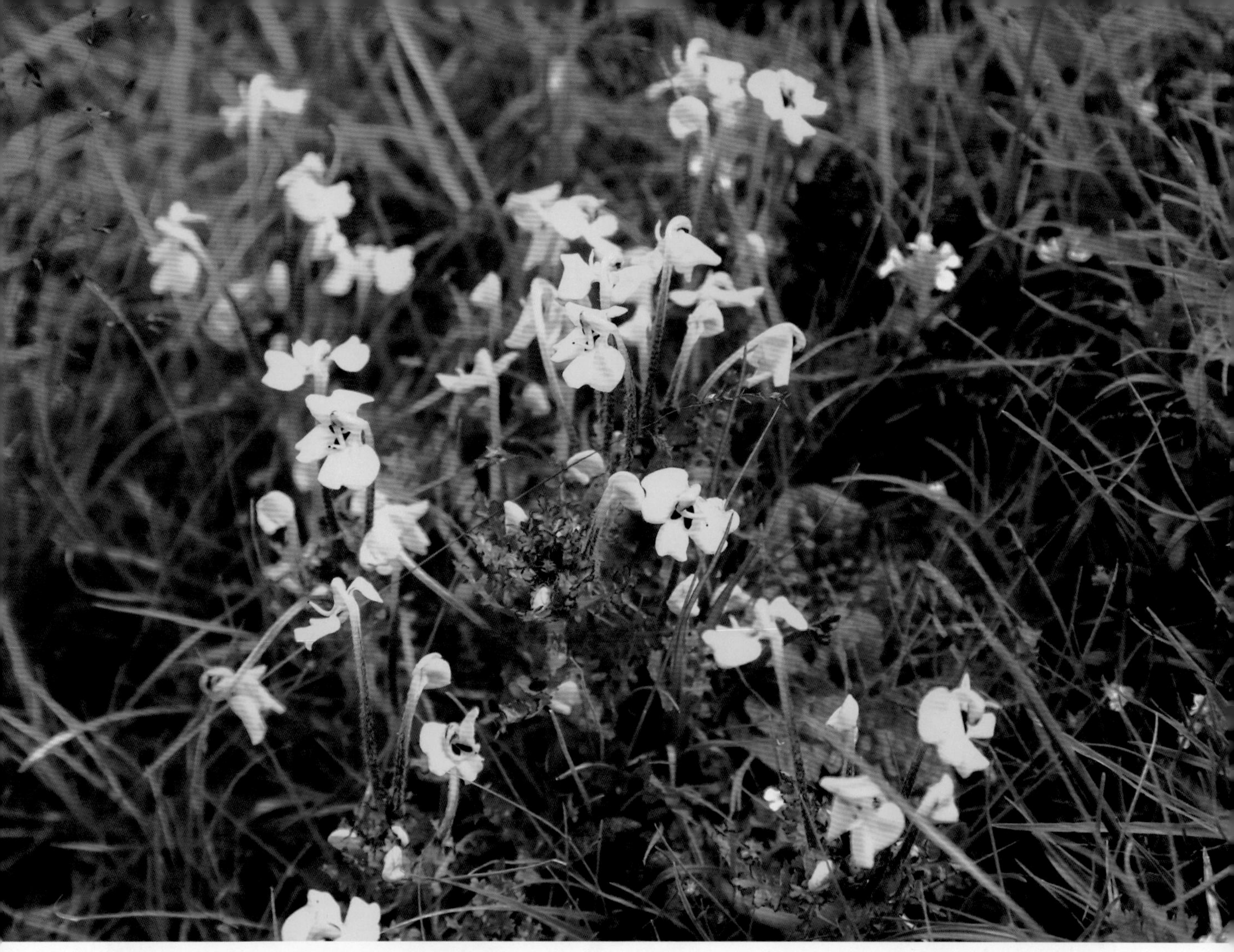

管状长花马先蒿

Pedicularis longiflora Rudolph var. *tubiformis* (Klotz.) Tsoong（斑唇马先蒿）

玄参科（Scrophulariaceae）　马先蒿属（*Pedicularis*）

形态

低矮草本，全身少毛。根束生，几不增粗，长者长可达 15cm，下端渐细成须状。茎多短，很少伸长。叶基出与茎出，常成密丛，有长柄，柄在基生叶中较长，长 1 ~ 2cm，在茎生叶中较短，下半部常多少膜质膨大，时有疏长缘毛，叶片羽状浅裂至深裂，有时最下方叶几为全缘，披针形至狭长圆形，两面无毛，背面网脉明显而细，常有疏散的白色肤屑状物，裂片 5 ~ 9 对，有重锯齿，齿常有胼胝而反卷。花均腋生，有短梗；花萼管状，长 11 ~ 15mm，前方开裂约至 2/5 处，裂口多少膨臌，无毛，仅有极微的缘毛，脉约 15，其中仅 2 条较粗，然亦细弱，仅近管端处略有网结，齿 2，有短柄，多少掌状开裂，裂片有少数锯齿；花均腋生，花冠黄色，长不及 5cm，管外面有毛，盔直立部分稍向后仰，前缘高仅 2 ~ 3mm，上端转向前上方，成为多少膨大的含有雄蕊部分，长 4 ~ 5mm，宽达 3mm，其前端很快狭细为环状卷曲细喙的一半，长约 6mm，其先端指向花喉，下唇具长缘毛，宽达 20mm，长 11 ~ 12mm，中裂片较小，近倒心形，约向前凸出一半，长 5 ~ 6mm，宽约相等，先端明显凹入，侧裂为斜宽卵形，具凹头，外侧明显耳形，长约为中裂的 2 倍，下唇近喉处有 2 棕红色斑点；花丝 2 对均有密毛，着生于花管之先端；花柱明显伸出喙端。蒴果披针形，长达 22mm，宽达 6mm，约自萼中伸出 3/5，基部有伸长的梗，长可达 2cm；种子狭卵圆形，有明显的黑色种阜，具纵条纹，长约 2mm。花期 5 ~ 10 月。

分布

分布于我国四川（甘孜）、青海（合作）。

生境

生长于海拔 2700 ~ 5300m 的山谷草甸、溪流旁。

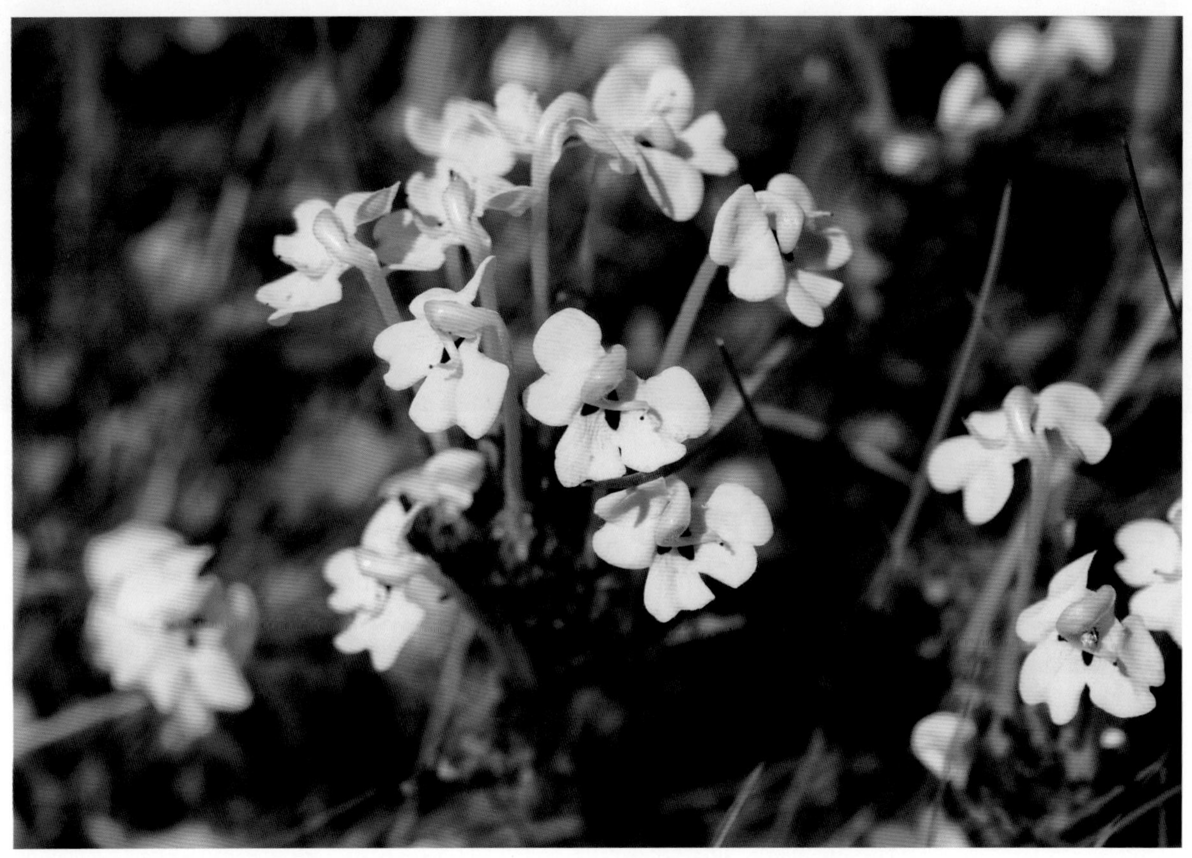

药材名

露如赛保、露如色保、娄日赛保、陆日赛保、露茹色尔保、露茹色博（ལུག་རུ་སེར་པོ།）。

药用部位

花。

功能与主治

清热解毒，生肌愈疮，利尿。用于食肉中毒症，外伤及化脓性外伤，高热，水肿等。

用量与用法

3 ~ 6g。内服研末，或入丸、散剂。

附 注

《四部医典》《宇妥本草》等记载有"ལུག་རུ་སེར་པོ།"（露如赛保）。《度母本草》记载"ལུག་རུ།"（露如）按生境和花色分为白、红、黄3种；《晶珠本草》记载"露如"分为紫["ལུག་རུ་སྨུག་པོ།"（露如木保）]、红["ལུག་རུ་དམར་པོ།"（露如玛保）]、黄["ལུག་རུ་སེར་པོ།"（露如赛保）]3种，各种的功效不尽相同。"露如"为来源于马先蒿属（*Pedicularis*）的多种药物的总称。现代文献中记载的"露如"类的基原均为马先蒿属植物，各地藏医所用有20余种，不同文献对"露如"的不同品种的基原种类有不同观点。《部标藏药》（斑唇马先蒿/ལུག་རུ་སེར་པོ།/露如赛保）、《青海藏标》（长花马先蒿/ལུག་རུ་སེར་པོ།/娄日赛保）收载的基原为"长花马先蒿 *Pedicularis longiflora* Rudolph var. *tubiformis* (Klotz.) Tsoong（斑唇马先蒿）及同属多种植物"；《藏标》以"长花马先蒿/ལུག་རུ་སེར་པོ།/露茹色尔保"之名收载了长花马先蒿 *P. longiflora* Rudolph和斑唇马先蒿 *P. longiflora* Rudolph var. *tubiformis* (Klotz.) Tsoong。文献记载的黄色"露如"（包括《晶珠本草》细分的黄者的白、黄2种）的基原还有矮小普氏马先蒿 *P. przewalskii* Maxim.var. *microphyton* Li[普氏马先蒿矮小亚种 *P. przewalskii* Maxim. subsp. *microphyton* (Bur. et Franch.) Tsoong]、克洛氏马先蒿 *P. croizatiana* Li（凹唇马先蒿）、凸额马先蒿 *P. cranolopha* Maxim.、普氏马先蒿 *P. przewalskii* Maxim.、中国马先蒿 *P. chinensis* Maxim.、半扭捲马先蒿 *P. semitorta* Maxim. 等。（参见"极丽马先蒿""矮小普氏马先蒿""中国马先蒿""克洛氏马先蒿""半扭捲马先蒿""凸额马先蒿"条）

在《中国植物志》中，*P. longiflora* Rudolph 的中文名为"长花马先蒿"；*P. longiflora* Rudolph var. *tubiformis* (Klotz.) Tsoong 的中文名为"长花马先蒿管状变种"，本书中采用"管状长花马先蒿"之名。

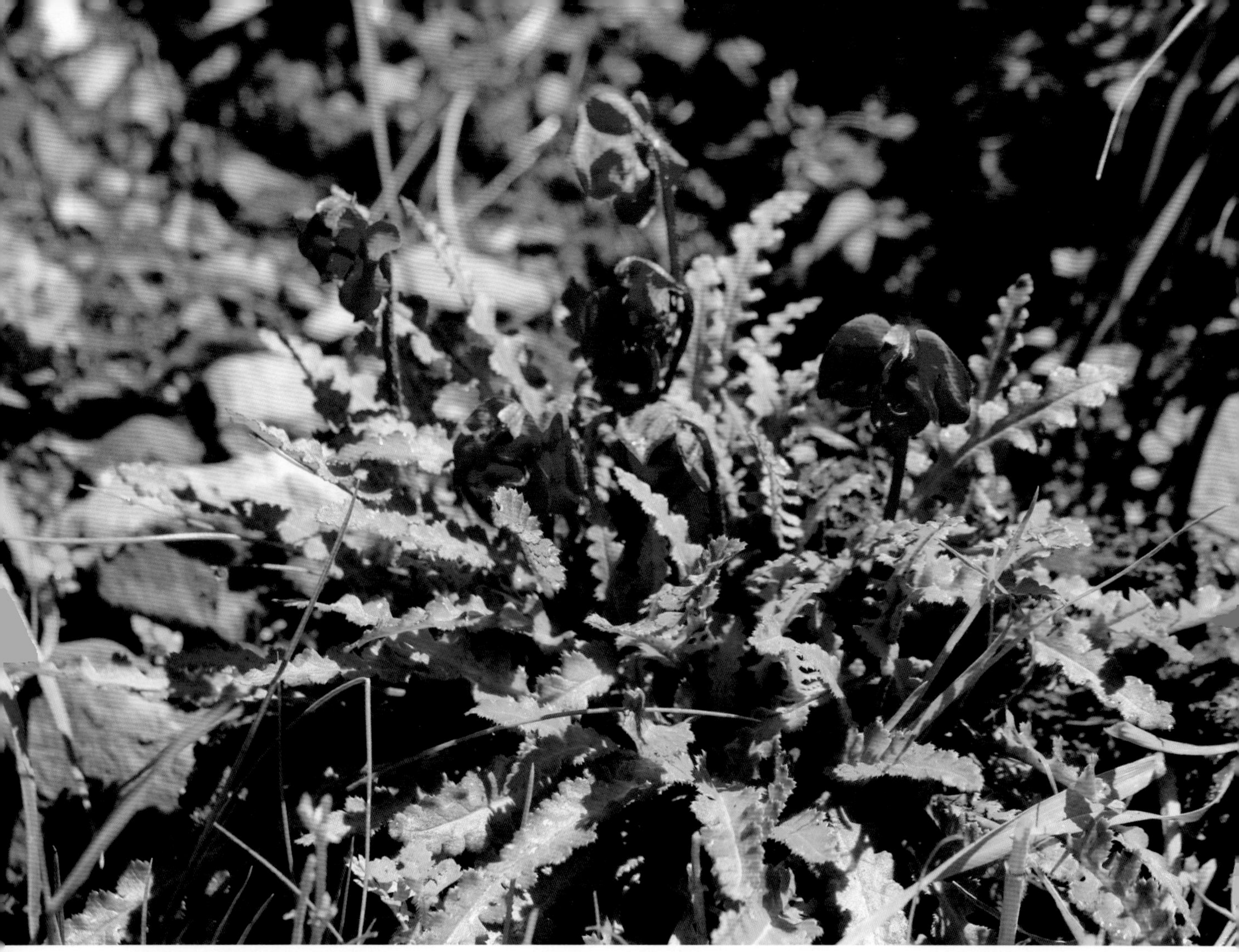

极丽马先蒿

Pedicularis decorissima Diels

玄参科（Scrophulariaceae）　马先蒿属（*Pedicularis*）

形态

多年生草本，干时变暗棕色，常成密丛，直径达 30cm，高达 15cm。根茎短，长仅 1 ~ 2cm，节少数，被宿存的卵形至披针形鳞片，下端为圆锥状主根，直径达 4 ~ 5mm，一般较细，常有分枝，长 6 ~ 7cm。茎常多条，中央者短，外方者常倾卧而先端略上升，长达 10cm，多少扁平，有沟纹，两侧有翅状突起，光滑或有毛。叶基出与茎生，均有长柄，柄长者达 6cm，一般 1 ~ 3cm，除上面沟中有短细毛外，全部多少有长毛，有时很密，两侧有翅，叶片长 2 ~ 7cm，宽达 1.8cm，仅上面中肋沟中有短细毛，边缘羽状深裂，偶羽状浅裂，裂片大而少，多者达 9 对，前方开裂较浅，三角形至三角状卵形，长 5 ~ 6mm，宽约与长相等，有重锯齿，幼时仅齿尖为胼胝质，老时胼胝质加多加厚，边缘强烈反卷，茎生叶有时假对生。花均腋生，生于主茎上者几直达基部，生于侧茎上者生近枝端；苞片叶状；花梗短；花萼多密被多细胞长毛，很大，长达 20mm 以上，管部多少呈卵圆状，前方开裂约达一半，脉多条，仅 2 稍较粗，但亦细弱，无网脉，萼齿 2，长、大，具细柄，长达 3mm，上方叶状膨大，卵形，长约与柄相等，边缘羽状开裂，裂片约 3 对，有具刺尖的锐齿；花冠浅红色，管部极长，可达 12cm，外面被疏毛，盔直立部分的基部很狭，与花冠管等粗，向上迅速变宽，前缘高约 5mm，向上即转向前上方，与多少直上而后几以直角转向前方的背缝线组成强大的近三角形的含有雄蕊部分，宽达 5mm，在额部下方两侧密被短线毛，前方细缩成卷成大半环而先端反指向前上方的喙，在额部前方与喙近基部的 1/3 处，生有凸起极高的鸡冠状突起，高达 3.5mm，长达 5mm，很像 1 个第 2 枚含有雄蕊的部分，喙端 2 裂，裂片一长一短，长者达 3mm，较狭细，短者为宽卵形，花柱即在较短的裂片中伸出，下唇很大，宽达 28mm，自侧裂基部至中裂前缘长 20 ~ 23mm，有长缘毛，中裂较小，倒卵形而略带方形，截头至圆头，向前凸出一半或更多，侧裂片宽肾形，宽达 16 ~ 18mm，长 11 ~ 12mm，基部深耳形；花丝 2 对，均被密毛。

分布

我国特有种。分布于青海东部、甘肃西南部、四川西部。

生境

生长于海拔 2900 ~ 3500m 的高山草甸中。

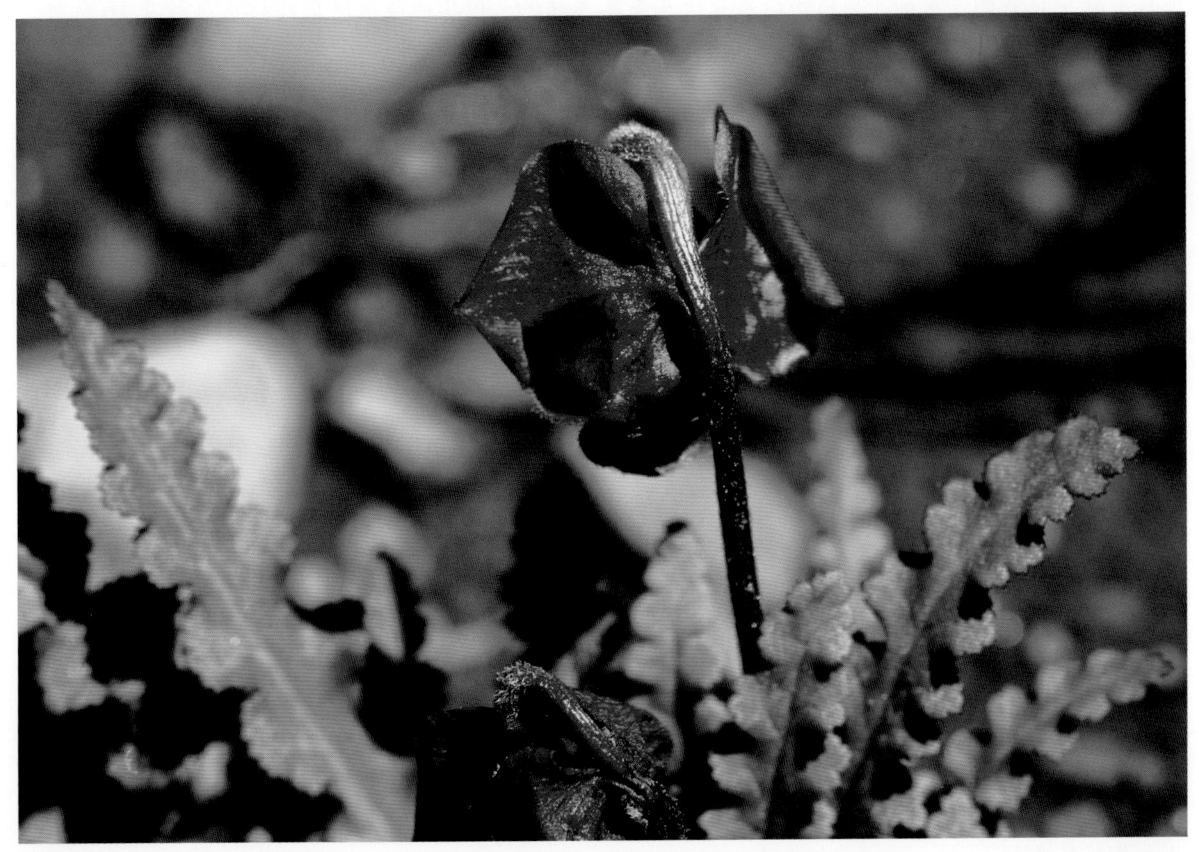

药材名

露如木保、娄日木保、陆日木保、鲁如木博、露茹莫保（ལུག་རུ་སྨུག་པོ།），露如玛保（ལུག་རུ་དམར་པོ།）。

药用部位

花。

功能与主治

敛毒，生肌，清胃热。用于肉食中毒，“培根木布”病，热性腹泻，痞瘤，肺病，脉病。（《中华本草·藏药卷》《中国藏药》）

清热解毒。用于急性胃肠炎，肉食中毒。（《藏标》）

用量与用法

2 ~ 9g。内服研末。

附注

《度母本草》等中记载有“ལུག་རུ།”（露如），言其按生境和花色分为白、红、黄 3 种；《晶珠本草》记载其分为红 [“ལུག་རུ་དམར་པོ།”（露如玛保）]、黄 [“ལུག་རུ་སེར་པོ། ”（露如赛保）]、紫 [“ལུག་རུ་སྨུག་པོ། ”（露如木保）]3 种；其中，红者、紫者为敛毒、治肉毒症之药物，黄者为退热、益肝胆、止遗精、治高热“隆”症之药物。“ལུག་རུ།”（露如）为来源于马先蒿属（*Pedicularis*）植物的一类药物的总称。现代文献中记载的“露如”类药物均来源于马先蒿属植物，但各地藏医所用药材基原涉及 10 余种，且不同品种的基原在不同文献也存在不同。《藏标》收载的“极丽马先蒿 /ལུག་རུ་སྨུག་པོ/ 露茹莫保”的基原为极丽马先蒿 *P. decorissima* Diels、奥氏马先蒿 *P. oliveriana* Prain（扭盔马先蒿、绒背马先蒿）；《部标藏药》收载的“藓生马先蒿 /ལུག་རུ་སྨུག་པོ/ 露如木保”的基原为藓生马先蒿 *P. muscicola* Maxim.;《青海藏标》收载的“藓生马先蒿 /ལུག་རུ་སྨུག་པོ/ 娄日木保”的基原为藓生马先蒿 *P. edicularis* Maxim. 及其同属多种植物，并在附注中记载青海常用的同属植物有拟鼻花马先蒿 *P. rhinanthoides* Schrenk ex Fisch. et Mey.、极丽马先蒿 *P. decorissima* Diels、绒背马先蒿 *P. oliveriana* Prain（奥氏马先蒿）；但各标准记载的“ལུག་རུ་སྨུག་པོ།”（露如木保）的功能、主治基本相同。也有观点认为，《蓝琉璃》和《晶珠本草》记载的“露如木保”的正品应为奥氏马先蒿 *P. oliveriana* Prain;《藏药晶镜本草》也记载“露如木保”的基原为奥氏马先蒿 *P. oliveriana* Prain，而极丽马先蒿 *P. decorissima* Diels 为“露如玛保”的基原。据文献记载，紫色品种（露如木保）的基原还包括甘青马先蒿 *P. przewalskii* Maxim.、青南马先蒿 *P. przewalskii* Maxim. subsp. *australis* (Li) Tsoong（普氏马先蒿南方亚种）、管花马先蒿 *P. siphonantha* Don、毛盔马先蒿 *P. trichoglossa* Hk. f.、大唇拟鼻花马先蒿 *P. rhinanthoides* Schrenk subsp. *labellata* (Jacq.) Tsoong（拟鼻花马先蒿大唇亚种）等。根据实地调查和鉴定，云南迪庆藏医就地自采使用的“露如木保”可能系台氏管花马先蒿 *P. siphonantha* Don var. *delavayi* (Franch.) Tsoong 和之形喙马先蒿 *P. sigmoidea* Franch. ex Maxim.。（参见“毛盔马先蒿”“奥氏马先蒿”“管花马先蒿”“大唇拟鼻花马先蒿”等条）

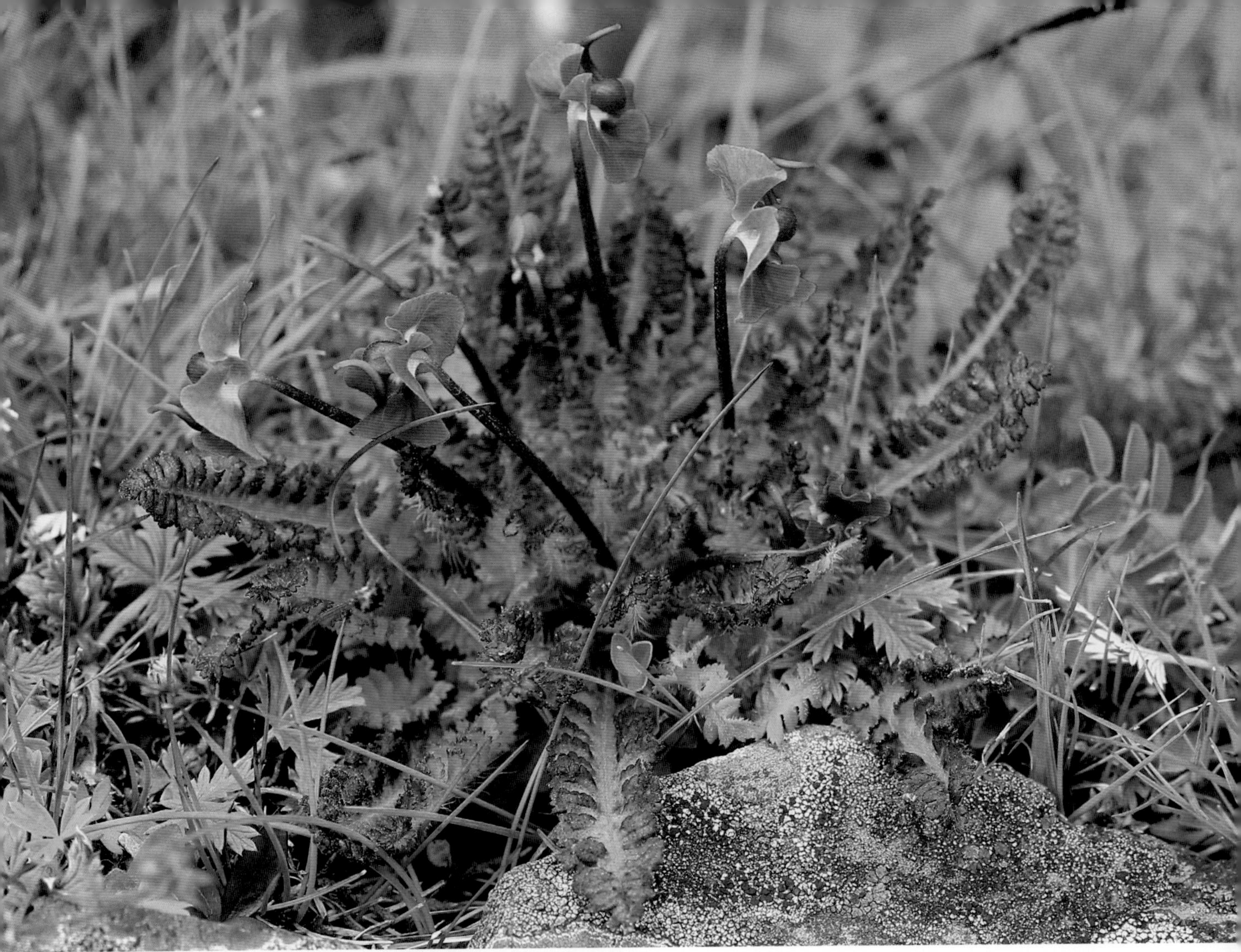

管花马先蒿

Pedicularis siphonantha Don

玄参科（Scrophulariaceae） 马先蒿属（*Pedicularis*）

形态

多年生草本，低矮或略升高，干时不变黑或多少变黑，大小很不相等。主根圆锥状，多少圆筒形而不膨大，或有时略作纺锤形，长达 7cm，有时分枝，很少有作强烈的纺锤形者；根茎短，常有少数宿存鳞片。茎单出而亚直立，或有时多条而侧出者倾卧铺散，使植物成一大丛，下部成为圆柱形，稍上即有深沟纹，几无毛。叶基生与茎生，均有长柄，柄长达 3.5cm，两侧有明显的膜质翅，无毛或有疏长毛；叶片披针状长圆形至线状长圆形，极少为卵状椭圆形，长 1 ~ 6cm，宽 7 ~ 16mm，羽状全裂，裂片 6 ~ 15 对，多狭而多少披针形，多少靠近，但有时亦可为宽卵形至三角形，而近基部者相当疏远，长达 7mm，宽者亦达 7mm，边缘有羽状小裂或重锯齿，表面有散布的短毛，背面碎冰状网纹常清晰，网眼中叶面常凸起，沿主脉有伸张的疏长毛。花全部腋生，在主茎上常直达基部而很密，在侧茎上则下部的花很疏远而使茎裸露；苞片完全叶状，向上渐小，几光滑或有长缘毛；花萼多少圆筒形，有毛，有时很密，管长达 12mm，前方开裂至 1/3 左右，脉多而细，主脉2，稍粗，没有网纹或近顶处稍有之，齿2，有柄，上方膨大、有裂片或深齿，长仅2 ~ 3mm，有时后方1齿亦以极小的短尖存在；花冠玫瑰红色，管长多变，长40 ~ 70mm，有细毛，盔的直立部分前缘有清晰的耳状突起，先端强烈扭折，使含有雄蕊部分顶向下而缘向上，后者略膨大，前方渐细为卷成半环状的喙，长达11mm，有时稍作"S"形扭旋，先端浅2裂，下唇宽大于长，宽15 ~ 18mm，长11 ~ 15mm，基部深心形，裂片均具凹头或浅2裂，中裂稍小，裂片两侧边缘均互相盖叠；雄蕊着生于管端，前方1对花丝有毛；柱头在喙端伸出。蒴果卵状长圆形，先端几伸直而具锐头。

分布

分布于我国西藏南部与尼泊尔交界区的珠穆朗玛峰以东至昌都南部。尼泊尔也有分布。

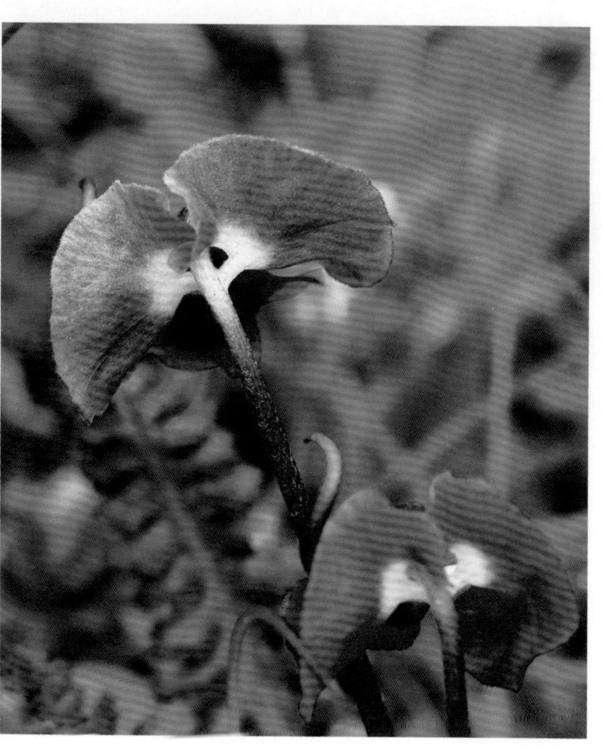

生境

生长于海拔3500 ~ 4500m的高山湿草地。

药材名

露如木保、娄日木保、陆日木保、鲁如木博、露茹莫保（ལུག་རུ་སྨུག་པོ།）。

药用部位

花。

功能与主治

敛毒，生肌，清胃热。用于肉食中毒，"培根木布"病，热性腹泻，痞瘤，肺病，脉病。

用量与用法

6 ~ 9g。

附　注

《度母本草》记载"ལུག་རུ་སྨུག་པོ།"（露如木保）按生境和花色分为白、红、黄3种；《晶珠本草》记载"ལུག་རུ།"（露如）分为红["ལུག་རུ་དམར་པོ།"（露如玛保）]、黄["ལུག་རུ་སེར་པོ།"（露如赛保）]、紫["ལུག་རུ་སྨུག་པོ།"（露如木保）]3种。"露如"为来源于马先蒿属（*Pedicularis*）植物的一类药物的总称。现代文献中记载的"露如"类均为马先蒿属植物，各地藏医所用有20余种，不同文献对"露如"的不同品种的基原种类有不同观点。据文献记载，管花马先蒿 *P. siphonantha* Don 为紫者（鲁如木博）的基原之一。《部标藏药》等标准中收载的"ལུག་རུ་སྨུག་པོ།/露如木保"的基原有极丽马先蒿 *P. decorissima* Diels、奥氏马先蒿 *P. oliveriana* Prain（扭盔马先蒿、绒背马先蒿）、藓生马先蒿 *P. muscicola* Maxim.，或还包括"同属多种植物"。（参见"极丽马先蒿""毛盔马先蒿""奥氏马先蒿"条）

硕花马先蒿

Pedicularis megalantha Don

玄参科（Scrophulariaceae）　马先蒿属（*Pedicularis*）

形态

一年生草本，干时不变黑，直立，多中等高度，高可达45cm，偶尔低矮，仅高6cm，草质。主根不分枝或分枝，直径4 ~ 5mm，长3 ~ 7cm，根颈有须状根。茎常成丛或单条，直径达7mm，几无毛。叶基出者常早枯，茎生叶少数，上方者多变为苞片，无毛或背面脉上有毛，叶柄长4 ~ 6cm，叶片长5 ~ 7cm，宽2 ~ 3.5mm，线状长圆形，羽状深裂，裂片7 ~ 12对，长圆状卵形至三角状披针形，长可达9mm，边缘有波状齿，上面疏布细毛，背面有细网脉，并疏生白色肤屑状物。花序显著离心，常占植株高度的大部分，可达30cm以上；苞片叶状而短，上方者常呈三角状卵形，仅有少数圆裂；花梗长5 ~ 12mm；花萼长圆形，有毛，前方开裂不到1/3，主脉5，明显但不很粗壮，次脉7 ~ 8，较细，中部以上成中等密度的网纹，齿5，后方1较小或缺失，其余4有时互相结合，卵形至宽卵形，有

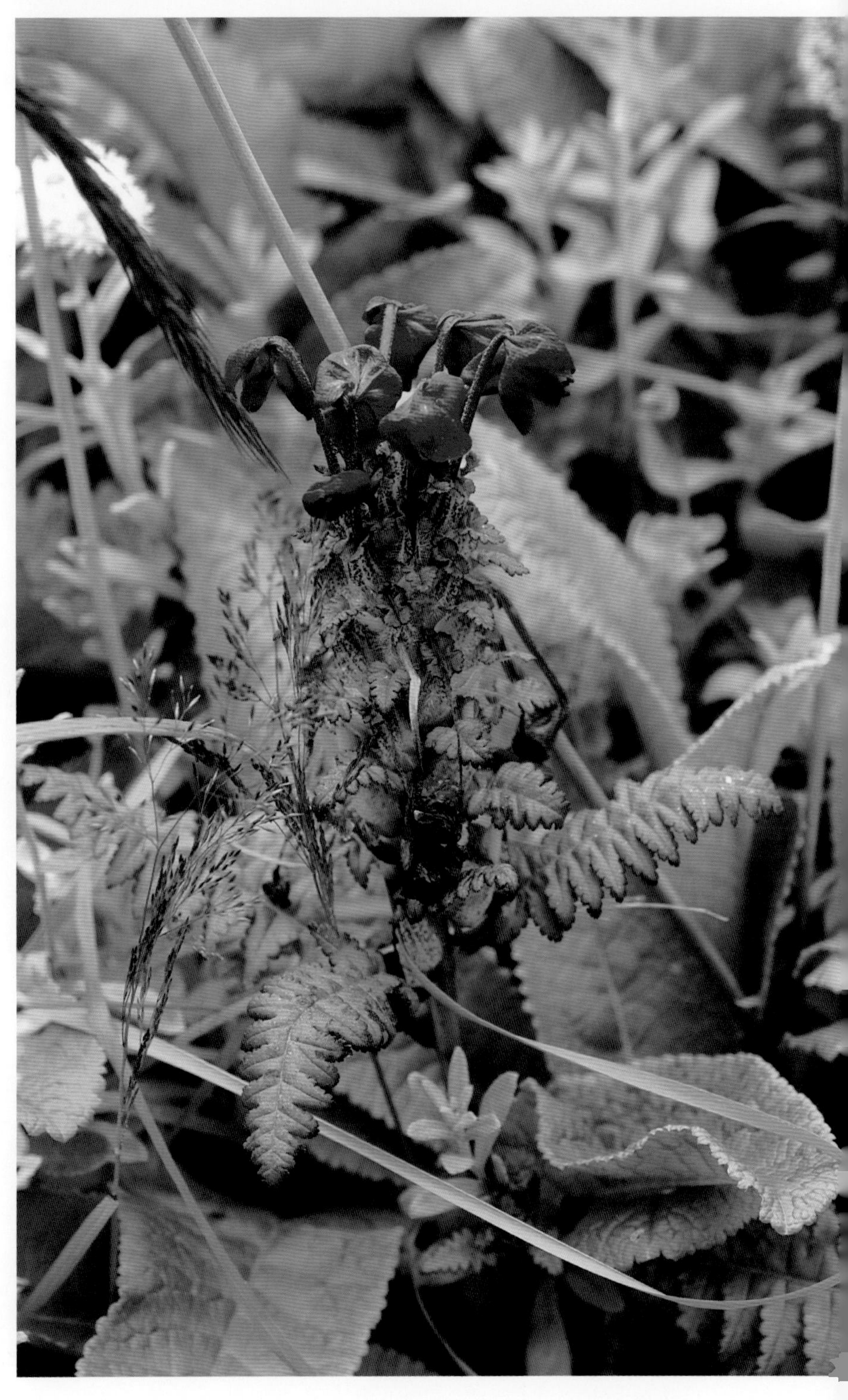

不整齐的缺刻状齿；花冠多为玫瑰红色，但多变，或深或浅，管长 30 ～ 60mm，长于花萼 2 ～ 4 倍，盔直立部分很短，长仅 2mm，向后仰，上端约以直角转折成为指向前上方的含有雄蕊的部分，长 4mm，宽 3mm，前端渐细为起始向前，后来渐渐卷曲成环状的长喙，长 12 ～ 14mm，先端 2 裂，裂片极短，钝头，下唇很大，常向后反卷而使背面向上，并包裹盔部，其宽甚过于长，基部心形，边缘有毛，宽 25 ～ 35mm，侧裂片为不整齐的椭圆形，中裂片几完全向前凸出，甚小于侧裂片，舌状或多少菱状卵形；雄蕊着生于花冠的顶部，花丝前方 1 对有毛；花柱不伸出。蒴果几长于宿萼 1 倍，卵状披针形，长 30mm，宽 9mm，基部圆形，短锐头；种子卵圆形，灰色，有明显网脉，花期 7 ～ 9 月。

分布

分布于我国西藏南部至东部及昌都地区西南部（亚东、墨竹工卡等）。不丹以东、克什米尔地区等也有分布。

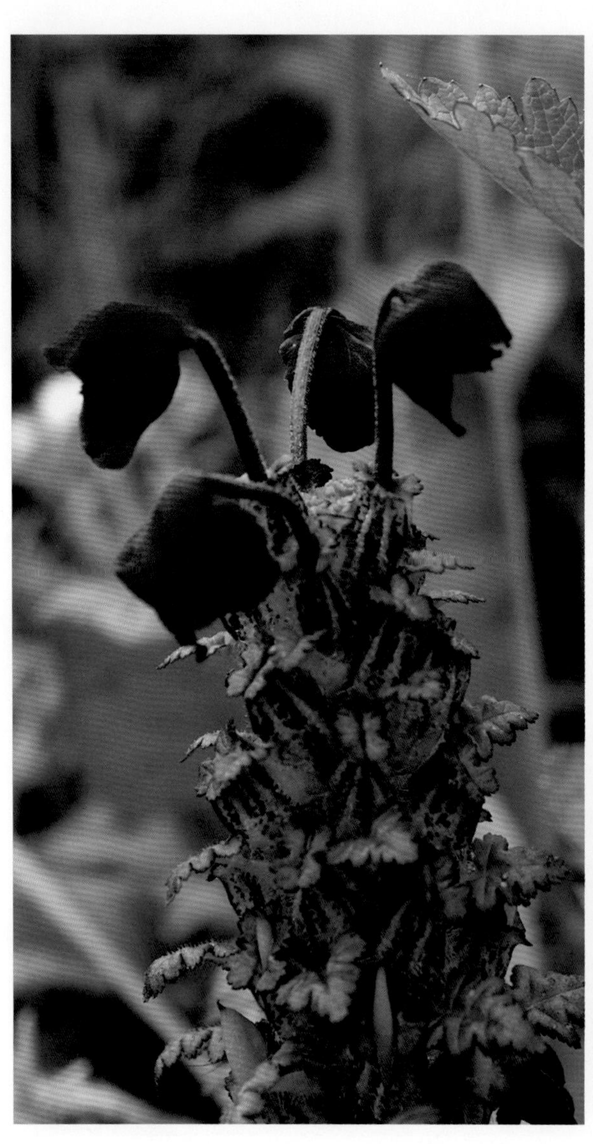

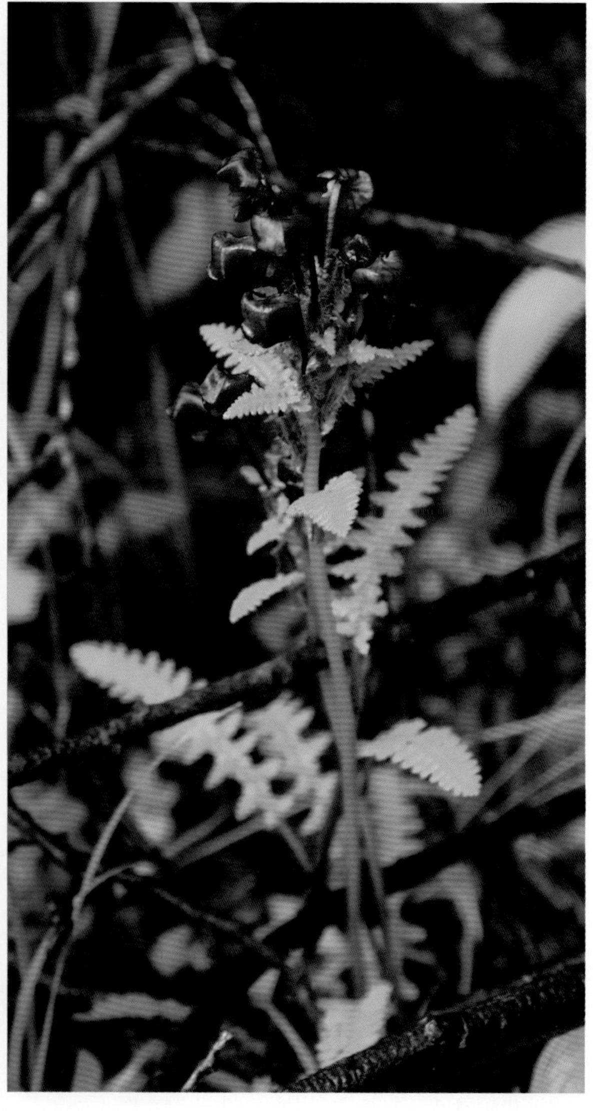

生境

生长于海拔 2300 ~ 4200m 的溪流旁湿润处、林中。

药材名

露茹莫保、露如木保、娄日木保、陆日木保、鲁如木博（ལུག་རུ་སྨུག་པོ།），露如玛保（ལུག་རུ་དམར་པོ།），托赛尔（དུག་གསེར།）。

药用部位

花。

功能与主治

清热解毒。用于急性胃肠炎，食物中毒。

附 注

"ལུག་རུ།"（露如）在《月王药诊》《四部医典》《蓝琉璃》等中均有记载，系来源于马先蒿属（*Pedicularis*）多种植物的多种药材的总称。《蓝琉璃》将"露如"分为紫、红、黄、白 4 类；《晶珠本草》则记载"露如"分红 ["ལུག་རུ་དམར་པོ།"（露如玛保）]、黄 ["ལུག་རུ་སེར་པོ།"（露如赛保）]、紫 ["ལུག་རུ་སྨུག་པོ།"（露如木保）] 或白、红、黄 3 种。现代文献记载的"露如"类的基原均为马先蒿属植物，但不同文献、标准中对其品种划分及其基原的记载不尽一致。《部标藏药》等标准中收载的"露如木保"的基原包括藓生马先蒿 *P. muscicola* Maxim.、极丽马先蒿 *P. decorissima* Diels、奥氏马先蒿 *P. oliveriana* Prain（欧氏马先蒿、茸背马先蒿、扭盔马先蒿）、拟鼻花马先蒿 *P. rhinanthoides* Schrenk 等。据文献记载，硕花马先蒿 *P. megalantha* Don 为"ལུག་རུ་སྨུག་པོ།"（露如木保）或"ལུག་རུ་དམར་པོ།"（露如玛保）的基原之一，《青藏高原药物图鉴》则称该种为"དུག་གསེར།"（托赛尔）。有观点认为，硕花马先蒿 *P. megalantha* Don 在西藏分布较广泛，应是《蓝琉璃》等记载的红者（露如玛保）的正品，而不产该种的地区使用的极丽马先蒿 *P. decorissima* Diels 等应是该种的类似品。（参见"极丽马先蒿""毛盔马先蒿""美丽马先蒿"等条）

木蝴蝶

Oroxylum indicum (L.) Kurz

紫葳科（Bignoniaceae） 木蝴蝶属（*Oroxylum*）

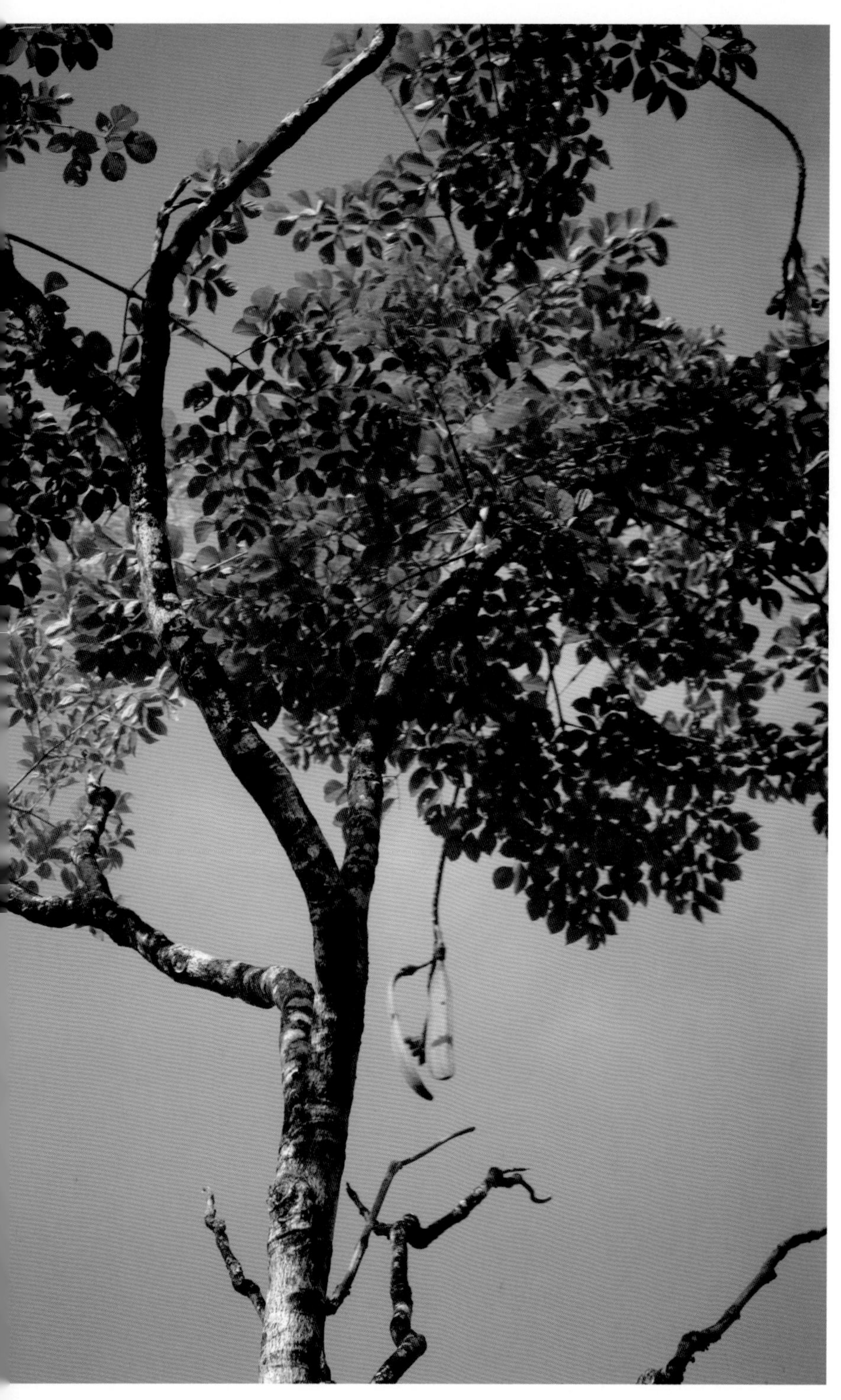

形态

直立小乔木，高 6 ~ 10m，胸径 15 ~ 20cm，树皮灰褐色。大型奇数二至三（至四）回羽状复叶，着生于茎干近先端，长 60 ~ 130cm；小叶三角状卵形，长 5 ~ 13cm，宽 3 ~ 10cm，先端短渐尖，基部近圆形或心形，偏斜，两面无毛，全缘，叶片干后蓝色，侧脉 5 ~ 6 对网脉在叶下面明显。总状聚伞花序顶生，粗壮，长 40 ~ 150cm；花梗长 3 ~ 7cm；花大、紫红色。花萼钟状，紫色，膜质，果期近木质，长 2.2 ~ 4.5cm，宽 2 ~ 3cm，光滑，先端平截，具小苞片。花冠肉质，长 3 ~ 9cm，基部直径 1 ~ 1.5cm，口部直径 5.5 ~ 8cm；檐部下唇 3 裂，上唇 2 裂，裂片微反折，花冠在傍晚开放，有恶臭气味。雄蕊插生于花冠筒中部，花丝长 4cm，微伸出花冠外，花丝基部被绵毛，花药椭圆形，长 8 ~ 10mm，略叉开。花盘大，肉质，5 浅裂，厚 4 ~ 5mm，直径约 1.5cm。花柱长 5 ~ 7cm，柱头 2 片开裂，长约 7mm，宽约 5mm。蒴果木质，常悬垂于树梢，长 40 ~ 120cm，宽 5 ~ 9cm，厚约 1cm，2 瓣开裂，果瓣具有中肋，边缘肋状凸起；种子多数，圆形，连翅长 6 ~ 7cm，宽 3.5 ~ 4cm，周翅薄如纸，故有“千张纸”之称。

分布

分布于我国福建、台湾、广西、广东、四川、贵州、云南。越南、老挝、柬埔寨、印度、马来西亚、菲律宾、印度尼西亚等也有分布。

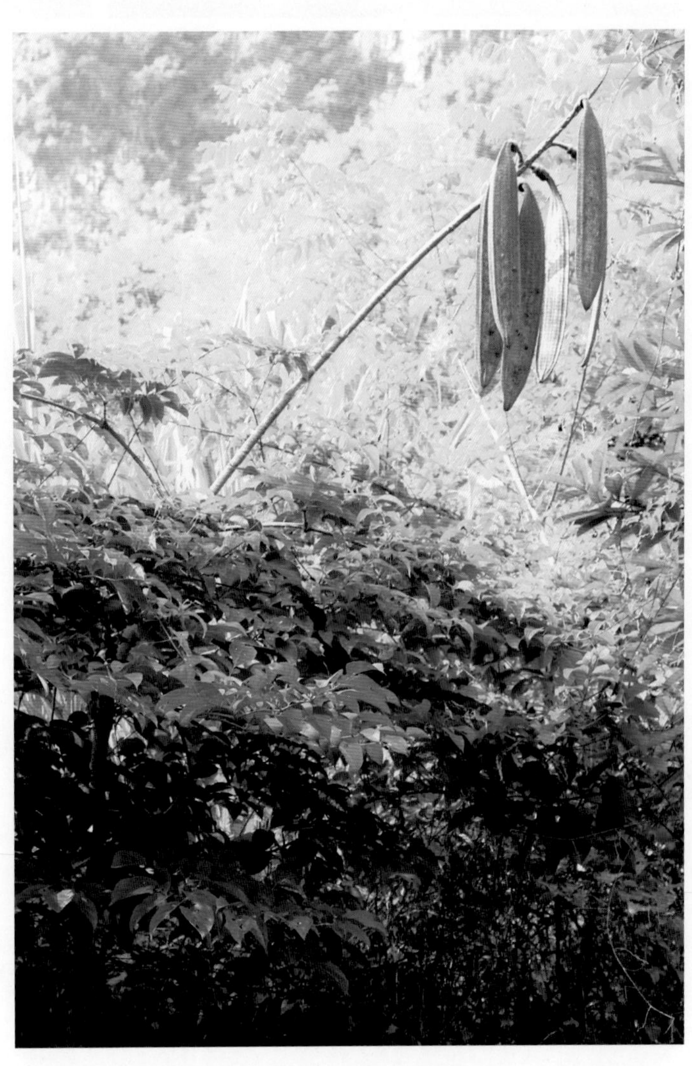

生境

生长于海拔 500 ~ 900m 的热带及亚热带低丘河谷密林、路边林中。

药材名

赞巴嘎、占巴嘎（ཙམ་པ་ཀ）。

药用部位

成熟种子、花。

功能与主治

种子：清热，解毒，疏肝，止痛；用于咽喉肿痛，肝炎，肺热，咳嗽，热性病，肋痛，胃病。花：用于退热，清宿热。

用量与用法

1 ~ 3g。市场销售药材多为果实，用时剥取种子使用。

附注

《晶珠本草》在“树木类药物”的“果实类药物”中始记载有“ཙམ་པ་ཀ”（赞巴嘎），言其为治热病之药物，并言“（赞巴嘎）产于印度，果皮坚硬，状如胡兀鹫翎，宽约 4 指，长约一箭，每果中有白色种子，状如菥蓂果，约有七八百粒，薄片色白而光滑”。现代文献记载藏医所用“赞巴嘎”的基原为木蝴蝶 *Oroxylum indicum* (L.) Kurz，其形态与文献记载相符。从古籍记载的产地看，古时“赞巴嘎”药材应是从印度等地进口而来。笔者在西藏普兰县的边贸市场调查时也见有木蝴蝶药材（果实）销售。

角蒿

Incarvillea sinensis Lam.

紫葳科（Bignoniaceae）　角蒿属（*Incarvillea*）

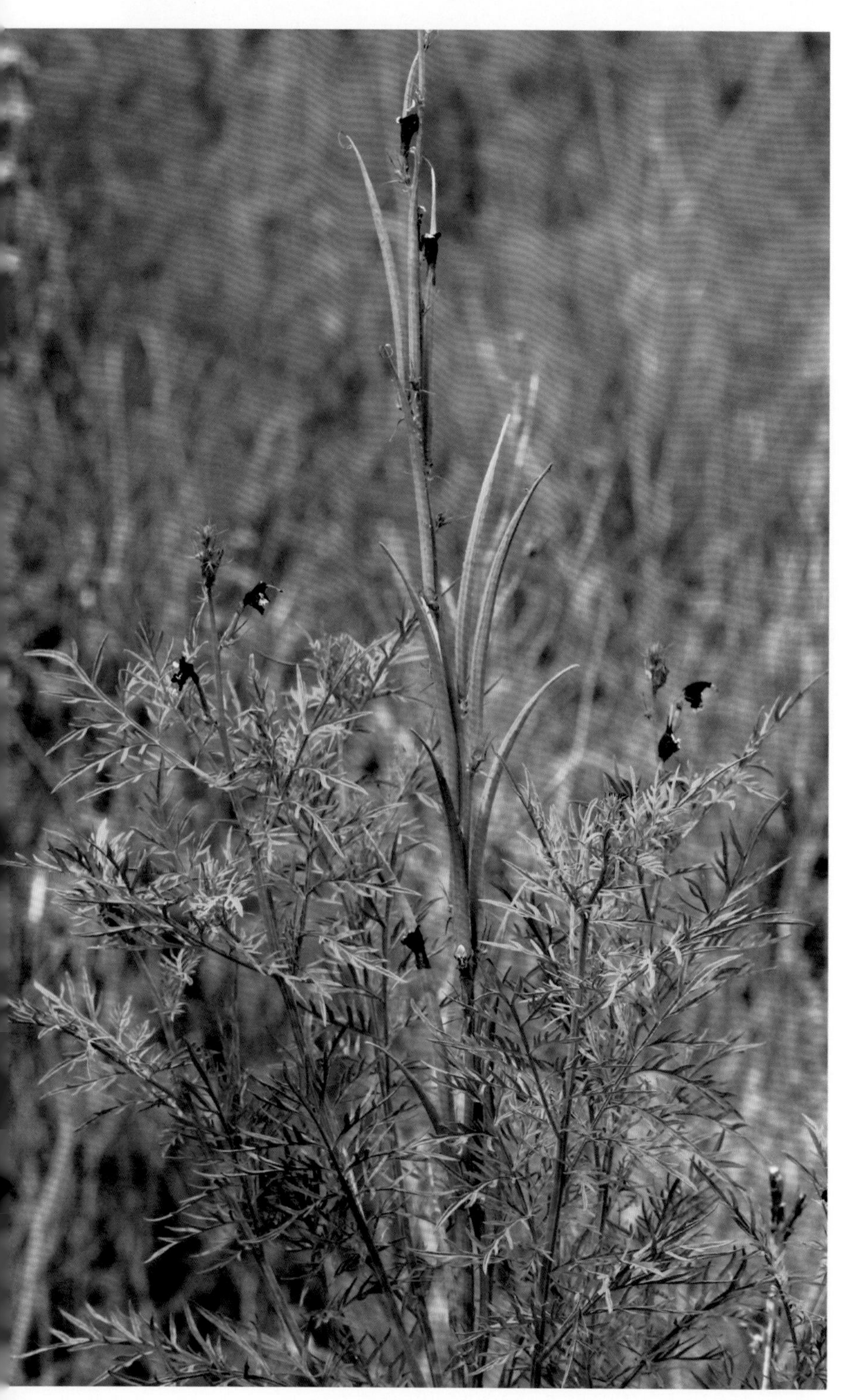

形态

一年生至多年生草本，具分枝的茎，高达80cm。根近木质而分枝。叶互生，不聚生于茎的基部，2 ~ 3回羽状细裂，形态多变异，长4 ~ 6cm，小叶不规则细裂，末回裂片线状披针形，全缘或具细齿。顶生总状花序，疏散，长达20cm；花梗长1 ~ 5mm；小苞片绿色，线形，长3 ~ 5mm；花萼钟状，绿色带紫红色，长、宽均约5mm，萼齿钻状，萼齿间折皱2浅裂；花冠淡玫瑰色或粉红色，有时带紫色，钟状漏斗形，基部收缩成细筒，长约4cm，直径2.5cm，花冠裂片圆形；雄蕊4，二强，着生于花冠筒近基部，花药成对靠合；花柱淡黄色。蒴果淡绿色，细圆柱形，先端尾状渐尖，长3.5 ~ 5.5（~ 10）cm，直径约0.5cm；种子扁圆形，细小，直径约2mm，四周具透明的膜质翅，先端具缺刻。花期5 ~ 9月，果期10 ~ 11月。

分布

分布于我国黑龙江、吉林、辽

宁、河北、河南、山东、山西、陕西、宁夏、青海、内蒙古、甘肃西部、四川北部、云南西北部、西藏东南部。

生境

生长于海拔 500 ~ 2500（~ 3850）m 的山坡、田野、草地。

药材名

乌曲、乌却、欧曲、欧切（ཨུག་ཆོས།）。

药用部位

全草或地上部分、种子、根、叶。

功能与主治

调经活血，祛风湿，消炎，利耳，益脉。种子：用于中耳炎。根：用于虚弱，头晕，胸闷，腹胀，咳嗽，月经不调。叶：用于咳嗽。

用量与用法

3 ~ 9g。

附注

《度母本草》《晶珠本草》等记载“乌曲”（ཨུག་ཆོས།）按花色不同分为红 [“ཨུག་ཆོས་དམར་པོ།”（乌曲玛保）]、白 [“ཨུག་ཆོས་དཀར་པོ།”（乌曲嘎保）]2 种或红、白、黄 [“ཨུག་ཆོས་སེར་པོ།”（乌曲色保）]3 种。现代文献记载的“乌曲”类的基原几乎囊括了角蒿属（*Incarvillea*）所有种类，各地藏医使用的种类因地而异。角蒿属不同种类植物花色各异，不同文献或按上述古籍的记载划分不同品种，或统称之为“ཨུག་ཆོས།”（乌曲），其不同品种的功能与主治也相似。角蒿 *I. sinensis* Lam. 即为“乌曲”的基原之一。《中国藏药植物资源考订》认为，“乌曲”红色品种（乌曲玛保）的正品应为藏波罗花 *I. younghusbandii* Sprague，其他花红色的种类均为同类品，可统称为“ཨུག་ཆོས་དམར་པོའི་རིགས།”（乌曲玛保类）。《部标藏药》以“角蒿 /ཨུག་ཆོས་དམར་པོ།/ 乌曲玛保”之名、《青海藏标》和《藏标》以“角蒿 /ཨུག་ཆོས།/ 欧曲（欧切）”之名收载的基原为密花角蒿 *I. compacta* Maxim.（密生波罗花）及同属多种植物，规定以其全草入药。（参见“大花鸡肉参”“两头毛”条）

黄花角蒿

Incarvillea sinensis Lam. var. *przewalskii* (Batalin) C. Y. Wu et W. C. Yin

紫葳科（Bignoniaceae） 角蒿属（*Incarvillea*）

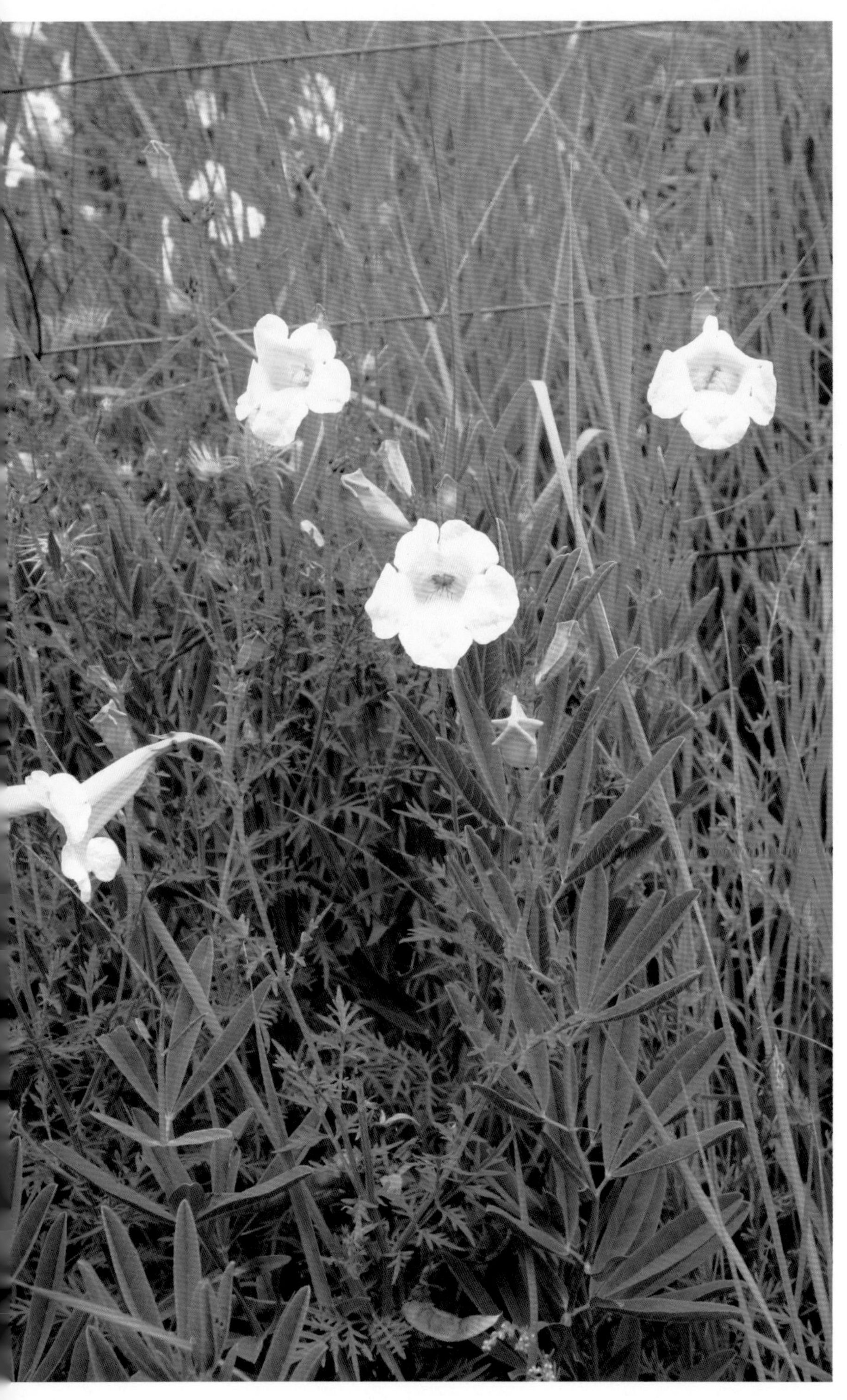

形态

一年生至多年生草本，具分枝的茎，高达 80cm。根近木质而分枝。叶互生，不聚生于茎的基部，2 ~ 3 回羽状细裂，叶形及被毛形态多变异，长 4 ~ 6cm，小叶不规则细裂，末回裂片线状披针形，具细齿或全缘。总状花序顶生，疏散，长达 20cm；花梗长 1 ~ 5mm；小苞片绿色，线形，长 3 ~ 5mm；花萼钟状，绿色带紫红色，长和宽均约 5mm，萼齿钻状，萼齿间折皱 2 浅裂；花冠淡黄色，钟状漏斗形，基部收缩成细筒，长约 4cm，直径 2.5cm，花冠裂片圆形；雄蕊 4，二强，着生于花冠筒近基部，花药成对靠合；花柱淡黄色。蒴果淡绿色，细圆柱形，先端尾状渐尖，长 3.5 ~ 5.5（~ 10）cm，直径约 5mm；种子扁圆形，细小，直径约 2mm，四周具透明的膜质翅，先端具缺刻。花期 5 ~ 9 月，果期 10 ~ 11 月。

分布

分布于我国甘肃、青海、四川

西北部、陕西。

生境

生长于海拔 2000 ~ 2600m 的山坡草地。

药材名

乌曲、乌却、欧曲、欧切（ཨུག་ཆོས།），乌曲色保（ཨུག་ཆོས་སེར་པོ།）。

药用部位

全草或地上部分。

功能与主治

调经活血，祛风湿，消炎利耳，益脉。种子用于中耳炎。根用于虚弱，头晕，胸闷，腹胀，咳嗽，月经不调。叶用于咳嗽。

用量与用法

3 ~ 9g。

附　注

《四部医典》中记载有治耳病、腹胀之药物“ཨུག་ཆོས།”（乌曲）。《蓝琉璃》《晶珠本草》等记载“ཨུག་ཆོས།”（乌曲）按花色不同分为红［“ཨུག་ཆོས་དམར་པོ།”（乌曲玛保）］、白［“ཨུག་ཆོས་དཀར་པོ།”（乌曲嘎保）］、黄［“ཨུག་ཆོས་སེར་པོ།”（乌曲色保）］3 种。据现代文献记载，“乌曲”的基原几乎包括了角蒿属（*Incarvillea*）的所有种类，各地藏医使用的种类因地而异，该属的花色有红色、黄色、淡粉红色至白色等，药材也常统称为“乌曲”（ཨུག་ཆོས།），其功能与主治也相似。据文献记载，黄花角蒿 *I. sinensis* Lam. var. *Przewalskii* (Batalin) C. Y. Wu et W. C. Yin 为“乌曲”或“乌曲色保”的基原之一。该种的花呈黄色，应为黄色“乌曲”的基原。（参见“大花鸡肉参”“角蒿”“两头毛”条）

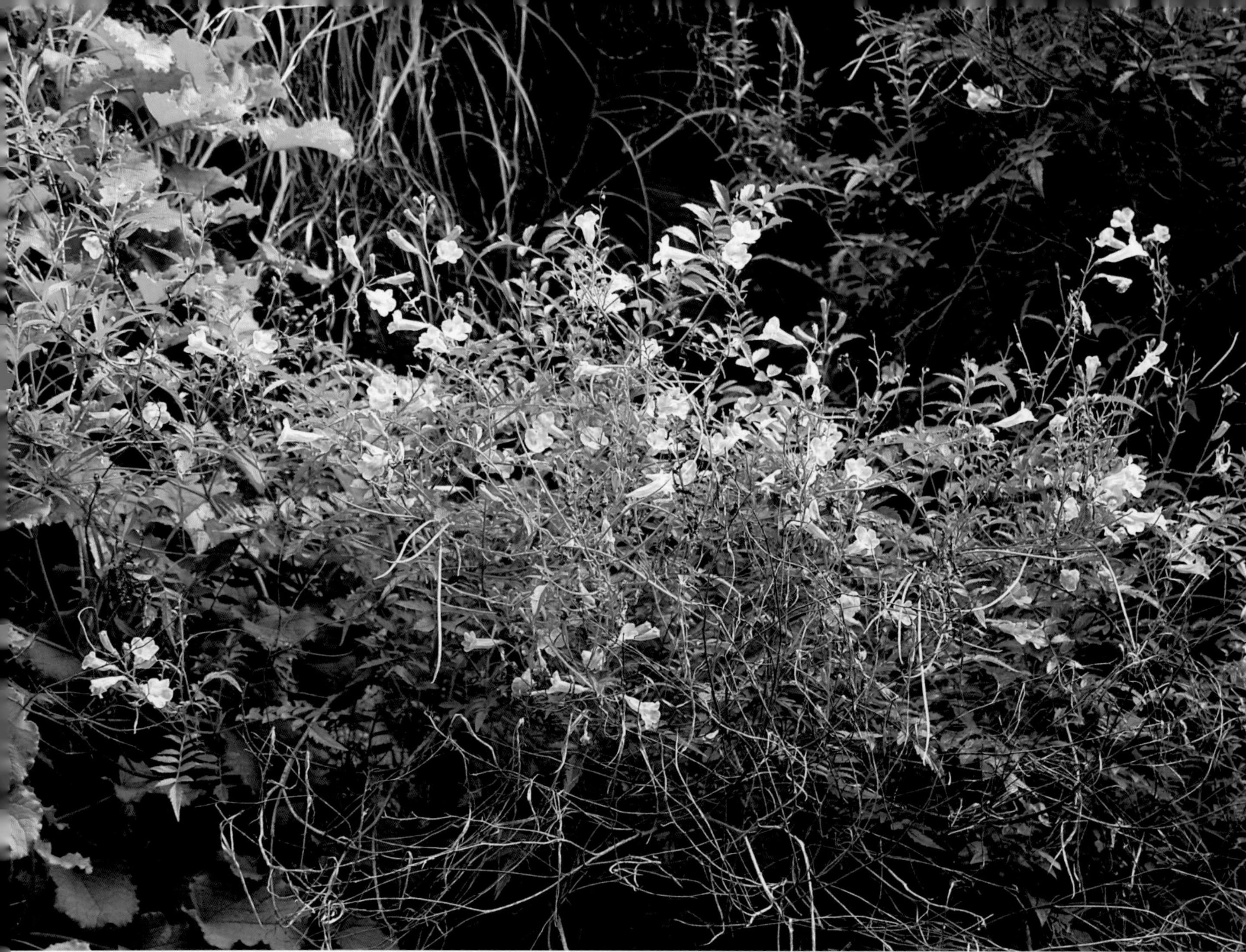

两头毛

Incarvillea arguta (Royle) Royle（毛子草）

玄参科（Scrophulariaceae） 角蒿属（*Incarvillea*）

形态

多年生具茎草本，分枝，高达 1.5m。叶互生，一回羽状复叶，不聚生于茎基部，长约 15cm；小叶 5 ~ 11，卵状披针形，长 3 ~ 5cm，宽 15 ~ 20mm，先端长渐尖，基部阔楔形，两侧不等大，边缘具锯齿，上面深绿色，疏被微硬毛，下面淡绿色，无毛。顶生总状花序，具花 6 ~ 20；苞片钻形，长 3mm，小苞片 2，长不足 1.5mm；花梗长 0.8 ~ 2.5cm。花萼钟状，长 5 ~ 8mm，萼齿 5，钻形，长 1 ~ 4mm，基部近三角形。花冠淡红色、紫红色或粉红色，钟状长漏斗形，长约 4cm，直径约 2cm；花冠筒基部紧缩成细筒，裂片半圆形，长约 1cm，宽约 1.4cm。雄蕊 4，二强，着生于花冠筒近基部，长 1.8 ~ 2.2cm，不外伸；花药成对连着，“丁”字形着生。花柱细长，柱头舌状，极薄，2 片裂，子房细圆柱形。果实线状圆柱形，革质，长约 20cm。种子细小，多数，长椭圆形，两端尖，被丝状种毛。花期 3 ~ 7 月，果期 9 ~ 12 月。

分布

分布于我国甘肃、四川（康定、泸定、道孚等）、西藏、云南东北部及西北部、贵州西部及西北部。印度、尼泊尔、不丹也有分布。

生境

生长于海拔 1400 ~ 3400m 的干热河谷、山坡灌丛。

药材名

乌曲、乌却、欧曲、欧切（ཨུག་ཆོས།），乌曲嘎保（ཨུག་ཆོས་དཀར་པོ།）。

药用部位

全草或地上部分。

功能与主治

活血调经，祛风湿，消炎利耳，益脉。种子用于中耳炎；根用于虚弱，头晕，胸闷，腹胀，咳嗽，月经不调；叶用于咳嗽。

用量与用法

3 ~ 9g。

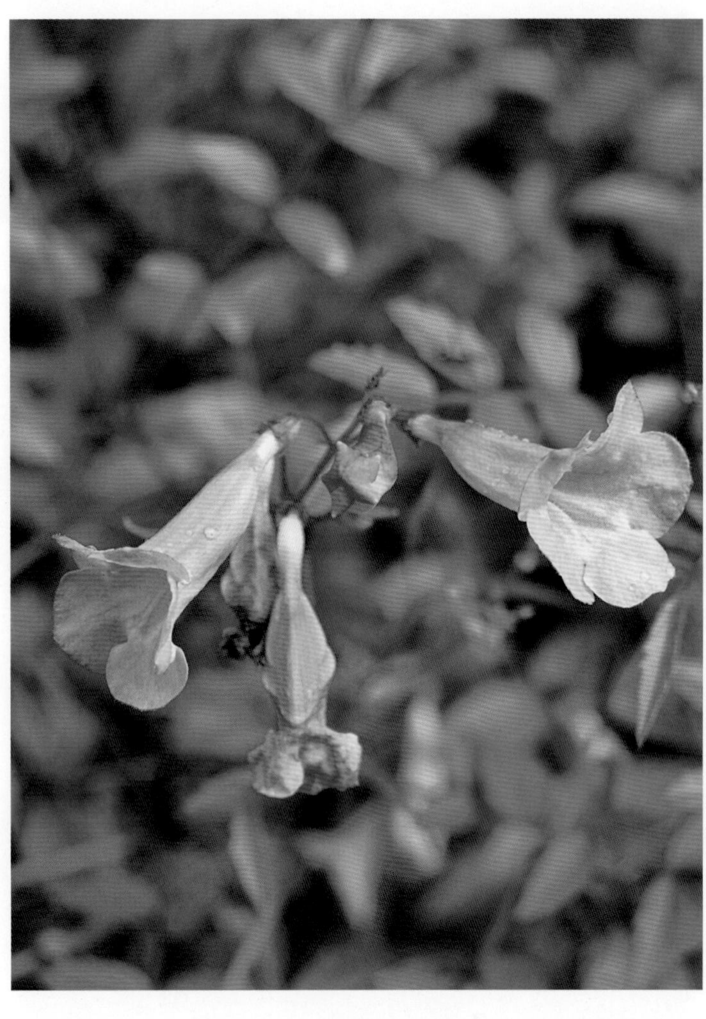

附 注

《四部医典》中记载有"ཨུག་ཆོས།"（乌曲），言其为治耳病、腹胀之药物。《度母本草》《晶珠本草》等记载"乌曲"按花色不同分为红 ["ཨུག་ཆོས་དམར་པོ།"（乌曲玛保）]、白 ["ཨུག་ཆོས།"（乌曲嘎保）]2 种或红、白、黄 3 种。现代文献记载的"乌曲"的基原几乎包括了角蒿属（*Incarvillea*）的所有物种，各地藏医使用的物种因地而异。虽不同种类花色有红色、黄色、淡粉红色等，也统称"ཨུག་ཆོས།"（乌曲）。两头毛 *I. arguta* (Royle) Royle（毛子草）的花多呈淡粉红色，应为白色"乌曲"的基原之一。（参见"大花鸡肉参""角蒿"条）

四川波罗花

Incarvillea beresowskii Batalin

紫葳科（Bignoniaceae） 角蒿属（*Incarvillea*）

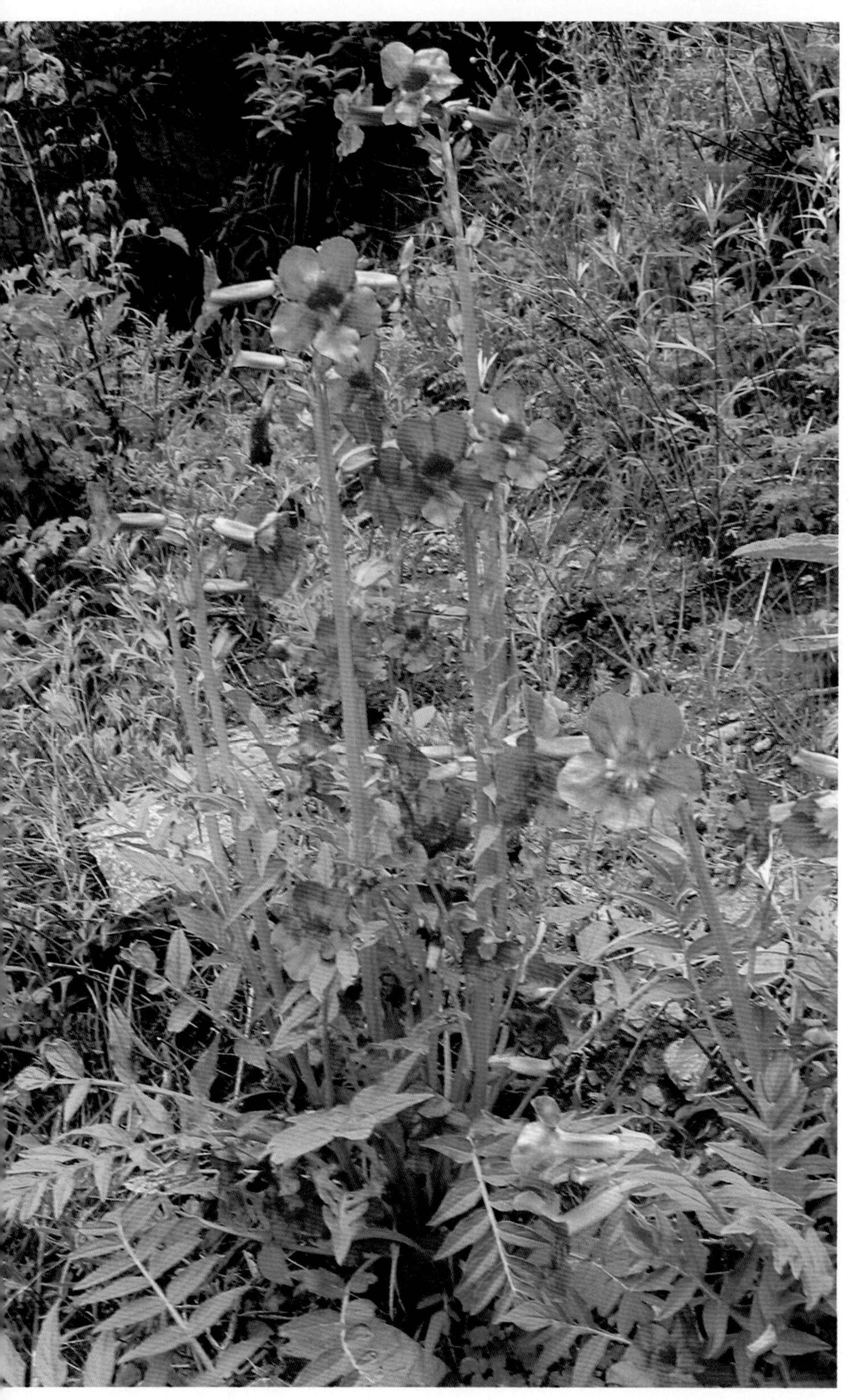

形态

多年生草本，具茎，植株无毛，高达 1m。叶为一回羽状复叶；侧生小叶 3 ~ 6 对，长椭圆形，长 6 ~ 7cm 或更长，宽 2cm 以上，基部偏斜，先端的 1 ~ 2 对小叶基部下延，近无柄，顶生小叶椭圆形，较侧生小叶微大，长 2 ~ 7cm，宽 1 ~ 3.2cm，全缘或有时具粗钝齿。总状花序顶生，具 17 花以上，疏散，长达 53cm；花梗长 0.5 ~ 1cm；苞片长 0.5 ~ 1.5cm，披针形；小苞片 2，线形。花萼钟形，嫩黄绿色，长 15 ~ 30mm，宽 8 ~ 15mm，萼齿宽三角形，先端锐尖，长约 4mm，宽 4 ~ 7mm；花冠玫瑰色或洋红色，花冠筒长 3.5 ~ 5cm，基部逐渐收缩，先端微弯，裂片卵形，长约 2cm，宽 1.5 ~ 2.4cm，开展；雄蕊两两成对，花丝黄绿色，花药黄色；子房圆柱形，嫩绿色，花柱细长，淡黄色，柱头扁平，2 裂。蒴果四棱形，长 8 ~ 10cm，直径 1 ~ 1.3cm，先端尖，2 瓣开裂，果瓣革质；

种子淡褐色，贝壳状，薄壳质，长 4.5mm，宽 3mm，具有宽 1mm 的周翅，两面被鳞片及微柔毛。花期 5 ~ 7 月，果期 7 ~ 10 月。

分布

我国特有种。分布于我国四川西北部（松潘、甘孜地区、马尔康、金川、小金、德格）、西藏（拉萨、江达、加查、错那、巴青、墨脱）。

生境

生长于海拔 2100 ~ 4200m 的高山地带的草地、灌丛。

药材名

乌曲、乌却、欧曲、欧切（ཨུག་ཆོས།），乌曲色保（ཨུག་ཆོས་སེར་པོ།）。

药用部位

全草或地上部分。

功能与主治

调经活血，祛风湿，消炎利耳，益脉。种子用于中耳炎。根用于虚弱，头晕，胸闷，腹胀，咳嗽，月经不调。叶用于咳嗽。

用量与用法

3 ~ 9g。

附　注

《度母本草》《晶珠本草》等记载“ཨུག་ཆོས།”（乌曲）按花色不同分为红 [“ཨུག་ཆོས་དམར་པོ།”（乌曲玛保）]、白 [“ཨུག་ཆོས་དཀར་པོ།”（乌曲嘎保）]2 种或红、白、黄 [“ཨུག་ཆོས་སེར་པོ།”（乌曲色保）]3 种。现代文献记载的“乌曲”的基原几乎包括了角蒿属（*Incarvillea*）的所有植物，各地藏医使用的种类因地而异。该属植物的花大体有红色（紫红色）、粉红色（淡粉红色）、黄色，也统称为“ཨུག་ཆོས།”（乌曲），各种的功能与主治也相似。文献记载，四川波罗花 *I. beresowskii* Batalin 为“乌曲”的基原之一；《中国植物志》记载该种“花冠玫瑰色或洋红色”，也有文献记载该种花色“金黄色至洋红色”，故而也有文献将其记作“ཨུག་ཆོས་དམར་པོའི་རིགས།”（乌曲玛惹）（红色乌曲类之意）或“乌曲色保”（黄色者），其主要在四川甘孜等地作药用。（参见“大花鸡肉参”“角蒿”“两头毛”条）

黄波罗花

Incarvillea lutea Bur. et Franch.

紫葳科（Bignoniaceae） 角蒿属（*Incarvillea*）

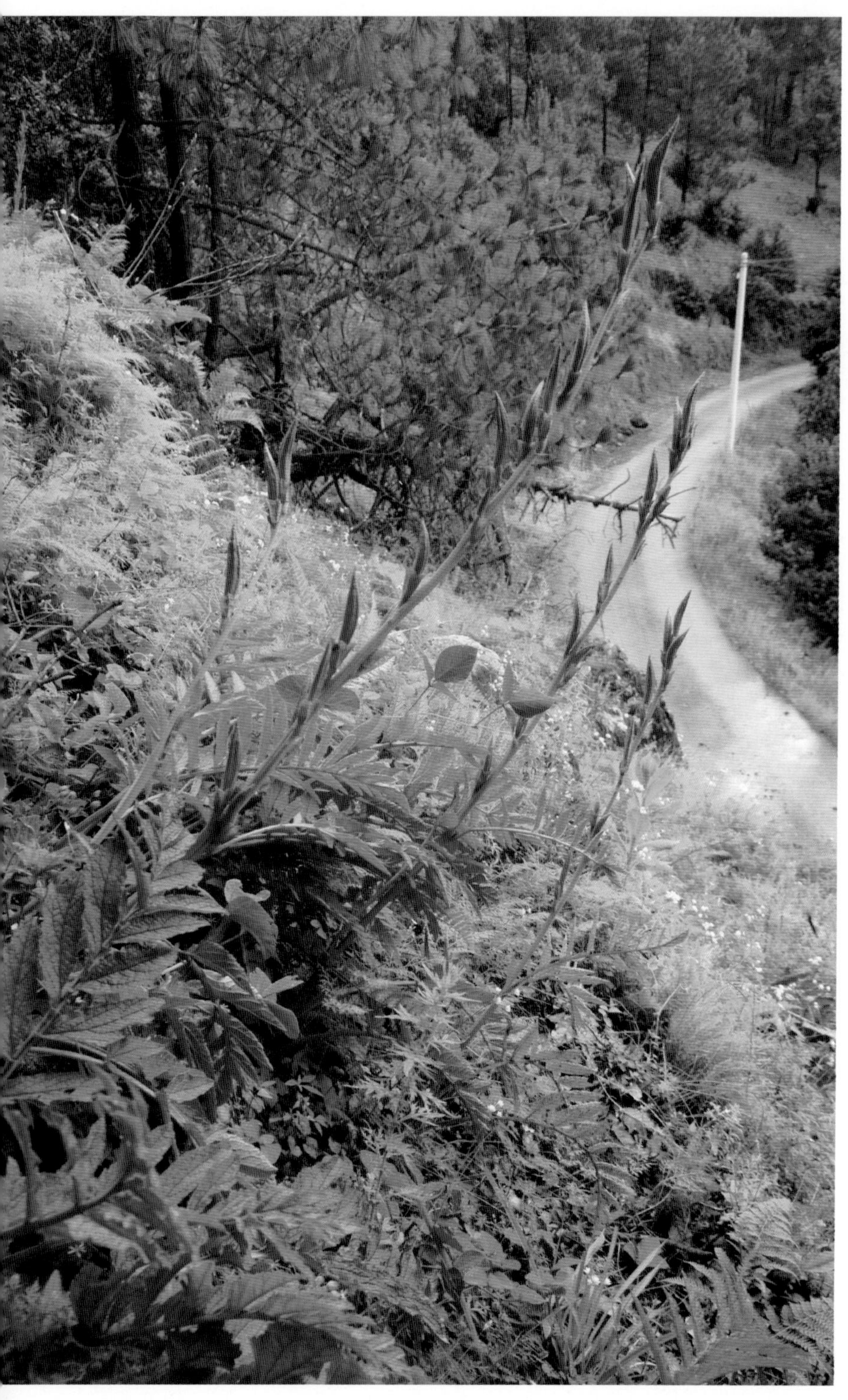

形态

多年生草本，具茎，高达1m，全株被淡褐色细柔毛。根肉质，直径1～2cm。叶1回羽状分裂，多数着生于茎的下部，长12～27cm；侧生小叶6～9对，下面的几对较长大，椭圆状披针形，长5～9cm，宽1.5～3cm，两端钝，边缘具粗锯齿，在脉上被毛，尤其在叶片下面更明显，无柄；顶生小叶与最上部的1对侧生小叶汇合。顶生总状花序有花5～12，着生于茎的近先端；小苞片2，线形，长10～15mm；花梗长5～10mm；花萼钟状，绿色，具紫色斑点，脉深紫色，长1.5～3cm，萼齿宽三角形，先端尖，长5～10mm；花冠黄色，基部深黄色至淡黄色，具紫色斑点及褐色条纹，长5～6（～8）cm，口部直径约3cm，花冠筒长约4cm，裂片圆形，长1.5～2cm，宽2～2.5cm，被具短柄的腺体；退化雄蕊极短，长1mm，花丝、花药淡黄色。蒴果木质，披针形，淡褐色，长约 10cm，直径 1.3 ~ 1.5cm，具明显的 6 棱，先端渐尖；种子卵形或圆形，平凸，长 4 ~ 4.5mm，宽 3 ~ 4.5mm，先端圆形或微缺，淡黄褐色，常在上面被密灰色柔毛，翅宽约 1mm。花期 5 ~ 8 月，果期 9 ~ 10 月。

分布

分布于我国云南西北部、四川西部（理塘、巴塘、道孚、木里、雅江）、西藏（朗县、加查、贡嘎）。

生境

生长于海拔 2000 ~ 3350m 的高山草坡、混交林下。

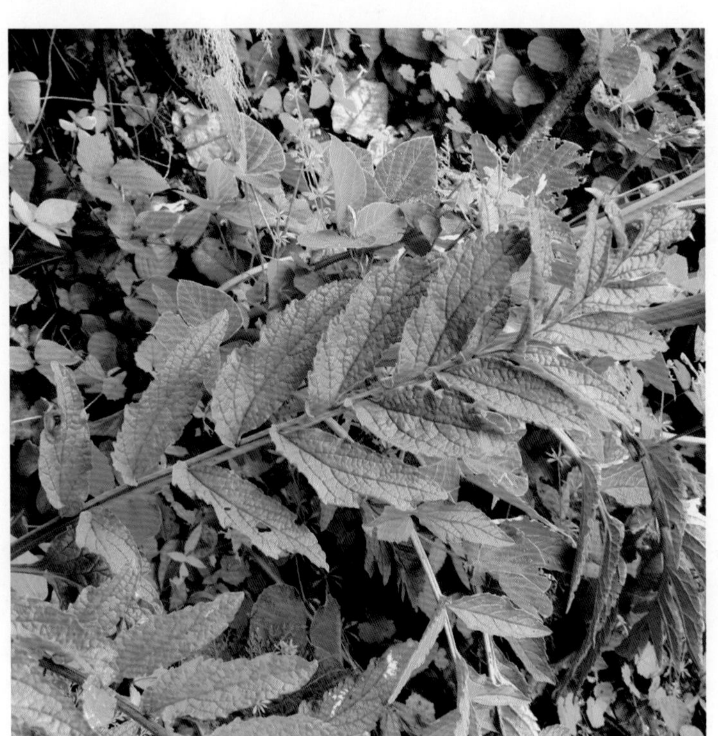

药材名

乌曲、乌却、欧曲、欧切（ཨུག་ཆོས།），乌曲色保（ཨུག་ཆོས་སེར་པོ།），乌曲嘎保（ཨུག་ཆོས་དཀར་པོ།）。

药用部位

全草或地上部分。

功能与主治

调经活血，祛风湿，消炎利耳，益脉。种子用于中耳炎。根用于虚弱，头晕，胸闷，腹胀，咳嗽，月经不调。叶用于咳嗽。

用量与用法

3 ~ 9g。

附 注

《四部医典》记载有"ཨུག་ཆོས།"（乌曲），言其为治耳病、腹胀之药物；《蓝琉璃》《晶珠本草》等记载"乌曲"按花色不同分为红 ["ཨུག་ཆོས་དམར་པོ།"（乌曲玛保）]、白 ["ཨུག་ཆོས་དཀར་པོ།"（乌曲嘎保）]、黄 ["ཨུག་ཆོས་སེར་པོ།"（乌曲色保）]3 种。现代文献记载的"乌曲"的基原几乎包括了角蒿属（*Incarvillea*）的所有种类，各地藏医使用的种类因地而异。虽不同种类有红色、黄色、淡粉红色等花色的区别，但多统称为"乌曲"，其功能与主治也相似。据文献记载，黄波罗花 *I. lutea* Bur. et Franch. 为"乌曲嘎保"（《藏药晶镜本草》）、"乌曲"或"乌曲色保"的基原之一。该种的花呈黄色，应为黄色"乌曲"的基原。（参见"大花鸡肉参""角蒿""两头毛"条）

红波罗花

Incarvillea delavayi Bur. et Franch.

紫葳科（Bignoniaceae） 角蒿属（*Incarvillea*）

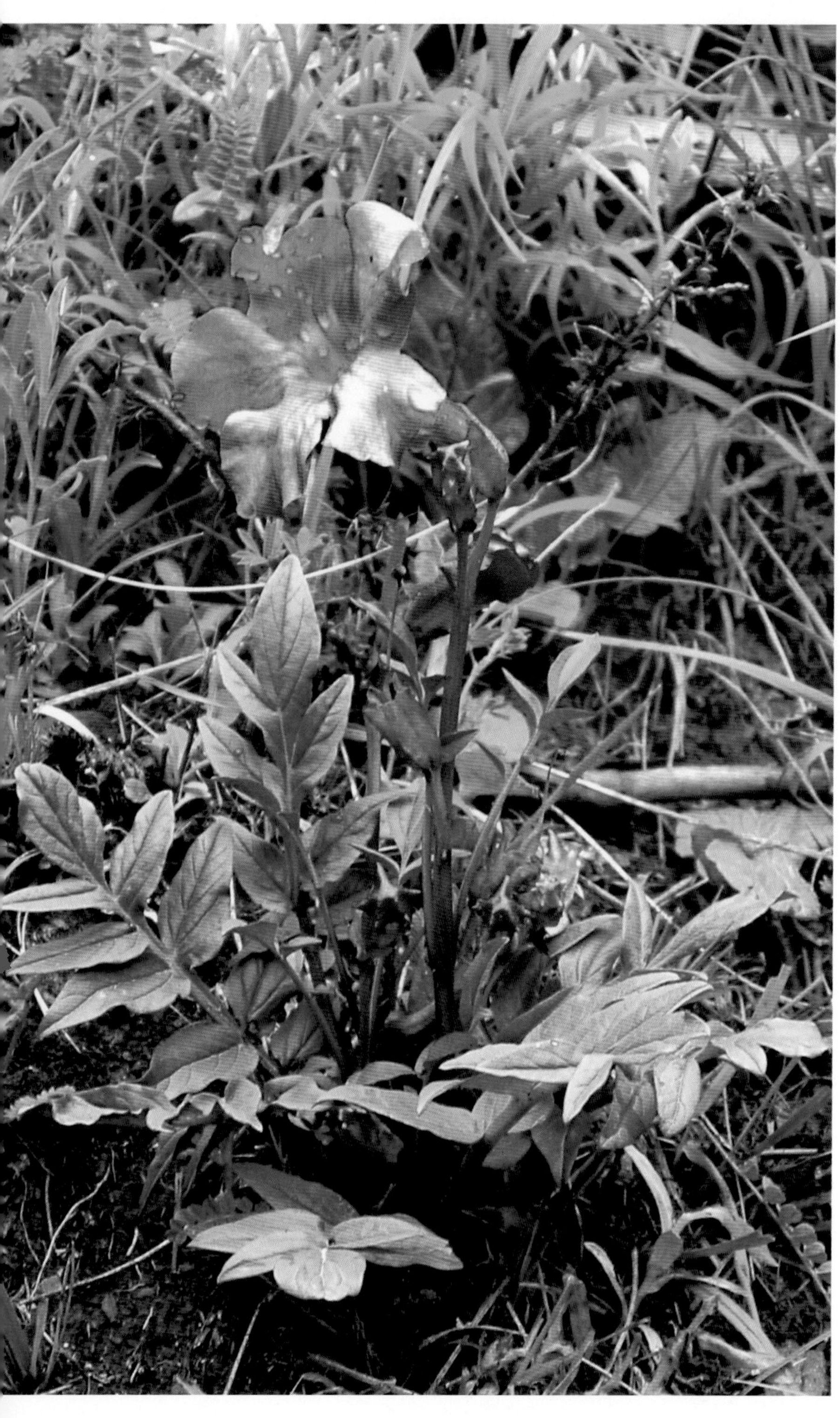

形态

多年生草本，无茎，连花葶高达 30cm，全株无毛。叶基生，1 回羽状分裂，长 8 ~ 25cm，叶轴长约 20cm；侧生小叶 4 ~ 11 对，小叶长椭圆状披针形，长 4 ~ 7cm，宽 1 ~ 3cm，先端渐尖，基部钝至近圆形，两侧不相等，边缘具粗锯齿或钝齿；顶生小叶长 1.5 ~ 3.5cm，宽 1 ~ 2.5cm，与顶部的 1 对侧生小叶汇合，小叶柄极短至无柄。总状花序有花 2 ~ 6，着生于花葶先端，花葶长达 30cm，从植株根部抽出；花梗长 5 ~ 15mm；苞片长约 1cm，小苞片 2，长约 5mm；花萼钟状，长 13 ~ 20mm，萼齿长、宽均为 5 ~ 7mm，先端呈尾状尖，萼齿基部宽大于长；花冠钟状，红色，长约 6.5cm，直径约 3.5cm，花冠筒长约 5cm，裂片 5，半圆形，开展；雄蕊 4，二强，花丝长约 2.5cm，花药卵圆形，“丁”字形着生；花柱长约 3cm，柱头扁平，扇形。蒴果木质，四棱形，灰褐色，长 5 ~ 7.5cm；

种子阔卵形，上面无毛，下面被毛，长约 5mm，宽 3 ~ 3.7mm，翅宽 1mm。花期 7 月。

分布

我国青藏高原地区特有种。分布于四川（盐源、道孚、炉霍）、云南西北部（大理、丽江、香格里拉、维西、德钦、洱源）。

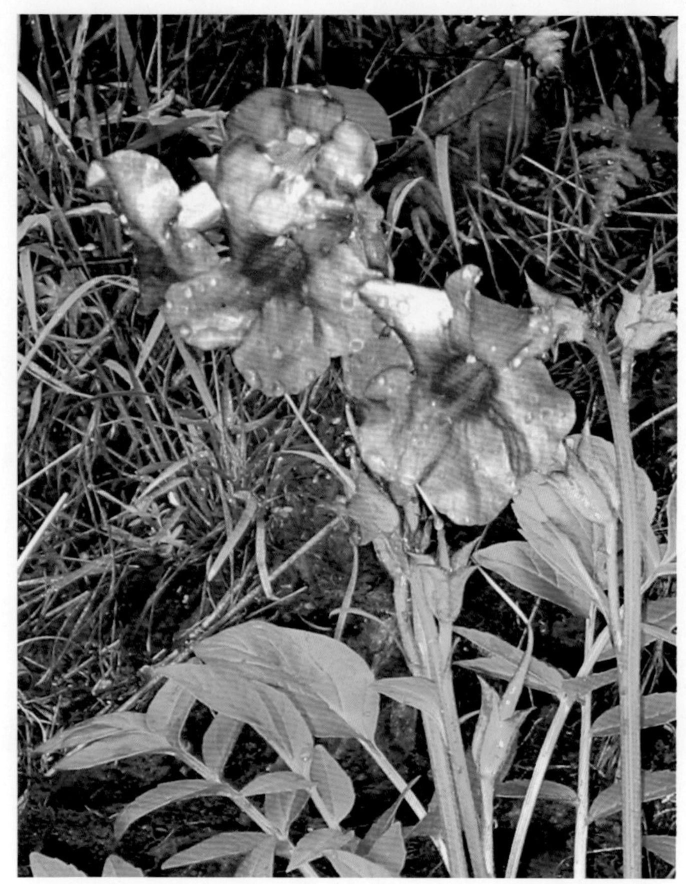

生境

生长于海拔 2400 ~ 3500（~ 3900）m 的高山草坡。

药材名

乌曲、乌却、欧曲、欧切（ཨུག་ཆོས།），乌曲嘎保、乌秋嘎不（ཨུག་ཆོས་དཀར་པོ།）。

药用部位

花或花心、种子、根、叶。

功能与主治

花：消膨胀，润肺，敛黄水；用于臌胀，气滞，消化不良，咳嗽，黄水病。种子：消炎，利耳；用于中耳炎，耳痛，耳脓。根：滋补，益脉，止咳；用于虚弱，头晕，高血压，腹胀，咳嗽，月经不调，静脉曲张灼痛，肢体麻木震颤。花心、叶：用于咳嗽。

用量与用法

3 ~ 9g。

附 注

《蓝琉璃》《晶珠本草》等记载"乌曲"（ཨུག་ཆོས།）按花色不同分为红 ["ཀ་ཆོས་དམར་པོ།"（乌曲玛保）]、白 ["ཨུག་ཆོས་དཀར་པོ།"（乌曲嘎保）]、黄 ["ཨུག་ཆོས་སེར་པོ།"（乌曲色保）]3 种。现代文献记载的"乌曲"的基原几乎包括了角蒿属（*Incarvillea*）的所有植物，该属植物的花有红色（紫红色）、粉红色（淡粉红色）、黄色等色，也被统称为"ཨུག་ཆོས།"（乌曲），其功能与主治也相似。据文献记载，红波罗花 *I. delavayi* Bur. et Franch. 为四川甘孜藏医习用的"ཨུག་ཆོས་དཀར་པོ།"（乌秋嘎不）的基原之一。该种的花为红色，故也有文献认为该种不宜作"白者"的基原，该种应为红色类"乌曲"，称"ཨུག་ཆོས་དམར་པོའི་རིགས།"（乌曲玛保惹，"红色乌曲类"之意）。（参见"大花鸡肉参""藏波罗花""角蒿""两头毛"条）

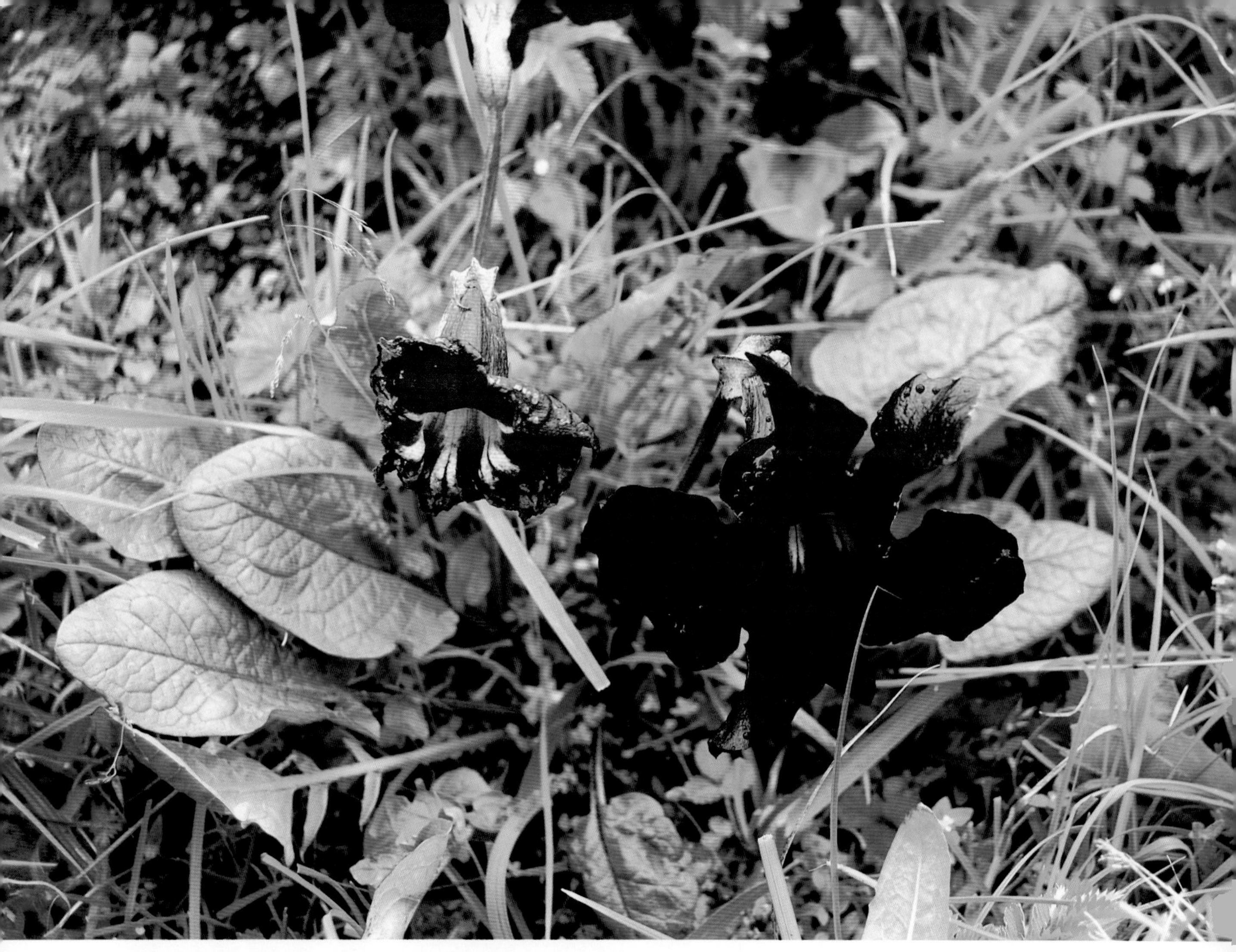

多小叶鸡肉参

Incarvillea mairei (Lévl.) Grierson var. *multifoliolata* (C. Y. Wu et W. C. Yin) C. Y. Wu et W. C. Yin

紫葳科（Bignoniaceae） 角蒿属（*Incarvillea*）

形态

多年生草本，无茎，高 30 ~ 40cm。叶基生，一回羽状复叶，长 15 ~ 20cm；侧生小叶 4 ~ 8 对，卵状披针形，长 1 ~ 2.5（~ 5）cm，宽 5 ~ 14（~ 30）mm，先端渐尖，基部微心形至阔楔形，边缘具细锯齿至近全缘，有时先端的 1 ~ 3 对小叶基部下延，与叶轴联合成狭翅；顶生小叶较大，卵圆形至阔卵圆形，两端钝至近圆形，长、宽均为 2 ~ 3cm。总状花序有 2 ~ 4 花，着生于花序近先端；花葶长达 22cm；花梗长 1 ~ 3cm；小苞片 2，线形，长约 1cm；花萼钟状，长约 2.5cm，萼齿三角形，先端渐尖；花冠紫红色或粉红色，长 7 ~ 10cm，直径 5 ~ 7cm，花冠筒长 5 ~ 6cm，下部带黄色，花冠裂片圆形；雄蕊 4，二强，每对雄蕊的花药靠合并抱着花柱，花药极叉开；子房 2 室，胚珠在每一胎座上有 1 ~ 2 列；花柱长 5.5 ~ 6.5cm，柱头扇形，薄膜质，2 裂。蒴果圆锥状，长 6 ~ 8cm，直径约 1cm，具不明显的棱纹；种子多数，阔倒卵形，长 4mm，宽 6mm，膜质、不增厚，淡褐色，边缘具薄膜质的翅，腹面具微小的鳞片。花期 6 ~ 8 月，果期 8 ~ 10 月。

分布

分布于我国四川（马尔康）、云南（香格里拉、丽江、罗平）。

生境

生长于海拔 3200 ~ 4200m 的石山草坡、云杉林边。

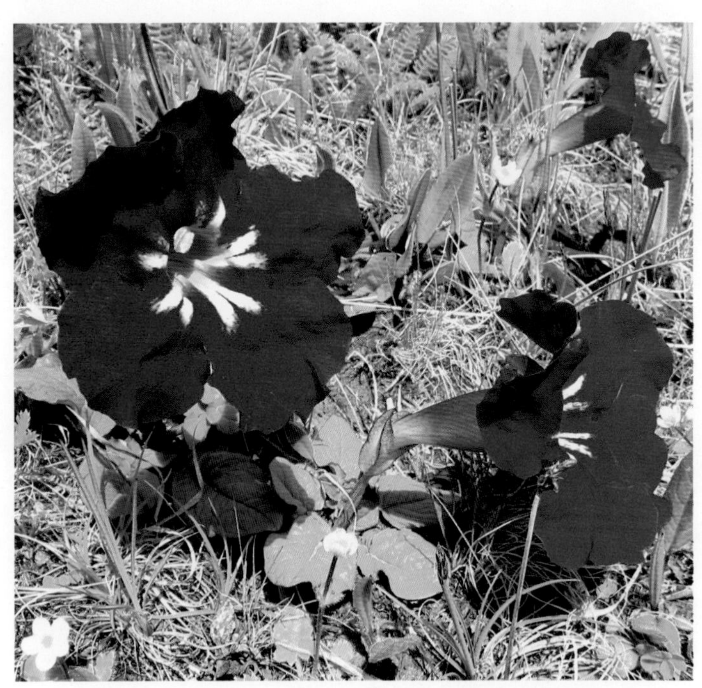

药材名

乌曲、乌却、欧曲、欧切（ཨུག་ཆོས།），乌曲玛保、乌却玛博（ཨུག་ཆོས་དམར་པོ།）。

药用部位

全草或根、花、种子、叶。

功能与主治

调经活血，祛风湿，消炎利耳，益脉。种子用于中耳炎。根用于虚弱，头晕，胸闷，腹胀，咳嗽，月经不调。叶用于咳嗽。

用量与用法

3 ~ 9g。内服研末，或入丸、散剂。外用适量，温水浸液滴耳。

附注

《度母本草》《晶珠本草》等记载"ཨུག་ཆོས།"（乌曲）按花色不同分为红["ཨུག་ཆོས་དམར་པོ།"（乌曲玛保）]、白["ཨུག་ཆོས་དཀར་པོ།"（乌曲嘎保）]2 种或红、白、黄["ཨུག་ཆོས་སེར་པོ།"（乌曲赛保）]3 种。现代文献记载的"乌曲"的基原均为角蒿属（*Incarvillea*）植物，包括该属中花红色、黄色、淡粉红色的几乎所有种类，各地藏医使用的种类因地而异。《部标藏药》以"角蒿 /ཨུག་ཆོས་དམར་པོ།/ 乌曲玛保"之名、《藏标》《青海藏标》以"角蒿 /ཨུག་ཆོས།/ 欧曲（欧切）"之名收载的基原为"密生角蒿 *Incarvillea compacta* Maxim.（密生波罗花）及同属多种植物"，言以其全草入药。据文献记载，多小叶鸡肉参 *I. mairei* (Lévl.) Grierson var. *multifoliolata* (C. Y. Wu et W. C. Yin) C. Y. Wu et W. C. Yin 为"乌曲玛博"的基原之一。《中国藏药植物资源考订》认为，"乌曲玛保"的正品应为藏波罗花 *I. younghusbandii* Sprague，其他花红色的种类为类同品，可统称为"ཨུག་ཆོས་དམར་པོའི་རིགས།"（乌曲玛惹）。（参见"藏波罗花""大花鸡肉参""角蒿""两头毛"条）

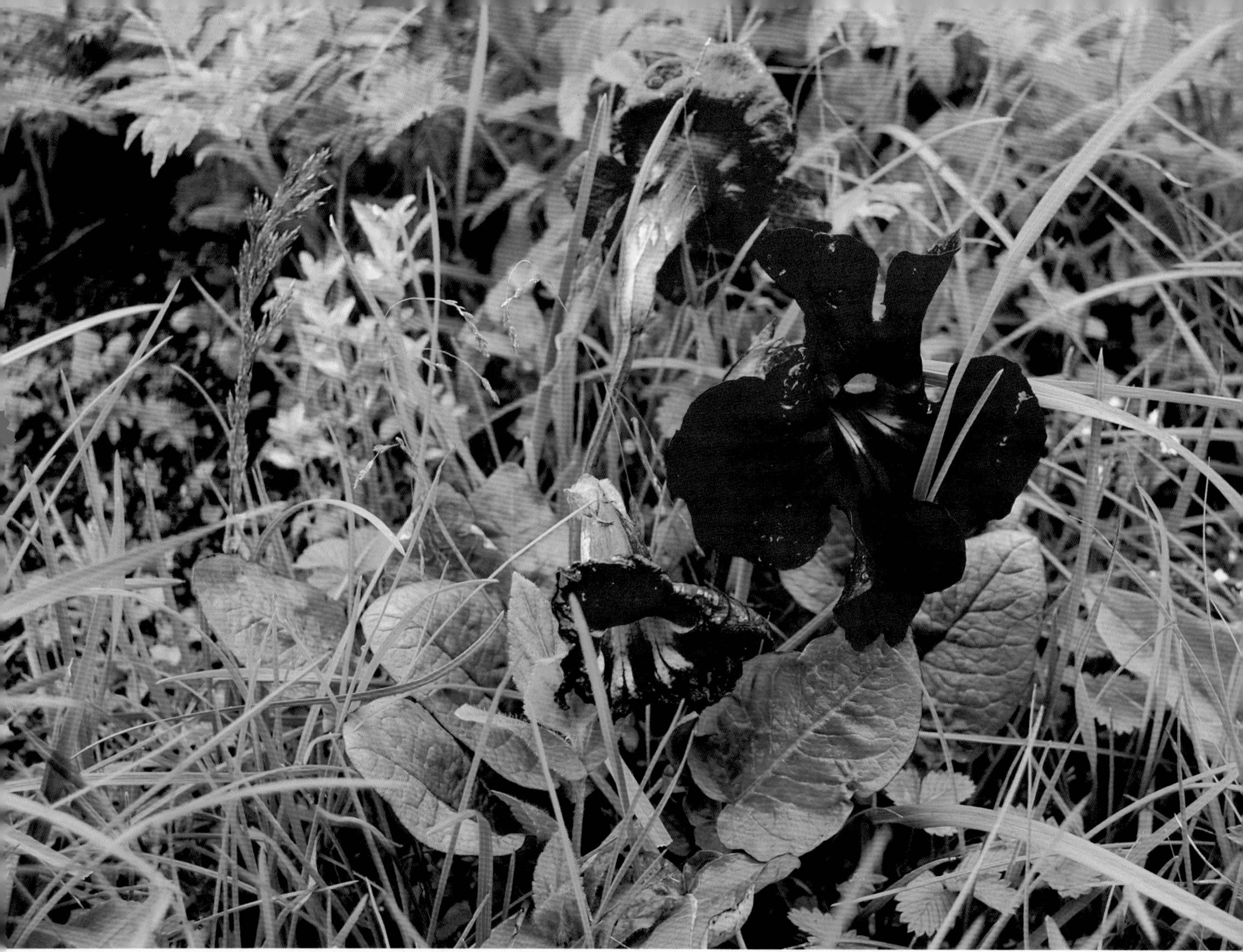

大花鸡肉参

Incarvillea mairei (Lévl.) Grierson var. *grandiflora* (Wehrhahn) Grierson

紫葳科（Bignoniaceae） 角蒿属（*Incarvillea*）

形态

多年生草本，无茎，高 30 ~ 40cm。叶基生，一回羽状复叶；侧生小叶 2 ~ 3 对，卵形，顶生小叶较侧生小叶大 2 ~ 3 倍，阔卵圆形，先端钝，基部微心形，长达 11cm，宽达 9cm，边缘具钝齿，侧生小叶近无柄。总状花序有 2 ~ 4 花，着生于花序近先端；花葶长达 22cm；花梗与花序梗近等长；小苞片 2，线形，长约 1cm；花萼钟状，长约 2.5cm，萼齿三角形，先端渐尖；花冠紫红色或粉红色，长 7 ~ 10cm，直径 5 ~ 7cm，花冠筒长 5 ~ 6cm，下部带黄色，花冠裂片圆形；雄蕊 4，二强，每对雄蕊的花药靠合并抱着花柱，花药极叉开；子房 2 室，胚珠在每胎座上 1 ~ 2 列，花柱长 5.5 ~ 6.5cm，柱头扇形，薄膜质，2 片裂。蒴果圆锥状，长 6 ~ 8cm，直径约 1cm，具不明显的棱纹；种子多数，阔卵圆形，长 4mm，宽 6mm，膜质，不增厚，淡褐色，边缘具薄膜质翅，腹面具微小的鳞片。花期 6 ~ 7 月，果期 7 ~ 9 月。

分布

分布于我国云南（香格里拉、丽江）、四川（理塘、巴塘、雅江、炉霍）、青海。

生境

生长于海拔 2500 ~ 3650m 的高山草坡。

药材名

乌曲、乌却、欧曲、欧切（ཨུག་ཆོས།），乌曲玛保、乌却玛博（ཨུག་ཆོས་དམར་པོ།）。

药用部位

全草或地上部分或根、花、种子、叶。

功能与主治

全草或地上部分：调经活血，祛风湿，消炎利耳，益脉。根：滋补，益脉，止咳；用于虚弱，头晕，胸闷，腹胀，咳嗽，月经不调，静脉曲张，肢体麻木震颤。花：消膨胀，润肺，敛黄水；用于臌胀，气滞，消化不良，咳嗽，黄水病。种子：消炎利耳；用于中耳炎，耳痛，耳聋。叶：用于咳嗽。

用量与用法

3 ~ 9g。内服研末，或入丸、散剂。外用适量，温水浸液滴耳。

附注

《四部医典》中记载有“ཨུག་ཆོས།”（乌曲），言其为治耳病、腹胀之药物。《蓝琉璃》《晶珠本草》等记载“乌曲”按花色不同分为红［“ཨུག་ཆོས་དམར་པོ།”（乌曲玛保）］、白［“ཨུག་ཆོས་དཀར་པོ།”（乌曲嘎保）］、黄［“ཨུག་ཆོས་སེར་པོ།”（乌曲色保）］3 种；《四部医典系列挂图全集》第二十九图中有红者“乌曲玛保”的附图。现代文献记载的“乌曲”的基原均为角蒿属（*Incarvillea*）植物，几乎包括了该属花红色、黄色、浅粉红色的所有种类。各地藏医使用的种类因地而异，被统称为“乌曲”。《部标藏药》以“角蒿 /ཨུག་ཆོས་དམར་པོ།/ 乌曲玛保”之名、《藏标》和《青海藏标》以“角蒿 /ཨུག་ཆོས།/ 欧切（欧曲）”之名收载了“密花角蒿 *I. compacta* Maxim.（密生波罗花）及同属多种植物”，规定以全草入药。文献记载的“乌曲”或“乌曲玛保”的基原还包括藏波罗花 *I. younghusbandii* Sprague、大花鸡肉参 *I. mairei* (Lévl.) Grierson var. *grandiflora* (Wehrhahn) Grierson、鸡肉参 *I. mairei* (Lévl.) Grierson、单叶波罗花 *I. forrestii* Fletcher、四川波罗花 *I. beresowskii* Batalin、黄波罗花 *I. lutea* Bur. et Franch.、多小叶鸡肉参 *I. multifoliolata* C. Y. Wu et W. C. Yin [*I. mairei* (Lévl.) Grierson var. *multifoliolata* (C. Y. Wu et W. C. Yin) C. Y. Wu et W. C. Yin]、两头毛 *I. arguta* (Royle) Royle（毛子草）、角蒿 *I. sinensis* Lam. 等。《中国藏药植物资源考订》认为，“乌曲玛保”的正品应为藏波罗花 *I. younghusbandii* Sprague，其他花红色的种类为同类品，可统称为“ཨུག་ཆོས་དམར་པོ་རིགས།”（乌曲玛类）。（参见“藏波罗花”“多小叶鸡肉参”“角蒿”“四川波罗花”“红波罗花”“两头毛”条）

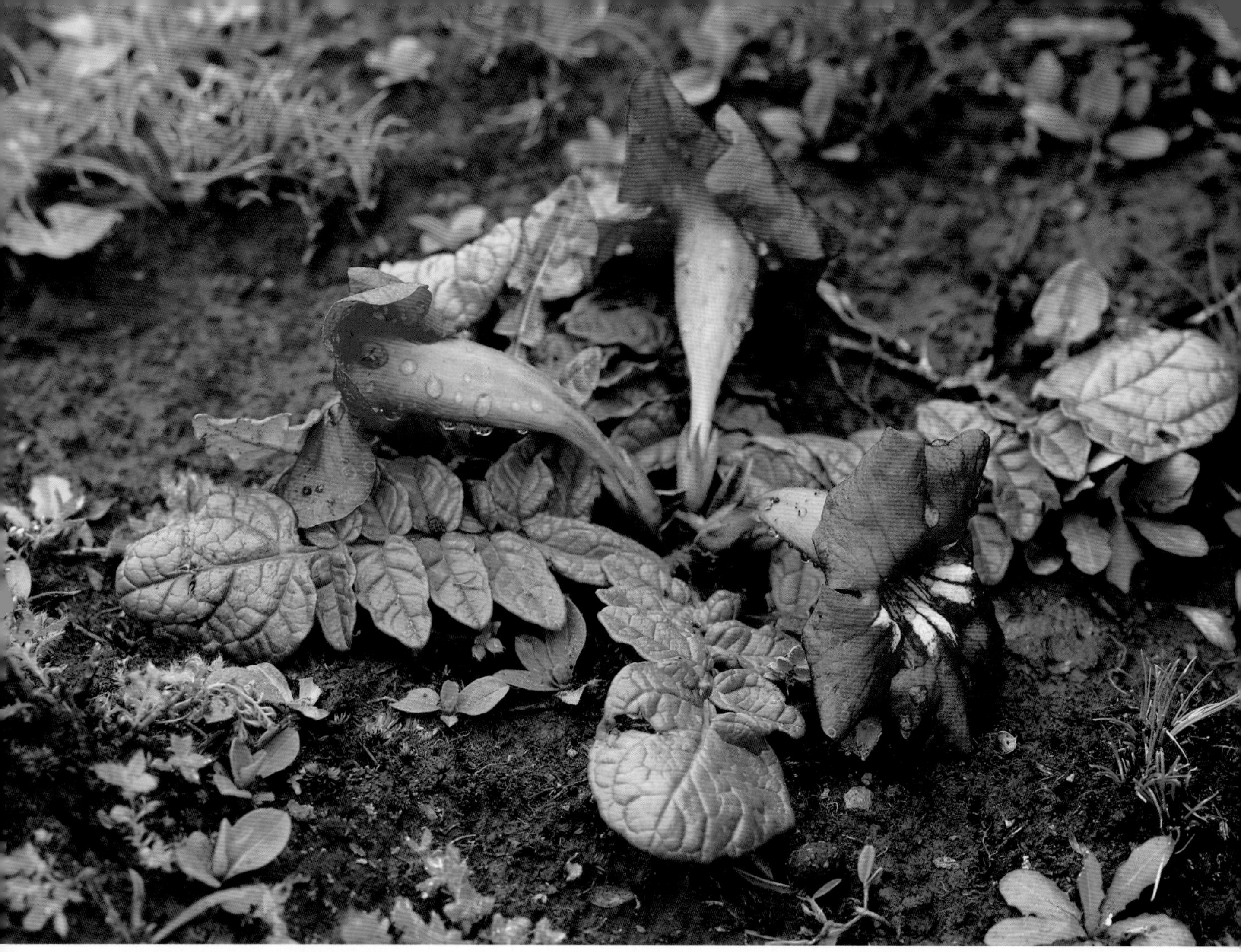

藏波罗花

Incarvillea younghusbandii Sprague

紫葳科（Bignoniaceae）　角蒿属（*Incarvillea*）

形态

多年生矮小宿根草本，高 10 ~ 20cm，无茎。根肉质，粗壮，直径 6 ~ 11mm。叶基生，平铺于地上，为一回羽状复叶；叶轴长 3 ~ 4cm；先端小叶卵圆形至圆形，较大，长、宽均为 3 ~ 5（~ 7）cm，先端圆或钝，基部心形，侧生小叶 2 ~ 5 对，卵状椭圆形，长 1 ~ 2cm，宽约 1cm，粗糙，具泡状隆起，有钝齿，近无柄。花单生或 3 ~ 6 着生于叶腋中抽出的缩短的总梗上；花梗长 6 ~ 9mm；花萼钟状，无毛，长 8 ~ 12mm，口部直径约 4mm，萼齿 5，不等大，平滑，长 5 ~ 7mm；花冠细长，漏斗状，长 4 ~ 5（~ 7）cm，基部直径 3mm，中部直径 8mm，花冠筒橘黄色，花冠裂片开展，圆形；雄蕊 4，着生于花冠筒基部，二强，花药“丁”字形着生，在药隔的基部有 1 针状距，长约 1mm，膜质，药室纵向开裂；雌蕊的花柱由花药抱合，并远伸出花冠外，长约 4cm，柱头扇形，薄膜状，2 片开裂，子房 2 室，棒状，胚珠在每一胎座上 1 ~ 2 列。蒴果近木质，弯曲或呈新月形，长 3 ~ 4.5cm，具 4 棱，先端锐尖，淡褐色，2 瓣开裂；种子 2 列，椭圆形，长 5mm，宽 2.5mm，下面凸起，上面凹入，近黑色，具不明显细齿状周翅及鳞片。花期 5 ~ 8 月，果期 8 ~ 10 月。

分布

分布于我国青海、西藏（拉萨、那曲、萨嘎、仲巴、错那、普兰、定结、聂拉木、定日、改则）。尼泊尔也有分布。

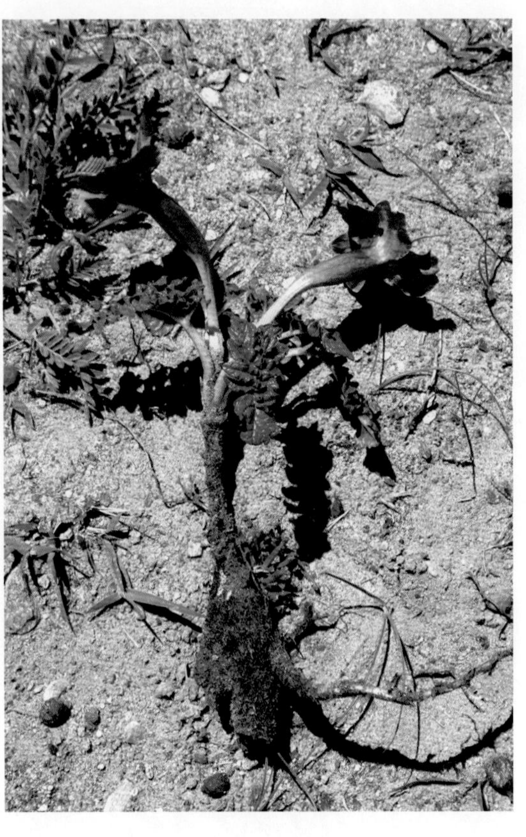

生境

生长于海拔（3600 ~ ）4000 ~ 5000（ ~ 5840）m 的高山砂质草甸、山坡砾石垫状灌丛中。

药材名

乌曲、乌却、欧曲、欧切（ཨུག་ཆོས།），乌曲玛保、乌却玛博（ཨུག་ཆོས་དམར་པོ།）。

药用部位

全草或地上部分、种子、根、叶。

功能与主治

调经活血，祛风湿，消炎利耳，益脉。种子：用于中耳炎。根：用于虚弱，头晕，胸闷，腹胀，咳嗽，月经不调。叶：用于咳嗽。

用量与用法

3 ~ 9g。

附 注

《度母本草》《晶珠本草》等记载“ཨུག་ཆོས།”（乌曲）按花色不同分为红 [“ཨུག་ཆོས་དམར་པོ།”（乌曲玛保）]、白 [“ཨུག་ཆོས་དཀར་པོ།”（乌曲嘎保）]2 种或红、白、黄 [“ཨུག་ཆོས་སེར་པོ།”（乌曲赛保）] 3 种。《四部医典系列挂图全集》第二十九图中有红者“ཨུག་ཆོས་དམར་པོ།”（乌曲玛保）的附图。现代文献记载的“乌曲”的基原几乎囊括了角蒿属（*Incarvillea*）的所有种类，各地藏医使用的种类因地而异。虽不同种类花色各异，但也统称“ཨུག་ཆོས།”（乌曲）。《中国藏药植物资源考订》认为，“乌曲”的红色品种（乌曲玛保）的正品应为藏波罗花 *I. younghusbandii* Sprague，其形态与《蓝琉璃》等文献的记载及《四部医典系列挂图全集》的附图相符；其他花红色的种类均为同类品，可统称为“ཨུག་ཆོས་དམར་པོའི་རིགས།”（乌曲玛类）。《部标藏药》以“角蒿 /ཨུག་ཆོས་དམར་པོ།/ 乌曲玛保”之名、《青海藏标》和《藏标》以“角蒿 /ཨུག་ཆོས།/ 欧曲（欧切）”之名收载了密花角蒿 *I. compacta* Maxim.（密生波罗花）及其同属多种植物的全草。（参见“大花鸡肉参”“红波罗花”“角蒿”条）

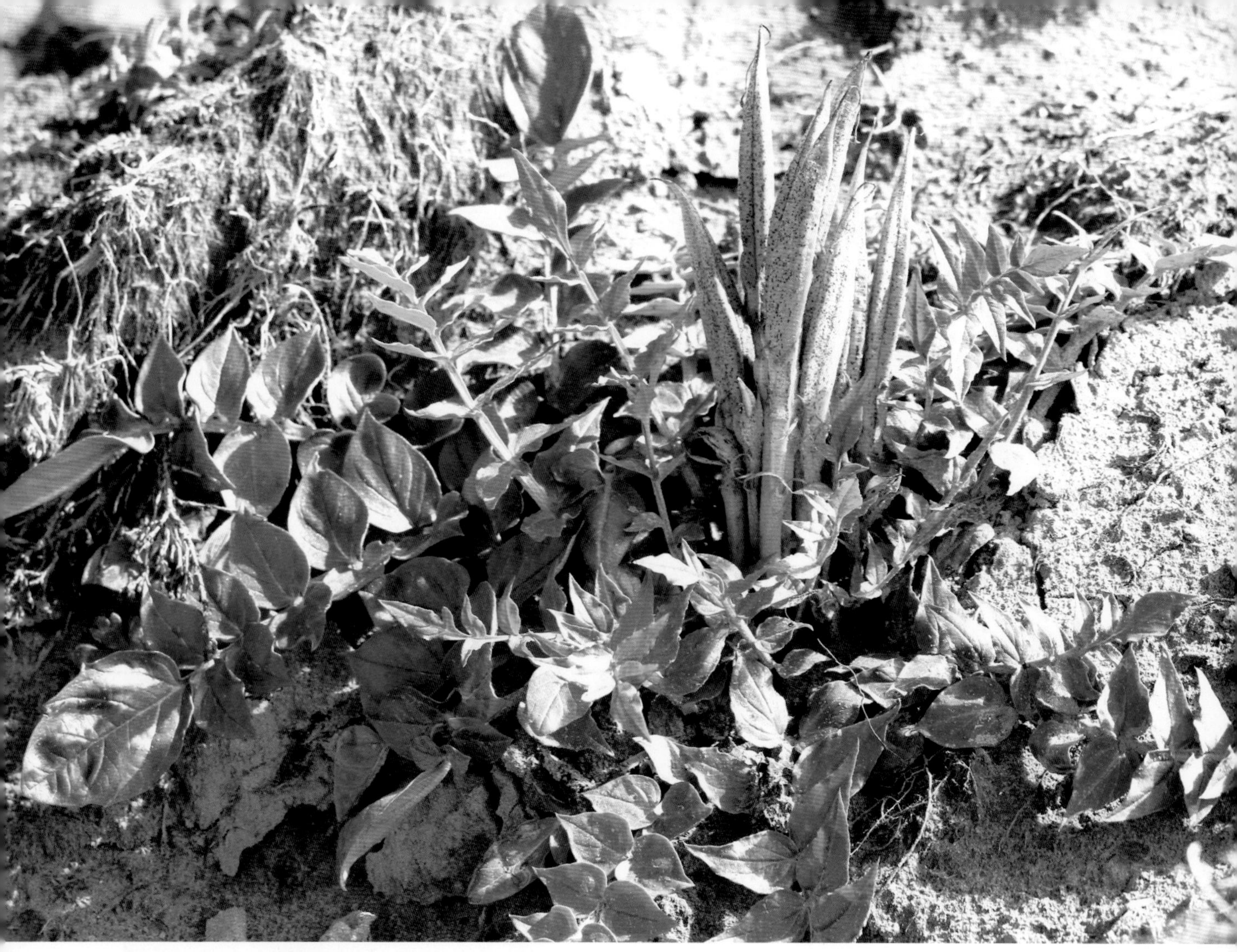

密生波罗花

Incarvillea compacta Maxim.（密花角蒿）

紫葳科（Bignoniaceae）　　角蒿属（*Incarvillea*）

形态

多年生草本，花期高 20cm，果期高 30cm。根肉质，圆锥状，长 15 ~ 23cm。叶为一回羽状复叶，聚生于茎基部，长 8 ~ 15cm；侧生小叶 2 ~ 6 对，卵形，长 2 ~ 3.5cm，宽 1 ~ 2cm，先端渐尖，基部圆形，先端小叶近卵圆形，比侧生小叶大，全缘。总状花序密集，聚生于茎先端，1 至多花从叶腋中抽出；苞片长 1.8 ~ 3cm；小苞片 2；花梗长 1 ~ 4cm，线形。花萼钟状，绿色或紫红色，具深紫色斑点，长 12 ~ 18mm，萼齿三角形，长 6 ~ 12mm，宽 5 ~ 7mm。花冠红色或紫红色，长 3.5 ~ 4cm，直径约 2cm，花冠筒外面紫色，具黑色斑点，内面具少数紫色条纹，裂片圆形，长 1.7 ~ 2.8cm，宽 2 ~ 3.9cm，先端微凹，具腺体。雄蕊 4，二强，着生于花冠筒基部，花药两两靠合；退化雄蕊小，弯曲。子房长圆形，2 室，每室胚珠 2 列，花柱长达 4cm，柱头扇形。蒴果长披针形，两端尖，木质，具明显的 4 棱，长 11cm 左右，宽、厚均约 1cm。花期 5 ~ 7 月，果期 8 ~ 12 月。

分布

分布于我国甘肃南部、青海（海南、海北、海西、玉树、互助）、四川西部（巴塘、理塘、木里）、云南西北部（丽江、德钦、维西、香格里拉）、西藏（拉萨、昌都、安多、巴青、加查、墨脱）。

生境

生长于海拔 2600 ~ 4100m 的空旷石砾山坡及草灌丛中。

药材名

乌曲、乌却、欧曲、欧切（ཨུག་ཆོས།）。

药用部位

全草或地上部分、种子、叶。

功能与主治

调经活血，祛风湿，消炎利耳，益脉。种子用于中耳炎；根用于虚弱，头晕，胸闷，腹胀，咳嗽，月经不调；叶用于咳嗽。

用量与用法

3 ~ 9g。内服研末，或入丸、散剂。外用适量，温水浸液滴耳。

附　注

《度母本草》《晶珠本草》等记载有治耳病、腹胀之药物“ཨུག་ཆོས།”（乌曲），言其按花色不同分为红 [“ཨུག་ཆོས་དམར་པོ།”（乌曲玛保）]、白 [“ཨུག་ཆོས་དཀར་པོ།”（乌曲嘎保）]2 种或红、白、黄 [“ཨུག་ཆོས་སེར་པོ།”（乌曲色保）]3 种。现代文献记载的“乌曲”的基原几乎包括了角蒿属（*Incarvillea*）的所有种类，各地藏医使用的种类因地而异。该属植物的花大致有红色（紫红色）、黄色、淡粉红色等，但不同花色的植物也常统称为“乌曲”（ཨུག་ཆོས།）或“ཨུག་ཆོས་དམར་པོའི་རིགས།”（乌曲玛保惹，乌曲玛保类之意），其功能与主治也相似。《部标藏药》以“角蒿 /ཨུག་ཆོས་དམར་པོ།/ 乌曲玛保”之名、《藏标》和《青海藏标》以“角蒿 /ཨུག་ཆོས།/ 欧曲（欧切）”之名收载其基原为“密花角蒿 *I. compacta* Maxim.（密生波罗花）及同属多种植物”，规定以其全草入药。密生波罗花 *I. compacta* Maxim. 的花红色或紫红色，也有文献记载其为红者“乌曲玛保”，其形态与《四部医典系列挂图全集》所附“ཨུག་ཆོས་དམར་པོ།”（乌曲玛保）图中的植物形态相符。（参见“大花鸡肉参”“角蒿”“两头毛”条）

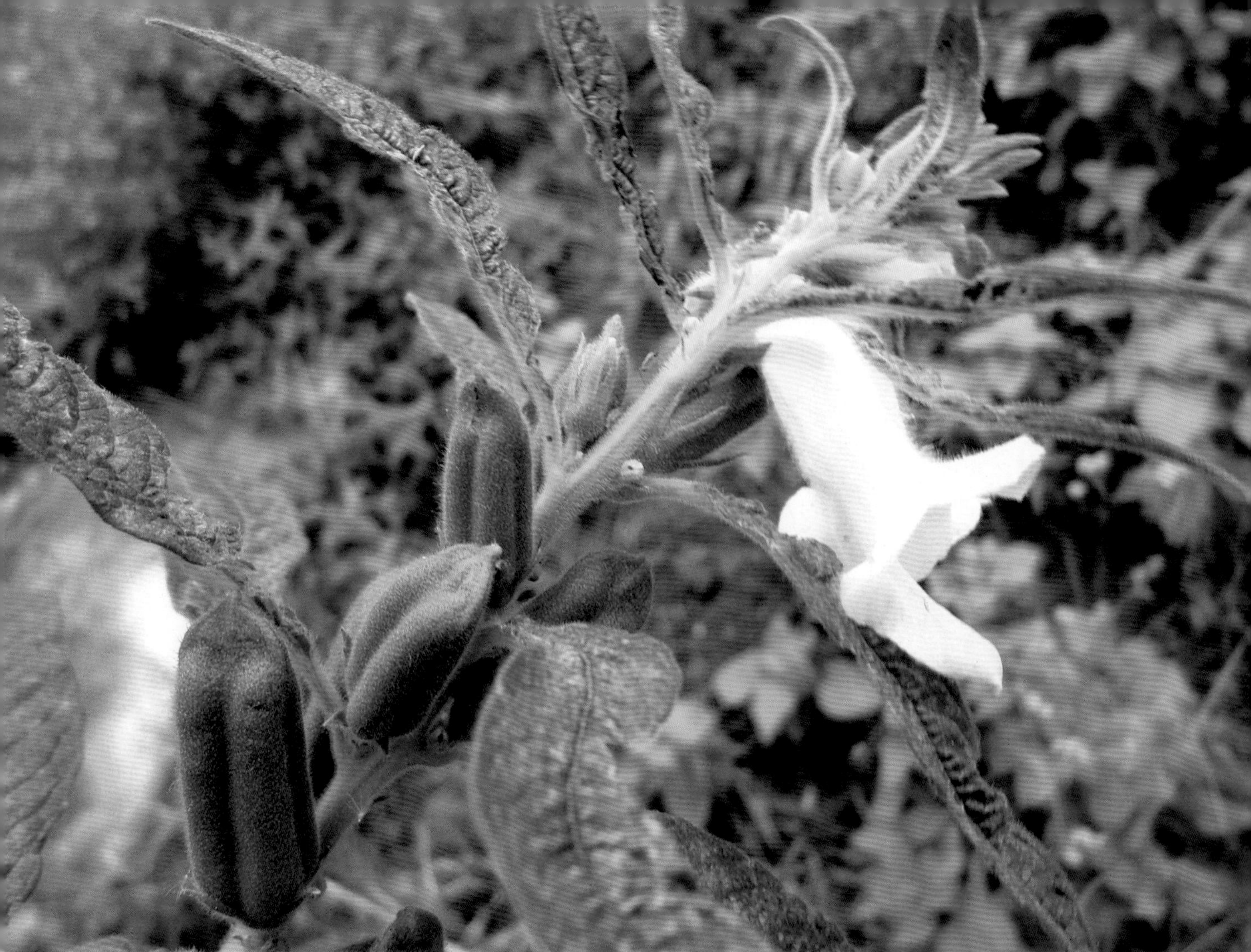

芝麻

Sesamum indicum L.

胡麻科（Pedaliaceae） 胡麻属（*Sesamum*）

形态

一年生直立草本，高 60 ~ 150cm，分枝或不分枝，中空或具有白色髓部，微有毛。叶矩圆形或卵形，长 3 ~ 10cm，宽 2.5 ~ 4cm，下部叶常掌状 3 裂，中部叶有齿缺，上部叶近全缘；叶柄长 1 ~ 5cm。花单生或 2 ~ 3 同生于叶腋内；花萼裂片披针形，长 5 ~ 8mm，宽 1.6 ~ 3.5mm，被柔毛；花冠长 2.5 ~ 3cm，筒状，直径 1 ~ 1.5cm，长 2 ~ 3.5cm，白色而常有紫红色或黄色的彩晕；雄蕊 4，内藏；子房上位，4 室（云南西双版纳栽培植物可至 8 室），被柔毛。蒴果矩圆形，长 2 ~ 3cm，直径 6 ~ 12mm，有纵棱，直立，被毛，分裂至中部或基部；种子有黑白之分。花期夏末秋初。

分布

原产于印度。我国汉代时引入，现各地广泛栽培。

生境

喜温暖、日照充足、湿润的环境。作为油料作物栽培。

药材名

滴、得（ཏིལ།），滴珠（ཏིལ་འབྲུ།），滴嘎（ཏིལ་དཀར།），得勒纳（ཏིལ་ནག）。

药用部位

成熟种子。

功能与主治

滴嘎：温胃，壮阳，润肠。用于“隆”病，胃寒，少精，皮肤粗糙，脱发，须发早白等。

得勒纳：补肝肾，润燥。用于肝肾阴虚，头风眩晕，早年发白，体虚便秘。

用量与用法

9 ~ 15g。内服煎汤，或入丸、散剂。

附注

“ཏིལ།”（滴）在《四部医典》《蓝琉璃》等中均有记载，为镇风、增强体力之药物；《四部医典系列挂图全集》第二十三图中有“ཏིལ་འབྲུ།”（滴珠）附图（15 号图），汉译本译注名为“芝麻”，其图示植株、果实形态也确为芝麻 *S. indicum* L.。现藏医所用均为芝麻 *S. indicum* L.，其种子有黑色、白色 2 种，使用时无差别。《西藏藏标》以“ཏིལ་དཀར།/ 滴嘎 / 白芝麻”之名收载了该种的白色种子，《藏标》以“黑芝麻 /ཏིལ་ནག/ 得勒纳”之名收载了该种的黑色种子，两者的功能与主治有所不同。

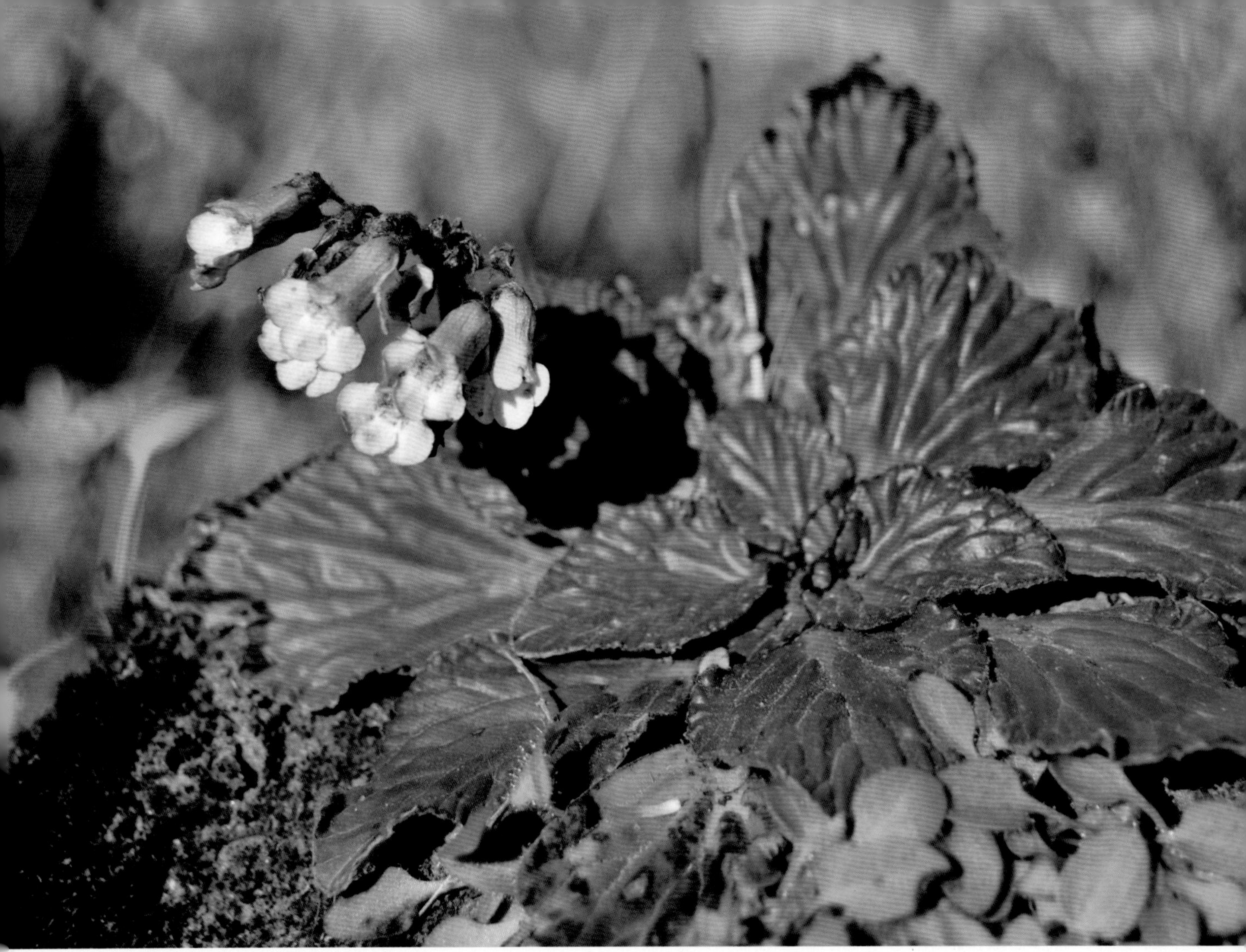

卷丝苣苔

Corallodiscus kingianus (Craib) Burtt

苦苣苔科（Gesneriaceae） 珊瑚苣苔属（*Corallodiscus*）

形态

多年生草本。根茎短而粗。叶全部基生，莲座状，具柄；叶片革质，菱状狭卵形或卵状披针形，稀卵圆形，长 2 ~ 9cm，宽 1.4 ~ 3cm，先端锐尖，稀钝，基部楔形，边缘向上面稍卷曲，具不整齐细锯齿或近全缘，上面无毛，平展，稀稍具皱褶，下面密被锈色毡状绵毛，侧脉每边 4 ~ 5，上面微凹，下面隆起；叶柄宽，扁平，长 0 ~ 4.5cm，宽 0.2 ~ 0.6cm，被锈色绵毛。聚伞花序（2 ~ ）3 次分枝，2 ~ 6，每花序具（5 ~ ）7 ~ 20 花；花序梗长 6.5 ~ 17cm，与花梗及花萼密被锈色绵毛，果时部分脱落；苞片不存在；花梗长 6 ~ 10mm；花萼钟状，5 裂达近基部至中部，裂片长圆形，长 2 ~ 3mm，宽约 0.6mm，内面无毛，具 5 脉；花冠筒状，淡紫色、紫蓝色，长（13 ~ ）15 ~ 16（ ~ 18）mm，外面无毛，内面下唇一侧具淡褐色髯毛和 2 深褐色斑纹，筒部长 8 ~ 12mm，直径 3 ~ 4mm；上唇 2 裂，裂片半圆形，长约 1mm，先端圆形，有时微凹，下唇 3 裂，裂片卵圆形或近圆形，长 4 ~ 5mm，宽约 4mm；雄蕊 4，上雄蕊长约 3mm，着生于距花冠基部 3.1mm 处，下雄蕊长约 6mm，着生于距花冠基部 3.5mm 处，花丝无毛，有时卷曲，花药长圆形，长约 0.5mm，药室汇合，基部极叉开，退化雄蕊长约 1.5mm，着生于距花冠基部 1.2mm 处；花盘高 0.7mm；雌蕊无毛，子房长圆形，长约 3mm，花柱比子房长，长约 6mm，柱头头状，微凹。蒴果长圆形，长约 2cm。花期 6 ~ 8 月。

分布

分布于我国西藏（拉萨、林芝）、青海（囊谦）、四川西南部、云南西北部。不丹等也有分布。

生境

生长于海拔 2800 ~ 4600m 的山坡、林下岩石上。

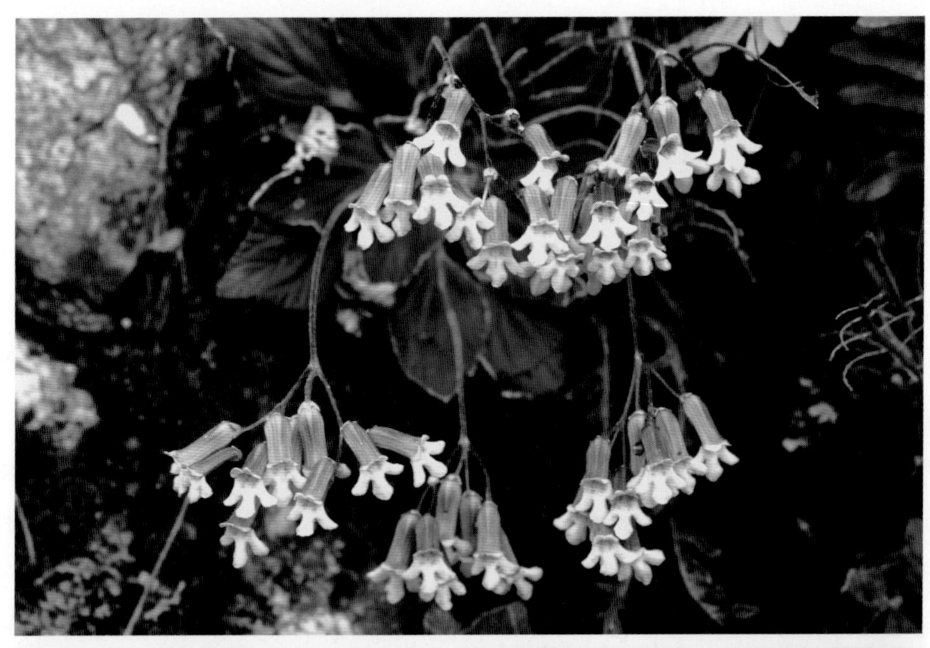

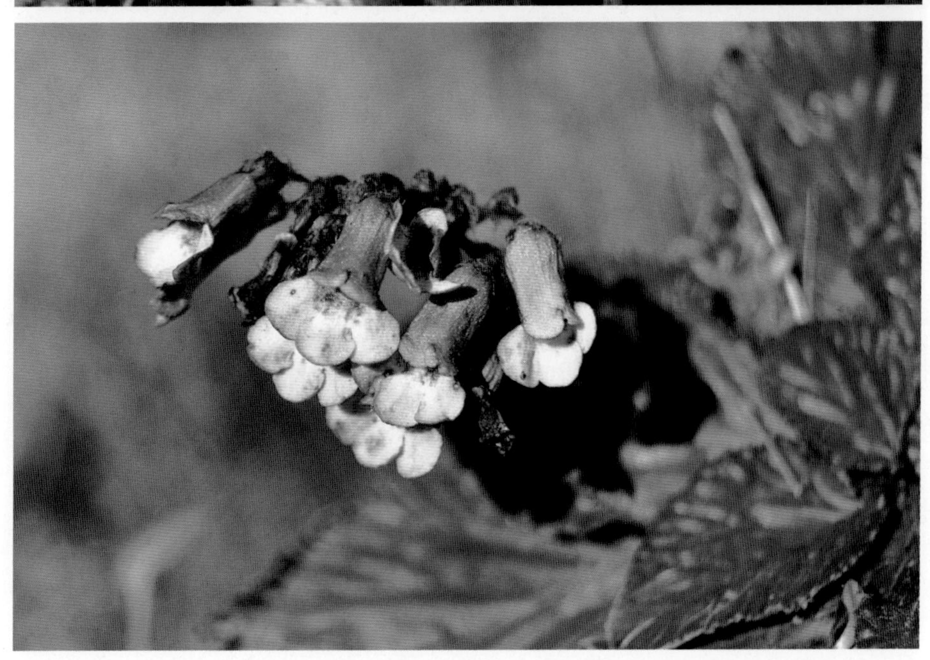

药材名

查架哈吾、渣加哈窝、查加哈窝、扎甲哈吾、志甲哈吾（བྲག་སྐྱི་ཧ་གོ།）。

药用部位

全草。

功能与主治

清热解毒，愈疮，补肾。用于热性腹泻，肉食中毒，乌头中毒，疖疮，阳痿早泄，月经失调，白带过多，肾病。

用量与用法

2 ~ 3g。内服煎汤，或入丸、散剂。

附 注

《四部医典》《鲜明注释》等中记载有“བྲག་སྐྱ་ཧ་གོ”（查架哈吾），言其为疗毒症、止热泻之药物。《四部医典系列挂图全集》第二十九图中有“བྲག་སྐྱ་ཧ་གོ”（查架哈吾）的附图（5 号图，汉译本译注名为“卷丝苣苔”），其图示形态与卷丝苣苔 *C. kingianus* (Craib) Burtt 相似。现代文献记载的各地藏医所用“查架哈吾”的基原包括卷丝苣苔 *C. kingianus* (Craib) Burtt[大叶珊瑚苣苔 *C. grandis* (Craib) Burtt]、石花 *C. flabellatus* (Craib) Burtt 等多种珊瑚苣苔属（*Corallodiscus*）植物，以及苦苣苔科金盏苣苔属（*Isometrum*）、吊石苣苔属（*Lysionotus*）植物及中国蕨科植物银粉背蕨 *Aleuritopteris argentea* (Gmél.) Fée，多以前 2 种为正品，其他为代用品，但也有观点认为银粉背蕨 *A. argentea* (Gmél.) Fée 为正品。据《宇妥本草》记载的“花蓝色”和《鲜明注释》记载的“花色有白、紫、黄三种”来看，“查架哈吾”应有花，而非蕨类植物。据《晶珠本草》记载的“生于岩石上，叶扁，青色而有光泽，背面被黄色毛，花蓝色，老后变白色”的特征来看，卷丝苣苔 *C. kingianus* (Craib) Burtt、石花 *C. flabellatus* (Craib) Burtt 的形态较为相符，而蕨类植物银粉背蕨 *A. argentea* (Gmél.) Fée 无花，显然不符。文献记载的各地“查架哈吾”的基原还有光萼石花 *C. flabellatus* (Craib) Burtt var. *leiocalyx* W. T. Wang、绢毛石花 *C. flabellatus* (Craib) Burtt var. *sericeus* (Craib) K. Y. Pan、小石花 *C. conchaefolius* Batalin；此外，四川阿坝藏医也用同科植物羽裂金盏苣苔 *I. primuliflorum* (Batalin) Burtt、短檐金盏苣苔 *I. glandulosum* (Batalin) Craib、吊石苣苔 *L. pauciflorus* Maxim. 作“查架哈吾”使用。《部标藏药》以“石莲花 /བྲག་སྐྱ་ཧ་གོ/ 扎甲哈吾”之名、《青海藏标》以“扁叶珊瑚盘 /བྲག་སྐྱ་ཧ་གོ/ 志甲哈吾”之名收载了扁叶珊瑚盘 *C. flabellatus* (Franch.) Burtt（石花）或“及其同属数种植物”。（参见“石花”“小石花”“吊石苣苔”“银粉背蕨”条）

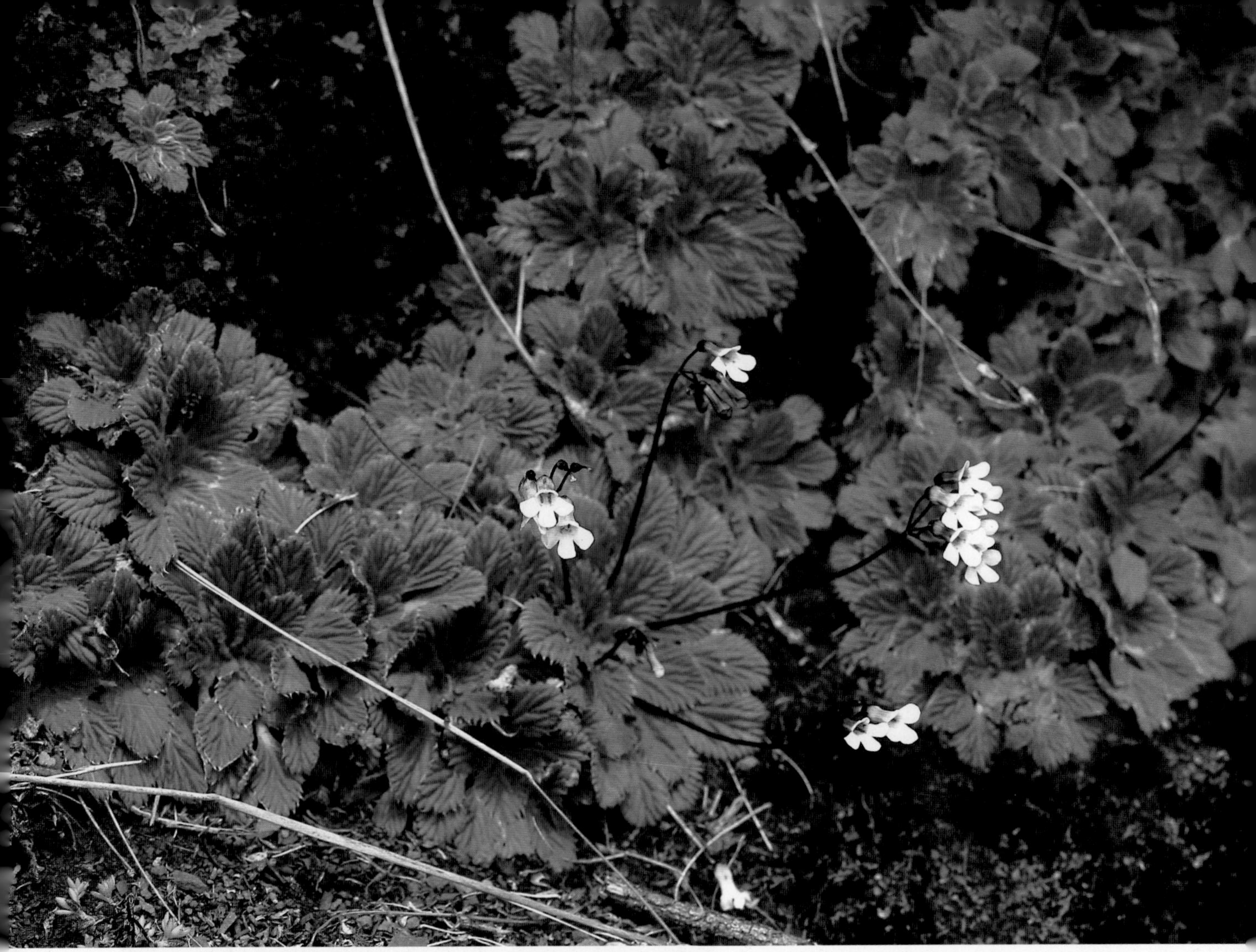

石花

Corallodiscus flabellatus (Craib) Burtt

苦苣苔科（Gesneriaceae） 珊瑚苣苔属（*Corallodiscus*）

形态

多年生草本。叶全部基生，莲座状，外层叶具长柄，内层叶无柄；叶片革质，宽倒卵形、扇形，稀近卵形，长 1 ~ 2.5cm，宽 1 ~ 2cm，先端圆形，基部楔形，边缘具细圆齿，上面密被白色稀淡褐色长柔毛，下面密被灰白色或淡褐色绵毛，侧脉每边 3 ~ 4，上面下凹，下面隆起；叶柄扁平，长 1 ~ 2cm，上面被长柔毛，下面密被灰白色或淡褐色绵毛。聚伞花序 2 ~ 3 回分枝，2 ~ 5 条，每花序具 5 ~ 12 花；花序梗长 8 ~ 17cm，幼时密被淡褐色绵毛，老时逐渐稀疏至近无毛；苞片不存在；花梗长 5 ~ 10mm，被淡褐色长柔毛至近无毛；花萼钟状，5 裂至近基部，裂片长圆形至长圆状披针形，长 1.6 ~ 3mm，宽 0.7 ~ 1mm，先端钝，外面被淡褐色长柔毛，内面无毛，具 3（ ~ 4）脉；花冠筒状，蓝色、紫蓝色，长 6.5 ~ 11mm，外面无毛，内面下唇一侧具髯毛和斑纹，筒部长 5.5 ~ 8mm，直径 3.2 ~ 5mm，上唇 2 裂，裂片长约 0.6mm，下唇 3 裂，裂片圆倒卵形，长 2 ~ 2.2mm。雄蕊 4，上雄蕊长 2 ~ 3.5mm，着生于距花冠基部 1.5 ~ 2.5mm 处，下雄蕊长 2 ~ 5mm，着生于距花冠基部 2 ~ 2.5mm 处，花丝无毛，呈弧状，有时卷曲，花药长圆形，长 0.7mm，药室汇合，基部极叉开；退化雄蕊长约 0.7mm，着生于距花冠基部 0.4mm 处；花盘高约 0.4mm；雌蕊无毛，子房长圆形，长约 2.3mm，花柱与子房等长或稍长于子房，柱头头状，微凹。蒴果长圆形，长 1 ~ 2cm，直径 2 ~ 3mm。花期 6 ~ 7 月，果期 8 月。

分布

分布于我国西藏东南部、云南（大理）、四川。

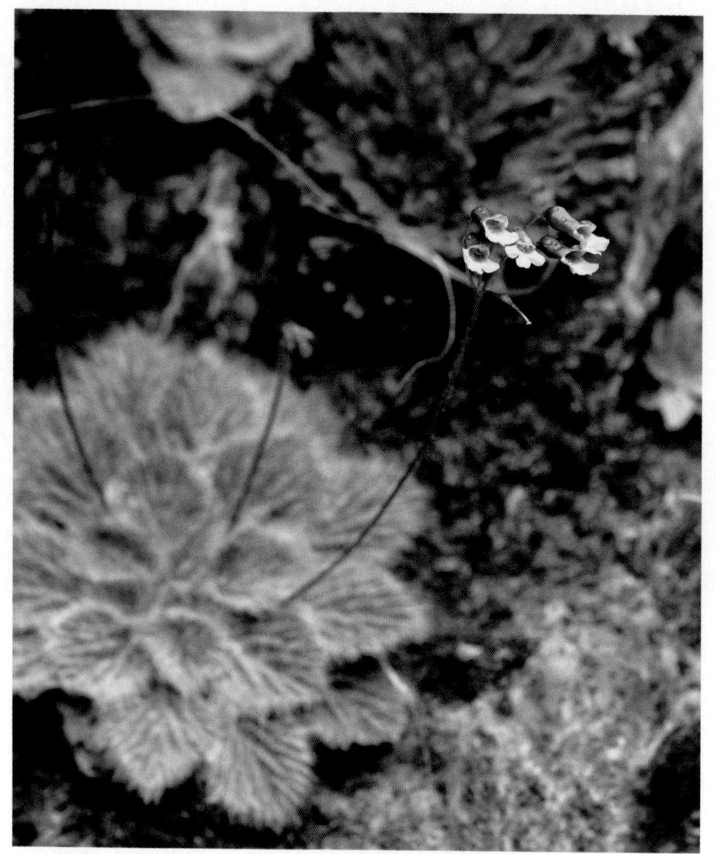

生境

生长于海拔 1400 ~ 3600m 的山坡、林缘岩石上及石缝中。

药材名

查架哈吾、渣加哈窝、查加哈窝、扎甲哈吾（བྲག་སྐྱ་ཧ་གོ）。

药用部位

全草。

功能与主治

清热解毒，愈疮，补肾。用于热性腹泻，阳痿早泄，月经失调，白带过多，肉食中毒，乌头中毒，肾病，疖疮。

用量与用法

2.5g。内服煎汤，或入丸、散剂。

附 注

《四部医典》《鲜明注释》等记载有“བྲག་སྐྱ་ཧ་གོ”（查架哈吾）。现代文献记载各地藏医所用“查架哈吾”的基原涉及苦苣苔科珊瑚苣苔属（*Corallodiscus*）、金盏苣苔属（*Isometrum*）、吊石苣苔属（*Lysionotus*）的多种植物及中国蕨科植物银粉背蕨 *Aleuritopteris argentea* (Gmél.) Fée，多以珊瑚苣苔属植物为正品。文献记载石花 *C. flabellatus* (Craib) Burtt 为“查架哈吾”的基原之一，《部标藏药》收载的“石莲花 /བྲག་སྐྱ་ཧ་གོ/ 扎甲哈吾”的基原即为扁叶珊瑚盘 *C. flabellatus* (Franch.) Burtt（石花）。此外，作“查架哈吾”基原的还有卷丝苣苔 *C. kingianus* (Craib) Burtt[大叶珊瑚苣苔 *C. grandis* (Craib) Burtt]、珊瑚苣苔 *C. cordatulus* (Craib) Burtt、小石花 *C. conchaefolius* Batalin。《西藏藏标》以“བྲག་སྐྱ་ཧ་གོ/ 查架哈吾 / 苦苣苔”之名收载了卷丝苣苔 *C. kingianus* (Craib) Burtt。（参见“卷丝苣苔”“珊瑚苣苔”“小石花”“银粉背蕨”条）

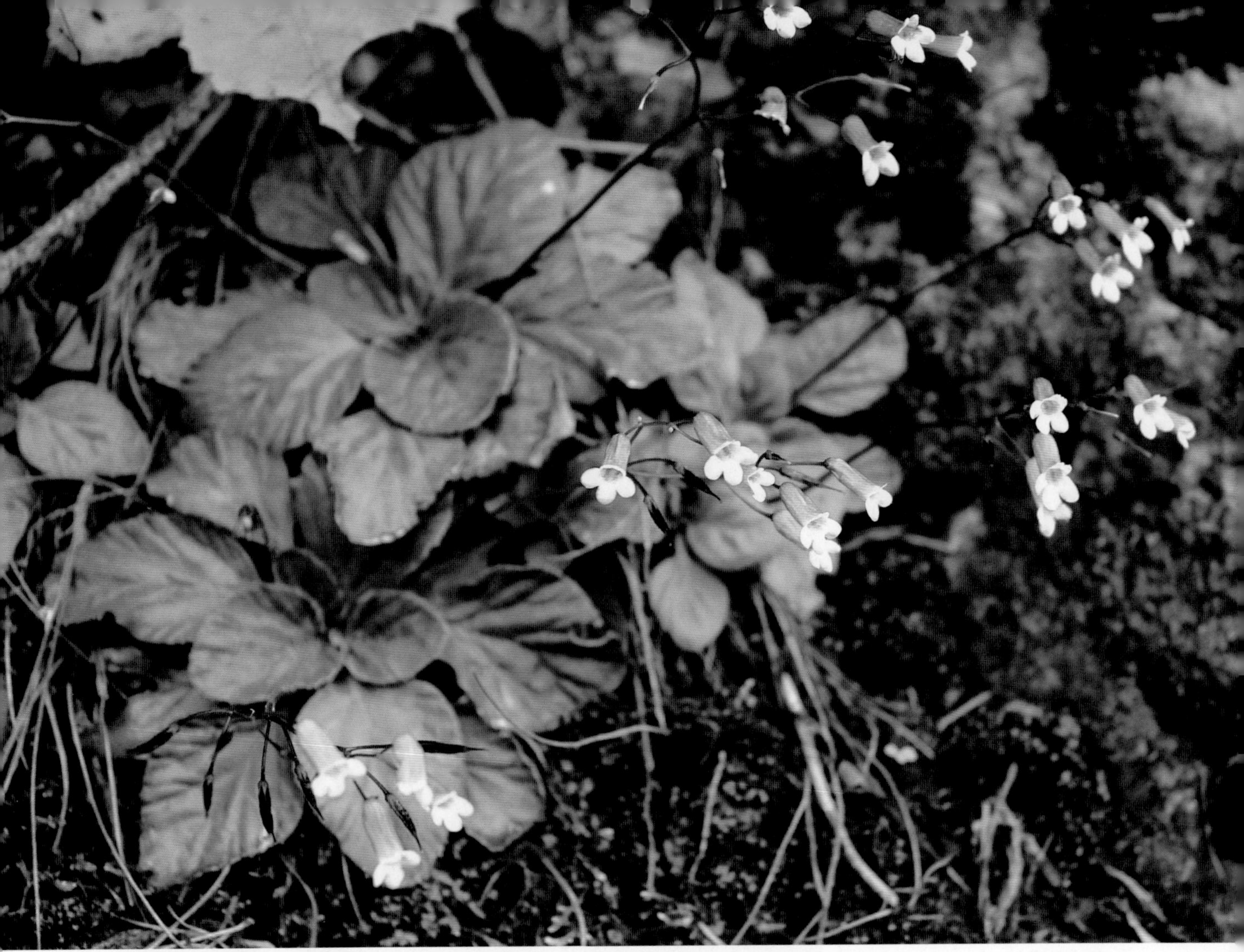

珊瑚苣苔

Corallodiscus cordatulus (Craib) Burtt

苦苣苔科（Gesneriaceae） 珊瑚苣苔属（*Corallodiscus*）

形态

多年生草本。叶全部基生，莲座状，外层叶具柄；叶片革质，卵形、长圆形，长 2 ～ 4cm，宽 1 ～ 2.2cm，先端圆形，基部楔形，边缘具细圆齿，上面平展，有时具不明显的折皱，稀呈泡状，疏被淡褐色长柔毛至近无毛，下面多为紫红色，近无毛，侧脉每边约 4，上面明显，下面隆起，密被锈色绵毛；叶柄长 1.5 ～ 2.5cm，上面疏被淡褐色长柔毛，下面密被锈色绵毛。聚伞花序 2 ～ 3 次分枝，1 ～ 5，每花序具 3 ～ 10 花；花序梗长 5 ～ 14cm，与花梗疏生淡褐色长柔毛至无毛；苞片不存在；花梗长 4 ～ 10mm；花萼 5 裂至近基部，裂片长圆形至长圆状披针形，长 2 ～ 2.2mm，宽约 1mm，外面疏被柔毛至无毛，内面无毛，具 3 脉；花冠筒状，淡紫色、紫蓝色，长 11 ～ 14mm，外面无毛，内面下唇一侧具髯毛和斑纹；筒部长约 7mm，直径 3.5 ～ 5.5mm；上唇 2 裂，裂片半圆形，长 1.2 ～ 1.4mm，宽 1.5 ～ 2.5mm，下唇 3 裂，裂片宽卵形至卵形，长 2.5 ～ 4mm，宽 2.5 ～ 3mm；雄蕊 4，上雄蕊长 3 ～ 4mm，着生于距花冠基部 2.5mm 处，下雄蕊长 3.5 ~ 5mm，着生于距花冠基部约 3.5mm 处，花丝线形，无毛，花药长圆形，长约 0.6mm，药室汇合，基部极叉开；退化雄蕊长约 1mm，着生于距花冠基部 2mm 处；花盘高约 0.5mm；雌蕊无毛，子房长圆形，长约 2mm，花柱与子房等长或稍短于子房，柱头头状，微凹。蒴果线形，长约 2cm。花期 6 月，果期 8 月。

分布

分布于我国云南、四川、贵州、陕西、山西、河南、河北、湖北、湖南、广西、广东。

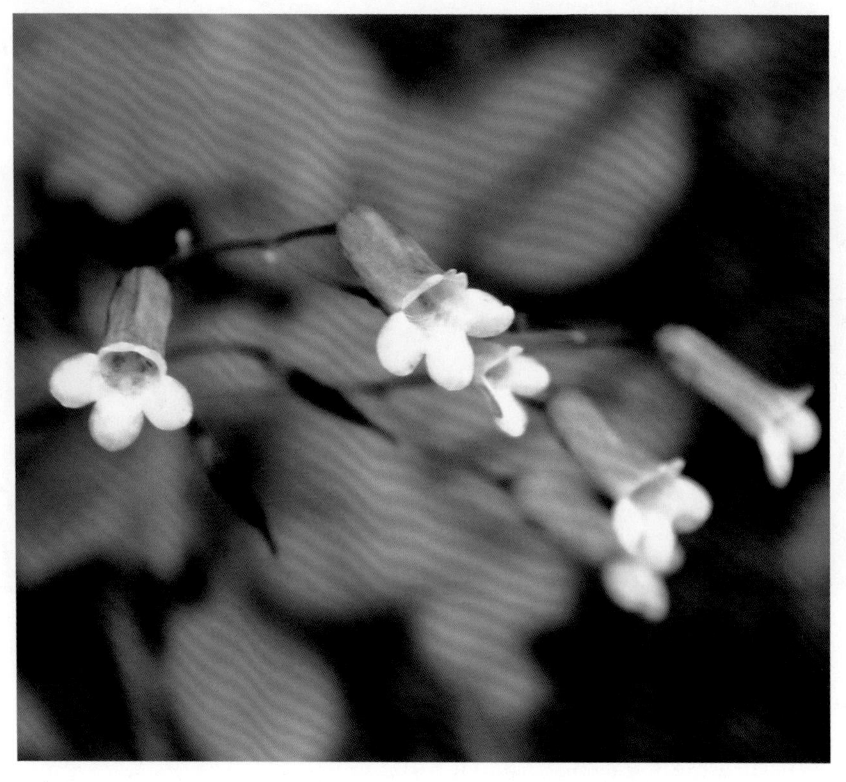

生境

生长于海拔 1000 ~ 2300m 的山坡岩石上。

药材名

查架哈吾、渣加哈窝、查加哈窝、扎甲哈吾、只加哈吾（བྲག་སྒྲ་ཧ་གོ）。

药用部位

全草或花。

功能与主治

清热解毒，愈疮，补肾。用于热性腹泻，阳痿早泄，月经失调，白带过多，肉食中毒，乌头中毒，肾病，疖疮。

用量与用法

2.5g。内服煎汤，或入丸、散剂。

附注

《四部医典》《蓝琉璃》《鲜明注释》《晶珠本草》等中记载有“བྲག་སྒྲ་ཧ་གོ”（查架哈吾），言其为疗毒症、止热泻之药物。现代文献记载各地藏医所用“查架哈吾”的基原有苦苣苔科珊瑚苣苔属（*Corallodiscus*）、金盏苣苔属（*Isometrum*）、吊石苣苔属（*Lysionotus*）的多种植物及中国蕨科植物银粉背蕨 *Aleuritopteris argentea* (Gmél.) Fée，多以珊瑚苣苔属植物为正品。文献记载珊瑚苣苔 *C. cordatulus* (Ctaib) Burtt 为“只加哈吾”的基原之一，同样作“只加哈吾”使用的还有同属多种植物。《部标藏药》以“石莲花 /བྲག་སྒྲ་ཧ་གོ/ 扎甲哈吾”之名收载了扁叶珊瑚盘 *C. flabellatus* (Franch.) Burtt（《中国植物志》中，该种的中文名为“石花”）（参见“石花”“卷丝苣苔”“小石花”“银粉背蕨”“吊石苣苔”条）

小石花

Corallodiscus conchaefolius Batalin

苦苣苔科（Gesneriaceae） 珊瑚苣苔属（*Corallodiscus*）

形态

多年生矮小草本，有匍匐茎。根茎直径约3mm。叶全部基生，莲座状；叶片卵形或近圆形，长6～8mm，宽4～6mm，先端圆形，基部楔形，边缘上部或全部密被柔毛状睫毛，上面近无毛，下面密被灰白色绵毛，侧脉每边约2条，与主脉成锐角，上面凹陷；叶柄近不存在或长约3mm。聚伞花序1（～2）条，仅具1花；花序梗长1.5～3cm，密被灰白色长柔毛至近无毛；苞片不存在。花萼钟状，长4～5mm，5裂至近基部，裂片近相等，披针形，长2～3mm，宽约0.4mm，外面被灰白色柔毛，内面无毛。花冠筒状，紫蓝色，长9～12mm，外面被疏柔毛，内面下唇一侧具两条髯毛，无斑纹；筒部长7～9mm，直径2.5～3.2mm；上唇2裂，裂片半圆形，长约1mm，下唇3裂，裂片近圆形，长约2.5mm。雄蕊4，上雄蕊长约2mm，着生于距花冠基部2.5mm处，下雄蕊长约5mm，着生于距

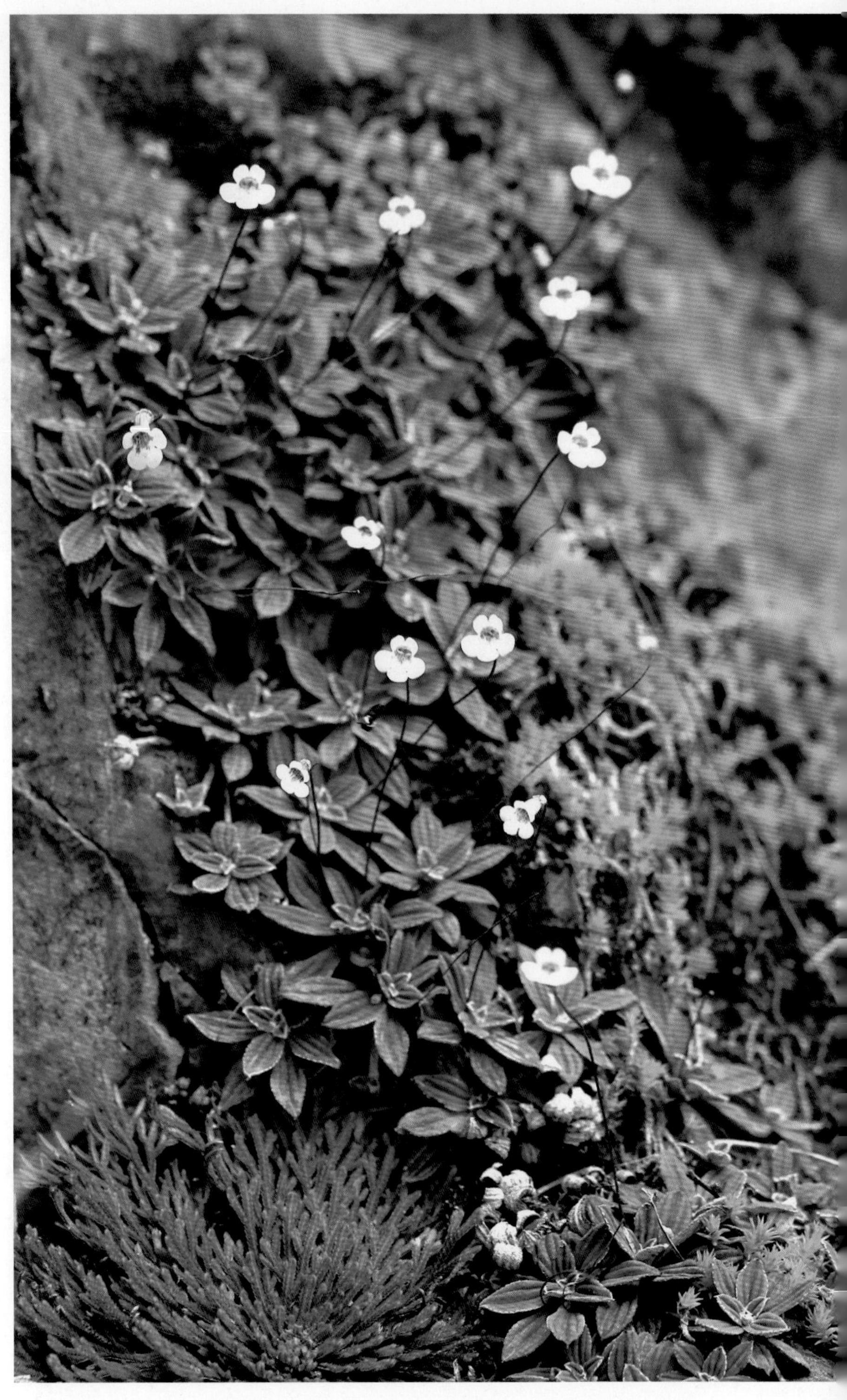

花冠基部约 5mm 处，花丝线形，无毛，弧状，稀螺旋状卷曲，花药长圆形，长约 0.4mm，药室汇合，基部极叉开；退化雄蕊长约 0.4mm，着生于距花冠基部 1mm 处。花盘高 0.4mm。雌蕊无毛，长 6mm，子房长圆形，长约 3mm，花柱与子房近等长，柱头头状，微凹。蒴果短卵球形，长 6 ~ 7mm，无毛。花期 6 月，果期 7 月。

分布

分布于我国西藏东南部（门工）、云南西北部、四川西北部（茂县）、甘肃南部（舟曲）。

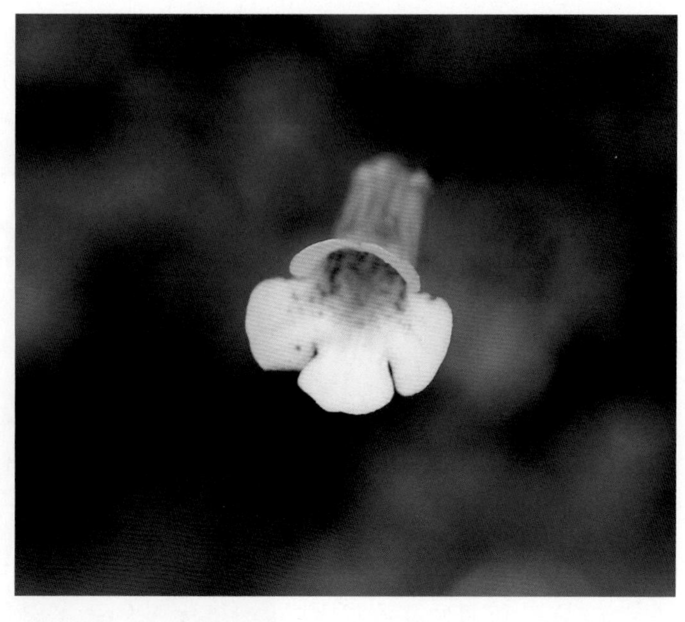

生境

生长于海拔 2150 ~ 3200m 的山地路旁、石缝中。

药材名

查架哈吾、渣加哈窝、查加哈窝、扎甲哈吾（བྲག་སྒྲ་ད་བོ）。

药用部位

全草或花。

功能与主治

清热解毒，愈疮，补肾。用于热性腹泻，阳痿早泄，月经失调，带下，肉食中毒，乌头中毒，肾病，疖疮。

用量与用法

2 ~ 3g。内服煎汤，或入丸、散剂。

附注

“བྲག་སྒྲ་ད་བོ”（查架哈吾）为《四部医典》《鲜明注释》等记载的解热、止泻之药物。现代文献记载各地藏医所用“查架哈吾”的基原涉及苦苣苔科珊瑚苣苔属（*Corallodiscus*）、金盏苣苔属（*Isometrum*）、吊石苣苔属（*Lysionotus*）的多种植物及中国蕨科植物银粉背蕨 *Aleuritopteris argentea* (Gmél.) Fée，多以珊瑚苣苔属植物为正品，其形态也与《四部医典系列挂图全集》所附“查架哈吾”的附图所示植物相似（第二十九图：5 号图）。文献记载石花 *Corallodiscus flabellatus* (Craib) Burtt 为“查架哈吾”的基原之一，《部标藏药》和《青海藏标》分别以“石莲花/བྲག་སྒྲ་ད་བོ/扎甲哈吾”“扁叶珊瑚盘/བྲག་སྒྲ་ད་བོ/志甲哈吾”之名收载了扁叶珊瑚盘 *C. flabellatus* (Franch.) Burtt[石花 *C. flabellatus* (Craib) Burtt]；《西藏藏标》以“བྲག་སྒྲ་ད་བོ/查架哈吾/苦苣苔”之名收载了卷丝苣苔 *C. kingianus* (Craib) Burtt。据文献记载，小石花 *C. conchaefolius* Batalin 也为“查架哈吾”的基原之一。（参见“卷丝苣苔”“珊瑚苣苔”“石花”“银粉背蕨”条）

吊石苣苔

Lysionotus pauciflorus Maxim.

苦苣苔科（Gesneriaceae）　吊石苣苔属（*Lysionotus*）

形态

小灌木。茎长7～30cm，分枝或不分枝，无毛或上部疏被短毛。叶3轮生，有时对生或4轮生，具短柄或近无柄；叶片革质，形状变化大，线形、线状倒披针形、狭长圆形或倒卵状长圆形，少有为狭倒卵形或长椭圆形，长1.5～5.8cm，宽0.4～1.5（～2）cm，先端急尖或钝，基部钝、宽楔形或近圆形，边缘在中部以上或上部有少数牙齿或小齿，有时近全缘，两面无毛，中脉上面下陷，侧脉每侧有3～5，不明显；叶柄长1～4（～9）mm，上面常被短伏毛。花序有1～2（～5）花；花序梗纤细，长0.4～2.6（～4）cm，无毛；苞片披针状线形，长1～2mm，疏被短毛或近无毛；花梗长3～10mm，无毛；花萼长3～4（～5）mm，5裂达或近基部，无毛或疏被短伏毛，裂片狭三角形或线状三角形；花冠白色带淡紫色条纹或淡紫色，长3.5～4.8cm，无毛；

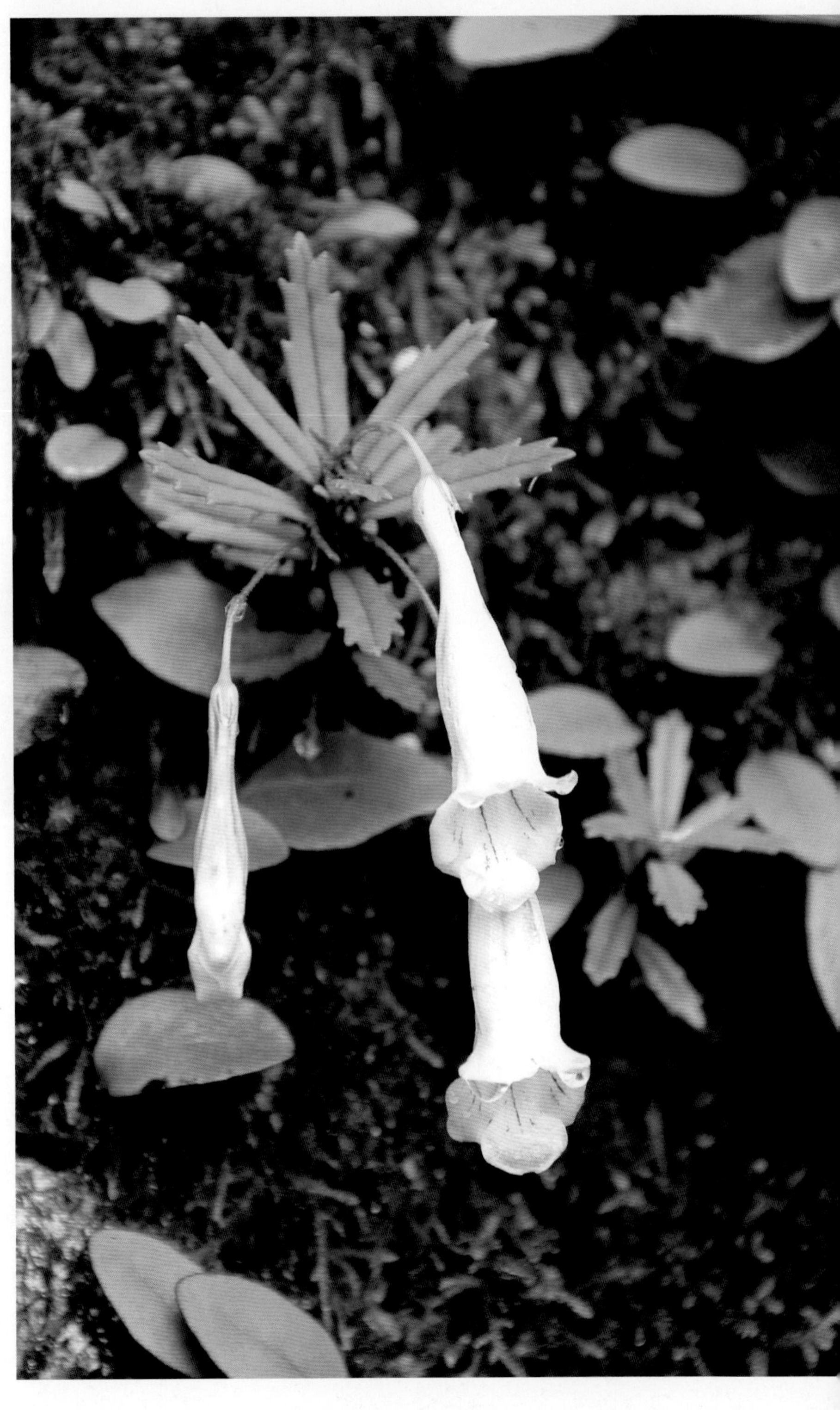

花冠筒细漏斗状，长 2.5 ~ 3.5cm，口部直径 1.2 ~ 1.5cm，上唇长约 4mm，2 浅裂，下唇长约 10mm，3 裂；雄蕊无毛，花丝着生于距花冠基部 13 ~ 15mm 处，狭线形，长约 12mm，花药直径约 1.2mm，药隔背面突起长约 0.8mm；退化雄蕊 3，无毛，中央的长约 1mm，侧生的狭线形，长约 5mm，弧状弯曲；花盘杯状，高 2.5 ~ 4mm，有尖齿；雌蕊长 2 ~ 3.4cm，无毛。蒴果线形，长 5.5 ~ 9cm，宽 2 ~ 3mm，无毛；种子纺锤形，长 0.6 ~ 1mm，毛长 1.2 ~ 1.5mm。花期 7 ~ 10 月。

分布

分布于我国云南东南部、广西、广东、福建、台湾、浙江、江苏南部、安徽、江西、湖南、湖北、重庆、贵州、四川、陕西南部。越南及日本也有分布。

生境

生长于海拔 300 ~ 2000m 的丘陵或山地林中、灌丛下、阴处石崖上或树上。

药材名

渣加哈窝、查架哈吾、扎甲哈吾、志甲哈吾（བྲག་རྒྱ་ཧ་བོ།）。

药用部位

全草。

功能与主治

解毒，止泻，补肾，愈疮。用于乌头中毒，食物中毒，热症，睾丸病。

用量与用法

2 ~ 3g。

附注

《四部医典》等记载有“བྲག་རྒྱ་ཧ་བོ།”（查架哈吾），言其为疗毒症、止热泻之药物。现代文献记载的各地藏医所用“查架哈吾”的基原包括苦苣苔科珊瑚苣苔属（*Corallodiscus*）、金盏苣苔属（*Isometrum*）、吊石苣苔属（*Lysionotus*）植物及中国蕨科植物银粉背蕨 *Aleuritopteris argentea* (Gmél.) Fée；不同文献多记载以珊瑚苣苔属植物为正品，包括卷丝苣苔 *C. kingianus* (Craib) Burtt、石花 *C. flabellatus* (Craib) Burtt 等多种。《部标藏药》以“石莲花 /བྲག་རྒྱ་ཧ་བོ།/ 扎甲哈吾”之名、《青海藏标》以“扁叶珊瑚盘 /བྲག་རྒྱ་ཧ་བོ།/ 志甲哈吾”之名收载了扁叶珊瑚盘 *C. flabellatus* (Franch.) Burtt（石花）或“及其同属数种植物”。据文献记载，吊石苣苔 *L. pauciflorus* Maxim. 为四川阿坝藏医习用的“渣加哈窝”的基原之一。但该种的形态与《晶珠本草》记载的“生于岩石上，叶扁，青色而有光泽，背面被黄色毛，花蓝色，老后变白色”的形态，以及《四部医典系列挂图全集》附图的“叶片贴地呈莲座状，叶片卵圆形”差异较大，应为地方习用的代用品。（参见“卷丝苣苔”“石花”“银粉背蕨”条）

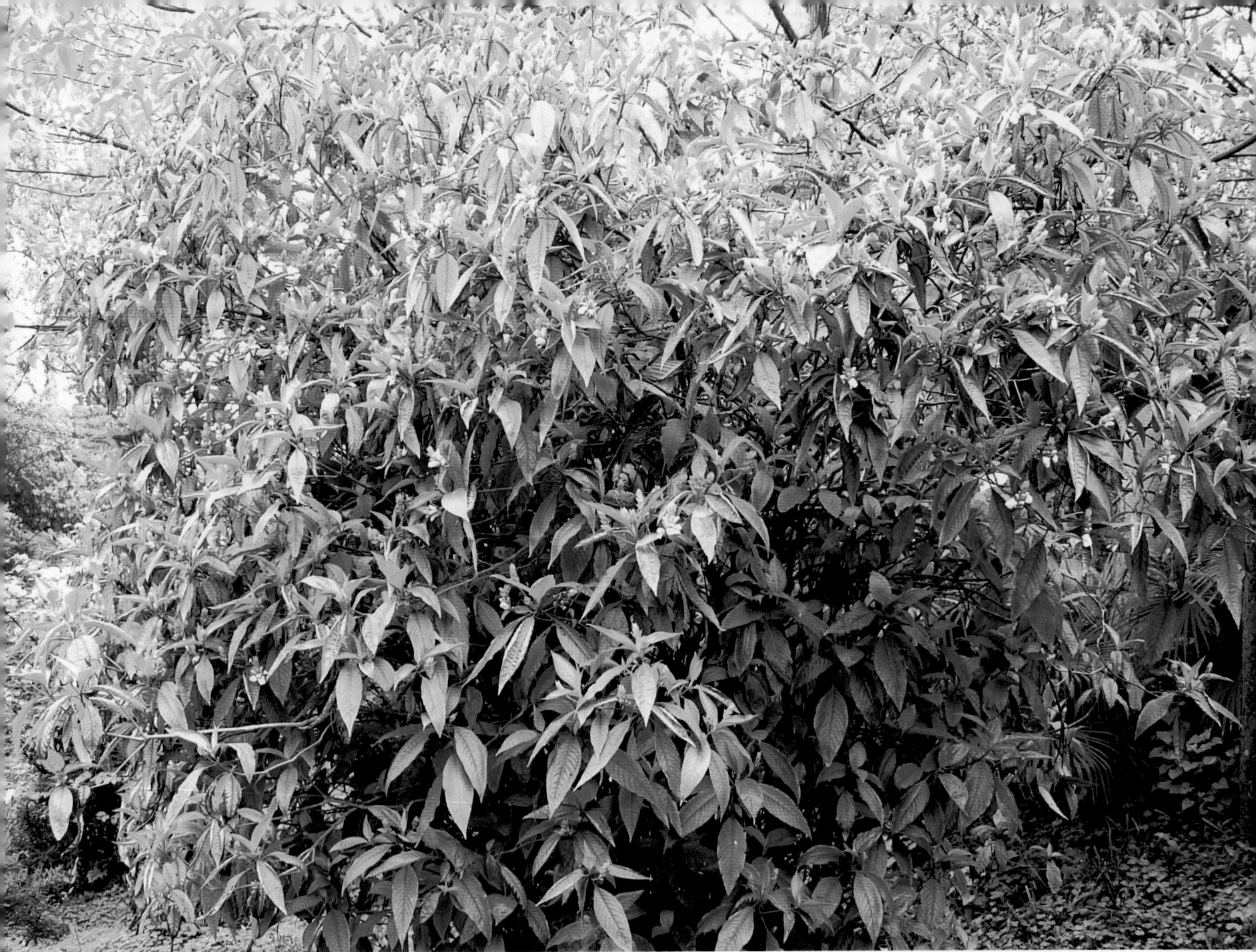

鸭嘴花

Adhatoda vasica Nees

爵床科（Acanthaceae） 鸭嘴花属（*Adhatoda*）

形态

大灌木，高达 1 ~ 3m。枝圆柱状，灰色，有皮孔，嫩枝密被灰白色微柔毛。叶纸质，矩圆状披针形至披针形或卵形，或椭圆状卵形，长 15 ~ 20cm，宽 4.5 ~ 7.5cm，先端渐尖，有时稍呈尾状，基部阔楔形，全缘，上面近无毛，背面被微柔毛；中脉在上面具槽，侧脉每边约 12；叶柄长 1.5 ~ 2cm。茎叶揉后有特殊臭气。穗状花序卵形或稍伸长；花梗长 5 ~ 10cm；苞片卵形或阔卵形，长 1 ~ 3cm，宽 8 ~ 15mm，被微柔毛；小苞片披针形，稍短于苞片，萼裂片 5，矩圆状披针形，长约 8mm；花冠白色，有紫色条纹或粉红色，长 2.5 ~ 3cm，被柔毛，花冠管卵形，长约 6mm；药室椭圆形，基部通常有不明显球形附属物。蒴果近木质，长约 0.5cm，上部具种子 4，下部实心短柄状。

分布

据《中国植物志》记载，鸭嘴花 *A. vasica* Nees 的原产地不详，该种最早在印度被发现，在我国广东、广西、海南、香港、云南等地有栽培或逸为野生者。据《中华本草·藏药卷》记载，西藏墨脱、波密、朗县有分布，尚待调查。

生境

我国南方广西等地作为观赏植物栽培。

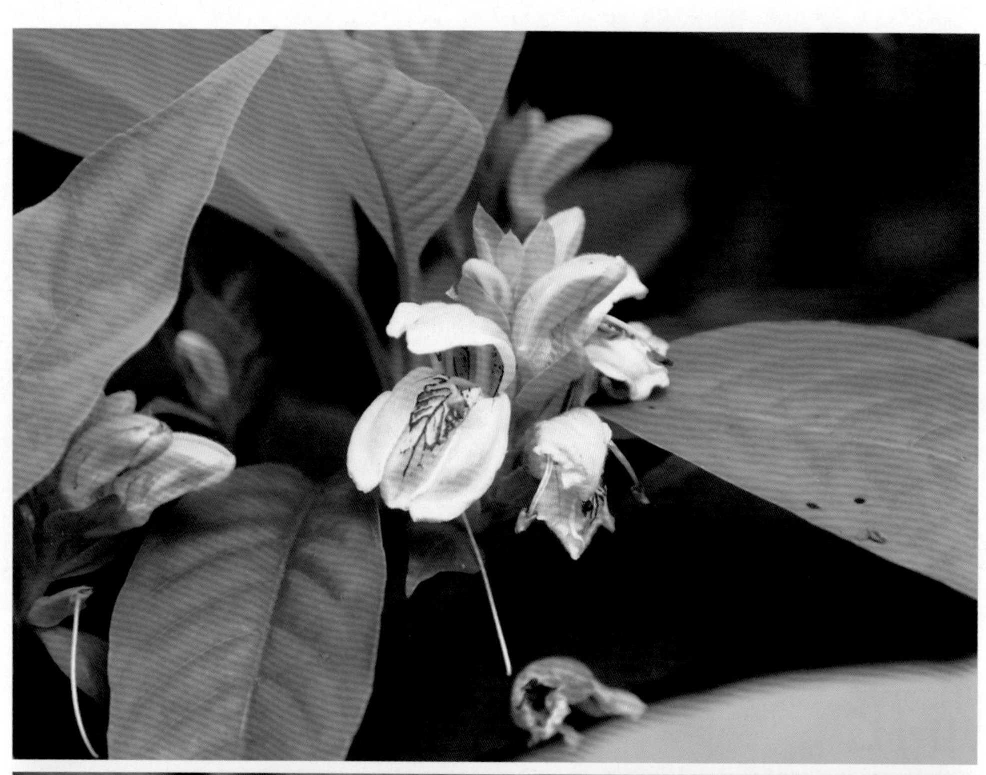

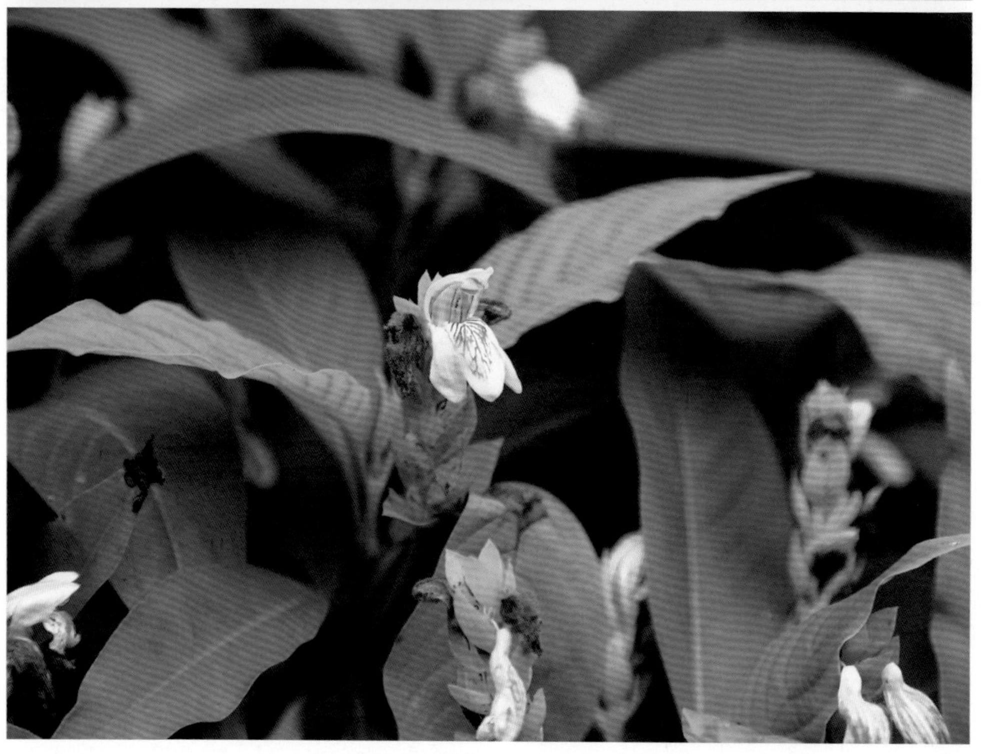

药材名

巴夏嘎、帕下嘎、哇夏嘎（པ་ཤ་ཀ།），帕下嘎窍（པ་ཤ་ཀ་མཆོག）。

药用部位

地上部分。

功能与主治

除湿止痛，活血散瘀。用于高血压，瘫痪，肝炎，胆囊炎，流行性感冒，跌打损伤；外用于疮疖肿毒。

用量与用法

2 ~ 4g。

附注

《四部医典》等中记载有“པ་ཤ་ཀ་མཆོག”（帕下嘎窍）或“པ་ཤ་ཀ།”（帕下嘎），言其为治血热病之药物。《度母本草》记载“帕下嘎”分上、下 2 品；《鲜明注释》言，无上品“帕下嘎”时可以下品 [“པ་ཤ་ཀ་དམན་པ།”（帕下嘎门巴）] 代之。《晶珠本草》将“帕下嘎”归于“隰生草类药物”中，但关于其形态，引《图鉴》之记载“树大叶厚；花白黄色，有光泽”，并补充言“帕下嘎树大如沙棘嫩苗；茎空有髓，分枝处状如鸟爪，有节；花白黄色，聚生顶端。不产帕下嘎的地方，可以‘ལྡུམ་ནག་དོམ་མཁྲིས།’（冬那端赤）或‘སྒྲ་བཟང་།’（扎桑）代替”，同时指出“帕下嘎”在古时即有品种混用的情况。据现代文献记载和实地调查，各地藏医多认为“巴夏嘎”的正品为爵床科植物鸭嘴花 *A. vasica* Nees，但该种藏民聚居区不产，故藏民聚居区自古即有多种代用品，大致有 2 类，一类是西藏、四川、青海（部分地区）等地藏医习用的玄参科植物长果婆婆纳 *Veronica ciliata* Fisch. 及同属多种植物，统称为“པ་ཤ་ཀ་དམན་པ།”（帕下嘎门巴），另一类是青海、西藏察隅、云南迪庆藏医习用的罂粟科植物赛北紫堇 *Corydalis impatiens* (Pall.) Fisch.（据《中国植物志》记载和调查，青藏高原地区分布的应为与赛北紫堇 *C. impatiens* (Pall.) Fisch. 接近的假北紫堇 *C. pseudoimpatiens* Fedde）、察隅紫堇 *C. tsayulensis* C. Y. Wu et H. Chuang、全冠黄堇 *C. tongolensis* Franch.（新都桥黄堇）等数种同属植物。《部标藏药》等标准中以“ལྡུམ་ནག་དོམ་མཁྲིས།”（冬那端赤）之名收载了多种婆婆纳属（*Veronica*）植物，仅“青海省未成册标准”以“巴夏嘎”之名收载了鸭嘴花 *A. vasica* Nees（以地上部分入药），《青海藏标》附录中则以“哇夏嘎”之名收载了赛北紫堇 *C. impatiens* (Pall.) Fisch.，并指出“（哇夏嘎）正品有争议，待查；赛北紫堇系青海代用品”。（参见“长果婆婆纳”“假北紫堇”“察隅紫堇”条）

大车前

Plantago major L.

车前科（Plantaginaceae）　车前属（*Plantago*）

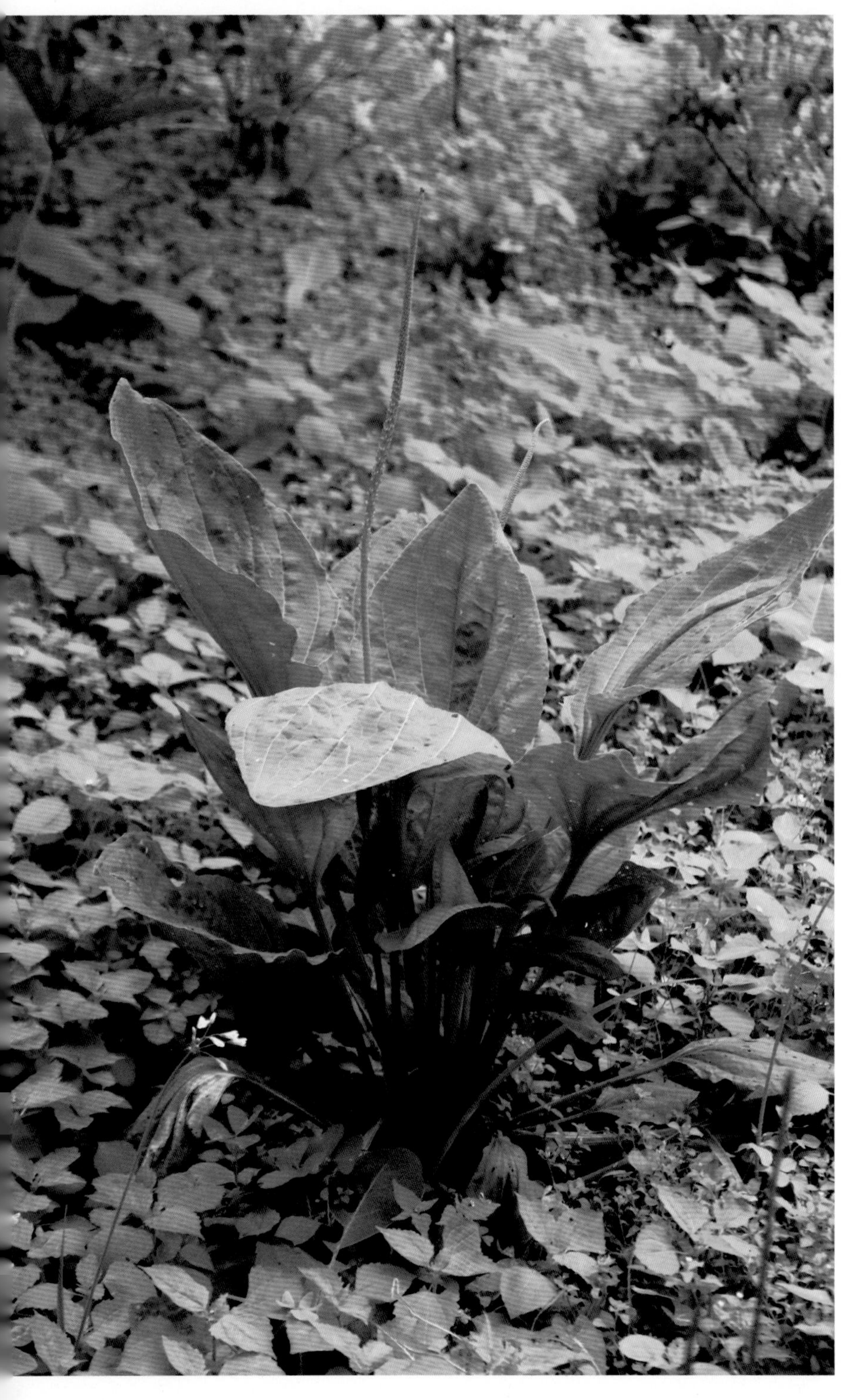

形态

二年生或多年生草本。须根多数。根茎粗短。叶基生，呈莲座状，平卧、斜展或直立；叶片草质、薄纸质或纸质，宽卵形至宽椭圆形，长3～18（～30）cm，宽2～11（～21）cm，先端钝尖或急尖，近全缘或波状、疏生不规则牙齿，两面疏被短柔毛或近无毛，少数被较密的柔毛，脉（3～）5～7；叶柄长（1～）3～10（～26）cm，基部鞘状，常被毛。花序1至数个；花序梗直立或弓曲上升，长（2～）5～18（～45）cm，有纵条纹，被短柔毛或柔毛；穗状花序细圆柱状，（1～）3～20（～40）cm，基部常间断；苞片宽卵状三角形，长1.2～2mm，宽与长约相等或略超过长，无毛或先端疏被短毛，龙骨突宽厚；花无梗；花萼长1.5～2.5mm，萼片先端圆形，无毛或疏生短缘毛，边缘膜质，龙骨突不达先端，前对萼片椭圆形至宽椭圆形，后对萼片宽椭圆形至近圆形；花冠白色，无毛，花冠筒与萼片等长或略长于萼片，裂片披针形至狭卵形，长 1 ~ 1.5mm，于花后反折；雄蕊着生于花冠筒内面近基部，与花柱明显外伸，花药椭圆形，长 1 ~ 1.2mm，通常初呈淡紫色，稀白色，干后变淡褐色；胚珠 12 至 40 余个。蒴果近球形、卵球形或宽椭圆球形，长 2 ~ 3mm，于中部或稍低处周裂；种子（8 ~ ）12 ~ 24（ ~ 34），卵形、椭圆形或菱形，长 0.8 ~ 1.2mm，具角，腹面隆起或近平坦，黄褐色；子叶背腹向排列。花期 6 ~ 8 月，果期 7 ~ 9 月。

分布

我国各地均有分布。欧亚大陆其他温带及寒温带地区也有分布。

生境

生长于海拔 2800m 以下的草地、草甸、河滩、沟边、沼泽地、山坡路旁、田边、荒地。

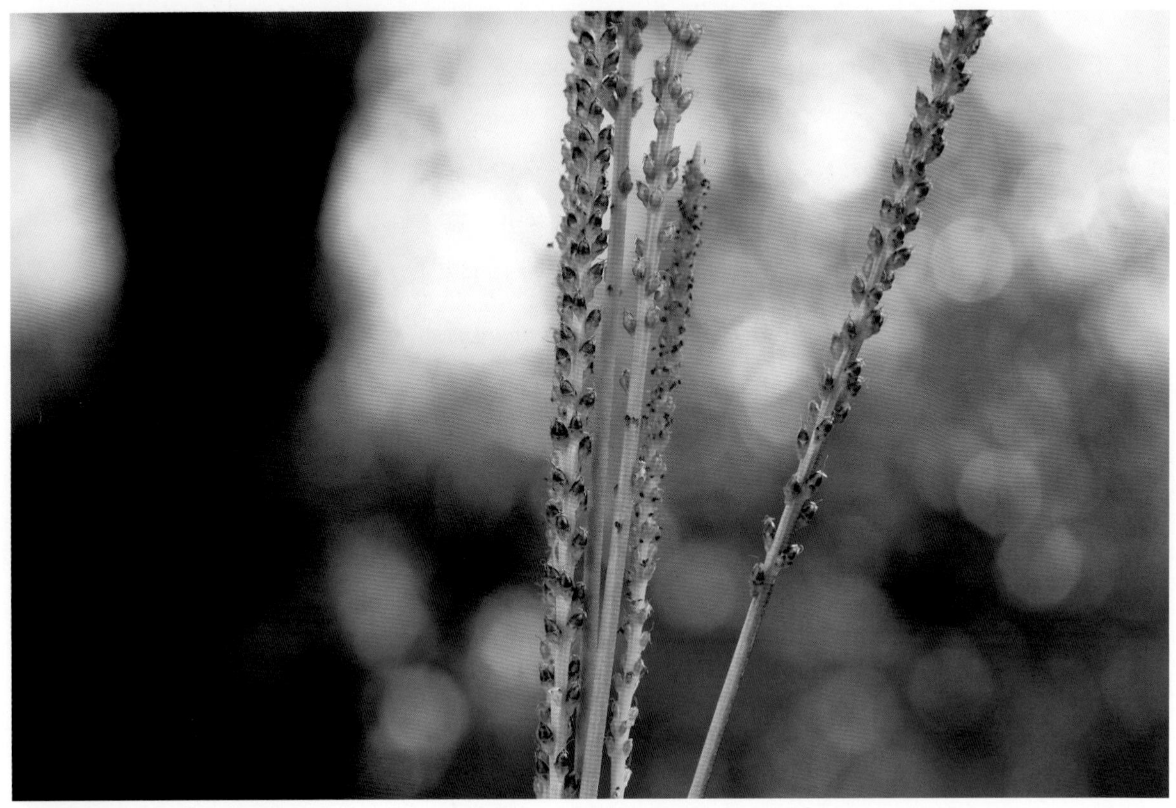

药材名

纳然姆、那惹木（ན་རམ།），娜让姆（ན་ཆ་རམས།），塔然姆、那任木、塔冉（ཐ་རམ།）。

药用部位

全草或地上部分、种子。

功能与主治

全草或地上部分：止泻，愈创消炎；用于热泻。种子：利尿通淋，清热明目；用于湿热阻滞，小便短少、淋沥，寒性痢疾。

用量与用法

全草或地上部分：3 ~ 6g；内服研末。种子：9 ~ 15g。

附 注

《四部医典》中记载有“ནཱ་རམ།”（纳然姆），言其为止泻之药物。《蓝琉璃》记载其分为“ཐ་རམ།”（塔然姆）、“ནཱ་རམ།”（纳然姆）和“རམ་བུ།”（然布）3 种。《四部医典系列挂图全集》第二十九图中也有 3 幅附图，其汉译本译注为“三种不同形态的车前草”[75 号图（包括 2 幅小图）、76 号图]，其中 75 号图左图（“塔然姆”之一）所示植物似车前属（*Plantago*）植物，75 号图右图所示植物的花序略似眼子菜科植物海韭菜 *Triglochin maritimum* Linn.，76 号图（纳然姆）所示植物则似蓼科蓼属（*Polygonum*）植物，有文献认为 76 号图所示植物系圆穗蓼 *Polygonum macrophyllum* D. Don 或珠芽蓼 *Polygonum viviparum* L.。《晶珠本草》中记载有“塔然姆”等 4 种“རམ་བུ།”（然巴），即“ཐ་རམ།”（塔然姆）、“ནཱ་ཐ་རམ།”[“ནཱ་རམ།”（纳然姆）]、“རམ་བུ།”（然布）和“སྤང་རམ།”（邦然姆），“塔然姆”为总称。现代文献记载的“塔然姆”和“纳然姆”的基原包括车前属、眼子菜科水麦冬属（*Triglochin*）的多种植物，“然布”和“邦然姆”的基原包括多种蓼科蓼属植物，但不同文献记载的药用部位并不一致。文献记载，“纳然姆”的基原包括大车前 *Plantago major* L.、车前 *Plantago asiatica* L.、疏花车前 *Plantago erosa* Wall.[*Plantago asiatica* L. ssp. *erosa* (Wall.) Z. Y. Li]，“塔然姆”的基原为平车前 *Plantago depressa* Willd.。西藏、青海、四川西部等地藏医使用的“纳然姆”的基原为眼子菜科植物海韭菜 *T. maritimum* Linn.，从其植物形态、生境来看，该种与《晶珠本草》的记载更相符。《四川藏标》以“大车前草 /ནཱ་ཐ་རམས།/ 娜让姆”之名收载了大车前 *Plantago major* L.，规定以全草入药；《藏标》以“车前子 /ཐ་རམ།/ 塔任木”之名收载了车前 *Plantago asiatica* L. 和平车前 *Plantago depressa* Willd.，规定以种子入药，两者的功能与主治不同。（参见“车前”“平车前”“珠芽蓼”“圆穗蓼”“海韭菜”条）

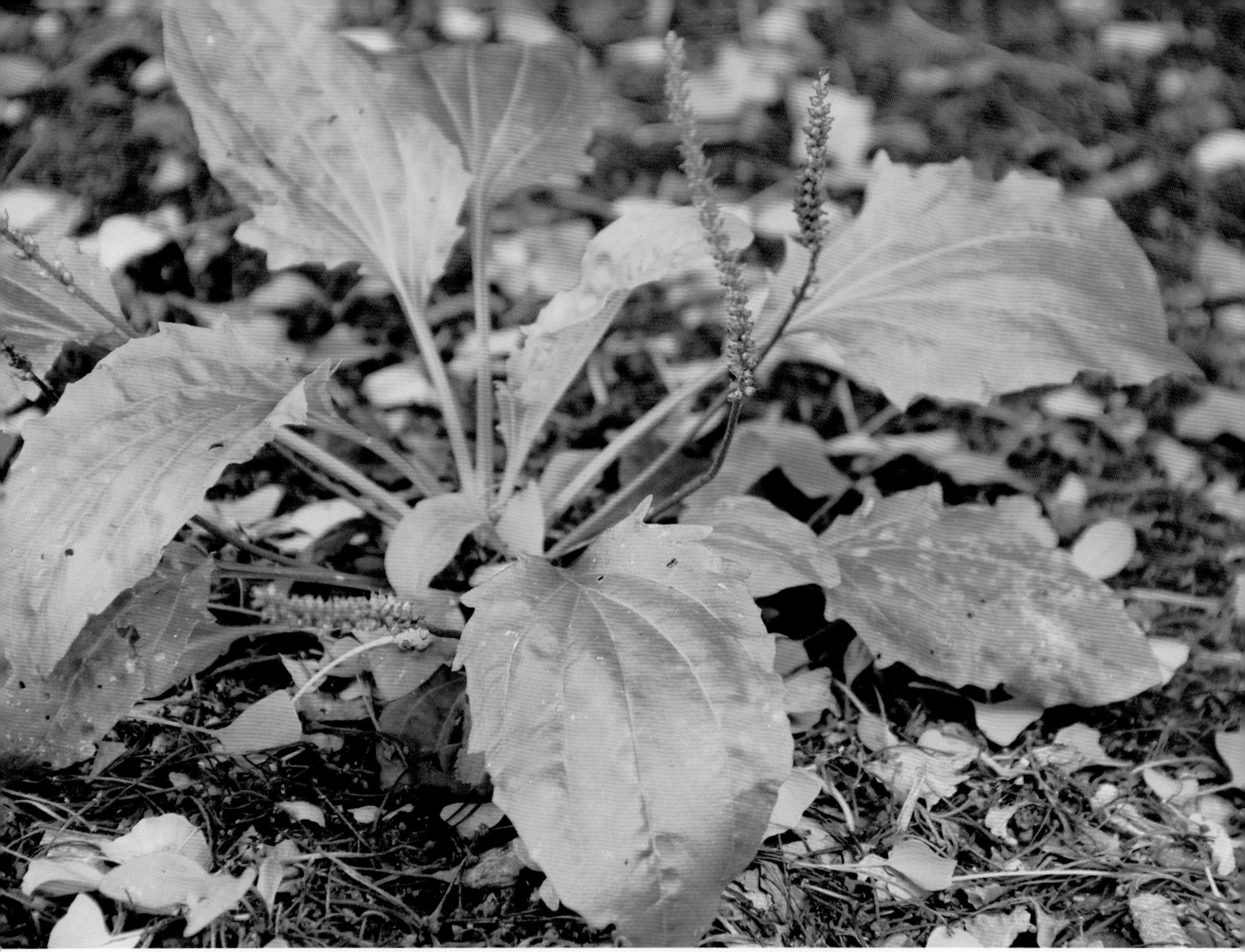

车前

Plantago asiatica L.

车前科（Plantaginaceae） 车前属（*Plantago*）

形态

二年生或多年生草本。须根多数。根茎短，稍粗。叶基生，呈莲座状，平卧、斜展或直立；叶片薄纸质或纸质，宽卵形至宽椭圆形，长 4 ~ 12cm，宽 2.5 ~ 6.5cm，先端钝圆至急尖，全缘、呈波状或中部以下有锯齿、牙齿或裂齿，基部宽楔形或近圆形，多少下延，两面疏生短柔毛；脉 5 ~ 7；叶柄长 2 ~ 15（~ 27）cm，基部扩大成鞘，疏生短柔毛。花序 3 ~ 10，直立或弓曲上升；花序梗长 5 ~ 30cm，有纵条纹，疏生白色短柔毛；穗状花序细圆柱状，长 3 ~ 40cm，紧密或稀疏，下部常间断；苞片狭卵状三角形或三角状披针形，长 2 ~ 3mm，长大于宽，龙骨突宽厚，无毛或先端疏生短毛；花具短梗；花萼长 2 ~ 3mm，萼片先端钝圆或钝尖，龙骨突不延至先端，前对萼片椭圆形，龙骨突较宽，两侧萼片稍不对称，后对萼片宽倒卵状椭圆形或宽倒卵形；花冠白色，无毛，花冠筒与萼片近等长，裂片狭三角形，长约 1.5mm，先端渐尖或急尖，具明显的中脉，于花后反折；雄蕊着生于花冠筒内面近基部，与花柱明显外伸，花药卵状椭圆形，长 1 ~ 1.2mm，先端具宽三角形突起，白色，干后变淡褐色；胚珠 7 ~ 15（~ 18）。蒴果纺锤状卵形、卵球形或圆锥状卵形，长 3 ~ 4.5mm，于基部上方周裂；种子 5 ~ 6（~ 12），卵状椭圆形或椭圆形，长（1.2 ~）1.5 ~ 2mm，具角，黑褐色至黑色，背腹面微隆起；子叶背腹向排列。花期 4 ~ 8 月，果期 6 ~ 9 月。

分布

我国各地均有分布。朝鲜、俄罗斯、日本、尼泊尔、马来西亚、印度尼西亚也有分布。

生境

生长于海拔 3200m 以下的草地、沟边、河岸湿地、田边、路旁。

药材名

纳然姆、那惹木（ན་རམ།），塔然姆、塔任木、塔冉（ཐ་རམ།）。

药用部位

全草或地上部分、种子。

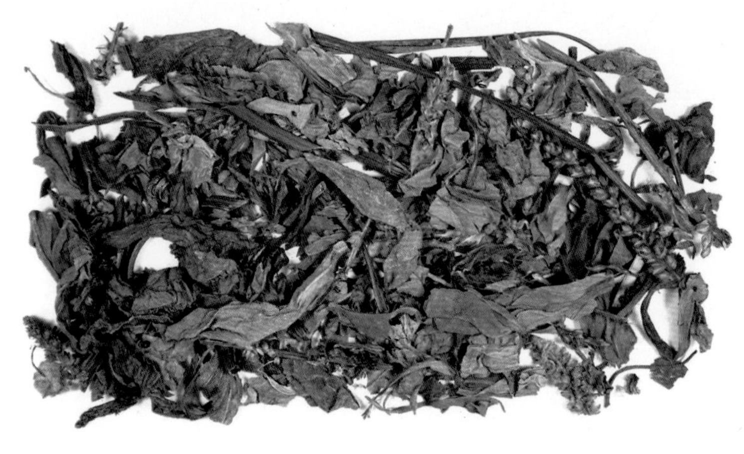

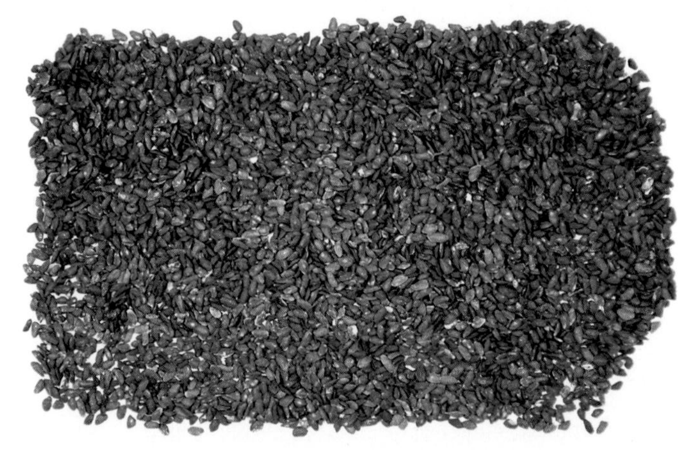

功能与主治

地上部分：止泻，愈创消炎；用于热泻。种子：利尿通淋，清热明目；用于湿热阻滞，小便短少，淋沥，寒性痢疾。

用量与用法

全草或地上部分：3 ~ 6g。内服研末。种子：9 ~ 15g。

【附注】

《四部医典》中记载有止泻之药物“ཐ་རམ།”（塔然姆）；《蓝琉璃》记载有“塔然姆”“ན་རམ།”（纳然姆）和“རམ་བུ།”（然布）3 种；《四部医典系列挂图全集》第二十九图中也有 3 幅附图，汉译本译注为“三种不同形态的车前草”[75（含 2 幅小图）、76 号图]。《晶珠本草》中记载有 4 种“རམ་པ།”（然巴），即“ཐ་རམ།”（塔然姆）、“ན་རམ།”（纳然姆）、“རམ་བུ།”（然布）和“སྤང་རམ།”（邦然姆），也有文献以“塔然姆”为总称。现代文献中记载的前 2 种的基原包括车前科车前属（*Plantago*）植物和眼子菜科水麦冬属（*Triglochin*）植物，但两者药用部位不一致，各地习用的种类也有差异。车前 *Plantago asiatica* L. 为“纳然姆”的基原之一，此外，大车前 *Plantago major* L.、疏花车前 *Plantago erosa* Wall. [*Plantago asiatica* L. ssp. *erosa* (Wall.) Z. Y. Li] 也作“纳然姆”使用；西藏、青海、四川西部等地藏医使用的“纳然姆”则为眼子菜科植物海韭菜 *Triglochin maritimum* L.，其形态、生境与《晶珠本草》的记载更为相符，其花序与《四部医典系列挂图全集》中“塔然姆”的附图之一（75 号图的右图）的形态也略似。“塔然姆”的基原为平车前 *Plantago depressa* Willd.（具有主根，以全草入药）。《藏标》以“车前子 /ཐ་རམ།/ 塔任木”之名收载了车前 *Plantago asiatica* L. 和平车前 *Plantago depressa* Willd. 的种子；《四川藏标》以“大车前草 /ན་ཐ་རམས།/ 娜让姆”之名收载了大车前 *Plantago major* L. 的全草，其功能与主治也与“塔任木”不同。“然布”和“邦然姆”的基原包括蓼科蓼属（*Polygonum*）植物珠芽蓼 *Polygonum viviparum* L.、圆穗蓼 *Polygonum macrophyllum* D. Don、长梗蓼 *Polygonum calostachyum* Diels 等。现代文献记载的各种“然巴”的功能与主治也有所不同。（参见“大车前”“珠芽蓼”“圆穗蓼”“海韭菜”条）

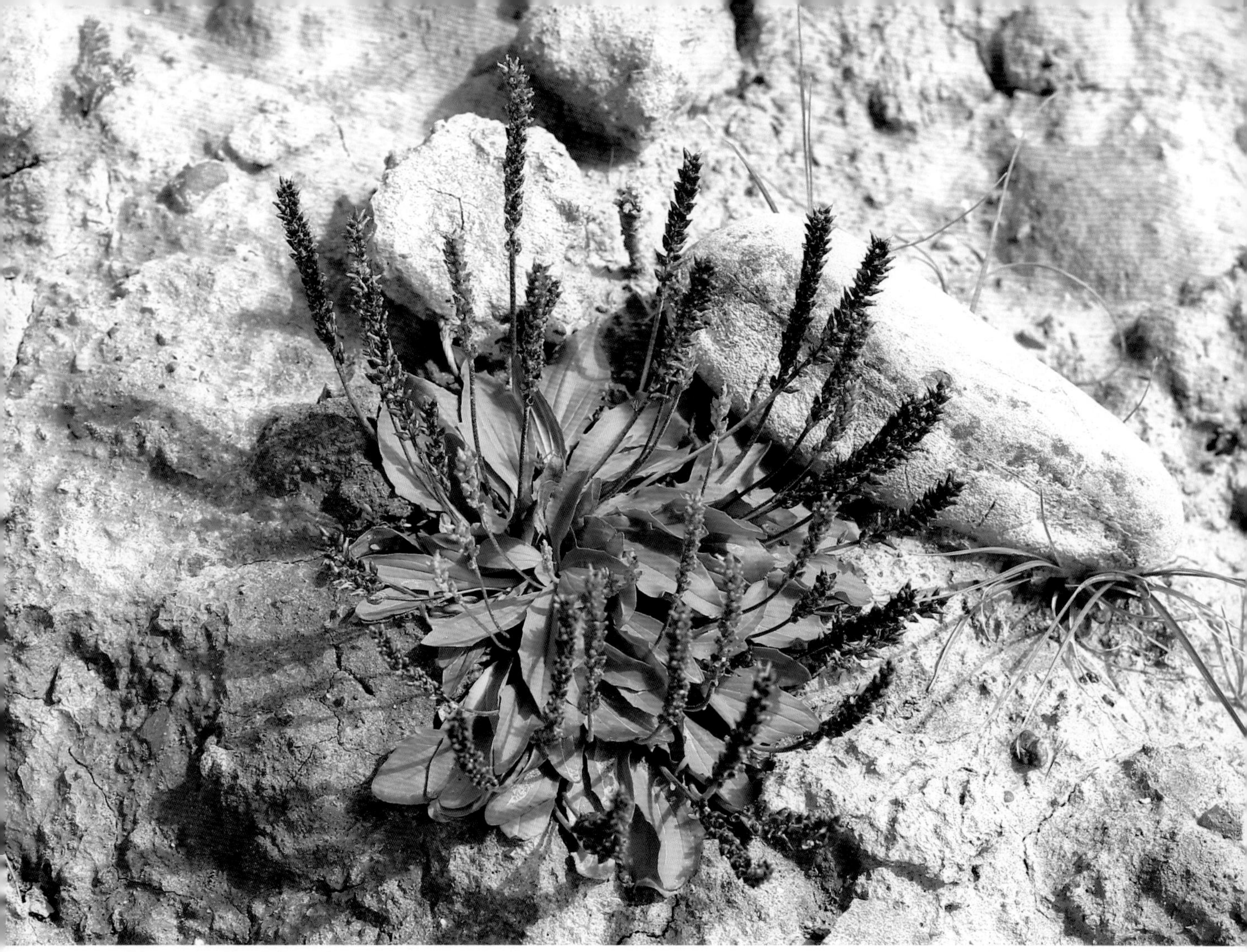

平车前

Plantago depressa Willd.

车前科（Plantaginaceac） 车前属（*Plantago*）

形态

一年生或二年生草本。直根长，具多数侧根，多少肉质。根茎短。叶基生呈莲座状，平卧、斜展或直立；叶片纸质，椭圆形、椭圆状披针形或卵状披针形，长 3 ~ 12cm，宽 1 ~ 3.5cm，先端急尖或微钝，边缘具浅波状钝齿、不规则锯齿或牙齿，基部宽楔形至狭楔形，下延至叶柄，脉 5 ~ 7，上面略凹陷，于背面明显隆起，两面疏生白色短柔毛；叶柄长 2 ~ 6cm，基部扩大成鞘状。花序 3 ~ 10；花序梗长 5 ~ 18cm，有纵条纹，疏生白色短柔毛；穗状花序细圆柱状，上部密集，基部常间断，长 6 ~ 12cm；苞片三角状卵形，长 2 ~ 3.5mm，内凹，无毛，龙骨突宽厚，宽于两侧片，不延至或延至先端。花萼长 2 ~ 2.5mm，无毛，龙骨突宽厚，不延至先端，前对萼片狭倒卵状椭圆形至宽椭圆形，后对萼片倒卵状椭圆形至宽椭圆形。花冠白色，无毛，花冠筒等长或略长于萼片，裂片极小，椭圆形或卵形，长 0.5 ~ 1mm，于花后反折。雄蕊着生于花冠筒内面近先端，同花柱明显外伸，花药卵状椭圆形或宽椭圆形，长 0.6 ~ 1.1mm，先端具宽三角状小突起，新鲜时白色或绿白色，干后变淡褐色。胚珠 5。蒴果卵状椭圆形至圆锥状卵形，长 4 ~ 5mm，于基部上方周裂；种子 4 ~ 5，椭圆形，腹面平坦，长 1.2 ~ 1.8mm，黄褐色至黑色；子叶背腹向排列。花期 5 ~ 7 月，果期 7 ~ 9 月。

分布

分布于我国西藏、四川、青海、甘肃、新疆、宁夏、云南、重庆、贵州及华中、华东、华北、东北地区等。朝鲜、俄罗斯、哈萨克斯坦、阿富汗、巴基斯坦、印度、蒙古等也有分布。

生境

生长于海拔 4500m 以下的草地、草甸、河滩、沟边、田间、路旁。

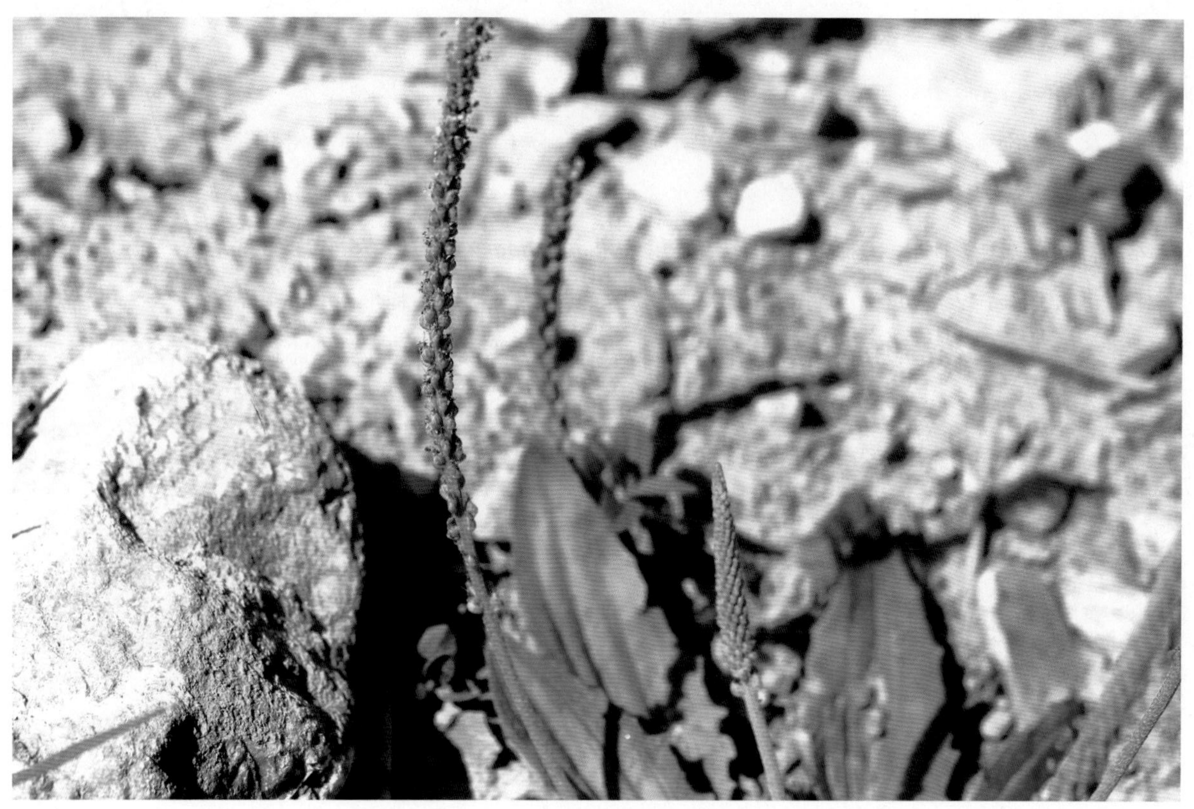

药材名

纳然姆、那惹木（ན་རམ།），塔然姆、塔惹木、那任木、塔冉（ཐ་རམ།）。

药用部位

全草或种子。

功能与主治

全草：止泻，愈伤消炎；用于热泻。种子：利尿通淋，清热明目；用于湿热阻滞，小便短少，淋沥，寒性痢疾。[种子：用于肺炎，肾病，创伤。（《民族药志》）]

用量与用法

全草：1 ~ 2（~ 6）g。内服研末。种子：9 ~ 15g。

附　注

《四部医典》中记载有“ཐ་རམ།”（塔然姆），言其为止泻之药物。《蓝琉璃》记载了“塔然姆”（生田地中或路边）和“ན་རམ།”（纳然姆），并另条记载了“རམ་བུ།”（然布）（生山地或平坝），言统称为“然布”（可能是对包括“塔然姆”和“纳然姆”在内的药材的统称）；《四部医典系列挂图全集》第二十九图中有2幅“塔然姆”（75号图）和1幅“纳然姆”（76号图）的附图，其汉译本译注为“三种不同形态的车前”（应是指《蓝琉璃》记载的3种“然布”）。《晶珠本草》在“旱生草类药物”的“茎叶花果全采类药物”中记载有“塔然姆”等4种“རམ་བུ།”（然巴）[一说4类“ཐ་རམ།”（塔然姆）]，即“ཐ་རམ།”（塔然姆）、“ན་ཐ་རམ།”[“ན་རམ།”（纳然姆）]、“རམ་བུ།”（然布）和“སྤང་རམ།”（邦然姆），以“ཐ་རམ།”（塔然姆）为总称。现代文献记载的“纳然姆”和“塔然姆”的基原包括车前属（*Plantago*）、眼子菜科水麦冬属（*Triglochin*）的多种植物，“然布”和“邦然姆”的基原包括蓼科蓼属（*Polygonum*）的多种植物。其中车前属植物与《四部医典系列挂图全集》中的“塔然姆”附图（75号图的左图）的植物形态相符，水麦冬属植物海韭菜 *Triglochin maritimum* L. 与75号图的右图植物的花序略相似，蓼属植物珠芽蓼 *Polygonum viviparum* L. 与76号图的植物形态较相似。据文献记载，平车前 *P. depressa* Willd. 为“塔然姆”的基原。《藏药标准》以“车前子 /ཐ་རམ།/ 塔任木”之名收载了车前 *P. asiatica* L. 和平车前 *P. depressa* Willd.，规定以其种子入药；《四川藏标》以“大车前草 /ན་ཐ་རམས།/ 娜让姆”之名收载了大车前 *P. major* L.，规定以其全草入药，两者的功能与主治不同。“ན་ཐ་རམ།”为昌都地区的习称，有生于湿地、水草地之义。（参见“车前”“大车前”“珠芽蓼”“圆穗蓼”“海韭菜”条）

大叶钩藤

Uncaria macrophylla Wall.

茜草科（Rubiaceae） 钩藤属（*Uncaria*）

形态

大藤本。嫩枝方柱形或略有棱角，疏被硬毛。叶对生，近革质，卵形或阔椭圆形，先端短尖或渐尖，基部圆、近心形或心形，长 10 ~ 16cm，宽 6 ~ 12cm，上面仅脉上被黄褐色毛，下面被稀疏至稠密的黄褐色硬毛，脉上毛更密；叶脉在上面微凹陷，在下面凸起，侧脉 6 ~ 9 对，脉腋有窝陷；叶柄长 3 ~ 10mm，无毛或疏被短柔毛；托叶卵形，深 2 裂达全长的 1/2 或 2/3，裂片狭卵形，外面被短柔毛，内面无毛或疏被短柔毛，基部内面具黏液毛；头状花序单生叶腋，总花梗具 1 节，节上苞片长 6mm，或呈简单聚伞状排列，总花梗腋生，长 3 ~ 7cm，头状花序不计花冠直径 15 ~ 20mm，花序轴被稠密的毛，无小苞片；花梗长 2 ~ 5mm；花萼管漏斗状，长 2 ~ 3mm，被淡黄褐色绢状短柔毛，萼裂片线状长圆形，长 3 ~ 4mm，被短柔毛；花冠管长 9 ~ 10mm，外面被苍白色短柔毛，花冠裂片长圆形，长

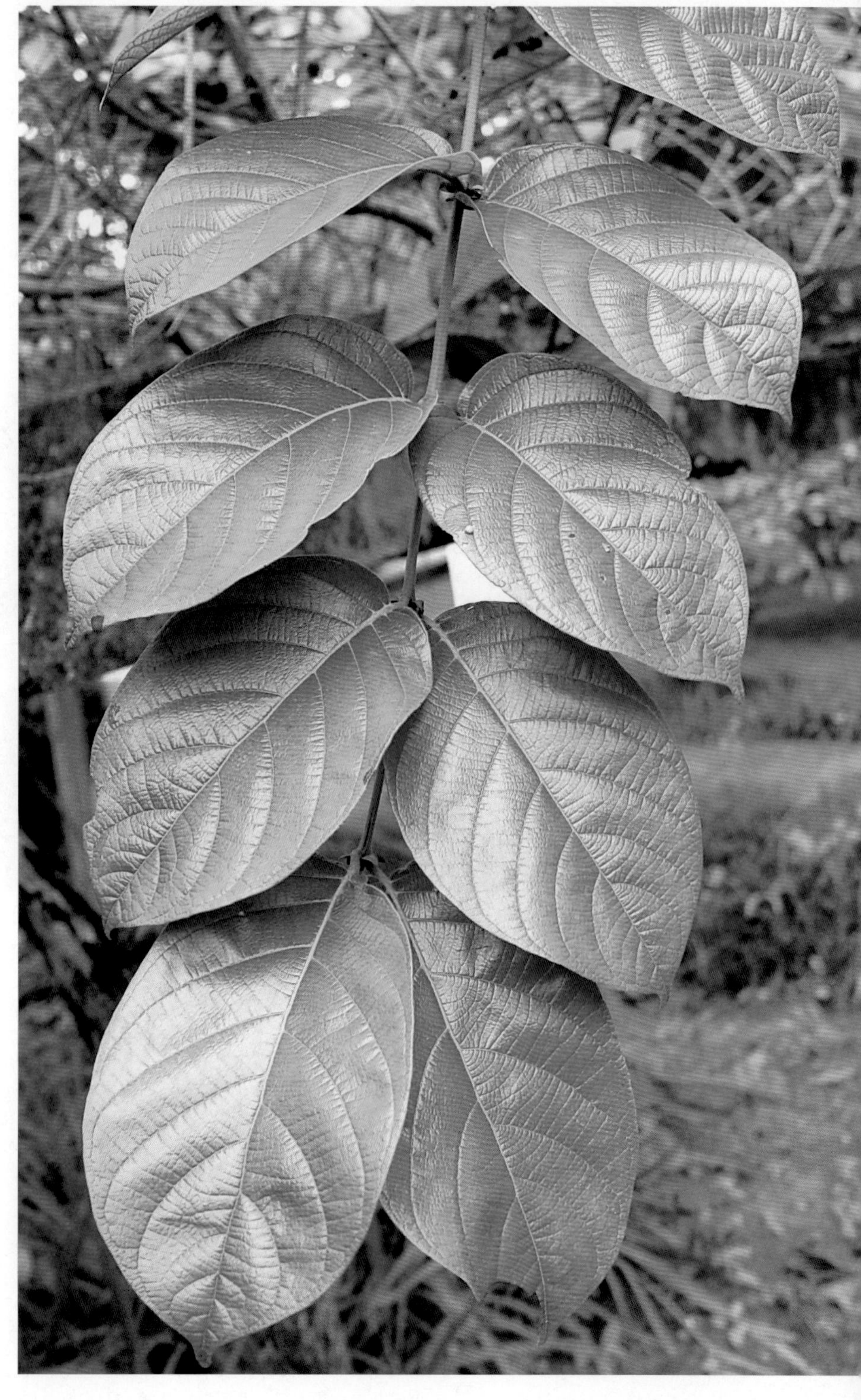

2mm，外面被短柔毛；花柱长约 6mm，伸出花冠管外，柱头长圆形。果序直径 8 ~ 10cm；小蒴果长约 20mm，有苍白色短柔毛，宿存萼裂片线形，星状辐射，果柄长 12 ~ 18mm；种子连翅长 6 ~ 8mm，两端有白色膜质的翅，仅一端的翅 2 深裂。花期夏季。

分布

分布于我国云南、广西、广东、海南。印度、不丹、缅甸、泰国北部、老挝、越南也有分布。

生境

生长于次生林中，常攀缘于林冠之上。

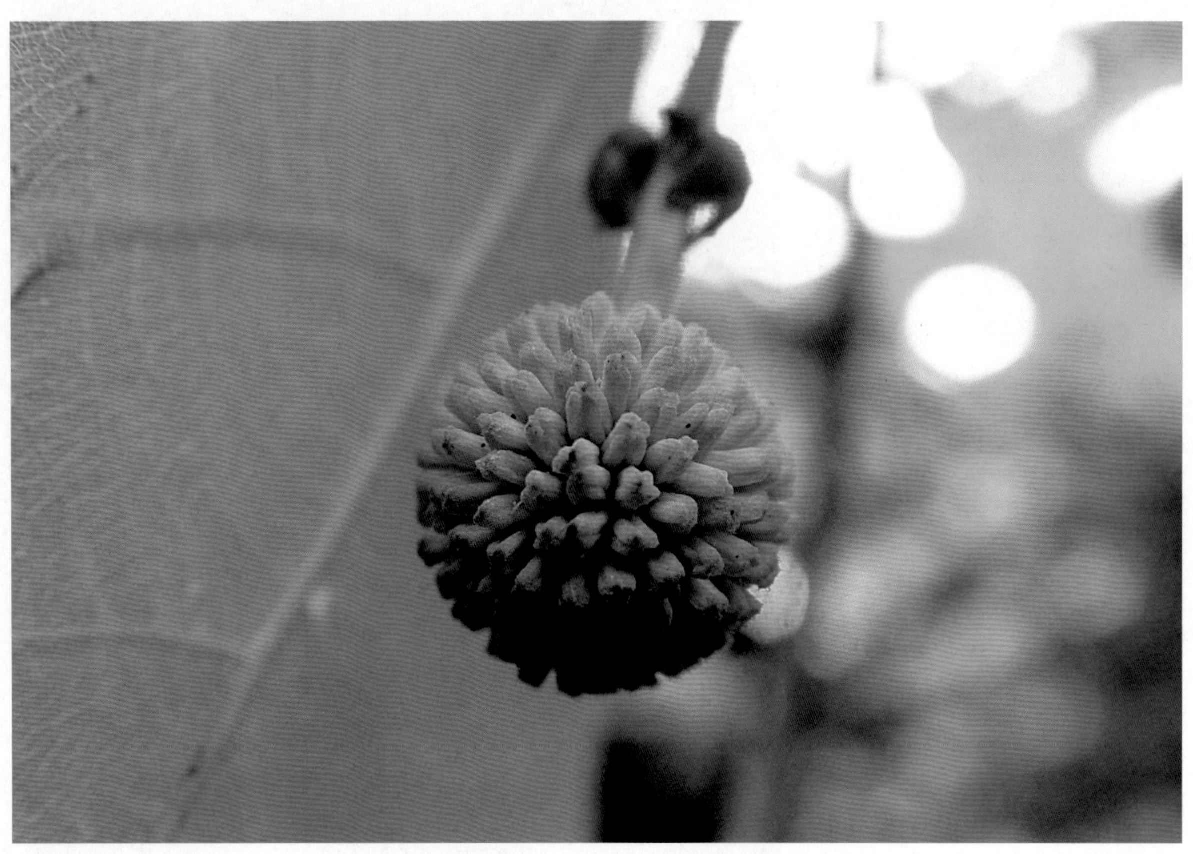

药材名

穷代尔、穹代尔（ཅུང་དེར།），穷代尔嘎布、穷代尔嘎保、琼德嘎布（ཅུང་དེར་དཀར་པོ།）。

药用部位

带钩茎枝。

功能与主治

清热解毒。用于中毒症，头痛眩晕，小儿高热，惊厥抽搐等。

用量与用法

2 ~ 10g。内服煎汤，或入丸、散剂。

附 注

《四部医典》中记载有“ཁྲུང་ཐེར།”（穷代尔），言其为清热解毒之药物；《蓝琉璃》言“穷代尔”分为白［“ཁྲུང་ཐེར་དཀར་པོ།”（穷代尔嘎布）］和紫［“ཁྲུང་ཐེར་སྨུག་པོ།”（穷代尔木保、穷代尔莫保）]2类；《四部医典系列挂图全集》第二十七图中也有白（46号图，译注名为“白钩藤”）、黑（47号图，译注名为“紫钩藤”）2种“穷代尔”的附图。《晶珠本草》将其归于“隰生草类药物”中，言“白钩藤产于门隅，紫钩藤藏地到处都产”，亦认为“穷代尔”分为2种；《认药》则言其“为高原平地产草本类药”。现代文献记载的现藏医所用白色的“穷代尔”（穷代尔嘎布）的正品为攀茎钩藤 *U. scandens* (Smith) Hutchins.，该种在西藏仅分布于墨脱（门隅地区的一部分），大叶钩藤 *U. macrophylla* Wall. 为云南迪庆藏医所用“穷代尔”的基原之一。但钩藤属（*Uncaria*）植物并非草本植物，其是否为“穷代尔”正品也存有质疑。西藏昌都北部地区藏医则以菊科植物重齿叶缘风毛菊 *Saussurea katochaete* Maxim.（重齿风毛菊）、弯齿风毛菊 *S. przewalskii* Maxim. 作“穷代尔嘎保”［也称“ཙོ་ཁྲུང་ཐེར་དཀར་པོ།”（莪琼德嘎布）］使用。紫色的“穷代尔”并非钩藤属植物，有观点认为其系一种植物的幼芽或果实。《中国藏药植物资源考订》认为，据《四部医典系列挂图全集》附图中的植物形态、古籍记载的分布情况，以及四川德格藏医所用的“穷代尔嘎保”的实物来看，“穷代尔嘎保”应为茜草科滇丁香属（*Luculia*）植物滇丁香 *L. intermedia* Hutchins.、藏丁香 *L. pinceana* Hook. f.、馥郁滇丁香 *L. gratissima* (Wall.) Sweet. 等的果实，而“穷代尔莫保”则可能是西藏昌都北部地区使用的重齿风毛菊 *S. katochaete* Maxim.（该种的总苞片呈紫黑色，在青藏高原分布广泛）。《藏药晶镜本草》也记载：“穷代尔”的基原为攀茎钩藤 *U. scandens* (Smith) Hutchins.，白者（穷代尔嘎布）的基原为重齿叶缘风毛菊 *S. katochaetoides* Hand.-Mazz.，紫者（穷代尔莫保）的基原为菊科植物星状雪兔子 *S. stella* Maxim.（星状风毛菊）。（参见“钩藤”“重齿风毛菊”“星状雪兔子”条）

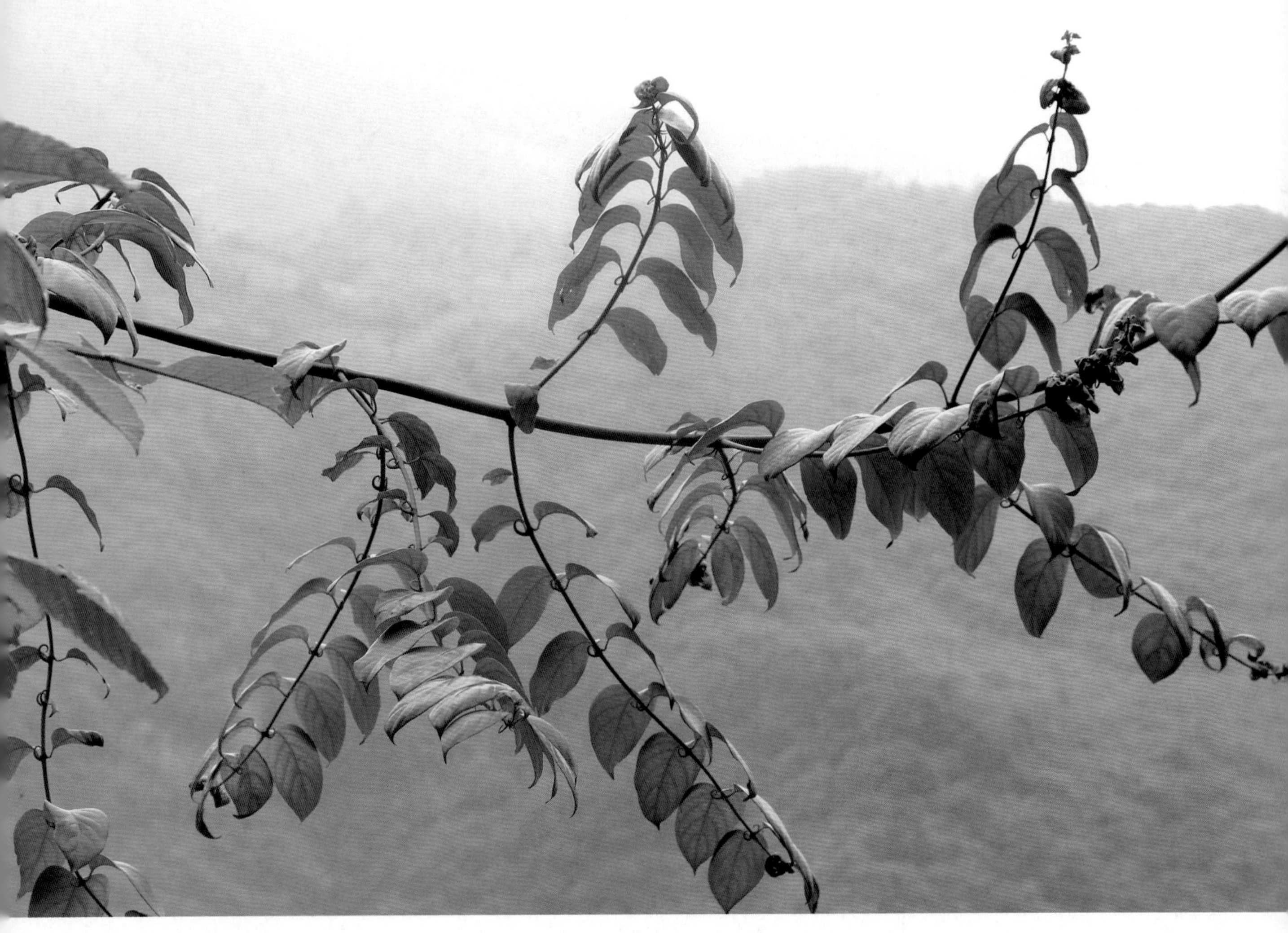

钩藤

Uncaria rhynchophylla (Miq.) Miq. ex Havil.

茜草科（Rubiaceae） 钩藤属（*Uncaria*）

形态

藤本；嫩枝较纤细，方柱形或略有 4 棱，无毛。叶纸质，椭圆形或椭圆状长圆形，长 5 ~ 12cm，宽 3 ~ 7cm，两面均无毛，干时褐色或红褐色，下面有时有白粉，先端短尖或骤尖，基部楔形至截形，有时稍下延；侧脉 4 ~ 8 对，脉腋窝陷有黏液毛；叶柄长 5 ~ 15mm，无毛；托叶狭三角形，深 2 裂达全长的 2/3，两面无毛或里面基部具黏液毛，裂片线形至三角状披针形。头状花序不计花冠直径为 5 ~ 8mm，单生于叶腋，总花梗具 1 节，苞片微小，或呈单聚伞状排列，总花梗腋生，长 5cm；小苞片线形或线状匙形；花近无梗；萼管疏被毛，萼裂片近三角形，长 0.5mm，疏被短柔毛，先端锐尖；花冠管外面无毛，或具疏散的毛，花冠裂片卵圆形，外面无毛或略被粉状短柔毛，边缘有时有纤毛；花柱伸出冠喉外，柱头棒形。果序直径 10 ~ 12mm；小蒴果长 5 ~ 6mm，被短柔毛，宿存萼裂片近三角形，长 1mm，星状辐射。花果期 5 ~ 12 月。

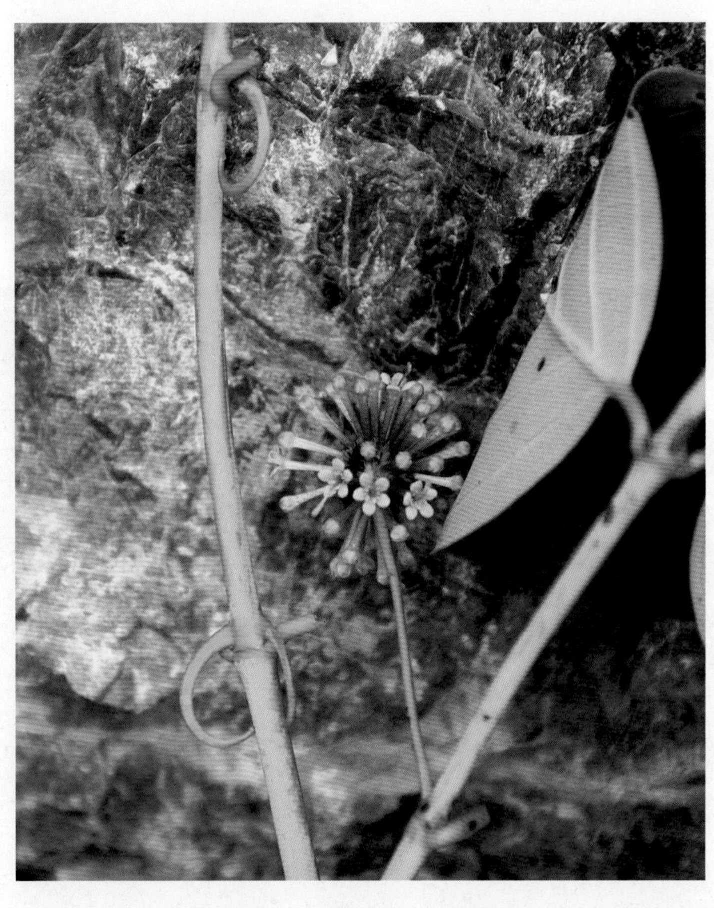

分布

分布于我国云南、广西、广东、福建、贵州、湖南、湖北、江西。日本也有分布。

生境

生长于山谷溪边的疏林、灌丛中。

药材名

穷代尔、穹代尔（ཁྲུང་སྡེར།）。

药用部位

带钩茎枝。

功能与主治

清热解毒。用于中毒症，头痛眩晕，小儿高热，惊厥抽搐等。

用量与用法

2 ~ 10g。内服煎汤，或入丸、散剂。

《四部医典》记载有“ཁྲུང་སྡེར།”（穷代尔），言其为清热解毒之药物；《蓝琉璃》言“穷代尔”分为白［“ཁྲུང་སྡེར་དཀར་པོ།”（穷代尔嘎布）］和紫［“ཁྲུང་སྡེར་སྨུག་པོ།”（穷代尔木保）]2 类；《四部医典系列挂图全集》在第二十七图中也有白、黑 2 种“穷代尔”附图（46、47 号图），其汉译本译注名为“白钩藤”和“紫钩藤”。《晶珠本草》将“穷代尔”归于“隰生草类药物”中，言“白者产于门隅，紫者藏地到处都产”；《认药》则言“（穷代尔）为高原平地产草本类药”。现代文献对“穷代尔”的基原有不同的观点，或认为以西藏“门隅”（今墨脱、察隅一带）所产的攀茎钩藤 *U. scandens* (Smith) Hutchins. 为正品，或认为“穷代尔嘎保”可能系茜草科滇丁香属（*Luculia*）植物滇丁香 *L. intermedia* Hutchins.（*L. pinciana* Hook.）等同属植物的果实（现四川德格藏医也习用）；紫色的“穷代尔莫保”可能系菊科植物重齿叶缘风毛菊 *Saussurea katochaetoides* Hand.-Mazz. 或星状雪兔子 *S. stella* Maxim.（今昌都北部藏医习用）。据文献记载，钩藤 *U. rhynchophylla* (Miq.) Miq.ex Havil. 为“穷代尔”的基原之一。现各地藏医多购买中药材钩藤作“穷代尔”使用，而钩藤 *U. rhynchophylla* (Miq.) Miq.ex Havil. 主要分布于我国华南、华中及西南地区，为中药钩藤的基原之一。（参见“大叶钩藤”“重齿风毛菊”条）

六叶葎

Galium asperuloides Edgew. subsp. *hoffmeisteri* (Klotzsch) Hara

茜草科（Rubiaceae） 拉拉藤属（*Galium*）

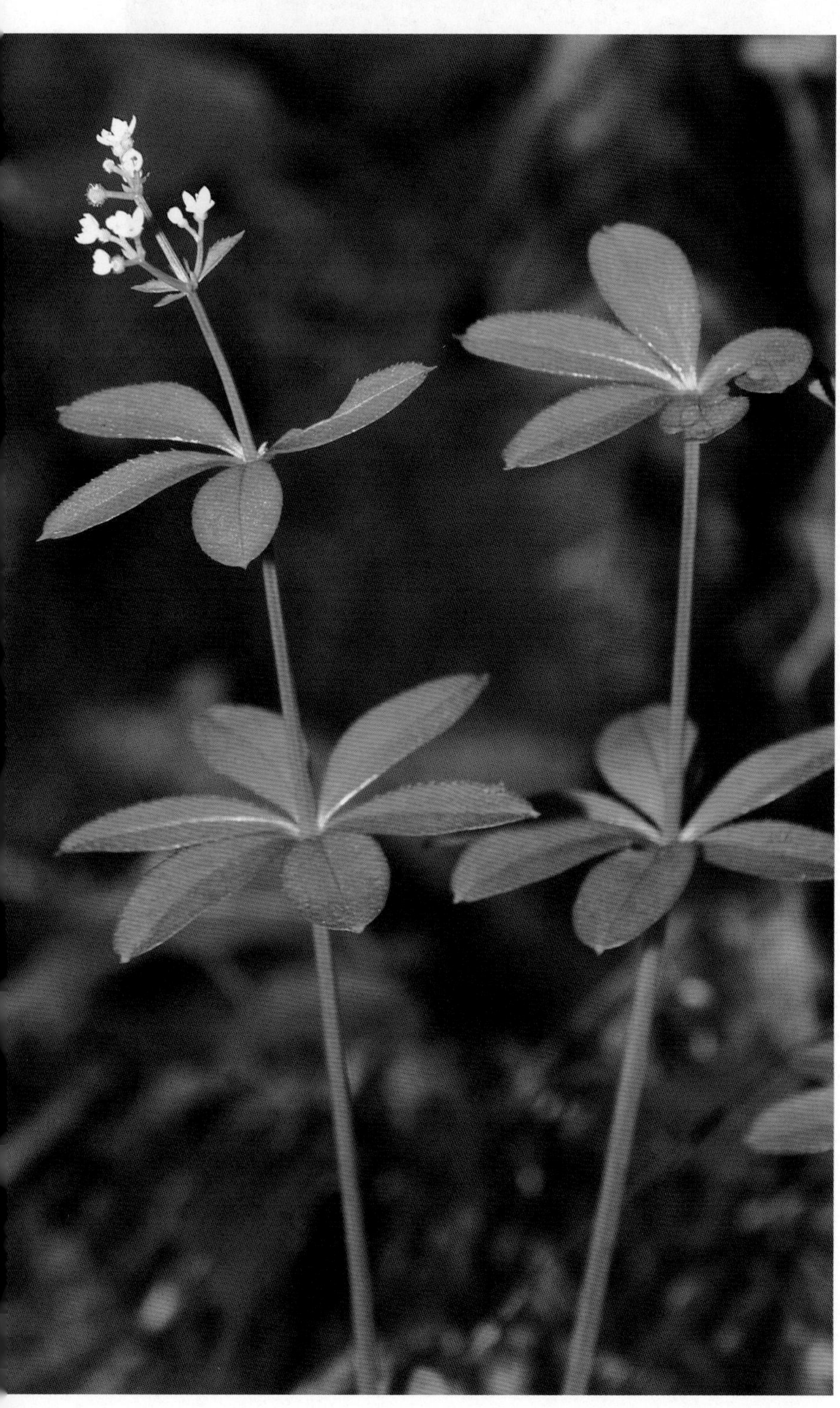

形态

一年生草本，常直立，有时披散状，高 10 ～ 60cm，近基部分枝，有红色、丝状的根。茎直立，柔弱，具 4 角棱，具疏短毛或无毛。叶片薄，纸质或膜质，生于茎中部以上的常 6 轮生，生于茎下部的常 4 ～ 5 轮生，长圆状倒卵形、倒披针形、卵形或椭圆形，长 1 ～ 3.2cm，宽 4 ～ 13mm，先端钝圆而具凸尖，稀短尖，基部渐狭或楔形，上面散生糙伏毛，常在近边缘处较密，下面有时亦散生糙伏毛，中脉上有或无倒向的刺，边缘有时有刺状毛，具 1 中脉，近无柄或有短柄。聚伞花序顶生和生于上部叶腋，少花，2 ～ 3 次分枝，常广歧式叉开，总花梗长可达 6cm，无毛；苞片常成对，小，披针形；花小；花梗长 0.5 ～ 1.5mm；花冠白色或黄绿色，裂片卵形，长约 1.3mm，宽约 1mm；雄蕊伸出；花柱顶部 2 裂，长约 0.7mm。果爿近球形，单生或双生，密被钩毛；果柄长达 1cm。花期 4 ～ 8

月，果期 5 ~ 9 月。

分布

分布于我国西藏、四川、甘肃、云南、陕西、山西、贵州、湖南、湖北、江西、安徽、江苏、浙江、河北、黑龙江等。印度、巴基斯坦、尼泊尔、不丹、缅甸、日本、朝鲜、俄罗斯等也有分布。

生境

生长于海拔 920 ~ 3800m 的山坡、沟边、河滩、草地灌丛、林下。

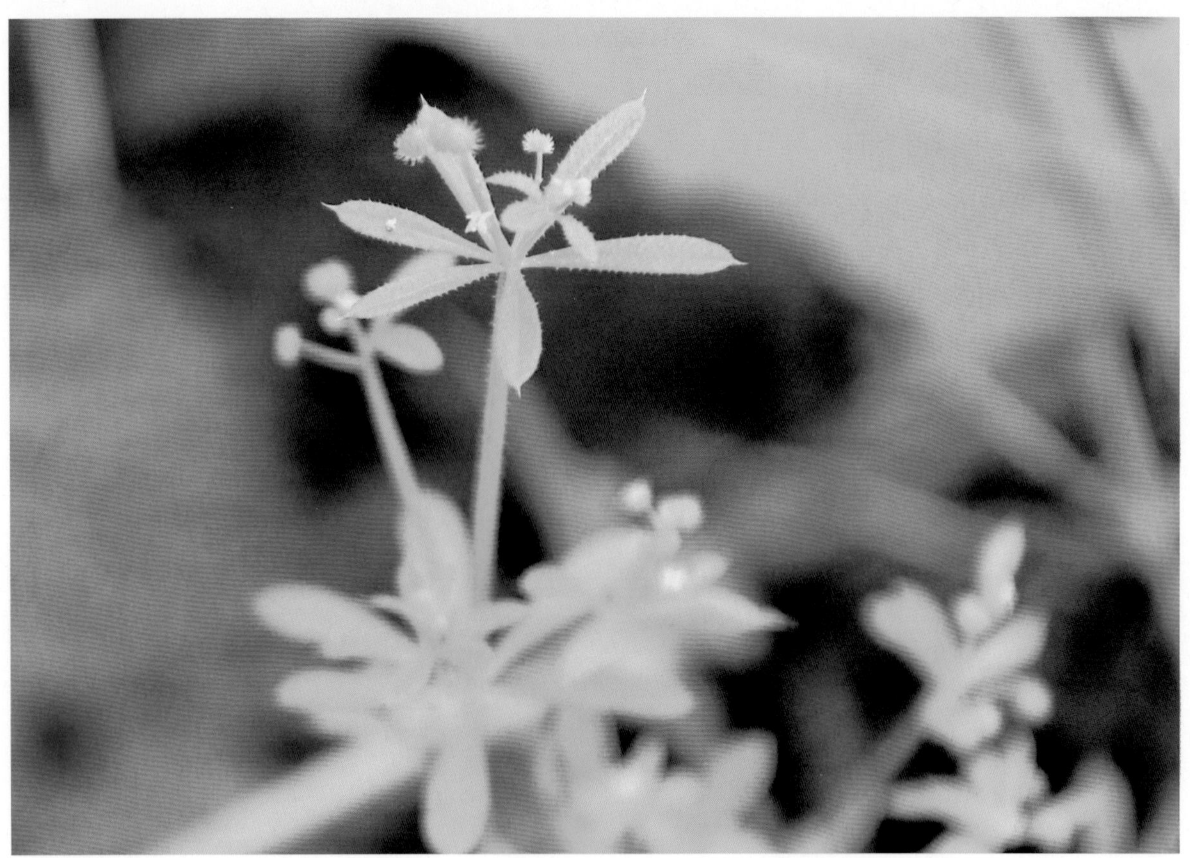

药材名

佐、宗、座（བཙོད།），桑孜嘎保、桑孜嘎博、桑孜嘎波、桑子嘎布（ཟངས་རྩེ་དཀར་པོ།）。

药用部位

全草（或地上部分），根及根茎。

功能与主治

桑孜嘎保（全草）：清热，消炎，利胆。用于胆病引起的目黄，伤口化脓，骨病，脉热，遗精等。佐（根及根茎）：清热止血，活血化瘀。用于吐血，衄血，便血，血崩，尿血（炒炭用），月经不调，闭经腹痛，瘀血肿痛，跌打损伤，赤痢。

用量与用法

2 ~ 3g（桑孜嘎保）或 3 ~ 9g（佐）。内服煎汤，或入丸、散剂。

附 注

《四部医典》记载有“བཙས་ཆེ་དཀར་པོ།”（桑孜嘎保），言其为治“赤巴”病及目黄之药物。《晶珠本草》在“旱生草类药物”的“叶茎花果同采类药物”中记载有“桑孜”（བཙས་ཆེ།），言其分黑[“བཙས་ཆེ་ནག་པོ།”（桑孜那保、桑子那布）]、白[“བཙས་ཆེ་དཀར་པོ།”（桑孜嘎保）]2种。现代文献记载“桑孜”的白者（桑孜嘎保）的基原为茜草科植物猪殃殃 *Galium aparine* Linn.（原拉拉藤）、玉龙拉拉藤 *G. baldensiforme* Hand.-Mazz.、北方拉拉藤 *G. boreale* Linn. 等，黑者（桑孜那保）的基原包括蓬子菜 *Galium verum* Linn. 及菊科植物臭蒿 *Artemisia hedinii* Ostenf. et Pauls. 等。《藏标》《四川藏标》以“猪殃殃 /བཙས་ཆེ་དཀར་པོ/ 桑仔嘎保（桑孜嘎波）”之名收载了猪殃殃 *Galium aparine* Linn. var. *tenerum* (Gren. et Godr.) Rchb.、拉拉藤 *G. aparine* Linn. var. *echinospermum* (Wallr.) Cuf.、六叶葎 *G. asperuloides* Edgew. subsp. *hoffmeisteri* (Klotzsch) Hara;《部标藏药》等以“臭蒿 /བཙས་ཆེ་ནག་པོ/ 桑子那布”之名收载了臭蒿 *A. hedinii* Ostenf. et Pauls.，两者的功能与主治也不同。（参见“猪殃殃”“臭蒿”“蓬子菜”条）

《晶珠本草》在“树木类药物”的“树枝类药物”中记载有“བཙོད།”（佐），言其为各地藏族用于氆氇染红的染料，分为大、中、小3种，“入药用根结”，系治血病、扩散热症、收敛扩散疾病、催吐积聚疾病之药物。现代文献记载的藏医所用“佐”的基原包括多种茜草属（*Rubia*）植物，临床上一般未再区分品种，习称“藏茜草”，《部标藏药》《藏标》《青海藏标》等以“藏茜草（茜草）/བཙོད/ 佐”之名收载了光茎茜草 *R. wallichiana* Decne.（多花茜草）、西藏茜草 *R. tibetica* Hook. f.、茜草 *R. cordifolia* Linn. 或“及同属数种植物”，规定以其根及根茎入药。据文献记载，也有以茜草科拉拉藤属（*Galium*）植物作“佐”的“小”的品种使用者，六叶葎 *G. asperuloides* Edgew. var. *hoffmeisteri* (Hook. f.) Hand.-Mazz.[*G. asperuloides* Edgew. subsp. *hoffmeisteri* (Klotzsch) Hara] 为其中之一种。（参见“茜草”“梵茜草”条）

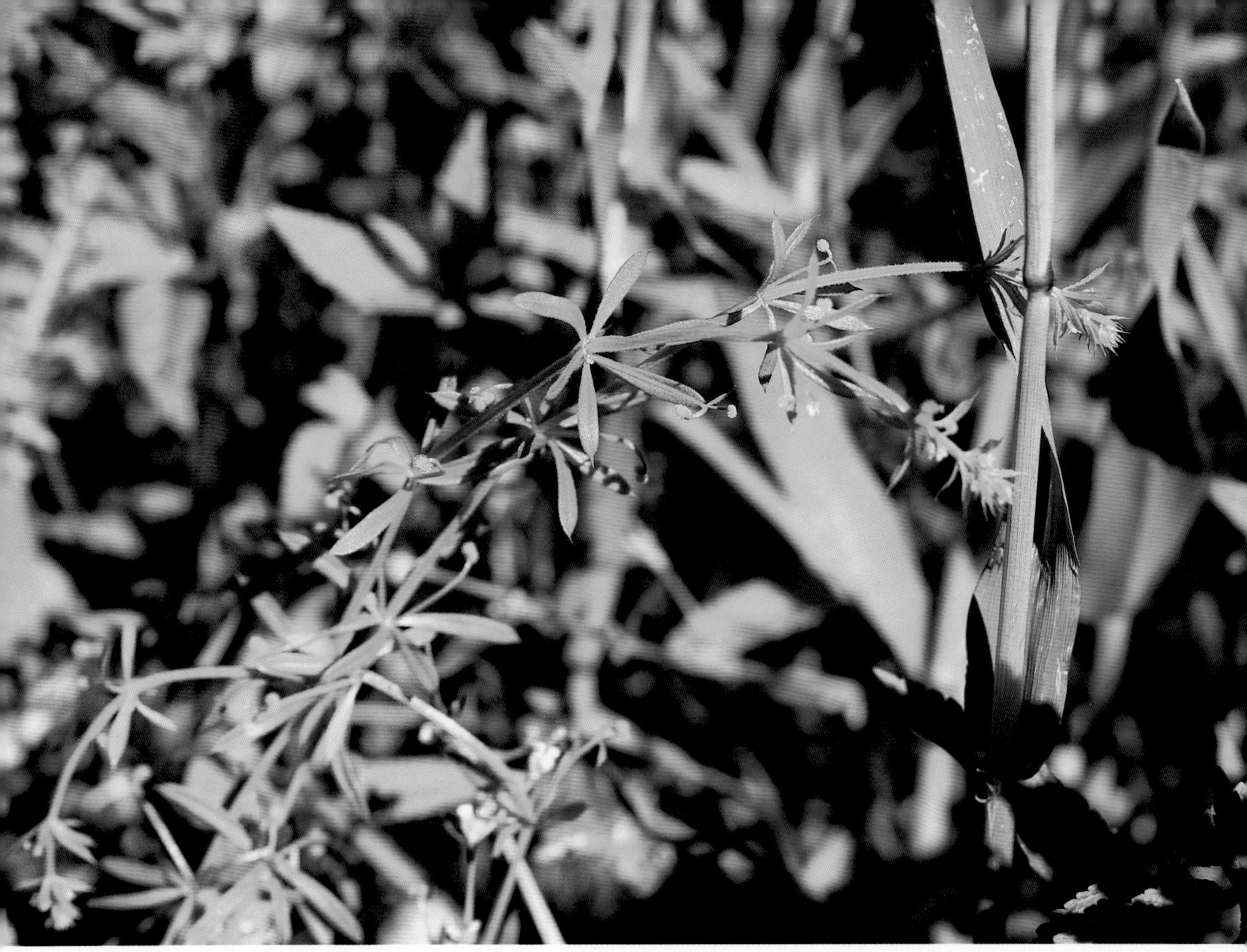

拉拉藤

Galium aparine L. var. *echinospermum* (Wallr.) Cuf.

茜草科（Rubiaceae）　拉拉藤属（*Galium*）

形态

多枝、蔓生或攀缘状草本，通常高 30 ~ 90cm。茎具 4 棱，棱上、叶缘及叶下面中脉上均有倒生小刺毛。叶纸质或近膜质，6 ~ 8 轮生，稀为 4 ~ 5，带状倒披针形或长圆状倒披针形，长 1 ~ 5.5cm，宽 1 ~ 7mm，先端有针状凸尖头，基部渐狭，两面常有紧贴的刺状毛，常萎软状，干时常卷缩，1 脉，近无柄。聚伞花序腋生或顶生，少至多花，花小，4 基数，有纤细的花梗；花萼被钩毛，萼檐近平截；花冠黄绿色或白色，辐状，裂片长圆形，长不及 1mm，镊合状排列；子房被毛，花柱 2 裂至中部，柱头头状。果实干燥，有 1 或 2 近球状的分果爿，直径达 5.5mm，肿胀，密被钩毛，果柄直，长可达 2.5cm，较粗，每一果爿有 1 平凸的种子。花期 3 ~ 7 月，果期 4 ~ 11 月。

分布

我国除海南及南海诸岛外，其他各地均有分布。日本、朝鲜、俄罗斯、印度、尼泊尔、巴基斯坦及非洲、美洲北部等也有分布。

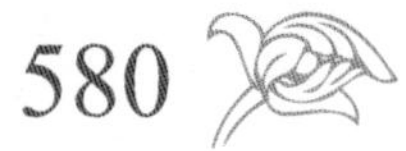

生境

生长于海拔 20 ~ 4600m 的山坡、旷野、沟边、河滩、田地、林缘、草地。

药材名

桑孜嘎博、桑孜嘎波、桑子嘎布、桑仔嘎保、桑子嘎波（ཟངས་ཙེ་དཀར་པོ།）。

药用部位

全草（地上部分）或果实、根。

功能与主治

全草或果实：退黄，固精，接续筋骨；用于黄疸，遗精，关节炎，跌打损伤，疮疖，虫咬。根（代茜草）：用于咯血，咳嗽，喑哑。

用量与用法

2 ~ 3g。内服煎汤，或入丸、散剂。

附 注

《四部医典》中记载有“ཟངས་ཙེ་དཀར་པོ།”（桑孜嘎保），言其为治“赤巴”病及目黄之药物。《蓝琉璃》《晶珠本草》记载名为“ཟངས་ཙེ་བ།”（桑子哇），言其分黑 [“ཟངས་ཙེ་ནག་པོ།”（桑孜那保、桑子那布）]、白 [“ཟངས་ཙེ་དཀར་པོ།”（桑子嘎布），花白色]2 种。《四部医典系列挂图全集》第二十九图中有 3 幅“桑孜哇”类的附图，其汉译本分别译注名为“白猪秧秧”[“ཟངས་ཙེ་དཀར་པོ།”（桑孜嘎保），54 号图]，“黑猪秧秧”[“ཟངས་ཙེ་ནག་པོ།”（桑孜那保），55 号图] 和“另一种白猪秧秧”[“ཟངས་ཙེ་དཀར་པོའི་རིགས།”（桑孜嘎保惹），56 号图]。《中国藏药植物资源考订》认为“桑孜嘎保”的附图为猪秧秧 *G. aparine* L. var. *echinospermum* (Wallr.) Cuf.（在《中国植物志》中，该种的中文名为“拉拉藤”）。现代文献记载的“桑孜嘎保”的基原包括多种拉拉藤属（*Galium*）植物，《藏标》《四川藏标》以“猪秧秧 /ཟངས་ཙེ་དཀར་པོ།/ 桑仔嘎保（桑孜嘎波）”之名收载了猪秧秧 *G. aparine* L. var. *tenerum* (Gren. et Godr.) Rchb.、拉拉藤 *G. aparine* L. var. *echinospermum* (Wallr.) Cuf.、六叶葎 *G. asperuloides* Edgew. ssp. *hoffmeisteri* (Klotzsch) Hara。关于黑者（桑子那布）的基原，文献记载多以菊科植物臭蒿 *Artemisia hedinii* Ostenf. 为正品。白、黑 2 种“桑孜哇”的功能和主治也不同。有文献记载，部分藏医以拉拉藤 *G. aparine* L. var. *echinospermum* (Wallr.) Cuf. 的根代另一种藏药“བཙོད།”（佐，茜草类）使用。（参见“猪殃殃”“六叶葎”“臭蒿”“梵茜草”条）

猪殃殃

Galium aparine L. var. *tenerum* (Gren. et Godr.) Rchb.

茜草科（Rubiaceae） 拉拉藤属（*Galium*）

形态

多枝、蔓生或攀缘状草本。茎具4棱，棱上、叶缘及叶下面中脉上均有倒生小刺毛。叶4～8轮生，近无柄；叶片纸质或近膜质，条状倒披针形，长1～3cm，先端有凸尖头，脉1，干时常卷缩。聚伞花序腋生或顶生，单生或2～3簇生，有花数朵；花小，黄绿色，4基数，有纤细梗；花萼被钩毛，檐近平截；花冠辐状，裂片矩圆形，长不及1mm，镊合状排列。果实干燥，有1或2近球状的果爿，密被钩毛，果梗直，每果爿有一平凸的种子。花期3～7月，果期4～9月。

分布

分布于我国辽宁、河北、山东、山西、陕西、甘肃、青海、四川、云南、西藏、湖北、湖南、江西、安徽、江苏、浙江、福建、广东、台湾、新疆等。朝鲜、日本、巴基斯坦等也有分布。

生境

生长于海拔350～4300m的山坡、旷野、沟边、湖边、林缘、草地、灌丛。

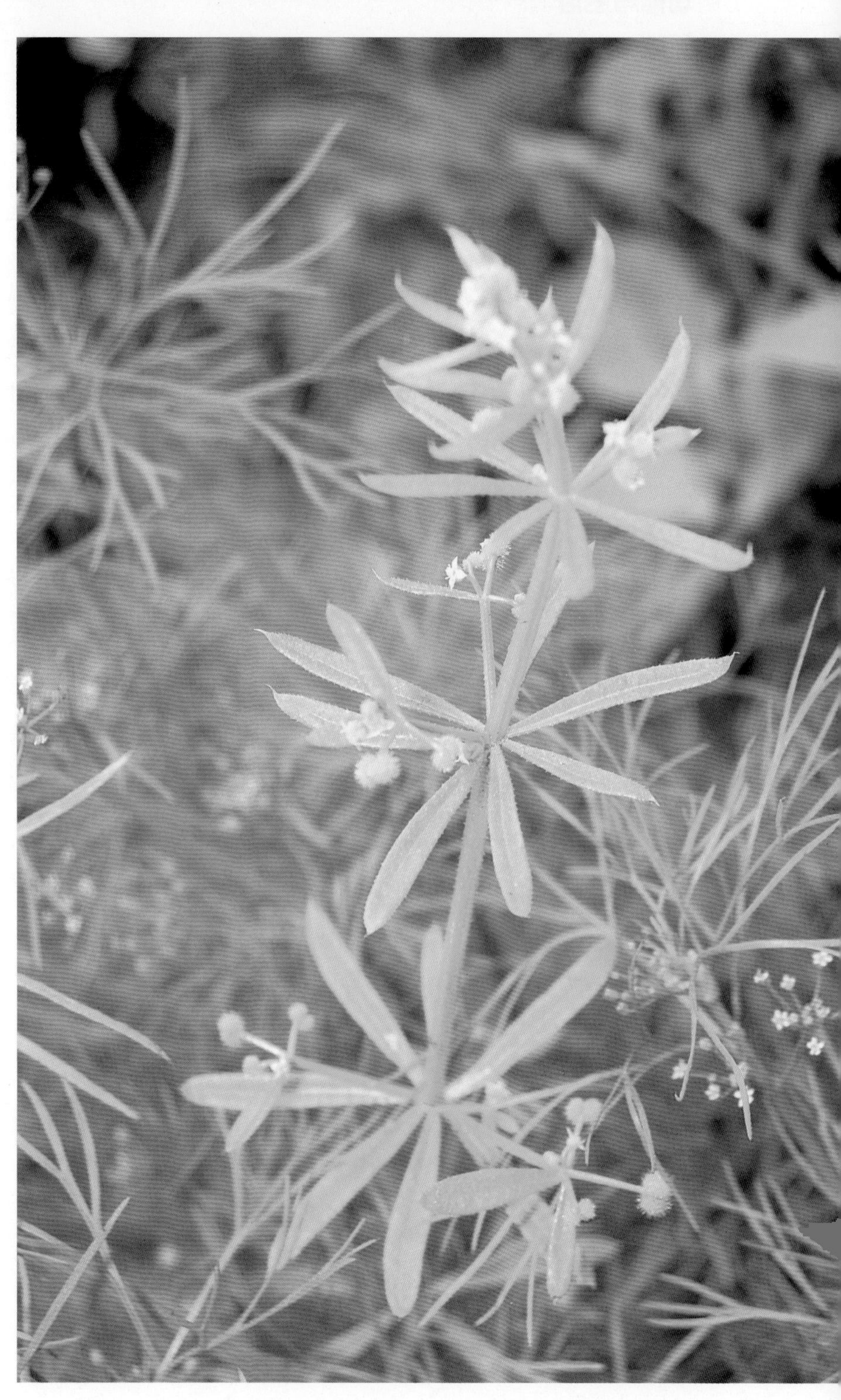

药材名

桑孜嘎保、桑孜嘎博、桑孜嘎波、桑子嘎布、桑仔嘎保（ཟངས་ཙེ་དཀར་པོ།）。

药用部位

全草或地上部分。

功能与主治

清热，消炎，利胆。用于胆病，胆病引起的目黄，伤口化脓，骨病，脉热，遗精等。

用量与用法

2 ~ 3g。内服煎汤，或入丸、散剂。

附注

《四部医典》记载有“ཟངས་ཙེ་དཀར་པོ།”（桑孜嘎保），言其为治“赤巴”病及目黄之药物。《蓝琉璃》《晶珠本草》记载其名为“ཟངས་ཙེ་བ།”（桑子哇），言其分为黑［“ཟངས་ཙེ་ནག་པོ།”（桑孜那保、桑子那布）］、白［“ཟངས་ཙེ་དཀར་པོ།”（桑子嘎布），花白色]2 种。《四部医典系列挂图全集》第二十九图中有 3 幅“桑子哇”类的附图，其汉译本分别译注名为“白猪秧秧”［“ཟངས་ཙེ་དཀར་པོ།”（桑孜嘎保），54 号图］、“黑猪秧秧”［“ཟངས་ཙེ་ནག་པོ།”（桑孜那保），55 号图］和“另一种白猪秧秧”［“ཟངས་ཙེ་དཀར་པོའི་རིགས།”（桑孜嘎保惹），56 号图］；《中国藏药植物资源考订》认为“桑孜嘎保”的附图为猪殃殃 *G. aparine* L. var. *echinospermum* (Wallr.) Cuf.（《中国植物志》中该种的中文名为“拉拉藤”），而“桑孜那保”的附图略似菊科植物臭蒿 *Artemisia hedinii* Ostenf.，“桑孜嘎保惹”可能为怒江蒿 *A. nujianensis* (Ling et Y. R. Ling) Y. R. Ling。现代文献记载的“桑子哇”的白者（桑子嘎布）的基原包括多种拉拉藤属（*Galium*）植物，多以猪殃殃 *G. aparine* Linn.（原拉拉藤）、北方拉拉藤 *G. boreale* Linn. 为正品，其形态与古籍的记载相符；红花拉拉藤 *G. baldensiforme* Hand.-Mazz. 的花红色，可作为代用品；四川甘孜藏医还使用硬毛拉拉藤 *G. boreale* Linn. var. *ciliatum* Nakai。《藏标》《四川藏标》以“猪殃殃 /ཟངས་ཙེ་དཀར་པོ།/ 桑仔嘎保（桑孜嘎波）”之名收载了猪殃殃 *G. aparine* L. var. *tenerum* (Gren. et Godr.) Rchb.、拉拉藤 *G. aparine* L. var. *echinospermum* (Wallr.) Cuf.、六叶葎 *G. asperuloides* Edgew. ssp. *hoffmeisteri* (Klotzsch) Hara。黑者（桑子那布）的基原以菊科植物臭蒿 *A. hedinii* Ostenf. 为正品。白、黑二者的功能与主治也不同。（参见“拉拉藤”“六叶葎”“臭蒿”条）

在部分文献中，猪殃殃的拉丁学名使用“*Galium aparine* Linn.”。在《中国植物志》中，猪殃殃的拉丁学名为“*Galium aparine* L. var. *tenerum* (Gren. et Godr.) Rchb.”，并指出原拉拉藤 *G. aparine* Linn. 分布于欧洲、亚洲西部和北美洲，我国不产。

林猪殃殃

Galium paradoxum Maxim.

茜草科（Rubiaceae）　拉拉藤属（*Galium*）

形态

多年生矮小草本，高 4 ~ 25cm，有红色丝状根；茎柔弱，直立，通常不分枝，无毛或有粉状微柔毛。叶膜质，4 轮生，极稀为 5，其中 2 较大，其余小的常缩小成托叶状，在茎下部有时 2，卵形或近圆形至卵状披针形，长 0.7 ~ 3cm，宽 0.5 ~ 2.3cm，先端短尖、稍渐尖或钝圆而有小凸尖，基部钝圆而急剧下延成柄，两面有倒伏的刺状硬毛，常近边缘较密，边上有小刺毛，羽状脉，中脉明显，侧脉通常 2 对，纤细而疏散，不很明显；叶柄长短不一，在下部的最长，约与叶片等长，至上部渐短，最上部的长 2 ~ 3mm，通常无毛。聚伞花序顶生和生于上部叶腋，常三歧分枝，分枝常开叉，少花，每一分枝有 1 ~ 2 花；花小；花梗长 1 ~ 3mm，无毛；花萼密被黄棕色钩毛；花柱长约 0.7mm，先端 2 裂。果爿单生或双生，近球形，直径 1.5 ~ 2mm，密被黄棕色钩毛；果柄长 1.5 ~ 8mm。花期 5 ~ 8

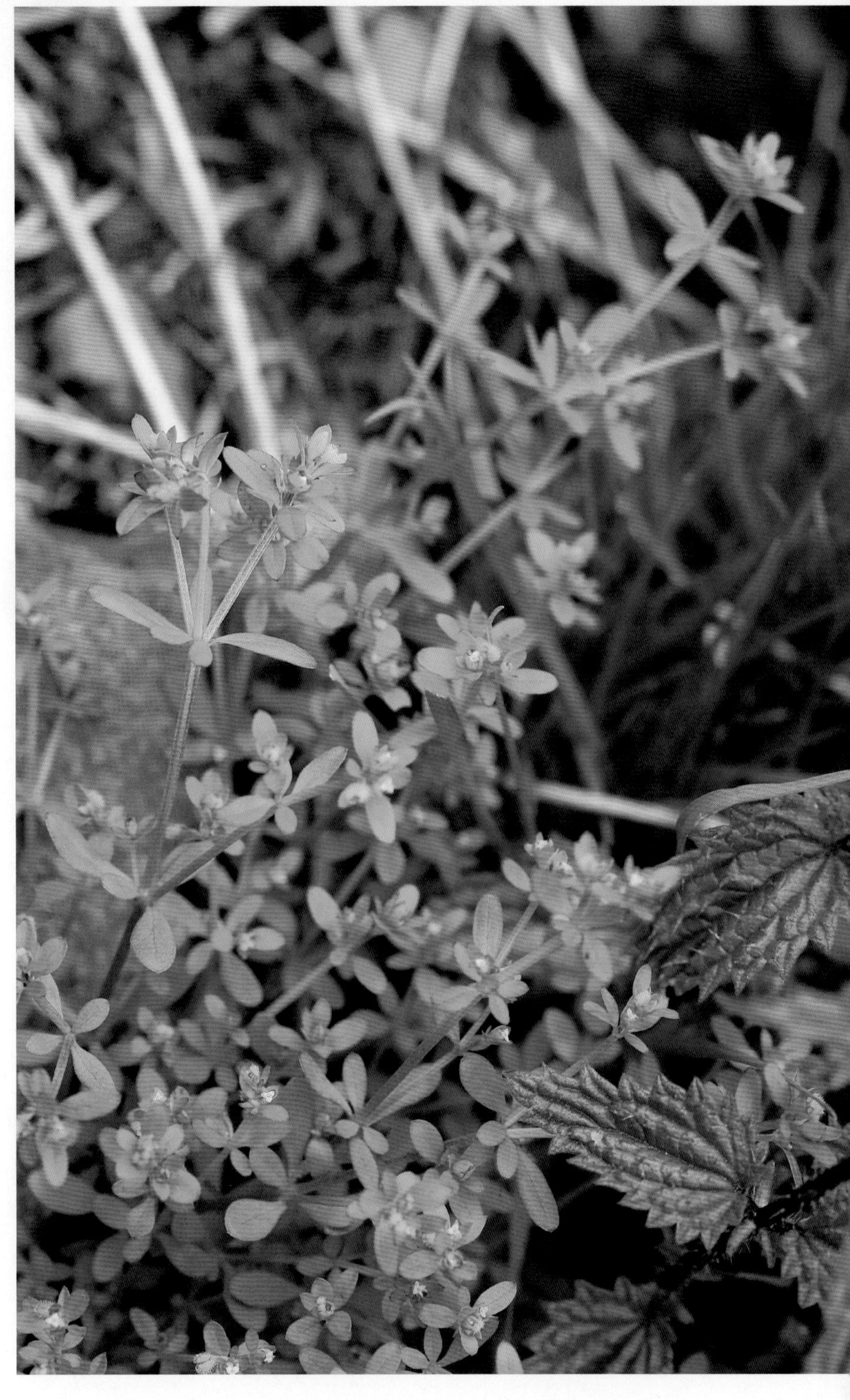

月，果期 6 ~ 9 月。

分布

分布于我国西藏、青海、甘肃、四川、贵州、云南及东北、华北、华中、华南等。日本、朝鲜、俄罗斯、印度、尼泊尔也有分布。

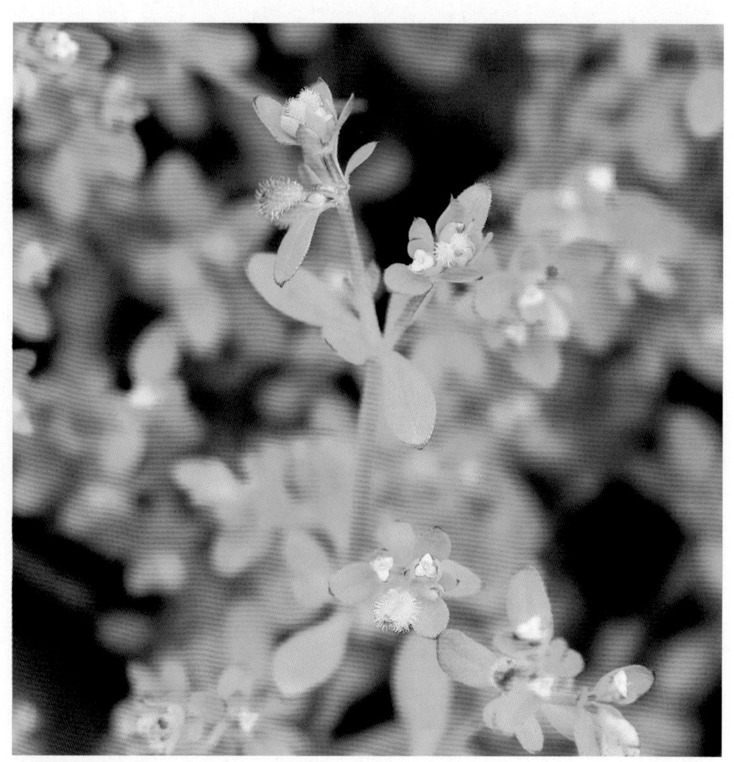

生境

生长于海拔 1280 ~ 3900m 的山谷阴湿地、水边、林下、草地。

药材名

桑孜嘎保、桑仔嘎保、桑孜嘎博、桑子嘎布（བཟང་ས་ཅི་དཀར་པོ།）。

药用部位

果实或地上部分。

功能与主治

退黄，固精，接筋续骨。用于黄疸，遗精，关节炎，跌打，外伤，疮疖，虫咬。

用量与用法

2 ~ 3g。内服研末，或入丸剂。

附 注

《四部医典》中记载有“བཟང་ས་ཅི་ནག་པོ།”（桑孜那保），言其为治疗胆病、目黄之药物。《四部医典系列挂图全集》第二十九图中有 3 幅附图（54 ~ 56 号图，其汉译本分别译注为“白猪秧秧”“黑猪秧秧”和“另一种白猪秧秧”），其中“白猪秧秧”附图所示为多叶轮生的草本，颇似拉拉藤属（*Galium*）植物，另 2 幅为茎直立或多分枝、叶羽状分裂的草本，似菊科蒿属（*Artemisia*）植物。《晶珠本草》记载为“བཟང་ས་ཅི།”（桑孜）[“བཟང་ས་ཅི་བ།”（桑孜哇）]，言其分为黑 [“བཟང་ས་ཅི་ནག་པོ།”（桑孜那保）]、白 [“བཟང་ས་ཅི་དཀར་པོ།”（桑子嘎布）]2 种。现代文献记载的“桑孜”（桑孜哇）类的基原主要涉及拉拉藤属和菊科蒿属植物，通常以拉拉藤属植物作白者“桑孜嘎保”使用，蒿属的臭蒿 *Artemisia hedinii* Ostenf. et Pauls. 等作黑者“桑孜那保”。据文献记载，林猪殃殃 *G. paradoxum* Maxim. 为“桑孜嘎保”的基原之一。《藏标》以“猪殃殃 /བཟང་ས་ཅི་དཀར་པོ།/ 桑仔嘎保”之名收载了猪殃殃 *Galium aparine* Linn. var. *tenerum* (Gren. et Godr.) Rchb.；《部标藏药》等以“臭蒿 /བཟང་ས་ཅི་ནག་པོ།/ 桑子那布（桑孜纳保，桑孜那保）”之名收载了臭蒿 *A. hedinii* Ostenf. et Pauls.。（参见“猪殃殃”“臭蒿”条）

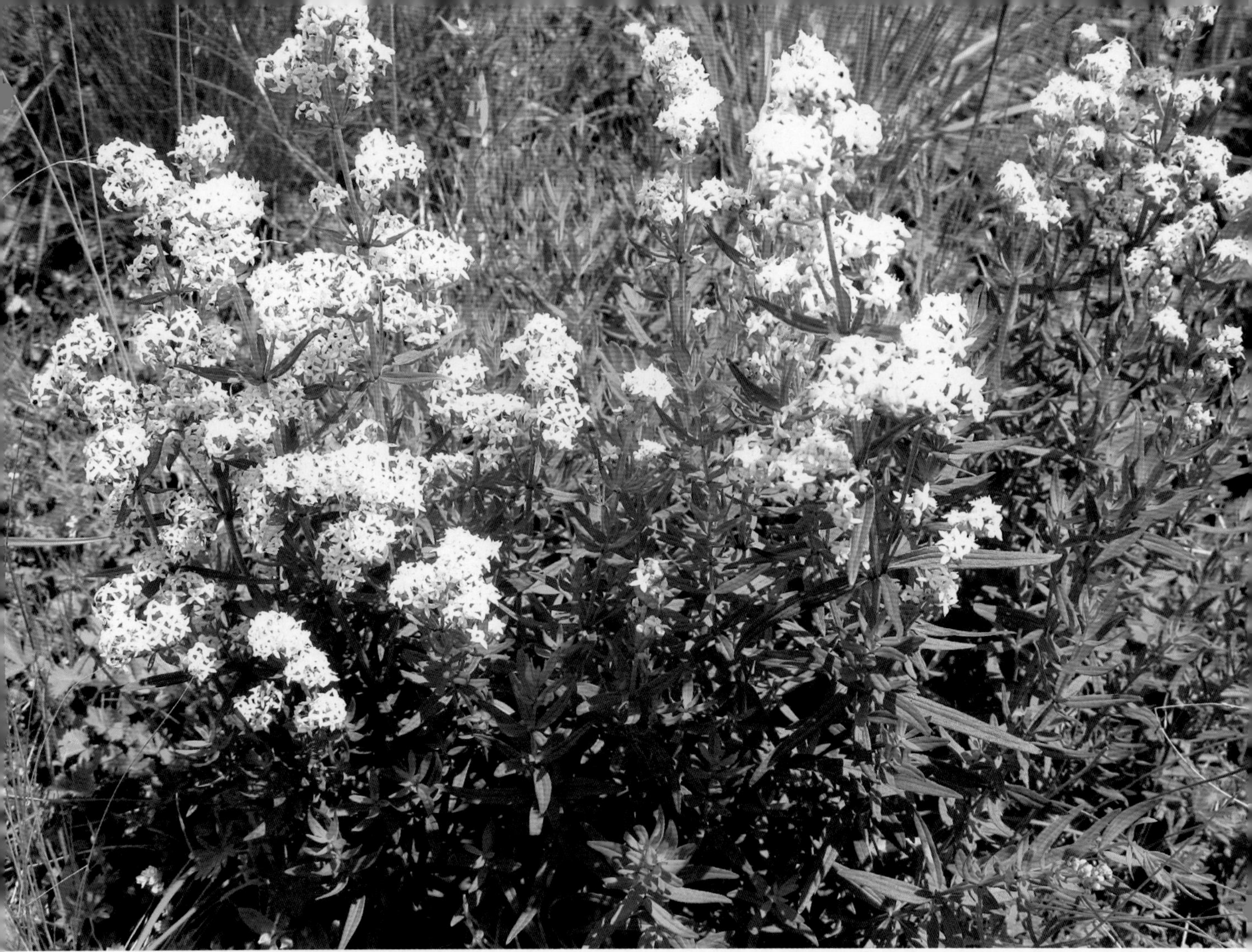

北方拉拉藤

Galium boreale Linn.

茜草科（Rubiaceae） 拉拉藤属（*Galium*）

形态

多年生直立草本，高 20 ~ 65cm。茎具 4 棱，无毛或有极短的毛。叶纸质或薄革质，4 轮生，狭披针形或线状披针形，长 1 ~ 3cm，宽 1 ~ 4mm，先端钝或稍尖，基部楔形或近圆形，边缘常稍反卷，两面无毛，边缘有微毛；基出脉 3，在下面常凸起，在上面常凹陷；无柄或具极短的柄。聚伞花序顶生和生于上部叶腋，常在枝顶结成圆锥花序，密花，花小；花梗长 0.5 ~ 1.5mm；花萼被毛；花冠白色或淡黄色，直径 3 ~ 4mm，辐状，花冠裂片卵状披针形，长 1.5 ~ 2mm；花丝长约 1.4mm，花柱 2 裂至近基部。果实小，直径 1 ~ 2mm，果爿单生或双生，密被白色稍弯的糙硬毛；果柄长 1.5 ~ 3.5mm。花期 5 ~ 8 月，果期 6 ~ 10 月。

分布

分布于我国西藏、青海、甘肃、四川、新疆、山西、内蒙古、河北、黑龙江、吉林、辽宁。俄罗斯、印度、巴基斯坦、日本、朝鲜及美洲北部也有分布。

生境

生长于海拔 750 ~ 3900m 的山坡、沟旁、草地草丛、灌丛、林下。

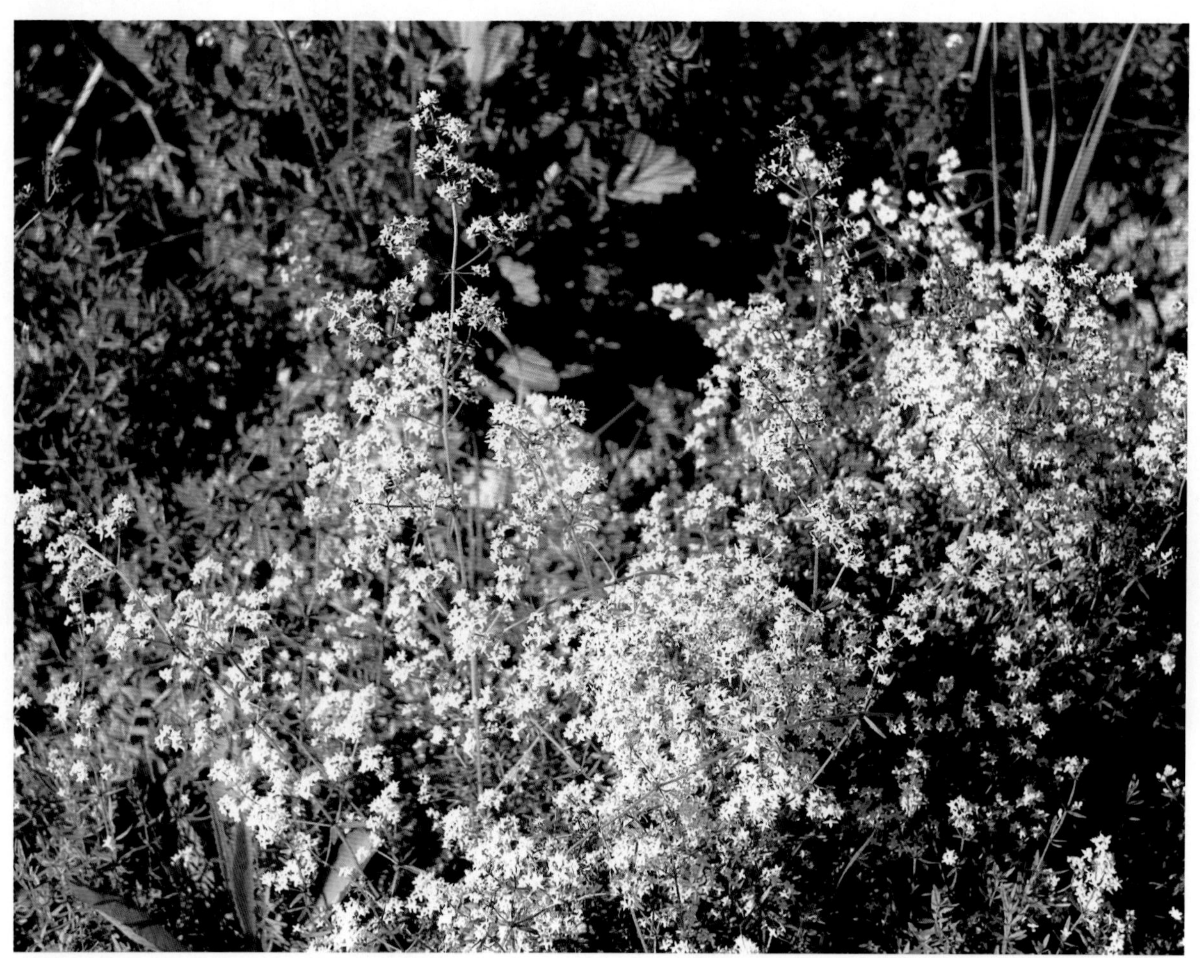

药材名

桑孜嘎保、桑仔嘎保、桑孜嘎博、桑子嘎布（བཟངས་རྩི་དཀར་པོ།），丝拉嘎保、丝拉尕保、司拉嘎保（ཟི་ར་དཀར་པོ།）。

药用部位

地上部分。

功能与主治

清热解毒，利尿消肿，散痞块，干脓。用于水肿，热淋，痞块，痢疾，跌打损伤，痈肿疔疮，虫蛇咬伤，癌肿，白血病。

用量与用法

2 ~ 3g。内服研末，或入丸剂。

附 注

《医学千万舍利》《蓝琉璃》《晶珠本草》等古籍记载有“ཟངས་ཅི་ག”[桑孜哇，“ཟངས་ཅི”（桑孜）]，言其为治疗胆病、目黄疸之药物；《晶珠本草》言“桑孜哇”分黑[“ཟངས་ཅི་ནག་པོ”（桑孜那保、桑子那布）]、白[“ཟངས་ཅི་དཀར་པོ”（桑子嘎布）]2种，其中白者又分为2种；《四部医典系列挂图全集》在第二十九图中有3幅“ཟངས་ཅི་ནག་པོ”（桑孜那保）的附图，其中1幅图示为多叶轮生植物，另2幅图示为茎直立或多分枝、叶羽状分裂的草本植物。据现代文献记载，北方拉拉藤 *G. boreale* Linn. 为白者（桑子嘎布）的基原之一，同样作白者使用的还有同属植物猪殃殃 *G. aparine* Linn. var. *tenerum* (Gren. et Godr.) Rchb.、红花拉拉藤 *G. baldensiforme* Hand.-Mazz.、蓬子菜 *G. verum* Linn.、硬毛拉拉藤 *G. boreale* Linn. var. *ciliatum* Nakai、林猪殃殃 *G. paradoxum* Maxim. 等，黑者（桑孜那保）的基原为菊科植物臭蒿 *Artemisia hedinii* Ostenf. et Pauls.。《藏标》以“猪殃殃/ཟངས་ཅི་དཀར་པོ/桑仔嘎保”之名收载了猪殃殃 *G. aparine* Linn. var. *tenerum* (Gren. et Godr.) Rchb.；《部标藏药》等以“臭蒿/ཟངས་ཅི་ནག་པོ/桑子那布（桑孜纳保、桑孜那保）”之名收载了臭蒿 *A. hedinii* Ostenf. et Pauls.，言其功能与主治为“清热凉血，退黄，消炎。用于‘赤巴’病，急性黄疸型肝炎，胆囊炎”。《中国藏药植物资源考订》认为，《四部医典系列挂图全集》中“桑孜那保”的基原之一为猪殃殃 *G. aparine* Linn. var. *echinospermum* (Wallr.) Cuf.（拉拉藤），另2种基原则为菊科植物，可能系怒江蒿 *A. nujianensis* (Ling et Y. R. Ling) Y. R. Ling、臭蒿 *A. hedinii* Ostenf. et Pauls.。《青藏高原药物图鉴》记载北方拉拉藤 *G. boreale* Linn. 为“ཟི་ར་དཀར་པོ”（丝拉嘎保）的基原，有观点认为此系误用。现藏医多以伞形科植物孜然芹 *Cuminum cyminum* L. 作为“丝拉嘎保”的正品，以毛茛科植物腺毛黑种草 *Nigella glandulifera* Freyn et Sint. 作为“丝拉那保”的正品。（参见“蓬子菜”“臭蒿”“孜然芹”“腺毛黑种草”条）

《晶珠本草》汉译重译本认为两种白者“桑孜嘎保”的基原之一为猪殃殃 *G. aparine* Linn. var. *tenerum* (Gren.et Godr.)Rchb.，另一种为中华茜草 *Rubia chinensis* Regel et Maack（中国茜草）。现多数文献将后者作为《晶珠本草》中另条记载的“བཙོད”（佐）的基原之一，并习称其为“藏茜草”。四川阿坝藏医也将北方拉拉藤 *G. boreale* Linn. 作为“佐”的基原之一。（参见“梵茜草”条）

《中国植物志》记载，*G. aparine* Linn. 的中文名为“原拉拉藤”，猪殃殃的拉丁学名为“*Galium aparine* Linn. var. *tenerum* (Gren. et Godr.) Rchb.”，*G. aparine* Linn. var. *echinospermum* (Wallr.) Cuf. 的中文名为“拉拉藤”。

蓬子菜

Galium verum Linn.

茜草科（Rubiaceae） 拉拉藤属（*Galium*）

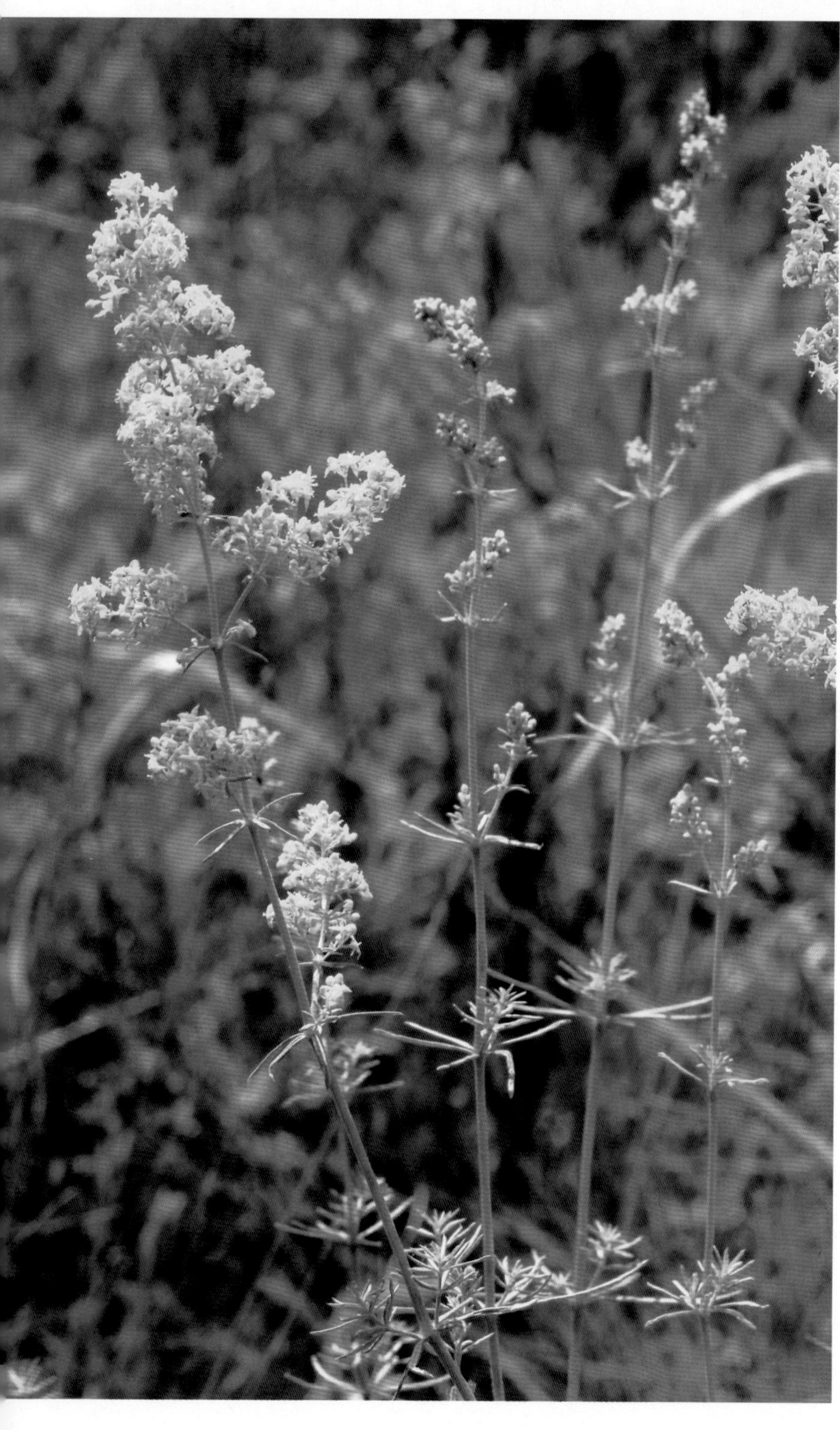

形态

多年生近直立草本，基部稍木质，高 25 ~ 45cm。茎有 4 角棱，被短柔毛或秕糠状毛。叶纸质，6 ~ 10 轮生，线形，通常长 1.5 ~ 3cm，宽 1 ~ 1.5mm，先端短尖，边缘极反卷，常卷成管状，上面无毛，稍有光泽，下面有短柔毛，稍苍白，干时常变黑色，1 脉，无柄。聚伞花序顶生和腋生，较大，多花，通常在枝顶结成带叶的长可达 15cm、宽可达 12cm 的圆锥花序状；总花梗密被短柔毛；花小，稠密；花梗有疏短柔毛或无毛，长 1 ~ 2.5mm；萼管无毛；花冠黄色，辐状，无毛，直径约 3mm，花冠裂片卵形或长圆形，先端稍钝，长约 1.5mm；花药黄色，花丝长约 0.6mm；花柱长约 0.7mm，顶部 2 裂。果实小，果爿双生，近球状，直径约 2mm，无毛。花期 4 ~ 8 月，果期 5 ~ 10 月。

分布

全国各地广泛分布。

生境

生长于海拔 400 ~ 4000m 的山

地、河滩、旷野、灌丛、草地、沟边、林下。

药材名

佐、宗、座（བཙོད།），桑孜嘎博、桑孜嘎波、桑孜嘎布、桑子嘎布（བཟངས་ཙི་དཀར་པོ།）。

药用部位

地上部分。

功能与主治

佐：清热解毒，活血化瘀。用于吐血，衄血，便血，血崩，尿血（炒炭用），月经不调，闭经腹痛，瘀血肿痛，跌打损伤，赤痢。

桑孜嘎布：清热，消炎，利胆。用于胆病，伤口化脓，骨病，脉热，遗精等。

用量与用法

2 ~ 3g。内服研末，或入丸剂。

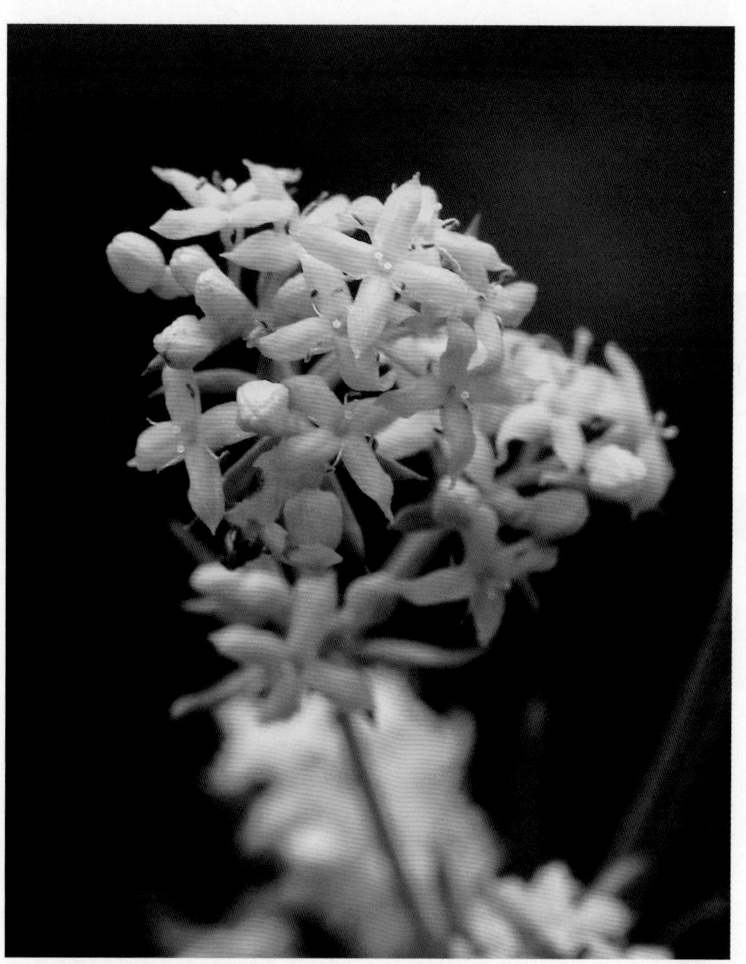

附　注

藏医药用的蓬子菜 *G. verum* Linn.，在不同文献中的记载涉及不同的药材。《晶珠本草》中记载有“བཙོད།”（佐），言其分大、中、小 3 种。现代文献记载藏医所用“佐”的基原包括多种茜草属（*Rubia*）植物，临床使用时一般未区分品种，习称其为“藏茜草”，但也有以蓬子菜 *G. verum* Linn.、六叶葎 *G. asperuloides* Edgew. var. *hoffmeisteri* (Hook. f.) Hand.-Mazz. [*G. asperuloides* Edgew. ssp. *hoffmeisteri* (Klotzsch) Hara] 作“佐”的“小”的品种者。《医学千万舍利》《晶珠本草》等另记载有“桑子哇”（བཟངས་ཙི་བ།），言其分黑 [“བཟངས་ཙི་ནག་པོ།”（桑孜那保、桑子那布）]、白 [“བཟངས་ཙི་དཀར་པོ།”（桑子嘎布）]2 种。据现代文献记载，其白者“桑子嘎布”为茜草科猪殃殃 *G. aparine* Linn.（原拉拉藤）、红花拉拉藤 *G. baldensiforme* Hand.-Mazz.、北方拉拉藤 *G. boreale* Linn. 等，黑者“桑孜那保”为菊科植物臭蒿 *Artemisia hedinii* Ostenf. et Pauls. 等，有文献记载蓬子菜 *G. verum* Linn. 也为黑者“桑孜那保”的基原之一。《四川藏标》以“猪殃殃 /བཟངས་ཙི་དཀར་པོ།/ 桑孜嘎波”之名收载了拉拉藤 *G. aparine* Linn. var. *echinospermum* (Wallr.) Cuf.、六叶葎 *G. asperuloides* Edgew. subsp. *hoffmeisteri* (Klotzsch) Hara。（参见“北方拉拉藤”“六叶葎”“梵茜草”“臭蒿”条）

梵茜草

Rubia manjith Roxb. ex Flem.（青藏茜草）

茜草科（Rubiaceae）　　茜草属（*Rubia*）

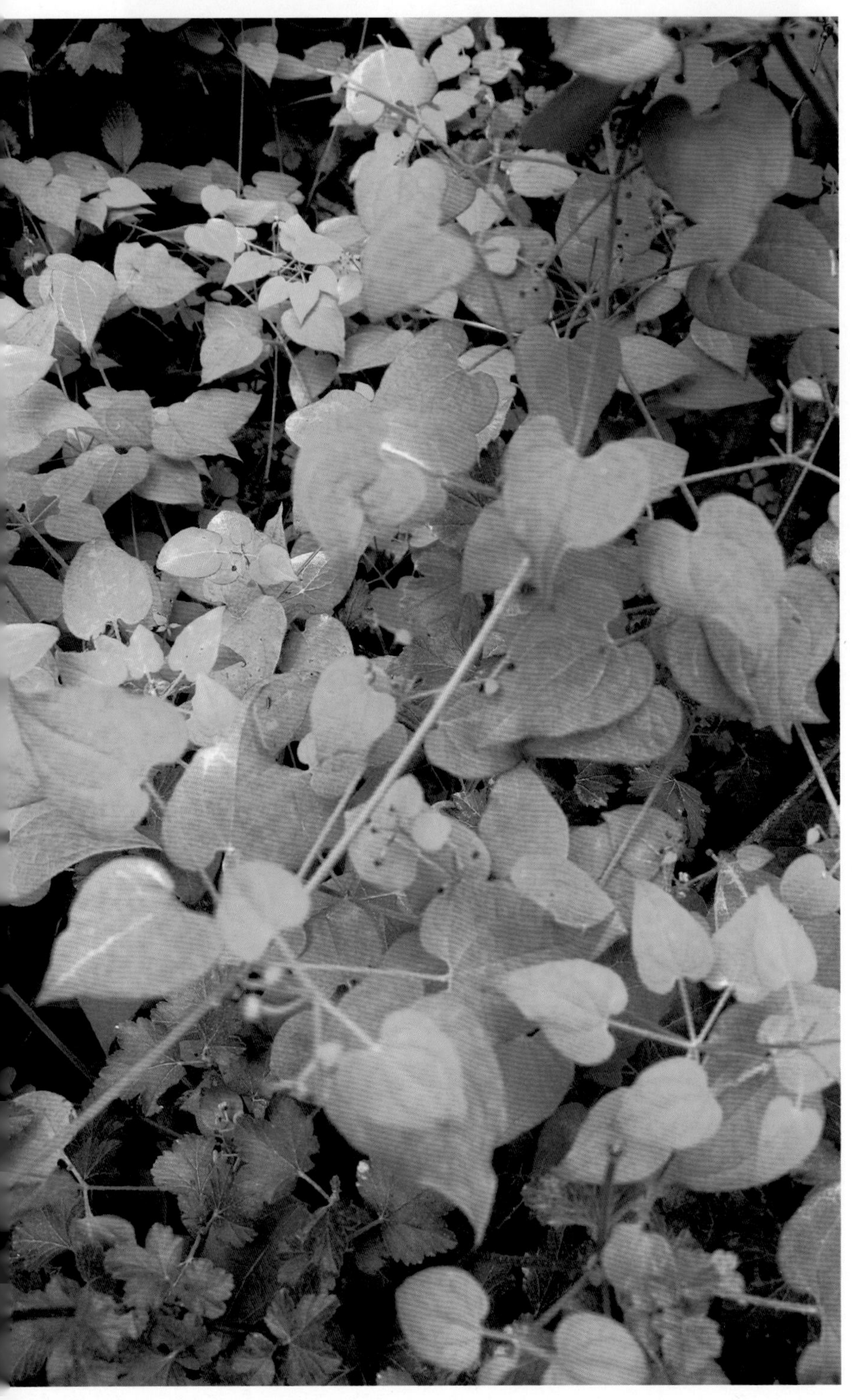

形态

草质攀缘藤本。根茎和根紫红色。茎、枝方柱形，有 4 直棱，棱上有倒生小皮刺，髓部常紫红色。叶 4 轮生，叶片纸质，长圆状披针形至卵状披针形，较少卵形，长 2.5 ~ 8.5cm 或更长，先端长渐尖或有时尾尖，基部心形，边缘不反卷，有微小皮刺，两面粗糙，干时带紫红色或绿灰色；基出脉 5，偶有 3，线状，下面凸起，两面均生有微小皮刺；叶柄通常长 1 ~ 6cm，密生微小皮刺。聚伞花序多 4 分枝，圆锥状，通常长不超过 10cm，顶生的有时长 10 ~ 20cm，花序轴和分枝均有极微小的皮刺；小苞片长圆形或披针形，通常长不超过 2mm；花小，花冠红色或紫红色，辐状，花冠管短，非杯状，盛开时冠檐直径 2.5 ~ 3.5mm，裂片 5，星状展开，不反折，近卵形或披针形，长约 1.5cm，被微柔毛或近无毛。果实小，球形，单生或双生，暗红色。花期 7 ~ 8 月，果期 10 月。

分布

分布于我国西藏西南部（札达、普兰、聂拉木、亚东）、东南部和东部（林芝、加查、错那、察雅、八宿）。印度东北部、喜马拉雅山脉东部至西部一带、不丹、缅甸等也有分布。

生境

生长于海拔 700 ~ 3600m 的常绿阔叶林、松林、灌丛中。

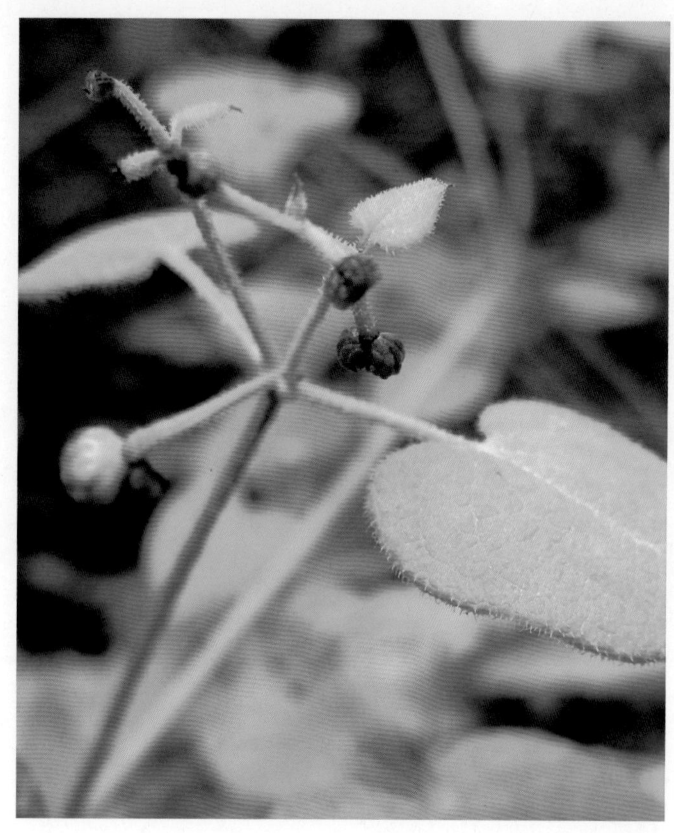

药材名

佐、宗、座（བཙོད།）。

药用部位

全草或根及根茎。

功能与主治

全草：用于肺炎，肾炎，滴虫性阴道炎。根及根茎：清热解毒，活血化瘀；用于吐血，衄血，便血，血崩，尿血（炒炭用），月经不调，闭经腹痛，瘀血肿痛，跌打损伤，赤痢。

用量与用法

3 ~ 9g。内服煎汤，或入丸、散剂。

《四部医典》《蓝琉璃》等记载有“བཙོད།”（佐），言其为治肺热扩散血症、肾热扩散血症及止泻之药物。《晶珠本草》记载“佐”在藏民聚居区作为染红氆氇的染料，分大、中、小 3 种。现代文献记载的现藏医所用“佐”的基原包括多种茜草科茜草属（*Rubia*）和拉拉藤属（*Galium*）植物，临床使用时一般未再区分大、中、小品种，通常以茜草属植物为正品，习称其为“藏茜草”。《部标藏药》《青海藏标》以“藏茜草（茜草）/བཙོད/佐”之名收载了“光茎茜草 *Rubia wallichiana* Decne. 和西藏茜草 *Rubia tibetica* Hook. f. 及同属数种植物”；《藏标》以“茜草 /བཙོད/ 佐”之名收载了茜草 *R. cordifolia* L.。文献记载，各地所用“佐”的基原不同，梵茜草 *R. manjith* Roxb. ex Flem. 为其基原之一，但也有文献记载以茜草科植物蓬子菜 *Galium verum* L.、六叶葎 *G. asperuloides* Edgew. var. *hoffmeisteri* (Hook. f.) Hand.-Mazz.[*G. asperuloides* Edgew. ssp. *hoffmeisteri* (Klotzsch) Hara] 等作为“小”的品种的基原。（参见“茜草”“蓬子菜”“六叶葎”条）

《中国植物志》中，*R. wallichiana* Decne. 的中文名为“多花茜草”。

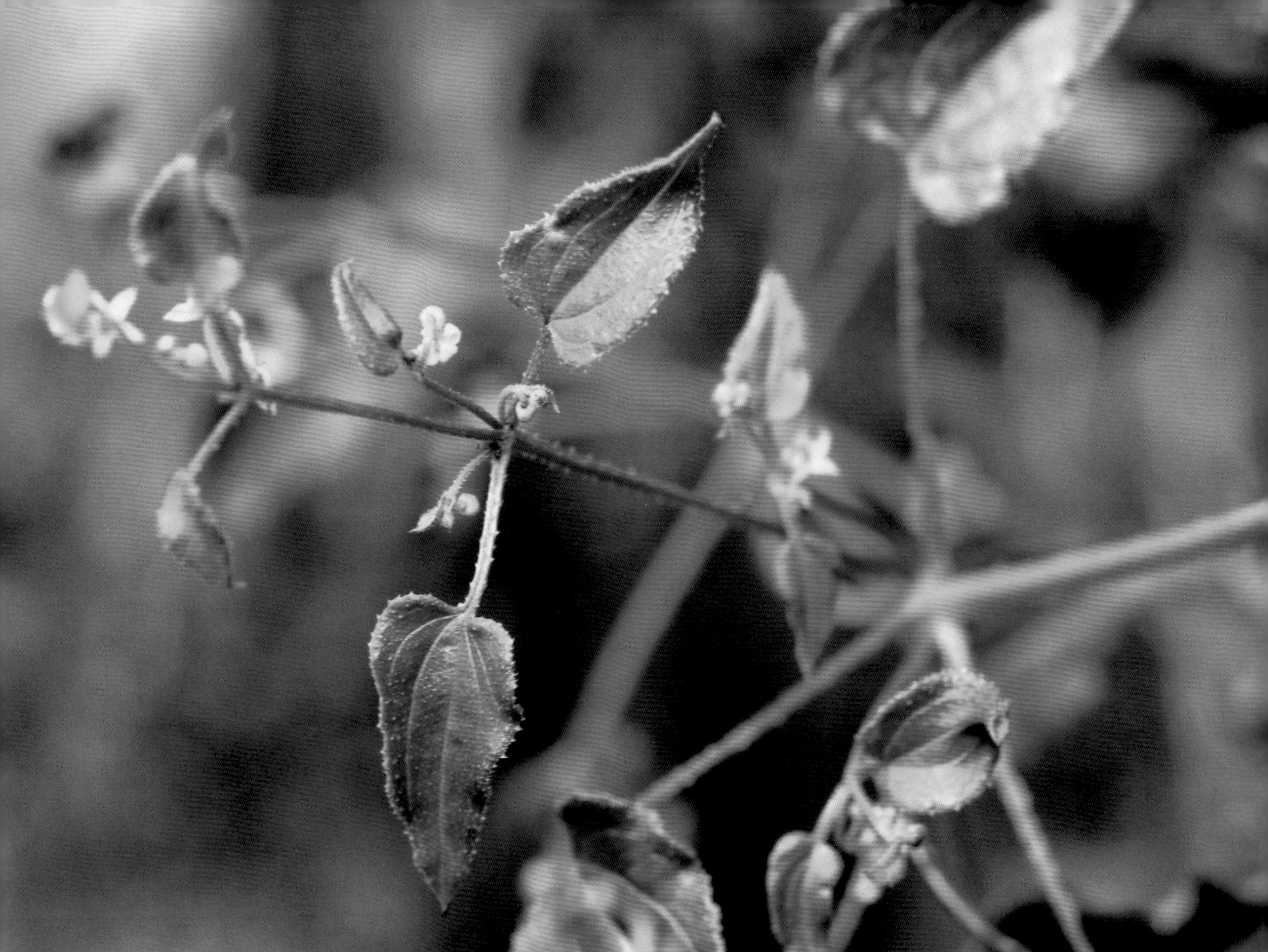

茜草

Rubia cordifolia Linn.

茜草科（Rubiaceae） 茜草属（*Rubia*）

形态

草质攀缘藤木，通常长 1.5 ~ 3.5m。根茎和其节上的须根均为红色；茎数至多条，从根茎的节上发出，细长，方柱形，有 4 棱，棱上生倒生皮刺，中部以上多分枝。叶通常 4 轮生，纸质，披针形或长圆状披针形，长 0.7 ~ 3.5cm，先端渐尖，有时钝尖，基部心形，边缘有齿状皮刺，两面粗糙，脉上有微小皮刺；基出脉 3，极少外侧有 1 对很小的基出脉；叶柄通常长 1 ~ 2.5cm，有倒生皮刺。聚伞花序腋生和顶生，多回分枝，有花 10 余朵至数十朵，花序和分枝均细瘦，有微小皮刺；花冠淡黄色，干时淡褐色，盛开时花冠檐部直径 3 ~ 3.5mm，花冠裂片近卵形，微伸展，长约 1.5mm，外面无毛。果实球形，直径通常 4 ~ 5mm，成熟时橘黄色。花期 8 ~ 9 月，果期 10 ~ 11 月。

分布

分布于我国东北、华北、西北、四川北部、西藏（昌都）。朝鲜、日本、俄罗斯远东地区也有分布。

生境

生长于疏林、林缘、灌丛、草地。

药材名

佐、宗、座（བཙོད།）。

药用部位

全草或根及根茎。

功能与主治

全草：用于肺炎，肾炎，滴虫性阴道炎。根及根茎：清热解毒，活血化瘀；用于吐血，衄血，便血，血崩，尿血（炒炭用），月经不调，闭经腹痛，瘀血肿痛，跌打损伤，赤痢。

用量与用法

3 ~ 9g。内服煎汤，或入丸、散剂。

附 注

《四部医典》等中记载有“བཙོད།”（佐），言其为治肺热和肾热扩散血症、止泻之药物。《晶珠本草》记载藏族将“佐”用作氆氇染红的染料，分为大、中、小 3 种。现代文献记载现藏医所用“佐”的基原包括茜草属（*Rubia*）和拉拉藤属（*Galium*）的多种植物，临床使用上一般未再细分其下的品种，通常以茜草属植物为“佐”或其大、中者的正品。各地所用种类的基原不同，茜草 *R. cordifolia* L. 为其基原之一，《部标藏药》和《青海藏标》以“藏茜草 /བཙོད།/ 佐”之名收载了光茎茜草 *R. wallichiana* Decne.（多花茜草）和西藏茜草 *R. tibetica* Hook. f. 及同属数种植物；《藏药标准》以“茜草 /བཙོད།/ 佐”之名收载了茜草 *R. cordifolia* L.。同样作“佐”使用的还有梵茜草 *R. manjith* Roxb. ex Flem.、柄花茜草 *R. podantha* Diels（红花茜草）、中国茜草 *R. chinensis* Regel et Maack、膜叶茜草 *R. membranacea* Diels（金线草）、长叶茜草 *R. cordifolia* L. var. *longifolia* Hand.-Mazz.（金剑草 *R. alata* Roxb.）、钩毛茜草 *R. oncotricha* Hand.-Mazz.、锡金茜草 *R. sikkimensis* Kurz（该种未见《中国植物志》记载）等。也有文献以茜草科植物蓬子菜 *Galium verum* L.、六叶葎 *G. asperuloides* Edgew. var. *hoffmeisteri* (Hook. f.) Hand.-Mazz.[*G. asperuloides* Edgew. ssp. *hoffmeisteri* (Klotzsch) Hara] 作“佐”小者的品种。拉拉藤属植物通常作为另一藏药材“ཟངས་ཚི་དཀར་པོ།”（桑孜嘎保）的基原使用。（参见“梵茜草”“猪殃殃”“蓬子菜”“六叶葎”条）

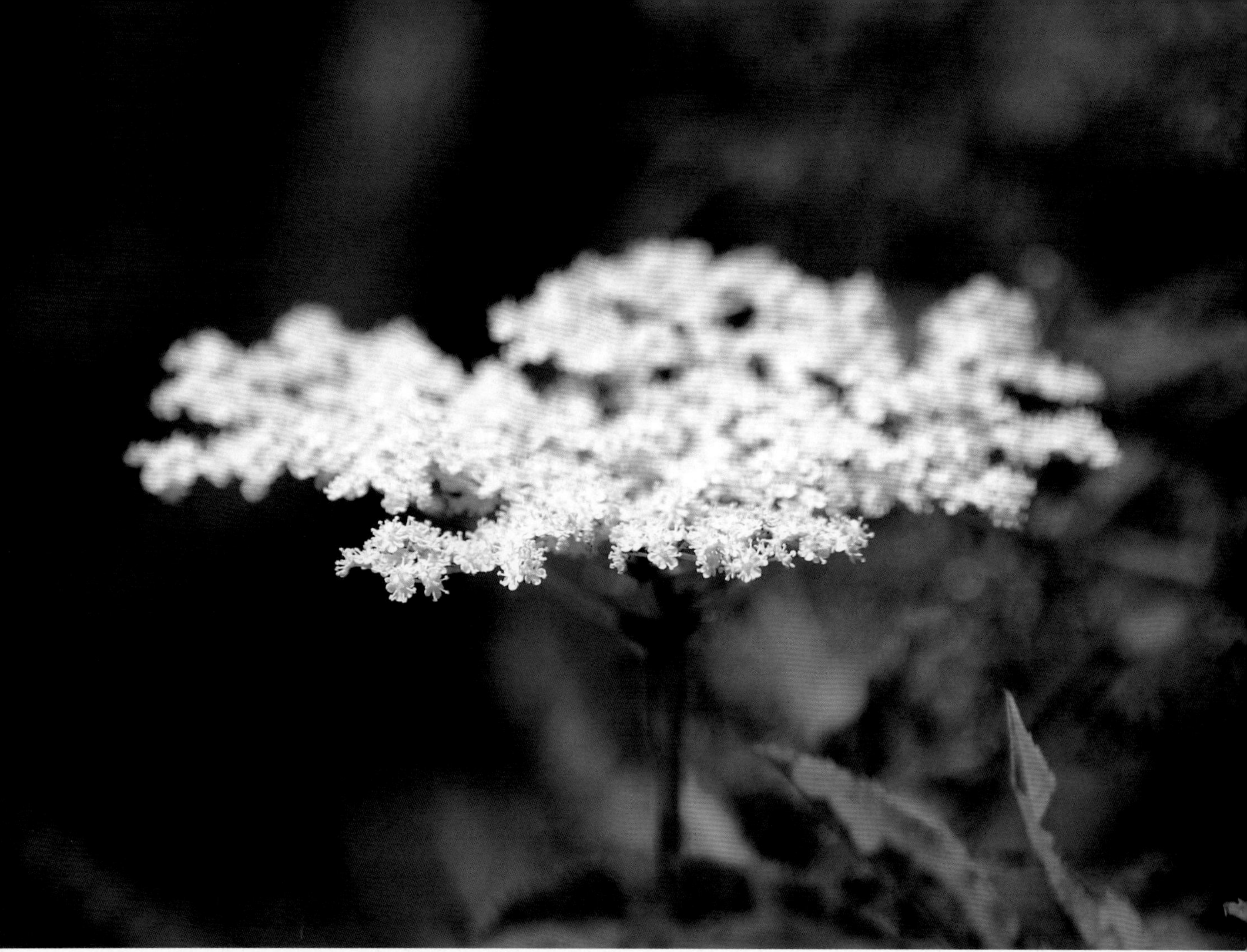

血满草

Sambucus adnata Wall. ex DC.

忍冬科（Caprifoliaceae） 接骨木属（*Sambucus*）

形态

多年生高大草本或半灌木，高 1 ~ 2m。根和根茎红色，折断后流出红色汁液。茎草质，具明显的棱条。羽状复叶具叶片状或条形的托叶；小叶 3 ~ 5 对，长椭圆形、长卵形或披针形，长 4 ~ 15cm，宽 1.5 ~ 2.5cm，先端渐尖，基部钝圆，两边不等，边缘有锯齿，上面疏被短柔毛，脉上毛较密，先端 1 对小叶基部常沿柄相连，有时亦与顶生小叶片相连，其他小叶在叶轴上互生，亦有近对生者；小叶的托叶退化成瓶状突起的腺体。聚伞花序顶生，伞形式，长约 15cm，具总花梗，三至五出的分枝呈锐角，初时密被黄色短柔毛，多少杂有腺毛；花小，有恶臭；花萼被短柔毛；花冠白色；花丝基部膨大，花药黄色；子房 3 室，花柱极短或几无，柱头 3 裂。果实红色，圆形。花期 5 ~ 7 月，果期 9 ~ 10 月。

分布

分布于我国陕西、宁夏、甘肃（卓尼）、青海、四川（道孚）、贵州、西藏、云南（德钦）。

生境

生长于海拔 1600 ~ 3600m 的林下、沟边、灌丛、山谷斜坡湿地、高山草地等。

药材名

叶格兴、叶格象、叶格相（ཡུ་གུ་ཤིང་།），叶格兴那保、玉勾相那保、尤格兴那博、叶格兴那布（ཡུ་གུ་ཤིང་ནག་པོ།）。

药用部位

全草或地上部分、根。

功能与主治

全草或地上部分：清热解毒，愈创，接骨；用于肝热，胆热，热毒，骨折，骨伤，创伤，跌打损伤，风湿性关节炎，慢性腰腿痛，扭伤挫伤。根：利水消肿；用于水肿。

用量与用法

3 ~ 6g。

附　注

《四部医典》记载有"ཡུ་གུ་ཤིང་།"（叶格兴），言其为清热毒、愈创伤之药物；《蓝琉璃》记载其分为白、黑 2 种；《四部医典系列挂图全集》第二十八图中也有其白（30 号图）、黑（31 号图）2 种的附图，其图示均为菊科植物。《晶珠本草》也记载"叶格兴"分为黑 ["ཡུ་གུ་ཤིང་ནག་པོ།"（叶格兴那保）]、白 ["ཡུ་གུ་ཤིང་དཀར་པོ།"（叶格兴嘎保）]2 种。现代文献记载的藏医所用"叶格兴"的基原包括菊科千里光属（*Senecio*）、合耳菊属（*Synotis*）、风毛菊属（*Saussurea*）、紫菀属（*Aster*）及忍冬科接骨木属（*Sambucus*）等的多种植物，不同地区藏医使用的种类不同。白者（叶格兴嘎保）的基原有双花千里光 *Senecio dianthus* Franch.[红缨合耳菊 *Synotis erythropappa* (Bur. et Franch.) C. Jeffrey et Y. L. Chen]、川西千里光 *Senecio solidagineus* Hand.-Mazz.[川西合耳菊 *Synotis solidaginea* (Hand.-Mazz.) C. Jeffrey et Y. L. Chen，《中国植物志》将双花千里光、川西千里光归入合耳菊属]、异叶千里光 *Senecio diversifolius* Wall. ex DC.（莱菔叶千里光 *Senecio raphanifolius* Wall. ex DC.）、风毛菊状千里光 *Senecio saussureoides* Hand.-Mazz.、千里光 *Senecio scandens* Buch.-Ham. ex D. Don 等。《藏标》以"双花千里光 /ཡུ་གུ་ཤིང་དཀར་པོ/ 玉格象嘎保"之名收载了双花千里光 *Senecio dianthus* Franch.。黑者（叶格兴那保）的基原有血满草 *Sambucus adnata* Wall. ex DC.、接骨草 *Sambucus chinensis* Lindl.、接骨木 *Sambucus williamsii* Hance、柳叶菜风毛菊 *Saussurea epilobioides* Maxim.，云南迪庆藏医则以甘川紫菀 *A. smithianus* Hand.-Mazz. 作"叶格兴那保"的基原（《藏药晶镜本草》也同样记载），而将血满草 *Sambucus adnata* Wall. ex DC. 的根称为"ལྡུམ་ནག"（敦那合）。《中国藏药植物资源考订》认为，据古籍文献记载和《四部医典系列挂图全集》附图看，"叶格兴"应为菊科植物。《四部医典系列挂图全集》所附白者可能系川西千里光 *Senecio solidagineus* Hand.-Mazz.（川西尾药菊），黑者可能系紫菀属植物，而接骨木属植物显然与古籍记载不符，仅能作代用品，宜名"ཡུ་གུ་ཤིང་ནག་པོའི་ཚབ།"（叶格兴那保卡布，意为黑者类）。（参见"川西合耳菊""莱菔叶千里光""柳叶菜风毛菊""接骨草""接骨木"条）

接骨草

Sambucus chinensis Lindl.

忍冬科（Caprifoliaceae） 接骨木属（*Sambucus*）

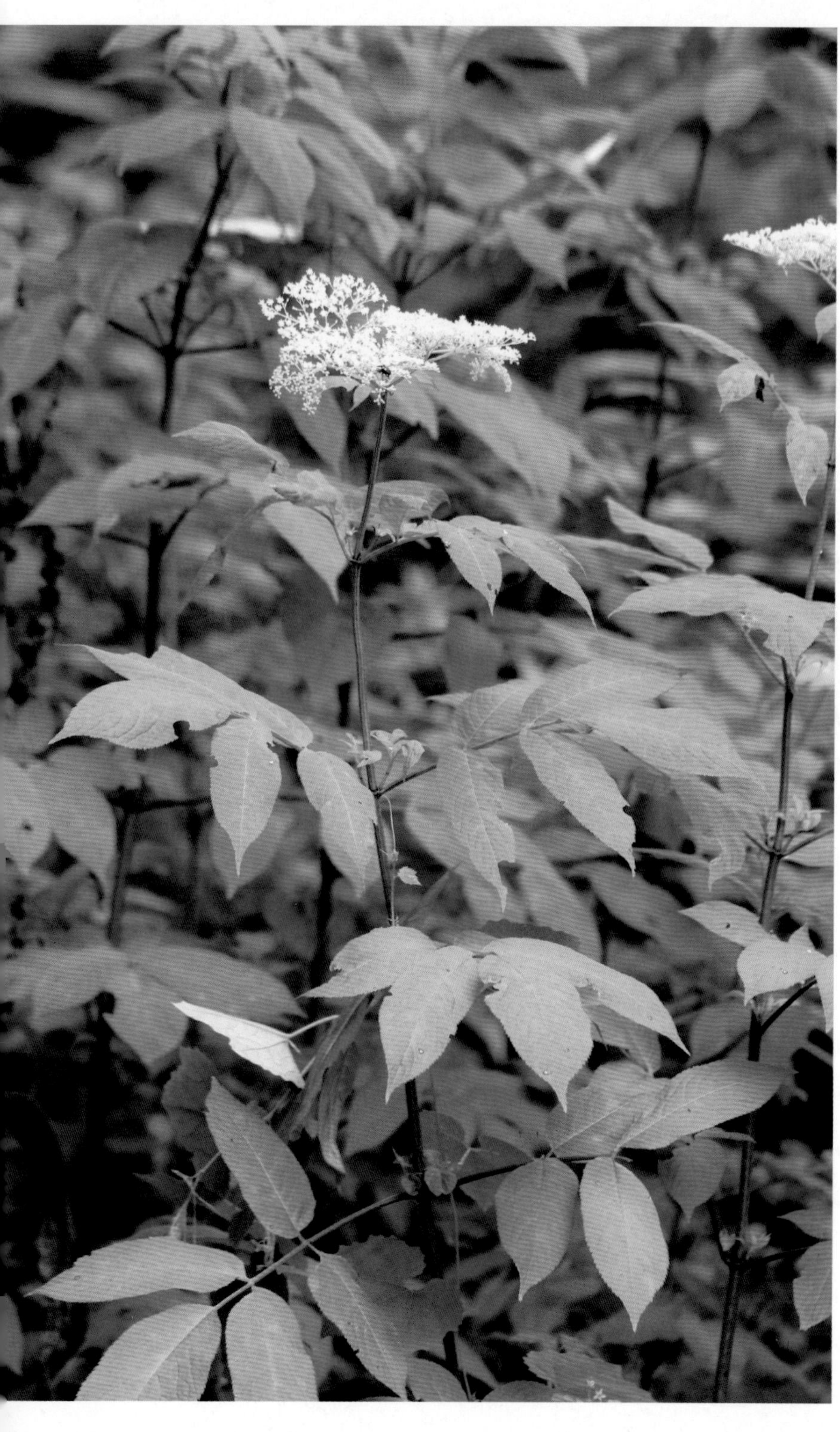

形态

高大草本或半灌木，高1 ~ 2m。茎有棱条，髓部白色。羽状复叶的托叶叶状或有时退化成蓝色的腺体；小叶2 ~ 3对，互生或对生，狭卵形，长6 ~ 13cm，宽2 ~ 3cm，嫩时上面被疏长柔毛，先端长渐尖，基部钝圆，两侧不等，边缘具细锯齿，近基部或中部以下边缘常有1或多数腺齿；顶生小叶卵形或倒卵形，基部楔形，有时与第1对小叶相连，小叶无托叶，基部1对小叶有时有短柄。复伞形花序顶生，大而疏散，总花梗基部托以叶状总苞片，分枝三至五出，纤细，被黄色疏柔毛；杯形不孕性花不脱落，可孕性花小；萼筒杯状，萼齿三角形；花冠白色，仅基部联合；花药黄色或紫色；子房3室，花柱极短或近无，柱头3裂。果实红色，近圆形，直径3 ~ 4mm；核2 ~ 3，卵形，长2.5mm，表面有小疣状突起。花期4 ~ 5月，果熟期8 ~ 9月。

分布

分布于我国陕西、甘肃、四川、

云南、贵州、西藏、重庆、湖北、湖南、江西、河南、福建、广东、广西。日本也有分布。

生境

生长于海拔 300 ~ 2600m 的林下、沟边、山坡、草丛。亦有栽培。

药材名

叶格兴、叶格象、叶格相（ཡ་གྱ་ཤིང་།），叶格兴那保、玉勾相那保、尤格兴那博、叶格兴那布（ཡ་གྱ་ཤིང་ནག་པོ།），布嘎尔（སྤྲ་དཀར།）。

药用部位

全草或地上部分、根。

功能与主治

全草或地上部分：清热解毒，愈创，接骨；用于肝热，胆热，热毒，骨折，骨伤，创伤，跌打损伤，风湿性关节炎，慢性腰腿痛，扭伤，挫伤。根：用于水肿。

用量与用法

3 ~ 6g。

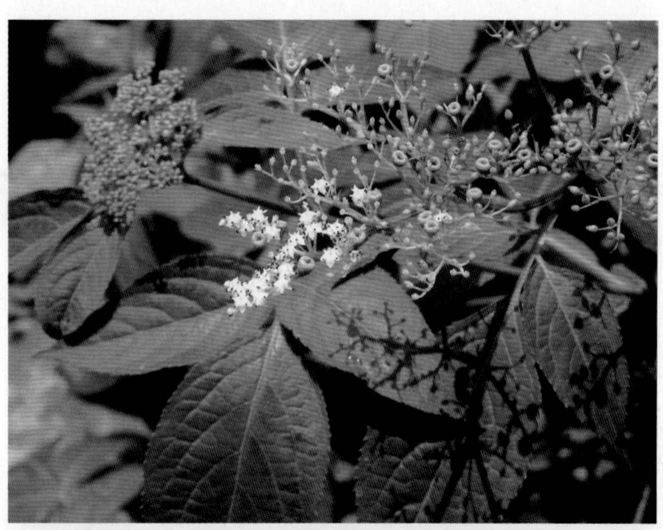

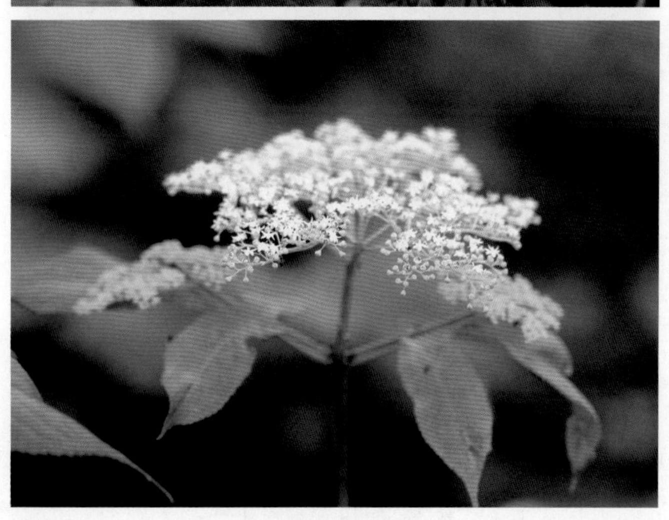

附 注

《四部医典》中记载有“ཡ་གྱ་ཤིང་།”（叶格兴），言其为清热毒、愈创伤之药物。《蓝琉璃》《晶珠本草》均记载“叶格兴”分为白 [“ཡ་གྱ་ཤིང་དཀར་པོ།”（叶格兴嘎保）]、黑 [“ཡ་གྱ་ཤིང་ནག་པོ།”（叶格兴那保）] 2 种；《四部医典系列挂图全集》第二十八图中也有白、黑 2 种的附图，两者均为菊科植物。现代文献记载的藏医所用白者（叶格兴嘎保）的基原包括菊科千里光属（*Senecio*）和合耳菊属（*Synotis*）多种植物，黑者（叶格兴那保）的基原包括菊科风毛菊属（*Saussurea*）、紫菀属（Aster）以及忍冬科接骨木属（*Sambucus*）多种植物，不同地区藏医使用的种类不同。接骨草 *Sambucus chinensis* Lindl. 为黑者（叶格兴那保）的基原之一，四川甘孜藏医又称之为“སྤྲ་དཀར།”（布嘎尔）；此外，血满草 *Sambucus adnata* Wall.、接骨木 *Sambucus williamsii* Hance、柳叶菜风毛菊 *Saussurea epilobioides* Maxim. 也作黑者使用。据古籍文献记载的形态和《四部医典系列挂图全集》的附图来看，“叶格兴”应为菊科植物，接骨木属植物显然与古籍记载不符，仅能作类似品，宜名为“ཡ་གྱ་ཤིང་ནག་པོའི་ཚབ།”（叶格兴那保卡布，意为“黑者之类”）。（参见“川西合耳菊”“柳叶菜风毛菊”“血满草”条）

接骨木

Sambucus williamsii Hance

忍冬科（Caprifoliaceae）　接骨木属（*Sambucus*）

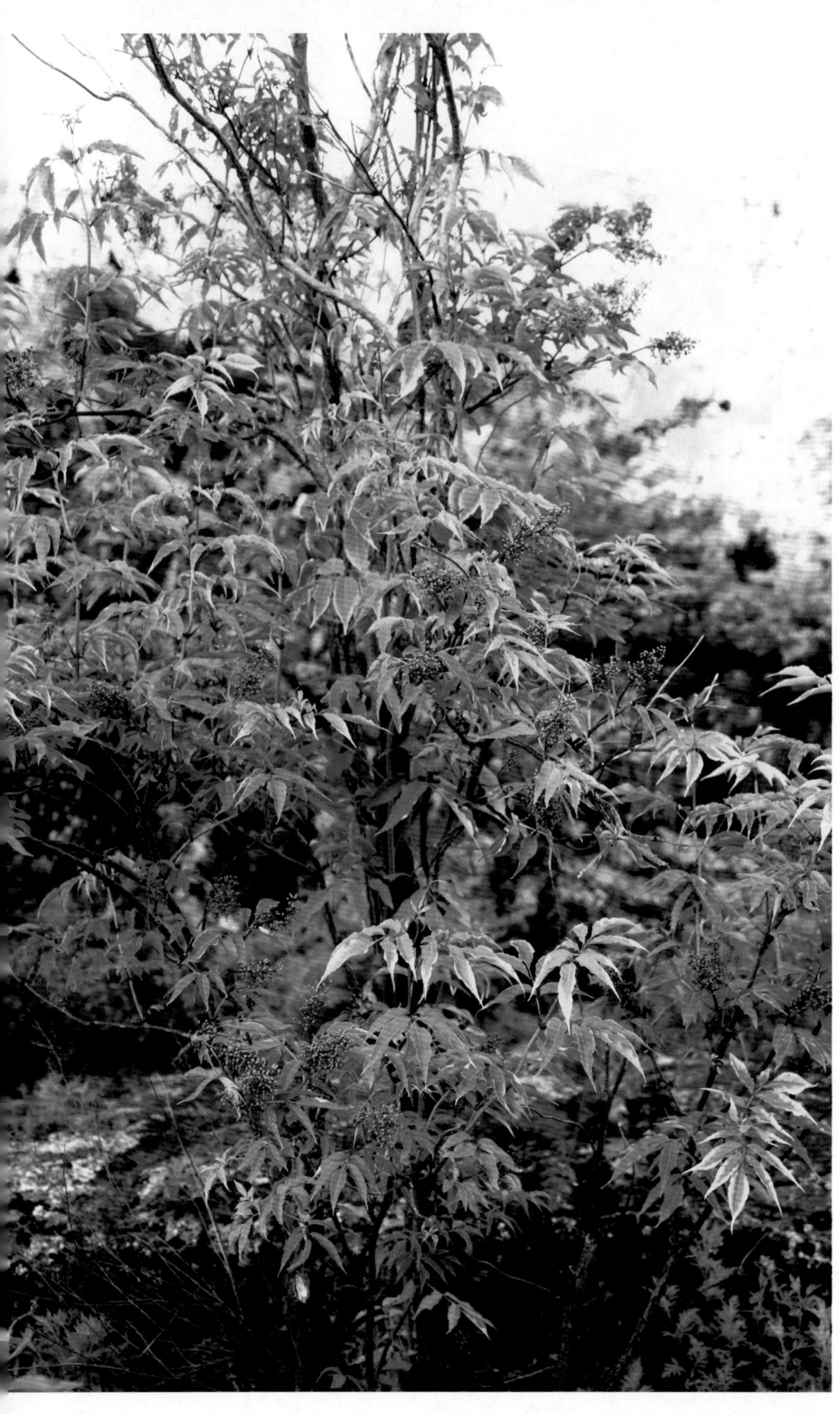

形态

落叶灌木或小乔木，高 5 ~ 6m。老枝淡红褐色，具明显的长椭圆形皮孔，髓部淡褐色。羽状复叶有小叶 2 ~ 3 对，有时仅 1 对或多达 5 对，侧生小叶卵圆形、狭椭圆形至矩圆状披针形，长 5 ~ 15cm，宽 1.2 ~ 7cm，先端尖、渐尖至尾尖，边缘具不整齐锯齿，有时基部或中部以下具 1 腺齿或更多，基部楔形或圆形，有时心形，两侧不对称，最下 1 对小叶有时具长 0.5cm 的柄，顶生小叶卵形或倒卵形，先端渐尖或尾尖，基部楔形，具长约 2cm 的柄，初时小叶上面及中脉被稀疏短柔毛，后光滑无毛，叶搓揉后有臭气；托叶狭带形或退化成带蓝色的突起。花与叶同出，圆锥形聚伞花序顶生，长 5 ~ 11cm，宽 4 ~ 14cm，具总花梗，花序分枝多成直角开展，有时被稀疏短柔毛，随即光滑无毛；花小而密；萼筒杯状，长约 1mm，萼齿三角状披针形，稍短于萼筒；花冠蕾时带粉红色，开后白色或淡黄色，花冠筒短，裂片矩圆形或长卵圆形，长约 2mm；雄蕊与花冠裂片等长，开展，花丝基部稍肥大，花药黄色；子房 3 室，花柱短，柱头 3 裂。果实红色，极少蓝紫黑色，卵圆形或近圆形，直径 3 ~ 5mm；分核 2 ~ 3，卵圆形至椭圆形，长 2.5 ~ 3.5mm，略有皱纹。花期 4 ~ 5 月，果熟期 9 ~ 10 月。

分布

分布于我国黑龙江、吉林、辽宁、山东、河北、江苏、安徽、浙江、福建、广东、广西、山西、陕西、河南、湖北、湖南、四川、贵州、云南、甘肃等。

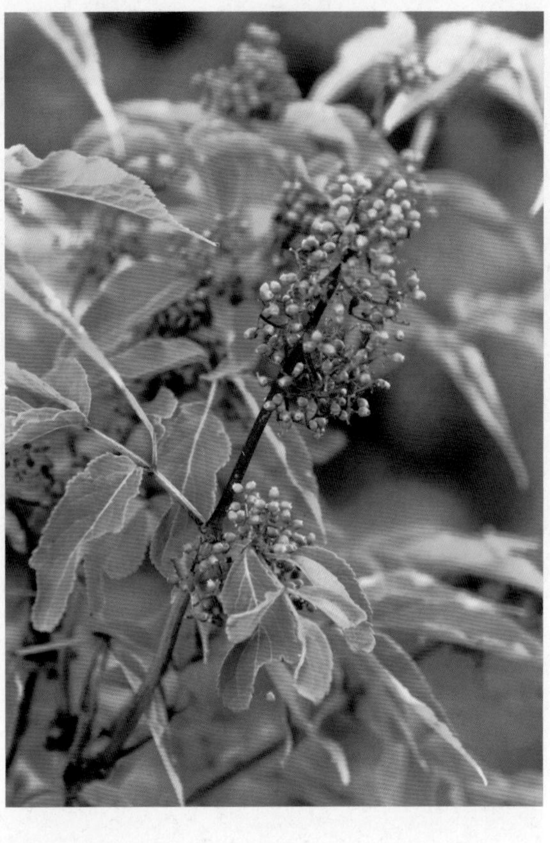

生境

生长于海拔 540 ~ 2400m 的山坡、灌丛、沟边、路旁、宅旁。

药材名

叶格兴、叶格象、叶格相、玉勾相（ཡུ་གུ་ཤིང་།）。

药用部位

全草或根。

功能与主治

全草：止痛，止血，解毒，愈创；用于风湿，跌打，外伤，骨折，出血，瘀血肿痛，水肿。根：用于水肿。

用量与用法

9 ~ 15g。

附 注

《四部医典》中记载有“ཡུ་གུ་ཤིང་།”（叶格兴），言其为清热毒、愈创伤之药物。《蓝琉璃》《晶珠本草》均记载“叶格兴”分为白 [“ཡུ་གུ་ཤིང་དཀར་པོ།”（叶格兴嘎保）]、黑 [“ཡུ་གུ་ཤིང་ནག་པོ།”（叶格兴那保、玉勾相那保）]2 种；《四部医典系列挂图全集》第二十八图中也有白（30 号图）、黑（31 号图）2 种的附图，2 图所示均为菊科植物。现代文献记载的藏医所用“叶格兴嘎保”的基原涉及菊科千里光属（*Senecio*）和合耳菊属（*Synotis*）多种植物，“叶格兴那保”基原包括菊科风毛菊属（*Saussurea*）、紫菀属（*Aster*）以及忍冬科接骨木属（*Sambucus*）多种植物，不同地区藏医使用的种类不同，但多为菊科植物。据文献记载，接骨木 *Sambucus williamsii* Hance 为黑者（玉勾相那保）的基原之一，但其形态与古籍文献记载的形态以及《四部医典系列挂图全集》的附图均不符，仅能作代用品或类似品 [“ཡུ་གུ་ཤིང་ནག་པོའི་ཚབ།”（叶格兴那保卡布）]。（参见“川西合耳菊”“柳叶菜风毛菊”“接骨草”“血满草”条）

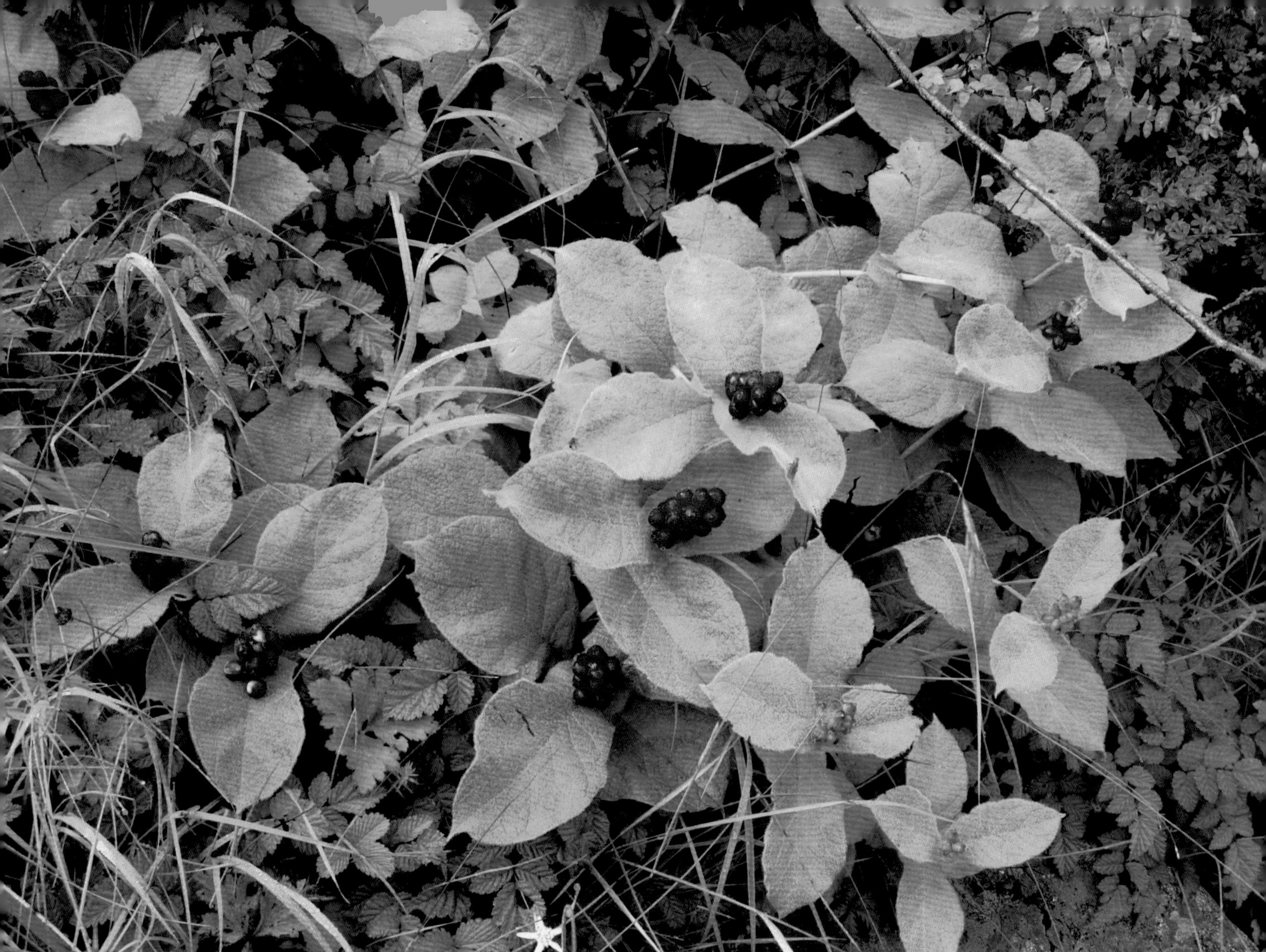

穿心莛子藨

Triosteum himalayanum Wall.

忍冬科（Caprifoliaceae） 莛子藨属（*Triosteum*）

形态

多年生草本。茎高 40 ~ 60cm，稀开花时先端有 1 对分枝，密被刺刚毛及腺毛。全株叶通常 9 ~ 10 对，基部联合，倒卵状椭圆形至倒卵状矩圆形，长 8 ~ 16cm，宽 5 ~ 10cm，先端急尖或锐尖，上面被长刚毛，下面脉上毛较密，并夹杂有腺毛。聚伞花序 2 ~ 5 轮在茎顶或有时在分枝上作穗状花序状；花萼裂片三角状圆形，被刚毛和腺毛，萼筒与裂片间缢缩；花冠黄绿色，花冠筒内面紫褐色，长 1.6cm，约为萼长的 3 倍，外有腺毛，花冠筒基部弯曲，一侧膨大成囊；雄蕊着生于花冠筒中部，花丝细长，淡黄色，花药黄色，矩圆形。果实红色，近圆形，直径 10 ~ 12mm，冠以由宿存萼齿和缢缩的萼筒组成的短喙，被刚毛和腺毛。花期 5 ~ 6 月，果熟期 7 ~ 8 月。

分布

分布于我国四川（康定、道孚等）、云南、陕西、湖北。尼泊尔、印度也有分布。

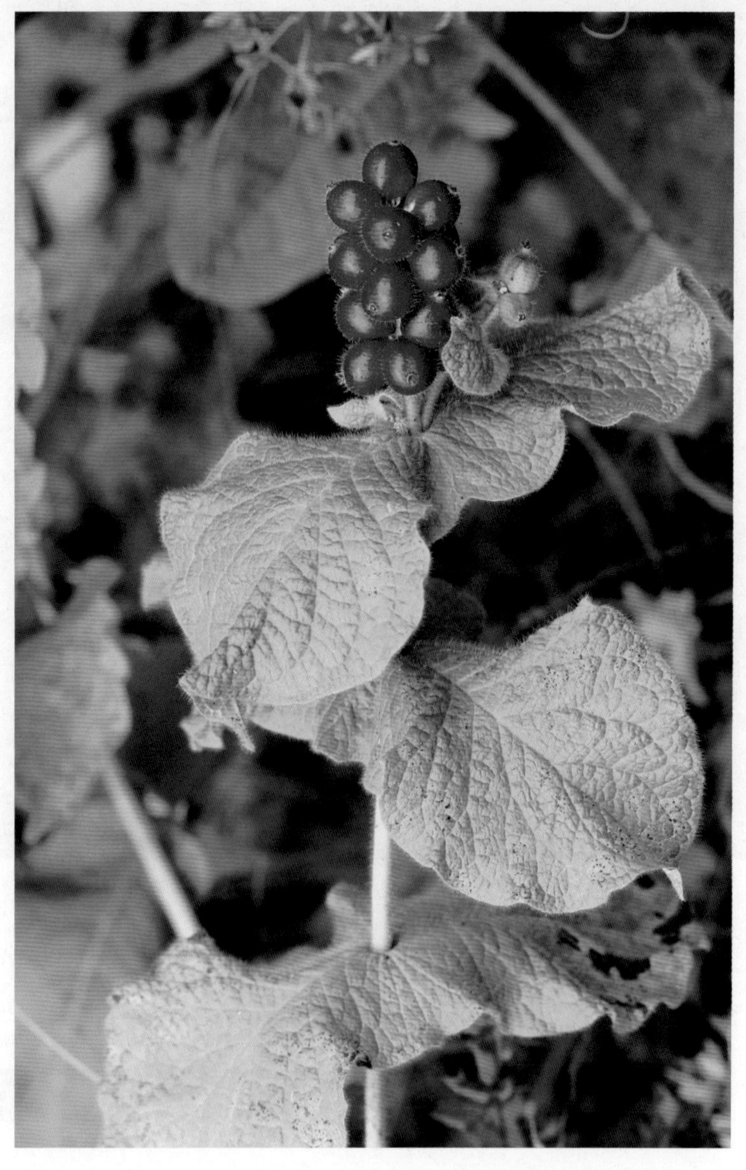

生境

生长于海拔 1800 ~ 4100m 的山坡、暗针叶林边、林下、灌丛、沟边、草地上。

药材名

漏斗嘎尔莫、漏斗尕尔模、陆土嘎模、漏途尕尔模（ལུག་ཐུག་དཀར་མོ།），达玛米博（ད་མ་མེ་ཏོག），打玛麦保（ད་མ་སྨད་པོ།）。

药用部位

全草或果实。

功能与主治

全草：清热解毒；用于草药中毒。果实：润肺；用于肺炎，肺充血。

附 注

据四川《甘孜州藏药植物名录》记载，四川甘孜藏医称穿心莛子藨 *T. himalayanum* Wall. 为“དཀོལ”（达蝈），称莛子藨 *T. pinnatifidum* Maxim. 为“ད་མ་སྨད་པོ།”（打玛麦保），两者别名均为“ལུག་ཐུག་དཀར་མོ།”（陆土嘎模、漏斗嘎尔莫），且两者功能与主治相同。上述 2 种植物在四川阿坝州均被称为“漏斗嘎尔莫”。“ལུག་ཐུག་དཀར་མོ།”（陆土嘎模）之名未见藏医药古籍记载，可能为当地藏民所称土名。《中国藏药植物资源考订》记载《甘孜州藏药植物名录》使用的穿心莛子藨 *T. himalayanum* Wall. 的藏文正名为“དཀོལ”，而笔者所见为“དཀོལ”（达蝈）。“དཀོལ”（踏贵）为《四部医典》记载的治虫病、骨质增生及骨瘤之药物，现藏医使用的“踏贵”的基原主要为天南星科天南星属（*Arisaema*）植物。（参见“莛子藨”“黄苞南星”条）

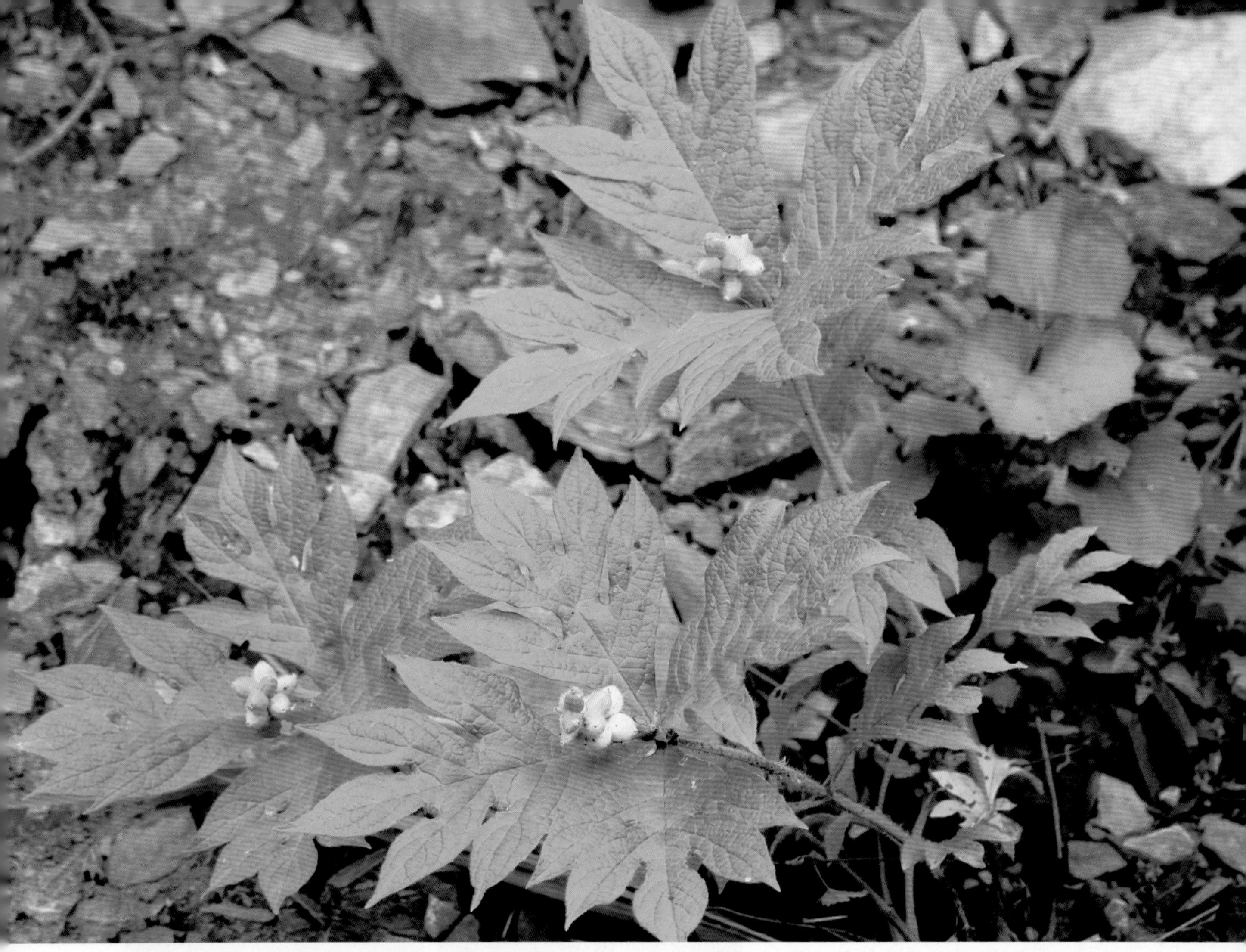

莛子藨

Triosteum pinnatifidum Maxim.

忍冬科（Caprifoliaceae） 莛子藨属（*Triosteum*）

形态

多年生草本。茎开花时顶部生分枝 1 对，高达 60cm，具条纹，被白色刚毛及腺毛，中空，具白色的髓部。叶羽状深裂，基部楔形至宽楔形，近无柄，倒卵形至倒卵状椭圆形，长 8 ~ 20cm，宽 6 ~ 18cm，裂片 1 ~ 3 对，无锯齿，先端渐尖，上面浅绿色，散生刚毛，沿脉及边缘毛较密，背面黄白色；茎基部的初生叶有时不分裂。聚伞花序对生，各具 3 花，无总花梗，有时花序下具卵形全缘的苞片，在茎或分枝先端集合成短穗状花序；萼筒被刚毛和腺毛，萼裂片三角形，长 3mm；花冠黄绿色，狭钟状，长 1cm，筒基部弯曲，一侧膨大成浅囊，被腺毛，裂片圆而短，内面有带紫色斑点；雄蕊着生于花冠筒中部以下，花丝短，花药矩圆形，花柱基部被长柔毛，柱头楔状头形。果实卵圆形，肉质，具 3 槽，长 10mm，冠以宿存的萼齿；果核 3，扁，亮黑；种子凸平，腹面具 2 槽。花期 5 ~ 6 月，果熟期 8 ~ 9 月。

分布

分布于我国青海东部（班玛等）、甘肃、四川（壤塘等）、宁夏、陕西、山西、湖北、河南、河北。日本也有分布。

生境

生长于海拔 1800 ～ 2900m 的山坡暗针叶林下、沟边向阳处。

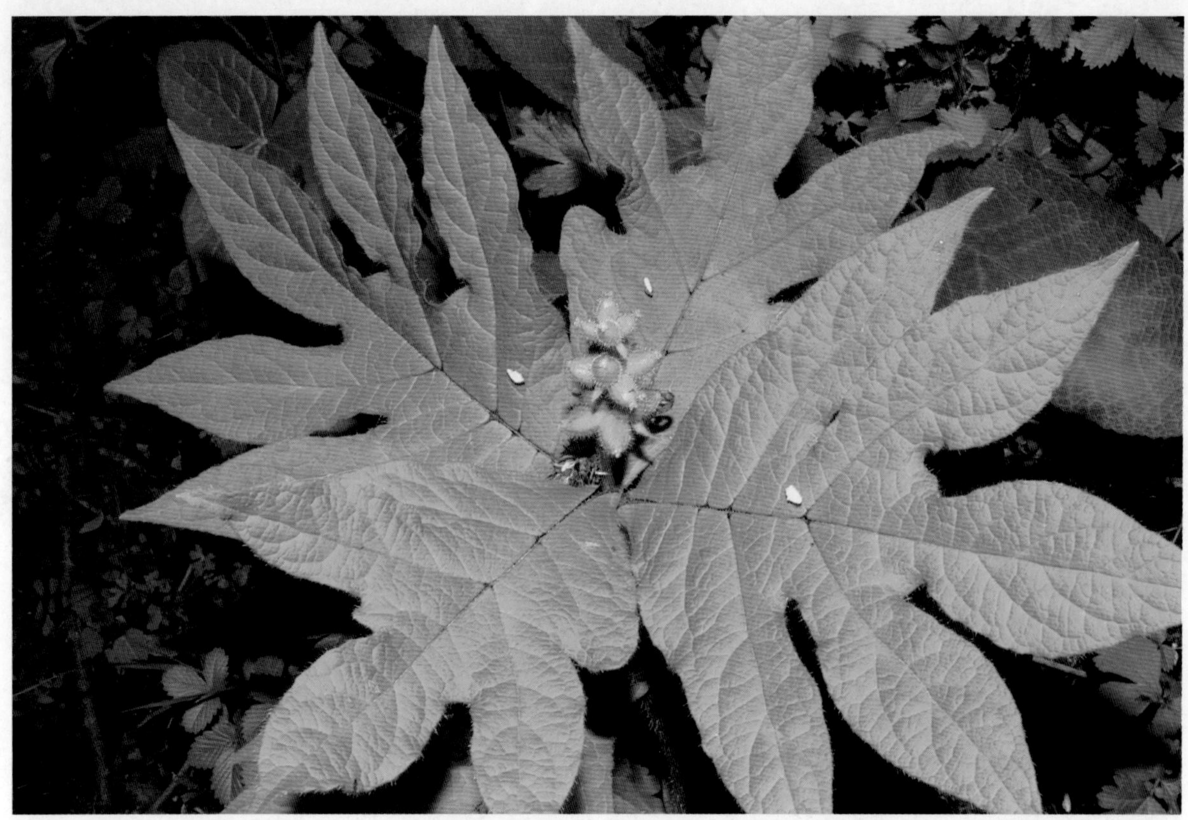

药材名

漏斗嘎尔莫、漏斗尕尔模（ལུག་ཐུག་དཀར་མོ།），达玛米博（ད་མ་མི་འབོག）。

药用部位

全草或果实。

功能与主治

全草：清热解毒；用于解草药中毒。果实：润肺；用于肺炎，肺充血。

附注

"ལུག་ཐུག་དཀར་མོ།"（漏斗嘎尔莫）未见藏医药古籍记载，为四川甘孜地方用药，又被称为"ད་མ་མི་འབོག"（达玛米博）。穿心莛子藨 *T. himalayanum* Wall. 也同样作药用。（参见"穿心莛子藨"条）

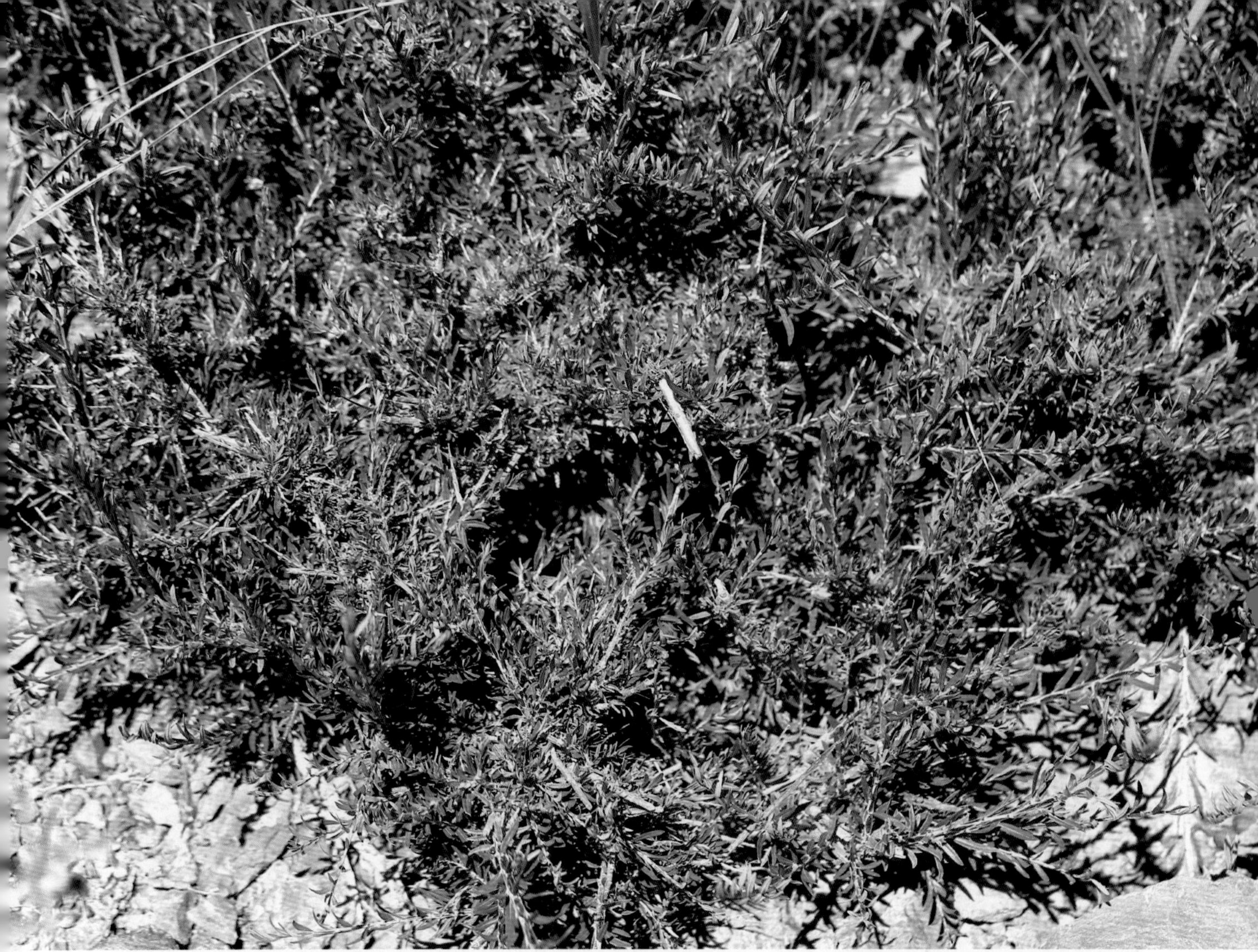

狭叶忍冬

Lonicera angustifolia Wall. ex DC.

忍冬科（Caprifoliaceae） 忍冬属（*Lonicera*）

形态

落叶灌木，高可达 3m。幼枝被短柔毛。叶卵状矩圆形或条状矩圆形，长（1 ~ ）2 ~ 5cm，先端渐尖，下面常被短柔毛或仅中脉有毛。总花梗长 0.5 ~ 3cm；苞片条形至条状披针形或倒披针形，长常超过萼筒；花冠淡紫色，4 ~ 5 裂，有时外面被短柔毛。花期 5 ~ 7 月，果熟期 8 ~ 9 月。

分布

分布于我国西藏南部（吉隆、萨迦、南木林、亚东）。印度等也有分布。

生境

生长于海拔 2700 ~ 4500m 的冷杉林、次生林林下或灌丛中。

药材名

旁玛那博（འཕང་མ་ནག་པོ།）。

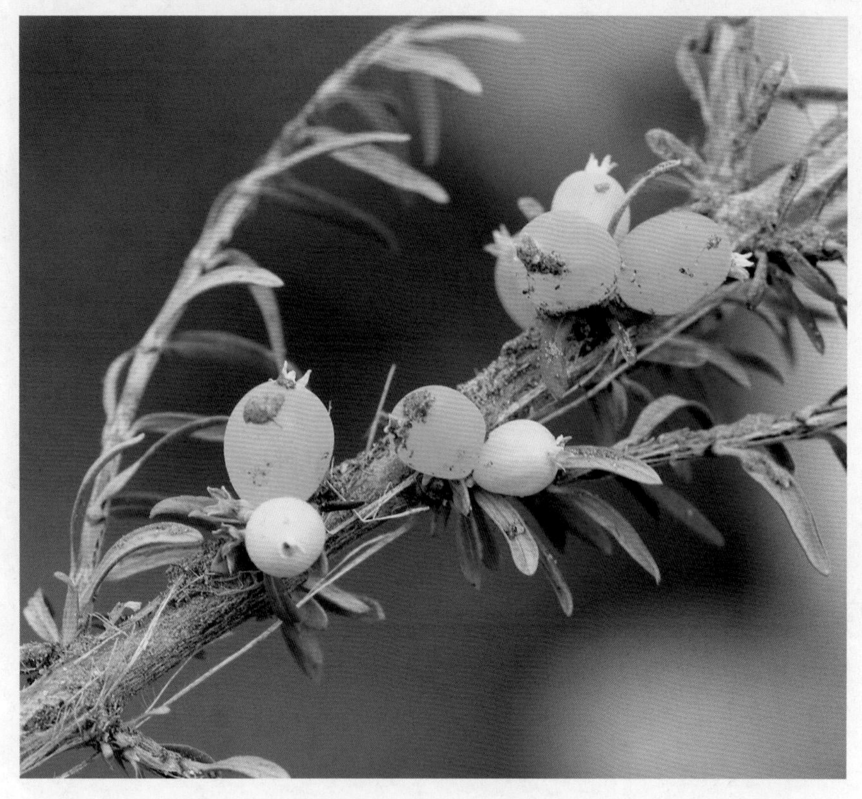

药用部位

果实。

功能与主治

强心，活血，调经，催乳。用于心脏病，月经不调，乳汁不下。

附　注

《四部医典》中记载有“འཕང་མ།”（旁玛）。《晶珠本草》在“树木类药物”的“果实类药物”中记载有“འཕང་མའི་འབྲས་བུ།”（旁玛折布），言其为清心热、治妇女病之药物且分为黑［“འཕང་མ་ནག་པོ།”（旁玛那博）］、白［“འཕང་མ་དཀར་པོ།”（旁玛嘎保）］2种，两者俗称为“ཝཕང་སྐྱི།”（旁加）和“འཕང་ནག”（旁那）。现代文献记载的“旁玛”类的基原均为忍冬属（*Lonicera*）植物，各地习用的种类不尽相同，多统称为“འཕང་མ།”（旁玛）。据文献记载，狭叶忍冬 *L. angustifolia* Wall. ex DC. 为黑者（旁玛那博）的基原之一；此外，同样作黑者使用的还有越桔叶忍冬 *L. myrtillus* Hook. f. et Thoms.、小叶忍冬 *L. microphylla* Willd. ex Roem. et Schult.、齿叶忍冬 *L. setifera* Franch.、陇塞忍冬 *L. tangutica* Maxim.（唐古特忍冬）等多种植物。《晶珠本草》汉译重译本认为“འཕང་མའི་འབྲས་བུ།”（旁玛折布）的基原为金银忍冬 *L. maackii* (Rupr.) Maxim.。《中国藏药植物资源考订》记载，《认药》及塔尔寺《本草》中的“འཕང་མའི་འབྲས་བུ།”（旁玛折布）均注释为枸杞，认为《晶珠本草》汉译本“འཕང་མའི་འབྲས་བུ།”（旁玛折布）条可能有误。

《晶珠本草》在“树木类药物”的“果实类药物”中还另条记载有“ཁྲི་ཤིང་།”（起象），言其果实为治肺门病、引吐“培根”病之药物。现代文献记载的“起象”类的基原涉及忍冬科、菊科、藜科的多种植物，且常与“旁玛”类的基原有交叉。（参见“红花岩生忍冬”“理塘忍冬”条）

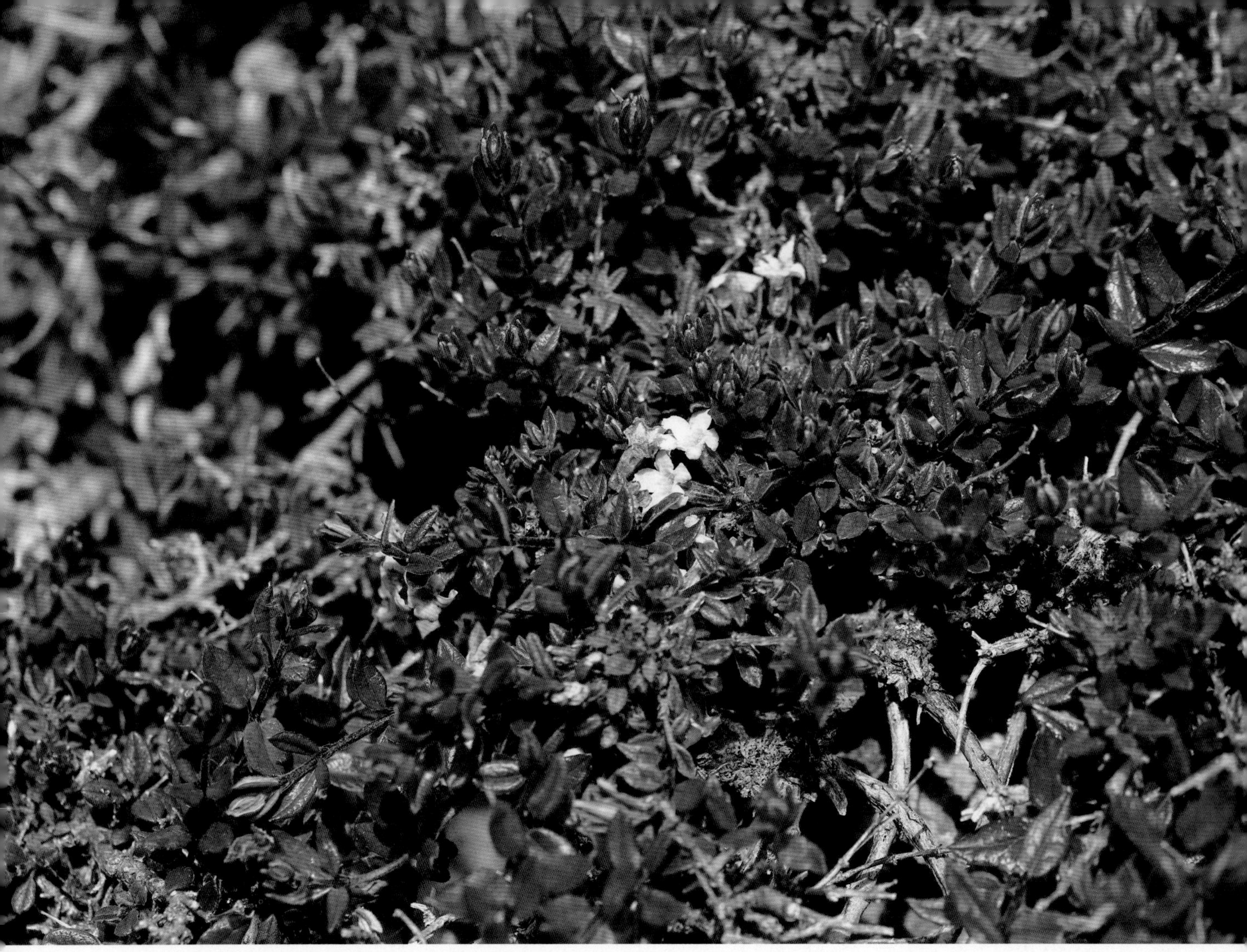

岩生忍冬

Lonicera rupicola Hook. f. et Thoms.（西藏忍冬）

忍冬科（Caprifoliaceae）　忍冬属（*Lonicera*）

形态

落叶灌木，高达 1.5（～ 2.5）m，在高海拔地区有时仅 10 ～ 20cm。幼枝和叶柄均被屈曲、白色短柔毛和微腺毛，或有时近无毛；小枝纤细，叶脱落后小枝顶常呈针刺状，有时伸长而平卧。叶纸质，3（～ 4）轮生，很少对生，条状披针形、矩圆状披针形至矩圆形，长 0.5 ～ 3.7cm，先端尖或稍具小凸尖或钝形，基部楔形至圆形或近截形，两侧不等，边缘背卷，上面无毛或有微腺毛，下面全被白色毡毛状屈曲短柔毛，而毛之间无空隙，很少毛较稀而有空隙，幼枝上部的叶有时完全无毛；叶柄长达 3mm。花生于幼枝基部叶叶腋，芳香，总花梗极短；凡苞片、小苞片和萼齿的边缘均具微柔毛和微腺；苞片叶状，条状披针形至条状倒披针形，长略超出萼齿；杯状小苞先端截形或具 4 浅裂至中裂，有时小苞片完全分离，长为萼筒之半至相等；相邻两萼筒分离，长约 2mm，无毛，萼齿狭披针形，长 2.5 ～ 3mm，长超过萼筒，裂隙高低不齐；花冠淡紫色或紫红色，筒状钟形，长（8 ～）10 ～ 15mm，外面常被微柔毛和微腺毛，花冠筒长为裂片的 1.5 ～ 2 倍，内面尤其上端有柔毛，裂片卵形，长 3 ~ 4mm，为花冠筒长的 2/5 ~ 1/2，开展；花药达花冠筒的上部；花柱高达花冠筒之半，无毛。果实红色，椭圆形，长约 8mm；种子淡褐色，矩圆形，扁，长 4mm。花期 5 ~ 8 月，果熟期 8 ~ 10 月。

分布

分布于我国西藏东部至西南部、四川西部、云南西北部、甘肃、青海东南部、宁夏南部。

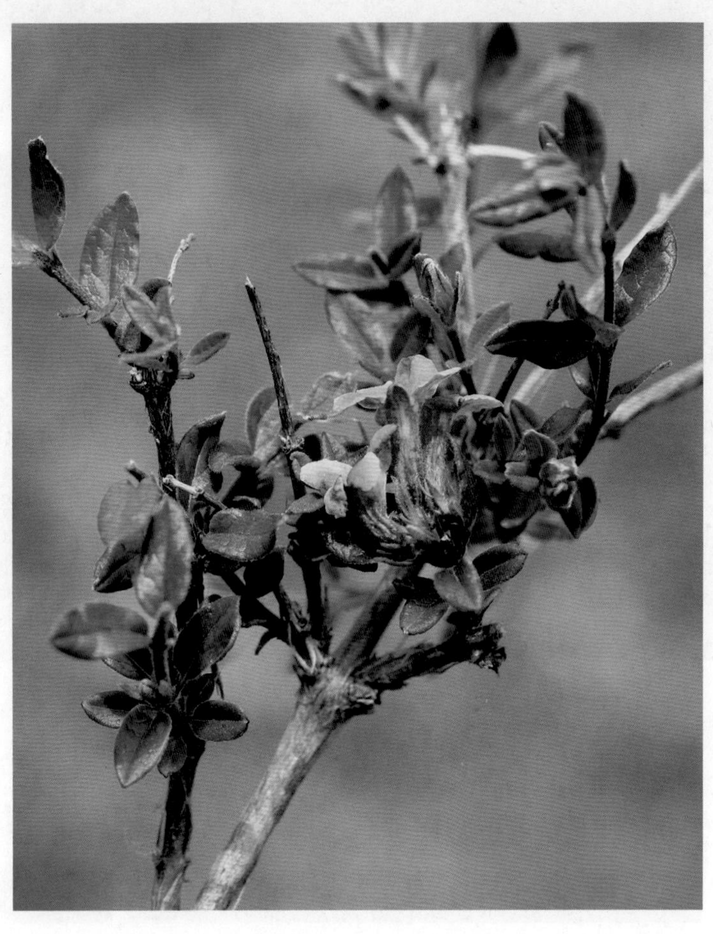

生境

生长于海拔 2100 ~ 4950m 的高山灌丛草甸、流石滩边缘、林缘、河滩草地、山坡灌丛。

药材名

起象、奇兴、起相（ཕྱི་ཤིང་།）。

药用部位

果实、花、枝叶。

功能与主治

果实：祛痰止咳，明目；用于肺病，眼病，“培根”病。枝叶：解热抗菌；用于肺炎，痢疾，毒疮，疔疮。

用量与用法

3 ~ 9g。

附注

“ཕྱི་ཤིང་།”（起象）始见于《晶珠本草》之记载，被归于“树木类药物”的“果实类药物”中，其果实为治肺病、引吐“培根”病之药物。现代文献记载的“起象”的基原涉及忍冬科、菊科、藜科多种植物，多以忍冬属（*Lonicera*）植物为正品。据文献记载，西藏忍冬 *L. thibetica* Bur. et Franch.（岩生忍冬 *L. rupicola* Hook. f. et Thoms.）为“起象”的基原之一，同样作“起象”使用的还有毛花忍冬 *L. trichosantha* Bur. et Franch.、刚毛忍冬 *L. hispida* Pall. ex Roem. et Schult. 等。《四川藏标》以“岩生忍冬果 ཕྱི་ཤིང་།/ 奇兴”之名收载了岩生忍冬 *L. rupicola* Hook. f. et Thoms.。（参见“毛花忍冬”“刚毛忍冬”条）

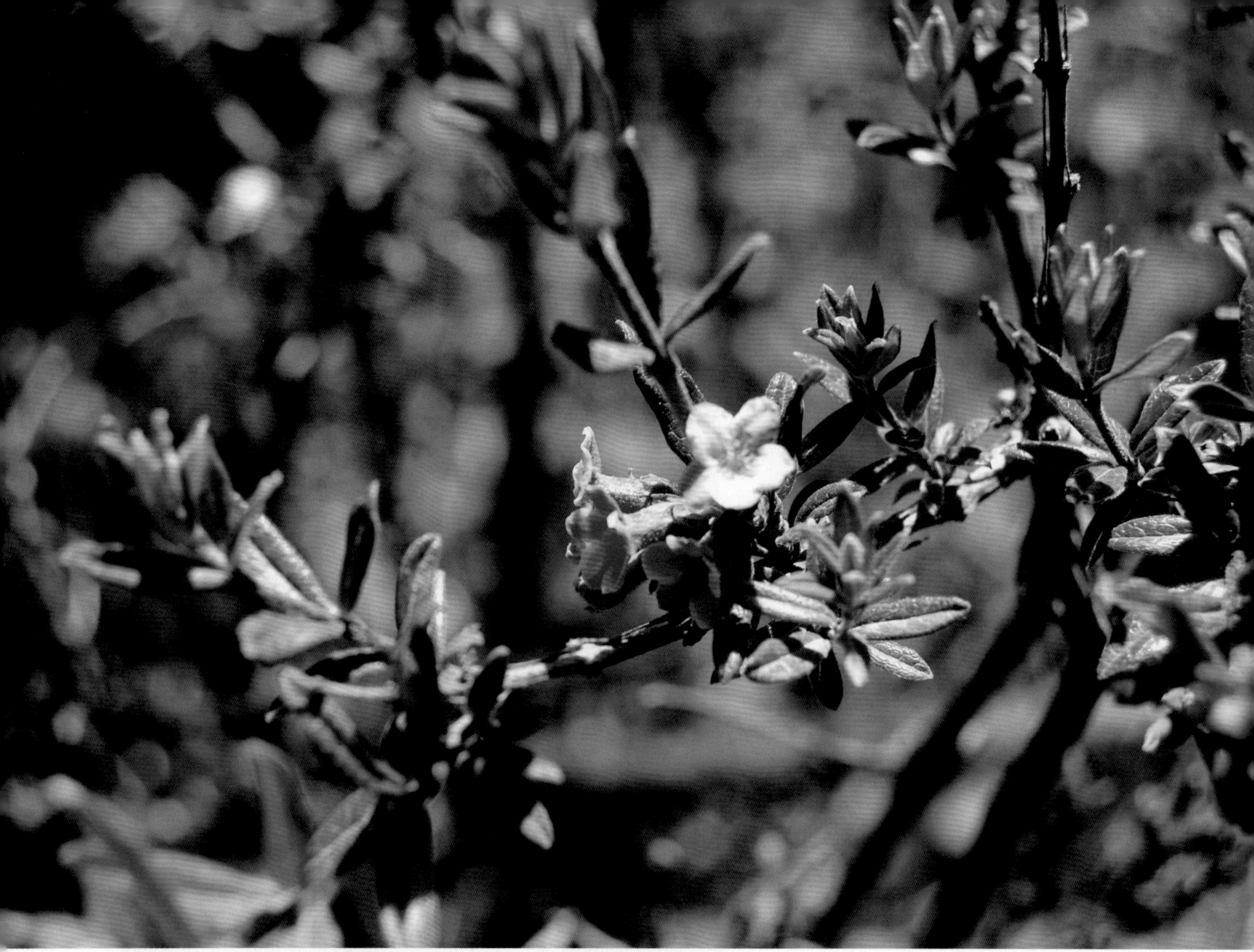

红花岩生忍冬

Lonicera rupicola Hook. f. et Thoms. var. *syringantha* (Maxim.) Zabel

忍冬科（Caprifoliaceae）　忍冬属（*Lonicera*）

形态

落叶灌木，高达 1.5（～ 2.5）m，在高海拔地区有时仅为 10 ～ 20cm。幼枝和叶柄均被屈曲、白色短柔毛和微腺毛，或有时近无毛；小枝纤细，叶脱落后小枝顶常呈针刺状，有时伸长而平卧。叶纸质，3（～ 4）轮生，很少对生，条状披针形、矩圆状披针形至矩圆形，长 0.5 ～ 3.7cm，先端尖或稍具小凸尖或钝形，基部楔形至圆形或近截形，两侧不等，边缘背卷，上面无毛或有微腺毛，下面无毛或疏生短柔毛，幼枝上部的叶有时完全无毛；叶柄长达 3mm。花生于幼枝基部叶叶腋，芳香，总花梗极短；凡苞片、小苞片和萼齿的边缘均具微柔毛和微腺毛；苞片叶状，条状披针形至条状倒披针形，长略超出萼齿；杯状小苞先端截形或 4 浅裂至中裂，有时小苞片完全分离，长为萼筒之半至相等；相邻两萼筒分离，长约 2mm，无毛，萼齿狭披针形，长 2.5 ～ 3mm，长超过萼筒，裂隙高低不齐；花冠淡紫色或紫红色，筒状钟形，长（8 ～）10 ～ 15mm，外面常被微柔毛和微腺毛，花冠筒长为裂片的 1.5 ～ 2 倍，内面尤其上端有柔毛，裂片卵形，长 3 ～ 4mm，为花冠筒长的 2/5 ~ 1/2，开展；花药达花冠筒的上部；花柱高达花冠筒之半，无毛。果实红色，椭圆形，长约 8mm；种子淡褐色，矩圆形，扁，长 4mm。花期 5 ~ 8 月，果熟期 8 ~ 10 月。

分布

分布于我国西藏（林芝、错那）、四川西南部至西北部、云南西北部、青海东部、甘肃西北部至南部、宁夏南部。

生境

生长于海拔 2000 ~ 4600m 的山坡灌丛、林缘、河漫滩。

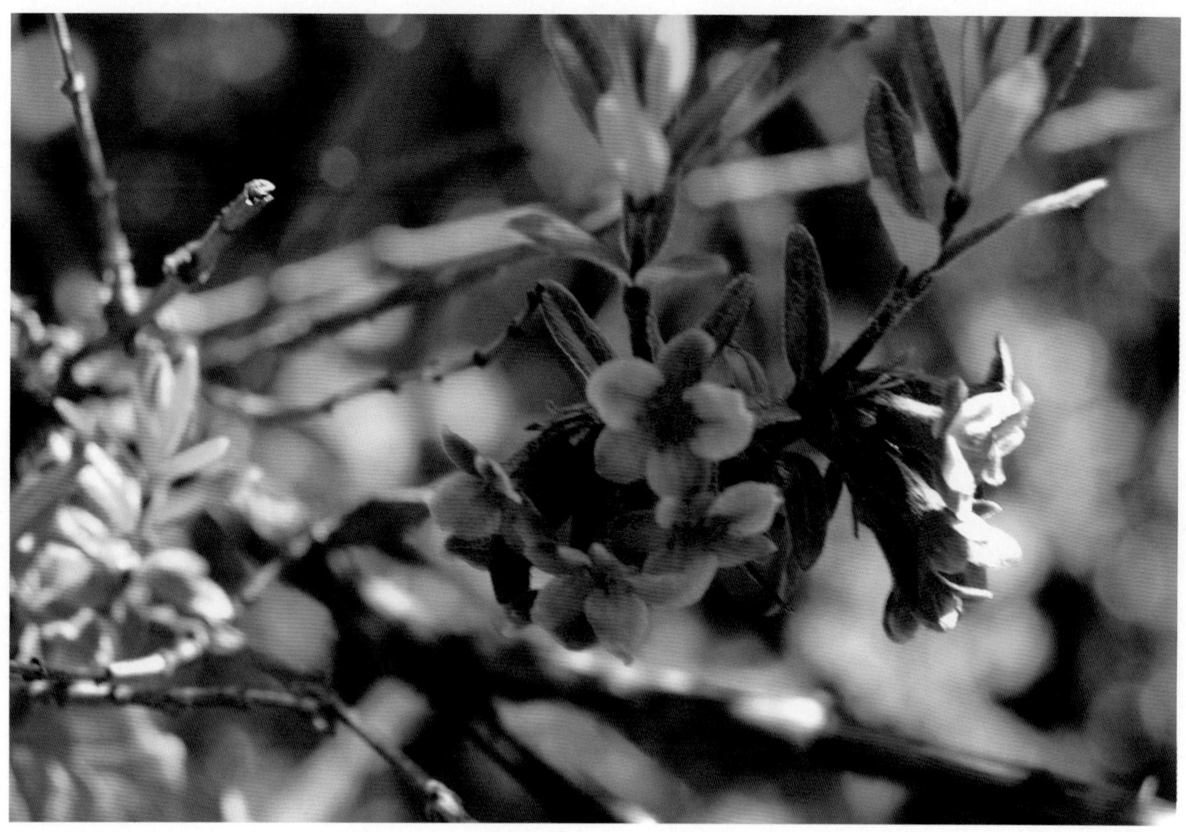

药材名

奇兴折布（ཚི་ཤིང་འབྲས་བུ།），起象、奇兴、起相（ཚི་ཤིང་།），旁玛（འཕང་མ།）。

药用部位

茎枝、果实。

功能与主治

茎枝：强心，消炎；用于心脏病。果实：强心，活血；用于心脏病，月经不调。

附　注

《晶珠本草》记载有“ཚི་ཤིང་།”（起象），言其果实为治肺门病、引吐“培根”病之药物。现代文献记载的“起象”的基原较为复杂，涉及忍冬科、菊科、藜科等的多种植物，其中部分种类也与另一药物“འཕང་མ།”（旁玛）的基原相混淆。“旁玛”多以忍冬属（*Lonicera*）植物为正品，包括毛花忍冬 *L. trichosantha* Bur. et Franch.、西藏忍冬 *L. thibetica* Bur. et Franch.（岩生忍冬 *L. rupicola* Hook. f. et Thoms.）、刺毛果忍冬 *L. hispida* Pall. ex Roem. et Schult. var. *chaetocarpa* Batal. ex Rehd.（刚毛忍冬 *L. hispida* Pall. ex Roem. et Schult.）等。也有文献认为《晶珠本草》记载的“ཁྲི་ཤིང་།”（起象）的基原为小叶忍冬 *L. microphylla* Willd. ex Roem. et Schult.、红花忍冬 *L. syringantha* Maxim. [红花岩生忍冬 *L. rupicola* Hook. f. et Thoms. var. *syringantha* (Maxim.) Zabel]。“起象”在不同文献中又被称为“ཁྲི་ཤིང་འབྲས་བུ།”（奇兴折布）或“རི་སྐྱེས་ཨར་ནག”（日吉阿日那），但其功能、主治与其他文献记载的“起象”的功能、主治有所不同。（参见“毛花忍冬”“岩生忍冬”“刚毛忍冬”条）

“旁玛”为《四部医典》记载的药物，《蓝琉璃》言其分为白（果实红色）、黑（果实黑色）2类。《晶珠本草》在“果实类药物”中记载为“འཕང་མའི་འབྲས་བུ།”（旁玛折布），言其为清心热、治妇女病之药物，并指出“旁玛”与“起象”不同。现代文献记载的“旁玛”类药物的基原也主要为忍冬属植物。关于“起象”和“旁玛”的基原，《中国藏药植物资源考订》记载现藏医多将忍冬属中两萼筒（果皮）联合达2/3以上或近全部联合，而仅上端宿存萼略分开的种类称为“旁玛”，其中果实红色者即《蓝琉璃》记载的“旁玛”的白者，果实蓝黑色者为“旁玛”的黑者；而将两萼筒（果皮）几乎完全分离（或仅略相连）的种类称为“起象”，以果实红色者为正品；并认为《晶珠本草》汉译本记载的“འཕང་མའི་འབྲས་བུ།”（旁玛折布）条有误，《认药》及塔尔寺《本草》记载的“འཕང་མའི་འབྲས་བུ།”（旁玛折布）均应指“枸杞”。《藏药晶镜本草》（1995年版）也曾记载将红花岩生忍冬 *L. rupicola* Hook. f. et. Thoms. var. *syringantha* (Maxim.) Zabel 作“旁玛”使用，2018年版则将“旁玛”的基原修订为金银忍冬 *L. maackii* (Rupr.) Maxim.。（参见“金银忍冬”“枸杞”条）

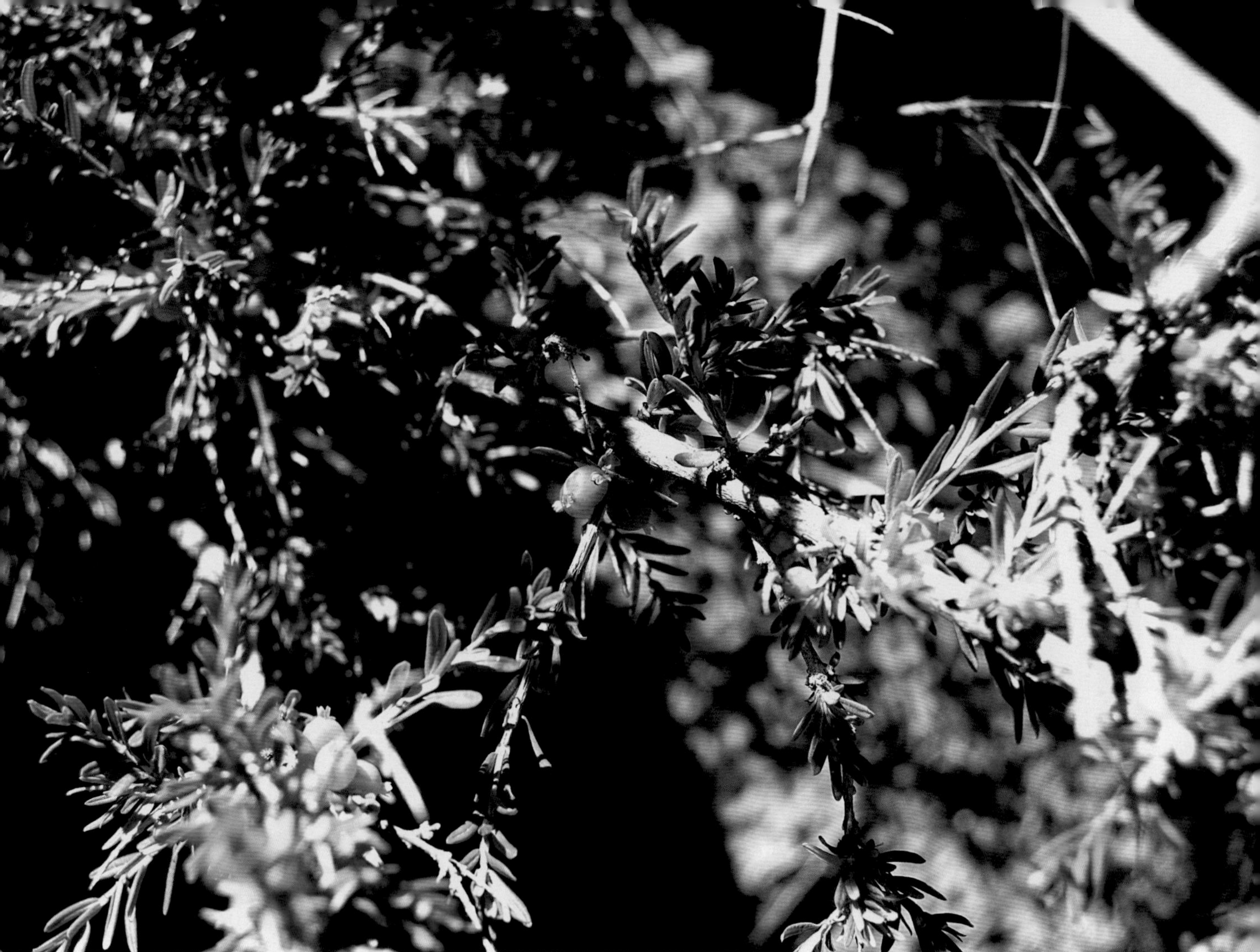

棘枝忍冬

Lonicera spinosa Jacq. ex Walp.

忍冬科（Caprifoliaceae） 忍冬属（*Lonicera*）

形态

落叶矮灌木，高达 0.6m。常具坚硬、刺状、无叶的小枝；当年生小枝被肉眼难见的微糙毛。冬芽有数对鳞片。叶对生，条形至条状矩圆形，短枝上的叶常较宽而呈矩圆形或倒卵形，长 4 ~ 12mm，宽 1 ~ 2mm，先端钝，基部宽楔形至圆形，边缘背卷，除叶缘有时略具微糙毛外，均无毛；叶柄极短，边缘略有微糙毛。花生于短枝上的叶腋，总花梗极短；苞片叶状，条形至条状矩圆形，长常超过萼齿；杯状小苞先端近截形，常 2 浅裂，长为萼筒的 1/2 以上；相邻两萼筒分离，萼檐杯状，长约 1.5mm，萼齿圆卵形，先端钝；花冠初时淡紫红色，后变白色，筒状漏斗形，花冠筒细，长约 9mm，裂片卵状矩圆形，长约 4mm；花丝生于花冠筒口稍下处，花药伸出花冠筒外，与花丝等长；花柱伸出。果实椭圆形，长约 5mm。花期 6 ~ 7 月。

分布

分布于我国西藏南部和西北部。克什米尔地区也有分布。

生境

生长于海拔 3700 ~ 4600m 的冰碛丘陵灌丛中、石砾堆上。常与锦鸡儿属（*Caragana*）植物混生。

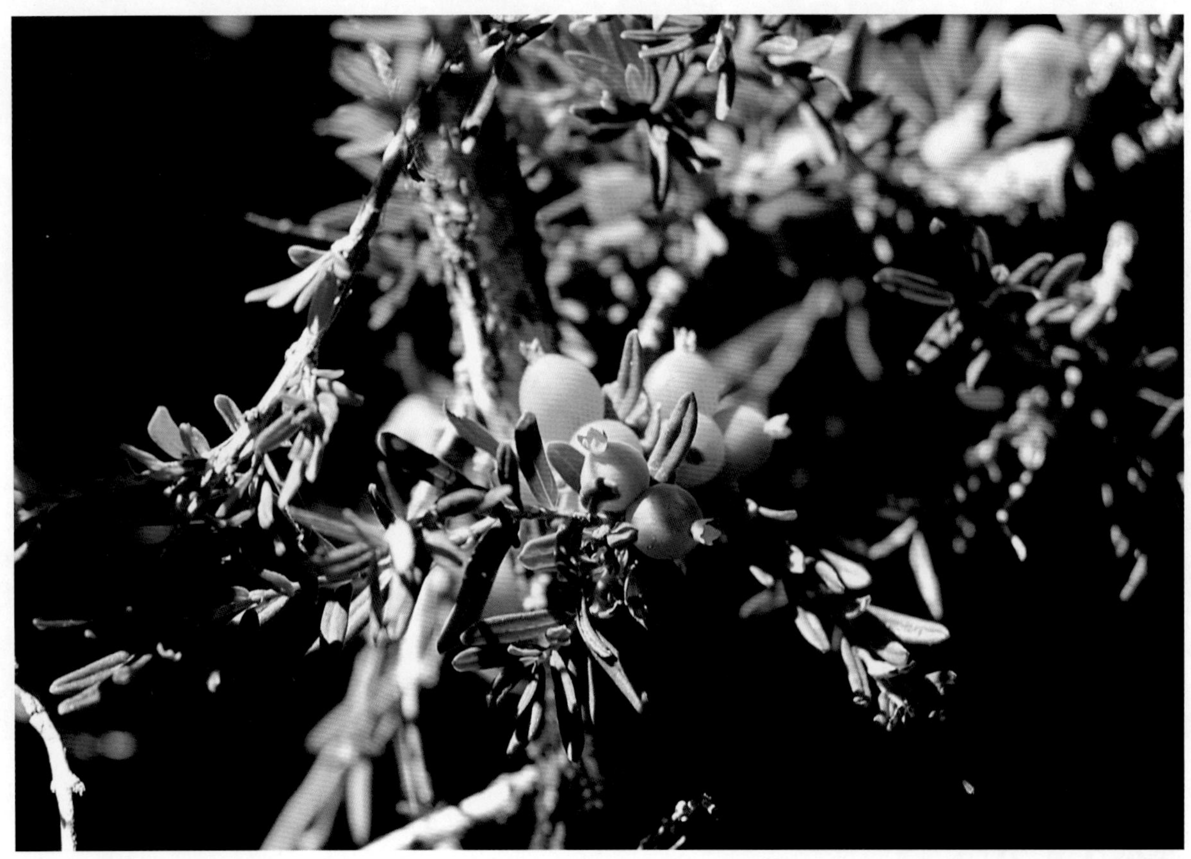

药材名

起象、奇兴、起相（ཁྱི་ཤིང་།），旁兴（འཕང་ཤིང་།）。

药用部位

果实、枝叶。

功能与主治

果实：润肺，止咳，化痰；用于肺部疾病，“培根”病。枝叶：清热解毒；用于肺炎，痢疾，疮痈。

附　注

《晶珠本草》在“果实类药物”中分别记载有“འཕང་མ།”（旁玛）和“ཁྱི་ཤིང་།”（起象）；前者为清心热、治妇女病之药物，分为黑、白 2 种，后者为治肺门病、“培根”病之药物。现代文献记载的“旁玛”和“起象”的基原涉及忍冬科、菊科、藜科的多种植物，多以忍冬属（*Lonicera*）植物为正品，但不同文献记载的“旁玛”和“起象”的基原有交叉。据《中国藏药植物资源考订》记载，棘枝忍冬 *L. spinosa* Jacp. ex Walp. 为西藏贡觉藏医习用品种，又称“འཕང་ཤིང་།”（旁兴，原文献标注其发音为“kyi-xing”，可能有误）。（参见“毛花忍冬”“岩生忍冬”“刚毛忍冬”条）

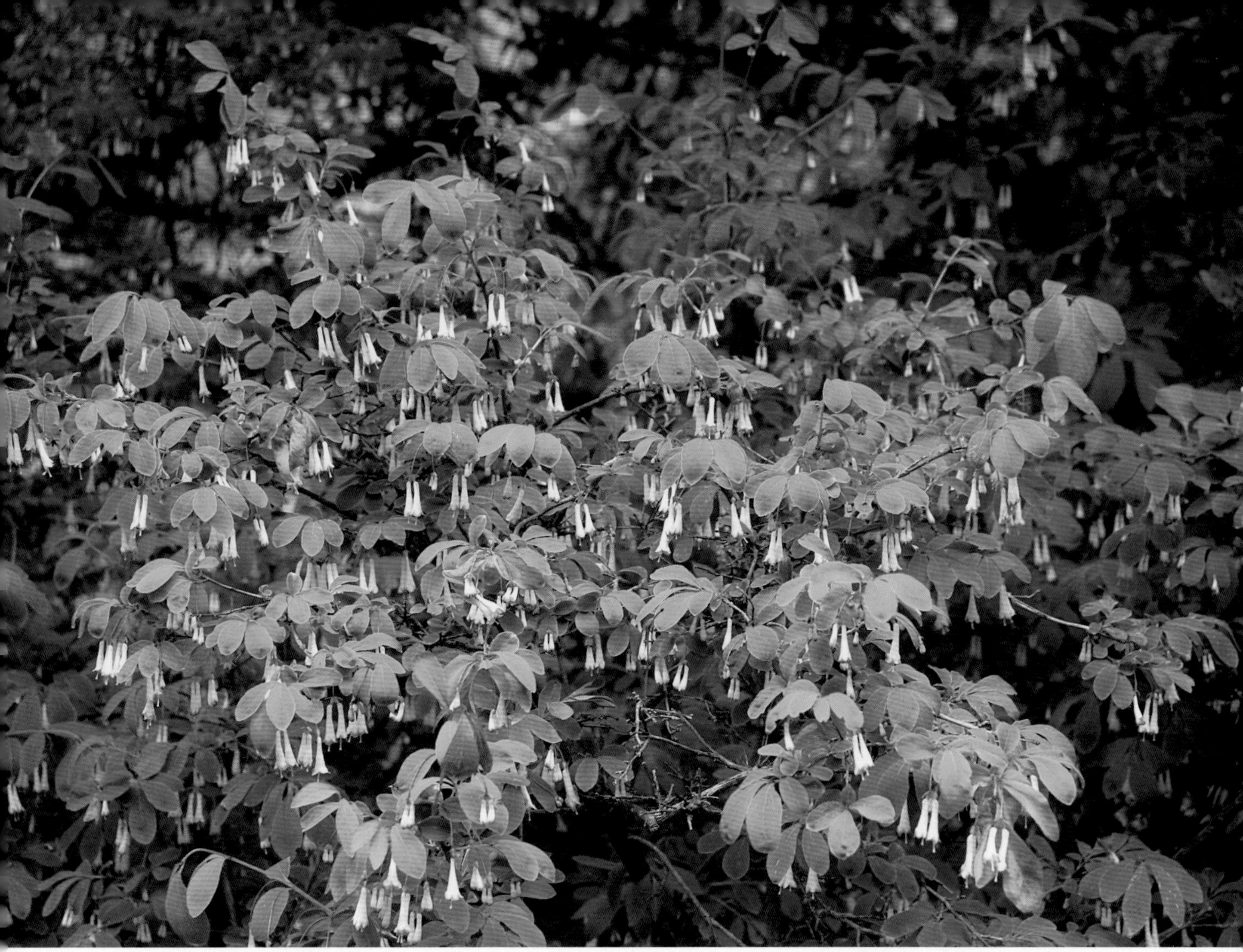

唐古特忍冬

Lonicera tangutica Maxim.

忍冬科（Caprifoliaceae） 忍冬属（*Lonicera*）

形态

落叶灌木，高 2（～4）m。幼枝无毛或有 2 列弯的短糙毛，有时夹生短腺毛，二年生小枝淡褐色，纤细，开展。冬芽顶渐尖或尖，外鳞片 2～4 对，卵形或卵状披针形，顶渐尖或尖，背面有脊，被短糙毛和缘毛或无毛。叶纸质，倒披针形至矩圆形或倒卵形至椭圆形，顶端钝或稍尖，基部渐窄，长 1～4（～6）cm，两面常被稍弯的短糙毛或短糙伏毛，上面近叶缘处毛常较密，有时近无毛或完全秃净，下面有时脉腋有趾蹼状鳞腺，常具糙缘毛；叶柄长 2～3mm。总花梗生于幼枝下方叶腋，纤细，稍弯垂，长 1.5～3（～3.8）cm，被糙毛或无毛；苞片狭细，有时叶状，略短于至略超出萼齿；小苞片分离或联合，长为萼筒的 1/5～1/4，有或无缘毛；相邻两萼筒中部以上至全部合生，椭圆形或矩圆形，长 2（～4）mm，无毛，萼檐杯状，长为萼筒的 2/5～1/2 或与萼筒等长，先端具三角形齿或浅波状至截形，有时具缘毛；花冠白色、黄白色或有淡红晕，筒状漏斗形，长（8～）10～13mm，筒基部稍一侧肿大或具浅囊，外面无毛或有时疏生糙毛，裂片近直立，圆卵形，长 2 ～ 3mm；雄蕊着生花冠筒中部，花药内藏，达花冠筒上部至裂片基部；花柱高出花冠裂片，无毛或中下部疏生开展糙毛。果实红色，直径 5 ～ 6mm；种子淡褐色，卵圆形或矩圆形，长 2 ～ 2.5mm。花期 5 ～ 6 月，果熟期 7 ～ 9 月。

分布

分布于我国西藏东南部（江达）、云南西北部、四川、甘肃南部、青海东部、湖北西部、宁夏、陕西。

生境

生长于海拔 1600 ～ 3900m 的云杉、落叶松、栎、竹等林下或混交林中，或山坡草地、溪边灌丛中。

药材名

旁玛（འཕང་མ།），旁玛那博（འཕང་མ་ནག་པོ།），旁玛哲布（འཕང་མའི་འབྲས་བུ།）。

药用部位

果实。

功能与主治

清心热，调经血。用于心脏病，月经不调，停经，乳汁不下。

用量与用法

3 ～ 9g。内服煎汤，或入丸、散剂。

附注

《四部医典》《宇妥本草》等书中均记载有“འཕང་མ།”（旁玛）；《晶珠本草》将其归类于“树木类药物”的“果实类药物”中，名“འཕང་མའི་འབྲས་བུ།”（旁玛哲布），言其为清心热、疗妇女病之药物，分为黑 [“འཕང་མ་ནག་པོ།”（旁玛那博）、“འཕང་ནག”（旁那）]、白 [“འཕང་དཀར།”（旁嘎）] 两种，言其为清心热、疗妇女病之药物。现代文献记载的“旁玛”的基原主要为忍冬属（*Lonicera*）植物，约有 10 余种，但不同文献记载的种类不尽相同，通常未再细分黑、白两种。文献记载，唐古特忍冬 *L. tangutica* Maxim. 为“旁玛”（统称）或“旁玛那博”的基原之一，四川甘孜藏医又称其为“འཕང་མའི་འབྲས་བུ།”（旁玛哲布），其他作“旁玛”的基原的植物还有越桔叶忍冬 *L. myrtillus* Hook. f. et Thoms.、小叶忍冬 *L. microphylla* Willd. ex Roem. et Schult.、齿叶忍冬 *L. setifera* Franch.、袋花忍冬 *L. saccata* Rehd.、华西忍冬 *L. webbiana* Wall. ex DC.、红脉忍冬 *L. nervosa* Maxim.、金银忍冬 *L. maackii* (Rupr.) Maxim.、柳叶忍冬 *L. lanceolata* Wall.、狭叶忍冬 *L. angustifolia* Wall. ex DC. 等。藏医药用的忍冬属植物主要涉及“འཕང་མ།”（旁玛）和“ཁྲི་ཤིང་།”（起象）两种药物，后者的基原为毛花忍冬 *L. trichosantha* Bur. et Franch.、刚毛忍冬 *L. hispida* Pall. ex Roem. et Schult. 等。也有文献将小叶忍冬 *L. microphylla* Willd. ex Roem. et Schult. 作为“旁玛”或“起象”的基原。而《晶珠本草》在“果实类药物”中分别记载了“旁玛”和“起象”，并指出两者为不同的药物。现代文献中也有将“旁玛”与枸杞、沙棘类、栒子类植物混淆的情况。（参见“金银忍冬”“华西忍冬”“毛花忍冬”“水栒子”条）

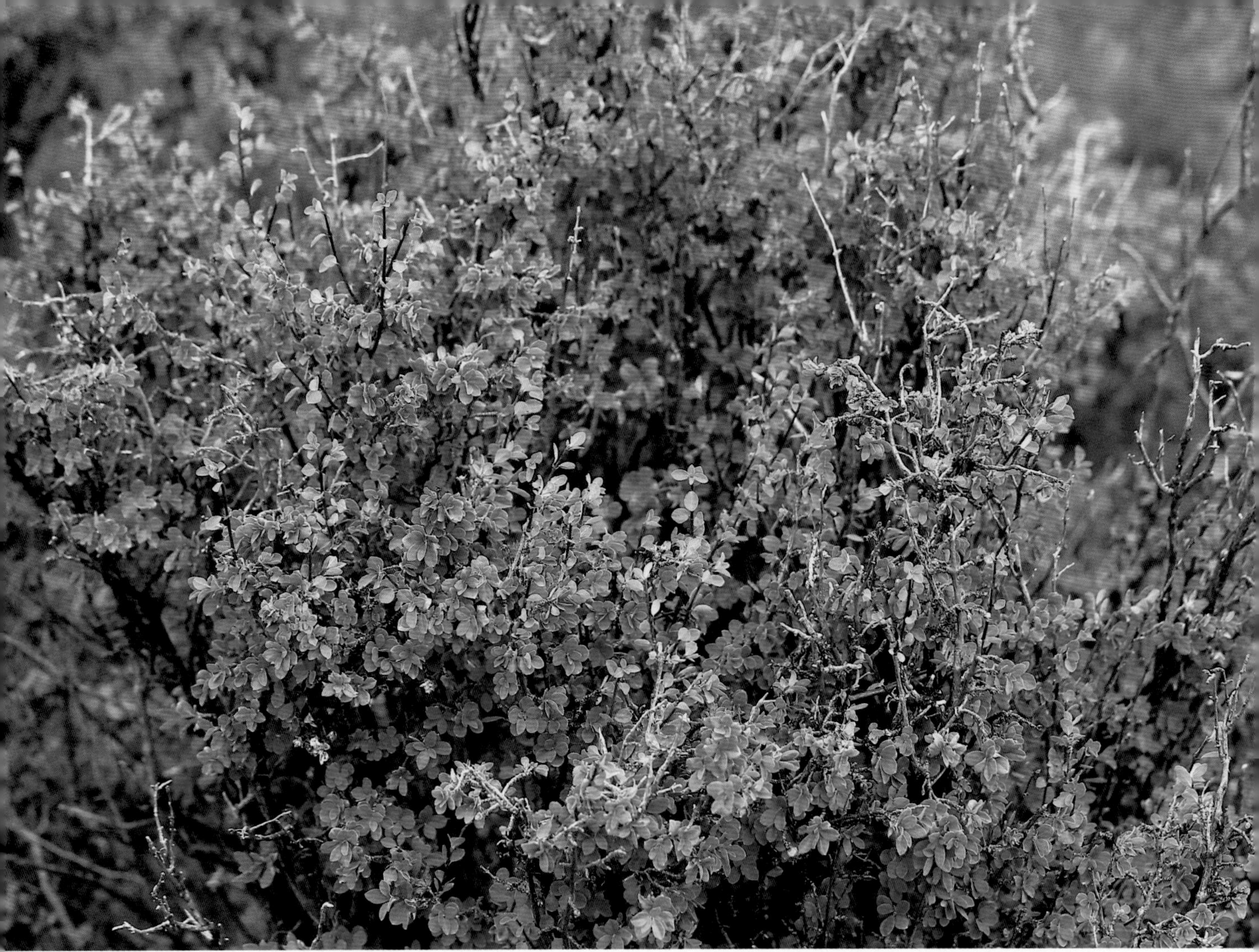

理塘忍冬

Lonicera litangensis Batal.

忍冬科（Caprifoliaceae）　忍冬属（*Lonicera*）

形态

落叶多枝矮灌木，高 1 ～ 2m，全体无毛。二年生小枝褐色，节间极度短缩，为残存的叶柄基部所覆盖。冬芽先端圆钝，外鳞片 2 ～ 4，具脊，先端钝或稍尖，内鳞片开展，较大，宽椭圆形，近叶状，具短腺缘毛。叶纸质，椭圆形、宽椭圆形至倒卵形，先端钝或具微凸尖，基部宽楔形，长 6 ～ 12mm，具短柄。花与叶同时开放，双花常 1 ～ 2 对生于短枝的叶腋，总花梗极短或几无；苞片大，叶状，卵形至狭卵状披针形，长 5 ～ 8mm，超出萼筒；相邻两萼筒全部联合而呈近球形，长 2 ～ 3mm；萼齿短三角形或浅波状，先端钝；花冠黄色或淡黄色，筒状或狭漏斗状，长 10 ～ 13mm，外面无毛，花冠筒基部一侧具浅囊，裂片直立，圆卵形，长约 2mm；花药与裂片近等长或略超出，花柱内藏或稍伸出，下部有柔毛，子房 3 室，每室多数胚珠。果实红色，后变灰蓝色，圆形，直径约 8mm；种子椭圆形或矩圆形，长 4 ～ 5mm。花期 5 ～ 6 月，果熟期 8 ～ 9 月。

分布

分布于我国四川西北部至西南部（理塘、巴塘）、云南西北部、西藏东部和南部（察雅）。

生境

生长于海拔 3000 ~ 4500m 的山坡灌丛、草地、林下、林缘。

药材名

旁玛（འཕང་མ།）。

药用部位

果实。

功能与主治

清心热，调经血。用于心脏病，月经不调，闭经等。

用量与用法

3 ~ 9g。内服煎汤，或入丸、散剂。

附注

《四部医典》中记载有“འཕང་མ།”（旁玛），《鲜明注释》名其为“旁加”。《晶珠本草》在“树木类药物”的“果实类药物”中分别记载有“འཕང་མའི་འབྲས་བུ།”（旁玛折布）和“ཁྲི་ཤིང་།”（起象），言前者为清心热、治妇女病之药物，后者为治肺门病和引吐“培根”病之药物，并言“（旁玛哲布）叶细，树皮灰色，丛生灌木，枝很多，果实紫红色，大小如豆粒。本品分黑、白两种，黑的称‘旁那’，白的称‘旁加’。将此认作是‘察尔奈卜 [注：‘ཚར་འབྲུམ།’（察珠木）为枸子类]’和‘且相巴（注：起象类，也为忍冬属植物）’是错误的”。现代文献记载的藏医所用“旁玛”的基原均为忍冬属（*Lonicera*）植物，包括越桔叶忍冬 *L. myrtillus* Hook. f. et Thoms.、小叶忍冬 *L. microphylla* Willd. ex Roem. et Schult.、齿叶忍冬 *L. setifera* Franch.、陇塞忍冬 *L. tangutica* Maxim.（唐古特忍冬）、袋花忍冬 *L. saccata* Rehd.、金银忍冬 *L. maackii* (Rupr.) Maxim.、柳叶忍冬 *L. lanceolata* Wall. 等多种；但“起象”的基原涉及忍冬科、菊科、藜科的多种植物，多以忍冬属植物为正品。文献记载，四川甘孜藏医以理塘忍冬 *L. litangensis* Batal. 和微毛忍冬 *L. cyanocarpa* Franch. 的果实作“旁玛”使用。也有文献记载，越桔叶忍冬 *L. myrtillus* Hook. f. et Thoms. 为“འཕང་མ་ནག་པོ།”（旁玛那博：“旁玛”的黑的种类），小叶忍冬 *L. microphylla* Willd. ex Roem. et Schult.、陇塞忍冬 *L. tangutica* Maxim.（唐古特忍冬）、袋花忍冬 *L. saccata* Rehd. 及同属的多种植物为“ཁྲི་ཤིང་།”（起象）的基原，又称“ཁྲི་ཤིང་འབྲས་བུ།”（奇兴折布），其功能与主治与“旁玛”相似，但与“起象”不同。《四川藏标》以“岩生忍冬果 /ཁྲི་ཤིང་།/ 奇兴”之名收载了岩生忍冬 *L. rupicola* Hook. f. et Thoms.，其功能与主治为“祛痰止咳，明目。用于‘培根’病，肺病，眼病”，与《晶珠本草》记载的“起象”相近。据《晶珠本草》的记载看，古时“旁玛”和“起象”以及“察珠木”就有混淆的情况，可能与该 3 种药材的果实形态相近有关。（参见“毛花忍冬”“柳叶忍冬”“唐古特忍冬”“散生栒子”条）

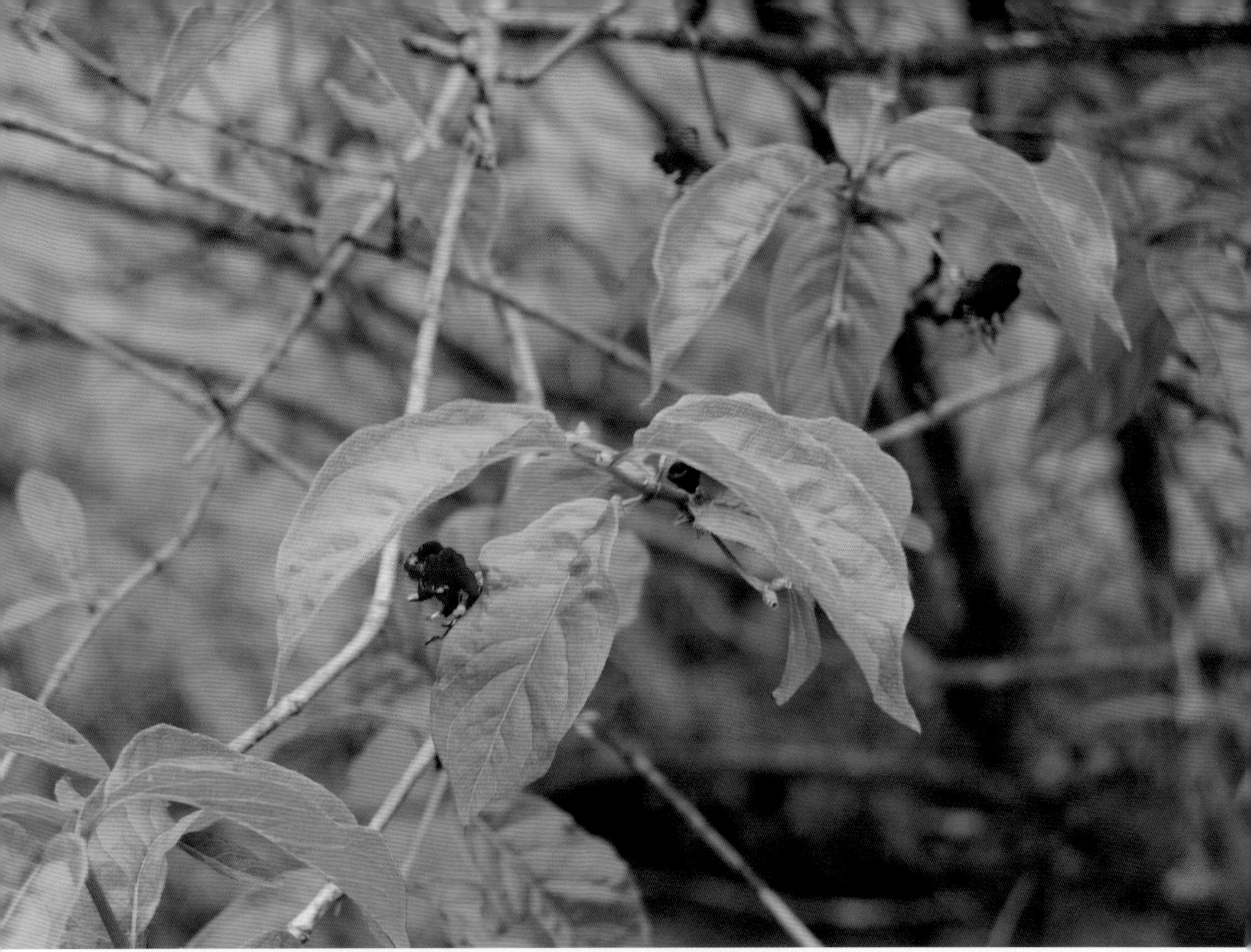

华西忍冬

Lonicera webbiana Wall. ex DC.

忍冬科（Caprifoliaceae） 忍冬属（*Lonicera*）

形态

落叶灌木，高达3（～4）m。幼枝常秃净或散生红色腺，老枝具深色圆形小突起；冬芽外鳞片约5对，先端突尖，内鳞片反曲。叶纸质，卵状椭圆形至卵状披针形，长4～9（～18）cm，先端渐尖或长渐尖，基部圆形或微心形，或宽楔形，边缘常不规则波状起伏或有浅圆裂，有睫毛，两面有疏或密的糙毛及疏腺。总花梗长2.5～5（～6.2）cm；苞片条形，长（1～）2～5mm；小苞片甚小，分离，卵形至矩圆形，长不及1mm；相邻两萼筒分离，无毛或有腺毛，萼齿微小，先端钝、波状或尖；花冠紫红色或绛红色，很少白色或由白色变黄色，长约1cm，唇形，外面有疏短柔毛和腺毛或无毛，花冠筒甚短，基部较细，具浅囊，向上突然扩张，上唇直立，具圆裂，下唇比上唇长1/3，反曲；雄蕊约与花冠等长，花丝和花柱下半部有柔毛。果实先红色后转黑色，圆形，直径约1cm；种子椭圆形，长5～6mm，有细凹点。花期5～6月，果熟期8月中旬至9月。

分布

分布于我国西藏东部和南部（吉隆）、云南西北部、四川东部和西部、青海东部、甘肃南部、宁夏南部、陕西南部、山西、湖北西部、江西（贵溪）。欧洲东南部及阿富汗、不丹等也有分布。

生境

生长于海拔 1800 ~ 4000m 的针阔叶混交林、山坡灌丛、草坡中。

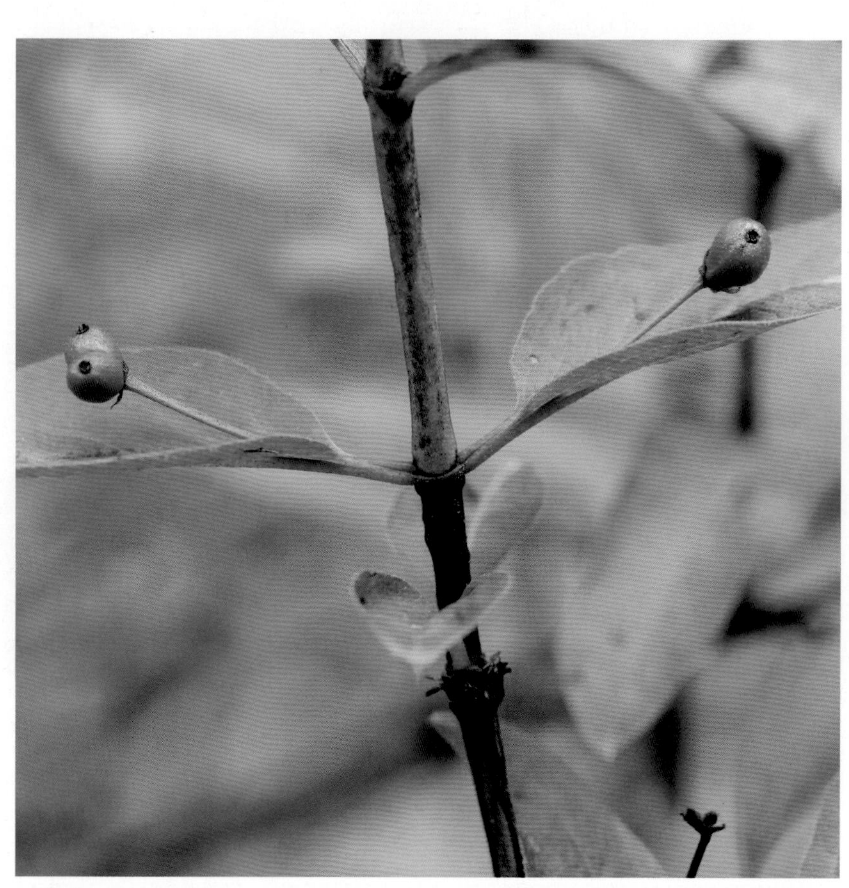

药材名

旁玛（འཕང་མ།），旁玛那博（ཕང་མ་ནག་པོ།），起象、奇兴、起相（ཁྱི་ཤིང་།）。

药用部位

果实。

功能与主治

清心热，调经血。用于心脏病，月经不调，停经，乳汁不下。

用量与用法

3 ~ 9g。内服煎汤，或入丸、散剂。

附　注

《四部医典》等均记载有“འཕང་མ།”（旁玛）。《晶珠本草》将其归类于“树木类药物”的“果实类药物”中，记载其分为黑（旁那）、白（旁加）2 种，二者均为清心热、疗妇女病之药物；并另条记载有“ཁྱི་ཤིང་།”（起象），言其果实为治肺门病、引吐“培根”病之药物。现代文献记载的“旁玛”的基原均为忍冬属（*Lonicera*）植物，有 10 余种，但不同文献记载的“旁玛”的基原不尽相同，通常未再细分黑、白 2 种，同时也与“起象”的基原有交叉。据文献记载，华西忍冬 *L. webbiana* Wall. ex DC.、唐古特忍冬 *L. tangutica* Maxim. 为“旁玛”（统称）或“旁玛那博”“起象”的基原之一，四川甘孜藏医多习用。（参见“毛花忍冬”“唐古特忍冬”“金银忍冬”“红花岩生忍冬”条）

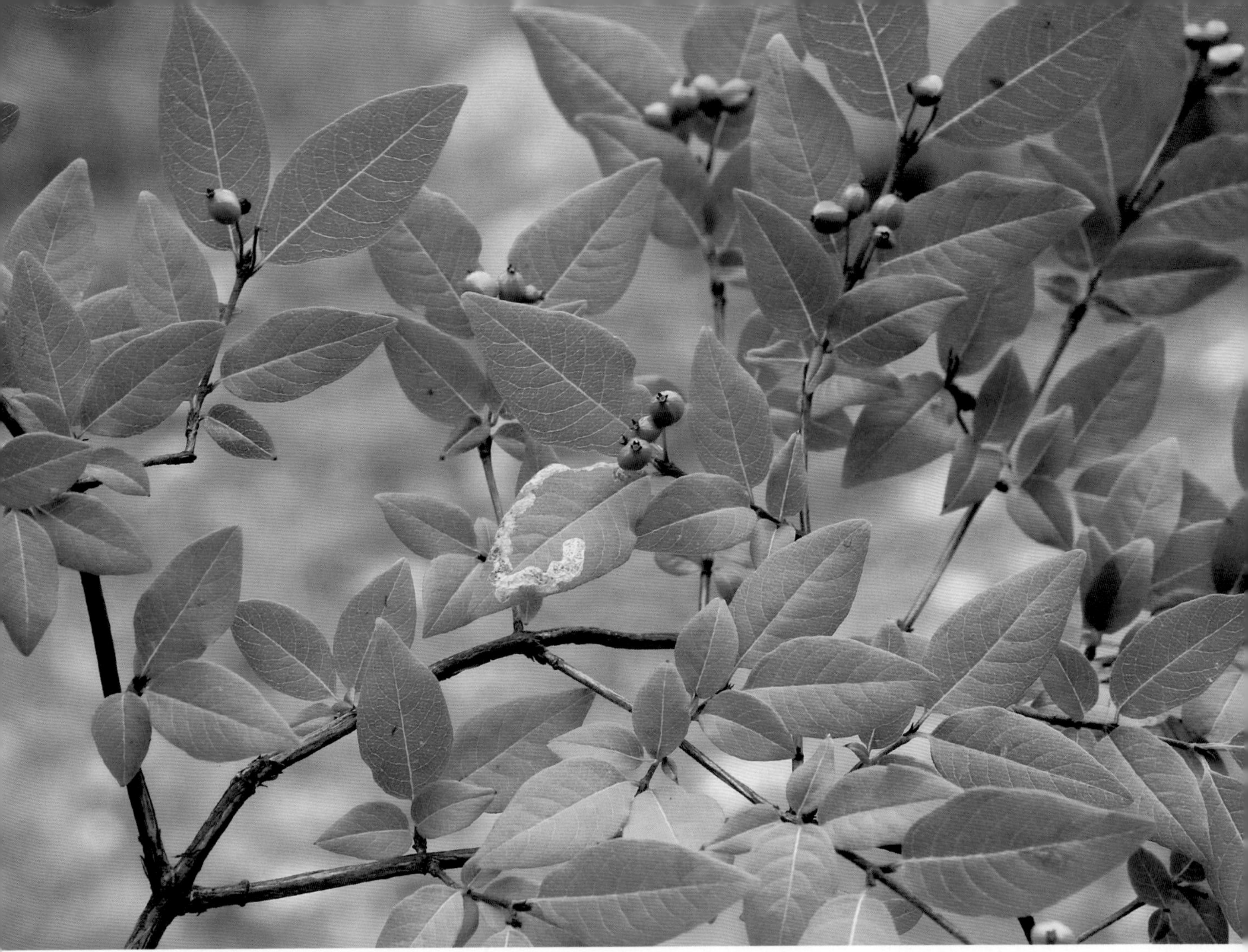

柳叶忍冬

Lonicera lanceolata Wall.

忍冬科（Caprifoliaceae） 忍冬属（*Lonicera*）

形态

落叶灌木，高达 4m，植株各部常有或疏或密的短腺毛，凡幼枝、叶柄和总花梗均有短柔毛，有时夹生微直毛。冬芽具多对宿存鳞片。叶纸质，卵形至卵状披针形或菱状矩圆形，长 3 ~ 10cm，先端渐尖或尾状长渐尖，基部渐狭或稀近圆形，边缘略呈波状起伏，两面疏生短柔毛，下面叶脉显著，毛较多；叶柄长 4 ~ 10mm。总花梗长 0.5 ~ 1.5（~ 2.5）cm；苞片小，长 2 ~ 3mm，有时条形，叶状，长达 1cm；杯状小苞的一侧几全裂或仅部分联合，为萼筒长的 1/2 至等长，有腺缘毛；相邻两萼筒分离或下半部合生，无毛，萼齿小，三角形至披针形，顶细尖，有缘毛，为萼筒长的 1/3 ~ 1/2；花冠淡紫色或紫红色，唇形，长 9 ~ 13mm，筒长约为唇瓣的 1/2，基部有囊，外面或至少囊部有微柔毛，内面有柔毛，上唇浅圆裂，下唇反折；雄蕊约与花冠上唇等长，花丝基部有柔毛；花柱全有柔毛。果实黑色，圆形，直径 5 ~ 7mm；种子有颗粒状突起而粗糙。花期 6 ~ 7 月，果熟期 8 ~ 9 月。

分布

分布于我国西藏东部至南部（江达）、四川东部和西部、云南东北部至西北和西南部。尼泊尔、不丹也有分布。

生境

生长于海拔 2000 ~ 3900m 的针阔叶混交林或冷杉林中、林缘、灌丛中。

药材名

旁玛、庞玛（འཕང་མ།），旁玛那博（ཕང་མ་ནག་པོ།）。

药用部位

茎枝、果实。

功能与主治

茎枝：强心，消炎；用于心脏病。果实：强心，活血；用于心脏病，月经不调。

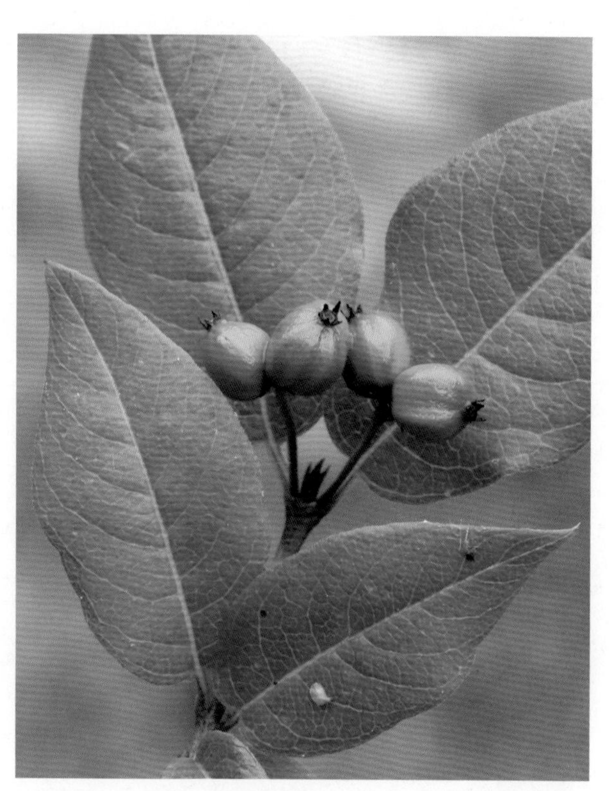

附　注

《四部医典》中记载有“འཕང་མ།”（旁玛），《鲜明注释》名其为“旁加”。《晶珠本草》于“树木类”的“果实类药物”中分别记载有“旁玛”和“ཁྲི་ཤིང་།”（起象），言“旁玛”为清心热、治妇女病之药物，“起象”为治肺门病和引吐“培根”病之药物；并言“（旁玛）叶细，树皮灰色，丛生灌木，枝很多，果实紫红色，大小如豆粒。本品分黑、白两种，黑的称‘旁那’，白的称‘旁加’。将此认作是‘察尔奈卜’[‘ཚར་འབྲུམ།’（察珠木），栒子类]和‘且相巴’（起象类，也为忍冬属植物）是错误的”。据此记载看，古时“旁玛”“察珠木”和“起象”即有混淆的情况。现代文献记载的“察珠木”类的基原主要为蔷薇科栒子属（*Cotoneaster*）植物，“旁玛”类的基原均为忍冬属（*Lonicera*）植物，而“起象”类的基原则涉及忍冬科、菊科、藜科植物（多认为以忍冬属植物为正品），各类药物的基原均包括多种，且“旁玛”和“起象”的基原有交叉；《藏汉大辞典》还将“旁玛”释作“胡颓子”（胡颓子科），“旁那”释作“沙棘”。据文献记载，柳叶忍冬 *L. lanceolata* Wall. 为“旁玛”或“ཕང་མ་ནག་པོ།”（旁玛那博）的基原之一；此外，越桔叶忍冬 *L. myrtillus* Hook. f. et Thoms.、小叶忍冬 *L. microphylla* Willd. ex Roem. et Schult.、齿叶忍冬 *L. setifera* Franch.、陇塞忍冬 *L. tangutica* Maxim.（唐古特忍冬）、袋花忍冬 *L. saccata* Rehd.、金银忍冬 *L. maackii* (Rupr.) Maxim.、红脉忍冬 *L.nervosa* Maxim.、华西忍冬 *L. webbiana* Wall. ex DC. 等也作“旁玛”或“旁玛那博”使用。（参见“理塘忍冬”“毛花忍冬”“水栒子”等条）

刚毛忍冬

Lonicera hispida Pall. ex Roem. et Schult.

忍冬科（Caprifoliaceae） 忍冬属（*Lonicera*）

形态

落叶灌木，高达2～3m。幼枝常带紫红色，连同叶柄和总花梗均具刚毛或兼具微糙毛和腺毛，很少无毛，老枝灰色或灰褐色；冬芽长达1.5cm，有1对具纵槽的外鳞片，外面有微糙毛或无毛。叶厚纸质，形状、大小和毛被变化很大，椭圆形、卵状椭圆形、卵状矩圆形至矩圆形，有时条状矩圆形，长（2～）3～7（～8.5）cm，先端尖或稍钝，基部有时微心形，近无毛或下面脉上有少数刚伏毛或两面均有疏或密的刚伏毛和短糙毛，边缘有刚睫毛。总花梗长（0.5～）1～1.5（～2）cm；苞片宽卵形，长1.2～3cm，有时带紫红色，毛被与叶片相同；相邻两萼筒分离，常具刚毛和腺毛，稀无毛；萼檐波状；花冠白色或淡黄色，漏斗状，近整齐，长（1.5～）2.5～3cm，外面有短糙毛或刚毛或几无毛，有时夹有腺毛，花冠筒基部具囊，裂片直立，短于花冠筒；雄蕊与花冠等长；花柱伸出，至少

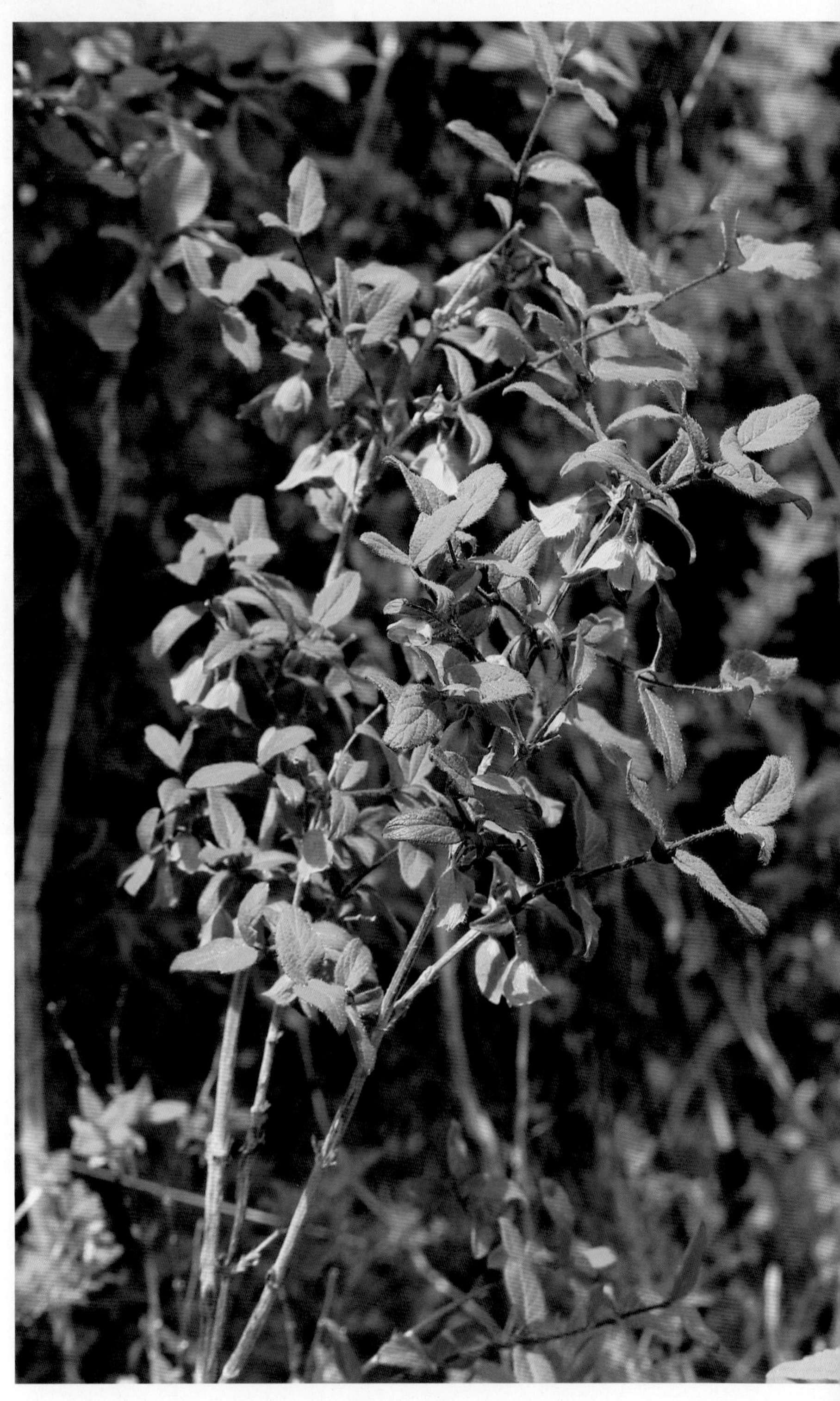

下半部有糙毛。果实先黄色后变红色，卵圆形至长圆状筒形，长 1 ~ 1.5cm；种子淡褐色，矩圆形，稍扁，长 4 ~ 4.5mm。花期 5 ~ 6 月，果熟期 7 ~ 9 月。

分布

分布于我国西藏东部和南部（察雅）、四川西部、甘肃中部至南部、青海东部、云南西北部、宁夏南部、新疆、陕西南部、山西、河北西部。蒙古、印度北部等也有分布。

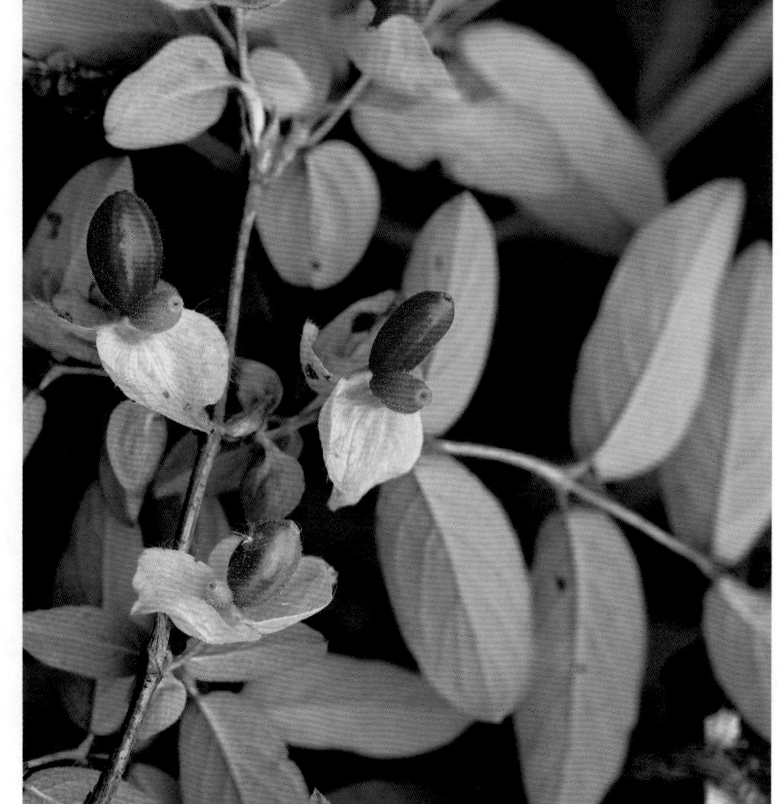

生境

生长于海拔 1700 ~ 4800m 的山坡林中、林缘灌丛、高山草地。

药材名

起象、奇兴、起相（ཁྲི་ཤིང་།）。

药用部位

果实、花、枝叶。

功能与主治

果实：用于肺病，眼病，“培根”病。枝叶：解热抗菌；用于肺炎，痢疾，毒疮，疔疮。

用量与用法

3 ~ 9g。

附　注

《晶珠本草》记载有“ཁྲི་ཤིང་།”（起象），言其果实为治肺门病、引吐“培根”病之药物。现代文献记载的“起象”的基原较为复杂，涉及忍冬科、菊科、藜科的多种植物，多以忍冬属（*Lonicera*）植物为正品。据文献记载，刺毛果忍冬 *L. hispida* Pall. ex Roem. et Schult. var. *chaetocarpa* Batal. ex Rehd.（刚毛忍冬 *L. hispida* Pall. ex Roem. et Schult.）为“起象”的基原之一，此外，毛花忍冬 *L. trichosantha* Bur. et Franch.、岩生忍冬 *L. rupicola* Hook. f. et Thoms. 等多种同属植物也作“起象”使用。（参见“毛花忍冬”“岩生忍冬”条）

金银忍冬

Lonicera maackii (Rupr.) Maxim.

忍冬科（Caprifoliaceae） 忍冬属（*Lonicera*）

形态

落叶灌木，高达6m。茎干直径达10cm；幼枝、叶两面脉上、叶柄、苞片、小苞片及萼檐外面均被短柔毛和微腺毛。冬芽小，卵圆形，具5 ~ 6对或更多鳞片。叶纸质，形状变化较大，通常卵状椭圆形至卵状披针形，稀矩圆状披针形或倒卵状矩圆形，更少菱状矩圆形或圆卵形，长5 ~ 8cm，先端渐尖或长渐尖，基部宽楔形至圆形；叶柄长2 ~ 5（~ 8）mm。花芳香，生于幼枝叶腋；总花梗长1 ~ 2mm，短于叶柄；苞片条形，有时条状倒披针形而呈叶状，长3 ~ 6mm；小苞片多少联合成对，长为萼筒的1/2至近相等，先端截形；相邻两萼筒分离，长约2mm，无毛或疏生微腺毛，萼檐钟状，长为萼筒的2/3至相等，干膜质，萼齿宽三角形或披针形，不相等，顶尖，裂隙约达萼檐1/2处；花冠先白色后变黄色，长（1 ~ ）2cm，外被短伏毛或无毛，唇形，花冠筒长约为唇瓣的

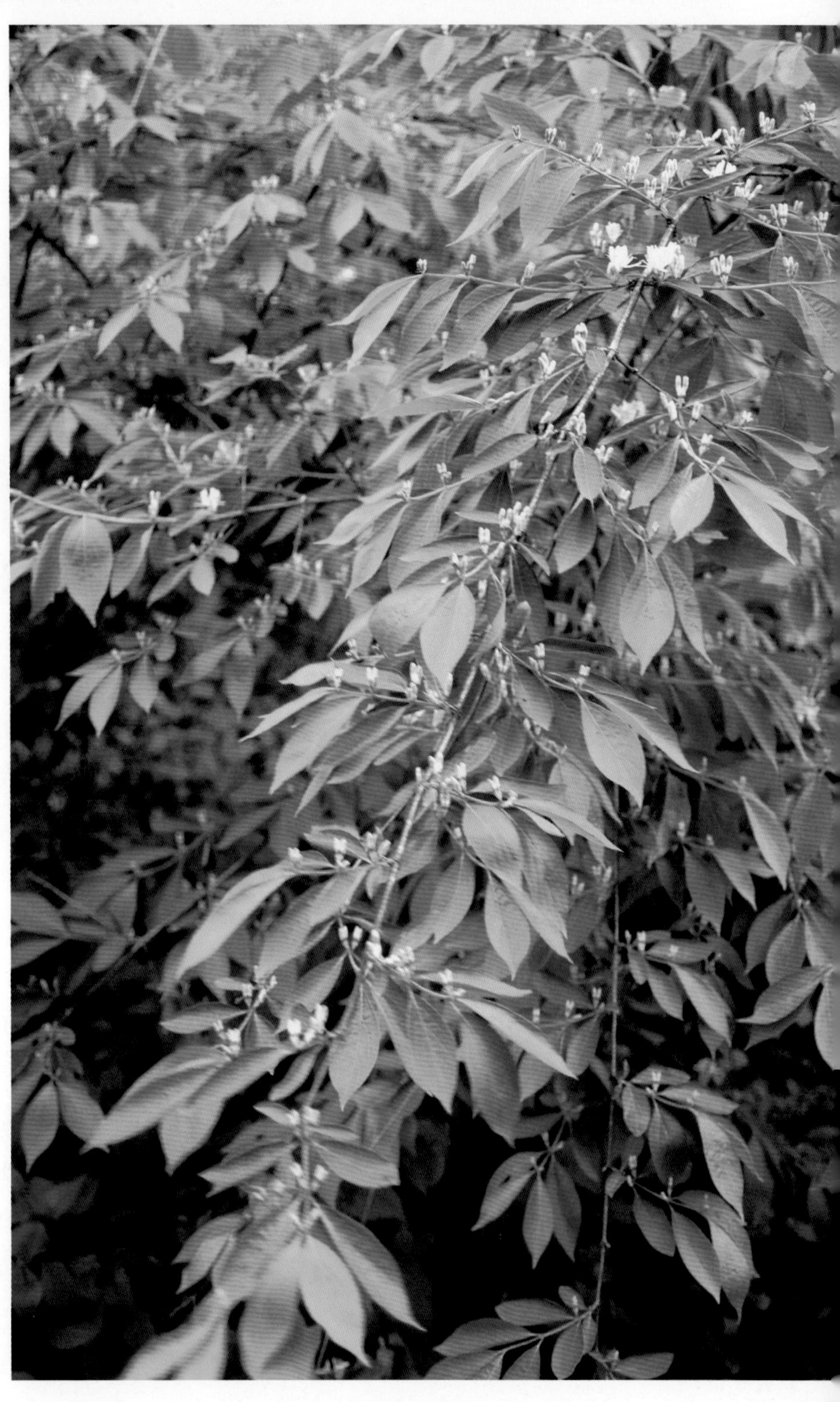

1/2，内被柔毛；雄蕊与花柱长约为花冠的 2/3，花丝中部以下和花柱均被向上的柔毛。果实暗红色，圆形，直径 5 ~ 6mm；种子具蜂窝状微小浅凹点。花期 5 ~ 6 月，果熟期 8 ~ 10 月。

分布

分布于我国西藏(吉隆)、云南东部至西北部、四川东北部、贵州、甘肃东南部、湖南西北部和西南部、湖北、安徽、浙江、江苏、陕西、河北、山东、黑龙江、吉林、辽宁。朝鲜、日本等也有分布。

生境

生长于海拔 3000m 以下的林中、林缘、溪流附近的灌丛中。

药材名

旁玛哲布（འཕང་མ་འི་འབྲས་བུ།），起象、奇兴、起相（ཁྲི་ཤིང་།）。

药用部位

果实。

功能与主治

清心热，调经血。用于心脏病，月经不调，停经，乳汁不下。

用量与用法

3 ~ 9g。内服煎汤，或入丸、散剂。

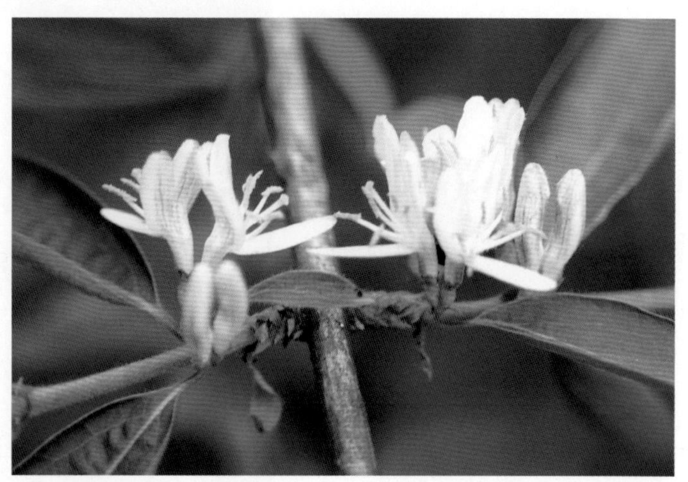

附注

《四部医典》《宇妥本草》等中均记载有“འཕང་མ།”（旁玛）。《晶珠本草》将其归于“树木类药物”的“果实类药物”中，记载其名为“འཕང་མ་འི་འབྲས་བུ།”（旁玛哲布），言其为清心热、疗妇女病之药物，将其分为黑[“འཕང་ནག”（旁那），为“འཕང་མ་ནག་པོ།”（旁玛那保）的略称]、白[“འཕང་དཀར།”（旁嘎），俗称“འཕང་སྐྱ།”（旁居）]2 种；同时在“果实类药物”中还记载了“ཁྲི་ཤིང་།”（起象、奇兴），言其果实为治肺门病、引吐“培根”病之药物。现代文献记载的“旁玛”和“起象”的基原主要涉及忍冬属(*Lonicera*)的 10 余种植物，但不同文献记载的“旁玛”和“起象”的基原不尽相同，两者也常有交叉；“旁玛”通常未再细分黑、白 2 种。有文献记载，金银忍冬 *Lonicera maackii* (Rupr.) Maxim. 为“旁玛”或“起象”的基原之一。《藏药晶镜本草》(2018 年版)则记载“旁玛”的基原为金银忍冬 *Lonicera maackii* (Rupr.) Maxim.，“旁居”（白者）的基原为袋花忍冬 *Lonicera saccata* Rehd.，“旁玛那保”（黑者）的基原为忍冬 *Lonicera japonica* Thunb.（金银花），“起象”的基原为岩生忍冬 *Lonicera rupicola* Hook. f. et Thoms.（西藏忍冬）。（参见“唐古特忍冬”“岩生忍冬”“华西忍冬”条）

《中国藏药植物资源考订》认为，《晶珠本草》记载的“འཕང་མ་འི་འབྲས་བུ།”（旁玛哲布）应为“枸杞”类。现代藏医多将茄科植物枸杞 *Lycium chinense* Mill. 称“འདྲེ་ཚེར་མ།”（扎才玛）。据文献记载，青海黄南州藏医也将枸杞 *Lycium chinense* Mill. 作“旁玛”使用。（参见“枸杞”条）

毛花忍冬

Lonicera trichosantha Bur. et Franch.

忍冬科（Caprifoliaceae） 忍冬属（*Lonicera*）

形态

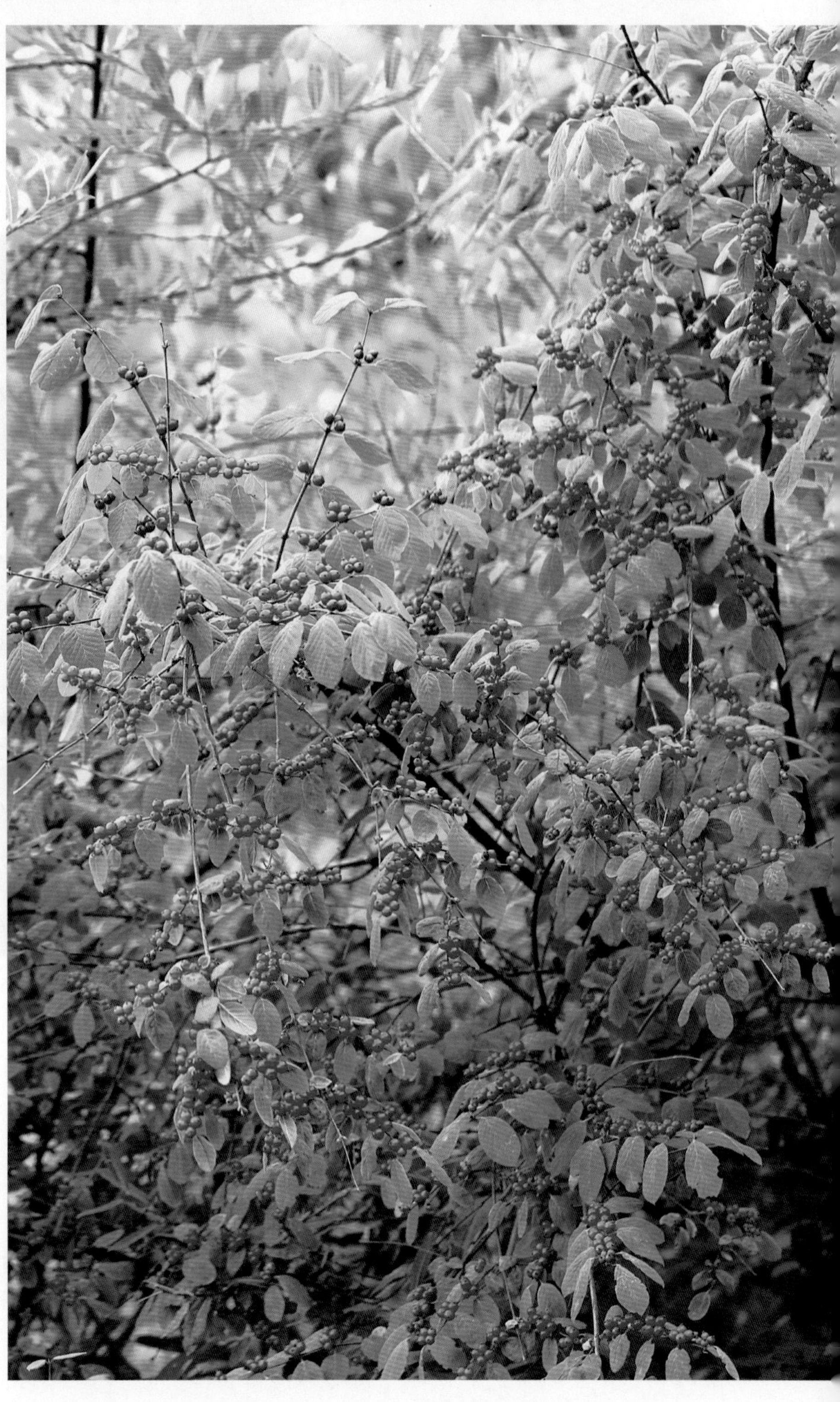

落叶灌木，高 3 ~ 5m。枝水平开展，小枝纤细，有时蜿蜒屈曲，连同叶柄和总花梗均被疏或密的短柔毛和微腺毛或几秃净。冬芽有 5 ~ 6 对鳞片。叶纸质，下面绿白色，形状变化很大，通常矩圆形、卵状矩圆形或倒卵状矩圆形，较少椭圆形、圆卵形或倒卵状椭圆形，长 2 ~ 6（~ 7）cm，先端钝而常具凸尖或短尖至锐尖，基部圆形或阔楔形，较少截形或浅心形，两面或仅下面中脉疏生短柔伏毛或无毛，下面侧脉基部有时扩大而下沿于中脉，边有睫毛；叶柄长 3 ~ 7mm。总花梗长 2 ~ 6（~ 12）mm，短于叶柄，果时则长于叶柄；苞片条状披针形，长约等于萼筒；小苞片近圆卵形，长约 2mm，为萼筒的 1/2 ~ 2/3，先端稍截形，基部多少联合；相邻两萼筒分离，长约 2mm，无毛，萼檐钟形，干膜质，长 1.5 ~ 2（~ 4）mm，全裂成 2 爿，一爿具 2 齿，另一爿具 3 齿，或仅一侧撕裂，萼齿三角形；凡苞片、小苞片和萼檐均疏生短柔毛及腺毛，稀无毛；花冠黄色，长 12 ~ 15mm，唇形，筒长约 4mm，常有浅囊，外面密被短糙伏毛和腺毛，内面喉部密生柔毛，唇瓣外面毛较稀或有时无毛，上唇裂片浅圆形，下唇矩圆形，长 8 ~ 10mm，反曲；雄蕊和花柱均短于花冠，花丝生于花冠喉部，基部有柔毛；花柱稍弯曲，长约 1cm，全被短柔毛，柱头大，盘状。果实由橙黄色转为橙红色至红色，圆形，直径 6 ~ 8mm。花期 5 ~ 7 月，果熟期 8 月。

分布

分布于我国西藏东部、四川西部（巴塘）、甘肃南部、云南西北部、陕西南部。

生境

生长于海拔 2700 ~ 4100m 的林下、林缘、河边、田边灌丛。

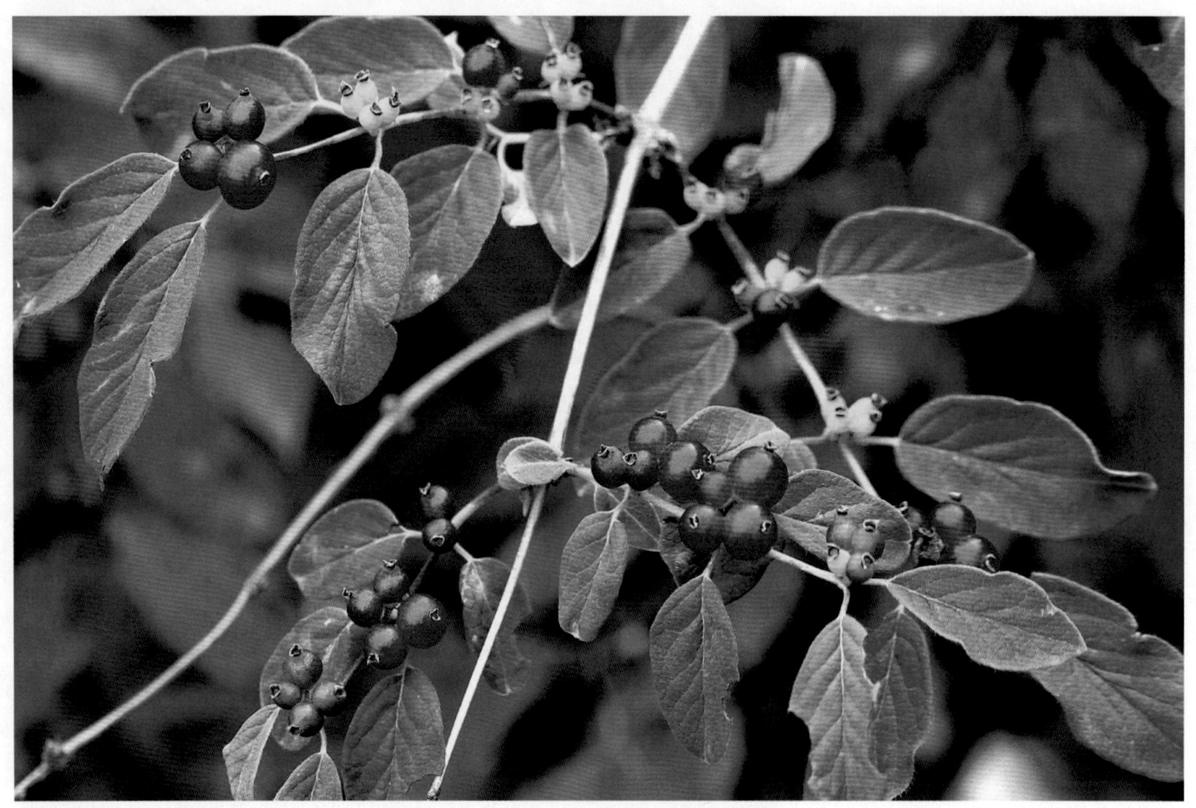

药材名

起象、奇兴、起相（ཅི་ཤིང་།）。

药用部位

果实、花、枝叶。

功能与主治

果实：用于肺病，眼病，“培根”病。枝叶：解热抗菌；用于肺炎，痢疾，毒疮，疔疮。

用量与用法

3 ~ 9g。

附注

《晶珠本草》在“树木类”的“果实类药物”中始载有“ཚི་ཤིང་།”（起象），言其果实为治肺门病、引吐“培根”病之药物，其为“一种灌木，树干低小，白色；叶细小，花小；果实成熟后红色，状如珊瑚，大小如豆，皮薄欲穿；枝条很柔软，人用来作牛鼻圈”。现代文献记载的“起象”的基原较为复杂，涉及忍冬科、菊科、藜科的多种植物，多以忍冬属（*Lonicera*）植物为正品，毛花忍冬 *L. trichosantha* Bur. et Franch. 为“起象”的基原之一。文献记载作为“起象”基原的其他同属植物尚有西藏忍冬 *L. thibetica* Bur. et Franch.（岩生忍冬 *L. rupicola* Hook. f. et Thoms.）、刺毛忍冬 *L. hispida* Pall. ex Roem. et Schult. var. *chaetocarpa* Batal. ex Rehd.（刚毛忍冬 *L. hispida* Pall. ex Roem. et Schult.）、察瓦龙忍冬 *L. tomentella* Hook. f. et Thoms. var. *tsarongensis* W. W. Smith 等。《四川藏标》以“岩生忍冬果 /ཚི་ཤིང་།/ 奇兴”之名收载了岩生忍冬 *L. rupicola* Hook. f. et Thoms.。《中国藏药植物资源考订》将忍冬属植物中果实红色的种类作为“起象”的正品，果实蓝黑色的种类作为类同品 [称“ཚི་ཤིང་རིགས།”（起象惹）]。除忍冬科植物外，文献记载青海、云南迪庆等地藏医习用的“起象”的基原尚有菊科植物两色帚菊 *Pertya discolor* Rehd.、针叶帚菊 *P. phylicoides* J. F. Jeffrey、单头帚菊 *P. monocephala* W. W. Smith 及藜科植物驼绒藜 *Ceratoides latens* (J. F. Gmel.) Reveal et Holmgren，这些种类的形态与古籍记载相差甚远，仅为局部地区习用的有类似功效的代用品。（参见“岩生忍冬”“刚毛忍冬”“单头帚菊”条）

也有文献认为，《晶珠本草》记载的“ཚི་ཤིང་།”（起象）的基原为小叶忍冬 *L. microphylla* Willd. ex Roem. et Schult.、红花忍冬 *L. syringantha* Maxim. [红花岩生忍冬 *L. rupicola* Hook. f. et Thoms. var. *syringantha* (Maxim.) Zabel] 等，又称“ཚི་ཤིང་འབྲས་བུ།”（奇兴折布），但其功能与主治和其他文献记载的“起象”有所不同。（参见“红花岩生忍冬”“柳叶忍冬”条）

另外，《四部医典》中记载“འབང་མ།”（旁玛）为清心热、治妇女病之药物；《蓝琉璃》言其分为白（果实红色）、黑（果实黑色）2 类；《晶珠本草》将“旁玛”也归于“果实类药物”中，但与“起象”分别列出，并指出其与“起象”不同。也有现代文献认为小叶忍冬 *L. microphylla* Willd. ex Roem. et Schult.、金银忍冬 *L. maackii* (Rupr.) Maxim.、越桔叶忍冬 *L. myrtillus* Hook. f. et Thoms. 等为“旁玛”的基原，其功能与主治和“奇兴折布”相似。四川甘孜藏医还以太白忍冬 *L. taipeiensis* Hsu et J. Wang、微毛忍冬 *L. cyanocarpa* Franch.、理塘忍冬 *L. litangensis* Batal.、西藏忍冬 *L. thibetica* Bur. et Franch.（岩生忍冬 *L. rupicola* Hook. f. et Thoms.）等作“旁玛”使用。（参见“理塘忍冬”条）

淡红忍冬

Lonicera acuminata Wall.

忍冬科（Caprifoliaceae） 忍冬属（*Lonicera*）

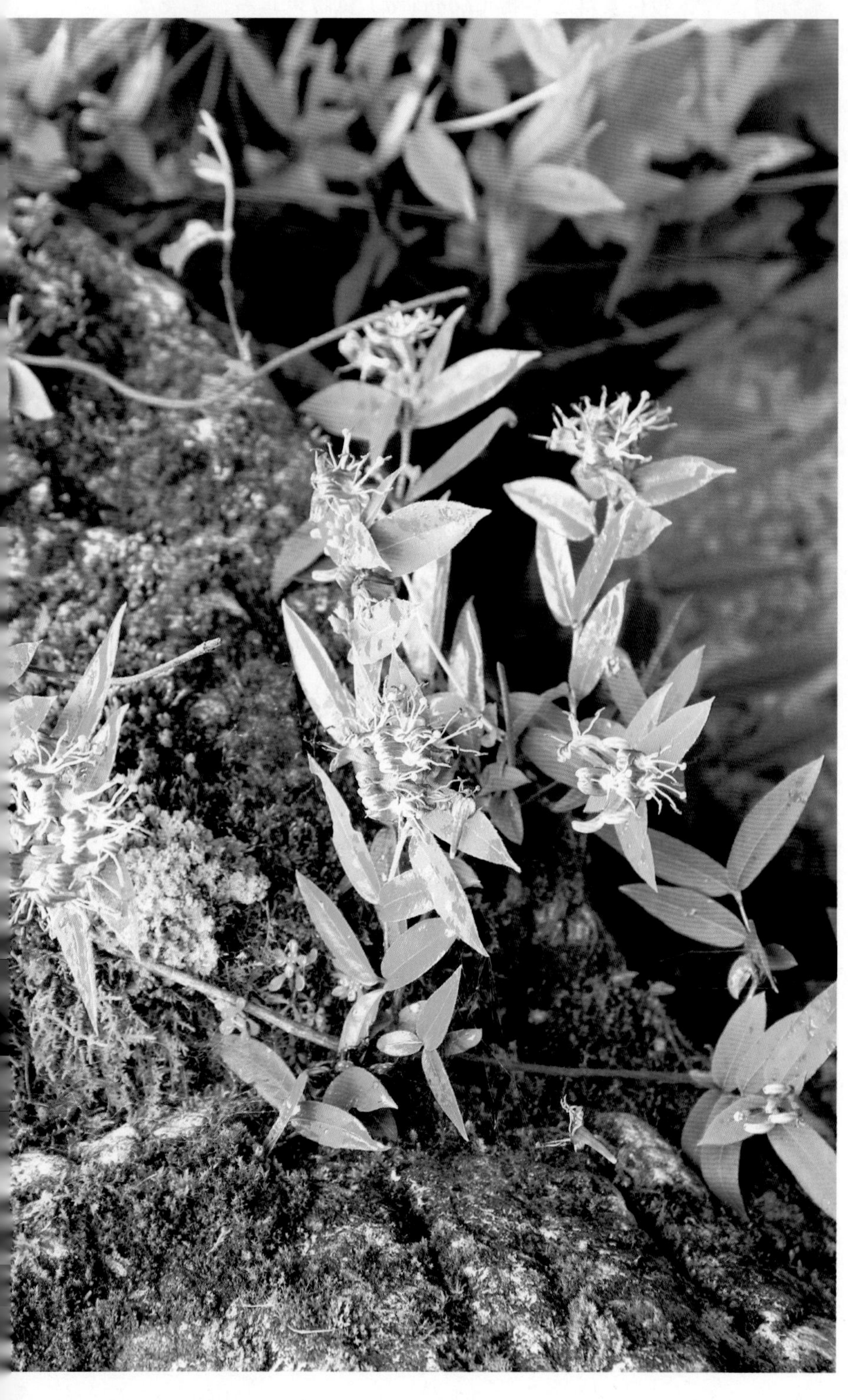

形态

落叶或半常绿藤本，幼枝、叶柄和总花梗均被疏或密、通常卷曲的棕黄色糙毛或糙伏毛，有时夹杂开展的糙毛和微腺毛，或仅在着生花的小枝先端有毛，更或全部无毛。叶薄革质至革质，卵状矩圆形、矩圆状披针形至条状披针形，长 4 ~ 8.5（~ 14）cm，先端渐尖至短尖，基部圆形至近心形，有时宽楔形或截形，两面被疏或密的糙毛或至少上面中脉被棕黄色短糙伏毛，有缘毛；叶柄长 3 ~ 5mm。双花于小枝先端集合成近伞房状花序或单生于小枝上部叶腋，总花梗长 4 ~ 18（~ 23）mm；苞片钻形，比萼筒短或略长，有少数短糙毛或无毛；小苞片宽卵形至倒卵形，长为萼筒的 1/3 ~ 2/5，先端钝或圆，有时微凹，有缘毛；萼筒椭圆形或倒壶形，长 2.5 ~ 3mm，无毛或有短糙毛，萼齿卵形、卵状披针形至狭披针形或有时狭三角形，长为萼筒的 1/4 ~ 2/5，边缘无毛或有疏或密的缘毛；花冠黄白色而有红晕，漏斗状，长 1.5 ~ 2.4cm，外面无毛或有开展或半开展的短糙毛，有时有细腺毛，唇形，花冠筒长 9 ~ 12mm，与唇瓣等长或略长，内面有短糙毛，基部有囊，上唇直立，裂片圆卵形，下唇反曲；雄蕊略高出花冠，花药长 4 ~ 5mm，约为花丝的 1/2，花丝基部有短糙毛；花柱除先端外均有糙毛。果实蓝黑色，卵圆形，直径 6 ~ 7mm；种子椭圆形至矩圆形，稍扁，长 4 ~ 4.5mm，有细凹点，两面中部各有 1 凸起的脊。花期 6 月，果熟期 10 ~ 11 月。

分布

分布于我国西藏东南部至南部、四川、甘肃东南部、陕西南部、云南东北部至西北部及西部、贵州、湖北、湖南、江西、安徽、浙江、广东、广西、福建、台湾等。菲律宾，以及喜马拉雅东部至苏门答腊岛、爪哇岛、巴厘岛也有分布。

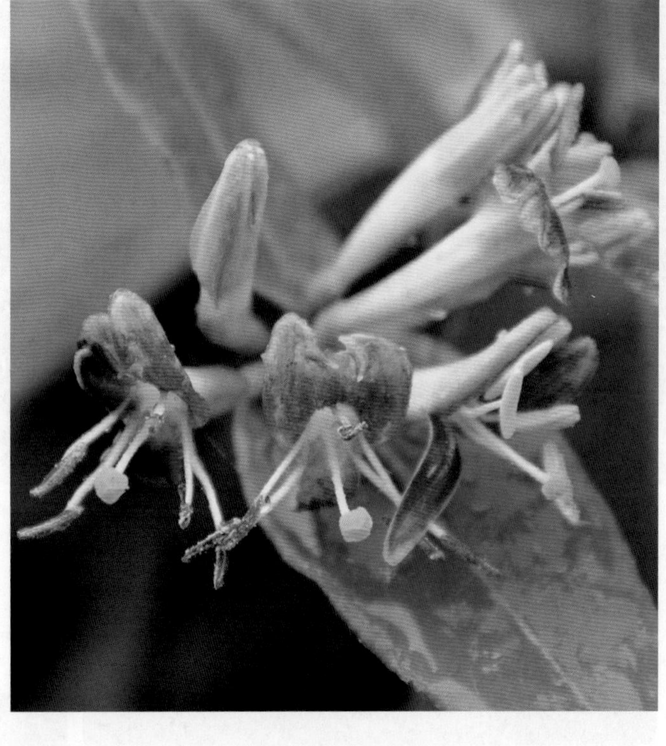

生境

生长于海拔（500 ~ ）1000 ~ 3200m 的山坡和山谷林中、林间空旷地、灌丛中。

药材名

起象、奇兴、起相（ཁྲི་ཤིང་།）。

药用部位

果实、枝叶。

功能与主治

果实：润肺，止咳，化痰；用于肺部疾病，“培根”病。枝叶：清热解毒；用于肺炎，痢疾，疮痈。

用量与用法

3 ~ 9g。

附　注

《晶珠本草》记载有“ཁྲི་ཤིང་།”（起象），言其果实为治肺门病、引吐“培根”病之药物。现代文献记载的“起象”的基原较为复杂，涉及忍冬科忍冬属（*Lonicera*）的 10 余种植物以及菊科、藜科的多种植物，多以忍冬属植物为“起象”正品。文献记载，淡红忍冬 *L. acuminata* Wall. 为“起象”的基原之一。《四川藏标》以“岩生忍冬果 ཁྲི་ཤིང་། 奇兴”之名收载了岩生忍冬 *L. rupicola* Hook. f. et Thoms.（西藏忍冬 *L. thibetica* Bur. et Franch.），规定以其果实入药。《中国藏药植物资源考订》记载忍冬属植物中果实红色的种类为“起象”的正品，其他果实蓝黑色的种类为类同品，统称为“ཁྲི་ཤིང་རིགས།”（起象惹）。（参见“毛花忍冬”“岩生忍冬”条）

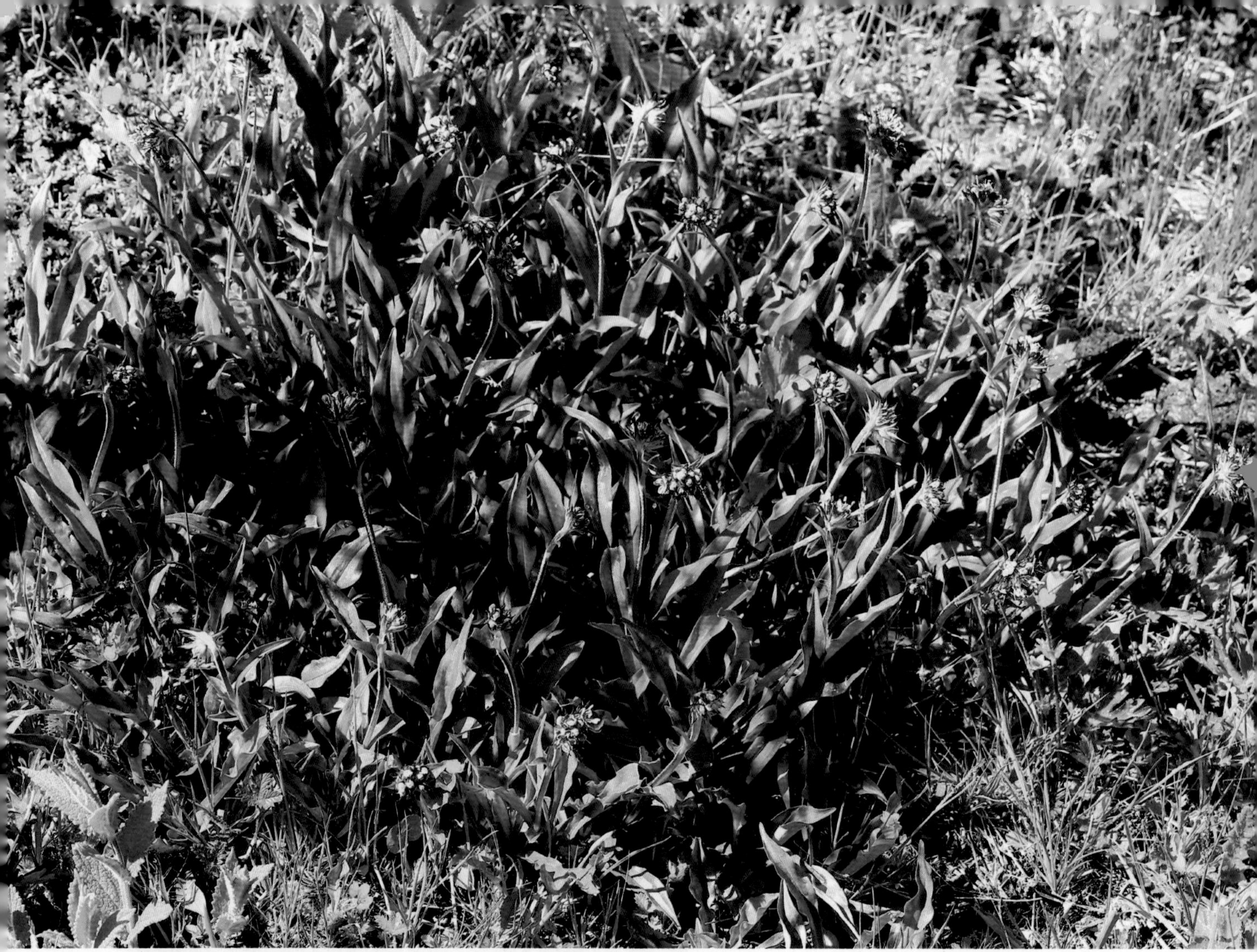

匙叶甘松

Nardostachys jatamansi (D. Don) DC.

败酱科（Valerianaceae） 甘松属（*Nardostachys*）

形态

多年生草本，高5 ~ 50cm。根茎木质、粗短，直立或斜升，下面有粗长主根，密被叶鞘纤维，有烈香。叶丛生，长匙形或线状倒披针形，长3 ~ 25cm，宽0.5 ~ 2.5cm，主脉平行三出，无毛或微被毛，全缘，先端钝渐尖，基部渐窄而为叶柄，叶柄与叶片近等长；花茎旁出，茎生叶1 ~ 2对，下部的椭圆形至倒卵形，基部下延成叶柄，上部的倒披针形至披针形，有时具疏齿，无柄。花序为聚伞形头状，顶生，直径1.5 ~ 2cm，花后主轴及侧轴常不明显伸长；花序基部有4 ~ 6披针形总苞，每花基部有窄卵形至卵形苞片1，与花近等长，小苞片2，较小；花萼5齿裂，果时常增大；花冠紫红色、钟形，基部略偏突，长4.5 ~ 9mm，裂片5，宽卵形至长圆形，长2 ~ 3.8mm，花冠筒外面多少被毛，里面有白毛；雄蕊4，与花冠裂片近等长，花丝具毛；子房下位，花柱与雄蕊近等长，柱头头状。瘦果倒卵形，长约4mm，被毛；宿萼不等5裂，裂片三角形至卵形，长1.5 ~ 2.5mm，先端渐尖，稀为突尖，具明显的网脉，被毛。花期6 ~ 8月。

分布

分布于我国青海南部（合作）、四川（康定、阿坝、雅江、甘孜地区、壤塘等）、西藏（昌都）、云南。印度，尼泊尔，不丹等地也有分布。

生境

生长于海拔 2600 ~ 5000m 的高山灌丛、沼泽草甸、河漫滩、山坡草地。

药材名

榜贝、邦贝、帮贝（སྤང་སྤོས།）。

药用部位

带根全草或根及根茎。

功能与主治

理气，醒脾，散寒，燥湿。用于寒湿内阻，心腹胀痛，瘟疫；外用于牙疳，龋齿，脚气浮肿。

用量与用法

2.5 ~ 6g。内服煎汤，或入丸、散剂。外用适量，研粉撒，或调敷患处。

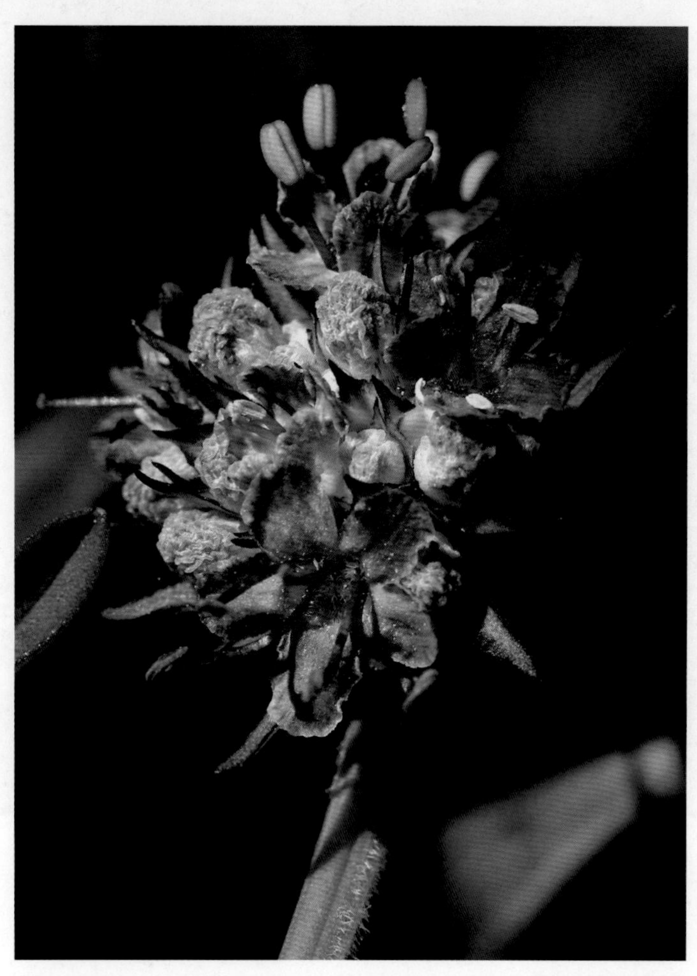

附注

《四部医典》《度母本草》《晶珠本草》等均记载有“སྤང་སྤོས།”（榜贝），言其为治宿热毒热、消肿胀之药物。据现代文献记载及实地调查显示，现藏医均以甘松 *N. chinensis* Bat.、匙叶甘松 *N. jatamansi* (D. Don) DC. 为正品，《部标藏药》（附录）及《藏标》中以“甘松 /སྤང་སྤོས།/ 榜贝”之名也收载了该 2 种。文献记载青海、甘肃藏医还用同科植物小缬草 *Valeriana tangutica* Bat. 作“榜贝”，又称“བྲག་སྤོས།”（扎贝、知贝），其功效与甘松 *N. chinensis* Bat. 相同；西藏昌都又称缬草 *V. officinalis* Linn. 为“སྤང་སྤོས་དཀར་པོ།”（榜贝嘎保），为地方习用品。（参见“缬草”“长序缬草”“毛果缬草”条）

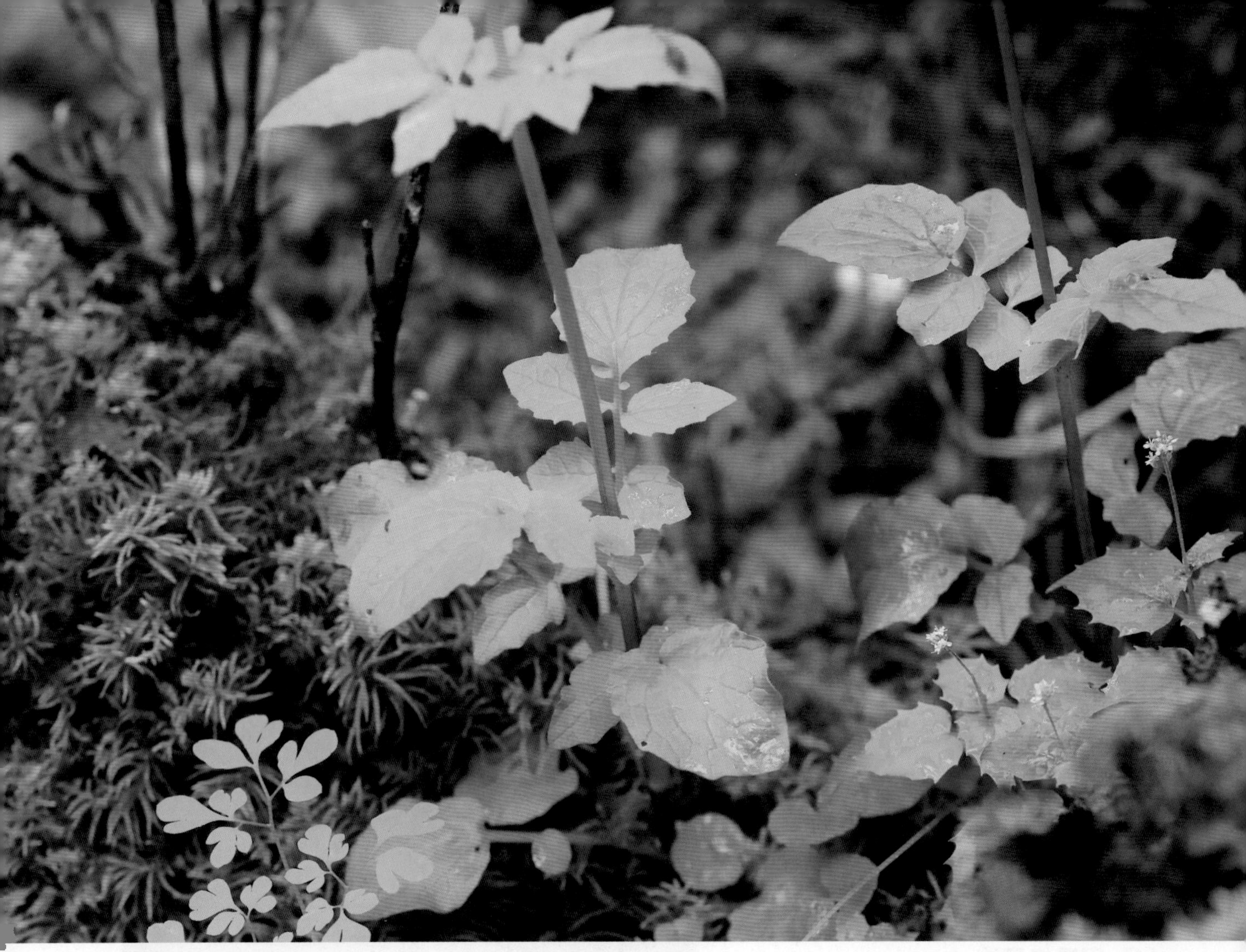

长序缬草

Valeriana hardwickii Wall.

败酱科（Valerianaceae）　缬草属（*Valeriana*）

形态

大草本，高 60 ~ 150cm。根茎短缩，呈块柱状。茎直立，粗壮，中空，外具粗纵棱槽，下部常被疏粗毛，向上除节部外渐光秃。基生叶多为 3 ~ 5（~ 7）羽状全裂或浅裂，稀有不分裂而为心形全叶的，羽裂时，顶裂片较侧裂片大，卵形或卵状披针形，长 3.5 ~ 7cm，宽 1.5 ~ 3cm，先端长渐尖，基部近圆形，边缘具齿，或全缘，两侧裂片依次稍小，疏离，叶柄细长；茎生叶与基生叶相似，向上叶渐小、柄渐短；全部叶多少被短毛。极大的圆锥状聚伞花序顶生或腋生；苞片线状钻形；小苞片三角状卵形，全缘或具钝齿，最上的小苞片长只及果实的一半或更短；花小，白色，花冠长 1.5 ~ 2.5（~ 3.5）mm，漏斗状扩张，裂片卵形，长为花冠长度的 1/2；雌、雄蕊常与花冠等长或稍伸出。果序极度延展，在成熟的植株上，常长达 50 ~ 70cm；瘦果宽卵形至卵形，长 2 ~ 2.5（~ 3）mm，宽 1 ~ 1.2mm，常被白色粗毛，也有光秃者。花期 6 ~ 8 月，果期 7 ~ 10 月。

分布

分布于我国西藏、云南、四川、贵州、湖北、湖南、江西、广东、广西。喜马拉雅山脉地区的不丹、尼泊尔、印度，以及缅甸、印度尼西亚等也有分布。

生境

生长于海拔 1000 ~ 3500m 的草坡、林缘、林下、溪边。

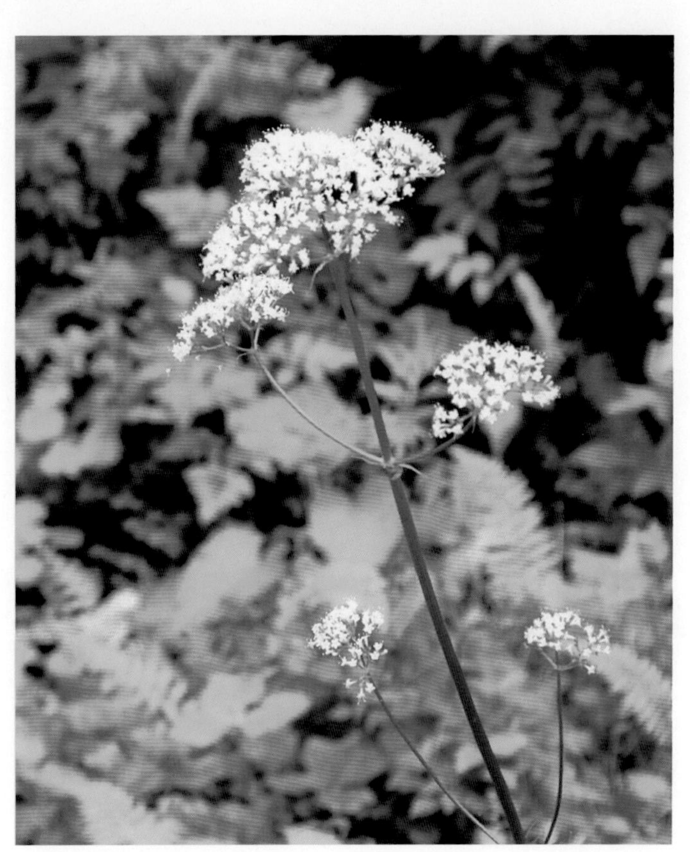

药材名

甲贝、贾贝、甲搏、加别（རྒྱ་སྤོས།），榜贝惹（སྤང་སྤོས་རིགས།），榜贝（སྤང་སྤོས།）。

药用部位

全草或根及根茎。

功能与主治

安神宁心，祛风止痛，解毒。用于心悸气短，失眠，腹胀，肋下胀痛，肺脓肿，关节疼痛，月经不调，漏经引起的体虚，食物中毒引起的发热，扁桃体肿大，疮疖溃烂。

用量与用法

2 ~ 5g。内服煎汤，或入丸、散剂。

附注

《四部医典》记载有“རྒྱ་སྤོས།”（甲贝），《鲜明注释》记载为“大卡热”；《晶珠本草》言“甲贝”的功效与甘松 [“སྤང་སྤོས།”（榜贝）] 相同，均为治宿热、毒热，消肿胀，并干涸四肢脓水之药物。现代文献记载的“甲贝”的基原涉及豆科草木犀属（*Melilotus*）、十字花科桂竹香属（*Cheiranthus*）、败酱科缬草属（*Valeriana*）、唇形科牛至属（*Origanum*）及牻牛儿苗科老鹳草属（*Geranium*）的多科多属多种植物，各地习用的种类不同，多以草木犀 *M. officinalis* (Linn.) Pall. 为正品，其他作为代用品。《部标藏药》以“草木樨 /རྒྱ་སྤོས།/ 甲贝”之名收载了草木犀 *M. officinalis* (Linn.) Pall.。文献记载的“甲贝”的基原还有长序缬草 *V. hardwickii* Wall.、缬草 *V. officinalis* L.、小缬草 *V. tangutica* Bat. 等。也有观点认为，缬草 *V. officinalis* L. 等的形态与古籍记载不符，应系误用，宜将该属植物作为“榜贝”的类似品使用，称之为“སྤང་སྤོས་རིགས།”（榜贝惹：榜贝类），西藏昌都藏医将缬草 *V. officinalis* L. 作为“榜贝”的类似品使用，称之为“སྤང་སྤོས་དཀར་པོ།”（榜贝嘎保）。（参见“草木犀”“缬草”“牛至”“甘青老鹳草”“匙叶甘松”条）

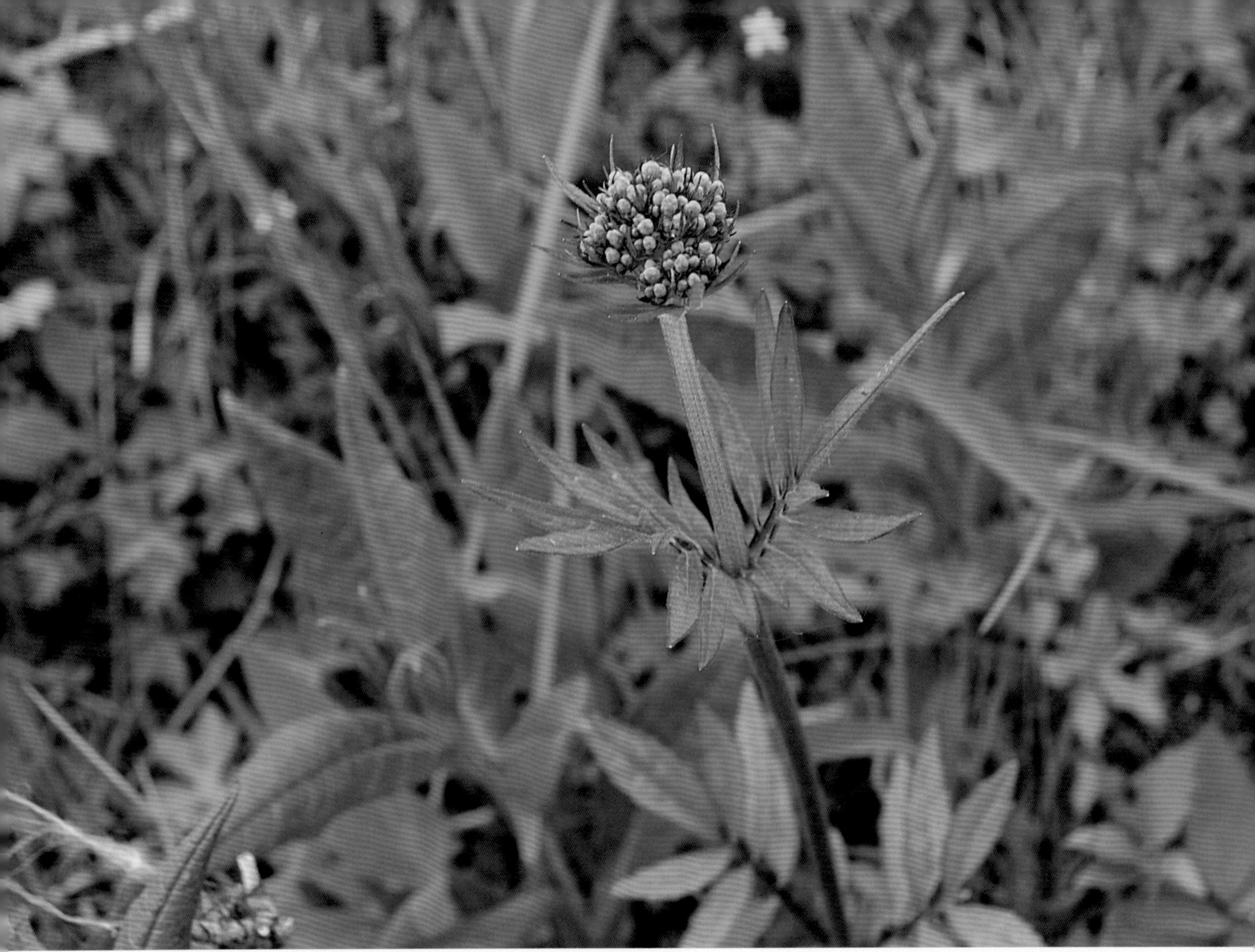

缬草

Valeriana officinalis Linn.

败酱科（Valerianaceae） 缬草属（*Valeriana*）

形态

多年生高大草本，高可达 1 ~ 1.5m。根茎粗短呈头状，须根簇生；茎中空，有纵棱，被粗毛，尤以节部为多，老时毛少。匍枝叶、基生叶和基部叶在花期常凋萎。茎生叶卵形至宽卵形，羽状深裂，裂片 7 ~ 11；中央裂片与两侧裂片近同形，同大小，但有时与第 1 对侧裂片合生成 3 裂状，裂片披针形或条形，先端渐窄，基部下延，全缘或有疏锯齿，两面及柄轴多少被毛。花序顶生，呈伞房状三出聚伞圆锥花序；小苞片中央纸质，两侧膜质，长椭圆状长圆形、倒披针形或线状披针形，先端芒状突尖，边缘多少有粗缘毛。花冠淡紫红色或白色，长 4 ~ 5（~ 6）mm，花冠裂片椭圆形，雌、雄蕊约与花冠等长。瘦果长卵形，长 4 ~ 5mm，基部近平截，光秃或两面被毛。花期 5 ~ 7 月，果期 6 ~ 10 月。

分布

分布于我国东北至西南的大部分地区。欧洲、亚洲西部也有分布。

生境

生长于海拔 4000m 的山坡草地、林下。

药材名

甲贝、贾贝、甲搏、加别（རྒྱ་སྤོས།），甲布嘎尔波（རྒྱ་སྤོས་དཀར་པོ།），榜贝嘎保（སྤང་སྤོས་དཀར་པོ།），榜贝惹（སྤང་སྤོས་རིགས།）。

药用部位

全草或根及根茎。

功能与主治

清热解毒，消肿敛脓。用于陈旧热，毒热，四肢水肿，脾病，瘟疫，急性腹痛，白喉。

用量与用法

2 ~ 5g。内服煎汤，或入丸、散剂。

附 注

《四部医典》等中记载有“རྒྱ་སྤོས།”（甲贝）；《蓝琉璃》记载“甲贝叶似葫芦巴，茎细长，花黄色，果像天蓝苜蓿”；《鲜明注释》名“大卡热”，言其“花黄色或紫色，……紫花有人认为系香薷”。《晶珠本草》记载“甲贝”的功效与甘松 [“སྤང་སྤོས།”（榜贝）] 相同，言二者均为治宿热毒热、消肿胀、干四肢脓水之药物。现代文献记载的“甲贝”的基原较为复杂，包括豆科草木犀属（*Melilotus*）、十字花科桂竹香属（*Cheiranthus*）、败酱科缬草属（*Valeriana*）、唇形科牛至属（*Origanum*）及牻牛儿苗科老鹳草属（*Geranium*）的多科多属多种植物，各地习用的种类不同，多以草木犀 *M. officinalis* (Linn.) Pall. 为正品，其他作为代用品。《部标藏药》以“草木犀 /རྒྱ་སྤོས།/ 甲贝”之名收载了草木犀 *M. officinalis* (Linn.) Pall.。据文献记载，缬草 *V. officinalis* Linn. 为“甲贝”的基原之一，其同属植物黑水缬草 *V. amurensis* Smir. ex Komarov（据《中国植物志》记载，该种在我国仅分布于黑龙江、吉林，故有学者疑是缬草 *V. officinalis* Linn. 的误定）、长序缬草 *V. hardwickii* Wall.、毛果缬草 *V. hirticalyx* L. C. Chiu、小缬草 *V. tangutica* Bat.（唐古特缬草）等也同样作“甲贝”使用。《藏药晶镜本草》（1995 年版）曾记载缬草 *V. officinalis* Linn. 为“རྒྱ་སྤོས་དཀར་པོ།”（甲布嘎尔波）的基原，2018 年版则记载“甲贝”的基原为小缬草 *V. tangutica* Bat.。《四川藏标》以“缬草 /རྒྱ་སྤོས་དཀར་པོ།/ 甲布嘎尔波”之名收载了缬草 *V. officinalis* Linn.，言其以全草入药，其功效与草木犀 *M. officinalis* (Linn.) Pall. 相似。《四部医典》《晶珠本草》等均记载有“སྤང་སྤོས།”（榜贝），言其为治宿热毒热、消肿胀之药物。据文献记载及实地调查，现藏医均以甘松 *Nardostachys chinensis* Bat.、匙叶甘松 *N. jatamansi* (D. Don) DC. 为“榜贝”的正品。西藏昌都还将缬草 *V. officinalis* Linn. 作“榜贝”的类似品使用，称“སྤང་སྤོས་དཀར་པོ།”（榜贝嘎保）。《中国藏药植物资源考订》认为缬草 *V. officinalis* Linn. 及长序缬草 *V. hardwickii* Wall. 的叶均为羽状深裂，果实也非豆荚，显然与古籍记载的形态不符，应系误用，宜作为“榜贝”的类似品，统称“སྤང་སྤོས་རིགས།”（榜贝惹，即榜贝类）。（参见“草木犀”“缬草”“长序缬草”“毛果缬草”“牛至”“甘青老鹳草”“匙叶甘松”条）

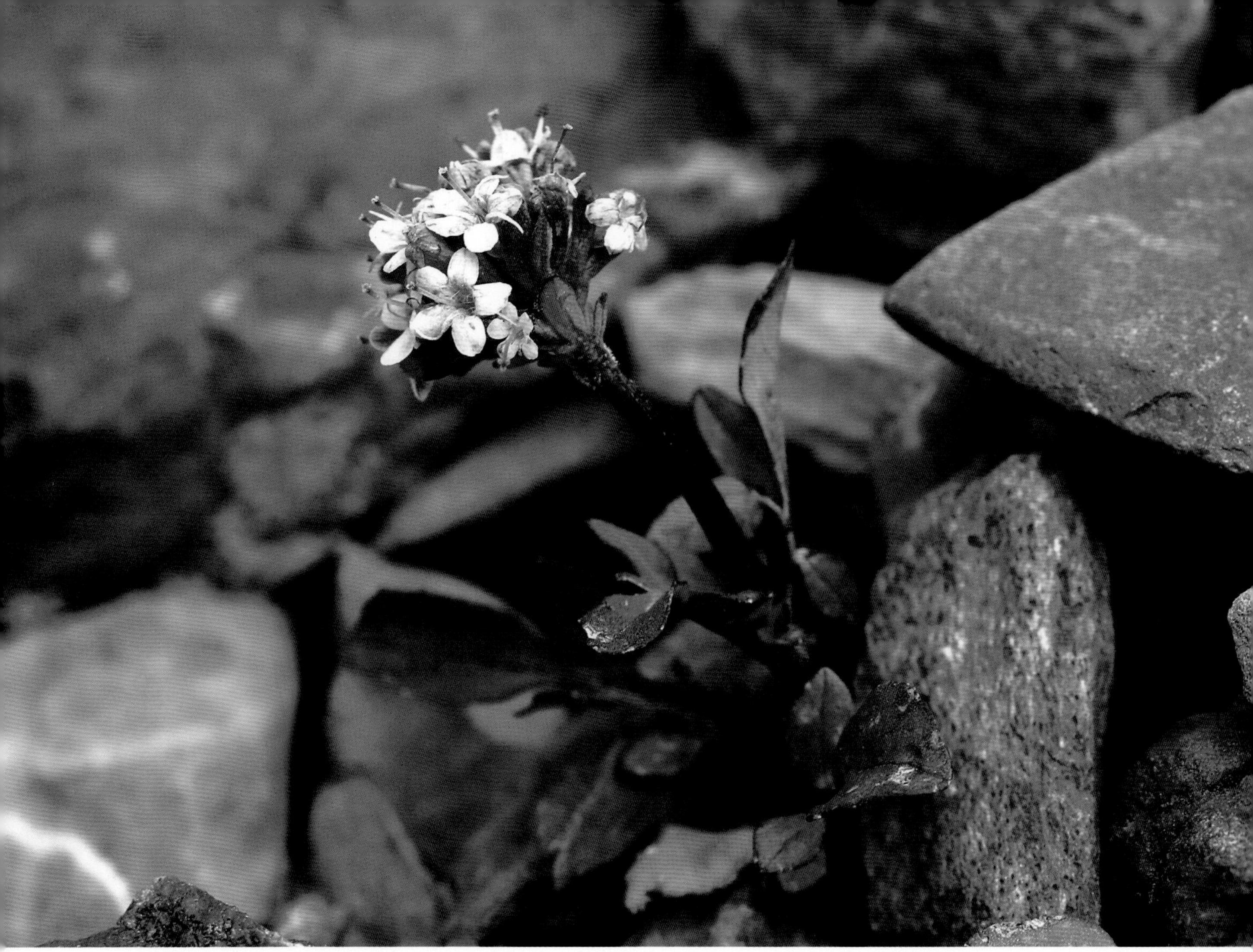

毛果缬草

Valeriana hirticalyx L. C. Chiu

败酱科（Valerianaceae）　缬草属（*Valeriana*）

形态

矮小草本，高（5 ～）10（～ 18）cm。根茎短而不明显，簇生许多带状须根。匍枝细长，节部具近膜质的鳞片，枝端簇生须带状不定根和匍枝叶，后者圆形，全缘，长、宽均为 4mm，柄长 1.5cm。茎直立，单生，在干标本上略呈红色，除节部具粗毛外，其余光秃或疏被粗毛。基生叶在干标本（花、果期）上未见；茎生叶 2（～ 3）对，倒卵形，长 1.5 ～ 3cm，宽 1 ～ 1.5cm，羽状分裂，裂度中等，不达中肋而形成宽为 1.5 ～ 2mm 的叶轴；裂片 3 ～ 9，长圆形至倒卵形，全缘，顶裂片长 1 ～ 1.5cm，宽 0.6 ～ 0.8cm，与最前的 1 对侧裂片挤生在一起，侧裂片与顶裂片同形，互相疏离，愈向叶柄基部愈小；叶柄宽，近膜质，最下 1 对叶柄的长度常为叶长的 2 倍，向上渐短而至无柄，边缘有粗毛。聚伞花序头状，长、宽均约 1cm，顶生；小苞片匙形至披针形，近膜质；花冠红色，筒状，全长约 5mm，花冠裂片椭圆状长圆形，长约 2mm，筒部内侧具长柔毛。雌、雄蕊均伸出花冠之外；果序较花序稍疏展，长 3 ～ 4cm，宽 2 ～ 3cm。瘦果椭圆状卵形，长 3.5 ~ 4mm，最宽处约 2mm，两面均密被粗长毛，冠毛粗长，长为果实长的 1 倍或更长；小苞片稍短于成熟的果实。花期 7 ~ 8 月，果期 8 ~ 9 月。

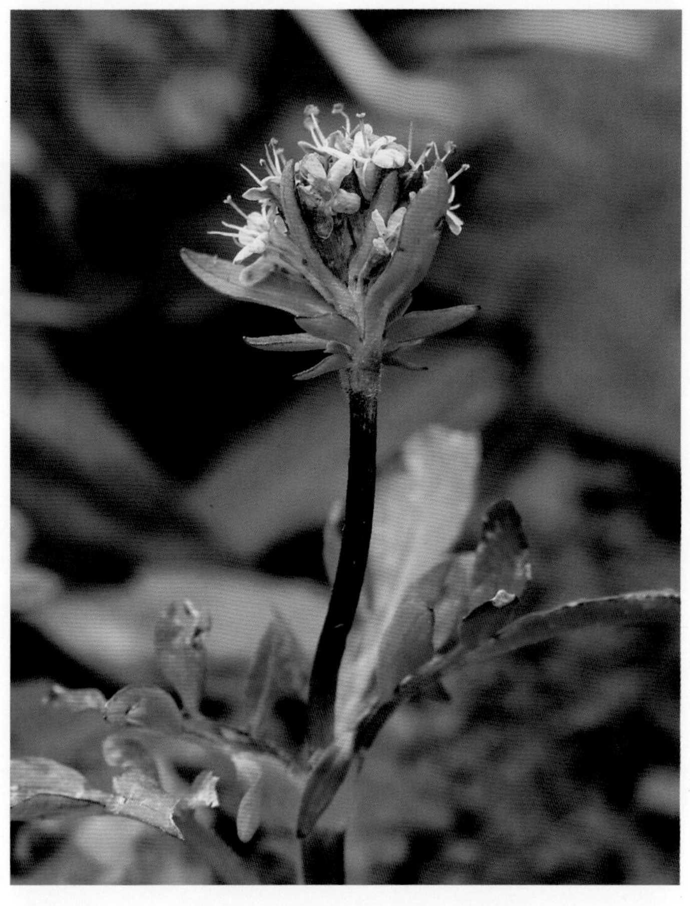

分布

分布于我国青海东北部、东部和南部，西藏东北部（当雄、索县）。

生境

生长于海拔 4100 ~ 4300m 的灌丛、草坡、河滩石砾地。

药材名

札贝（ཟྭག་སྤོས།），榜贝惹（སྤང་སྤོས་རིགས།）。

药用部位

全草。

功能与主治

清热解毒，消散肿胀，接骨托脓。用于流行性感冒，骨折，痈疖肿毒。

用量与用法

2 ~ 5g。内服煎汤，或入丸、散剂。外用适量。

附 注

《四部医典》《度母本草》《晶珠本草》等古籍均记载有“སྤང་སྤོས།”（榜贝），言其为治宿热毒热、消肿胀之药物。《四部医典》等另记载有“རྒྱ་སྤོས།”（甲贝）；《晶珠本草》言其功效与甘松 [“སྤང་སྤོས།”（榜贝）] 相同。据现代文献记载，现藏医所用“榜贝”均以败酱科植物甘松 *Nardostachys chinensis* Batal.、匙叶甘松 *N. jatamansi* (D. Don) DC. 为正品；而“甲贝”的基原较为复杂，涉及豆科草木犀属（*Melilotus*）、十字花科桂竹香属（*Cheiranthus*）、败酱科缬草属（*Valeriana*）、唇形科牛至属（*Origanum*）及牻牛儿苗科老鹳草属（*Geranium*）等多科多属多种植物，各地习用的种类不同，多以草木犀 *M. officinalis* (Linn.) Pall. 为正品，其他植物作为代用品。据文献记载，西藏昌都又称缬草 *V. officinalis* Linn. 为“སྤང་སྤོས་དཀར་པོ།”（榜贝嘎保），为地方习用品，小缬草 *V. tangutica* Bat.、毛果缬草 *V. hirticalyx* L. C. Chiu 为“榜贝”或“甲贝”的类似品，又称“ཟྭག་སྤོས།”（扎贝、知贝）、“སྤང་སྤོས་རིགས།”（榜贝惹，“榜贝类”之意）。（参见“匙叶甘松”“缬草”条）

刺续断

Morina nepalensis D. Don

川续断科（Dipsacaceae）　刺续断属（*Morina*）

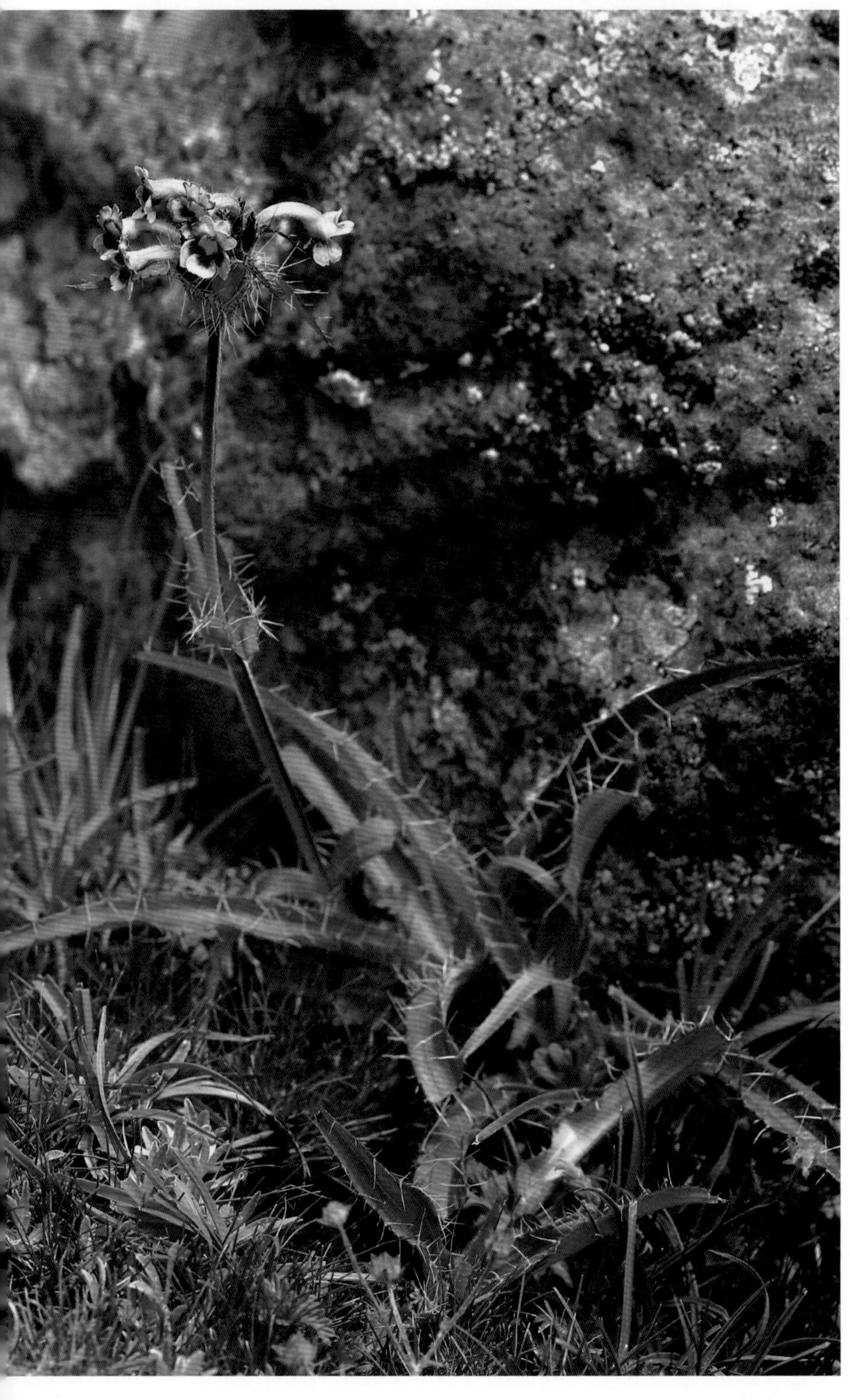

形态

多年生草本。茎单一或2 ~ 3分枝，高（10 ~ ）20 ~ 50cm，上部疏被纵列柔毛。基生叶线状披针形，长10 ~ 20cm，宽0.5 ~ 1.2cm，先端渐尖，基部渐狭，呈鞘状抱茎，边缘有疏刺毛，两面光滑，叶脉明显；茎生叶对生，2 ~ 4对，长圆状卵形至披针形，向上渐小，边缘具刺毛。花茎从基生叶叶旁生出。假头状花序顶生，直径3 ~ 5cm，具花10 ~ 20，枝下部近顶处的叶腋中间有少数花存在；总苞片4 ~ 6对，坚硬，长卵形至卵圆形，渐尖，向上渐小，边缘具多数黄色硬刺，基部更多；小总苞钟状，无柄，长8 ~ 10mm，脉明显，先端平截，被长柔毛，并具长短不一的齿刺15或更多；花萼筒状，下部绿色，上部边缘紫色，或全部紫色，长7 ~ 9mm，裂口甚大，达花萼的一半，边缘具长柔毛及齿刺，齿刺通常5，有时可达10或更多，排列不规则；花冠红色或紫色，直径7 ~ 9mm，不整齐，稍近左右对称，花冠管直径约 3mm，长 2 ~ 2.5mm，外弯，被长柔毛，裂片 5，倒心形，长 3 ~ 4mm，先端凹陷；雄蕊 4，二强，花丝较短，着生于花冠喉部；花柱高出雄蕊，柱头头状。果实柱形，长 4 ~ 6mm，蓝褐色，被短毛，具皱纹，先端斜截形。花期 6 ~ 8 月，果期 7 ~ 9 月。

分布

分布于我国西藏东部及中部（林周等）、四川西部、云南西北部。印度、尼泊尔也有分布。

生境

生长于海拔 3200 ~ 4000m 的山坡草地。

药材名

江才、江策、息才尔（སྒང་ཚེར།），江才嘎保、将刺嘎保、江策嘎保、江刺嘎博、江采尔嘎博（སྒང་ཚེར་དཀར་པོ།）。

药用部位

地上部分（幼嫩全草、根）。

功能与主治

催吐，健胃。用于“培根”之消化不良，胃病，关节痛，腰痛，小便失禁，眩晕及口眼歪斜；外用于疖疮，创伤化脓，痞瘤等。

用量与用法

2 ~ 5g。内服煎汤，或入丸、散剂。外用适量。

附注

《四部医典》《蓝琉璃》《药名荟萃》等均记载有“སྒང་ཚེར།”（江才），言其为催吐（引吐“培根”病）及愈疮之药物。《蓝琉璃》言“江才”分白、黑及副品 3 类；《晶珠本草》记载“江才”分白［“སྒང་ཚེར་དཀར་པོ།”（江才嘎保）］、黑［“སྒང་ཚེར་ནག་པོ།”（江才那保）］两大类，其中白者有“山川河滩皆生，茎……直立，花白色”和“山生，贴在地面，长不过两指”2 种，黑者有“无茎（花红色）”和“有茎（花如马鬃）”2 种，实为 4 种。“江才”系多种茎叶有刺毛的植物的总称，各古籍均记载“江才”的叶“缺裂有刺、叶裂被刺或叶缘锯齿状带刺”。现代文献记载的“江才”的基原极为复杂，包括川续断科刺续断属（*Morina*）和菊科飞廉属（*Carduus*）、蓟属（*Cirsium*）、黄缨菊属（*Xanthopappus*）、刺头菊属（*Cousinia*）等的多种植物，多以刺续断属植物为白者（江才嘎保），其他属植物为黑者（江才那保）。刺续断 *M. nepalensis* D. Don 为白者（江才嘎保）的基原之一。《部标藏药》以“刺参 /སྒང་ཚེར་དཀར་པོ།/ 江才嘎保”之名收载了白花刺参 *M. alba* Hand.-Mazz.[*M. nepalensis* D. Don var. *alba* (Hand.-Mazz.) Y. C. Tang]、圆萼刺参 *M. chinensis* (Bat.) Diels、青海刺参 *M. kokonorica* Hao。《部标藏药》以“飞廉 /སྒང་ཚེར་ནག་པོ།/ 江才尔那布”之名收载了菊科植物飞廉 *Carduus crispus* L.（丝毛飞廉）。（参见“青海刺参”“白花刺参”“葵花大蓟”“丝毛飞廉”条）

 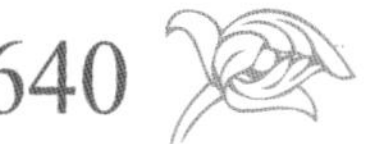

白花刺参

Morina nepalensis D. Don var. *alba* (Hand.-Mazz.) Y. C. Tang

川续断科（Dipsacaceae） 刺续断属（*Morina*）

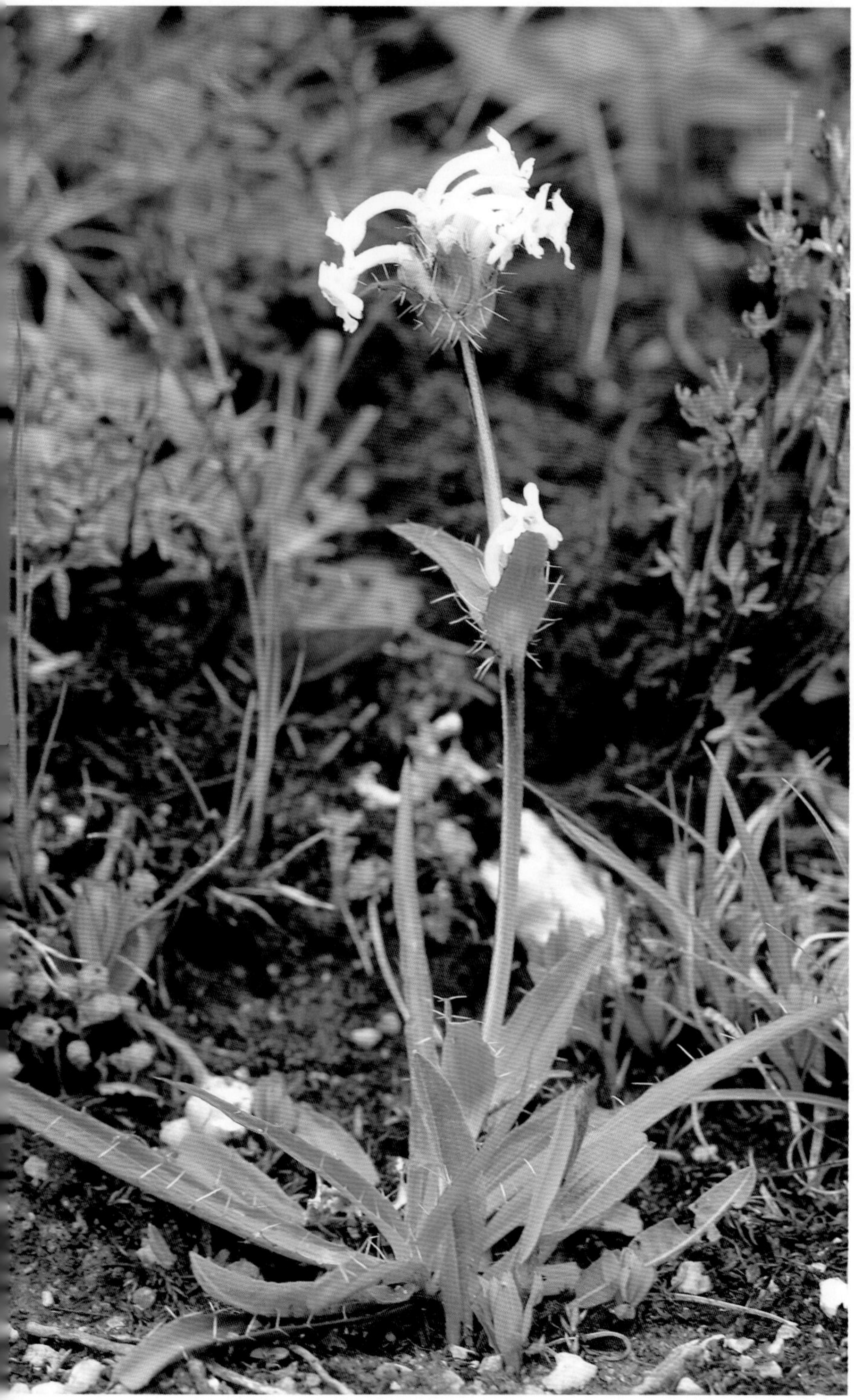

形态

多年生草本。茎单一或2～3分枝，高10～40cm，上部疏被纵列柔毛。基生叶线状披针形，长10～20cm，宽5～9mm，先端渐尖，基部渐狭，呈鞘状抱茎，边缘有疏刺毛，两面光滑，叶脉明显；茎生叶对生，2～4对，长圆状卵形至披针形，向上渐小，边缘具刺毛。花茎从基生叶旁生出。假头状花序顶生，直径3～5cm，含超过10花，有时达20，枝下部近顶处的叶腋中间有少数花存在；总苞片4～6对，坚硬，长卵形至卵圆形，渐尖，向上渐小，边缘具多数黄色硬刺，基部更多；小总苞钟形，无柄，长8～10mm，脉明显，先端平截，被长柔毛，并具长短不一的齿刺15条以上；花萼筒状，绿色，长5～8mm，裂口甚大，达花萼的一半，边缘具长柔毛及齿刺，齿刺数目一般为5，有时可达10以上，排列不规则；花冠白色，直径7～9mm，不整齐，稍近左右对称，花冠管直径约3mm，长 2 ~ 2.5mm，外弯，被长柔毛，裂片 5，倒心形，长 3mm，先端凹陷；雄蕊 4，二强，花丝较短，着生于花冠喉部；花柱高出雄蕊，柱头头状。果实柱形，长 4 ~ 6mm，蓝褐色，被短毛，具皱纹，先端斜截形。花期 6 ~ 8 月，果期 7 ~ 9 月。

分布

分布于我国西藏东部及中部、云南西部及北部、四川西部及中部、青海南部、甘肃东南部。

生境

生长于海拔 3000 ~ 4000m 的山坡、草甸、林下。

药材名

江才、江策（སྒང་ཚེར།），江才嘎保、将刺嘎保、江策嘎保（སྒང་ཚེར་དཀར་པོ།），齐才（ཅི་ཚེར།）。

药用部位

地上部分、根、幼嫩全草。

功能与主治

催吐，健胃。用于“培根”之消化不良，胃病，关节痛，腰痛，小便失禁，眩晕及口眼歪斜；外用于疖疮，创伤化脓，痞瘤等。

用量与用法

2 ~ 5g。内服煎汤，或入丸、散剂。外用适量。

附注

《晶珠本草》等记载有“སྒང་ཚེར།”（江才），言其为引吐“培根”病之药物，且分为黑[“སྒང་ཚེར་ནག་པོ།”（江才那保、将刺那布）]、白[“སྒང་ཚེར་དཀར་པོ།”（江才嘎保）] 2 种。“江才”是多种茎叶有刺毛的植物的总称，现代文献记载的“江才”的基原极为复杂，包括川续断科刺续断属（*Morina*）及菊科飞廉属（*Carduus*）、蓟属（*Cirsium*）、黄缨菊属（*Xanthopappus*）、刺头菊属（*Cousinia*）等属的 10 余种植物；但不同文献对白者、黑者的基原有不同观点，多认为刺续断属为白者（江才嘎保）的基原，其他属植物为黑者的基原。据文献记载，白花刺参 *M. nepalensis* D. Don var. *alba* (Hand.-Mazz.) Y. C. Tang 为白者（江才嘎保）的基原之一，《部标藏药》以“刺参 /སྒང་ཚེར་དཀར་པོ།/ 江才嘎保”之名收载了白花刺参 *M. alba* Hand.-Mazz.、圆萼刺参 *M. chinensis* (Bat.) Diels、青海刺参 *M. kokonorica* Hao。也有文献记载白者的基原还包括菊科植物飞廉 *Carduus nutans* L.（丝毛飞廉）、刺飞廉 *Carduus acanthoides* L.（节毛飞廉）、绵刺头菊 *Cousinia thomsonii* C. B. Clarke（毛苞刺头菊）等，但《部标藏药》以“飞廉 /སྒང་ཚེར་ནག་པོ།/ 江才尔那保”（黑者）之名收载了飞廉 *Carduus crispus* L.（丝毛飞廉）。（参见“圆萼刺参”“刺续断”“葵花大蓟”“丝毛飞廉”条）

《中国植物志》记载的“白花刺参”的拉丁学名为 *M. nepalensis* D. Don var. *alba* (Hand.-Mazz.) Y. C. Tang，将 *M. alba* Hand.-Mazz. 作为其异名；*Carduus crispus* L. 的中文名为“丝毛飞廉”。

圆萼刺参

Morina chinensis (Bat.) Diels

川续断科（Dipsacaceae） 刺续断属（*Morina*）

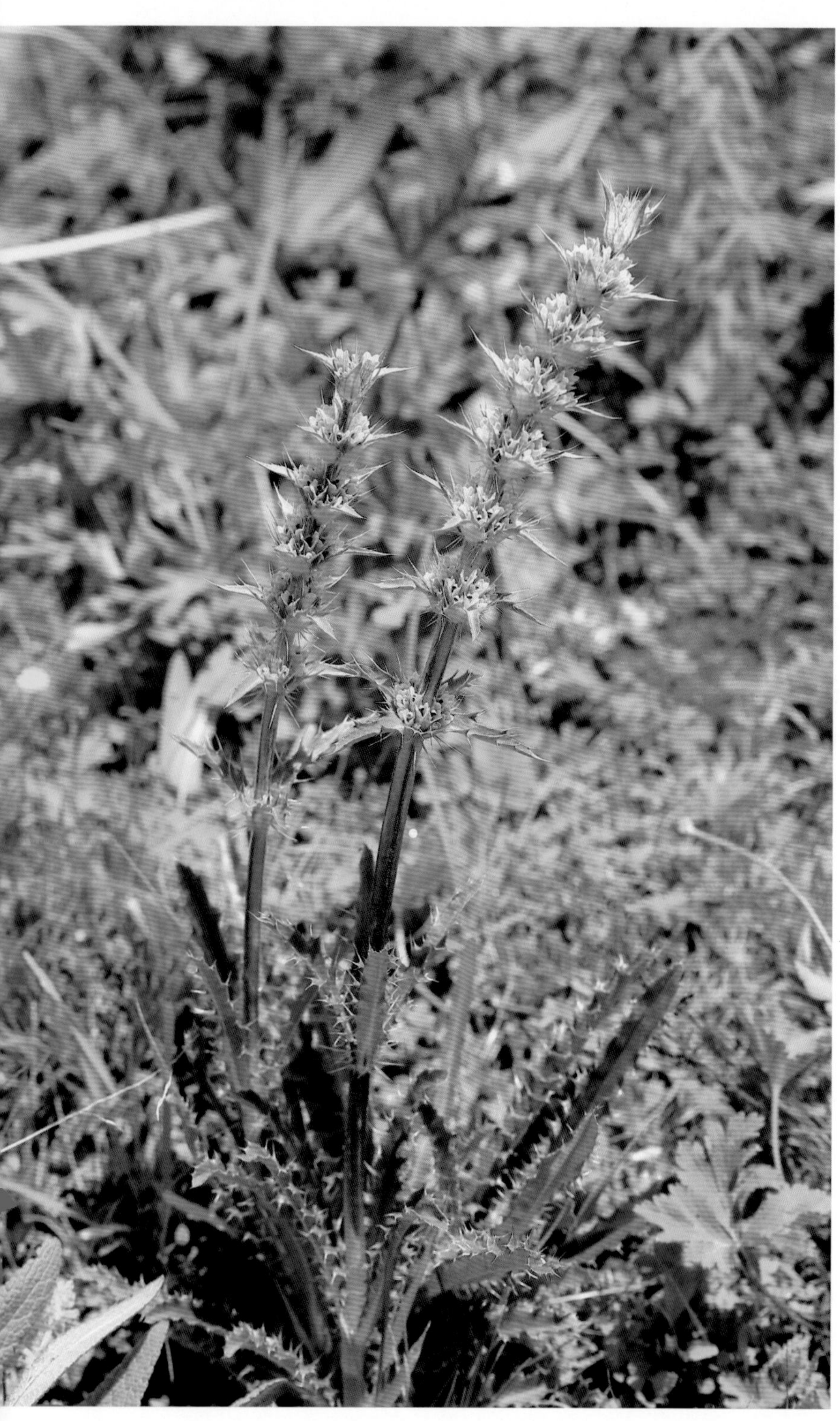

形态

多年生草本。根粗壮，通常不分枝或在下部有细小分枝。茎高（15 ~ ）20 ~ 50（ ~ 70）cm，有明显的纵沟，下部光滑，紫色，上部通常带紫色，被白色绒毛，在基部常留有褐色纤维状残叶。基生叶 6 ~ 8，簇生，线状披针形，长 10 ~ 20（ ~ 25）cm， 宽 1 ~ 1.5（ ~ 2）cm，质较坚硬，先端渐尖，基部下延抱茎，边缘具不整齐的浅裂片，裂片近三角形，裂至中脉的 1/2，边缘有 3 ~ 9 硬刺，上面深绿色，下面浅绿色，光滑，中脉明显；花茎从叶丛中生出；茎生叶与基生叶相似，但较短，长 5 ~ 15cm，4 ~ 6（通常 4）叶轮生，2 ~ 3 轮，向上渐小，裂片边缘具硬刺。轮伞花序顶生，具 6 ~ 9 节，紧密穗状，花后各轮疏离，每轮有总苞片 4，总苞片叶状，长卵形，渐尖，长 2.5 ~ 3.5cm，边缘具密集的刺，基部更多；小总苞隐藏于总苞内，钟形，长 1 ~ 1.4cm，先端平截，边缘有10余条硬刺，长短不等，通常2条较长，可达6mm，基部有柄，外面疏被长柔毛；花萼露出总苞约3mm，草质，二唇形，长（6～）8～10mm，每唇片先端2裂，裂片钝圆，先端无刺尖，脉明显，外面光滑，内面被绒毛，基部具髯毛；花冠二唇形，短于花萼，长6～7mm，淡绿色，上唇2裂，下唇3裂，疏被柔毛；雄蕊4，上面2能育，贴生于花冠管上部，下面2退化，着生于花冠管基部，花药不外露；花柱稍长于雄蕊，柱头头状。瘦果长圆形，长2～3mm，褐色，表面有皱纹，先端斜截形，具宿存花萼，藏于小总苞内。花期7～8月，果期9月。

分布

分布于我国甘肃中部、青海南部、四川西部、内蒙古西部。

生境

生长于海拔2800～4000m的高山草坡、灌丛。

药材名

江才、江策、息才尔（སྤང་ཚེར།），江才嘎保、将刺嘎保、江策嘎保、江刺嘎博、江莱尔嘎博（སྤང་ཚེར་དཀར་པོ།），江才那保、江策那保、凶泽拿不（སྤང་ཚེར་ནག་པོ།），齐才（ཟྀ་ཚེར།）。

药用部位

地上部分（幼嫩全草）、根。

功能与主治

催吐，健胃。用于“培根”之消化不良，胃病，关节痛，腰痛，小便失禁，眩晕及口眼歪斜；外用于疖疮，创伤化脓，痞瘤等。

用量与用法

2～5g。内服煎汤，或入丸、散剂。外用适量。

附注

《四部医典》《蓝琉璃》《晶珠本草》等均记载“སྤང་ཚེར།”（江才）为引吐“培根”病之药物，《晶珠本草》言其分为黑[“སྤང་ཚེར་ནག་པོ།”（江才那保）]、白[“སྤང་ཚེར་དཀར་པོ།”（江才嘎保）]2种。“སྤང་ཚེར།”（江才）是多种来源于茎叶有刺毛的植物的药材的总称。现代文献记载的“江才”类的基原极为复杂，包括川续断科刺续断属（*Morina*）、菊科飞廉属（*Carduus*）等的多科多属多种植物。不同文献对白者、黑者的基原有不同观点，多认为刺续断属植物为白者（江才嘎保）的基原。《部标藏药》以“刺参/སྤང་ཚེར་དཀར་པོ།/江才嘎保”之名收载了白花刺参 *M. alba* Hand.-Mazz.[*M. nepalensis* D. Don var. *alba* (Hand.-Mazz.) Y. C. Tang]、圆萼刺参 *M. chinensis* (Bat.) Diels、青海刺参 *M. kokonorica* Hao。四川德格藏医也将圆萼刺参 *M. chinensis* (Bat.) Diels 作“江才”的黑者（江才那保）使用。（参见“青海刺参”“白花刺参”条）

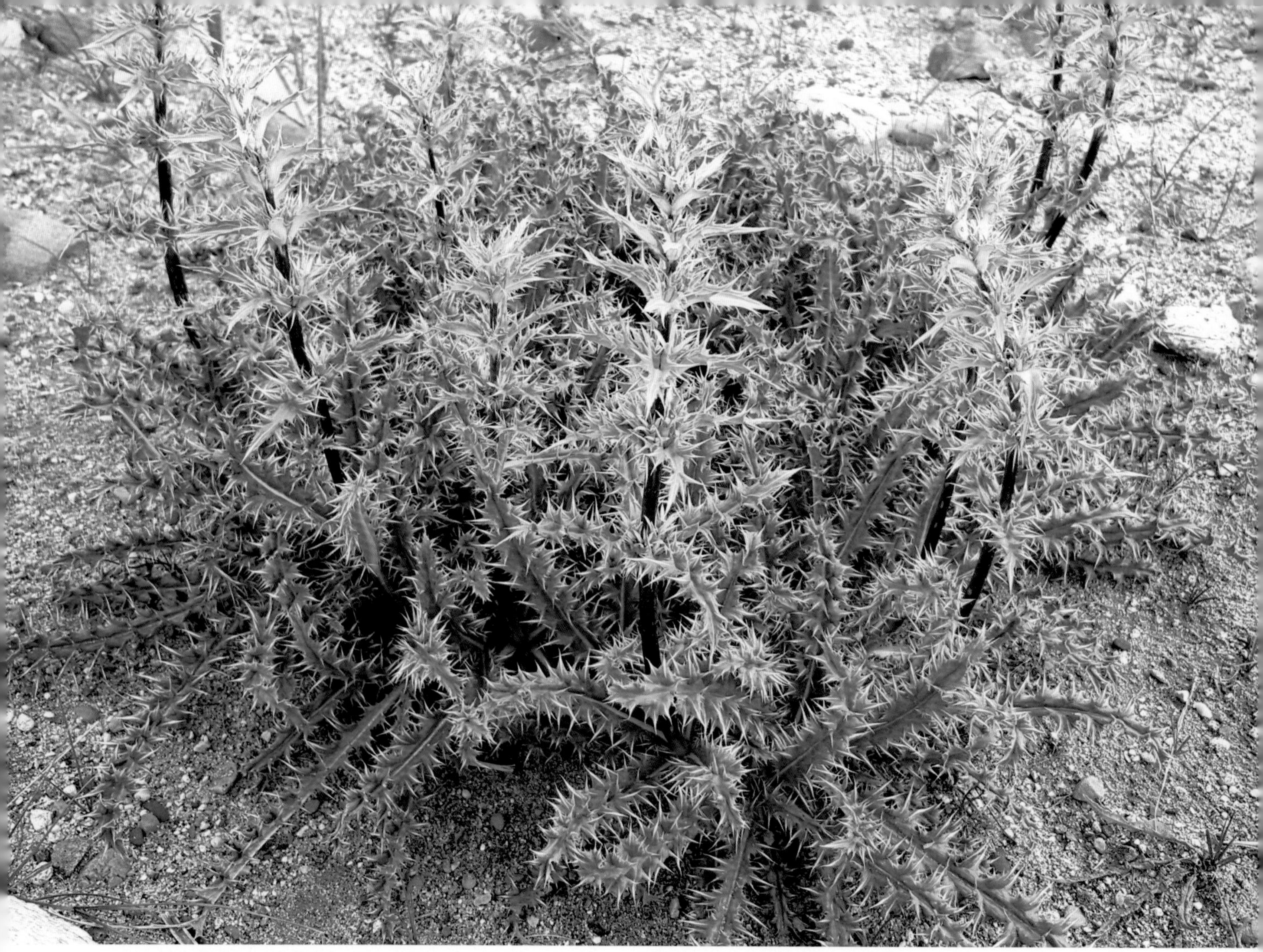

青海刺参

Morina kokonorica Hao

川续断科（Dipsacaceae） 刺续断属（*Morina*）

形态

多年生草本，高（20 ～）30 ～ 50（～ 70）cm。根粗壮，长 40cm，不分枝或下部分枝；茎单一，稀具 2 或 3 分枝，下部具明显的沟槽，光滑，上部被绒毛，基部多有残存的褐色纤维状残叶。基生叶 5 ～ 6，簇生，坚硬，线状披针形，长（7 ～）10 ～ 15（～ 20）cm，宽 1 ～ 1.5cm，先端渐尖，基部渐狭成柄，边缘具深波状齿，齿裂片近三角形，裂至近中脉处，边缘有 3 ～ 7 硬刺，中脉明显，两面光滑；茎生叶似基生叶，长披针形，常 4 叶轮生，2 ～ 3 轮，向上渐小，基部抱茎。轮伞花序顶生，6 ～ 8 节，呈紧密穗状，花后各轮疏离，每轮有总苞片 4；总苞片长卵形，近革质，长 2 ～ 3cm，渐尖，边缘具多数黄色硬刺；小总苞钟状，藏于总苞内，长 1.2 ～ 1.5cm，网脉明显，具柄，边缘具 10 条以上的硬刺，刺长短不等，通常有 1 ～ 2 较长，可达 7mm；花萼杯状，质硬，长 8 ～ 12（～ 15）mm，露出总苞之外约 3mm，外面光滑，内面有柔毛，基部具髯毛，2 深裂，每裂片再 2 或 3 裂，成 4 ～ 5（～ 6）裂片，裂片披针形，先端常具刺尖；花冠二唇形，5 裂，淡绿色，外面被毛，长 6 ~ 8mm，较花萼为短；雄蕊 4，能育雄蕊 2，插生于花冠管的上部，花丝短，被长柔毛，不育雄蕊 2，生于花冠管的基部，几无柄；花柱不露出花冠之外，较雄蕊稍长，柱头头状。瘦果褐色，圆柱形，近光滑，长 6 ~ 7mm，具棱，先端斜截形。花期 6 ~ 8 月，果期 8 ~ 9 月。

分布

分布于我国甘肃南部、青海、四川西北部、西藏东部及中部。

生境

生长于海拔 3000 ~ 4500m 的砂石质山坡、山谷草地、河滩。

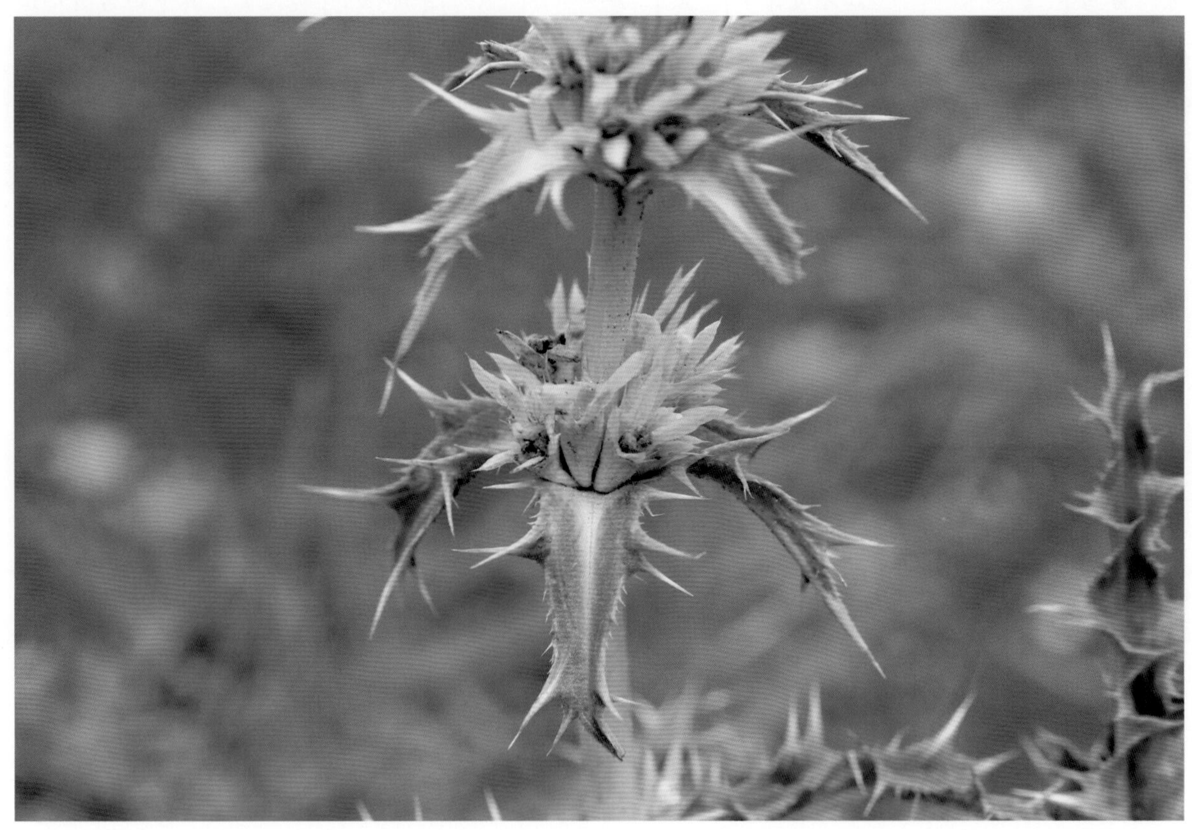

药材名

江才、江策、息才尔（སྤང་ཚེར།），江才嘎保、将刺嘎保、江策嘎保、江刺嘎博、江菜尔嘎博（སྤང་ཚེར་དཀར་པོ།）。

药用部位

幼嫩全草或地上部分或根。

功能与主治

催吐，健胃。用于"培根"之消化不良，胃病，关节痛，腰痛，小便失禁，眩晕及口眼歪斜；外用于疖疮，创伤化脓，痞瘤等。

用量与用法

2 ~ 5g。内服煎汤，或入丸、散剂。外用适量。

附注

《四部医典》《蓝琉璃》《药名荟萃》等中均记载有“སྒྲང་ཚེར།”（江才），言其为催吐（引吐“培根”病）及愈疮之药物。《蓝琉璃》言“江才”分白、黑及副品 3 类，白者的优品茎长；副品无茎；黑者茎长，花呈紫色。《四部医典系列挂图全集》第二十九图中分别有 3 幅“江才”的附图（89 ~ 91 号图），其汉译本译注名分别为“黑刺参”“白刺参”和“次白刺参”。《晶珠本草》也记载“江才”分白[“སྒྲང་ཚེར་དཀར་པོ།”（江才嘎保）]、黑[“སྒྲང་ཚེར་ནག་པོ།”（江才那保）]两大类，其中白者有“山川河滩皆生，茎直立，花白色；另一种山生，贴在地面，长不过两指”2 种，黑者有“无茎（花红色）和有茎（花如马鬃）”2 种，实为 4 类。“江才”是多种茎叶有刺毛的植物的总称，各古籍均记载“江才”的叶“缺裂有刺、叶裂被刺或叶缘锯齿状带刺”。现代文献记载的“江才”的基原极为复杂，包括川续断科刺续断属（*Morina*）、菊科飞廉属（*Carduus*）、蓟属（*Cirsium*）、黄缨菊属（*Xanthopappus*）、刺头菊属（*Cousinia*）等的 10 余种植物；但不同文献对白者、黑者的基原有不同观点，多认为刺续断属为白者（江才嘎保）的基原，其他属植物为黑者（江才那保）的基原。《部标藏药》以“刺参 /སྒྲང་ཚེར་དཀར་པོ།/ 江才嘎保”之名收载了白花刺参 *M. alba* Hand.-Mazz.[*M. nepalensis* D. Don var. *alba* (Hand.-Mazz.) Y. C. Tang]、圆萼刺参 *M. chinensis* (Bat.) Diels、青海刺参 *M. kokonorica* Hao。据文献记载，白者的基原还有刺续断 *M. nepalensis* D. Don、大花刺参 *M. nepalensis* D. Don var. *delavayi* (Franch.) C. H. Hsing、绿花刺参 *M. chlorantha* Diels 以及菊科植物飞廉 *Carduus crispus* L.（丝毛飞廉）、刺飞廉 *Carduus arduusacanthoides* L.（节毛飞廉）、绵刺头菊 *Cousinia thomsonii* C. B. Clarke（毛苞刺头菊）等，但《部标藏药》以“飞廉 /སྒྲང་ཚེར་ནག་པོ།/ 江才尔那保”之名收载了飞廉 *Carduus crispus* L.（丝毛飞廉）（参见“圆萼刺参”“白花刺参”“葵花大蓟”“丝毛飞廉”条）

川续断

Dipsacus asperoides C. Y. Cheng et T. M. Ai

川续断科（Dipsacaceae） 川续断属（*Dipsacus*）

形态

多年生草本，高达 2m。主根 1 或在根茎上生出数条，圆柱形，黄褐色，稍肉质。茎中空，具 6 ~ 8 棱，棱上疏生下弯粗短的硬刺。基生叶稀疏丛生，叶片琴状羽裂，长 15 ~ 25cm，宽 5 ~ 20cm，先端裂片大，卵形，长达 15cm，宽 9cm，两侧裂片 3 ~ 4 对，侧裂片一般呈倒卵形或匙形，叶面被白色刺毛或乳头状刺毛，背面沿脉密被刺毛；叶柄长可达 25cm；茎生叶在茎的中下部为羽状深裂，中裂片披针形，长 11cm，宽 5cm，先端渐尖，边缘具疏粗锯齿，侧裂片 2 ~ 4 对，披针形或长圆形；基生叶和茎生叶具长柄，向上叶柄渐短；茎上部叶披针形，不裂或基部 3 裂。头状花序球形，直径 2 ~ 3cm，总花梗长达 55cm；总苞片 5 ~ 7，叶状，披针形或线形，被硬毛；小苞片倒卵形，长 7 ~ 11mm，先端稍平截，被短柔毛，具长 3 ~ 4mm 的喙尖，喙尖两侧密被刺毛或疏被刺毛，稀被短

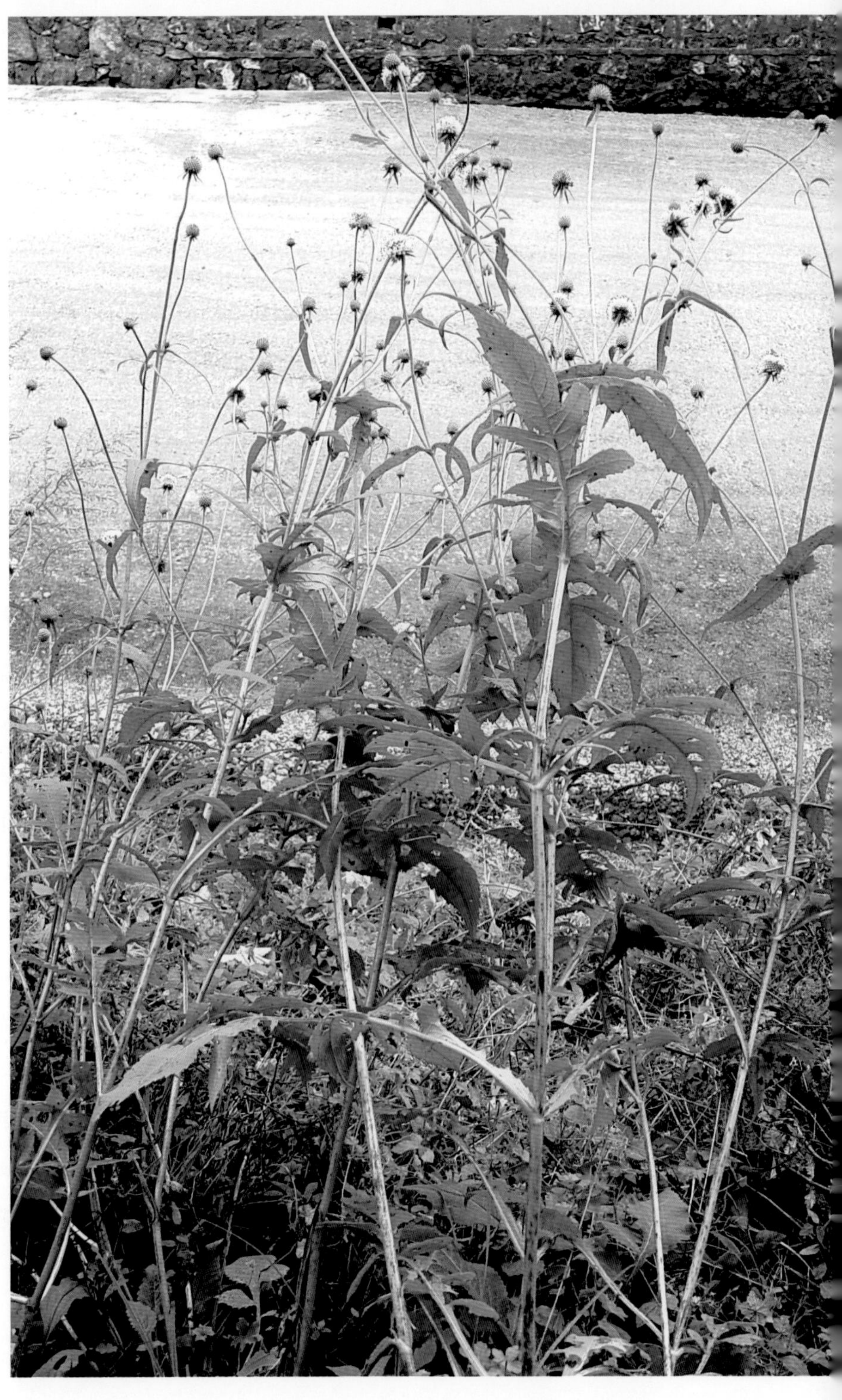

毛；小总苞四棱状倒卵柱形，每个侧面具 2 纵沟；花萼具 4 棱，皿状，长约 1mm，不裂或 4 浅裂至深裂，外面被短毛；花冠淡黄色或白色，花冠管长 9 ~ 11mm，基部狭缩成细管，先端 4 裂，1 裂片稍大，外面被短柔毛；雄蕊 4，着生于花冠管上，明显超出花冠，花丝扁平，花药椭圆形，紫色；子房下位，花柱通常短于雄蕊，柱头短棒状。瘦果长倒卵柱状，包藏于小总苞内，长约 4mm，仅先端露于小总苞外。花期 7 ~ 9 月，果熟期 9 ~ 11 月。

分布

分布于我国湖北、重庆、湖南、江西、云南、贵州、四川、西藏等地。

生境

生长于沟边、草丛、灌丛、林缘、田野路旁。

药材名

鲁孜多吾、鲁孜多沃、露安多兀、露姿多兀（ལུག་ཟི་དོ་ཀོ）。

药用部位

带根全草。

功能与主治

清热，解毒。用于瘟疫，久热。

附注

《四部医典》等记载有“སྤང་ཟི་དོ་ཀོ”（榜孜多沃），言其为解毒、治疫毒症和旧热（心热）之药物。《蓝琉璃》《晶珠本草》均记载“榜孜多沃”有 3 类，分别为“སྤང་ཟི་དོ་ཀོ”（榜孜多沃）、“ལུག་ཟི་འབྱར་བག་ཅན།”[鲁孜巴尔加合见，或称“སྤང་ཟི་འབྱར་བག་ཅན།”（邦孜加尔巴合见）、“སྤང་ཟི་འབྱར་བག”（邦孜加尔巴合）]和“ལུག་ཟི་དོ་ཀོ”[鲁孜多吾，或称“སྤང་ཟི་ལུག་ཟི”（榜孜鲁孜）]，即《图鉴》（《生长比喻》）所言“榜孜多沃三兄弟”。《四部医典系列挂图全集》第二十七图中有“榜孜多沃”（88 号图）、“邦孜加尔巴合”（89 号图）和“榜孜鲁孜”（90 号图）3 幅附图（其汉译本分别译注名为“翼首草”“粘液翼首草”和“次翼首草”）。现代文献记载的现各地藏医所用“榜孜多沃”的基原多以川续断科植物匙叶翼首花 *Pterocephalus hookeri* (C. B. Clarke) Höck. 为正品，有关标准中也收载了该种，而不同地区习用的“鲁孜多吾”和“鲁孜加尔巴合”（邦孜加尔巴合见）的基原则涉及川续断科翼首花属（*Pterocephalus*）、川续断属（*Dipsacus*）及菊科风毛菊属（*Saussurea*）的多种植物。川续断 *D. asperoides* C. Y. Cheng et T. M. Ai 为四川甘孜藏医习用的“鲁孜多沃”的基原之一，此外，大头续断 *D. chinensis* Bat.、日本续断 *D. japonicus* Miq. 也作“鲁孜多沃”使用，但该 3 种植物的形态与古籍的记载有较大差异，仅为地方习用品。（参见“匙叶翼首花”“苞叶雪莲”“唐古特雪莲”“大头续断”条）

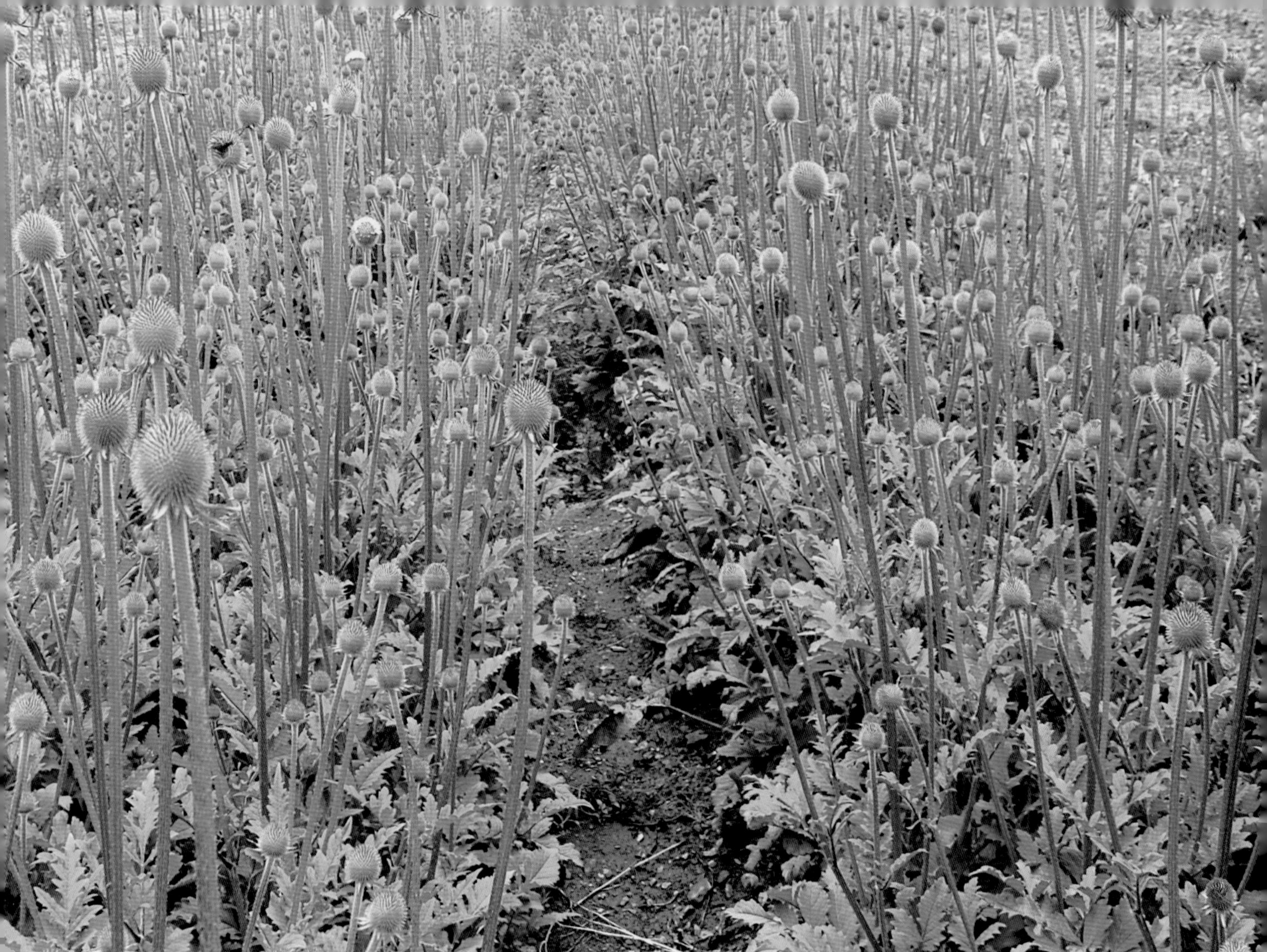

大头续断

Dipsacus chinensis Bat.

川续断科（Dipsacaceae） 川续断属（*Dipsacus*）

形态

多年生草本，高 1 ~ 2m。主根粗壮，红褐色。茎中空，向上分枝，具 8 纵棱，棱上具疏刺。茎生叶对生，具柄，长约 5cm，向上渐短，叶片宽披针形，长达 25cm，宽约 7cm，成 3 ~ 8 琴状裂，先端裂片大，卵形，两面被黄白色粗毛。头状花序圆球形，单独顶生或三出，直径 4 ~ 4.9cm，总花梗粗壮，长达 23cm；总苞片线形，被黄白色粗毛；小苞片披针形或倒卵状披针形，开花期间长 14 ~ 15mm，先端喙尖长 8 ~ 9mm，两侧具刺毛和柔毛；花冠管长 10 ~ 14mm，基部细管明显，长 5 ~ 6mm，4 裂，裂片不相等；雄蕊 4，着生于花冠管上，与柱头均伸出花冠外；子房下位，包于杯状小总苞内，小总苞长卵圆柱状，长 5 ~ 8mm。瘦果窄椭圆形，被白色柔毛，先端外露。花期 7 ~ 8 月，果期 9 ~ 10 月。

分布

分布于我国四川（康定、松潘等）、西藏、云南、青海等。

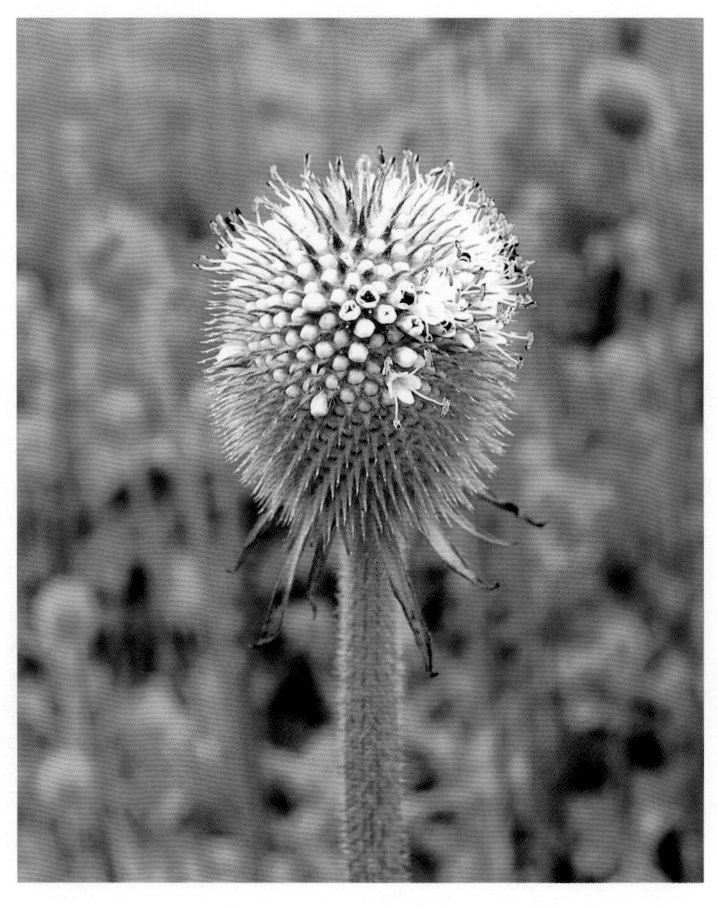

生境

生长于林下、沟边、灌丛、草坡地。

药材名

鲁孜多吾、露安多兀、露姿多兀、陆仔多俄（ལུག་ཟེ་དོ་བོ།）。

药用部位

带根全草。

功能与主治

清热，解毒。用于瘟疫，久热。

附注

《四部医典》等记载有“སྤང་རྩི་དོ་བོ”（榜孜多沃），言其为解毒并治疫毒症、旧热（心热）之药物。《蓝琉璃》《晶珠本草》均记载“榜孜多沃”有3类，即“སྤང་རྩི་དོ་བོ”（榜孜多沃）、“ལུག་ཟེ་འབྱར་བག་ཅན།”[鲁孜巴尔加合见，或称“སྤང་རྩི་འབྱར་བག་ཅན།”（邦孜加尔巴合见）]和“ལུག་ཟེ་དོ་བོ”[鲁孜多吾，或称“སྤང་རྩི་ལུག་ཟེ།”（榜孜鲁孜）]，也即《图鉴》（《生形比喻》）所言“榜孜多沃三兄弟”。《四部医典系列挂图全集》第二十七图中有“སྤང་རྩི་དོ་བོ”（榜孜多沃，88号图）、“སྤང་རྩི་འབྱར་བག་ཅན།”（邦孜加尔巴合，89号图）和“སྤང་རྩི་ལུག་ཟེ།”（榜孜鲁孜，90号图）的附图，其汉译本分别译注名为“翼首草”“粘液翼首草”和“次翼首草”。现代文献记载的3类“榜孜多沃”的基原涉及川续断科翼首花属（*Pterocephalus*）和川续断属（*Dipsacus*）及菊科风毛菊属（*Saussurea*）的多种植物，各地多以匙叶翼首花 *P. hookeri* (C. B. Clarke) Höck.（翼首草）为“榜孜多沃”正品。文献记载，四川甘孜、阿坝藏医以大头续断 *D. chinensis* Bat.、日本续断 *D. japonicus* Miq. 和川续断 *D. asperoides* C. Y. Cheng et T. M. Ai 作“鲁孜多吾”（或“榜孜鲁孜”）使用。但上述3种植物叶均有羽状裂且具茎生叶，与《四部医典系列挂图全集》所载的“榜孜鲁孜”的形态[叶均为基生或基部簇生，全缘，花葶（花茎）无叶]不符，仅为地方习用品，“榜孜鲁孜”的正品尚待考证。（参见“匙叶翼首花”“苞叶雪莲”“唐古特雪莲”“川续断”条）

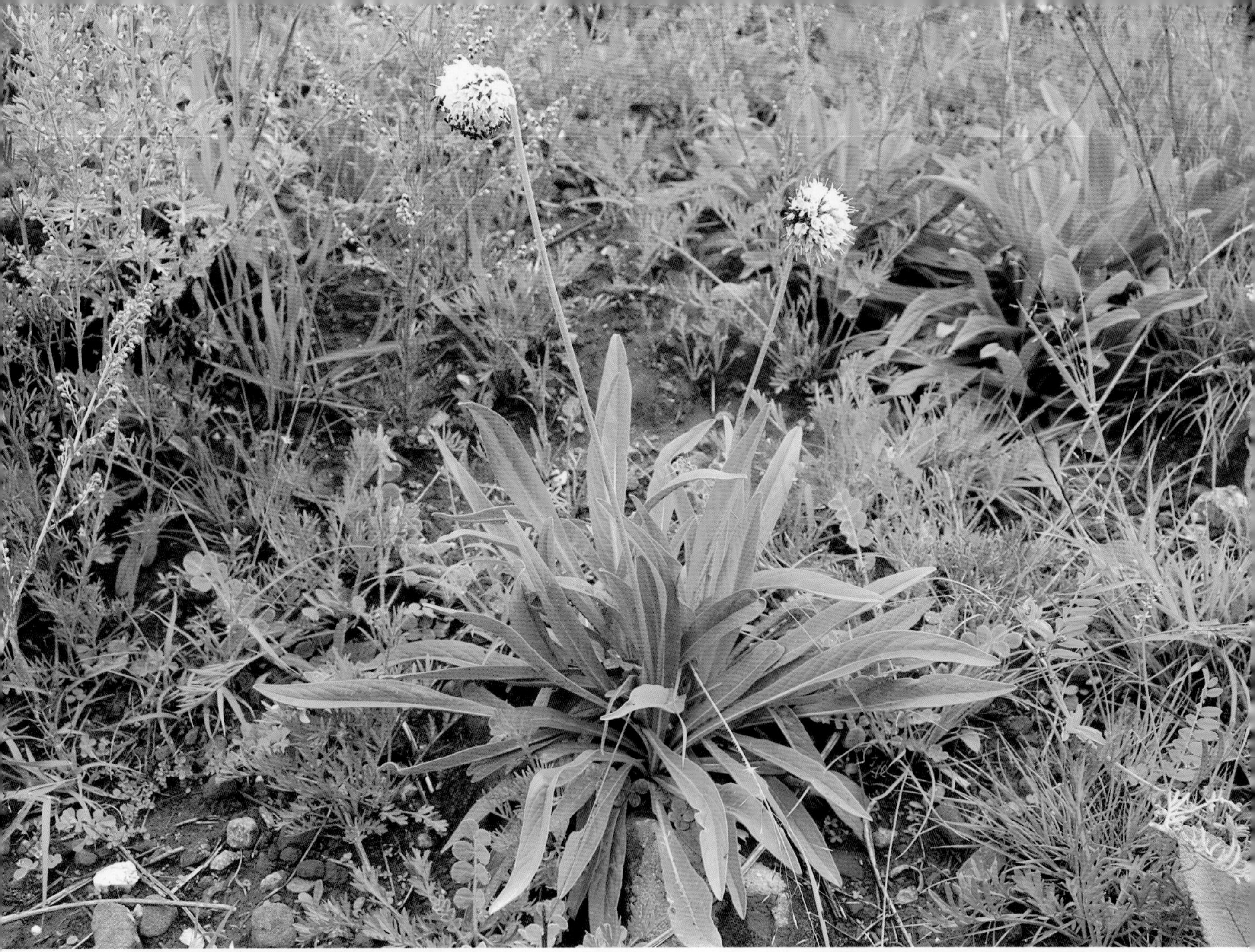

匙叶翼首花

Pterocephalus hookeri (C. B. Clarke) Höck.

川续断科（Dipsacaceae） 翼首花属（*Pterocephalus*）

形态

多年生无茎草本，高 30 ~ 50cm，全株被白色柔毛。根粗壮，单一，木质化，近圆柱形，直伸，多条扭曲，表面棕褐色或黑褐色，里面白色，长 8 ~ 15cm，直径 1.5 ~ 2.5cm。叶全部基生，呈莲座丛状，叶片倒披针形，长 5 ~ 18cm，宽 1 ~ 2.5cm，先端钝或急尖，基部渐狭成翅状柄，全缘或 1 回羽状深裂，裂片 3 ~ 5 对，斜卵形或披针形，长 1 ~ 2cm，顶裂片大，披针形；背面中脉明显，白色，侧脉不显，上表面绿色，疏被白色糙伏毛，背面苍绿色，密被糙硬毛，在中脉两侧更密，边缘具长缘毛。花葶由叶丛抽出，高 10 ~ 40cm，无叶，直径 2 ~ 4mm，疏或密被白色贴伏或伸展长柔毛，具沟；头状花序单生茎顶，直立或微下垂，直径 3 ~ 4cm，球形；总苞片 2 ~ 3 层，长卵形至卵状披针形，先端急尖，长 1.2 ~ 1.8cm，宽 5 ~ 7mm，脉不明显，被毛，边缘密被长柔毛；苞片线状倒披针形，长 10 ~ 12mm，基部有细爪，中脉显著，边缘被柔毛；小总苞长 4 ~ 5mm，直径 1.5mm，筒状，基部渐狭，先端略开张，具波状齿牙，外面被白色糙硬毛；花萼全裂，成 20 条柔软羽毛状毛；花冠筒状漏斗形，黄白色至淡紫色，长 10 ~ 12mm，外面被长柔毛，先端 5 浅裂，裂片钝，近等长，长约 3.5mm；雄蕊 4，稍伸出花冠管外，花药黑紫色，长约 3mm；子房下位，包于小总苞内，花柱长约 15mm，伸出花冠管外，柱头扁球形，淡褐色。瘦果长 3 ~ 5mm，倒卵形，淡棕色，具 8 纵棱，疏生贴伏毛，具棕褐色宿存萼刺 20，刺长约 10mm，被白色羽毛状毛。花果期 7 ~ 10 月。

分布

分布于我国四川、云南、西藏东部、青海南部。不丹、印度也有分布。

生境

生长于海拔 1800 ~ 4800m 的山坡草地、高山草甸、耕地附近等。

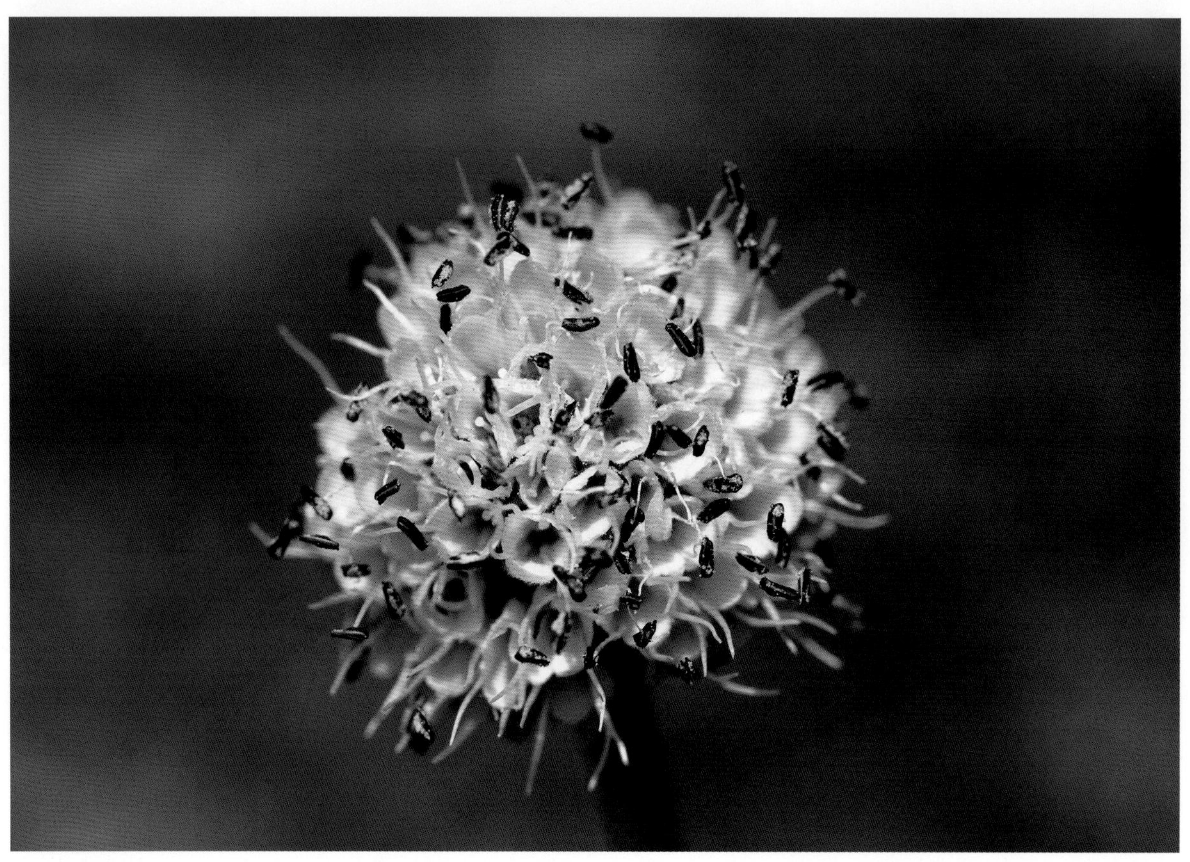

药材名

榜孜多沃、榜孜多乌、榜孜毒乌、榜姿多乌、榜姿桃沃、榜瓷多兀、邦子拖吾、邦子多吾、帮子毒乌（སྤང་རྩི་དོ་བོ།），榜孜加尔巴合、邦孜加尔巴合（སྤང་རྩི་འབྱར་བག་ཅན།）。

药用部位

全草或根。

功能与主治

解毒除瘟，清热止泻，祛风痛痹。用于瘟毒，新旧热病，垢甲病，痹证，痢疾，关节炎等。

用量与用法

1 ~ 3g。研末内服，或入丸剂；有小毒。

附 注

《四部医典》《度母本草》等记载有"སྤང་རྩི་དོ་བོ"（榜孜多沃），言其为解毒与治疫毒症、旧热（心热）之药物。《蓝琉璃》记载"榜孜多沃"分为3类，即"སྤང་རྩི་དོ་བོ"（榜孜多沃）、"ལུག་རྩི་འབྱར་བག་ཅན།"（鲁孜巴尔加合见）和"ལུག་རྩི་དོ་བོ"（鲁孜多吾）；《晶珠本草》言其即《图鉴》（《生长比喻》）所言"翼首草三兄弟"[其中一类的名称用"སྤང་རྩི་འབྱར་བག་ཅན།"（邦孜加尔巴合见）]。《四部医典系列挂图全集》在第二十七图中有"སྤང་རྩི་དོ་བོ"（榜孜多沃）、"སྤང་རྩི་འབྱར་བག་ཅན།"（邦孜加尔巴合）和"སྤང་རྩི་ལུག་རྩི"（榜孜鲁孜）3幅附图（汉译本译注名分别为"翼首草""粘液翼首草"和"次翼首草"），3幅图的形态均为叶基生（或基部簇生）、花葶（花茎）无叶、花葶先端有似菊科或川续断科植物的头状花序，仅"邦孜加尔巴合"的叶缘波状或羽状中裂。现代文献记载的3类"榜孜多沃"的基原涉及川续断科和菊科的多种植物，其中各地藏医所用"榜孜多沃"的基原多一致，为匙叶翼首花 *P. hookeri* (C. B. Clarke) Höck.，也有藏医使用裂叶翼首花 *P. bretschneideri* (Bat.) Pritz. 作为"鲁孜多吾"（榜孜鲁孜）的基原，各地藏医使用的有裂叶翼首花 *P. bretschneideri* (Bat.) Pritz.、川续断科植物大头续断 *Dipsacus chinensis* Bat.、日本续断 *D. japonicas* Miq.、川续断 *D. asperoides* C. Y. Cheng et T. M. Ai 和菊科植物唐古特雪莲 *Saussurea tangutica* Maxim.、苞叶雪莲 *S. obvallata* (DC.) Edgew.、单花雪莲 *S. uniflora* (DC.) Wall. ex Sch.-Bip.（单花风毛菊）、紫苞风毛菊 *S. purpurascens* Y. L. Chen et S. Y. Liang、美丽风毛菊 *S. pulchra* Lipsch.；"邦孜加尔巴合"（鲁孜加尔巴合、邦孜加尔巴合见）的基原有匙叶翼首花 *P. hookeri* (C. B. Clarke) Höck.、裂叶翼首花 *P. bretschneideri* (Bat.) Pritz.、大头续断 *Dipsacus chinensis* Bat.。据《蓝琉璃》《晶珠本草》记载的3种的形态和《四部医典系列挂图全集》的附图看，匙叶翼首花 *P. hookeri* (C. B. Clarke) Höck. 与"榜孜多沃"的形态完全相符，为正品无疑，《中国药典》（作为藏族习用药材"翼首草"）、《部标藏药》（翼首草 /སྤང་རྩི་དོ་བོ/ 榜孜毒乌）、《藏标》（翼首草 /སྤང་རྩི་དོ་བོ/ 榜姿多乌）及《青海藏标》（翼首草 /སྤང་རྩི་དོ་བོ/ 榜孜多沃）均收载了该种，同时该种的叶也有1回羽状深裂或半裂的情况，与"邦孜加尔巴合"也较为相似。而裂叶翼首花 *P. bretschneideri* (Bat.) Pritz. 的叶为1 ~ 2回羽状深裂至全裂，上述川续断属（*Dipsacus*）和风毛菊属（*Saussurea*）植物的花葶（花茎）具叶，与另2种"榜孜多沃"均有较大差异，并非正品。翼首花属植物我国仅分布有上述2种，据调查，匙叶翼首花 *P. hookeri* (C. B. Clarke) Höck. 分布更为广泛，药材也主要来自于该种。（参见"裂叶翼首花""苞叶雪莲""唐古特雪莲""大头续断"条）

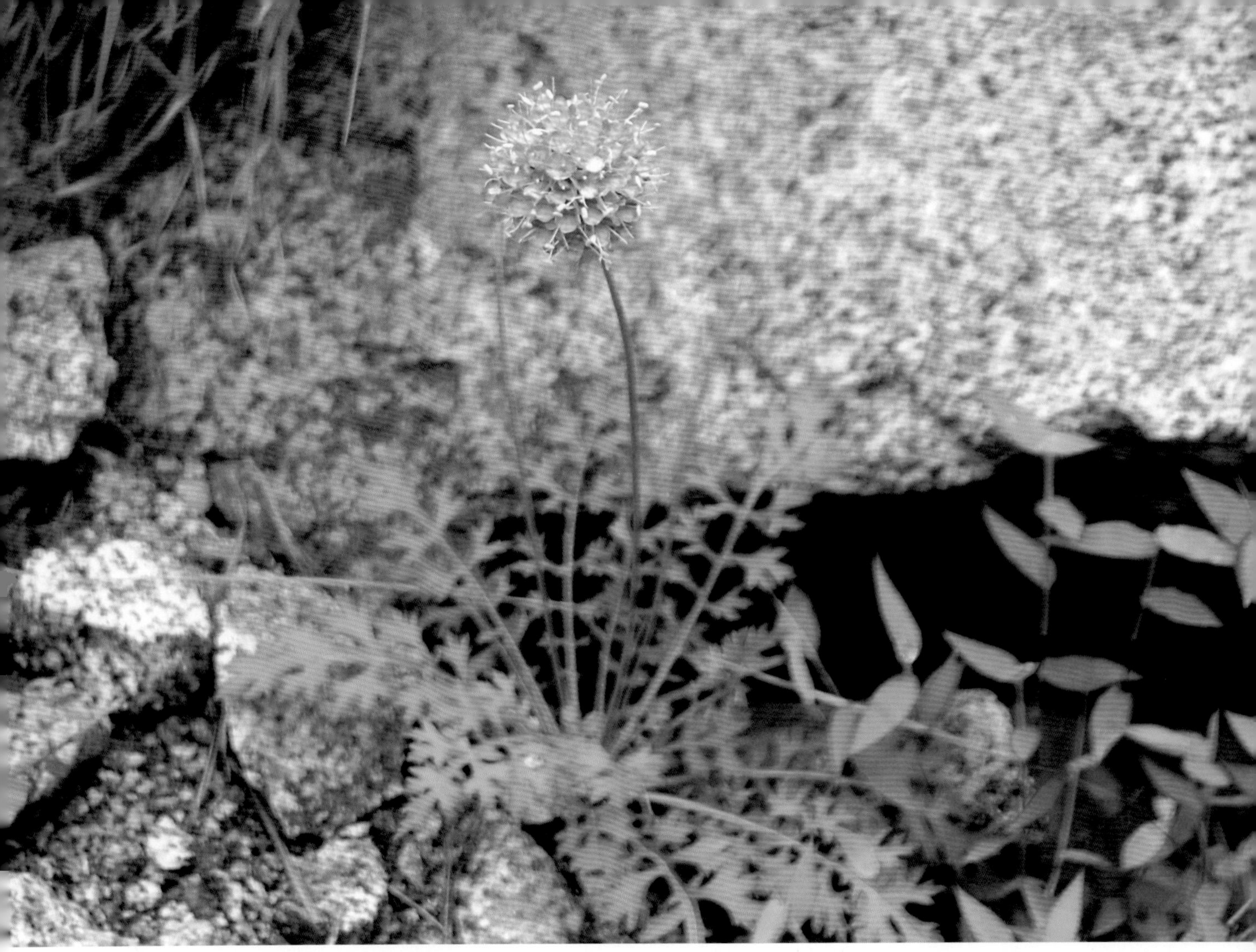

裂叶翼首花

Pterocephalus bretschneideri (Bat.) Pritz.

川续断科（Dipsacaceae）　翼首花属（*Pterocephalus*）

形态

多年生无茎草本，高 30cm，疏被卷伏毛；根圆柱形，直径 3 ~ 8mm，外皮棕褐色，里面黄白色。叶密集丛生成莲座状，对生，基部相连；叶片狭长圆形至倒披针形，长 5 ~ 20cm，1 ~ 2 回羽状深裂至全裂，裂片线形至宽线形，小裂片先端急尖，两面疏被柔毛，上面绿色，下面淡绿色；叶柄长 3 ~ 10cm，黄白色。花葶高约 30cm，疏被白色卷伏毛，近花序处较密，无叶，微具棱；头状花序扁球形，单生于花葶先端，直径 2.5 ~ 3cm，果时直径约 2cm；总苞片 2 轮，10 ~ 14 片，宽线形，钝头，具中脉，外面微被白色疏柔毛；花托圆顶状，密被白毛；苞片小，线状倒披针形，先端渐尖，褐色，长 4 ~ 6mm，微被疏柔毛；小总苞椭圆状倒卵形，长 4 ~ 5mm，具 8 肋棱，密被白色糙毛，先端膜质，牙齿状；花萼全裂，呈 8 棕褐色刚毛状，长 10 ~ 12mm，上面被极短毛；花冠淡粉色至紫红色，筒状，长 12mm，筒长约 7mm，外面被白色柔毛，裂片 4，钝头，微二唇形，最上 1（上唇）稍大，长约 2.5mm，其他 3（下唇）稍短，长约 2mm，具数条棕色脉纹；雄蕊 4，着生于花冠筒上部，花丝长约 5mm，伸出花冠筒外甚多，柱头头状。瘦果椭圆形，长 4mm，先端渐狭成喙状，具 8 脉纹，疏被柔毛，宿存萼刚毛状。花期 7 ~ 8 月，果期 9 ~ 10 月。

分布

分布于我国四川（泸定）、云南。

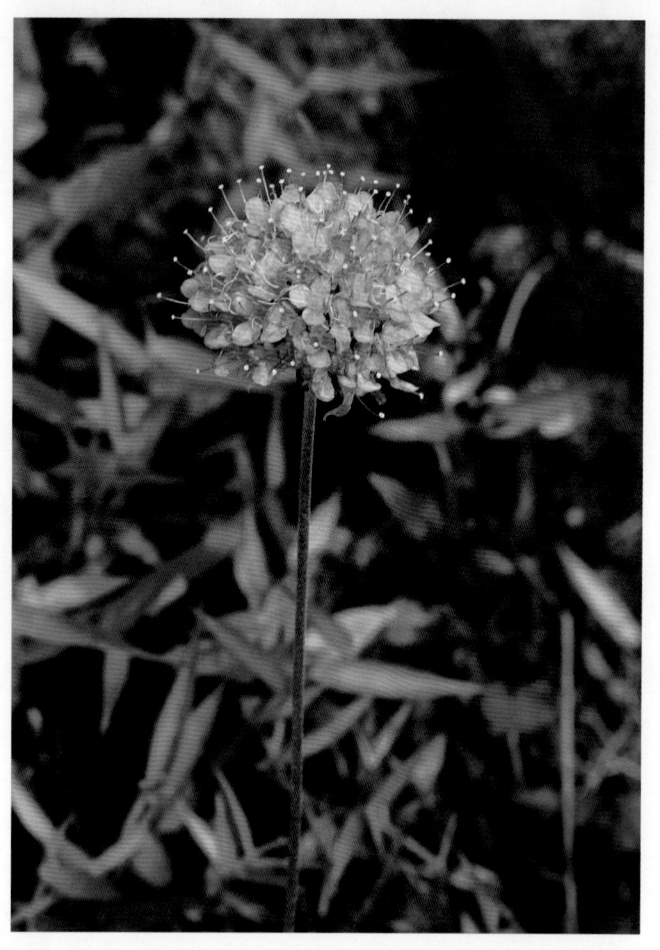

生境

生长于海拔 1600 ~ 3400m 的山坡岩石缝中、林下草坡上。

药材名

榜孜多沃、榜孜多乌、榜孜毒乌、榜姿多乌、邦子拖吾、邦子多吾、帮子毒乌（སྤང་རྩི་དོ་བོ།），鲁孜多吾、漏孜多吾、露姿多兀、露安多兀（ལུག་རྩི་དོ་བོ།），邦子加尔巴合见、邦子加尔巴合、榜孜加乌（སྤང་རྩི་འབྱར་བག་ཅན།）。

药用部位

全草或根。

功能与主治

解毒除瘟，清热止泻，祛风通痹。用于瘟毒，新旧热病，垢甲病，痹证，痢疾，关节炎等。

用量与用法

1 ~ 3g。有小毒。内服研末，或入丸剂。

附　注

《四部医典》《度母本草》等记载有“སྤང་རྩི་དོ་བོ།”（榜孜多沃），言其为治疫毒症、心热症之药物。《蓝琉璃》《晶珠本草》记载“榜孜多沃”有“སྤང་རྩི་དོ་བོ།”（榜孜多沃）、“ལུག་རྩི་དོ་བོ།”（鲁孜多吾）、“སྤང་རྩི་འབྱར་བག་ཅན།”（邦子加尔巴合）3 类。《四部医典系列挂图全集》中也有 3 类“སྤང་རྩི་དོ་བོ།”（榜孜多沃）的附图（第二十七图：88~90 号图）。现代文献记载的 3 类“榜孜多沃”的基原涉及川续断科翼首花属（*Pterocephalus*）和川续断属（*Dipsacus*）及菊科风毛菊属（*Saussurea*）的多种植物，其中各地所用“榜孜多沃”的基原多为匙叶翼首花 *Pterocephalus hookeri* (C. B. Clarke) Höck.，其形态与古籍记载和《四部医典系列挂图全集》的“榜孜多沃”附图一致，为“榜孜多沃”的正品无疑。不同文献记载裂叶翼首花 *P. bretschneideri* (Bat.) Pritz. 为 3 类“榜孜多沃”的基原之一，但该种及川续断属、风毛菊属植物与古籍记载的形态和附图均有较大差异，是否为正品还有待考证。（参见“匙叶翼首花”“唐古特雪莲”“苞叶雪莲”“大头续断”条）

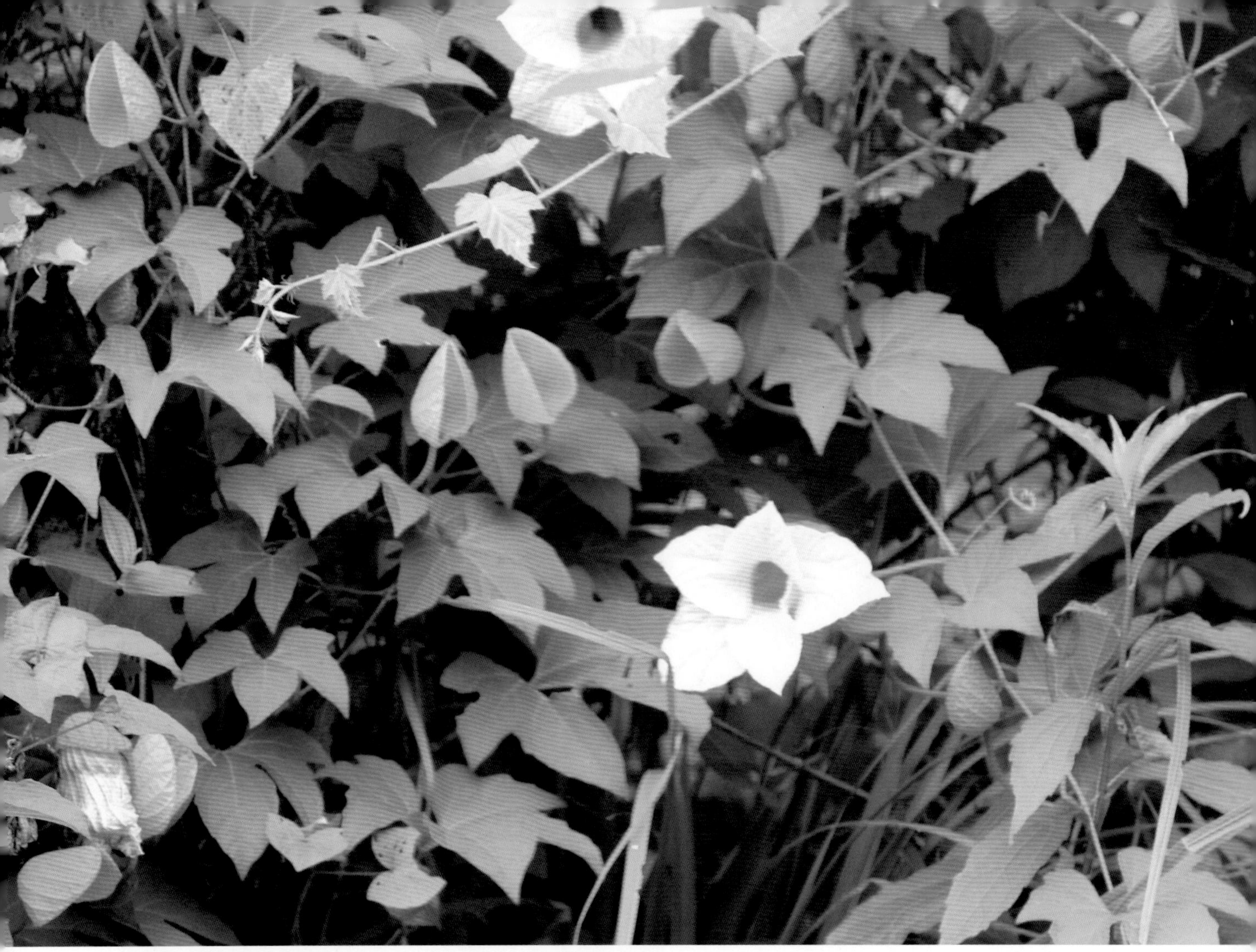

木鳖子

Momordica cochinchinensis (Lour.) Spreng.

葫芦科（Cucurbitaceae） 苦瓜属（*Momordica*）

形态

粗壮大藤本，长达 15m，具块状根。全株近无毛或稍被短柔毛，节间偶有绒毛。叶柄粗壮，长 5 ~ 10cm，初时被稀疏的黄褐色柔毛，后变近无毛，在基部或中部有 2 ~ 4 腺体；叶片卵状心形或宽卵状圆形，质稍硬，长、宽均 10 ~ 20cm，3 ~ 5 中裂至深裂或不分裂，中间的裂片最大，倒卵形或长圆状披针形，长 6 ~ 10 （ ~ 15）cm，宽 3 ~ 6（ ~ 9）cm，先端急尖或渐尖，有短尖头，边缘有波状小齿或稀近全缘，侧裂片较小，卵形或长圆状披针形，长 3 ~ 7（ ~ 11）cm，宽 2 ~ 4（ ~ 7）cm，基部心形或弯缺半圆形，深 1.5 ~ 2cm，宽 2.5 ~ 3cm，叶脉掌状。卷须颇粗壮，光滑无毛，不分歧。雌雄异株。雄花单生于叶腋或有时 3 ~ 4 着生在极短的总状花序轴上，花梗粗壮，近无毛，长 3 ~ 5cm，若单生时花梗长 6 ~ 12cm，先端生 1 大型苞片；苞片无梗，兜状，圆肾形，长 3 ~ 5cm，宽 5 ~ 8cm，先端微缺，全缘，有缘毛，基部稍凹陷，两面被短柔毛，内面稍粗糙；花萼筒漏斗状，裂片宽披针形或长圆形，长 12 ~ 20mm，宽 6 ~ 8mm，先端渐尖或急尖，有短柔毛；花冠黄色，裂片卵状长圆形，长 5 ～ 6cm，宽 2 ～ 3cm，先端急尖或渐尖，基部有齿状黄色腺体，腺体密被长柔毛，外面 2 稍大，内面 3 稍小，基部有黑斑；雄蕊 3，2 枚 2 室，1 枚 1 室，药室 1 回折曲。雌花单生于叶腋，花梗长 5 ～ 10cm，近中部生 1 苞片；苞片兜状，长、宽均 2mm；花冠、花萼同雄花；子房卵状长圆形，长约 1cm，密生刺状毛。果实卵球形，先端有 1 短喙，基部近圆形，长 12 ～ 15cm，成熟时红色，肉质，密生长 3 ～ 4mm 的具刺尖的突起；种子多数，卵形或方形，干后黑褐色，长 26 ～ 28mm，宽 18 ～ 20mm，厚 5 ～ 6mm，边缘有齿，两面稍拱起，具雕纹。花期 6 ～ 8 月，果期 8 ～ 10 月。

分布

分布于我国西藏、云南、四川、贵州、湖南、江西、安徽、江苏、广东、广西、台湾。中南半岛和印度半岛也有分布。

生境

生长于海拔 450 ～ 1100m 的山坡、林缘、灌丛、路旁。

药材名

色麦切哇（གསེར་མེ་ཆེ་བ།），色吉美多、塞季美多（གསེར་གྱི་མེ་ཏོག）。

药用部位

成熟种子。

功能与主治

解毒，催吐，干黄水。用于“赤巴”病，黄水病，中毒症。

用量与用法

0.9 ～ 1.2g。有毒，常炮制后使用。

附注

《四部医典》中分别记载有“གསེར་གྱི་མེ་ཏོག”（色吉美多）和“གསེར་གྱི་ཕུད་བུ།”（塞吉普布），《晶珠本草》将 2 种均归为“旱生草类药物”的“果实类药物”中，言其以种子入药，“色吉美多”为清腑热、疗胆热症之药物，“塞吉普布”为止泻、引吐“赤巴”病之药物。据现代文献记载，各地藏医多以葫芦科植物波棱瓜 *Herpetospermum pedunculosum* (Ser.) C. B. Clarke 为“色吉美多”的正品(《部标藏药》等标准中以“波棱瓜子 /གསེར་གྱི་མེ་ཏོག/ 色吉美多”之名收载的基原也为该种），以葫芦科植物丝瓜 *Luffa cylindrica* (L.) Roem.、棱角丝瓜 *L. acutangula* (Linn.) Roxb. 为“塞吉普布”的正品（《青海藏标》以“丝瓜籽 /གསེར་གྱི་ཕུད་བུ།/ 塞吉普吾”之名收载了该 2 种），但该 2 种药物在不同地区也使用其他植物作代用品。据文献记载，甘肃夏河藏医以木鳖子 *M. cochinchinensis* (Lour.) Spreng. 作“色吉美多”的代用品，西藏、云南迪庆、川西一带藏医则多将其作“塞吉普布”使用，并称其为“གསེར་མེ་ཆེ་བ།”（色麦切哇），但其形态与《晶珠本草》记载的不甚相符。木鳖子 *M. cochinchinensis* (Lour.) Spreng. 的种子有毒，是否适合作代用品还有待研究。（参见“波棱瓜”“丝瓜”条）

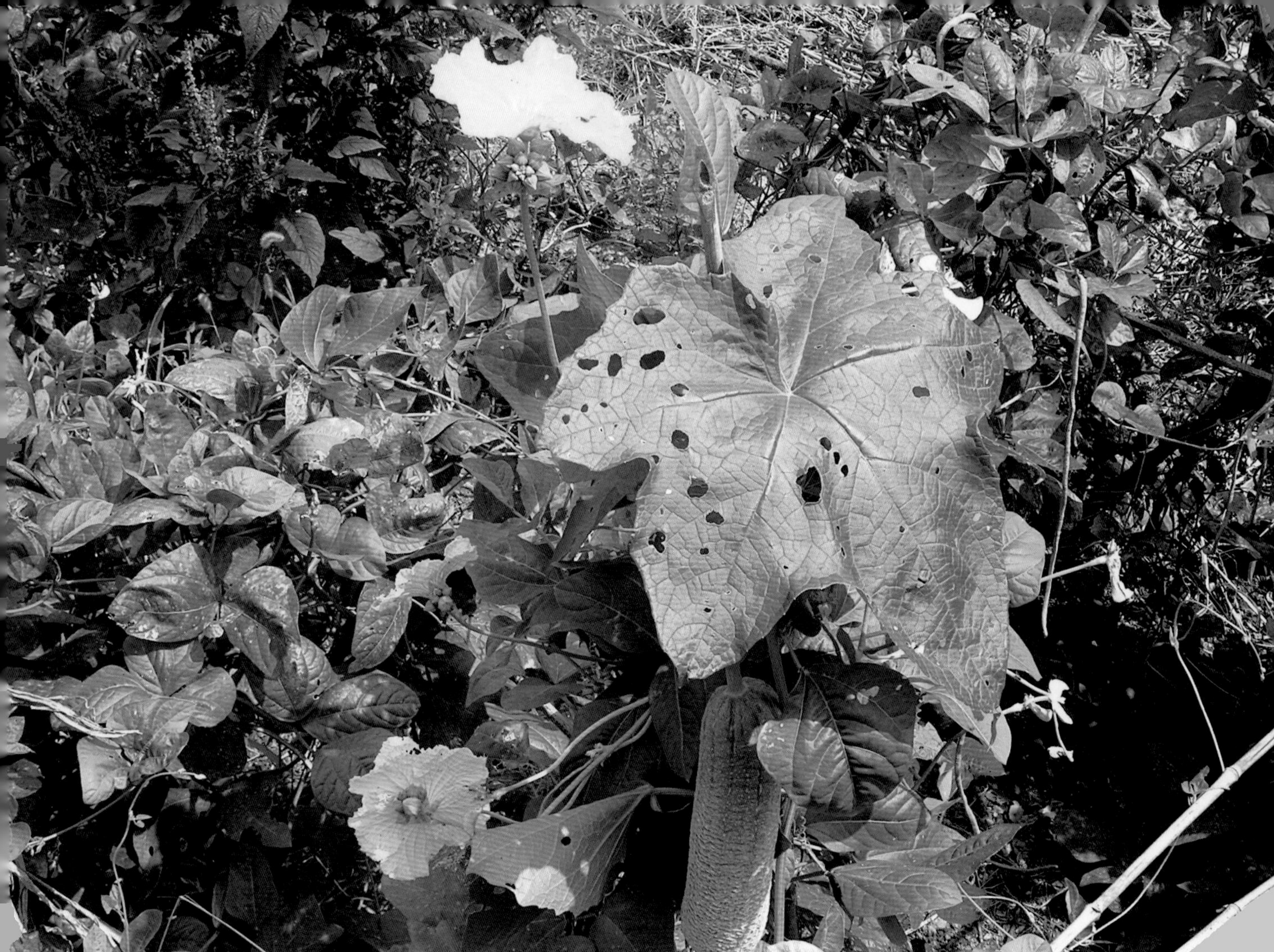

丝瓜

Luffa cylindrica (Linn.) Roem.

葫芦科（Cucurbitaceae）　丝瓜属（*Luffa*）

形态

一年生攀缘藤本。茎、枝粗糙，有棱沟，被微柔毛。卷须稍粗壮，被短柔毛，通常 2 ~ 4 歧。叶柄粗糙，长 10 ~ 12cm，具不明显的沟，近无毛；叶片三角形或近圆形，长、宽 10 ~ 20cm，通常掌状 5 ~ 7 裂，裂片三角形，中间的较长，长 8 ~ 12cm，先端急尖或渐尖，边缘有锯齿，基部深心形，弯缺深 2 ~ 3cm，宽 2 ~ 2.5cm，上面深绿色，粗糙，有疣点，下面浅绿色，有短柔毛，脉掌状，具白色的短柔毛。雌雄同株。雄花通常 15 ~ 20 花，生于总状花序上部，花序梗稍粗壮，长 12 ~ 14cm，被柔毛；花梗长 1 ~ 2cm，花萼筒宽钟形，直径 0.5 ~ 0.9cm，被短柔毛，裂片卵状披针形或近三角形，上端向外反折，长 0.8 ~ 1.3cm，宽 0.4 ~ 0.7cm，里面密被短柔毛，边缘尤为明显，外面毛被较少，先端渐尖，具 3 脉；花冠黄色，辐状，开展时直径 5 ~ 9cm，裂片长圆形，长 2 ~ 4cm，宽 2 ~ 2.8cm，里面基部密被黄白色长柔毛，外面具 3 ~ 5 凸起的脉，脉上密被短柔毛，先端钝圆，基部狭窄；雄蕊通常 5，稀 3，花丝长 6 ~ 8mm，基部有白色短柔毛，花初开放时稍靠合，最后完全分离，药室多回折曲。雌花单生，花梗长 2 ~ 10cm；子房长圆柱状，有柔毛，柱头 3，膨大。果实圆柱状，直或稍弯，长 15 ~ 30cm，直径 5 ~ 8cm，表面平滑，通常有深色纵条纹，未成熟时肉质，成熟后干燥，里面呈网状纤维，由先端盖裂；种子多数，黑色，卵形，扁，平滑，边缘狭翼状。花果期夏、秋季。

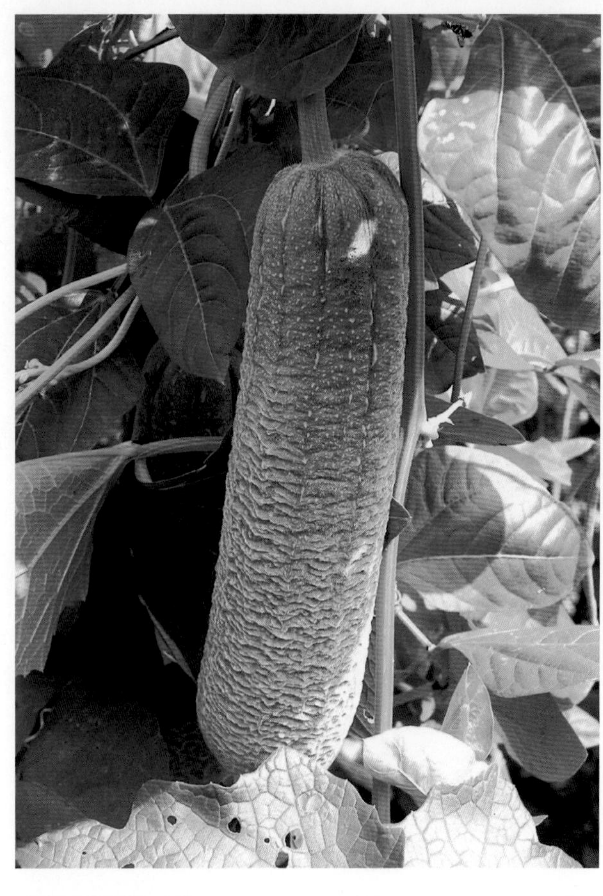

分布

分布于我国云南。全国各地普遍栽培。世界温带、热带地区广泛栽培。

生境

作为蔬菜栽培。

药材名

塞吉普布、塞吉普吾（གསེར་གྱི་ཕུད་བུ། ）。

药用部位

种子。

功能与主治

解毒，引吐。用于"赤巴"病和"培根"病。

用量与用法

3 ~ 10g，内服煎汤；1 ~ 1.5g，内服研末，或入丸、散剂。

附注

"གསེར་གྱི་ཕུད་བུ།"（塞吉普布）为始载于《四部医典》的催吐药物。《蓝琉璃》言"塞吉普布"为治中毒症、"培根"病和"赤巴"病之药物，有正品和副品之分。《四部医典系列挂图全集》第二十六图中有"གསེར་གྱི་མེ་ཏོག"（色吉美多，62 号图）和"གསེར་གྱི་ཕུད་བུ།"（塞吉普布，63 号图）2 幅附图，其汉译本译注名分别为"波棱瓜"和"印度波棱瓜"，将两者作为类似或相近的药物。《晶珠本草》记载"塞吉普布"的形态为"种子黑色而扁，状如无头甲虫者，质佳；亦有白色者，质中；状如草丝交错包裹者，质劣"，表明其有多种。现各地藏医使用的"塞吉普布"多以丝瓜 *L. cylindrica* (Linn.) Roem. 和棱角丝瓜 *L. acutangula* (Linn.) Roxb. 为正品，两者的形态与《晶珠本草》之记载相符；《青海藏标》以"丝瓜籽 /གསེར་གྱི་ཕུད་བུ།/ 塞吉普吾"之名收载了该 2 种。现藏医使用的"གསེར་གྱི་མེ་ཏོག"（色吉美多）以葫芦科植物波棱瓜 *Herpetospermum pedunculosum* (Sex.) C. B. Clarke 为正品。文献记载，也有部分地区藏医以葫芦科植物木鳖子 *Momordica cochinchinensis* (Lour.) Spreng. 作"塞吉普布"或"色吉美多"使用，但其形态与《晶珠本草》记载的 2 药物均不甚相符，且木鳖子 *M. cochinchinensis* (Lour.) Spreng. 的种子有毒，作药用是否合适，还有待研究。（参见"木鳖子""波棱瓜"条）

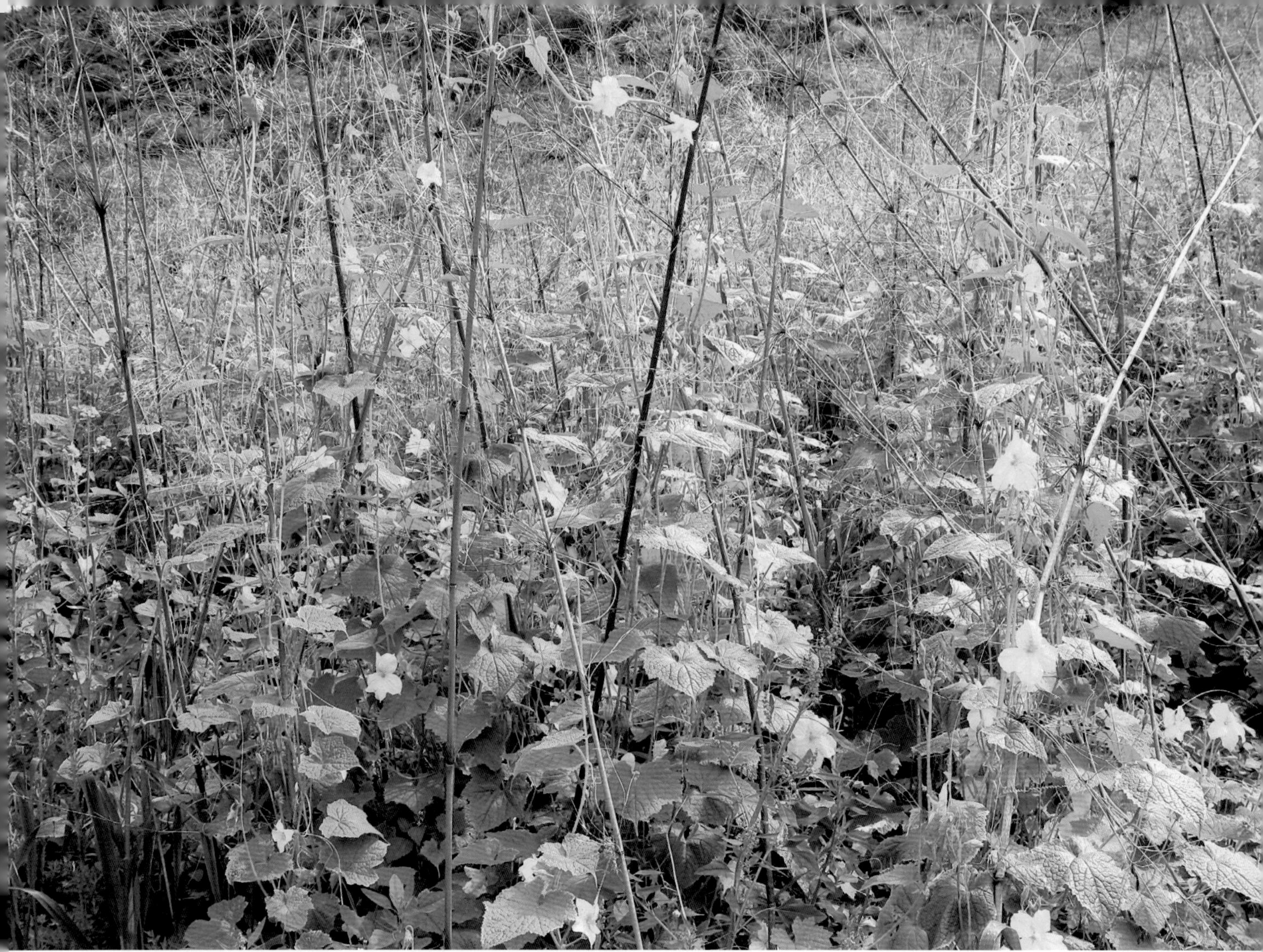

波棱瓜

Herpetospermum pedunculosum (Ser.) C. B. Clarke

葫芦科（Cucurbitaceae） 波棱瓜属（*Herpetospermum*）

形态

一年生攀缘草本。茎、枝纤细，有棱沟，初时具疏柔毛，最后变近光滑无毛。叶柄长 4 ~ 8（~ 10）cm，具与茎、枝一样的毛被，后渐脱落；叶片膜质，卵状心形，长 6 ~ 12cm，宽 4 ~ 9cm，先端尾状渐尖，边缘具细圆齿，或有不规则的角，基部心形，弯缺张开，宽、深均为 1 ~ 2cm，两面粗糙，初时具黄褐色长柔毛，后渐脱落，叶脉在叶背隆起，具长柔毛；卷须 2 歧，近无毛。雌雄异株。雄花通常为单生花，同一总状花序并生，单生花花梗长达 10 ~ 16cm，具 5 ~ 10 花的总状花序长达 12 ~ 40cm，有疏柔毛；花梗长 2 ~ 6cm，疏生长柔毛；萼筒上部膨大成漏斗状，下部管状，长 2 ~ 2.5cm，先端直径 8 ~ 9mm，基部直径 2mm，被短柔毛，裂片披针形，长 8 ~ 9mm；花冠黄色，裂片椭圆形，急尖，长 20 ~ 22mm，宽 12 ~ 15mm；雄蕊花丝丝状，长 2 ~ 3mm，花药长 5 ~ 6mm；退化雌蕊近钻形，长 4 ~ 5mm。果梗粗壮，长 1 ~ 2cm；果实阔长圆形，三棱状，被长柔毛，成熟时 3 瓣裂至近基部，里面纤维状，长 7 ~ 8cm，宽 3 ~ 4cm；种子淡灰色，长圆形，基部截形，具小尖头，先端不明显 3 裂，长约 12mm，宽 5mm，厚 2 ~ 3mm。花果期 6 ~ 10 月。

分布

分布于我国云南、西藏、四川（康定）。四川（康定、泸定）有栽培。

生境

生长于海拔 2300 ~ 3500m 的山坡、灌丛、林缘、路旁。

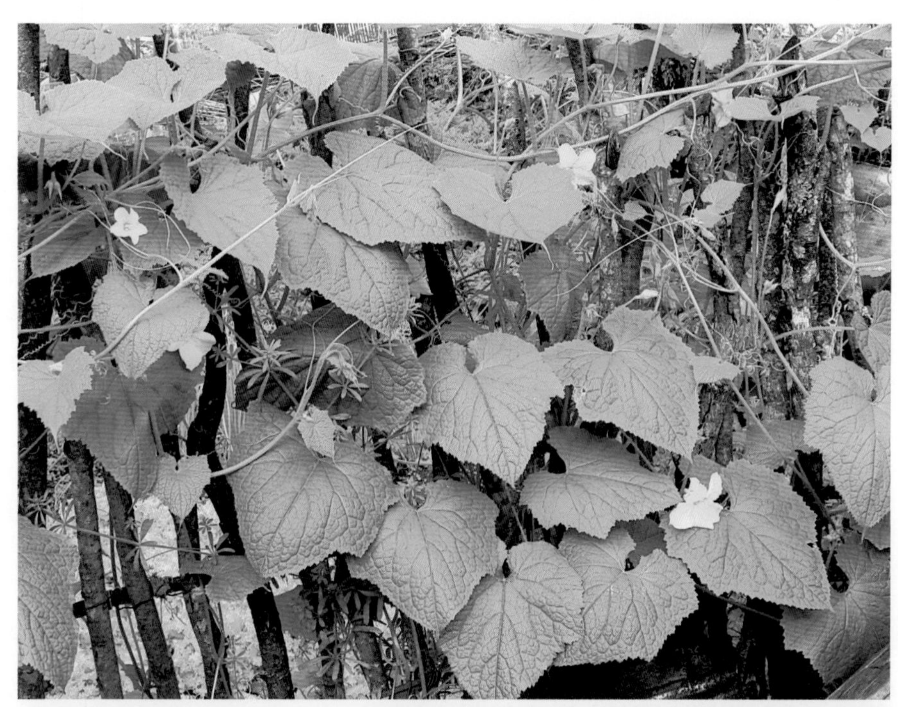

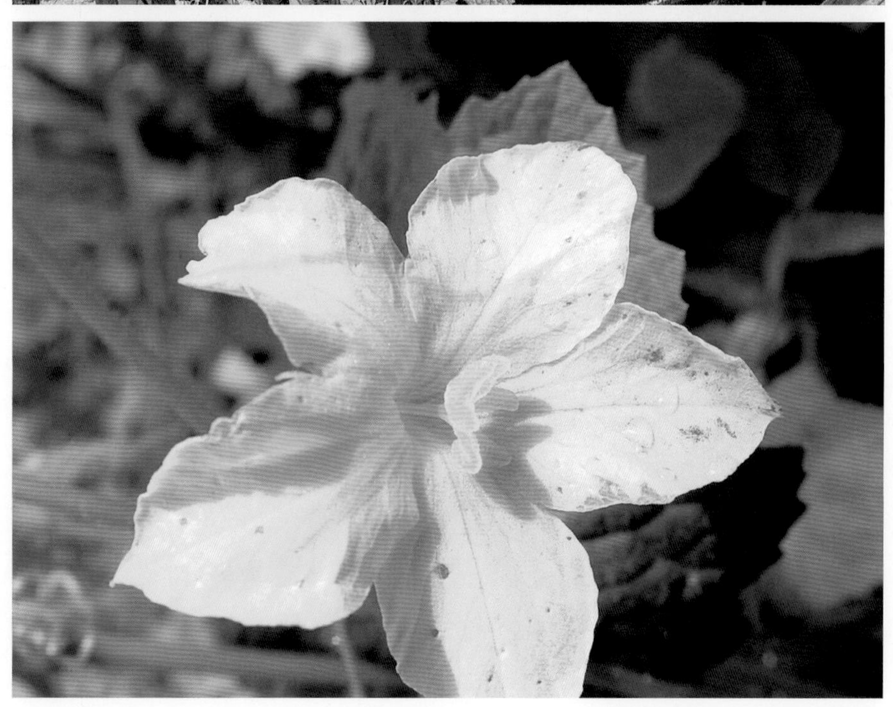

药材名

色吉美多、塞季美朵、塞季美多、色吉梅朵（གསེར་གྱི་མེ་ཏོག）。

药用部位

成熟种子、花。

功能与主治

种子：平肝，泻火，解毒；用于六腑热症，“赤巴”热，“赤巴”外散所致眼黄、肤黄、小便黄，肝病，胆病，消化不良。花：清热解毒，利胆；用于胆汁反流性胃炎，胆囊炎，小肠热症等六腑热症。

用量与用法

种子：3 ~ 6g；内服煎汤，或入丸、散剂。花：3 ~ 6g。

附 注

《四部医典》《蓝琉璃》《度母本草》《晶珠本草》等均记载有“གསེར་གྱི་མེ་ཏོག”（色吉美多），言其种子为清腑热、疗胆热症之药物。《四部医典系列挂图全集》第二十六图中有“གསེར་གྱི་མེ་ཏོག”（色吉美多，62 号图）和“གསེར་གྱི་ཕུད་བུ།”（塞吉普布，63 号图）2 幅附图，汉译本分别译注名为“波棱瓜”和“印度波棱瓜”。据现代文献记载和调查，波棱瓜 *H. pedunculosum* (Ser.) C. B. Clarke 为各地藏医使用的“色吉美多”的主要基原，其形态也与《四部医典系列挂图全集》的“色吉美多”附图相符，为正品，《部标藏药》以“波棱瓜子 /གསེར་གྱི་མེ་ཏོག/ 色吉美多”之名收载的基原也为该种，但部分地区也以葫芦科植物南赤瓟 *Thladiantha harmsii* Lévl.（*Thladiantha nudiflora* Hemsl. ex Forbes et Hemsl.）、王瓜 *Thladiantha setispina* A. M. Lu et Z. Y. Zhang（刚毛赤瓟）、三尖栝楼 *Trichosanthes lepiniana* (Naud.) Cogn.（马干铃栝楼）等的种子作波棱瓜子的代用品。甘肃夏河藏医还使用葫芦科植物木鳖子 *Momordica cochinchinensis* (Lour.) Spreng. 的种子作“色吉美多”的代用品。据《如意宝瓶》记载，“色吉美多”按产地分为内蒙古产、西藏产、尼泊尔产 3 种。市场调查得知，藏医多用西藏产者，也有部分药材从尼泊尔等地进口。《中国植物志》记载的波棱瓜属（*Herpetospermum*）植物在全世界仅有波棱瓜 *H. pedunculosum* (Ser.) C. B. Clarke1 种，此种分布于我国西藏、云南，印度、尼泊尔也有分布，但内蒙古无分布。据文献记载，蒙医也药用木鳖子 *M. cochinchinensis* (Lour.) Spreng.，称之为“色日吉莫德格 - 策瓦”，甘肃夏河藏医使用该种可能系借鉴蒙医的用法，但木鳖子 *M. cochinchinensis* (Lour.) Spreng. 的种子有毒，作代用品是否合适还有待研究。也有观点认为栝楼、王瓜、木鳖子等均系误用。现藏医使用的“གསེར་གྱི་ཕུད་བུ།”（塞吉普布）的基原主要为葫芦科植物丝瓜 *Luffa cylindrica* (Linn.) Roem. 和棱角丝瓜 *L. acutangula* (Linn.) Roxb. 的种子。（参见“木鳖子”“丝瓜”条）

《晶珠本草》将“གསེར་གྱི་མེ་ཏོག”（色吉美多）归于“旱生草类药物”的“果实类药物”中，言以其种子入药。四川藏医也使用其花，《四川藏标》以“波棱瓜花 / གསེར་གྱི་མེ་ཏོག/ 色吉梅朵”之名收载了波棱瓜花。

葫芦

Lagenaria siceraria (Molina) Standl.

葫芦科（Cucurbitaceae） 葫芦属（*Lagenaria*）

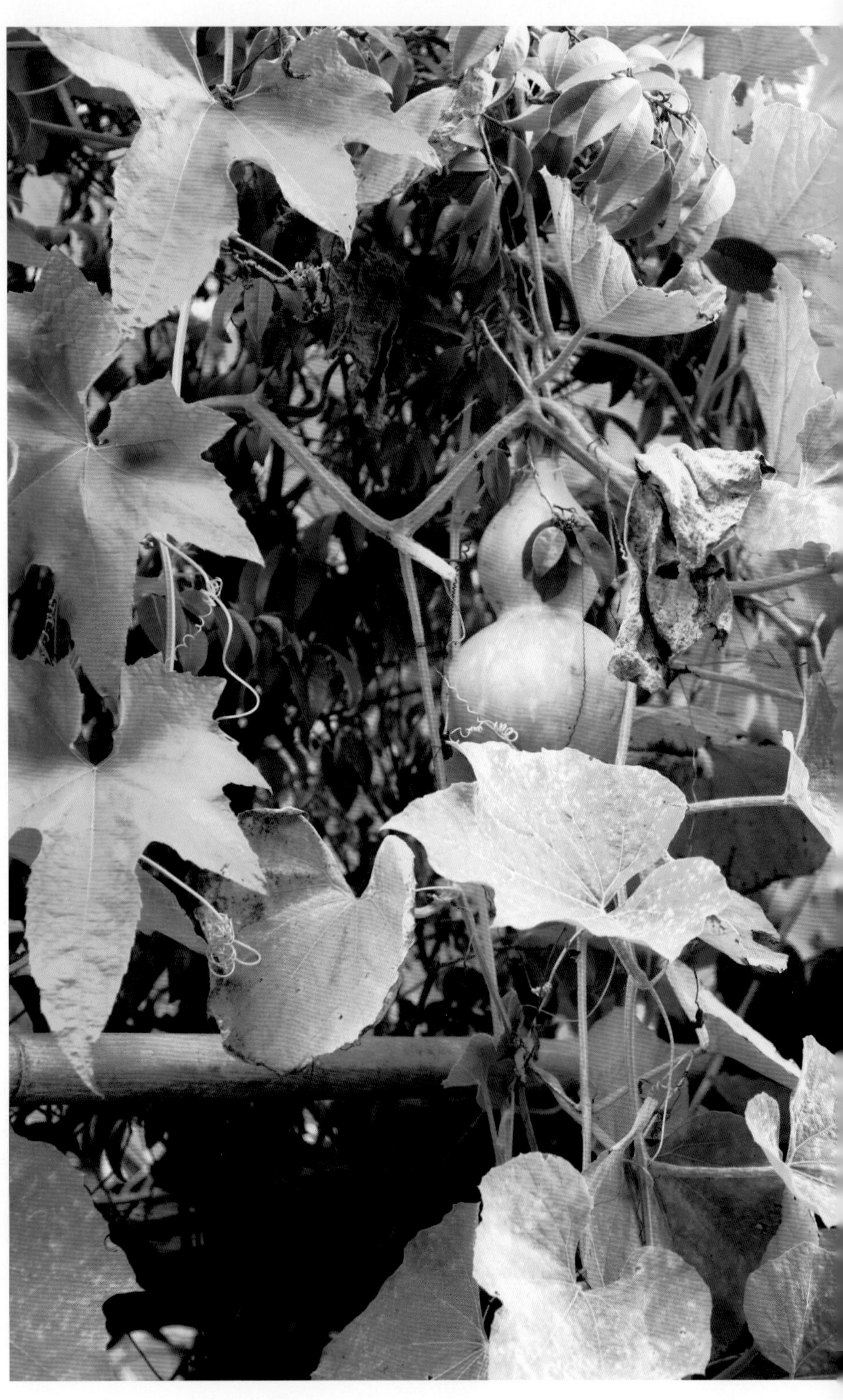

形态

一年生攀缘草本。茎、枝具沟纹，被黏质长柔毛，老后渐脱落，变近无毛。叶柄纤细，长16 ~ 20cm，有和茎枝一样的毛被，先端有2腺体；叶片卵状心形或肾状卵形，长、宽均为10 ~ 35cm，不分裂或3 ~ 5裂，具5 ~ 7掌状脉，先端锐尖，边缘有不规则的齿，基部心形，弯缺开展，半圆形或近圆形，深1 ~ 3cm，宽2 ~ 6cm，两面均被微柔毛，叶背及脉上较密。卷须纤细，初时有微柔毛，后渐脱落，变光滑无毛，上部分2歧。雌雄同株，雌、雄花均单生；雄花花梗细，比叶柄稍长，花梗、花萼、花冠均被微柔毛，萼筒漏斗状，长约2cm，裂片披针形，长5mm，花冠黄色，裂片皱波状，长3 ~ 4cm，宽2 ~ 3cm，先端微缺而有小尖头，具5脉，雄蕊3，花丝长3 ~ 4mm，花药长8 ~ 10mm，长圆形，药室折曲；雌花花梗比叶柄稍短或近等长，花萼和花冠似雄花，萼筒长2 ~ 3mm，子房中间缢细，密生黏质长柔毛，花柱粗短，柱头 3，膨大，2 裂。果实初为绿色，后变白色至带黄色，由于长期栽培，果形变异很大，因不同品种或变种而异，有的呈哑铃状，中间缢细，下部和上部膨大，上部大于下部，长数十厘米，有的仅长 10cm（小葫芦），有的呈扁球形、棒状或杓状，成熟后果皮变木质；种子白色，倒卵形或三角形，先端截形或 2 齿裂，稀圆形，长约 20mm。花期夏季，果期秋季。

分布

我国各地广泛栽培。世界其他热带、温带地区均有栽培。

生境

作为蔬菜栽培于农地、庭院。

药材名

嘎贝（ཀ་བེད།），嘎贝哲布、嘎贝折吾、嘎唯摘吾（ཀ་བེད་འབྲས་བུ།）。

药用部位

种子、成熟果皮。

功能与主治

种子：止泻，引吐；用于寒或热引起的腹泻，肺病，皮疹。果皮：利尿消肿；用于四肢和面目浮肿，大腹水肿。

用量与用法

种子：6 ~ 9g；内服研末。果皮：15 ~ 60g。

附 注

《四部医典》等记载有“ཀ་བེད།”（嘎贝）；《晶珠本草》记载“ཀ་བེད་འབྲས་བུ།”（嘎贝哲布）为止热泻之药物，言其分为大（雄）、小（雌）2 种，大者称“嘎贝”，小者称“བིལ་བ།”（贝巴、贝瓦、比哇）。现代文献记载，现藏医使用的“嘎贝折吾”的基原包括葫芦科和芸香科植物，前者作大者（即“嘎贝”）使用，主要为葫芦 *L. siceraria* (Molina) Standl.，其变种瓠瓜 *L. siceraria* (Molina) Standl. var. *depressa* (Ser.) Hara、小葫芦 *L. siceraria* (Molina) Standl. var. *microcarpa* (Naud.) Hara 也作大者使用，三者的形态与《度母本草》《晶珠本草》等的记载均相符。《部标藏药》《青海藏标》以“葫芦 /ཀ་བེད་འབྲས་བུ།/ 嘎贝哲布”之名收载了葫芦 *L. siceraria* (Molina) Standl. 的种子；《藏标》以“葫芦 /ཀ་བེད།/ 嘎贝”之名收载了瓢葫芦 *L. siceraria* (Molina) Standl. var. *depressa* (Ser.) Hara（瓠瓜）除去瓠子的果皮，两者的功能与主治也不同。小者（比哇）的基原为芸香科植物木橘 *Aegle marmelos* (L.) Correa，《藏标》以“木橘 /བིལ་བ།/ 比哇”之名收载了该种的果实，其功能为止泻，用于慢性腹泻。该种在印度称“Bilva”，与藏语名“比哇”发音相近。

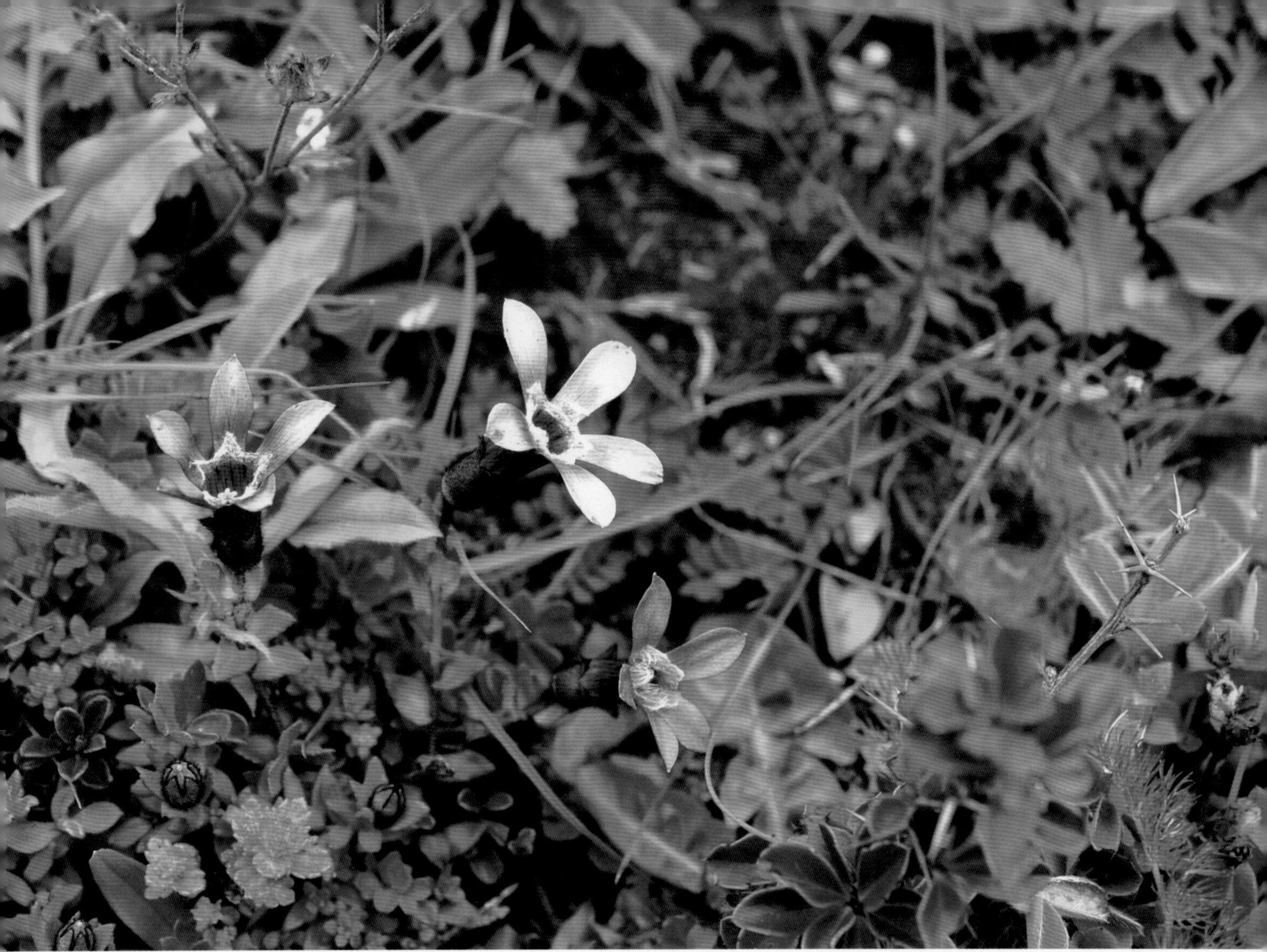

小叶蓝钟花

Cyananthus microphyllus Edgew.

桔梗科（Campanulaceae）　蓝钟花属（*Cyananthus*）

形态

多年生草本。茎基粗壮，顶部密被鳞片，鳞片卵形，长 1 ~ 2mm。茎纤细，长 5 ~ 10cm，下部分枝，地上部分棕红色，无毛或疏生短柔毛。叶互生，卵形、卵状披针形或长椭圆形，几无柄，长 5 ~ 7mm，宽 1.5 ~ 3mm，先端钝或急尖，基部圆形至浅心形，全缘或波状，边缘反卷，上面无毛，背面生绢毛。花单生于茎顶，花梗长 5 ~ 10mm，生棕黑色刚毛；花萼筒状钟形，底部平截，长 7 ~ 10mm，被棕黑色的短刚毛，裂片三角形，长为花萼总长的 1/3 ~ 2/5，两面被毛；花冠筒状钟形，长 1.8 ~ 2cm，蓝紫色或蓝色，外面无毛，内面喉部密生流苏状白色长柔毛，裂片倒卵状矩圆形，约与筒部等长；聚药雄蕊生于子房先端；子房圆锥状，花期约与花萼等长，花柱伸达花冠喉部；种子亮褐色，长圆状，长约 2mm，宽 0.5 ~ 0.7mm。花期 9 月。

分布

分布于我国西藏（聂拉木）。尼泊尔、印度也有分布。

生境

生长于海拔 3300 ~ 4300m 的高山草地、山坡灌丛。

药材名

翁布、莪布（སྔོན་བུ།）。

药用部位

带根全草。

功能与主治

敛黄水，下引诸病。用于黄水病（痒疹，关节炎疼痛，腹腔积脓、水，重者肤黑、须眉脱落）。

用量与用法

2 ~ 3g。内服煎汤，或入丸、散剂。外用适量，研粉撒或调敷。

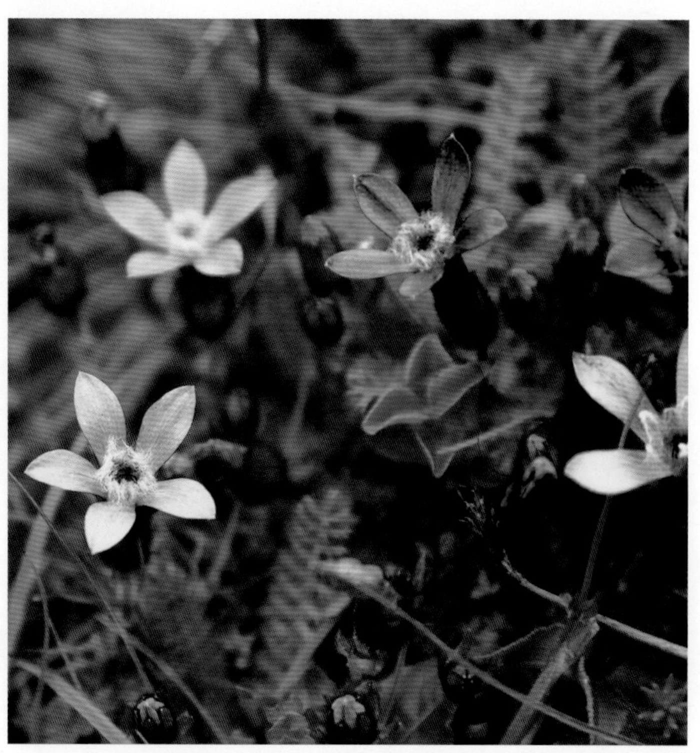

附注

“སྔོན་བུ།”（翁布）为《四部医典》记载的泻黄水病之药物，在《蓝琉璃》《宇妥本草》《晶珠本草》等中均有记载。《四部医典系列挂图全集》在第二十九图中有“翁布”的附图（95 号图），其汉译本译注为“兰花参”，据肖培根先生鉴定为“蓝钟花”（属）植物，有观点认为系大萼蓝钟花 *Cyananthus macrocalyx* Franch.。《晶珠本草》记载“翁布”的花蓝色，4 瓣，根折断后有乳汁。现代文献记载的“翁布”的基原主要涉及桔梗科蓝钟花属（*Cyananthus*）、蓝花参属（*Wahlenbergia*）和龙胆科龙胆属（*Gentiana*）的多种植物，各地使用的种类不同，西藏及云南迪庆藏医多习用蓝钟花属植物，小叶蓝钟花 *C. microphyllus* Edgew. 为西藏日喀则藏医习用的“翁布”的基原之一；青海藏医习用刺芒龙胆 *Gentiana aristata* Maxim.；四川阿坝地区藏医则习用蓝花参 *Wahlenbergia marginata* (Thunb.) A. DC.。（参见“灰毛蓝钟花”“大萼蓝钟花”“丽江蓝钟花”“杂毛蓝钟花”条）

大萼蓝钟花

Cyananthus macrocalyx Franch.

桔梗科（Campanulaceae）　蓝钟花属（*Cyananthus*）

形态

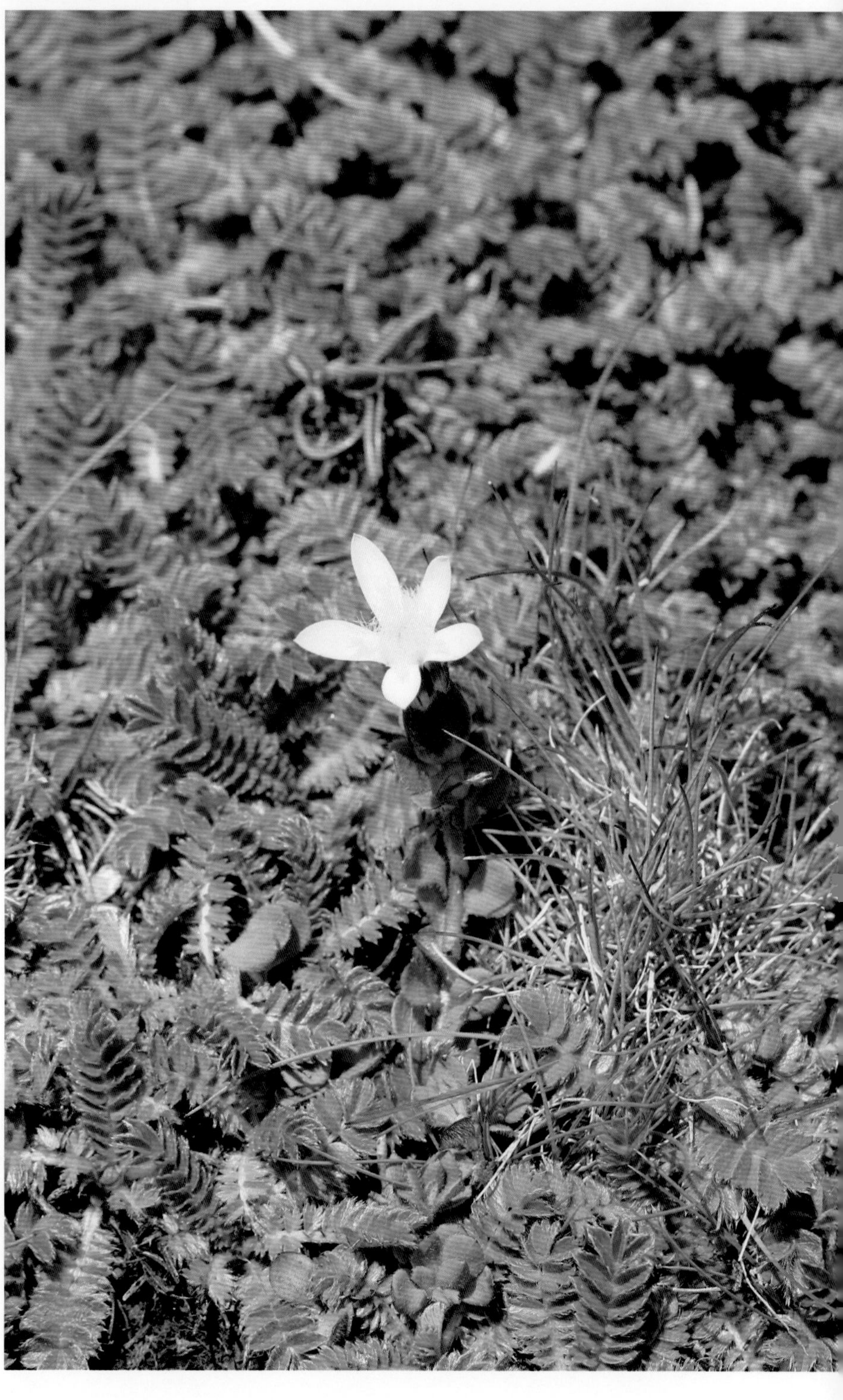

多年生草本。茎基粗壮，木质化，顶部具宿存的卵状披针形鳞片，鳞片长 3 ~ 4mm。茎数条并生，长 7 ~ 15（~ 20）cm，上升，不分枝，基部常疏生棕褐色长柔毛，上部疏生白色短柔毛或无毛。叶互生，茎下部的叶至上部的叶渐次增大，花下的 4 或 5 叶聚集而呈轮生状；叶片菱形、近圆形或匙形，长 5 ~ 7mm，有时更长，长稍大于宽，两面生伏毛，上面疏生短伏毛，下面毛较密而长，边缘反卷，全缘或有波状齿，先端钝或急尖，基部突然变狭成柄，柄长 2 ~ 4mm。花单生茎端，花梗长 4 ~ 10mm；花萼开花期管状，长约 1.2cm，黄绿色或带紫色，花后显著膨大，下部呈球状，脉络凸起明显，无毛或变无毛，裂片长三角形，长大于宽或与宽近相等，外面无毛，内面生柔毛；花冠黄色，有时带紫色或红色条纹，也有的下部紫色，而超出花萼的部分黄色，筒状钟形，长 2 ~ 3cm，外面无毛，内面喉部密生柔毛，裂片倒卵状条形，相当于花冠长的 2/5；花柱伸达花冠喉部。蒴果超出花萼；种子矩圆状，长约 1.3mm，光滑无毛。花期 7 ~ 8 月。

分布

分布于我国云南西北部、四川西部、西藏东南部、青海（囊谦）、甘肃（舟曲）。

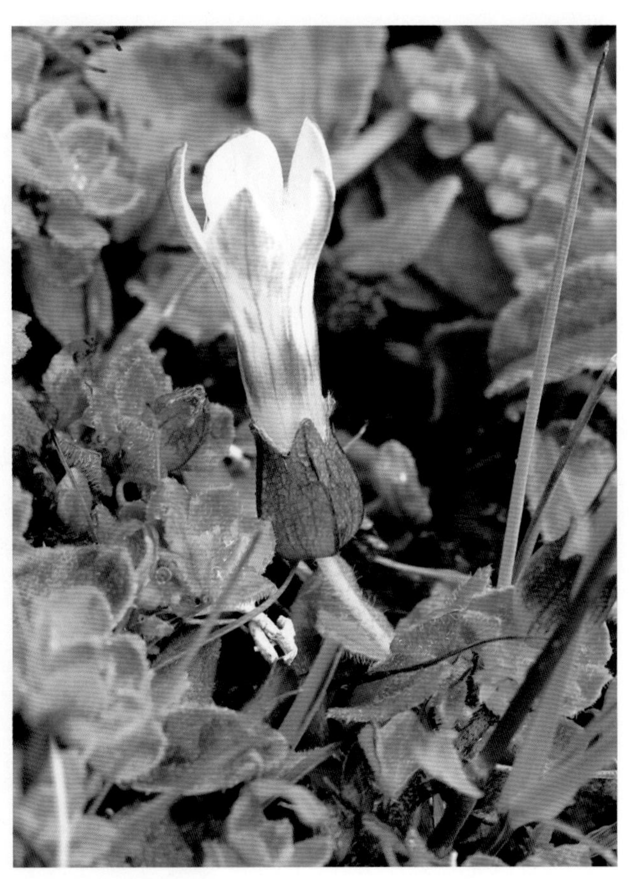

生境

生长于海拔 2500 ~ 4600m 的山地林间、草甸、草坡。

药材名

翁布、莪布（སྔོན་བུ།）。

药用部位

带根全草。

功能与主治

敛黄水，缓泻，下引诸病。用于胆病，黄水病（痒疹，关节炎疼痛，腹腔积脓、水，重者肤黑、须眉脱落）。

用量与用法

2 ~ 3g。内服煎汤，或入丸、散剂。外用适量，研粉撒，或调敷。

附注

《四部医典》《晶珠本草》等古籍中均记载有“སྔོན་བུ།”（翁布），言其为泻黄水病之药物；《四部医典系列挂图全集》在第二十九图中有“翁布”的附图，肖培根先生鉴定其为“蓝钟花”（属）。现代文献记载的“翁布”的基原主要为桔梗科蓝钟花属（*Cyananthus*）植物，部分地区藏医使用的桔梗科植物蓝花参 *Wahlenbergia marginata* (Thunb.) A. DC. 和龙胆科植物刺芒龙胆 *Gentiana aristata* Maxim. 应为类同品。有观点认为，《四部医典系列挂图全集》附图中的花似为 5 基数（花冠裂片 5），可能系大萼蓝钟花 *C. macrocalyx* Franch. 或灰毛蓝钟花 *C. incanus* Hook. f. et Thoms.，其他花 5 基数的种类也可作代用品，蓝钟花属植物应系卫藏地区使用的“翁布”的正品。《晶珠本草》所言“花 4 瓣”者，应为其他花 4 基数的种类，为类同品，又被称为“ཤེལ་ཕྲེང་སྔོན་བུ།”（协诚翁布，“《晶珠本草》记载的‘翁布’”之意）。（参见“灰毛蓝钟花”“蓝钟花”条）

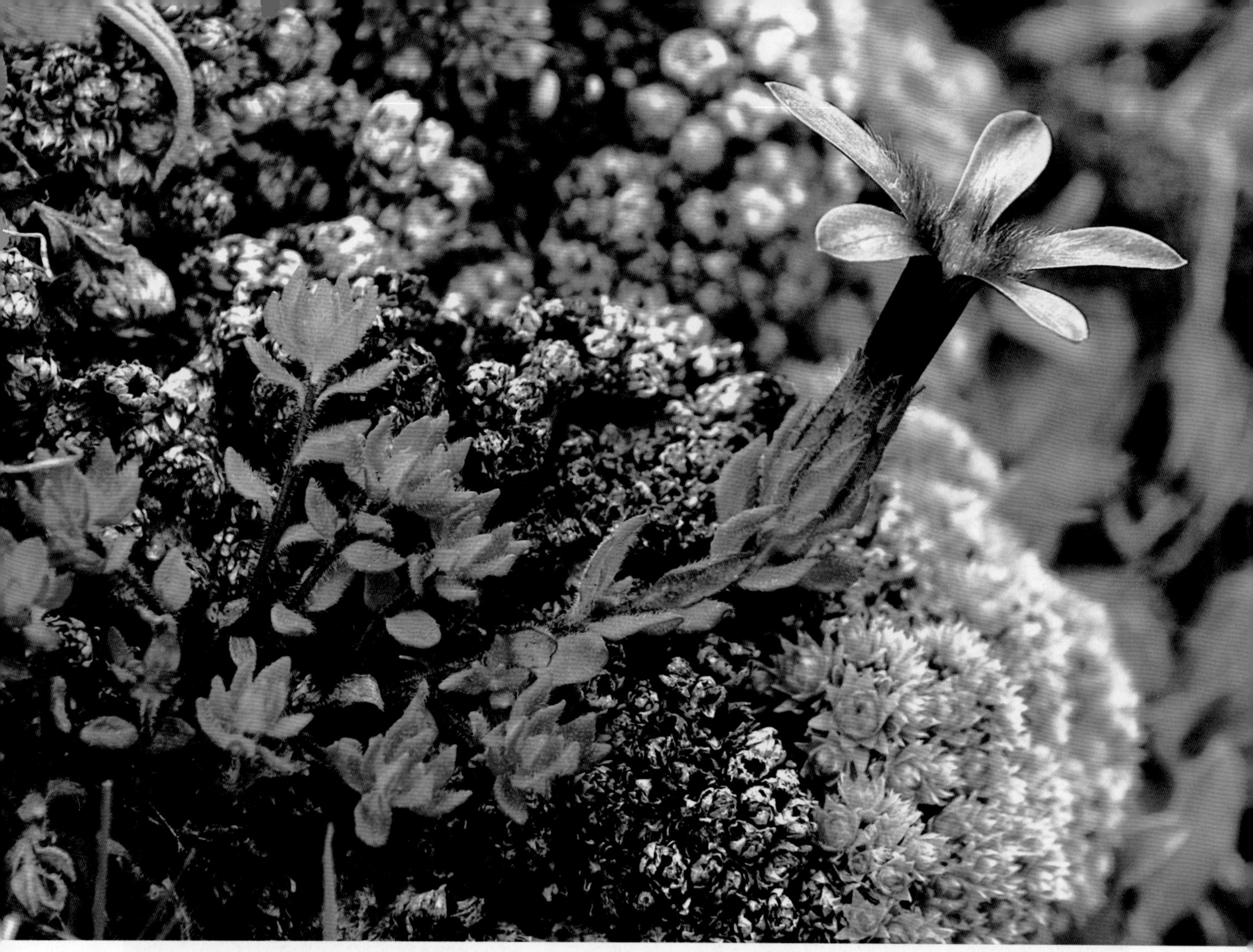

灰毛蓝钟花

Cyananthus incanus Hook. f. et Thoms.

桔梗科（Campanulaceae） 蓝钟花属（*Cyananthus*）

形态

多年生草本。茎基粗壮，顶部具有宿存的卵状披针形鳞片，鳞片长约4mm。茎多条并生，不分枝或下部分枝，被灰白色短柔毛。叶自茎下部而上稍有增大，互生，仅花下4或5叶聚集成轮生状；叶片卵状椭圆形，长4～6（～8）mm，宽1.5～4mm，两面均被短柔毛，边缘反卷，有波状浅齿或近全缘，基部楔形，有短柄。花单生于主茎和分枝的先端，花梗长0.4～1.3cm，生柔毛；花萼短筒状，花期稍下窄上宽，果期下宽上窄，密被倒伏刚毛以至无毛，萼筒长5～8mm，裂片三角形，长2～3mm，略超过宽，密生白色睫毛；花冠蓝紫色或深蓝色，长为花萼的2.5～3倍，外面无毛，内面喉部密生柔毛，裂片倒卵状长矩圆形，约占花冠长的2/5；子房在花期约与萼筒等长，花柱伸达花冠喉部。蒴果超出花萼；种子矩圆状，淡褐色。花期8～9月。

分布

分布于我国西藏南部和东部（林周等）、云南西北部、四川西南部、青海（囊谦）。不丹、印度等也有分布。

生境

生长于海拔 3100 ~ 5400m 的高山草地、灌丛草地、林下、路边、河滩草地。

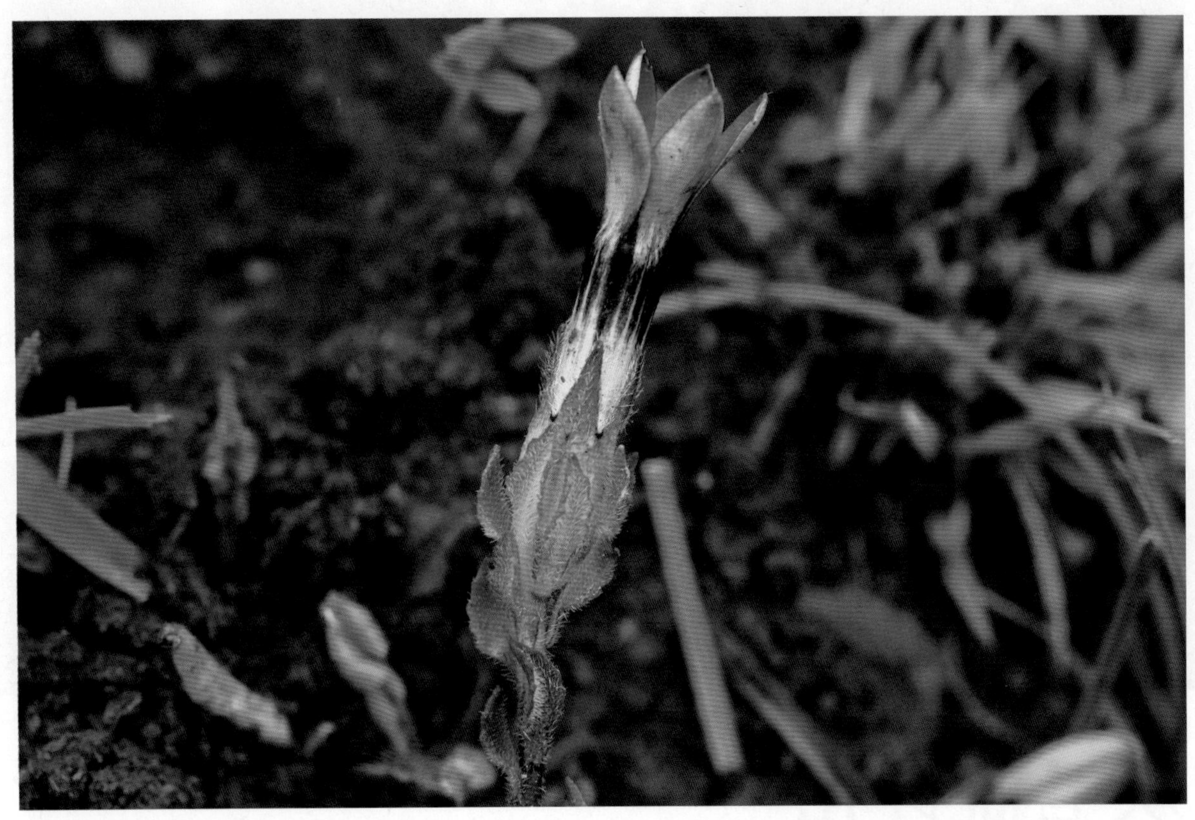

药材名

翁布、莪布（སྔོན་བུ།），盎波却、盎波窍（སྔོན་བུ་མཆོག）。

药用部位

全草。

功能与主治

敛黄水，缓泻。用于胆病，黄水病（痒疹，关节炎疼痛，腹腔积脓、积水，重者肤黑、须眉脱落），下引诸病。

用量与用法

2 ~ 3g。内服煎汤，或入丸、散剂。外用适量，研粉撒或调敷患处。

附注

《四部医典》《宇妥本草》《晶珠本草》等均记载有"སྔོན་བུ།"（翁布），言其为泻黄水之药物；《四部医典系列挂图全集》第二十九图中有"翁布"附图（95 号图），其汉译本译注名为"兰花参"。据肖培根先生鉴定，该附图图示植物为蓝钟花属植物。《晶珠本草》中记载"翁布”的花为蓝色，4 瓣，根折断后有乳汁。现代文献记载的“翁布”的基原主要涉及桔梗科蓝钟花属（*Cyananthus*）和龙胆科龙胆属（*Gentiana*）植物，包括光萼蓝钟花 *C. leiocalyx* (Franch.) Cowan、蓝钟花 *C. hookeri* C. B. Cl.、美丽蓝钟花 *C. formosus* Diels、川西蓝钟花 *C. dolichosceles* Marq.、中甸蓝钟花 *C. chungdianensis* C. Y. Wu（香格里拉蓝钟花）、杂毛蓝钟花 *C. sherriffii* Cowan、灰毛蓝钟花 *C. incanus* Hook. f. et Thoms. 等，各地使用的种类不同，其中西藏藏医习用灰毛蓝钟花 *C. incanus* Hook. f. et Thoms.，云南迪庆藏医习用美丽蓝钟花 *C. formosus* Diels 和中甸蓝钟花 *C. chungdianensis* C. Y. Wu，而青海藏医多使用刺芒龙胆 *G. aristata* Maxim.；四川阿坝藏医则将桔梗科植物蓝花参 *Wahlenbergia marginata* (Thunb.) A. DC. 作“སྔོན་བུ་མཆོག”（盎波却，优质“翁布”之意）使用。相关文献也指出，蓝钟花属植物花冠裂片 5 的形态特征与《晶珠本草》的记载不相符，但蓝钟花属植物的花冠裂片常在 3 ~ 5 之间变异，具有乳汁是其显著特征。刺芒龙胆 *G. aristata* Maxim. 并无乳汁，应为青海地方习用品或误用，蓝花参 *W. marginata* (Thunb.) A. DC. 也为类似品 [“སྔོན་བུ་ཚབ།”（翁布卡布）]。《中国藏药植物资源考订》认为，《蓝琉璃》及《四部医典系列挂图全集》记载的“翁布”的正品应为蓝钟花属植物中在卫藏地区（拉萨一带）有分布的花 5 基数的种类，除花 5 基数的种类外，大萼蓝钟花 *C. macrocalyx* Franch.、小叶蓝钟花 *C. microphyllus* Edgew. 也同样作“翁布”使用；而花 4 基数的种类与《晶珠本草》明确记载的“花 4 瓣”相符，可称其为“ཤེལ་ཕྲེང་སྔོན་བུ།”（协诚翁布，“《晶珠本草》记载的翁布”之意）。也有文献记载丽江蓝钟花 *C. lichiangensis* W. W. Sm.、蓝钟花 *C. hookeri* C. B. Cl. 同为另一种藏药“སྔོ་ཀྱི་ཤུར།”（俄吉夏）的基原。（参见“蓝钟花”“丽江蓝钟花”条）

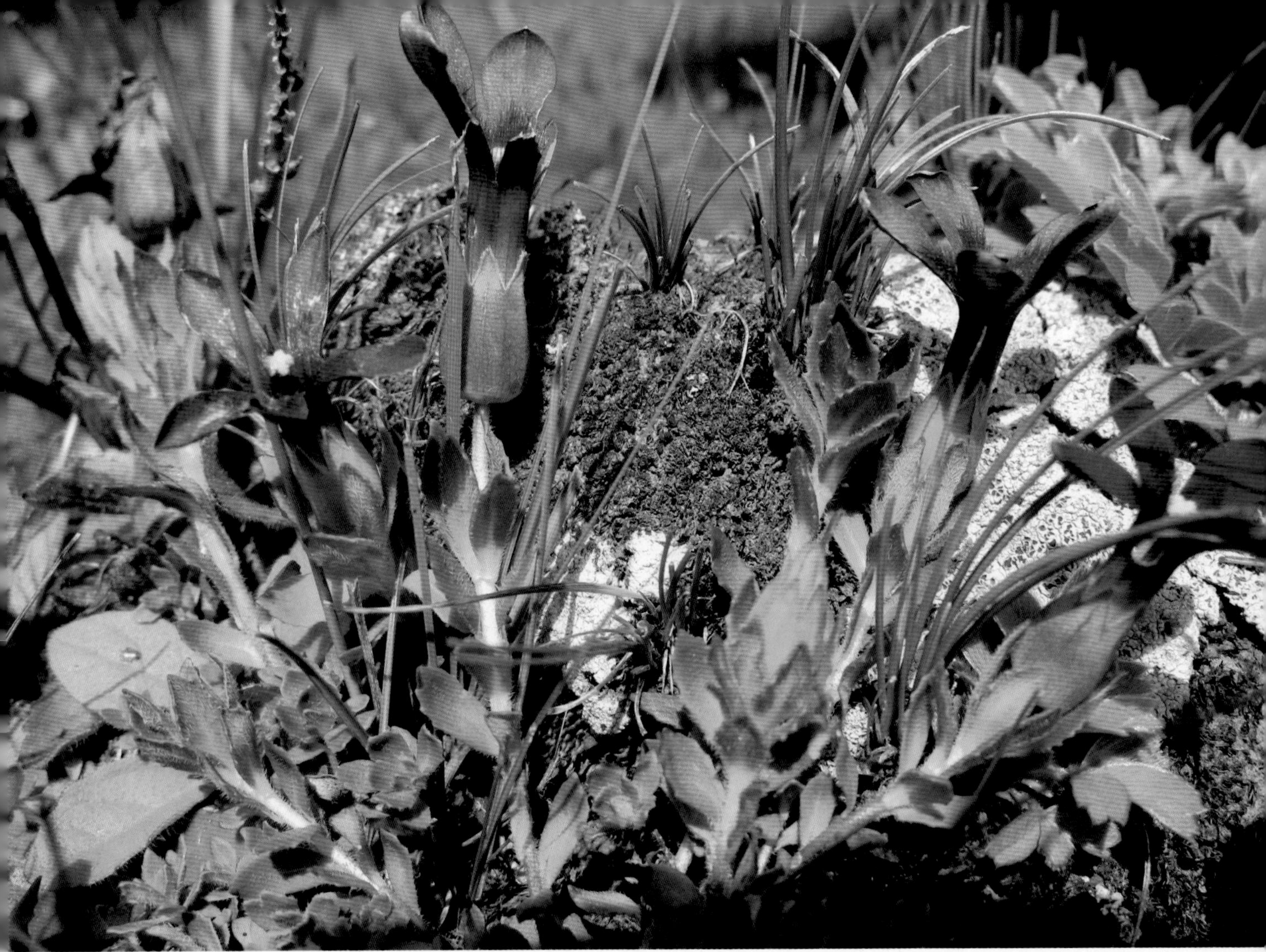

川西蓝钟花

Cyananthus dolichosceles Marq.

桔梗科（Campanulaceae）　蓝钟花属（*Cyananthus*）

形态

多年生草本。茎基粗壮，先端具宿存的鳞片，鳞片卵状披针形，长 5 ~ 8（~ 10）mm，宽 2 ~ 3mm。茎数条并生，不分枝，长 5 ~ 15cm，平卧或上升，基部生褐黄色长柔毛，上部疏生白色短柔毛。叶互生，唯花下 4 或 5 聚集而成轮生状，自茎下向上叶渐次增大，无柄或近无柄，倒卵状披针形或长椭圆形，长 5 ~ 12mm，宽 3 ~ 5mm，长为宽的 2 ~ 3 倍，两面疏被白色伏毛，边缘反卷，全缘或具波状齿，先端急尖，基部长楔形。花单生茎端，花梗长 1 ~ 2cm，疏生褐黄色柔毛或变无毛；花萼圆筒状，底部圆钝，果期下部膨胀成近球状，无毛或疏生柔毛，长 10 ~ 13（~ 15）mm，裂片三角形，内面被褐黄色柔毛，相当于筒长的 1/4 ~ 1/3；花冠紫蓝色，长为花萼的 2.5 ~ 3 倍，外面无毛，内面喉部密生柔毛，裂片倒卵状矩圆形，长约占花冠的 2/5；子房在花期约与花萼等长，花柱伸达花冠喉部。蒴果成熟后远较花萼长，先端 5 裂；种子矩圆状，两头圆钝，长 1.5 ~ 1.7mm，宽约 0.8mm。花期 7 ~ 8 月。

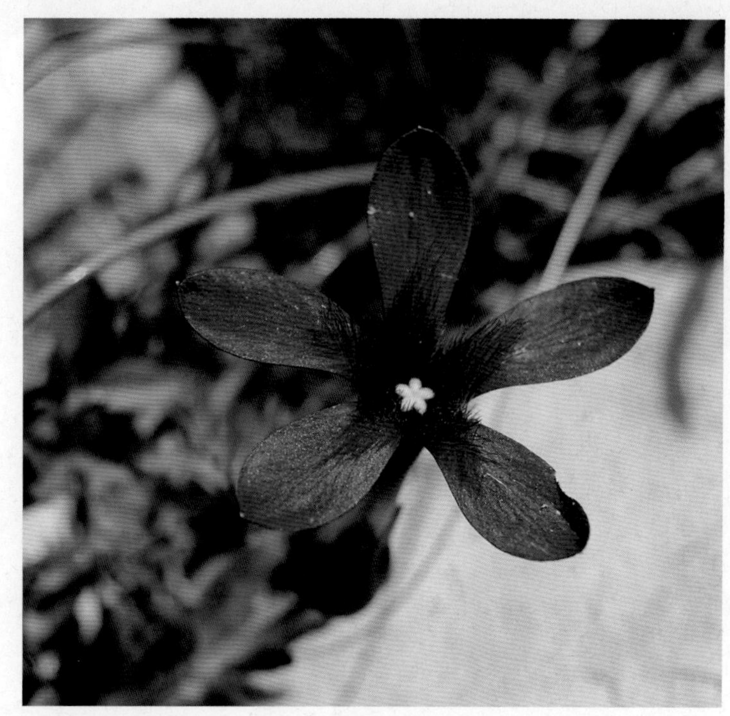

分布

分布于我国四川西部（康定）。

生境

生长于海拔 3500 ~ 4800m 的林中、山坡草地、灌丛。

药材名

翁布、莪布（སྔོན་བུ།），完布（སྔོན་པ།）。

药用部位

全草。

功能与主治

敛黄水，缓泻，下引诸病。用于胆病，黄水病（痒疹，关节炎疼痛，腹腔积脓、水，重者肤黑、须眉脱落）。

用量与用法

2 ~ 3g。内服煎汤，或入丸、散剂；有小毒，宜餐后服。外用研粉撒，或调敷患处。

附 注

《四部医典》《蓝琉璃》《晶珠本草》等中均记载有泻黄水病之药物“སྔོན་བུ།”（翁布）。现代文献记载的“翁布”的基原主要包括桔梗科蓝钟花属（*Cyananthus*）和龙胆科龙胆属（*Gentiana*）植物。据《宇妥本草》《大释明镜》等记载的“叶有细毛，折断有乳状白液，花蓝色，钟状”的形态以及《四部医典系列挂图全集》的附图来看，“翁布”应为蓝钟花属植物，现西藏、云南、四川藏医所用的“翁布”均为该属植物，但各地藏医所用种类有所不同，川西蓝钟花 *C. dolichosceles* Marq. 为其基原之一。有观点认为，蓝钟花 *C. hookeri* C. B. Cl. 的花冠通常 4 裂，这与《度母本草》《晶珠本草》记载“翁布”的“花四瓣”相符，应为正品；但也有观点认为，《四部医典系列挂图全集》中“翁布”的附图似为 5 基数花，故卫藏地区使用的应为大萼蓝钟花 *C. macrocalyx* Franch.、美丽蓝钟花 *C. formosus* Diels 等蓝钟花属植物中花 5 基数，且在卫藏地区有分布的种类；其他花 4 基数的种类应为类同品，可称为“ཤེལ་ཕྲེང་སྔོན་བུ།”（协称翁布，“《晶珠本草》记载的翁布”之意）。青海藏医习用的尖叶龙胆 *G. aristata* Maxim.（刺芒龙胆）以及四川阿坝藏医习用的桔梗科植物蓝花参 *Wahlenbergia marginata* (Thunb.) A. DC.[当地称“སྔོན་བུ་མཆོག”（盎波却），“优质翁布”之意] 等也为类同品。（参见“灰毛蓝钟花”“刺芒龙胆”条）

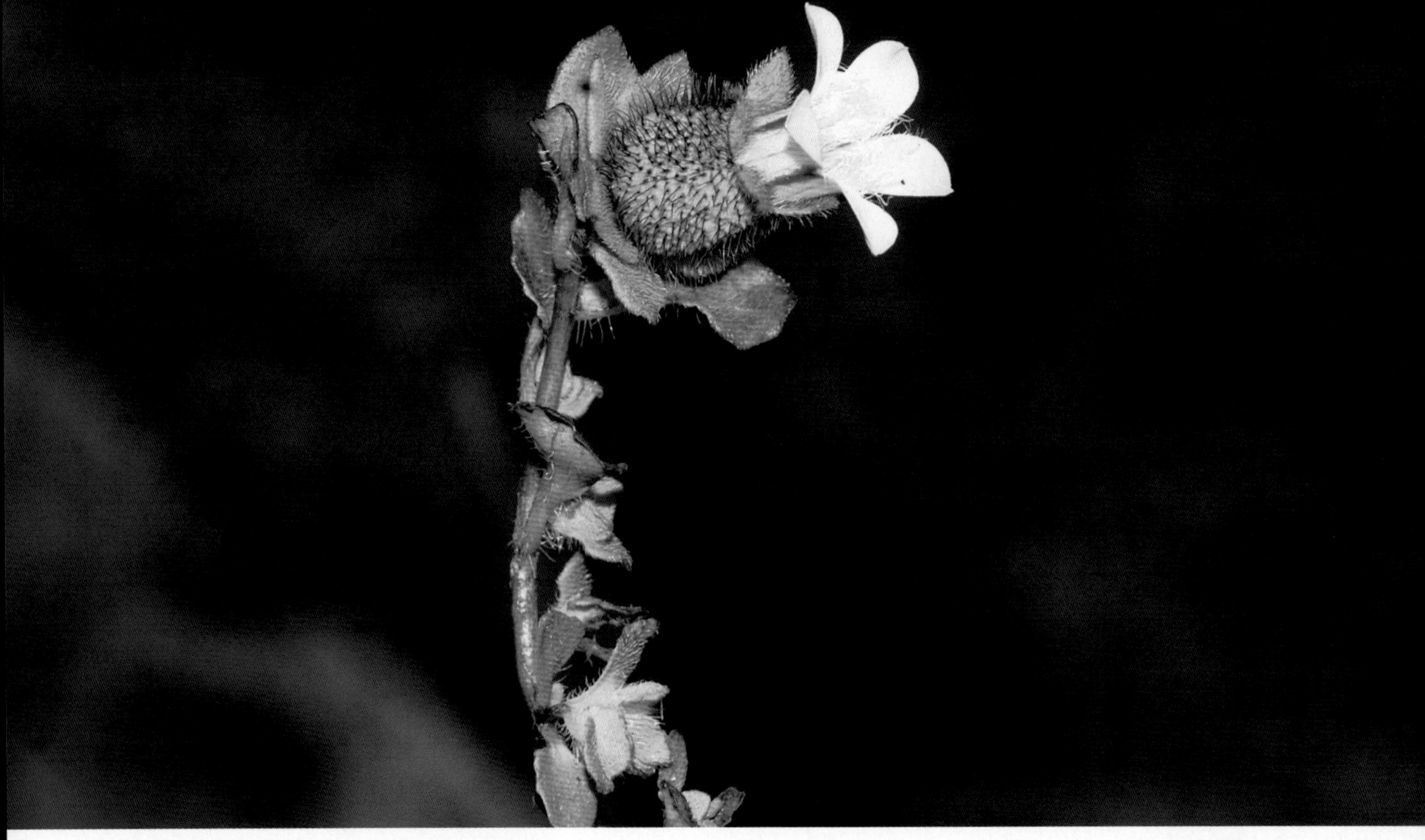

丽江蓝钟花

Cyananthus lichiangensis W. W. Sm.（丽江黄钟花）

桔梗科（Campanulaceae） 蓝钟花属（*Cyananthus*）

形态

一年生草本。茎数条并生，高 10 ~ 25cm，无毛，不分枝或有细弱分枝。叶稀疏而互生，唯花下 4 或 5 片叶聚集呈轮生状；叶片卵状三角形或菱形，长、宽均为 5 ~ 7mm，两面皆生短而稀疏的柔毛，边缘反卷，全缘或有波状齿，先端钝，基部长楔形，变狭成柄；柄长 2 ~ 3（~ 4）mm，生柔毛。花单生于主茎和分枝先端，花梗长 2 ~ 5mm；花萼筒状，花后下部稍膨大，筒长 8 ~ 10mm，宽 6 ~ 8mm，外面被红棕色刚毛，刚毛基部膨大，常呈黑色疣状突起，裂片倒卵状矩圆形，相当于筒长的 1/3，最宽处在中部或中部以上，外面疏生红棕色细刚毛，内面贴生红棕色细柔毛；花冠淡黄色或绿黄色，有时具蓝色或紫色条纹，筒状钟形，约相当于花萼筒长的 2 倍，外面无毛，内面近喉部密生柔毛，裂片矩圆形，占花冠长的 1/4 ~ 1/3，先端呈三角状急尖；子房花期约与萼筒等长；花柱伸达花冠喉部。蒴果成熟后超出花萼。种子矩圆状，两头钝，长约 1mm，宽约 0.5mm。花期 8 月。

分布

分布于我国西藏东南部、云南西北部（丽江）、四川西部。

生境

生长于海拔 3000 ~ 4100m 的山坡草地、林缘草丛中。

药材名

俄吉夏、莪吉秀、莪吉秀尔（ཟྭ་རྗི་ཤུར།），齐乌拉卜、切乌拉普、丘拉扑（ཁྱི་ཝ་ལ་ཕུག），象扯（ཤང་ཚེ།），翁布卡布（སྔོན་བུ་ཚབ།）。

药用部位

全草。

功能与主治

敛黄水，缓泻。用于胆病，黄水病，下引诸病。

用量与用法

2 ~ 3g。内服煎汤，或入丸、散剂。外用适量，研粉撒或调敷患处。

附 注

《晶珠本草》中分别记载有“སྔོན་བུ།”（翁布）、“ཁྱི་ཝ་ལ་ཕུག”（齐乌拉卜、丘拉扑）、“ཤང་ཚེ།”（象扯），言前者为缓泻黄水病之药物，中者为消食、治疗肉毒症之药物，后者为治疗疔毒之药物。现代文献记载的“翁布”的基原涉及桔梗科蓝钟花属（*Cyananthus*）和龙胆科龙胆属（*Gentiana*）植物，“齐乌拉卜”的基原涉及十字花科、桔梗科、石竹科的多属多种植物，“象扯”的基原涉及十字花科的多属多种植物。不同文献对丽江蓝钟花 *C. lichiangensis* W. W. Sm.（部分文献记载为丽江黄钟花）的药用记载不一，涉及上述 3 种药物。《迪庆藏药》记载云南迪庆藏医将丽江蓝钟花 *C. lichiangensis* W. W. Sm. 和黄钟花 *C. flavus* Marq. 作“丘拉扑”或“象扯”的基原，可能系因其具萝卜样小肉质根而被误用。另有文献记载丽江蓝钟花 *C. lichiangensis* W. W. Sm.、蓝钟花 *C. hookeri* C. B. Cl. 为“ཟྭ་རྗི་ཤུར།”（俄吉夏）的基原，蓝钟花 *C. hookeri* C. B. Cl. 又为“翁布”的基原之一。据《晶珠本草》记载“翁布”的“花蓝色，4 瓣，根折断后有乳汁”的特征看，其应为桔梗科植物，故丽江蓝钟花 *C. lichiangensis* W. W. Sm. 应为“翁布”类药物 [“སྔོན་བུ་ཚབ།”（翁布卡布）]。（参见“蚓果芥”“灰毛蓝钟花”“毛葶苈”“播娘蒿”条）

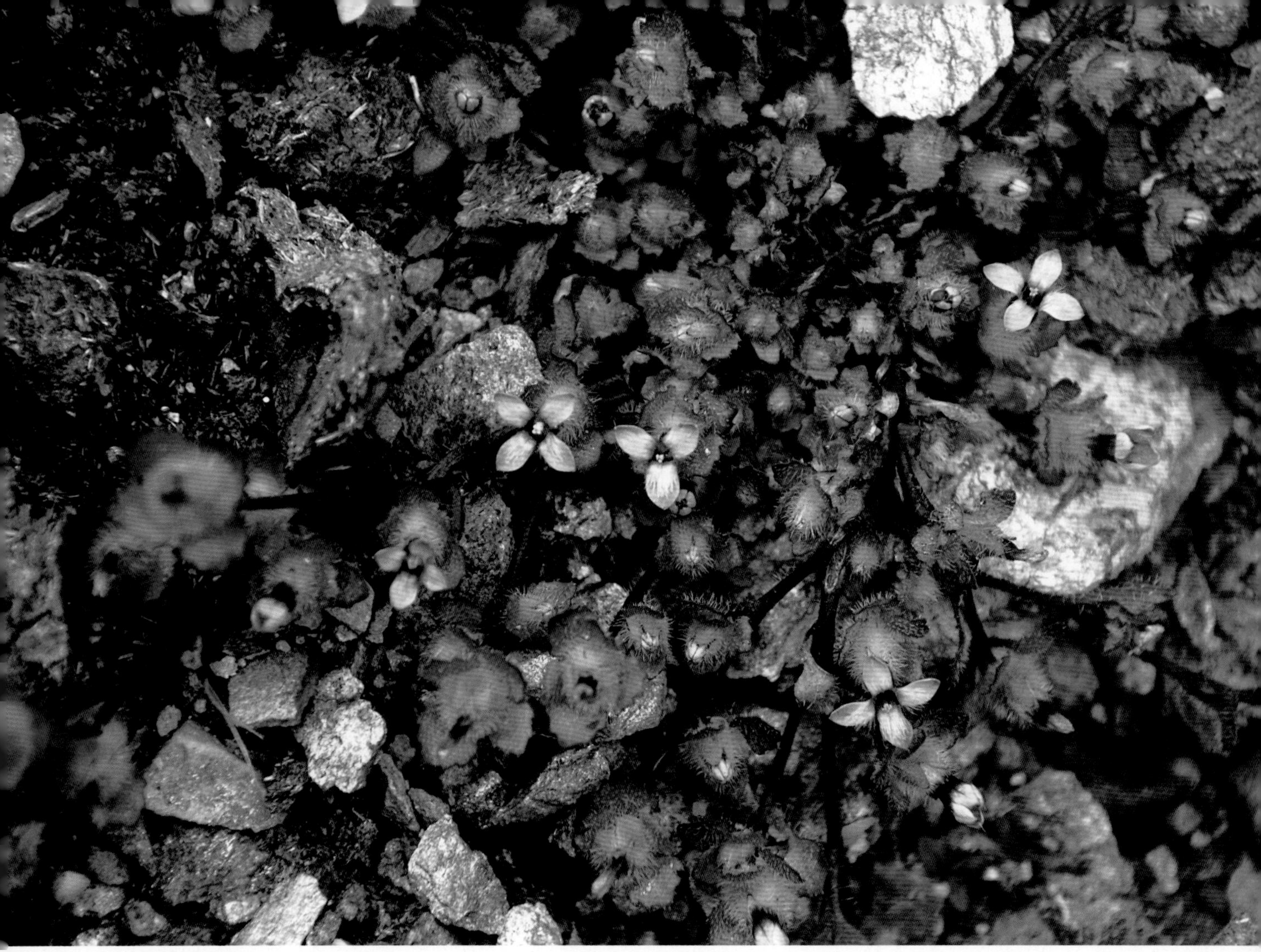

蓝钟花

Cyananthus hookeri C. B. Cl.

桔梗科（Campanulaceae）　蓝钟花属（*Cyananthus*）

形态

一年生草本。茎通常数条丛生，近直立或上升，长 3.5 ~ 20cm，疏生开展的白色柔毛，基部生淡褐黄色柔毛或无毛，有短分枝，分枝长 1.5 ~ 10cm。叶互生，花下数枚常聚集呈总苞状；叶片菱形、菱状三角形或卵形，长 3 ~ 7mm，宽 1.2 ~ 4mm，先端钝，基部宽楔形，突然变狭成叶柄，边缘有少数钝牙齿，有时全缘，两面被疏柔毛。花小，单生茎和分枝先端，几无梗；花萼卵圆状，长 3 ~ 5mm，外面密生淡褐黄色柔毛，或完全无毛，裂片（3 ~ ）4（ ~ 5），三角形，两面生柔毛，为筒长的 1/3 ~ 1/2；花冠紫蓝色，筒状，长 7 ~ 10（ ~ 15）mm，外面无毛，内面喉部密生柔毛，裂片（3 ~ ）4（ ~ 5），倒卵状矩圆形，先端生 3 或 4 根褐黄色柔毛；雄蕊 4；花柱伸达花冠喉部以上，柱头 4 裂。蒴果卵圆状，成熟时露出花萼外；种子长卵圆状，长约 1.2mm，宽约 0.4mm。花期 8 ~ 9 月。

分布

分布于我国西藏东部和南部、云南西北部、四川西北部、青海（同仁）、甘肃南部。

生境

生长于海拔 2700 ~ 4700m 的山坡草地、路旁、沟边。

药材名

翁布（སྔོན་བུ།），协称翁布（ཤེལ་ཕྲེང་སྔོན་བུ།），俄吉夏、莪吉秀、俄吉秀、俄吉秀尔（ཟྭ་སྤྲི་ཤུར།）。

药用部位

全草。

功能与主治

敛黄水，缓泻。用于胆病，黄水病（痒疹，关节炎疼痛，腹腔积脓、水，重者肤黑、须眉脱落），下引诸病。

用量与用法

2 ~ 3g。内服煎汤，或入丸、散剂。外用适量，研粉撒或调敷。

附注

《四部医典》《宇妥本草》《晶珠本草》等均记载有泻黄水病之药物“སྔོན་བུ།”（翁布）；《四部医典系列挂图全集》在第二十九图中有“翁布”的附图（95 号图），据肖培根先生鉴定其为“蓝钟花”（属）。《晶珠本草》记载其花蓝色，4 瓣，根折断后有乳汁。现代文献记载的“翁布”的基原涉及桔梗科蓝钟花属（*Cyananthus*）和龙胆科龙胆属（*Gentiana*）植物，各地藏医使用的种类不同。文献记载蓝钟花 *C. hookeri* C. B. Cl. 为“翁布”或“ཟྭ་སྤྲི་ཤུར།”（俄吉夏）的基原之一。蓝钟花属植物“花冠裂片 5”的形态特征与《晶珠本草》的记载不相符；但蓝钟花属植物的“花冠裂片常在 3 ~ 5 间变异，具有乳汁”是其显著特征。也有观点认为，《四部医典系列挂图全集》中“翁布”的附图形态似为花 5 基数，故应以大萼蓝钟花 *C. macrocalyx* Franch.、美丽蓝钟花 *C. formosus* Diels 等蓝钟花属植物中花 5 基数且在卫藏地区（拉萨一带）有分布的种类为正品，其他花 4 基数的种类可称为“ཤེལ་ཕྲེང་སྔོན་བུ།”（协称翁布，“《晶珠本草》记载的翁布”之意），为类同品。（参见“灰毛蓝钟花”“丽江蓝钟花”“刺芒龙胆”“蓝花参”条）

《四部医典》记载有“ཟྭ་སྤྲི་བཞུར།”（莪吉秀）；《晶珠本草》记载“བེ་དྲུ་ཙ་འདྲ།”（贝珠牙扎）又名“莪吉秀”，为引出心肾水肿水之药物。现代文献对“莪吉秀”的基原存在疑问，不同文献记载其基原涉及菊科风毛菊属（*Saussurea*）和眼子菜科水麦冬属（*Triglochin*）的多种植物，各地藏医习用种类不一。《部标藏药》以“莪吉秀 /ཟྭ་སྤྲི་བཞུར།/ 风毛菊”之名收载了长毛风毛菊 *S. hieracioides* Hook. f. 和美丽风毛菊 *S. superba* Anthony（《中国植物志》将该 2 种合为长毛风毛菊 *S. hieracioides* Hook. f.，将 *S. superba* Anthony 作为其异名）；但也有文献指出长毛风毛菊 *S. hieracioides* Hook. f. 的形态与古籍的记载仅部分相符，也为代用品。据文献记载，蓝钟花 *C. hookeri* C. B. Cl. 也为“ཟྭ་སྤྲི་ཞར།”（俄吉夏）的基原之一，但其形态也与《晶珠本草》引《药物鉴别明镜》记载的“叶似莲叶，分三尖，被毛，铺在地面。茎短”的特征不符。（参见“长毛风毛菊”“打箭风毛菊”“水麦冬”条）

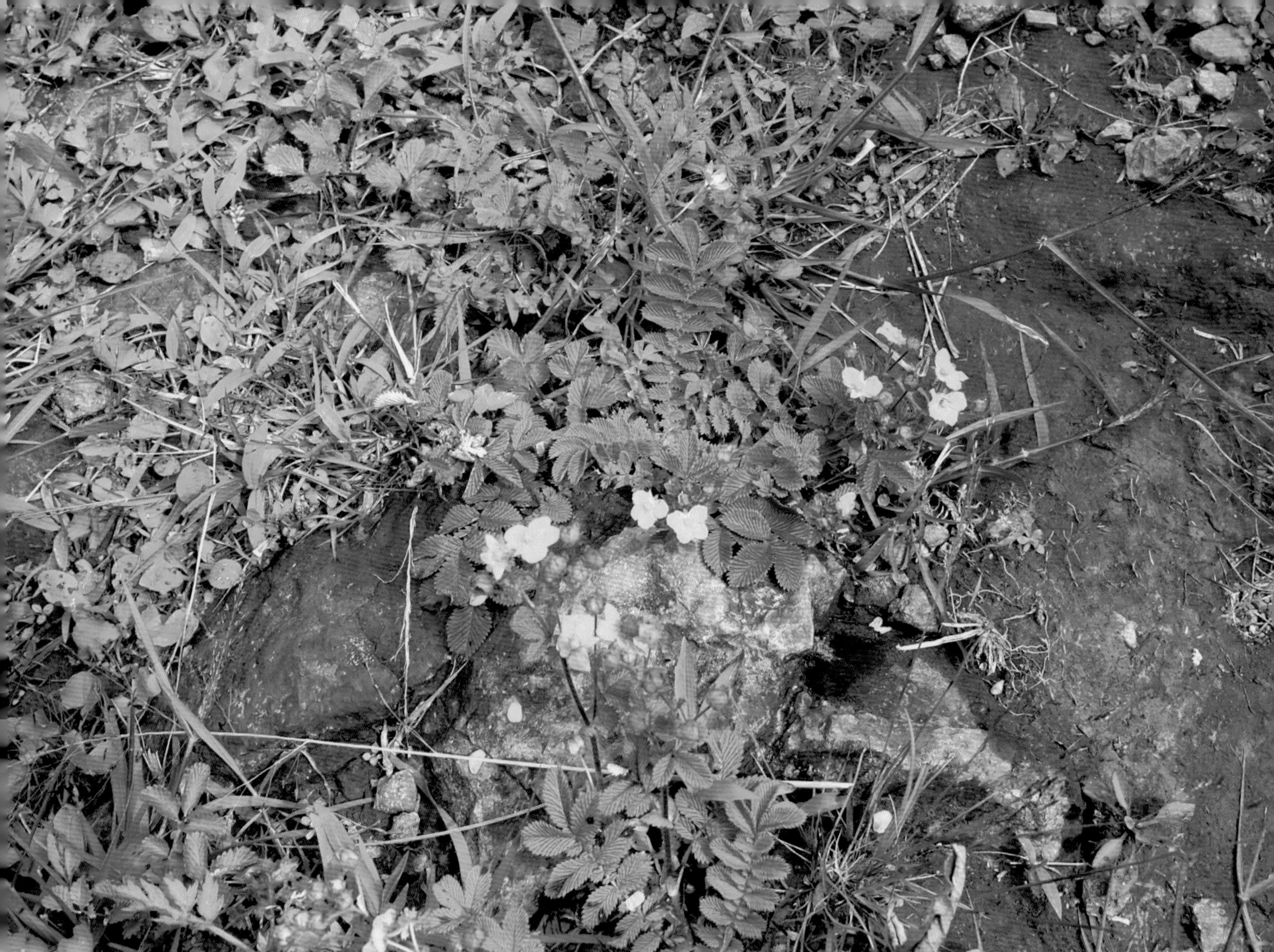

蓝花参

Wahlenbergia marginata (Thunb.) A. DC.

桔梗科（Campanulaceae）　蓝花参属（*Wahlenbergia*）

形态

多年生草本，有白色乳汁。根细长，外面白色，细胡萝卜状，直径可达 4mm，长约 10cm。茎自基部多分枝，直立或上升，长 10 ~ 40cm，无毛或下部疏生长硬毛。叶互生，无柄或具长达 7mm 的短柄，常在茎下部密集，茎下部叶匙形、倒披针形或椭圆形，上部的叶条状披针形或椭圆形，长 1 ~ 3cm，宽 2 ~ 8mm，边缘波状或具疏锯齿，或全缘，无毛或疏生长硬毛。花梗极长，细而伸直，长可达 15cm；花萼无毛，筒部倒卵状圆锥形，裂片三角状钻形；花冠钟状，蓝色，长 5 ~ 8mm，分裂达 2/3，裂片倒卵状长圆形。蒴果倒圆锥状或卵状圆锥形，具 10 不甚明显的肋，长 5 ~ 7mm，直径约 3mm；种子矩圆状，光滑，黄棕色，长 0.3 ~ 0.5mm。花果期 2 ~ 5 月。

分布

分布于我国长江流域以南各省区。亚洲热带、亚热带其他地区广泛分布。

生境

生长于低海拔地区的田边、路边、荒地中。

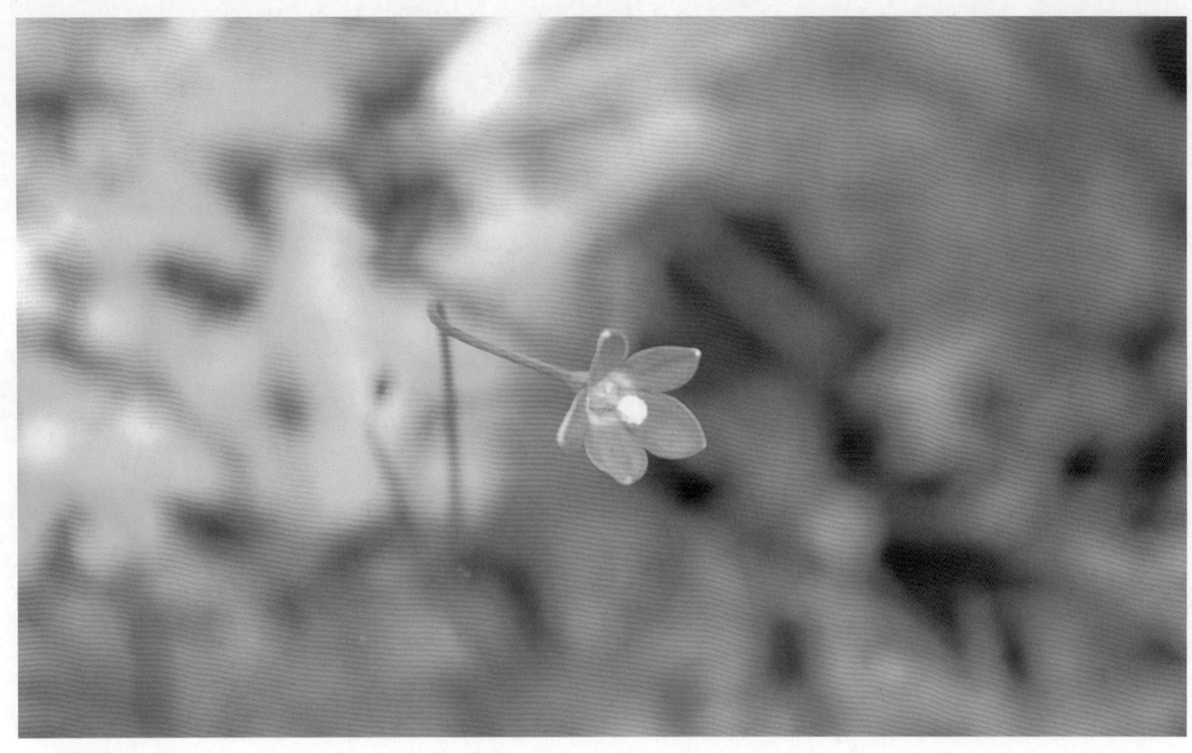

药材名

盎波却（སྔོན་བུ་མཆོག）。

药用部位

带根全草。

功能与主治

泻黄水。用于黄水病（痒疹，关节疼痛，腹腔积脓、水，重者肤黑、须眉脱落）。

附 注

《四部医典》《晶珠本草》等均记载有"སྔོན་བུ"（翁布），言其为泻黄水病之药物；《四部医典系列挂图全集》在第二十九图中有"翁布"的附图（95 号图），据肖培根先生鉴定其为"蓝钟花"（属）。现代文献记载各地藏医所用"翁布"的基原主要为桔梗科蓝钟花属（*Cyananthus*）植物。文献记载，蓝花参 *Wahlenbergia marginata* (Thunb.) A. DC. 在四川阿坝地区被藏医称之为"སྔོན་བུ་མཆོག"（盎波却），意为"优质的翁布"；有观点认为该种的功效与"翁布"明显不同，应为地方藏医习用的类同品，称"སྔོན་བུ་ཚབ"（翁布卡布）。蓝花参 *Wahlenbergia marginata* (Thunb.) A. DC. 在云南、江苏、广东、贵州、四川等民间常作药用，能补气、补虚、祛痰、截疟，用于病后体虚、伤风咳嗽、带下、衄血、咯血、盗汗、泄泻等。（参见"灰毛蓝钟花""蓝钟花"条）

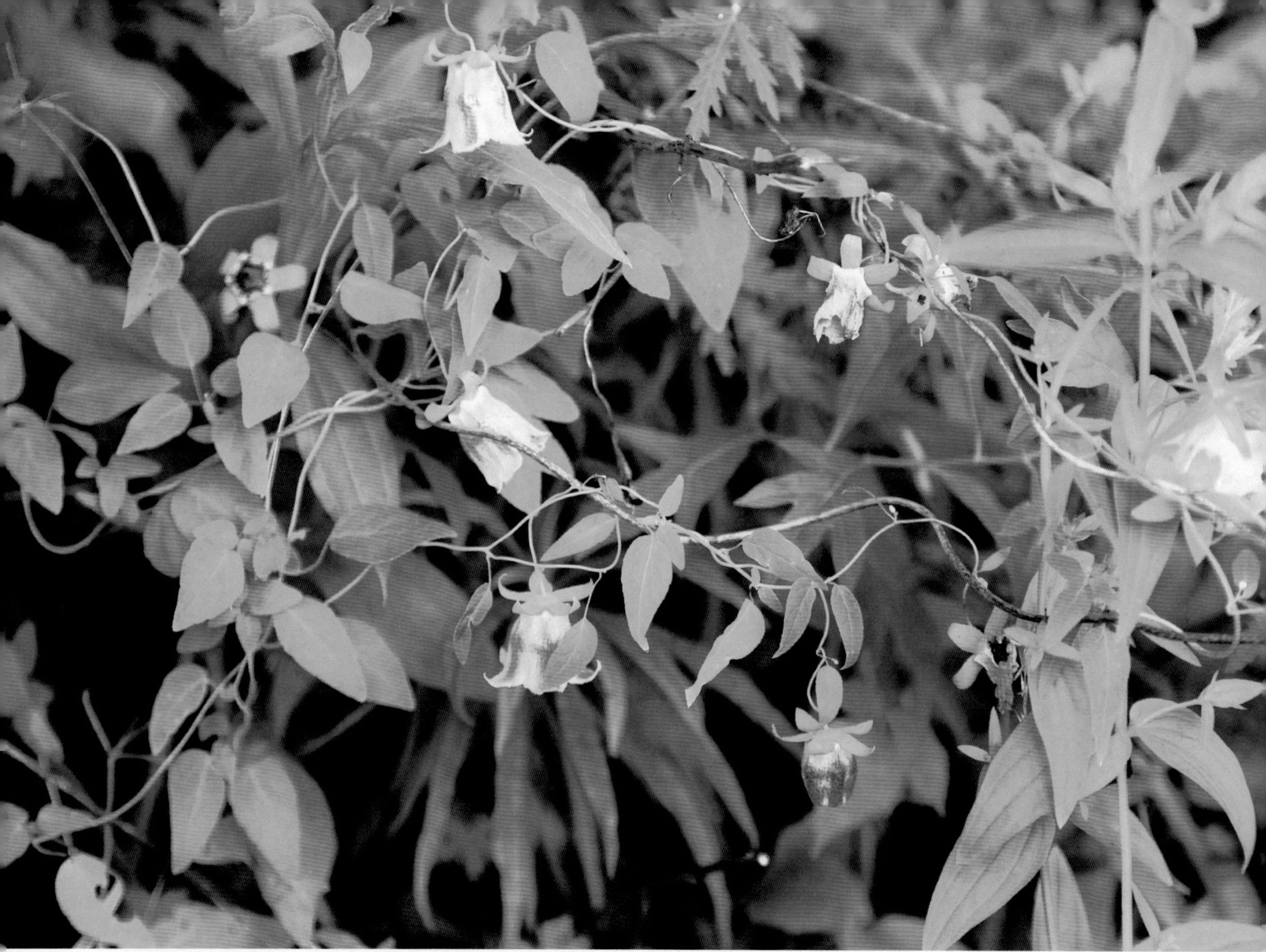

党参

Codonopsis pilosula (Franch.) Nannf.

桔梗科（Campanulaceae） 党参属（*Codonopsis*）

形态

茎基具多数瘤状茎痕，根常肥大成纺锤状或纺锤状圆柱形，较少分枝或中部以下略有分枝，长 15 ~ 30cm，直径 1 ~ 3cm，表面灰黄色，上端 5 ~ 10cm 部分有细密环纹，下部疏生横长皮孔，肉质。茎缠绕，长 1 ~ 2m，直径 2 ~ 3mm，有多数分枝，侧枝 15 ~ 50cm，小枝 1 ~ 5cm，具叶，不育或先端着花，黄绿色或黄白色，无毛。叶在主茎及侧枝上的互生，在小枝上的近对生，叶柄长 0.5 ~ 2.5cm，有疏短刺毛，叶片卵形或狭卵形，长 1 ~ 6.5cm，宽 0.8 ~ 5cm，先端钝或微尖，基部近心形，边缘具波状钝锯齿，分枝上叶片渐趋狭窄，叶基圆形或楔形，上面绿色，下面灰绿色，两面疏或密被贴伏长硬毛或柔毛，少为无毛。花单生枝端，与叶柄互生或近对生，有梗；花萼贴生至子房中部，筒部半球状，裂片宽披针形或狭矩圆形，长 1 ~ 2cm，宽 0.6 ~ 0.8cm，先端钝或微尖，近全缘或微波状，其间弯缺尖狭；花冠上位，阔钟状，长 1.8 ~ 2.3cm，直径 1.8 ~ 2.5cm，黄绿色，内面有明显紫斑，浅裂，裂片正三角形，先端尖，全缘；花丝基部微扩大，长约 5mm，花药长形，长 5 ~ 6mm；柱头有白色刺毛。蒴果下部半球状；上部短圆锥状；种子多数，卵形，无翼，细小，棕黄色，光滑无毛。花果期 7 ~ 10 月。

分布

分布于我国西藏东南部、四川西部、云南西北部、甘肃东部、陕西南部、宁夏、青海东部、河南、山西、河北、内蒙古、黑龙江、吉林、辽宁等。朝鲜、蒙古等也有分布。

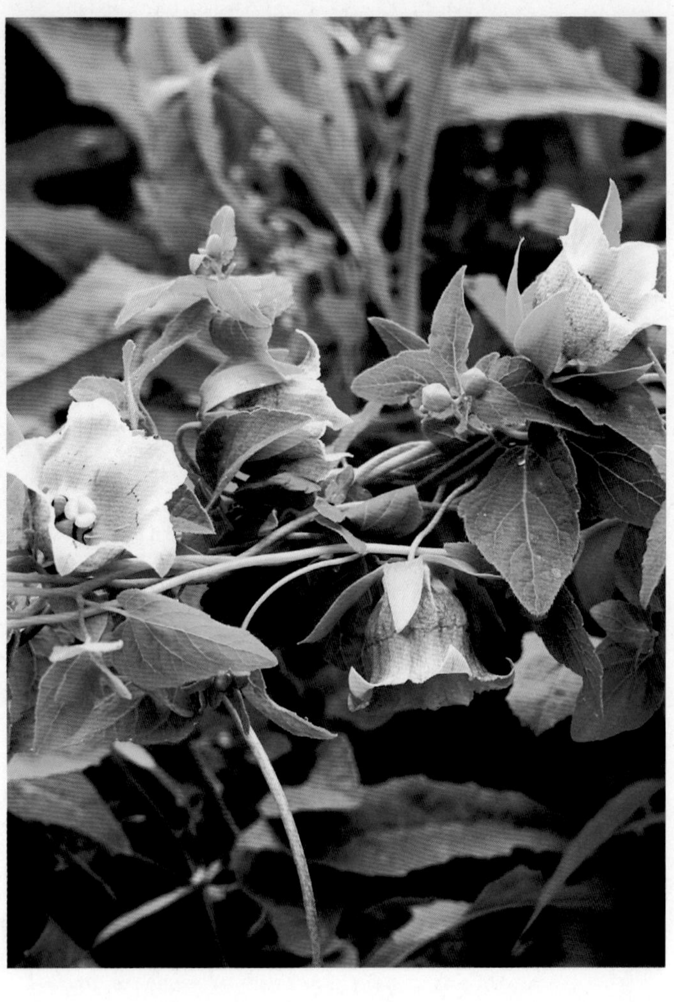

生境

生长于海拔 1560 ~ 3100m 的山地林缘、灌丛中。山西、四川、重庆等地有栽培。

药材名

鲁堆多吉、陆堆多吉、陆得多吉、鲁都多吉、勒都多吉（ཀླུ་བདུད་རྡོ་རྗེ།）。

药用部位

带根全草。

功能与主治

干黄水，消肿。用于风湿性关节炎，疮疖痛肿，麻风病。

用量与用法

3 ~ 5g。

附注

《晶珠本草》记载“ཀླུ་བདུད་རྡོ་རྗེ།”（陆堆多吉）分为黑[“ཀླུ་བདུད་རྡོ་རྗེ།”（陆堆多吉）]、白[“ཀླུ་བདུད་རྡོ་རྗེ་དཀར་པོ།”（陆堆多吉嘎保）]2 种。现代文献记载的“陆堆多吉”的基原主要为党参属（*Codonopsis*）的多种植物，也有部分藏医使用沙参属（*Adenophora*）植物，其药材又习称为“藏党参”；其中，黑者（陆堆多吉）的基原主要为脉花党参 *C. nervosa* (Chipp) Nannf.，白者（陆堆多吉嘎保）的基原主要为长花党参 *C. thalictrifolia* Wall. var. *mollis* (Chipp) L. T. Shen 等，但各文献多未区分黑、白两者而统称为“陆堆多吉”。《中华本草·藏药卷》中记载的黑、白 2 种党参的功能与主治也相同。党参 *C. pilosula* (Franch.) Nannf. 为“陆堆多吉”的基原之一，为代用品，四川阿坝、甘肃甘南、云南迪庆、青海等地藏医习用，《青海藏标》附录中以“党参 /ཀླུ་བདུད་རྡོ་རྗེ།/ 鲁都多杰”之名收载了该种。（参见“脉花党参”“长花党参”条）

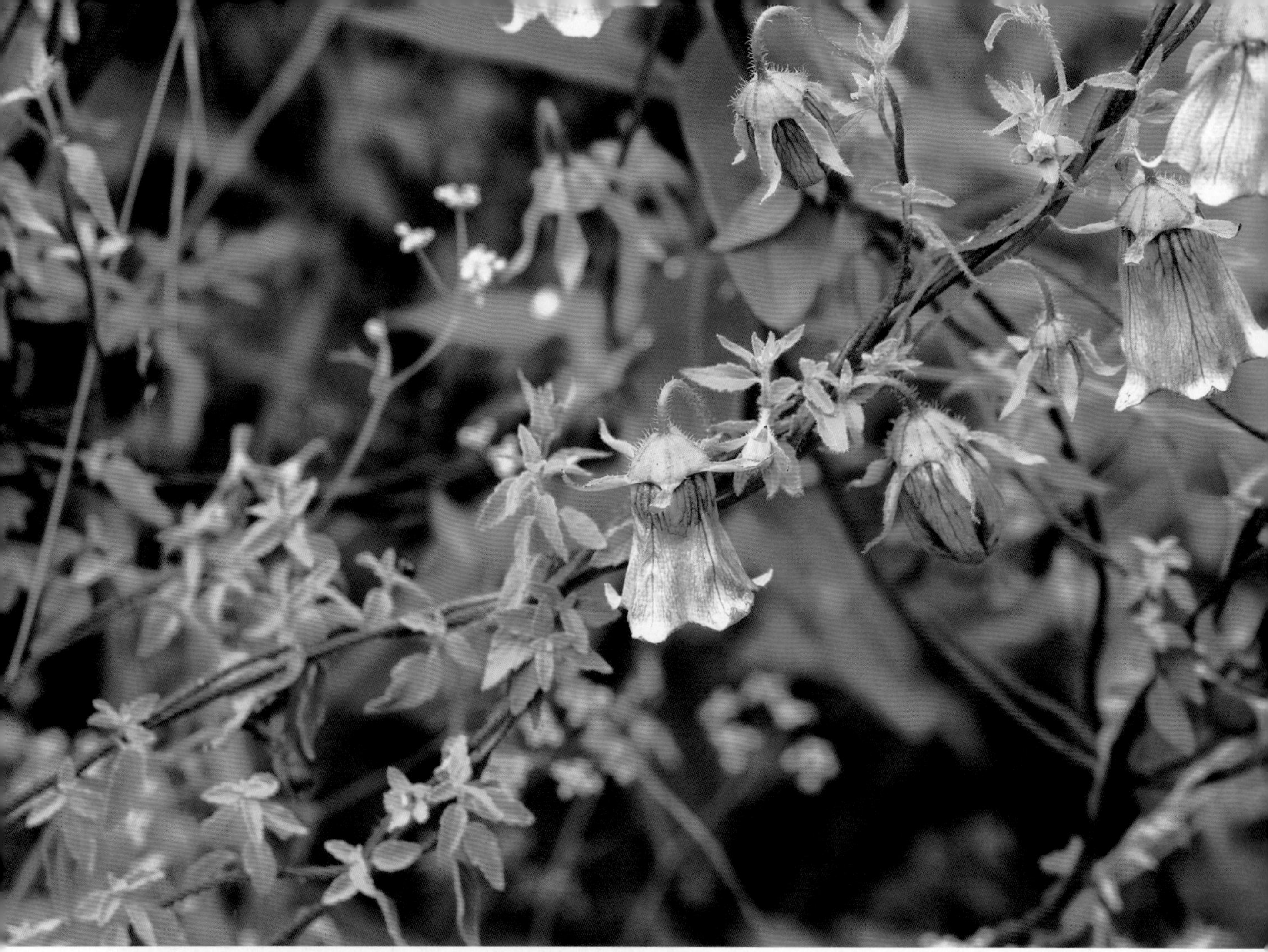

球花党参

Codonopsis subglobosa W. W. Sm.

桔梗科（Campanulaceae） 党参属（*Codonopsis*）

形态

多年生草本。有淡黄色乳汁及较强烈的党参属植物固有的特殊臭味。茎基具多数细小茎痕；根常肥大，呈纺锤状、圆锥状或圆柱状而较少分枝，长 30 ~ 50cm，直径 1.5 ~ 8cm，表面灰黄色，近上部有细密环纹，而下部则疏生横长皮孔，直径小于 3cm 的为肉质，再增粗则渐趋于木质。茎缠绕，长约 2m，直径 3 ~ 4mm，有多数分枝，黄绿色或绿色，疏生白色刺毛。叶在主茎及侧枝上的互生，在小枝上的近于对生；叶柄短，长 0.5 ~ 2cm，有白色疏刺毛；叶片阔卵形、卵形至狭卵形，长 0.5 ~ 3cm，宽 0.5 ~ 2.5cm，先端钝或急尖，基部浅心形，微凹或圆钝，边缘微波状或具浅钝圆锯齿，上面绿色，有短伏毛，下面灰绿色；叶脉明显凸出，并沿网脉疏生短糙毛。花单生于小枝先端或与叶柄对生；花梗被刺毛；花萼贴生至子房先端，筒部半球状，有明显辐射脉 10，脉上疏生白色刺毛，裂片彼此远隔，弯缺宽钝，近圆形或菱状卵形，长 0.9 ~ 1.3cm，宽 6 ~ 8mm，脉明显，细齿缘，两侧常微反卷，背面被白色刺毛；花冠上位，球状阔钟形，长约 2cm，直径 2 ~ 2.5cm，淡黄绿色而先端带深红紫色，外侧先端有刺毛，浅裂，裂片宽三角形；花丝基部微扩大，花药椭圆状，长约 5mm。蒴果下部半球状，上部圆锥状或有尖喙；种子多数，椭圆状或卵状，无翼，细小，光滑，黄棕色。花果期 7 ~ 10 月。

分布

分布于我国四川西部（雅江）、云南西北部（丽江）。

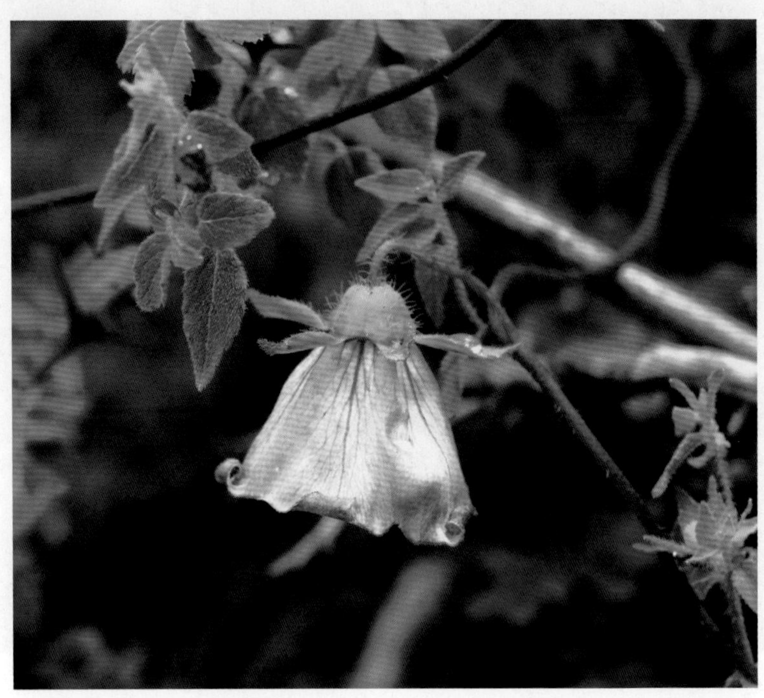

生境

生长于海拔 2500 ~ 3500m 的山地草坡多石砾处或沟边灌丛中。

药材名

鲁堆多吉、陆堆多吉、芦堆多吉、陆得多吉（ཀླུ་བདུད་རྡོ་རྗེ།），陆堆多吉门巴（ཀླུ་བདུད་རྡོ་རྗེ་དམན་པ།）。

药用部位

全草。

功能与主治

干“黄水”，消肿。用于风湿性关节炎，疮疖痛肿，麻风病。

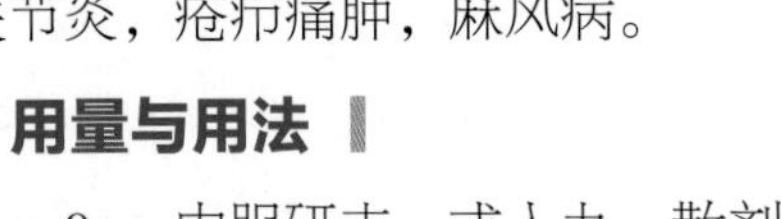

用量与用法

3 ~ 9g。内服研末，或入丸、散剂。

附　注

《晶珠本草》记载有“ཀླུ་བདུད་རྡོ་རྗེ།”（陆堆多吉），言其为治疗中风症、“隆”病、臁疮、邪魔病之药物，分为黑［“ཀླུ་བདུད་རྡོ་རྗེ་མཆོག”（陆堆多吉窍）］、白［“ཀླུ་བདུད་རྡོ་རྗེ་དམན་པ།”（陆堆多吉门巴）］2 种。现代文献记载的“陆堆多吉”的基原包括党参属（*Codonopsis*）和沙参属（*Adenophora*）的多种植物，药材习称“藏党参”，其中黑者（陆堆多吉窍）的基原为脉花党参 *C. nervosa* (Chipp) Nannf.，白者（陆堆多吉门巴）的基原为长花党参 *C. thalictrifolia* Wall. var. *mollis* (Chipp) L. T. Shen，该 2 种的形态与《晶珠本草》的记载也较为相符，而其他党参属及沙参属植物与《晶珠本草》的记载不尽相符，为“陆堆多吉”的代用品。据文献记载，球花党参 *C. subglobosa* W. W. Sm. 也为“陆堆多吉”的基原之一。（参见“脉花党参”“长花党参”“川藏沙参”等条）

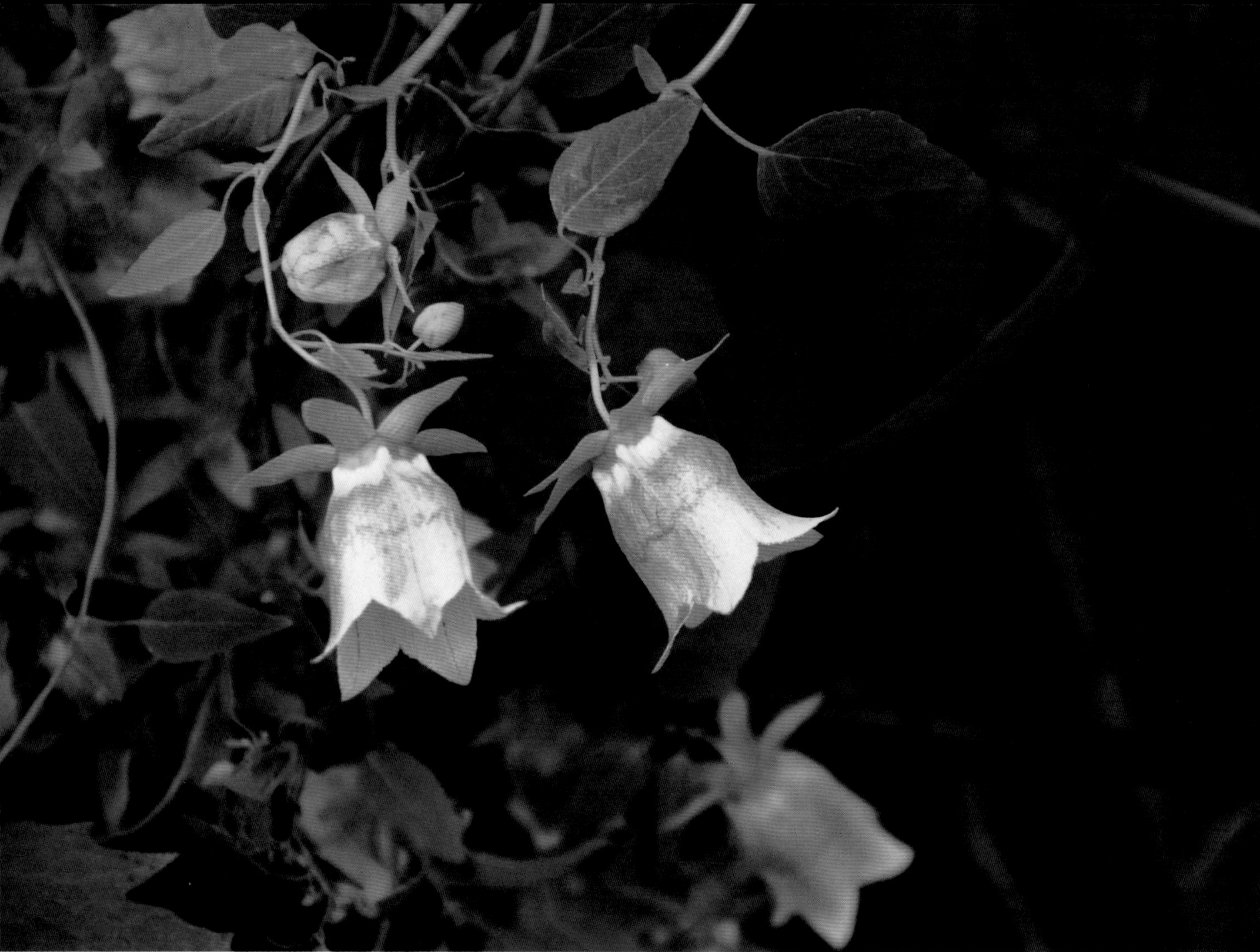

川党参

Codonopsis tangshen Oliv.

桔梗科（Campanulaceae）　党参属（*Codonopsis*）

形态

植株除叶片两面密被微柔毛外，全体几近光滑无毛。茎基微膨大，具多数瘤状茎痕，根常肥大成纺锤状或纺锤状圆柱形，较少分枝或中部以下略有分枝，长 15 ~ 30cm，直径 1 ~ 1.5cm，表面灰黄色，上端 1 ~ 2cm 部分有稀或较密的环纹，下部则疏生横长皮孔，肉质。茎缠绕，长可达 3m，直径 2 ~ 3mm，有多数分枝，侧枝长 15 ~ 50cm，小枝长 1 ~ 5cm，具叶，不育或先端着花，淡绿色、黄绿色或下部微带紫色。叶在主茎及侧枝上互生，在小枝上近对生，叶柄长 0.7 ~ 2.4cm，叶片卵形、狭卵形或披针形，长 2 ~ 8cm，宽 0.8 ~ 3.5cm，先端钝或急尖，基部楔形或较圆钝，仅个别叶片偶近心形，边缘具浅钝锯齿，上面绿色，下面灰绿色。花单生于枝端，与叶柄互生或近对生；花有梗；花萼几乎完全不贴生于子房上，几乎全裂，裂片矩圆状披针形，长 1.4 ~ 1.7cm，宽 0.5 ~ 0.7cm，先端急尖，近全缘或微波状；花冠上位，与花萼裂片着生处相距约 3mm，钟状，长 1.5 ~ 2cm，直径 2.5 ~ 3cm，淡黄绿色而内有紫斑，浅裂，裂片近正三角形；花丝基部微扩大，长 7 ~ 8mm，花药长 4 ~ 5mm；子房对花冠言为下位，直径 0.5 ~ 1.4cm。蒴果下部近球状，上部短圆锥状，直径 2 ~ 2.5cm；种子多数，椭圆状，无翼，细小，光滑，棕黄色。花果期 7 ~ 10 月。

分布

分布于我国四川北部及东部、贵州北部、湖南西北部、湖北西部、陕西南部。

生境

生长于海拔 900 ~ 2300m 的山地林边灌丛中。重庆等地大量栽培。

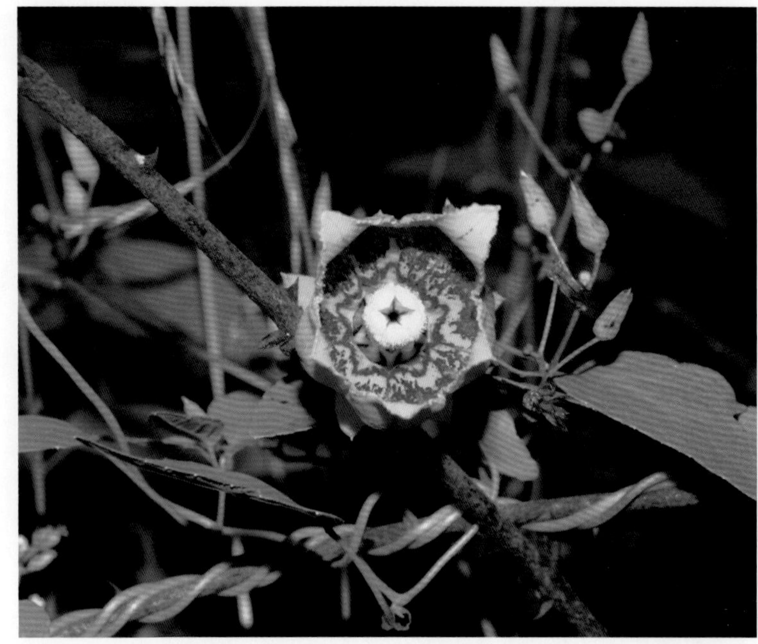

药材名

鲁堆多吉、陆堆多吉、芦堆多吉、陆得多吉、漏都多结（ཀླུ་བདུད་རྡོ་རྗེ།）。

药用部位

全草。

功能与主治

干黄水，消肿。用于风湿性关节炎，疮疖肿痛，麻风病。

用量与用法

3 ~ 5g。

附注

《晶珠本草》记载“ཀླུ་བདུད་རྡོ་རྗེ།”（陆堆多吉）分为黑［“ཀླུ་བདུད་རྡོ་རྗེ།”（陆堆多吉）、“ཀླུ་བདུད་རྡོ་རྗེ་ནག་པོ།”（陆堆多吉那保）］、白［“ཀླུ་བདུད་རྡོ་རྗེ་དཀར་པོ།”（陆堆多吉嘎保）］2 种。现代文献记载的“陆堆多吉”药材习称“藏党参”，其基原包括党参属（*Codonopsis*）和沙参属（*Adenophora*）植物；其中，黑者的基原为脉花党参 *C. nervosa* (Chipp) Nannf.，白者的基原较多，以长花党参 *C. thalictrifolia* Wall. var. *mollis* (Chipp) L. T. Shen 为正品基原，但也有文献中不区分黑、白两者，而将其统称为“鲁堆多吉”。《部标藏药》以“藏党参/ཀླུ་བདུད་རྡོ་རྗེ།/鲁堆多吉”之名收载了长花党参 *C. thalictrifolia* Wall. var. *mollis* (Chipp) L. T. Shen。据文献记载，川党参 *C. tangshen* Oliv. 也为“鲁堆多吉”的基原之一。《晶珠本草》将“陆堆多吉”归于“旱生草类药物”的“叶茎花果同采类药物”中，《部标藏药》也规定以全草入药，但四川甘孜藏医以川党参 *C. tangshen* Oliv.、缠绕党参 *C. pilosula* (Franch.) Nannf. var. *volubilis* (Nannf.) L. T. Shen、管钟党参 *C. bulleyana* Forrest ex Diels 等的根作“陆堆多吉”使用。中医也使用川党参 *C. tangshen* Oliv.，但以根入药。（参见“长花党参”“灰毛党参”条）

光萼党参

Codonopsis levicalyx L. T. Shen

桔梗科（Campanulaceae）　党参属（*Codonopsis*）

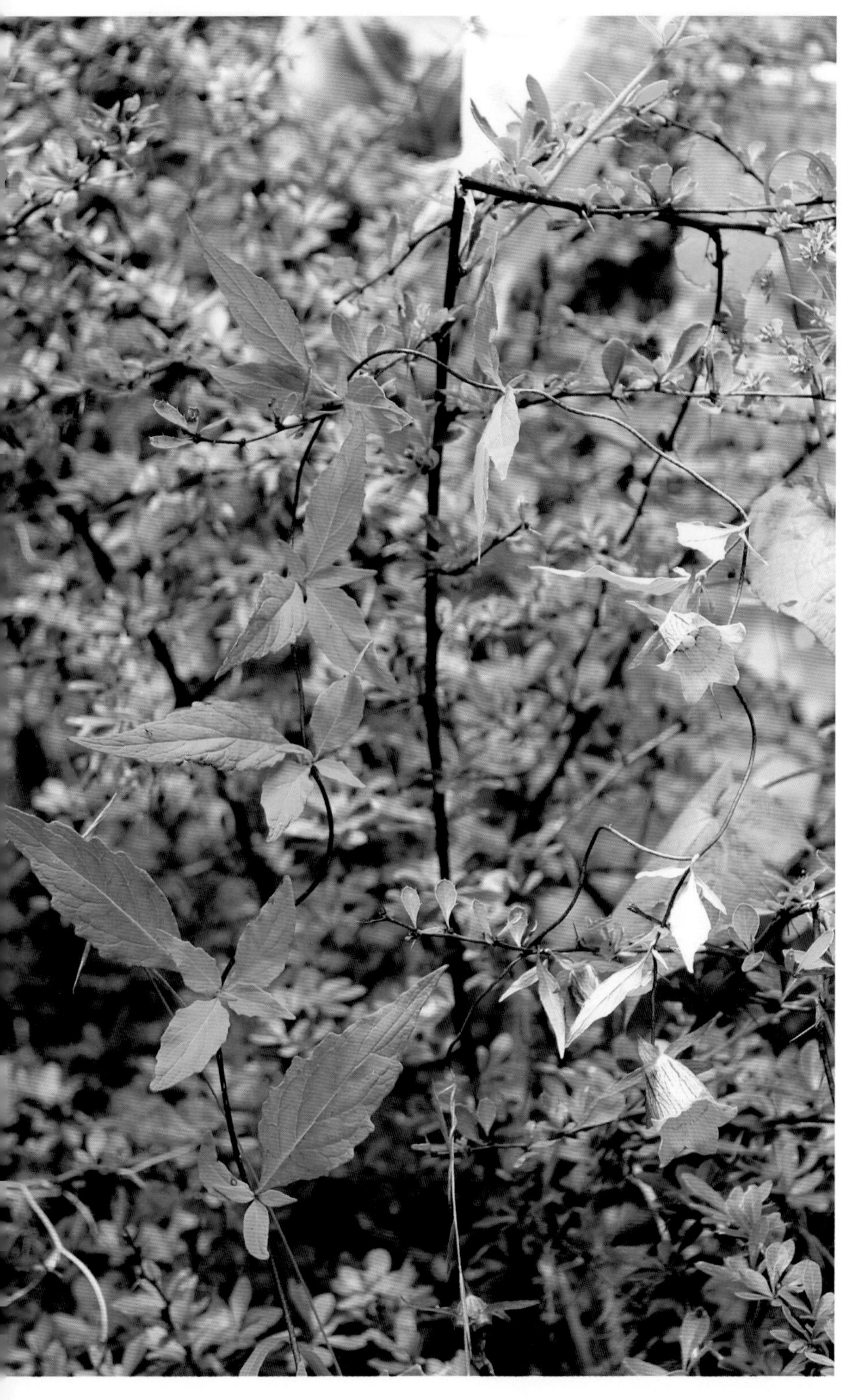

形态

茎基具多数瘤状茎痕，根常肥大，呈纺锤状或圆锥状，较少分枝或中部以下略分枝，长 10 ~ 35cm，直径 0.5 ~ 4cm，表面灰黄色，无明显环纹，但有稀疏横长皮孔。茎缠绕，长约 2m，直径 2 ~ 3mm，主茎明显，侧枝较短，长 15cm 或更长，不育或先端着生花，淡绿色或黄绿色，疏生长硬毛。叶在主茎及分枝下部的对生，上部的互生；叶柄短，长仅及 1cm，叶片卵形或卵状披针形，长为 7.5cm，宽为 4cm，叶基部楔形或钝，先端急尖或钝，侧枝上的叶片通常较狭小，有波状圆齿或近全缘，上面绿色，疏生长硬毛，下面灰绿色，被疏或密的长硬毛。花顶生或近腋生；花梗无毛，长可达 10cm；花萼贴生至子房中部，筒部半球状，无毛，裂片卵状三角形，长 1 ~ 1.5cm，宽约 0.6cm，先端尖或钝，有微波状圆齿或近全缘，无毛，裂片间弯缺尖狭；花冠钟状，长 1.8 ~ 2.5cm，直径 1.5cm，黄绿色而具紫色脉纹，浅裂，裂片三角形，先端急尖，全部近无毛；花丝基部微扩大，无毛，花丝、花药均长约 3mm。花期 7 ~ 8 月。

分布

分布于我国四川西北部、西藏东南部（林芝）。

生境

生长于海拔 2800 ~ 3200m 的山地林下、灌丛中。

药材名

鲁堆多吉、芦堆多吉、漏都多结（ཀླུ་བདུད་རྡོ་རྗེ།），漏都多吉嘎保（ཀླུ་བདུད་རྡོ་རྗེ་དཀར་པོ།）。

药用部位

全草。

功能与主治

干黄水，消肿。用于风湿性关节炎，疮疖肿痛，麻风病。

用量与用法

3 ~ 5g。

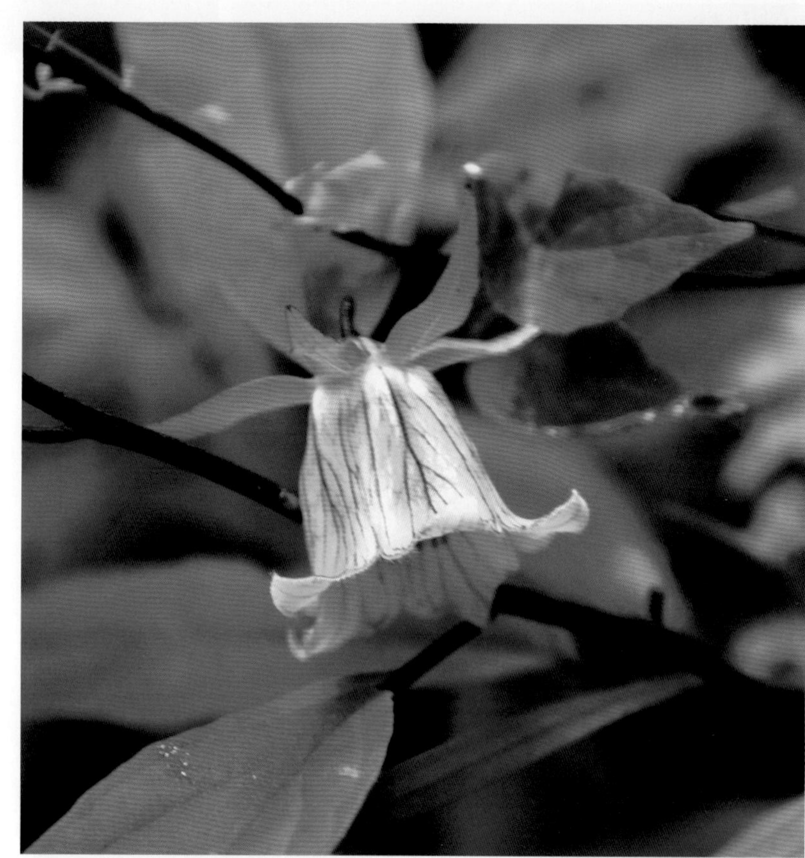

附　注

《晶珠本草》记载“ཀླུ་བདུད་རྡོ་རྗེ།”（陆堆多吉）分为黑［“ཀླུ་བདུད་རྡོ་རྗེ།”（陆堆多吉）］、白［“ཀླུ་བདུད་རྡོ་རྗེ་དཀར་པོ།”（陆堆多吉嘎保）］2 种。现代文献记载的“陆堆多吉”的基原主要为党参属（*Codonopsis*）植物，药材又习称“藏党参”，也有部分地区使用沙参属（*Adenophora*）植物。《部标藏药》以“藏党参 /ཀླུ་བདུད་རྡོ་རྗེ།/ 鲁堆多吉”之名收载了长花党参 *C. thalictrifolia* Wall. var. *mollis* (Chipp) L. T. Shen。据文献记载，光萼党参 *C. levicalyx* L. T. Shen、川党参 *C. tangshen* Oliv.、缠绕党参 *C. pilosula* (Franch.) Nannf. var. *volubilis* (Nannf.) L. T. Shen、管钟党参 *C. bulleyana* Forrest ex Diels、绿钟党参 *C. chlorocodon* C. Y. Wu、细叶沙参 *A. paniculata* Nannf. 为四川甘孜藏医使用的“漏都多结”或“漏都多吉嘎保”的基原之一。古籍记载的“陆堆多吉”通常以地上部分入药，但四川甘孜藏医使用其根。（参见“长花党参”“灰毛党参”“川藏沙参”条）

抽葶党参

Codonopsis subscaposa Kom.

桔梗科（Campanulaceae） 党参属（*Codonopsis*）

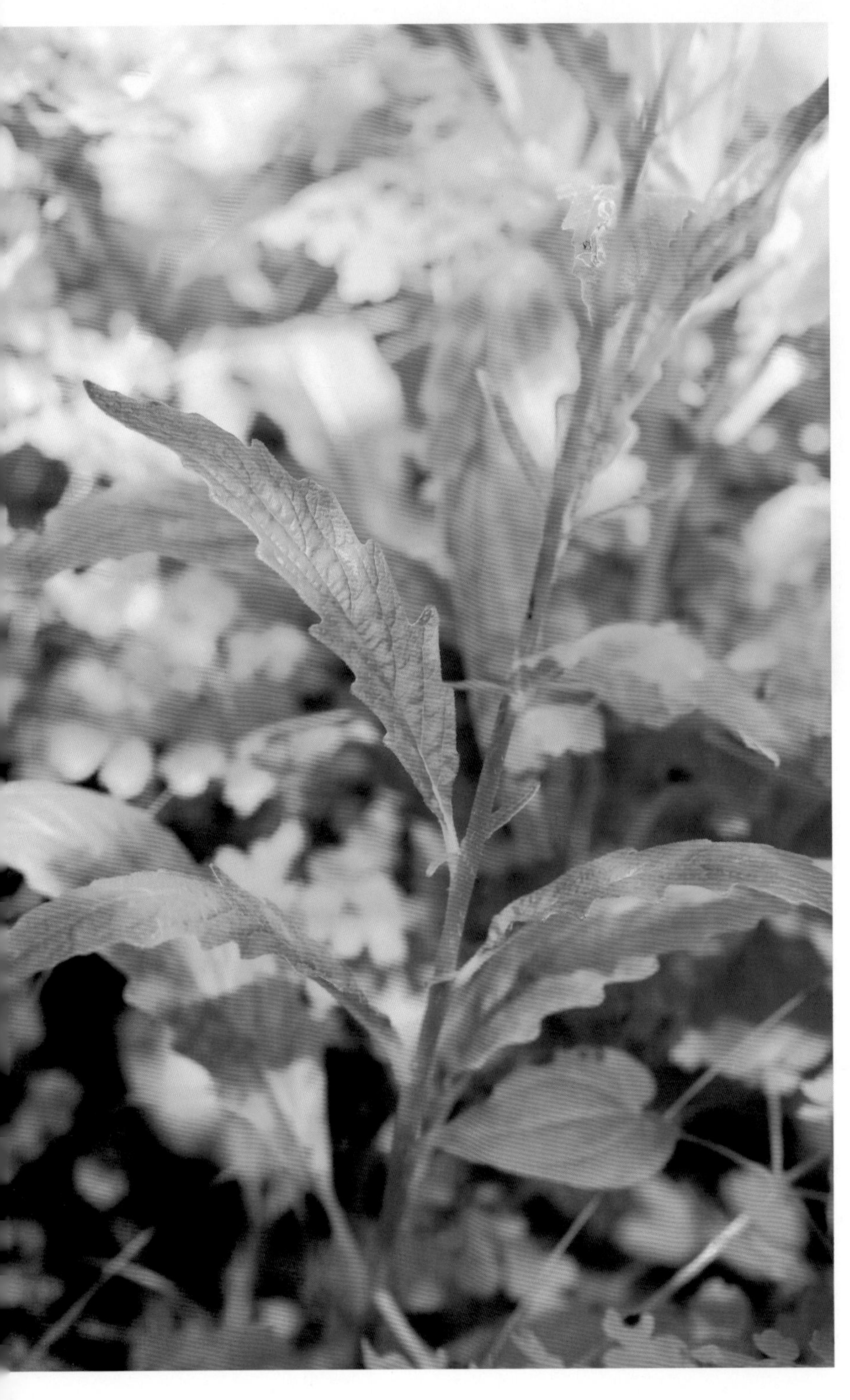

形态

茎基具多数瘤状茎痕，根常肥大成圆锥状，较少分枝或中部以下略有分枝，长15 ~ 20cm，直径0.5 ~ 1cm，表面灰黄色，上端1 ~ 2cm部分有稀疏环纹，下端则疏生横长皮孔。茎直立，单一或下端叶腋处有短细分枝，长40 ~ 100cm，直径3 ~ 4mm，黄绿色或黄白色，初被疏毛，后渐变无毛。叶在主茎上互生，在侧枝上对生，多聚集于茎下部，至上端则渐稀疏而狭小，并过渡为条状苞片；叶柄长2 ~ 10cm，疏生柔毛；叶片卵形、长椭圆形或披针形，先端急尖或钝，基部楔形，近全缘或疏生粗钝锯齿、浅波状锯齿，长2 ~ 13cm，宽1.5 ~ 5cm，上面绿色，被疏短柔毛，下面灰绿色，近无毛或脉上疏生柔毛。花顶生或腋生，常1 ~ 4着生于茎先端，呈花葶状；花具长梗；花萼贴生至子房中部，筒部半球状，具10明显的辐射脉，疏生柔毛，裂片间弯缺宽钝，裂片短三角形，长

5 ~ 7mm，宽约 3mm，先端急尖，近全缘或微波状，无毛；花冠阔钟状，5 裂几近中部，长 1.5 ~ 3cm，直径 2 ~ 4cm，黄色而有红紫色网状脉或红紫色而有黄色斑点，内、外无毛或裂片先端略有疏柔毛；雄蕊无毛，花丝基部微扩大，长约 7mm，花药长约 5mm。蒴果下部半球状，上部圆锥状；种子卵状，无翼，细小，棕黄色，光滑无毛。花果期 7 ~ 10 月。

分布

分布于我国四川西部、云南西北部（香格里拉）。

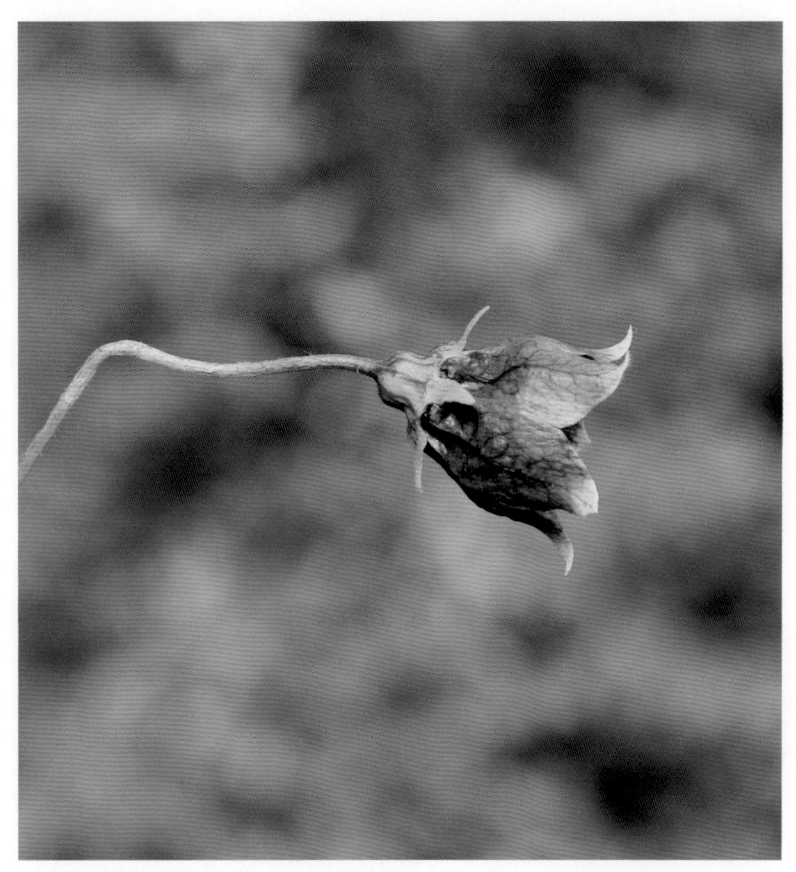

生境

生长于海拔 2500 ~ 4200m 的山地草坡、疏林中。

药材名

鲁堆多吉、陆得多吉、陆堆多吉（ཀླུ་བདུད་རྡོ་རྗེ།），陆堆多吉嘎保（ཀླུ་བདུད་རྡོ་རྗེ་དཀར་པོ།）。

药用部位

全草。

功能与主治

干黄水，消肿。用于风湿性关节炎，疮疖肿痛，麻风病。

用量与用法

3 ~ 5g。

附　注

《晶珠本草》中首次记载了“ཀླུ་བདུད་རྡོ་རྗེ།”（陆堆多吉），言其分为黑 [“ཀླུ་བདུད་རྡོ་རྗེ།”（陆堆多吉）、“ཀླུ་བདུད་རྡོ་རྗེ་ནག་པོ།”（陆堆多吉那保）]、白 [“ཀླུ་བདུད་རྡོ་རྗེ་དཀར་པོ།”（陆堆多吉嘎保）]2 种。现代文献记载的“陆堆多吉”的基原包括党参属（*Codonopsis*）和沙参属（*Adenophora*）的多种植物，药材也习称“藏党参”，其中黑者的基原为脉花党参 *C. nervosa* (Chipp) Nannf.，白者则以长花党参 *C. thalictrifolia* Wall. var. *mollis* (Chipp) L. T. Shen（*C. mollis* Chipp）为正品。据文献记载，作“陆堆多吉”或类似品使用的党参属植物有近 20 种，抽莛党参 *C. subscaposa* Kom. 为其中之一。（参见“长花党参”“脉花党参”“川藏沙参”条）

新疆党参

Codonopsis clematidea (Schrenk) C. B. Cl.

桔梗科（Campanulaceae） 党参属（*Codonopsis*）

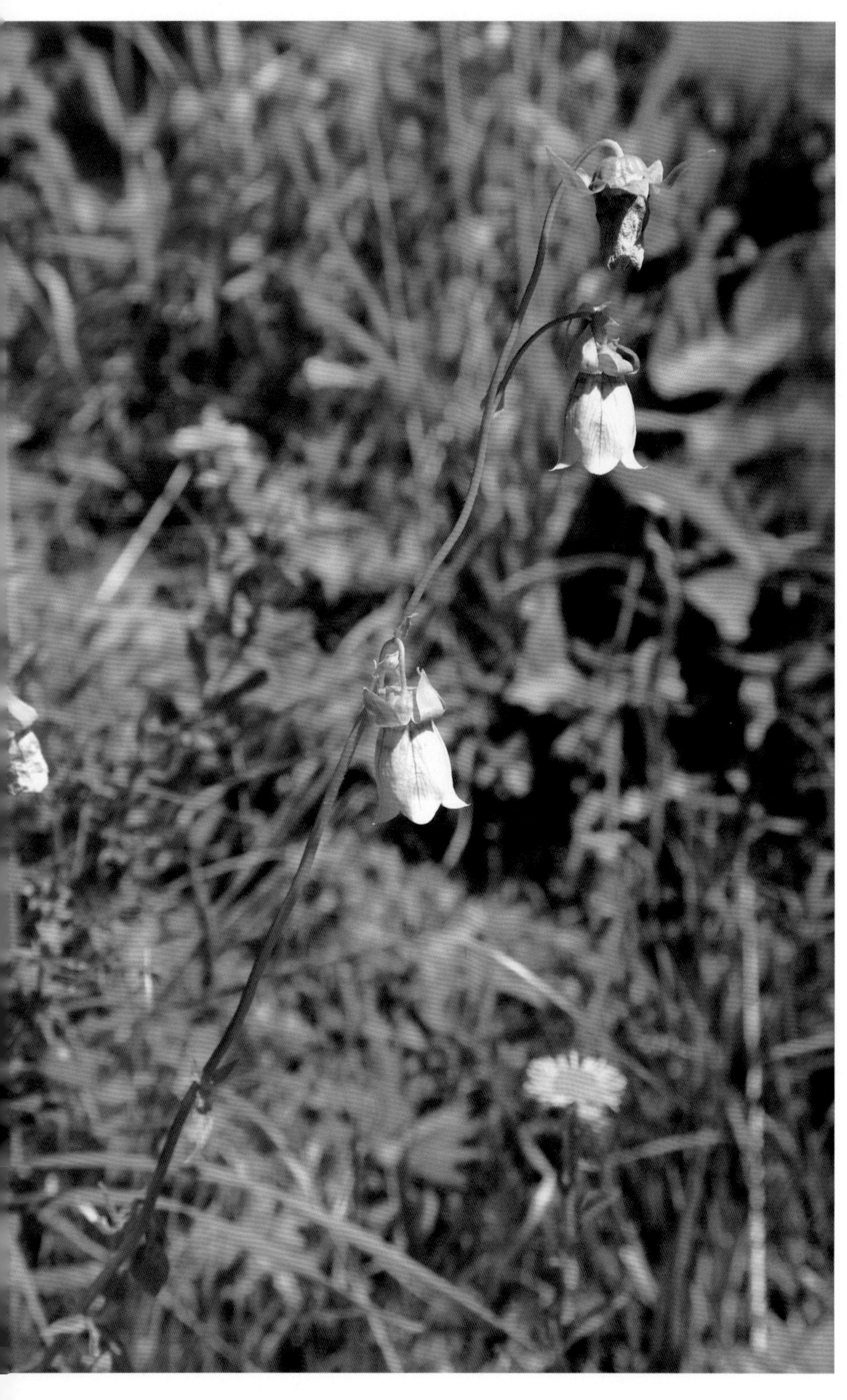

形态

茎基部具多数细小茎痕，粗壮。根常肥大呈纺锤状圆柱形而较少分枝，长可达 25 ~ 45cm，直径达 1 ~ 3cm，表面灰黄色，近上部有细密环纹，而下部则疏生横长皮孔。茎 1 至数支，直立或上升，或略近蔓状，基部有较多而上部有较少的分枝，高达 0.5 ~ 1m，上部侧枝多数可育，纤细，直伸或略外展，有钝棱，幼时有短刺毛，后渐变无毛，灰绿色。主茎上的叶小而互生，分枝上的叶对生，具柄，柄长达 2.5cm，微被短刺毛；叶片卵形、卵状矩圆形、阔披针形或披针形，长 1 ~ 2.8（~ 5.2）cm，宽 0.8 ~ 1.5（~ 3.2）cm，先端急尖，基部微心形或较圆钝，全缘，不反卷，绿色，密被短柔毛。花单生于茎及分枝的先端；花梗长，灰绿色，疏生短小的白色硬毛；花萼贴生至子房中部，筒部半球形，具明显辐射脉 10，绿色，有白粉，无毛或微被白色硬毛；裂片间弯缺尖狭，紧接，裂片卵形、椭圆形或卵状披针形，先端急尖，全缘，长 1.5 ～ 2cm，宽 6 ～ 8mm，蓝灰色，无毛或先端微具短柔毛；花冠阔钟状，长约 2.8cm，直径约 2.6cm，淡蓝色而具深蓝色花脉，内部常有紫斑，无毛；雄蕊无毛，花丝基部微扩大，花药矩圆状，均长 5 ～ 6mm；在蒴果上宿存的花萼裂片极度长大，并向外反卷。蒴果下部半球状，上部圆锥状，而整体近卵状，先端急尖；种子多数，狭椭圆状，无翼，两端钝，微扁，浅棕黄色，光滑，无光泽。花果期 7 ～ 10 月。

分布

分布于我国新疆（新源及中天山）、西藏西部。印度西北部、巴基斯坦、阿富汗也有分布。

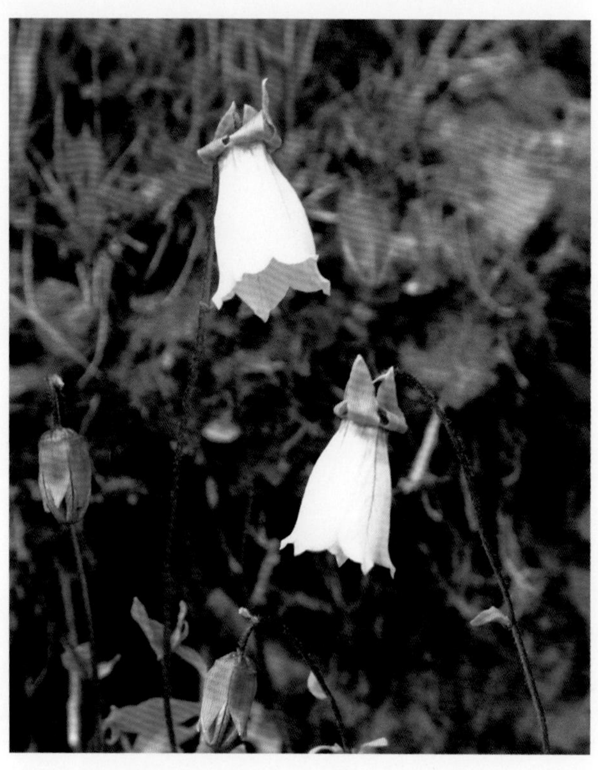

生境

生长于海拔 1700 ～ 2500m 的山地林中、高山草甸、河谷、溪沟附近。

药材名

鲁堆多吉、芦堆多吉、陆堆多吉（ཀླུ་བདུད་རྡོ་རྗེ།）。

药用部位

全草。

功能与主治

干黄水，消肿。用于风湿性关节炎，疮疖肿痛，麻风病。

用量与用法

3 ～ 5g。

附注

《晶珠本草》记载“ཀླུ་བདུད་རྡོ་རྗེ།”（陆堆多吉）分为黑［“ཀླུ་བདུད་རྡོ་རྗེ།”（陆堆多吉）］、白［“ཀླུ་བདུད་རྡོ་རྗེ་དཀར་པོ།”（陆堆多吉嘎保）］2 种。现代文献记载的“陆堆多吉”的基原包括党参属（*Codonopsis*）和沙参属（*Adenophora*）的多种植物，药材习称“藏党参”。其中，黑者“陆堆多吉”的基原为脉花党参 *C. nervosa* (Chipp) Nannf.，白者的基原较多，以长花党参 *C. thalictrifolia* Wall. var. *mollis* (Chipp) L. T. Shen 为正品，但现文献中多未区分两者而统称“鲁堆多吉”。据文献记载，新疆党参 *C. clematidea* (Schrenk) C. B. Cl. 为“鲁堆多吉”的基原之一。（参见“长花党参”“灰毛党参”条）

长花党参

Codonopsis thalictrifolia Wall. var. *mollis* (Chipp) L. T. Shen（*C. mollis* Chipp）

桔梗科（Campanulaceae）　党参属（*Codonopsis*）

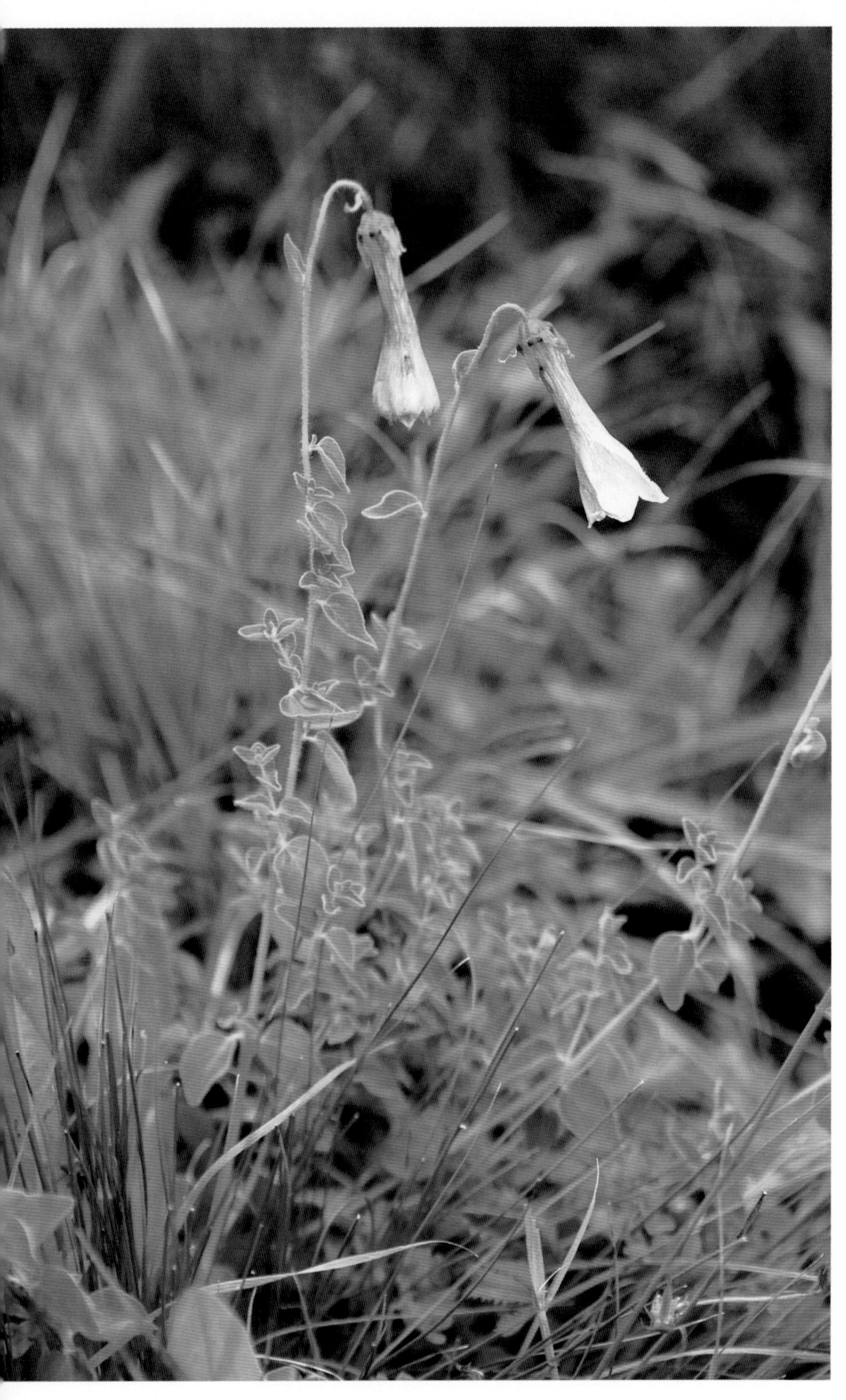

形态

根常肥大，呈长圆锥状或圆柱状，长 15 ~ 20cm，直径 0.5 ~ 1cm，表面灰黄色，近上部有细密环纹，而下部则疏生横长皮孔。茎直立或上升，主茎可育，较粗壮，长 15 ~ 30cm，直径 2 ~ 3mm，黄绿色或绿色，疏生柔毛或无毛；侧枝不育，较纤细，具叶，集生于主茎基部，长 4 ~ 6cm，直径 1 ~ 2mm，绿色，被柔毛。叶在主茎上的互生，在侧枝上的近对生，叶柄短，长不过 2mm，被柔毛，叶片近圆形，长 6 ~ 16mm，宽 3 ~ 16mm，先端钝或急尖，叶基近心形或平截，边缘有圆钝齿或近全缘，灰绿色而被柔毛。花单生于主茎先端，使茎呈花葶状，花微下垂；花梗有柔毛；花萼贴生至子房中部，筒部半球状，长 3 ~ 4mm，直径 6 ~ 10mm，无毛或微粗糙，裂片间弯缺宽钝，裂片矩圆形，先端钝，全缘，长 6 ~ 7mm，宽 2 ~ 3mm，外面被毛；花冠管状钟形，长 3 ~ 4.8cm，直径 1.5 ~ 4.3cm，浅裂，裂片三角状，先端圆钝，长 3 ~ 4mm，宽 7 ~ 9mm，花冠筒长 1.8 ~ 2.3cm，直径 6 ~ 9mm，全为淡蓝色，内外无毛；雄蕊花丝基部微扩大，长约 1cm，花药龙骨状，长约 3mm，药隔上有柔毛。蒴果下部半球状，上部圆锥状，有喙；种子多数，椭圆状，无翼，细小，棕黄色，光滑无毛。花果期 7 ~ 10 月。

分布

分布于我国西藏（林周、墨竹工卡、加查）。尼泊尔等也有分布。

生境

生长于海拔 3600 ~ 4600m 的山地草坡、灌丛中。

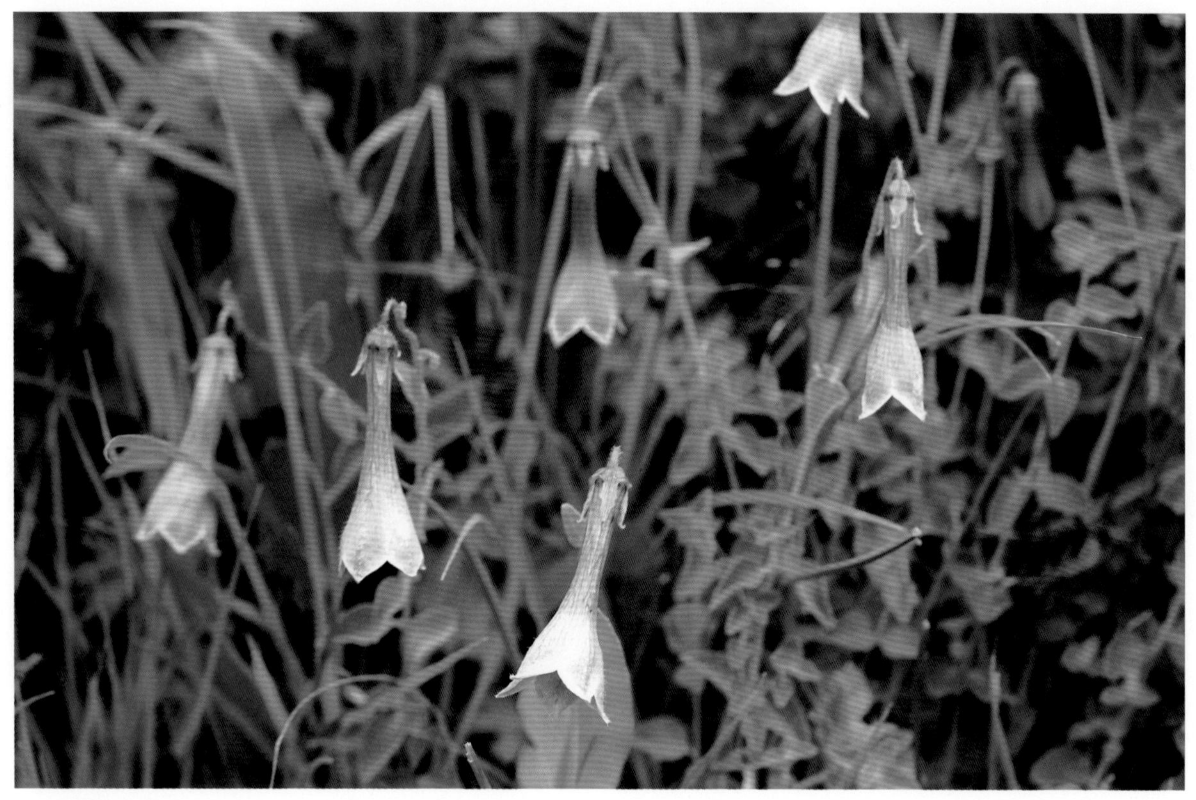

药材名

鲁堆多吉、陆堆多吉、芦堆多吉、陆得多吉（ཀླུ་བདུད་རྡོ་རྗེ།），陆堆多吉门巴（ཀླུ་བདུད་རྡོ་རྗེ་དམན་པ།），吉布陆得嘎布羔尼（སྐྱེས་བུ་ཀླུ་བདུད་དཀར་པོ་ཀོ་ཉེ།）。

药用部位

全草或地上部分。

功能与主治

干黄水，消肿。用于风湿性关节炎，疮疖肿痛，麻风病。

用量与用法

3 ~ 9g。内服研末，或入丸、散剂。

附 注

《晶珠本草》在“旱生草类药物”的“叶茎花果同采类药物”中记载“ཀླུ་བདུད་རྡོ་རྗེ།”（陆堆多吉）为治疗中风症、“隆”病、臁疮、邪魔病（魔隆病）之药物，言其分为黑[“ཀླུ་བདུད་རྡོ་རྗེ།”（陆堆多吉）、“ཀླུ་བདུད་ནག་པོ།”（陆堆那保）、“ཀླུ་བདུད་རྡོ་རྗེ་ནག་པོ།”（陆堆多吉那保），又名“སྐྱེས་བུ་ཀླུ་བདུད་རྡོ་རྗེ།”（吉布陆都多吉）]和白[“ཀླུ་བདུད་རྡོ་རྗེ་དཀར་པོ།”（陆堆多吉嘎保）]2种，其中黑者因生地（生境）和颜色（花色）不同，还有红、黄2种；并记载黑者“茎长，紫色……花灰白色”，白者“叶小，状如银镞被短毛（可能是指被白色毛），花白色”，似乎是以茎的颜色而并非花色来区分两者。现代文献记载的“陆堆多吉”的基原包括桔梗科党参属（*Codonopsis*）和沙参属（*Adenophora*）植物，其药材习称“藏党参”。其中，黑者的基原为脉花党参 *C. nervosa* (Chipp) Nannf.（吉布陆都多吉），白者（或统称“陆堆多吉”）的基原包括长花党参 *C. thalictrifolia* Wall. var. *mollis* (Chipp) L. T. Shen[“སྐྱེས་བུ་ཀླུ་བདུད་དཀར་པོ་ཀོ་ཉེ།”（吉布陆得嘎布羔尼）]、唐松草党参 *C. thalictrifolia* Wall.、灰毛党参 *C. canescens* Nannf.、大萼党参 *C. macrocalyx* Diels、党参 *C. pilosula* (Franch.) Nannf.、管钟党参 *C. bulleyana* Forrest ex Diels、球花党参 *C. subglobosa* W. W. Sm.、新疆党参 *C. clematidea* (Schrenk) C. B. Cl.、川党参 *C. tangshen* Oliv.、小花党参 *C. micrantha* Chipp（甘肃甘南习用）、三角叶党参 *C. deltoidea* Chipp（四川甘孜、甘肃甘南习用）、绿花党参 *C. viridiflora* Maxim.（四川甘孜习用）、缠绕党参 *C. pilosula* (Franch.) Nannf. var. *volubilis* (Nannf.) L. T. Shen、绿钟党参 *C. chlorocodon* C. Y. Wu、光萼党参 *C. levicalyx* L. T. Shen（四川甘孜习用）、秦岭党参 *C. tsinglingensis* Pax et Hoffm.（甘肃甘南习用）、川藏沙参 *A. liliifolioides* Pax et Hoffm. 等多种。现代文献多未区分黑、白两者而统称为“鲁堆多吉”，《中华本草·藏药卷》虽分别记载了正品[“ཀླུ་བདུད་རྡོ་རྗེ་མཆོག”（陆堆多吉窍）：脉花党参 *C. nervosa* (Chipp) Nannf.]和副品[“ཀླུ་བདུད་རྡོ་རྗེ་དམན་པ།”（陆堆多吉门巴）：长花党参 *C. thalictrifolia* wall. var. *mollis* (Chipp) L. T. Shen]2种“陆堆多吉”，但两者的功能与主治相同。《部标藏药》以“藏党参/ཀླུ་བདུད་རྡོ་རྗེ།/鲁堆多吉”之名收载了长花党参 *C. thalictrifolia* Wall. var. *mollis* (Chipp) L. T. Shen。（参见“灰毛党参”“脉花党参”“球花党参”“川党参”“管钟党参”“绿钟党参”“川藏沙参”条）

管钟党参

Codonopsis bulleyana Forrest ex Diels

桔梗科（Campanulaceae） 党参属（*Codonopsis*）

形态

茎基具少数瘤状茎痕，根常肥大，呈长圆锥状或圆柱状，长约 15cm，直径约 5mm，表面灰黄色，近上部有少数环纹，而下部则疏生横长皮孔。主茎直立或上升，能育，长 25 ~ 55cm，直径 2 ~ 3mm，下部被毛较密，至上渐疏而几近无毛，黄绿色或灰绿色；侧枝集生于主茎下部，具叶，不育，长 1 ~ 10cm，直径约 1mm，灰绿色，密被柔毛。叶在主茎上的互生，在侧枝上的近对生，叶柄短，长 2.5mm，直径 0.5 ~ 1mm，灰绿色，密被柔毛；叶片心形、阔卵形或卵形，先端钝或急尖，边缘微波状或具极不明显的疏锯齿，或近全缘，叶基心形或较圆钝，长可达 1.8cm，宽可达 1.4cm，灰绿色，疏被短细柔毛，叶脉一般不甚显著。花单一，着生于主茎先端，使茎呈花葶状，花微下垂；花梗长 4 ~ 8cm，黄绿色或灰绿色，稀疏被毛或无毛；花萼贴生至子房中部，筒部半球状，近无毛，裂片间

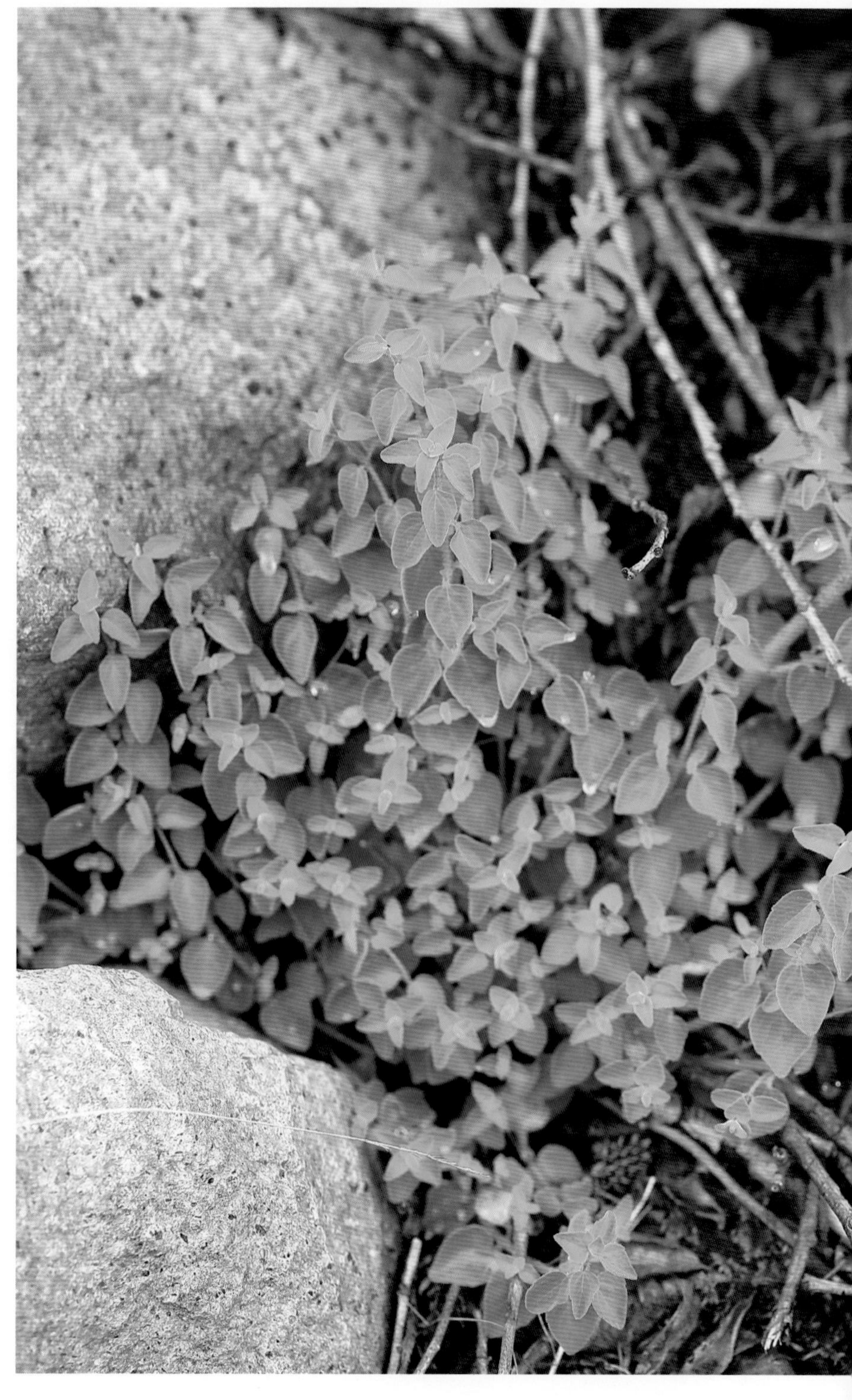

弯缺尖狭，或由于裂片反卷而变宽钝，裂片卵形，先端急尖，边缘微波状，两侧微反卷，长 0.8 ~ 1cm，宽约 5mm，先端内外疏生柔毛，灰绿色；花冠管状钟形，长 2.2 ~ 2.8cm，浅裂，裂片宽阔，边缘及先端内卷，筒部直径 1 ~ 1.2cm，檐部直径 2 ~ 2.8cm，浅碧蓝色，筒部有紫晕，脉稍明显，无毛；雄蕊无毛，花丝长约 6mm，花药长约 5mm。蒴果下部半球状，上部圆锥状而有尖喙，长约 2.4cm，直径约 1.5cm，略带红紫色，无毛，宿存的花萼裂片反卷；种子多数，椭圆状，无翼，细小，长约 1.5mm，棕黄色，光滑无毛。花果期 7 ~ 10 月。

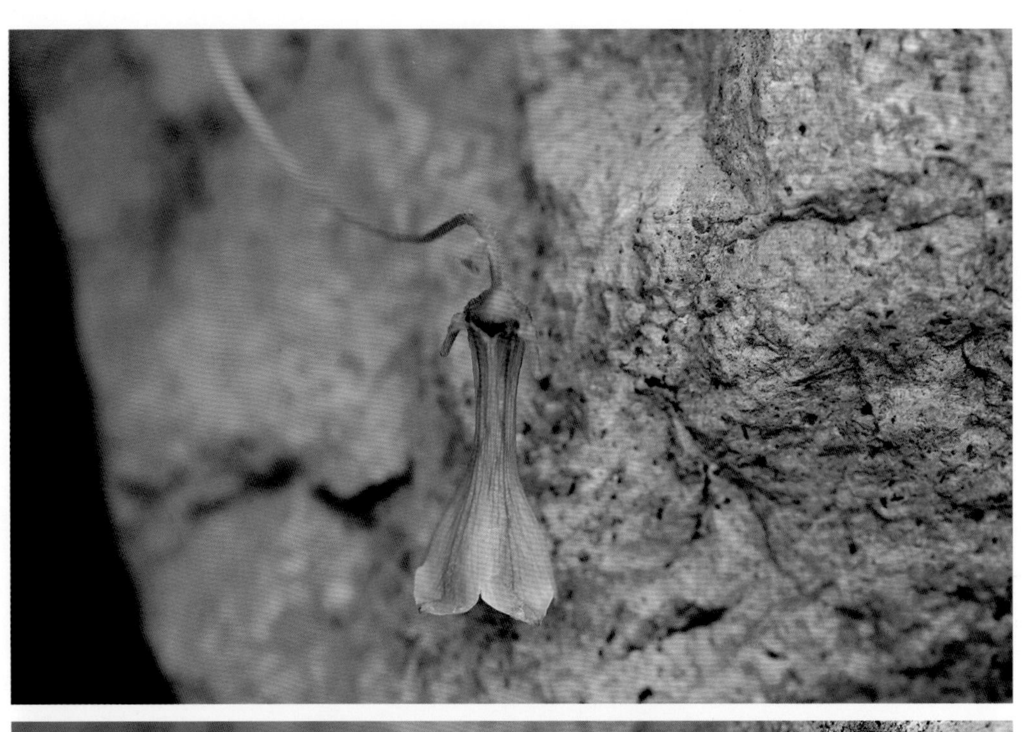

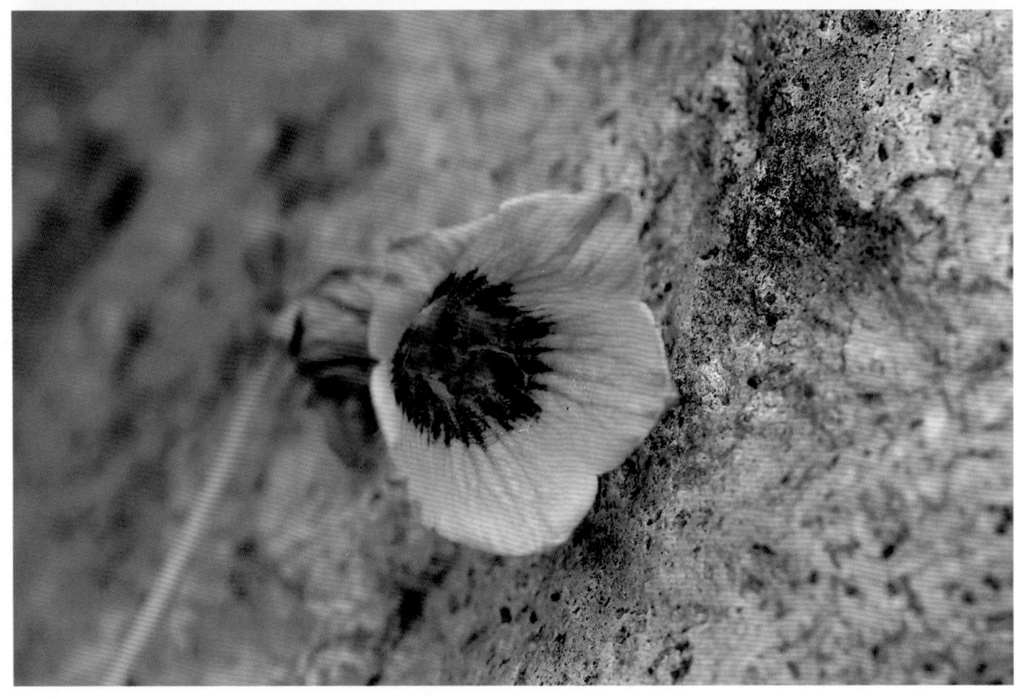

分布

分布于我国西藏东南部（类乌齐）、云南西北部（丽江）、四川西南部。

生境

生长于海拔 3300 ~ 4200m 的山地草坡、灌丛中。

药材名

鲁堆多吉、陆堆多吉、芦堆多吉、陆得多吉、漏都多结（ཀླུ་བདུད་རྡོ་རྗེ།），六都多杰嘎不、漏都多吉嘎保（ཀླུ་བདུད་རྡོ་རྗེ་དཀར་པོ།）。

药用部位

根。

功能与主治

益气强脾，生津止咳。用于一切弱症，结核初期，糖尿病。

附注

《晶珠本草》在“旱生草类药物”的“叶茎花果同采类药物”中记载有“ཀླུ་བདུད་རྡོ་རྗེ།”（陆堆多吉），言其为治疗中风、“隆”病、臁疮、邪魔病（魔隆病）之药物，并记载其分为黑[“ཀླུ་བདུད་རྡོ་རྗེ།”（陆堆多吉）、“ཀླུ་བདུད་ནག་པོ།”（陆堆那保）、“ཀླུ་བདུད་རྡོ་རྗེ་ནག་པོ།”（陆堆多吉那保）]、白[“ཀླུ་བདུད་རྡོ་རྗེ་དཀར་པོ།”（陆堆多吉嘎保）]2 种，其中黑者“由于生地（生境）和颜色（花色）不同，还有红黄两种”；并记载黑者“茎紫色，花灰白色”，白者“叶小，状如银镞被短毛（可能是指被白色毛），花白色”，据此看，似乎是以茎的颜色而并非以花色区分黑、白两者。现代文献记载的“陆堆多吉”的基原包括多种党参属（*Codonopsis*）和沙参属（*Adenophora*）植物，药材又习称为“藏党参”；现代文献多未将其分为黑、白两者而统称为“鲁堆多吉”。《部标藏药》以“藏党参 /ཀླུ་བདུད་རྡོ་རྗེ།/ 鲁堆多吉”之名收载了长花党参 *C. thalictrifolia* Wall. var. *mollis* (Chipp) L. T. Shen。文献记载，四川甘孜藏医习用的“ཀླུ་བདུད་རྡོ་རྗེ།”（漏都多结）和“ཀླུ་བདུད་རྡོ་རྗེ་དཀར་པོ།”（漏都多吉嘎保）的基原为管钟党参 *C. bulleyana* Forrest ex Diels、川党参 *C. tangshen* Oliv.、缠绕党参 *C. pilosula* (Franch.) Nannf. var. *volubilis* (Nannf.) L. T. Shen、绿钟党参 *C. chlorocodon* C. Y. Wu、光萼党参 *C. levicalyx* L. T. Shen、三角叶党参 *C. deltoidea* Chipp、绿花党参 *C. viridiflora* Maxim. 及细叶沙参 *A. paniculata* Nannf. 等。（参见“长花党参”“灰毛党参”“脉花党参”“球花党参”“川党参”“川藏沙参”条）

脉花党参

Codonopsis nervosa (Chipp) Nannf.

桔梗科（Campanulaceae） 党参属（*Codonopsis*）

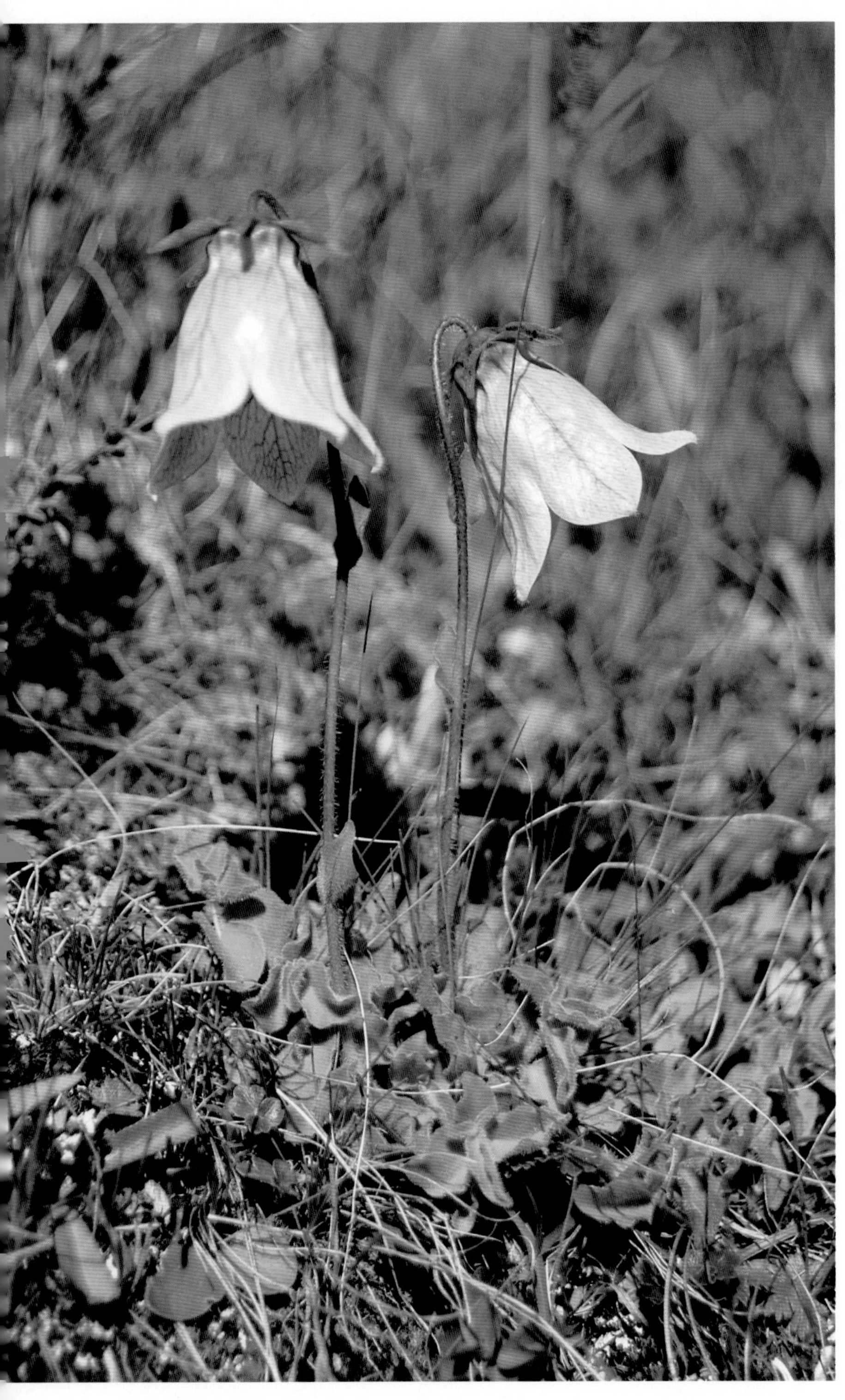

形态

茎基具多数瘤状茎痕，根常肥大，长 15 ~ 25cm，直径 1 ~ 2cm，表面灰黄色，近上部有少数环纹，而下部则疏生横长皮孔。主茎直立或上升，能育，长 20 ~ 30cm，直径 2 ~ 3mm，疏生白色柔毛，黄绿色或灰绿色；侧枝集生于主茎下部，具叶，通常不育，长 1 ~ 10cm，直径约 1mm，灰绿色，密被白色柔毛。叶在主茎上互生，在茎上部渐疏而呈苞片状，在侧枝上近对生；叶柄短，长 2 ~ 3mm，被白色柔毛；叶片阔心状卵形、心形或卵形，长、宽均 1 ~ 1.5cm，先端钝或急尖，叶基心形或较圆钝，近全缘，叶脉一般不甚明显，灰绿色，两面均被平伏白色素毛，上面的较密，下面的较疏。花单朵，极稀数朵，着生于茎先端，使茎呈花葶状，花微下垂；花梗长 1 ~ 8cm，或密或疏被毛；花萼贴生至子房中部，筒部半球状，具 10 明显辐射脉，无毛或被极稀的白色柔毛，裂片间弯缺宽钝，裂片远隔，卵状披针形，长 7 ~ 12mm，宽 2 ~ 4mm，先端钝或急尖，边缘不反卷，全缘，上部被白色柔毛，或至基部渐趋于无毛，灰绿色；花冠球状钟形，淡蓝白色，内面基部常有红紫色斑，长 2 ~ 2.5cm，浅裂，裂片圆三角形，外侧先端及脉上被柔毛；雄蕊无毛，花丝基部微扩大，长约 5mm，花药长 4 ~ 5mm。蒴果下部半球状，上部圆锥状；种子椭圆状，无翼，细小，棕黄色，光滑无毛。花期 7 ~ 10 月。

分布

分布于我国四川西北部（马尔康等）、西藏东部（昌都、索县）、青海东南部、甘肃南部。

生境

生长于海拔 3300 ~ 4500m 的阴坡林缘草地中。

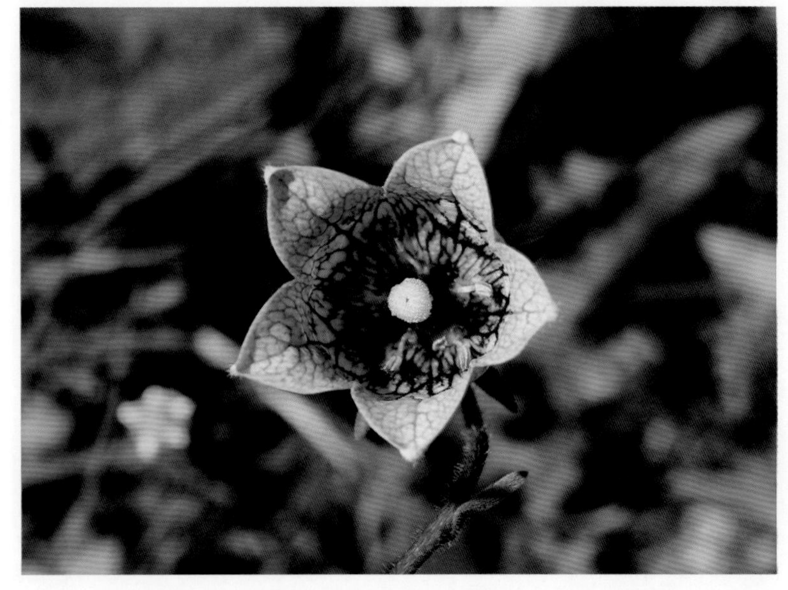

药材名

鲁堆多吉、陆得多吉、罗底朵吉（ཀླུ་བདུད་རྡོ་རྗེ།），吉布陆都多吉（སྐྱེས་བུ་ཀླུ་བདུད་རྡོ་རྗེ།），陆堆多吉窍（ཀླུ་བདུད་རྡོ་རྗེ་མཆོག）。

药用部位

全草。

功能与主治

干黄水，消肿。用于风湿性关节炎，疮疖痛肿，麻风病。

用量与用法

3 ~ 5g。

附 注

《晶珠本草》记载“ཀླུ་བདུད་རྡོ་རྗེ།”（陆堆多吉）分为黑［“ཀླུ་བདུད་རྡོ་རྗེ།”（陆堆多吉）、“ཀླུ་བདུད་རྡོ་རྗེ་ནག་པོ།”（陆堆多吉那保），又名“སྐྱེས་བུ་ཀླུ་བདུད་རྡོ་རྗེ།”（吉布陆都多吉）］、白［“ཀླུ་བདུད་རྡོ་རྗེ་དཀར་པོ།”（陆堆多吉嘎保）］2 种。现代文献记载的“陆堆多吉”类的基原包括党参属（*Codonopsis*）和沙参属（*Adenophora*）的多种植物，药材又习称“藏党参”，其中黑者（陆堆多吉那保）的基原为脉花党参 *C. nervosa* (Chipp) Nannf.，白者（陆堆多吉嘎保）的基原较多，以长花党参 *C. thalictrifolia* Wall. var. *mollis* (Chipp) L. T. Shen 为正品。《部标藏药》以“藏党参 /ཀླུ་བདུད་རྡོ་རྗེ། / 鲁堆多吉”之名收载了长花党参 *C. thalictrifolia* Wall. var. *mollis* (Chipp) L. T. Shen。沙参属植物在青藏高原分布也较为广泛，但未见藏医药古籍记载，应为地方习用的代用品，四川甘孜藏医即以川藏沙参 *Adenophora liliifolioides* Pax et Hoffm. 作“ཀླུ་བདུད་རྡོ་རྗེ་དམན་པ།”（勒多道吉曼巴、陆堆多吉曼巴）药用。（参见“长花党参”“灰毛党参”“川藏沙参”条）

灰毛党参

Codonopsis canescens Nannf.

桔梗科（Campanulaceae）　党参属（*Codonopsis*）

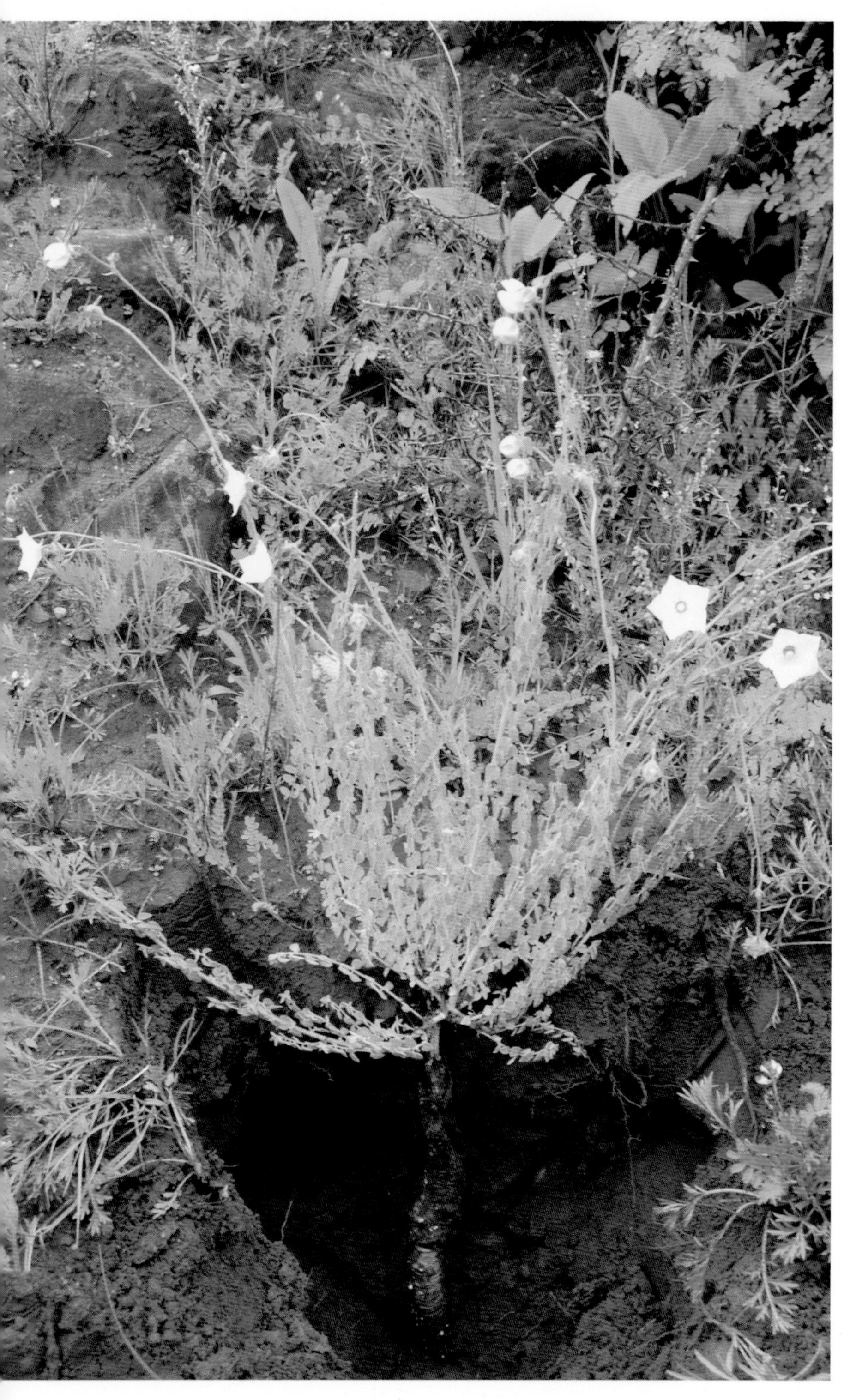

形态

茎基具多数细小茎痕，较粗长而直立，根常肥大呈纺锤状而较少分枝，长 20 ~ 30cm，直径 1 ~ 2.5cm，表面灰黄色，近上部有细密环纹，而下部则疏生横长皮孔。主茎 1 至数支，直立或上升，于中部有叶及多数分枝，长 25 ~ 85cm，直径 2 ~ 5mm，侧枝通常不育，具叶，灰绿色，密被灰白色柔毛。叶在主茎上的互生，在侧枝上的近对生；叶柄短，长不过 2mm；叶片卵形、阔卵形或近心形，长可达 1.5cm，宽可达 1cm，先端钝或急尖，叶基圆形，稀浅心形，全缘，叶脉一般不甚显著，灰绿色，两面密被白色柔毛。花着生于主茎及其上部分枝的先端；花梗长 2 ~ 15cm；花萼贴生至子房中部，筒部半球状，具 10 明显辐射脉，灰绿色，密被白色短柔毛，裂片间弯缺宽钝，裂片远隔，卵状披针形或狭三角状卵形，先端急尖或微钝，全缘或微皱缩成波状，长 5 ~ 6mm，宽 2 ~ 3mm，灰绿色，两面密被白色短柔毛，但内面基部渐趋无毛；花冠阔钟状，长 1.5 ~ 1.8cm，直径 2 ~ 2.5cm，淡蓝色或蓝白色，内面基部具色泽较深的脉纹，浅裂，裂片宽三角形，先端及外侧被柔毛；雄蕊无毛，花丝极短，基部微扩大，长 2 ~ 2.5mm，花药较花丝略长，约 3mm。蒴果下部半球状，上部圆锥状，长 1 ~ 1.3cm，直径约 1cm；种子多数，椭圆状，无翼，细小，棕黄色，光滑无毛。花果期 7 ~ 10 月。

分布

分布于我国西藏东部（江达、芒康、贡觉）、四川西部（德格、道孚）、青海南部（囊谦）。

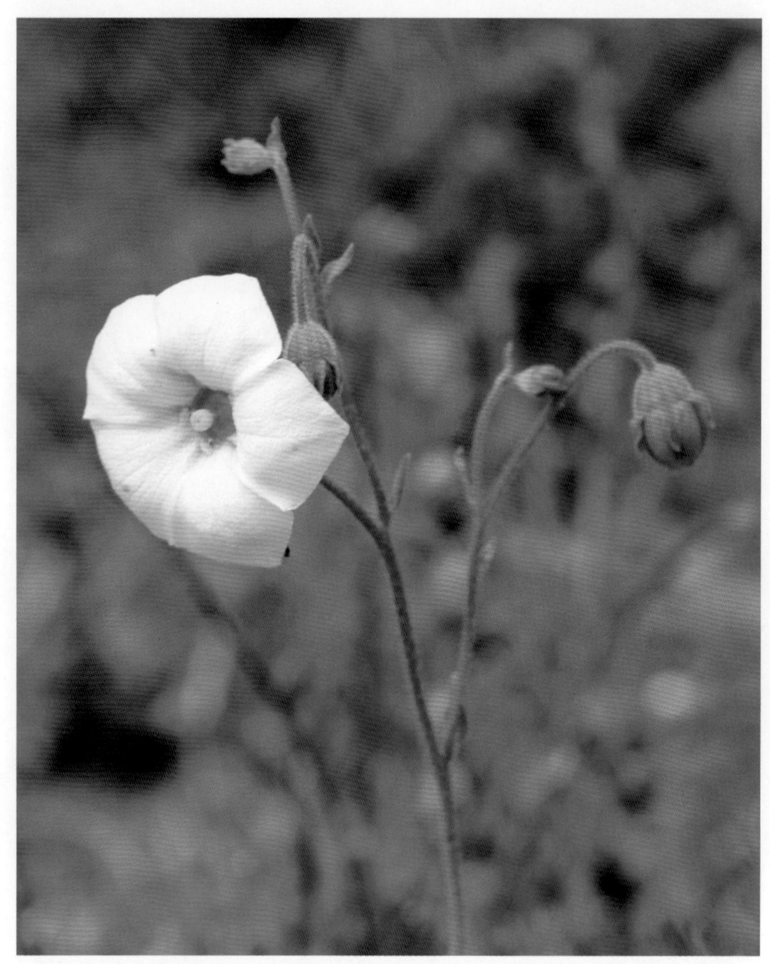

生境

生长于海拔 3000 ~ 4200m 的山坡草地、河滩多石或向阳干旱处、林缘。

药材名

鲁堆多吉、陆得多吉、陆堆多吉（ཀླུ་བདུད་རྡོ་རྗེ།），陆堆多吉嘎保（ཀླུ་བདུད་རྡོ་རྗེ་དཀར་པོ།）。

药用部位

全草。

功能与主治

干黄水，消肿。用于风湿性关节炎，疮疖痛肿，麻风病。

用量与用法

3 ~ 5g。

附 注

《晶珠本草》记载“陆堆多吉”分为黑 [“ཀླུ་བདུད་རྡོ་རྗེ།”（陆堆多吉）、“ཀླུ་བདུད་རྡོ་རྗེ་ནག་པོ།”（陆堆多吉那保）、“ཀླུ་བདུད་ནག་པོ།”（陆堆那保），又名“སྐྱེས་བུ་ཀླུ་བདུད་རྡོ་རྗེ།”（吉布陆都多吉）] 和白 [“ཀླུ་བདུད་རྡོ་རྗེ་དཀར་པོ།”（陆堆多吉嘎保）] 2 种。现代文献记载的“陆堆多吉”的基原包括党参属（*Codonopsis*）和沙参属（*Adenophora*）植物，药材习称“藏党参”，其中黑者（陆堆那保）的基原为脉花党参 *C. nervosa* (Chipp) Nannf.，白者（陆堆多吉嘎保）的基原以长花党参 *C. thalictrifolia* Wall. var. *mollis* (Chipp) L. T. Shen（*C. mollis* Chipp L. T. Shen）为正品，灰毛党参 *C. canescens* Nannf. 为白者的基原之一。（参见“长花党参”“脉花党参”“川藏沙参”条）

绿钟党参

Codonopsis chlorocodon C. Y. Wu

桔梗科（Campanulaceae） 党参属（*Codonopsis*）

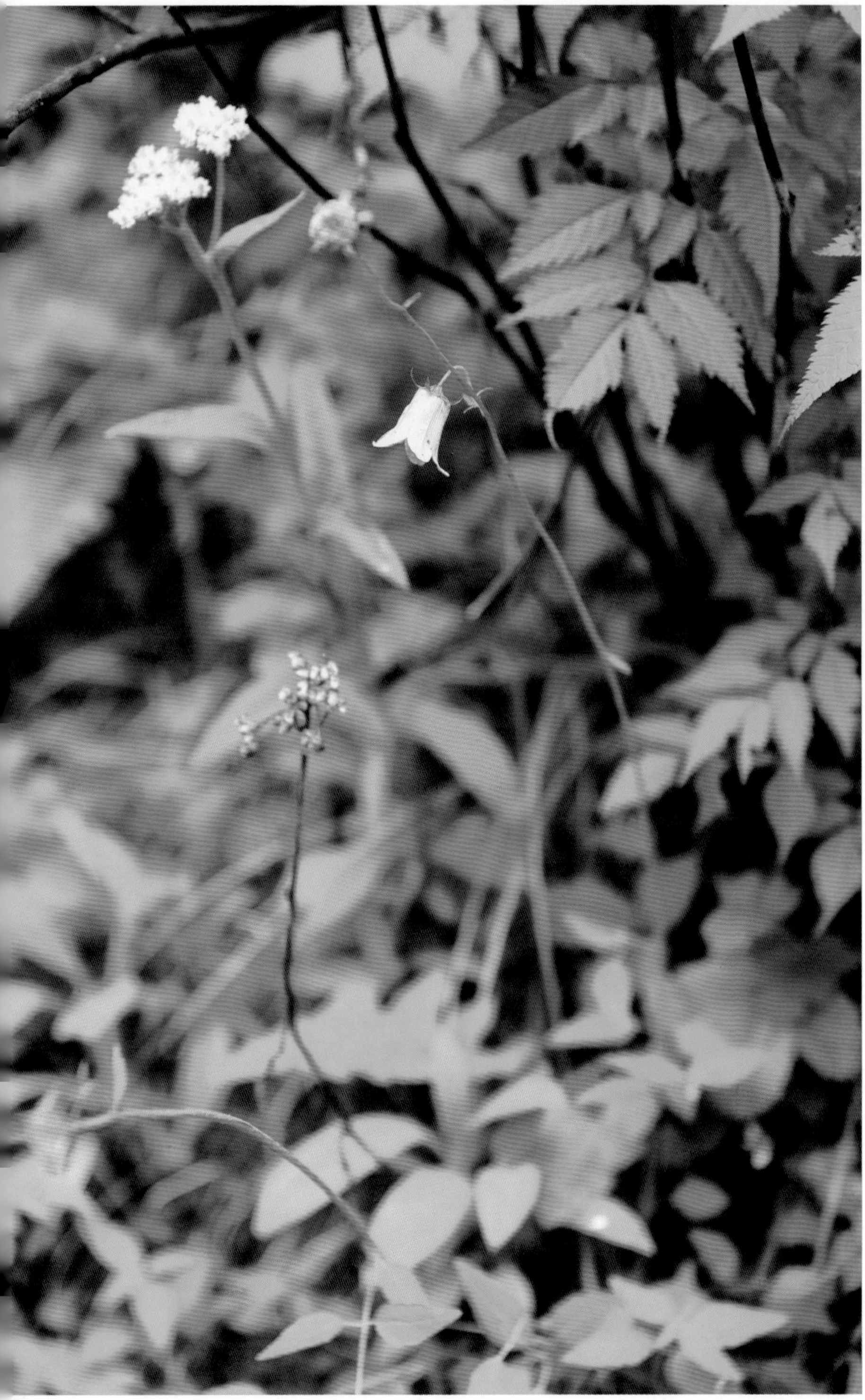

形态

根胡萝卜状，长可达 20cm 以上。茎基极短而具密集的茎痕；茎直立，高 60 ~ 100cm，下部具多条带叶而不孕的分枝，中部几无分枝，上部有或没有着花而无叶的分枝。叶在主茎上的互生，中部的最大，三角状卵圆形至卵形，近无柄至有长至 1cm 的叶柄；分枝上的叶对生，浅心形、卵状三角形、三角状披针形，全部叶边缘向背面翻卷成一很窄的卷边，两面疏被短硬毛，背面叶脉隆起而明显，上面平而不明显，近于全缘或疏生钝齿，长 1 ~ 2.5cm，宽 0.5 ~ 2cm。花单朵顶生，但常常在茎上部的分枝上也生有 1 ~ 2 花；花萼贴生于子房中部，筒部半球形，有明显 10 脉，裂片小，彼此远离，长 4 ~ 6mm，宽 2 ~ 3mm，狭三角状披针形，全缘或上部有硬头小齿，无毛或仅上部疏生几根硬毛；花冠淡黄绿色，筒状钟形，长 15 ~ 18mm。蒴果直径约 1cm，下部钝或稍尖。种子椭圆形，光滑，无翅，棕黄色，长1.5mm。花期7～8月，果期9月。

分布

分布于我国云南西北部（德钦）、四川西南部（乡城、稻城、理塘、雅江、康定）。

生境

生长于海拔2700～3700m的向阳山坡草丛、疏灌木丛中。

药材名

鲁堆多吉、陆堆多吉、芦堆多吉、陆得多吉（ཀླུ་བདུད་རྡོ་རྗེ།）。

药用部位

全草或根。

功能与主治

滋补壮阳，健脾胃，补气，干黄水，消肿。用于风湿性关节炎，麻风病，神经麻痹，疮疖痈肿。

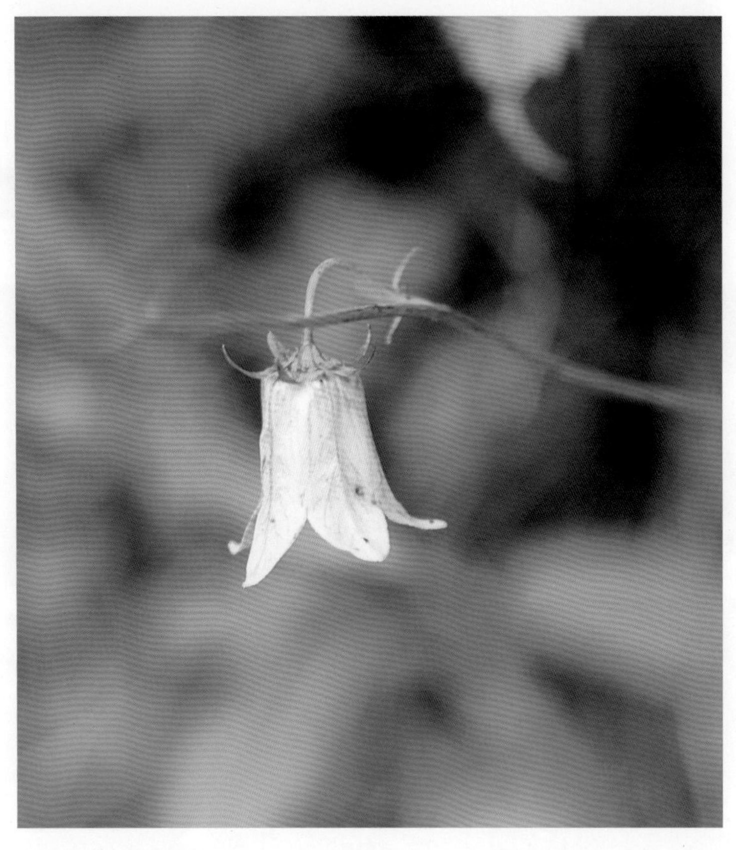

附　注

《晶珠本草》在“旱生草类药物”的“叶茎花果同采类药物”中记载有“ཀླུ་བདུད་རྡོ་རྗེ།”（陆堆多吉），言其为治疗中风、“隆”病、膁疮、邪魔病（魔隆病）之药物，分为黑［“ཀླུ་བདུད་རྡོ་རྗེ།”（陆堆多吉）、“ཀླུ་བདུད་ནག་པོ།”（陆堆那保）］、白［“ཀླུ་བདུད་རྡོ་རྗེ་དཀར་པོ།”（陆堆多吉嘎保）］2种，其中“黑者因生地（生境）和颜色（花色）不同，还有红、黄2种”。现代文献记载的“陆堆多吉”的基原主要为党参属（*Codonopsis*）植物，部分地区使用沙参属（*Adenophora*）植物，习称其药材为“藏党参”。《部标藏药》以“藏党参/ཀླུ་བདུད་རྡོ་རྗེ།/鲁堆多吉”之名收载了长花党参 *C. thalictrifolia* Wall. var. *mollis* (Chipp) L. T. Shen，规定以其地上部分或全草入药。四川甘孜藏医使用的“陆堆多吉”则习用以根入药，其基原有绿钟党参 *C. chlorocodon* C. Y. Wu、球花党参 *C. subglobosa* W. W. Smith、灰毛党参 *C. canescens* Nannf.、三角叶党参 *C. deltoidea* Chipp 和脉花党参 *C. nervosa* (Chipp) Nannf.。（参见“长花党参”“脉花党参”“球花党参”“川藏沙参”条）

薄叶鸡蛋参

Codonopsis convolvulacea Kurz var. *vinciflora* (Kom.) L. T. Shen

桔梗科（Campanulaceae） 党参属（*Codonopsis*）

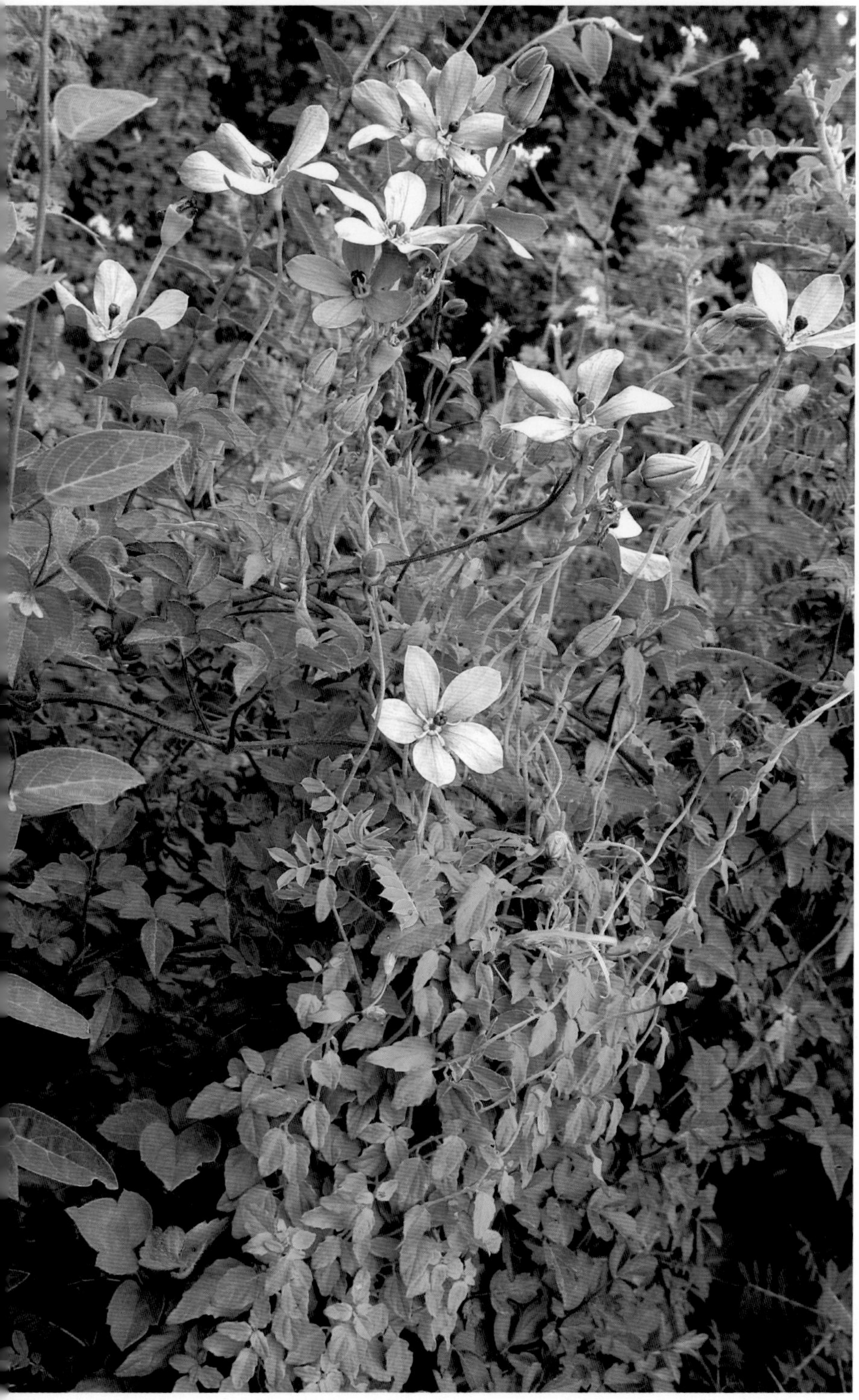

形态

茎基极短而有少数瘤状茎痕。根块状，近卵球状或卵状，长 2.5 ～ 5cm，直径 1 ～ 1.5cm，表面灰黄色，上端具短细环纹，下部则疏生横长皮孔。茎缠绕或近直立，不分枝或有少数分枝，长可达 1m 或更长，无毛或被毛。叶互生或有时对生，均匀分布于茎上或密集地聚生于茎中下部，被毛或无毛；叶柄明显，长可达 1.6cm；叶片薄，膜质，几乎条形至宽大而为卵圆形，叶基楔形、圆钝或心形，先端钝、急尖或渐尖，长 2 ～ 10cm，宽 0.2 ～ 10cm，脉细而明显，边缘明显具齿。花单生于主茎及侧枝先端；花梗长 2 ～ 12cm，无毛；花萼贴生至子房先端，裂片上位着生，筒部倒长圆锥状，长 3 ～ 7mm，直径 4 ～ 10mm，裂片狭三角状披针形，先端渐尖或急尖，全缘，长 4 ～ 11mm，宽 1 ～ 5mm，无毛，裂片间弯缺尖狭或稍钝；花冠辐状而近 5 全裂，裂片椭圆形，长 1 ～ 3.5cm，宽 0.6 ~ 1.2cm，淡蓝色或蓝紫色，先端急尖；花丝基部宽大，内密被长柔毛，上部纤细，长仅 1 ~ 2mm，花药长 4 ~ 5mm。蒴果上位部分短圆锥状，裂瓣长约 4mm，下位部分倒圆锥状，长 1 ~ 1.6cm，直径 8mm，有 10 脉棱，无毛；种子极多，长圆状，无翼，长 1.5mm，棕黄色，有光泽。花果期 7 ~ 10 月。

分布

分布于我国西藏（林芝、加查、南木林等）、云南西北部、四川（木里、康定、金川）、贵州。

生境

生于海拔 2500 ~ 4500m 的阳坡草地、灌丛、林缘。

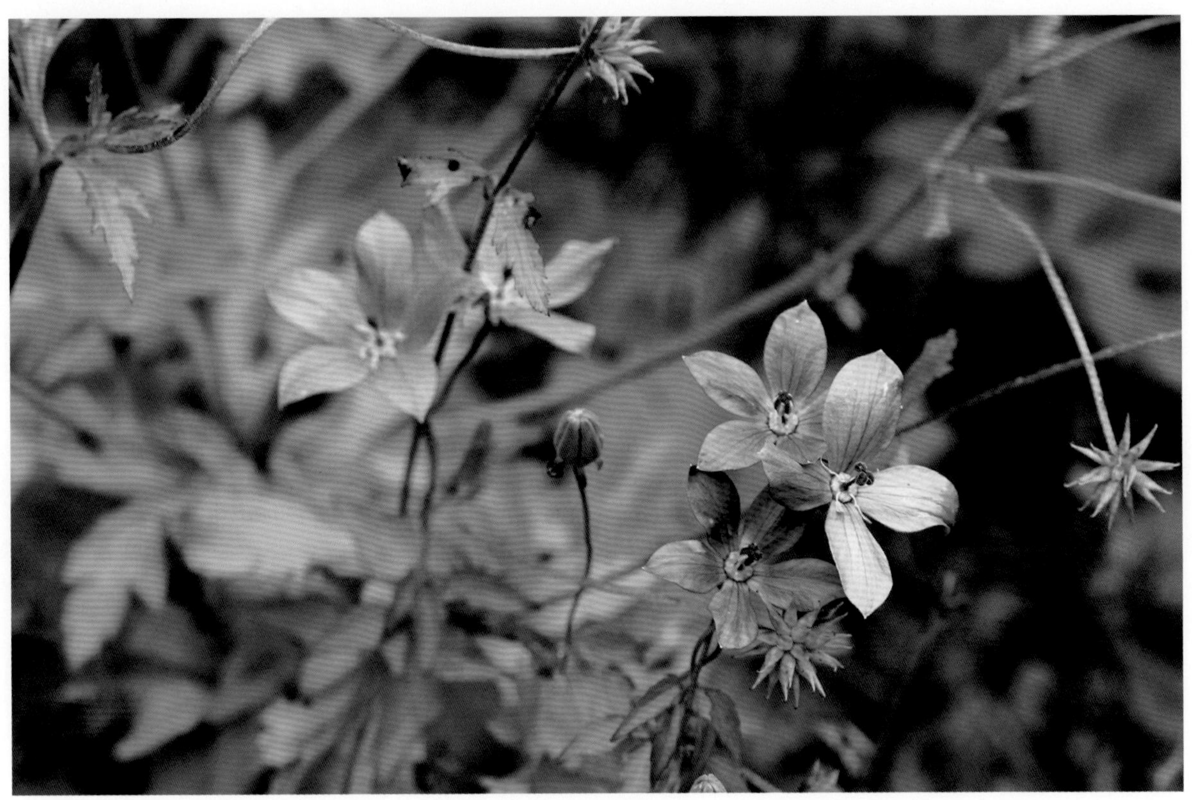

药材名

尼哇、聂哇（སྙི་བ།），尼哇沃坚、年哇奥正（སྙི་བ་འོ་ཅན།）。

药用部位

块根、花。

功能与主治

块根：补养气血，健脾，生津清热；用于感冒，咳嗽，扁桃体炎，胸痛，食欲不振，营养不良。花：用于肝热。

用量与用法

5 ~ 10g。

附 注

《四部医典》《蓝琉璃》《晶珠本草》等均记载有“སྙི་བ།”（尼哇），言其为治胃痛、感冒之药物；《四部医典系列挂图全集》第二十八图中有“尼哇”的附图（92 号图），其汉译本译注名为“鸡蛋参”。现代文献记载的“尼哇”（或类似品）的基原主要包括桔梗科党参属（*Codonopsis*）和金钱豹属（*Campanumoea*）植物，以鸡蛋参 *Codonopsis convolvulacea* Kurz、薄叶鸡蛋参 *Codonopsis convolvulacea* Kurz var. *vinciflora* (Kom.) L. T. Shen（辐冠党参）为正品。各地作“尼哇”（或“尼哇”类似品）使用的还有党参属植物大叶党参 *Codonopsis affinis* Hook. f. et Thoms.、珠儿参 *Codonopsis forrestii* Diels [珠子参 *Codonopsis convolvulacea* Kurz var. *forrestii* (Diels) Ballard]、大萼党参 *Codonopsis macrocalyx* Diels 等。金钱豹属植物大花金钱豹 *Campanumoea javanica* Bl. subsp. *javanica*、藏南金钱豹 *Campanumoea inflata* (Hook. f.) C. B. Cl. 又被称为“ཟུར་ལུགས་སྙི་བ།”（索洛尼哇），意为“南派藏医使用的‘尼哇’”，均为地方习用品。四川甘孜藏医称百合科植物梭砂贝母 *Fritillaria delavayi* Franch. 为“སྙི་བ།”（尼哇），又称之为“ཨ་བྱི་ཁ་དམན་པ།”（阿毕卡曼巴），该种应为“ཨ་བྱི་ཁ།”（阿毕卡）类（即贝母类）药材的基原，青海、甘肃部分地区藏医也习用贝母属（*Fritillaria*）植物作“尼哇”。《部标藏药》以“鸡蛋参 /སྙི་བ/ 尼哇”之名收载了鸡蛋参 *Codonopsis convolvulacea* Kurz。鸡蛋参 *Codonopsis convolvulacea* Kurz 为我国特有种，《中国植物志》记载不同地区分布的鸡蛋参 *Codonopsis convolvulacea* Kurz 的形态变异较大，在植物分类学上其曾被分为多个种，但这些变异类型在形态之间并无明确的界限，仅在地理分布区域上有所不同，现《中国植物志》中记载该种有 6 个变种。据调查，西藏分布的主要为薄叶鸡蛋参 *Codonopsis convolvulacea* Kurz var. *vinciflora* (Kom.) L. T. Shen（辐冠党参），不同地区藏医使用的“鸡蛋参”的基原可能涉及不同的变种。（参见“大花金钱豹”“梭砂贝母”条）

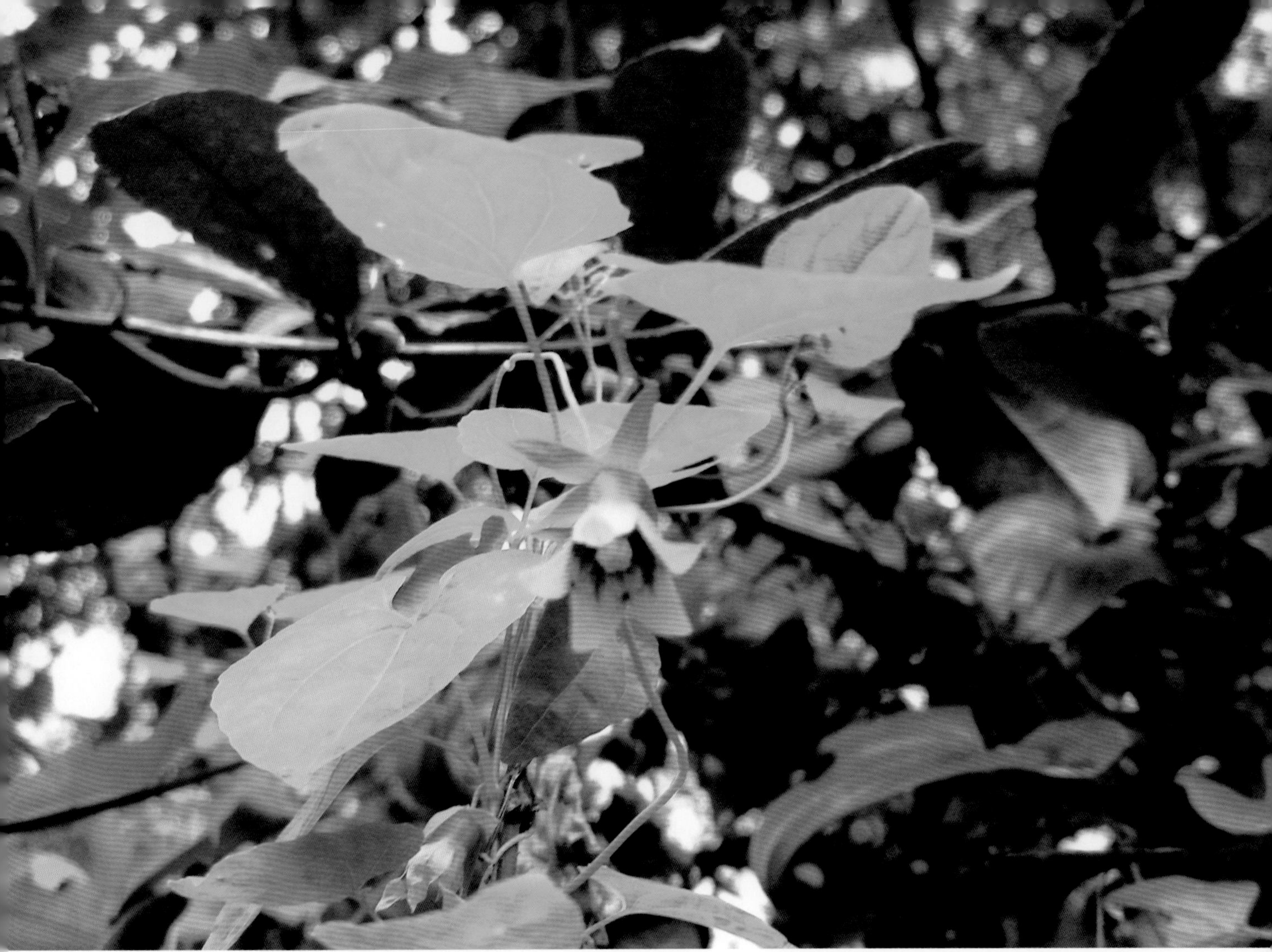

大花金钱豹

Campanumoea javanica Bl.

桔梗科（Campanulaceae）　金钱豹属（*Campanumoea*）

形态

草质缠绕藤本，具乳汁，具胡萝卜状根。茎无毛，多分枝。叶对生，稀互生，具长柄，叶片心形或心状卵形，边缘有浅锯齿，稀全缘，长 3 ～ 11cm，宽 2 ～ 9cm，无毛或有时背面疏生长毛。花单生叶腋，各部无毛；花萼与子房分离，5 裂至近基部，裂片卵状披针形或披针形，长 1 ～ 1.8cm；花冠上位，白色或黄绿色，内面紫色，钟状，裂至中部；雄蕊 5；柱头 4 ～ 5 裂，子房和蒴果 5 室。浆果黑紫色、紫红色，球状；种子不规则，常呈短柱状，表面有网状纹饰。

分布

分布于我国云南（楚雄、昆明、福贡、贡山、维西、漾濞）、贵州西南部、广西、广东。印度、不丹至印度尼西亚也有分布。

生境

生长于海拔 2400m 以下的灌丛、疏林中。

药材名

索洛尼哇、索罗年哇（ཟུར་ལུགས་སྙི་བ།），陆堆多吉那保（ལྡུ་བདུད་རྡོ་རྗེ་ནག་པོ།）。

药用部位

全草或根。

功能与主治

全草：利水，祛湿；用于疫疠，脑出血，湿疹。根：用于肾炎水肿，营养不良性水肿。

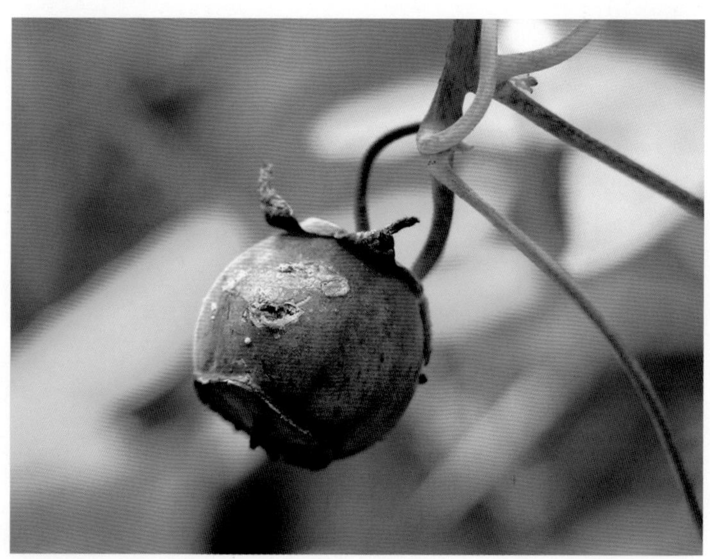

附 注

《四部医典》等记载有“སྙི་བ།”（尼哇）。《四部医典系列挂图全集》中有1幅“尼哇”的附图（92号图），其汉译本译注名为“鸡蛋参”。现藏医均以桔梗科植物鸡蛋参 *Codonopsis convolvulacea* Kurz、薄叶鸡蛋参 *Codonopsis congvolvulacea* Kurz var. *vinciflora* (Kom.) L. T. Shen（辐冠党参）作为“尼哇”正品，各地藏医也有用大叶党参 *Codonopsis affinis* Hook. f. et Thoms. 等的情况，称其为“ཟུར་ལུགས་སྙི་བ།”（索洛尼哇，意为“南派藏医使用的‘尼哇’”）。《青藏高原药物图鉴》记载大花金钱豹 *Campanumoea javanica* Bl. 为“索洛尼哇”的基原之一，《西藏植物志》记载藏南金钱豹 *Campanumoea inflata* (Hook. f.) C. B. Cl. 也称“索洛尼哇”。云南迪庆藏医称大花金钱豹 *Campanumoea javanica* Bl. 为“土党参”[“ལྡུ་བདུད་རྡོ་རྗེ།ནག་པོ།”（陆堆多吉那保）]。《晶珠本草》记载有“ལྡུ་བདུད་རྡོ་རྗེ།”（陆堆多吉），言其分为黑[“ལྡུ་བདུད་རྡོ་རྗེ།”（陆堆多吉）]、白[“ལྡུ་བདུད་རྡོ་རྗེ་དཀར་པོ།”（陆堆多吉嘎保）]2种。现代文献记载的现藏医所用“陆堆多吉”主要为党参属（*Codonopsis*）植物的带根全草，药材被习称为“藏党参”，部分地区也有以沙参属（*Adenophora*）植物作代用品的情况。（参见“长花党参”“党参”“薄叶鸡蛋参”条）

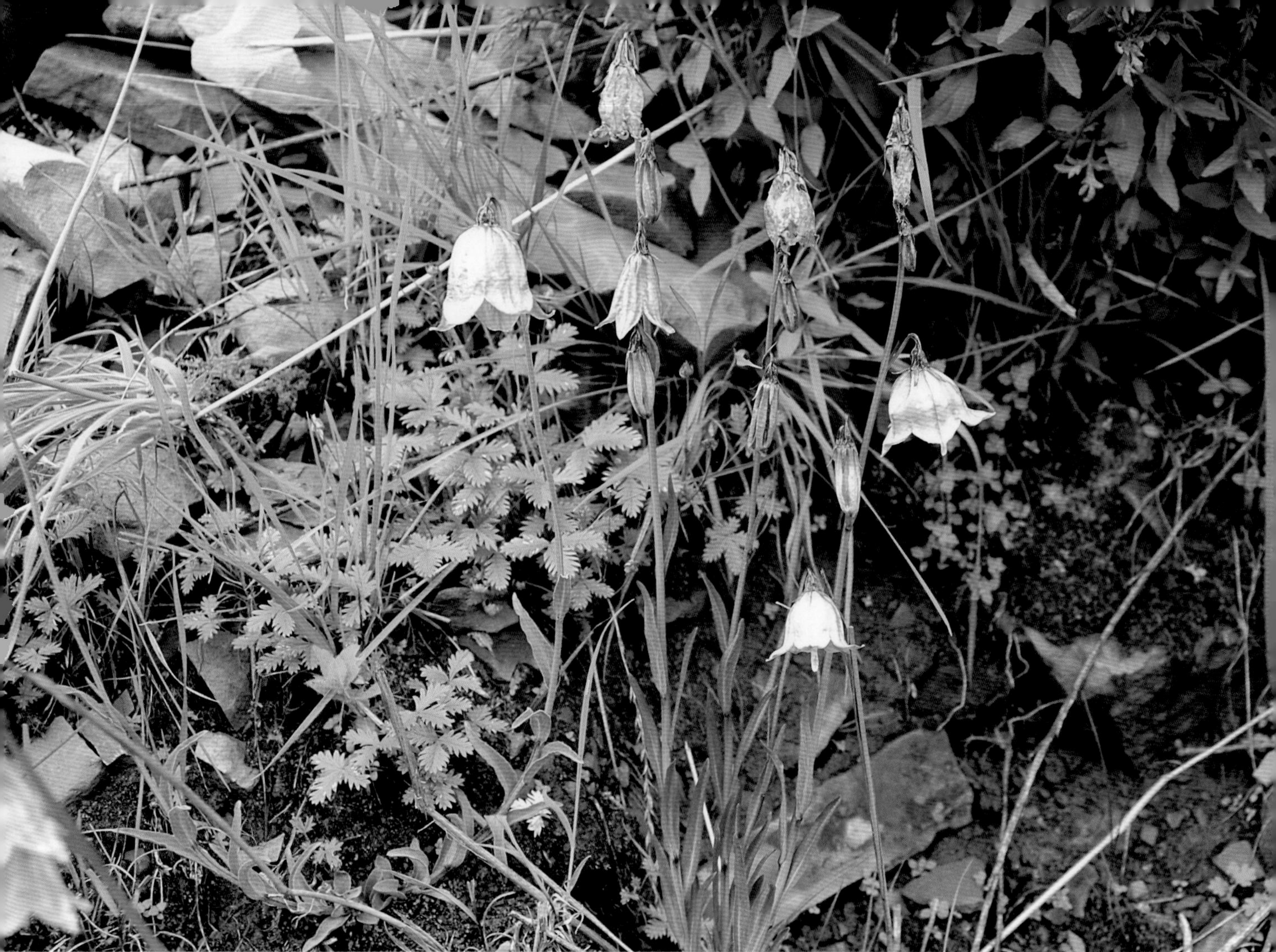

甘孜沙参

Adenophora jasionifolia Franch.

桔梗科（Campanulaceae） 沙参属（*Adenophora*）

形态

茎基有时具横走的分枝。茎 2 至多支发自一条根上，极少单生，上升，高 15 ~ 60cm，不分枝，无毛或疏生柔毛。茎生叶多集中于茎下半部分，卵圆形、椭圆形、披针形至条状披针形，长 2 ~ 8cm，宽 0.3 ~ 1.8cm，基部渐狭成短柄，但通常无柄，先端急尖、渐尖或钝，全缘或具圆齿或锯齿，通常两面有短柔毛，少两面无毛。花单一顶生，或常常少数集成假总状花序，有时花序下部具有只生单花的花序分枝；花梗短；花萼无毛，或有时裂片边缘疏生睫毛，筒部倒圆锥状，基部急尖，少钝者，裂片狭三角状钻形，常灰色，长 5 ~ 8（~ 10）mm，宽约 1.5mm，边缘有多对瘤状小齿；花冠漏斗状，蓝色或紫蓝色，长 15 ~ 22mm，分裂达 2/5 ~ 1/2，裂片三角状卵圆形；花盘环状，高 0.5 ~ 1mm；花柱比花冠短，少近等长者。蒴果椭圆状，长 8 ~ 11mm，直径 5 ~ 6mm；种子黄棕色，椭圆状，有 1 狭棱，长 1mm。花期 7 ~ 8 月，果期 9 月。

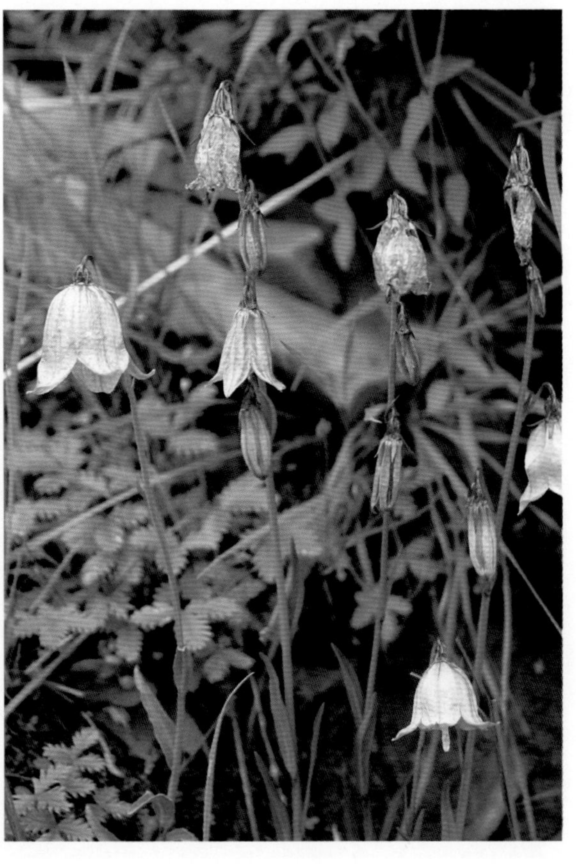

分布

分布于我国四川西南部（康定、道孚、稻城、乡城）、云南西北部（香格里拉、德钦）、西藏东部（贡觉、江达）。

生境

生长于海拔 3000 ~ 4700m 的草地、林缘草丛。

药材名

鲁堆多吉、陆堆多吉、陆得多吉（ཀླུ་བདུད་རྡོ་རྗེ།），陆堆多吉门巴、胃堆吉曼巴（ཀླུ་བདུད་རྡོ་རྗེ་དམན་པ།），陆堆多吉咸巴（ཀླུ་བདུད་རྡོ་རྗེ་ཞན་པ།），漏都多吉印（ཀླུ་རྒྱུག་རྡོ་རྗེ་ཞན།）。

药用部位

全草或根。

功能与主治

干黄水，消肿。用于风湿性关节炎，疮疖痛肿，麻风病。

用量与用法

3 ~ 9g。内服研末，或入丸、散剂。

附注

《晶珠本草》记载“ཀླུ་བདུད་རྡོ་རྗེ།”（陆堆多吉）为治疗中风症、“隆”病、臁疮、邪魔病之药物，言其分为黑 [“ཀླུ་བདུད་རྡོ་རྗེ་མཆོག”（陆堆多吉窍）]、白 [“ཀླུ་བདུད་རྡོ་རྗེ་དམན་པ།”（陆堆多吉门巴）]2 种。现代文献记载的“陆堆多吉”的基原包括桔梗科党参属（*Codonopsis*）和沙参属（*Adenophora*）的多种植物，药材又习称“藏党参”，其中黑者（陆堆多吉窍）的基原为脉花党参 *C. nervosa* (Chipp) Nannf.，白者（陆堆多吉门巴）的基原有长花党参 *C. thalictrifolia* Wall. var. *mollis* (Chipp) L. T. Shen（四川甘孜藏医称之为“ཀླུ་རྒྱུག་རྡོ་རྗེ་ཞན།”（漏都多吉印），以其根入药）等。据文献记载，甘孜沙参 *A. jasionifolia* Franch. 为白者的基原之一，白者的基原还有川藏沙参 *A. liliifolioides* Pax et Hoffm.、云南沙参 *A. khasiana* (Hook. f. et Thoms.) Coll. et Hemsl.（*A. bulleyana* Diels）、天蓝沙参 *A. coelestis* Diels 等。《中华本草·藏药卷》中记载的黑、白 2 种党参的功能与主治相同。（参见“脉花党参”“长花党参”条）

泡沙参

Adenophora potaninii Korsh.

桔梗科（Campanulaceae）　沙参属（*Adenophora*）

形态

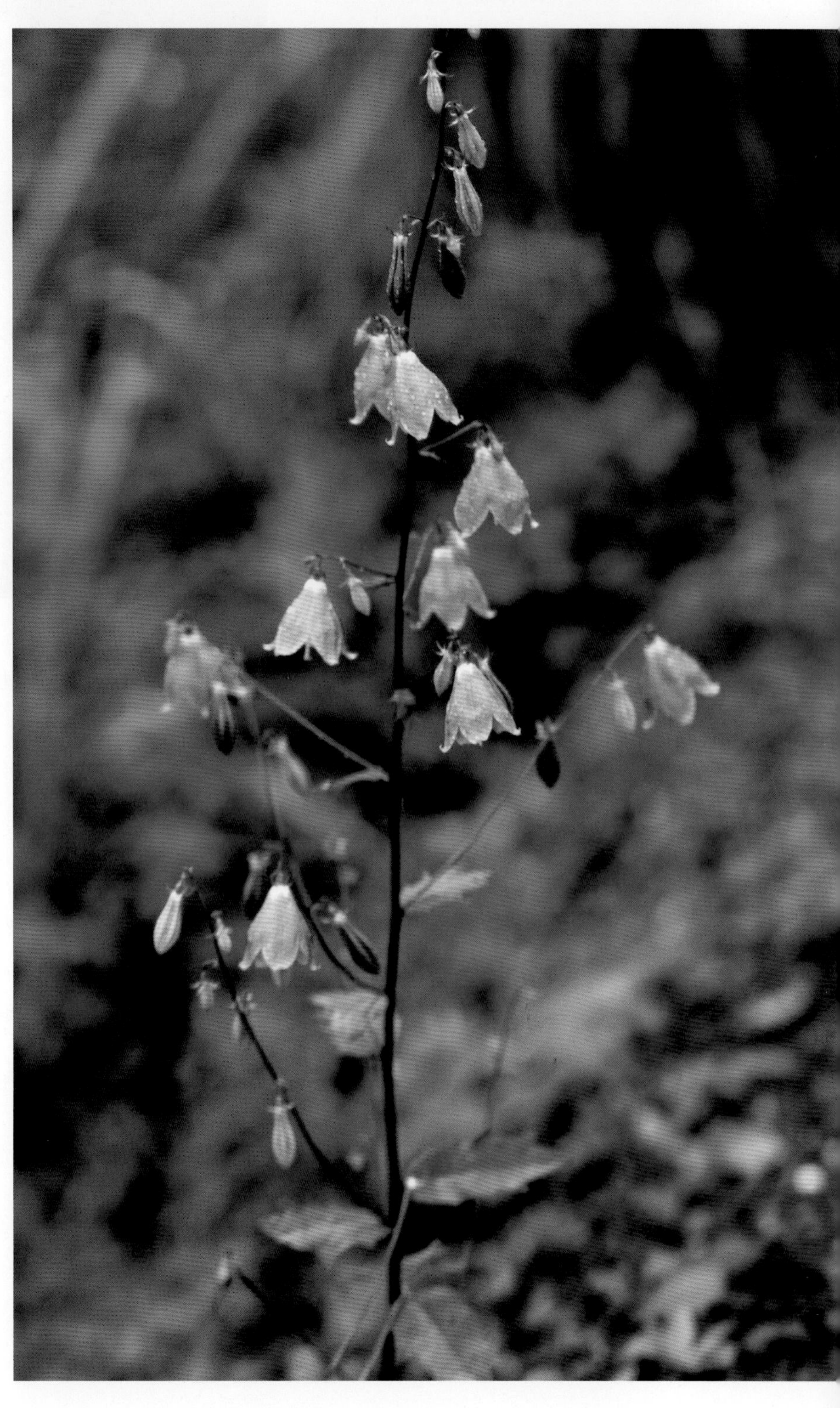

茎高 30 ~ 100cm，不分枝，常单枝发自一条茎基上，常密而稍疏被倒生短硬毛，仅个别植株近于无毛。茎生叶无柄，仅个别植株下部的叶有短柄，叶卵状椭圆形、矩圆形，少数为条状椭圆形或倒卵形，长 2 ~ 7cm，宽 0.5 ~ 3cm，基部钝或楔形，先端钝，急尖或短渐尖，每边具 2 至数个粗大的齿，两面有疏或密的短毛。花序通常在基部有分枝，组成圆锥花序，有时仅数花，集成假总状花序。花梗短，长不过 1cm；花萼无毛，筒部倒卵状或球状倒卵形，基部圆钝或稍钝，裂片三角状钻形，长 3 ~ 7mm，边缘有一对细长齿；花冠钟状，紫色、蓝色或蓝紫色，少为白色，长 1.5 ~ 2.5cm，裂片卵状三角形，长 5 ~ 8mm；花盘筒状，长 2 ~ 2.6（~ 3）mm，至少先端被毛；花柱与花冠近等长，或稍伸出。蒴果球状椭圆形或椭圆状，长约 8mm，直径 4 ~ 5mm；种子棕黄色，长椭圆状，有一条翅状棱，长 1.4mm。花期 7 ~ 10 月，果期 10 ~ 11 月。

分布

分布于我国青海东部（西宁、门源、同仁等）、四川西北部（巴塘、宝兴、金川、马尔康、黑水、茂县、松潘、九寨沟等）、甘肃东南部、宁夏南部、陕西、山西。

生境

生长于海拔 3100m 以下的阳坡草地、灌丛、林下。

药材名

陆堆多吉咸巴（ཀླུ་བདུད་རྡོ་རྗེ་ཞན་པ།），向者翁布（ཤང་དྲིལ་སྔོན་པོ།），向者那保、向者那布（ཤང་དྲིལ་ནག་པོ།）。

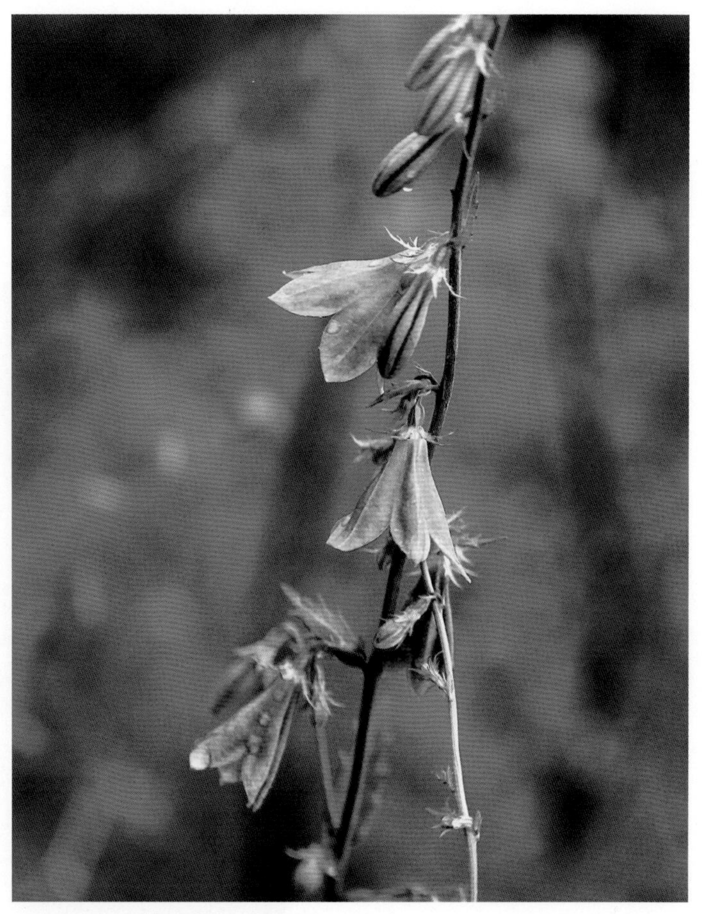

药用部位

带根全草。

功能与主治

消炎，干黄水，滋补。用于痛风，风湿性关节炎，麻风病，“巴母”病，肺病，体虚。

用量与用法

2 ~ 3g。内服研末，或入丸、散剂。

附 注

泡沙参 *A. potaninii* Korsh. 载于《高原中草药治疗手册》（内部资料），被称为“ཤང་དྲིལ་སྔོན་པོ།”（向者翁布）。《中国藏药植物资源考订》认为其应为“ཤང་དྲིལ་ནག་པོ།”（向者那保），并另记载为“ཀླུ་བདུད་རྡོ་རྗེ་ཞན་པ།”（陆堆多吉咸巴）。藏医药用的“ཀླུ་བདུད་རྡོ་རྗེ།”（鲁堆多吉）主要为桔梗科党参属（*Codonopsis*）植物，药材习称为“藏党参”，部分地区也以沙参属（*Adenophora*）植物作其代用品。（参见“长花党参”“川藏沙参”条）

喜马拉雅沙参

Adenophora himalayana Feer

桔梗科（Campanulaceae）　沙参属（*Adenophora*）

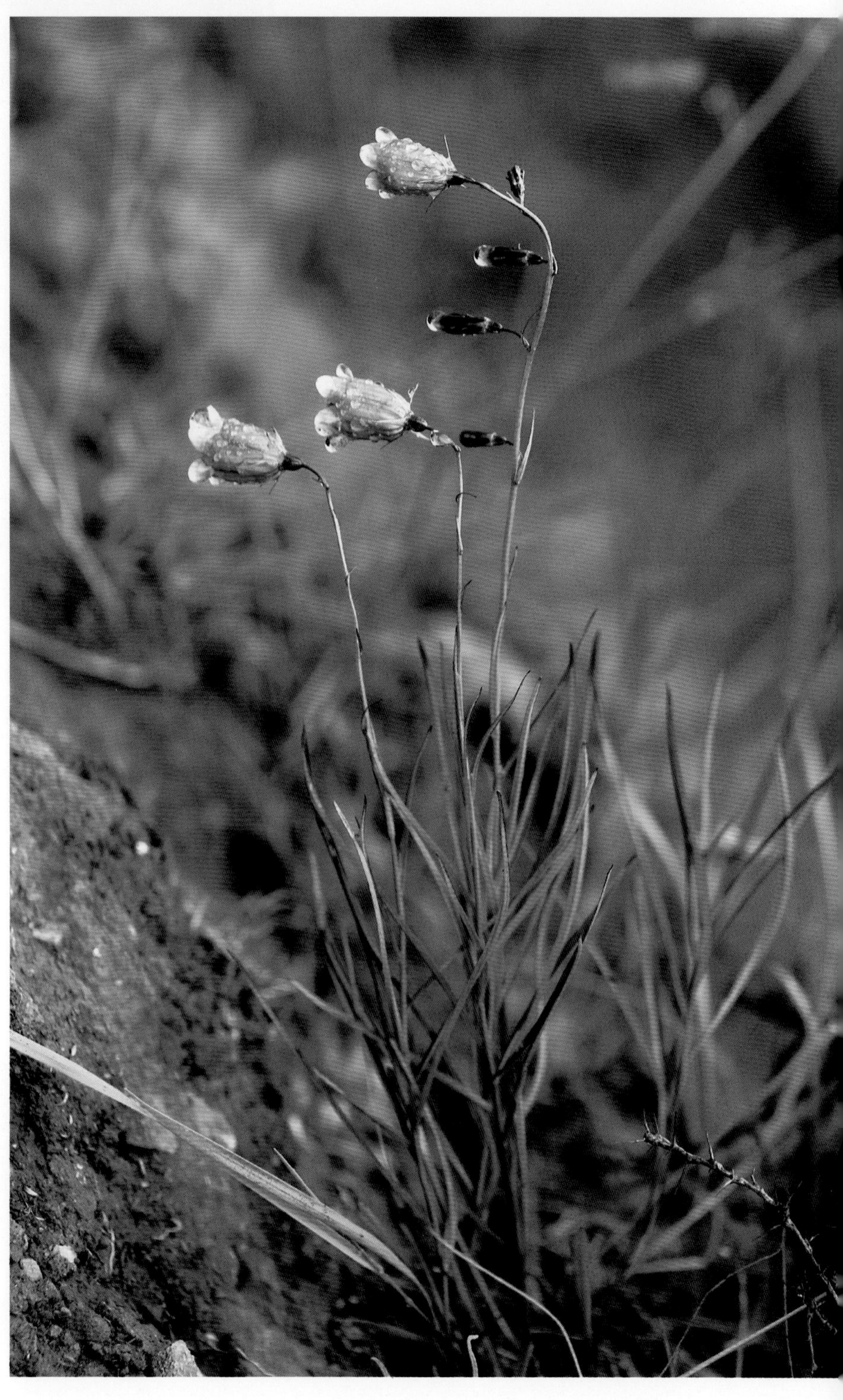

形态

根细，常稍稍加粗，最粗直径仅近 1cm。茎常数支发自一条茎基上，不分枝，通常无毛，少数有倒生短毛，极个别植株有倒生长毛，长 15 ~ 60cm。基生叶心形或近三角状卵形；茎生叶卵状披针形、狭椭圆形至条形，无柄或有时茎下部的叶具短柄，全缘至疏生不规则尖锯齿，无毛或极少数有毛，长 3 ~ 12cm，宽 0.1 ~ 1.5cm。单花顶生或数花排成假总状花序，不为圆锥花序；花萼无毛，筒部倒圆锥形或倒卵状圆锥形，裂片钻形，长 5 ~ 10mm，宽 1 ~ 1.5（~ 2）mm；花冠蓝色或蓝紫色，钟状，长 17 ~ 22mm，裂片长 4 ~ 7mm，卵状三角形；花盘粗筒状，长 3 ~ 8mm，直径可达 3mm；花柱与花冠近等长或略伸出花冠。蒴果卵状矩圆形。花期 7 ~ 9 月。

分布

分布于我国西藏（昌都、普兰、措美、加查）、青海（囊谦、杂多、门源、湟源）、四川西北部（阿坝、康定、道孚等）、甘肃（兰州、靖远、肃南）、新疆。喜马拉雅山脉、帕米尔高原的境外部分也有分布。

生境

生长于海拔（1200 ~ ）3000 ~ 4700m 的高山草地、灌丛下。

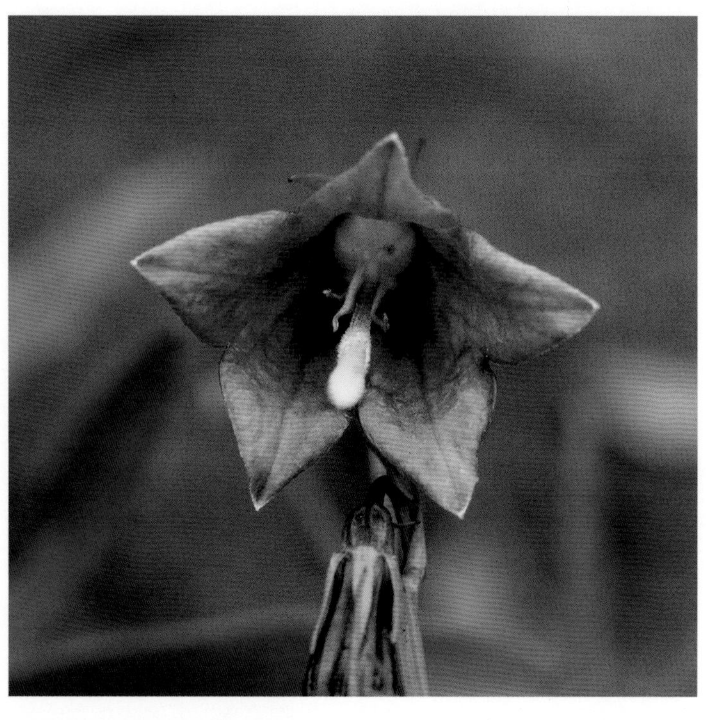

药材名

陆堆多吉咸巴（ཀླུ་བདུད་རྡོ་རྗེ་ཞན་པ།），向者翁布（ཤང་དྲིལ་སྔོན་པོ།），向者那保、向者那布（ཤང་དྲིལ་ནག་པོ།）。

药用部位

根。

功能与主治

消肿和血。用于“凶曜”病，腿肿，血机失调。

用量与用法

2 ~ 3g。

附 注

藏医药用沙参属（*Adenophora*）植物未见有古籍记载。该属植物现各地多作为“ཀླུ་བདུད་རྡོ་རྗེ།”[陆堆多吉，基原主要为党参属（*Codonopsis*）植物] 类使用。《高原中草药治疗手册（人畜共用）》（内部资料）记载松叶沙参 *A. pinifolia* Kitagawa 名“ཤང་དྲིལ་སྔོན་པོ།”（向者翁布）。《中国植物志》记载松叶沙参 *A. pinifolia* Kitagawa 为存疑种，分布于我国东北和华北地区。《中国藏药植物资源考订》认为该种应系喜马拉雅沙参 *A. himalayana* Feer，其藏文名应为“ཤང་དྲིལ་ནག་པོ།”（向者那保、向者那布），并另记载为“ཀླུ་བདུད་རྡོ་རྗེ་ཞན་པ།”（陆堆多吉咸巴）。（参见“长花党参”“川藏沙参”条）

林沙参

Adenophora stenanthina (Ledeb.) Kitagawa subsp. *sylvatica* Hong

桔梗科（Campanulaceae） 沙参属（*Adenophora*）

形态

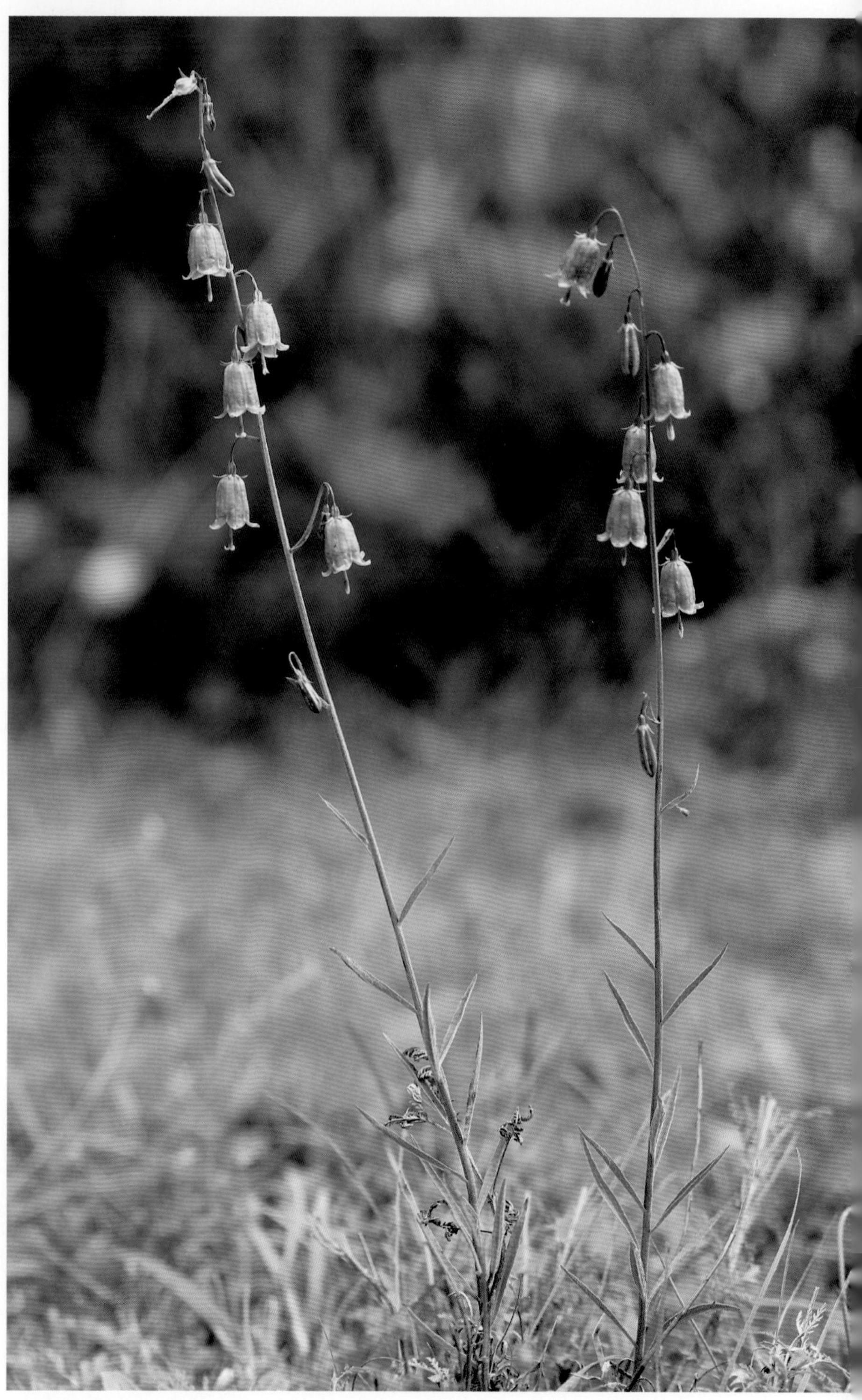

茎常数枝丛生，高 40 ~ 120cm，有时上部有分枝，通常被倒生糙毛。基生叶心形，边缘有深刻而不规则的锯齿；茎生叶条形至卵形或矩圆形，长 2 ~ 10cm，宽 1 ~ 20mm，全缘或疏具刺状齿或呈皱波状，通常两面被糙毛。花序无分枝而呈假总状，或有分枝而集成圆锥花序；花萼无毛，筒部倒卵形或倒卵状矩圆形，裂片钻状三角形至钻形，长 3 ~ 5（~ 7）mm，全缘或偶有小齿；花冠浅蓝色、蓝色、蓝紫色、紫色，筒状钟形，口部几乎不收缩，长 12 ~ 17mm，直径 5 ~ 8mm，5 裂，裂片长 3 ~ 4.5mm；雄蕊与花冠近等长；花盘细筒状，长 4 ~ 7mm，完全无毛或有柔毛；花柱长 20 ~ 22mm，伸出花冠部分长 3 ~ 7mm；花盘有毛。蒴果椭圆状，长 7 ~ 9mm，直径 3 ~ 5mm。花期 8 ~ 9 月。

分布

分布于我国甘肃（洮河流域、祁连山一带）、青海（贵南、都兰、祁连、门源、同仁等）。

生境

生长于海拔 2500 ~ 4000m 的山地针叶林下、灌丛或草丛中。

药材名

陆堆多吉咸巴（ཀླུ་བདུད་རྡོ་རྗེ་ཞན་པ།），勒多道吉曼巴（ཀླུ་བདུད་རྡོ་རྗེ་དམན་པ།），向者翁布（ཤང་དྲིལ་སྔོན་པོ།），陆堆那保（ཀླུ་བདུད་ནག་པོ།），陆堆多吉那保（ཀླུ་བདུད་རྡོ་རྗེ་ནག་པོ།）。

药用部位

根。

功能与主治

消肿和血。用于“凶曜”病，腿肿，血机失调。

用量与用法

6 ~ 12g。不宜与藜芦同用。

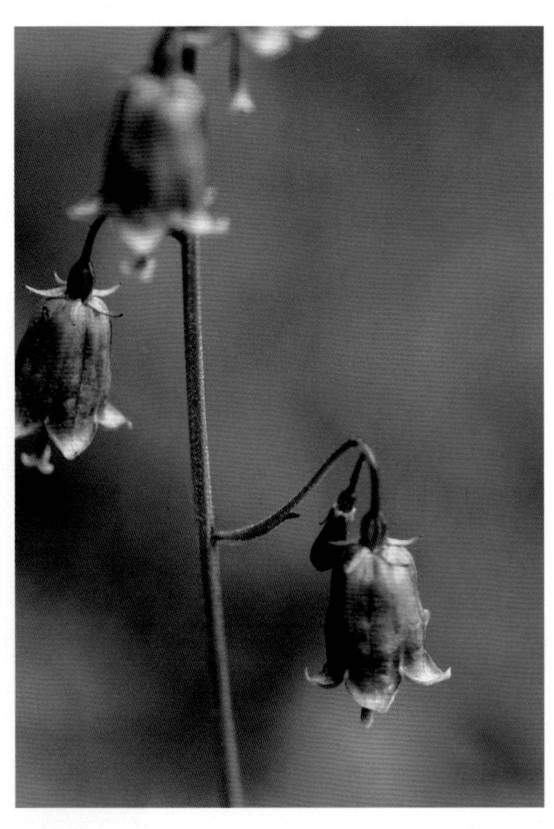

附　注

《晶珠本草》记载有“ཀླུ་བདུད་རྡོ་རྗེ།”（陆堆多吉），言其为治疗中风症、“隆”病、臁疮、邪魔病之药物，分为黑［“ཀླུ་བདུད་རྡོ་རྗེ།”（陆堆多吉）、“ཀླུ་བདུད་ནག་པོ།”（陆堆那保）、“ཀླུ་བདུད་རྡོ་རྗེ་ནག་པོ།”（陆堆多吉那保）］、白［“ཀླུ་བདུད་རྡོ་རྗེ་དཀར་པོ།”（陆堆多吉嘎保）］2 种。现代文献记载的“陆堆多吉”的基原多以党参属（*Codonopsis*）植物为正品，习称“藏党参”，但一些地方也使用沙参属（*Adenophora*）的多种植物。据文献记载，甘肃天祝县藏医院将川藏沙参 *A. liliifolioides* Pax et Hoffm. 和林沙参 *A. stenanthina* (Ledeb.) kitagawa subsp. *sylvatica* Hong 作“陆堆多吉那保（陆堆那保）”使用［应系指“ཀླུ་བདུད་རྡོ་རྗེ་མཆོག”（陆堆多吉穷）］；《青藏高原甘南藏药植物志》记载长柱沙参 *A. stenanthina* (Ledeb.) Kitagawa 和川藏沙参 *A. liliifolioides* Pax et Hoffm. 为“ཀླུ་བདུད་རྡོ་རྗེ་དམན་པ།”（勒多道吉曼巴）的基原之一，四川阿坝州若尔盖地区的《高原中草药治疗手册（人畜共用）》（内部资料）则称长柱沙参 *A. stenanthina* (Ledeb.) Kitagawa 为“ཤང་དྲིལ་སྔོན་པོ།”（向者翁布）的基原。据《中国植物志》记载，长柱沙参 *A. stenanthina* (Ledeb.) Kitagawa 主要分布于我国华北地区，在四川无分布，在甘肃仅见会宁县有分布记录，上述 2 文献记载的长柱沙参 *A. stenanthina* (Ledeb.) Kitagawa 应系林沙参 *A. stenanthina* (Ledeb.) Kitagawa subsp. *sylvatica* Hong。《中国藏药植物资源考订》也记载，《高原中草药治疗手册〔人畜共用〕》记载的长柱沙参 *A. stenanthina* (Ledeb.) Kitagawa 为林沙参 *A. stenanthina* (Ledeb.) Kitagawa subsp. *sylvatica* Hong。《藏药晶镜本草》以“ཀླུ་བདུད་གཡུ་དྲིལ་མ།”（鲁堆优策玛）之名记载了长柱沙参 *A. stenanthina* (Ledeb.) Kitagawa，据其所附原植物彩图来看，茎生叶边缘疏具刺状齿或呈皱波状，花冠口部几乎不收缩，柱头略伸出花冠外（其单插图的花，花冠椭圆状钟形，柱头明显伸出花冠外，几达花冠长度的一半，似非大图的花），也与林沙参 *A. stenanthina* (Ledeb.) Kitagawa subsp. *sylvatica* Hong 相似。（参见“长花党参”“川藏沙参”条）

川藏沙参

Adenophora liliifolioides Pax et Hoffm.

桔梗科（Campanulaceae） 沙参属（*Adenophora*）

形态

茎常单生，不分枝，高 30 ~ 100cm，直径达 3mm，通常被长硬毛，稀无毛。基生叶心形，具长柄，边缘有粗锯齿；茎生叶卵形、披针形至条形，全缘或具疏齿，长 2 ~ 11cm，宽 0.4 ~ 3cm，背面常有硬毛，稀完全无毛。花序常有短分枝，组成狭圆锥花序，有时全株仅数朵花；花萼无毛，筒部圆球状，裂片钻形，基部宽近 1mm，长（2 ~ ）3 ~ 5（ ~ 6）mm，全缘，极少具瘤状齿；花冠细小，近筒状或筒状钟形，蓝色、紫蓝色、淡紫色，极少白色，长 8 ~ 12mm；花盘细筒状，长 3 ~ 6.5mm，通常无毛；花柱长 15 ~ 17mm。蒴果卵形或长卵形，长 6 ~ 8mm，直径 3 ~ 4mm。

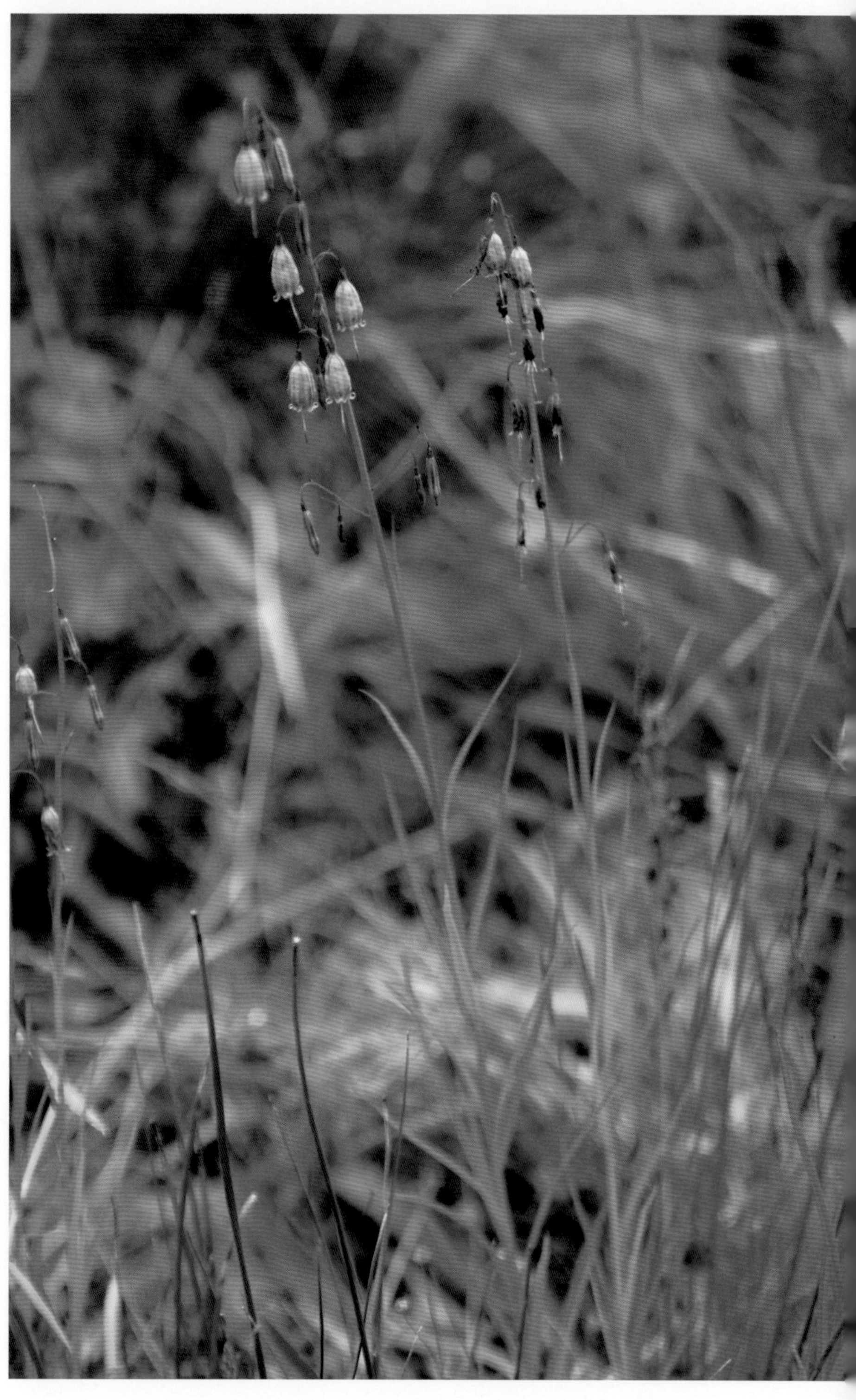

分布

分布于我国西藏东部与南部（昌都、林芝、加查、林周、索县、比如等）、四川西北部（甘孜、金川、小金、马尔康、黑水、松潘等）、甘肃东南部

（夏河、临洮）、陕西。

生境

生长于海拔 2400 ~ 4600m 的草地、灌丛、山坡乱石中。

药材名

鲁堆多吉、陆堆多吉、陆得多吉、罗多刀吉（ཀླུ་བདུད་རྡོ་རྗེ།），陆堆多吉门巴、胃堆吉曼巴、勒多道吉曼巴（ཀླུ་བདུད་རྡོ་རྗེ་དམན་པ།），陆堆多吉那保（ཀླུ་བདུད་རྡོ་རྗེ་ནག་པོ།），陆堆多吉咸巴（ཀླུ་བདུད་རྡོ་རྗེ་ཞན་པ།）。

药用部位

带根全草。

功能与主治

消炎，干黄水，滋补。用于痛风，风湿性关节炎，麻风病，“巴母”病，肺病，体虚。

用量与用法

2 ~ 3g。内服研末，或入丸、散剂。

附　注

《晶珠本草》记载“ཀླུ་བདུད་རྡོ་རྗེ།”（陆堆多吉）为治疗中风症、“隆”病、臁疮、邪魔病之药物，言其分为黑 [“ཀླུ་བདུད་རྡོ་རྗེ།”（陆堆多吉）、“ཀླུ་བདུད་རྡོ་རྗེ་ནག་པོ།”（陆堆多吉那保）]、白 [“ཀླུ་བདུད་རྡོ་རྗེ་དཀར་པོ།”（陆堆多吉嘎保]2 种。据现代文献记载，“陆堆多吉”药材又习称“藏党参”，其基原包括党参属（*Codonopsis*）和沙参属（*Adenophora*）的多种植物；其中黑者的基原为脉花党参 *C. nervosa* (Chipp) Nannf.，白者的基原为长花党参 *C. thalictrifolia* Wall. var. *mollis* (Chipp) L. T. Shen 等。川藏沙参 *A. liliifolioides* Pax et Hoffm. 为“陆堆多吉”的基原之一，在甘肃天祝称“陆堆多吉那保”（黑者），在甘肃甘南又称“ཀླུ་བདུད་རྡོ་རྗེ་དམན་པ།”（勒多道吉曼巴，副品），其同属植物甘孜沙参 *A. jasionifolia* Franch.、云南沙参 *A. khasiana* (Hook. f. et Thoms.) Coll. et Hemsl.、天蓝沙参 *A. coelestis* Diels 也作“陆堆多吉”使用。《西藏藏标》以“ཀླུ་བདུད་རྡོ་རྗེ་དམན་པ།/ 陆堆多吉门巴”之名收载了川藏沙参 *A. liliifolioides* Pax et Hoffm.；《部标藏药》以“藏党参 /ཀླུ་བདུད་རྡོ་རྗེ།/ 鲁堆多吉”之名收载了长花党参 *C. thalictrifolia* Wall. var. *mollis* (Chipp) L. T. Shen。《中华本草·藏药卷》中记载的副品“陆堆多吉门巴”[长花党参 *C. thalictrifolia* Wall. var. *mollis* (Chipp) L. T. Shen] 和正品“ཀླུ་བདུད་རྡོ་རྗེ་མཆོག”[陆堆多吉窍，脉花党参 *C. nervosa* (Chipp) Nannf.] 的功能与主治相同。《中国藏药植物资源考订》认为“鲁堆多吉”应为党参属植物，尽管各地藏医也将沙参属植物作“鲁堆多吉”使用，但鉴于沙参属植物在藏医药古籍中未见应用记载，故沙参属植物以沿用《西藏常用中草药》中的名称“陆堆多吉咸巴”为宜。（参见“长花党参”“灰毛党参”“脉花党参”条）